妇科内镜学

第2版

主　编　夏恩兰　黄胡信

人民卫生出版社

图书在版编目（CIP）数据

妇科内镜学/夏恩兰，黄胡信主编. —2版. —北京：人民卫生出版社，2020

ISBN 978-7-117-29412-6

Ⅰ.①妇… Ⅱ.①夏…②黄… Ⅲ.①妇科病-内窥镜检 Ⅳ.①R711.04

中国版本图书馆CIP数据核字(2019)第281715号

妇科内镜学

第2版

主　　编：夏恩兰　黄胡信

出版发行：人民卫生出版社(中继线 010-59780011)

地　　址：北京市朝阳区潘家园南里19号

邮　　编：100021

E - mail：pmph @ pmph.com

购书热线：010-59787592　010-59787584　010-65264830

印　　刷：北京铭成印刷有限公司

经　　销：新华书店

开　　本：889×1194　1/16　　印张：52

字　　数：1611千字

版　　次：2001年5月第1版　　2020年4月第2版

2021年6月第2版第3次印刷(总第5次印刷)

标准书号：ISBN 978-7-117-29412-6

定　　价：348.00元

打击盗版举报电话：010-59787491　E-mail：WQ @ pmph.com

质量问题联系电话：010-59787234　E-mail：zhiliang @ pmph.com

编者名单

Rafael F. Valle	Northwestern University Medical School, USA
T. C. Li	香港中文大学
蔡捍东	首都医科大学附属复兴医院
陈高文	南方医科大学珠江医院
段　华	首都医科大学附属北京妇产医院
冯力民	首都医科大学附属北京天坛医院
公丕军	西安交通大学第二附属医院
黄　睿	首都医科大学附属复兴医院
黄胡信	School of Women's & Children's Health, University of New South Wales, Australia
黄晓武	首都医科大学附属复兴医院
康　山	河北医科大学第四医院
李　斌	首都医科大学附属北京安贞医院
李　杰	北京安慧康科技有限公司
李光仪	佛山市第一人民医院
李奇龙	长庚纪念医院
李文君	首都医科大学附属北京天坛医院
梁　硕	北京协和医院
梁志清	陆军军医大学第一附属医院
林保良	川崎市立川崎病院
刘开江	上海交通大学医学院附属仁济医院
刘学刚	北京恩德斯科技有限公司
刘玉环	首都医科大学附属复兴医院
鲁　君	奥林巴斯(北京)销售服务有限公司
罗光楠	深圳市罗湖区人民医院
骆成玉	首都医科大学附属复兴医院
马　宁	首都医科大学附属复兴医院
马彩虹	北京大学第三医院
彭　超	北京大学第一医院
彭雪冰	首都医科大学附属复兴医院
全　岩	首都医科大学附属复兴医院
尚慧玲	佛山市第一人民医院
石　岩	首都医科大学附属复兴医院
宋冬梅	首都医科大学附属复兴医院
孙大为	北京协和医院
仝佳丽	北京协和医院
王建六	北京大学人民医院
王沂峰	南方医科大学珠江医院
夏恩兰	首都医科大学附属复兴医院
肖　豫	首都医科大学附属复兴医院
熊光武	重庆医科大学附属第三医院
徐　冰	北京大学第三医院
薛　翔	西安交通大学第二附属医院
姚书忠	中山大学附属第一医院
于　丹	首都医科大学附属复兴医院
张　果	北京大学人民医院
张俊吉	北京协和医院
张馨雨	北京大学第三医院
赵　一	首都医科大学附属北京天坛医院
赵金燕	西安交通大学第二附属医院
郑　杰	首都医科大学附属复兴医院
周应芳	北京大学第一医院
朱　兰	北京协和医院
庄丽华	豪洛捷医疗科技(北京)有限公司

主编助理　于　丹

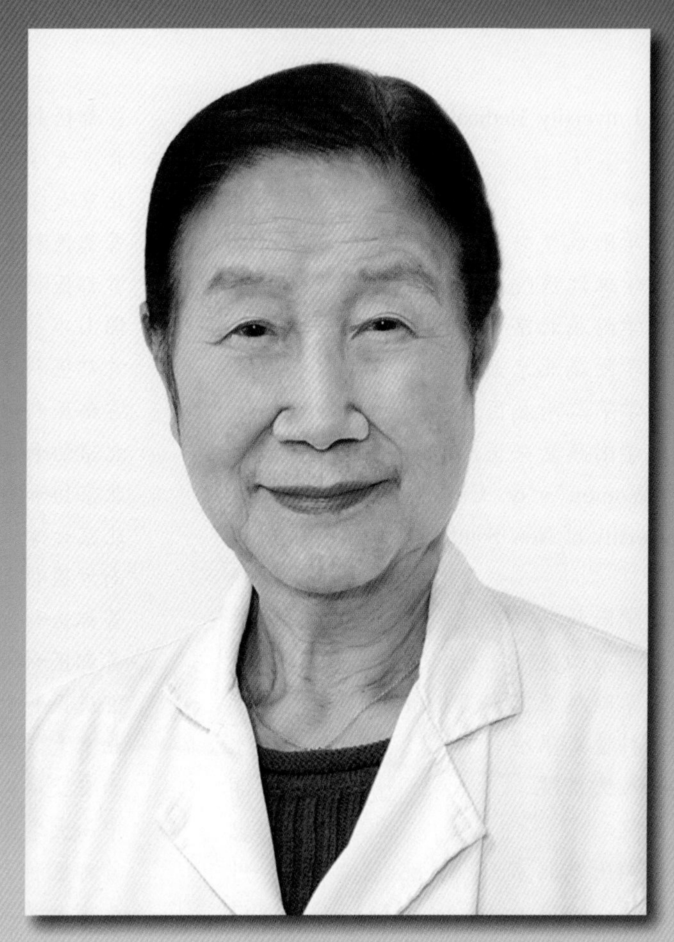

夏恩兰　教授

我国宫腔镜诊治医学的奠基人与开拓者。现任首都医科大学妇产科学系教授，硕士研究生导师，首都医科大学附属复兴医院宫腔镜中心主任。

主编简介

夏恩兰教授于1990年在我国率先引进并开展宫腔镜电切术，1993年创建了国内第一家宫腔镜诊治中心，进行临床实践与科学研究，逐渐形成了具有独特风格的宫腔镜诊治技术，被国内外同行誉为“夏氏”刀法。1994年又开展了腹腔镜技术临床应用，并在国内首创应用宫腔镜、腹腔镜联合诊治妇科疾病，使许多妇女，尤其是不孕症妇女受益。在多年的临床实践和教学过程中，尤其是自2014年“北京海外人才聚集工程”引进全球知名生殖与妇科内镜专家、英国Shefield大学医学院T. C. Li教授以来，培养了一批科研实力强、临床经验丰富、技术操作娴熟的优秀妇科内镜医师，组成了一支实力强悍的临床和科研团队。

多年来夏恩兰教授与她的团队通力合作，勇于实践创新，积极进行科学研究，总结经验，著书立说。在国内外医学杂志发表论文253篇；主编宫腔镜和腹腔镜参考书4部；主译妇科内镜参考书5部。先后参与承担40余项科研项目，获各级科技成果奖30项，“宫腔镜技术的临床应用与基础研究”获2004年国家科学技术进步奖二等奖。近十年来，夏教授及其团队在传统内镜技术基础上又有所突破；宫腔镜技术方面，在我国首报采用宫、腹腔镜联合完全双角子宫融合术、Robert子宫成形术、宫腔镜T型子宫成形术，在国内外首创宫腔镜单角子宫成形术，各项技术均获成功；腹腔镜方面，创新改良了腹腔镜宫颈环扎术为极简式腹腔镜宫颈环扎术，创伤小，简单易学，成功率达96.4%，引起国内外重视。

为普及推广宫腔镜和腹腔镜技术，自1992年起，夏恩兰教授先后举办国际宫、腹腔镜学术研讨会27期，宫、腹腔镜“手把手”培训班70期，带教进修医师1 000余人，为我国和境外培养了大批妇科内镜人才。

经过25年的不断探索和发展，在夏恩兰教授及其团队的共同努力下，以宫腔镜技术为代表的妇科内镜技术，在较短时间内达到了在国内领先、与国外同步发展的先进水平，逐步建立和形成了以宫腔镜诊治技术为特色的现代妇科内镜技术体系。其宫腔镜诊治技术被誉为“妇科微创技术的典范”！

夏恩兰教授因其对宫腔镜技术及医学教育的贡献获得了国内外业界人士的尊崇。2012年获得首届“中国妇产科医师奖”，2015年获得首都医科大学颁发的“吴阶平桃李奖”，同年荣获亚太妇产科内视镜及微创治疗医学会学术年会暨中华医学会第七次全国妇科内镜及微创诊疗学术会议颁发的“妇科内镜终身成就奖”。2017年5月在西班牙举办的全球第一届宫腔镜大会上，由于她对妇科事业的热爱，孜孜以求，以及在宫腔镜推广应用中的突出贡献，夏恩兰教授被授予“特殊贡献奖”。

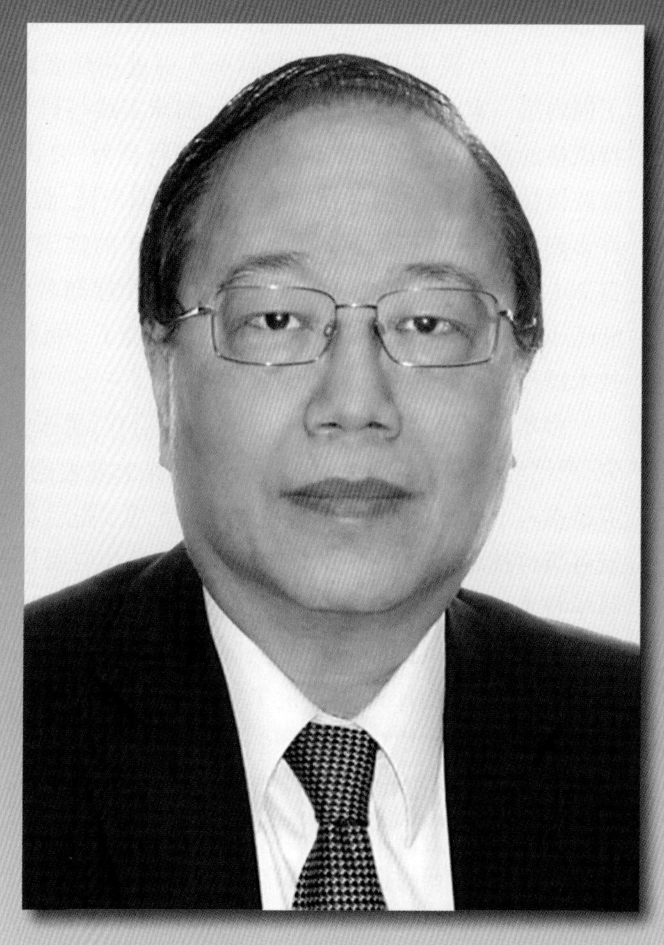

黄胡信　教授

曾任澳大利亚新南威尔士大学妇产科教授和悉尼利物浦医院妇女健康部主任 18 年，一直致力于医学技术的推广和普及，是中国妇科内镜医师们熟知的导师和朋友。

主编简介

黄胡信教授于1976年从中国香港大学毕业，后前往英国和澳大利亚深造，获得包括英国、新加坡、中国和澳大利亚在内的医学学位及两所外科学院院士。1992年以仅39岁之龄接受悉尼新南威尔士大学教授任命，此后在悉尼利物浦医院任妇女儿童健康部主任和妇产科教授。

黄胡信教授主要专长于妇产科肿瘤学、内镜手术、妇女健康和医院管理等。迄今为止出版医学专著6部，在国际期刊发表医学论文180余篇。为亚太地区及国家的医师提供每年10余个在澳大利亚学习深造的机会；帮助30余位中国妇产科内镜医师前往利物浦医院进行3~6个月的培训；组织了20多期有中国卫生官员、医院院长等参加的医院管理学习班；组织或受邀参加了逾100次医学会议。因其对医学教育做出的贡献而获得了众多奖励和荣誉：2003年获得由广东省外国专家局授予的“南粤友谊奖”；2005年获得中国政府评估委员会颁发的“内镜专家奖”和中华医学会妇产科学分会妇科内镜学组颁发的“中澳医学友好大使奖”；2006年由于其对越南医学的贡献获得越南胡志明市人民委员会颁发的“胡志明市徽章奖”；2009年获中国“恩德思医学科学技术杰出成就奖”；2017年荣获中国医师协会颁发的“林巧稚杯”奖、亚太地区妇科微创手术学会颁发的“终身成就奖”，且荣任世界华人医师协会妇产科医师分会副会长。

黄胡信教授还担任中国亚太地区妇科肿瘤学会主席及中国澳大利亚亚太地区妇科微创手术论坛创会主席，为举办每年一度的微创妇科论坛做出了很大贡献。此外还受任澳大利亚新南威尔士大学、悉尼大学、圣母大学、中国医学科学院北京协和医学院、首都医科大学、中山大学孙逸仙纪念医院、山东大学临床医学院、汕头大学医学院、扬州医学院、华北理工大学等客座或名誉教授，并且担任多家妇女儿童医院的名誉顾问。现在，黄胡信教授仍然在为推广妇科内镜技术而不懈努力。

第 2 版序

Prof. Xia Enlan and her team in Fuxing Hospital, Beijing, China has gathered together a most remarkable international panel of authors to contribute this second edition of the book on gynaecological endoscopy. The first edition of the book, published at the turn of the century, in 2001, has been immensely popular and benefited many scholars who wish to take up gynaecological endoscopy, a relatively new development at the time. Eighteen years on, the practice of gynaecological endoscopy has undergone substantial changes and consolidated in many aspects, even though the basic surgical principles have not altered. This second edition has brought up to date important development and refinement of surgical techniques which have evolved over the last eighteen years. Many new topics such as laparoscopic cervical cerclage, surgical repair of caesarean scar niche, robotic surgery and others have been added. It is a most remarkable achievement of the editorial team and authors. The timely arrival of this second edition is most welcome as the comprehensive coverage, combining knowledge and practical tips, should be of immense value to any doctor who wishes to engage in gynaecological endoscopy. The tremendous achievement of the team is to be congratulated.

T. C. Li

March 2020

第 2 版前言

迄今，妇科内镜技术在我国已实践应用近四十年，其兴起与发展在很大程度上影响和改变着妇科学的诊治理念。如何使患者以最小的创伤达到最佳的诊治效果成为妇科医师追求的目标之一。妇科内镜手术也逐渐成为妇科领域占主流的技术，成为妇科医师必备的技能。随着内镜技术的日益发展，妇科内镜手术在我国的应用已经非常广泛，在大型综合医院及教学医院，内镜手术已经成为主要手术方式，其应用率甚至高达 90%以上。内镜技术在我国的快速发展主要得益于患者、医师和政府的支持。各级医院都配置了必要的内镜设备，致力于人才的培养，鼓励内镜医师努力实践并勇于创新，从而积累了丰富的理论和实践经验，涌现出一大批优秀的知识渊博、技术精湛的妇科内镜手术专家，这是我们撰写《妇科内镜学》第 2 版编者的巨大资源。

十八年前，我国的妇科内镜技术尚不完善，与发达国家相比差距甚大，《妇科内镜学》第 1 版应时而生，为妇科内镜医师提供了包括基础理论和临床操作的学习教材，出版以来一直受到妇科医师的欢迎和关注，这使撰写本书的编委们备受鼓舞。而彼时腹腔镜部分除腹腔镜诊断是我国项晓东教授撰写之外，其他章节均为海外杰出的腹腔镜专家撰写，实为遗憾。而今本书的第 2 版，由于我们有了自己的妇科内镜专家，有条件坚持把它打造成为一本主要由我国医师、根据我国经验和专业知识编写的妇科内镜参考书。

《妇科内镜学》第 2 版全书分 2 篇，43 章，囊括了近二十年妇科内镜技术的主要进展。第一部分为宫腔镜，包括经典宫腔镜手术的发展（子宫纵隔、子宫肌瘤、宫腔粘连等）；先天性子宫发育异常的最新分类及罕见畸形的诊治（双角子宫、单角子宫、斜隔子宫等）；宫腹腔镜联合手术（双角子宫融合术、剖宫产瘢痕憩室手术等）；等离子双极电切技术；阴道内镜技术；子宫腺肌病的诊治进展；窄带成像技术；宫腔镜在辅助生殖技术的应用；冷刀、诺舒、美奥舒等新兴替代的微创手术等。第二部分为腹腔镜，除由国内专家更新了各种腹腔镜传统手术技术外，又增添了腹腔镜子宫动脉阻断术；经阴道水腹腔镜；单孔腹腔镜；腹腔镜宫颈环扎术；机器人手臂微创手术；剖宫产瘢痕憩室及瘢痕部位妊娠的腹腔镜手术；外阴阴道畸形的腹腔镜辅助阴道成形术；多种妇科恶性肿瘤的高难度手术（子宫内膜癌、卵巢癌、外阴癌）等。书中详细阐述了腹腔镜手术各种并发症的发生、识别、处理和预防，并对如何规范腹腔镜技术、培养合格的腹腔镜医师进行了探讨。撰写中我们力图更新信息，保持体系完整，内容丰富，图文并茂，可读性强，以期其成为当前国内妇科内镜理论与实践方面的一部佳作。

我们期待这本书出版后，会在临床应用、教学培训和科研等方面对广大妇科内镜医师有所帮助，并对我国妇科内镜事业的国际交流和发展起到重要的推动作用。

本书第 2 版邀请了多名国内外相关的知名专家、教授编写，他们的撰稿代表了当前的世界先进水平，在此谨向几位参与撰写此书的国外知名专家：英国的 T. C. Li 教授、美国的 Rafael F. Valle 教授致以最诚挚的谢意。感谢编写此书的全体国内妇科内镜专家们！感谢张思争女士在书稿整理过程中的帮助！让我们共同为推动宫腔镜、腹腔镜在我国的普及和规范应用作出贡献。

最后，本书在策划、出版过程中始终得到主编助理于丹女士的协助，对其严谨的工作，谨表致谢！

由于各编写者的风格有异，以及收集材料和国内手术技术水平不同，为了进一步提高本书的质量，恳切希望广大读者在阅读过程中不吝赐教，如有疑问欢迎发送邮件至邮箱 renweifuer@ pmph. com，或扫描封底二维码，关注“人卫妇产科学”，对我们的工作予以批评指正，以期再版修订时进一步完善，更好地为大家服务。

夏恩兰　黄胡信

2020 年 3 月

第 1 版序 1

妇科内镜学是一门融现代妇科手术和内镜诊治技术为一体的微创伤妇科诊治学科，也是当今妇科领域的一门新兴学科。妇科内镜技术的兴起与发展，使传统的妇科诊断与治疗发生前所未有的深刻变革，并在很大程度上影响和改变着妇科学的面貌，为新世纪妇科学的发展带来了光明前景。

妇科内镜技术在发达国家开发应用已有近百年历史，并在妇科内镜设备、诊治技术、应用环境、人才培养等各方面已积累了很多丰富的经验。而我国开展妇科内镜诊治只有二十多年时间，虽然发展很快，理论研究和临床应用成果也很多，但从总体上看，仍然处于学习应用和开发研究阶段，特别是迄今为止，我国尚无一本全面论述妇科内镜技术的基础理论和临床操作与应用方面的参考书，也没有一本专供妇科内镜医师使用的妇科内镜手术学专著，使人感到遗憾。

令人欣慰的是，由夏恩兰教授主编，51 位国内外妇科内镜专家共同参与撰写的《妇科内镜学》一书使人感到耳目一新，备受鼓舞。该书以首都医科大学附属复兴医院宫腔镜诊治中心 10 年来的临床实践为背景，并结合国内外妇科内镜——宫腔镜、腹腔镜手术相关疾病的临床诊治经验，全面系统地介绍了宫腔镜、腹腔镜技术的基本理论、临床应用及发展近况，全书体系完整，内容丰富，图文并茂，可读性强，是当前国内妇科内镜理论与实践方面的一部佳作。该书出版后，定会在临床应用、教学培训和科研等方面对广大妇科内镜医师有很多帮助，并对我国妇科内镜事业的发展起到重要的推动作用。

2000 年 11 月

第 1 版序 2

当 Raoul Palmer 发明腹腔镜检查时，他能想象他正在引发一场外科革命么？他能想象他正在开创一条很少影响器官及其功能的微创外科的道路么？

事实上这正是一场外科手术的革命，而不仅是一场技术的革命。这项崭新的技术，带来了如下优点：

* 因为图像被放大了（10~15 倍），可以更清晰地看到解剖结构，同时也就避免了对器官本身或其功能的损伤。

* 诊断疾病，评估预后和治疗同时进行。

* 所有的工具、能源和液体通过腹壁后，将手术室移置于盆腔内，排除了空气携带的感染和组织的干燥。

任何新型的外科手术，要求技术上无懈可击、指征上选择严格、对其并发症进行过严谨的研究。尽管与开腹手术相比，立体解剖转变为平面解剖，直接操作转变为间接操作，治疗的理念，术中特殊的病理生理改变及严重副反应的发生各不相同，但实践证实，腹腔镜手术是一项真正的外科手术。

2000 年 11 月

第 1 版序 3

虽然腹腔镜和宫腔镜技术已经存在了 100 多年时间，但是现代妇科内镜技术得到临床应用和发展仅 30 年时间。纤维光缆的发明使光学照明系统得到质的飞跃，从此妇科内镜技术向传统手术提出挑战。

器械的不断改进、不断微型化为现代妇科内镜技术的诞生创造了条件。这一领域的许多先驱们为内镜技术的发展、传播贡献了毕生精力，因为他们的努力和器械、设备的改良使微创手术替代了大多数传统妇科手术。

微创手术的更广泛普及和应用需要更多的医学专业人员用书面语言把专家积累的知识、经验和编者的要求统一起来，提供一种形式，使专业人员及以后的学生们可以从中学习，临床工作者可用来作为参考指南。

夏恩兰教授和黄胡信教授指导、完成此书，他们的努力将永远影响中国的医师和他们的学生。

2000 年 11 月

第 1 版前言

宫腔镜、腹腔镜的临床应用是妇科手术的一场革命，目前在发达国家已十分普及，国内的专家、学者也做了大量有益的工作，只是相关的论著较少，更缺乏系统性的专著，不利于进一步的推广和普及。为使此两项微创手术尽快造福我国广大妇女，在人民卫生出版社的大力支持下，特邀请国内外相关的知名专家、教授编写此书。

本书采用教材式的编写方式，力求全面、系统。全书共分 48 章，从基本的理论入手，逐步深入，涵盖了宫腔镜、腹腔镜和与妇科内镜手术相关的疾病等的全部内容，理论与实例相结合，病案详实，图片丰富，是我国第一部关于妇科内镜学的系统性专著，本书既可作为妇科医生的案头参考书，又可作为医学院的本科生及研究生的专业教材。

撰写本书腹腔镜部分的法国 Bruhat 教授是妇科腹腔镜手术创始人 Palmer 教授的学生，他继承并发展了 Palmer 教授的事业，他所领导的医院妇科内镜手术占全部妇科手术的 95%，理论水平和操作复杂程度居世界前列；撰写宫腔镜部分的日本林保良教授在世界上首先应用 B 超监导宫腔镜手术，建立双向对比和三项对比法，改良了传统的腹腔镜监护宫腔镜手术方法，完成近千例宫腔镜子宫肌瘤切除术，其中不乏高难度的多发和深陷肌瘤，为宫腔镜的推广应用做出了重大贡献。其他作者也都是该领域的权威专家，他们的撰稿代表了当前的世界先进水平。

在此谨向撰写此书的法国 Maurice Antoine Bruhat 教授、澳大利亚黄胡信教授、美国 Rafael F. Valle 教授、日本林保良教授、新加坡 Ng Soon Chye 教授、英国 Christopher J. G. Sutton 教授和我国的李自新教授、李美芝教授、刘国礼教授以及其他做出贡献的同志们、人民卫生出版社的同志们致以最诚挚的谢意。

欢迎国内外同道们多提宝贵意见，共同为推动宫腔镜、腹腔镜在我国的广泛应用做出贡献。

夏恩兰

2000 年 11 月于北京

目 录

第一篇 宫 腔 镜

第二篇 腹 腔 镜

本书视频资源：

获取图书配套增值内容步骤说明

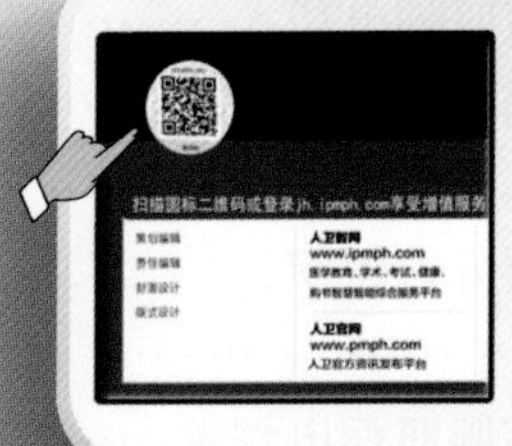

第一步

扫描封底圆形图标中的二维码或打开增值服务激活平台(jh.ipmph.com)，注册并登录。

第二步

刮开并输入激活码，获取数字资源阅读权限。

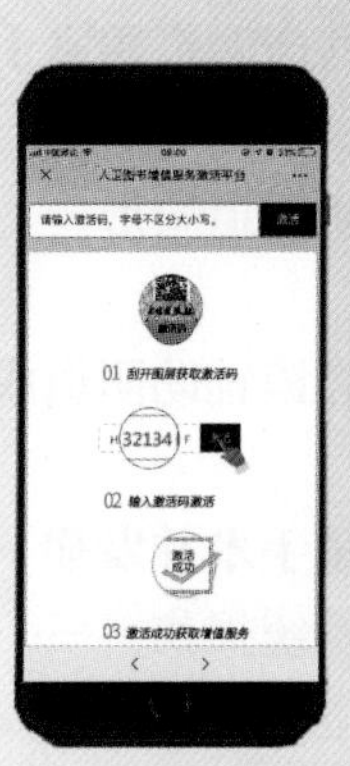

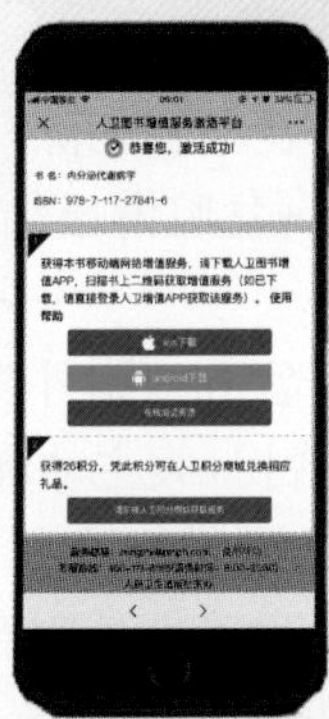

第三步

在激活页面查看使用说明，下载对应客户端或通过PC端浏览。

第四步

使用客户端“扫码”功能，扫描参考书中二维码即可直接浏览相应资源。

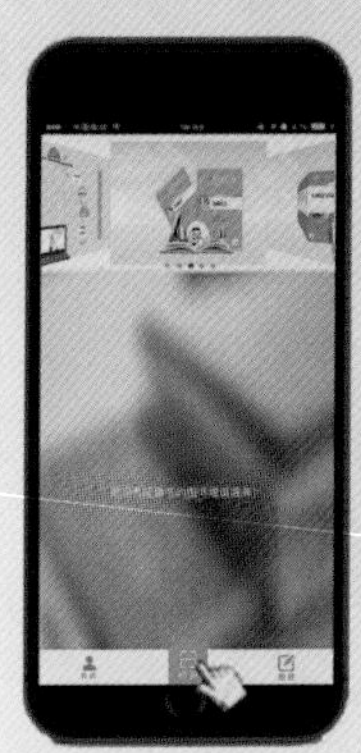

第一篇

宫腔镜

第一章 宫腔镜手术的历史

宫腔镜的历史可以追溯到150年前，但是由于受生产力水平低下的影响，该技术的发展十分缓慢，直到进入20世纪以来，宫腔镜技术才逐渐完善起来，尤其是近四十年来，手术宫腔镜的诞生，为某些妇科疾病的治疗带来了划时代的变革。宫腔镜技术的发展是许多革新者的贡献，他们经过多年的努力，为今天的妇产科医师创新了诊治手段。本章将描述几个不同的历史阶段，尤其是能将子宫腔展现在人们面前的几个重要时期（表1-0-1）。

表1-0-1 宫腔镜发展的里程碑

年代	发明者	贡献
1807	Bozzini	第1例内镜（日光源）
1869	Pantaleoni	第1例在人体做宫腔镜检查
1879	Nitze	远处照明的膀胱镜
1889	Clado	第1位设计宫腔镜器械
1907	David	第1例接触型宫腔镜
1914	Heineberg	宫腔灌流系统
1925	Rubin	CO_2 膨宫
1926	Seymour	出、入水分置的宫腔镜
1927	Mikulicx-Radeckl	活检功能，宫角电凝功能
1928	Gauss	借助于液面差膨宫
1934	Schroeder	测量宫腔内压力
1934~1943	Segond	灌流系统和活检
1936	Schack	临床验证
1942~1970	Norment	橡胶气囊，实用灌流系统，切割环，纤维视管
1952	Forestier	首先使用冷石英光源
1953~1978	Mohri	纤维宫腔镜，输卵管镜
1957	Englund 等	子宫造影、诊刮和宫腔镜对异常子宫出血的治疗评估
1962	Silander	内膜癌的研究
1965	Hopskin	发展了光导纤维系统
1968	Menken	聚乙烯吡咯烷酮行输卵管黏堵
1970	Edstrom 和 Fernstrom	32%葡聚糖溶液膨宫
1972	Quinones 等	输卵管插管镜
1970	Lindemann	设定安全的 CO_2 气体膨宫流速，应用子宫颈吸杯
1974	Edstrom	治疗用宫腔镜

续表

年代	发明者	贡献
1974	Parent 等	接触型宫腔镜
1978	Sugimoto 等	生理盐水膨宫
1978	Neuwirth	电切镜的使用
1980	Quinones-Guerrero	5%葡萄糖溶液膨宫
1980	Hamou	微型宫腔镜
1981	Goldrath 等	激光子宫内膜去除术
1981	冯缵冲等	国内开展宫腔镜检查和治疗技术
1988	林保良	滚球电极子宫内膜去除术
1989	Magos 等	经宫颈子宫内膜电切除术
1990	夏恩兰等	国内开展宫腔镜电切技术
1997	Glasser	宫腔镜汽化电极
1997	Bettocchi	应用阴道内镜
1999	Vilos	应用同轴双极电极
2005	Olympus 公司	等离子双极电切镜
2005	Emanuel 和 Wamsteker	应用宫腔内粉碎器
2009	Papalampros 等	微型电切镜

一、初步探索时期(约 1800~1980 年)

(一) 第 1 例宫腔镜

发明宫腔镜的关键在于如何将器械置入子宫腔,并利用外界光源见到宫腔内景象。

Philip Bozzini(1773—1809)是第一位发明了可以看到体内中空器官的器械的医师。他设计的导光体将外界光线经过一个孔道进行折射,这个孔道被一个垂直的凹面镜隔成两部分,光线由凹面镜折射进宫腔。他将这种器械做成不同类型,以适应人体不同的空腔器官,例如口腔、鼻腔、外耳道、阴道、宫颈和子宫、输尿管和膀胱以及直肠(图 1-0-1)。Bozzini 的发明饱受官僚和知识界的嫉妒和打压。1804 年,Bozzini 在法兰克福的报纸上简要描述了这种器械,1805 年他在德国报纸上宣告他完成了这一设计,使人们能够观察到体腔的内部,但是直至 1807 年,这种器械正式、详尽的描述才得以发表。

今天我们公认 Philip Bozzini 为内镜之父。在法兰克福大教堂的外墙上,Bozzini 的墓志铭用拉丁文写着:“纪念已故的 Philip Bozzini 医学博士,他,一个德国人,用其自制精巧的光学仪器第 1 次看到人体中空脏器的内部。强烈的责任心使他帮助许多人战胜了恶性发热,而他却不幸感染此病。1809 年 4 月 4 日夜晚,死神带走了他 36 岁的生命。他的忠实的朋友 F. F. 。”

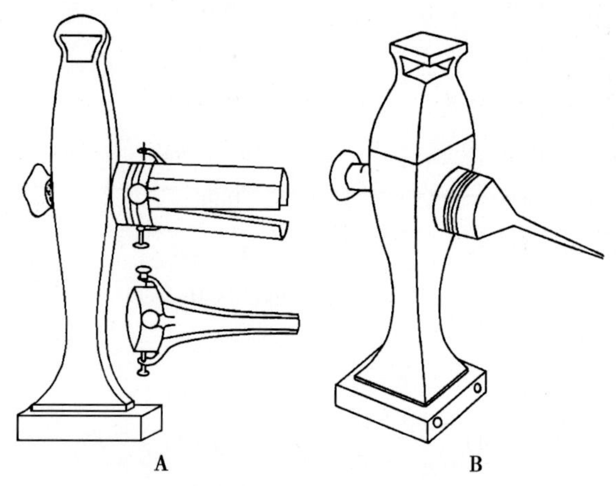

图 1-0-1　Bosu 描述的 Bozzini 的导光设备
A. 此设备与附属装置用于观察较大腔隙,如阴道。设备上的附属装置为置入体腔后扩张状态。下方独立的附属装置为放置过程中的闭合状态。B. 此图设计的附属装置用于观察小的腔隙,如尿道。A 和 B 的目镜端皆位于设备的左侧

法国人 Antonin J. Desormeaux 在 1853 年提交给法国医学会一个真正可操作的膀胱镜(图 1-0-2)。它从一个中央孔洞进行观察,光线通过一面镜子折射入这个孔洞。光源是借助一盏松脂油灯,灯光进入观察道的 1/2 时,再通过一个凹面镜折射到观察通道,这一器械可透过固定在镜体末端的玻璃镜观察到充满尿液的膀胱。其他操作器械可从侧道进入。12 年后,都柏林人 Cruise 改进了 Desormeaux 的

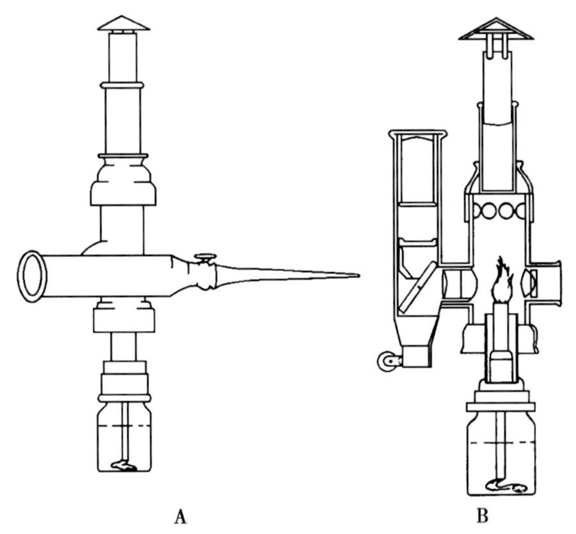

图 1-0-2　Desormeaux 使用的内镜

A. 处于工作状态的设备。下方的小瓶装有酒精，有一个灯芯延至设备的中心位置。目镜端在左侧。B. 矢状剖面显示火焰位于中心位置，右侧有一反光镜，左侧有一透镜。内镜体已自水平位置旋转至垂直位置，目镜端在顶部。置入体腔的附加装置已卸去。内镜内，位于中央的镜子将火焰的光线向下方反射至观察通道内；镜子中央部位有一个开口以允许通过整个通道观察物镜端图像

内镜，他用带有少量不溶性樟脑的汽油灯代替松脂油灯，并增加了一个玻璃烟囱来容纳水蒸气。1869 年，Pantaleoni 为一位绝经后异常子宫出血的患者进行了宫腔镜检查，他曾从师于 Cruise 学习如何使用内镜，他发现这位患者宫底部有一息肉样组织，在宫腔镜直视下进行了硝酸银烧灼。

随着 Pantaleoni 首次进行宫腔镜检查和治疗，许多医师也开始使用这一新的技术。但是光线传导不良，宫腔内出血妨碍视野，宫腔不能适度膨胀都阻碍了宫腔镜的应用和推广。

1879 年，Nitze 发明了膀胱镜。它是用白金丝做成的白炽灯进行照明，用循环水对白炽灯进行冷却。因为膀胱壁薄且腔内无血液，所以这种内镜很适于膀胱检查。

（二）接触型宫腔镜和现代接触型宫腔镜

1907 年，David 第 1 个发明了不用膨宫液的接触型宫腔镜。它可以直接观察内膜的表面，由于感染可通过灌流液传播，所以接触型宫腔镜在避免感染方面有长足的进步，常用于检查绝经后和流产后的患者。

以后许多学者对 David 的接触型宫腔镜放大倍数进行了改进，包括 Palmer（1942）、Norment（1947）、Marleschki（1966）、Parent（1974）和 Hamou（1980）等。尽管接触型宫腔镜越来越简单化，但它不能很准确和全面地评估整个宫腔情况，因此仅适用于宫颈内膜检查或全景式宫腔镜检查后对病理可疑处进行检查。目前它仅适用于子宫内膜血管的观察。

在 20 世纪中叶，当医师正困惑于选择哪种方式最好时，Parent 和他的同事们（1974）报道了一种新方法，它是将 David 和 Marleschki 的接触型宫腔镜进行改进，用一个玻璃柱放在一个金属鞘里，玻璃柱可折射外界的光进行宫腔内照明。为适应检查的需要，这种宫腔镜被做成不同大小，外鞘分别为 4mm、6mm 或 8mm。这种检查似乎很简单和直接，但不能全面、准确地判定整个宫腔，而且不可能同时做其他操作，所以只能用做诊断。

全景式宫腔镜使接触型宫腔镜失去了原有的魅力，1983 年 Hamou 改进了接触型宫腔镜，称之为阴道-宫腔镜。这种宫腔镜既可用作接触型，也可用作全景式，而且它的放大倍数从 1～150 倍不等。做全景式宫腔镜检查时，如果发现可疑的内膜，可同时改用接触型，将检查组织的物像放大至 80 倍或 150 倍。目前这种方法用于内膜血管的观察，尤其是癌变部位血管的观察，但不列为常规检查。

（三）末端带球囊的宫腔镜

在 Norment 设计的基础上重新设计的物镜端带透明球囊的宫腔镜，用塑料或硅橡胶球囊代替了橡胶球囊，使之更薄、更透明、更不易破裂（图 1-0-3）。1958 年 Wulfsohn 和 1960 年 Bank 等对这类宫腔镜进行了初次试验，尽管这种宫腔镜视野清楚，且避免了灌流液进入腹腔，但球囊压迫子宫内膜，使内膜上的组织扭曲、变位。另外，它也不可用于活检和切除组织。人们很快就认识到这种宫腔镜的局限性，并很快禁用，现代宫腔镜转向使用膨宫介质膨胀宫腔。

（四）液体灌流方式（原始的持续灌流系统）

同膀胱镜一样，观察宫腔需要膨宫介质将子宫腔膨胀。1914 年 Heineberg 和 1926 年 Seymour 等分别为宫腔镜添加了注水孔和出水孔，为以后的持续

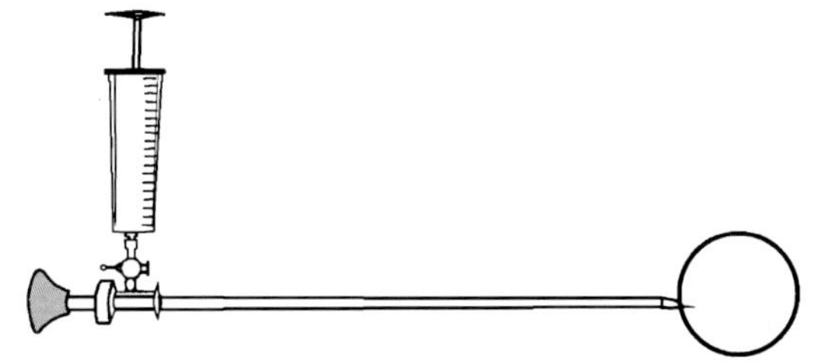

图 1-0-3　末端带球囊的宫腔镜

注射器与宫腔镜注水口连接，推注少量透明液体，球囊膨胀

灌流宫腔镜奠定了基础。1926 年,Seymour 受支气管镜的启发,将宫腔镜改进为检查型和手术型,后者可用于切除黏膜下肌瘤和其他宫内病变。他使用 6mm 直径的支气管镜,在其末端连接一个吸引装置,吸引装置的吸引有助于观察宫腔。此后,他将支气管镜扩大到 9mm,通过一个活检钳切除宫腔内组织。这种镜子似乎很实用,但没有更多的临床报告予以证实。

1928 年,Gauss 报道使用低黏度灌流液进行宫腔镜检查,宫腔图像非常清晰(图 1-0-4)。Schroeder 在 Gauss 基础上测试出宫腔内的最适压力,以获得最佳视野,且避免了灌流液从输卵管泄漏。他认为盛灌流液的容器可根据宫腔内压的改变而放置在不同的高度。25~30mmHg(3.3~4kPa)是最适压力。当压力超过 55mmHg(7.3kPa)时液体会自输卵管流入腹腔。他将宫腔镜电凝用于输卵管绝育。

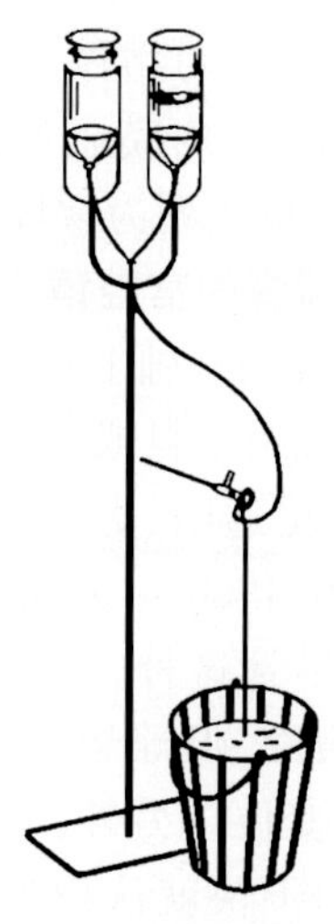

图 1-0-4 1928 年 Gauss 利用高度差使用低黏度灌流液膨胀宫腔

1936 年,Shack 力图确定宫腔镜的适应证,他认为宫腔镜的失败主要是由于视野不清。几乎同时,1934 年 Segond 在法国也使用液体灌流。他们重新调整了注水孔和出水孔以获得最佳的膨宫效果,减少液体流入腹腔。光学视管的物镜片向前倾斜,容易看到子宫角和输卵管口,但宫腔内出血仍然是观察宫腔的一大障碍。

美国学者 Norment 发明用充满空气的袋子放入宫腔,进行宫腔内观察,避免了液体渗入腹腔,也解决了直接膨胀宫腔的问题。Norment 设计的低黏度液体的持续灌流系统是现代持续灌流的宫腔检查镜和电切镜的模板。1957 年,Norment 设计了用电切环的电切镜,可用于切除黏膜下肌瘤和息肉。18 年后,他最终定型了宫腔镜。

Friedrich Carl Menken(1968)第 1 次应用高黏度的膨宫液——聚乙烯吡咯烷酮(PVP)。与低黏度膨宫液相比,它很少流入腹腔。但由于 PVP 不能降解,且溶解后液体呈淡黄色,因此没有得到广泛的应用。

1970 年,Edstrom 和 Fernstrom 用分子量 70 000 的葡聚糖膨胀宫腔,用量少,可大大减少液体渗入腹腔,高黏度的葡聚糖不与血液相混,因此不会因出血妨碍视野,且保持宫腔内有一定的压力。

当研究者从事于电凝输卵管角绝育的研究时(1972),Quinones-Guerrero 和同事们开始使用低黏度膨宫介质行宫腔内电手术。他们采用 Norment 的设计,通过止血带或泵加压将液体注入宫腔。Sugimoto(1978)也使用生理盐水等低黏度液体,用三通连接注射器,根据宫内压的需求加压。但是过量液体通过血管吸收的问题仍不能解决。

(五)CO_2 气体膨宫

1925 年,Rubin 发明用 CO_2 气体进行膨宫,Rubin 的发明使他成为用 CO_2 行输卵管通气的鼻祖。尽管如此,多数医师仍愿意使用低黏度的膨宫液。1927 年,Mikulicz-Radecki 报道了液体灌流的宫腔镜诊断和治疗,如进行活检、切除宫腔组织、电凝输卵管间质部避孕等。

Lindemann 于 1971 年报道了使用 CO_2 膨宫,正常宫腔 CO_2 膨宫的流速为 40~100ml/min,压力 <200mmHg(26.7kPa)。CO_2 干净,视野清晰,可提供高清晰度的宫腔照片,所以 Lindemann 认为它是最好的膨宫介质。随着设备的改进,气体的流速、压力均自动控制,避免了过量的气体注入和过高压力带来的致命并发症。

(六)纤维宫腔镜的发明

1954 年,Basil I. Hirschowitz 第一个发明了纤维内镜,以后才将纤维镜运用于宫腔镜。纤维内镜也适用于末端为塑料气囊的宫腔镜,在羊膜外检查胚胎和胎儿的情况而无须膨宫介质(1968)。1975 年 Mohri 首次使用带有光学视管的纤维宫腔镜,观察妊娠早期的胚胎。用微型化了的纤维镜观察输卵管,输卵管镜从此问世。1973 年,M. Hayashi 也发明了类似的微型纤维内镜用于观察输卵管,成功地看到了输卵管管腔内部和早期受精卵运动的情况。

(七)临床应用

除了 Norment、Mohri 和 Palmer 外,还有许多研究者沉迷于器械和技术,但很少有人专注如何使用这些技术。Englund、Ingelman-Sundberg 和 Westin 等报道过很有价值的文章，对异常子宫出血进行了宫腔镜检查后，认为可以用宫腔镜下定位活检来代替盲目的诊断刮宫。他们报道为 165 例妇女行宫腔镜检查同时诊断性刮宫，其中 21 例事先做了子宫腔造影，诊断性刮宫前做宫腔镜检查的 109 例，诊断正确率为 93%，宫腔镜检查在诊断上优于子宫腔造影。与宫腔镜相比，124 例诊断性刮宫仅 44 例（35%）得到手术证实。大部分内膜、息肉和黏膜下肌瘤都被子宫造影漏诊。第 2 次诊断后再做宫腔镜检查的 46 例仍有 5 例与手术结果不符。

二、快速发展时期（约 1980 年至今）

（一）持续灌流宫腔镜

为使宫腔镜操作更顺畅，手术更安全，各医疗器械公司都开始着手设计持续灌流系统，采纳了许多不同的设计方案，使持续灌流宫腔镜逐渐替代了单向灌流宫腔镜（图 1-0-5）。液体膨宫泵可设定压力和流速，使手术在满意的膨宫和清晰的视野下进行，其液体回收器可精确计算出水和入水间的差值，能有效地预防经尿道前列腺电切术综合征（transurethral resection of prostate syndrome，TURP 综合征）。手术宫腔镜和诊断宫腔镜均可采用持续灌流系统，有效地控制液体流速和宫腔压力。这些改进又带来了附加器械的问世，人们陆续发明了单极和双极电极等。汽化电极的应用可使组织碎片汽化。双极电极允许使用带有离子的液体进行膨宫，避免了液体吸收引起的低钠血症。

持续灌流系统也可用于 4~6mm 外鞘的宫腔镜，伴随容器和维护方式的改进，宫腔镜检查和手术从手术室和医院移入到门诊进行。随着光学视管的改进，2~3mm 的微型宫腔镜也可不用持续灌流系统。

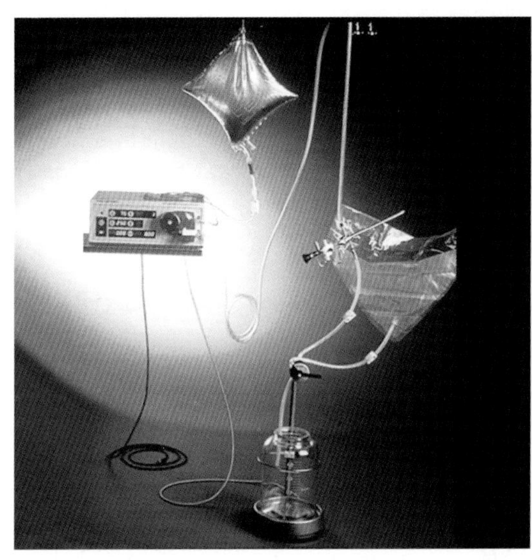

图 1-0-5　现代膨宫灌流系统

（二）成像技术的进步

早在 20 世纪 80 年代初，困扰医师的问题多数得以解决。集成电路晶片（charge-coupled device，CCD）的发明，解决了摄像机的微型化问题，可与目镜连接，将图像呈现在电视屏幕上，大大提高了图像的清晰度，缓解了术者通过目镜观察物相进行操作时颈背部的疲劳感，明显地降低了医师的劳动强度。电视录像监视系统还可记录和再现术时情况，用于术后分析总结。

1999 年，日本国立癌症研究中心东医院和日本东京奥林巴斯医学部联合研发了窄带成像技术（narrow band imaging，NBI），这是一种新型的光学图像增强技术，它通过滤光器将传统的红-绿-蓝宽带光谱过滤成窄带，能增加浅表黏膜血管结构的对比度，可用来观察黏膜形态及血管结构，提高了内镜诊断病变的准确性和敏感性。

2006 年，大于 720P 分辨率的高清数字摄像系统开始应用于内镜临床手术。高清数字摄像系统分辨率高，色彩还原真实，具有很高的信噪比，使对腔内脏器的观察更加清晰。

（三）宫腔镜技术在中国的推广

随着宫腔镜技术的发展，一些专家学者也致力于宫腔镜技术在中国的应用和推广。早在 1981 年，上海复旦大学冯缵冲等在国内首先实施了宫腔镜检查和治疗技术。20 世纪 90 年代开始，首都医科大学夏恩兰等陆续开展了各类宫腔镜检查和电切手术，并常规应用腹部二维超声监护或者腹腔镜监护，在子宫内膜切除、子宫肌瘤切除、子宫畸形矫形和宫腔粘连分离等领域都取得了一定成就（图 1-0-6）。此外，国内外很多学者也致力于宫腔镜技术在中国内地的推广。1990 年，Felix Wong 在中国香港举办了大中华地区第一届宫腔镜技术培训班。此后迄今，夏恩兰教授已在北京陆续举办了 26 届妇科内镜研讨会和 67 期学习班，培训了大量妇科内镜手术医师，极大地推进了宫腔镜技术在中国的应用和发展。

（四）宫腔电切镜

1976 年，Neuwirth 用泌尿科的前列腺电切镜切除黏膜下肌瘤，而原始电切镜没有采用持续灌流，所以不能很快清除肌瘤碎片。以后 Iglesias 和同事们将泌尿科电切镜的外鞘改为圆形，增加了持续灌流系统，这样手术视野干净且清晰，为宫腔内电外科手

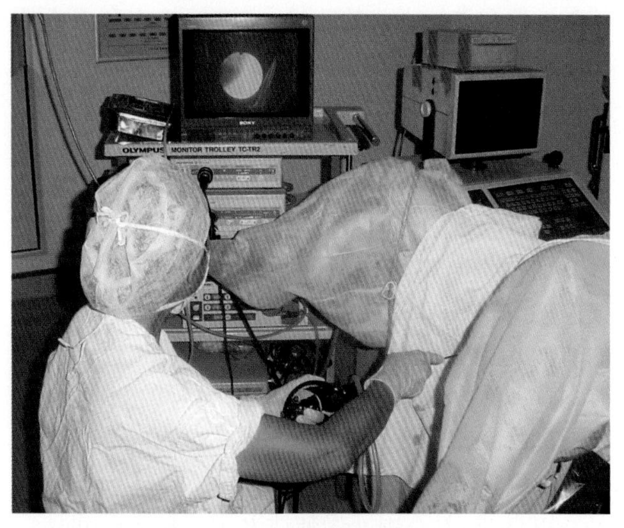

图 1-0-6　宫腔镜应用早期，夏恩兰教授用纤维软镜在腹部超声监护下行宫腔镜检查

术开创了一个新的领域。

1981 年，Goldrath 对那些药物治疗无效的异常子宫出血患者行 Nd-YAG 激光子宫内膜去除术。这种治疗似乎很有效，尤其是对于那些存在子宫切除禁忌的患者，并于 1986 年被美国食品药品监督管理局（Food and Drug Administration，FDA）认可。但很快激光就被电外科手术所代替。1989 年，FDA 正式批准使用宫腔电切镜。

（五）阴道内镜技术的应用

1997 年，Bettocchi 等首次报道应用阴道内镜技术，在不放置窥器的情况下将宫腔镜置入阴道，借助生理盐水注入和膨胀阴道，清晰显示阴道壁和宫颈，并沿宫颈管进入宫腔，检查并治疗阴道、宫颈管和宫腔内的病变。阴道内镜在操作时不放置窥器、不扩张宫颈、不探测宫腔长度，对幼女或未婚妇女可以保持处女膜的完整性，对幼女、未婚妇女和绝经后老年妇女可极大地减少阴道窥器对患者的损伤和疼痛，是近几年针对此类患者常用的检查和手术方法。

（六）双极电切镜

2005 年，日本 Olympus 公司推出等离子双极电切镜。双极电切镜使用 SURGMASTER 高频电流发生器，其高频能量将生理盐水转成含有高密度自由电粒子的电子等离子体，能够进行精密的组织切割，具有精确、干净的凝固效果，使操作更为简便。双极电切镜使用生理盐水灌流，极大程度地减少了 TURP 综合征的发生概率。运用双极技术不使用负极板，无灼伤人体的危险；热传导的减小可降低凝固深度，从而减小组织炭化；通电时只有极少的电流通过人体，与常规单极手术相比，明显提高了手术的安全性，是宫腔镜电切术的一大革新。

（七）宫腔内粉碎器

2005 年，Emanuel 和 Wamsteker 发布了一种宫腔内粉碎装置，称为宫腔内粉碎器（intrauterine morcellator），安放在 9mm 的双极电切镜操作孔道内，手术时旋切器将息肉或肌瘤绞碎并吸出。此种技术手术时间及学习曲线均较常规电切术短，手术视野清晰，避免了为取出肌瘤碎屑而多次进出电切镜导致的空气栓塞，明显减少了体液超负荷、低钠血症、子宫穿孔等严重并发症的发生。2009 年，第二款宫内组织移除设备美奥舒应用于临床，其直径更小，切割速度更快，更便于门诊手术应用。

（八）微型电切镜

2009 年，Papalampros 等报道应用直径为 5.3mm 的单极电切镜切除子宫内膜息肉和体积较小的 0 或 Ⅰ 型黏膜下肌瘤，取得很好的治疗效果。

追溯宫腔镜 150 年历史，许多早期的难题，如视野不清、无适当的灌流液、宫腔膨胀不良、镜体直径偏大等都逐渐得到解决。这一技术孕育了很久才使我们今天得以顺利地行宫腔内操作。回顾宫腔镜历史，我们对先驱者深表尊敬，正是由于他们的革新，才使我们今天能有如此安全、简单和有效的宫腔镜技术。

（夏恩兰　Rafael F. Valle　于　丹）

参 考 文 献

1. 冯力民，夏恩兰，段惠兰，等. 应用宫腔镜与超声波联合诊断子宫疾病. 中华妇产科杂志，1996，31（6）：334-337.
2. 夏恩兰，段惠兰，冯力民. 纤维宫腔镜的临床应用. 实用妇产科杂志，1998，14（3）：155.
3. 夏恩兰，张玫，段惠兰. 子宫内膜切除术治疗功能失调性子宫出血. 中华妇产科杂志，1992，27（4）：200-203.
4. Bettocchi S，Selvaggi L. A vaginoscopic approach to reduce the pain of office hysteroscopy. J Am Assoc Gynecol Laparosc，1997，4（2）：255-258.
5. Emanuel MH，Wamsteker K. The Intra Uterine Morcellator：a new hysteroscopic operating technique to removeintrauterine polyps and myomas. Journal of minimally invasive gynecology，2005，12（1）：62-66.
6. Glasser MH. Endometrial ablation and hysteroscopic myomectomy by electrosurgical vaporization. J Am Assoc Gynecol Lapa-

rosc,1997,4(3):369-374.

7. Hamou J. Microhysteroscopy. A new procedure and its original applications in gynecology. J Reprod Med, 1981, 26(7): 375-382.
8. Lindemann HJ, Mohr J. CO_2 hysteroscopy: diagnosis and treatment. Am J Obstet Gynecol, 1976, 124(2): 129-133.
9. Lindemann HJ. The use of CO_2 in the uterine cavity for hysteroscopy. Int J Fertil, 1972, 17(4): 221-224.
10. Marleschki V. Die moderne zervikoskopie und hysteroskopie. Zentralbl Gynaekol, 1966, 88(20): 637.
11. Menken FC. Endoscopy procedures and their combined application in gynecology. J Reprod Med, 1974, 12(6): 250.
12. Mohri T, Mohri C, Yamadori F. Tubal scope flexible glass fiber endoscope for intratubal observation. Endoscopy, 1970, 2(4): 226-230.
13. Neuwirth RS. A new technique for and additional experience with hysteroscopic resection of submucous fibroids. Am J Obstet Gynecol, 1978, 131(1): 91-94.
14. Nitze M. Über eine neue behandlungs—methode der hohlen des men lichen korpers. Med Press Wien, 1879, 24: 851-858.
15. Norment WB. A method of study of the uterine canal. South Surgeon, 1947, 13: 885-889.
16. Norment WB. Improved instruments for the diagnosis of pelvic lesions by the hysterogram and water hysteroscope. North Carolina Medical Journal, 1949, 10(12): 646-649.
17. Pantaleoni D. On endoscopic examination of the cavity of the womb. Med Press Cir, 1869, 8: 26-27.
18. Valle RF, Sciarra JJ. Diagnostic and Operative Hysteroscopy. Minn Med, 1974, 57: 892-896.

第二章 宫腔镜手术的设备和器械

自 1869 年 Pantaleoni 应用原始宫腔镜借助烛光和凹面反射镜，在人类活体上检查了第一例绝经后阴道流血者发现宫颈息肉以来，其后 100 余年，不少学者致力于探索宫腔内奥秘的研究。但由于子宫的生理解剖特点和器械、光、电系统的缺陷，导致效果不够理想。直至 20 世纪 70 年代，随着纤维光学仪器、冷光源的出现及膨宫方法的改进，以及摄像影像清晰度的进步，宫腔镜的研制和应用又重新受到重视并迅速发展。

20 世纪 90 年代初，新颖的电视腔镜系统应用于临床，现代电视腔镜系统基本上由内镜和器械、膨宫或气腹装置、影像系统和能量系统（高频电、超声、激光等）等几部分组成。“工欲善其事，必先利其器”，得心应手的内镜和器械，明亮清晰的影像系统，再加上安全方便的能量系统是顺利开展腔镜诊疗工作的前提和基础。

第 1 节 宫腔镜的设备

一、影像系统

影像系统（video system）包括摄像主机（camera processor）、摄像头（camera head）、镜体（endoscope）和监视器（video monitor）。

（一）摄像主机

腔镜手术图像经摄像头摄像，摄像机（图像处理器）分析处理后，将图像显示于监视器上。摄像机的传感器能够把真正的物像转变为电子图像，显示在显示屏上。当前所有应用的摄像机都使用了 CCD（电荷耦合器）传感器。

1. 摄像主机的性能

（1）灵敏度：也称为最小照度，是 CCD 对环境光线的敏感程度，或者说是 CCD 正常成像时所需要的最暗光线。照度的单位是勒克斯（lx），数值越小，表示需要的光线越少，摄像头也越灵敏。2～3lx 属一般照度，现在医用内镜摄像机的最小照度已可以达到 1.4lx。勒克斯的值与摄像头的敏感性成反比。因此，10lx 的摄像头比 15lx 的摄像头清晰，摄像机的勒克斯值越低，要得到满意图像需要的光线越低。

（2）清晰度：以像素值表达，它决定传感器的精确度，并由组成图像的点数决定。图像拥有的像素量越大，图像的清晰度越好。因此，最早的 150 000 像素的低分辨率摄像机在后来的几年里被高分辨率摄像机取代，这种高分辨率摄像机正常拥有 400 000～470 000 像素的 CCD 传感器。

（3）噪声：摄像机产生的电视图像包含称之为“噪声”的东西。噪声在图像上以细颗粒的形式出现，尤其在暗区或红色区明显。摄像机噪声的量可以用信号/噪声比（S/N 比）衡量，用分贝表示。比率越高，图像的噪声越小。

（4）弱光显像：一些摄像机装备有能够在弱光条件下显像的系统。这一系统通过自动增加摄像机的增益工作，从而提高图像的明亮度。但是有一个强光源要比摄像机自动增益功能好得多。

（5）自动快门：摄像机一般装备有自动快门，即摄像机，能够调整快门速度以适应光线条件。这些快门通常在 1/30～1/10 000 之间调节，允许摄像机在所有光线条件下应用。如果应用这样的摄像机，那么一个可调节光亮的光源就没有必要了。

（6）调焦功能：摄像机有调焦功能使图像放大，甚至在用小径镜或窄角镜时，仍能获得全屏图像，调焦的应用意味着光的高度消耗。因此，如果应用调焦的摄像机，就要求有更强亮度的光源。

高清晰度的摄像机可将腔内的图像真实地还原在监视器上，术者及手术室其他工作人员都可通过监视器了解手术经过以便配合手术，而且也非常便于全体医师探讨和总结手术技巧。新型的腔内影像系统能够使视野更为广泛，图像更加清晰，对病变组织的观察和辨认更为详细，术者也不必通过细小的光学视管观察术野，缓解术者进行操作时颈背部的疲劳感，明显地降低了医师的劳动强度。通过摄像机处理的影像信号从模拟到数字、标清到高清，再到目前的4K影像发生了翻天覆地的变化，也给了医师更多的选择。

2. 不同类型的摄像主机

（1）4K摄像系统：就是通常2K图像（2 048×1 080像素）的4倍像素，达到4 096×2 160像素点的UHDTV（ultra high definition television的简写），在色彩的表现方面超高清影像对应的色域为Rec. 2020（图2-1-1，大三角区域），覆盖了CIE1931的75.8%，白点色温D65（6 500K）。高清影像色域的国际标准Rec. 709（又称sRGB）仅覆盖了35.9%，所以4K超高清影像（UHDTV）能比现行的高清影像（HDTV）显示更为丰富的色彩，可以看到画面的每一个细节，影像色彩鲜艳。

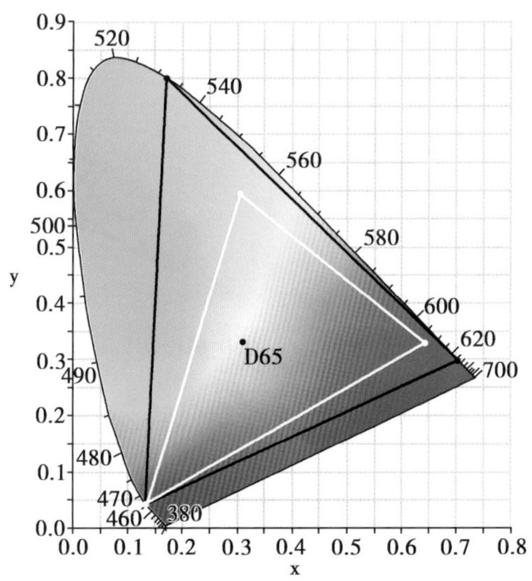

图2-1-1　Rec. 2020与Rec. 709色域（CIE 1931色度图）

4K影像于2014年巴西世界杯首次商用，到2017年各医疗厂商将此技术应用到医疗领域中来，它逐行扫描的超高清画质，有更高的分辨率、更大的可视角度和更好的纵深感，无疑是视觉盛宴。在超高清的影像下，即使水雾与烟雾也呈颗粒状清晰可见，不再雾里看花，因图像质量的翻倍提升，图像所呈现的纵深感也更明显，细微处也能清晰显现。

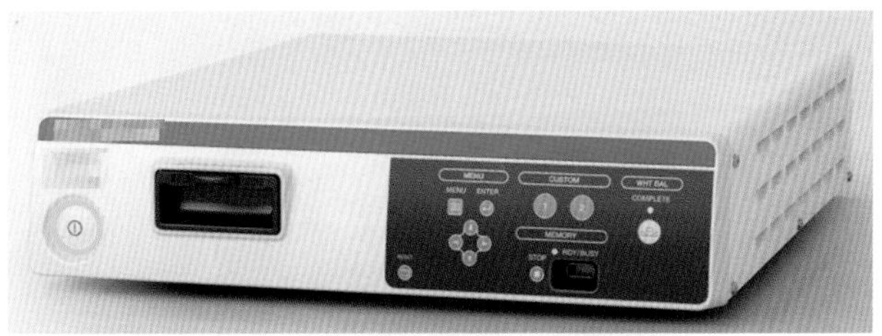

图2-1-2　数字全高清摄像系统OTV-S190

（2）数字全高清摄像系统（图2-1-2）：平面拓展性最强的高清影像系统，分辨率可达2K（1 920×1 080）像素点并逐行扫描的全高清画质（full HD），拥有卓越的性能和良好的平台兼容性，因而得到广泛的应用，使其成为主流的影像系统。部分摄像附加窄带成像功能使其在黏膜表层血管和其他组织的显像性能上有很好的表现。

窄带成像技术（narrow band imaging，NBI）是一种光学成像增强技术，通过特殊的窄带光照明，强化黏膜中的毛细血管和其他结构的可视性，以光学方式增强异常组织与周围健康组织的对比度，从而提升诊疗过程的准确性与靶向性的技术。窄带照明光可以被血红蛋白吸收，并且只能穿透组织表层，因而黏膜表面的毛细血管显示为褐色，而黏膜下静脉为深绿色，故理想地增强了两者之间的对比。NBI技术操作简单，无须使用染色剂或药物，其功能及效应无时间限制，且不增加成本，可作为常规操作流程，在各内镜领域的早期癌病变的筛查与诊疗中受到广泛应用。

（3）数字高清摄像系统（720P）（图2-1-3）：分辨率1 280×720，是一款高性价比的摄像主机，搭载300W氙灯光源，图像明亮、色彩真实。适用于手术室或门诊等微创应用。

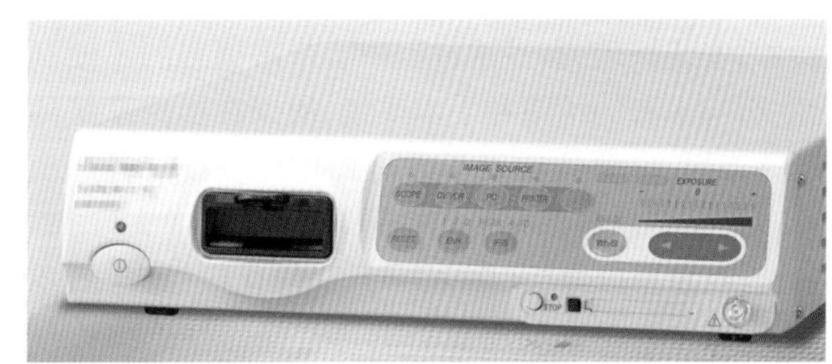

图2-1-3　数字高清摄像系统S7PRO

（4）摄像/光源一体化影像系统（图2-1-4）：适用于门诊诊疗。采用新LED光源体，色温几乎等同氙气灯，灯泡寿命长，几乎无灯泡成本，低热量LED光源与摄像主机及诸多功能凝缩一体，一体化设计结构更加节省使用空间。

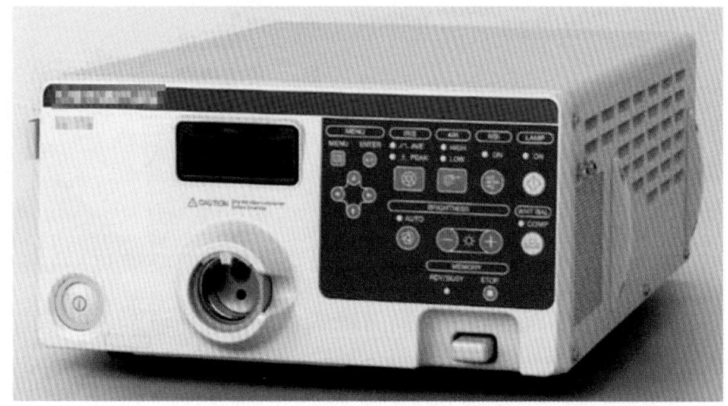

图 2-1-4 摄像/光源一体化影像系统 CV170

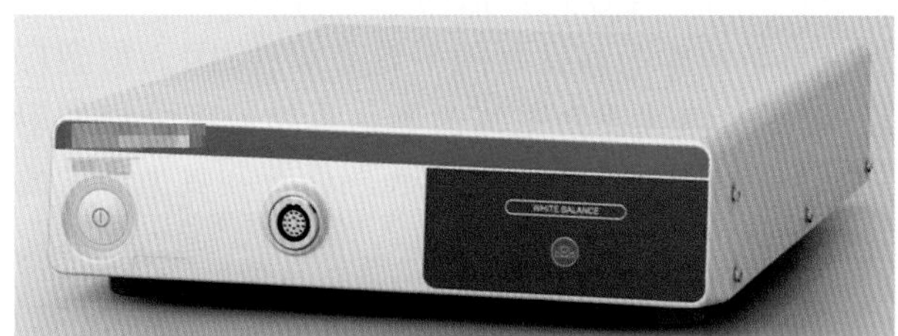

图 2-1-5 便携型摄像系统 OTV-SC2

（5）便携型摄像系统（图 2-1-5）：主要特点：体积小、重量轻，在保证着优质画质的同时，便携轻巧的特质，可为移动诊疗与快速执行提供保障。

（二）摄像头

主要效能是将光信号转换为电信号并以数字形式传递至主机。其种类多样，应用广泛，不同种类的摄像头应用于不同术式，以满足如宫腔镜、腹腔镜、胸腔镜等不同的内镜手术。在宫腔诊察或电切术中，摄像头在重量和质量以及使用的便捷性是宫腔镜设备性能的重要考量依据。宫腔镜手术中的术者也充当着扶镜手的角色，在宫腔镜下诊疗或电切手术的操作过程中产生的疲劳感会影响手术的安全性。而在宫腔镜中，笨重的分体摄像头加上适配转换器，安装繁琐，在手术过程中会带来诸多的不便利性，影响术者的情绪和手术质量，所以在影像系统的选择方面，也要注重设备的可操作性。目前各厂商有多种类型的摄像头供选择，如分体式摄像头（图 2-1-6）、直角型摄像头（图 2-1-7）、一体化摄像头（图 2-1-8）等，以满足医师对设备的优良操作性的高标准及应对术者不同的使用习惯。一款轻量化高品质的摄像头是手术得以轻松安全的基础，在减轻因设备带来的疲劳感同时优质的图像质量带来不同的视觉感受，有利于精细化地开展多项诊疗技术。

摄像头又可分为单晶片（单 CCD）和三晶片（三 CCD），三晶片图像色彩还原性、明亮度更好，但体积较大（图 2-1-9）。

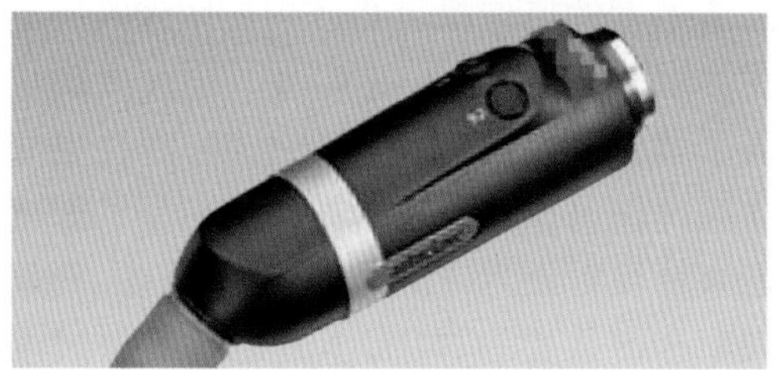

图 2-1-6 分体式摄像头

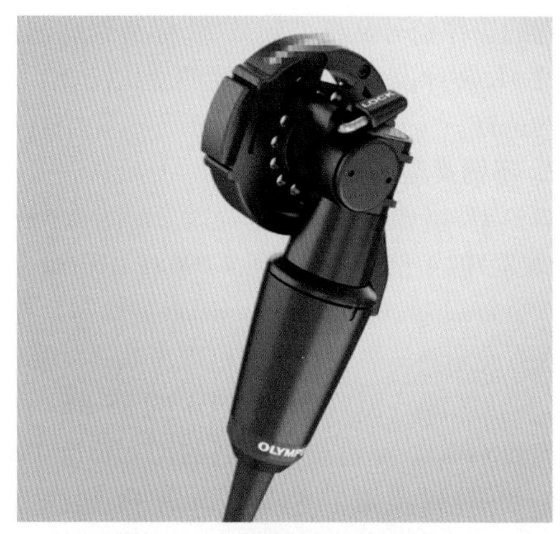

图 2-1-7 直角型摄像头 08-LB

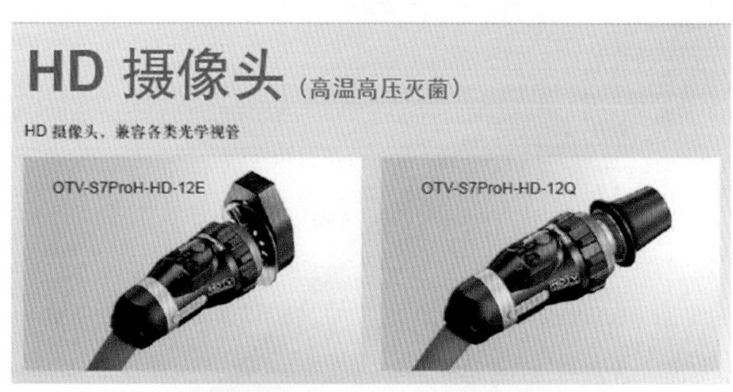

图 2-1-8 一体化影像头

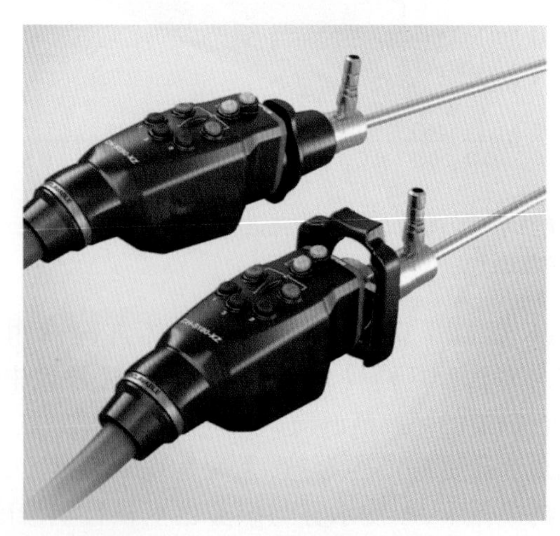

图 2-1-9 三晶片摄像头 CH

（三）监视器

在影像系统中，监视器是一个重要的组成部分。应按摄像系统的分辨率选择监视器，才能够反映所用摄像机的质量，监视器的水平扫描线数至少必须与摄像机提供的线数相等，最好是监视器分辨率大于摄像系统分辨率。医用监视器要符合医用安全标准（UL60601-1，CSA C22.2，EN60601-1）。

二、能源系统

能源系统（energy system）又称动力系统，宫腔镜最常用的能源有高频电和激光两种，与宫腔镜下通过手控器械操作相比，其应用更拓宽了宫腔内手术的种类和范围。

（一）电外科能量平台

电外科能量平台，大家常称之为电刀，是一款兼顾普外、妇外、泌尿外、胸外、神外、耳鼻喉及内科的高频电治疗平台，实现了多项目联合手术的需求，提升了设备使用率。

高频电流发生器（high frequency generator）（图2-1-10）是提供切割和电凝的电流的仪器。一般低频电流引起肌肉、神经刺激，高频电流不刺激肌肉、神经，不会引起心室纤颤，但可使组织升温，炭化、汽化产生凝固、切开。这种电流的频率通常达数百千赫。电流集中通过组织产生焦耳热，其热量使细胞水分蒸发，随着水分蒸发，组织阻抗进一步加大，产生热量增多，引起组织蛋白变性、干燥，产生凝固效应，温度进一步升高，组织发生炭化，引起弧光放电使组织汽化，产生切开效果。宫腔镜手术是在液体中进行，阻抗较高，因此，必须配置具有功率显示和回流电监测系统的大功率电流发生器。现代的电流发生器均备有报警系统，使用时安全可靠。但术前仍应认真检查高频电流发生器的连接部位，如电极板放置是否妥当，有无接触不良或电线脱落，以免灼伤患者。单极通过电极集中电流产生热量，完成凝固、切开，患者极板部分因接触面积较大引起电流分散，不会产生热量。双极电流通过器械本身产生回路，无须极板。

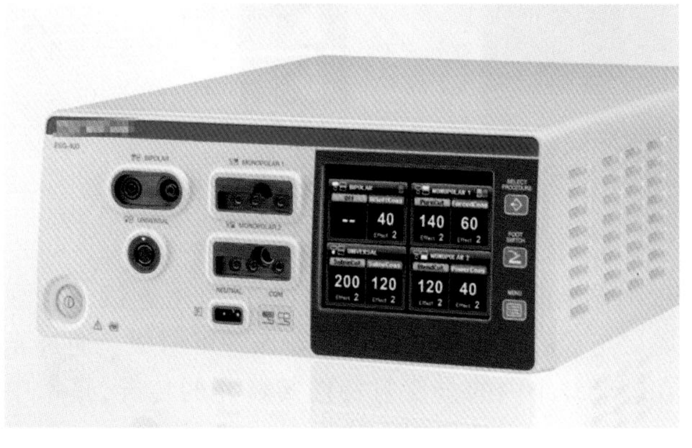

图2-1-10　多功能高频电流发生器

多功能电外科能量平台可依组织阻抗变化而由电脑控制进行输出的自动调节，而不必人为调节。这一技术确保电刀不论遇到何种组织，均能保持同样的切割和止血效果。输出功率数字量化显示，具有开机自检系统，自动待机系统，回路不良报警、输出过载报警、输出过时报警功能，报警时自动停止输出，确保了手术安全。因在液体环境下其能量衰减较在空气环境下更大，因此电刀专设有液体环境下的组织切割模式（面板显示URO），使其可确保在液体环境下具有同空气环境下一样的快速有效的切割。多功能电刀可以满足电外科手术几乎所有的需要。配合常规的单极电切镜以及双极和单极手术器械，还可以在生理盐水中进行切割。电外科学是一个内镜医师必须熟悉的基本技术。它的应用必须保证患者、外科医师和手术室人员的最佳安全。其安全性取决于医师对动力系统的了解和先进的能源设备，后者应具备：效果可预见；操作可重复；功用为有效。

（二）激光

激光是将光能转化为热能产生组织细胞脱水、炭化、汽化而达到组织凝固、切开。目前应用激光有CO_2激光、半导体激光、氩激光、Nd-YAG激光及钬激光，医师应根据手术需要选择。

用于宫腔内治疗的激光为掺钕钇石榴石晶体（neodymium：yttrium aluminium garnet，Nd-YAG）激光，由于这种激光具有被紫色组织吸引的特性，接触组织时可产生凝固效应，使其下方及周围组织蛋白质变性、失活，这种效应非常适用于破坏子宫内膜，因而特别适合实施子宫内膜去除术。但这种激光是波长为1 064mm的红外光谱，为不可见光，需要在He-Ne光的引导下才能达到需治疗的区域，比CO_2激光具有更大的功率，更强的穿透性和组织破坏能力。激光光纤通过宫腔镜上的手术孔道传递能量，激光进入宫腔后再通过液体介质传导作用于病变部位，而且激光在液体介质中不发生能量衰减。

通过激光光纤实施子宫内膜去除术以外的其他宫腔内手术时，必须避免使用“裸露”的光纤进行操作，以减少对组织的凝固深度。目前，一种新型的喷射光纤已经问世，这种激光可防止光束分散，在切割的同时对周围组织的凝固极为表浅，通过这种光束可进行子宫纵隔及宫腔粘连分离术，切除有蒂黏膜下肌瘤。还有一种光纤在 Nd-YAG 的石英纤维前端镶嵌蓝宝石头，这种特殊的蓝宝石顶端在操作时需要在液体或气体介质中冷却。相比而言，做宫腔镜激光手术用液体膨宫介质较气体介质更为安全，但使用的液体介质必须具有很强的冷却效应，安全只是相对而言，使用不当同样会出现灌流液吸收过量。如果采用能够制冷的气体，包括 CO_2，使用不当时，也有发生空气栓塞的可能。总之，对镶嵌蓝宝石顶端的激光光纤，必须进行高流速的液体或气体交换以冷却其顶端，进行热交换介质的流速大约需要 1L/min，在宫腔内决不能使用非制冷气体或通过空气冷却。

三、照明系统

包括光源（light source）和导光束（light cord）。

（一）光源

对于影像画质来讲，单将其像素作为主要参评依据是没有意义的，就比如将一个视力极好的人置身于密闭无光的黑暗环境里，也依然是什么都看不到的。监视器的背光亮度、所摄物体的光照情况都将影响到影像质量，像素并不能做唯一的影像评测标准，光源在影像系统中也尤为重要。光源的种类较多，内镜常用到的有氙气冷光源、卤素光源、LED 光源。而一个光源的特性：显色性、光通量、色温、照度、光效、平均寿命等都是一个好光源的重要特征，所以光源主机与光源灯泡的质量都很重要。目前内镜用光源是将一块隔热玻璃插在光源与灯泡之间，所以进入光缆的光线虽有很强的光亮度，但所含热量的成分很少。因此，习惯上称之为"冷光"源。常用冷光源有卤素灯、LED 灯及氙灯。它们的色温分别是 3 000~3 400K、6 500~7 000K、6 000K。高色温光源产生高亮度，色彩还原真实，图像清晰。氙灯因其色温接近自然光，灯泡的寿命长，更适用于内镜照明。

1. 氙气灯冷光源（图 2-1-11） 氙灯是利用氙气放电而发光的电光源，由于灯泡内的放电物质是惰性气体氙气，故称之为氙气灯或氙灯。光源提供的色温应接近午间自然光（色温 6 000~6 500K）并且具备多级调光光阶、手动/自动亮度调节、光源待机开关、高亮度模式、应急指示灯等。

2. 卤素灯冷光源（图 2-1-12） 灯泡耗材成本低廉，具有低成本高效益的特性，但随着手术要求的日益提高，卤素光源也逐步退出历史舞台。

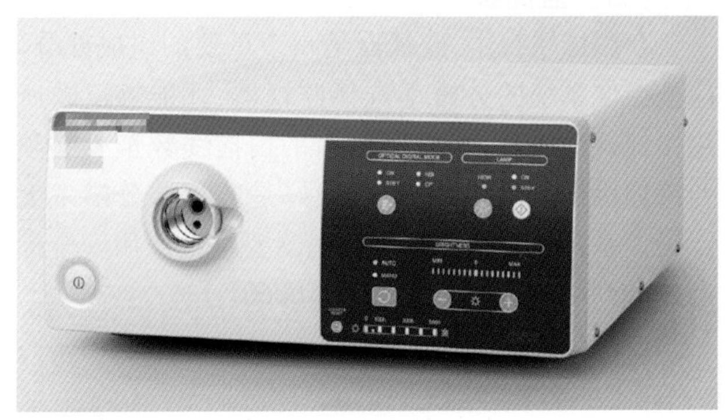

图 2-1-11 氙气冷光源

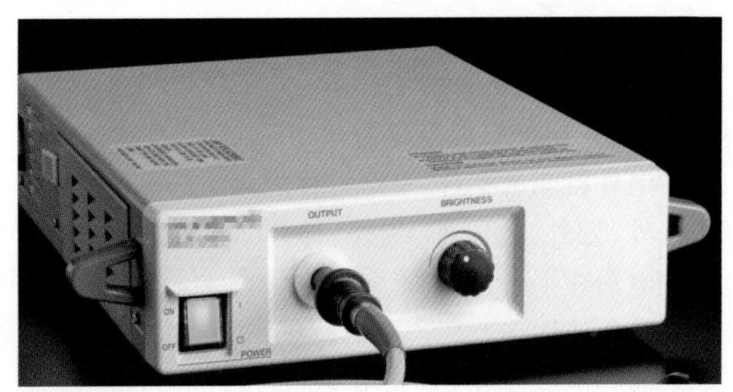

图 2-1-12 CLH-250 光源

3. LED 光源（图 2-1-13） 低热 LED 光源体，真正的冷光源，色温几乎等同氙气灯，灯珠寿命长，几乎无灯泡成本，是新型的内镜光源。

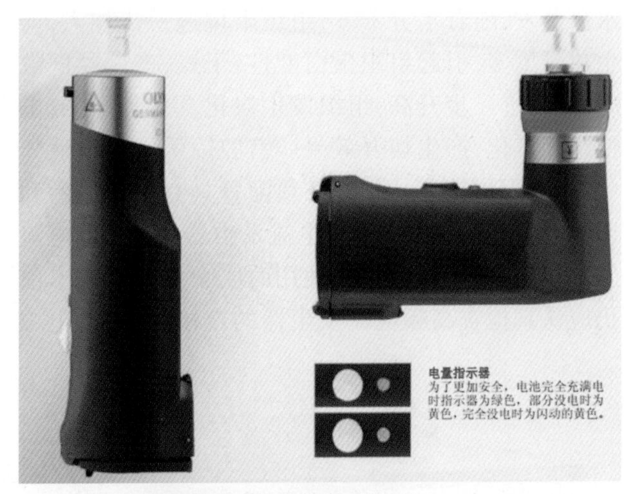

图 2-1-13 LED 光源

（二）导光束

导光束又称光缆（图 2-1-14），是由连续带状金属层与橡胶层包裹的致密的玻璃纤维组成。通过光在玻璃纤维内的全反射特性实现光的传导，是术中必不可少的光传导媒介。一条通光量高，又轻便耐用的导光束肯定是手术中不可或缺的重要产品之

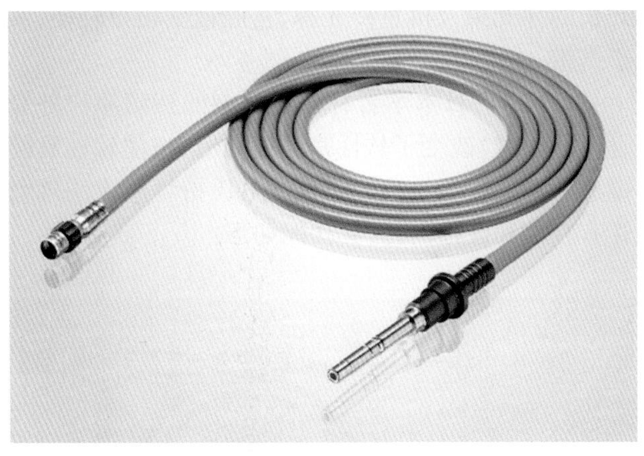

图 2-1-14　导光束

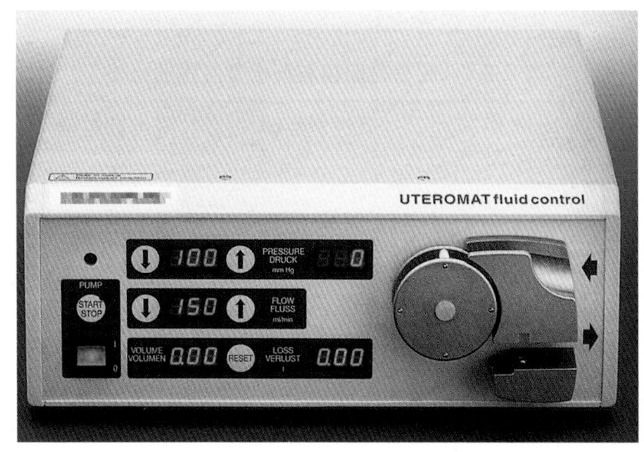

图 2-1-15　Olympus 液体膨宫机

一。在选择导光束的时候，要关注以下 3 点：

1. 玻璃纤维的数量　一般可以通过肉眼直接看到，导光束的内芯越粗，玻璃纤维的总数就越多。

2. 整体轻盈　有些光导束笨重且外径很粗，而外层的橡胶壁却很厚，质量重且通光量差。这样的导光束非但无法带来便捷，反而会增加手术压力。

3. 顺滑质地　因橡胶、玻璃纤维的选择与制作工艺，导光束可以做得更加顺滑柔软，纤细而有韧性，盘曲或展开都自然舒适。也有导光束在展开与盘曲时，如果扭曲、不顺畅、僵硬，表面不润滑，外观无光泽，这类导光束不建议选择。

四、膨宫灌流系统

宫腔镜膨宫机（hysteroscopy pump）（图 2-1-15）是全自动高精度控制的液体膨宫机。用于灌注膨起宫腔，膨宫压力与液体流量可调节，具有预设值存储功能，配合灌流液收集系统，自动监测液体流失量，超过预设值则报警，确保安全（图 2-1-16）。一般入水压力设定 80～100mmHg（1mmHg＝0. 133kPa），流速 200～400ml/min。压力由滚动泵处固定膨宫管的压力感应器监测，每例使用后应及时以 75%酒精擦拭感应器及周边的残留液体与脏污。安装膜片要平整、安装要完全入位，防止监测异常或无法正常工作等。

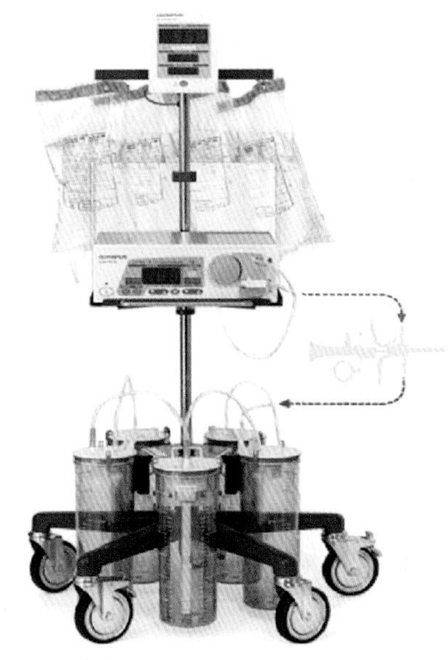

图 2-1-16　一体化膨宫监测系统及衡算系统

（鲁　君　刘学刚）

第 2 节　宫腔检查/治疗的内镜与器械

宫腔检查/治疗镜由其构造上可分软性宫腔镜、半软性宫腔镜和硬性宫腔镜三种。

一、软性宫腔镜

软性宫腔镜（flexible hysteroscope）镜体是可弯曲的软体内镜，又可分为纤维镜和电子镜。

（一）纤维宫腔镜

纤维宫腔镜的图像及光亮全由玻璃纤维束来传导，因图像为前后两端一一对应的导像束组成，所以在与硬性镜相比，图像可见点状像素，且不宜放大，此点是纤维镜的不足之处。但因用玻璃纤维的关系，镜身可做得很细，镜头的前端左右两侧装置钢线，由另一端的操纵杆调节控制镜头的方向。子宫在解剖学上常呈前屈或后屈位，纤维镜比起硬性镜更容易插入子宫腔内，观察两侧输卵管口也较容易。此乃纤维宫腔镜优于硬性宫腔镜之处。纤维镜与硬性镜的比较见表 2-2-1。

表 2-2-1 硬性宫腔镜与纤维宫腔镜的比较

	硬性宫腔镜	纤维宫腔镜
图像	鲜明	较差
图像放大	可(需通过摄像头调节)	可(需通过摄像头调节)
操作	简单	稍困难
宫腔内置入	有时困难	简单
强制性到达目的物	可能	稍困难
观察输卵管口	有时困难	简单
使用时间	长	短
价格	便宜	较贵
子宫穿孔	随时有可能	很少
操作者的姿势	不适	舒适

从功能上纤维镜可分为以下两种：

1. 诊断性纤维宫腔镜

（1）全软性纤维宫腔镜：早期的纤维宫腔镜都是利用气管纤维镜或膀胱纤维镜等来完成子宫腔的检查。因为镜体为全软性，常会遇到镜体无法插入子宫腔内的问题。

（2）软性纤维宫腔镜(图 2-2-1)：渐软型设计在插入部的硬度与插入效果有了显著提升，利于力的传导，内镜表面覆有亲水涂层，即子宫有水肿现象，内镜也可在不损伤组织的情况下，顺畅通过子宫颈，操作灵活。可在不扩张宫颈或不麻醉的情况下，便于无创地插入子宫观察子宫内的病变。

（3）便携式纤维宫腔镜：特点是宫腔镜同光源一体化，在宫腔镜本体上装有小电灯泡光源。因无冗长的导光束及沉重冷光源，宫腔镜变得很轻便，便于携带。

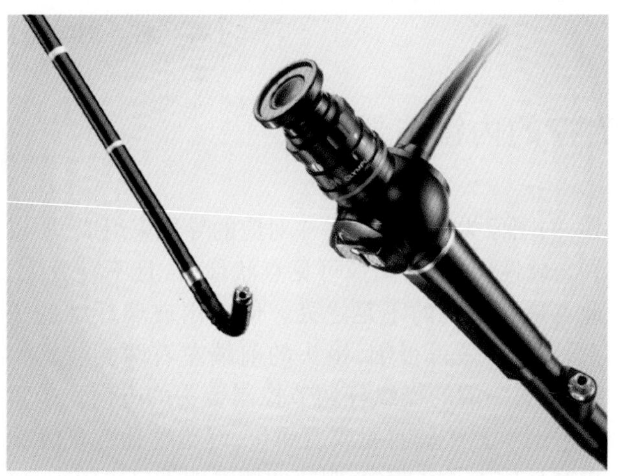

图 2-2-1 诊断性纤维宫腔镜

1997 年，日本学者林保良研制的持续灌流外套管(图 2-2-2)改变了软性宫腔镜的历史，使软性宫腔镜进入持续灌流系统的时代。林氏持续灌流用外套管有软性和硬性两种，其功能如下：

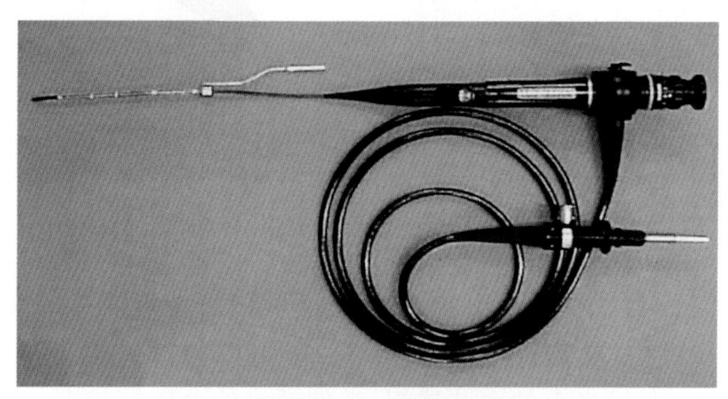

图 2-2-2 持续灌流外套管

1）持续灌流的作用：子宫内膜容易出血，置入宫腔镜时，镜体前端接触子宫颈管或体部内膜引起出血，会导致膨宫液血染混浊，妨碍宫腔镜的观察。因此，一般如有异常子宫出血或月经未净时，不做宫腔镜检查。为了解决此问题，在做宫腔镜检查时，需要经常更换宫腔内血染的膨宫液。将持续灌流外套管套在纤维宫腔镜的插入管外面，于是通过入水口流入宫腔内的膨宫液进入子宫底后，会沿着子宫腔的上下左右侧向子宫颈的方向流动，于是膨宫液从宫腔镜与外套管的空隙流出体外。

2）增加纤维镜镜体的硬度：镜体外装配硬质的持续灌流外套管，使纤维镜转变成硬性镜，可强制插入子宫腔内，并强制抵达子宫腔内的目的物。如插入遇阻，也可在外套管的保护和引导下，只送进纤维镜观察子宫腔。

3）容易把持纤维宫腔镜的功用：持续灌流外套管上装有可供把持用的手柄，便于把持纤维镜。

（4）诊断性纤维宫腔镜用息肉套圈器：在门诊用诊断性纤维宫腔镜发现的子宫内膜息肉，传统的治疗方法是诊断性刮宫，但刮宫时需要扩宫和麻醉，另外的方法是更换治疗用宫腔镜来处置，但因手术镜变粗，也常需要扩宫和麻醉。在诊断性纤维宫腔镜发现子宫内膜息肉同时，把息肉拿出来，是宫腔镜术者长年的梦想。2011 年开发的林氏息肉套圈器系统，不需扩宫或麻醉，使在门诊用诊断性纤维宫腔镜检查发现的子宫内膜息肉在宫腔镜直视下即可以除去(图 2-2-3、2-2-4)。

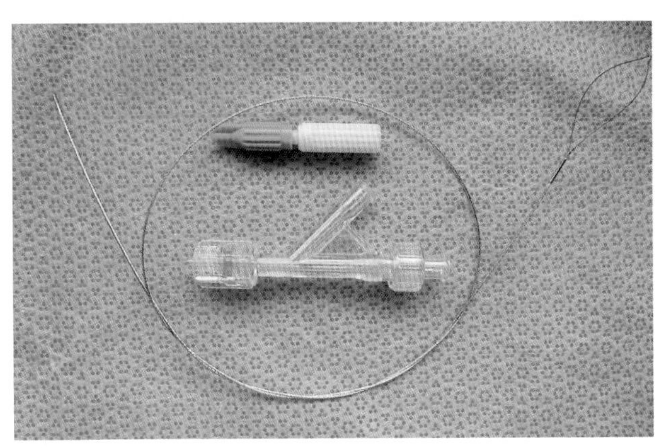

图 2-2-3　林氏套圈器系统

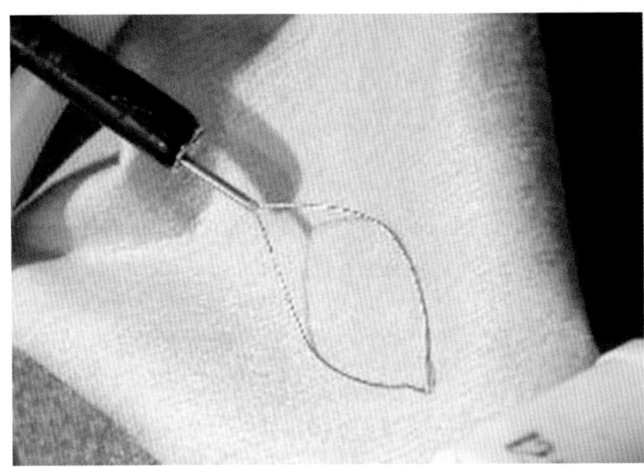

图 2-2-4　从宫腔镜伸出来的套圈

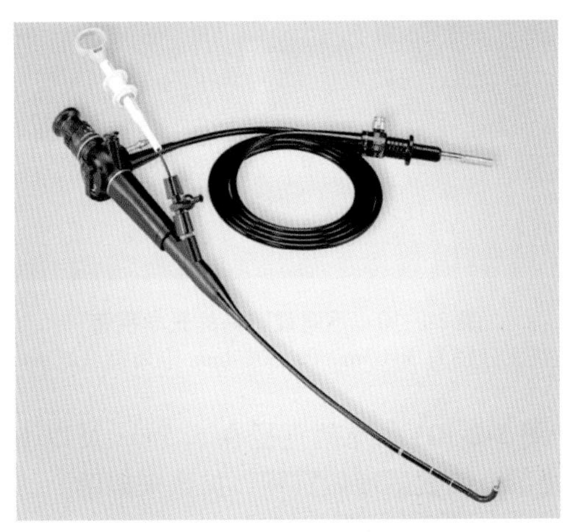

图 2-2-5　治疗性纤维宫腔镜

2. 治疗用纤维宫腔镜　治疗用纤维宫腔镜(图 2-2-5)镜体上设有操作孔道,可插入活检钳作直视下活检,以异物钳取出子宫腔内异物或节育器等,还可以进行输卵管造影。

(1) 活检钳:在宫腔镜直视下采取子宫腔内组织作病理学检查,在正面入路存在困难的情况下,可有效地倾斜插入取样。因为钳口小,所采取的标本较小,需多次活检取样。

(2) 异物钳:用来取出子宫腔内的异物或取出移位的宫内节育器,带有内锁装置的先端便于牢固抓取和完全取出异物,因为钳子太小,只能夹持节育器的尾丝,而难以夹持节育器。

(3) 套圈器:用于子宫息肉的有效切除。

(4) 造影管:用于输卵管造影、药物喷洒等,光滑渐细的先端便于微创插入。先端带有便于观察的标记,易于定位。

(二) 电子宫腔镜

电子宫腔镜镜体是软性的,用纤维束来导光,并由放置在镜子前端的超小型 CCD 把图像转变成电信号后经由电缆传到处理器来处理信号的宫腔镜(图 2-2-6)。拥有 2 个优点:不用纤维传导图像使画面同硬性镜一样非常精细漂亮,并且不会因有纤维断裂,在画面上形成黑点的缺点,另外是镜子先端可弯曲拥有软镜本来的优点。

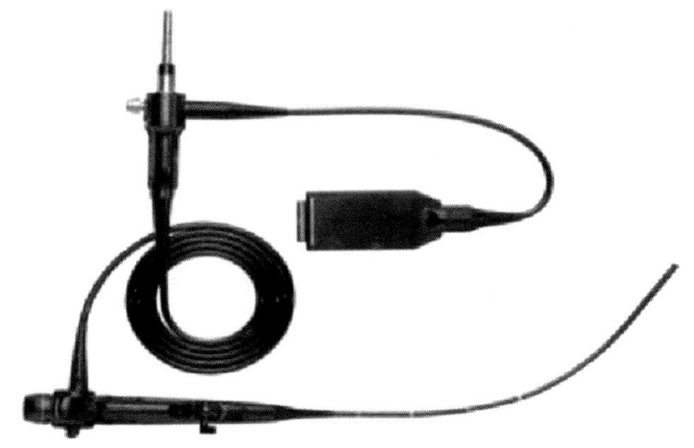

图 2-2-6　电子宫腔镜

二、半软性宫腔镜

微创手术中,软性宫腔镜能极大地满足患者的舒适需求,而半软性宫腔镜(semi-rigid hysteroscope)融合了软、硬性宫腔镜的双重优势以满足临床的需求,极好的患者舒适度(纤细外径)、有效的治疗(5Fr 或 7Fr 器械管道)、易清洗保养(可高温高压灭菌)等特点具有优越的操作感受,半软性宫腔镜在外观上与硬性内镜类似,但镜体内部结构与硬性内镜有很大区别(图 2-2-7)。镜体外形呈圆柱形或先端略细的圆台形,内部结构中前段为导像纤维,后段由透镜组成。镜体中前段是金属质地软质部,后段是硬质部,没有角度调节拨杆,角度改变会随应力自适应。先端具有一定的方向功能,内镜具有更好的插入性,弯曲度小,镜体本身具有器械管道。

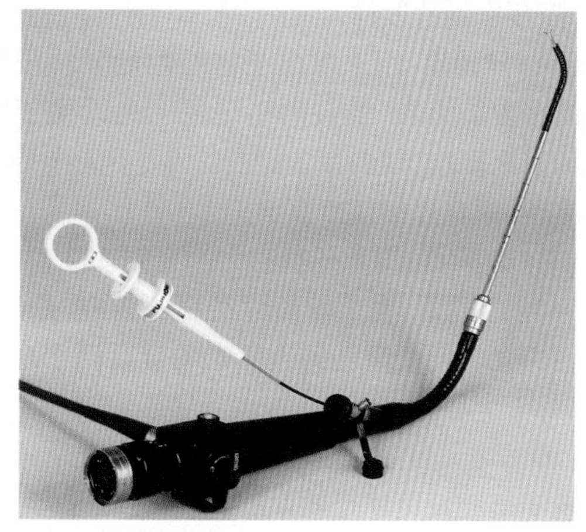

图 2-2-7 半软性宫腔镜

三、硬性宫腔镜

硬性宫腔镜(rigid hysteroscope)的质地为硬性,从结构上分为组合式和一体式。为了插入的顺畅、避免黏膜组织损伤,管鞘表面精细磨砂处理。内镜(光学视管)则由透镜、导光束、金属镜身组成。视野角有 0°、12°、22°、30°广角、70°、110°等内镜可做不同腔内位置的观察与诊疗或者电切,满足不同术式或不同的使用习惯。组合式由外鞘、内鞘及镜体本身构成,可降低消耗成本。一体式为镜鞘和镜体不可拆分,有效减小外径尺寸。镜体内部由传导图像的柱状体及传送光亮的光导纤维组成。硬性镜的使用相对比较容易,有着易保养、易上手等特点。即使如此,在使用时也要保持警惕可能操作不当对患者造成的伤害,如子宫穿孔等。

(一)诊断型硬性宫腔镜

镜体外径从 1.9mm 至 4mm 可供选择,内镜的直径越细,通光亮也就相应越少,内镜直径越粗,通光量就越高,所以,粗直径相对比细直径内镜,图像更为清晰、明亮(图 2-2-8)。配合使用 3~6.5mm 不同外径的管鞘实现不同的检查需要(图 2-2-9)。无论是诊断或者治疗,任何外径的内镜都可以实现,区别在于选择不同的管鞘与内镜以实现不同的诊断需求和诊疗效果,细直径的管鞘具有更好的插入性,满足未曾妊娠或特殊患者的需求,带来更小损伤或无损伤。而粗管鞘具有更大的通道可实现更多的诊疗项目与效果。宫腔镜的管鞘,选用的是较为纤细,多用于门诊,无须麻醉,无须扩宫,不用把持钳夹持宫颈。宫腔检查有多种视野角的内镜供选择,常用的是 30°广角宫腔镜,最适合宫腔内观察,广角内镜可同时观察两侧输卵管口,通过旋转镜身,可观察整个宫腔(图 2-2-10)。外鞘直径在 5.5mm 及以上的持续灌注系统就要适度做宫颈口扩张来辅助。

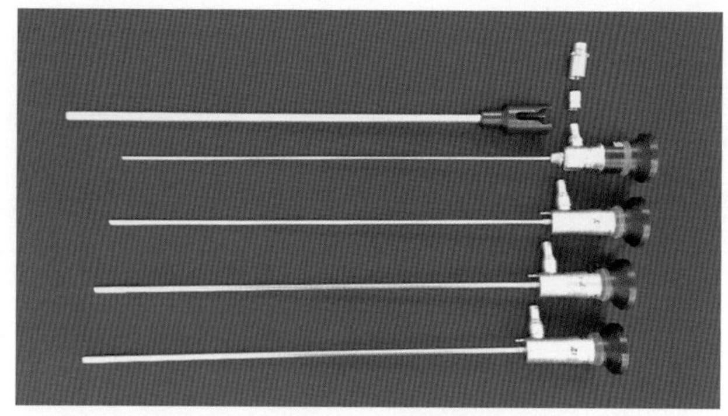

图 2-2-8 不同外径的宫腔镜光学视管

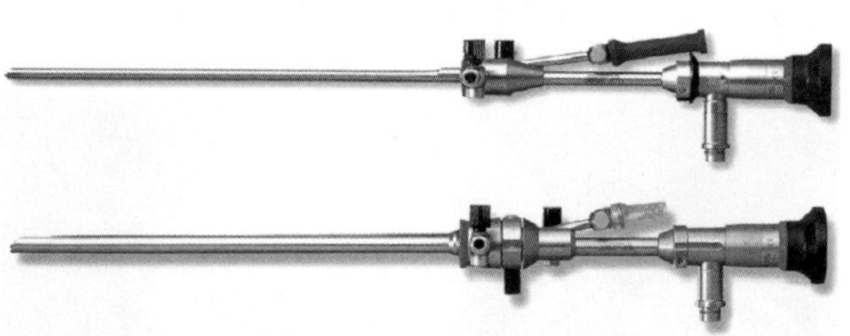

图 2-2-9 诊断型硬性宫腔镜

宫腔镜外鞘从上至下分别为:4.5mm、5.5mm

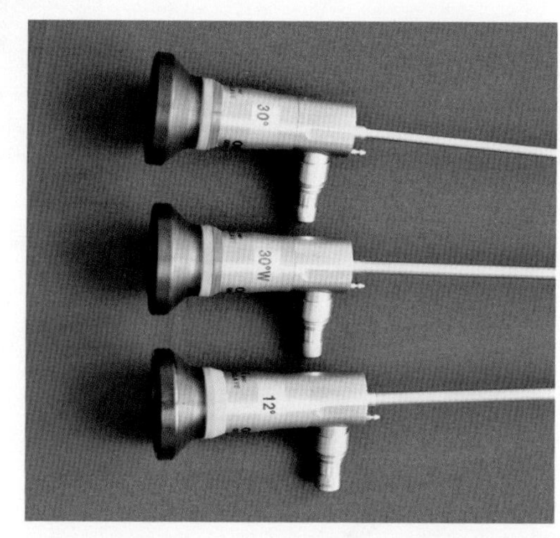

图 2-2-10 不同视野角的光学视管

从上到下分别为 30° 3mm 镜、30° 4mm 广角镜、12° 4mm 镜

(二)治疗型硬性宫腔镜

4.5mm 持续灌流诊断用宫腔镜由 30° 3mm 光学视管、管鞘等组成。4.5mm 外径,不用扩宫就可以进行检查,30°广角镜可同时观察两个输卵管口,通过旋转镜体,可观察整个宫腔。双阀门双管鞘设计保证持续灌流顺畅,视野始终清晰。在此基础上再配一个 6.5mm 的外鞘及治疗器械就是标准的 6.5mm 治疗用宫腔镜。外鞘上设有 2.2mm 的操作孔道,插入钳子就可做治疗。8mm 持续灌流治疗用宫腔镜由 30° 4mm

光学视管、管鞘、工作插入部及治疗器械组成。其视野更清晰，有抬起台，灌流量更大，具有 2. 2mm 操作孔道（图 2-2-11）。钳子从形态上可分硬性、半硬性及软性 3 种，子宫腔内的治疗以半硬性钳子最适用。钳子从用途上可分活检钳、异物钳、剪刀等，也有把活检钳子固定在外鞘上的宫腔镜。或在宫腔镜上设有特殊弯曲装置（Albarran bridge），用来调节插入软性钳的方向。此操作需在麻醉下进行。

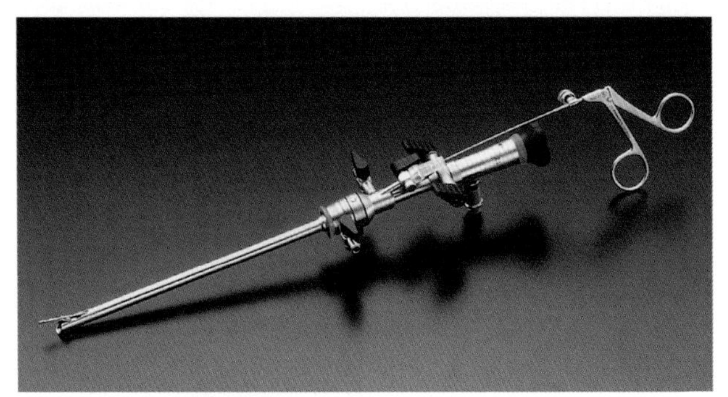

图 2-2-11　治疗性硬性宫腔镜

（三）微型宫腔镜

在微创手术中，软性宫腔镜能很好地满足患者的舒适需求，新型 1. 9mm 微型光学视管系统融合了软、硬性宫腔镜的双重优势：患者舒适度（纤细外径），容易清洁（可高温高压灭菌）和有效治疗（5Fr 或 7Fr 器械管道）（图 2-2-12）。

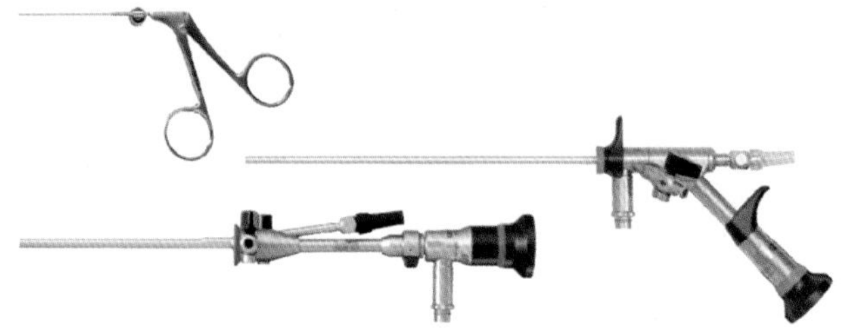

图 2-2-12　1. 9mm 微型光学视管系统

（四）Hamou 宫腔镜

宫腔镜中装有放大镜片，除了可看到通常的物像以外，并可把物像放大 20 倍、60 倍，甚至放大到 150 倍的接触型显微宫腔镜。缺点是镜体太重，行接触型显微宫腔镜的诊断时需要具有子宫腔病理学的特殊知识。

（鲁　君　刘学刚）

第 3 节　宫腔电切镜与器械

宫腔镜手术的先驱者们，如中国的夏恩兰、英国的 Magos、日本的林保良等，在开始做宫腔镜电切术时，都是用泌尿外科的前列腺电切镜或膀胱电切镜，直到 1992 年专门用于妇科的宫腔电切镜问世，从此揭开宫腔镜手术的新篇章。

一、宫腔电切镜

最早的电切术中，使用 5% 甘露醇溶液或 5% 葡萄糖溶液作为灌流液体的单极电切系统。因甘露醇有易结晶的特性，致使器械的清洗保养困难且成本较高，所以使用相对较少，术者多用葡萄糖作为主要灌流液体。妇科宫腔电切镜起源于泌尿外科电切镜，是在泌尿电切镜系统的基础上改装了外管鞘的外形与直径，因生理结构不同，与前列腺电切镜的管鞘设计有所不同，如管鞘无鞘唇、缩短管鞘前端开口和具有抬钳器管鞘先端的距离、增加 ABS 防阻塞孔、缩小直径等。带来如器械不易滑落、不被软组织堵塞、持续灌流时与内管鞘 ABS 防阻塞系统降低阻塞现象、便于穿过宫颈口进入宫腔等，以适应宫腔内的操作特点。

宫腔电切镜（hystero-resectoscope）全长 30 ~ 35cm，工作长度 18 ~ 19. 5cm，超长电切镜的工作长度有 22cm、26. 5cm 者，用于增大的子宫。常用电切镜的外径有 21Fr（7mm）、27Fr（9mm）等不同规格。

随着现代科技的发展与新型设备的研发，电切环境也发生了改变，增添了电切镜的形式。宫腔电切镜从电切环境、设备及功效上可分为两种：单极电切系统、双极等离子电切系统。

（一）单极电切镜

单极电切镜施行的是单极电切手术（transcervical resection，TCR），对单极高频电流有着很强的敏感度，有良好的切割凝血效果（图 2-3-1、2-3-2）。但

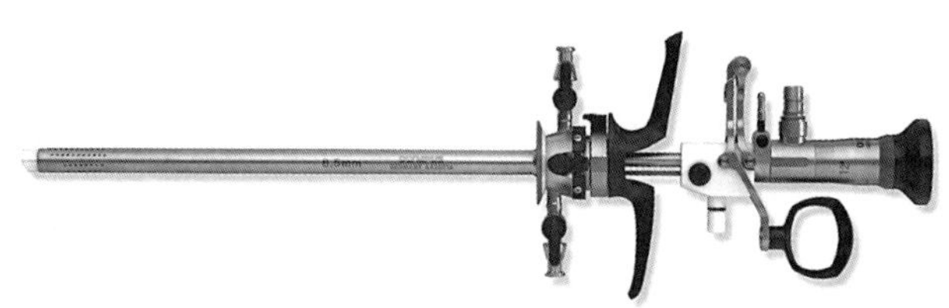

图 2-3-1　单极宫腔电切镜

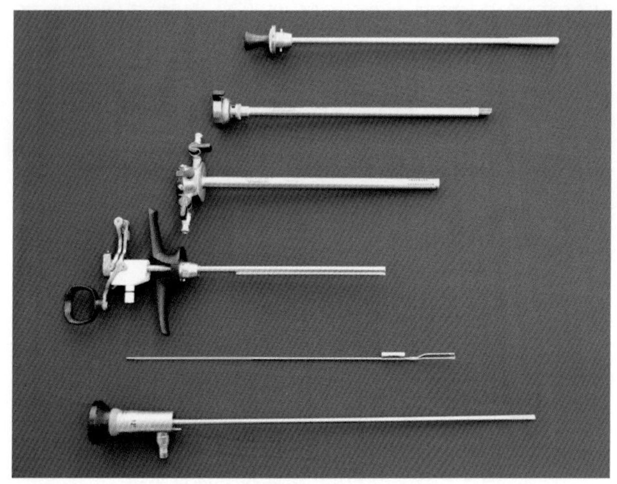

图 2-3-2 单极电切镜系统

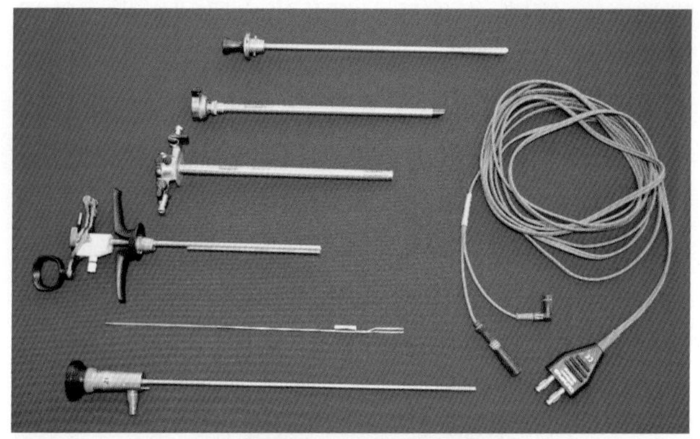

图 2-3-3 等离子电切镜

单极高频电流通过人体组织多,电流路径长,易引起人体神经和肌肉结构的反应,导致患者的不适以及电切标本与正常组织的热损伤,需粘贴负极板且负极板贴合不佳还会导致接触面小而带来电流集中通过的烫伤。对于有糖尿病史的患者更有手术时间的要求,增加了低钠血症水中毒发生概率。所以,有争议的话题就是如何提高患者的安全性。

(二) 双极电切镜

双极电切镜施行的是生理盐水下宫腔电切术(transcervical resection in saline,TCRis),又称双极等离子电切,以 0.9%氯化钠(生理盐水)作为灌流液体(图 2-3-3)。电切系统独立自主回路,电流从电切环输出,后经由管鞘和电切镜本身回流,无须粘贴负极板,降低手术成本并提升患者的安全性(图 2-3-4、2-3-5)。使用电解质溶液(如 0.9%氯化钠)缩短电流回流路径,减少电流穿过人体组织的总量,没有组织碳化和粘连电极的现象,且电切环具有"自清洁"功能。同时生理盐水的应用还具有更多益处,等渗透压的生理盐水是灌流液中的最佳选择,有效降低潜在的低钠血症发生概率,有效降低经尿道前列腺电切术综合征(TURP 综合征)风险等。该技术是利用电极上可控峰值约为 320W 的高频电能激发出等离子电弧来实现对组织的汽化与切割。与单极电切镜系统的器械对比,仅工作手件、管鞘、高频电缆与电极不同,在有单极器械的基础上,仅更换以上四部分,就可实现双极等离子电切。等离子双极电切安全性好,操作效率高,可视度好,周边组织的影响最小化避免了对神经与肌肉的刺激,它也适合不宜单极电切手术的敏感器官组织,得到广泛认可与应用。等离子电切拥有等离子汽化功能,较单极电切和激光,等离子电切对患者具有损伤小、破坏程度低、成本低并保障优质清晰的视野等特点。

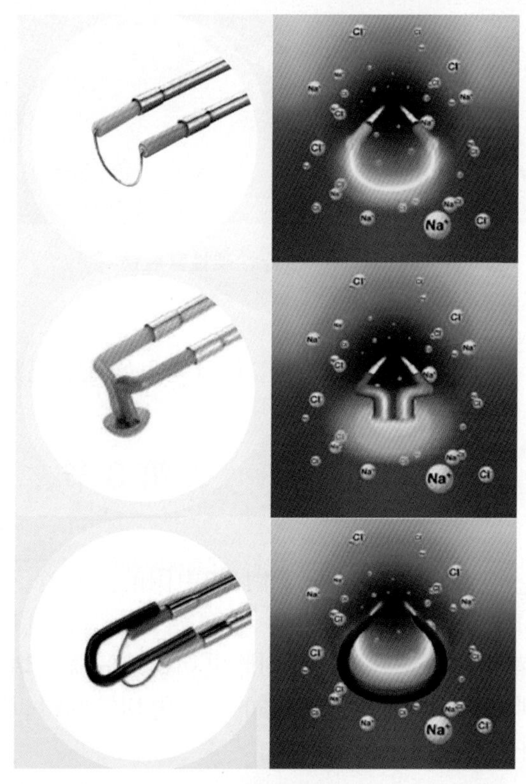

图 2-3-4 等离子电极(部分)

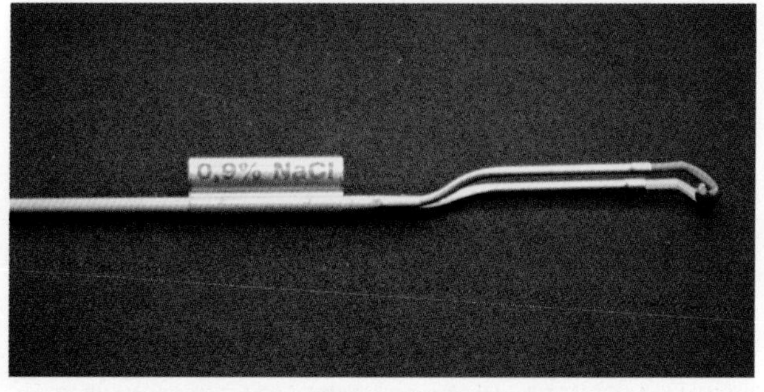

图 2-3-5 等离子电极溶液标识

TCRis 在临床运用上具有以下特点:

1. 盐水中切割，无 TURP 综合征，可以切除超大组织。

2. 双极电流，只流经患者身体局部，无灼伤危险。

3. 心脏起搏器安全。

4. 避免闭孔神经反射。

5. 精确切除肿瘤（使用小号电切环），尤其是海藻样漂浮的肿瘤。

6. 无组织黏附，无须清理，切割更加顺畅。

7. 组织热损伤深度小，无碳化，利于病理检查。

8. 创面干净，组织识别更加准确。

9. 双极电流，精确凝血，且更加可靠。

10. 糖尿病患者首选。

（三）电切镜的组成

1. 光学视管　为全景式，外径 3mm 或 4mm，景深 30~35mm（图 2-3-6）。物镜端有前视角 0、12°、30°等不同规格，视野 70°~120°，一般常用 12°和 30°视角者，便于观察子宫角和侧壁。21/24Fr 的电切镜用 3mm 的光学视管，其他均用 4mm 的光学视管。目镜端有绝缘托，以连接教学镜、照相机、摄像机或适配器。

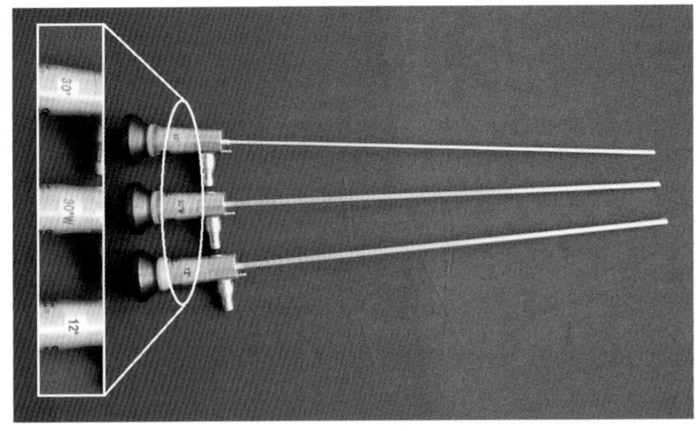

图 2-3-6　光学视管
从上到下分别为 30° 3mm 镜、30° 4mm 广角镜、12° 4mm 镜

2. 工作把手　又称手件，是一个带有弹性的手控机械装置。可控制电极操作，手件上有插入光学视管和作用电极的孔道，还有转换开关连接高频电源发生器。通过脚踏开关控制能量的选择与输出，再由手指运动手环以控制电极前后移动。根据电切环的控制方式或弹簧做功方式，手件被分为主动式手件与被动式手件，区别是电极在运动前的原始位置状态，两种手件弹簧控制的作用力相反；电源线连接头处，单极手件一个接头，双极手件两个接头（图 2-3-7）。

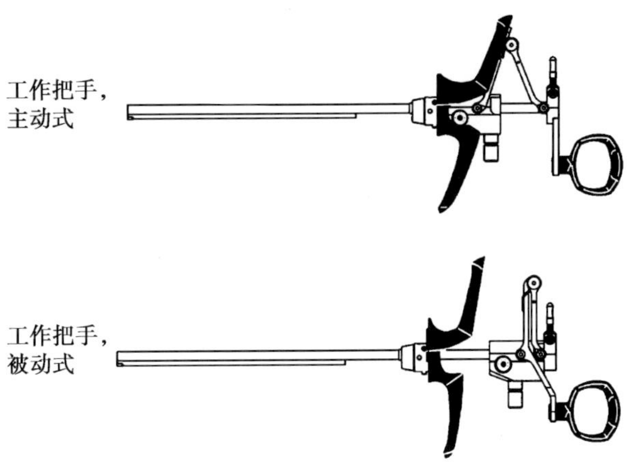

图 2-3-7　操作手件

（1）主动式手件：电极静止于管鞘外（裸露电极），通过指环控制电极运动回缩于管鞘内，再由弹簧做功回复原始位置，电极在回缩内鞘的过程中进行切割。电极裸露于鞘外，特点：可准确将电切环置于预切割处，准确切割；电切环运行速度由医师控制，作用力与切割速度可控。但裸露电极碰撞组织，易出现变形，初学者易误操作，意外激发造成危险隐患。

（2）被动式手件：电极静止于管鞘陶瓷端内部，通过控制指环使电极伸出管鞘，再由弹簧做功将其收回管鞘。电极原始位置在鞘内，特点：回收力由弹簧控制，切割力均匀；降低了电切环变形的概率；即使有误激发现象，也不会对组织或与器械造成损伤。相对来讲，更安全一些。根据医师的使用习惯和感受，多会选用被动式电切手件。

3. 电切镜管鞘　属于工作把手的配套部件，是两个同心圆形鞘（图 2-3-8、2-3-9）。表面精细磨砂处理以减少管鞘表面与组织的接触面积，避免组织与管鞘接触表面形成真空吸附，以降低组织损伤。管鞘分为内管鞘与外管鞘，配套使用。内鞘插入外鞘后，灌流液由内鞘灌注宫腔并使其膨胀，然后通过外鞘前端圆孔排流，内管鞘先端略粗，以封闭外管鞘，液体利用内外鞘间的腔隙排出体外，形成循环。管鞘设计使入水顺畅，出水稳定，连续灌流的电切系统可使低黏度膨宫介质连续大量迅速流入与排出，保持了宫内压与适度膨宫要求，视野清晰，增加能见度。持续灌流优于间断灌流，已成为电切系统中的主要技术参数。

（1）外鞘：先端均匀排水孔若干。双向灌流，具有独立单向灌流阀 2 枚，阀体含有阀门与灌流液流向标识。

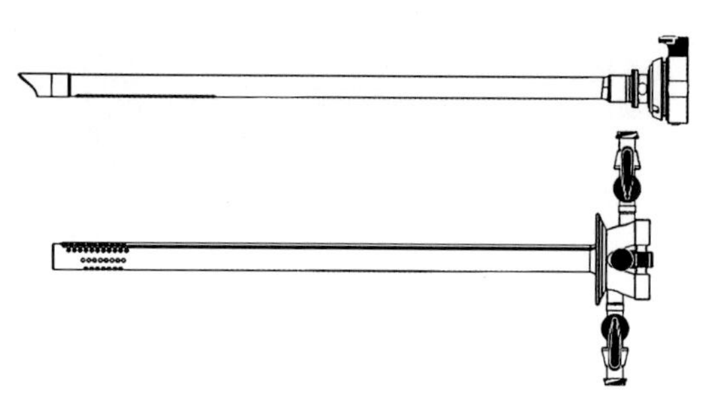

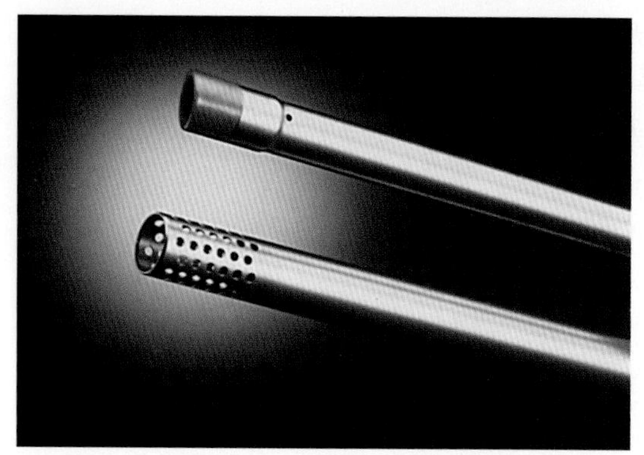

图 2-3-8 镜鞘
由上至下为:内鞘,外鞘

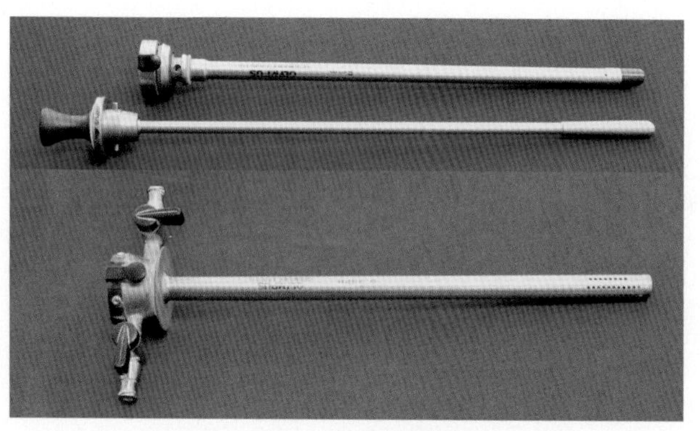

图 2-3-9 镜鞘
由上至下为:内鞘,闭孔器,外鞘

(2) 内鞘:可在外鞘中做 360°旋转,不因外管鞘的旋转造成宫颈损伤;先端具有黑色高密度陶瓷,降低液体中反光的现象并且绝缘,提升内镜耐用性;奥林巴斯宫腔镜灌流管鞘设计有专利技术:ABS 防阻塞系统设计(图 2-3-10),即使外鞘排水孔阻塞,也将保持一定排流量,以保证循环系统提供清晰视野。

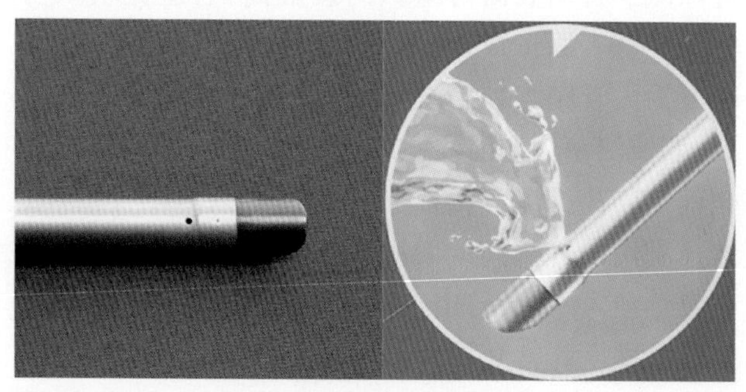

图 2-3-10 防堵塞系统

4. 闭孔器 是镜鞘的内芯,头部呈椭圆形,可塞闭电切镜管鞘管端圆孔,避免插入损伤,便于通过宫颈插入腔内。管鞘顺利进入宫腔后,退下闭孔器安装工作把手。

二、作用电极

高频电极是宫腔电切系统中的重要组成部分,承担着切除与凝血的作用。电极种类很多,根据使用者的习惯可选择不同的电极以满足自己的需求。电极可分为单极电极、双极电极及混合电极(单双极一体)。电极根据先端形状,分别有环形、带形、针形、纽扣形、滚球形、滚筒形、齿状滚筒形、带槽滚筒形、前阻挡环形等,还有用于切开和刮除用的冷刀与刮刀。部分电极根据内镜视野角的不同,倾角有所不同。其特点与作用分别为:

1. 环形电极(wireloop electrode) 又名切割电极(cutting loop),呈半圆形,用于切除子宫内膜、肌瘤或(与)息肉等。有不同角度的型号区分以适应不同视野角度光学视管使用,如 12°或 30°光学视管(图 2-3-11、2-3-12)。

2. 针状电极(needle electrode) 前端呈"1"字针形,用于切开子宫内膜和肌层,开窗切除壁间肌瘤(图 2-3-13)。

3. 滚球电极(roller ball electrode) 先端球状体循轴转动,与组织接触面大,可循轴滚动,较滚球电极接触面宽,更适于去除子宫内膜及电凝止血(图 2-3-14)。

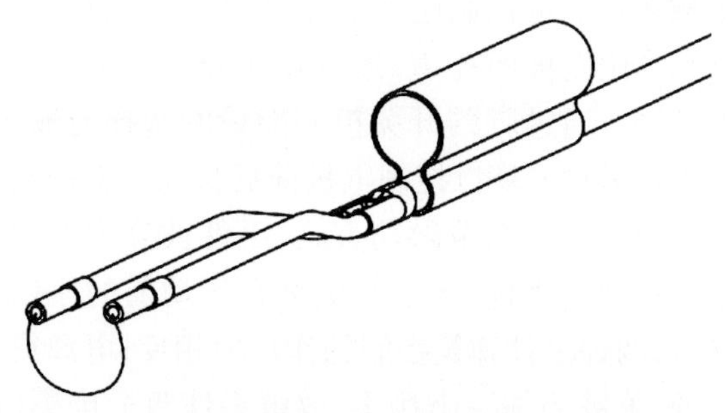

图 2-3-11 环形电极

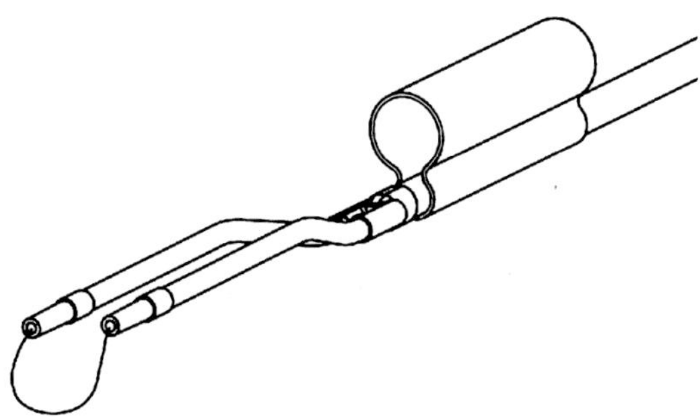

图 2-3-12 前斜形电极

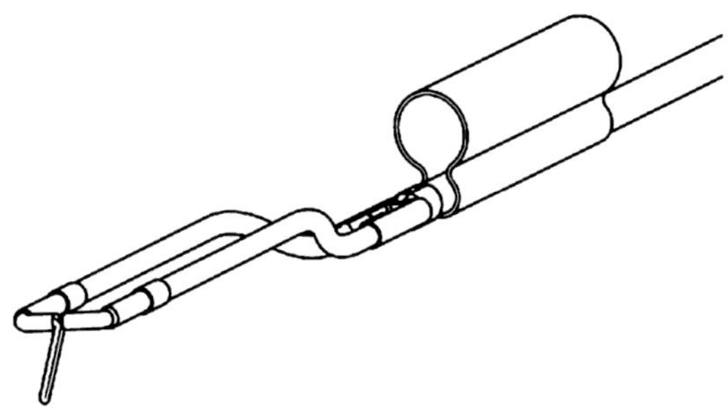

图 2-3-13 针状电极

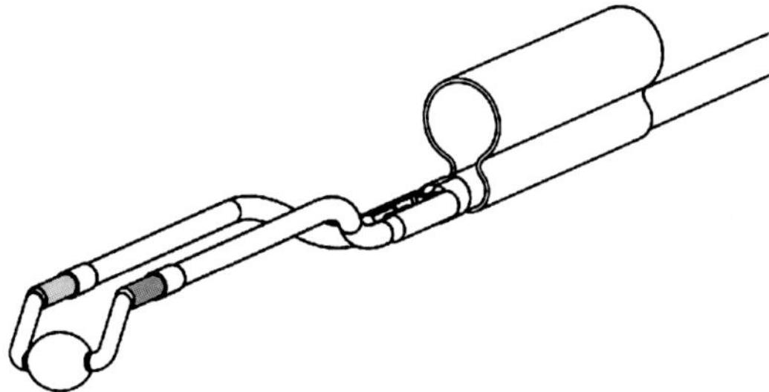

图 2-3-14 滚球电极

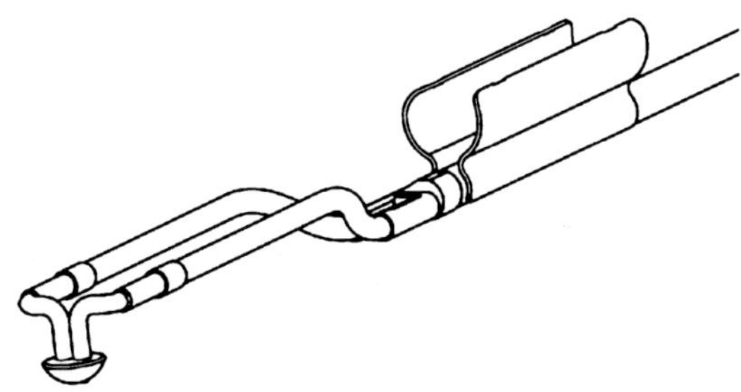

图 2-3-15 汽化电极

4. 汽化电极（vaporizing electrode, vaportrode）前端呈半圆球形，形似蘑菇头还被称为蘑菇头电极（图 2-3-15）。可靠的等离子体使组织快速汽化、不出血。

5. 带状电极（bland loop） 先端呈宽扁带状，切割功率对比环状电极略高，切割速度较慢，但在切割过程中，电极与组织接触面积大，能更好地凝血且具有汽化效果，可去除子宫内膜和其他组织，也可留下组织作病理学检查（图 2-3-16）。

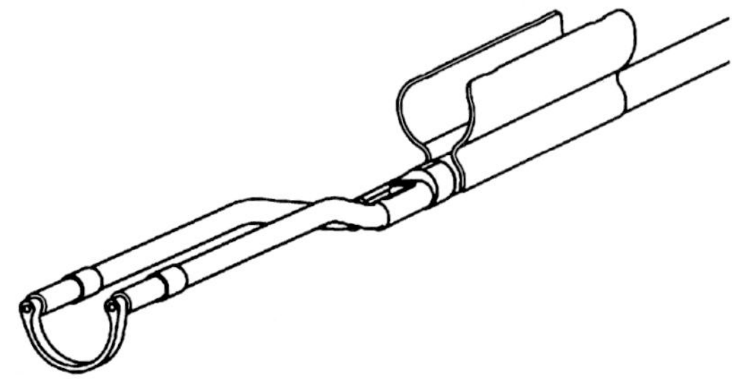

图 2-3-16 带状电极

6. 前阻挡环形电极 在做功电极环前端增加前倾环形绝缘体，起到推开或（与）扶起目标组织前的遮挡体，实现切割。部分区分内镜视野角（图 2-3-17）。

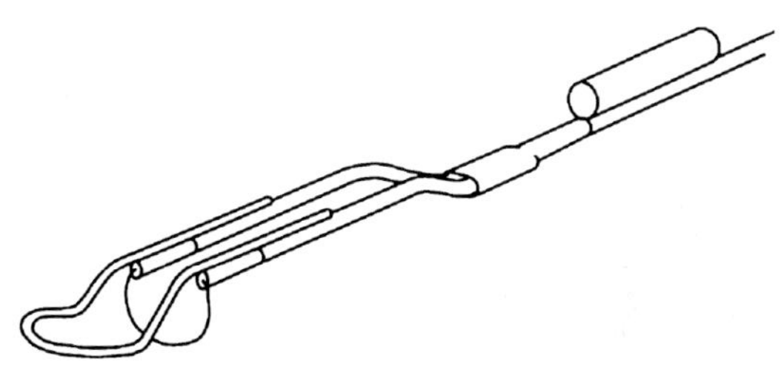

图 2-3-17 前阻挡环形电极

7. 滚筒电极（roller bar/roller barrel electrode） 前端呈圆柱形可循轴滚动，对比滚球电极接触面宽（图 2-3-18）。

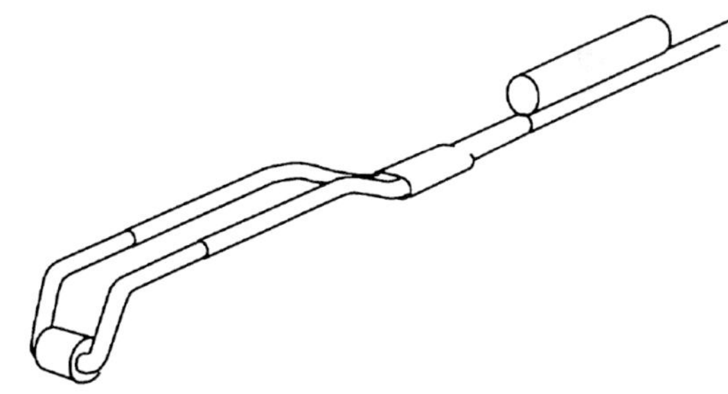

图 2-3-18 滚筒电极

8. 齿状滚筒电极 先端呈圆柱体附齿轮形循轴转动体，效用与滚筒电极相似。齿状体可更好地扎入组织深处，起到更深层的凝血与治疗（图 2-3-19）。

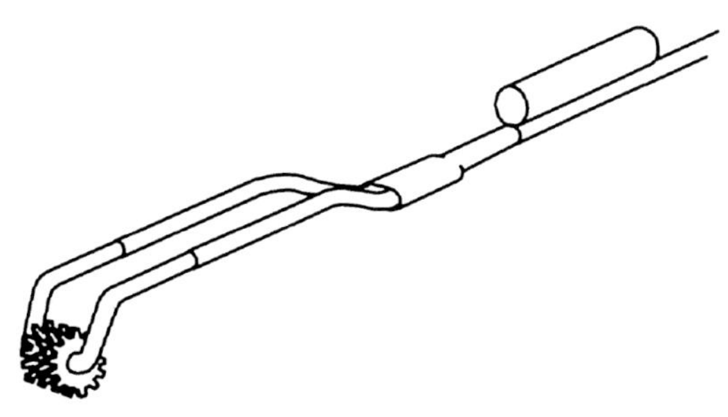

图 2-3-19 齿状滚筒电极

9. **带槽滚筒电极** 先端呈圆柱体附环形凹槽数个，循轴转动，效用与齿状电极相同，有凝血与汽化作用(图 2-3-20)。

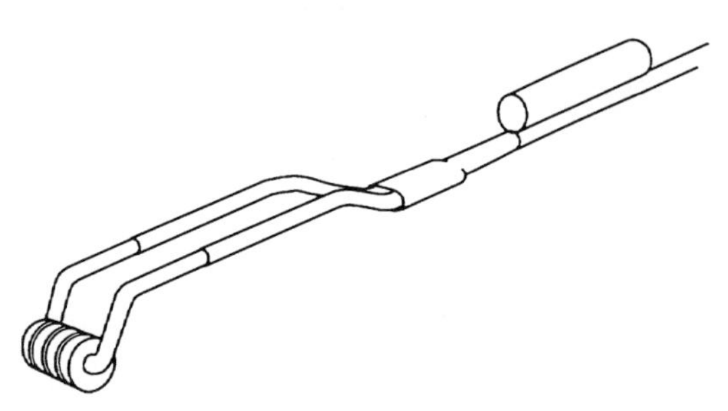

图 2-3-20 带槽滚筒电极

10. **切开刀** 先端前倾半圆形，功效类似于针形电极，用于切开(图 2-3-21)。无须连接高频电。

11. **刮刀** 先端呈半长方形后倾形，用于刮除组织，无须连接高频电(图 2-3-22)。

三、辅助器械及设备

有导尿管、阴道窥器或重锤、阴道牵开器、宫颈把持钳、宫颈扩张器、肌瘤抓钳、息肉钳、卵圆钳、刮匙、吸宫头、吸引管、吸宫车等。复杂的手术需用B超和/或腹腔镜监护。

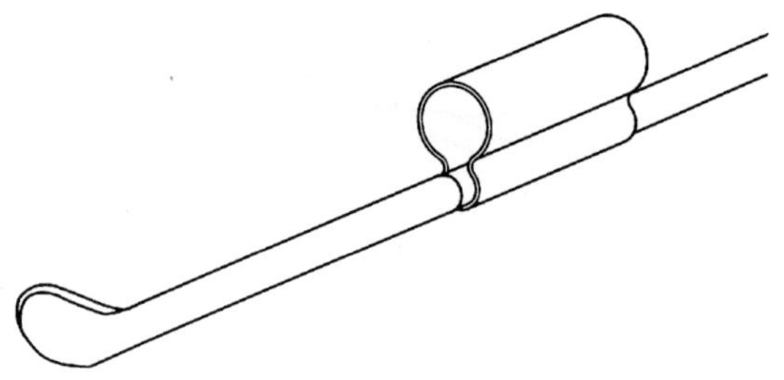

图 2-3-21 切开刀

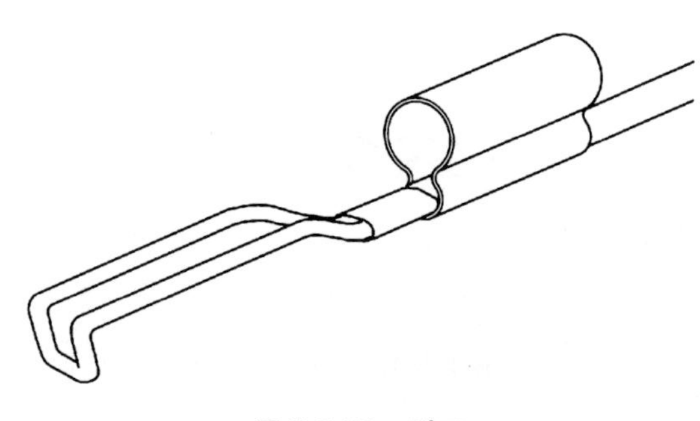

图 2-3-22 刮刀

(鲁 君 刘学刚)

第 4 节 宫腔镜与器械的清洗、消毒、灭菌与保养

随着微型机械、电子、光学仪器的不断发展和改进，宫腔镜器械设备亦在日益更新，品种繁多，由于这些器械设备精密，功能复杂，所以正确地进行清洗、消毒、灭菌和保养，不仅保证宫腔镜检查和手术的成功，而且避免了潜在隐患，延长器械的使用寿命。

一、宫腔镜及器械的术后检查

首先，对于光学视管与器械，都是精密的高值消耗品，所以要遵循就轻原则，在每一个环节中，都要求轻拿轻放。

(一) 光学视管检查

在每例手术之后都应对镜子外观与性能进行检测。外观检查：对镜体外观形状、磕碰痕迹、划痕、目镜杯、导光束接头、定位销进行点检。性能检查：将镜子先端托放于手背上，另一手持目镜杯身，将镜头向光亮处，观察透镜通光效果，远处景物清澈明亮、近处手背清晰可见角质纹理清晰，图像清透，不浑浊、不暗淡、无伪影、无水汽等异常现象，初步可判断镜子镜片正常。再行检测导光纤维：将镜子先端面向光亮处，轻微反复移动镜子先端与受光角度，检查导光束接口处，呈现完整明亮的圆片状，初步可判定导光能力正常。如果明亮圆片不完整、不明亮、发黄、发红、有黑斑且区域达 30% 以上等现象，则影响导光能力，建议更换新品(图 2-4-1)。

注意：内镜角度不同，检查图像时，镜子取光角度也不同，应注意内镜的视野方向。如 30°内镜在体外检测时，正方向水平持镜时，视野方向是向地面方向下倾 30°的。

(二) 摄像头检查

摄像头如果性能出现故障，如图像异常、灰暗、缺色、彩条、模糊且对焦或擦拭镜头表面不能改善、无图像或按键失效等现象，一般会在使用过程中就已经体现。在使用过程中发现此类现象，应及时联系厂家，尽早维修或更换。而外观故障同样存在隐藏风险，导致如上性能故障的发生。外观检查：适配器与内镜的目镜杯连接处具有良好锁闭性、与内镜接触的部分镜面干净清洁无异物、摄像头的调焦环、

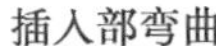

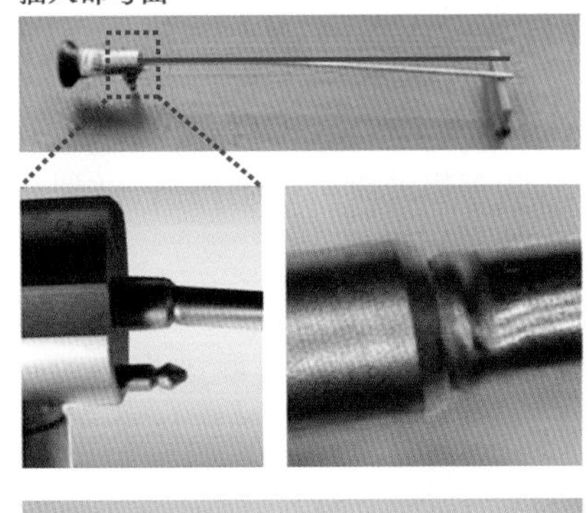

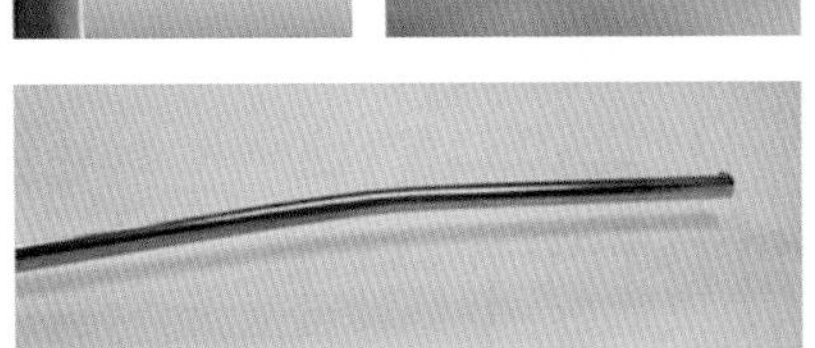

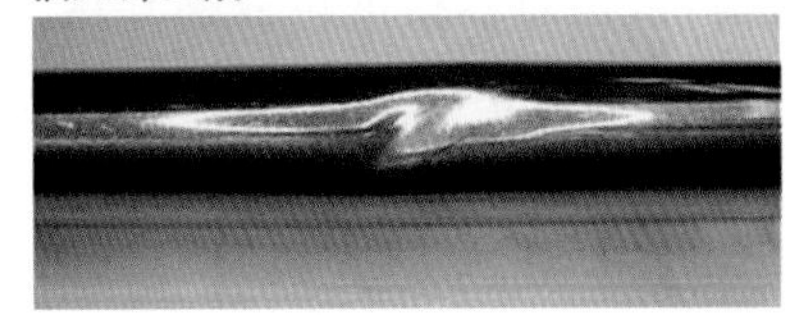

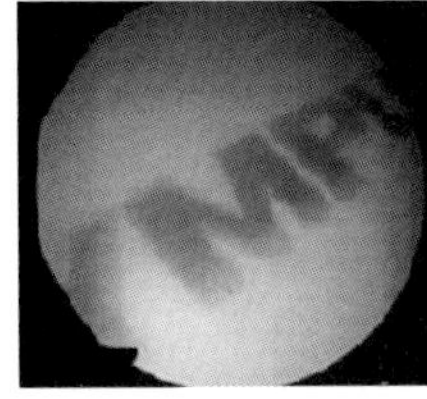

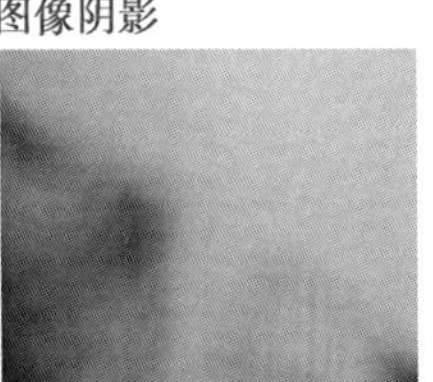

图 2-4-1　内镜故障现象

对焦环旋转顺滑、控制按键橡胶无破损、摄像头根部电缆线锥形护套完整且线缆无扭曲形变[如果摄像头适配器歪曲变形,图像会发生偏曲或(与)模糊]、线缆无破损、无切口、与主机连接的接头处金手指无锈蚀或铜针根部无绿色瘢痕或氧化瘢痕,有防水帽的确认防水帽可良好佩戴。电子镜的检测,除摄像头的检测流程外,还需要对内镜插入部的外观有无磕碰痕迹和先端镜面的完好与导光束的通光情况做检查。

(三) 管腔类器械检查

宫腔镜类管鞘、腹腔镜套管、吸引灌流等管鞘、工作手件等器械也要进行检查才能保证每一个器械都能正常工作。管腔类器械的形状直接影响使用状态,主要检查管鞘是否有形变、凹凸痕、椭圆、弯曲、管鞘导流孔有无阻塞、环形橡胶圈外观是否完整、供排水旋阀开闭是否顺畅等,因管鞘外层为精细磨砂工艺,所以要防止管鞘与其他硬物发生摩擦。工作手件运行顺畅无牵拉感,电极固定牢靠、通过电极的孔道处的灰色密封环完好。

(四) 导光束、电缆线检查

外观检查,如线缆外观外皮切口、起皱、折拧、破损等故障,建议更换,检查导光束的两端玻璃盖有无破损,将导光束一端置于光亮方向,观察另一端的亮度,应呈现完整明亮的圆片状(图 2-4-2)。如果明亮圆片不完整、不明亮、有色变、有黑斑且黑斑区域达30%以上等现象,则影响导光能力,建议更换。盘曲导光束时盘曲直径应大于 15cm。

器械清洗和检查是关系到手术成败的重要因素之一,因此应设有专人负责。

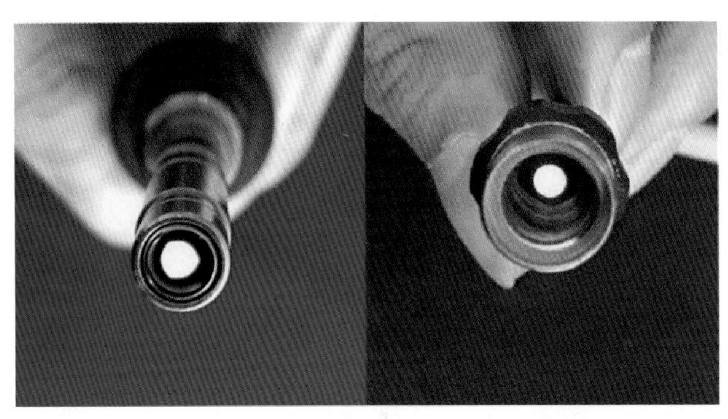

图 2-4-2　检查导光束两端玻璃盖有无破损

二、宫腔镜器械的清洗、消毒、灭菌

宫腔镜与器械的清洗、消毒与灭菌(cleaning/disinfection/sterilization,CDS)方法,要根据国家医院感染要求执行。进入开放腔道使用的器械要进行高等级消毒,如上下消化道检查、阴道探查等;宫腔、腹腔、盆腔、输尿管腔等腔道使用器械应进行灭菌。常见到的消毒方法是浸泡消毒,常见的灭菌方法有低温等离子、高温高压、环氧乙烷灭菌法等。

(一) 清洗

因宫腔镜的 CDS 流程比腹腔镜的流程更为精细,下面以宫腔镜为例,就洗消流程做如下介绍:

1. 新内镜首例开展时,只需将镜子、器械、摄像头等设备用清水清洗,多酶洗液浸泡 10 分钟,进行干燥,选择适宜的消毒或灭菌方式进行消毒或灭菌。器械与内镜现多用低温等离子或高温高压灭菌。按照《消毒供应中心三项标准》要求进行消毒或灭菌即可使用。

2. 术后,镜子、器械、摄像头、导光束等需要洗消的设备应分类放置,不可叠压或混放。将器械轻置于清洗槽中，先将摄像头、导光束、镜子等较为高值及易损的设备进行清洗，再对器械进行分解并逐一清洗，使用专用清洗刷刷洗管鞘内壁，用水枪对管腔进行注水冲洗，沥水，然后置入酶洗槽中浸泡5~10分钟，清水二次冲洗，并用气枪干燥。

要点：轻拿轻放，行程不灵活的器械可用超声震荡清洗机进行清洗（光学视管与摄像头不可超声震荡），对活动关节部位用软毛刷或牙刷进行清洗。光学视管与摄像头透镜用酒精和乙醚（95%酒精7ml+乙醚3ml）配制成混合液予以擦拭清洁。擦拭镜片时，宜用镜头纸或软纱布单向多次擦拭。擦拭内镜镜头时，要用手指握于内镜先端处，擦拭镜头端面时应稍加施力。管鞘上部有导流孔、导流槽，每个孔洞都应通畅无阻塞，无异物及污垢。插拔内镜切要平顺稳定插拔，不可以如拔剑出鞘般带着弧度迅猛插拔于管鞘。完毕后将其擦干，并置于专用盒内备用（图2-4-3、2-4-4）。

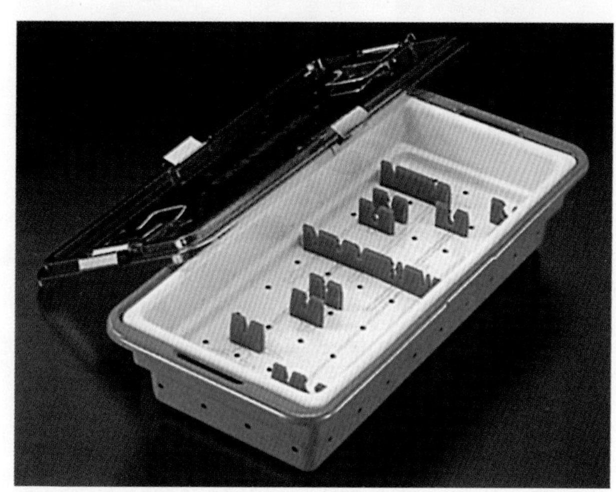

图2-4-3 器械储存专用盒

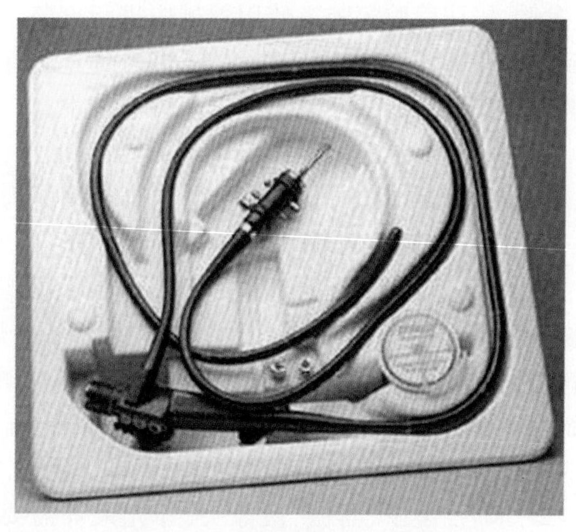

图2-4-4 软镜消毒灭菌器械盒

目的：通过清洗与浸泡，软化并分解附着在器械表面或管壁的蛋白质、血液、污垢等，防止结晶。超声震荡可去除夹杂在器械间的顽固污渍，若条件允许可加入常规清洗流程。酒精具有溶解性并且易挥发，纱布粗纤维可收纳污渍，做到有效清洁。

（二）消毒

浸泡消毒被广泛应用，有着消毒快、效率高的优势。需要注意，在消毒过程中，对应空腔器械的消毒，一定要将空腔内的气体全部排出，使得液体盈满并全面接触。

1. 2%戊二醛（glutaric dialdehyde） 具有广谱的杀灭微生物能力，多选用中性2%戊二醛，10分钟可杀灭病毒，20分钟可杀灭分枝杆菌，3小时可杀灭细菌芽孢；也可作为灭菌剂使用，浸泡达10小时实现灭菌；消毒时间：消毒设备在每天首例使用前浸泡30分钟，使用中的器械：常规消毒浸泡10分钟，阳性感染消毒浸泡时间30分钟，末班浸泡45分钟。由于在使用过程中很多因素会导致戊二醛浓度降低，如气体挥发、外来液体的稀释、使用频率等，因此每天必须对戊二醛的浓度进行监测。在早期使用戊二醛浸泡10小时以实现灭菌，因科技的发展，内镜手术的增加，其浸泡灭菌的效率已远达不到现行医疗的诊疗需求。

2. 邻苯二甲醛（OPA） 具有广谱的杀灭能力、更快捷的消毒时间，对于只需要达到高标准消毒的器械，浸泡时间仅为5分钟，对病患携带病菌无分别性。邻苯二甲醛也会随气体、外来液体、使用频率等因素而降低浓度，所以，监测工作不可或缺，每天首例使用前要求进行浓度监测。最长使用周期为14天。

3. 酸化水（氧化电位水） 其无毒副作用，使用后会还原成水，具有无残留、后期成本低、消毒速度快等特点，广泛应用于器械、软性内镜等消毒领域。

4. 导光束、适配器、附件等 可用75%酒精溶液浸泡的纱布擦拭消毒两遍，或采用一次性无菌塑料套套装，达到隔离消毒目的，但接触处仍应酒精擦拭消毒。

5. 摄像头 可用酒精擦拭消毒或用一次性无菌塑料套套装。

（三）灭菌

无论任何灭菌方式都会给内镜或器械带来不同程度的损耗，当然无论是内镜还是器械，都是属于高值消耗品的，我们通过使用过程中的精心呵护与认真精准把控，以控制设备在灭菌流程中造成的伤害，并延长使用周期与寿命。灭菌前需要将每一个器械彻底拆解、清洗并干燥。

1. 高温高压灭菌　最为广泛应用的灭菌方式，有着灭菌速度快、效率高、成本低等特点。高温高压设备差异大，精控质量不一，对器械与内镜等设备有要求，长时间高频率的使用，会对器械或内镜带来损耗（图 2-4-5、2-4-6）。

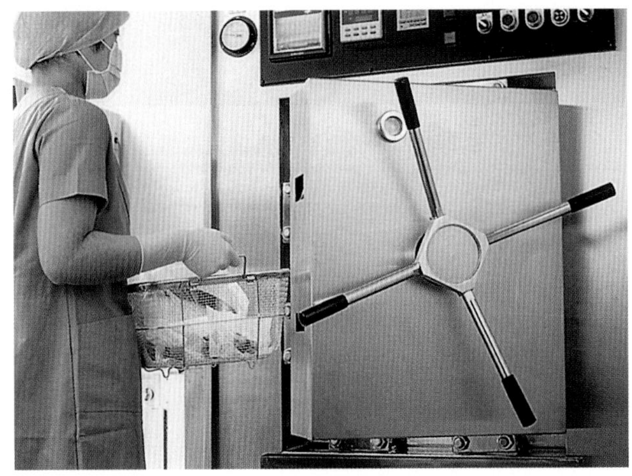

图 2-4-5　高温高压灭菌器

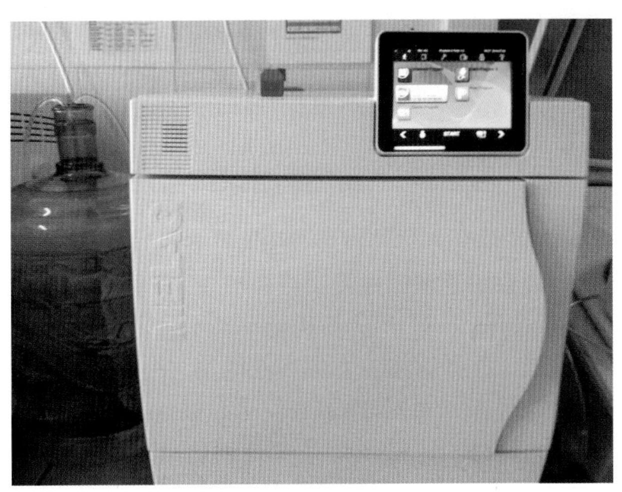

图 2-4-6　高温高压灭菌器

注意：高温高压对内镜与器械的灭菌标准：预抽真空 2 次，到达 134℃、加压到达 2.3bar 持续时间不超过 5 分钟，然后降温降压完成灭菌（图 2-4-7）。光学视管、管鞘、器械、摄像头和大部分适配器均可耐受高温高压法灭菌。一般情况下，可进行高温高压的进口器材标有“AUTO CLAVING”或“AUTO CLAVE”字样。

2. 低温等离子灭菌　具有快速高效的灭菌特性，灭菌范围广、对设备无差异化、损伤小等特点，被各医院广泛使用（图 2-4-8）。相对高温高压灭菌，单

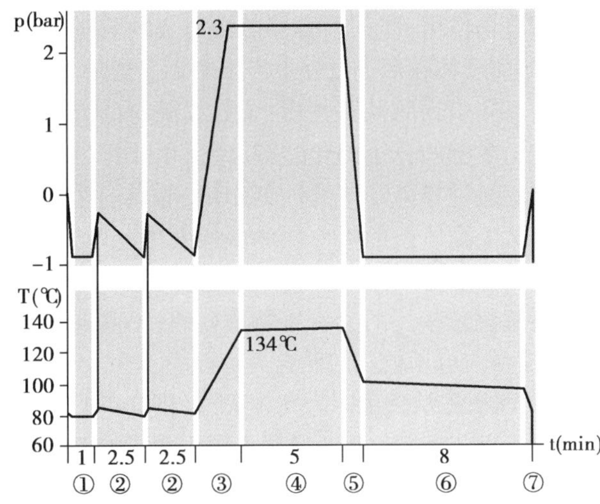

图 2-4-7　高温高压图

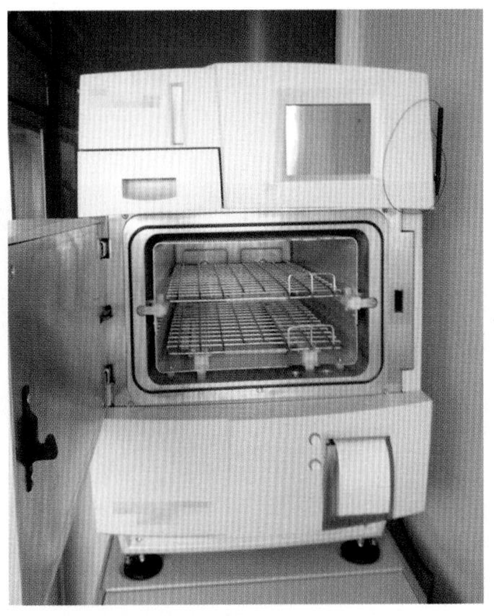

图 2-4-8　等离子灭菌器

次灭菌成本较高。等离子是物质在大自然中除了固态、液态、气态之外的第四种形态。它是气体状态的物质在强电场作用下电离而产生的。过氧化氢（H_2O_2）作为介质，H_2O_2 等离子体中含有氢氧自由基 HO、过羟自由基 HO_2、激发态 H_2O_2、活性氧原子 O、活化氢原子 H 等活性成分，这些活性离子以及丰富的紫外线具有很高的热动能，从而极大地提高了与微生物蛋白质和核酸物质的作用效能，可在极短的时间内使微生物死亡，达到对器械灭菌的目的。

低温等离子过氧化氢灭菌系统是基于上述等离

子的固有特性，在低温（60℃以下）和真空状态下，通过高频电场作用，使灭菌容器舱内形成均匀的等离子场，等离子体在形成过程中产生的大量紫外线，可直接破坏微生物的基因物质，紫外线固有的光解作用打破了微生物分子的化学键，最后生成挥发性的化合物。通过等离子体的蚀刻作用，等离子中活性物质与微生物体内的蛋白质和核酸发生化学反应，能够摧毁微生物和扰乱微生物的生存功能。

过氧化氢使用后无毒害物质残留，不需通风和排水，是目前应用较广的低温灭菌方法。

3. 环氧乙烷灭菌　为气体灭菌（图 2-4-9）。环氧乙烷杀灭各种微生物的机制作用主要是烷基化作用。它可以与蛋白质上的游离羧基（-COOH）、氨基（$-NH_2$）、硫氢基和羟基被烷基化，使蛋白质的正常的生化反应和新陈代谢受阻，导致微生物死亡。环氧乙烷经水解转化成乙二醇，乙二醇也具有一定杀菌作用。缺点是消毒时间长，残留对环境及人体有损害。环氧乙烷灭菌是对内镜类及器械损伤最小的灭菌方式，适用于各种内镜、器械等医疗领域方方面面的理想灭菌方式，但因环氧乙烷是易燃易爆的有毒气体，所以对使用环境与使用条件要求严格。

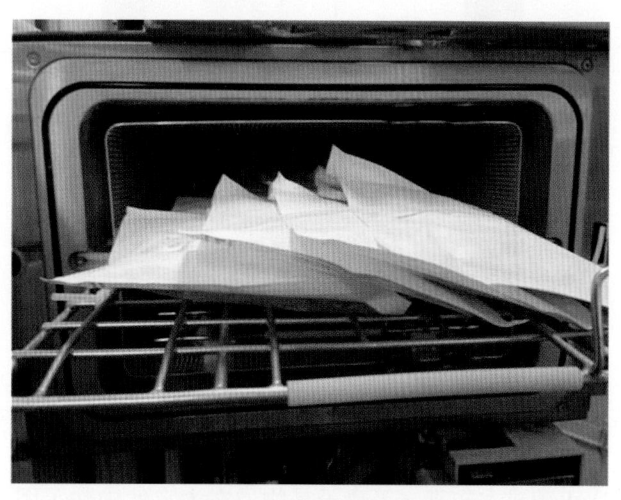

图 2-4-9　环氧乙烷灭菌器

4. 戊二醛浸泡灭菌　戊二醛有灭菌的能力，浸泡时间需要达到 10 小时，因消毒时间长、周期长、气味具有刺激性，所以，在逐步退出灭菌的历史舞台。

5. STERIS 低温快速灭菌器　应用过氧乙酸改变细胞内 pH 损伤微生物及强大的氧化作用造成微生物死亡。消毒灭菌后物品上无残余毒性，分解产物对人体无害，但有腐蚀和漂白作用。消毒剂循环冲洗 30 分钟，灭菌温度为 45°（图 2-4-10、2-4-11）。

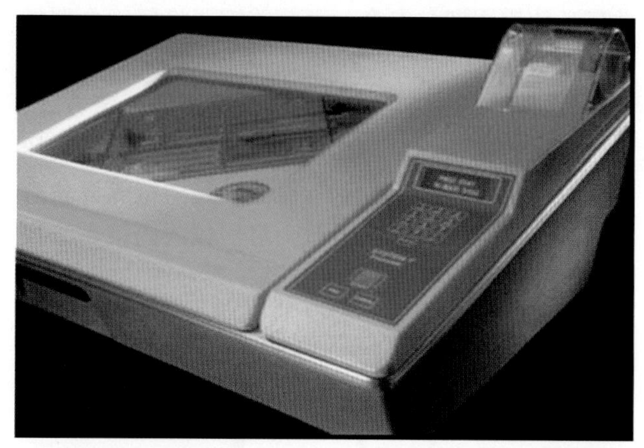

图 2-4-10　低温快速内镜灭菌器

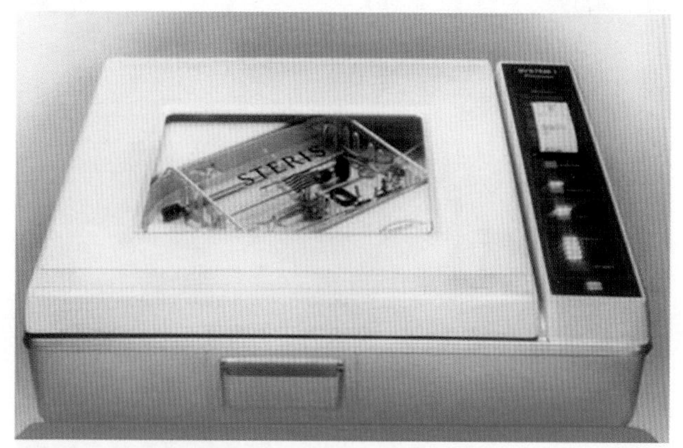

图 2-4-11　低温快速内镜灭菌器

三、宫腔镜设备的使用保养与注意事项

由于腔镜的品种较多，本节归纳其共性加以叙述，以便使用者掌握保养原则。

谈及保养，对于设备我们常说：三分使用七分养，保养工作同时渗透并体现在洗消、使用、维护、运输、存放等方方面面，偶尔我们会在设备损坏后的惋惜之余多有思考：是因设备劳损到达其使用寿命还是在养护方面出了纰漏或者大意而造成了损坏？如是后者则需要引起重视并加以总结。所以，如我们之前所述：要遵从就轻原则，谨慎对待，期初的严谨在养成习惯时，便会成为下意识的行为，就会更轻松、更安全。

（一）影像设备、能量设备

影像平台包含：监视器、台车、摄像主机、光源、摄像头、导光束、光学视管、电子镜等。能量平台包含：气腹机、膨宫机、超声电外科能量平台、电刀、超声刀等。影像主机与能量主机，对环境的要求较高：环境湿度、温度、落尘情况、电网供电、敷料的使用等都会对设备造成不同程度的干扰与影响。有时在打开主机外壳进行除尘时，内部布满了墨绿色绒毛，便是敷料杂尘吸附所致，所以除尘尤为重要，根据使用频率与环境影响程度进行 0.5 年/次或 1 年/次的除尘，不可或缺。对于电网的影响，现大部分医院都对手术室安装了 UPS 应急供电系统，自然也兼顾了稳压滤波的作用。直接接入电网的设备应在电网与设备间增设稳压滤波电源，一般在影像系统提供 2 000VA 的稳压滤波电源；电刀、超声刀、激光等高功率设备，应独立电源供电，并与影像系统的电源分离。

光源主机内部有多枚滤光透镜，这些滤镜也是需要定期除尘清理，将光源的电源离断，打开光源舱盖，多用脱脂棉或软质纱布，蘸 75%酒精溶液，沥水，用竹签或长舌镊子夹持并包裹前端，对透镜进行擦拭，内部光栅可用手轻辅转动，擦拭次数根据脏污情况进行 2 次或 3 次为宜。

监视器应注意散热处理，在使用完毕后，切勿随即将设备遮盖；监视器屏幕应定期使用潮湿的纱布进行先横向、后纵向的擦拭方式进行擦拭，监视器等设备的外壳与台车要定期使用 75%酒精溶液进行擦拭消毒。

（二）内镜、摄像头、导光束

1. 电子镜　包括软性电子镜、硬直型具有四方向的电子腹腔镜、直型 5mm/10mm 的 0 或 30° 电子腹腔镜；如前章节所介绍，此类内镜在使用过程中无须拼接摄像头和导光束等附属物品，全程智能自动调焦/对焦；在术中，应避免内镜因放置不当导致的滑落、磕碰等隐患。在保养中也较为简单，在内镜与主机、光源分离后，即可将内镜存放运输至洗消中心进行洗消，无须繁琐拼装与拆卸。根据使用情况及时擦拭镜头先端脏污，擦拭时应用手指紧握距内镜先端 1cm 处，单向多次擦拭；具有弯曲角度的内镜，在术中弯曲角度时，要确定弯曲部分置于套管（戳卡）先端部以外的区域，再进行弯曲，根据内镜使用习惯，合理选择套管针位置；使用过程中内镜在置入套管时，一定要将内镜的角度调直，以避免器械对内镜先端弯曲部造成损坏；拆卸与盘放过程中避免内镜先端与无影灯、台车等其他物体碰撞；单独存放运输、单独清洗，洗消过程中避免与剪刀、套管针等尖锐或钝粗器械混放混洗。对设有 ETO 接口的软性内镜、三维内镜等，在使用与接触液体时（如清洗），要将 ETO 帽摘除，而在内镜灭菌前，要将 ETO 帽佩戴以后再进行灭菌；软性电子镜为了获得更好的插入性，外表皮采用亲水涂层，不宜紫外线灯烤照，不然则导致插入部外皮龟裂（图 2-4-12）。

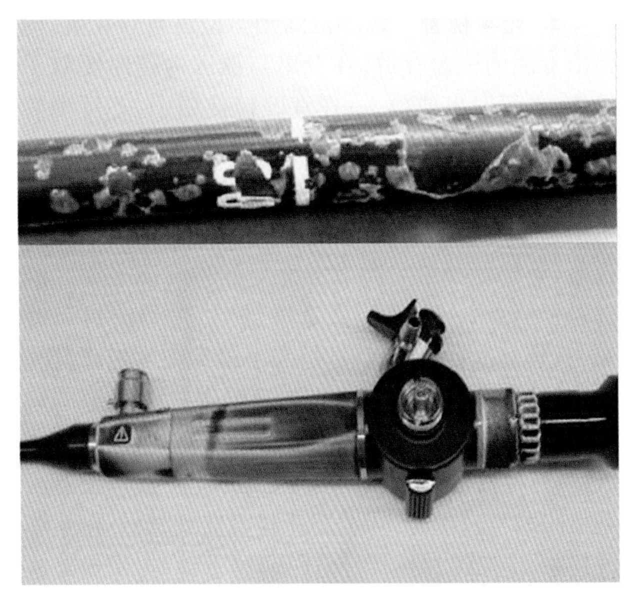

图 2-4-12　软性镜外皮龟裂

2. 摄像头　有直型摄像头、直角型摄像头、斜 45°型摄像头等用于不同术式。摄像头是一个统称，它集合了摄像头、控制单元、电缆线、电器接口四个部分，为了降低维修成本，厂家将摄像头线缆或电子耦合器（CCD）设计为可独立维修的形式，在维护过程中最为多见的，就是在摄像头根部线缆因扭曲或弯折过度而导致损坏，其次是线缆划损伤等，所以，在使用与洗消过程中，要求对此两点特别关注，使用过程中，注意摄像头端根部电缆的弯折，做好防御和保护工作（图 2-4-13）；在术前要掌握调焦对焦的操作方法，避免在术中反复调焦与对焦带来手术压力并加速设备的劳损；摄像头适配器对摄像头有一定的保护能力，适配器不宜频繁拆装于摄像头；摄像头根据种类、用途有不同的灭菌方式，应严格遵循产品使用说明书或咨询专业工程师进行相关操作。

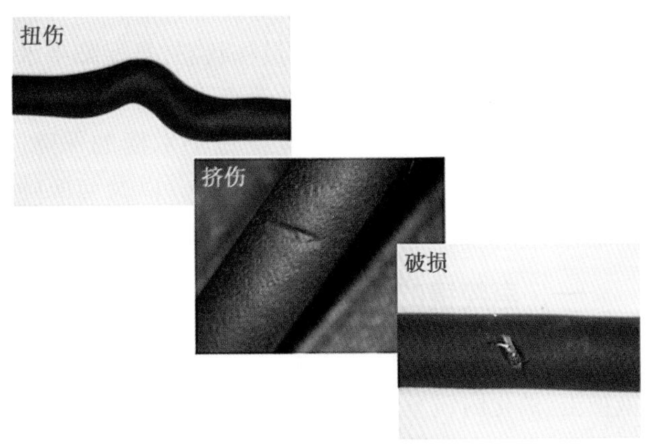

图 2-4-13　摄像头线缆损伤

3. 光学视管　内部盈满光学透镜与导光束，内镜由专用内镜盒存放，在取出与放入内镜时要双手操作，平行取出或放入；在宫腔镜使用中，不可携管鞘进行举宫、抬举宫壁等动作，以防止管鞘与内镜的变形；内镜抽插于管鞘时，应就轻就慢，不可如拔剑出鞘般带着弧度抽插内镜，会对内镜造成内部透镜脱落、异位等现象。高清内镜与标清内镜主要区别有以下三点：一是透镜数量增加、二是透镜材质改变、三是透镜直径变粗，都是为了最大限度地降低光在传导中产生的衰减，提升光通量以提升图像的解像度；正因如此，高清内镜也更加娇贵，内镜不可以目镜杯作为托座直立存放。内镜导光束接口处有激光喷码的机身编号，为金属环状，避免遗失。在拿握过程中，应紧握目镜杯并将内镜居于胸前，避免磕碰等意外发生。光学视管一旦损坏，应及时与厂家联系进行更换或购置新品，从质量安全控制考量，损坏内镜不得继续使用（图 2-4-14）。

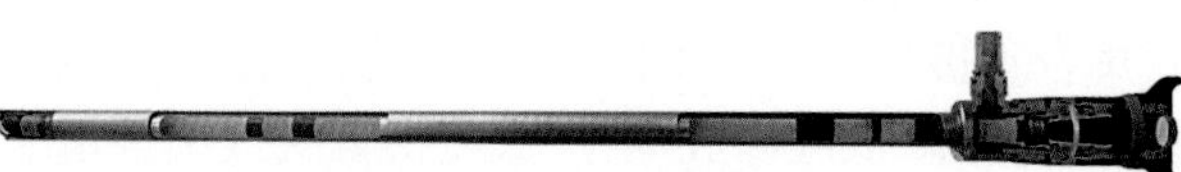

图 2-4-14　内镜结构图

4. 导光束　以“8”字盘曲法或正反手盘曲法进行盘曲，防止在展开时打结，使用过程中，防止台下的部分被台车、脚踏、座椅等物品碾压，防止弯曲过度；从光源内拔出时，不可用手直接接触金属部分，以免烫伤或高温抛离导致摔损；使用后收起的导光束不可立即置于水中，防止先端镜片因骤冷而破裂。使用、运输、清洗、消毒灭菌、存放等环节中，避免与尖锐、锋利物品接触。导光束内部受潮会导致玻璃纤维发黄、变脆、导光能力下降，所以对导光束的外皮保护至关重要；存放时，盘曲直径应在 15cm 以上。

（三）手术器械

在器械方面，分为软性、半软性、硬性器械。使用前，确认每一套器械的拼接正确，合位；使用过程中，器械应各司其职，避免分离钳进行大力抓取等越俎代庖现象，造成器械损伤；软性器械要随时关注器械先端咬合是否出现错位、咬合不齐等现象；带电器械、超声刀等，在使用中，避免与体内的金属夹、金属钉等金属物品碰撞，以免造成术者、患者损伤或器械损伤；器械使用中，要及时清理先端积物；大部分器械都具有活动关节，所以在灭菌前，一定要将脏污与结晶物彻底清洗，判断器械性能与工作状态正常时，方可进行灭菌，组装类器械要完全拆卸清洗。电切电极应注意环体是否完整、是否有形变，如有不可恢复的变形，应及时报废；器械每次使用后应使用超声震荡清洗机清洗。腹腔镜下：套管、套管针（戳卡）在使用中，要避免尖端对脏器造成损伤，用气腹针造气腹时，确定气腹针位置正确，行悬滴实验或抽吸试验并观测气压、气流、气体总量以及心电监护等各项参数。

（四）操作要点

1. 就轻原则。
2. 内镜、摄像头独立清洗。
3. 组装类器械应全部拆卸。
4. 及时清洗，防止组织黏液干结。
5. 彻底清洗后，充分干燥器械所有部位。

（鲁　君　刘学刚）

第 5 节　宫腔镜手术的护理与配合

宫腔镜的仪器、设备处于最佳状态，是保障手术顺利进行的重要前提。正确的消毒灭菌方法是院感控制的重要环节、是病患安全度过手术期的保障。护士对宫腔镜系统、器械的了解与保养以及与医师密切配合的程度，是宫腔镜手术成功的关键。

一、宫腔镜的术前准备

关于护理，在外科的手术室护士、麻醉护士、器械护士、消化内镜室的内镜护士等都已成立了专科护理学组，并有专科护士，而目前腔镜虽然在护理上还并未纳入专科护士，但对于护理人员的要求也随着诊疗的发展而提高，其专业度不亚于专科护士，我们先将内镜的配合与护理进行介绍：

1. 内镜与管鞘等均要求为灭菌的器械，效果最好的灭菌方式就是高温高压灭菌，拿取待用的光学视管、导光束、摄像头、检查或（与）治疗用管鞘、半软性抓取钳、喷洒管等相应器械，分别平置于治疗台上待用。如行宫腔电切术，应将电切手件、作用电极（环形、针形、球形、蘑菇头型等）、管鞘、线缆、加温至 37℃的灌流液体准备妥当。

2. 将摄像头连接于主机、导光束连接于光源、将内镜置于管鞘中，待用。电切镜则将光学视管、电切环装置在手件上、内外管鞘拼接并将闭孔器置于管鞘中待用。

3. 膨宫泵管安装在膨宫机上，一端接入灌流液，一端置于手术台，将压力、流量调节至所需范围内的数值。

4. 待准备就绪，将内镜与摄像系统连接，打开主机、光源、监视器电源，检测各运行良好后再开始手术。

5. 内镜进入腔内，需先判断物镜端是否脏污、调节焦距/焦段至所需范围内的数值，开始手术。

二、关于设备使用与术中配合

术中的配合尤为重要，对护师考验要有“眼观六路，耳听八方”的本领，实时关注灌流液体、设备的运行状态、应对并及时处理设备相应的报警，观察各项参数以及时刻听候术者所提出的需求。术者专注于手术，护师在自己手术的周边承担着另外一双手的职责以顺利完成手术，所以，精诚配合是手术顺利、手术时间缩短的关键所在。如何使术者、护师配合得当呢？默契的配合是与搭档需经过一定时间的磨合所历练出来的，所以专职护师或固定搭档也是极好的选择。

（一）医师

1. 在术者发送指令时，应准确、清晰，尽可能避免语言情绪，以免引起助手紧张或慌乱，无益解决问题反而延长手术时间。

2. 在术中或术后进行沟通，使护师了解并掌握术者在手术中的操作流程与手术习惯，达到未来手术的默契。

（二）护师

在术中，一切工作只为手术顺利完成，术者能否快捷、安心地完成手术，护师起到了重要的协助作用，可最大程度降低环境因素给手术带来的压力与风险。

1. 监视器的摆放，在兼顾助手视野环境时，应尽可能水平垂直于术者视线。吸引器的摆放尽可能贴近于术者并且不妨碍术者移动。

2. 熟练掌握各设备的性能与报警故障信号，能够准确快捷地排除故障。

3. 清楚了解各器械或设备的按键与部位名称，在出现故障无法解决时，及时与设备科或厂家工程师取得联系，能够准确地讲述故障现象与故障部位。

4. 常见的图像问题，一般可分为两部分：主机系统及以外的光学部分。首先判断是否为光学视管、摄像头部分是否存在故障，连接是否得当，焦距、焦段的调节是否正确，判断摄像头电缆是否异常。是否因误触按键导致信号通道改变而带来的图像质量差或无图像等问题，校正即可。监视器后方的视频连线也是故障点之一，拨动视频电缆，观察图像是否有缺色、抖动等异常现象，以确认是否需要更换电缆。主机与光源由一条电缆相连，实现调光与设定的同步，称为调光电缆，如果调光电缆故障，也会影响图像质量。

三、手术评估与监测

（一）手术台和患者的准备

将无菌台与器皿准备妥当，无菌设备的准备如无菌缸、无菌包等。为患者更换一次性衣、帽、鞋套等，并患者准备。手术前护师要认真核对患者的手术名称、姓名、年龄、病床号等信息。协助麻醉，开放静脉通道。摆好患者手术体位：患者取截石位，双腿与腿架接触处各垫一海绵垫，防止腓神经受压。一侧上肢外展，开放静脉；另一侧上肢与身体平行，用治疗巾固定于身体旁。身体的各个部位不能与金属相接触，防止意外高频电击伤；检查手术所需各种物品、器械是否齐全。检查影像系统、光源、电刀、膨宫机是否处在正常工作状态。协助术者穿手术衣。

（二）术前评估

术前评估分为患者评估、环境评估。

1. 患者评估　一定要对患者做认真的术前评估，最大程度地对诊疗以及突发情况提供帮助。术前评估包括对患者的生命体征、神志、体温、脉搏、呼吸、血压、血糖、过敏史、膀胱充盈情况等进行评估与参考。做好宫腔镜的准备工作；全面负责患者在手术室的安全；了解患者病情及宫腔镜的手术过程，做到心中有数，有计划、有步骤地主动配合；熟悉设备及器械的性能，熟练连接各种仪器。用 0.25%～0.5%的碘伏溶液消毒外阴阴道后，臀部铺治疗巾。

2. 环境评估　主要对设备、恒温灌流液体、水电、诊疗床、器械台等周边环境进行评估。

（三）术中评估

评估主体为患者，评估内容有手术开始时间、术中输入液体量、灌流循环液体量、术中出血量、手术结束时间等。如：灌流液注入排出量失衡时，应及时告知医师，预防 TURP 综合征。取出标本及时放置于标本容器内。

（四）术后观察

记录出诊室时间、患者送出去向、皮肤情况、输液情况、液体使用与排出量、意识变化、体温、脉搏、呼吸、血压、血氧饱和度等。

手术后由护士进行术后登记，核对术中用过的药品，检查器械的使用情况，并做登记，物品归还原位；送出患者，向病房护士交代患者术中情况和医嘱执行情况；关闭仪器、设备的电路；清理、整理手术间。

宫腔镜手术要在专用的手术间进行，手术床的截石位要坚固，随时可调节各种角度。配合手术的护士，要选用经过专门训练、责任心强、有一定经验的护士。要求配合宫腔镜手术的护士不但要有配合常规手术的经验，还要了解宫腔镜的器械和设备、掌握正确的 CDS 方法。要有对患者的爱心和对工作高度负责的精神，才能很好地完成宫腔镜手术的配合工作。

（鲁　君　刘学刚　全　岩）

第 6 节　诺舒及美奥舒系统

一、诺舒阻抗控制子宫内膜去除系统

子宫内膜去除术（endometrial ablation，EA）是一项微创的技术，既能治愈疾病，又能保留子宫，不破坏正常盆底解剖结构，不影响卵巢内分泌功能，是治疗异常子宫出血（abnormal uterine bleeding，AUB）安全、有效的方法，因此也被称为是一种保守型手术。第一代子宫内膜去除术是通过宫腔镜直视下使用各种电极去除子宫内膜，而现在广泛采用的是被称为第二代子宫内膜去除术的技术，这些技术应用时可对子宫内膜进行全方位的去除，因而也称为整体子宫内膜去除术（global endometrial ablation，GEA），二代子宫内膜去除术大多无须通过宫腔镜直视操作，手术时间也比第一代大为缩短。

诺舒阻抗控制子宫内膜去除系统（NovaSure impedance controlled endometrial ablation system）是目前较为先进的第二代子宫内膜去除技术，其依靠的是具有阻抗控制设定的射频消融能量，对子宫内膜进行消融并达到浅肌层。诺舒的适应证与其他子宫内膜去除术一样，对于良性原因引起的、无生育需求的、绝经前妇女的月经过多，都可选择诺舒进行治疗。

诺舒阻抗控制子宫内膜去除系统主要包括诺舒射频控制器、诺舒一次性双极消融器、脚踏开关和电源线，另外还需配备专用二氧化碳气体罐。

诺舒射频控制器（radio frequency controller，RFC）（图 2-6-1）是一个恒定功率输出发生器，可根据子宫腔长度和用户输入的宫腔宽度测量值自动计算功率输出。去除期间监测组织的阻抗可自动控制子宫内膜切除的深度。一旦组织与电极界面的阻抗达到 50Ω 时，或当手术总时间达到 2 分钟时，诺舒系统会自动终止手术。射频控制器的一个重要组成部分是宫腔完整性评估系统（cavity integrity assessment，CIA），可在输出射频能量之前确定子宫壁是否有缺损或穿孔。诺舒射频控制器特有的湿气传输系统，可在子宫内膜去除术进行的过程中保持宫腔内的真空，确保子宫壁与网状电极之间始终处于紧密接触的状态，这样系统便可获得持续的阻抗反馈和测量，同时，可以将消融过程中产生的物质及时排出，保持宫腔内的干燥，并减少因释放前列腺素等因子而引起的疼痛。

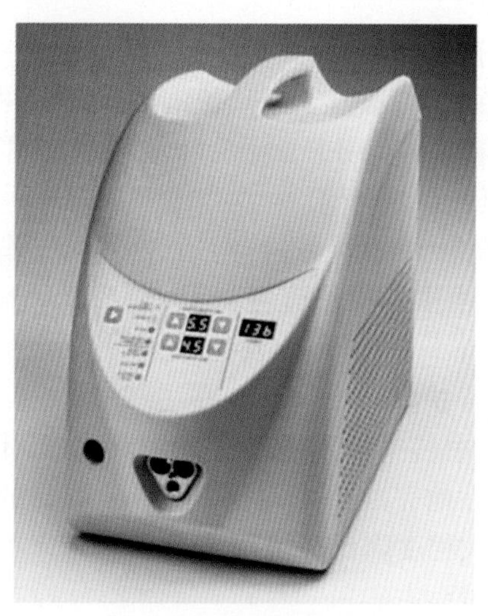

图 2-6-1　诺舒射频控制器

诺舒一次性双极消融器（图 2-6-2）带有单次使用的网状双极电极阵列，该阵列安装在可扩展固定架上，展开后能充分贴合子宫腔的整个内部表面。一次性双极消融器与诺舒射频控制器相配合，双极电极阵列的特定配置和射频控制器的预定功率能够控制子宫内膜的去除深度，完成个性化的全面的子宫内膜去除，而无须在宫腔镜观察下操作或进行子宫内膜的预处理。去除过程中，射频能量流会汽化

和凝固子宫内膜(无论其厚度如何),并干燥和凝固子宫肌层的浅层。一次性双极消融器通过一条内含射频电缆、吸收导管和真空反馈导管的线缆,连接到射频控制器,吸收导管和真空反馈导管在宫腔完整性评估(CIA)和内膜去除中都起到重要作用。

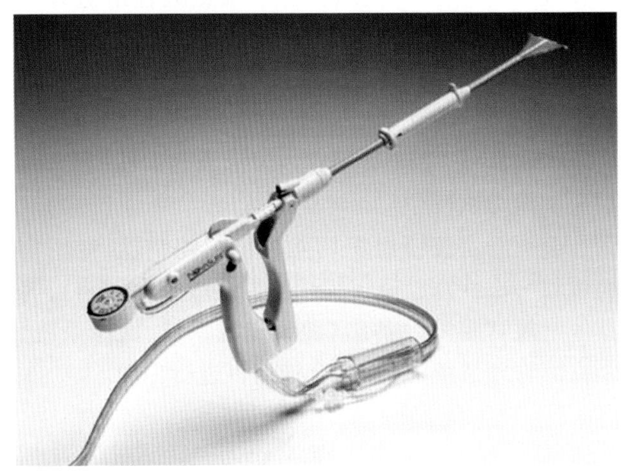

图 2-6-2 诺舒一次性双极消融器

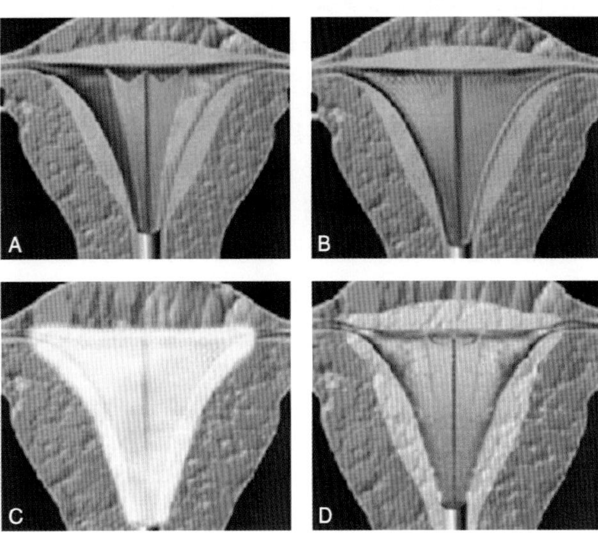

图 2-6-3 诺舒系统治疗主要操作步骤

A. 诺舒的网状电极舒展开,贴附于子宫内膜表面;B. 利用少量的 CO_2 来检测有无子宫穿孔;C. 双极射频能量通过诺舒的网状电极传输,直至完成子宫内膜去除;D. 收回网状电极并从子宫中取出,留下深达子宫浅肌层的干燥表面

(一) 器械准备和主要操作步骤介绍

先扩张宫口,并测量宫颈内口至宫底的距离。将一次性双极消融器放入宫腔并展开网状电极,两宫角之间的距离会在宽度刻度盘上显示出来。把测得的宫腔长度及宫底宽度记入诺舒系统内。随后进入宫腔完整性测试阶段,系统将少量 CO_2 注入宫腔,如压力能维持 4 秒,即可通过此安全性评估。接下来即是内膜消融阶段,射频控制器会根据之前输入的子宫大小数值自动计算所需的最佳功率(W)级别。当组织破坏达到最佳深度时,不断增加的组织阻抗会导致射频控制器自动终止传送能量,从而进行自调节处理。手术过程中子宫腔内存在的血液、生理盐水和其他液体,以及组织干燥时释放的蒸汽,均会持续自动地吸出排空。当组织接触面之间的电阻达到 50Ω 或全部消融时间达到 2 分钟,整个治疗过程就完成了。最后将电极收回管鞘内,并将消融器从子宫中取出(图 2-6-3)。

当进行探测、扩宫或插入一次性双极消融器时,须小心谨慎操作以避免刺穿子宫壁,并按照操作要求以确保网状电极在宫腔内充分打开。在子宫严重前倾、后屈或其他移位的情况下,更容易发生与器械插入相关的错误,故应格外注意,以确保消融器的正确放置。若一次性双极消融器难以插入宫颈管,切忌暴力操作,应判断并确定是否需要进一步扩宫。术中如怀疑发生子宫穿孔,应立即终止手术,并进行相关检查和治疗。在单次手术中仅限实施一次消融,若在同一手术过程中多次使用诺舒,易导致肠管热灼伤。

(二) 术前选择

月经过多可能由各种原因所致,因此在决定手术方法之前,应对患者进行筛选和评估来确定异常子宫出血的原因,这一点对于使用任何一种子宫内膜去除技术来说,都是必须注意的。

与所有手术一样,实施子宫内膜去除术前应与患者讨论手术的风险、利益和备选方案等,使患者对手术结果有合理的预期,基本定位在月经出血量减少,闭经是一种结果,但不是每个病例术后都会闭经。

因设计结构的限制,诺舒不适用于子宫腔长度小于 4cm,或者子宫腔宽度小于 2.5cm 的患者。对于子宫长度大于 10cm 的患者,诺舒的有效性可能受限,因为此类患者可能患有腺肌症等其他疾病,无法仅通过去除子宫内膜解除症状。对于由小于 3cm 的内膜息肉或黏膜下肌瘤引起月经过多的患者,也可采用诺舒治疗。原有双角子宫、子宫纵隔之类造成子宫内部形态结构异常的患者,因诺舒网状电极可能展开不顺,无法完全覆盖子宫内壁,手术效果较难统一评估。对于有任何解剖(例如:有过古典式剖宫产术或者透壁肌瘤切除术)或者病理性(例如:长期药物治疗)因素可导致子宫肌层完整性受损的情况,应避免采用诺舒治疗。

（三）术后注意事项

因为诺舒手术属于一种保守性的手术，对于除子宫内膜以外的其他正常组织没有任何破坏，所以患者在诺舒术后即可恢复正常生活。在术后的几周时间内通常会有阴道分泌物，并可能会持续一个月时间。在术后最初几天内一般为血性分泌物，大约一周时间逐渐变淡呈血清样，此后为水样的分泌物。若出现任何异常或恶臭分泌物，应进行检查并给予相应处理。其他常见术后并发症包括子宫痉挛、盆腔疼痛、恶心和呕吐。对术后发生急性腹痛、发热、呼吸短促、眩晕、低血压或任何其他症状的患者进行鉴别诊断时，应考虑子宫穿孔的可能（已对或未对腹腔的相邻器官造成损坏）。需提醒患者，一旦出现此类症状应立即就医。

虽然诺舒术后怀孕的概率明显降低，但该手术并非绝育手术，术后怀孕对母亲和胎儿都十分危险。故应警告有生育能力的患者，术后仍应注意避孕，一旦怀孕可能导致严重的后果。

关于子宫内膜去除术对子宫内膜癌的影响，有研究比较子宫内膜去除术和药物治疗后的结果，显示两种治疗方式之后的子宫内膜癌发生率并无差异，内膜去除术也不会影响对子宫内膜癌的诊断。Argall 等的研究也显示，内膜去除术不会妨碍子宫内膜癌的评估和治疗。

（四）临床结果

诺舒自 2001 年正式进入临床使用，已在全球范围内实施了超过 250 万例手术（Hologic 公司 2016 年统计数据）。该项技术的操作简单，并且取得了大量满意的临床效果。诺舒的平均手术时间可短至 4.2 分钟，平均实际消融时间仅 84 秒。Richard 总结了从 PubMed 搜索到的 2000～2011 年的英文文献，诺舒术后患者的闭经率从 30.0%～75.0%，患者对手术结果的满意率达到了 85.0%～94.0%，术后的再干预率也较低（2.8%～8.2%），在与其他整体子宫内膜去除术的随机对照研究中，诺舒患者在术后 12 个月时的闭经率为 43.0%～56.0%，而其他技术的闭经率仅为 8%～24%。

诺舒可以根据不同患者的子宫内膜厚度提供个性化的子宫内膜去除，由此也提高了手术的安全性。采用诺舒进行子宫内膜去除手术时不需任何预处理，不必纠正贫血，手术时间短，并且可在月经周期的任何时间进行，活动性出血也不影响手术效果，这一特点给医患都带来了极大的便利性，也便于该项技术在门诊手术室的顺利开展。

二、美奥舒宫腔镜组织切除系统

美奥舒宫腔镜组织切除系统（MyoSure hysteroscopic tissue removal system）是一种微创手术技术，可以安全有效地去除子宫内膜息肉、黏膜下肌瘤和胚物残留等宫腔内组织。对于既想减轻出血等症状，又想保留子宫正常形态和功能的患者，这是除了传统宫腔电切镜之外的一种新的治疗方式，尤其对于有生育需求的女性，美奥舒的机械旋切不同于电切等能量器械，不会对子宫内膜形成热损伤，利于术后短期内尝试怀孕。

美奥舒宫腔镜组织切除系统由控制器、专用宫腔镜和一次性宫腔镜组织切割器组成（图 2-6-4），与其他常规宫腔镜设备（宫腔镜光源系统、摄像系统、膨宫液管理系统等）相配合连接以进行手术。

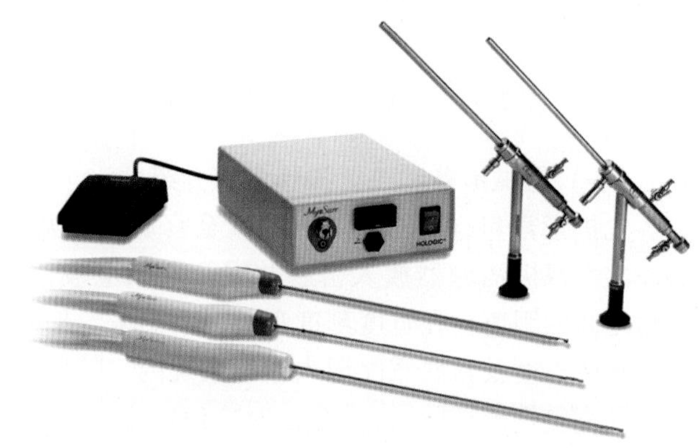

图 2-6-4 美奥舒系统
主机、宫腔镜、一次性宫腔镜组织切割器和脚踏开关

控制器（图 2-6-5）的前面板上设有电源开关、组织切除系统工作时间显示、脚踏开关和一次性宫腔镜组织切割器的接口。控制器可以显示一次性宫腔镜组织切割器的运行时间，方便记录切除病灶所花费的时间。

美奥舒专用宫腔镜（图 2-6-6）的外径为 6.25mm 和 7.25mm，两者均为 0 视角的腔镜，便于观察切割器末端的切割窗且不会产生物体形状大小的失真。

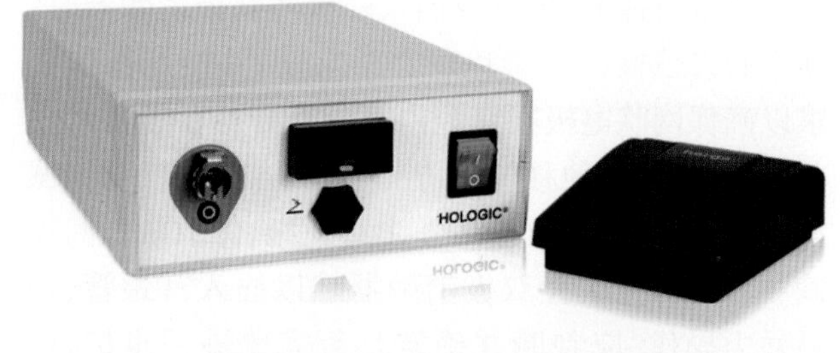

图 2-6-5 美奥舒主机和脚踏开关

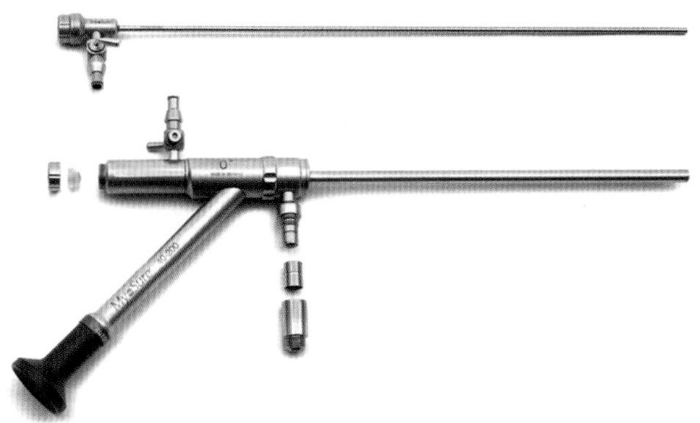

图 2-6-6　美奥舒专用宫腔镜和可拆卸式出水通道

在初次进入宫腔内进行探查时，使用可拆卸式的出水通道插入宫腔镜的工作通道内，保持膨宫液的出入循环。完成探查后即可更换一次性宫腔镜组织切割器插入工作通道内，进行切除操作。美奥舒专用宫腔镜的工作通道亦可兼容 5～9Fr 直径的工具。

一次性宫腔镜组织切割器（图 2-6-7）是手持装置，可通过宫腔镜切除子宫内的组织。手柄后端经由一条 6 英尺（约 1.8m）长的柔性线缆连接至控制器，以此传递切割的动力，另外还有一条 10 英尺（3m）长的真空管路连接至组织收集罐，在真空负压下可将切下的组织同步吸出。切割器通过踩下脚踏开关来激活切割动作，放开脚踏开关即可停止切割。为适应不同组织切除的要求，切割器按照直径大小设计了三种不同的型号，并且已推出了能更方便地切除宫底部位组织的新型号。

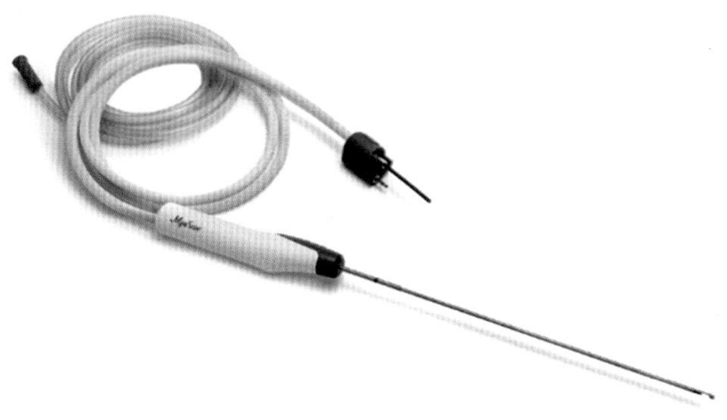

图 2-6-7　一次性宫腔镜组织切割器

美奥舒组织切割器的切割窗口（图 2-6-8）设置在靠近器械末端的侧面，内置的刀片始终略低于窗口边缘，通过管道的吸引力将突出于宫腔内膜表面的组织吸入窗口后予以切除，确保不伤及正常组织。切割器的刀片运动方式为旋切，美奥舒的刀片可以达到每分钟 8075 转的高速旋转，同时以每秒 3 次的速率来回往复运动，以此来获得高效的切割。

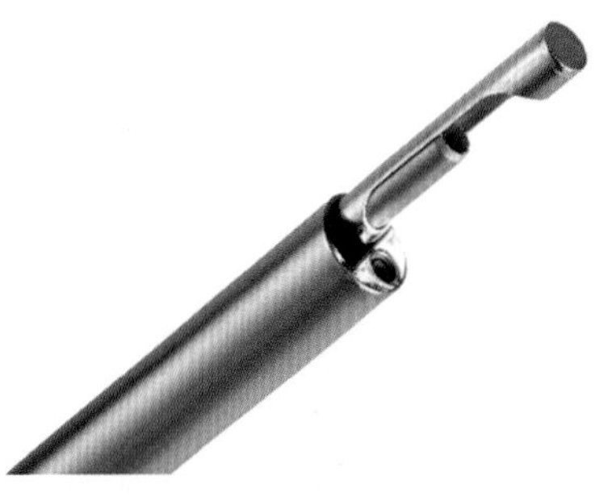

图 2-6-8　穿过宫腔镜的切割器刀头

（一）器械准备和操作主要步骤

前期按照常规的宫腔镜探查操作步骤，确认需切除的组织后，从灭菌包装中取出一次性宫腔镜组织切割器，将柔性驱动线缆与真空管路递给辅助人员，辅助人员将柔性线缆插入控制器上对应的接口，注意勿将柔性线缆过度弯曲（建议控制器和一次性宫腔镜组织切割器的操作位置之间保持至少 1.5m 的距离，使驱动线缆以自然的弧线下垂，防止出现弯曲、打结或扭转），同时将真空管路连接至组织收集罐上对应的接口。

将电源开关切换至打开的位置。踩下脚踏开关可激活一次性宫腔镜组织切割器运行。脚踏开关可完全控制电动机的启动与停止。踩下脚踏开关后，一次性宫腔镜组织切割器将加速并以设定速度持续旋转，直至松开脚踏开关。踩下脚踏开关并观察一次性宫腔镜组织切割器的运行，以确认电动机运转正常，并且切割窗口是闭合的。

将组织切割器插入已放置的宫腔镜工作通路内，在宫腔镜的直接观察下，将切割器的切割窗口面向需切除的组织（无须为了尝试压住组织而对切割

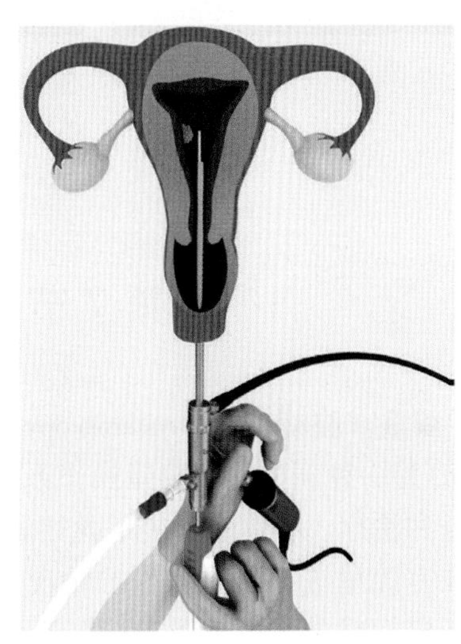

图 2-6-9　美奥舒手术示意图

器施加过度的作用力，这样并不能提高切割性能，反而可能在极端情况下导致内部组件的磨损并卡死），踩下脚踏开关以激活组织切割器的切割刀片（图 2-6-9、2-6-10）。

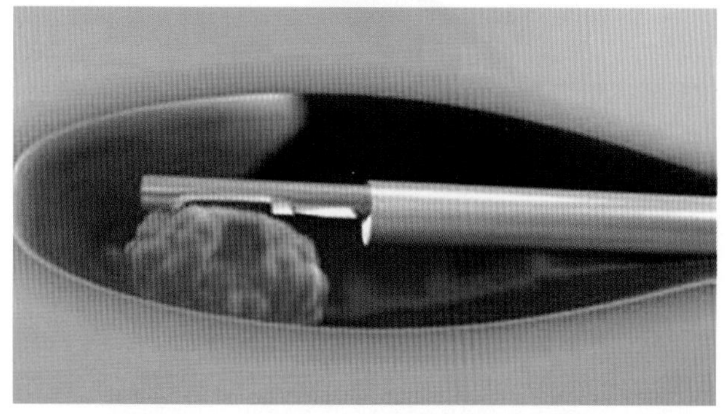

图 2-6-10　美奥舒手术示意图（宫腔内）

一次性宫腔镜组织切割器往复运动可交替打开和关闭切割窗口，依靠真空气流可将组织吸入切割窗口并实现切除（图 2-6-11）。

注意：操作过程中如果因任何原因关闭了系统电源，请在再次打开电源前等待至少 15 秒。

（二）临床结果

宫腔镜下的组织旋切术可以在较小直径的宫腔镜下使用，因而可以减少扩宫和麻醉的运用，减少手术时间。而且，有了这些更新的、更小巧的旋切器，宫腔镜手术将可以慢慢地摆脱必须住院手术的局限性，而得以在门诊手术的条件下开展，这样一来，患者、医师和保险等医疗费用的承担机构，都会获得费用节省和效率提升的有利结果。Patrick 等的研究显示，在门诊宫腔镜手术中成功地使用了美奥舒并获得高度的患者满意率。Robert 等的研究也显示了门诊使用美奥舒使患者的生活质量得到了很大改善。除了对于子宫内膜息肉、黏膜下肌瘤等常见妇科疾病的治疗之外，美奥舒对于胚物残留的去除也具有很好的效果，并且减少术后宫腔粘连的可能。对于受不孕困扰的患者，有研究报道在使用美奥舒进行宫腔内病变的切除术之后，71%的患者成功怀孕。相较于传统的宫腔镜电切术，美奥舒无须使用低渗的膨宫液，而可以用相对较为安全的生理盐水进行膨宫，Shazly 等所做的荟萃分析结果显示，美奥舒比传统电切镜技术可以获得更短的手术时间和更高的切除率，而膨宫液的亏空量也更少。对于技术的掌握来说，即使年资较低的医师也可以很快掌握美奥舒的操作，并获得与高年资医师相近的手术结果。

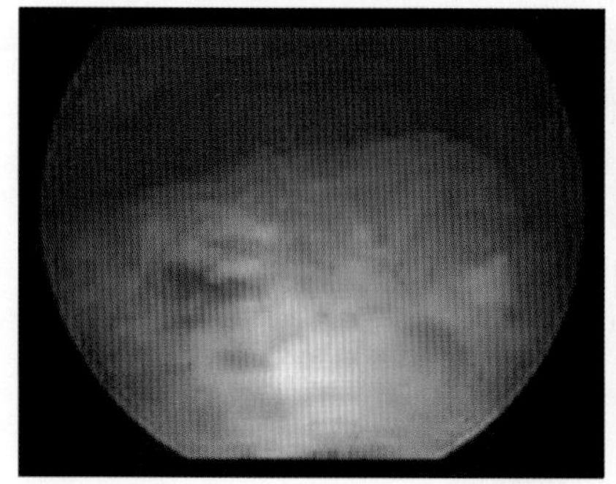

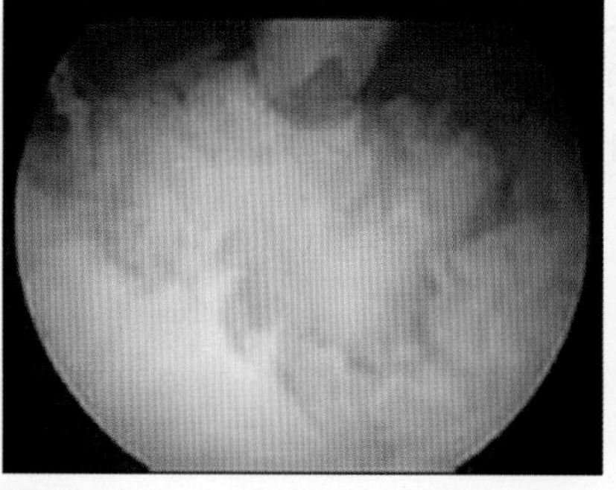

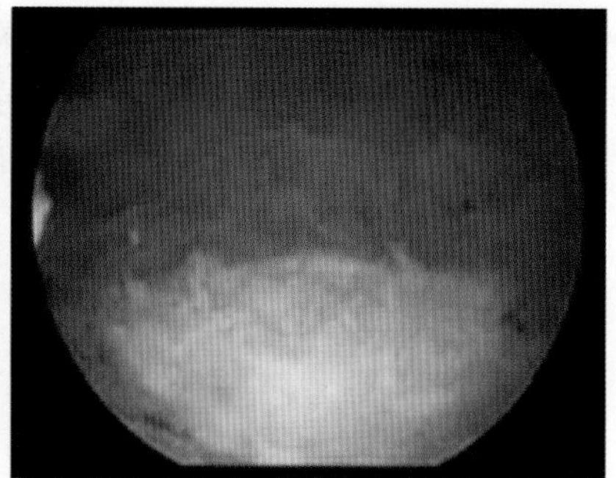

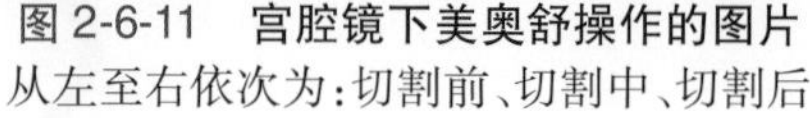

图 2-6-11　宫腔镜下美奥舒操作的图片
从左至右依次为：切割前、切割中、切割后

（庄丽华）

第 7 节　HEOS 双重宫腔镜系统

HEOS 双重宫腔镜系统（hysteroscopy endo operative system）是一种新型的宫腔镜操作系统，可进行宫腔镜检查和治疗。有效地解决了既往硬性手术器械不能够在宫腔里进行手术操作的情况，减小了宫腔手术对于电切镜的高度依赖，亦将宫腔镜电切术与宫腔镜冷切手术（传统解剖性手术操作）完美地结合在一起，故又被称为双重手术系统。该系统包含：带有 4.3mm 直器械通道的直角内镜以及配套的冷切手术器械（直剪、弯剪、分离钳、大力抓钳和组织抓钳）、可用于止血和切割的硬性的单极和双极电钩以及传统电切镜器械。

该仪器由意大利妇科专家 Raffaele Ricciardi 博

士于 2010 年设计完成。Raffaele Ricciardi 是 Abano Terme Polyclinic 宫腔镜检查中心的负责人，也是意大利宫腔镜检查领域的开拓者之一。

此套操作系统采用类似腹腔镜的使用手法，直视下操作，提供了多种手术器械，使得医师在手术中可以根据手术需要，设计出多种不同的手术方案，尽可能遵循解剖方式来完成手术，可以尽量减少使用电能量，因而可使组织解剖界限更加分明，手术安全性一定程度上提高了，手术时间得以缩短，是一种值得推荐的手术方式。

一、HEOS 系统的组成

（一）平行视野内镜

90°宫腔镜设计，将图像信号通过光学折射，进入上方平行视野部分，于是留出了空间设计出内径为 4.3mm（13Fr）的手术器械通道，在 3mm 手术器械顺利通过的同时，还可以预留出 1.3mm 作为进水的通道，或者是作为输卵管导管通过的空间。在正后方，设计有出水开关，用于器械进出通道时关闭通道用，避免膨宫液流出。前段工作部分镜体采用非圆形设计，在将圆形外鞘套上以后，其中的空间，则作为出水通道。同时在头端，为了将出水口强制转换到外鞘侧方，以实现真正意义上的连续对流，设计了双侧飞翼，阻断了从正前方出水的可能性。改镜子的工作长度（插入部长度）为 20cm，以确保宫底疾病的操作。镜子的视角可提供两种，0 和 12°，如果是手术操作，建议使用 12°镜，手术过程中可以更有效地观察到器械头端，视野更好。从整个镜子来讲，加上外鞘，直径为 26Fr，与常规电切镜一样，不会给宫颈扩张带来额外的难度（图 2-7-1、2-7-2）。

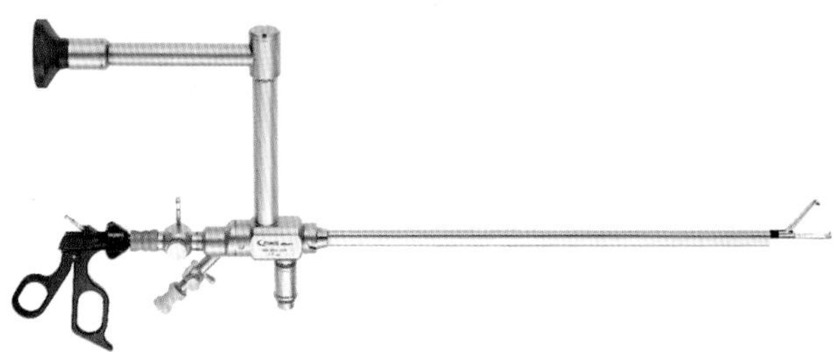

图 2-7-1　平行视野内镜

（二）手术器械

1. 高强度宫腔镜手术器械　此类手术器械与腹腔镜手术器械外观极为相似，器械直径为 3mm，工作长度为 34cm（图 2-7-3～2-7-6）。手术器械可以拆解成手柄和操作部，这样可以降低器械使用成本。

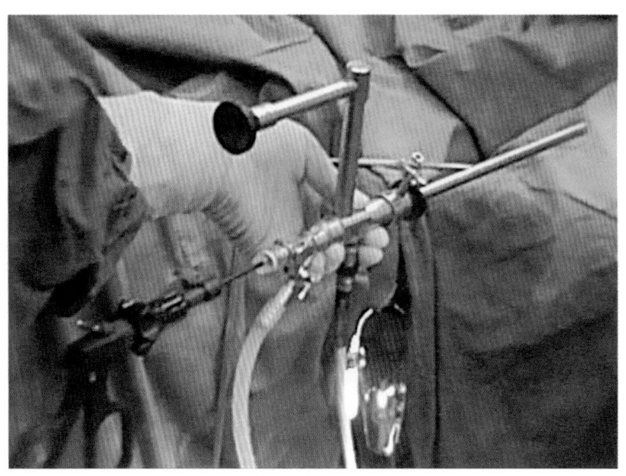

图 2-7-2　HEOS 宫腔镜操作系统

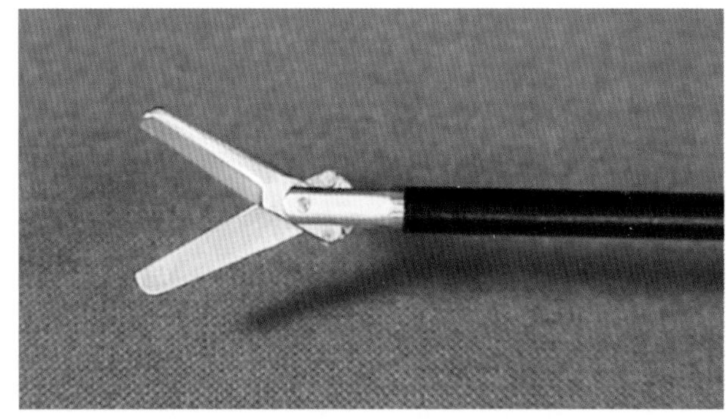

图 2-7-3　双开剪刀，直径 3mm

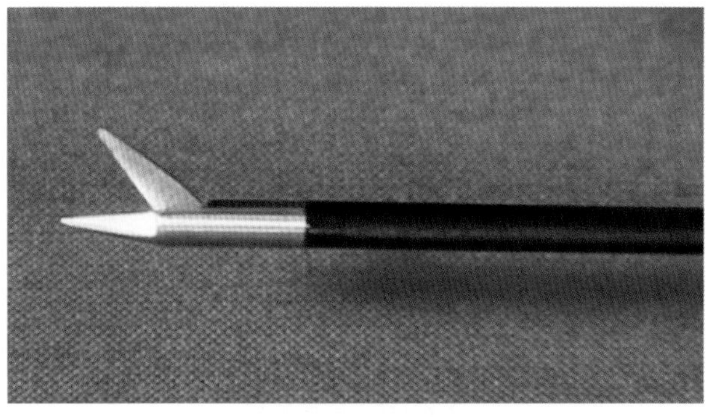

图 2-7-4　单开微型剪刀，直径 3mm

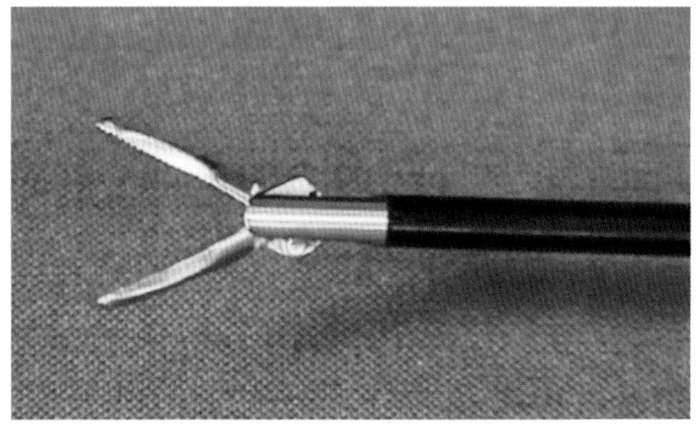

图 2-7-5　KELLY 分离钳，直径 3mm

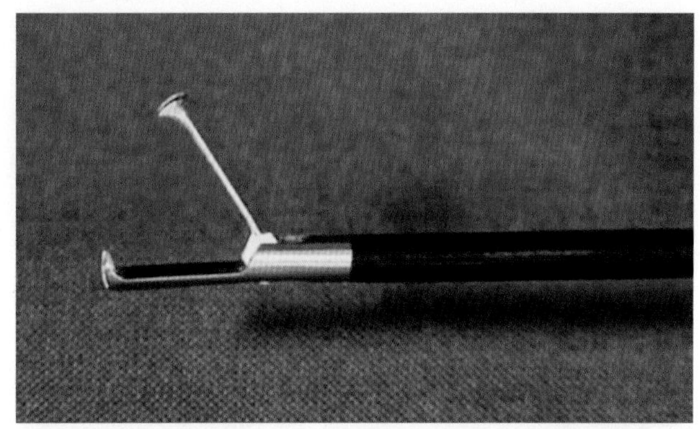

图 2-7-6　2×3 齿抓钳，直径 3mm

手术器械可以利用把手上的转轮，使手术器械前端360°旋转。这类手术器械操作部做了绝缘处理，除了使用机械力量之外，还可以使用单极电流，对组织进行切割和电凝，这一点与腹腔镜完全一样。这种硬性的手术器械是该套操作系统的核心，宫腔镜手术基本上与腹腔镜操作方式完全一致，有腹腔镜基础的医师如果再来操作宫腔镜的话，由于操作习惯基本一致，学习周期就会比较短，相对于电切镜来讲，更加容易上手操作。

2. 单极电钩和双极电钩　该套操作系统同时还包括了三把不同形状的单极电钩和三把不同形状的双极电钩，电钩直径为 2. 8mm，这使得这套系统更加像腹腔镜，可以使用电钩对组织进行切割和电凝。

3. 电切部分　该套系统仍然保留了传统的电切镜，根据临床的需要，其包含单极及等离子双极两种电切模式可供选择。操作方式与我们现有的电切宫腔镜没有不同之处(图 2-7-7、2-7-8)。

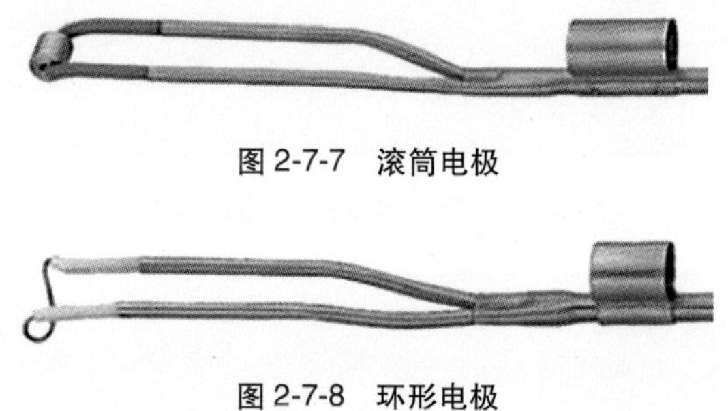

图 2-7-7　滚筒电极

图 2-7-8　环形电极

二、手术操作特点

(一) 子宫肌瘤

1. 适用于 0、1、2 型黏膜下肌瘤以及肌壁间肌瘤。

2. 采用剪刀将子宫内膜剪开，剜出肌瘤后内膜覆盖回去，最大限度保留内膜，并最大限度降低了术后粘连的发生。

3. 采用剪刀将肌瘤分解，并用大力抓钳将分解的肌瘤组织抓出，整个瘤窝非常完整，肌瘤剜出也非常完全(图 2-7-9)。

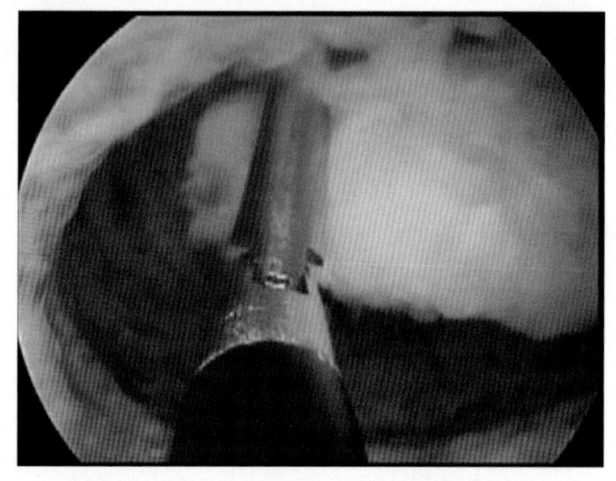

图 2-7-9　用大力抓钳钳夹肌瘤组织抓出

4. 避免了高频电流对于肌壁所产生的热损伤。

(二) 子宫息肉

1. 采用剪刀或者抓钳对息肉进行定点清除，最大限度保留内膜，尤其是对于多发性息肉具有比较大的优势。

2. 对于息肉的根部可以使用抓钳抓取或者使用电钩进行点状烧灼，避免内膜的大面积破坏和深层损伤。

3. 对于宫角部位的息肉，可以使用剪刀将息肉剪除，并使用抓钳处理息肉的基底部，手术操作相对更加安全(图 2-7-10)。

(三) 宫腔粘连

1. 中央型粘连可以直接用剪刀进行松解(图 2-

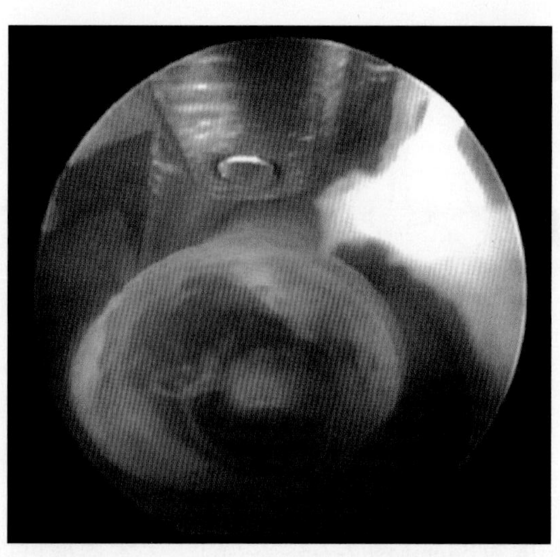

图 2-7-10　剪刀剪除息肉

7-11)，周边型粘连可以使用微型直剪刀插入粘连组织进行松解。

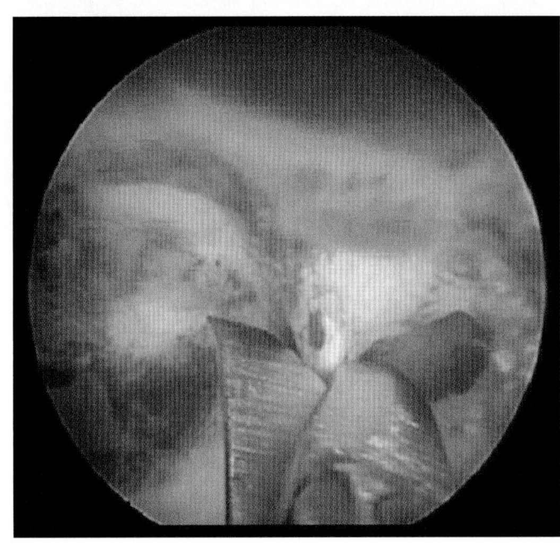

图 2-7-11　剪刀松解粘连

2. 最大限度地保留了有限的内膜组织。

3. 大大减少术后再次粘连的可能性。

4. 由于采用冷切后的组织结构比较清晰，医师对于组织的辨识度很高，安全性大大提高。

（四）子宫纵隔

1. 使用左弯双开剪刀，效率高，手术时间短，纵隔组织清除完全。

2. 由于不使用电流，不会产生术后的严重子宫瘢痕形成以及宫腔粘连，提升治疗效果。

3. 采用钝头剪刀手术，对于宫底部位的处理非常安全，并且避免了电切后宫底变薄。

（五）异物取出

1. 由于抓钳开口大，力量足，对于阴道异物的取出非常方便。

2. 对于嵌顿的避孕环等异物，可以配合剪刀和抓钳，方便快捷地在可视情况下完成手术。

三、HEOS 系统的适应证

1. 直视发现妊娠物残留和嵌顿环。

2. 宫角和宫底难以电切操作的息肉、肌瘤。

3. 需保护内膜的良性占位性病变，如子宫黏膜下肌瘤。

4. 子宫纵隔。

5. 宫腔粘连。

6. 幼女阴道异物取出手术。

7. 剖宫产瘢痕憩室。

8. 需 B 超实时监护下的宫腔镜手术。

四、HEOS 手术的特点

1. 避免热损伤、趋肤效应损伤内脏。

2. 使用生理盐水作为膨宫液，且手术时间短，可有效预防水中毒。

3. 可用局麻和静脉麻醉，预防麻醉意外。

4. 可全程直视下手术，防止盲目操作的损伤。

5. 避免电刺激引起的闭孔神经反射。

可以预见，HEOS 作为宫腔镜治疗方式大家庭的新成员，它符合外科手术基本的解剖原则，也更加符合微创和精准手术的原则，是一种可以更加优化的治疗和检查方式，也是临床研究和推广的一个方向。由于可以使用生理盐水膨宫，发生水中毒风险较小，缩短了手术时间和术后疗程，并在一定程度上拓展了宫腔镜的手术适应证。它的操作技术与我们传统的宫腔镜的操作方式有很大的区别，更倾向于腹腔镜的操作方式，具有多手段、多方向、多位点的特点。有腹腔镜操作经验的医师更易于掌握。

同时基于以上特点，该系统针对生殖相关的检查和手术也具有重要意义，尤其在生殖所关注的受精卵通路和着床环节中，可通过这套手术系统，更加精准和微创的操作，保护子宫内膜，减少术后宫腔的炎性反应，一定程度上提升了生殖的治疗效果。

五、HEOS 宫腔手术系统清洗、保养和消毒

（一）清洗

按照国家卫生健康委员会消毒、灭菌技术的规范要求，使用后的手术腔镜器械及其附件（可清洗的部件、手柄、套管等）立即用含溶酶的清洗剂浸泡 3~5 分钟（溶酶的比例按产品说明）。溶酶剂主要消化蛋白质、脂肪、消除管道中的凝集块及附件中的有机物质。达到快速、高效的清洗效果。

HEOS 手术器械的清洗步骤：

1. 手术结束后，拧下接头，用清水彻底清洗内镜表面、接头及器械通道。然后用酶清洗液浸泡大约 5 分钟后，再次用清水清洗干净，最好是用脱离子水进行冲洗。然后用医用纱布擦干内镜表面，最后用高压气枪将器械中残存的液体吹干后放回消毒盒内。

2. 用软刷（牙刷）刷洗前端纹路和器械表面，刷洗时注意避免划伤镜面，注意不要使用金属刷，应使用硬度低的去离子流动水对器械进行冲洗。

3. 清洗人员必须戴防水手套，防止被消毒液和

器械伤害感染；所有器械必须尽可能地拆卸，防止清洗不彻底，用毛刷仔细刷洗每一个地方，特别是管腔、关节轴、缝隙等地方；所有器械关节轴、可活动的连接、螺纹、阀门等，清洗完毕后必须检查，防止管腔堵死，或关节活动不畅。

4. 器械清洗的方法和注意事项

（1）清除器械上所有的有机物质、组织碎片、血污及冲洗液痕迹。

（2）可以用 3% H_2O_2 浸泡结痂严重的电切器械。

（3）清洗槽应为塑料制品，不推荐使用不锈钢槽，防止损伤内镜镜片和器械表面。而且注意清洗槽应无孔洞无泄漏，防止小配件丢失。

（4）清洗消毒用的液体不能带有酸性或表面活性，否则会腐蚀金属器械。

（5）所有器械使用清洗完毕后再用去离子水或不含矿物质的水冲洗，不要使用生理盐水。要求器械晾干或用压缩空气吹干，不能残留水分，特别是孔管内，否则会造成器械锈蚀和灭菌不彻底。

5. 所有器械清洁完毕以后，要把它们置于专用的消毒盒内备用。

（二）保养

做手术中、清洗中、消毒时，不要把内镜及器械等交叉或重叠放置，不要倚靠在消毒箱的侧壁上，各个器械应单独平稳放置。建议有专门的器械摆放柜，成本低，有效避免了器械因挤压而造成损坏。所有尖锐的穿刺锥、鞘、针类、剪类或有锋的器械（穿刺器等），均须加装保护封帽（均配备），防止器械本身损伤，也防止损伤其他器械。

1. 熟悉各器械的名称、用途和拆卸。

2. 器械均需要轻取轻放，不得投掷、摩擦、相互碰撞及同时一手拿多样器械。

3. 小于 4mm 的光学试管镜必须要安装保护鞘，然后再放入器械盒内保存。

4. 所有器械在使用、清洗、保养过程中，关节不应强扳，尖端不能碰及硬物，器械小部件不能丢失。

5. 器械的活动关节处应在消毒之前涂上润滑剂，所有的器械每周保养一次，以防止生锈及保证其良好的工作状态。

6. 锐利器械保存前应套上橡皮保护套，以免损坏刃面。

7. 电凝、电切割器械外表均包有管状绝缘层，再次使用前须检查外表绝缘层是否良好。

8. 像导线、导光束等清洁后存放时，应盘旋摆放，不可折叠，以防导线断裂。

（三）消毒

可采用低温等离子或高温高压的消毒处理方式。为了提高内镜的使用寿命，HEOS 手术器械光学试管镜和相关附件手术器械一定要长期固定使用一种消毒模式进行消毒，使用低温等离子或者高温高压灭菌。控制好高温高压消毒灭菌的时间：

（1）预真空（pre-vacuum）/脉动预真空：134℃，2bar，5 分钟（曝气时间）。

（2）下排气/重力法（gravitation）：121℃，1bar，建议时间<20 分钟。

（四）储存

消毒完毕以后取出内镜及接头，放在干燥的消毒柜内，准备下次手术时使用。手术前请连接上接头，接上摄像系统。

（李　杰）

参考文献

1. 林保良，石川光也，小宫山瑞香，他. ヒステロフアイバースコープの用软性外套管の開發. 日产妇内视镜誌，1997，13：169-172.
2. 马伟，何静芳，沈伟，等. 台式环氧乙烷灭菌器对医疗器械灭菌效果的试验观察. 中国消毒学杂志，2013，30（1）：25-26.
3. 彭宇. 医学内镜图像的横纹消除算法仿真. 计算机仿真，2013，30（7）：417-420.
4. 夏恩兰. 宫腔镜技术的近年进展. 中国实用妇科与产科杂志，2000，16（3）：180-182.
5. Arnold A，Ketheeswaran A，Bhatti M，et al. A Prospective Analysis of Hysteroscopic Morcellation in the Management of Intrauterine Pathologies. J Minim Invasive Gynecol，2016，23（3）：435-441.
6. Argall E，Jovanovic A，Figueroa R，et al. Effects of Endometrial Ablation on Treatment Planning in Women With Endometrial Cancer. J Minim Invasive Gynecol，2016，23（2）：281-285.
7. Baggish MS，Barbot J，Valle RF. Diagnostic and operative hysteroscopy. 2nd ed. St. Louis：Mosby Inc，1999：147-154.
8. Bhalani V，Chang A，Adkins C，et al. Fertility Outcomes After Hysteroscopic Morcellation of Intrauterine Leiomyomas and Polyps. Journal of Reproductive Medicine，2016，61（7-8）：327-335.
9. Cohen S，James A. Greenberg. Hysteroscopic Morcellation for Treating Intrauterine Pathology. Rev Obstet Gynecol，2011，4（2）：

73-80.

10. Cooper J, Gimpelson R, Laberge P, et al. A randomized, multicenter trial of safety and efficacy of the Nova Sure System in the treatment of menorrhagia. J Am Assoc Gynecol Laparosc, 2002, 9(4):418-428.
11. Deffieux X, Gauthier T, Menager N, et al. Prévention des complications de l'hystéroscopie: recommandations pour la pratique clinique Prevention of the complications related to hysteroscopy: Guidelines for clinical practice. Journal de Gynécologie Obstétrique et Biologie de la Reproduction, 2013, 42(8):1032-1049.
12. Dood RL, Gracia CR, Sammel MD, et al. Endometrial Cancer After Endometrial Ablation vs. Medical Management of Abnormal Uterine Bleeding. J Minim Invasive Gynecol, 2014, 21(5):744-752.
13. Gimpelson RJ. Ten-year literature review of global endometrial ablation with the Nova Sure device. Int J Womens Health, 2014, 6:269-280.
14. Glasser MH. Endometrial ablation and hysteroscopic myomectomy by electrosurgical vaporization. J Am Assoc Gynecol Laparosc, 1997, 4:369-374.
15. Harpham M, Abbott J. Use of a Hysteroscopic Morcellator to Resect Miscarriage in a Woman With Recurrent Asherman's Syndrome. J Minim Invasive Gynecol, 2014, 21(6):1118-1120.
16. Lin BL, Iwata YY, Valle R, et al. Clinical applications of Lin's forceps in flexible hysteroscopy. J Am Assoc Gynecol Laparosc, 1994, 1:383-387.
17. Lin BL, Iida M, Yabuno A, et al. Removal of Endometrial polyps through a small caliber diagnostic flexible hysterosocpe using a Lin polyp snare system. Gynecol Minim Invasive Thera, 2013, 2:18-21.
18. Magos AL, Baumann R, Turnbull AC. Transcervical resection of the endometrium in women with menorrhagia. Brit Med J, 1989, 298:1209-1212.
19. Mazzon I, Favili A, Cocco P, et al. Does cold loop hysteroscopic myomectomy reduced intrauterine adhesions? A retrospective study. Fertil Steril, 2014, 101(1):294-298. e3.
20. McIlwaine P, McElhinney B, Karthigasu KA, et al. A prospective study of the use of the Myosure resectoscope to manage endometrial polyps in an outpatient setting. Aust N Z J Obstet Gynaecol, 2015, 55(5):482-486.
21. Pantaleoni D. On endoscopic examination of the cavity of the womb. Med Press Cir, 1869, 8:26-27.
22. Rubino RJ, Lukes AS. Twelve-Month Outcomes for Patients Undergoing Hysteroscopic Morcellation of Uterine Polyps and Myomas in an Office or Ambulatory Surgical Center. J Minim Invasive Gynecol, 2015, 22(2):285-290.
23. Sabbah R, Desaulniers G. Use of the Nova Sure Impedance Controlled Endometrial Ablation System in patients with intracavitary disease: 12-month follow-up results of a prospective, single-arm clinical study. J Minim Invasive Gynecol, 2006, 13(5): 467-471.
24. Shazly SA, Laughlin-Tommaso SK, Breitkopf DM, et al. Hysteroscopic Morcellation Versus Resection for the Treatment of Uterine Cavitary Lesions: A Systematic Review and Meta-analysis. J Minim Invasive Gynecol, 2016, 23(6):867-877.
25. Sutton C, Diamond MP. Endoscopic surgery for gynecologists. 2nd edition. London: WB Saunders, 1998:38-40.
26. Warembourg S, Huberlant S, Garric X, et al. Prévention et traitement des synéchies endo-utérines: revue de la littérature Prevention and treatment of intra-uterine synechiae: Review of the literature. Journal de Gynécologie Obstétrique et Biologie de la Reproduction, 2015, 44(4):366-379.
27. Yang JH, Chen MJ, Chen CD, et al. Optimal waiting period for subsequent fertility treatment after various hysteroscopic surgeries. Fertil Steril, 2013, 99(7):2092-2096. e3.

第三章 宫腔镜手术前药物预处理及三维超声在手术前的应用

第1节 宫腔镜手术前药物预处理

子宫内膜受下丘脑-垂体-卵巢轴的调节发生周期性的变化，不同时期厚度不同，单层早期增生期子宫内膜薄，厚约1~2mm；中、晚期增生期子宫内膜增厚达2~3mm；分泌期内膜厚约5~10mm；单纯型或复合型子宫内膜增生时，内膜增厚约3~12mm，甚至达20mm。宫腔镜手术最佳时期是月经刚刚干净，宫腔内膜薄，视野清晰，特别是对于宫腔镜下子宫内膜去除术，手术前的药物预处理薄化子宫内膜可以帮助获得更好的手术条件；对于较大的子宫肌瘤，药物预处理缩小子宫肌瘤体积，可缩短手术时间，减少术中出血，降低灌流介质超负荷并发症的发生。此外，部分宫腔粘连的患者，术前给予雌激素促进子宫内膜生长，也使得手术时更易发现子宫内膜；因而，针对不同宫腔镜手术，术前应酌情给予药物预处理。

一、子宫内膜去除术前药物预处理

子宫内膜去除术是替代子宫切除术治疗、药物治疗无效的功能失调性子宫出血的方法。第一代内膜去除术包括宫腔镜下激光或滚球电凝破坏子宫内膜、宫腔镜下子宫内膜去除术；第二代内膜去除术包括热球、热盐水、微波、射频消融（例如诺舒系统）等方法。

由于子宫内膜具有很强的再生能力，对于激光、滚球电极电凝或热球、热盐水等破坏子宫内膜的方法，子宫内膜去除术前应用药物使内膜薄化，有助于获得有效的组织破坏深度而得到更满意的临床效果，提高子宫内膜去除术后的无月经率。但射频消融子宫内膜去除术，由于其利用阻抗原理，内膜厚度对破坏深度不会有影响，因此不需要术前药物预处理薄化内膜。

对于宫腔镜下子宫内膜切除术，多数学者认为理想的宫腔镜内膜切除术深度应包括子宫内膜及其下方2.5~3.0mm的肌层，如术中对病变组织切除或去除过浅，不能有效破坏内膜功能层及其下方血供，术后容易复发。26Fr的电切镜适合安装24Fr的切割环，切进的深度近4mm，如果子宫内膜厚度<1~2mm时，基底层可一次切净，因此宫腔的每个部位都可只切一刀，操作容易而快捷，达到预期的效果。有人提出增生早期内膜最薄时手术，但对于月经周期紊乱的患者，无法估计内膜情况，这种方案不易把握。子宫内膜预处理后子宫内膜萎缩变薄，减少了切割组织厚度，加大了宫腔体积，同时内膜血管减少，减少术中出血，且液体膨宫时内膜脱落碎屑堵塞切割外镜鞘筛孔概率减少，便于保持良好视野，利于手术顺利进行，从而缩短手术时间。

研究发现，内膜薄化预处理者术中灌流液的吸收量较未行预处理者少，因而减少手术并发症——灌流液吸收过多引起体液超负荷和/或低钠血症性脑病的概率，这可能与预处理后内膜下血供减少，手术时间缩短有关；另有学者认为GnRH-a类药物预处理后，子宫内膜及脑组织Na^{+}-K^{+}-ATP酶活性增强，从而降低稀释性低钠血症的发生率并可保护脑组织。另外，应用预处理药物，可减少出血量，有助于因长期出血而导致的贫血患者提高血红蛋白，纠正贫血。

随着药物研制的不断进步，薄化子宫内膜的预处理药物也在不断更新，药物应用的机制与治疗子宫内膜异位症的药物相同，即假孕疗法、假绝经疗法、药物去除卵巢法。

（一）假孕疗法

1953年，Meigs首先观察到妊娠可以使异位子宫内膜病灶蜕膜化，继而液化、坏死、吸收。1956

年，Kistner 开始用人工合成孕激素及雌激素联合治疗，使血清中激素水平达到类似于妊娠状态，称为假孕疗法（pseudo pregnancy therapy），并在 1958 年首次报道其临床应用效果。

低剂量孕酮不抑制排卵，子宫内膜仍保持肥厚状态，用高剂量孕酮多数妇女子宫内膜发生萎缩性改变，但可有不规则出血。一般患者对孕酮耐受良好。临床上常用的合成孕激素，分为：

1. 睾酮类衍生物　如炔诺酮（norethisterone），5mg 口服，每天 2 次。

2. 孕酮类衍生物　如甲孕酮（安宫黄体酮，medroxyprogesterone acetate），30～50mg 口服，每天 1 次。其可能的机制为抑制排卵而使内膜发育受到抑制，出现一个持续而不成熟的分泌反应，长期应用，分泌现象可越来越不明显，内膜萎缩，腺体减少，有时可消失，间质细胞呈梭形。另外，孕激素具有一定的抗雌激素的作用，通过促进 17β 羟类固醇脱氢酶和磺基转移酶的活性，使雌二醇转化为硫酸雌酮。硫酸雌酮很快由细胞内排出。孕激素还通过抑制雌激素受体减少雌激素对靶细胞的生物效应，从而抑制子宫内膜的生长。其副作用有月经异常（25%）、头痛（15%）、腹部不适（13%）、精神紧张（10%）、性欲减退（5%）等。

3. 口服避孕药　临床用以调整和减少月经量，有报告可减少到用药前的 40%，口服避孕药的孕酮有持续对抗雌激素的作用，因此选做术前用药，但多数患者的雌激素刺激不能完全被抑制，其子宫内膜厚度比有排卵者薄，但其厚度仍影响视线，手术时难以破坏基底层。连续应用可引起蜕膜样反应和无月经，成为假孕。由于个体对此药反应不同，其作为术前预处理药物的用途受限。

（二）假绝经疗法

达那唑（danazol）是一种合成的 17 α-乙炔睾酮衍生物，其化学名称为 17 α-孕甾-2,4-二烯-20 炔并［2,3-d］异噁唑-17β-醇。因它能阻断 GnRH 和 FSH、LH 的合成与释放，直接抑制卵巢甾体激素的合成，以及有可能与靶器官性激素受体相结合，从而使子宫内膜萎缩，导致患者短暂闭经，故人们将达那唑的治疗称假绝经疗法（pesudomenpause therapy）。其药理作用除了抑制 GnRH 和 FSH、LH 的合成与释放，还可以抑制胆固醇裂解酶，3 β去氧类固醇脱氢酶，并可抑制 E_1S 向非结合雌激素的转化等，从而产生低雌激素环境，阻止子宫内膜生长，有研究认为它还有直接抑制子宫内膜生长的作用；200mg，每天 2 次，共 3 个月，可将增生过长的子宫内膜转化为萎缩或增生期子宫内膜，用于功能性子宫出血的治疗。

1981 年 Goldrath 首次报道达那唑作为宫腔镜手术前预处理药物，1992 年英国将其作为法定术前预处理药物，术前使用达那唑 200mg，每天 2～4 次，共 3～12 周。Read 和 Sharp 术前用达那唑 200mg，每天 3 次，共 6 周，服药后子宫内膜厚度为 1. 2mm，而未用药者平均子宫内膜厚度增生期为 3mm，分泌期为 7mm。

长时间服用达那唑有一些不良反应，影响肝功能，服药 2～4 周会出现 SGPT 升高（可达 200U/L），一般停药后可迅速下降，2～4 周恢复正常，而胆红素、酸性磷酸酶未见异常变化。另外，还可出现乳房缩小、毛发增多、面部粉刺、皮肤油脂增多、下肢水肿、体重增加等雄激素作用引起的不良反应；也可出现雌激素水平低下致阴道干燥、面部潮红、多汗、情绪波动等更年期症状。Sutton 观察 55 例患者，使用达那唑 200mg，每天 4 次，共 8 周作内膜预处理，52% 出现潮热，50% 多汗，23% 阴道干燥，38% 皮脂增多，19% 声音变粗，10% 多毛，29% 乳房增大或缩小。口服达那唑目前已很少被作为预处理药物，研究发现经阴道上药途径可减少副作用，400mg/d，连续阴道上药 30 天，与每天口服 600mg 达那唑，内膜薄化效果相当。

（三）药物性卵巢去除

使用 GnRH-a 类药物，垂体 GnRH 受体被激素全部占满和耗尽后，对垂体将产生降调作用，即垂体分泌的促性腺激素减少，从而导致卵巢分泌的性激素明显下降，类似手术切除卵巢，称为药物性卵巢去除（medical oophorectomy）。在美国广泛应用的是醋酸亮丙瑞林（leuprorelin acetate），3. 75mg；英国用布舍瑞林（buserelin）和戈舍瑞林（goserelin）3. 6mg，每月 1 次。法国用曲普瑞林（triptorelin）3. 75mg，每月 1 次，共 1～2 个月。

GnRH-a 仅在首次给药初期，一过性地促进 FSH、LH 及雌激素的分泌。此后因垂体、卵巢的反应性降低而抑制 FSH、LH 及雌激素的分泌。以戈舍瑞林为例，使用 3. 6mg 缓释剂一次，FSH、LH 水平在 14 天内降低到基础值以下并持续被抑制达 5 周以上，在健康妇女及良性妇科疾病的患者中，雌激素水平可降至近似于绝经期妇女或手术去势后水平。黄体期末给注射戈舍瑞林 3. 6mg，4 周后注射第二针，5～6 周时手术，在 4～5 周时雌激素水平已低至足以使内膜变薄似绝经期表现，子宫体积缩小，内膜总面积减少。

关于 GnRH-a 类子宫内膜预处理的给药时间，Vercellini 认为在月经增生期给药，Donnez 认为在黄体期给药，Nathan 研究认为无论增生期还是黄体期给药，预处理效果无明显差异，患者选择某天手术，则在 1 个月前给药即可。

GnRH-a 类药物的不良反应为低雌激素性质，如潮热、阴道干燥、头痛、性欲下降等；而达那唑引起的不良反应则主要是雄激素性质，如痤疮、油性皮肤、体重增加及多毛等。这些症状在停药后都可缓解或消失。腰椎及股骨近端的骨质丢失也是 GnRH-a 的副作用，在用药 3 个月以上时表现明显。

对比 GnRH-a 类药物和达那唑子宫内膜预处理效果，研究认为：就使子宫内膜变薄而言，GnRH-a 类效果至少相当于达那唑。Garry 认为：通过阴道超声及组织学检查评价提示，戈舍瑞林比达那唑更能有效地减少子宫内膜厚度及宫腔的大小，降低血管化反应，灌流液回吸收量更少。Brooks 等对比孕激素、达那唑、醋酸亮丙瑞林内膜预处理效果，认为醋酸亮丙瑞林对内膜腺体、血管（大小、数目）、间质抑制最好，达那唑次之，而孕激素最差。GnRH-a 类药物价格相对昂贵，但薄化内膜的效果肯定。

（四）孕三烯酮胶囊

孕三烯酮胶囊即孕三烯酮，为 19-去甲睾酮衍生物，高度亲和孕激素受体，对抗孕激素和雌激素，抑制 FSH、LH 分泌，抑制排卵，内膜萎缩。1965 年，由 Roussel-Uclaf 首先完整合成，最早作为口服避孕药，现主要用于子宫内膜异位症的治疗。

实验室研究表明，每周 10mg 孕三烯酮胶囊可以抑制排卵和随后的黄体期，受孕三烯酮胶囊影响后子宫内膜病理表现为排卵后分泌期的特征。它的治疗效果依赖于对雌、孕激素受体的高度亲和力。Mettler 认为，孕三烯酮胶囊不能使异位子宫内膜病灶完全消失，但可以导致增生期或分泌期的停顿，超微结构表现为上皮内溶酶体变形，活力增高，数目增多，体积增大，内含不成形细胞碎片及脂质成分。这些表现与月经前内膜脂质体退变类似。用法为 2. 5mg，每周 2 次，共 4～6 周。

孕三烯酮胶囊引起的副作用少于达那唑，耐受性较好，主要副作用为闭经、乳房减小、痤疮，但都是中等程度的。

Fraser 研究认为：对于宫腔镜手术，单层厚度<1mm，内膜很薄；1～2mm，内膜较薄；2～5mm，内膜中等厚；>5mm，内膜厚；故此宫腔镜手术适宜的内膜厚度<2mm。另有学者术前借助超声评价内膜厚度，测得内膜厚度 3mm 以下为合适，不然则继续用药直至合适厚度，然后再进行手术，一般用达那唑每天 600～800mg，4～6 周；戈舍瑞林 3. 6mg，每月 1 次，1～2 个月，子宫内膜即可达此厚度。

（五）负压吸宫内膜预处理的方法

许多研究表明，药物子宫内膜预处理可以使内膜变薄、萎缩、血管减少，但也存在一些潜在的问题，如诊断明确后，手术需在用药后的特定时间进行，患者支付较昂贵药费，且这些药物均有一定副作用，故人们还在探索更为方便、经济有效且副作用少的方法。1991 年，Lefler 等报道了在月经增生早期手术前吸宫术代替药物预处理。随后 Richard 等对比药物预处理（达那唑、醋酸亮丙瑞林）和机械性子宫内膜预处理（吸宫术）（图 3-1-1），发现手术前内膜厚度、手术时间、手术时灌流液的回吸收量，两组间无显著性差别。Hugo 等在 1997 年报道中提出药物预处理并不必要，而机械性预处理可使内膜变薄，并且不引起手术时出血量的增多而妨碍手术时的能见度，也不引起灌流液回吸收量的增加，且完成吸宫术仅需 2 分钟或更少的时间，快速有效地减少内膜厚度，暴露基底层。Maia、Gimpelson 等曾试行负压吸宫薄化子宫内膜，在分泌晚期或出血月经期子宫内膜肥厚松散，负压吸宫更易从基底层吸出内膜而取得成功，通过组织学研究观察，无论在月经周期的任何时期，负压吸宫可去除几乎全部的内膜功能层，减少肥厚内膜对基底层的“屏障保护”作用，切除的内膜肌条包括子宫内膜全层及其下方 2～3mm 的肌层组织，说明了对内膜破坏深度的有效性。负压吸宫对子宫内膜进行预处理，不受月经周期限制，不影响手术时机选择，对不愿接受药物治疗或急性大出血

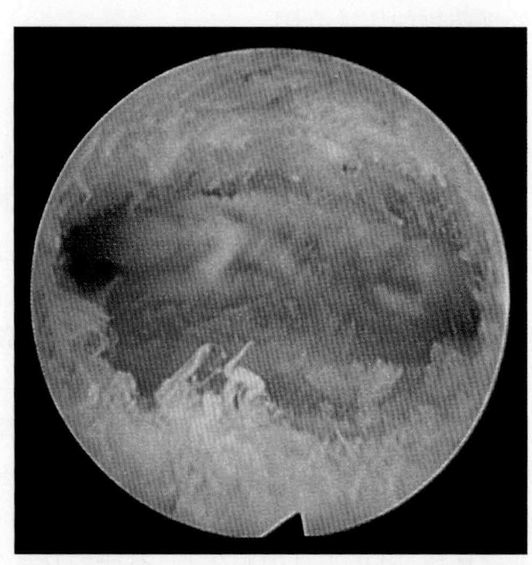

图 3-1-1　子宫内膜机械性预处理后宫腔

患者仍可施术。而且,由于不需药物治疗,减轻了患者的经济负担,避免了药物对机体内分泌系统的干扰和影响,因此是一种快速、简单、有效、安全的内膜预处理方法,适用于各种宫腔镜手术。但有些学者认为术前吸宫会导致出血,若吸宫不全,仍可影响手术。

二、宫腔镜子宫肌瘤切除术术前药物预处理

黏膜下子宫肌瘤患者多合并月经过多的症状,常引起中、重度缺铁性贫血,术前应用药物抑制月经来潮,同时给予补充铁剂,可改善或纠正贫血,同时,药物可能缩小子宫及肌瘤体积,特别是较大的肌瘤,增加宫腔镜下完整切除子宫肌瘤的机会。关于肌瘤的体积,如果按照球体的计算公式,体积=$4/3\pi R^3$,R为半径,肌瘤体积随着肌瘤直径(2R)的增长呈立方倍数增加。由表3-1-1中可见,当肌瘤直径从1.0cm增长至2.7cm时,肌瘤体积增加了近$10cm^3$;当肌瘤直径从2.7cm增长至3.4cm时,肌瘤体积增加了$10cm^3$;当肌瘤直径从3.4cm增长至3.9cm时,肌瘤体积也增加了$10cm^3$;此后,肌瘤直径只需增加0.3cm或更少,肌瘤体积就会增加$10cm^3$甚至更多。

表3-1-1　球体直径(2R)与体积($V=4/3\pi R^3$)的关系

球体直径/cm	球体体积/cm^3
1.0	0.52
1.8	3.04
2.4	7.24
2.7	10.31
3.0	14.15
3.4	20.58
3.7	26.52
3.9	31.06
4.1	36.09
4.3	41.63
4.6	50.97
4.8	57.91
5.0	65.45
5.2	73.62
5.4	82.45
5.6	91.95
5.8	102.16
6.0	113.10

也就是说,对于体积较大的肌瘤(如直径>4cm),在药物的作用下,肌瘤直径有很小的改变(如减小0.3cm),肌瘤体积就会有很大的缩小,这样十分有助于宫腔镜手术完整切除肌瘤。

肌瘤体积增加,手术时间会明显延长,增加灌流介质吸收超负荷的风险;因此对于术前药物预处理是非常必要的。目前,临床常用的药物如下:

(一) GnRH-a类药物

GnRH-a类药物不仅可以薄化子宫内膜,还可以缩小子宫体积及肌瘤的体积,据报道子宫体积及肌瘤体积可缩小到35%~65%。

由于GnRH-a类药物价格较昂贵,目前临床主要应用于直径>5cm的黏膜下肌瘤,手术难度高、时间长或合并中、重度贫血的患者,GnRH-a类药物预处理后缩小肌瘤体积,使得手术时间缩短。此外,药物所致低雌激素的状态使得肌瘤血供减少,因而可以减少降低灌流介质超负荷并发症的发生。用药期间患者是停经状态,同时给予铁剂,有助于贫血患者纠正贫血。一项前瞻、对照、多中心研究发现,对于直径10~35mm的0型或1型肌瘤,GnRH-a类药物预处理组手术时间较对照组明显短,灌流介质吸收量明显降低。

通常用药时限为2~6个月,用药2~3个月后,复查超声,如果肌瘤体积已明显缩小,可预约手术;如用药超过3个月,低雌激素状态引起骨质丢失,因此可给予小剂量雌激素反向添加,预防骨质疏松。对于直径>5cm的2型或3型肌瘤,也可先行宫腔镜"开窗"手术,切除部分肌瘤组织后,再给予GnRH-a类药物2~3个月,促进肌瘤凸入宫腔,二期宫腔镜手术完整切除(图3-1-2、3-1-3),这种治疗方案使得大的肌瘤有机会通过宫腔镜手术这一微创方法切除,实现对生育力的最大保护。

但是也有学者发现,GnRH-a类药物预处理后,肌瘤组织与假包膜间界限不清,肌瘤质地变软,导致肌瘤不易剥离,因而不建议在内镜手术前使用GnRH-a类药物预处理。首都医科大学附属复兴医院宫腔镜诊治中心的经验认为,GnRH-a类药物预处理利大于弊。

(二) 醋酸乌利司他

醋酸乌利司他(ulipristal acetate,UPA)是一种选择性孕酮受体调节剂,它对子宫肌层和子宫内膜具有孕酮激动剂和拮抗剂的双重作用。近年临床用于子宫肌瘤的治疗取得了良好的效果,特别是用于围绝经期子宫肌瘤患者的保守性治疗。Donnez J等人

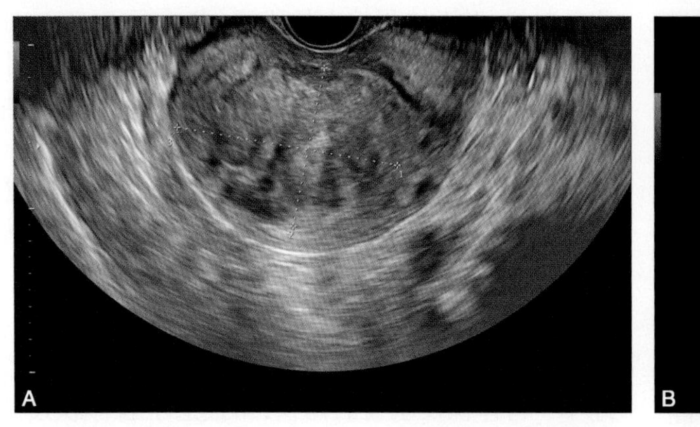
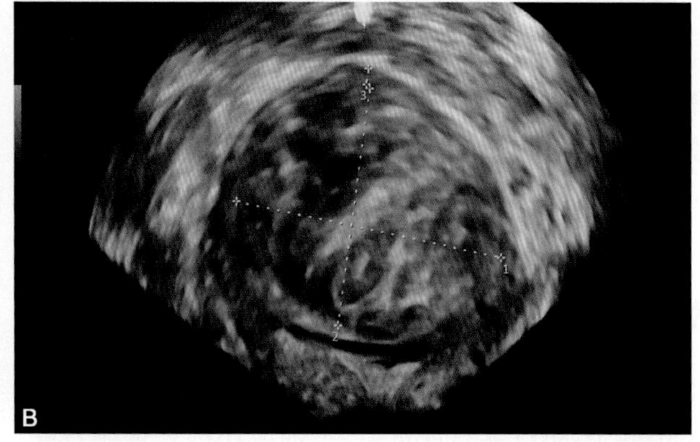

图 3-1-2 第一次 TCRM 术前，子宫肌瘤超声图像，肌瘤大小 7.6cm×6.2cm，距子宫浆膜层最近距离 0.4cm，拟行开窗术
A. 二维超声；B. 三维超声

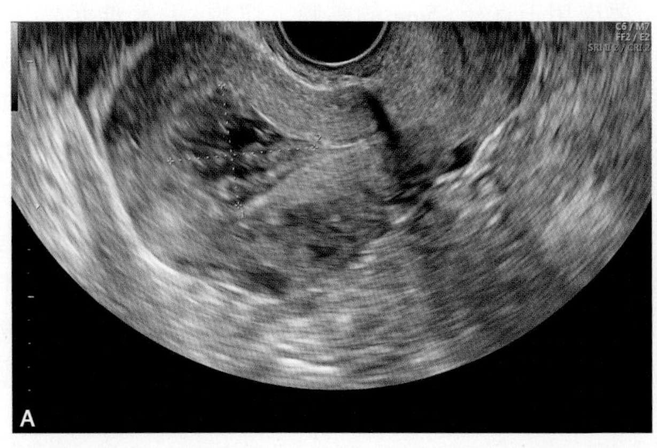
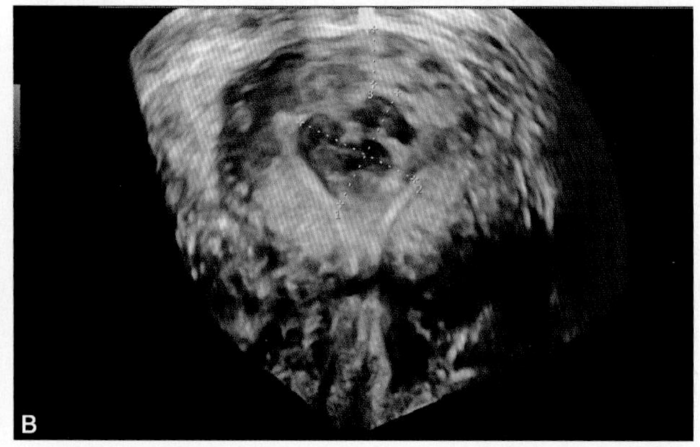

图 3-1-3 第二次 TCRM 术前 GnRH-a 类药物预处理后子宫肌瘤超声图像，肌瘤大小 2.5cm×3.8cm，剩余肌瘤内突入宫腔，距子宫浆膜面肌层厚度 1.25cm
A. 二维超声；B. 三维超声

的一项双盲随机研究发现，451 例有症状的子宫肌瘤患者每天口服剂量为 5mg 或 10mg 的醋酸乌利司他，在第一个治疗周期结束后（12 周），两组均有 80%的患者出血症状得到控制，在治疗结束后月经恢复，且月经量较之前减少。在第二个治疗周期结束后，肌瘤体积分别缩小 54%和 58%（剂量为 5mg 和 10mg）。两组患者疼痛均得到缓解，生活质量得到改善。仅不到 5%的患者因药物副作用而停止治疗。

但要注意，由于 UPA 的孕酮拮抗作用，可以使子宫内膜受到单纯雌激素作用，可能导致子宫内膜增生。一份纳入 10 项研究（包括 7 项随机临床试验和 3 项前瞻性队列研究）的荟萃分析发现：8 项研究进行经阴道超声或 MRI 检查，以测量治疗前、治疗期间和治疗后的子宫内膜厚度。大多数研究发现 UPA 治疗期间子宫内膜厚度暂时增加，在停止使用 UPA 后数周内恢复正常。1 450 例女性中有 6 例（0.4%）在 UPA 治疗期间或治疗后发生了子宫内膜增生，5 例报道为单纯增生，其中 1 例显示单纯性非典型子宫内膜增生，但停药后转为良性分泌性子宫内膜。UPA 治疗（最多 4 个疗程）后没有报道子宫内膜发生不可逆性的恶性（前）病变。目前大多数研究集中于 UPA 短期治疗，因此短期应用是安全的，长期应用需进一步随访证明其安全性。

近年，UPA 作为宫腔镜子宫肌瘤手术前预处理药物受到关注，有研究对比醋酸乌利司他和醋酸亮丙瑞林对于子宫肌瘤宫腔镜手术前预处理的效果，发现：醋酸乌利司他（剂量为 5mg 或 10mg）每天口服，共 3 个月，与醋酸亮丙瑞林（剂量为 3.75mg），肌内注射，每月 1 次，共 3 个月，在控制子宫出血方面，醋酸乌利司他与醋酸亮丙瑞林效果相当，每天 5mg 和 10mg 剂量的醋酸乌利司他引起闭经的中位时间为用药 5~7 天，肌瘤最大径线缩小 36%~42%，醋酸亮丙瑞林引起闭经中位时间为 21 天，醋酸亮丙瑞林组肌瘤最大径线缩小 53%；此外，醋酸乌利司他引起潮热的症状明显少于醋酸亮丙瑞林，因而被认为是一种很好的术前预处理药物。

（三）米非司酮

米非司酮（mifepristone，RU486）是一种孕激素的拮抗剂，与 PR 的亲和力是孕激素的 5 倍，半衰期长达 20 小时，有效地阻止了孕激素与 PR 的结合。米非司酮与 PR 结合后可引起受体变构，多处磷酸化，使受体二聚体虽然与 DNA 结合区相结合，但却无法激活有赖于孕激素的基因，从而不能激活转录、合成 PR 蛋白质，起到阻断孕激素促子宫肌瘤生长的作用。此外，米非司酮还有抑制子宫肌瘤组织中上皮生长因子（EGF）基因的表达，抑制子宫生长的作用。

De Leo 等在 2002 年报道米非司酮治疗子宫肌瘤，每天使用剂量为 12.5～50mg，连用 3 个月后子宫及子宫肌瘤体积缩小 40%～50%，大多数患者用药期间无月经；一年后，该研究小组报道每天 5mg 或 10mg 米非司酮治疗子宫肌瘤，连用 3 个月，用药后平均子宫体积缩小 50%，40%～70%的患者用药期间无月经。不良反应包括血管舒缩症状，但没有发现骨密度的改变，28%的女性子宫内膜出现单纯增生。

在一个包含 11 项 RCT 研究的荟萃分析中，共计 780 例子宫肌瘤患者应用米非司酮治疗后，子宫及肌瘤的体积明显缩小，月经过多的症状得以缓解。目前，临床医师也在尝试在宫腔镜子宫肌瘤切除手术前应用米非司酮控制出血，特别是合并贫血的患者，同时给予铁剂可有助于纠正贫血。

三、宫腔镜下宫腔粘连分离手术前预处理

对于重度宫腔粘连患者，子宫内膜严重受损，宫腔镜手术前给予雌激素预处理，使得子宫内膜最大程度地生长，内膜相对增厚后，超声可以更容易辨认内膜线，便于引导宫腔镜手术，同时宫腔镜下也更容易发现子宫内膜，给术者很好的提示。有报道宫腔镜手术前 4～8 周，给予雌激素 4～6mg/d，连续服药 4 周，如果内膜厚度<4mm，继续服用 4 周后手术，促进子宫内膜生长。特别是对于既往有假道形成的重度宫腔粘连的患者，手术前给予雌激素治疗促进子宫内膜增厚，有助于辨认真正宫腔，预防假道的再次形成。此外，术前超声对子宫内膜的评估，对重度宫腔粘连分离术后的结局的预测有一定的帮助，当黄体期内膜厚度<2mm，生殖预后差。

（黄晓武）

第 2 节　三维超声在宫腔镜手术前的应用

近年来发展的三维超声技术（three-dimensional ultrasonography），能通过 X、Y、Z 三个平面动态观察不同平面的组织器官的形态，模拟直观的三维立体图像，通过调整 X、Y、Z 轴后获得冠状面成像，显示子宫腔整体形态及子宫内膜连续性。三维超声成像分为静态三维成像和动态三维成像，动态三维成像有时间因素，用整体成像法重现感兴趣区域实时活动的三维图像，亦称四维超声。较二维超声而言，三维重建后的冠状面成像，对于评估女性子宫外形及宫腔形态起到了重要作用，研究显示，三维超声较二维超声在定位和描述子宫病变时，敏感性及特异性更高。Chayanis 等的研究发现，以宫腔镜检查结果作为金标准，三维超声对宫腔异常的诊断准确率达 84%，敏感性为 68.2%，特异性为 91.5%。其中对于黏膜下肌瘤和子宫畸形的诊断准确率达 100%。另有研究发现三维超声对子宫纵隔的阳性预测值、阴性预测值均高于二维超声。三维超声诊断技术具有非侵入性、高性价比、高可接受性和客观性的优点，越来越受到临床医师的青睐。在宫腔镜手术前，应用三维超声进行术前评估，对手术方式的选择有着重要的作用。

三维超声检查通常建议在月经前 3～5 天进行，此时内膜较厚，宫腔更易清楚显示，先行经阴道二维超声扫查，观察子宫内膜厚度、形态、子宫外形、双侧卵巢，清晰显示子宫矢状切面后将二维模式切换为三维模式，并调整取样框，使宫颈、子宫体、子宫底全部位于取样框内。使患者保持静息状态，启动三维成像模式，在获得三维图像数据后，渲染视图（Render View）模式下调整 X、Y、Z 轴以获得清晰的子宫冠状面图像，或选择全景视图（OmniView 模式，自宫底肌壁外沿宫腔及宫颈管线走形描记取样线，以获得子宫冠状面图像。

一、子宫畸形的三维超声特点

（一）子宫纵隔、双角子宫、双子宫的鉴别

1988 年美国生育学会（American Fertility Society，AFS）（现为美国生殖医学会 American Society for Reproductive Medicine，ASRM）关于子宫畸形的分类是过去 29 年来被广泛接受的分类方法（详见第八章第 3 节），双子宫、双角子宫及子宫纵隔都有双宫腔，

根据宫体是否分开及分开的程度相鉴别，在三维超声下重点观察子宫腔形态，宫底部是否凹陷、有无增宽，宫颈管内是否出现分隔，子宫腔内是否出现分隔，并测量子宫腔、子宫底部凹陷深度及纵隔长度。三维超声测量后，根据宫底凹陷程度、隔板长度与子宫肌层厚度的关系，来鉴别双角子宫、子宫纵隔。医师在临床实践中，主要通过以下方法进行鉴别：

2004 年，Robert N 等提出在三维超声冠状面成像下，观察宫底肌层凹陷最低点与两侧输卵管开口连线的关系，来鉴别双角子宫与子宫纵隔，即：当宫底肌层凹陷最低点低于两侧输卵管开口连线或最低点高于该连线但距离<5mm 时，诊断为双角子宫；当最低点高于该连线且>5mm 时诊断为子宫纵隔。

2014 年，吴青青等提出：三维超声冠状面成像时，宫底均匀隆起、平坦，或宫底凹陷<1cm、宫腔底部内突>1cm 为子宫纵隔，<1cm 为弓型子宫；当子宫外形呈"Y"字形，宫底凹陷>1cm，宫腔亦呈"Y"字形，两宫腔分开最低点在宫颈内口上方，且仅单宫颈管时为部分双角子宫；当宫腔形态为两个独立的宫腔，宫底凹陷达宫颈内口且仅单宫颈时为完全双角子宫，两个独立宫体且双宫颈时为双子宫。

2013 年，欧洲人类生殖与胚胎学学会（European Society of Human Reproduction and Embryology，ESHRE）联合欧洲妇科内镜协会（The European Society for Gynecological Endoscopy，ESGE）发布的目前最新的女性生殖道畸形分类（详见第八章第 3 节），ESHRE/ESGE 摒弃了 1988 年 ASRM 关于子宫畸形分类中的弓型子宫，仅根据宫底部中线向宫腔内凸的程度归为正常子宫或子宫不全纵隔。具体如下：子宫纵隔（U2 型）为单个宫体，宫底正中凹陷深度小于子宫肌层厚度的 50%，宫底部中线向宫腔内凸的深度大于子宫肌层厚度的 50%，对隔板长度进行测量（两侧输卵管开口的连线中点距隔板末端的垂直距离），根据隔板是否超过宫颈内口进一步分为 U2a（不全子宫纵隔）、U2b（完全子宫纵隔）。如果测量宫体正中凹陷深度大于肌层厚度的 50%时，称为双宫体子宫（U3 型），根据宫体正中肌层凹陷的程度进一步分为 U3a（部分双宫体：宫底凹陷大于肌层厚度的 50%，并止于宫颈内口以上水平）、U3b（完全双宫体：宫底凹陷达宫颈内口水平，两个宫体独立存在）、U3c（双宫体纵隔子宫：除了宫体肌层凹陷外，宫底部中线向宫腔内凸的深度大于肌层厚度的 150%）。这些数值的测量主要通过三维超声冠状面成像来实现，帮助判断子宫畸形的类型。2016 年，ESHRE/ESGE 发布了女性生殖道畸形的诊断共识，对三维超声下子宫肌层厚度测量方法达成一致意见：即冠状面成像下两侧输卵管开口连线至子宫外部轮廓最高点处垂直距离；三维超声下宫腔内凸隔板测量方法：即冠状面成像下，两侧输卵管开口连线至宫底向宫腔内凸最低点的平行距离。具体测量方法如图 3-2-1、3-2-2 示。若冠状面不可用，可使用矢状面测量子宫前壁及后壁肌层的平均值。不同子宫畸形图示见下文中图片（图 3-2-3～3-2-6）。

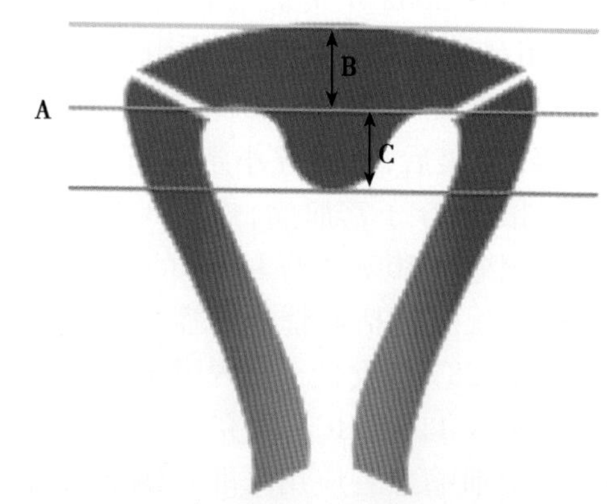

图 3-2-1　子宫纵隔测量方法
A. 双侧输卵管开口连线；B. 子宫肌壁厚度测量：两侧输卵管开口连线至宫底外轮廓最高点处垂直距离；C. 隔板长度：两侧输卵管开口连线至宫底内凸最低点的垂直距离

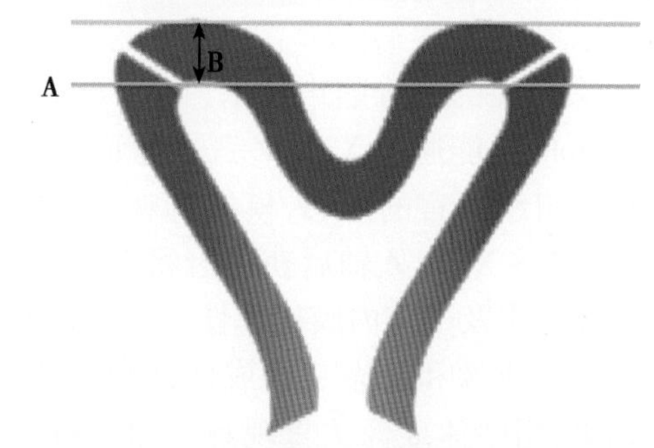

图 3-2-2　双角子宫肌层厚度测量方法
A. 双侧输卵管开口连线；B. 子宫肌层厚度：两侧输卵管开口连线至宫角外部轮廓最高点处垂直距离

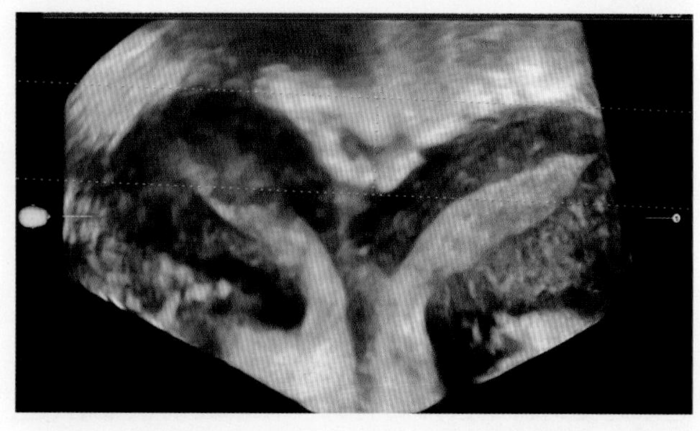

图 3-2-3　双角纵隔子宫/双宫体纵隔子宫

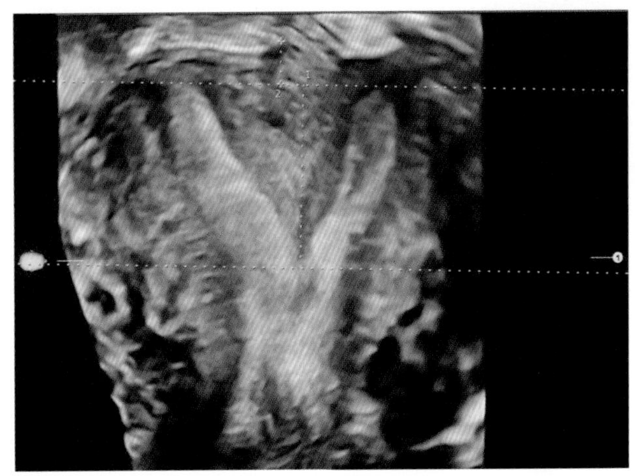

图 3-2-4　不全子宫纵隔

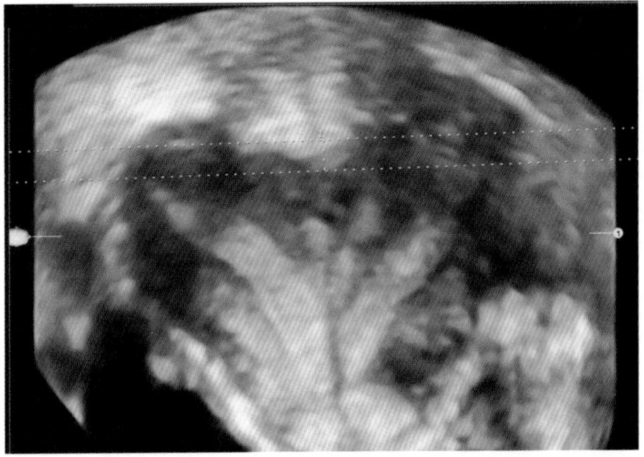

图 3-2-5　完全子宫纵隔

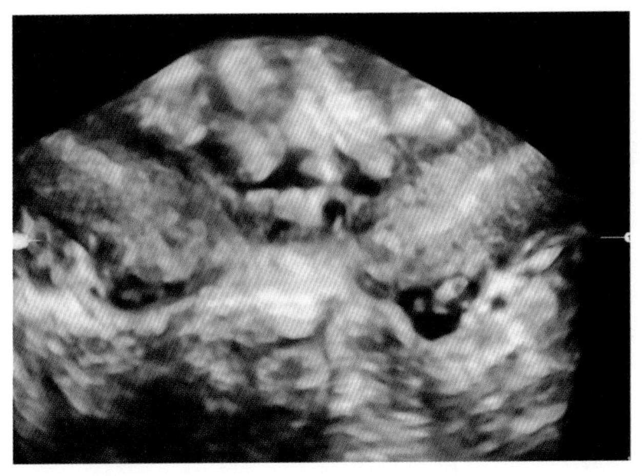

图 3-2-6　双子宫/完全双宫体

目前对于以肌壁厚度相对标准判定子宫畸形仍存在争议，Artur Ludwin 等人的一项前瞻性研究发现：按照 ESHRE/ESGE 子宫畸形的分类方法诊断子宫畸形，由于子宫收缩、扫描选择的角度不同等因素，子宫肌层厚度的测量存在误差，同一医师对同一组患者的诊断存在偏差，不同医师对同一组患者诊断也存在偏差，比较 ESHRE/ESGE 与 ASRM 对先天性子宫畸形分类系统的可靠性，结果显示 ASRM 分类辅以形态学标准在子宫纵隔的诊断及鉴别上较 ESHRE/ESGE 标准更加可靠（k>0.95），ESHRE/ESGE 分类法子宫纵隔与正常子宫的鉴别会有偏差，对临床决策造成困难，推荐使用 ASRM 分类法中弓型子宫的诊断。

按照 2016 年 ASRM 在子宫纵隔指南中的诊断方法：三维超声冠状面成像下，如果两侧输卵管开口连线至宫底内凸最低点的距离<1cm，且内凸成角>90°时诊断为正常子宫或弓型子宫（图 3-2-7）；当两侧输卵管开口连线至宫底内凸最低点的距离>1.5cm，且内凸成角<90°时诊断为子宫纵隔；当宫腔形态类似于子宫不全纵隔但宫底肌层凹陷最低点的深度>1.0cm 时，诊断为双角子宫。

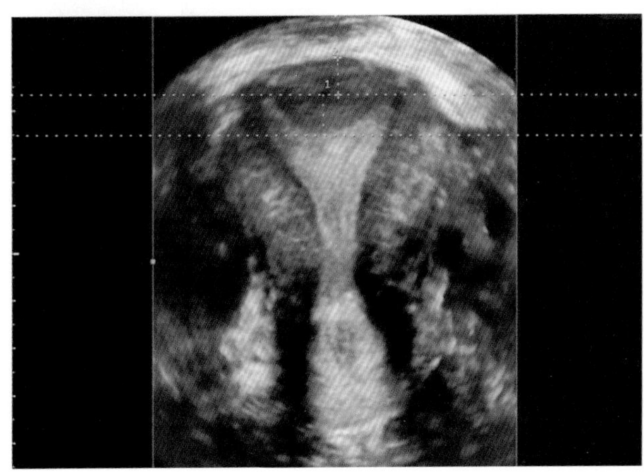

图 3-2-7　弓型子宫（2016 ARSM）

（二）单角子宫

单角冠状面成像显示子宫外形呈梭形，横径较小，宫腔内膜呈管状或半月状，向一侧稍弯曲，可合并或不合并残角子宫，残角子宫可观察到宫旁肌性

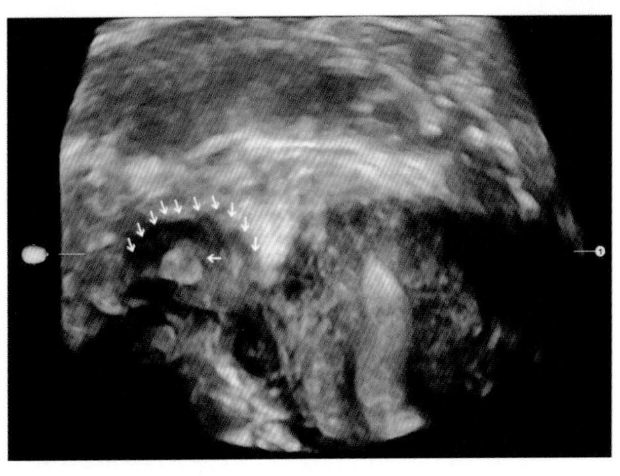

图 3-2-8　左侧单角子宫，右侧残角子宫有内膜型

团块，可有（图 3-2-8）或无子宫内膜，内膜与发育侧子宫腔可相连或不相连。合并残角子宫时需仔细检查，与子宫肌层病变如子宫肌瘤、局灶性子宫腺肌病相鉴别。单角子宫、子宫斜隔（Robert 子宫）、引起一侧宫腔及宫角部封闭的宫腔粘连患者，宫腔镜检查时均只能看到一侧输卵管开口，宫腔狭小，此时可行三维超声检查进行鉴别，子宫斜隔及宫腔粘连患者冠状面成像显示子宫体外形正常，子宫斜隔可见宫腔内斜行隔样回声，一侧宫角部内膜回声与宫腔内膜回声不连续，通常在月经期有斜隔后方无回声区域（宫腔积血），一侧宫腔封闭的宫腔粘连通常内膜菲薄，宫角部内膜回声缺失并被不规则低回声影替代（图 3-2-9）。

（三）T 型宫腔

T 型宫腔多为早期胚胎发育时期由于母体服用己烯雌酚的影响而引起的子宫肌层发育异常（见第八章第 3 节），既往通过子宫输卵管造影检查发现，三维超声冠状面成像可清楚显示内膜，提示宫腔的形态，图像特征为：宫底与上段侧壁间狭窄、子宫下段缩窄以及宫壁不规则，T 型宫腔也可见于母亲未服用己烯雌酚者，宫腔两侧壁粘连引起宫腔明显缩窄时，宫腔也可呈 T 形改变。T 型子宫尚无统一的超声诊断标准，2013 年 ESHRE/ESGE 的分类认为 T 型子宫的主要特征为子宫侧壁增厚导致宫腔狭窄。国内有专家认为 T 型子宫的超声特点为宫腔底部平直，呈“T”字形，内膜粗细不一（图 3-2-10）。

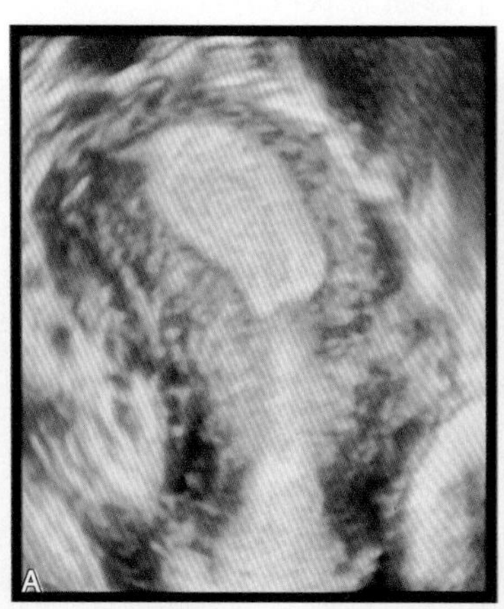

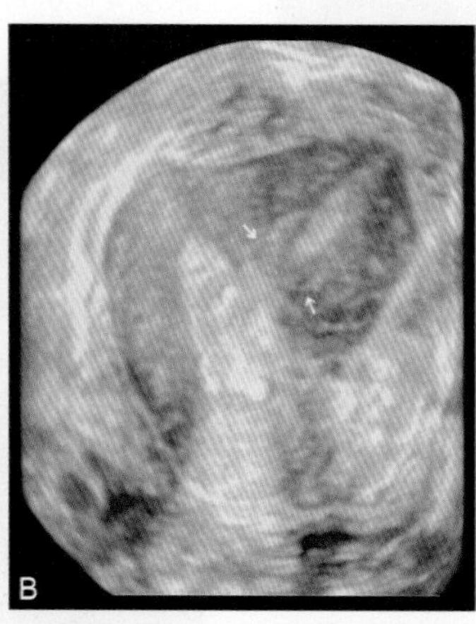

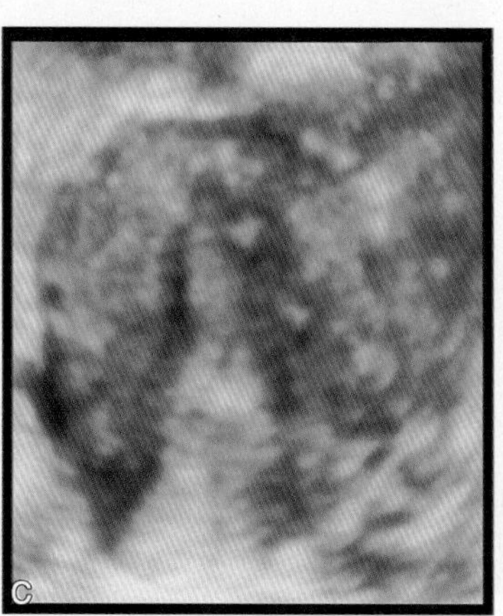

图 3-2-9　单角子宫的鉴别诊断
A. 单角子宫；B. Robert 子宫；C. 重度宫腔粘连

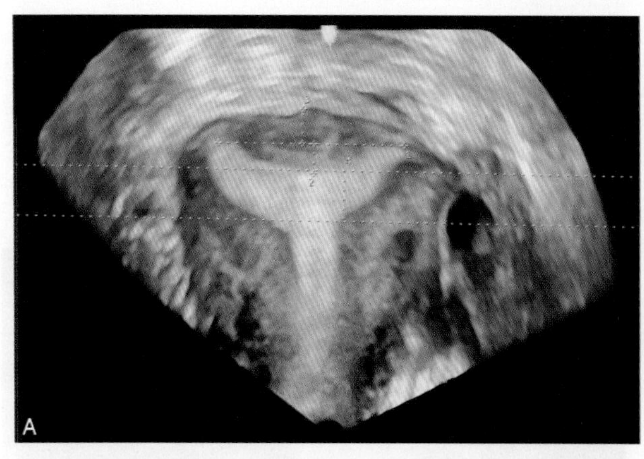

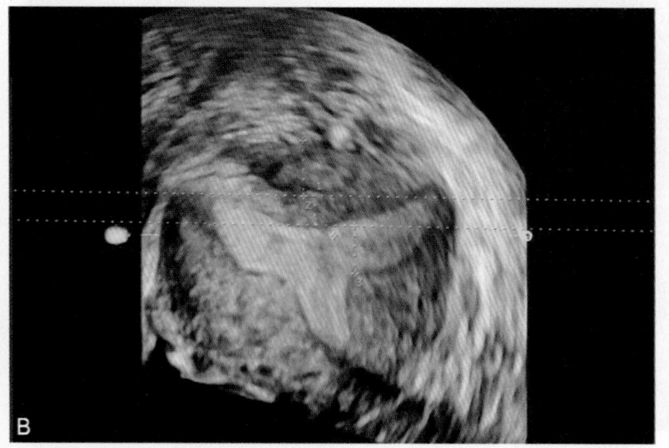

图 3-2-10　T 型宫腔
A. 宫底距明显内聚的两侧壁起始处 1cm；B. 内凸宫底距两侧壁内聚起始处 0.99cm

二、子宫肌瘤

三维超声帮助判断子宫肌瘤的位置、大小，距浆膜层的距离，内凸的程度等（图 3-2-11～3-2-15），帮助术者评估是否可以行宫腔镜手术，是否需要术前药物预处理，是否需要先行“开窗术”（详见第九章第 4 节），然后二期手术治疗。通常认为肌瘤边缘距浆膜层距离>5mm，宫腔手术相对安全，而直径>5cm 的肌瘤，建议术前药物预处理缩小肌瘤体积。

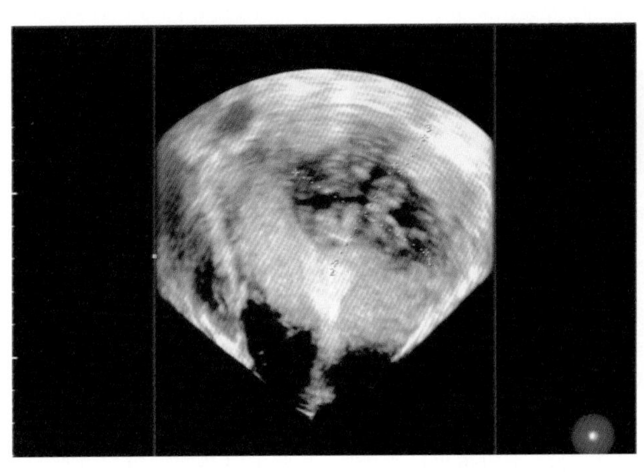

图 3-2-11　左宫底肌瘤 47mm×35mm，宫腔受压，肌瘤与宫腔呈锐角，距浆膜面距离 12mm，可行宫腔镜手术治疗

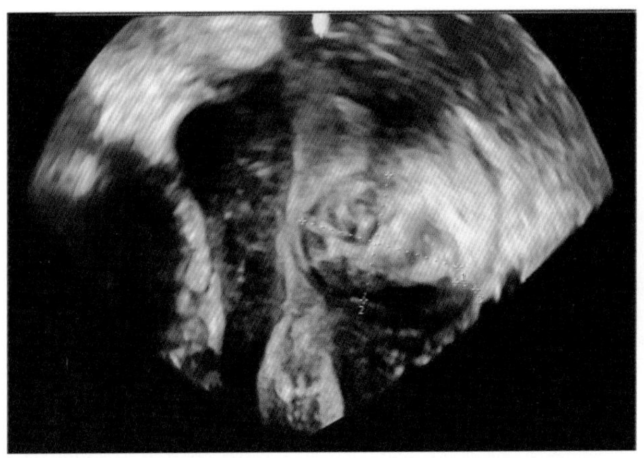

图 3-2-12　左侧壁肌瘤 37mm×28mm，宫腔受压，肌瘤与宫腔呈钝角，距浆膜面距离 5mm，可行宫腔镜手术治疗

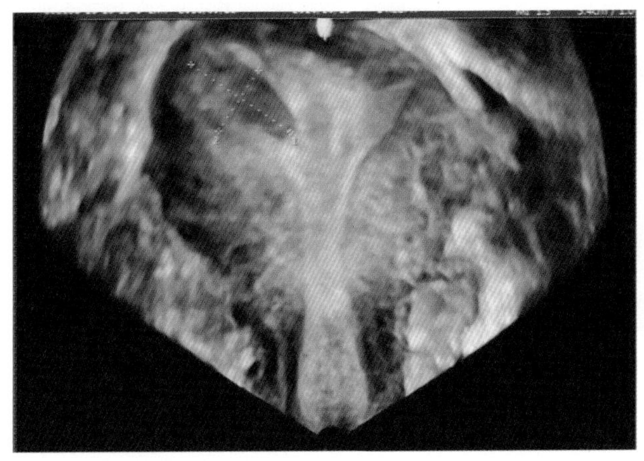

图 3-2-13　宫腔内右宫角肌瘤 23mm×13mm

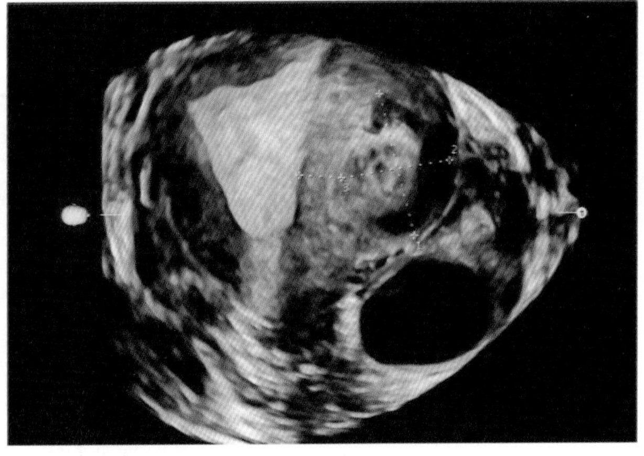

图 3-2-14　左侧壁肌瘤 33mm×26mm，宫腔形态正常，肌瘤距内膜层 9mm，不是宫腔镜手术适应证

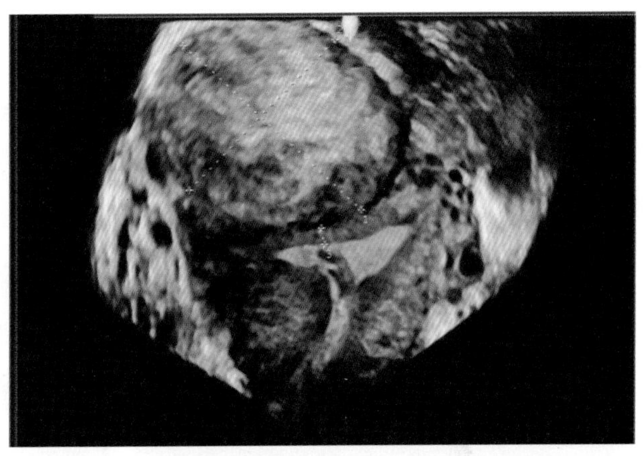

图 3-2-15　右宫底外突肌瘤 67mm×57mm，宫腔无受压，肌瘤距内膜层 4mm，不是宫腔镜手术适应证

三、宫腔粘连

三维超声对于宫腔粘连的患者内膜的情况、粘连的类型（中央型、周边型、宫腔封闭型）进行评估，特别是对于粘连封闭的宫腔，判断粘连带后方是否有内膜组织优于二维超声，便于指导手术策略（图 3-2-16～3-2-20）。

四、子宫内异物

最为常见的是宫内节育器，三维超声有助于判断节育器的位置是否正常，发生移位或嵌顿时，三维超声可观察节育器嵌入肌层的部位、深度以及与宫腔的关系（图 3-2-21）。

五、胚物残留或胎盘植入

二维超声下宫腔内可见不规则高回声或不均质低回声团，形态不规则，CDFI 可见大量或灶性血流

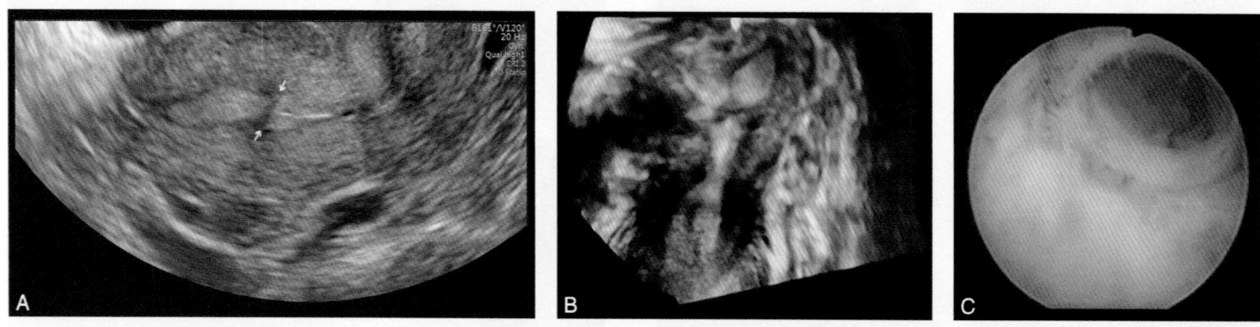

图 3-2-16 宫腔中段粘连封闭

A. 二维超声下见内膜回声中断；B 三维冠状面成像显示宫腔整体形态，宫腔中段可见低回声影，宫腔上段及两宫角均可见内膜回声；C. 宫腔镜检查见宫腔呈窄桶状，宫腔上段内膜情况不能明确

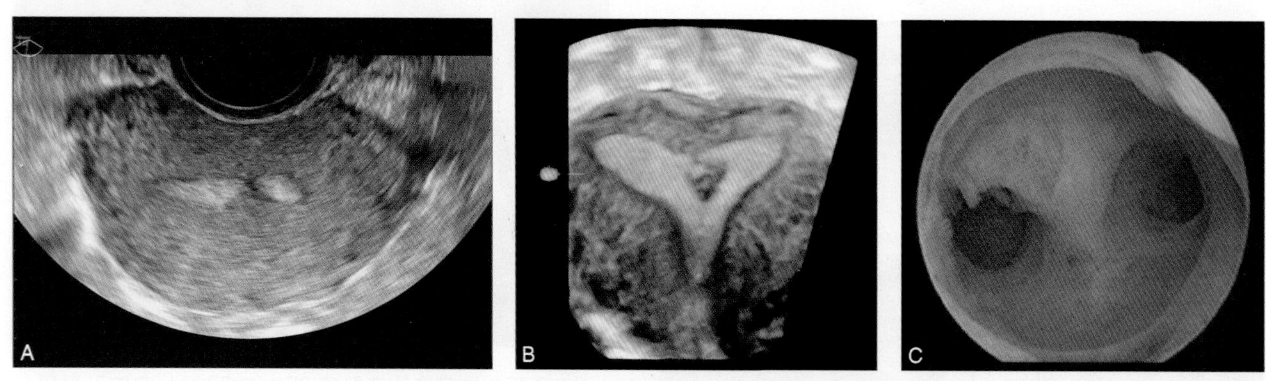

图 3-2-17 宫腔中央型粘连

A. 二维超声下可见内膜连续性中段，并由低回声影替代；B. 三维冠状面成像可显示宫腔整体轮廓及低回声影的部位及范围；C. 宫腔镜检查可见宫腔上段宽大纵向粘连带

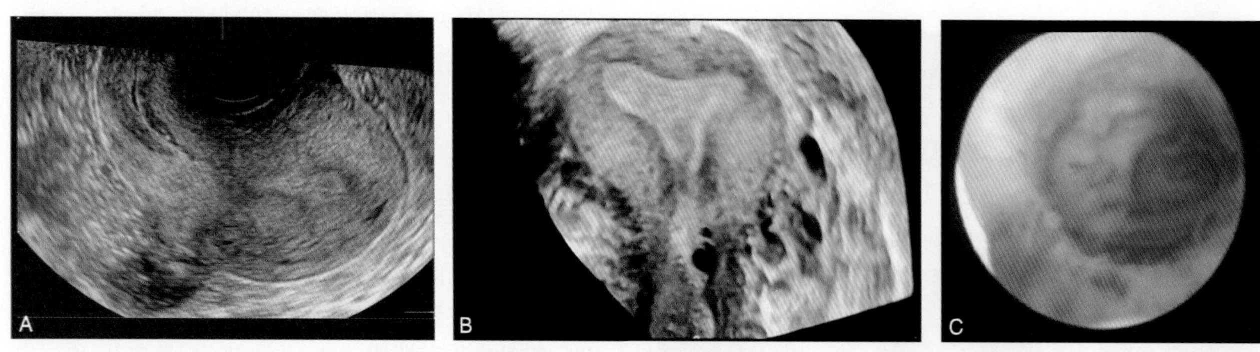

图 3-2-18 宫腔侧壁粘连

A. 二维超声下内膜线居中、连续；B. 三维冠状面成像提示宫腔中下段两侧壁内聚，且内聚处可见低回声阴影；C. 宫腔镜检查见宫腔两侧壁瘢痕粘连内聚

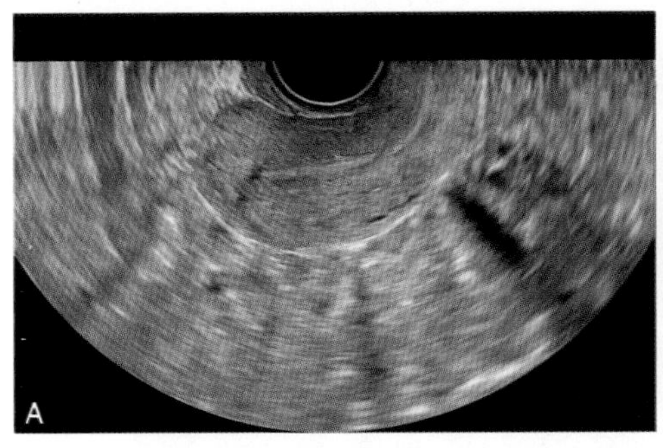

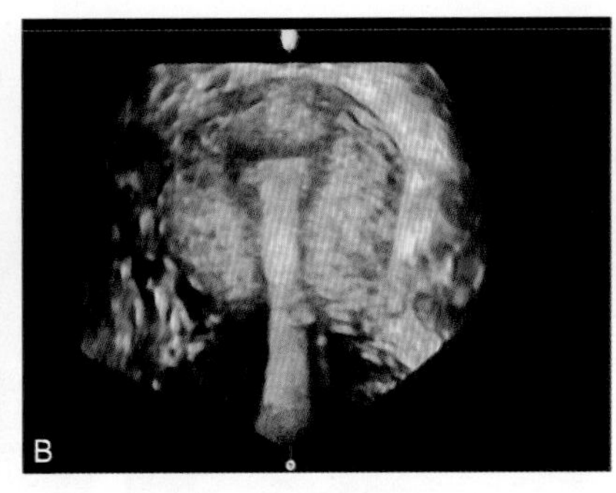

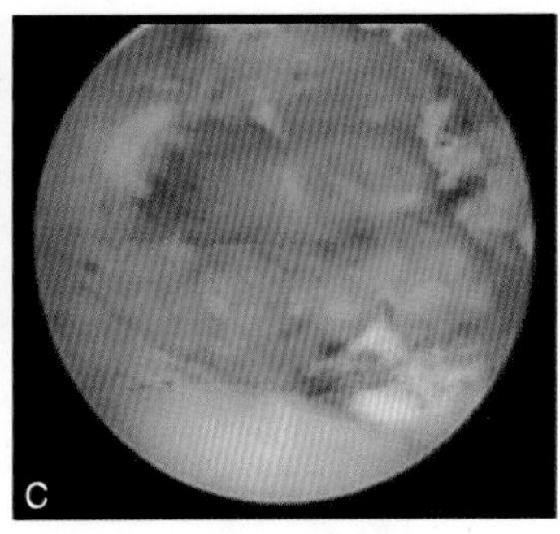

图 3-2-19　双侧宫角封闭粘连

A. 二维扫查见内膜线居中、连续；B. 三维冠状面成像显示双侧宫角部无内膜回声，可见低回声阴影；C. 宫腔镜检查提示双侧宫角封闭

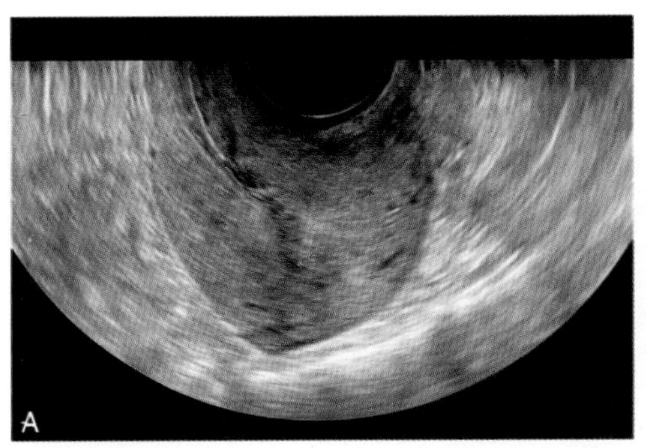

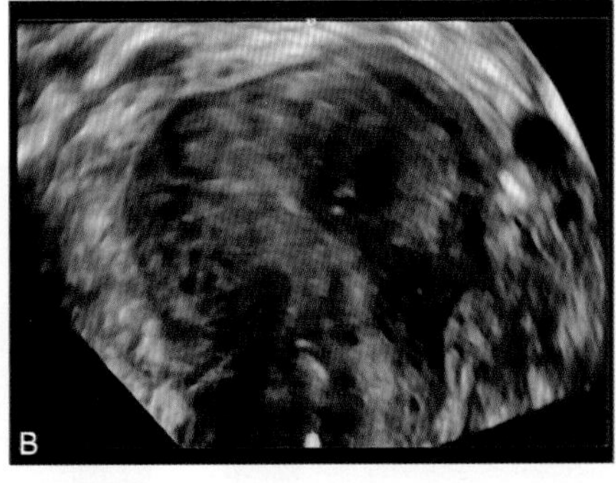

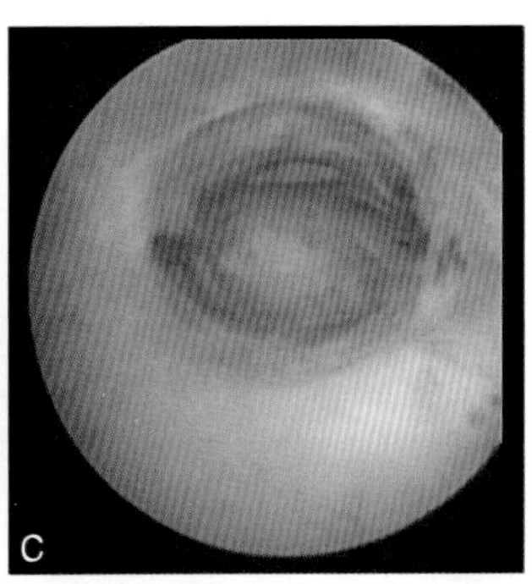

图 3-2-20　重度粘连，多次宫腔粘连术后

A. 二维扫查见内膜线不清晰；B. 三维冠状面成像显示宫腔大部分内膜声影缺失，并由片状低回声阴影取代；C. 宫腔镜检查提示宫腔呈窄桶状，未见明显内膜组织

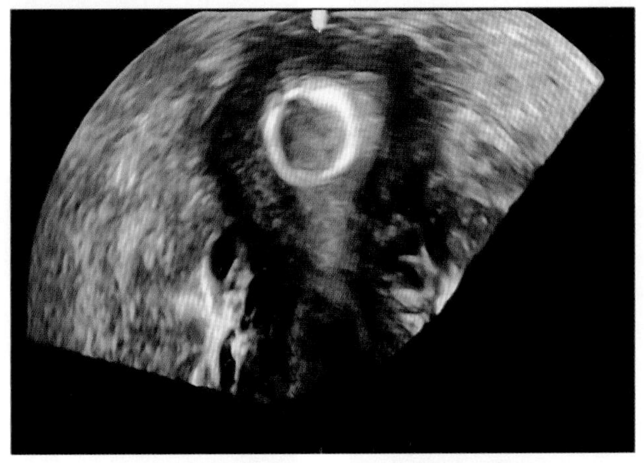

图 3-2-21　圆形宫内节育器(嵌顿于右侧壁)

信号，三维超声可以更清晰地显示胚物残留或胎盘植入的位置、范围及与肌层的关系，侵入肌层的深度，同时测定血流信号，如血流信号丰富，可给予药物抑制滋养叶细胞的活力，减少术中出血的风险(图 3-2-22)。

六、三维超声声学造影

三维宫腔内注水超声造影(three-dimentional saline infusion sonohysterography，3D-SIS)，常规消毒，导管固定于宫颈内口处，通过导管向宫腔缓慢注入生理盐水并三维成像，宫腔被生理盐水充盈之后，可清晰地观察单层内膜的形态，有助于发现宫腔粘连(图 3-2-23～3-2-26)及局灶性病变。对于病变的组织病理诊断，三维 SIS 及诊断性宫腔检查的特异性均为 67%，三维 SIS 阳性预测值及阴性预测值分别为 98%及 100%(诊断性宫腔镜检查为 98%、67%)。

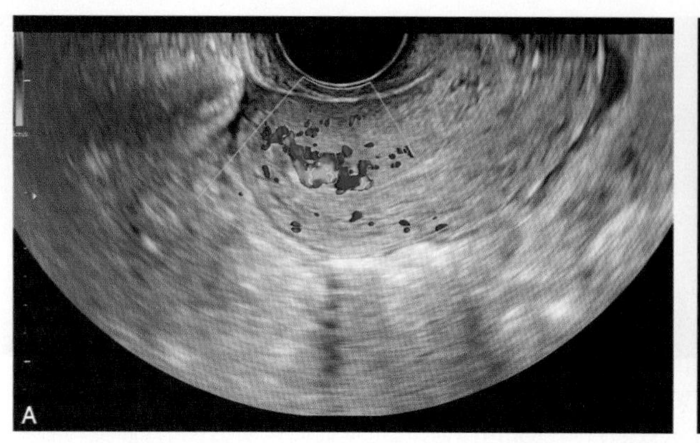
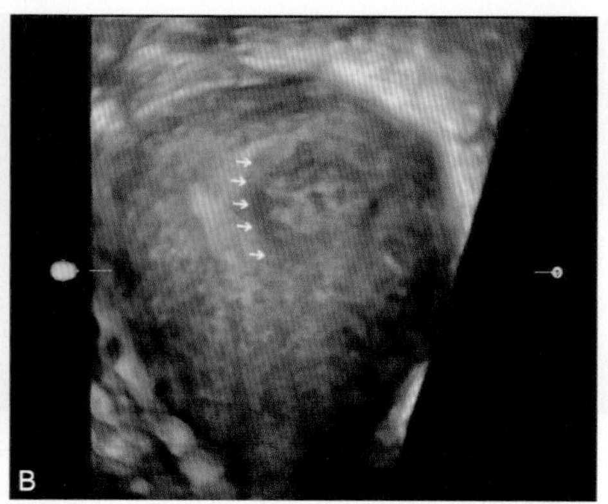

图 3-2-22　胚物残留
A. 二维超声下宫腔内 CDFI 可见大量血流信号；B. 三维冠状面成像显示胚物组织位于左宫角处

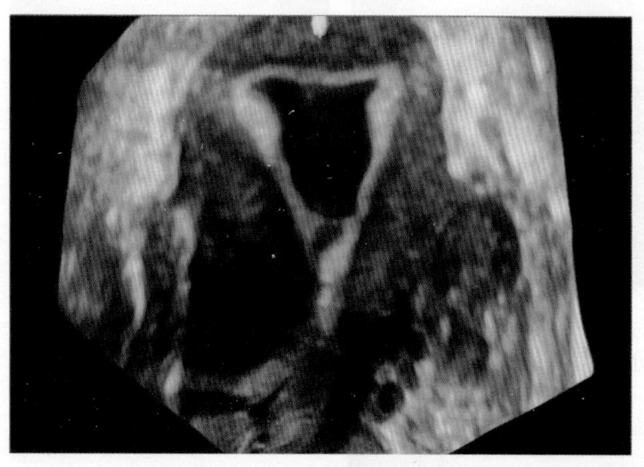

图 3-2-23　正常形态宫腔(3D SIS)

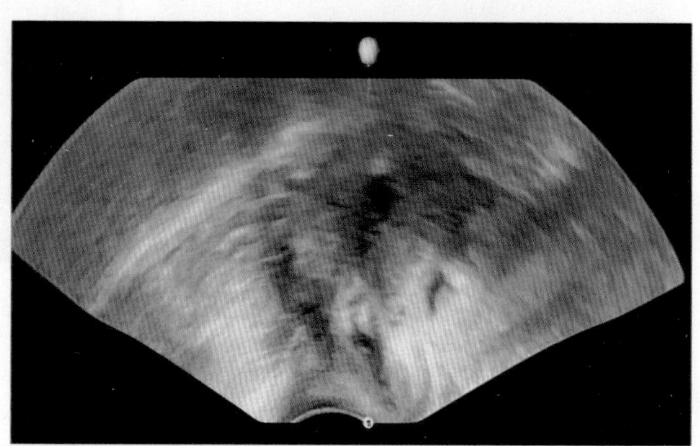

图 3-2-25　两侧宫角未显示，提示双侧宫角粘连(3D SIS)

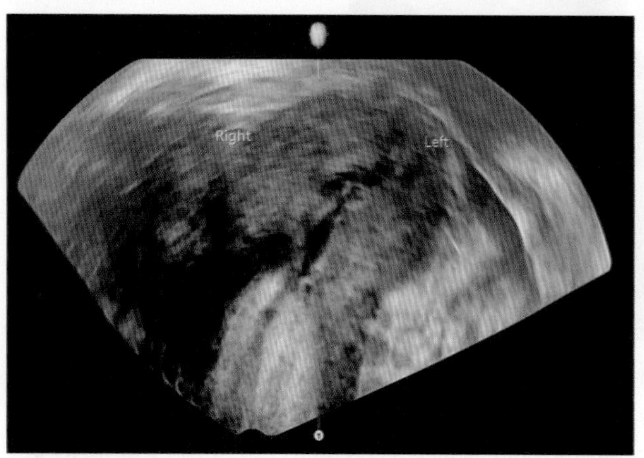

图 3-2-24　右侧宫腔未显示，提示右侧宫腔粘连(3D SIS)

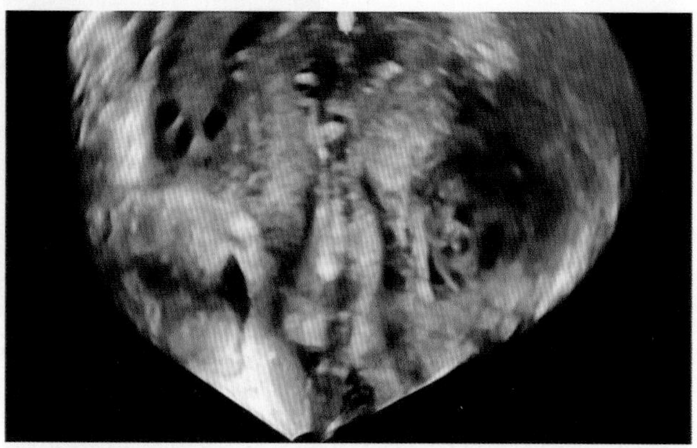

图 3-2-26　左侧宫腔未显示，提示左侧宫腔粘连(3D SIS)

（黄晓武）

参 考 文 献

1. 蔡爱露,王胡,杜丽敏,等.三维超声冠状面对先天性子宫畸形的诊断价值.中国医学影像技术,2004,20(6):818-820.
2. 高凤云,吴青青,马玉庆,等.三维超声定量诊治各类子宫发育异常的序贯化流程探讨.中国超声医学杂志,2014,30(7):649-651.
3. 顾小宁,杨敏,刘芳,等.腔内三维超声自由解剖成像模式在子宫畸形诊断中的临床意义.中国超声医学杂志,2016,32(2):157-159.
4. 徐丛剑,华克勤.实用妇产科学.4版.北京:人民卫生出版社,2018.
5. 姜玉新,王志刚.医学超声影像学.北京:人民卫生出版社,2010.
6. ACOG practice bulletin. Alternatives to hysterectomy in the management of leiomyomas. Obstet Gynecol,2008,112(2 pt 1):387-400.
7. Apirakviriya C,Rungruxsirivorn T,Phupong V,et al. Diagnostic accuracy of 3D-transvaginal ultrasound in detecting uterine cavity abnormalities in infertile patients as compared with hysteroscopy. Eur J Obstet Gynecol Reprod Biol,2016,200:24-28.
8. Brooks PG,Serden MD,Scott P,et al. Hormonal inhibition of the endometrium for resectoscopic endometrial ablation. Am J Obstet Gynecol,1991,164(6 Pt 1):1601-1608.
9. Brun JL,Chaballer F de,Marmie S. Results and factors influencing the outcome of 203 transcervical endometrial resection. J Gynecol Surg,2009,13(2):57-64.
10. De Milliano I,Van Hattum D,Ket JCF,et al. Endometrial changes during ulipristal acetate use:A systematic review. Eur J Obstet Gynecol Reprod Biol,2017,214:56-64.
11. Dequesna JG. Use of GnRH Agonist in Hysteroscopic Surgery. J Am Assoc Gynecol Laparosc,1994,1:S10.
12. Donnez J,Hudecek R,Donnez O,et al. Efficacy and safety of repeated use of ulipristal acetate in uterine fibroids. Fertil Steril,2015,103(2):519-527.
13. Donnez J,Nisolle M,Clerckx F,et al. Advanced endoscopic technique used in dysfunctional bleeding,fibriods and endometriosis,and the role of gonadotrophin-releasing agonist treatment. Br J Obstet Gynecol,1994,101(Suppl 10):2-9.
14. Dubuisson JB,Fauconnier A,Fourchotte V,et al. Laparoscopic myomectomy:predicting the risk of conversion to an open procedure. Hum Reprod,2001,16(8):1726-1731.
15. Emanuel MK. Hysteroscopy and the treatment of uterine Fibroids. Best Pract Res Clin Obstet Gynaecol,2015,29(7):920-929.
16. Faryal Khan,Sadia Jamaat,Dania Al-Jaroudi,et al. Saline infusion sonohysterography versus hysteroscopy for uterine cavity evaluation. Ann Saudi Med,2011,31(4):387-392.
17. Faustino F,Martinho M,Reis J,et al. Update on medical treatment of uterine fibroids. Eur J Obstet Gynecol Reprod Biol,2017,216:61-68.
18. Florio P,Filippeschi M,Imperatore A,et al. The practicability and surgeons' subjective experiences with vaginal danazol before an operative hysteroscopy. Steroids,2012,77(5):528-533.
19. Fraser I. S,Fracog,David L,et al. Depot goserelin and danazol pretreatment before rollerball endometrial ablation for menorrhagia. Obstet Gyneacol,1996,87(4):544-550.
20. Garry R,Khair A,Mooney P,et al. A comparison of goserelin and danazol as endometrial thinning agents prior to endometrial laser ablation. Br J Obstet Gynaecol,1996,103(4):339-344.
21. Gimpelson RJ,Kaigh J. Mechanical preparation of the endometrium prior to endometrial ablation. J Reprod Med,1992,37(8):691-694.
22. Goldrath MH. Use of danazol in hysteroscopic surgery for menorrhagia. J Repro Med,1990,35(1 Suppl):91-96.
23. Grimbizis GF,Di Spiezio Sardo A,Saravelos SH,et al. The Thessaloniki ESHRE/ESGE consensus on diagnosis of female genital anomalies. Hum Reprod,2016,31(1):2-7.
24. Grimbizis GF,Gordts S,Di Spiezio Sardo A,et al. The ESHRE/ESGE consensus on the classification of female genital tract congenital anomalies. Hum Reprod,2013,28(8):2032-2044.
25. Howard GN,Douglas RP,Milim SJ,et al. Relationship of endometrial thickness with the menstrual timing of leuprolide acetate administration for preoperative preparation for hysteroscopic surgery. J Am Assoc Gynecol Laparoc,1997,4(2):191-194.

26. Lefler HT Jr, Sullivan GH, Hulka JF. Modified endometrial ablation electrocoagulation with vasopressin and suction curettage preparation. Obstet Gynecol, 1991, 77(6): 949-953.
27. Ludwin A, Ludwin I. Comparison of the ESHRE-ESGE and ASRM classifications of Müllerian duct anomalies in everyday practice. Hum Reprod, 2015, 30(3): 569-580.
28. Maia H, Calmon LC, Margues D, et al. Endometrial resection after vacuum curettages. Gynaecol Endosc, 1997, 6: 353-357.
29. Mettler L. Medicosurgical treatment of genital endometriosis focusing on gestagens and antigestagens together with surgical pelvis copy. Annals New York Academy of sciences, 1990, 27: 341-366.
30. Myers EM, Hurst BS. Comprehensive management of severe Asherman syndrome and amenorrhea. Fertil Steril, 2012, 97(1): 160-164.
31. Practice Committee of the American Society for Reproductive Medicine. Uterine septum: a guideline. Fertil Steril, 2016, 106(3): 530-540.
32. Shen Q, Hua Y, Jiang W, et al. Effects of mifepristone on uterine leiomyoma in premenopausal women: a meta-analysis. Fertil Steril, 2013, 100(6): 1722-1726.
33. Song D, Xia E, Xiao Y, et al. Management of false passage created during hysteroscopic adhesiolysis for Asherman's syndrome. Journal of Obstetrics and Gynaecology, 2016, 36(1): 87-92.
34. Sutton CJG, Ewen SP. Thinning the endometrium prior to ablation: is it worthwhile? Br J Obstet Gynecol, 1994, 101(Suppl 10): 10-12.
35. Troiano RN, McCarthy SM. Müllerian Duct Anomalies: Imaging and Clinical Issues. Radiology, 2004, 233(1): 19-34.
36. Turkgeldi E, Urman B, Ata B. Role of Three-Dimensional Ultrasound in Gynecology. J Obstet Gynaecol India, 2015, 65(3): 146-154.
37. Vercellini P, Antonio P. Treatment with a gonadotrophin releasing hormone agonist before endometrial resection: a multicentre, randomised controlled trail. Br J Obstet Gynecol, 1996, 103(6): 562-568.
38. Verellini P, Bocciolone L, Colombo Z, et al. Gonadotropin releasing hormone agonist treatment before hysterectomy for menorrhagia and uterine leiomyomas. Acta Obstet Gynecol Scand, 1993, 72(5): 369-373.
39. Vercellini P, Trespidi L, Bramante T, et al. Gonadotropin releasing hormone agnoist treatment before hysteroscopic endometrial resection. Int J Gynecol Obstet, 1994, 45(3): 235-239.
40. Włodzimierz Baranowski. Ulipristal acetate before high complexity endoscopic (hysteroscopic, laparoscopic) myomectomy—a mini-review. Prz Menopauzalny, 2016, 15(4): 202-204.

第四章 宫腔镜的膨宫介质及灌流系统

一、膨宫介质

宫腔镜术中宫腔充分膨胀和清澈无血是检查和治疗必备的前提条件。而只有使用膨宫介质，给予一定的压力，才能清楚地看到完全膨胀的宫腔。其中，压力的作用是把子宫腔膨胀起来，介质的作用是提供一个相对稳定、清楚的视野。

与容积大、易扩张的膀胱相比，子宫是一个特殊的肌性器官，容积狭小（仅约 5ml），且肌层缩复力强大，正常状态下前后壁闭合，使膨宫介质在宫腔内很难存留，加上子宫内膜周期性变化导致的出血及视野受限，导致膨宫技术的改进困难重重。因此，在现有膨宫技术发展起来之前，宫腔镜的发展是远远落后于膀胱镜的。

由于膨宫压力和灌流介质的作用，灌流液大量吸收引起体液超负荷和/或稀释性低钠血症而引起一系列临床症状；其发生率为 0.1%~0.2%，如诊治不及时可致死亡，是宫腔镜手术中严重并发症之一。由于其发生机制和临床表现与经尿道前列腺电切术综合征（transurethral resection of prostate syndrome）类似，故沿用称为 TURP 综合征。发生 TURP 综合征时患者可出现心动过缓、高血压，随之出现低血压、恶心、呕吐、头痛、视力障碍、兴奋、精神紊乱和昏睡。这些症状均起因于稀释性低钠血症和血浆渗透压的降低。如果不及时诊治，可导致癫痫、昏迷、虚脱，甚至死亡。

20 世纪 50 年代，灌流液吸收引起的危害首次被关注，Creevy 报道了第一例经尿道前列腺切割的患者因无菌蒸馏水灌流吸收导致的溶血反应。为预防这一并发症，Creevy 提出使用“无毒性、不溶血的灌流液”这一概念。在此之后的 50 年中泌尿科领域出现了大量有关灌流液的报道。随着宫腔镜手术的发展，妇科腔镜医师也面临同样问题。因此，熟知常用灌流液相关病理生理学变化及临床特征，阐述此并发症的预防措施，强化安全意识，以减少其发生，是宫腔镜医师必备的知识。

理想的膨宫介质要求等渗、无毒，透明性好，不与血液融合，保证术野清晰，且黏度低，容易制备，相对便宜，代谢产物极少而无害，不损伤器械。按以上标准衡量，目前常用的膨宫介质都不是完全理想的。

目前常用低黏度液体，而低黏度液体又根据是否含电解质分为电解质溶液（生理盐水、林格液）和非电解质溶液（葡萄糖、甘氨酸、甘露醇）。既往也曾有学者以高黏度液体（如右旋糖酐-70，25%~50%葡萄糖溶液，32%葡聚糖溶液等）作为膨宫介质，然而因清洗困难，可导致严重的过敏反应等原因，现已弃用。同样被弃用的还有气体膨宫介质（CO_2），它既往只用于宫腔镜检查，禁用于宫腔镜手术。

（一）5%葡萄糖溶液

5%葡萄糖溶液因其来源方便，价格便宜，有一定黏稠度、视野较清晰且相对安全，为目前国内临床上在宫腔镜检查及单极手术中最常用的膨宫液。

5%葡萄糖溶液是非电解质溶液，不导电，渗透压为 278mOsm/L，接近于血浆的张力（280~320mOsm/L），故称为等张液，注入血液后不影响红细胞内的张力，红细胞既不膨胀，也不皱缩，保持它原来的完整性。但葡萄糖在体内不久就被氧化成 CO_2 和 H_2O，同时供给了热量，或以糖原的形式储存于肝细胞内，失掉了原有的张力。因此，5%葡萄糖溶液表面上虽是等张液，但由于它在体内维持它的张力不久，故可作无张力的溶液看待。血糖在术后 4 小时恢复至术前水平，故其高代谢速度不会引起体内病生理改变。

5%葡萄糖溶液能否应用于宫腔镜手术灌流的焦点在于血糖改变对人体的影响。血糖于术后明显升高，与灌流液的吸收高度相关。若患者不合并糖尿病，则一过性血糖增高不会产生明显的生理变化。临床观察发现术后血糖开始增高，术后 1 小时达到高峰，术后 4 小时恢复至术前水平，其恢复速度比钾、钠、氯快。有些学者怀疑血糖增高会引起高渗、脱水，甚至加重低钠血症，导致中枢神经系统症状。但葡萄糖的分子量大，其具有的渗透压有限。若血糖增高 10mmol/L(180mg%)，渗透压增加 10mOsm/L；若血糖增高 20mmol/L(360mg%)，渗透压增加 20mOsm/L。临床观察术后血糖最高值为 26mmol/L，理论上渗透压应增加 26mOsm/L。动物实验证实，血浆渗透压 >350mOsm/L，可出现不安、易激惹；375～400mOsm/L，有眼球震颤、共济失调、肢体颤抖，>400mOsm/L，有惊跳、强直性肢体痉挛，>435mOsm/L 时无一生存。所以，即使血浆渗透压由于血糖增高而增加了 26mOsm/L，也不会产生明显的病生理改变，且临床观察此患者无任何不适主诉。笔者的动物实验也证实 5%葡萄糖溶液组血糖明显增高，而 5%甘露醇溶液组虽无血糖增高却出现高死亡率，所以高血糖并不是实验动物致死原因。如果说血糖一过性增高，能导致血浆渗透压的一过性增高，引起细胞内水向细胞外移动，这也是有些学者认为葡萄糖灌流液可加重低钠血症的理论根据，但这又恰恰部分抵消了细胞外低渗状态，使细胞外水向细胞内移动的趋势，所以一过性血糖增高不但不会加重低钠血症的反应，而且还能缓解细胞内肿胀，降低低钠血症反应的出现。

有学者指出以 5%葡萄糖溶液为灌流液，血钠水平的降低程度和血糖升高的水平密切相关，可将血糖数值的变化作为术中灌流液吸收量的指标。笔者所在医院的临床试验亦证实，末梢血糖每升高 1mmol/L，发生低钠血症的风险就增加 0.828，当术中末梢血糖超过 15.1mmol/L 时，应高度提高警惕 TURP 综合征的发生。

对于糖尿病患者及老年患者，由于胰岛功能减退，不宜使用 5%葡萄糖溶液进行手术灌流，国内多采用 5%甘露醇溶液替代。

（二）甘氨酸

甘氨酸($CH_2 \cdot NH_2 \cdot COOH$)是一种溶于水的单氨酸，常用浓度为 1.5%，属低渗非电解质溶液，其渗透压为 200mOsm/L。因价格昂贵，国内鲜少采用。

宫腔镜手术中，当大的子宫血管被切断时，具有一定压力的膨宫液可经静脉血管快速吸收入血。随着液体进入，循环系统血钠水平降低。正常情况下，钠离子和其他阳离子对血浆渗透压起决定作用。血钠的迅速降低通常导致血浆渗透压的快速降低，但甘氨酸分子的最初吸收有助于血浆渗透压的维持。然而，甘氨酸不能长久地维持在血管内，其分子吸收入血后半衰期为 85 分钟。手术时间越长、组织切除范围越广，吸收越多，最终结果导致游离水的增加。如果这种游离水不能快速代谢，低渗性低钠血症就会发生。另外，由于女性激素对 Na^+-K^+-ATP 的影响，女性患者更易发生低钠血症，例如在几种不同的组织中，黄体激素可抑制这种 Na^+-K^+-ATP 酶。

除低渗透压和低钠血症外，甘氨酸引起的另一并发症是由甘氨酸的代谢产物引起的。甘氨酸在肝脏内经转甲基酶催化氧化去氨基，在肾脏内形成乙醛酸和氨，乙醛酸进一步代谢成草酸，在尿液中形成草酸结晶。

在泌尿科手术中有许多关于使用甘氨酸后引起高氨血症性脑病的报道。如果低钠血症和低渗透压不能解释患者出现的中枢神经系统症状，应考虑氨中毒的可能，而且术前合并肝脏疾患者高血氨症发生率并不增高。在严重的氨中毒中，可以用 L-精氨酸来刺激氨代谢产物进入尿素循环。

甘氨酸吸收也可影响视敏度。一项前瞻性研究显示 18 例行 TURP 手术患者中 4 例出现一过性视敏度降低，这可能继发于甘氨酸对神经传导介质的影响，在视网膜神经节和水平细胞上，甘氨酸形成神经传导介质的抑制剂。相反，无症状组的血氨水平却明显增高，这可能是由于无症状组甘氨酸代谢速度快。有些学者已经证实人体代谢甘氨酸产生氨基酸的速度具有明显的个体差异。

还有学者报道使用甘氨酸作为膨宫介质可引起明显的凝血功能改变，主要是血小板、纤维蛋白原、红细胞结合率的降低，部分凝血活酶时间、凝血酶原时间延长，纤维蛋白降解产物的出现，以及短暂的血氧饱和度下降和高碳酸血症，其原因不清。

（三）甘露醇和山梨醇

山梨醇和甘露醇也可用于 TURP 和宫腔镜手术灌流。最常用的 Cytal 溶液包含 2.7%山梨醇溶液和 0.54%甘露醇溶液（配制方式见表 4-0-1），也有使用更高浓度的报道。但高浓度的山梨醇和甘露醇在电切时高热作用下可熔化成焦糖，故临床很少使用。山梨醇和甘露醇是六碳同分异构体。山梨醇在肝脏中代谢成果糖和葡萄糖。甘露醇本身无活性，只有 6%～10%被吸收代谢掉，其余的被肾脏滤过并以原型排泄于尿液中，因此甘露醇可起到渗透利尿作用，理论上有助于降低体液超负荷和继发的低钠血症。但半衰期长，肾功能正常者甘露醇在血浆中半衰期为 15 分钟，对体液平衡和心功能恢复不利，当患者合并肾病时，可因排泄受阻而进一步延长半衰期。

表 4-0-1　Cytal 溶液配方

成分	用量
山梨醇	27.0g
甘露醇	5.4g
对羟基苯甲酸甲酯	0.005g
对羟基苯甲酸丙酯	0.001g
对羟基苯甲酸丁酯	0.001g
蒸馏水	加至 1 000ml

5%甘露醇溶液作为灌流液应用于宫腔镜电切手术，其研究深度明显低于 1.5%甘氨酸溶液。虽然甘露醇引起的水中毒和低钠血症的并发症类似于 1.5%甘氨酸溶液。Arieff 认为等渗的甘露醇最适宜电切手术灌流，因为它不导电、仅少量在体内代谢、不会引起低渗透压的改变。

亦采用 5%甘露醇溶液进行宫腔镜手术的灌流，其优点为进入循环的甘露醇有利尿作用，能减轻体液超负荷的副作用，缺点为凡接触过的部位在液体干燥后即形成一层粉末，宫腔镜手术器械难以清洗，且其利尿和脱水作用同时也可引起术后低血压。

（四）生理盐水

生理盐水为等渗液，因含 Na^{+} 和 Cl^{-} 而属电解质溶液，可用于宫腔镜检查及双极电切镜，但禁用于单极宫腔镜电切手术。

生理盐水中的离子可以维持血浆的总体渗透压水平，在一定限度内即使过量地吸收液体，患者极少出现低钠血症，但有高氯性酸中毒的报道。

随着双极电切镜的逐步普及，以生理盐水作为膨宫液也越来越多。尽管生理盐水一定程度上可以减少过量吸收后低钠血症的发生，但过量的电解质离子进入体内也会增加液体超负荷的风险。此时尽管钠离子可以对抗抗利尿激素而产生利尿效应，但液体的吸收量超过了体内的代偿能力，仍然可以导致液体超负荷和肺水肿。而且这种情况一旦发生，应用利尿剂效果不好。

因此，双极电切术中仍应关注患者是否有液体超负荷表现，其早期表现为心率加快、血压升高继而出现血压降低、血氧饱和度降低、呼气末二氧化碳分压降低，当出现左心衰、肺水肿时，表现为咳粉红色泡沫痰；进一步发展可出现代谢性酸中毒、心衰、休克，最终可以导致死亡（表 4-0-2）。

表 4-0-2　常用膨宫介质的常见并发症及适用范围

灌流介质	常见并发症	适用范围
CO_2	气体栓塞	宫腔镜检查
5%葡萄糖溶液	TURP 综合征，一过性高血糖	单极手术，禁用于糖尿病患者
1.5%甘氨酸溶液	TURP 综合征，高氨血症	单极手术，禁用于肝肾疾病患者
甘露醇和山梨醇	TURP 综合征，高钙血症	单极手术，禁用于肾功不全患者
生理盐水	液体超负荷	双极手术

二、灌流系统

灌流系统亦称为膨宫系统。目前多采用全自动连续膨宫系统。其原理为低黏度的灌流液通过一个旋转的泵经过电切镜进入宫腔，泵的压力和流速均可预先设定。为保证手术安全，建议尽量采用能实时显示宫腔压力的膨宫泵。

膨宫泵的可设定压力范围为 0~150mmHg，流速为 0~450ml/min。低压力、高流速是宫腔镜电切手术安全性的保障。我们的经验是压力设定为 100mmHg，宫腔内平均压力为 70~75mmHg，流速设定为 200~250ml/min。如果膨宫效果不好，导致术野不清，可根据血压将压力设定为≤患者动脉收缩压。研究发现，宫腔压力>平均动脉压（mean arterial pressure，MAP）时，灌流液的吸收量明显增加。因此，建议宫腔压力设定应低于患者的 MAP，正常成年人 MAP 为 70~105mmHg，计算公式如下：MAP＝舒张压+1/3 脉压。宫腔设置压力应个体化，控制在保证术野清晰的最低值。

Hsieh 等报道了因膨宫泵故障而导致意外的高压灌流引起的 2 例严重 TURP 综合征，膨宫泵实际压力（150~200mmHg）远高于膨宫泵显示的压力，术后检测膨宫泵时才发现。因此，建议对膨宫泵装置的压力控制功能进行定期检测。

三、TURP 综合征

TURP 综合征（transurethral resection of prostate syndrome）是宫腔镜致死性并发症之一，是由于膨宫

压力较高、子宫内膜及肌层血管床破坏较广、手术时间较长等多种原因导致的灌流介质过多进入人体，造成体液超负荷和/或稀释性低钠血症从而引起的一系列临床症状。该症状首先在经尿道前列腺电切术中报道，因此而得名。其发生率约为 0.1%～0.2%。尽管发生率低，一旦出现可导致 15%～40% 的死亡率。

（一）发病因素

灌流介质短时间内过快、大量地吸入人体是导致 TURP 综合征的主要原因。吸收途径包括两种：主要途径为子宫内膜及肌层血管破坏导致的血管内吸收途径，另一种途径为腹膜吸收途径。当宫腔镜手术操作破坏了子宫内膜深层及子宫肌层血管的完整性时，过高的宫腔压力可导致灌流介质进入人体，当血管破坏面积较大，宫腔压力较高，手术时间较长，进入人体的灌流介质较多、较快时，发生 TURP 综合征的风险则较高。腹膜吸收途径多发生在子宫穿孔时，此时宫腔内压力大于腹腔内压力（约 3.75mmHg），灌流介质可进入腹腔，通过腹膜吸收入人体。灌流介质也可通过输卵管进入腹腔。

（二）高危因素

膨宫压力过高是导致灌流介质吸收因素之一。有研究提示宫腔镜手术中膨宫压力设置在 80mmHg 以下时灌流介质吸收不明显，当膨宫压力增至 100mmHg 时，10 分钟内灌流介质的吸收量达 150～200ml，膨宫压力为 110mmHg 时，10 分钟内灌流介质的吸收量可达 600～800ml，因此膨宫压力设定应低于人体平均动脉压，适宜的膨宫压力为 80～100mmHg。

子宫内膜及肌层血管的破坏程度越广，灌流介质的吸收越多。子宫肌层深层较浅层血管少，但横截面积大，因此手术对子宫肌层损伤越大，灌流介质的吸收就会相对增多。

手术时间也可影响灌流介质的吸收。相同的手术条件下，手术时间增长，必然增加灌流介质的吸收量。研究表明低钠血症往往发生在手术时间超过 60 分钟时，故手术时间尽量限制在 60 分钟是减少其吸收的重要方法之一。

研究表明年龄、灌流液体积和血清钠浓度是影响 TURP 综合征发生的独立因素。年龄越大，机体储备能力越差。有研究表明，绝经前女性因轻微的低钠血症发生神经症状较绝经后女性常见，因为性激素可抑制脑细胞的 Na^{+}-K^{+}-ATP 酶。

（三）临床表现

神经系统：恶心、呕吐、头痛、意识障碍、烦躁，甚至嗜睡和昏迷；局灶癫痫发作或者癫痫大发作、脑病、视觉障碍，包括暂时失明。

呼吸系统：非心源性肺水肿、气道阻力增大（＞30cmH_2O）、血氧饱和度降低、双肺底广泛湿啰音、胸闷、憋气、反复咳嗽、咳粉红色泡沫样痰。

循环系统：动脉压及中心静脉压升高、心动过缓、心律失常、心电图上 QRS 波增宽及 T 波倒置。

实验室检查：低钠血症、低蛋白血症等血液稀释表现及相应灌流液的表现，如高氨血症、高糖血症等。

（四）治疗

TURP 综合征的治疗必须是一个综合性治疗，处理原则：吸氧、利尿、纠正电解质紊乱，防治肺、脑水肿。具体措施包括：生命体征监护；低钠血症治疗；抗心衰治疗；肺水肿治疗；脑水肿治疗；纠正电解质及酸碱平衡紊乱。其中快速纠正低钠血症是治疗的关键。

1. 治疗低钠血症　停止手术操作后，需给予利尿及补钠治疗。利尿剂常使用呋塞米，需注意剂量、预防低钾血症的发生。

补钠要点：忌快速、高浓度静脉补钠，我们的经验是一小时内输入 80～100ml 的 3%NaCl 即刻缓解症状；低钠血症的急性期，以每小时提高 1～2mmol/L 速度补充钠离子即可缓解症状；24 小时内血浆渗透压的增高不能超过 12mOsm/L；动态监测血电解质和排尿量。通常不必使用高盐溶液纠正低钠血症，补充生理盐水极为有效；一般先给 1/3 或 1/2 的量，使细胞外液的渗透压升高，细胞内的水分向细胞外转移，细胞功能恢复，观察 30 分钟，根据神志、精神状况、血压、心肺功能及血钠水平，酌情输入剩余的高渗盐水；补钠量能够维持血钠水平在 130mmol/L（轻度低钠）。

在纠正低钠血症过程中，分别每 10～15 分钟复查血钠浓度，如果血钠浓度上升但临床症状仍未得到改善，应积极寻求其他病因。

血钠浓度达 130mmol/L、症状改善后应立即停止 3%高渗生理盐水的应用，以 0.9%生理盐水持续静滴，维持低钠状态。

在第 1 小时治疗后，血钠浓度上升 5mmol/L，症状仍未得到改善者，应持续静滴 3%的高渗盐水，保证血钠浓度以 1mmol/h 的速度上升；当症状得以改善或血钠浓度上升 10mmol/L，或血钠浓度升至

130mmol/L，应立即停止应用3%的高渗盐水。

高渗盐水：3%NaCl溶液配制。

10%NaCl溶液30ml（含Na：1g/10ml）+0.9%NaCl溶液100ml（含Na：0.9g/100ml）

混合配制后的3% NaCl溶液组成成分：含Na：3.9g每袋，130ml每袋。

2. 治疗急性心衰　患者半坐位；除使用利尿剂外，还需使用洋地黄制剂。原理：增强心肌收缩力，以增加心输出量、减慢心率；周围血管收缩和肝静脉收缩，减少静脉回流。用量：西地兰（毛花苷丙）0.4mg，静脉缓慢推注；洋地黄化的制剂：1.0~1.2mg静脉缓慢推注。

3. 治疗肺水肿　尤其在双极电切中TURP的先兆是肺水肿，继而引起心功能衰竭。肺水肿易导致低氧血症，其治疗为首先鼻导管吸氧，流量6L/min；神志不清者，给予面罩吸氧；上述治疗无效，PO_2在50mmHg以下时，给予气管插管，开始时间歇正压呼吸，仍无效，使用呼吸末正压呼吸，以提高功能残气量，有效阻止呼气时肺泡萎陷。肺水肿时可应用除泡剂，鼻导管吸氧时，将75%~95%酒精溶液放入滤过瓶内，与氧气一起吸入，面罩给氧时用20%~30%的酒精溶液。心衰和其他原因肺水肿时可采用吗啡，但TURP造成的肺水肿不宜使用，因吗啡促使抗利尿激素释放，使排尿减少，加重水中毒。

4. 治疗脑水肿　可使用渗透性利尿剂，血管内液的渗透压高于组织渗透压，水分从脑组织中进入血管内；皮质类固醇激素，如地塞米松或泼尼松龙，可稳定细胞膜，减少毛细血管通透性，减轻脑水肿。

5. 治疗高渗昏迷　使用单极电切镜目前国内多使用5%葡萄糖溶液灌流，中、重度低钠血症同时一定会出现高渗昏迷，一定要同时降血糖，可先用8~10U胰岛素静点，必要时再给5U。注意低血糖的发生。

6. 纠正电解质平衡　大量使用利尿剂，易造成低血钾，心律不齐，注意监测血钾情况，给予心电监护。当发生代谢性酸中毒时应测pH，给予静滴4% $NaHCO_3$溶液治疗。

经上述处理后，临床症状一般在12~24小时内消失。如术中监测不到将延误治疗，可出现抽搐、呼吸停止、永久性大脑损害，甚至死亡。

（五）预防

预防TURP综合征的发生十分重要，其预防关键在于减少灌流介质的过量吸收。

理想的膨宫压力应小于平均动脉压（mean arterial pressure，MAP），MAP的计算公式为MAP=（收缩压+2×舒张压）/3。膨宫压力应因人而异，根据患者的不同情况设置不同的膨宫压力，应选择术野清晰下的最低膨宫压力。目前认为合适的膨宫压力为80~100mmHg。

尽可能缩短手术时间，原则上不超过60分钟，尽量减少灌流介质灌流的时间，必要时二次手术。

对于复杂的宫腔操作，预计时间较长的，应进行术前预处理，包括药物性预处理及机械性预处理。

促性腺激素释放激素激动剂（GnRH-a）类药物较常用，每28天1次，共3~6次，可使子宫内膜萎缩，减少血管再生，使子宫肌瘤缩小，同时减少术中出血及灌流介质的吸收。

术前宫颈注射垂体后叶素8ml（0.05U/ml）可减少灌流介质的吸收，并降低扩张宫颈时造成的损伤。

机械性预处理即术前吸宫亦可使内膜变薄，使视野清晰，提高手术的安全性。术前也必须行宫颈软化，采用宫颈扩张器或者药物，也可以有效缓解宫腔内压力。使用药物时要严格掌握药物的适应证和禁忌证，避免药物的副作用。

术中密切关注出入量的差值，当出入量差值大于1 000~1 500ml时立即停止手术，并动态监测血钠浓度，保留导尿，监测尿量及生命体征。当选用5%葡萄糖溶液作为灌流介质的电极电切系统还可通过检测末梢血糖来预测TURP综合征的发生。双极电切镜使用生理盐水作为膨宫介质，也要监测其出入量，大量的生理盐水被吸收也可导致体液超负荷，造成一系列严重并发症。

麻醉方法尽可能选择椎管内麻醉，患者清醒便于观察临床症状及体征。

（冯力民　李文君　赵　一）

参考文献

1. 冯力民，夏恩兰，张玫，等. 宫腔镜电切手术应用5%葡萄糖灌流液的安全性研究. 中华妇产科杂志，1996，31：302-304.
2. 黄晓武，夏恩兰. 解读宫腔镜手术并发症——TURP综合征. 国际妇产科学杂志，2014，41（5）：566-569，574.
3. 孙晶. 宫腔镜四级手术并发症中经尿道前列腺电切综合征预防的研究进展. 中国微创外科杂志，2017，17（5）：466-470.
4. 文怡，高雪梅. CO_2作为宫腔镜膨宫介质的安全性研究. 肿瘤预防与治疗，2008，4：459-461.

5. 夏恩兰. 妇科内镜学. 北京:人民卫生出版社,2004.
6. 夏恩兰. 宫腔镜并发症防治的现代观点. 国际妇产科学杂志,2008,35(5):387-390.
7. 赵辉,杨保军,冯力民. 宫腔镜电切术至 TURP 综合征 13 例分析. 中国妇产科临床杂志,2016,5:413-415.
8. AAGL Advancing Minimally Invasive Gynecology Worldwide, Munro MG, Storz K, et al. AAGL Practice Report: Practice Guidelines for the Management of Hysteroscopic Distending Media: (Replaces Hysteroscopic Fluid Monitoring Guidelines. J Am Assoc Gynecol Laparosc, 2000, 7: 167-168.
9. Berg A, Sandvik L, Langebrekke A, et al. A randomized trial comparing monopolar electrodes using glycine 1.5% with two different types of bipolar electrodes (TCRis, Versapoint) using saline, in hysteroscopic surgery. Fertil Steril, 2009, 91(4): 1273-1278.
10. Hsieh MH, Chen TL, Lin YH, et al. Acute pulmonary edema from unrecognized high irrigation pressure in hysteroscopy: a report of two cases. J Clin Anesth, 2008, 20(8): 614-617.
11. Nappi C, Di Spiezio Sardo A. State-the-art hysteroscopic approaches to pathologies of the genital tract. Naples: Endo-Press, 2014.

第五章
宫腔镜手术中高频电的应用及其对组织的热效应

1924 年，Wyeth 首次发现大功率高频电流衰减波(damped wave)具有切开组织的能力，进而开发出高频衰减波电刀，并由 Anderson 等应用在外科手术中。1928 年，Bovieh 和 Cushing 又开发出高频非衰减波(undamped wave)切开电刀，从而奠定了高频电在外科治疗领域的应用基础。近年来，高频电以其安全、高效、操作简便和易于控制等诸多优点，在宫腔镜手术中得到了广泛应用和较快发展。

一、宫腔镜电手术的电路组成与电流种类

(一) 宫腔镜电手术的电路组成

高频电手术(electrosurgery)是在设定电压下，使一定强度的电流通过作用电极进入生物组织产生电热效应，并引起预期的组织破坏，达到治疗目的。如图 5-0-1 所示，在宫腔镜手术的高频电路系统中，组织的一部分处于两个高频电极中间，一个高频作用电极和一个返回电极(负极板)。在手术操作中，高频电流将沿着图示方向流经组织。由于作用电极与组织的接触面积极小，电流密度相对较高，而返回电极与人体的接触面积较大，电流密度相对较低。

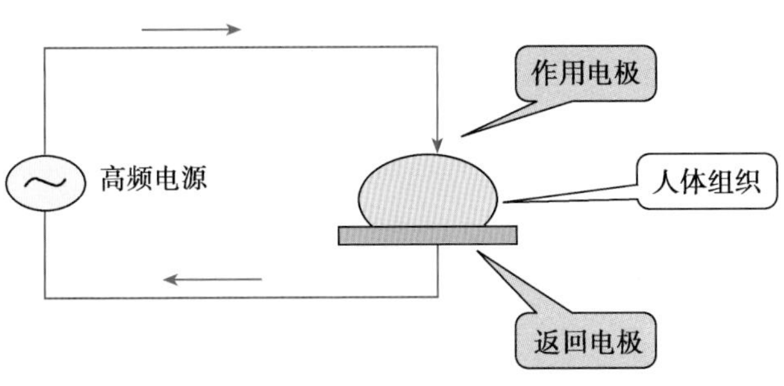

图 5-0-1　电极回路及作用

组织温度的变化与电流密度的平方成正比。所以，当高频电流通过时，作用电极处的组织温度上升很快，而负极板电极所产生的热量很少，可以忽略不计。由此，实现了在封闭的高频电路环境中，作用电极对组织的电切、电凝、电灼或其他高频电手术仅限于和作用电极接触的区域，保证高频电手术的顺利进行。

电烙与电手术不同。电烙是将金属导体进行电加热，然后作用于组织，通过热能的物理传递，产生热破坏效应，通常这种被加热的金属导体与生物组织之间的热效应温度只能达到 60~90℃，因而只能用于凝固组织。电手术则是在设定电压下，使一定强度的高频电流通过作用电极进入生物组织产生电热效应，其电热温度可达 100~500℃以上，从而对病变组织进行预期的破坏和治疗。

(二) 宫腔镜电手术中的电流类型

宫腔镜电手术中常用的高频电流类型主要为切割电流及凝固电流。

1. **切割电流**　在电手术中使电流连续输出并对生物组织产生切割效应的高频电流，称为切割电流(cutting current)。切割电流的波形特征为一连续性无衰减波，如果用图形表示(图 5-0-2)，可以看出在一定电压作用下，其电流以极高的频率在正负电极间摆动。由于电流的连续输出，切割电流相对具有较高的平均能量，而且在电流输出过程中不发生电能的衰减。当这种连续、不衰减的高频电流通过微小的作用电极(宫腔镜手术的切割电极)作用于生物组织时，将在局部组织产生极高的电流密度，使局部组织迅速升温，致使细胞内物质汽化、细胞破裂，

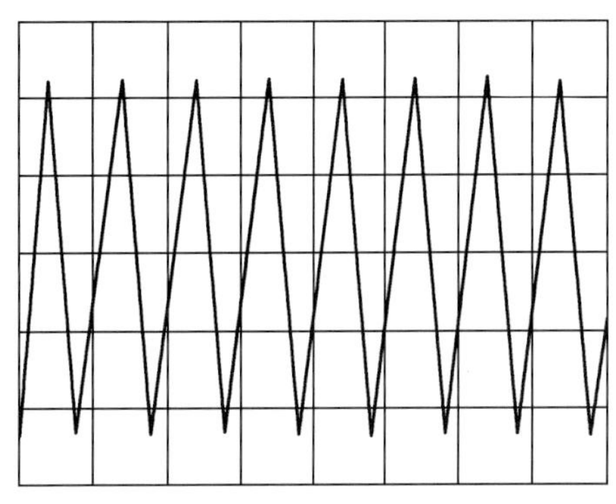

图 5-0-2　切割电流波形(连续性无衰减波)

产生切割效应。在切割过程中，一方面因细胞高温破裂而驱散细胞内的热量，防止了高温部位热量向邻近细胞组织的传递和渗透，产生"自冷却效应"。另一方面因切割面下方的组织细胞被高温碳化，组织电阻增加，限制了电热效应在深层组织的传导。

2. 凝固电流　与切割电流相对应，改变电流的连续输出形式并对生物组织产生凝固效应的高频电流，称为凝固电流（coagulating current），其波形特征为间歇性的脉冲衰减波（图 5-0-3），在电流的输出过程中发生电能的衰减，正是由于凝固电流中电能的衰减，在相同电压下，组织产热量较非衰减电流明显减少。在电手术中，凝固电流的作用包括干燥凝固（desiccation）和电灼（fulguration）。当凝固电流通过滚球电极与组织相接触产生凝固效应时，由于接触面积大于切割电极，因而通过接触面的电流密度小于切割电流，因此，在较高的输出电压下，可引起较大范围的组织热损伤。随着与作用电极距离的加大，组织热效应的温度传导逐渐下降，当温度超过 45℃时，组织细胞的热损伤与电极作用时间密切相关。

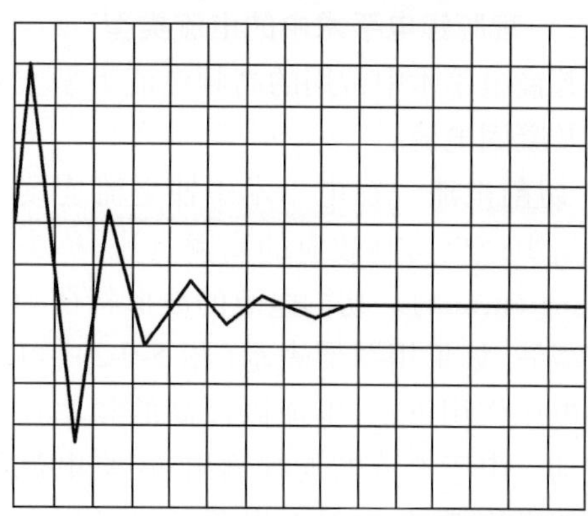

图 5-0-3　凝固电流波形（脉冲衰减波）

3. 混合电流　切割及凝固电流的波形特征不同，其组织电热效应也不同。因此，在进行组织切割时，如果辅以一定的凝固电流，往往可收到较好的临床效果。这种混合电流通常表现为衰减波与非衰减波结合的波形（blended waves，图 5-0-4）。

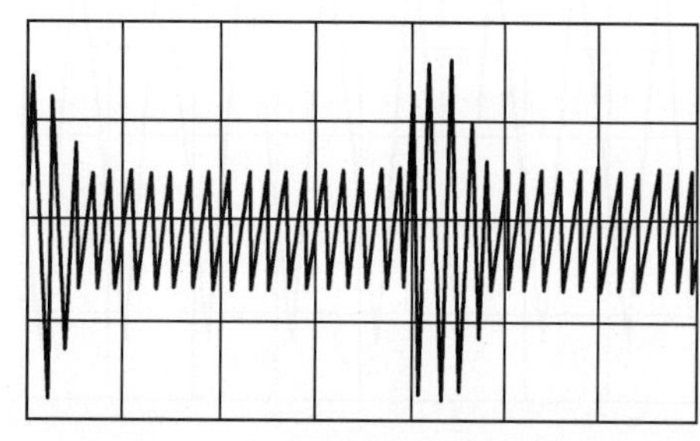

图 5-0-4　切割与凝固电流混合波形

二、宫腔镜手术电热效应及对组织的影响

（一）组织细胞受电热作用后的改变

1. 电热效应对蛋白质的影响　蛋白质分子量高，组成与结构十分复杂，维持分子空间构象的次级键（非共价键）键能比较低，从而使其分子结构不稳定，很容易受物理和化学因素的影响，破坏其空间构象，使其理化性质发生改变，稳定性下降并失去生物学功能。导致蛋白质的变性。高温可使蛋白质分子的次级键断裂而变性，一般温度在 60℃时，蛋白质变性。一般活性细胞在 600℃持续 1 秒钟即可产生蛋白质变性而死亡。

2. 电热效应对酶的影响　酶是由活性细胞产生的一种具有催化性能的蛋白质。在生物体内新陈代谢过程中，每一步化学反应几乎都是由一定的酶来促成的，酶是生物催化剂，酶促反应和一般化学反应相同，随着温度的增高反应速度加快，但是酶又是蛋白质，温度过高酶蛋白变性，温度达 60℃时，酶活性明显降低，80℃时，酶活性完全丧失。

（二）电热效应对子宫组织的影响

关于宫腔镜手术中组织的热损伤问题，一直是妇科内镜医师们关注的焦点之一。但是，由于该研究涉及的相关因素较为复杂，尤其活体组织中的标本不易获得，因而限制了对这一问题的深入了解。学者们在对离体子宫标本及少量活体子宫的研究中，得出了以下结论：内膜损伤深度与电极功率无关，电极波型不同组织热损伤深度存在差异，电极作用时间也与组织损伤有关。Indman 等对活体子宫的电热效应研究发现，当切割与凝固电流为 19W、59W 和 28W、57W 时引起的子宫肌层热损伤深度分别为 1. 5mm、2. 7mm 和 6. 1mm、1. 8mm。由此可见，相同功率下切割电流与凝固电流对组织产生的热损伤深度不同。

首都医科大学附属复兴医院宫腔镜中心围绕宫腔镜手术中电热效应对组织的影响进行了临床和实验室研究，在离体子宫研究的基础上，选择不同的电流波形，设置不同的电极功率及作用时间，在宫腔镜下分别对子宫内膜及肌层组织实施电切或电凝手术，将术后得到的组织标本，采用组织病理学、组织化学方法，分析观察电极功率、作用时间、切割和凝固厚度及组织热损伤深度等诸因素之间的相互关系，研究子宫组织受电热作用后的组织病理学改变及电热损伤深度，并通过电子显微镜观察，从亚细胞水平探讨受电热影响细胞的超微结构改变，进而寻找合适的手术功率设置及在此功率下的组织热损伤深度、范围，探讨宫腔镜手术中电热效应对组织影响的作用规律和相关机制，为宫腔镜手术的临床治疗和提高手术的安全性、有效性提供参考依据。

1. 电流波形对子宫组织的热损伤　我们在研究中分别设置了各种不同的电极功率、电极作用时间作用于子宫内膜组织，结果发现相同电极功率和作用时间下，切割电极下方的组织热损伤深度小于凝固电极（$P<0.05$）。

2. 电极功率和作用时间对子宫组织的热损伤　研究发现无论对离体子宫或在宫腔镜手术中：①设定功率和作用时间下，切割电极下方的组织热损伤深度与电极功率、作用时间无相关性（$P>0.05$）；②凝固电极下方的热损伤深度在离体子宫时与电极功率无关、与作用时间成正相关；③宫腔镜手术中，凝固电极对组织的热损伤深度与电极功率、作用时间有显著相关性（$P<0.001$），作用电极下方的组织热损伤深度与电极功率成负相关，与电极作用时间成正相关。

不同输出功率的作用电极对子宫组织的热损伤深度见表5-0-1、5-0-2。

表5-0-1　离体子宫组织的热损伤及实际破坏深度

类别	功率/W	总例数	子宫内膜去除深度/mm	热损伤深度/mm		实际破坏深度/mm	
				作用3~5s	作用6~8s	平均	最大
切割	60	8	2.422±0.106	0.328±0.130	0.516±0.102	3.109±0.126	3.790
	80	10	2.986±0.341	0.375±0.144	0.310±0.082	3.824±0.233	4.262
	100	10	3.325±0.084	0.402±0.121	0.325±0.221	3.819±0.611	4.412
凝固	30	8	0.084±0.013	2.643±0.416	3.290±0.422	3.325±0.240	3.948
	60	10	0.132±0.066	2.763±0.162	3.512±0.625	3.610±0.401	4.195
	80	10	0.863±0.147	1.963±0.312	3.020±0.160	3.284±0.138	4.212
	100	8	0.746±0.211	2.041±0.511	2.294±0.242	3.016±0.326	3.884

注：表中平均和最大破坏深度取6~8s组值

表5-0-2　在体子宫组织的热损伤及实际破坏深度

类别	功率(W)	总例数	子宫内膜去除深度/mm	热损伤深度/mm		实际破坏深度/mm	
				作用3~5s	作用6~8s	平均	最大
切割	60	10	2.047±0.045	0.324±0.125	1.075±0.233	3.081±0.302	3.632
	80	14	2.683±0.216	0.351±0.142	0.536±0.146	3.605±0.423	3.993
	100	12	2.465±0.243	0.447±0.156	0.532±0.186	3.249±0.526	3.920
凝固	30	10	0.035±0.007	2.609±0.516	3.474±0.444	3.546±0.520	4.160
	60	13	0.101±0.014	2.533±0.310	3.118±0.537	3.277±0.534	3.788
	80	10	0.362±0.087	1.354±0.318	2.144±0.606	2.514±0.665	3.537
	100	8	0.519±0.239	1.454±0.551	2.106±0.384	2.696±0.485	3.338

注：表中平均和最大破坏深度取6~8s组值

3. 电极功率设置　关于宫腔镜电切术中电极功率的设置，尚无统一标准，电极功率设置从30~160W，切割功率大于凝固功率。根据电热损伤机制和临床治疗效果的要求，应该以最小的输出功率达到预期的治疗目的。宫腔镜中心的临床试验研究发现，切割电极对子宫组织的热损伤深度与电极功率和作用时间无关（$P>0.05$），当切割电极的最小输出功率为60W时，虽可达到破坏子宫内膜全层目的，但在手术操作中有时出现电切环与内膜的黏附现象，在做较长时间切割时，影响切割的速度和深度，而增加电极功率至80~100W时，无论电极作用时间长短，少有这种现象发生，因此认为是合适的切割功率；凝固电极对组织的热损伤深度与电极功率及作用时间密切相关，其相关性可用回归方程表达为Y=

2.666-0.021W+0.723t($P<0.001$),即热损伤深度与功率成负相关,与电极作用时间成正相关。在临床研究中,我们在设定的四种凝固电极功率下分别作用于子宫内膜,发现在相同时间内,组织热损伤深度随功率的增加而减少,在相同功率下,随作用时间的延长而增加,因而30~60W为合适的凝固功率。在临床手术操作中,当内膜较厚或在子宫肌壁较厚部位,可采用低功率的作用电极,并延长作用时间,使其产生较深的组织热损伤效应。但在容易发生穿孔的部位,如宫角、宫底部、肌壁较薄处,应尽量缩短电极作用时间,以免发生穿孔甚至损伤邻近脏器。

(三)电热损伤的组织病理学改变

1. 光镜　光镜观察,切割与凝固电极导致组织热损伤的病理学改变由表及里出现由凝固性和部分性平滑肌坏死层构成的热损伤带。这种热损伤带在凝固电极下方深于切割电极。

(1)HE染色,凝固性坏死层表现为组织结构破坏,细胞结构消失,形成一片无结构的嗜酸性粉红色物质,该层在电凝组较厚,而在电切组较薄,其间夹杂有蓝色坏死细胞核碎片。部分坏死层的特点,是无结构的坏死细胞群与正常细胞同存,有些细胞虽有正常结构,但胞质嗜酸性增加,空泡形成,胞膜消失,胞核固缩、核碎裂及溶解等(图5-0-5)。

以上病变电凝组较电切组更为明显,不同功率及时间下,切割电极造成的组织损伤差别不大,而电凝组电极功率越小、作用时间越长,组织热损伤程度越明显。

(2)NADH-d(尼克酰胺腺嘌呤核苷酸-黄递酶)染色,电极作用下方,组织热损伤层的表面边缘呈黄褐色,其下方可见一较厚的无色组织带,最下方正常的子宫平滑肌细胞及血管壁平滑肌细胞着深蓝色,在无色组织带和正常深蓝色组织带之间,可见一较薄的浅蓝色染色区,为组织损伤的移行区;损伤组织的无色层在电凝时明显厚于电切,且功率不同、时间不同,其厚度也不同,凝固时的热损伤以30W时为最厚,100W时为最薄,电切时以80W时为最厚,60W时为最薄(图5-0-6)。

(3)Masson染色中,凝固性坏死层呈橘红色(坏死的平滑肌),加有蓝色(肌细胞间胶原纤维)无细胞结构物质,其下方的部分平滑肌坏死层为橘红色变性坏死的平滑肌纤维与浅蓝色胶原纤维相混杂,最下方为粉红色的平滑肌纤维束及束间深蓝色胶原纤维(图5-0-7)。

2. 电镜观察

(1)热损伤组织结构破坏,正常细胞形态消失,形成无一定形态结构的碎片。

(2)坏死与正常移行区细胞出现多种超微结构异常,细胞核的改变主要表现在核固缩、核碎裂、核溶解、异染色质边聚等,而在胞质内则出现空泡形成、线粒体肿胀、内质网扩张及脱颗粒等(图5-0-8)。

三、宫腔镜电手术在临床的应用

Gaillard等比较了高频电手术的术后效果,不仅与激光手术无差别,同时由于电能经济、价廉、设备简单、操作方便,并且术中可获得丰富的病理学检查标本等,使高频电成为目前优越的治疗性能源而被临床广泛应用。

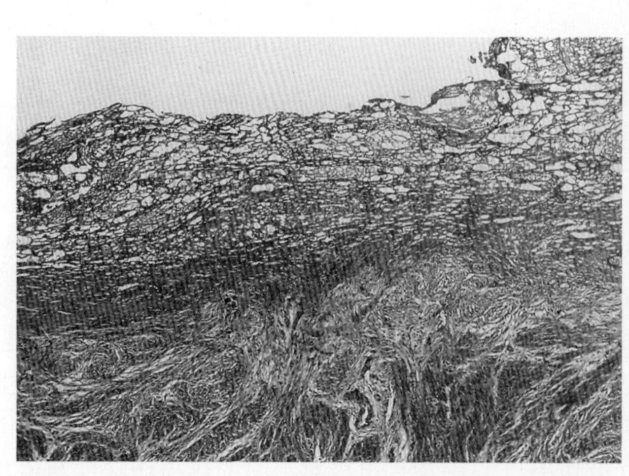
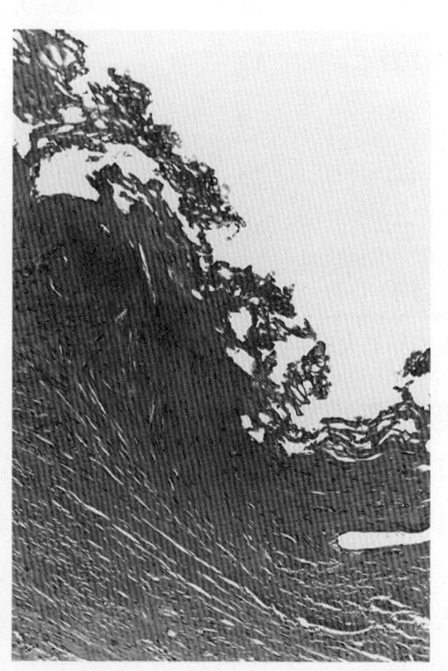

图5-0-5　HE染色

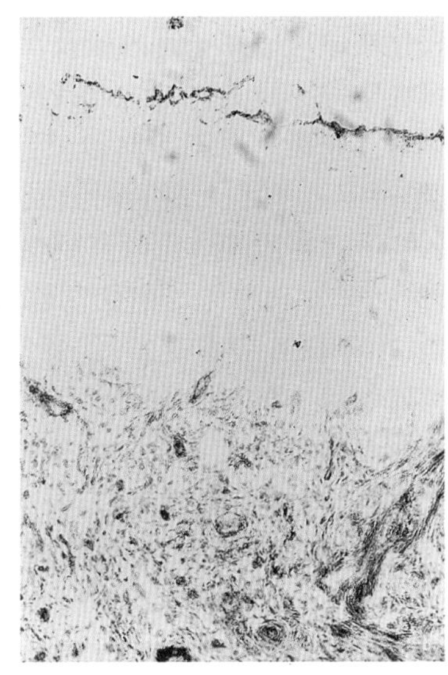

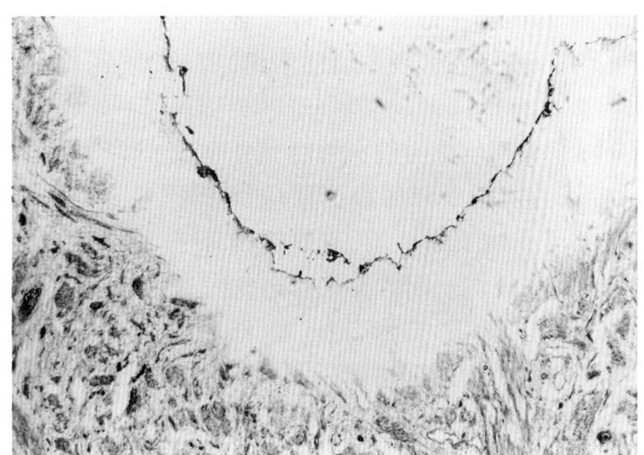

图 5-0-6　NADH-d 染色

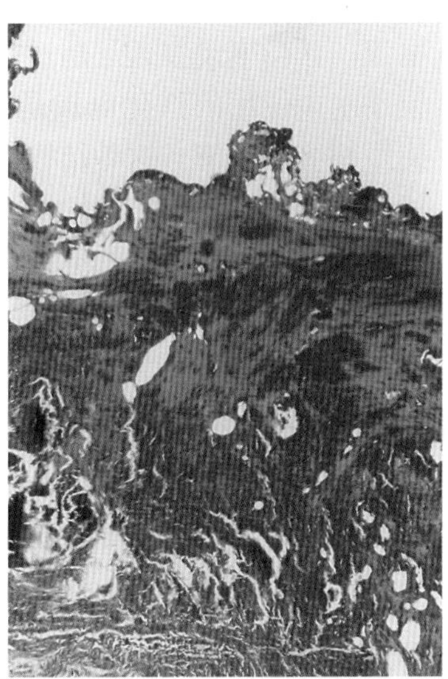

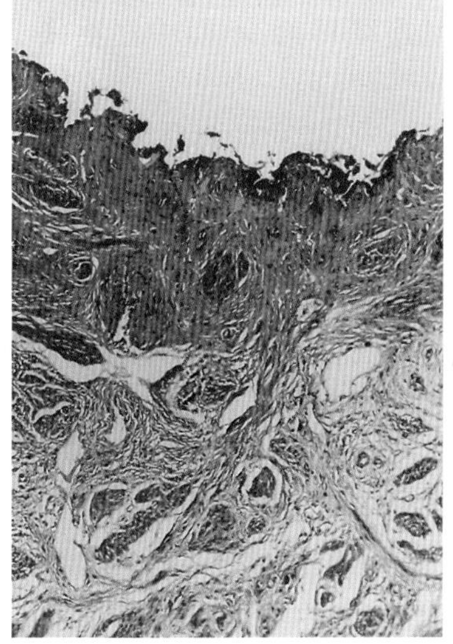

图 5-0-7　Masson 染色

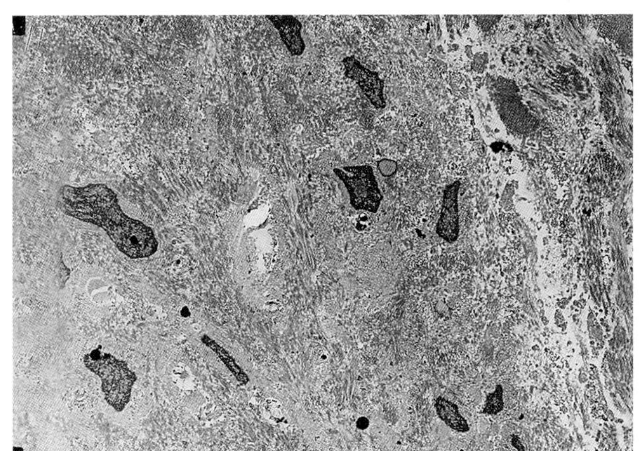

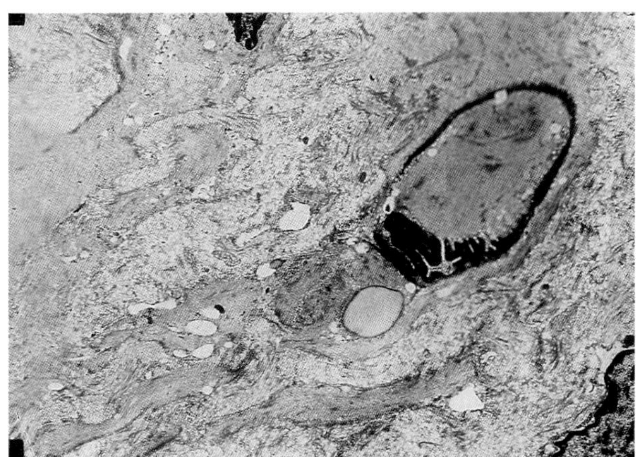

图 5-0-8　坏死与正常移行区

（一）切割电流在宫腔镜手术中的应用

妇科内镜手术中，切割电流的应用极为普遍。近年来，宫腔镜下电切子宫内膜治疗异常子宫出血已基本取代激光子宫内膜去除术。切割电流能够切除子宫内膜全层及其下方表浅的肌层组织，有效防止内膜的再生。切割的同时，辅以一定的凝固电流，可有效地凝固切割部位下方的血管达到止血的目的。一些学者认为切割电极的临床效应优于凝固电极，切割电极可直达子宫肌层，不仅能确保子宫内膜腺体的切除和破坏，同时能有效防止其增生，而且，术前子宫内膜不需作激素预处理，既可减少治疗费用，也可避免药物的副作用。术中切除的内膜组织几乎全部送检，一些作者报道了切除标本中发现了术前未诊断出的内膜病变，包括子宫内膜灶状非典型增生和灶状内膜癌变，减少了子宫内膜癌前病变及内膜癌的漏诊率。另外，对子宫黏膜下肌瘤及子宫内膜息肉可连续切割，不需中途更换器械。

由于子宫是一个血供十分丰富的器官，宫腔比较狭小，宫底部及双侧宫角部具有特殊的组织解剖特点，因而给切割电极在宫内的操作带来了困难。此外，切割电流不能直接使血管凝固。因此，临床上常常使用以切割电流为主，混合一定成分的凝固电流，既可保证对宫腔内良性病变及子宫内膜的有效切割，又可凝固切割部位下方血管达到止血目的。

（二）凝固电流在宫腔镜手术中的应用

凝固电流亦是宫腔镜手术中不可缺少的电能作用形式。由于其热渗透能力强，组织破坏范围广，止血效果好，同时操作相对简单，技术难度小，因电凝效应而产生的子宫内膜去除术又为宫腔镜下治疗月经过多增添了新的途径，其治疗效果与激光内膜去除术的满意率基本相同，但术后闭经率不如激光高。一方面凝固电流的组织穿透能力不如激光强，另一方面凝固电流对子宫内膜的破坏影响因素较多，诸如电极功率设置、电极形状、电极压力、作用时间以及子宫内膜预处理情况等。因而，凝固电极的组织热损伤深度不如切割电极直观和易于评价。

电灼作为凝固电流的一种特殊作用形式，临床上主要用于较大面积的止血。该种电极利用凝固电流中较高输出电压产生火花放电的同时，部分电能以光的形式消耗，故而不会产生像凝固电流同样深的组织热效应。宫腔镜手术中，火花电凝的应用极少。

（三）高频电汽化在宫腔镜手术中的应用

利用汽化的原理破坏子宫内膜及宫内良性病变在手术宫腔镜中并不鲜见，但是，以高频电能作为汽化能源在手术宫腔镜中则刚刚起步。自20世纪80年代以来，妇科内镜手术大多利用激光汽化破坏病变组织。一些学者在激光汽化与高频电切子宫内膜的对比性研究中，发现激光与电切的临床效果没有差别。但是，由于激光设备复杂、能源昂贵、不能获得供组织病理学检查的标本等，以后逐渐被高频电能产生的切割及凝固技术取代。与切割、凝固电极相比，汽化电极的操作相对简单、容易，不仅能切除宫内较大赘生物，同时可避免多次中断手术取出宫内组织碎屑。且电能价廉、设备简单，因而仍不失为一种较好的治疗方法。

高频电汽化的原理与激光相似，只是能源不同而已。汽化电流是一种具有较高电能输出的不衰减电流。其功率设置远远超过切割及凝固电流。宫腔镜手术中使用的汽化电极是一种柱形电极，其上有间距相等的沟槽。这种结构能够扩大电极与组织间的接触面积，因而可加大电极作用的破坏范围。当电极工作时输出极强的电流在电极接触部位的组织内产生较高的电流密度，其电热效应使组织内温度达到汽化温度（≥100℃）。Glasser 等最近报道利用高频电流汽化子宫内膜，组织汽化深度可达3～4mm，临床观察汽化面下方及周围组织的凝固范围1～3mm，由此得出汽化与电切深度相似的结论。但是，对于宫角部及较大血管处，仍用滚球电极凝固，以免造成子宫穿孔及术中大出血。另外，由于术中不能获得组织标本，需与切割及凝固电极同用，才能得到满意效果。

（四）高频电双极系统在宫腔镜手术中的应用

单、双极电路系统在临床治疗中的主要区别在于电流循环回路中，经过人体全身或部分组织的不同而已。双极电路的最大优点是不需用回路电极板，活动电极与回路电极相互毗邻，电流只能通过两者之间的组织，因而其电热效应相对局限。双极电路系统在腹腔镜中的应用颇多，效果满意，术中及术后的合并症极低。用双极电凝系统治疗子宫肌瘤及盆腔子宫内膜异位病灶，不仅对邻近组织损伤小，而且凝固止血效果好，极少造成邻近器官的意外电热损伤。

传统的双极电路不能产生切割作用，但双极电针（bipolar needle electrode）的问世，使得内镜外科医师们能够在双极电路中对病变组织进行有效的切割和凝固。双极电针的结构如图 5-0-9 所示。其针状电极位于回路电极的顶端,活动电极长约 3mm,电流通过活动电极作用于组织,经过回路电极完成循环。

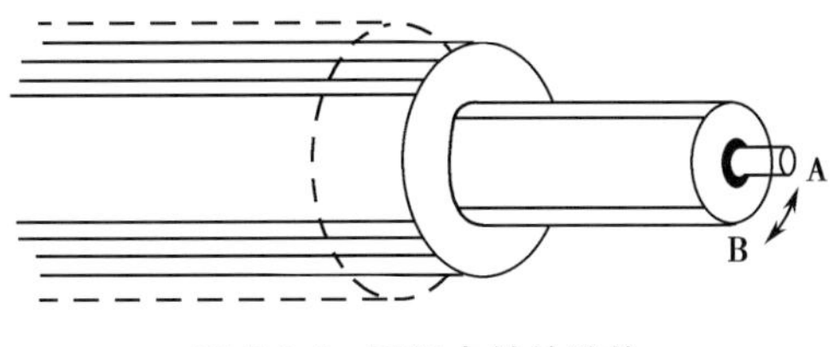

图 5-0-9 双极电针的结构

Isaacson 等的动物试验研究发现:在相同电源输出功率下,单、双极系统对组织作用效果相同;通过组织学评价两者造成的热损伤程度无差别。由于双极系统必须在电解质溶液中工作,因而可避免目前所用的非离子膨宫介质造成的低钠血症等合并症。目前宫腔镜双极汽化系统已经应用于临床,当作用电极工作时,通过膨宫介质中的电解质离子形成回路,回路电极不接触人体组织,因而提高了手术的安全性,具有较好的临床应用前景。

(段 华)

参 考 文 献

1. 段华,夏恩兰,梁延杰. 宫腔镜子宫内膜去除术中电热效应对组织的影响. 中华妇产科杂志,1999,34:479-481.
2. 段华,夏恩兰. 高频电在宫腔镜手术中的应用及研究进展. 中国内镜杂志,2000,6:18-20.
3. Brooks PG. Resectoscopic myoma vaporizer. J Reprod Med,1995,40:791-795.
4. Glasser MH. Endometrial ablation and hysteroscopic myomectomy by electrosurgical vaporization. J Am Assoc Gynecol Laparosc,1997,4:369-374.
5. Goldfarb HA. Bipolar laparoscopic needles for myomacoagulation. J Am Assoc Gynecol Laparosc,1995,2:175-179.
6. Holm Nielsen P,Nyland MH,Istre O,et al. Acute tissue effects during transcervical endometrial resection. Gynecol Obstet Invest,1993,36:119-123.
7. Indman P, Brown W. Uterine surface changes caused by electrosurgical endometrial coagulation. J Reprod Med, 1992, 37: 667-670.
8. Indman PD, Soderstrom RM. Depth of Endometrial Coagulation with the Urologic Resectoscope. J Reprod Med, 1990, 35: 633-635.
9. Lsaacson K,Nardella P. Development and use of a bipolar resectoscope in endometrial electrosurgery. J Am Assoc Gynecol laparosc,1997,4:385-391.
10. Luciano AA,Soderstrom RM,Martin DC. Essential principles of electrosurgery in operative laparoscopy. J Am Assoc Gynecol Laparosc,1994,1:189-195.
11. Onbargi LC,Hayden R,Valle R,et al. Effects of power and electrical current density variations in an in vitro endometrial ablation model. Obstet Gynecol,1993,82:912-918.
12. Soderstrom RM. Electricity inside the uterus. Clin Obstet Gynecol,1992,35:262-269.
13. Townsend DE, Richart RM, Paskowitz RA, et al. "Rollerball" coagulation of the endometrium. Obstet Gyencol, 1990, 76: 310-313.
14. Tucker RD,Kramolowsky EV,Platz CE. In vivo effect of five french bipolar and monopolar electrosurgical probes on the porcine bladder. J Urol Res,1990,18:291-294.

第六章 宫腔镜手术的麻醉

经子宫腔镜手术是一种已被广泛应用于各种各样的妇产科学疾病的诊断与治疗。宫腔镜技术的进步和手术器材的快速发展，使得经宫腔镜手术在数量上和种类上有所增加。宫腔镜手术刺激虽仅限于宫颈扩张及宫内操作，但由于支配子宫的内脏神经主要来自于 $T_{10、11、12}$，$L_{1、2}$ 的交感神经等及 $S_{2、3、4}$ 的副交感神经组成的盆神经丛，易导致全身反应类似如人工流产综合征（artificial abortion syndrome），即心动过缓、心律失常、血压下降、恶心呕吐、胸闷、面色苍白、大汗等征象。

宫腔镜手术操作只限于子宫腔内，且手术时间较短，无须全身麻醉。但随着人们生活质量以及知识水平与认识水平的提高，越来越多的患者要求在安静、平稳、无痛状态下度过围手术期。因此，宫腔镜手术麻醉的方法及选择取决于：

1. 诊断镜或手术治疗镜用光学纤维镜还是硬镜。
2. 非住院患者还是住院患者。
3. 患者精神心理状态能否合作。
4. 患者对麻醉的要求。
5. 手术医师的要求及手术操作的熟练程度。
6. 手术时间长短。

宫腔镜手术麻醉的术前访视和麻醉评估见腹腔镜手术麻醉。

一、表面麻醉

即用穿透性强、作用快的局麻药用于子宫颈管内或注射到宫腔内的表面麻醉方法。药物一般用0.5%~1%丁卡因或2%利多卡因，采用棉棒宫颈管填塞法或宫腔内注射法。虽然表面麻醉能缓解扩宫时疼痛和全身不良反应，但不能较好地缓解宫内操作时的神经反射症状，因为它不能安全阻断黏膜下层，肌层对压迫、牵拉及电切、电凝时热效应的神经反射。但此法与地西泮镇痛麻醉复合可用于宫腔镜活检、检查及 TCRP 等创伤较小的局部手术麻醉。

二、宫颈旁神经阻滞

宫颈旁神经阻滞分别于宫颈4、8、10点距子宫口外缘0.5cm处，进针约3cm，各注射0.5%~2%利多卡因1ml，能使92%的患者宫口松弛，且 RAAS 发生率明显降低。理论上高浓度、大容量宫旁阻滞效果较好，但存在注射痛及全身中毒反应。也不能安全消除宫底及宫体的神经反射。

三、硬膜外麻醉及蛛网膜下腔阻滞

硬膜外麻醉可分为连续硬膜外麻醉和单次硬膜外麻醉。是目前使用较广泛且熟练的麻醉方法。可根据手术时间长短及术者技术熟练程度随意调控麻醉时间和麻醉平面。其优点在于：①穿刺成功后阻滞完善，可控性好；②减少应激反应，减少血压升高和心动过速的发生；③可改善胃肠蠕动，减少腹胀，因交感神经阻滞可致副交感神经张力增加；④术中保持患者清醒，能及时告知宫腔手术中可能发生的不良反应如 TURP 综合征；⑤术后恶心、呕吐和嗜睡减少；⑥还可用于术后镇痛治疗。但也有其缺点，因麻醉操作技术要求较高，而失败率较高；麻醉起效时间较长，并有发生全脊髓麻醉的可能。特别在妇科手术麻醉中有部分患者凝血功能障碍，血流动力学不稳定或脊柱畸形应属麻醉禁忌。而蛛网膜下腔阻滞，虽然操作简便，阻滞完善，但不适合非住院患者，且对血流动力学影响较大，特别是青壮年，术后头痛发生率较高，临床上较少应用。

四、全身麻醉

一般选用静脉全身麻醉。麻醉药物应选择作用时间短、苏醒快、镇痛效果好、副作用少的全麻药物。以往较多采用亚麻醉剂量的氯胺酮，其镇痛效果可达80%~90%，但也不能完全抑制人工流产综合征，且增加肌张能力而不易扩宫；呕吐、口腔、呼吸道分泌物较多，易导致上呼吸道梗阻及误吸，还可兴奋、烦躁及做噩梦，造成患者心理伤害，目前亦较少应用。

（一）静脉全身麻醉

近几年来，随着新的静脉全麻药的开发应用，临床麻醉医师在选择全身麻醉药物时可根据患者状况灵活掌握。目前较常用的有依托咪酯、异丙酚，而国外较多采用单剂量阿芬太尼和舒芬太尼等，这些药物副作用相对较少，安全可靠，苏醒快，特别是阿芬太尼类，镇痛完善，镇痛与意识分离，术毕很少感觉疼痛，术中亦无任何记忆，作用时间短，但大剂量时均有一过性呼吸抑制，多数能自行缓解。

1. 依托咪酯（etomidate）　系咪唑类衍生物，临床应用 0.1~0.3mg/kg，7~14 分钟自然苏醒，无精神副作用，但呕吐发生率较高，且有注射部位痛及体动，并有抑制肾上腺皮质功能，如与小剂量芬太尼合用，且镇痛完善，苏醒快，副作用明显减少。

2. 异丙酚（propofol）　具有起效快，作用时间短，恢复迅速而平稳，同时有一定的抗呕吐作用。常用剂量 2.5~3mg/kg，能维持 8~10 分钟。如首次剂量后再 3~4mg/（kg·h）静滴维持，可随意延长麻醉时间而不影响苏醒时间。但亦有一过性呼吸、循环抑制。因此，要求麻醉医师应具备辅助通气设备和技术条件。

3. 舒芬太尼、阿芬太尼（alfentanil）　也属强效阿片类镇痛药，与芬太尼作用比为 8∶1，起效和作用维持时间是芬太尼的 1/3，无蓄积，对心血管影响小，镇痛与意识分离，常用量为 30~50μg/kg，镇痛维持 15~20 分钟。常根据患者年龄、体重、一般状况联合麻醉。

4. 异丙酚与舒芬太尼复合静脉全麻　在宫腔镜手术麻醉中，常用异丙酚 1~1.5mg/kg 联合舒芬太尼 0.1~0.2μg/kg，能满足手术要求，镇静镇痛作用强，对生命体征抑制轻，偶有呼吸暂停及心动过缓和低血压，可自行缓解和对症处理治疗。

5. 异丙酚-阿片类药靶控输注　随着计算机技术的发展，1992 年 Kenny 等研制出计算机辅助滴定静脉麻醉药，计算机控制的输液泵。是以血浆或效应室的目标为调控指标，同时可以显示目标血药浓度、效应室药物浓度、给药时间和累计剂量，并可限制最高剂量。目前异丙酚-阿片类药靶控输注（target controlled infusion，TCI）已广泛应用于临床麻醉和镇痛。常用 TCI 输注系统有两种：即“得普利麻”系统（Diprifusor）和药物输注工作站（Fresenius Base Primea）。它可以同时进行镇痛-镇静药等双通道或多通道的靶控输注。当今常用异丙酚-瑞芬太尼靶控输注；异丙酚 0.8μg/L 和瑞芬太尼 0.2~2μg/L，有较好的镇痛、镇静作用，也适合年老体弱及多并发症患者的检查和手术治疗。

6. 氯胺酮（ketamine）　有较强的镇痛作用，宫腔镜手术时常用剂量 0.3~1.3mg/kg，稀释后静注，此亚麻醉剂量对呼吸影响小，苏醒快，但有肌紧张、呕吐、呼吸道分泌物增多、兴奋和做噩梦等缺点。

（二）喉罩通气静脉全身麻醉

喉罩作为一种通气工具，已广泛用于宫、腹腔镜手术的麻醉。尤其第三代双管喉罩（ProSeal-LMA）。此喉罩置入相对简单，很少出现呼吸道损伤，喉罩对气道几乎无刺激，易于维持血流动力学稳定，应激反应轻微，患者易耐受，异物感小，置入刺激轻，呛咳少，分泌物少，不出现喉头水肿、声带损伤、喉返神经麻痹等并发症；术后咽喉痛的发生率较气管插管低；麻药用量减少。

许多宫腔镜手术如子宫黏膜下多发肌瘤、宫腔严重粘连、子宫内膜电切术、先天性子宫阴道纵隔等，由于手术时间较长，为了确保有效通气，在静脉全麻的基础上插入喉罩，既能保证有效通气，降低反流误吸的可能，还能进行机械性通气或吸入麻醉。

（三）气管插管全身麻醉

必要时应实施气管内插管全身麻醉，以确保患者安全。

五、宫腔镜手术中监测

宫腔镜手术麻醉的特殊性在于麻醉医师应知晓宫腔镜手术可能发生不良反应（如 TURP 综合征）和手术操作的并发症，通过监测分析生理参数及其变化，能尽早发现问题，判断问题的严重性，提供早期诊断和识别病情转归依据。并为手术医师对并发症的进一步处理提供更好的麻醉支持和生理保障。

（一）常规监测

1. 心电图　特别是对老年人或患有先天或后天性心脏病患者，应常规监测。麻醉和手术中电切或电凝对心肌电生理亦有一定的影响，可尽早地了解有否心肌缺血、心律失常等节律变化。

2. 血压　血压由心输出量、血容量和周身血管阻力所决定，特别是椎管内麻醉后，可导致相对容量不足而导致低血压；而用液体膨宫时若手术时间长，灌注压高可出现高血容量性高血压。一旦出现高、低血压，麻醉医师应尽早查找原因，以便做出正确处理。

3. 脉搏-氧饱和度监测　能发觉低氧性缺氧和搏动性血流，并能连续了解肺内气体交换，氧合血红蛋白饱和度和中心氧合状态。妇科患者有相当一部分行宫腔镜手术时均伴有贫血，如血红蛋白在5~6g时，氧含量不足却氧饱和度满意；低血压时或心泵功能低下，搏动性血流降低，而氧饱和度可能正常。因此，对诊断贫血性缺氧和早期低血压时存在价值和意义差。

4. 心前区或食管内听诊　可以监测心音、呼吸频率和通气情况，但不能识别呼吸类型。如用气体膨宫时，易导致气体栓塞，通过此法可及早发现，当听诊发现呼吸音和心音有异常时应立即停止手术，及时处理。

（二）特殊监测

1. 电解质监测　主要是血钠浓度监测。由于98%的渗透压是由电解质提供的，而钠几乎占了1/2。当血钠浓度<125mmol/L，即感恶心不适；若低于110~120mmol/L时，即感头痛乏力，反应迟钝；<110mmol/L即可抽搐、昏迷。宫腔镜下子宫肌瘤切除时，若膨宫压>100mmHg，大灌注流量或患者处于低血压状态时易发生稀释性低钠血症，为防治急性水中毒提供可靠依据。

2. 血糖监测　宫腔镜手术膨宫介质有三种。目前常用5%葡萄糖溶液，术中定时快速测定血糖浓度十分必要。一旦血糖异常升高，提示冲洗液或膨宫液吸收。

3. 中心静脉压监测　如CVP增高，说明有效血容量增多，而且CVP的变化比血压变化早。因此，可作为稀释性低钠血症的先兆征象。但其敏感性非同监测PCWP，如根据PCWP的监测指导治疗会更安全。

4. 无创性血管外肺水监测　任何原因引起毛细血管壁滤过变化和毛细血管内外静水压与胶体渗透压差变化，均可导致肺水肿，采用心阻抗血流图（impedance cardiogram，ICG）监测胸腔液体指数（thoracic fluid index，TFI）用以区分心源性或非心源性水肿。

六、麻醉中宫腔镜手术并发症及防治

（一）机械性损伤

有统计宫腔镜检查与手术发生子宫穿孔率约为2%，有生理和病理两方面原因，与子宫不良位置如前/后倾子宫、解剖异常、子宫萎缩或发育不全、宫腔粘连、宫颈狭窄以及手术操作时膨宫不理想有关。子宫破裂可因宫颈穿孔及撕裂，子宫假道形成，可发生于扩宫或宫内操作过程中。如在电灼、电切、激光刀或使用锐利器械引起穿孔时，其破损部位不易自愈，若穿孔位于子宫角及附件处，因血供丰富，可导致大出血及大量膨宫介质进入循环（气体或液体）会导致气栓等代谢和循环紊乱。因此，手术医师必须谨慎选择合适的患者进行宫腔镜手术，应熟练掌握和使用宫腔镜器械，配用膨宫泵可调的流量扩张宫腔，最大程度地满足手术视野，有助于提高手术安全性。

（二）出血

宫腔镜手术导致大出血较少见，除非子宫穿孔。腹腔镜手术出血不少见。但有些患者患有凝血功能障碍性疾病，或因心血管疾病长期服用非甾体类抗风湿药物、抗凝治疗、尤其是阿司匹林，可导致大量失血。术前应治疗凝血功能障碍性疾病，使用阿司匹林者应停用7~14天后方可实施手术治疗，有文献报道应停用20日以上方可手术治疗。

（三）气体栓塞

多见于使用气体（CO_2）作为膨宫、气腹介质，有资料表明静脉破口与膨宫压力阶差>4mmHg可引起90ml/s的气流量，如呈气团样吸收[0.5ml/(kg·min)]即可产生明显的症状。心功能欠佳者可导致死亡。主要表现为心电图、血气值异常、低血压、出现特征性心脏杂音——金属样杂音或水轮音。一旦发生可疑气体栓塞，应立即停止膨宫，改变手术体位于左侧卧位或头低位，提高静脉压，必要时经右心导管抽除气泡。

（四）TURP综合征

宫腔镜手术的膨宫液体介质在加压下的过量吸收也可发生类似于前列腺切除综合征的急性水中毒。发生TURP综合征取决于膨宫液的种类、吸收量和速度。急性水中毒多为血管内吸收所致，即膨宫介质通过破损的小静脉或血窦直接入血；而膨宫液通过缺损的子宫内膜或经输卵管进入腹腔经血管外吸收，使低渗液进入血管外间隙，导致迟发性低钠血症。

膨宫液吸收量和速度取决于以下几个因素：

（1）膨宫液静脉压：是决定吸收量的重要因素，即使静水压<60mmHg也能使膨宫液大量吸收，同等重要的还有压力持续时间。

（2）手术时间：手术时间长短主要与血管内吸收量有关。一般认为手术时间不超过60分钟，不会

引起严重的 TURP 综合征,但也有报道在手术开始 15 分钟后就发生急性水中毒。

（3）被切除的瘤体大小及内膜切除面积。

（4）失血量:膨宫液吸收量与失血量成正相关。因为失血多时所需灌流液的量也大。

（5）宫颈口的松弛度和窥镜的出水开关的开启程度:引流不畅,宫腔内压增高,吸收量和速度亦快。

一般说来,血压增高、脉搏减慢和精神异常兴奋是急性水中毒三个早期征象。如果血浆胶体渗透压下降显著,能引起非心源性肺水肿,表现为呼吸急促、粉红色泡沫样痰、口唇发绀等低氧血症。如果血清钠浓度严重降低,能导致低电解质性心血管虚脱,表现为低血压、头痛、恶心、呕吐、视觉模糊及意识障碍,如未及时治疗进而可致强直样抽搐和昏迷。

一旦发生 TURP 综合征,应立即停止手术,积极恢复正常血容量,减少静脉回心血量,密切监测血清钠浓度和血浆渗透压,排出过多的水分纠正低钠血症。

（1）强心、利尿的应用:经血管内吸收的膨宫液占总吸收量的 29%,这就使膨宫液中含有渗透性利尿物质不能很好地发挥其利尿作用,所以应常规给予呋塞米,合并有严重肺水肿时有必要使用毛花苷丙强心治疗。

（2）高渗盐溶液应用:使用 3%~5%氯化钠溶液纠正异常血容量和低钠血症,同时有渗透性利尿作用,以减轻细胞内水肿。

（3）若发生非心源性肺水肿、大量粉红色泡沫痰、发绀,应限制晶体液输入,适当输入胶体溶液,并使用 40%酒精溶液雾化吸氧。

（4）术中尽量保持较低膨宫压力 60mmHg 左右,使用非溶血性等渗或低渗膨宫液,尽量缩短手术时间,是预防 TURP 综合征的主要措施。

（5）吗啡的应用:可镇静、减低心脏前后负荷、改善心衰。

（蔡捍东）

参考文献

1. 刘俊杰,赵俊.现代麻醉学.4 版.北京:人民卫生出版社,2002:31-215;475-971.
2. 刘先义,曹经山,郑利民,等.临床麻醉实施程序.北京:人民卫生出版社,2000:94-99.
3. Bettocchi S,Ceci O,Nappi L,et al. Operative office hysteroscopy without anaesthesia:Analysis of 4863 cases performed with mechanical instruments. J Am Assoc Gynaecol Laparosc,2004,11(1):59-61.
4. Goldenberg M,Cohen SB,Etchin A,et al. A randomized prospective study of general versus epidural anaesthesia for transcervical hysteroscopic endometrial resection. Am J Obstet Gynaecol,2001,184(3):273-276.
5. Kaplan JA,Augoustides JGT,Manecke GR,et al. Cardiac Anesthesia. 7th ed. New York:Elsevier Health Sciences,2016.
6. Lotfallah H,Farag K,Hassan L,et al. One-stop hysteroscopy clinic for postmenopausal bleeding. J Reprod Med,2005,50(2):101-107.
7. Pansky M,Feingold M,Bahar R,et al. Improved patient compliance using pediatric cystoscope during office hysteroscopy. J Am Assoc Gynaecol Laparose,2004,11(2):262-264.
8. Ponsky JL. Complications of endoscopic and laparoscopic surgery:prevention and management. New York:Little Brown & Co,1997.
9. Propst AM,Liberman RF,Harlow BL,et al. Complications of hysteroscopic surgery:Predicting patients at risk. Obstet Gynaecol,2000,96(4):517-520.
10. Readman E,Maher PJ. Pain relief and outpatient hysteroscopy:A literature review. J Am Assoc Gynaecol Laparosc,2004,11(3):315-319.
11. Stoelting RK,Miller RD. Basics of Anesthesia. 5th ed. London:Churchill Livingstone,2006.
12. Tawfeek S,Hayes T,Sharp N. Three-year experience in outpatient microwave endometuial ablation. Obstet Gynaecol Surv,2005,60(4):234-235.
13. Wiebe ER. Comparison of the efficacy of different local anaesthetics and techniques of local anaesthesia in therapeutic abortions. Am J Obstet Gyneol,1992,167(1):131-134.

第七章
宫腔镜诊断

第1节 经典宫腔镜检查及窄带成像技术

一、经典宫腔镜检查

诊断性宫腔镜（diagnostic hysteroscope）可以在直视下清晰、准确地观察到子宫颈管、子宫颈内口、子宫腔形态、子宫内膜状态和输卵管开口等情况，并可明确宫腔内病变的部位、大小、性质及界限。此外，通过宫腔镜下定位活检，比传统的诊断性刮宫（diagnostic dilatation and curettage，D&C）、子宫输卵管碘油造影（hysterosalpingography，HSG），以及B超检查更要直观、准确、可靠，能减少漏诊，明显提高了诊断准确率。宫腔镜检查已成为一项新兴的、有价值的妇科诊断技术，被誉为现代诊断宫腔内病变的金标准。

（一）宫腔镜检查的适应证

1. 异常子宫出血 异常子宫出血（abnormal uterine bleeding，AUB）包括生育期、围绝经期及绝经后出现的异常出血。例如月经过多、过频，经期延长、不规则出血，以及绝经前、绝经后子宫出血，是宫腔镜检查的主要适应证。

2. 不孕不育症 包括原发不孕、继发不孕、复发性流产、早产等且有生育要求的患者；也包括在辅助生殖技术前行宫腔及/或输卵管评估者。

3. 异常宫腔内声像学所见 包括二维/三维超声、HSG、CT、MRI、宫腔声学造影（sonohysterography，SHSG）或盐水灌注子宫声学造影（saline infusion sonohysterography，SIS）、彩色多普勒超声（television color doppler ultrasonography，TVCD）等检查发现的宫腔异常者。

4. 异常宫腔吸片细胞学检查所见或异常子宫内膜病理组织学检查所见 宫腔镜可发现宫腔内病变并定位取材送病理组织学检查，明确诊断。

5. 三苯氧胺或激素补充治疗（hormonal replacement therapy，HRT）等引起的生理或特殊改变 由于药物的雌激素效应，长期服用后可导致子宫内膜增生，息肉形成，严重者甚至出现恶变，需要使用宫腔镜进行评估。

6. 子宫肌瘤 除黏膜下肌瘤外，有时壁间肌瘤或多发肌瘤也需行宫腔镜检查，确定是否累及宫腔，确定手术方式。

7. 继发痛经 可因某些宫内异常引起，如黏膜下肌瘤、子宫内膜息肉或宫腔粘连等。

8. 子宫内膜癌的分期 宫腔镜可观察宫颈管黏膜有无侵及，除外子宫内膜癌宫颈播散。

9. 复杂的宫腔操作术后 如子宫畸形矫形术后，宫腔粘连分离术后，较大或多发子宫黏膜下肌瘤电切术后，术后6~8周行宫腔镜检查可观察宫腔恢复情况，发现和分离早期的膜样粘连。

10. 某些宫腔操作失败者 如宫内节育器取出失败，需宫腔镜定位者；早孕人工流产手术失败需宫腔镜定位者；宫腔操作时可疑宫壁损伤者等。

11. 阴道异常排液 不明原因的阴道异常排液可行宫腔镜检查，除外子宫内膜病变。

（二）宫腔镜检查的禁忌证

1. 绝对禁忌证 ①急性子宫内膜炎；②急性附件炎；③急性盆腔炎。因宫腔镜检查的操作会使炎症扩散，因此急性炎症应首先给予抗炎治疗，待炎症得到控制后方可实施宫腔镜检查。

2. 相对禁忌证 ①大量子宫出血：大量出血时宫腔镜的视野全部被血液所遮盖，不但难以查出病变，而且会增加出血；②妊娠：有可能引起流产；③慢性盆腔炎：有可能使炎症扩散。以上三项为宫腔镜检查的相对禁忌证，非紧急情况不宜施行。

（三）术前准备

1. 患者术前评估 宫腔镜检查前需对受术者进行全面的评估和准备，主要包括检查适应证的确认，患者有无高血压、糖尿病，能否耐受较长时间的截石位及膨宫带来的不适，宫颈的松弛程度，有无脏器损伤和感染的高危因素，有无可能同时治疗等，决定是否需要麻醉以及麻醉的方式，选择和准备器械及是否需要应用预防性抗生素等。

（1）病史：详细询问患者一般健康状况及既往史，注意有无严重心、肺、肝、肾等重要脏器疾患，有无出血倾向及糖尿病史，对于月经不规律者，术前尤其注意必须排除妊娠的可能性。

（2）查体：常规测量血压、脉搏和体温，检查心肺功能，注意有无盆腔炎症以及急性阴道炎，对于合并炎症者应首先给予治疗，等待炎症得到控制后再实施宫腔镜检查。

（3）化验检查：化验血、尿常规，对于尿糖阳性者，应测量空腹血糖，便于选择膨宫液。阴道分泌物检查，包括清洁度、霉菌、滴虫等，必要时取宫颈分泌物进行衣原体、支原体，以及淋病奈瑟菌检查。常规进行宫颈细胞学检查，进行肝、肾功能和乙型肝炎表面抗原等多种指标的检查。

（4）心理咨询：向患者仔细讲解宫腔镜检查的过程和宫腔镜诊断的必要性，以取得患者的理解与配合，可取得观察结果满意和手术顺利完成的效果，甚至减少了对麻醉需求，有医师总结道：医师的语言是最好的药物，无创技术是最好的麻醉。

2. 检查时间的选择 除特殊情况外，一般以月经干净后5天内为宜，此时子宫内膜为增生早期，内膜薄，黏液少，不易出血，宫腔内病变容易暴露，观察满意。不规则出血的患者在排除妊娠后任何时间都可以检查。在子宫出血期间做检查时，除严格无菌操作外，可酌情给予抗生素后再进行操作。

3. 麻醉及镇痛 为减少术中反应，可于术前给予止痛剂、镇静剂，或肌注阿托品。宫颈管松弛、阴道内镜检查或用软镜者可不用麻醉，常用的镇痛及麻醉方法如下：

（1）消炎痛栓（吲哚美辛）：检查前20分钟将消炎痛栓50~100mg塞入肛门深处。消炎痛栓能抑制前列腺素的合成和释放，消除对痛觉的增敏作用，故有良好的镇痛效果，其血浆半衰期为20分钟，故镇痛持续时间不长，适用于宫腔小操作，术后可迅速离院。

（2）口服止痛剂：如双氯芬酸钾，于检查前30分钟口服25~50mg。

（3）宫颈旁神经阻滞麻醉：于两侧宫颈旁各注入1%普鲁卡因溶液5~10ml，或0.5%利多卡因溶液5~10ml，回抽无血后，方可注药。

（4）宫颈管黏膜表面麻醉：用长棉签浸2%利多卡因溶液插入宫颈管，上达内口水平，保留1分钟。

（5）子宫内膜喷淋麻醉：0.25%布比卡因溶液8ml通过特制的管腔喷注器喷注于子宫内膜表面，5分钟后检查。

（6）静脉麻醉：静脉注入芬太尼或丙泊酚等。

（四）宫腔镜检查的膨宫系统

宫腔镜检查的膨宫系统有气体膨宫和液体膨宫两种，目前国内临床常用的为液体膨宫系统。

1. 液体膨宫

（1）膨宫装置：液体膨宫系统主要由膨宫机、膨宫泵管和膨宫液体组成。自动液体膨宫机膨宫可设定压力和流速，使宫腔持续保持膨胀状态。膨宫压力一般设定为10~15kPa，液体流速200~300ml/min。如无自动膨宫机，可靠液面落差的压力膨宫，压力不足可用加压带或用三通管加压。

（2）膨宫介质：子宫腔的充分膨胀和清澈无血的视野是宫腔镜检查和手术的重要条件。液体膨宫介质不但可使子宫腔扩张，而且可冲洗物镜片，排除血液、黏液、子宫内浮游物等对物镜片的污染，保持清晰的视野。

1）电解质液体：如生理盐水，是宫腔镜检查最常用的膨宫液体，其折射指数为1.37，为等渗液体，易于冲去宫内组织碎片和血块，但黏稠度差，易与血液混合，妨碍视线。

2）5%葡萄糖液：黏稠度较高，视野较清晰，但使用时器械、手套表面发黏，产生不适感。

3）Hyskon液：为高黏稠度膨宫液，是32%右旋糖酐-70与10%葡萄糖的混合液。优点为黏度大，用量少，不易与血液、黏液相混溶，尤其适用于子宫出血患者。缺点为价格昂贵，清洗困难，用毕须用热水浸泡器械，以免积垢于管壁或镜面，并易损坏器械。此外，还有发生过敏的报道。

2. 气体膨宫

（1）膨宫装置：用自动CO_2膨宫机，可根据检查需要，控制和调节CO_2的灌注压力和流量。当初使用CO_2膨宫时，曾发生过气体栓塞死亡的病例，CO_2注入器（图7-1-1）的问世使CO_2膨宫的安全性极大提高，欧美以CO_2膨宫较多。CO_2膨宫的压力为8~11kPa（10kPa左右），流速20~30ml/min。CO_2

宫腔镜检查时，如宫腔内有出血，物镜片被血液污染且无法清除，常无法观察，为其缺点。

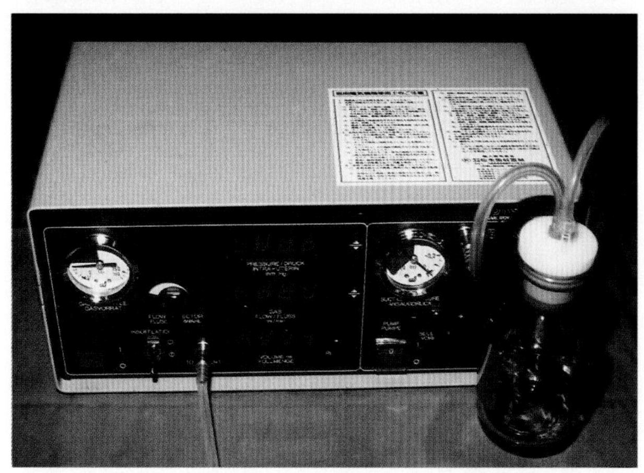

图 7-1-1　CO_2 注入器

（2）膨宫气体：主要用 CO_2，其折射指数为 1.00，与其他介质比较视野相对较大，清晰度高。缺点为：①需专用充气装置，不如液体膨宫简便；②可引起宫内气泡或黏液分泌增多；③使用不当有危险，若灌注压过高，增加 CO_2 进入血管的机会，引起酸中毒、心律不齐、心力衰竭、气体栓塞，严重者危及生命。

CO_2 气体是一种极好的膨宫介质，尤其在诊断性宫腔镜或不需要实施宫腔内操作时，气体介质膨宫视野尤为清晰可辨。但是在实施宫腔镜手术时，气体介质并不十分理想，特别在出血的情况下，常常产生气泡使术野模糊，影响实施操作，因此，宫腔镜手术中极少应用气体膨宫介质。

CO_2 和液体膨宫的比较见表 7-1-1。

表 7-1-1　CO_2 膨宫与液体膨宫的比较

	CO_2	液体
图像的清晰度	较好	好
视野角	广	较窄
宫腔镜下胚物移植或输卵管内人工授精	适用	不适用
有出血时检查	困难	容易
直视下插入宫腔	困难	容易
病变处的血管观察	困难	容易
气泡形成导致观察困难	常容易有	无
对物镜片的污染	常有	少
宫腔后壁肌瘤或息肉的观察	困难	容易
检查后疼痛	较强	少
CO_2 注入器	必要	不必要
CO_2 气体栓塞	可能	不可能
地面污染	无	常有

（五）宫腔镜检查的操作方法

受术者于术前排空膀胱，内诊确定子宫的位置及大小。如需与 B 超联合检查，亦可保持膀胱适度充盈。取截石位，以 0.25%～0.5%碘伏液常规消毒外阴阴道，宫腔黏液多且不易去除者，可以用 2ml 注射器吸出，以免妨碍宫腔镜的视野。置镜前务必排空注水管和鞘套与光学视管间的空气，设定好膨宫机压力和流速。

1. 诊断性纤维宫腔镜的操作法　拨动操纵杆使物镜端的镜头上下移动，在膨宫液的冲注引导与直视下从子宫颈外口插入纤维镜尖端，全面地观察颈管（图 7-1-2）。在直视下将纤维镜物镜端沿子宫颈管继续前行进入宫腔，转动镜体或拨动操纵杆，调整镜体前端的方向，按顺序观察子宫腔。通常首先观察子宫底，然后观察左侧子宫角、左侧输卵管开口，然后转动镜体前端观察右侧子宫角、右侧输卵管开口，此后观察子宫右侧壁、子宫前壁、子宫左侧壁及子宫后壁，重点观察宫腔内占位病变（图 7-1-3）。检查完毕，将视野置于宫腔正中，缓慢退出镜体，再次观察宫腔及宫颈管。

如镜体向前推进困难时，切勿勉强用力推进纤维镜前端，否则易折断镜体内的玻璃导光纤维而损伤影像，在画面上出现小黑点（图 7-1-4）。遇此困难时可加大膨宫液的压力，使纤维镜的尖端沿着水流方向推进；若还不成功，可用子宫探针探寻插入方向及用宫颈把持钳固定宫颈；也可用扩宫棒适当扩张宫颈内口再行推进。

2. 诊断性硬性宫腔镜的操作法

（1）打开膨宫液入水口，在宫腔镜直视下将硬性宫腔镜自宫颈外口置入宫颈管，在膨宫液的灌注

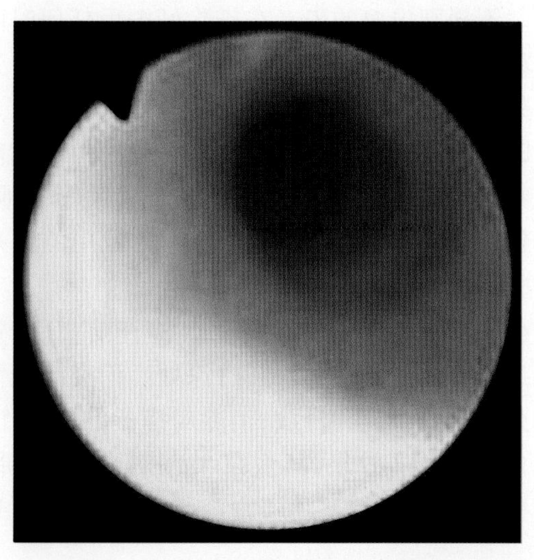

图 7-1-2　纤维宫腔镜观察宫颈管

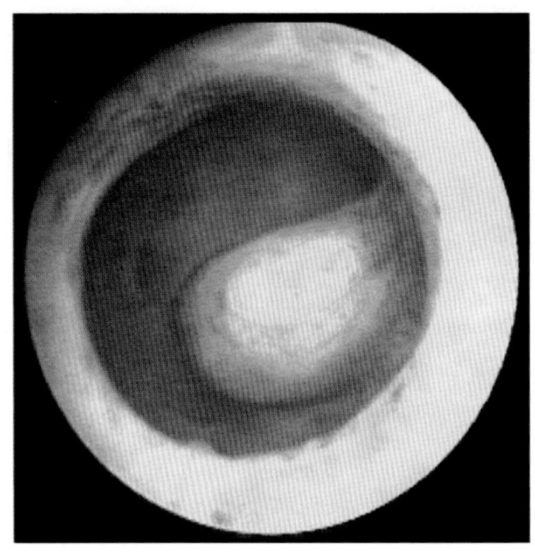

图 7-1-3　绝经后妇女纤维宫腔镜检查，发现宫腔左侧壁子宫内膜息肉

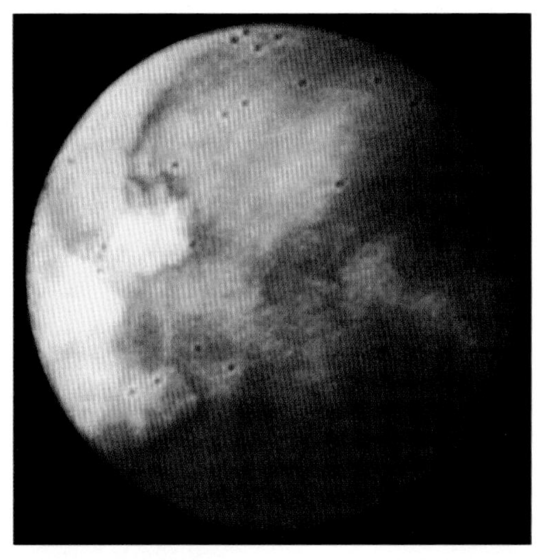

图 7-1-4　纤维宫腔镜玻璃导光纤维折断损伤影像，在画面上出现小黑点

下膨胀颈管。硬性宫腔镜的光学视管为 12°～30°的斜视镜片，故镜体由宫颈推入时，需一边转动，一边镜下全面观察宫颈管（图 7-1-5）。如宫颈内口较紧，置入镜体困难，可适当扩张宫颈内口及镇静麻醉处理。

（2）在直视下将硬镜物镜端沿子宫颈管继续前行进入宫腔，达宫底部。回转镜轴柄，将斜视镜片对准目标物进行观察。观察子宫底部后，斜视镜片对向左侧，可观察到左侧子宫角和输卵管口，继续顺时针方向转动镜轴柄 90°，斜视镜片可观察子宫后壁，余类推，观察左侧宫角和输卵管开口，此后观察子宫右侧壁、子宫前壁、子宫左侧壁及子宫后壁（图 7-1-6）。宫腔异常部位需重点观察。

（3）检查完毕，将视野置于宫腔正中，缓慢退出

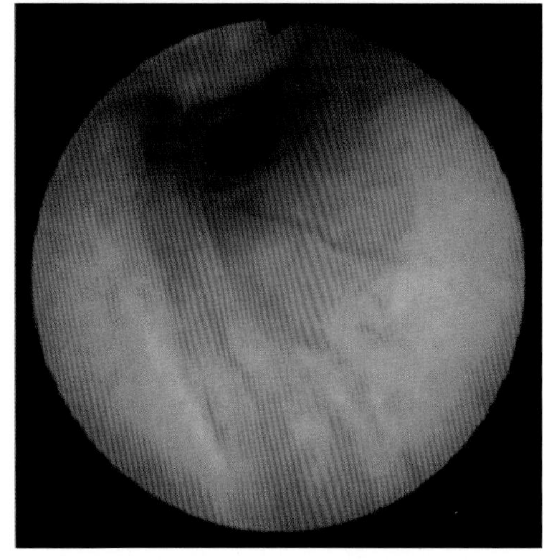

图 7-1-5　硬性宫腔检查镜观察宫颈管

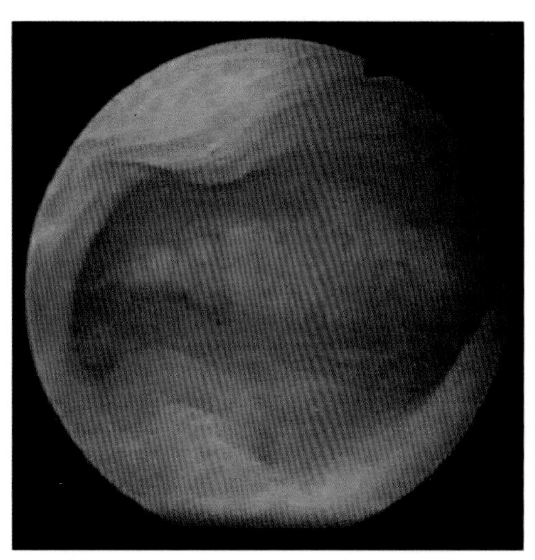

图 7-1-6　硬性宫腔检查镜观察宫腔

镜体，再次详细检查宫腔及宫颈管。

3. 宫腔镜检查后取内膜做组织病理学检查　宫腔镜检查后，需根据宫腔情况及病史决定是否取内膜送病理组织学检查，目前组织学标本的采集及送检趋于遵循以下四项原则：

（1）正常宫腔所见，尤其绝经妇女，可不取材送检。

（2）一般病变，可吸宫或随机刮取内膜送检。

（3）明显的局灶病变，应定位取材或在宫腔镜下用活检钳取材送检（详见第七章第 3 节）。

（4）明显的局限性病变，可用环形电极切除送检。

（5）子宫内膜的弥漫性病变可用环形电极切除全部内膜的功能层送检。

（六）宫腔镜 B 超联合检查

宫腔镜 B 超联合检查（hysteroscopy combined

with ultrasonography)是在行宫腔镜检查的同时行腹部二维超声扫查,联合诊断子宫病变的方法。将宫腔镜和B超两项先进诊断技术联合应用,改变了宫腔镜单纯诊断宫内病变,B超单纯诊断宫壁内外病变的限制,克服了单纯宫腔镜检查不了解黏膜下肌瘤与子宫肌壁间关系,单纯超声扫查不能发现<1～2mm宫内占位性病变,不能为黏膜下肌瘤定位等缺点,使两者互补,通过一次检查,可以及时、全面、准确地了解患者宫内、宫壁及盆腔情况,为诊断提供可靠资料。扩大了宫腔镜和B超检查的适应证,为迅速而准确地诊断妇科疾患开辟了新的途径。

1. 宫腔镜B超联合检查的适应证

(1) 凡有宫腔镜检查指征者。

(2) 盆腔包块,欲了解其与子宫的关系者。

(3) 宫腔病变累及子宫壁,需明确诊断病变部位者。

(4) 明确子宫肌瘤的类型,决定手术方式。

2. 宫腔镜B超联合检查方法

(1) 适度充盈膀胱,至超声扫描检查可显示子宫底部。

(2) 于宫腔镜检查开始前,先做二维超声,探查子宫位置、大小、有无畸形、子宫壁厚度、宫腔线位置、黏膜厚度、有无子宫肌瘤、肌瘤的数目、位置和大小及附件情况等。

(3) 宫腔镜在B超引导下顺宫腔方向置入镜体,宫腔镜顺序检查宫腔。同时用B超探头在耻骨联合上方做横切与纵切扫查,以宫内的膨宫液和镜体为参照物,进行全方位的观察(图7-1-7)。镜体后退时,注意膨宫前后的声像图变化,宫壁有无膨宫液渗入等。

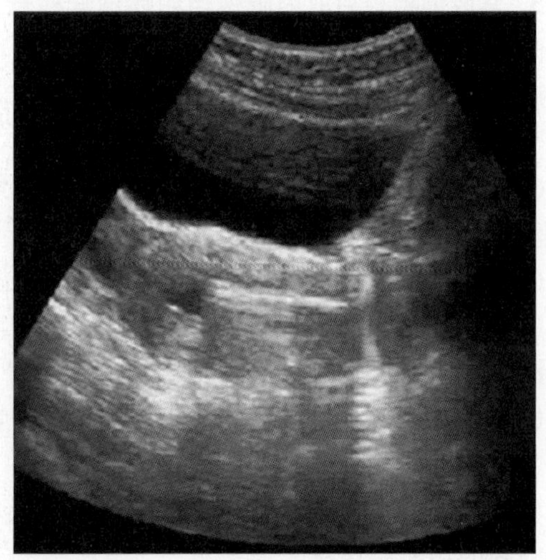

图7-1-7 宫腔镜B超联合检查
腹部超声监护宫腔镜进入宫腔,充盈并检查宫腔

3. 宫腔镜B超联合检查的异常所见

(1) 宫内病变

1) 子宫畸形:膨宫液使子宫腔充分膨胀后,B超图像可显示子宫底部的轮廓有无凹陷,子宫底部的宫腔有无纵隔及其长度、宽度、厚度等,准确提示子宫纵隔的诊断。

2) 宫腔粘连和积血:宫腔镜只能发现宫腔粘连,但看不到粘连水平以上的宫腔内情况,联合检查可同时观察到闭锁宫腔,或因粘连造成其上方宫内积血的部位、范围及单房或多房等情况。

3) 宫内异物:如完全嵌入宫壁或被内膜覆盖的宫内节育器,联合检查可精确定位。

(2) 宫壁和宫外病变

1) 壁间肌瘤:联合检查将宫腔镜所见宫内形态改变结合B超提示壁间肌瘤的位置、大小及内凸程度,为内凸型壁间肌瘤精确定位(图7-1-8)。

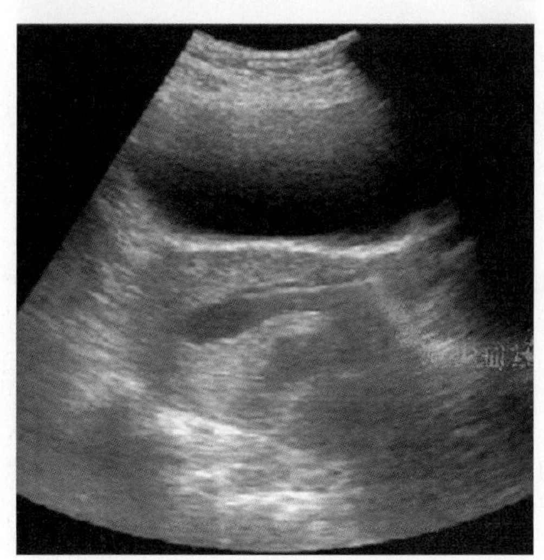

图7-1-8 宫腔镜B超联合检查
腹部超声扫描检查见子宫后壁下段肌壁内低回声结节,直径约为2cm

2) 子宫腺肌病:联合检查时,若子宫腺肌病的异位腺体开口于子宫腔,膨宫液可进入宫壁,在声像图上显示为病变部位呈不均质的云雾状强回声。

3) 子宫浆膜下肌瘤和附件肿物:可清楚地观察其与子宫和子宫腔的关系。

(七) 宫腔镜检查的镜下所见

1. 正常宫腔图像

(1) 子宫颈管:正常子宫颈管为圆形或椭圆形的管筒,其形状可随膨宫程度变化,黏膜淡红、泛白或红色,纵横皱褶较多,明显异于子宫腔内膜,偶见典型的棕榈状皱襞(图7-1-9)。子宫颈内口多呈圆

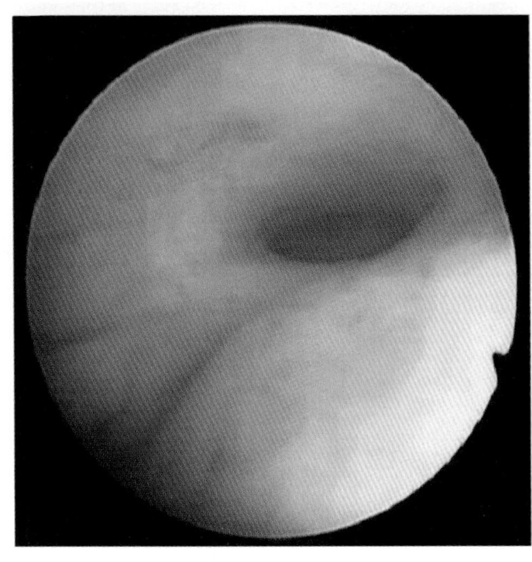

图 7-1-9　正常子宫颈管

形或椭圆形，边缘整齐、平滑，偶有轻度不规则者。明显前屈或后屈者，内口偏向前后侧。宫颈管黏膜较子宫腔的黏膜略显苍白。

（2）子宫腔：膨宫良好时子宫底被展平，但有时略呈弧形，向腔内凸出，使两侧角显得较深（图 7-1-10）；子宫内膜的色泽、厚度、皱褶等均随着月经周期变化而略有不同。

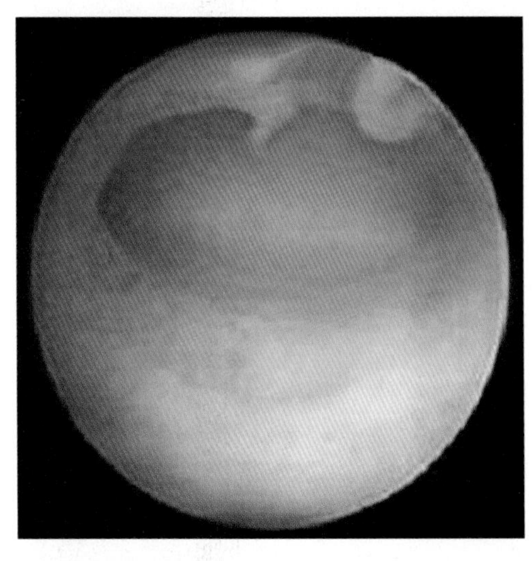

图 7-1-10　生育年龄妇女正常子宫腔形态

（3）子宫角和输卵管口：子宫角在宫腔尚未展开时呈较深且暗的漏斗状，完全展开后于其顶端或顶端内侧可见输卵管口（图 7-1-11、7-1-12）。输卵管口多呈圆形或椭圆形，偶呈星状或月牙状。有时可见到收缩呈缝隙状。输卵管通畅时可能看到膨宫液向输卵管开口内流动。

2. 正常子宫内膜图像　子宫内膜的形态随患者年龄及月经周期变化而不同。宫腔镜可识别不同

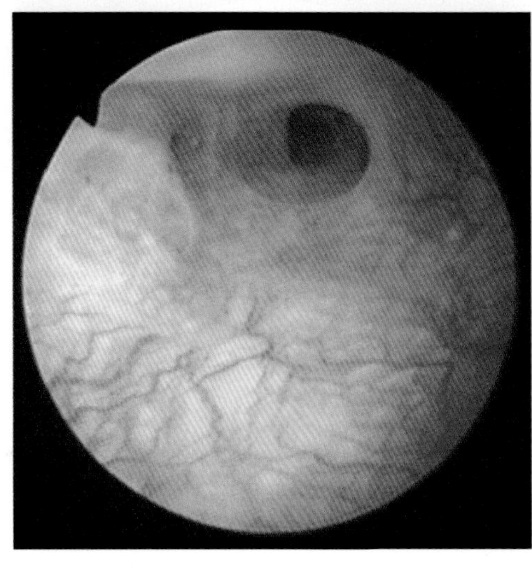

图 7-1-11　宫腔镜下左侧输卵管开口，可见输卵管间质部

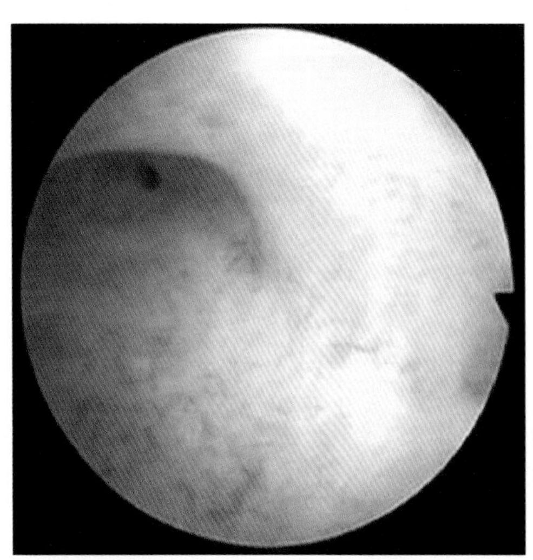

图 7-1-12　宫腔镜下右侧输卵管开口

生理时期的子宫内膜，观察内容主要包括四个方面，即内膜厚度、色泽、血管和内膜的质地。

（1）生育期子宫内膜：

1）修复期子宫内膜：一般指月经第 5~6 天，整个子宫腔被新生上皮所覆盖，厚 0.5~0.9mm，内膜薄、平滑，呈黄红色，血管纹极少，可有散在的出血斑，腺管开口不明显（图 7-1-13、7-1-14）。

2）增生早、中期子宫内膜：厚 2~5mm，内膜颜色渐变成赤红色，皱褶增多，凹凸不平，腺管开口较清晰，均等分布，如草莓状（图 7-1-15、7-1-16）。

3）增生晚期和分泌早期子宫内膜：指排卵前后 2~3 天内，内膜肥厚加上水肿变化，呈淡黄红色、半透明息肉状凸起，可透见上皮下血管、腺开口变得不清楚，波浪状起伏，腺管开口凹陷尤为明显（图 7-1-17、7-1-18）。

4）分泌期子宫内膜：内膜肥厚到 7~8mm，起伏

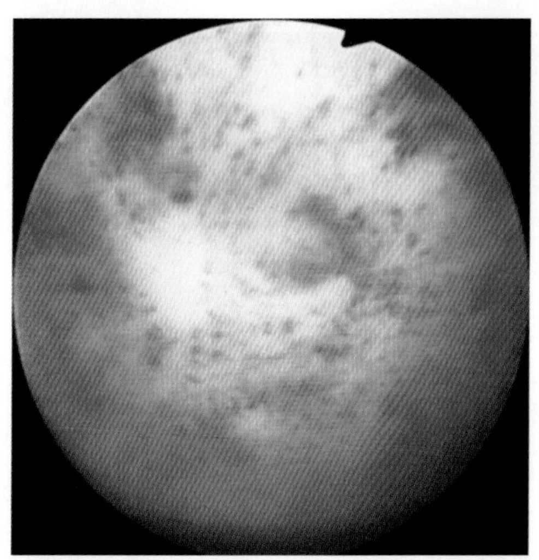

图 7-1-13　修复期子宫内膜
宫腔镜下子宫内膜平滑，黄白色，可见散在出血斑，腺管开口不明显

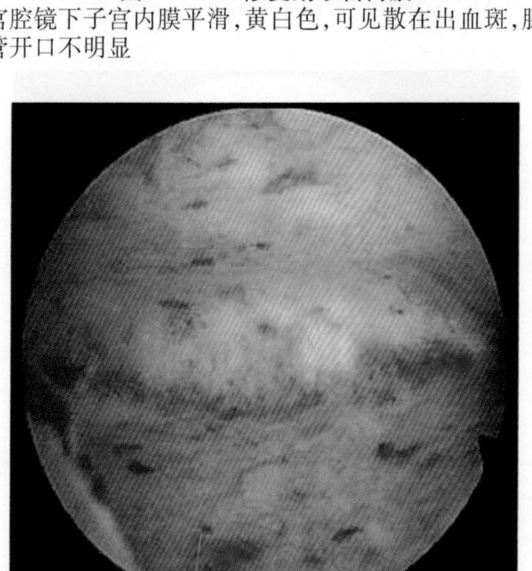

图 7-1-14　修复期子宫内膜
宫腔镜下子宫内膜平滑，黄白色，可见散在出血斑

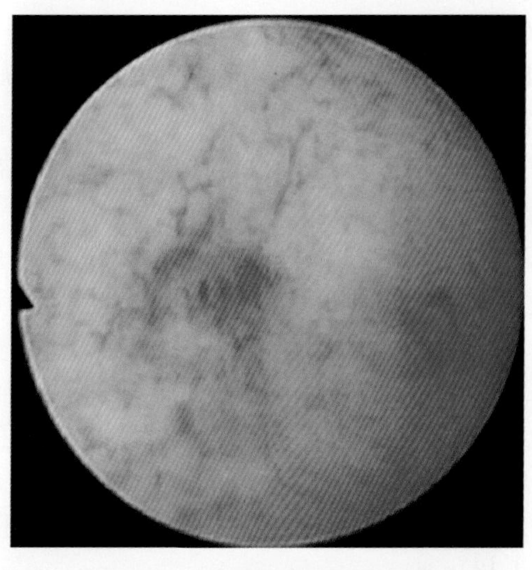

图 7-1-15　增生早期子宫内膜
宫腔镜下子宫内膜赤红色，凹凸不平

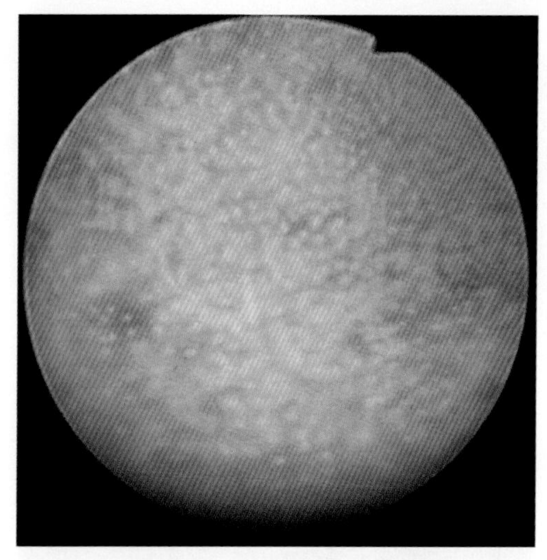

图 7-1-16　增生中期子宫内膜
宫腔镜下子宫内膜平滑，粉红色，腺管开口较清晰，均匀分布，草莓状

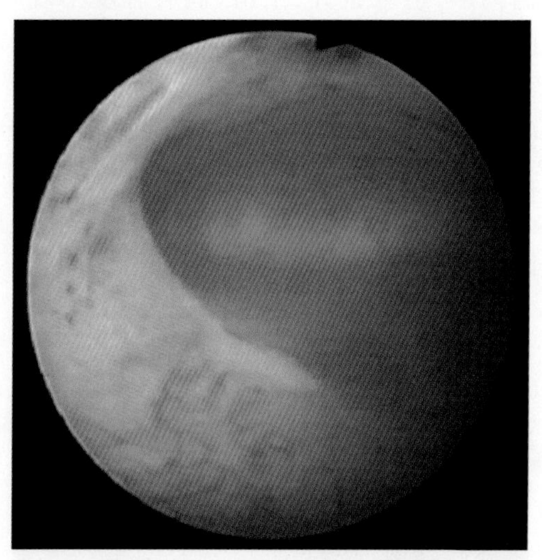

图 7-1-17　增生晚期子宫内膜
宫腔镜下内膜肥厚，呈淡黄红色，可透见上皮下血管、腺管开口不清晰

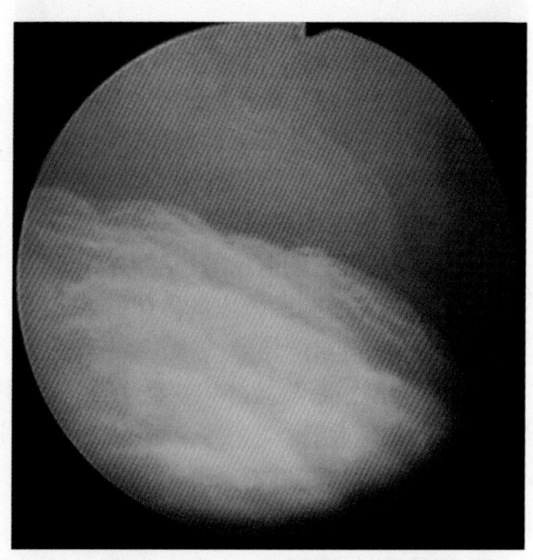

图 7-1-18　分泌早期子宫内膜
宫腔镜下内膜肥厚水肿，波浪状起伏，腺管开口凹陷明显

不平。由于间质水肿，内膜呈黄白色或黄红色半透明的半球形或息肉样凸起，毛细血管网清晰，白色点状的腺管开口变得不明显甚至几乎难辨（图 7-1-19、7-1-20）。

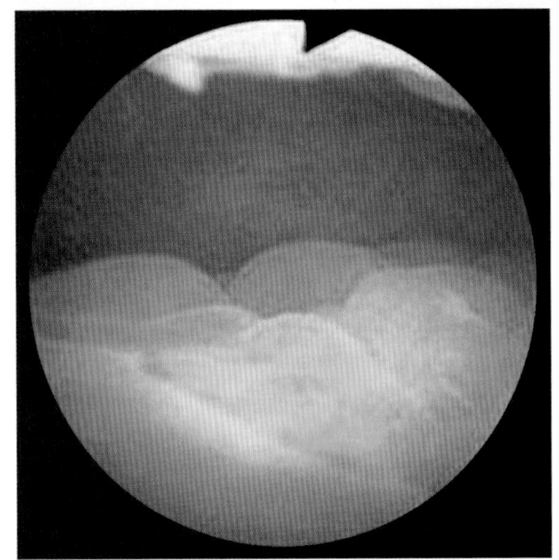

图 7-1-19 分泌期子宫内膜
宫腔镜下子宫内膜起伏不平，间质水肿

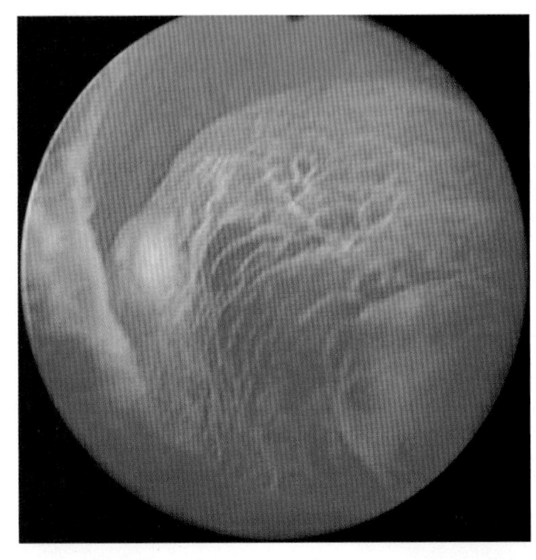

图 7-1-20 分泌期子宫内膜
宫腔镜下子宫内膜呈黄红色息肉样凸起，毛细血管网清晰，腺体开口不明显

5）月经前期子宫内膜：内膜间质水肿消退，内膜重趋变薄，表面细微皱襞增多，可伴有散在红色斑块的内膜下小血肿，内膜较脆易出血（图 7-1-21）。

6）月经期子宫内膜：子宫内膜剥脱，伴有点状出血斑和苔样苍白的剥离面，可见毛糙的血管及腺体残端（图 7-1-22）。

（2）绝经期子宫内膜：绝经期子宫内膜呈萎缩状，内膜变薄、平滑、黄白色不透明、常可见到溢血斑（图 7-1-23、7-1-24）。

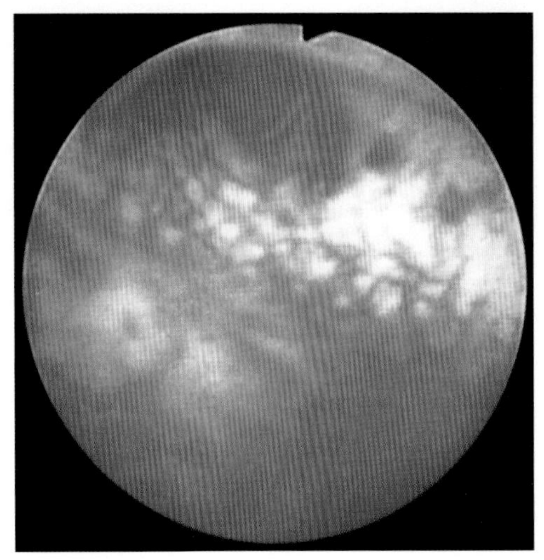

图 7-1-21 月经前期子宫内膜
宫腔镜下可见内膜下散在红色斑块血肿

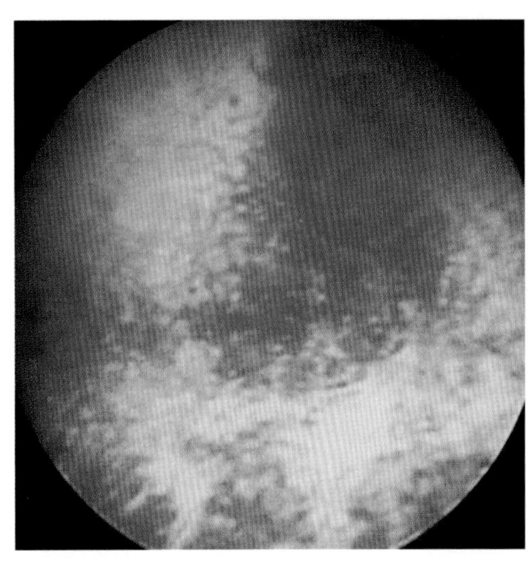

图 7-1-22 月经期第一天子宫内膜
点状出血斑和苔样苍白剥离面

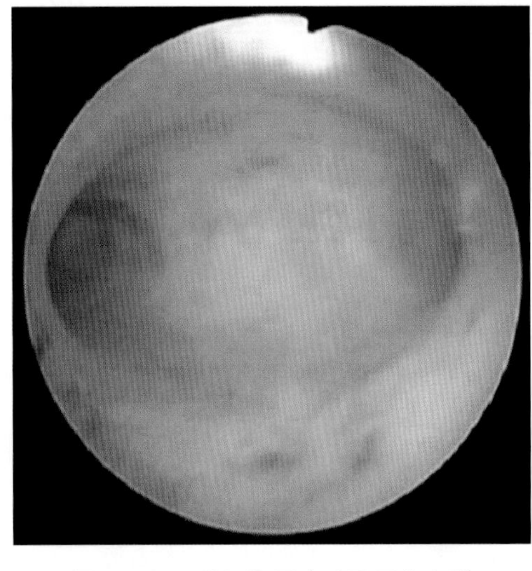

图 7-1-23 绝经期子宫腔及子宫内膜
宫腔镜下内膜薄、平滑，宫腔无占位病变

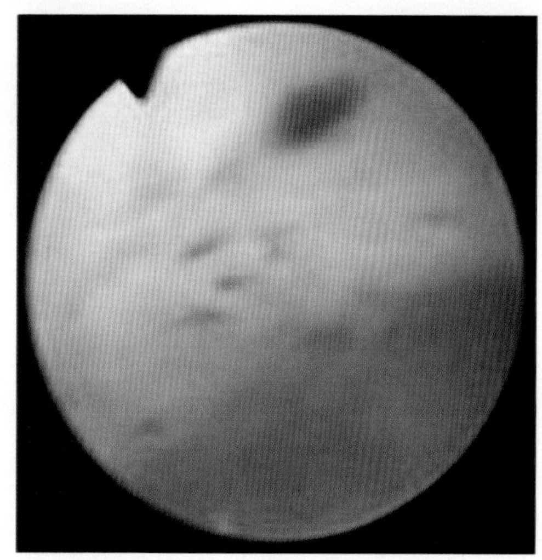

图 7-1-24　绝经期子宫内膜
宫腔镜下子宫内膜薄，可见溢血斑

3. 宫腔内常见镜下所见

（1）宫腔内占位：宫腔内占位常表现为子宫内膜隆起。隆起可有各种形态，如息肉状、乳头状、结节状、球状等（图 7-1-25）。隆起表面内膜可见腺管开口，呈点状、轮状、管状等；表面可平滑、粗糙，或凹凸不平；透明度可为透明、半透明，或不透明；颜色可为白色、灰白色、黄白色、褐色、淡红色、红色等；质地可为坚硬、韧、软，或脆弱；隆起表面可有坏死，呈点状、斑状或片状。

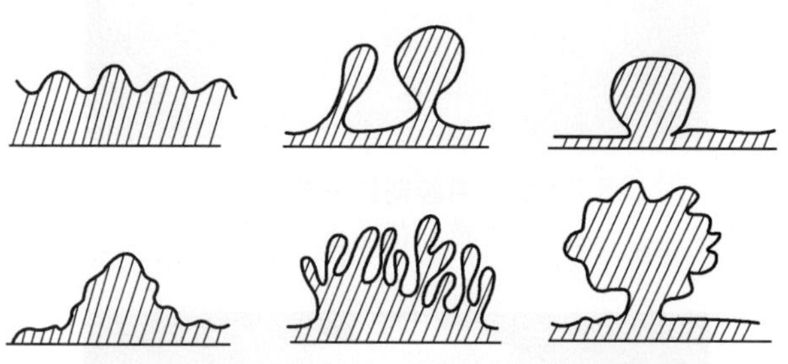

图 7-1-25　宫腔内隆起
从左到右从上到下是息肉状内膜肥厚、内膜息肉、半球或球状、结节状或岩状、微小息肉状、大息肉状或香菇状（本图由高岛英世博士提供）

（2）宫腔内血管

1）正常血管或良性血管（图 7-1-26）：可分为毛细血管网、细血管、树枝状血管、压平状血管等。正常内膜常可见到毛细血管网，有时也可见到细血管，其他形状如柳枝的树枝状血管也属于良性血管。黏膜下肌瘤则可见到压平状的宽幅血管。

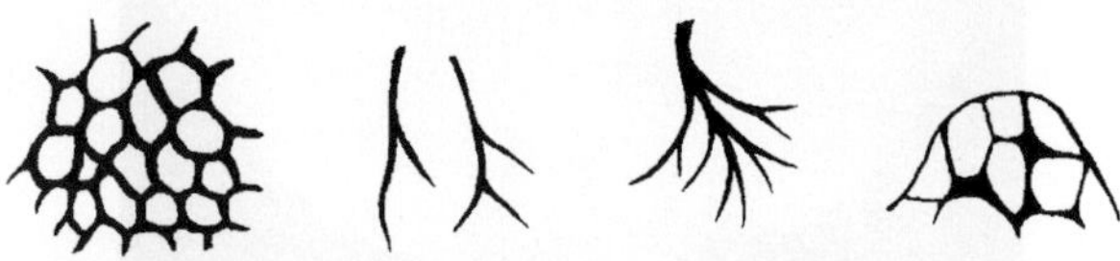

图 7-1-26　正常血管或良性血管
从左到右为毛细血管网、细血管、树枝状血管、压平状血管（本图由高岛英世博士善意提供）

2）异型血管（图 7-1-27）：主要是血管扩张及走向不规则。后者指血管呈现部分狭窄，走行断续或中断，突然弯曲、蛇行或闪电形盘曲等。以上所见加上血管怒张常见于恶性肿瘤。此外，乳头状子宫内膜腺癌的最大特征是在其长短的乳头状凸起中可透见中心血管。

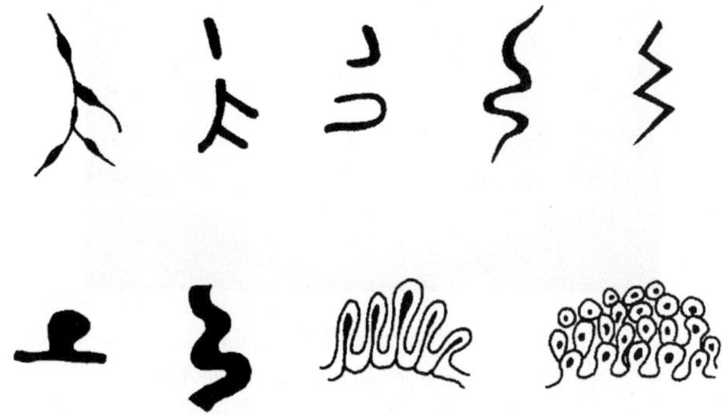

图 7-1-27　异型血管
从左到右从上到下是狭窄、中断、屈曲、蛇行、闪电形、静脉瘤、怒张、乳头状、蛙卵状等在恶性肿瘤时常可见到（本图由高岛英世博士提供）

（3）出血：宫腔镜检查时可有血片、血丝和血块附着在子宫内膜表面或悬浮于宫腔内，色泽因出血时间长短而异，有鲜红、暗红、紫红、紫黑色不等，可随膨宫液的流动而移位（图 7-1-28）。内膜下的出血点或出血斑可散在或融合成片，呈红色或暗红色出血灶，其表面有内膜覆盖，故不随膨宫液的流动而移位。若小静脉或毛细血管活动出血，可看到血液由

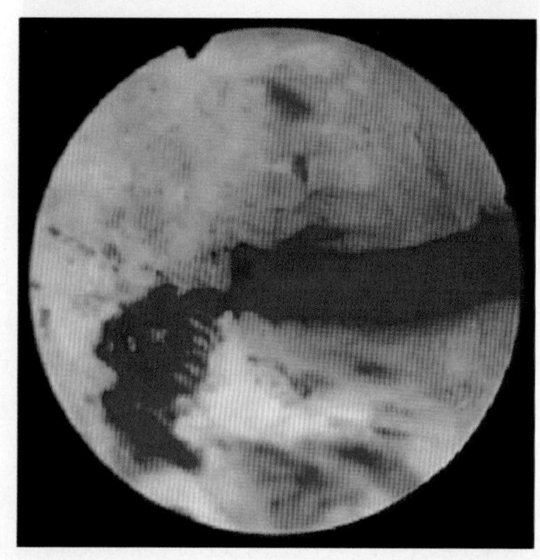

图 7-1-28　宫腔镜下右侧输卵管开口处见鲜红色血块

出血灶缓缓流出。小动脉出血呈波动状。若出血多，即与膨宫液融合成红色一片，以致视野模糊不清。

(4) 黏液：宫腔内可有黏液，呈白色絮状，随膨宫液飘动、变形，有时亦可附着于子宫内膜表面，与内膜碎片难以鉴别。移动镜体或增大膨宫液流速可以将黏液冲出。

(5) 内膜碎片：宫腔内还可见内膜组织碎片，部分附着于子宫壁，部分垂落于宫腔内，色苍白或淡红，末端可有坏死，在膨宫液中形态较黏液强直，可抖动但不移位。

(6) 气泡：当膨宫泵管和镜鞘内未排净的气体进入宫腔时，宫腔内可见气泡，多呈数量较多的微泡聚集于子宫前壁或底部，影响宫腔镜的观察(图 7-1-29)。

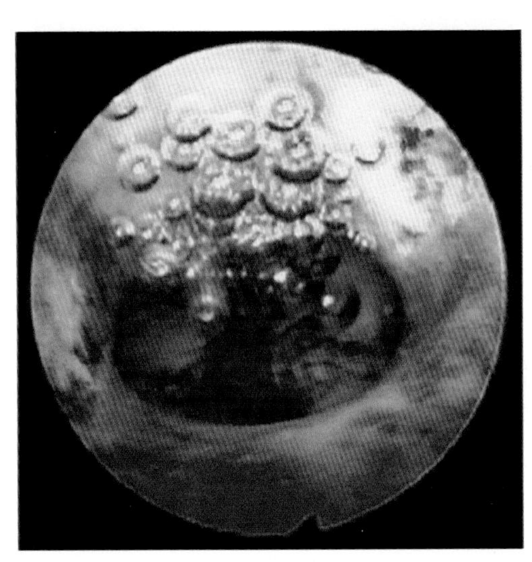

图 7-1-29　宫腔镜检查宫腔内气泡聚集于宫腔前壁

4. 子宫肌瘤

(1) 子宫黏膜下肌瘤：累及宫腔的子宫黏膜下肌瘤在宫腔镜下通常表现为圆形或椭圆形占位病变。肌瘤位于宫腔内的部分表面为子宫内膜覆盖，子宫内膜薄时肿物表面白色平滑，且有光泽，可见到较粗的树枝状血管或走行规则的血管网(图 7-1-30)。有时内膜肥厚，肿物表面为粉红色，外观与子宫内膜息肉相似，难以鉴别。此时如将宫腔镜前端镜体刺入肿物，划开肿物表面内膜，可见内膜下白色质硬的肌瘤结节(图 7-1-31)。

肌瘤可有蒂，肿物全部位于宫腔，需注意观察肌瘤根蒂部的位置和粗细程度(图 7-1-32)。当肌瘤延伸至宫颈管，或脱出宫颈口外时，瘤蒂拉长，肌瘤变扁，末端更红(图 7-1-33)。小的肌瘤占据部分宫腔，

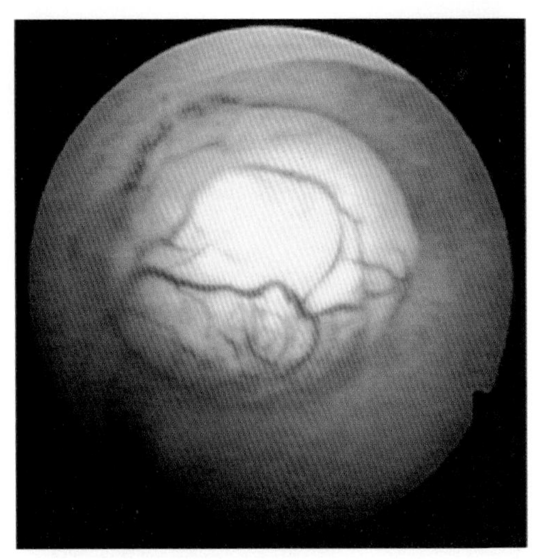

图 7-1-30　子宫黏膜下肌瘤
宫腔镜下见宫腔圆形占位，蒂位于子宫右前壁，表面白色，平滑，有走行规则的血管网

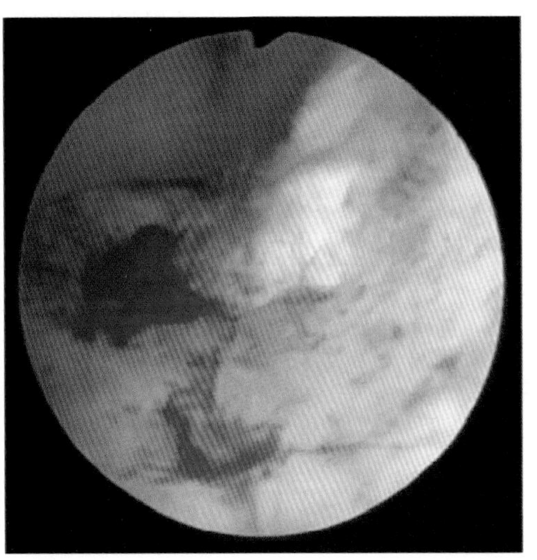

图 7-1-31　子宫后壁黏膜下肌瘤，表面粉红色，用宫腔镜镜体刮及肿物表面，可见内膜下方白色质硬结节

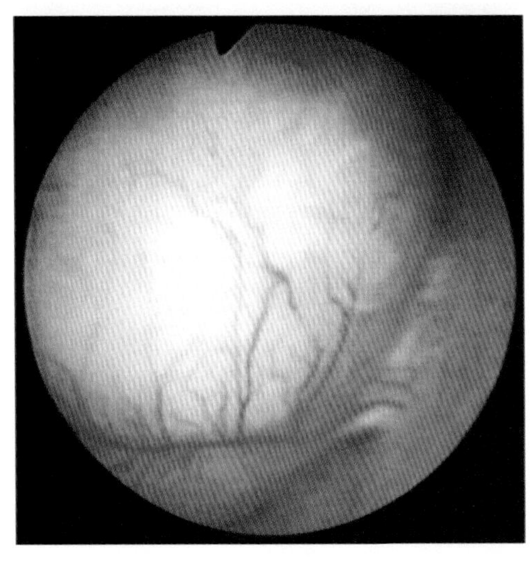

图 7-1-32　子宫黏膜下肌瘤
宫腔镜下见肌瘤根蒂部位于子宫左侧壁

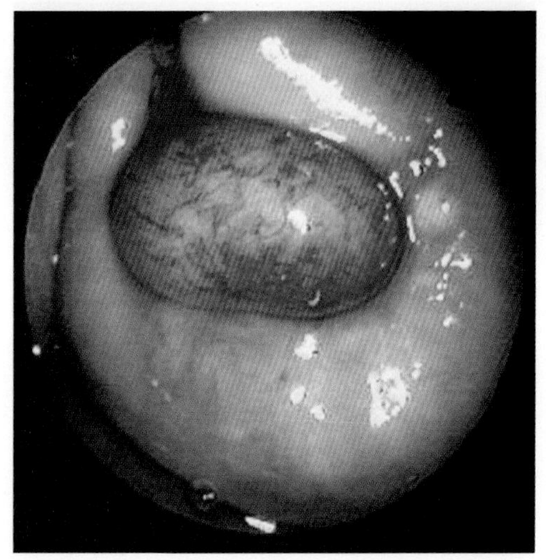

图 7-1-33　子宫黏膜下肌瘤脱出宫颈口外

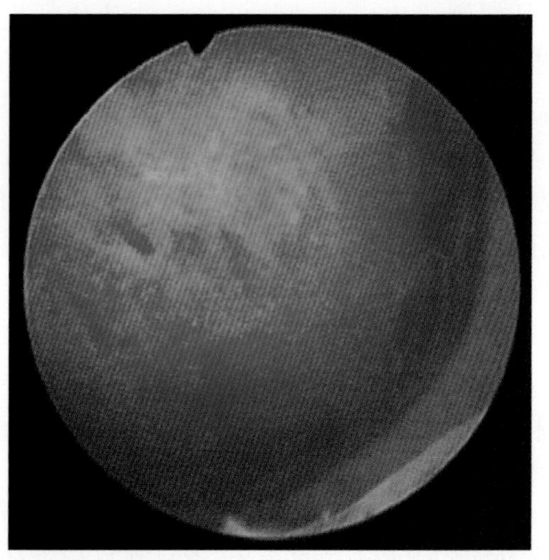

图 7-1-35　宫腔镜下子宫黏膜下大肌瘤，宫腔狭窄变形，呈月牙形裂隙状

较大肌瘤可致宫腔狭窄变形，呈月牙形裂隙状（图 7-1-34、7-1-35）。宫腔内肌瘤可为单发，也可为多发，多发者 2 个至数个不等，大小不一，可全部位于宫腔内，充填宫腔；也可不同程度地累及肌层（图 7-1-36）。

（2）子宫壁间肌瘤：结合腹部超声监护，宫腔镜检查还可以发现累及宫腔或邻近宫腔的子宫肌瘤。在某些因素的刺激下，邻近宫腔的子宫壁间肌瘤可凸向宫腔，使被覆于壁间肌瘤表面的内膜略向宫腔内凸出或隆起（图 7-1-37），其内膜的形状与周围内膜无异，因此，宫腔镜检查时容易漏诊。将宫腔镜放在宫颈内口，降低灌流液膨宫压力，可见子宫壁局部压向宫腔，结合 B 超检查可协助诊断（图 7-1-38A、B）。

5. 息肉

（1）子宫内膜息肉：宫腔镜下见息肉可从子宫

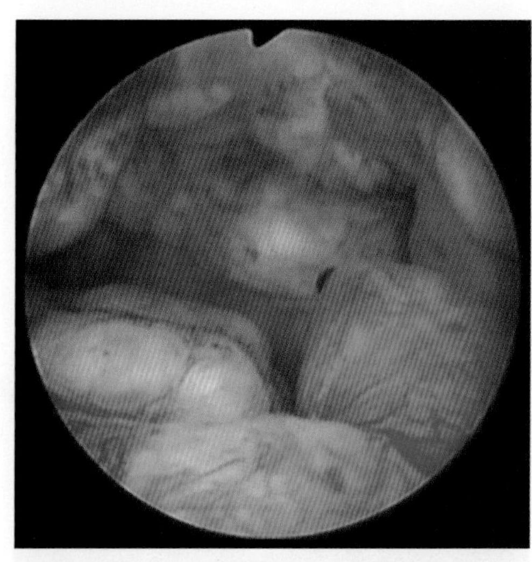

图 7-1-36　宫腔镜下子宫多发黏膜下肌瘤

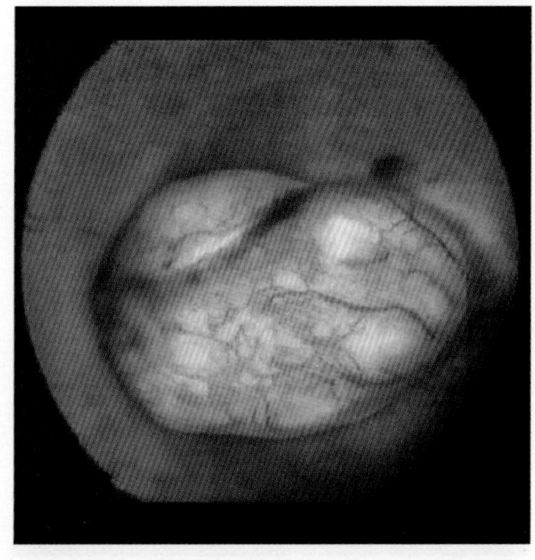

图 7-1-34　宫腔镜下子宫黏膜下肌瘤，直径约为 2cm，占据部分宫腔

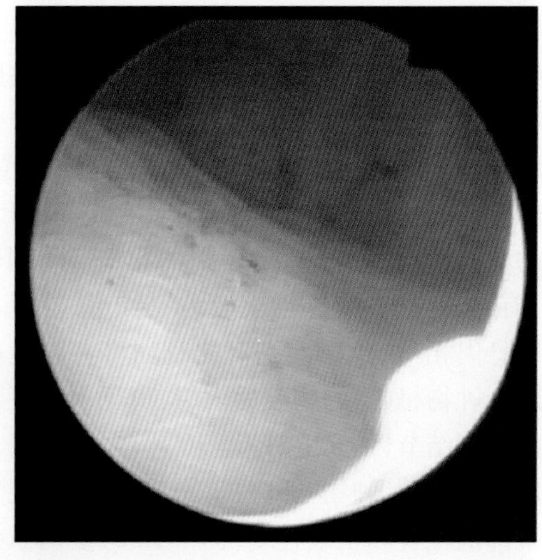

图 7-1-37　宫腔镜下子宫壁间内凸肌瘤，可见子宫后壁向宫腔内隆起

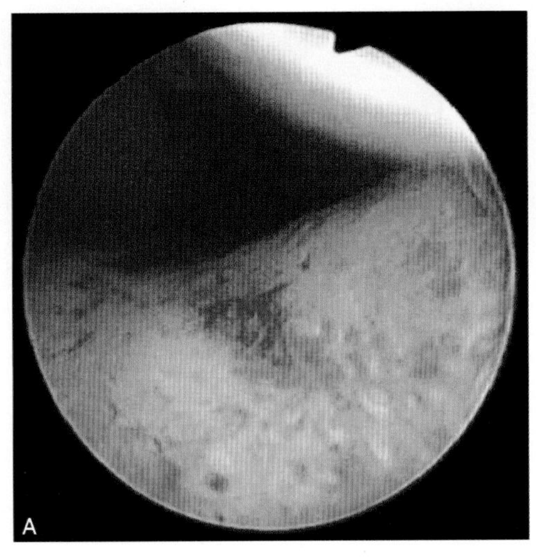

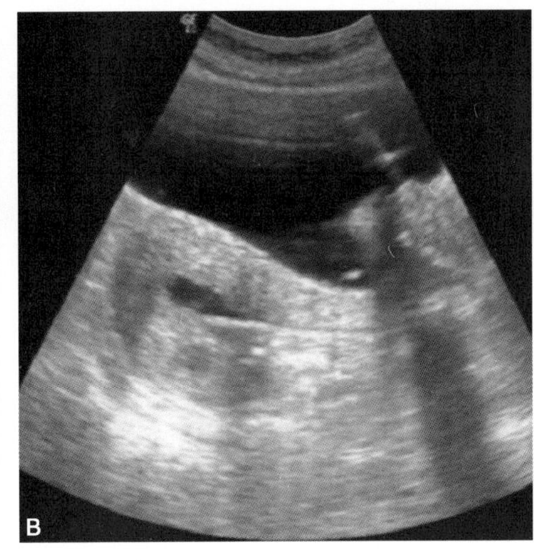

图 7-1-38 宫腔镜超声联合诊断子宫壁间肌瘤
A. 降低膨宫压力，宫腔镜下见子宫后壁略压向宫腔；B. 同时行腹部超声扫查，见子宫后壁壁间肌瘤，直径约 1.5cm

壁的任何部位、任何角度向子宫腔内凸出生长，也可见于子宫颈管内，亦有恰好位于子宫角部而栓堵于输卵管口者。息肉可为单发或多发，有大有小，大的可脱出于宫口外，小的小到显微镜才可见到。多数息肉有蒂，或细而长，或宽而短（图 7-1-39～7-1-41）。

息肉外观比较柔软，富有光泽，甚至呈闪烁状，色泽类似于其周围的内膜，稍为鲜红，但亦偶有例外。息肉的形态多为卵圆，但亦有三角、圆锥或不规则者（图 7-1-42、7-1-43）。息肉的形态不受膨宫压力的增减而变化。有时呈现球形，需与黏膜下肌瘤相鉴别。息肉虽不像内膜碎片那样随膨宫液的流动而抖动，但亦不像黏膜下肌瘤那样坚实固定。息肉表面光滑，有时可透见纤细的微血管网纹。偶尔较大的息肉顶端表面伴有坏死而呈现紫褐色。

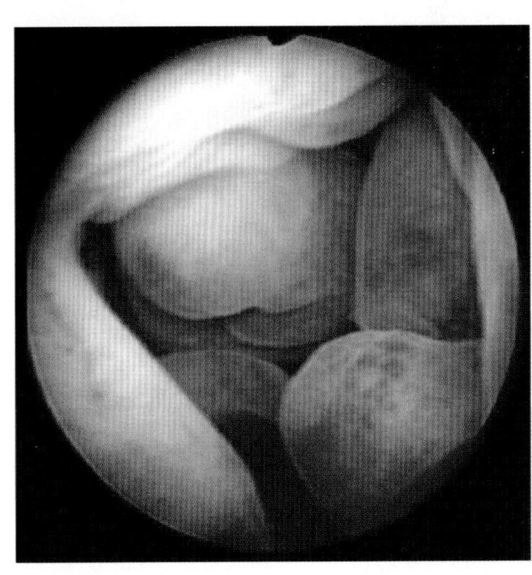

图 7-1-40 宫腔镜下多发子宫内膜息肉

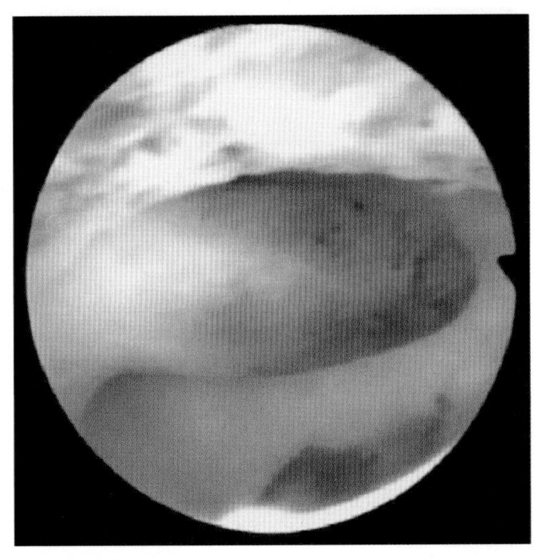

图 7-1-39 宫腔镜下单发子宫内膜息肉，息肉蒂部位于宫腔右侧壁

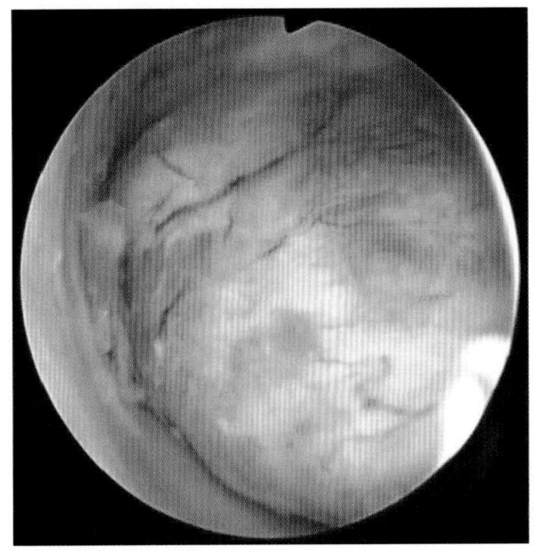

图 7-1-41 宫腔镜下子宫内膜息肉，息肉椭圆形，蒂部较窄，位于宫腔右侧壁

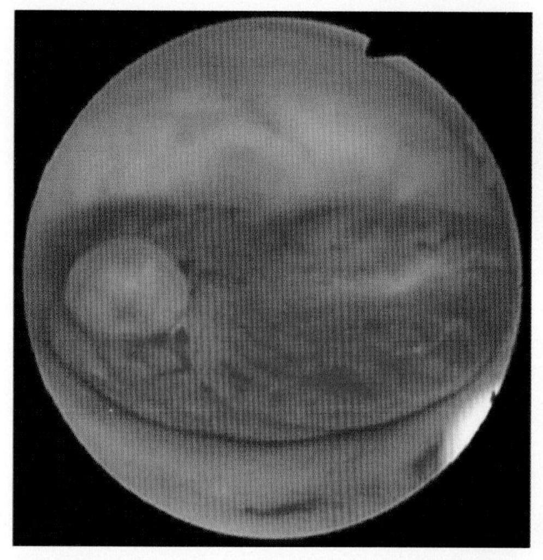

图 7-1-42　宫腔镜下子宫内膜息肉，息肉扁片状，蒂部位于宫腔左侧壁

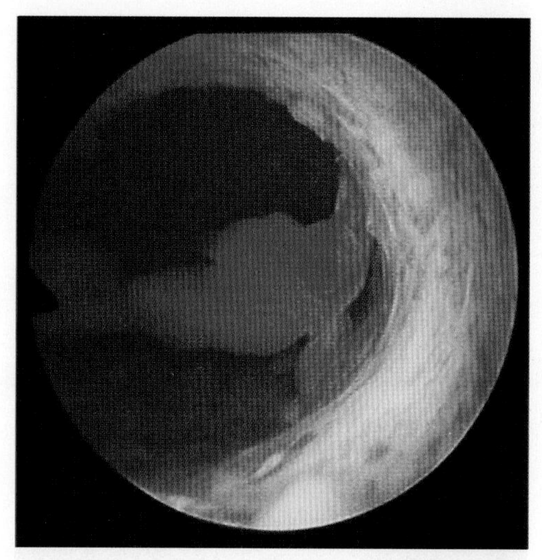

图 7-1-43　宫腔镜下子宫内膜息肉，息肉双蒂，位于宫腔左侧壁

（2）宫颈管息肉：宫腔镜检查常可发现位于宫颈管内的息肉，为子宫颈息肉，是慢性宫颈炎的一种临床表现，其来源分两种：

1）慢性炎症刺激使子宫颈管黏膜组织局部增生，自宫颈黏膜基底部向宫颈管凸出形成息肉，可单发，也可多发。宫腔镜下表现为颜色粉红或鲜红、柔软脆弱，触之易出血（图 7-1-44、7-1-45）。

2）来源自宫颈阴道部鳞状上皮，表面为复层鳞状上皮所覆盖。宫腔镜下表现为颜色浅红，质较韧，基底较宽，常脱至宫颈外口以外（图 7-1-46）。

6. 子宫畸形　宫腔镜检查可发现宫颈（cervix）和宫腔形态异常的先天性子宫发育异常，可从三个方面检查并诊断：

（1）宫底形态异常：宫腔镜检查时宫底部可增

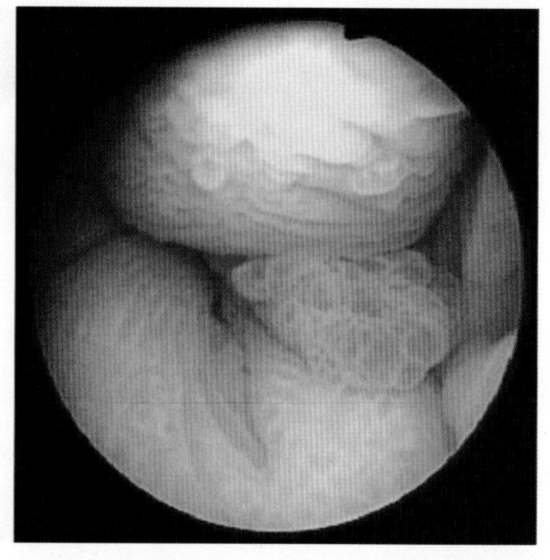

图 7-1-44　宫腔镜下宫颈管息肉，息肉表面色鲜红，质软

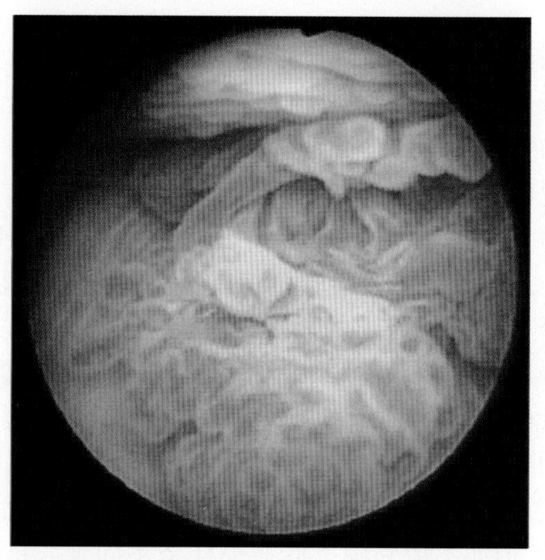

图 7-1-45　宫腔镜下宫颈管息肉，息肉扁片状，质软，表面色鲜红

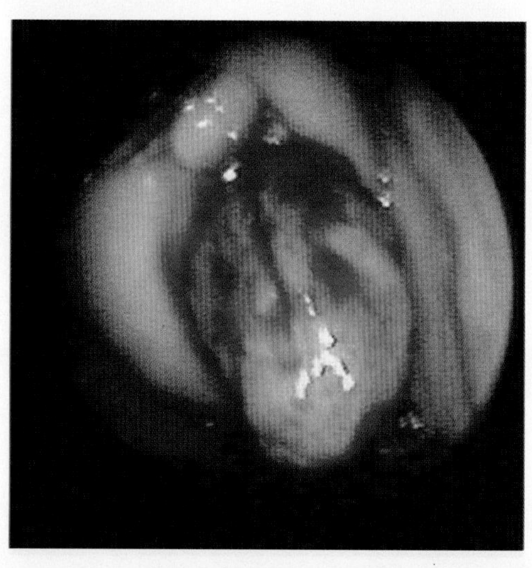

图 7-1-46　宫腔镜下宫颈管息肉，息肉脱出于宫颈口外

厚，内凸，或发现自宫底正中凸向宫腔的隔板。以两侧输卵管开口的连线为底线，可镜下测量宫底内凸部分的长度，并借此协助诊断子宫畸形类型。有隔板者需观察隔板长度、宽度，隔板及其末端位置，两侧宫腔的对称性，用前述方法测量隔板长度；观察宫颈管内有无隔板，两侧宫腔有无交通。

1）子宫纵隔：宫腔镜检查时可在子宫腔的中央见到纵向隔板，位于宫腔中线，隔板的两侧各有一狭长宫腔，顶端见同侧输卵管开口（图 7-1-47、7-1-48）。根据宫腔内隔板长度不同，子宫纵隔分为 2 个亚型。若隔板末端达到宫颈内口或宫颈管内，从宫底至宫颈内口将宫腔完全分隔为两部分者称为子宫完全纵隔；若隔板末端未达到宫颈内口水平，从宫底至宫腔仅将宫腔部分隔开者为子宫不全纵隔。

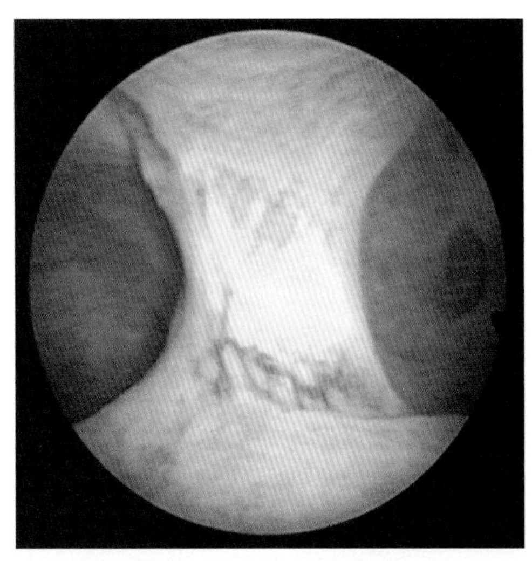

图 7-1-47　宫腔镜下子宫纵隔，宫腔正中见纵向隔板

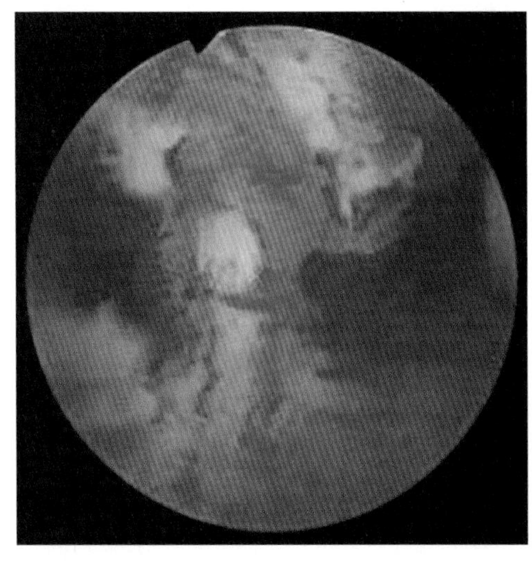

图 7-1-48　宫腔镜下纵隔子宫，宫腔正中见纵向隔板，隔板末端较窄

2）双角子宫：宫腔镜下观察宫底有不同程度的内陷，宫腔中央的隔板与子宫纵隔相似（图 7-1-49）。隔板宽，下缘可达宫腔上段、中段、下段，宫颈内口水平，甚至是宫颈管内，两侧宫腔狭长，略远离（图 7-1-50）。宫腔镜检查同时行腹部超声监护者可发现宫底部中线浆膜层凹陷。

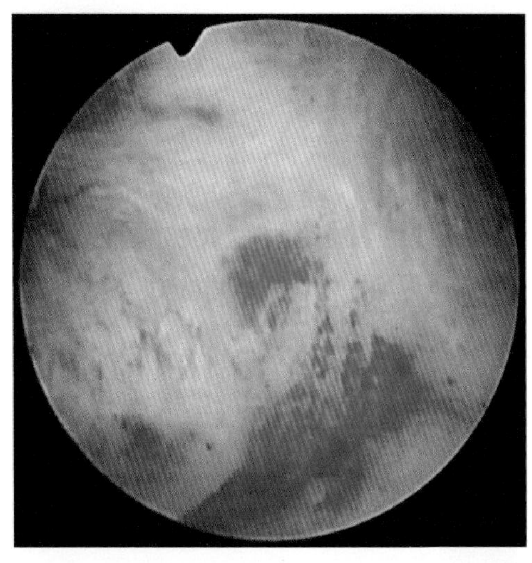

图 7-1-49　宫腔镜下双角子宫，宫腔正中见宫底部凸向宫腔，形态与纵隔相似

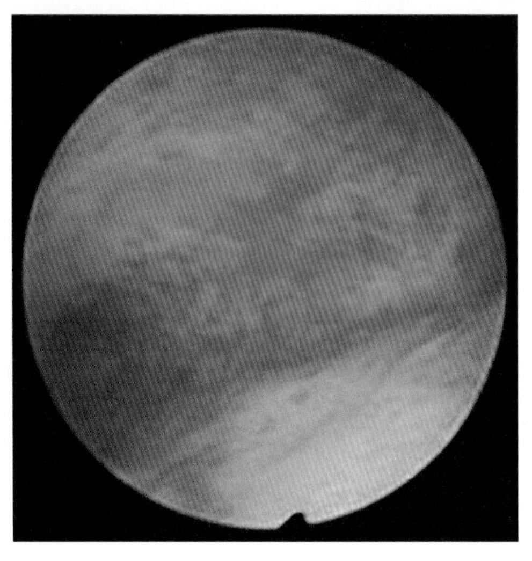

图 7-1-50　宫腔镜下双角子宫，宫底部凸向宫腔，双侧宫角远离

3）弓型子宫：宫腔镜下观察可见宫底宽厚、内凸，但无明确隔板（图 7-1-51）。镜下测量宫底中线的凸出部分，长度在 1.5cm 以内时称为弓型子宫。长度在 1.5cm 以上才为纵隔子宫。

（2）单侧或双侧狭长宫腔：观察宫腔形态，输卵管开口数目及位置，有双侧宫腔时观察其对称性及有无交通。

1）单角子宫（unicornuate uterus）：宫腔镜下观

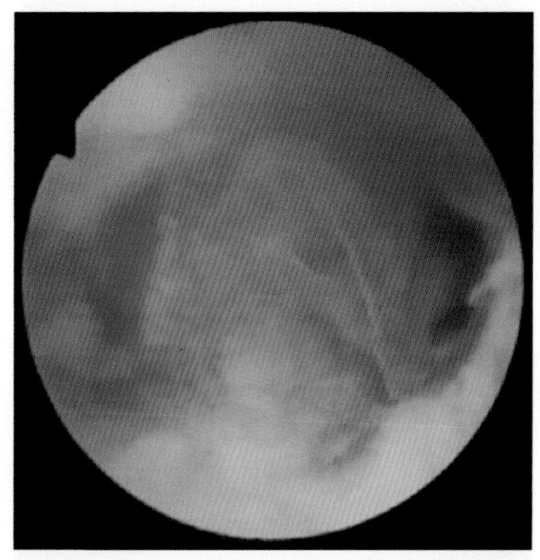

图 7-1-51　宫腔镜下弓型子宫，宫底部宽厚，略凸向宫腔

察单角子宫腔狭长，仅见一侧输卵管开口，与残角子宫可无交通（图 7-1-52）。

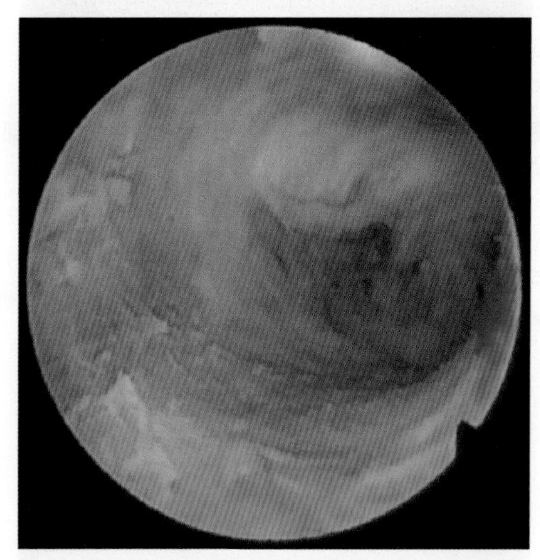

图 7-1-52　宫腔镜下左侧单角子宫，宫腔狭长，偏左，顶端见一侧输卵管开口

2）斜隔子宫（Robert uterus）：1970 年 Robert 首报，并以 Robert 命名。是在胚胎发育期，两侧副中肾管发育会合过程中纵隔吸收障碍，在子宫腔内的隔板不在正中，而是偏于宫腔一侧，将该侧宫腔完全封闭，使之成为与阴道或对侧宫腔不相通的盲腔。宫腔镜下可见单侧狭长宫腔及同侧输卵管开口（图 7-1-53）。

3）完全纵隔子宫和双子宫：完全纵隔子宫当隔板达宫颈管或宫颈外口时可有双宫颈管，双子宫患者有双宫颈，自两侧宫颈及宫颈管可各自进入同侧宫腔，宫腔狭长，顶端可见同侧输卵管开口（图 7-1-54）。

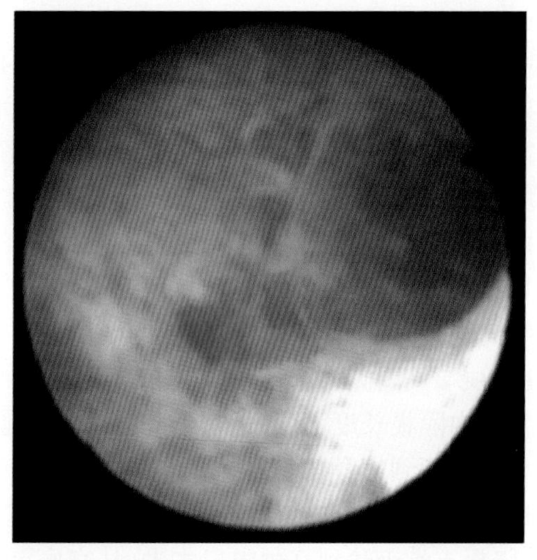

图 7-1-53　宫腔镜下斜隔子宫，宫腔狭长，偏左，顶端见一侧输卵管开口，宫腔右侧壁略膨隆

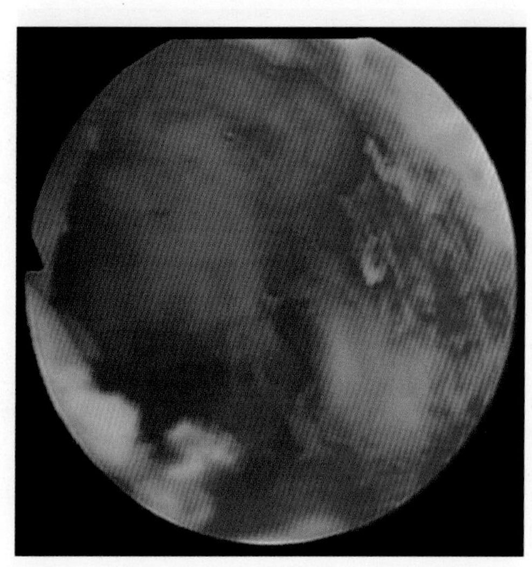

图 7-1-54　宫腔镜下完全纵隔子宫，宫腔镜自右侧宫颈管进入宫腔，宫腔狭长，偏右，顶端见一侧输卵管开口

（3）宫腔形态异常：除上述宫腔内有隔板的宫腔，宫腔形态也可有其他异常，如宫腔形态缩小、宫腔侧壁内聚、宫体/宫颈比例失常等。

1）T 型子宫（T-shaped uterus）：T 型子宫为患者胎儿期在宫内受己烯雌酚暴露或其他有害因素的影响引起的子宫肌层形成收缩带样发育异常。宫腔镜下观察整个宫腔呈“T”形改变，宫腔上段狭窄，底部呈弓形，宫底正中与两侧壁的最近距离不足 2cm，而子宫腔中下段侧壁肌肉肥厚，宫腔呈筒形（图 7-1-55）。

2）幼稚子宫（infantile uterus）：主要特征为没有侧壁增厚的宫腔狭窄。子宫体与子宫颈的比率可达 1∶2。

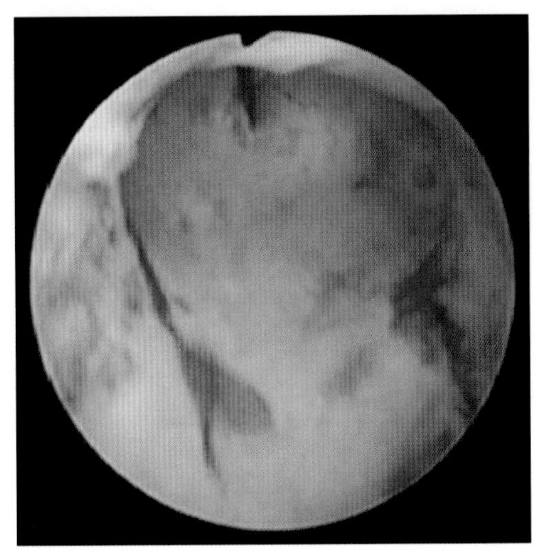

图 7-1-55　宫腔镜下 T 型子宫，宫底宽厚，略凸向宫腔，宫腔上段狭窄，两侧壁肥厚，内聚，宫腔呈筒形

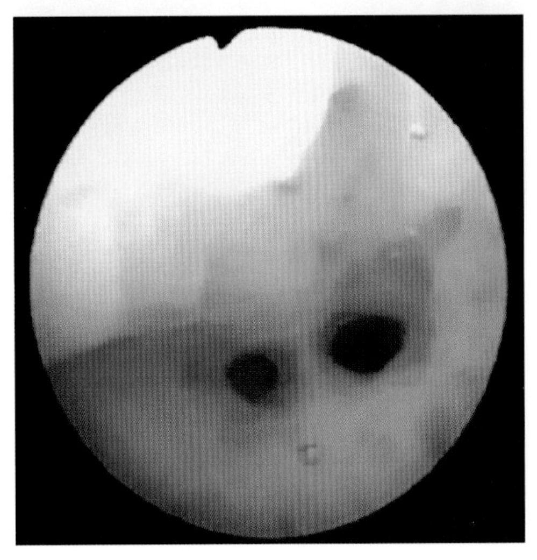

图 7-1-57　宫腔镜下宫颈粘连，可见纵向粘连组织

7. 宫腔粘连　宫腔粘连是宫腔内使前后壁粘连在一起的组织，一般在宫腔的中央或边缘部较多，在宫腔镜下表现多样。宫腔镜评估内容需包括：宫颈管形态，宫腔形态，双侧宫角和输卵管开口的情况，内膜的颜色和厚度，宫腔粘连的性状、部位和范围等。

（1）粘连组织部位：粘连组织可位于宫腔，也可位于宫颈管（图 7-1-56、7-1-57），可位于宫腔中央（中央型），也可位于宫腔的边缘（边缘型）（图 7-1-58、7-1-59）。

（2）宫腔形态异常：宫腔粘连可局限于宫腔一处，也可累及部分宫腔；可封闭一侧宫角，也可封闭大部分宫腔，甚至全部宫腔（图 7-1-60、7-1-61）。宫腔可自宫腔上段、中段、下段封闭，也可自宫颈管闭

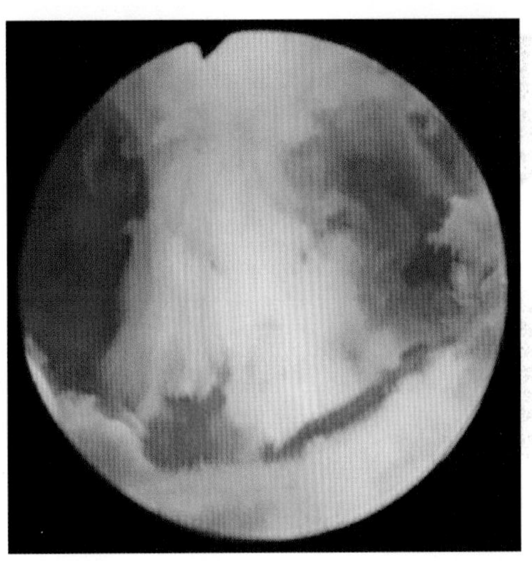

图 7-1-58　宫腔镜下宫腔中央型粘连

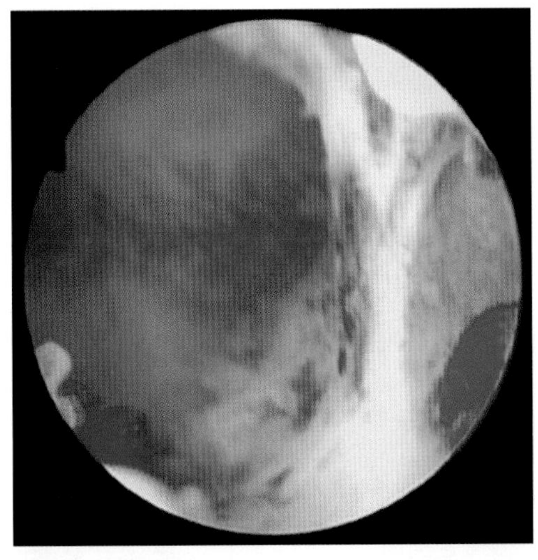

图 7-1-56　宫腔镜下宫腔粘连，粘连组织位于左侧宫腔，色苍白

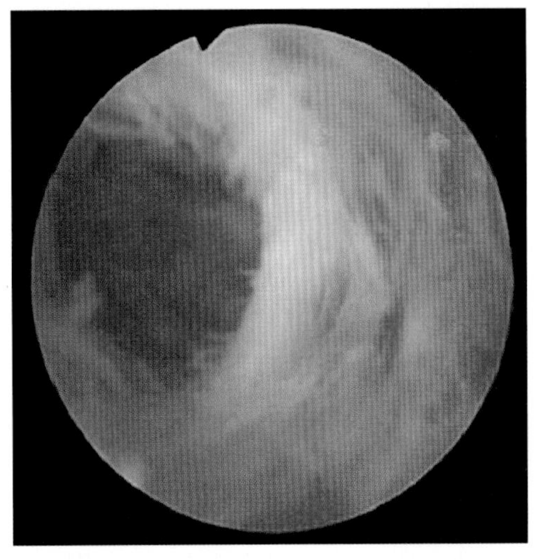

图 7-1-59　宫腔镜下宫腔边缘型粘连

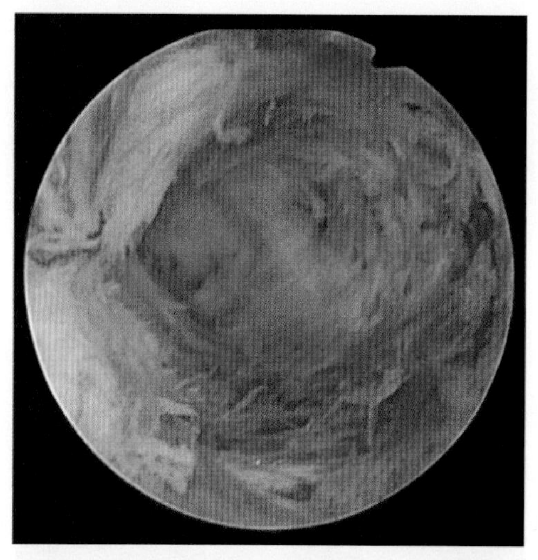

图 7-1-60 宫腔镜下宫腔粘连，宫腔大量纤维粘连组织，封闭左侧宫角及左侧宫腔

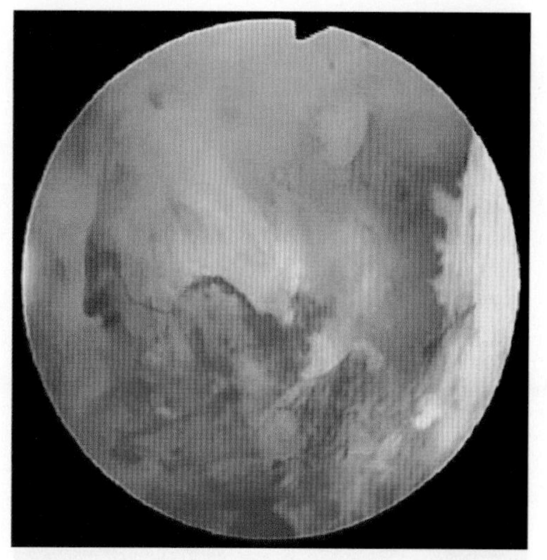

图 7-1-61 宫腔镜下宫腔粘连，宫腔中段纤维粘连组织封闭宫腔上段

锁，宫腔镜下仅见“窄桶样”缩窄宫腔，前端闭锁，未见单侧或双侧输卵管开口（图 7-1-62）。

8. **宫腔内异物** 宫腔镜检查可发现宫内节育器（intrauterine device，IUD）、断裂的宫颈扩张棒、子宫手术时遗留的丝线、中期引产残留的胎骨、胚物等。

（1）宫内节育器：宫腔镜检查可观察宫腔内节育器的位置和完整性，与子宫肌壁的关系，嵌顿深度等。正常位置的节育器应位于宫腔正中，大小适宜，有双臂者位于双侧宫角处（图 7-1-63、7-1-64）。节育器异常者宫腔镜检查可发现宫腔内游离或下移的节育器、取环失败部分残留的节育器、嵌顿于子宫肌壁或宫内占位表面的节育器等（图 7-1-65～7-1-68）。

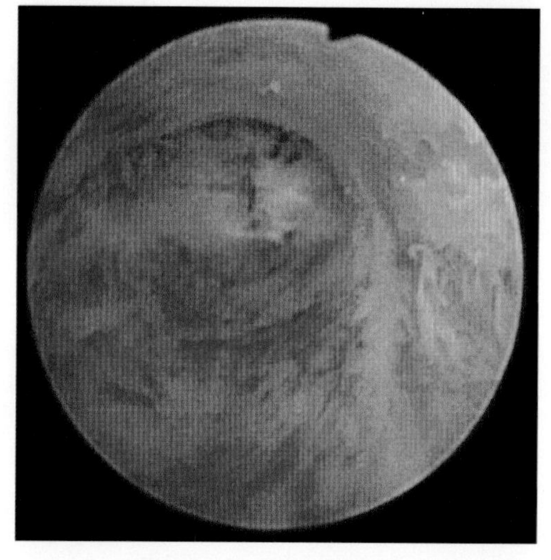

图 7-1-62 宫腔镜下宫腔闭锁，镜体仅进入颈管 4cm，腔隙呈锥形，前方缩窄、闭锁

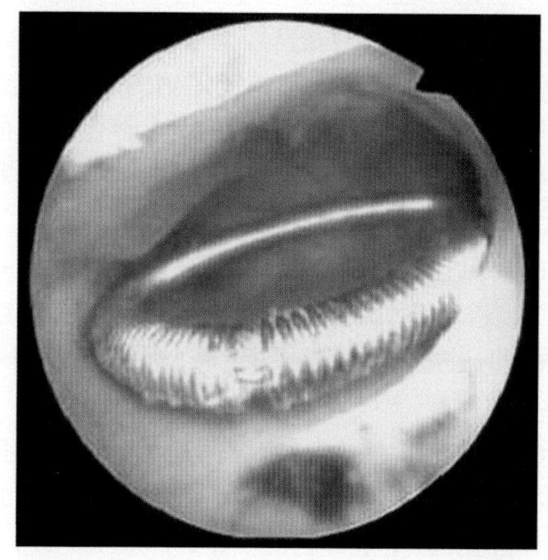

图 7-1-63 宫腔内位置正常的金属环形节育器

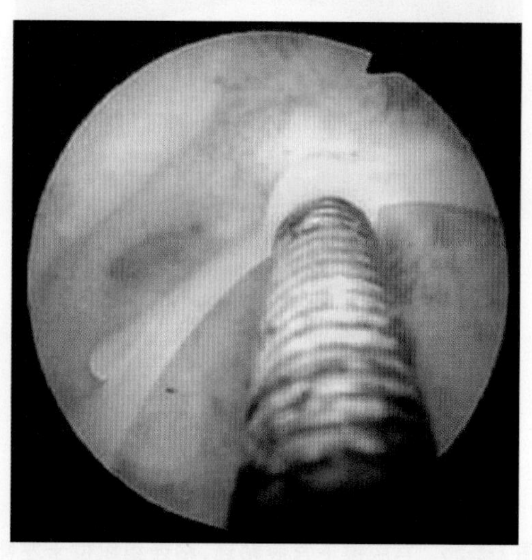

图 7-1-64 宫腔内位置正常的 MCu375 节育器（母体乐）

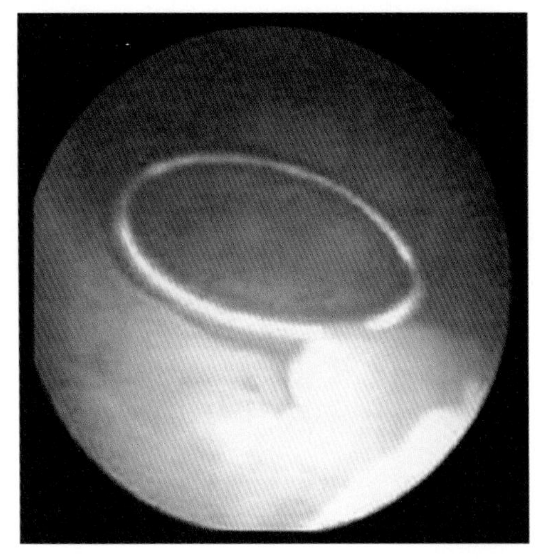

图 7-1-65　宫腔较大时，宫内金属圆环节育器位置游离

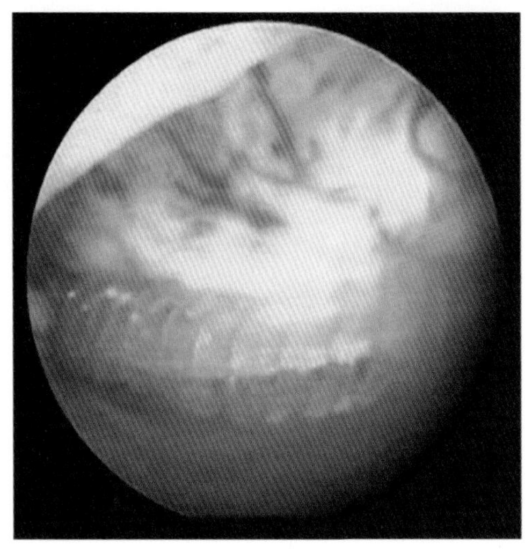

图 7-1-68　宫腔内金属圆环节育器嵌顿于宫腔前壁子宫肌瘤表面

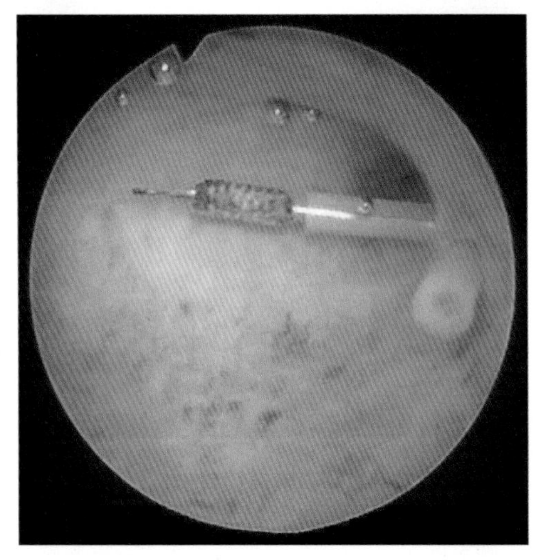

图 7-1-66　宫腔内断裂残留节育器嵌顿于宫腔左侧角

（2）宫腔内胚物：宫腔镜检查可观察宫内妊娠囊，发现过期流产、不全流产、粘连胎盘、植入胎盘等胚物存留在宫腔内。宫腔镜检查配合组织病理学检查可以诊断。①宫腔镜检查宫腔内妊娠囊为不规则团块组织，表面血管丰富，色暗红，有时可见胎芽，甚至胎儿（图 7-1-69）。②当一侧宫角妊娠时，妊娠侧宫角膨大，充满不规则妊娠物，团块状或球形（图 7-1-70）。③残留胚物组织通常为外形不规则的暗红色组织，形态也可为结节状或絮状，表面也可呈白色、黄色或棕黄色（图 7-1-71、7-1-72）。④此外，宫腔镜还可发现剖宫产切口部位妊娠，宫腔镜下可见妊娠组织附着于子宫下段前壁瘢痕内，可凸向宫腔。妊娠组织表面可为白色、淡黄色或暗红色（图 7-1-73A、B）。

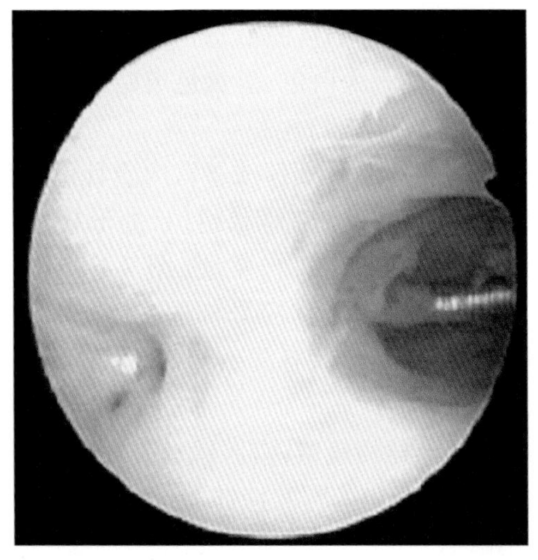

图 7-1-67　宫腔金属圆环节育器嵌顿于宫腔纵向粘连带内

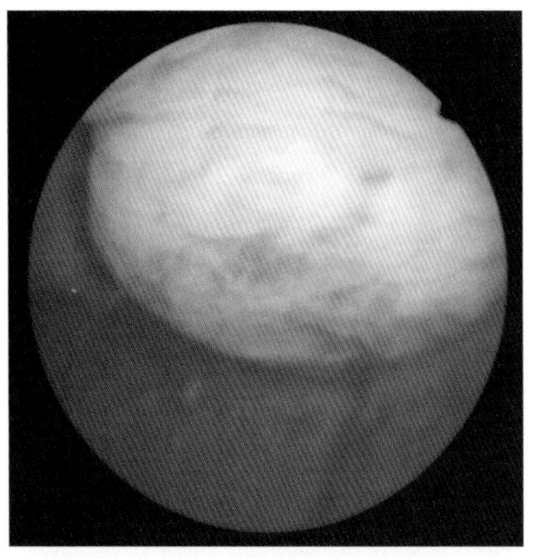

图 7-1-69　宫腔内胚物组织（妊娠 44 天）
宫腔镜下见宫腔前壁团块组织，表面血管丰富

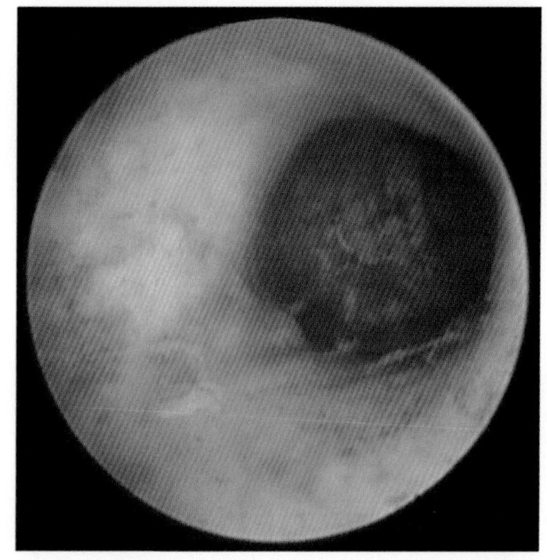

图 7-1-70　宫腔镜下左侧宫角妊娠，左侧宫角膨大，内可见暗红色团块状妊娠组织

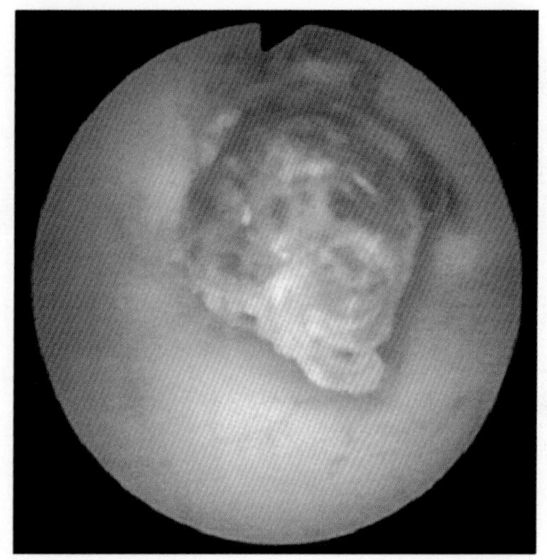

图 7-1-71　宫腔内妊娠物残留，宫腔前壁不规则组织，表面呈暗红色，结节状

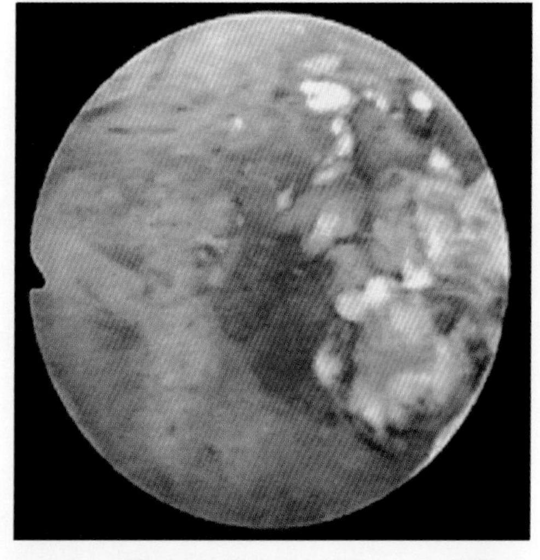

图 7-1-72　宫腔内妊娠物残留，宫腔左前壁及侧壁残留不规则组织，表面黄白色，絮状

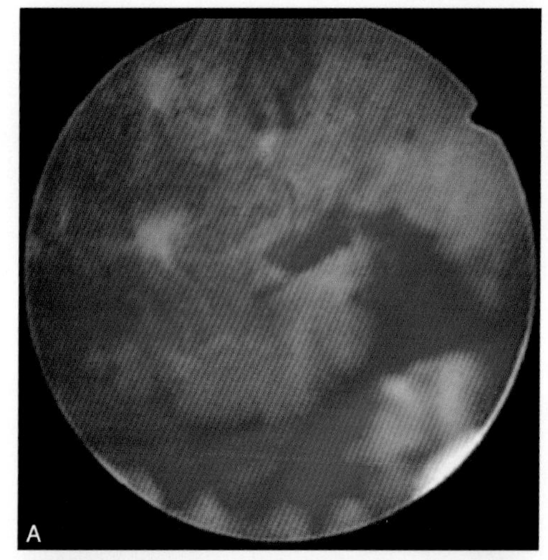

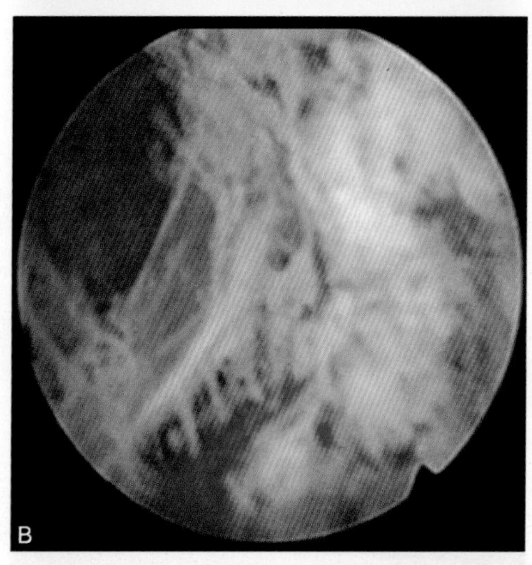

图 7-1-73　剖宫产切口部位妊娠

A. 患者剖宫产术后 5 个月，停经 48 天，超声发现剖宫产瘢痕妊娠，宫腔镜检查见宫腔中上段内膜增厚，暗红色；B. 宫腔镜下见宫腔下段左前壁可见妊娠组织，外形不规则，黄白色

⑤当宫腔镜检查时子宫腔形态正常，而妊娠组织位于宫颈管内，表面为白色、淡黄色或暗红色者，为宫颈妊娠（图 7-1-74A、B）。

（3）宫腔内胎骨残留或子宫内膜骨化：胎骨残留宫腔镜检查可见宫腔骨状组织，外形杆状、扁片状或形态不规则，色黄白，质硬（图 7-1-75）。子宫内膜骨化宫腔镜下见宫腔局部散在砂砾状质硬组织，其大小、色泽、形状各异，直径最大可及 1～2cm（图 7-1-76）。

（4）其他异物残留：宫腔镜检查还可发现断折在宫颈管和宫腔内的宫腔探针、渗透性宫颈扩张棒，或于宫颈内口水平子宫前壁见既往子宫缝合手术残留的丝线头或丝线结，可有炎性组织粘连包裹（图 7-1-77、7-1-78）。

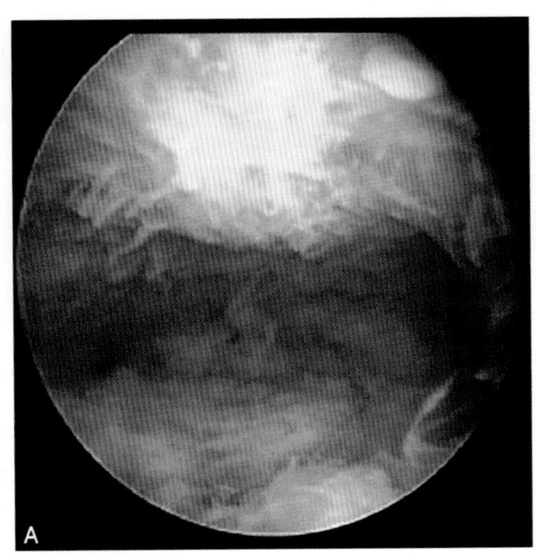

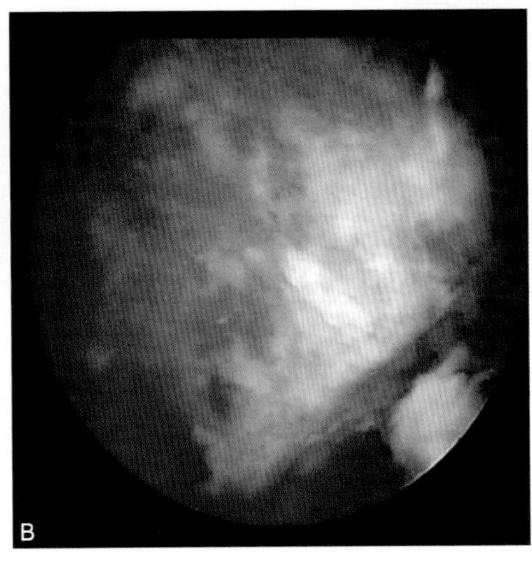

图 7-1-74　宫颈妊娠宫腔图像
A. 宫腔镜下可见宫腔形态正常；B. 宫腔镜下见宫颈管内不规则妊娠组织，表面暗红色

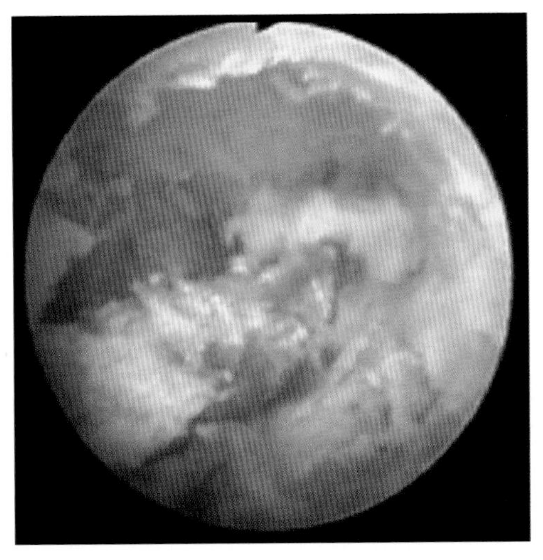

图 7-1-75　宫腔内胎骨残留
宫腔镜下可见宫腔骨状组织，外形杆状，色黄白，质硬

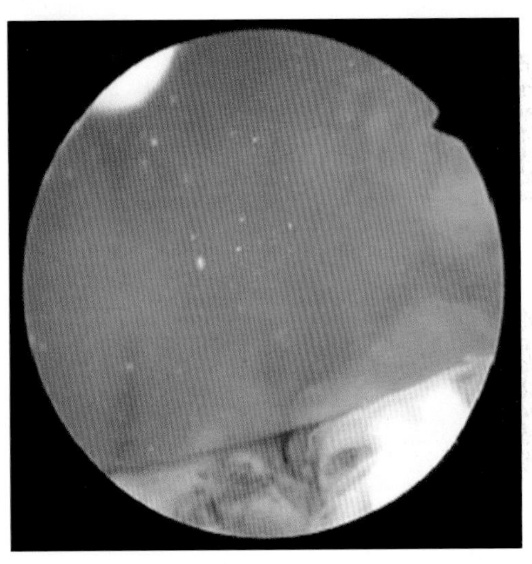

图 7-1-77　宫腔内硅胶棒
宫腔镜下宫腔内可见断裂的硅胶棒，呈半透明柱状，浅棕色

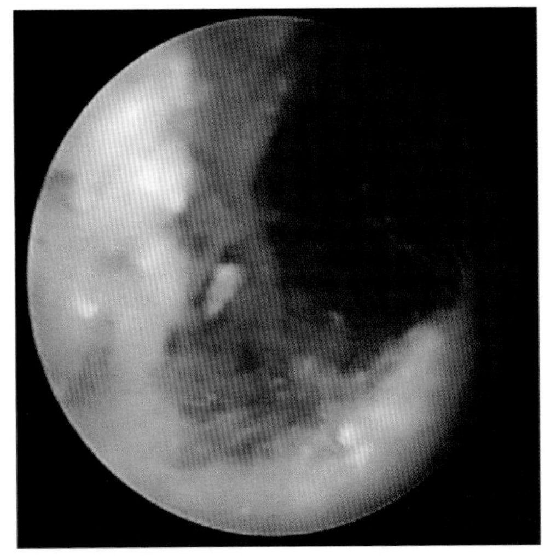

图 7-1-76　子宫内膜骨化
宫腔镜下见宫腔下段散在砂砾状小结节，质硬，色苍白

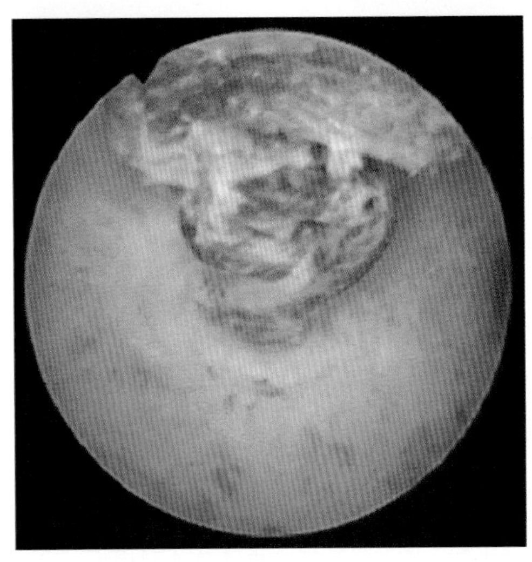

图 7-1-78　子宫肌瘤剔除术后子宫缝合线残留
宫腔镜下见宫底部残留缝线，有炎性组织包裹

9. 子宫内膜病变

（1）单纯型增生：相当于旧分类的囊腺型子宫内膜增生、通常有腺体扩张及内膜间质的增生而呈现轻度的不规则形态。在宫腔镜上可见到多发性小的息肉或单发性比较大的息肉，也可呈现台状的隆起。内膜表面平滑不透明，有时可见到小圆形透亮的囊泡，呈现从赤红到灰白的种种颜色，表面的血管较细小，走行规则（图 7-1-79～7-1-82）。

（2）复杂型增生：相当于旧分类的腺瘤型子宫内膜增生，有明显的腺体增生，腺管的极性消失，排列不规则。外观呈现黄白色或红色不透明的息肉状或苔状凸起，表面可见到异型血管及大小不等、分布不均的腺管开口（图 7-1-83～7-1-86）。

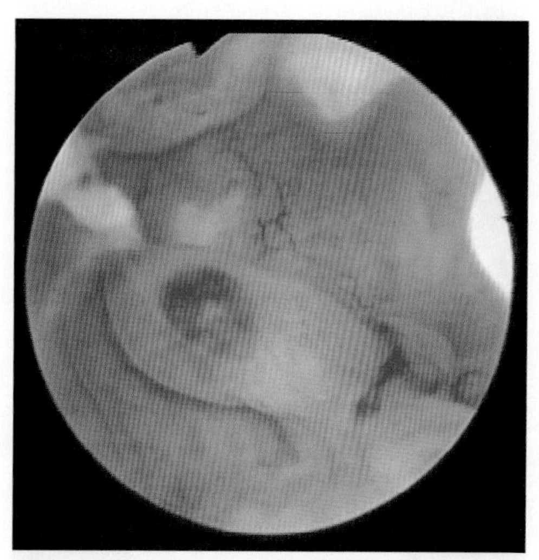

图 7-1-79　宫腔镜下子宫内膜单纯型增生，子宫后壁内膜息肉样增生，表面颜色粉红

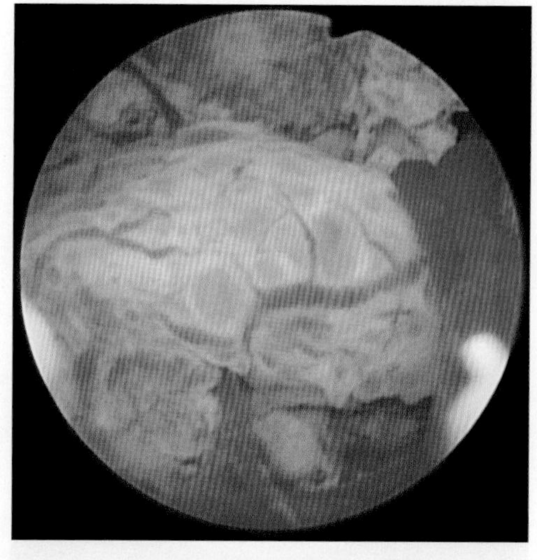

图 7-1-80　宫腔镜下子宫内膜单纯型增生，子宫后壁内膜隆起，可见透亮的囊泡，表面血管丰富，走行规则

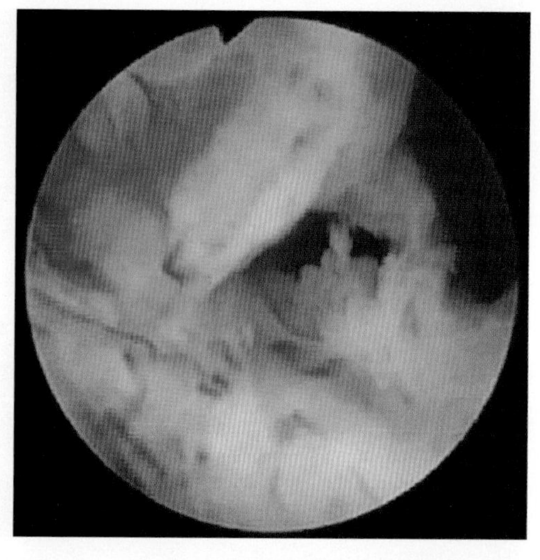

图 7-1-81　宫腔镜下子宫内膜单纯型增生，子宫右侧壁内膜弥漫性增生，颜色略苍白，表面血管较丰富

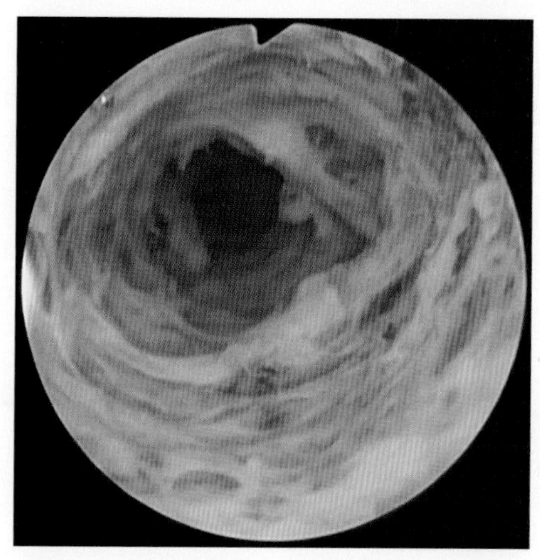

图 7-1-82　宫腔镜下子宫内膜单纯型增生，宫腔子宫内膜弥漫性增生，充填宫腔，表面血管丰富，宫腔狭小

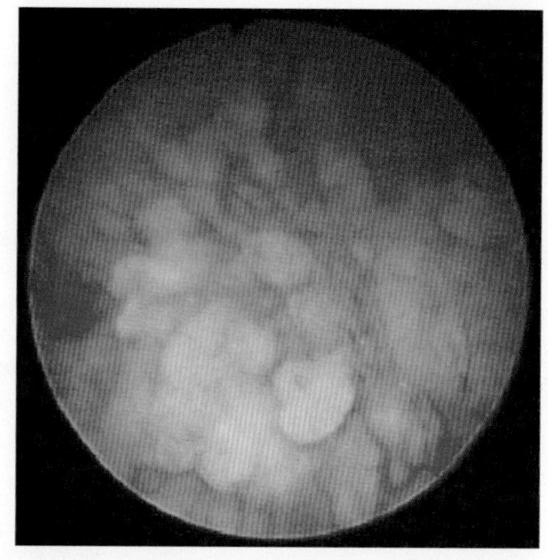

图 7-1-83　宫腔镜下子宫内膜复杂型增生，子宫后壁内膜簇状凸起，黄白色，可见异型血管

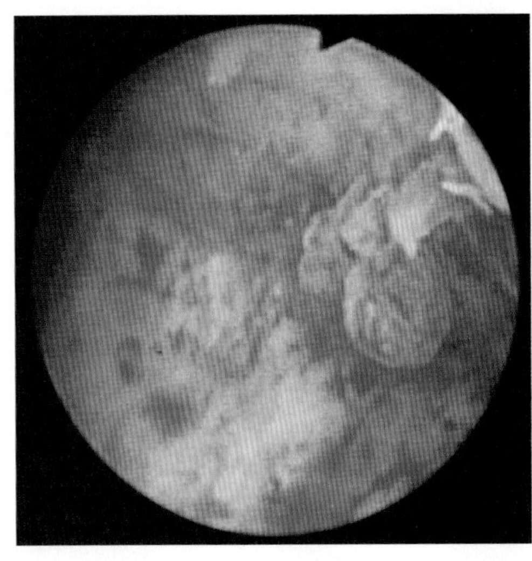

图 7-1-84　宫腔镜下子宫内膜复杂型增生，子宫左前壁内膜小结节状凸起，可见异型血管及大小不等、分布不均的腺管开口

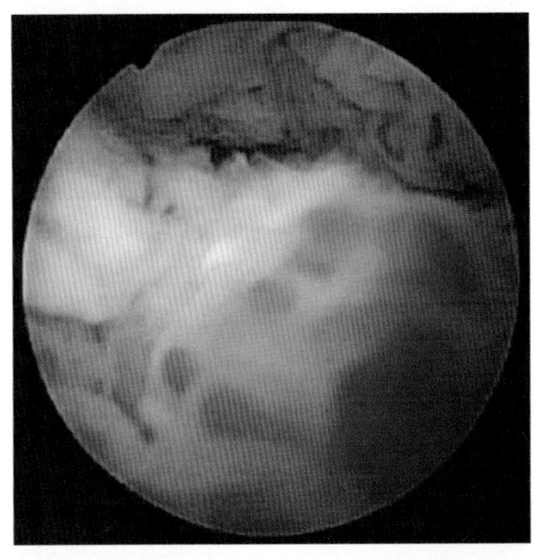

图 7-1-85　宫腔镜下子宫内膜复杂型增生，宫腔充填息肉样增生内膜，表面可见异型血管

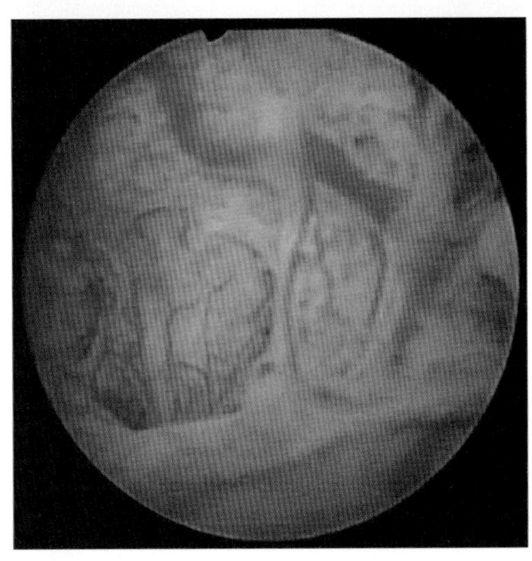

图 7-1-86　宫腔镜下子宫内膜复杂型增生，宫底部内膜增生，表面血管粗大，可见异型血管

（3）不典型增生：指包含有异型细胞的子宫内膜腺体过度增生。在宫腔镜下可见到息肉状或苔状的凸起，表面不透明、黄白色或灰白色，有异型血管（图 7-1-87～7-1-90）。只靠宫腔镜检查常难以与子宫内膜癌作鉴别诊断。

10. 子宫内膜癌　子宫内膜癌根据病变形态和范围可分为局限型及弥漫型。从发育的方向可分内向型和外向型（图 7-1-91）。外向型的病变向宫腔内发展，发生率较高，常有特殊的外形，多可在宫腔镜下做出诊断，但是内生型的诊断就比较困难。基本的宫腔镜下所见有乳头状隆起、结节状隆起及息肉状隆起 3 种，3 种病变可单独出现，也可以混合形态出现。当病变发展时癌灶可由局限型蔓延成弥漫

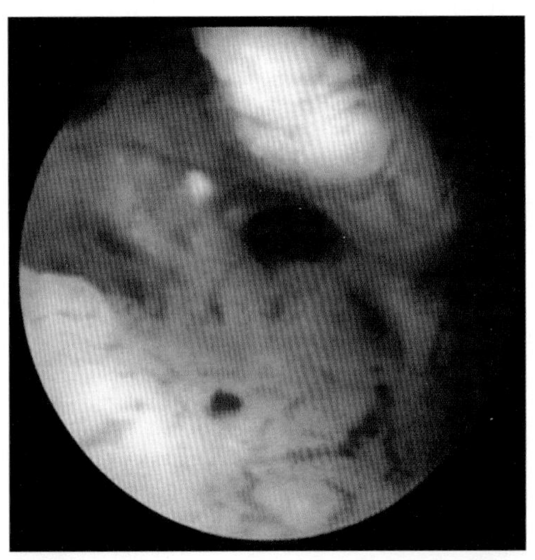

图 7-1-87　宫腔镜下子宫内膜不典型增生，宫腔可见不规则增生的内膜及凸起，表面灰白色，血管走行不规则

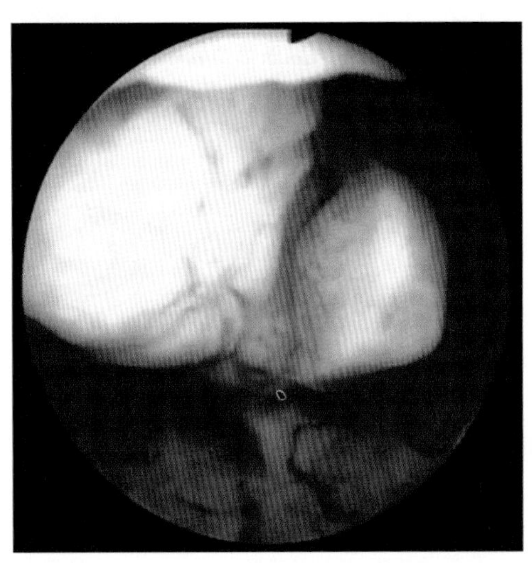

图 7-1-88　宫腔镜下子宫内膜不典型增生，宫腔可见结节状凸起的增生内膜，表面灰白色，血管走行不规则

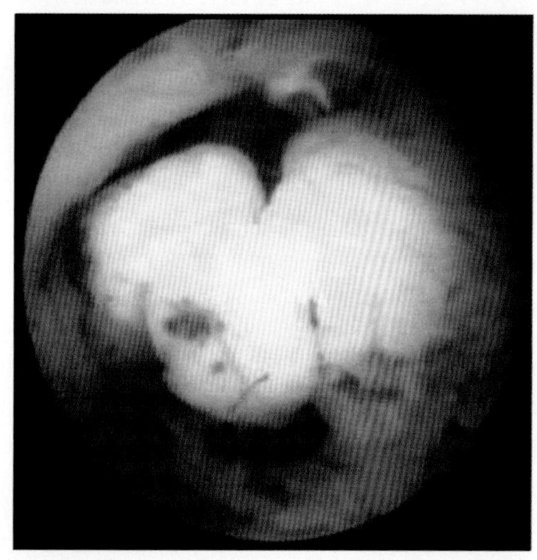

图 7-1-89　宫腔镜下子宫内膜不典型增生，宫腔见结节状凸起的增生内膜，表面灰白色，血管走行不规则

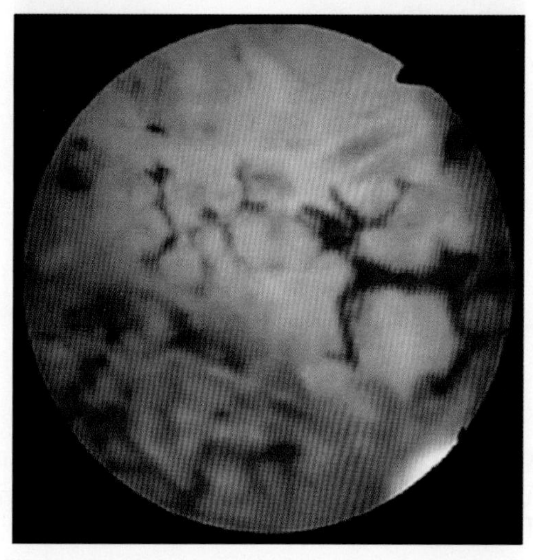

图 7-1-90　宫腔镜下子宫内膜不典型增生，宫腔可见灰白色增生内膜，内膜表面血管增粗，走行不规则

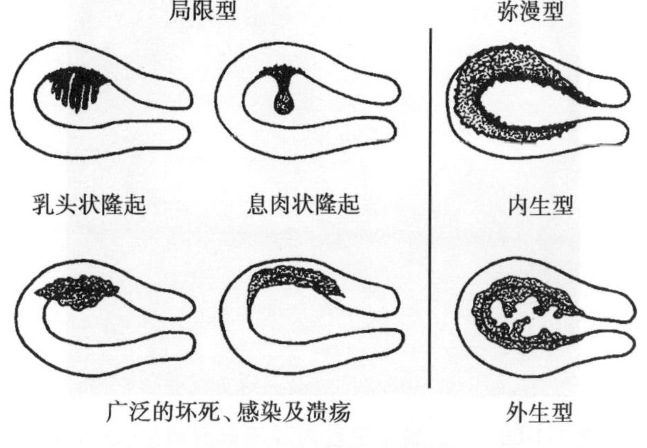

图 7-1-91　子宫内膜癌

型，且可发生广泛的坏死、发炎及溃疡，可借以推测肌层浸润的深度。

（1）宫腔镜所见

1）结节性隆起（图 7-1-92、7-1-93）：最常见、外观呈凸凹不平的结节状隆起，呈不透明的黄白色或灰白色，表面血管怒张呈不规则的蛇行，常可见到白色点状或小斑状坏死。

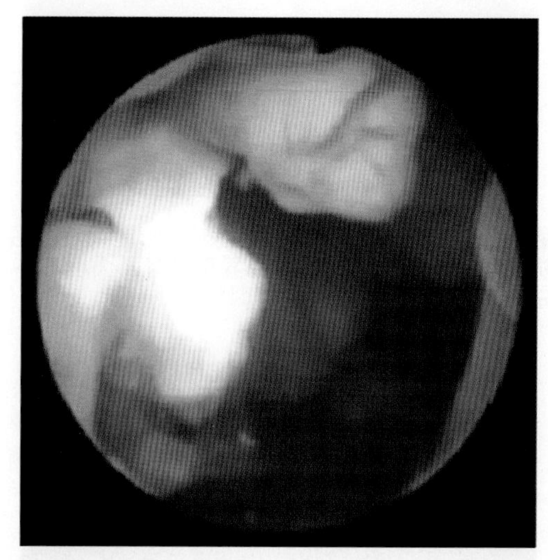

图 7-1-92　宫腔镜下子宫内膜癌（结节状），宫腔内见外形不规则的结节状占位病变，色灰白，表面见增粗血管

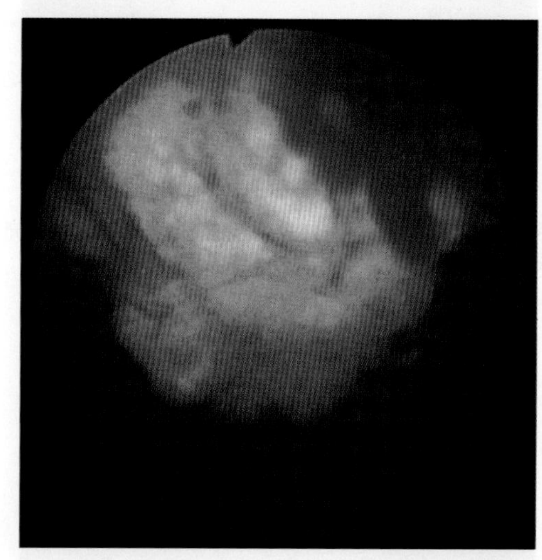

图 7-1-93　宫腔镜下子宫内膜癌（结节状），宫腔前壁见外形不规则的结节状占位病变，表面血管粗大，黄白色

2）乳头状隆起（图 7-1-94、7-1-95）：由拥有中心血管的半透明绒毛状凸起群构成，绒毛状凸起有长有短，是高分化腺癌的特殊所见，常伴有白色点状坏死。

3）息肉状隆起（图 7-1-96、7-1-97）：呈卵圆形

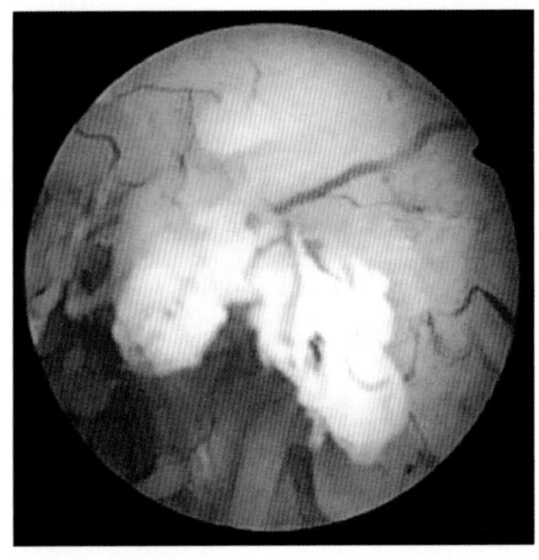

图 7-1-94 宫腔镜下子宫内膜癌(绒毛状),宫底部见成簇绒毛状占位病变,绒毛中心可见血管

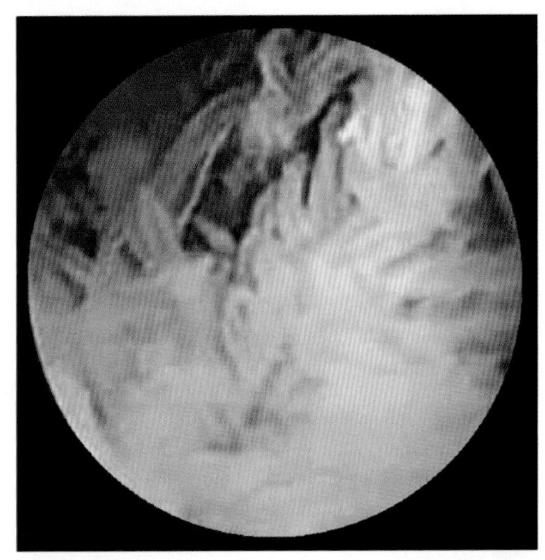

图 7-1-95 宫腔镜下子宫内膜癌(绒毛状),宫腔后壁见成簇绒毛状占位病变,绒毛中心可见血管

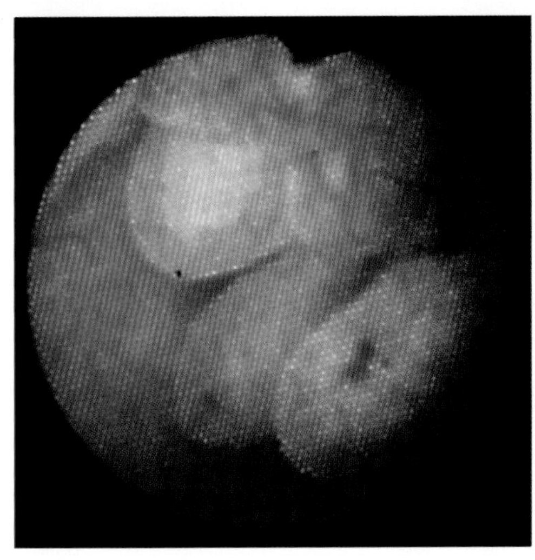

图 7-1-96 宫腔镜下子宫内膜癌(息肉状),宫腔内见外形不规则的息肉状占位病变

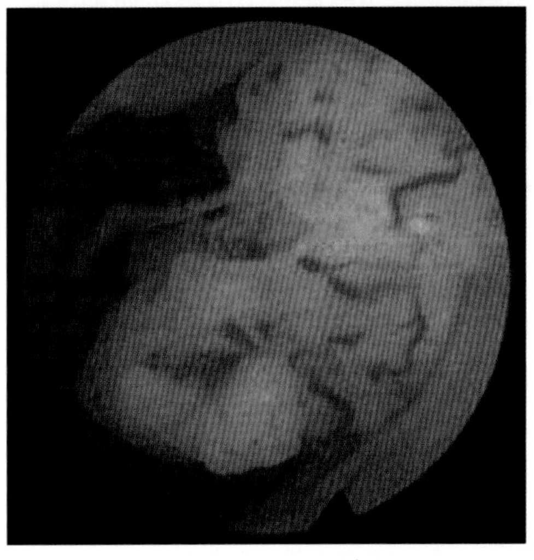

图 7-1-97 宫腔镜下子宫内膜癌(息肉状),宫腔内见外形不规则的息肉状占位病变,表面可见走行不规则的血管

或球形隆起,基底部有细也有粗,表面看不到血管或偶见扩张不整的血管。

4) 坏死及溃疡:呈白点状或斑状的坏死组织。反复的发炎、化脓及坏死时造成不整洁、粗糙的溃疡状外观。肿物表面常可见粗大怒张、走行不规则的血管(图 7-1-98)。

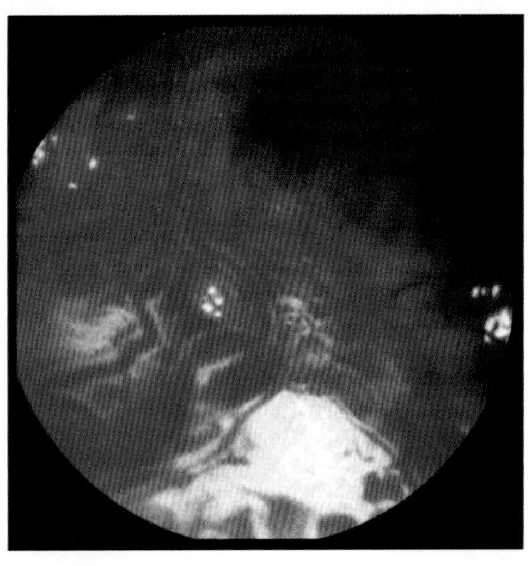

图 7-1-98 宫腔镜下子宫内膜癌,宫腔内肿物表面见粗大怒张、走行不规则的血管

5) 宫颈管内浸润:侵犯宫颈的癌组织与宫腔内的癌灶有连续关系时可判定是癌的浸润,属子宫内膜癌Ⅱ期。如宫颈管内的病变为单发就较难判定。此外,常有内膜癌组织从宫腔内垂到宫颈管内,此病变并非浸润,必须加以区别。

(2) 宫腔镜检查时的注意事项:做宫腔镜检查是否会引起癌的腹膜腔转移,一直是宫腔镜医师所担心的问题。日本曾做过大规模的调查,结论是宫腔镜检查与 5 年生存率无关。但即使是这样,做宫腔镜时也必须尽量降低膨宫压力,且尽量避免加压。此外,有时为了取得大量标本作病理切片检查而用电切镜取材,但在高压灌流液下癌细胞有经血管造成肺转移的可能,故有人认为应视为绝对禁忌。

11. 宫腔炎症

(1) 慢性非特异性子宫内膜炎:多见于绝经后妇女,内膜充血呈绛红或火红色,上皮下血管网密集增多,表面有轻微皱褶(图 7-1-99)。异物、癌症等宫内病变周围的子宫内膜多伴有慢性炎症,呈现充血、水肿、渗出,甚至坏死(图 7-1-100)。

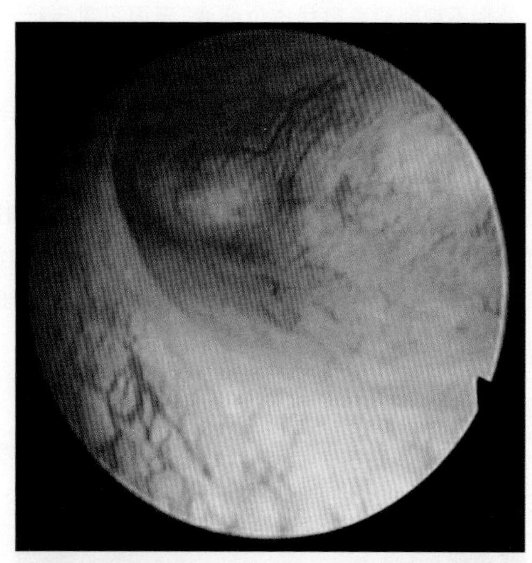

图 7-1-99 宫腔镜下慢性子宫内膜炎,右侧宫角见子宫内膜充血,绛红色,子宫内膜下血管网密集增多,表面有轻微皱褶

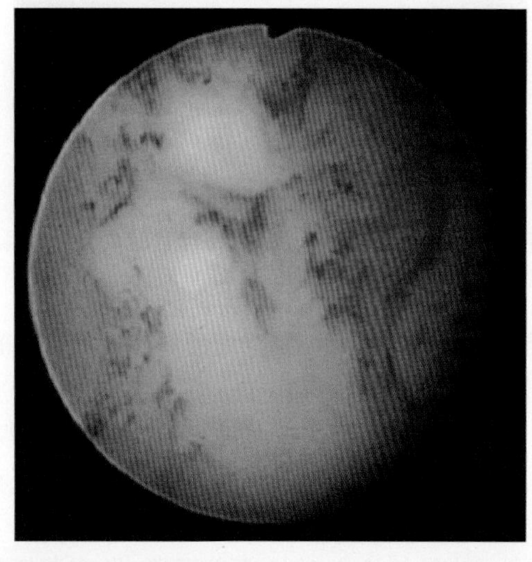

图 7-1-100 宫腔镜下慢性子宫内膜炎,子宫内膜血管增多,散在充血斑

(2) 子宫积脓:子宫腔表面覆盖一层稠厚、棕黄或黄绿色的脓痂,洗去后可显露其下的表面粗糙、颗粒状暗红或棕红色发炎的内膜,常合并其他子宫内器质性病变,例如子宫内膜癌。

(3) 子宫内膜结核:宫腔狭窄,不规则,腔内充满黄白色或灰黄色杂乱、质脆的息肉状赘生物,双侧子宫角被封闭(图 7-1-101、7-1-102)。晚期病例宫腔严重变形、粘连、瘢痕组织坚硬,难以扩张和分离。

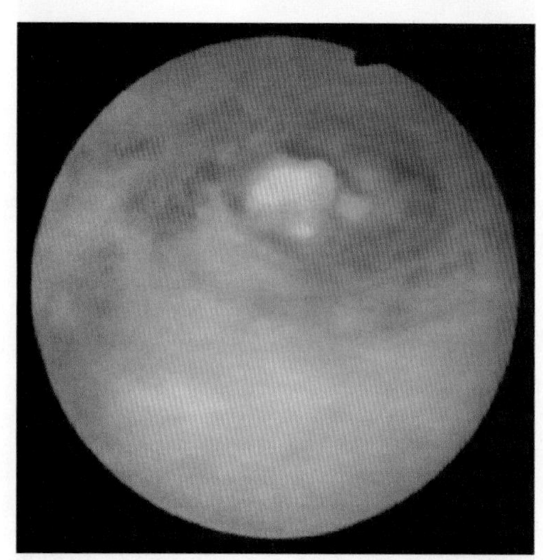

图 7-1-101 宫腔镜下子宫内膜结核,宫腔狭窄,闭锁。宫腔顶端见灰黄色质脆赘生物

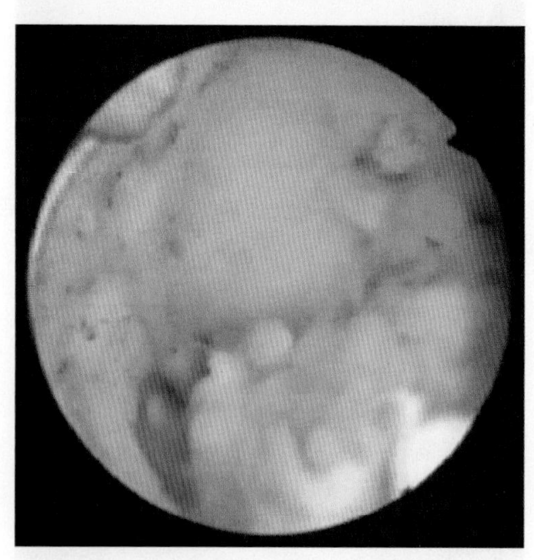

图 7-1-102 宫腔镜下子宫内膜结核,宫腔闭锁,后壁见灰黄色杂乱质脆赘生物

(4) 肉芽肿性子宫内膜炎:Colgan 等研究了 EA 术后子宫内膜修复过程,19 例中 15 例为 DUB,4 例因 TCRE 发现子宫内膜非典型增生而立即行 EA 术。组织学标本取自术后 1~48 个月的子宫,术后 3 个月以内的 6 例均可见子宫肌层坏死,6 例中 5 例有红色异物小体、肉芽肿样反应、肌层坏死和热损伤。除

1 例外，5 例均有不同程度的急性炎症，其余 13 例为治疗后 3～16 个月，标本中不再显示肌层坏死，但 12 例中 5 例查到持久的肉芽肿样反应，异物小体或两者均有，多数(9/12)有明显的子宫内膜瘢痕，认为宫腔镜子宫内膜去除术后的反应为肉芽肿性子宫内膜炎。首都医科大学附属复兴医院宫腔镜中心用刮宫治愈过 1 例术后肉芽肿性子宫内膜炎。

12. 子宫腺肌病

(1) 宫腔黏膜面可见到异位腺体开口，可呈憩室状，表现为色暗或蓝色的凹陷，这些开口凹陷的数目不定，外貌多变，由大的憩室到众多的点状憩室，分布在子宫内膜表面(图 7-1-103)。

(2) 小积血腔：可为黏膜下方积血囊腔，开口于黏膜表面(图 7-1-104)。

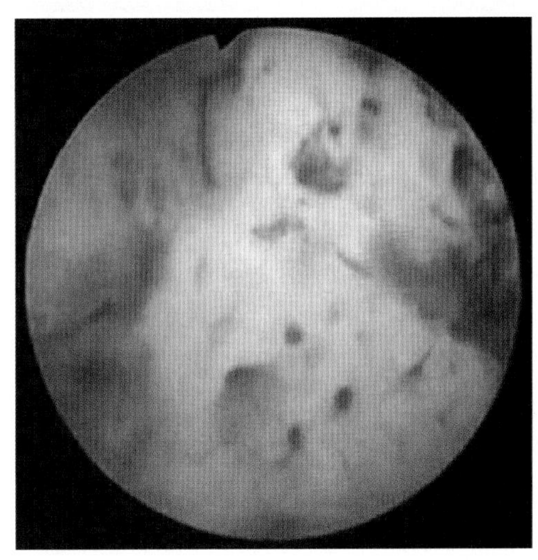

图 7-1-103　宫腔镜下子宫腺肌病，宫腔黏膜面可见异常腺体开口

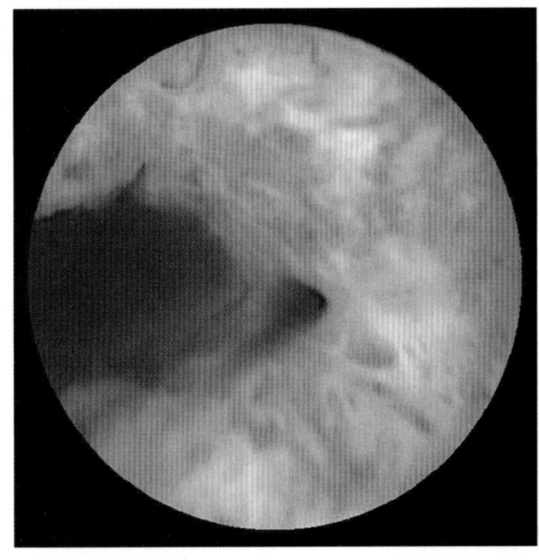

图 7-1-104　宫腔镜下子宫腺肌病，宫腔下段左侧壁见腺肌病囊腔开口

(3) 距离宫腔表面不太远的子宫腺肌病病灶，与黏膜表面不连接，表现为黏膜下方蓝色或棕色区域(图 7-1-105)。

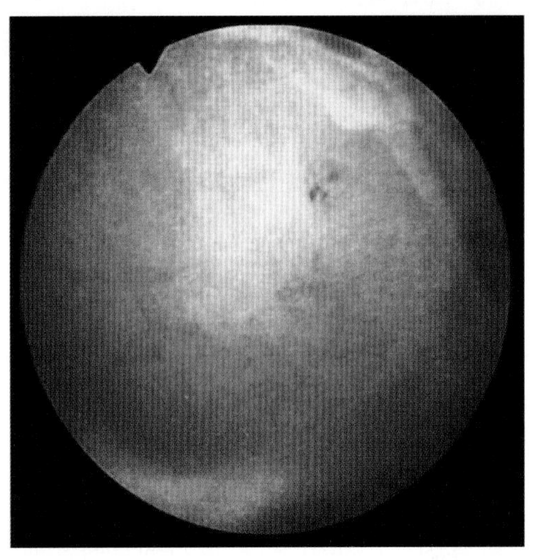

图 7-1-105　宫腔镜下子宫腺肌病，宫腔黏膜面可见黏膜下紫蓝色点

(八) 宫腔镜检查失败的原因及对策

由于某些原因，宫腔镜检查操作有时不成功，失败的原因主要有：

1. 宫腔镜插入困难　如因宫颈狭窄，可在 B 超引导下用 Hegar 扩宫器扩张。如子宫屈度太大，扩宫亦有困难，可更换纤维宫腔镜。

2. 宫腔内有气泡　连接管或镜鞘内未排净的气体进入宫腔，呈微泡聚集于子宫前壁或底部。可设法将子宫调整为后位，或快速前后移动镜体，将气泡赶出，但有时很难奏效。因气泡均聚积于子宫前壁近底部，故宫腔镜检查时应抢先观察该部位。

3. 宫腔内有凝血块或出血　出血多者可放入宫腔一硬质导尿管，快速注入生理盐水将血块冲出，然后快速置镜检查；出血较多者亦可加大膨宫液的压力和/或流速，将血块及血液冲出。如宫口较松，可在镜体旁放一硬质导尿管，以加速膨宫液的循环，保持视野清晰。有报道称在宫腔喷注肾上腺素以减少出血者。

4. 膨宫不良，视野不清　多为宫口太松，膨宫液外漏，子宫膨胀不全所致，可更换大号宫腔镜，钳闭宫颈外口，加大膨宫液的压力和流速。个别情况，镜片上沾有污物，用 0.5%碘伏溶液或 95%乙醇溶液擦拭即可解决。

5. 病变原因，视野不清　当宫腔内病变为内膜增生、畸形或宫腔粘连闭锁时，宫腔镜下视野不清，无法观察宫腔全貌或无法进入宫腔，此时行宫腔镜B超联合检查有助于诊断。

（九）宫腔镜检查后处理

宫腔镜检查时，患者可诉下腹隐痛，如用 CO_2 膨宫，能产生轻微肩痛，大多于1小时后缓解。术后数天可有微热，术后1周内少量出血。故术后禁止性生活两周，必要时给抗菌素预防感染，并针对原发病进行处理。

（十）宫腔镜检查的并发症及其防治

宫腔镜检查安全、可靠，并发症相对较少，并且多可预防。

1. 损伤

（1）产生原因及症状：在扩宫和插入宫腔镜镜鞘时，易发生宫颈撕裂、子宫穿孔等，多与操作粗暴有关。患者阴道出血增多，甚至出现腹痛等症状，但亦有无症状者。一旦镜鞘套进入宫颈内口，则发生穿孔机会减少。膨宫压力过高时，可引起输卵管破裂。

（2）防治措施：①腹部超声监护，在B超下置镜可减少或防止因置镜方向错误所引起的损伤；②警惕易发生子宫穿孔的高危因素有子宫屈度过大、疑有癌瘤、结核、哺乳期、绝经后妇女等，可于检查前4小时于宫颈管放入宫颈扩张棒或阴道后穹窿放置米索前列醇200μg，使宫颈软化，防止损伤；③使用自动膨宫控制装置，持续膨宫压力一般设置在100mmHg以下，以避免因压力过高发生输卵管破裂；④如有出血增多和/或腹痛时，应用B超全面扫查盆腔，注意子宫周围有无游离液体，并仔细观察镜下图像，是否为宫腔内所见，以确定或除外子宫穿孔及假道形成。图7-1-106为宫腔镜检查时物镜端进入腹腔。

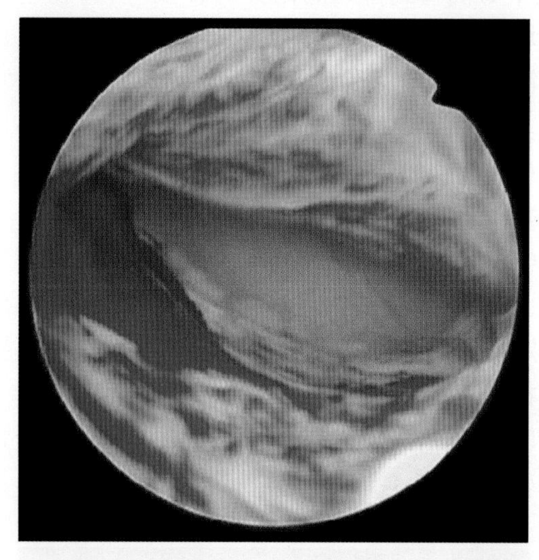

图7-1-106 宫腔镜自穿孔部位见盆腔黄色脂肪组织

2. 出血 一般宫腔镜检查后可有少量出血，多在1周内干净，未见因镜检而发生严重出血者。出血较多时可对症处理。

3. 感染 极少见，Franklin报道发生率为0.2%，且多与器械消毒不当有关，偶发病例均有慢性盆腔炎史，故于术前应详细询问病史，盆腔检查时注意有无触痛和增厚，术时和术后酌情给予抗生素。首都医科大学附属复兴医院宫腔镜中心进行宫腔镜检查时曾发生4例严重术后感染，其经过见表7-1-2。其中例1术前即有盆腔炎，检查引起了盆腔炎急性发作，应于术前和术后给抗生素。例2~4均为纤维宫腔镜检查，当时用75%酒精溶液消毒，后改为灭菌王消毒液浸泡消毒软镜。

表7-1-2 4例宫腔镜检查术后感染发病及治疗情况

序号	临床诊断	检查镜种类	临床表现	治疗经过
1	功血，PID史	硬管型宫腔镜（灭菌王消毒液浸泡消毒）	术后3天发热，右附件包块	保守治疗无效，开腹切除右附件，病理示右输卵管慢性炎伴微小化脓灶，右卵巢巧克力囊肿
2	功血	纤维宫腔镜（75%酒精溶液消毒）	术后2天高热，下腹压痛，反跳痛，阴道分泌物增多	支持疗法，加强抗生素治愈
3	功血，腺肌瘤	纤维宫腔镜（75%酒精溶液消毒）	术后2天高热，下腹痛，子宫增大，压痛明显	保守治疗无效，开腹切除子宫体，病理示子宫腺肌病，宫壁有局灶性化脓灶
4	功血，腺肌瘤	纤维宫腔镜（75%酒精溶液消毒）	术后2天高热，下腹痛，子宫增大，压痛明显	保守治疗无效，开腹切除子宫体，病理示子宫腺肌病，宫壁有局灶性化脓灶

4. 心脑综合征　扩张宫颈和膨胀宫腔导致迷走神经张力增加，表现出与人工流产时相同的心脑综合征症状，很少见，可对症处理。

5. 过敏反应　个别人对右旋糖酐过敏，引起皮疹、哮喘等症状。不能应用 Hyskon 液及羧甲基纤维素钠。

6. 气体栓塞和气腹　液体膨宫时注水管内空气未排净及 CO_2 膨宫时，均可能引起空气或 CO_2 气体栓塞，表现为气急、胸闷、呛咳等，应立即停止操作，以防发生生命危险，详见第十二章第 5 节。气腹乃因 CO_2 逸入过多，引起腹胀、肩痛，CO_2 吸收后即消失。

（十一）宫腔镜诊断的经验与评价

宫腔镜能直接检视子宫内景，对大多数子宫内疾病可迅速作出精确的诊断，对盲目刮宫易漏诊的宫内病变行定位活检，提高病理诊断的准确性。既往传统的宫内疾病检查方法如子宫输卵管碘油造影（HSG）和妇科超声检查诊断准确率较低，假阳性率较高。造影时宫腔内的小血块、黏液、内膜碎片以及造影剂不足等，均可造成 X 线的假阳性征象。而超声提示子宫肌瘤时，如宫腔线不明显，则难以确定属于黏膜下型或壁间型肌瘤，并难以定位为何壁何侧；宫腔线明显增厚时，不能排除子宫内膜息肉，宫腔镜检查则可一目了然地解决上述问题。因此宫腔镜检查已逐渐替代了上述措施，成为宫内病变首选的检查方法。但是 HSG 和妇科超声检查也各有优势，在诊断某些疾病时不能为宫腔镜检查所替代。Phillips 等比较了 TVS、HSG 和宫腔镜检查诊断子宫和输卵管病变的不孕症患者，发现 TVS 宜于评估子宫肌层病变，HSG 最适于评估输卵管病变，而宫腔镜检查在评估宫腔病变方面有绝对优势。

近二十余年，一些学者采用盐水灌注子宫声学造影（SHSG 或 SIS）诊断宫腔内病变，发现其诊断准确性和特异性都很高。Vathanan 和 Armar 以宫腔镜检查结果为标准，比较 TVS 和 SIS 诊断宫腔病变的准确性，发现无论是子宫内膜息肉还是子宫黏膜下肌瘤，SIS 的诊断准确性都明显优于 TVS。Rogerson 等前瞻双盲与宫腔镜比较研究 SHSG 诊断宫内病变的准确性，认为患者对两种检查的耐受性好，SHSG 失败率高，但比宫腔镜的疼痛评分低。de Kroon 等前瞻研究 SHSG 180 例，失败 12 例（5.6%），不能诊断 22 例（10.3%），认为 SHSG 可替代 84%的宫腔镜检查，仅在 SHSG 失败和/或不能诊断时再做宫腔镜。尽管许多研究证实了 SIS 诊断宫内病变的价值，但是其优势主要在检出子宫内膜息肉和子宫黏膜下肌瘤等宫内占位病变。而宫腔镜检查却可以发现宫腔占位、结构失常、内膜病变等多种异常；可同时取组织活检送病理组织学检查；某些情况下还可同时行治疗性操作或手术切除病变，这些优势是 SIS 无法超越的。三维超声弥补了二维超声空间显像的不足，能通过多种成像模式完整显示子宫和附件的立体形态、内部结构及其与周围组织的空间位置关系。应用于诊断子宫内膜良性病变与宫腔镜诊断准确率一致性较高，诊断先天性子宫畸形，诊断正确率为 100%，诊断轻度、中度及重度粘连的准确率分别为 88.6%、100%及 100%。三维超声在妇科中的应用越来越广泛，其价值日益受到临床认可。

（十二）纤维宫腔镜的应用

纤维宫腔镜在众多可供选择的宫腔镜中独树一帜，其目镜端外径有 3.1mm、3.6mm 和 4.9mm 等不同规格，检查时除极个别的绝经期妇女及因粘连导致宫颈管极度狭窄者外，一般均不需扩宫和麻醉，其尖端可向两侧弯曲 90°～120°，便于显示子宫角和输卵管口，较硬镜的检查盲区少，因其管径细，尖端又可弯曲，便于通过幼女或未婚成年妇女的处女膜，进入阴道，窥视宫颈，有时还可通过宫颈管进入宫腔，进行宫腔镜检查，首都医科大学附属复兴医院宫腔镜中心还将纤维软镜用于检查阴道壁的囊肿，曾为一未婚妇女检查阴道壁已破溃的囊肿，镜体自囊肿的破口处进入，观察囊内结构并取囊壁组织送检，经病理学检查诊断为米勒管囊肿。HYF-1T 型纤维宫腔镜的插入管外径为 4.9mm，带有操作孔道的 4.5mm 外径硬性镜亦可用于取出幼女的阴道内异物。纤维宫腔镜视野相对较小，宫腔过宽时，方向不易掌握，故不适于检查宫腔大、宫内病变大或复杂的病例。Burke 用 4.7mm HYF-P 纤维宫腔镜，经宫颈置入输卵管导管疏通输卵管，同时做腹腔镜检查，治疗 120 例双侧输卵管间质部阻塞，术后 96 例通畅，48 例妊娠，其中 2 例为宫外孕，12 例再次阻塞，这 12 例中 8 例再次插管疏通，2 例正常妊娠。唯一的并发症是 1 例的 1 侧宫角插管穿孔。说明宫腔镜插管治疗输卵管间质部阻塞有效。Lin 等报道 33 例早孕期取出 IUD 的经验，宫颈管看不到 IUD 时，用纤维宫腔镜取出，未扩张宫颈，无麻醉，30 例在宫腔内找到 IUD，取出 28 例，另 3 例未找到 IUD，随访到分娩，出生 24 个健康婴儿，另 6 例取出 IUD 后 1～2 周作了刮宫，余失访。Ross 用纤维宫腔镜完成尿道膀胱结肠检查 225 例，发现 13 例慢性尿道炎，18 例有严重泌尿系症状患者中 3 例查出间质性膀胱炎和黏膜溃疡,194 例检查张力性尿失禁患者咳嗽时膀胱颈的稳定性下降,17 例有括约肌功能失调。

二、窄带成像技术

窄带成像技术(narrow band imaging,NBI)是一种新型的光学图像增强技术,于 1999 年由日本国立癌症中心医院和日本东京奥林巴斯医学部联合研发。它通过滤光器将传统的红-绿-蓝宽带光谱过滤成窄带,能增加浅表黏膜血管结构的对比度,可用来观察黏膜形态及血管结构。一些普通内镜难以发现的微小病灶通过 NBI 内镜窄带光谱突显出来,内镜诊断病变的准确性和敏感性明显提高。

(一) NBI 的成像原理及特性

窄带成像是一种在特定狭窄范围波长的光源照明下的内镜技术。可见光谱中,由于 $C=\lambda f$,即光的波长与它的穿透深度成正比,光波越长,其穿透性越好,所观察到的图像越分散;波长越短,黏膜渗透深度越小,显示分辨率越高,图像越清晰。普通白光宫腔镜的照明光源为氙气产生的白光,通过 RGB(红-绿-蓝)滤光器后,成为普通内镜的照明光源,其波长范围约为 390~700nm。传统内镜使用氙灯作为照明光,这种被称为"白光"的宽带光谱由红、绿、蓝三原色组成,波长范围 400~700nm,3 种滤过光的光谱之间无明显的间隙,无法去除容易产生漫反射的红光。窄带成像系统的光源具有三个窄带滤过器,窄化氙气光源的波谱区间,仅留下带宽为 30nm,波长为 415nm 的蓝光及 540nm 的绿光,并相对增强蓝光的强度。由于蓝色波段(415nm)波长较短,只能穿透黏膜组织表层,而血红蛋白的光波吸收峰为(415±30)nm,蓝光被黏膜表面的毛细血管反射,因此可以清楚显示黏膜组织的表面结构及微血管形态。NBI 可限制光波穿透深度,使光波主要集中在黏膜表层,着眼于观察子宫内膜表面的细微形态学改变,同时屏蔽容易发生漫反射的红光成分,增强了黏膜表层结构及微血管的能见度,从而提高病灶的对比度及边界的清晰度。

(二) NBI 宫腔镜对子宫内膜病变的应用价值

子宫内膜病变是一系列子宫内膜疾病的统称,包括子宫内膜增生(endometrial hyperplasia,EH)和子宫内膜癌(endometrial carcinoma,EC),会引起女性不规则阴道出血、排液及腹痛等症状,无论是超声还是宫腔镜检查,都没有特征性的指标将其区分。病理学将子宫内膜增生分为单纯型增生、复杂型增生、不典型增生,不典型增生又被公认为是子宫内膜癌的癌前病变。Trimble 等报道,先前被活检病理确诊为 AEH 的患者,EC 的患病率高达 42.6%。宫腔镜是检查宫腔内病变的最佳技术。然而,宫腔镜诊断子宫内膜增生及子宫内膜癌的敏感度仅分别为 56.3%和 80%,因此,单凭观察子宫黏膜的形态学变化诊断子宫内膜病变是不充足的。Surico D 等率先将 NBI 应用于宫腔镜诊断子宫内膜病变,发现 NBI 宫腔镜可使病灶微血管形态学改变清晰显示,从而提高术者对微小病灶或早期不典型病灶的识别,降低子宫内膜病变的漏诊率。该学者其后对 209 例因绝经期子宫异常出血行宫腔镜 NBI 模式下检查的患者进行研究发现:①宫腔良性疾病无或偶有细小微血管及轴状血管;②EH 的诊断特点:黏膜不规则增生区丰富的螺旋样、分枝状的扩张微血管,其血管直径、走行较为规律;③NBI 下子宫内膜癌的诊断特点包括:病灶区域微血管管径粗细不均、分布杂乱,甚至壁薄粗大的异型血管团(裸露、卷曲样)。结果显示,较之传统白光宫腔镜,NBI 显著提高了对 EC 和 EH 的诊断敏感性,又不降低诊断的特异性,得出结论:NBI 宫腔镜能准确预测子宫内膜癌或子宫内膜增生的组织学诊断。Cicinelli 等用同样方法对 395 名门诊患者进行研究,发现对增生期子宫内膜、慢性子宫内膜炎、低危和高危子宫内膜增生的诊断敏感性、特异性、阴性预测值 NBI 明显高于白光。因而得出结论:NBI 的应用改善了诊断性宫腔镜的可靠性。高度特异性和低的假阴性率减少了不必要的活检和在非病变区取活检的数量。另有学者将 NBI 应用于纤维宫腔镜,同样发现通过识别异型血管,NBI 宫腔镜比目前的白光宫腔镜在子宫内膜病变诊断方面更加实用。

国内张颖等对 189 例异常子宫出血可疑子宫内膜病变的患者进行宫腔镜检查,以病理诊断作为金标准,比较白光和 NBI 两种观察模式对子宫内膜癌及内膜非典型增生诊断的作用,白光模式下诊断的准确率、敏感性、阳性预测值、阴性预测值分别是 84.7%、79.5%、80.2%、87.5%,NBI 模式下以上数值分别是 93.7%、95.3%、89%、97%,均显著高于白光,因此得出结论:NBI 弥补了普通光宫腔镜对病变形态学识别的不足,NBI 指导下的对宫腔内病变的定位活检具有良好的临床应用前景。同年更早期,孔祥菊等也有类似报道。

Tinelli R 等进行多中心研究后提示:普通白光对子宫内膜癌、高风险子宫内膜增生、低风险子宫内膜增生的灵敏度分别为 81%、20%及 56%,而 NBI 这一数据为：93%、60%及82%，结果显示NBI宫腔镜可明显降低诊断子宫内膜病变的假阴性率，且不提高诊断的假阳性率。2010年，Cicinelli等前瞻性研究了宫腔镜检查术的患者共计395例，以内膜活检送病理诊断结果为金标准，NBI较普通白光宫腔镜可显著提高诊断子宫内膜病变的准确率（95.2%比87.1%）、特异度（93%比78%）及阴性预测值（92%比81%）。其提出了子宫内膜病变的诊断标准：①低级别子宫内膜病变：内膜增厚，偶伴细小微血管网；②高级别子宫内膜病变：内膜明显增厚，可见直径不均及走行紊乱的新生异型血管；③子宫内膜癌：明显赘生或质地糟脆肿物，脑回样改变，微血管粗细不均、分支杂乱。虽然NBI技术用于提高子宫内膜病变的诊断水平已获得广大妇科学者的认同，但是目前国内外尚无NBI宫腔镜下子宫内膜病变微血管特征性分型的统一标准。

（三）NBI宫腔镜与着床失败

Makrakis等发现反复着床失败的IVF患者宫腔镜下宫腔异常的百分率为25%～50%。子宫内膜息肉、黏膜下肌瘤或者宫腔粘连可能是最常见的宫腔镜发现。此外，有学者研究发现，尽管移植了好的胚胎却反复受孕失败的IVF患者中，30.3%有慢性子宫内膜炎，说明反复种植失败可能归因于慢性子宫内膜炎。Ercan等对之前有IVF失败经历的8名ART患者进行白光及NBI宫腔镜检查，NBI检出4例宫腔异常患者，经组织病理学证实其中3例患有慢性子宫内膜炎、1例为子宫内膜息肉，但这些病例在白光下未见异常。简言之，NBI加强了微血管结构和黏膜表面的微观结构，可以识别出白光未检出的内膜病变，可能有益于因内膜病变导致不孕的患者的评估。但这一研究样本量小，仍需进一步证实。

（四）宫腔病变NBI镜下特点

1. 正常增生期子宫内膜　NBI镜下见宫腔子宫内膜平坦，颜色均匀，无异常血管网（图7-1-107A、B）。

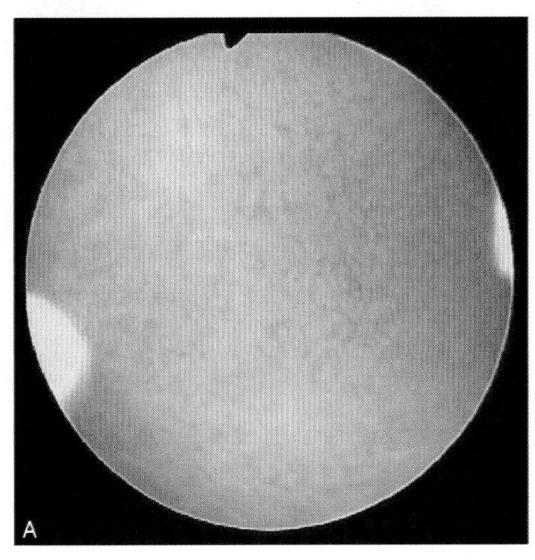

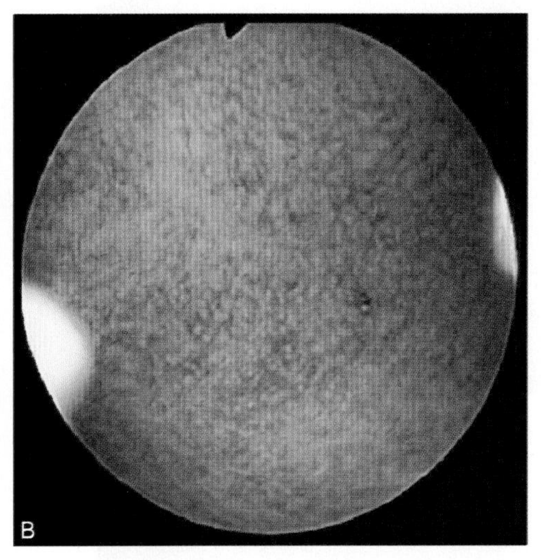

图7-1-107　正常增生期子宫内膜
A. 白光；B. NBI

2. 子宫内膜息肉　NBI镜下见宫腔占位，伴有血管轴或纵向分支血管（图7-1-108、7-1-109）。

3. 绝经后萎缩息肉　NBI镜下见宫腔占位，伴有血管轴及不规则血管网（图7-1-110、7-1-111）。

4. 子宫肌瘤　NBI镜下见宫腔白色占位，表面见粗大主干血管及其发出的分支血管（图7-1-112、7-1-113）。

5. 慢性子宫内膜炎　NBI镜下见子宫内膜散在不均蓝色瘀点，表面或上皮下血管网扩张，或散在微小乳头病灶伴血管轴（图7-1-114、7-1-115）。

6. 低风险子宫内膜增生（单纯型增生及复杂型增生）　NBI镜下见子宫内膜增厚不平，可见黏膜下血管网（图7-1-116）。

7. 高风险子宫内膜增生（非典型增生）　NBI镜下见子宫内膜增厚，表面凹凸不平或呈息肉样增生，血管增多，可见粗细不一及分支混乱的血管（图7-1-117）。

8. 子宫内膜癌　NBI镜下见宫腔占位呈息肉样、脑回样或菜花样改变，血管明显增多，且分布紊乱，管径粗细不均，形态卷曲盘绕（图7-1-118～7-1-120）。

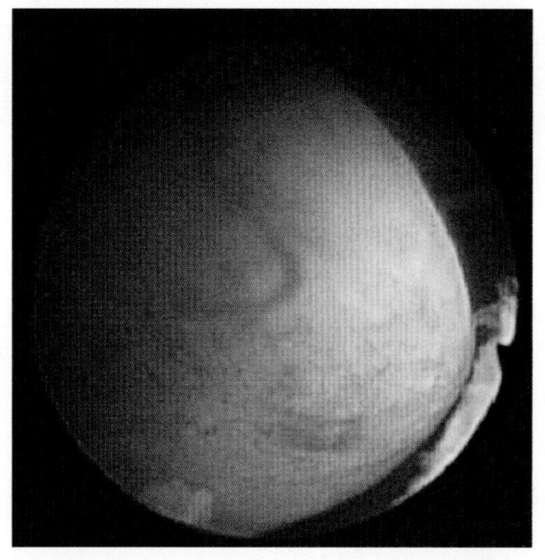

图 7-1-108　NBI 子宫内膜息肉轴状血管

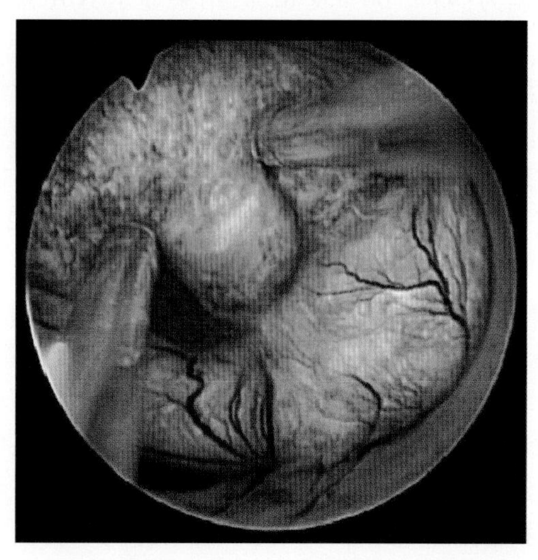

图 7-1-111　NBI 绝经后子宫内膜息肉由蒂部发出的血管

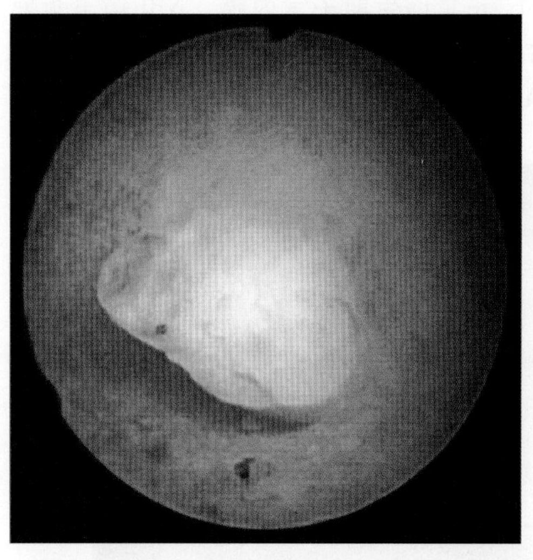

图 7-1-109　NBI 子宫内膜息肉分支血管

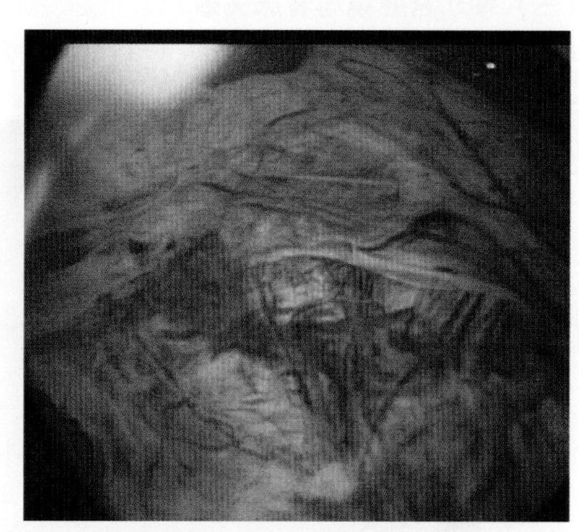

图 7-1-112　NBI 子宫肌瘤粗大血管

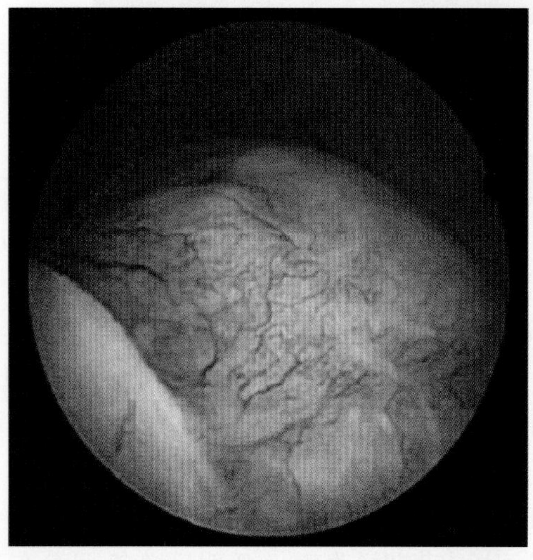

图 7-1-110　NBI 绝经后子宫内膜息肉血管网

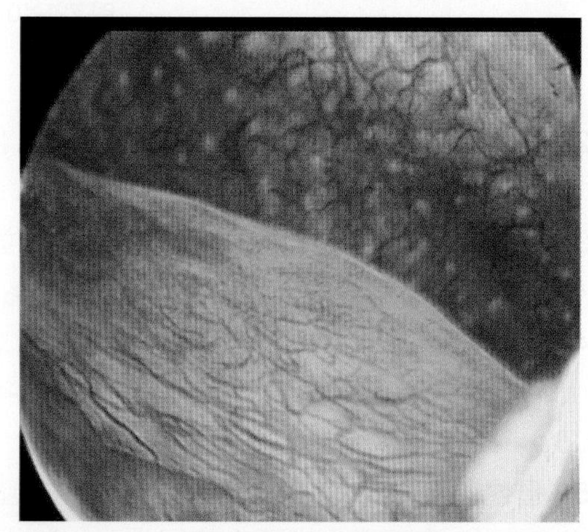

图 7-1-113　NBI 子宫肌瘤表面规律分支血管

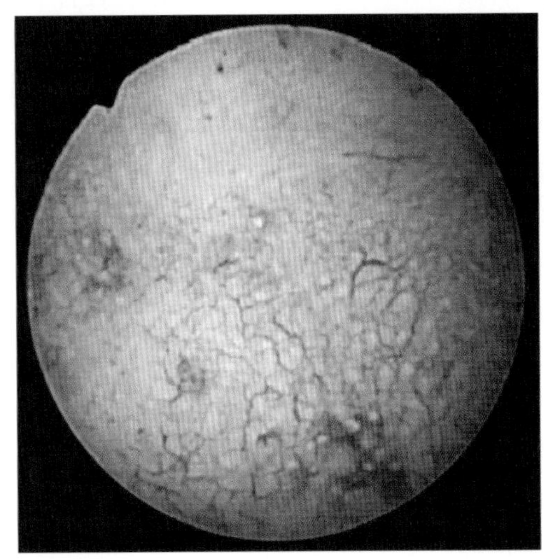

图 7-1-114　NBI 慢性子宫内膜炎扩张网状血管及散在出血点

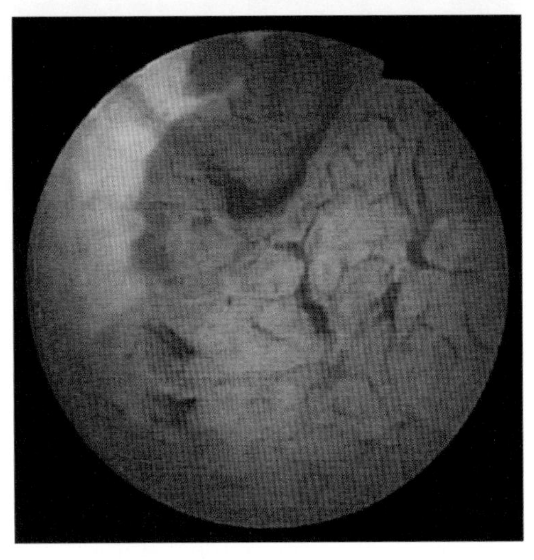

图 7-1-117　NBI 子宫内膜复杂性非典型增生，血管粗细不一，分布紊乱

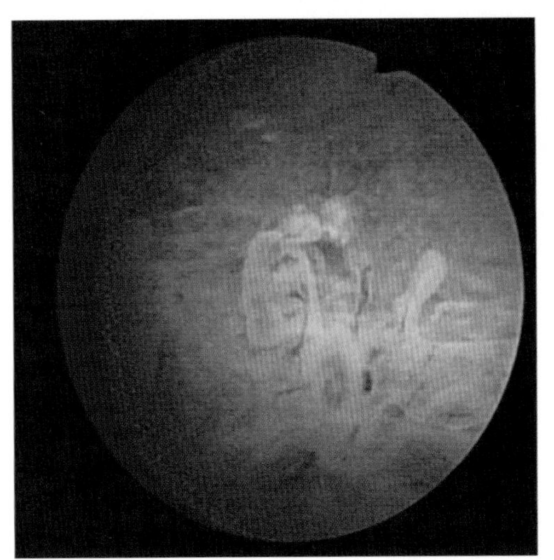

图 7-1-115　NBI 慢性子宫内膜炎微小息肉

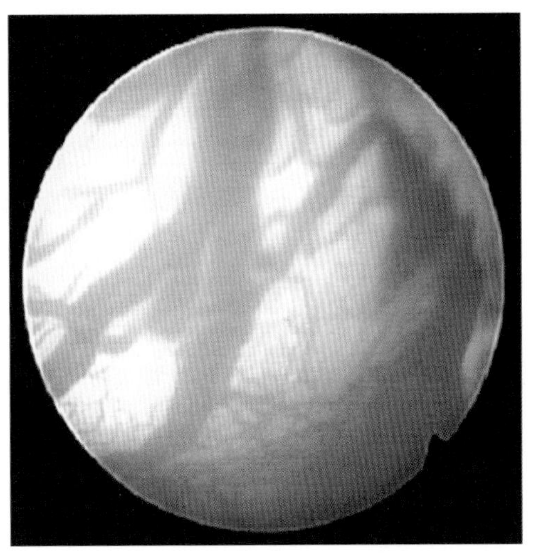

图 7-1-118　NBI 子宫内膜腺癌血管粗细不均，分布紊乱

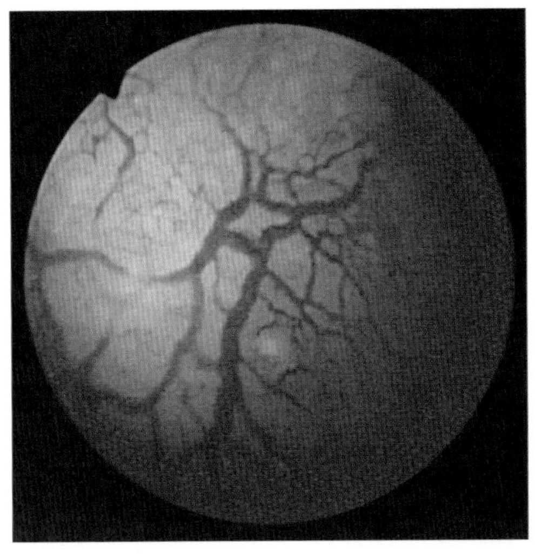

图 7-1-116　NBI 子宫内膜单纯性增生网状血管

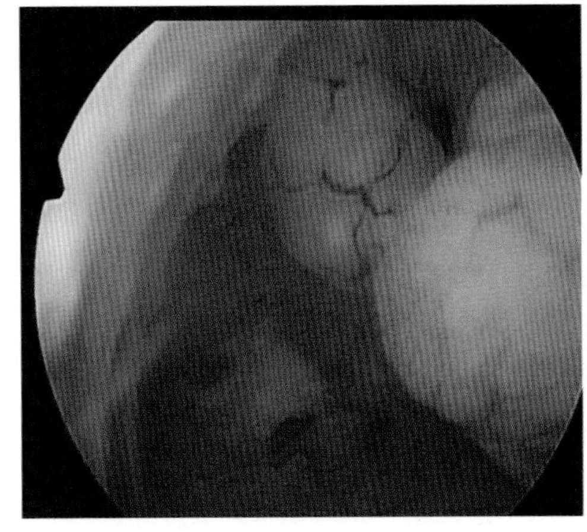

图 7-1-119　NBI 息肉状子宫内膜癌

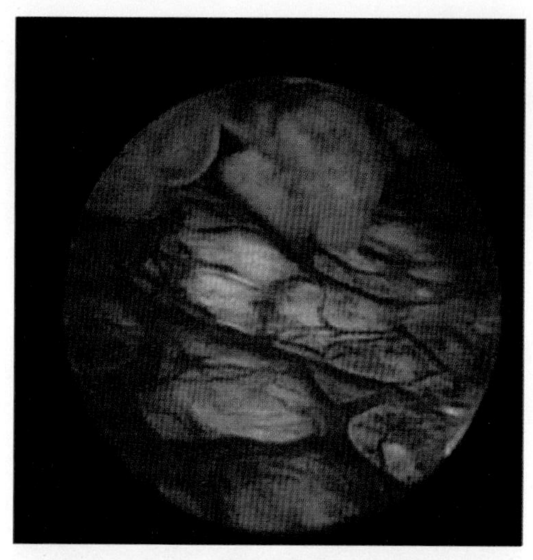

图 7-1-120　NBI 子宫内膜腺肉瘤

（五）NBI 宫腔镜的优势及前景

宫腔镜诊治妇科疾病已普遍开展起来，随着近20多年的应用完善，已成为较成熟的临床微创应用技术，使许多妇科疾病得到了早期诊断及治疗。虽然NBI技术在宫腔镜诊断上的应用时间不长，但研究发现其能够提高子宫内膜癌及癌前病变早期诊断的敏感性，因此，有望成为宫腔镜诊断中的一种常用技术。

总之，NBI作为一种辅助普通白光内镜检查的新技术，所具有的独特优势不可忽视：①可以清晰地观察到普通白光宫腔镜难以发现的微血管病变，进行定位活检，提高妇科肿瘤癌前病变及早期癌的检出率；②不需要喷洒对比增强剂，避免化学染料引起的副作用，只需切换NBI模式下进行观察，按需使用，无须特殊设备，操作过程简单，操作时间短，增加患者对手术的耐受性，术者可轻松独自完成，降低术者经验不足的负担；③弥补硬性宫腔镜灌流液形成宫腔内压对黏膜下微血管的压迫，导致异型血管像消失及病灶界限不清的缺陷。NBI技术在宫腔镜诊断上的应用时间不长，但有助于提高诊断的准确率及灵敏度，因此，虽然不能完全取代普通白光内镜的检查，但有望成为宫腔镜诊断中的一种常用技术。

宫腔镜检查术见视频1。

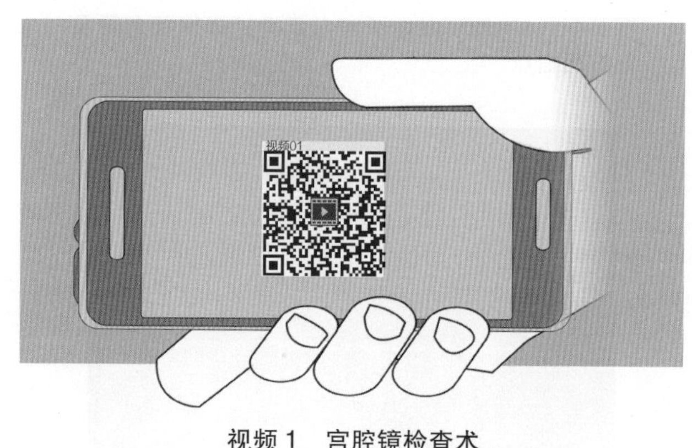

视频 1　宫腔镜检查术

（肖　豫　于　丹）

第 2 节　阴道内镜检查

既往，我们对于引起女性异常出血的诊断通称为异常子宫出血（abnormal uterine bleeding，AUB），实际上其确切的称呼应该为AVB（abnormal vaginal bleeding）——异常阴道出血，因为如果没有进行确切的检查，我们不知道出血究竟是来源于子宫，或者阴道，亦或兼而有之。虽然前者是出血的主因，但我们直接观察到的是血从阴道内流出，况且的确有部分出血原因就在阴道内。随着妇科内镜技术的日益普及，越来越多的异常阴道出血患者采用宫腔镜进行检查及治疗。摆在各位术者面前的课题是如何能让患者更加轻松地接受宫腔镜诊断，即更加无痛且更加无创。1994年起，意大利的Bettocchi教授开始尝试采用阴道内镜（vaginoscope）的方法进行宫腔镜检查，这项新的检查方法的应用，使不需要专门的手术室、专业麻醉且术程安全的诊室宫腔镜检查成为可能，由于检查过程中不放置阴道窥器，罹患妇科疾患的幼女或未婚女性处女膜完整性也得以保护。

一、阴道内镜检查的适应证

所有常规宫腔镜检查的适应证对于阴道内镜检查来说同样适用，在此不再赘述。由于部分患者为幼女或未婚女性，需保护其处女膜完整性，对于此类患者来说阴道内镜检查尤为适用。存在子宫畸形可疑合并阴道结构异常，例如阴道纵隔、横隔或斜隔的患者，阴道内镜检查会获得清晰的图像。

二、阴道内镜检查的禁忌证

同常规宫腔镜检查，亦无特殊。由于阴道内镜检查需要通过阴道而非直接进入宫颈，故特别强调检查前需除外阴道炎症及宫颈炎症，以防止感染进一步播散。

三、术前消毒

普通患者常规会阴消毒后，可以进行常规阴道消毒。处女和幼女可以用 10ml 注射器去掉针头吸取碘伏液体，对准处女膜孔直接注入阴道灌洗（图 7-2-1、7-2-2）。或者注射器前端加装一段无菌软管，自处女膜孔插入阴道进行灌洗，切记，不要将软管插入尿道。对碘伏过敏者可以更换其他类型消毒液体。

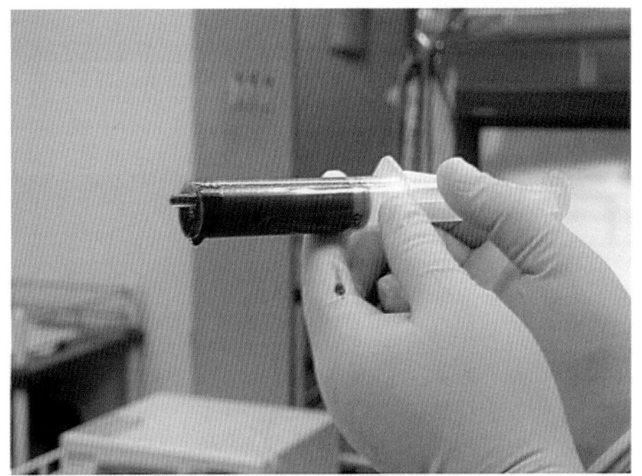

图 7-2-1　吸取碘伏液体的注射器

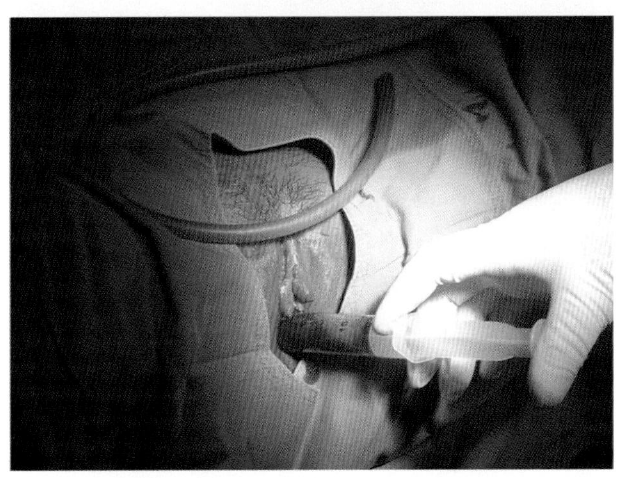

图 7-2-2　阴道内镜检查前阴道消毒

四、麻醉方法

阴道内镜检查术中不适感轻微，几乎所有患者均无须在麻醉状态下完成阴道内镜检查。幼女患者因顺应性差，可行异丙酚静脉复合麻醉。

五、手术方法

患者取膀胱截石位，消毒后铺孔巾，经处女膜直接置入宫腔检查镜，首都医科大学附属复兴医院宫腔镜中心选用 4.5mm 的检查镜（图 7-2-3）。先检查阴道、穹窿部及宫颈，如阴道无异常情况，则由宫颈管外口经颈管将宫腔镜置入宫腔，常规检查宫腔各壁及宫角，如阴道内有较小异物或阴道壁肿物，则改以 6.5mm 治疗镜及活检钳直接夹取，如有较大异物，可用 8.5mm 异物镜及鳄鱼嘴异物钳夹取；如需进行子宫内膜活检，则以 20ml 注射器去掉针头，插入宫腔镜出水孔，以镜头端出水孔触抵拟活检部位的内膜，提拉注射器针栓，负压吸取内膜及宫内液体（图 7-2-4）。见针筒内有内膜组织后，取下注射器，将内膜组织及其内液体推至纱布块上进行过滤（图 7-2-5）。取出留置在纱布表面的标本送病理检查（图 7-2-6）。

对于幼女，由于其颈管及宫腔狭小，故在 4.5mm 宫腔检查镜检查完阴道后，需换成更加纤细的检查镜，如外鞘直径为 2.9mm 检查镜来完成宫腔镜检查。

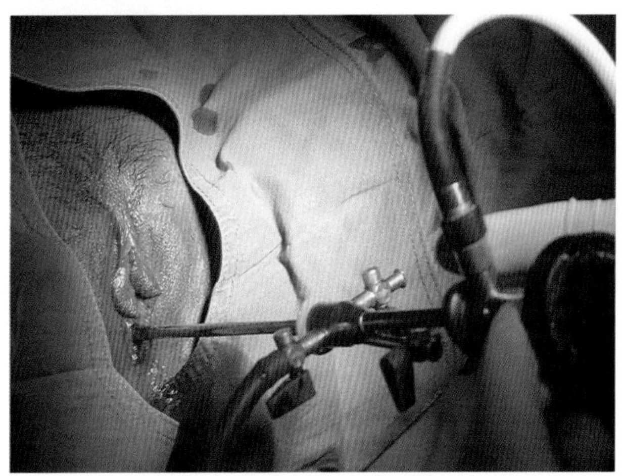

图 7-2-3　阴道内镜检查

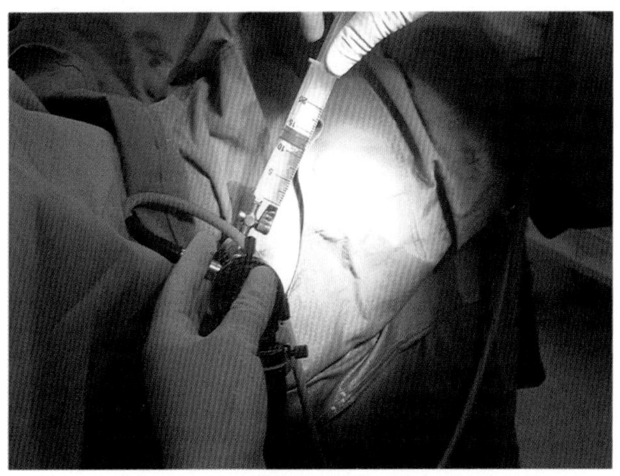

图 7-2-4　用 20ml 注射器针筒置于检查镜出水口，通过负压吸引吸出检查镜头端滤水孔所触抵的内膜组织取病理

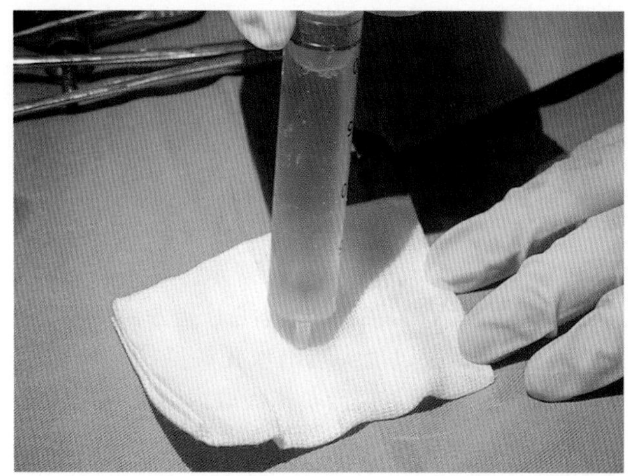

图 7-2-5 将吸出标本在纱布上过滤

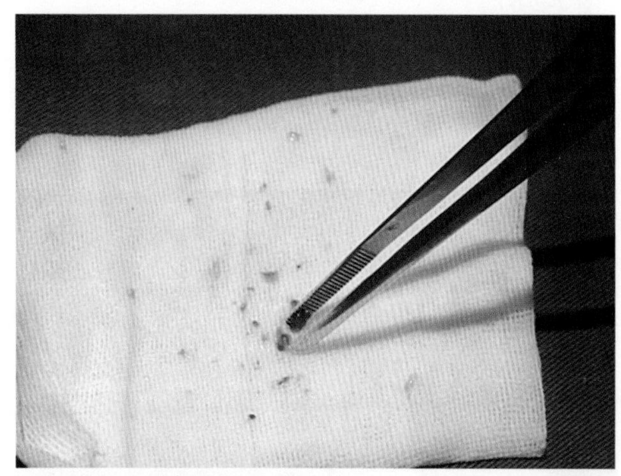

图 7-2-6 收集内膜标本送检

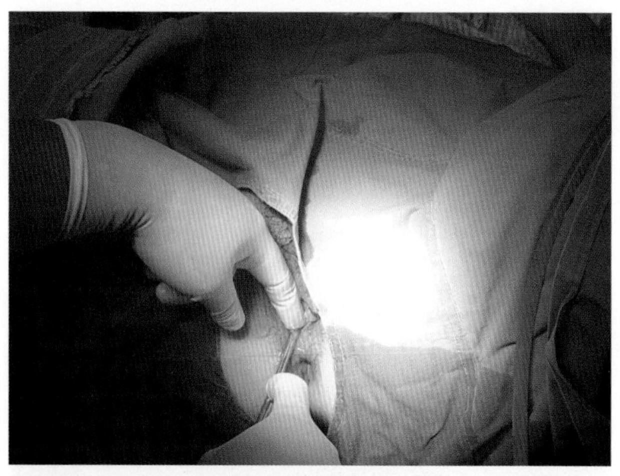

图 7-2-7 测量宫腔深度

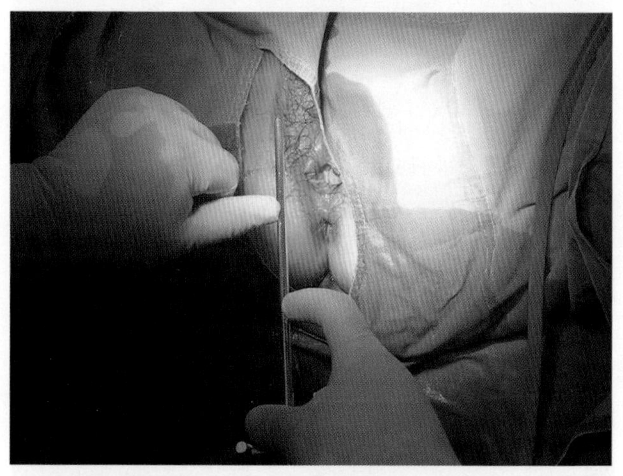

图 7-2-8 两指之间即为宫腔深度

对所有阴道内镜检查患者，进行比量法测量宫腔深度。方法是当镜体尖端触抵宫底时以一个手指在阴道外口触按宫腔镜外鞘指示宫底位置，当镜体尖端外退到宫颈外口时，以另一个手指在阴道外口触按宫腔镜外鞘指示宫颈外口相应位置，镜体取出后，用尺子测量此两手指间距离，此距离即为宫腔深度（图 7-2-7、7-2-8）。

六、操作过程中特殊情况处理

1. 如遇较大阴道内异物且异物与阴道壁粘连附着，因幼女处女膜孔狭窄，不能使用 8.5mm 异物镜及鳄鱼嘴异物钳夹取异物时，可左手持 4.5mm 或 2.9mm 检查镜放入阴道指示，右手持异物钳从处女膜与检查镜缝隙放入阴道，夹住异物后，退出检查镜，单以异物钳夹取异物。如有阴道异物且无专业异物钳，可以腹腔镜分离钳替代宫腔镜异物钳夹取异物。

2. 幼女阴道壁活检后，如有出血，可以用粗棉棒经处女膜孔直接压迫出血点至血止。

3. 对于过度前倾前屈子宫可在耻骨上触及宫体后向下压迫宫体以便于镜体置入宫腔（图 7-2-9）。

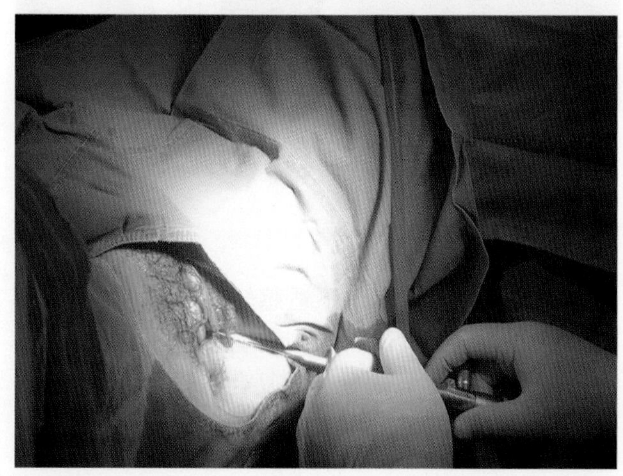

图 7-2-9 镜体因无窥器桎梏可以非常大的角度进行检查

或者在超声监护下查知宫体曲度，以超声探头经腹壁压迫子宫协助检查镜置入宫腔。

4. 阴道内镜检查后会有多量膨宫液残留于阴道，且宫颈被镜体扩张，宫颈黏液栓被稀释冲落，阴道内残留液体有灌入宫腔可能，故应在检查结束后以指尖压迫处女膜一侧张开处女膜，排净阴道内残余灌流液。

阴道内镜在实际操作上唯一难点是自处女膜经宫颈外口进入颈管的过程，其余检查操作与常规宫腔镜检查无异，这一难点对于较熟练的妇科内镜术者而言，稍加训练便可掌握。由于缺乏宫颈钳的夹持固定作用，部分患者宫颈管外口位置偏斜，为宫腔镜置入宫颈管带来一定困难，但因为没有了窥器形成的刚性管状桎梏，阴道内镜检查时宫腔镜镜体可以在阴道的柔软环境中以较常规宫腔镜检查更灵活的角度完成检查，实际操作难度并未增加；也是由于没有窥器束缚，镜体位置移动更加灵活，便于对子宫位置极度偏曲的患者进行检查。传统宫腔镜检查时需要探针或扩宫才能探知宫腔所在，阴道内镜可以较为轻松地完成检查。

作为宫腔疾患检查的金标准，宫腔镜检查探知患者异常子宫出血的病因，进而探知异常阴道出血的原因的首选地位毋庸置疑。越来越多的文献报道显示阴道内镜检查可以显著地减低患者检查时的疼痛。阴道内由于没有置入窥器及宫颈把持钳的牵拉固定，无需对阴道口遮盖，患者可在极为放松的状态下接受检查，不仅可以防止医源性刺激所致患者生殖器官肌肉痉挛与精神紧张，使操作更易进行，而且免除了由此引发的疼痛，免除了对处女膜的损伤。首都医科大学附属复兴医院宫腔镜中心专门研究显示阴道内镜检查可以显著地减低门诊患者宫腔镜检查时的疼痛，使患者无需接受任何麻醉便耐受检查，可以省去患者的麻醉费用，不用放置与取出窥器，夹持与取下宫颈把持钳的另一优点是患者在手术台上时间明显缩短，提高了检查效率。在首都医科大学附属复兴医院宫腔镜中心接受阴道内镜检查的幼女和处女，无一例出现处女膜损伤。虽未用常规方法对阴道进行消毒，仅以碘伏溶液对阴道进行灌洗，术后盆腔及阴道感染率并未增加。所有患者宫腔深度也可以被精确测量。

采用经检查镜出水孔进行活检取材，在绝大多数的情况下病理取材满意，但由于组织块较小，约8%的患者取材不满意，所以对于可疑子宫内膜病变的患者，仍建议采用刮匙刮取内膜取材或镜下定位活检取材。对于无需病理活检的子宫纵隔和宫腔粘连手术后复诊患者则颇为适用阴道内镜检查。

阴道内镜检查有一明显优势就是使常规宫腔镜检查范围得以扩大，不仅可以发现常规宫腔镜检查时能够发现的所有宫腔内疾患，且可以发现由阴道壁而非宫腔内引发的出血等疾患所在。实际操作中，我们发现了罹患异常阴道出血的幼女阴道中的多种异物与肿瘤，异物包括玩具毛发（图 7-2-10）、棉团（图 7-2-11）、笔帽（图 7-2-12）、金属丝团（图 7-2-13）、避孕套（图 7-2-14）、玩具零件（图 7-2-15）、塑料口哨（图 7-2-16）、弹簧圈（图 7-2-17）、带鞘橡皮（图 7-2-18）、棉棒头（图 7-2-19）等，部分有阴道异物的患者同时发现阴道壁有炎性反应或肉芽组织形成；阴道壁息肉（图 7-2-20）及阴道壁肿瘤包括横纹肌肉瘤（图 7-2-21）、内胚窦瘤（图 7-2-22）、阴道壁米勒管乳头状瘤（图 7-2-23）等亦可被清晰查知。

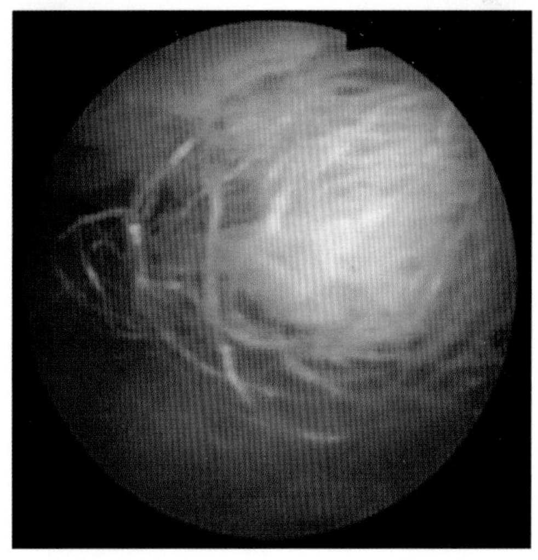

图 7-2-10　幼女阴道内异物——玩具毛发

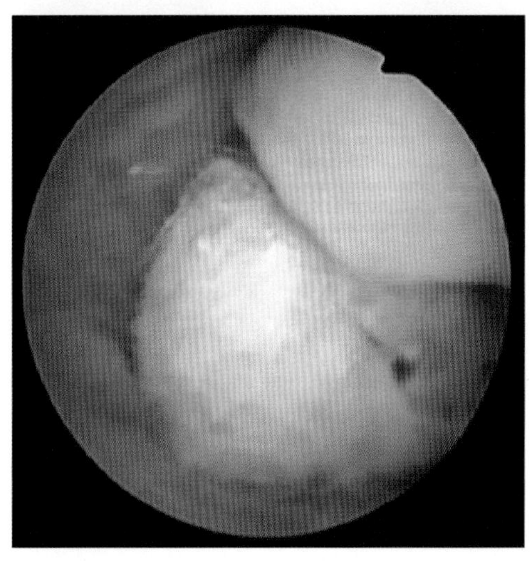

图 7-2-11　幼女阴道内异物——棉团

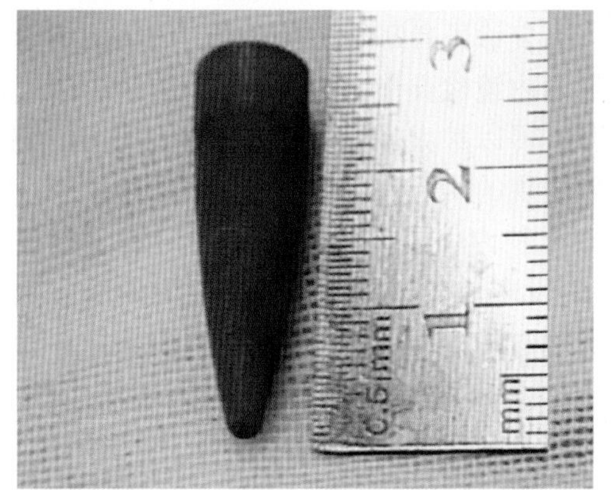

图 7-2-12　幼女阴道内异物——笔帽

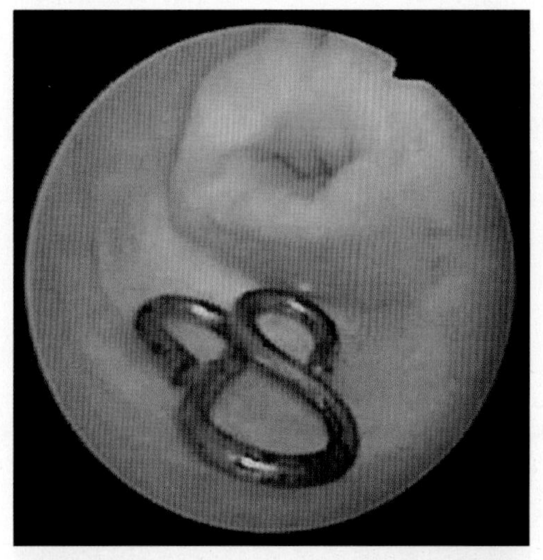

图 7-2-13　幼女阴道内异物——金属丝团

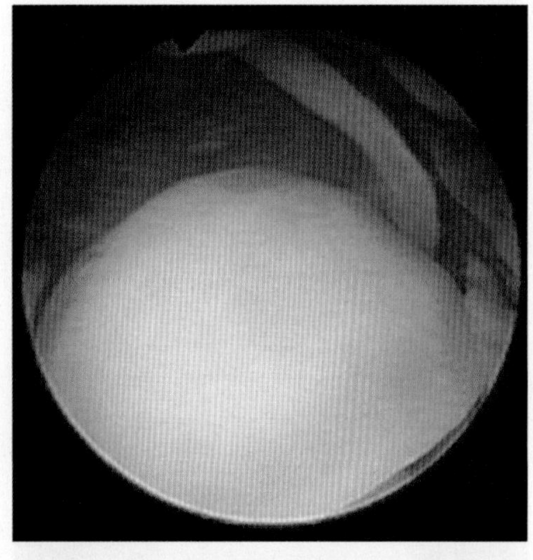

图 7-2-14　幼女阴道内异物——避孕套

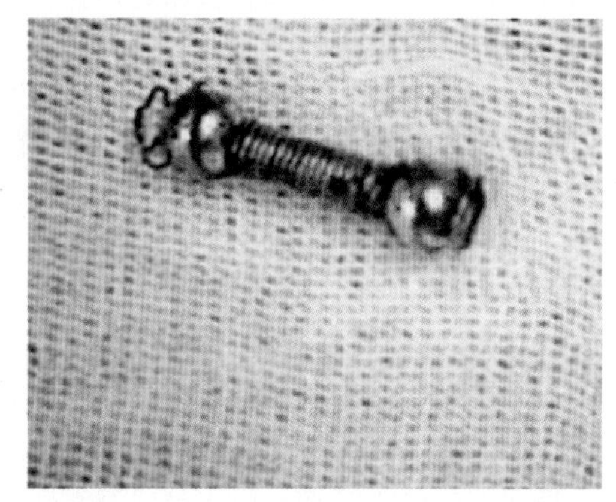

图 7-2-15　幼女阴道内异物——玩具零件

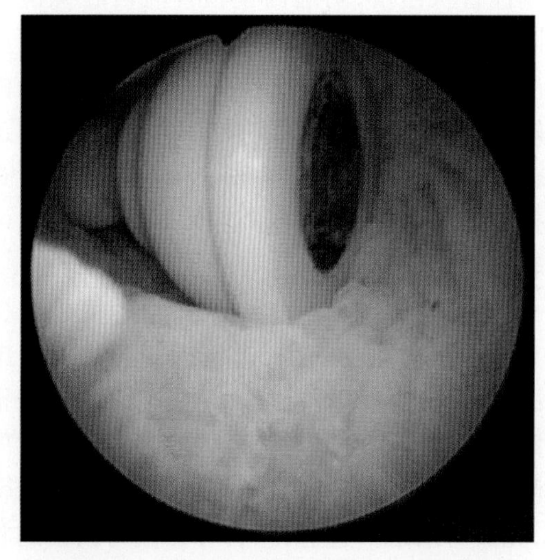

图 7-2-16　幼女阴道内异物——塑料口哨

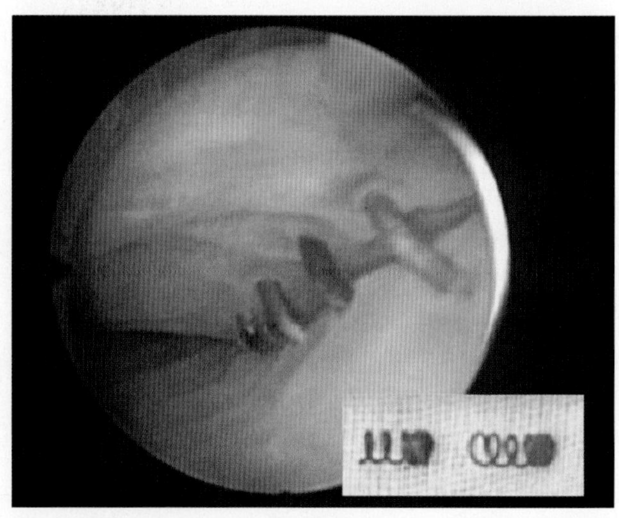

图 7-2-17　幼女阴道内异物——弹簧圈

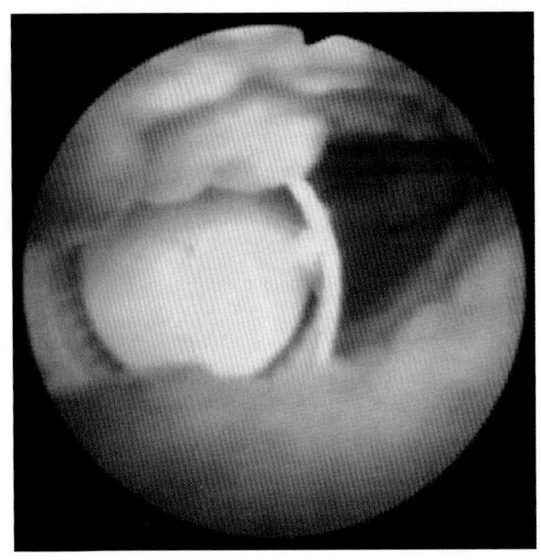

图 7-2-18　幼女阴道内异物——带鞘橡皮

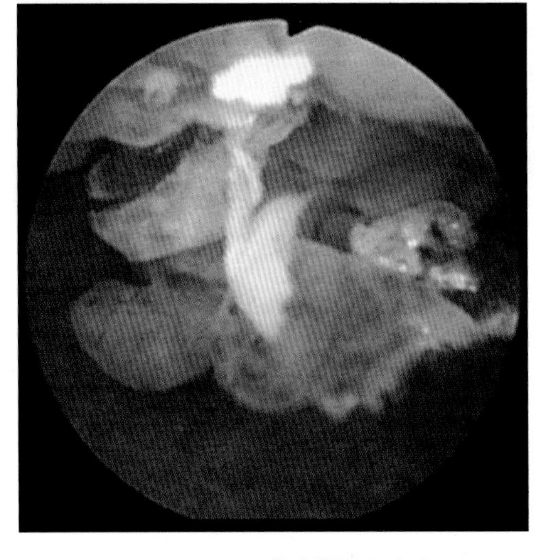

图 7-2-21　阴道壁横纹肌肉瘤

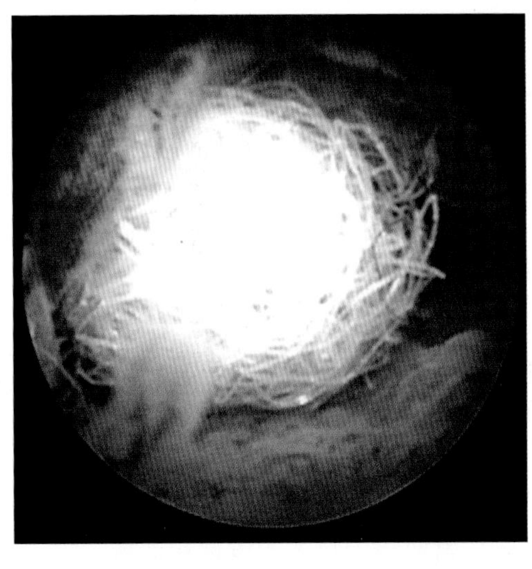

图 7-2-19　幼女阴道内异物——棉棒头

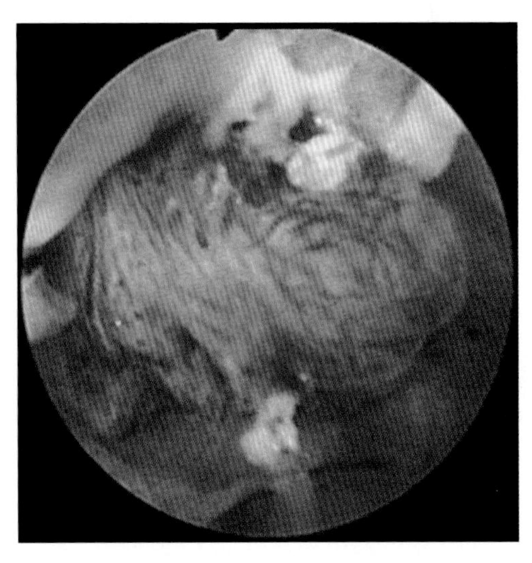

图 7-2-22　阴道壁内胚窦瘤

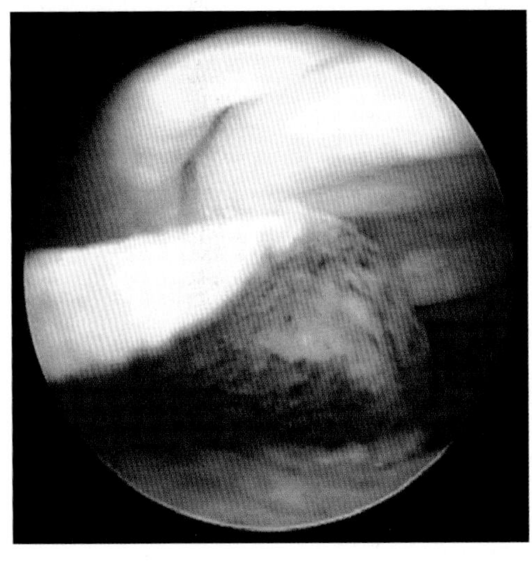

图 7-2-20　阴道壁息肉

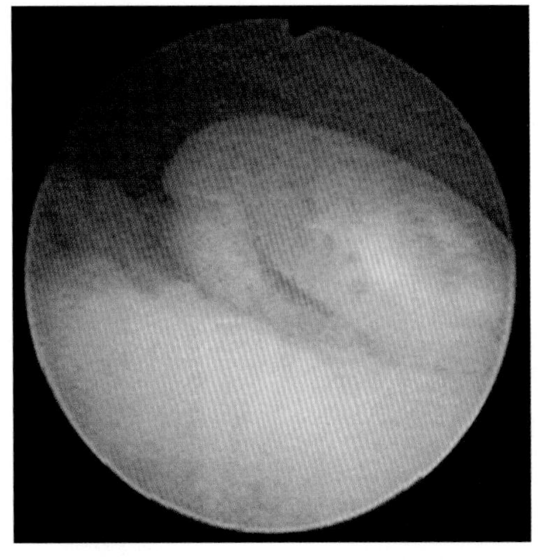

图 7-2-23　阴道壁米勒管乳头状瘤

对于处女来说，由于阴道纵隔、横隔及单侧闭锁的阴道斜隔致经血流出不畅或流出道梗阻引发的痛经，或宫腔内息肉、肌瘤和内膜病变引起的异常出血，既往多通过超声、核磁共振等影像学检查进行诊断，缺乏直接图像证据，或不得已损伤处女膜，通过阴道内镜检查可以在直视下了解阴道内和宫腔内的疾患所在，在不损伤处女膜的情况下完成检查并实施治疗。

随着内镜手术器械微型化及配套设备的不断完善，越来越多的既往不可能完成的手术操作成为可能，我们有理由相信真正无创的阴道内镜检查将得以普及与更好的发展。

阴道内镜检查+异物取出术见视频 2。

视频 2 阴道内镜检查+异物取出术

（郑 杰）

第 3 节 宫腔镜治疗术

宫腔镜治疗术是在宫腔镜检查术的基础上，应用宫腔镜微型操作器械，如宫腔镜活检钳、异物钳、剪刀、输卵管导管等，进行宫腔内定位活检、异物取出、粘连松解、输卵管通畅度评估等简单操作的微创技术。

一、宫腔镜治疗术的适应证和禁忌证

（一）宫腔镜治疗术的适应证

1. 宫腔镜检查发现宫内病变，需定位取材行病理检查以明确诊断时。

2. 输卵管近端阻塞需行宫腔镜下输卵管插管通液评估并疏通输卵管时。

3. 宫内节育器尾丝丢失或位置异常，盲试取出困难，需宫腔镜下定位并取出时。

4. 疑宫内节育器嵌顿，仅取出部分宫内节育器而尚有部分断片残留宫内时。

5. 可逆性输卵管节育器深嵌于宫角或残留，需宫腔镜干预取出时。

6. 置宫内节育器的绝经期妇女，因生殖器官萎缩严重，常规取出困难时。

7. 宫腔内微小占位病变如窄蒂小息肉或小的黏膜下肌瘤可行宫腔镜剪刀或套圈切除时。

8. 宫腔形态轻微异常如隔板短的子宫纵隔、新发轻度宫腔粘连等可行宫腔镜剪刀分离时。

（二）宫腔镜治疗术的禁忌证

1. 绝对禁忌证 女性生殖器官急性炎症。

2. 相对禁忌证 以下四项为宫腔镜治疗术的相对禁忌证，非紧急情况不宜施行。

（1）大量子宫出血：子宫大量出血时行宫腔镜检查，其视野被血液所遮盖，不仅难以查出病变，而且会增加出血。

（2）妊娠期：妊娠期宫腔镜检查易致流产，对期望继续妊娠者不宜施行。

（3）慢性盆腔炎：慢性盆腔炎的患者行宫腔操作易使炎症扩散。

（4）复杂宫腔病变：病变复杂时宫腔镜治疗术的简单操作设备无法完成，需在手术室严密麻醉监护下行宫腔镜手术治疗。

二、宫腔镜治疗术术前准备

（一）宫腔镜治疗术的设备和器械

宫腔镜治疗术的设备与宫腔镜检查术相同。宫腔镜治疗术的器械主要为宫腔治疗镜，包括硬性治疗镜和软性治疗镜。镜体上设有操作孔道，可插入活检钳做直视下活检，或用异物钳取出子宫腔内异物或节育器等。

1. 纤维宫腔治疗镜 纤维宫腔治疗镜镜体为软性，镜体上设有操作孔道，可置入输卵管插管行插管通液，插入活检钳做直视下活检，或以异物钳取出宫腔内异物或节育器等。纤维宫腔治疗镜物镜端外径 4.9mm，视野角 120°，尖端可上下弯曲 100°，操作孔道直径 2.2mm（图 7-3-1）。通常用于治疗性宫腔镜的软性钳的直径约 1.7mm，但是这些软性钳很小，所能做的操作很有限。

2. 硬性宫腔治疗镜 宫腔镜的镜体为硬性。外鞘直径可为 4.5mm、6.5mm、8mm，外鞘上设有 2.2mm 的操作孔道（图 7-3-2）。于操作孔道插入操

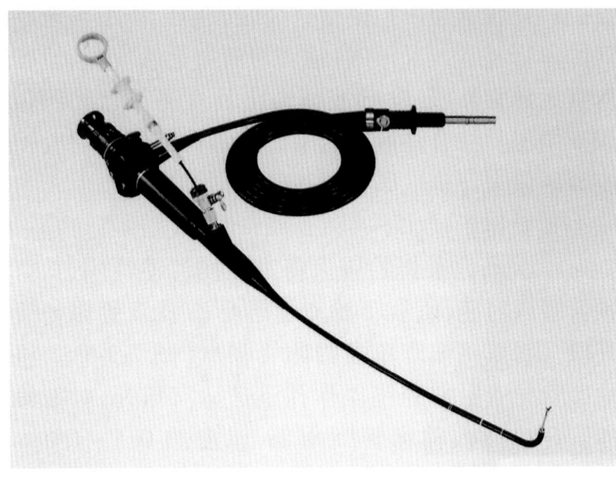

图 7-3-1　纤维宫腔治疗镜

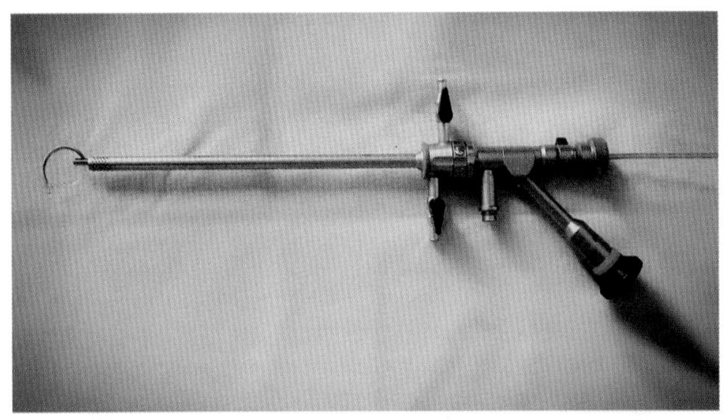

图 7-3-2　硬性宫腔治疗镜（取环镜）

作器械就可作简单治疗，如取活检、取异物、分离膜样粘连等。操作器械从形态上可分为硬性、半硬性及软性 3 种，从用途上可分活检钳、异物钳、剪刀等，其直径约 1.7mm（图 7-3-3）。

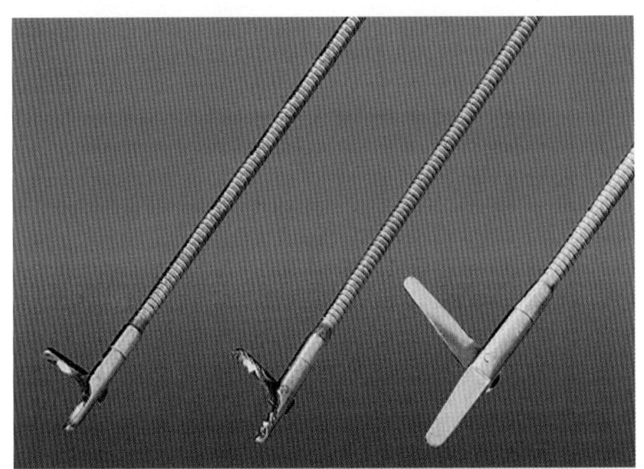

图 7-3-3　宫腔治疗镜微型操作器械（活检钳、异物钳、微型剪刀）

3. 宫腔镜微型手术器械

（1）活检钳：用于采取子宫内可疑病灶或内膜组织供病理组织学检查。

（2）异物钳：用于取出各类子宫内异物，如残留胎骨、钙化灶、残留节育器、丝线等。

（3）微型剪刀：用于剪断小息肉或黏膜下肌瘤的根蒂部、分离宫内轻度粘连、切开短而宽的纵隔、剪断宫腔内残存丝线线结等。

（4）套圈：用于套切子宫内膜息肉和小的黏膜下肌瘤的细蒂。

（5）输卵管导管：用于检查并疏通输卵管间质部。

（6）电凝电极：用于止血或烧灼。

（二）患者准备

宫腔镜治疗术的术前准备与宫腔镜检查术相同。宫腔治疗镜的外鞘一般比检查镜略粗，故手术操作可给予止痛剂或镇静剂，并选择有效的麻醉方式，如宫颈旁神经阻滞麻醉、宫颈管黏膜表面麻醉、子宫内膜喷淋麻醉、静脉麻醉等。

三、常见宫腔镜治疗术及其操作方法

（一）宫腔镜下定位活检

内膜的病理组织学检查为最终诊断依据。宫腔镜检查可全面观察整个子宫腔，根据子宫内膜颜色、厚度、形态、坚韧程度、有无异型血管及新生物等表现在直视下对病变组织进行定位活检，能够弥补影像学检查对子宫内膜病变诊断的局限性，避免常规盲目诊刮取材的遗漏。内膜活检简便而创伤较少，阳性率高，但由于内膜活检只能反映部分内膜情况，故阴性时不能排除病变的存在，必要时需行全面刮宫。应用宫腔镜检查及定位活检结合组织病理学评估，是子宫内膜癌及其癌前病变者早期诊断和及时处理的重要诊断手段。

其操作步骤如下：

1. 先行宫腔镜检查。将宫腔镜经阴道、宫颈管置入宫腔，直视下检查宫腔内病灶的形态、大小、范围、质地，确定取材部位。

2. 将宫腔镜活检钳沿宫腔治疗镜操作通道送达宫腔，或者沿镜体与宫颈侧壁间间隙置入宫腔，在宫腔镜直视下用活检钳钳夹病灶组织，牵拉使之与宫壁分离，活检钳与宫腔镜同时撤出宫腔，收取组织标本（图 7-3-4）。

3. 重复上述操作确保取出组织标本量足够病理检查，再次置入宫腔镜，检查宫腔内创面，有无活动性出血。取出组织全部送病理组织学检查。

4. 宫腔镜下定位活检还可用于阴道内镜检查和宫颈病变的活组织检查（图 7-3-5）。

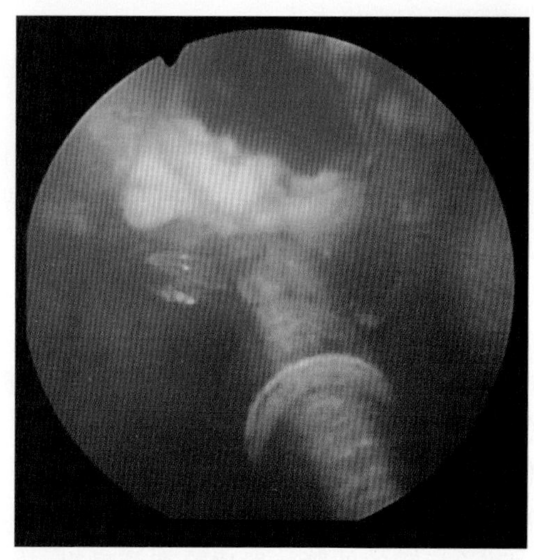

图 7-3-4 子宫前壁占位，宫腔镜下活检钳钳夹病灶组织并牵拉取出

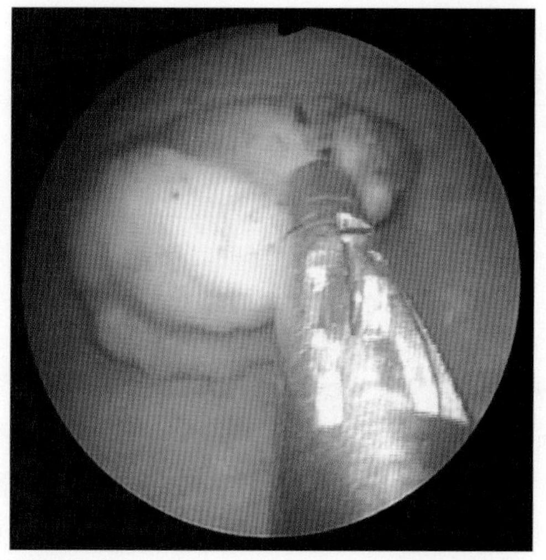

图 7-3-5 阴道内镜检查见阴道前穹窿散在出血点，宫腔镜活检钳钳取少许宫颈及前穹窿阴道壁组织送活组织检查

（二）宫腔镜插管通液

宫腔镜插管通液（hysteroscopic tubal cannulation）是一种在局部麻醉下进行的小型诊断和治疗性操作，在宫腔镜直视下将输卵管导管经输卵管开口处插入输卵管间质部，行通液试验，不但可直接观察输卵管是否通畅，而且可对间质部起疏通和灌洗作用。

常规输卵管通液术操作带有盲目性，难以对输卵管的形态、功能作出准确判断，输卵管插管通液可直接从输卵管口加压推注液体，既克服了传统通液术的不足，又可使轻度输卵管腔的粘连松解，及被炎性的黏液栓、组织碎屑堵塞的输卵管复通，是诊断和治疗输卵管间质部梗阻的最可靠方法。

宫腔镜下插管通液可行腹部超声监护或腹腔镜监护。在腹部超声扫描检查或腹腔镜监护下可观察到输卵管插管及通液时，输卵管管壁是否完整，输卵管有无异常膨胀，伞部液体溢出及直肠子宫陷凹内积液情况。综合注液时的阻力和液体有无向宫腔回流等征象来评价输卵管的通畅度。

其操作步骤如下：

1. 先行宫腔镜检查。将宫腔插管镜经阴道、宫颈管置入宫腔，直视下检查宫腔形态及双侧输卵管开口。暴露一侧宫角及输卵管开口（图 7-3-6）。将输卵管导管沿宫腔镜操作孔道送达宫角处，对准输卵管开口插入输卵管间质部，深度约 0.5～1.0cm（图 7-3-7、7-3-8）。

2. 助手向输卵管导管内推注稀释的亚甲蓝液体，若推注阻力小，镜下见蓝色液体通过导管进入输卵管管腔，宫腔内无反流，提示该侧输卵管通畅（图 7-3-9）。

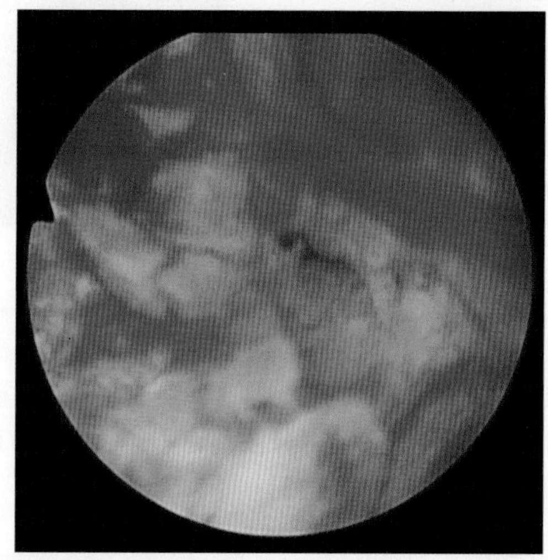

图 7-3-6 行宫腔镜检查，暴露左侧输卵管开口

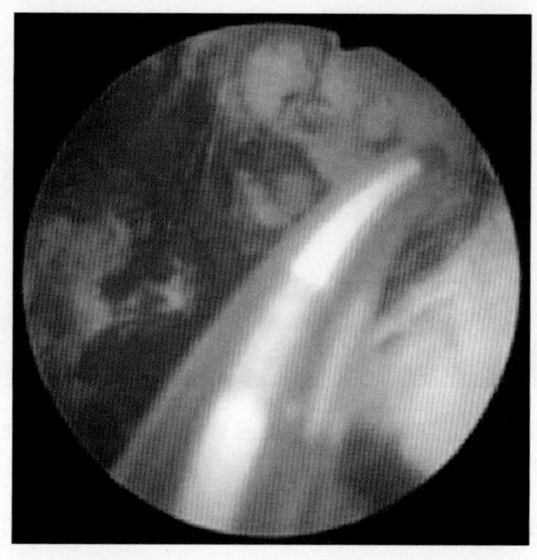

图 7-3-7 Cook 导丝左侧输卵管插管

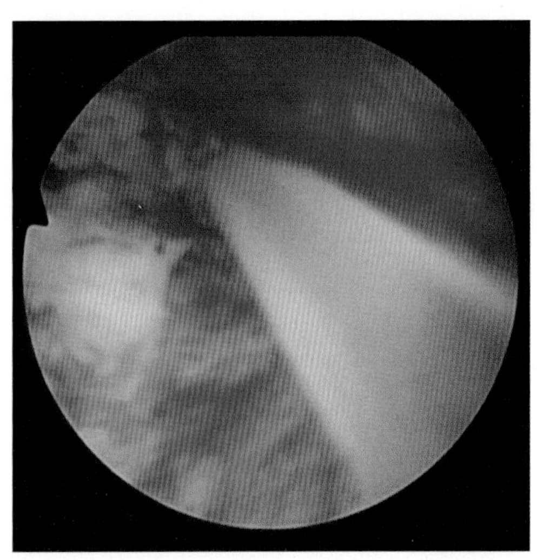

图 7-3-8　将输卵管导管对准左侧输卵管开口插入输卵管间质部

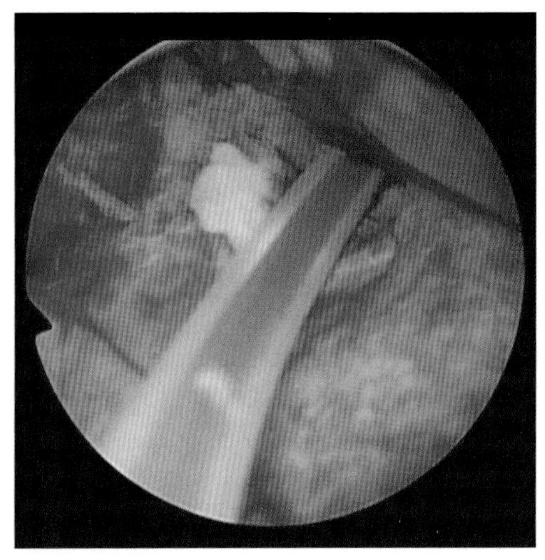

图 7-3-9　推注稀释的亚甲蓝液体，阻力小，宫腔内无反流，提示左侧输卵管通畅

3. 若推注阻力大，宫腔内有反流，提示该侧输卵管间质部可能不通（图 7-3-10）。此时可重复插管操作，改变插管角度，再次推注亚甲蓝液体，若宫腔内仍有反流，提示该侧输卵管不通；若无反流，则提示该侧输卵管通畅（图 7-3-11A、B）。

4. 撤出输卵管导管，同法行对侧输卵管插管通液，评估输卵管通畅度。术闭检查宫腔，有无活动性出血。

（三）宫腔镜下异物钳取出异物

宫内异物可有胎骨残留、宫内节育器取出失败、宫内节育器断片残留、既往手术丝线残留、复孕术后输卵管内支架物、渗透性宫颈扩张棒断片等。宫腔镜检视可对异物性质作出诊断、定位，然后在直视下用异物钳取出异物。

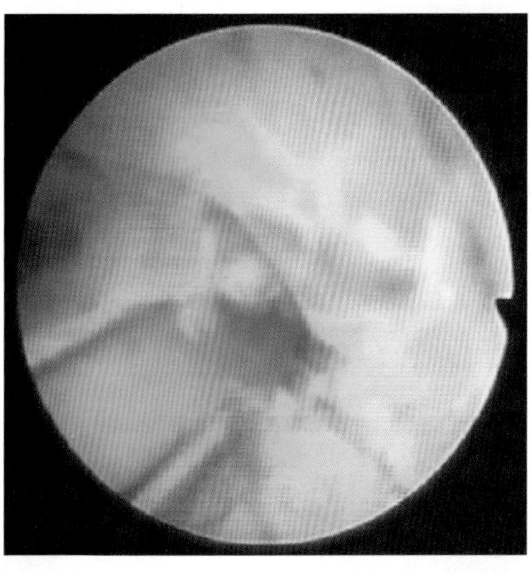

图 7-3-10　输卵管导管插入左侧输卵管间质部，推注稀释的亚甲蓝液体，阻力大，宫腔内有反流，提示左侧输卵管间质部可能不通

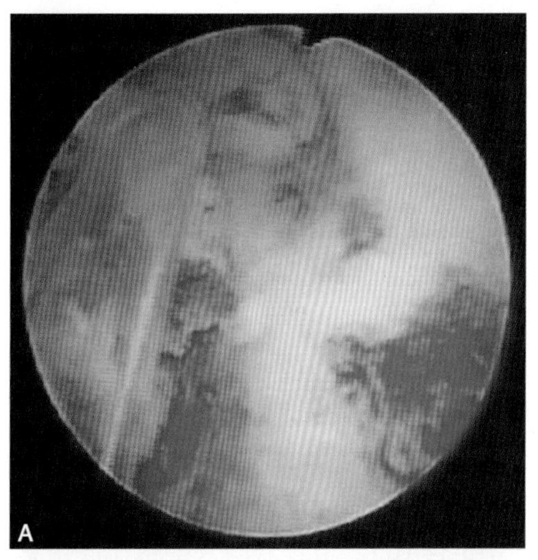

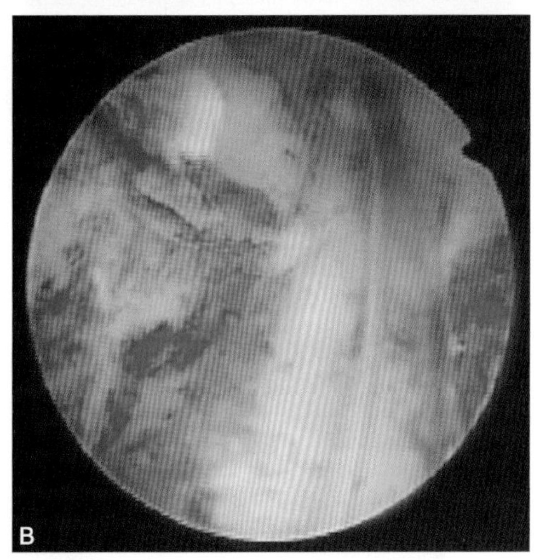

图 7-3-11

A. 改变插管角度，再次将输卵管导管插入左侧输卵管口；B. 再次推注亚甲蓝液体，无阻力，无反流，提示左侧输卵管通畅

其操作步骤如下：

1. 先行宫腔镜检查，将宫腔镜经阴道、宫颈管置入宫腔，直视下检查宫腔内异物的位置和范围，结合 B 超监护评估异物嵌入肌层深度，确定手术方式。

2. 对宫内节育器尾丝丢失，或绝经期妇女取环失败者，将异物钳沿宫腔治疗镜操作通道送达宫腔，或者沿镜体与宫颈侧壁间间隙置入宫腔，钳夹节育器末端并牵拉，与宫腔镜同时撤出宫腔（图 7-3-12）。

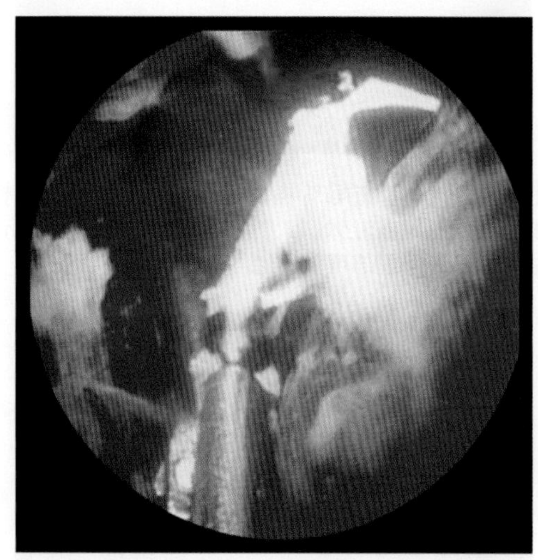

图 7-3-12　宫腔镜异物钳钳夹宫内节育器并取出

3. 对可疑宫内节育器嵌顿，仅取出部分宫内节育器而尚有部分断片残留宫内，宫腔镜检查有部分节育器嵌入子宫肌壁者，需借助 B 超监护，宫腔镜直视下异物钳钳夹节育器宫内部分，用力牵拉取出（图 7-3-13、7-3-14AB）。节育器与宫壁粘连嵌顿紧密者，

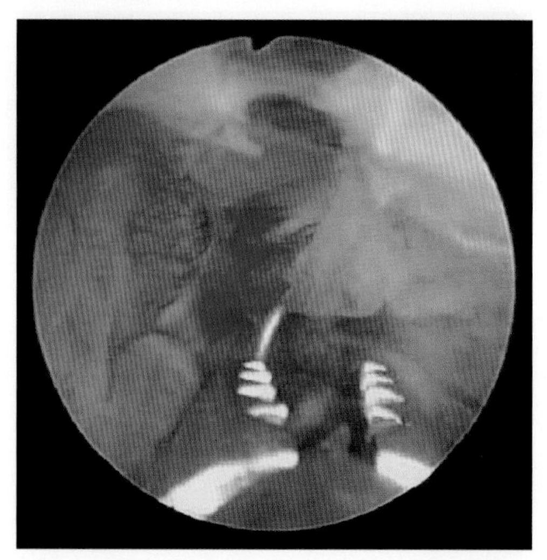

图 7-3-13　宫内节育器嵌顿于子宫肌壁，宫腔镜异物钳钳夹宫内节育器并取出

可先用微型剪刀分离粘连，游离节育器，再行取出。

4. 异物钳还可取出宫腔内微小的息肉或黏膜下肌瘤、残留的丝线线结，碎裂的宫颈硅胶棒，游离的钙化颗粒等（图 7-3-15）。

5. 治疗性操作完成后再次置入宫腔镜，检查宫腔内创面，有无活动性出血；结合 B 超监护检查宫腔及宫壁，确定无异物残留。

（四）宫腔镜剪刀分离术

宫腔镜剪刀分离术包括应用宫腔镜微型剪刀剪切小息肉或黏膜下肌瘤的细蒂、分离宫内轻度粘连、切开短而宽的纵隔、剪断宫腔内残存丝线线结等。因为手术无电能操作，故对子宫内膜的损伤小，更有利于保留患者的生育功能，有助于术后子宫内膜的

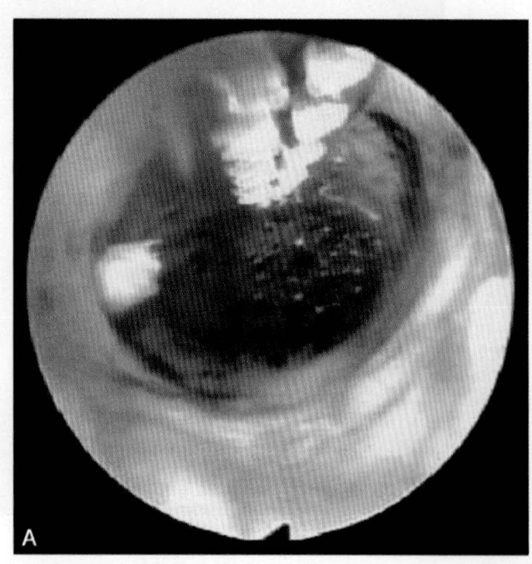

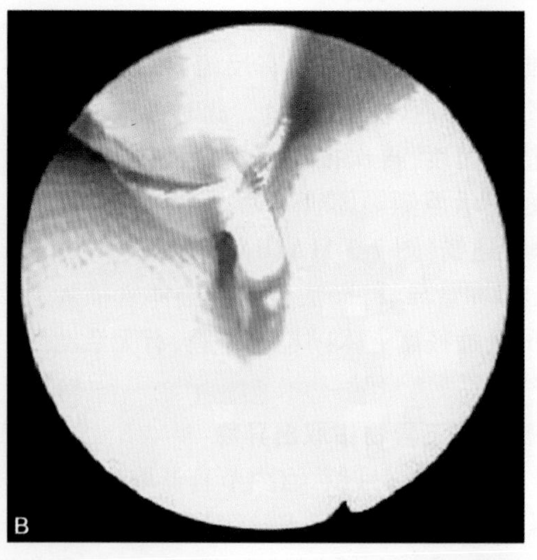

图 7-3-14　宫内节育器嵌顿部分断片残留

A. 宫腔镜检查见宫颈管近内口水平右侧壁节育器断片，宫腔镜异物钳钳夹节育器残端；B. 宫腔镜异物钳钳夹取出节育器残端

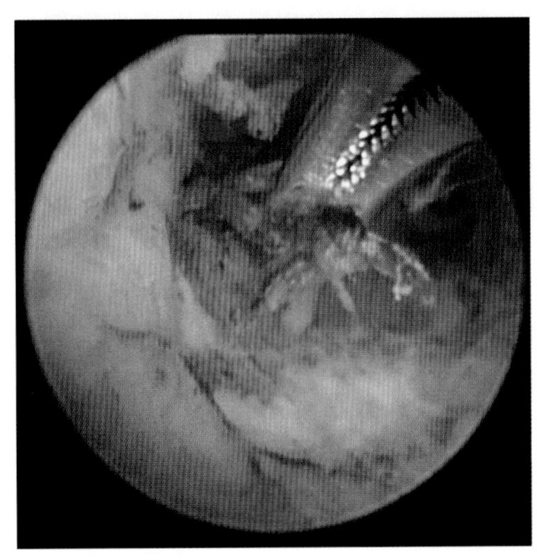

图 7-3-15　宫颈内口右前壁残余丝线线结，微型抓钳钳夹线结

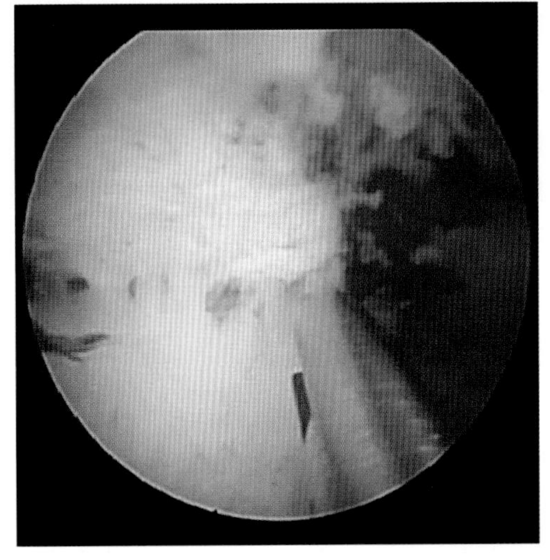

图 7-3-16　宫腔镜剪刀分离宫底部纵向粘连带

修复。但是，由于微型器械的局限性，其操作也仅适用于微小病变，复杂的宫腔异常需在手术宫腔镜下实施。

其操作步骤如下：

1. 先行宫腔镜检查，明确病变部位，确定手术方式。

2. 切除细蒂小息肉或黏膜下肌瘤。置宫腔治疗镜，将可弯曲的半硬剪或硬剪沿宫腔治疗镜操作通道送达宫腔，沿息肉或肌瘤的窄蒂逐次剪切，直至切断蒂部。切除之息肉或肌瘤可用异物钳取出。

3. 分离纵隔或粘连。将剪刀沿操作通道送达宫腔，沿纵隔组织末端开始逐次分离纵隔组织；或分离宫腔内膜样粘连组织（图 7-3-16）；术毕检查宫腔形态及对称性。

4. 宫腔内残余丝线线结或嵌顿的宫内节育器因为嵌入宫颈或子宫壁内，常需微型剪刀剪断或分离才可用异物钳钳夹取出（图 7-3-17A、B）。

（五）宫腔镜套圈系统

宫腔内微小病变还可用宫腔镜操作套圈取出，如日本的林保良教授 2011 年开发的林氏息肉套圈器系统，适用于诊断性纤维宫腔镜，不需扩宫或麻醉，在宫腔镜直视下即可以除去宫腔内有蒂且较小的病变，如直径<2cm 的息肉或黏膜下肌瘤。

其操作步骤为：首先将宫腔镜套圈通过宫腔镜器械通道送入宫腔，定位赘生物，套圈环口张开套在息肉或肌瘤的根蒂部，收紧并旋转套圈，与宫腔镜一起退出宫腔，同时将息肉或肌瘤带出。再次置入宫腔镜检查宫腔，必要时重复操作直至完全摘除息肉或肌瘤。

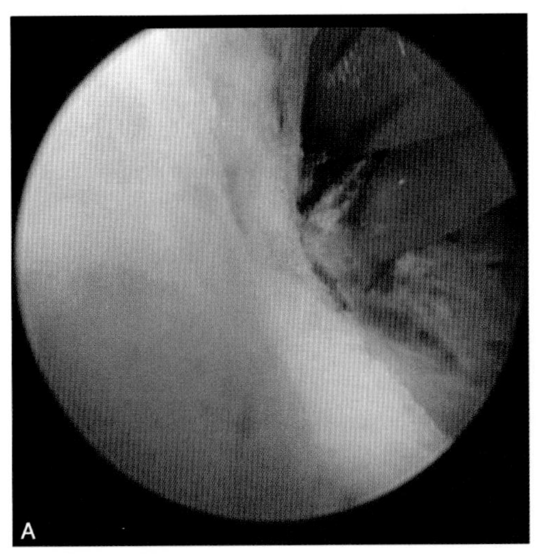

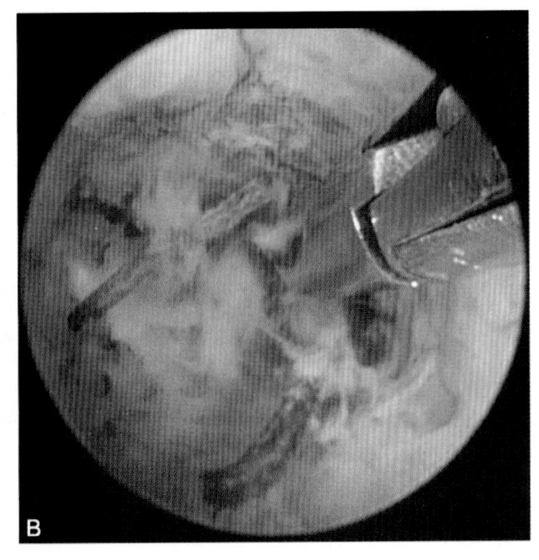

图 7-3-17　宫腔内残余丝线

A. 宫腔镜见残余丝线嵌顿于肌壁，宫腔镜剪刀剪断线结；B. 剪断丝线线结后，微型抓钳钳夹线结并取出

四、术中监护

宫腔镜治疗术同宫腔镜检查一样，常可同时行腹部超声检查并监护。腹部超声在协助诊断、定位异物或病变的同时，可监护宫腔内操作过程，提高手术成功率，保证手术安全性，预防子宫穿孔等并发症的发生。

五、经验与评价

宫腔镜下输卵管插管通液在诊治输卵管间质部梗阻方面具有最可靠和最重要的价值。在其他方面，宫腔治疗镜既可以在直视下检查宫腔内病变及形态异常，又可以对宫内病变进行定位活检、异物取出、粘连松解等诊疗操作，用最小的创伤达到诊断和治疗的目的，避免了误诊、漏诊的发生，以及宫腔镜能源手术的损伤，是一种有效的微创治疗手段。

但是，一直以来临床应用的宫腔治疗镜操作器械属于微型器械，外径仅 17mm，钳口开张度过小，仅适用于门诊宫腔镜检查发现微小病变，同时施行治疗性操作的简单手术，病变稍微复杂就需要转手术宫腔镜行宫腔镜电切手术。因此许多学者和医疗器械公司研究开发了一些直径更大、操作更方便的操作器械和宫腔镜，使无能源的“冷刀”手术成为可能，且已逐渐应用于临床。

（夏恩兰　于　丹）

参考文献

1. 黄晓武，夏恩兰，马宁，等. 宫腔镜手术治疗早期弥漫性子宫肌瘤病临床分析. 中国内镜杂志，2012，18(6)：581-584.
2. 孔祥菊，孔宪超，胡德君. 窄带成像技术在子宫内膜病变诊断中的应用. 国际妇产科学杂志，2012，39(1)：98-99，106.
3. 刘玉环，夏恩兰，吕悦，等. 子宫内膜腺肌瘤性息肉的诊治分析. 中国内镜杂志，2008，14(3)：263-265.
4. 彭雪冰，黄晓武，夏恩兰. 子宫内膜息肉对生育能力的影响. 国际生殖健康/计划生育杂志，2017，36(3)：230-233.
5. 彭雪冰，夏恩兰，成九梅. 宫腔镜和 B 超对子宫内膜息肉的诊断价值分析. 中国实用妇科与产科杂志，2004，20(5)：305-306.
6. 夏恩兰. 宫腔病变的微创诊治子宫腺肌病的宫腔镜诊治. 山东医药，2012，52(12)：7-8.
7. 夏恩兰. 宫腔镜检查在诊断子宫内膜癌中的价值. 中国实用妇科与产科杂志，2002，18(4)：199-201.
8. 夏恩兰. 宫腔镜学及图谱. 3 版. 郑州：河南科学技术出版社，2016.
9. 夏恩兰. 宫腔镜应用的新进展. 山东医药，2012，52(2)：1-3.
10. 夏恩兰. 宫腔镜在子宫恶性肿瘤诊治中的应用与思考. 中国实用妇科与产科杂志，2010，26(1)：25-27.
11. 夏恩兰. 宫腔镜在子宫内膜癌诊治中的应用. 实用妇产科杂志，2005，21(7)：398-399.
12. 夏恩兰. 输卵管性不孕微创手术的过去、现在与未来. 国际生殖健康计划生育杂志，2016，35(3)：181-186.
13. 夏恩兰. 子宫畸形诊治新纪元. 国际妇产科学杂志，2014，41(5)：570-574.
14. 肖豫，刘玉环. 454 例不良孕产史患者宫腔镜检查的临床分析. 中国妇产科临床杂志，2017，3：238-239.
15. 张颖，段华，孔亮，等. 窄带成像宫腔镜在诊断子宫内膜癌及内膜非典型增生中的价值. 中国微创外科杂志，2012，12(6)：481-484.
16. 郑杰，夏恩兰. 阴道内镜的临床应用评价. 中国内镜杂志，2012，18(4)：350-353.
17. 周巧云，刘玉环，夏恩兰. 子宫内膜非典型息肉样腺肌瘤 24 例临床分析. 国际妇产科学杂志，2017，44(2)：167-170.
18. ASGE TECHNOLOGY COMMITTEE，Song LM，Adler DG，et al. Narrow band imaging and multiband imaging. Gastrointest Endosc，2008，67(4)：581-589.
19. Chung JP，Haines CJ，Kong GW. Long-term reproductive outcome after hysteroscopic proximal tubal cannulation-an outcome analysis. Aust N Z J Obstet Gynaecol，2012，52(5)：470-475.
20. Cicinelli E，Tinelli R，Colafiglio G，et al. Reliability of narrow-band imaging (NBI) hysteroscopy：a comparative study. Fertil Steril，2010，94(6)：2303-2307.
21. Cooper NA，Smith P，Khan KS，et al. Vaginoscopic approach to outpatient hysteroscopy：a systematic review of the effect on pain. BJOG，2010，117(5)：532-539.
22. Dakhly DM，Abdel Moety GA，Saber W，et al. Accuracy of Hysteroscopic Endomyometrial Biopsy in Diagnosis of Adenomyosis. J Minim Invasive Gynecol，2016，23(3)：364-371.
23. De Silva PM，Chu JJ，Gallos ID，et al. Fallopian tube catheterization in the treatment of proximal tubal obstruction：a systematic review and meta-analysis. Hum Reprod，2017，32(4)：836-852.

24. Diniz DB, Depes Dde B, Pereira AM, et al. Pain evaluation in office hysteroscopy: comparison of two techniques. Rev Bras Ginecol Obstet, 2010, 32(1):26-32.

25. Ercan CM, Ozturk M, Dede M, et al. Narrow band imaging hysteroscopy: a new diagnostic technique in recurrent IVF failure? Arch Gynecol Obstet, 2011, 283:135-136.

26. Kisu I, Banno K, Kobayashi Y, et al. Flexible hysteroscopy with narrow band imaging (NBI) for endoscopic diagnosis of malignant endometrial lesions. Int J Oncol, 2011, 38(3):613-618.

27. Kisu I, Banno K, Kobayashi Y, et al. Narrow band imaging hysteroscopy: a comparative study using randomized video images. Int J Oncol, 2011, 39(5):1057-1062.

28. Kuroda K, Kitade M, Kikuchi I, et al. A new instrument: a flexible hysteroscope with narrow band imaging system: optical quality comparison between a flexible and a rigid hysteroscope. Minim Invasive Ther Allied Technol, 2011, 20(5):263-266.

29. Mairos J, Di Martino P. Office Hysteroscopy. An operative gold standard technique and an important contribution to Patient Safety. Gynecol Surg, 2016, 13:111-114.

30. Martinelli F, Ditto A, Bogani G, et al. Accuracy of pre-operative hysteroscopic guided biopsy for predicting final pathology in uterine malignancies. J Cancer Res Clin Oncol, 2017, 143(7):1275-1279.

31. Neulander EZ, Tiktinsky A, Romanowsky I, et al. Urinary tract infection as a single presenting sign of multiple vaginal foreign bodies: case report and review of the literature. J Pediatr Adolesc Gynecol, 2010, 23(1):31-33.

32. Otzen H, Sieme H, Oldenhof H, et al. Equine endometrial vascular pattern changes during the estrous cycle examined by Narrow Band Imaging hysteroscopy. Anim Reprod Sci, 2016, 166:80-89.

33. Ozturk M, Ulubay M, Alanbay I, et al. Using narrow-band imaging with conventional hysteroscopy increases the detection of chronic endometritis in abnormal uterine bleeding and postmenopausal bleeding. J Obstet Gynaecol Res, 2016, 42(1):67-71.

34. Phillips CH, Benson CB, Ginsburg ES, et al. Comparison of uterine and tubal pathology identified by transvaginal sonography, hysterosalpingography, and hysteroscopy in female patients with infertility. Fertil Res Pract, 2015, 23(1):20.

35. Surico D, Vigone A, Bonvini D, et al. Narrow-band imaging in diagnosis of endometrial cancer and hyperplasia: a new option? J Minim Invasive Gynecol, 2010, 17(5):620-625.

36. Surico D, Vigone A, Leo L. Narrow band imaging in endometrial lesions. J Minim Invasive Gynecol, 2009, 16(1):9-10.

37. Tinelli R, Surico D, Leo L, et al. Accuracy and efficacy of narrow-band imaging versus white light hysteroscopy for the diagnosis of endometrial cancer and hyperplasia: a multicenter controlled study. Menopause, 2011, 18(9):1026-1029.

38. Valentine LN, Bradley LD. Hysteroscopy for Abnormal Uterine Bleeding and Fibroids. Clin Obstet Gynecol, 2017, 60(2):231-244.

39. Vathanan V, Armar NA. A Comparative Observational Study of the Use of Saline Uterine Hydrosonography for the Diagnosis and Assessment of Uterine Cavity Lesions in Women. Int J Reprod Med, 2016, 2016:9317194.

40. Wortman M, Daggett A, Ball C. Operative hysteroscopy in an office-based surgical setting: review of patient safety and satisfaction in 414 cases. J Minim Invasive Gynecol, 2013, 20(1):56-63.

第八章 宫腔镜诊断在妇科疾病中的应用

第1节 异常子宫出血

异常子宫出血(abnormal uterine bleeding,AUB)是最早也是最常见的宫腔镜检查适应证。回顾1869年Pantaleoni第一例成功的宫腔镜检查,适应证即绝经期子宫出血,宫腔镜发现了子宫底部的子宫内膜息肉,并将之治愈。然而,在此后一个多世纪里,因宫腔出血妨碍宫腔镜检查视野的问题得不到解决,宫腔镜技术一直迟滞不前。所以在很长时间,诊断性刮宫(dilatation and curettage,D&C)和妇科超声仍是检查月经过多的主要方法。

近四五十年,大量研究证实宫腔镜诊断是检查宫腔最准确和可信的方法。通过直接观察出血的病变,宫腔镜不但极大地增进了医师对AUB的了解,准确地发现宫腔内的病变,而且先进的宫腔镜手术可对各种病变进行治疗,完全改变了以往的治疗程序。反复的刮宫和子宫切除等古老的处理方式已不再采用,高频电或激光治疗宫腔内良性病变对大多数病例有长期疗效,形成了宫腔内良性病变的保守治疗方法。

一、AUB在宫腔镜检查适应证中的地位

AUB是妇科门诊最常见的就诊主诉,多数宫内病变或早或晚会出现此预警症状。一直以来,文献报道中,无论是育龄期妇女还是绝经后妇女,AUB都是宫腔镜检查的主要适应证(表8-1-1),其所占比例为34.1%~87%,平均为49.9%,基本上两个宫腔镜检查中有1例是因为AUB。

表8-1-1 宫腔镜检查适应证中AUB比例

年份	作者	总例数	AUB	AUB
1974	Porto R	500	240	48%
1977	Sciarra和Valle	320	159	49.6%
1984	Barbot等	810	525	64.8%
1985	Hamou等	680	255	37.5%
1989	Finikiotis	523	202	38.6%
1995	Bradley和Widrich	417	359	86%
1996	Nagele等	2 500	2 175	87%
2000	Perez-Medina等	6 000	2 700	45%
2008	Svirsky等	639	218	34.1%
2014	Babacan等	285	198	69.4%
2014	Kayatas等	5 474	2 190	40%
2016	Capmas等	2 402	1 035	43.1%
总计		20 550	10 256	49.9%

二、与子宫出血有关的宫腔镜检查技术

在没有子宫出血的情况下，宫腔镜检查非常简捷，可以做得十分正规，然而有出血时，无论是急诊还是药疗无效的出血，都需要较高的技术。各种出血行宫腔镜检查时其困难程度各不相同，通常取决于子宫出血量、所使用器械的性能、应用的技术以及医师的经验。

用 CO_2 做膨宫介质时，宫腔有血可导致气泡形成，使视线模糊，甚至妨碍对整个视野的观察，解决的办法是用有注气管道开口于物镜前端的宫腔镜外鞘注气，气流将清洁物镜的表面，赶走气泡和血。如此法仍不能提供清晰的视野，可以用物镜端贴在子宫底的黏膜上，此简单手法常能恢复满意的视线。如再失败，则需取出光学视管，用灭菌生理盐水或清水浸洗。大量出血时，血块可堵塞注气管道，引起子宫塌陷，物镜前方似被红色幕布覆盖，确认的方法是取出宫腔镜，将物镜浸入水中而无气泡排出。注气阀门连接注射器，用水加压推注可疏通阻塞的注气管。有时视野尚可保持清晰，而血块在气体的压力下，扩散到子宫后壁，覆盖了子宫角，如出血点恰位于此处，在血块清除之前都无法发现，补救的办法是宫腔放入导管，末端连接注射器，在直视下将凝血块吸出。有时在气泡形成时，医师应有耐心，作短时间的等待，视野可能突然清晰，气泡可能突然消失，此过程可因调整气流压(调高或调低)而加速。由于清晰的视野可能只保持很短的时间，医师必须准备作出快速诊断。如视线严重受限，不能作出全面和可信的诊断时应考虑换用其他膨宫技术。

Hyskon 液为高黏滞性膨宫介质，不易与血液混淆，Hyskon 液适合用于严重出血的初选膨宫介质或 CO_2 膨宫失败时，应用时首先清除宫腔积血，然后会保持清晰视野。低黏滞性膨宫介质有生理盐水、3%山梨醇溶液、5%甘露醇溶液、1.5%甘氨酸溶液和乳酸林格液等，应用简便，较高黏滞性膨宫介质安全，宫腔镜检查时间短，没有体液超负荷的危险。

另外一种替代的方法是接触性宫腔镜，当物镜与黏膜接触后，宫腔内的出血就不再是问题。唯一的限制是术者必须精通此术，能够正确解释图像。遇到难以控制的出血时应更换连续灌流的宫腔镜，此镜设有入水和出水两条通道，液体进入后，冲出宫腔内的血及组织碎片，同时膨宫，术者可清晰地观察宫腔全貌。

三、AUB 的宫腔镜发现

因 AUB 行宫腔镜检查的患者，宫腔镜下可发现子宫占位病变、子宫结构异常以及子宫内膜良性和恶性病变等。收集近二十年的文献报道，所有年龄的 AUB 患者其镜下所见见表 8-1-2，可见正常宫腔、子宫内膜息肉、子宫内膜增生是最常见的镜下发现。在早期 Barbot 等的报道中，以是否绝经为界，分析 AUB 患者宫腔镜所见(表 8-1-3)。发现在育龄妇女，子宫肌瘤、子宫内膜增生和内膜息肉是宫腔镜检查最常见的病变，几乎占到半数以上，与妊娠有关的出血是第 2 位最常见的诊断；在绝经后妇女中，子宫内膜增生、内膜息肉和肌瘤最为常见，其次为子宫内膜萎缩和子宫内膜癌。

表 8-1-2 因 AUB 行宫腔镜检查镜下所见

年份	作者	病例数	正常宫腔	内膜息肉	肌瘤	内膜增生	内膜癌	其他
2001	Madan 和 Al-Jufairi	556	249(45.0%)	53(9.5%)	33(6.0%)	112(20%)	4(0.5%)	66(萎缩内膜)
2007	Makvis 等	242	165(68.2%)	30(12.4%)	22(9.1%)	0	10(4.1%)	4(米勒管异常) 12(粘连)
2008	Lasmar 等	4 054	814(20.1%)	1 265(33.9%)	302(7.5%)	610(15.0%)	103(2.5%)	851(其他)
2010	Shazia 等	269	87(2.3%)	35(13%)	46(17.1%)	36(13.4%)	6(2.2%)	21(内膜炎) 17(萎缩内膜)
2015	Goyal 等	100	59(59%)	16(16%)	6(6%)	17(17%)	0	2(妊娠残留物)
总计		5 221	1 374(26.3%)	1 399(26.8%)	409(7.8%)	775(14.8%)	123(2.4%)	

表 8-1-3　Barbot 等报道 768 例不同年龄的 AUB 宫腔镜所见

	生育年龄	绝经后
子宫肌瘤	93	27
子宫内膜增生	91	27
子宫内膜息肉	82	10
子宫颈管息肉	20	13
正常宫腔	68	38
胎盘息肉	58	0
蜕膜(宫外孕)	6	0
子宫内膜萎缩	7	25
腺肌病	8	2
颈管癌	3	38
其他	47	37
合计	487	261

四、宫腔镜在 AUB 诊断中的作用

对于 AUB,宫腔镜检查可发现的良性病变有子宫内膜息肉、子宫黏膜下肌瘤、宫内妊娠组织残留、子宫内膜增生和子宫内膜炎等,其镜下表现各有不同;宫腔镜检查还可发现子宫内膜非典型增生和子宫内膜恶性病变。这些宫腔镜检查发现的病变多以异常子宫出血为初始症状,而妇科检查,包括窥器检查和双合诊常不能作出诊断,以往用来检测和鉴别这些病变的标准诊断程序也不可靠。如用子宫输卵管碘油造影(hysterosalpingography,HSG)异常影像来解释,有 30%~50%不能作出确切诊断甚至作出错误判断。D&C 不能去除子宫肌瘤,又常遗漏息肉。而二维、三维超声,或者盐水灌注子宫声学造影(saline infusion sonography,SIS)诊断宫内病变的特异性都不理想。临床需要能鉴别出这些病变,又能准确诊断,且提示下一步治疗方法的检查手段。而宫腔镜检查可完全满足这些要求,成为 AUB 患者首选的检查方法。

(一) 子宫内膜息肉

1. 宫腔镜的诊断　子宫内膜息肉是由于子宫内膜过度增生所形成,由内膜、腺体及其间质组成,可含有部分纤维性组织。外表呈现细长的圆锥形或卵圆形,表面平滑,常有血管。子宫内膜息肉的腺体可呈现非活动性,有时也可呈现增生性或分泌性。另外也可见到种种的化生或增生变化。在罕见情况下,子宫内膜息肉可发生癌变或其他种类的恶性肿瘤。临床上,我们根据日本高岛英世博士的建议,结合世界卫生组织(World Health Organization,WHO)的分类标准,将子宫内膜息肉分为以下四种,以便于宫腔镜下观察和诊断。

(1) 增生型息肉:即非功能性息肉,多见于 40~50 岁的患者。息肉的腺体增生较多,对孕激素无反应,表面平滑,无异型血管,其前端常发红、出血,可见散在的腺管开口(图 8-1-1、8-1-2)。

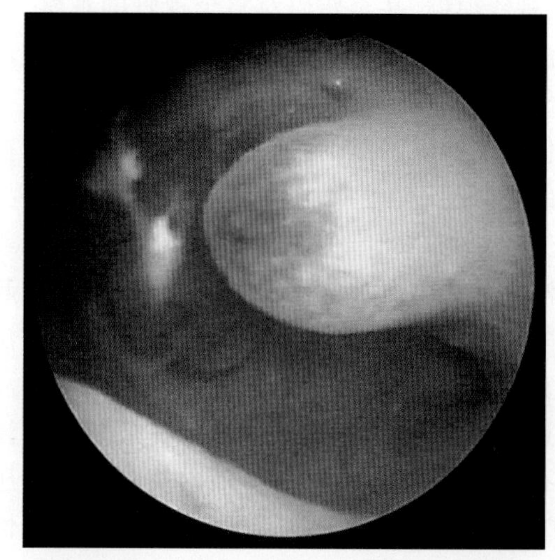

图 8-1-1　增生型子宫内膜息肉(单发)

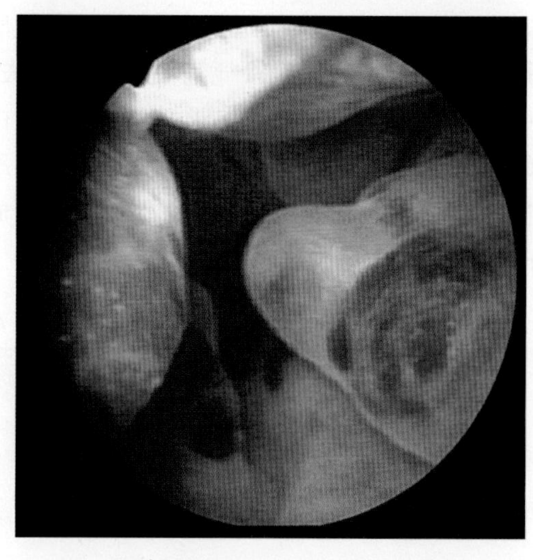

图 8-1-2　增生型子宫内膜息肉(多发)

(2) 功能型息肉:息肉的腺体呈现与月经周期相同的变化,因此颜色及状态与周围的内膜相同,在增生期内膜呈淡红色或灰白色,可见到多数的腺管开口,分泌期则呈水肿状,颜色变成淡黄色或灰白色,腺管开口不清楚,可透见皮下血管(图 8-1-3、8-1-4)。

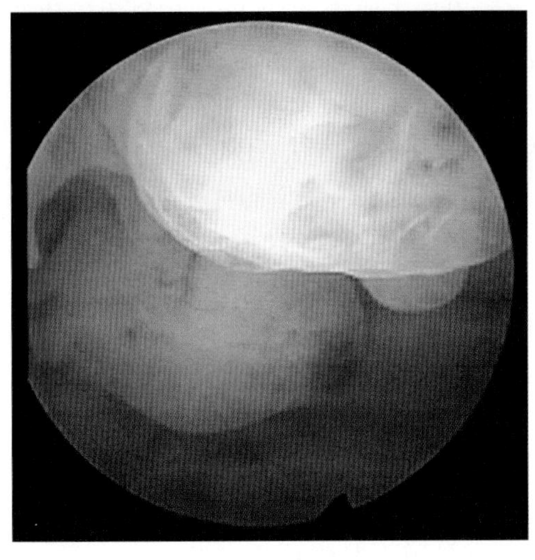

图 8-1-3　功能型子宫内膜息肉(前壁)

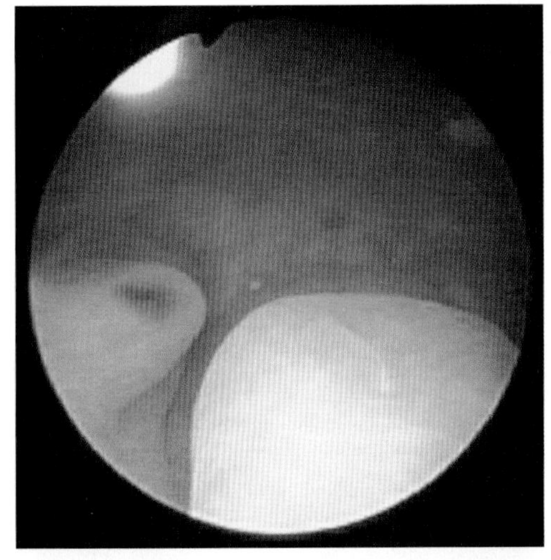

图 8-1-4　功能型子宫内膜息肉(后壁)

(3) 萎缩型息肉:即绝经后子宫内膜息肉,是绝经以后增生型或功能型息肉退化,与周围的内膜呈现相似变化。组织学上的特征是腺上皮萎缩,腺管扩张,间质纤维化。宫腔镜可见到淡红白色、表面光滑的息肉,血管扩张不明显,但有时也可见到散在分布的半透明小囊泡及呈树枝状的扩张血管(图 8-1-5、8-1-6)。

(4) 腺瘤型息肉:也称腺肌瘤型息肉,息肉表面是子宫内膜,内部则是肌纤维的团块同子宫内膜混在一起,是子宫内膜异位的一种。外表与黏膜下肌瘤相同,常需做病理组织学检查才能明确鉴别(图 8-1-7、8-1-8)。

2. 宫腔镜的作用　子宫内膜息肉缺乏典型和恒定的症状,临床上往往难以确诊。TVS 和 SIS 等可发现宫内占位性病变,但易与黏膜下肌瘤、内膜增

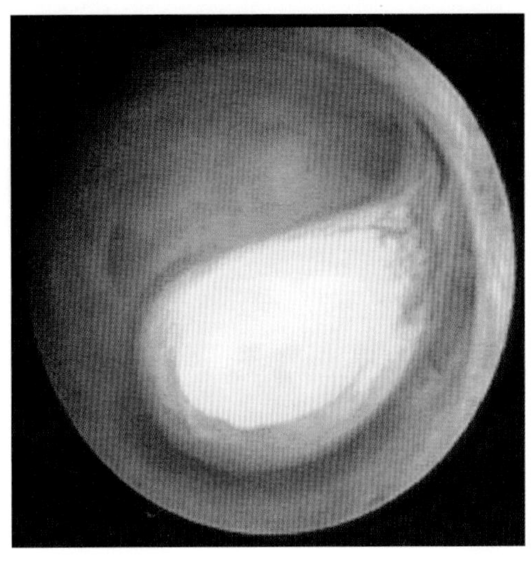

图 8-1-5　萎缩型子宫内膜息肉(蒂位于左侧壁)

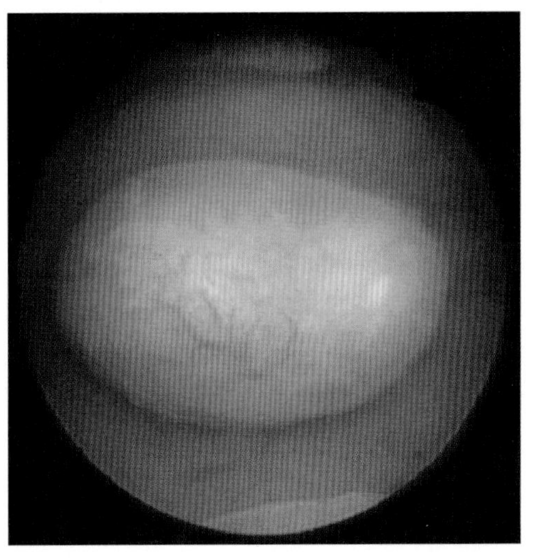

图 8-1-6　萎缩型子宫内膜息肉(宫底部单发)

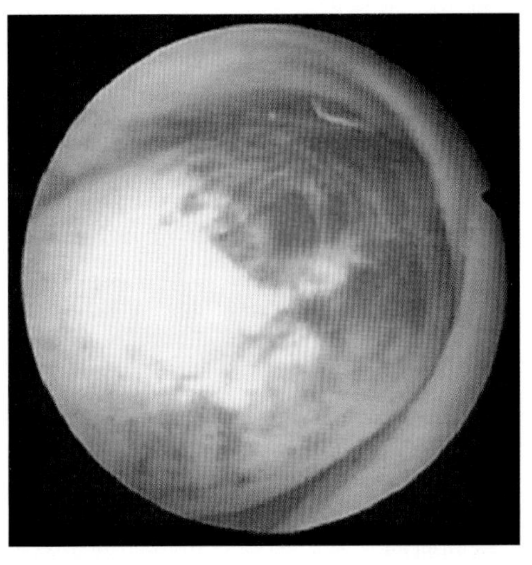

图 8-1-7　腺瘤型子宫内膜息肉(椭圆球形)

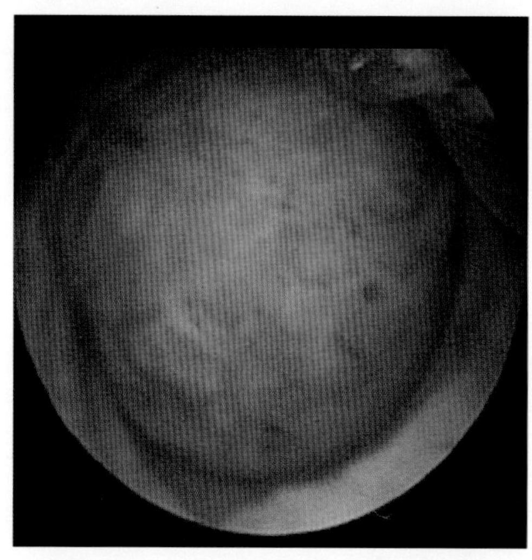

图 8-1-8　腺瘤型子宫内膜息肉(球形)

生等相混淆。D&C 有时能刮出典型的息肉而得以确诊,但更多的可能是漏刮体积过小或过大的息肉,而且,由于息肉本身缺乏特异性结构,一旦被刮匙刮碎,则病理检查难以作出息肉的诊断,仅能报告增殖期子宫内膜或子宫内膜增生,因此假阴性率高。故临床遇有月经过多、经期延长、出血淋漓不止、不孕等症状者,特别是超声检查发现宫内占位,或妇科检查发现有宫颈或颈管息肉时,应考虑做宫腔镜检查,以确定有无子宫内膜息肉的存在。Angioni 报道宫腔镜诊断子宫内膜息肉的敏感度为 100%,特异性为 97%,诊断准确率为 91%,和术后病理诊断几乎完全一致。

宫腔镜检查可作出正确的大体诊断,熟练的宫腔镜专家可准确地取材送做病理检查,由病理学家反馈最后诊断。同样地,对子宫腔进行彻底的直视检查可显示与内膜息肉同时存在的其他病变,例如子宫内膜增生或黏膜下肌瘤。2008 年,荷兰 Timmermans 报道 180 例绝经后出血子宫内膜厚度 <4mm 妇女,宫腔镜检查发现 90 例(50%)有子宫内膜息肉。Antunes 等报道 475 例围绝经期和绝经期妇女检出的子宫内膜息肉中 1. 05%有子宫内膜非典型增生,2. 74%是息肉样癌。

(二) 黏膜下肌瘤

1. 宫腔镜的诊断　子宫肌瘤是子宫最常见的实体肿瘤,是子宫切除最常见的指征。位于宫腔内和接近宫腔的子宫肌瘤可经宫腔镜发现和治疗,包括子宫黏膜下肌瘤、子宫壁间内凸肌瘤和邻近宫腔的子宫壁间肌瘤。宫腔镜检查可以明确子宫肌瘤的大小、数目、部位和类型,评估累及宫腔的程度,从而决定手术方式。

(1) 黏膜下肌瘤:根据欧洲妇科内镜协会(European Society for Gynaecological Endoscopy,ESGE)按肌瘤与子宫肌层的关系将黏膜下肌瘤分为三种类型,为临床常用分类方法:① 0 型黏膜下肌瘤:肌瘤有蒂,未向肌层扩展,典型的宫腔镜图像是圆形或类圆形包块,凸出于宫腔内(图 8-1-9、8-1-10);② Ⅰ 型黏膜下肌瘤:肌瘤无蒂,向肌层扩展<50%,典型的宫腔镜图像是半球形隆起,子宫壁与肌瘤之间呈锐角(图 8-1-11、8-1-12);③ Ⅱ 型黏膜下肌瘤:肌瘤无蒂,向肌层扩展>50%,宫腔镜下可为半球形或弧形隆起,子宫壁与肌瘤之间呈钝角(图 8-1-13、8-1-14)。

(2) 多发子宫黏膜下肌瘤及弥漫性子宫平滑肌瘤病:子宫黏膜下肌瘤可为多发,2 个至数个不等,可为不同亚型,直径可较大或较小,亦可引起月经过多及不孕,通常可行宫腔镜手术治疗。宫腔镜下可

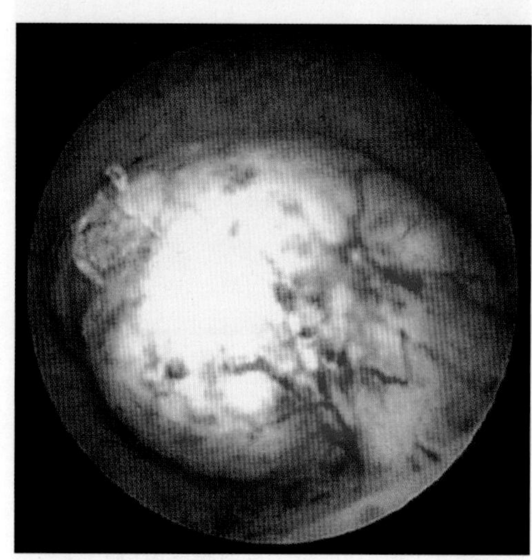

图 8-1-9　0 型子宫黏膜下肌瘤(蒂位于左后壁)

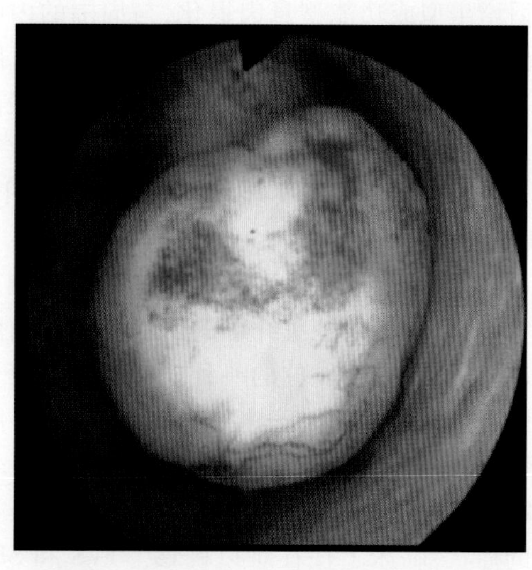

图 8-1-10　0 型子宫黏膜下肌瘤(多核)

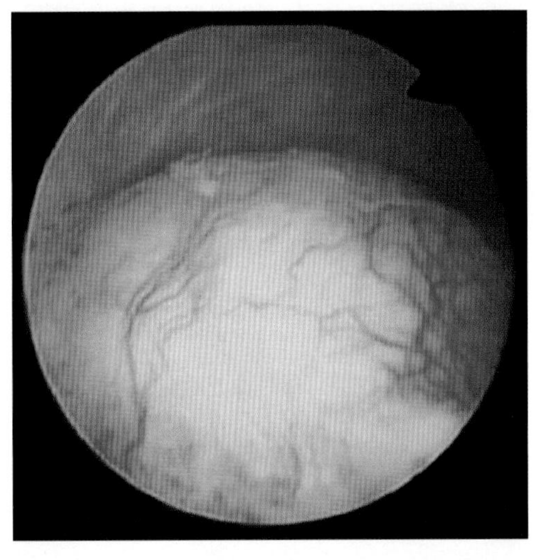

图 8-1-11　1 型子宫黏膜下肌瘤(右后壁,60%凸向宫腔)

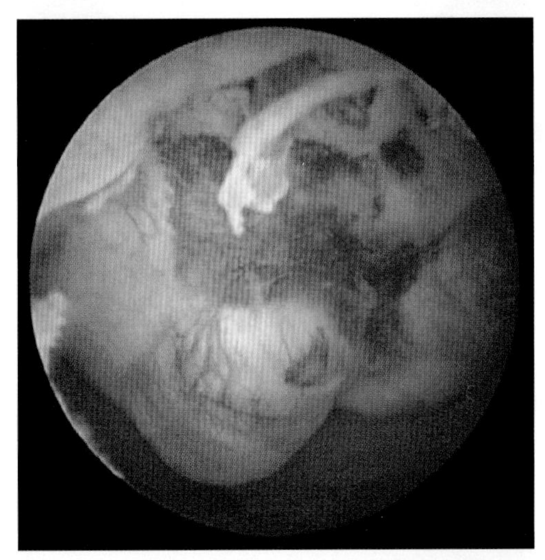

图 8-1-12　1 型子宫黏膜下肌瘤(前壁多核,80%凸向宫腔)

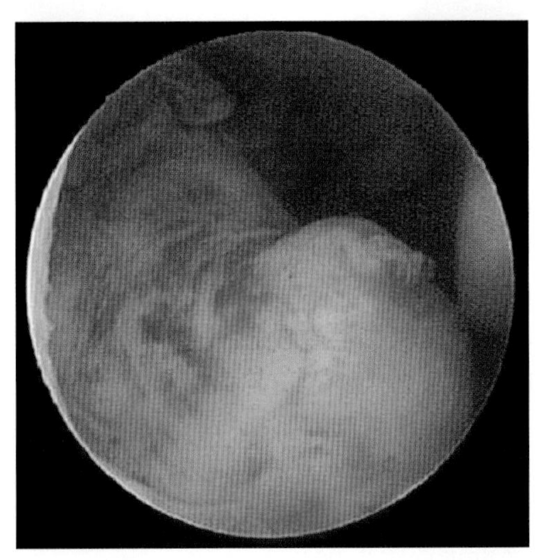

图 8-1-13　2 型子宫黏膜下肌瘤(右后壁,40%凸向宫腔)

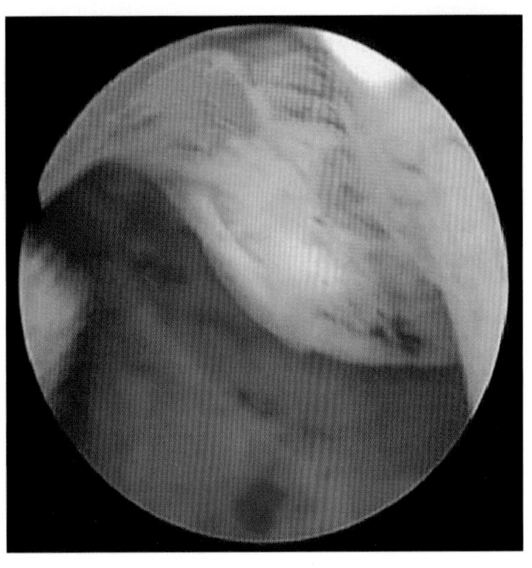

图 8-1-14　2 型子宫黏膜下肌瘤(前壁,20%凸向宫腔)

见子宫腔内多个肌瘤结节,大小不一,可为 0 型、Ⅰ型或Ⅱ型,累及肌层程度各不相同(图 8-1-15)。

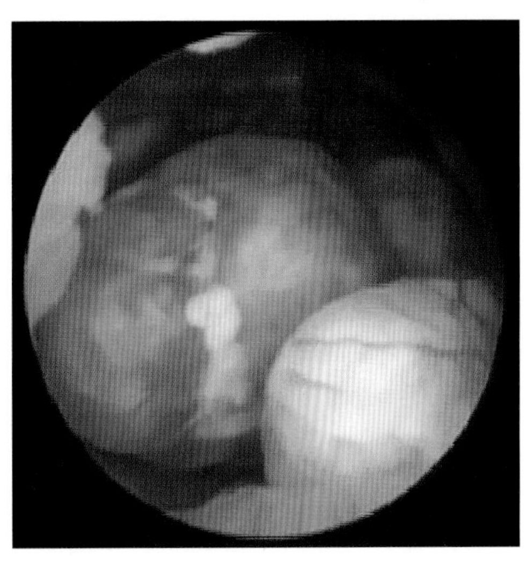

图 8-1-15　子宫多发黏膜下肌瘤,宫腔镜下见宫腔多个黏膜下肌瘤,直径约 1~2cm

弥漫性子宫平滑肌瘤病(diffuse uterine leiomyomatosis,DUL)为一种特殊类型的多发子宫肌瘤,主要特点是子宫弥漫性增大,可增大如孕 20 周,大量边界不清的小肌瘤累及整个肌层,部分肌瘤可凸向宫腔,肌瘤直径多小于 3cm。可有月经过多及不孕。宫腔镜下可见宫腔内及肌壁表面多个大小不等结节,直径为 0.5~3cm,数目可达数十个,且以小肌瘤为多(图 8-1-16)。

(3)子宫壁间肌瘤:对于宫腔镜手术医师来说,累及宫腔的子宫壁间肌瘤的定义并不明确。临床沿用的传统概念是依据大体病理学标准,累及宫腔的子宫壁间肌瘤表面有子宫内膜层和子宫平滑肌层覆

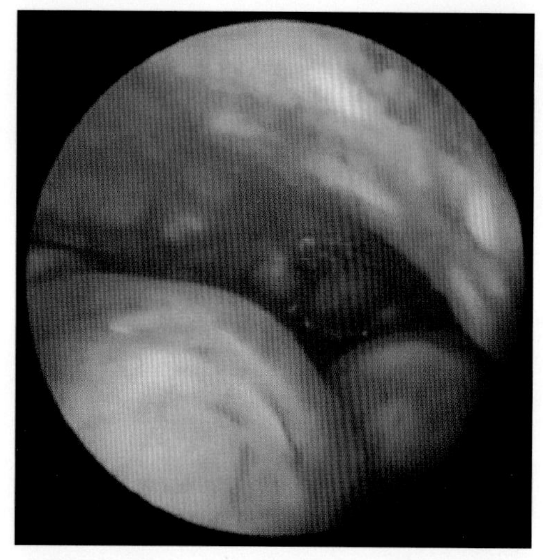

图 8-1-16　弥漫性子宫平滑肌瘤病，宫腔镜下见宫腔黏膜下肌瘤，及宫壁表面十数个小结节

盖，宫腔镜手术时可见子宫内膜与肌瘤之间有平滑肌层相隔。

2011 年，国际妇产科联盟（The International Federation of Gynecology and Obstetrics，FIGO）结合 ESGE 对子宫黏膜下肌瘤的分类标准，将子宫肌瘤分为 9 个亚型，分别为 0～8 型（图 8-1-17）。其中 0～2 型为子宫黏膜下肌瘤；3～4 型为子宫壁间肌瘤；5～7 型为子宫浆膜下肌瘤；8 型为特殊部位肌瘤，如宫颈肌瘤、寄生瘤。依据此分类标准，亚型 3 和亚型 4 为子宫壁间肌瘤。亚型 3 为肌瘤位于子宫内膜下方，但是全部位于子宫肌壁内，未累及宫腔形态；亚型 4 也是全部位于子宫肌壁内，但是肌瘤与子宫内膜之间有子宫平滑肌层间隔，肌瘤未累及宫腔形态。在某些情况下，贴近或接近宫腔的子宫壁间肌瘤在子宫收缩时可凸向宫腔，从而影响宫腔形态。

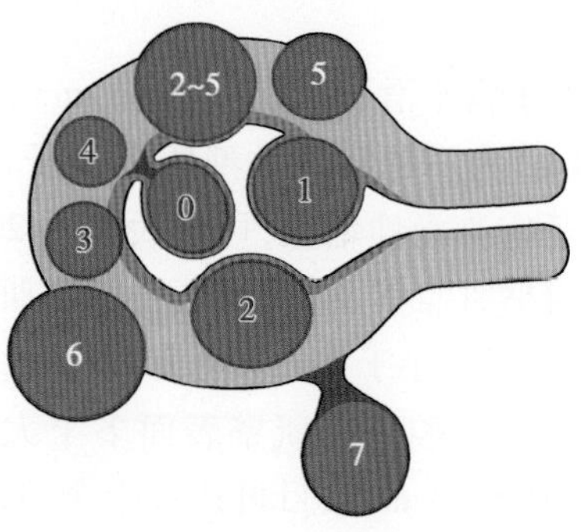

图 8-1-17　子宫肌瘤分类模式图

子宫壁间肌瘤在宫腔检查镜下，除被覆于壁间肌瘤表面的内膜略向宫腔内凸出外，其内膜的形状与周围内膜无异，因此，宫腔镜检查时容易漏诊（图 8-1-18）。降低膨宫压力，将宫腔镜放在宫颈内口，见子宫腔的对称性消失，可为壁间肌瘤的征象（图 8-1-19）。宫腔镜 B 超联合检查可明确肌瘤的部位和亚型，具有较高的诊断价值。

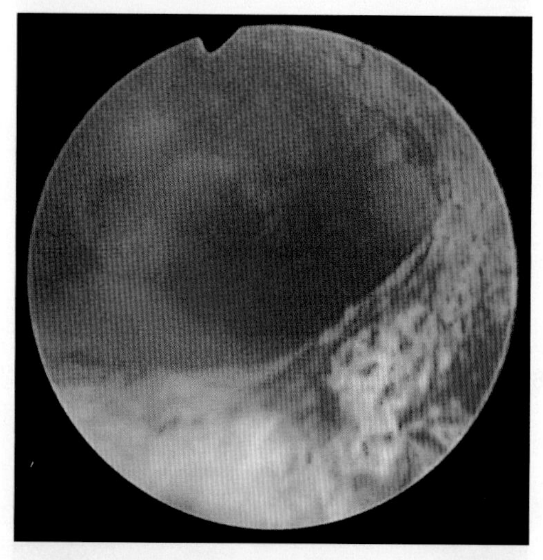

图 8-1-18　子宫壁间肌瘤，宫腔镜下见宫腔形态大致正常，左后壁略压向宫腔

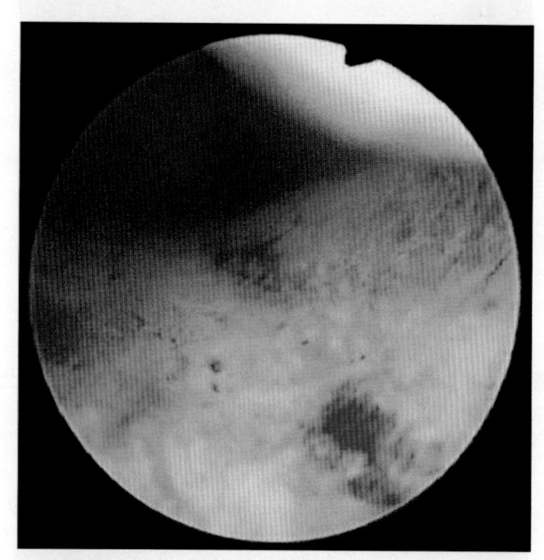

图 8-1-19　子宫壁间肌瘤，降低膨宫压力，宫腔镜下见宫腔后壁内凸程度增加

2. 宫腔镜检查的作用　宫腔镜检查在诊断黏膜下肌瘤方面有重要价值。经阴道超声（transvaginal ultrasonography，TVS）或 SIS 在确定肌瘤的位置和大小方面显示了一定的可靠性，但是宫腔镜在明确黏膜下肌瘤的大小、部位、数目和类型，评估 2 型黏膜下肌瘤和子宫壁间肌瘤与子宫内膜和子宫肌层的关系方面，具有不可替代的作用。文献报道，宫腔镜诊断子宫黏膜下肌瘤的敏感度为 100%，特异性为 98%，诊断准确率为 99%。

此外，宫腔镜检查还有利于帮助子宫肌瘤患者选择最恰当的手术方式，避免腹腔镜或开腹等创伤较大的手术。0 型和 1 型黏膜下肌瘤可行宫腔镜手术切除，2 型黏膜下肌瘤和子宫壁间肌瘤需根据肌瘤的大小和在肌层内的深度在腹部超声密切监护下行宫腔镜手术切除。单纯的壁间或浆膜下肌瘤需腹腔镜或常规开腹手术切除，术前行宫腔镜检查可排除并存于宫腔的肌瘤和避免术时穿通宫腔。

（三）良性子宫内膜增生

1. 宫腔镜的诊断　子宫内膜增生（endometrial hyperplasia，EH）为子宫内膜腺体的增生，增生的腺体大小和形态各异，且可能存在细胞非典型性改变。良性子宫内膜增生则指那些不存在核异型性的腺体增生，与增殖期的子宫内膜相比，其腺体/间质比值增加；与非典型增生或内膜癌相比，腺体的增生是协调的，腺体和间质仍保持着相对正常的比例。依此定义，良性子宫内膜增生有两种类型：

（1）子宫内膜单纯型增生：由轻度拥挤的腺体构成，腺体与间质同时增生，腺体大小不一，小者似小管状，大者呈囊性扩张，组织切片呈"瑞士奶酪"样。宫腔镜下可见内膜增厚，有时呈息肉状，内膜表面可见圆形囊胞，表面血管较细小，走行规则（图 8-1-20）。

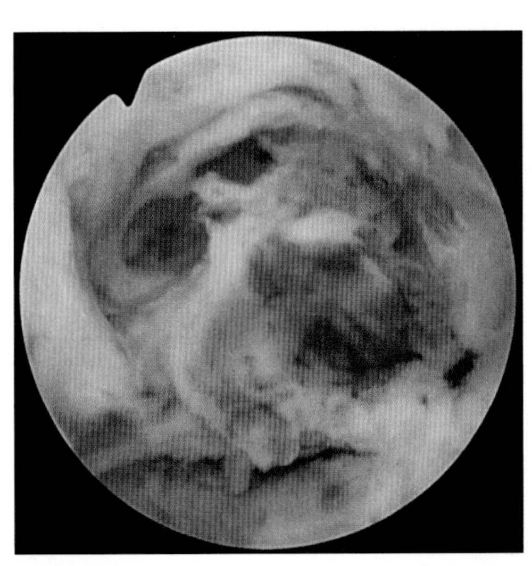

图 8-1-20　子宫内膜单纯型增生，宫腔镜下见子宫内膜息肉样增生，表面血管较丰富

（2）子宫内膜复杂型增生：由拥挤的腺体组成（腺体/间质比>50%），腺体呈局灶性增生，间质无增生；腺体拥挤，排列紊乱，呈锯齿状或乳头状。腺上皮细胞无异型性。宫腔镜下可见子宫内膜增厚或变薄，可呈息肉状或台状凸起，表面可见异型血管及大小不等、分布不均的腺管开口（图 8-1-21）。

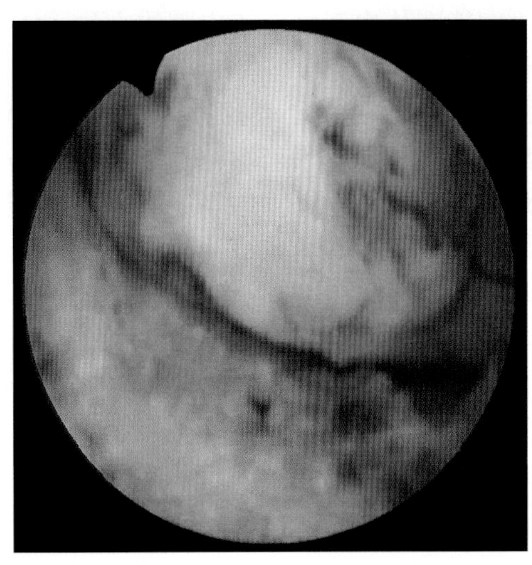

图 8-1-21　子宫内膜复杂型增生，宫腔镜下见子宫前壁呈息肉状增生，表面可见异型血管

宫腔镜诊断子宫内膜增生有一定难度，正常子宫内膜在整个月经周期中不断发生变化，正常增生晚期的内膜厚度达峰值，此时未受孕酮分泌的影响，子宫内膜的外观近似增生，宫腔镜下不易鉴别。因此，必须熟悉月经周期中不同时期的子宫内膜图像，才能作出恰当的宫腔镜诊断。另一难点与宫腔镜技术有关，同一天检查正常子宫内膜的周期时相，用接触性宫腔镜、气体膨宫和液体膨宫的结果可以完全不相同。

接触性宫腔镜不用任何人工膨胀宫腔的方法，其结果肯定最接近内膜的实际情况，在增殖晚期，子宫内膜增厚，呈波浪状起伏，子宫内膜表面出现许多皱褶，此种变化并非息肉样增生，接触性宫腔镜检查可保持其特点，但是由于接触性宫腔镜的压迫，会使子宫内膜呈粉白色，血管减少，纤细，组织分离或成碎片。分泌期子宫内膜肥厚，呈波浪形，但颜色变淡、发灰、透明，血管明显增多，管径增宽呈窦状，组织致密，不易压碎，所有这些变化都是孕酮作用的结果。用 CO_2 膨宫的全景宫腔镜检查，气体的压力使宫腔膨胀，皱襞消失，子宫内膜平坦，无法观察内膜厚度。此时如改用液体膨宫的全景宫腔镜检查，内膜皱襞会重新出现，并似乎较大，虽然子宫腔膨胀，子宫内膜仍保留海藻样，向外生长的枝芽在液体中颤抖。好的宫腔镜医师必须了解这些变化，以免对内膜增生症作出假阳性或假阴性的诊断。Porto 提出用物镜端在内膜上划个垄沟，以估计子宫内膜的厚度。镜下病变的严重程度与宫腔膨胀有关，宫腔越是膨胀，病变越是不明显。

2. 宫腔镜的作用　与 TVS 和 D&C 比较，宫腔镜是唯一能在体内观察活体内膜的方法。D&C 随机取样所能提供的信息有限，盲目刮宫破坏了子宫内膜的结构，只能送些小碎片做病理检查。TVS 经常遗漏局限性内膜增生，而宫腔镜检查可直视宫腔，无论病变是平坦的还是息肉样的，弥漫性的还是局限性的，均可明确病变范围，诊断内膜增生。因 AUB 行常规宫腔镜检查发现局限性增生时，其与 AUB 的关系应慎重考虑，需同时寻找导致出血的其他原因，子宫内膜增生常伴有高雌激素状态，故必须考虑并存的雌激素刺激所致的病变，不要遗漏局限性非典型增生或早期内膜癌，存在异型血管的部位必须做活检。宫腔镜的优点之一是在取样送检或治疗前可以全面了解子宫内膜情况，局限性内膜增生有时与息肉相似，如有怀疑，可早些做宫腔镜检查，真的息肉有以间质为主的蒂，内有典型的轴状血管，蒂牢固地附着在子宫壁上，抵挡着宫腔镜的压力，而局限性内膜增生上述的组织结构不坚硬，很容易被宫腔镜捅破或捅掉。宫腔镜的优点之二是可随访子宫内膜增生的治疗效果，据统计常规的盲目刮宫有 25% 的子宫内膜根本未接触到，对于严重的弥漫性增生，反复在宫腔镜监控下刮宫，以保证取出足够量的内膜送检。如患者采用激素治疗，宫腔镜检查可精确评估用药后子宫内膜对孕激素的反应。

（四）子宫内膜非典型增生和子宫内膜癌

1. 宫腔镜的诊断

（1）子宫内膜非典型增生：在 2014 年 WHO 女性生殖器官肿瘤学分类中，子宫内膜非典型增生（atypical hyperplasia）的定义为过度增生的子宫内膜腺体存在细胞异型性，但缺乏明确的浸润证据的各种情况。子宫内膜非典型增生是癌前病变，如不进行治疗，可能发展成为内膜癌。即使是有经验的病理医师，区别子宫内膜非典型增生、原位癌和早期浸润癌也是有困难的。宫腔镜检查并定位活检可协助诊断。诊断的程序与阴道镜一样，即识别出最可疑的部位进行活检，遗憾的是宫腔镜检查时没有一种试剂［例如醋酸和复方碘溶液（卢戈液）］能显示子宫内膜非典型增生和早期子宫内膜癌。因此宫腔镜医师应具备有关正常子宫内膜和各种良性内膜增生宫腔镜图像的全面知识，才能检出更严重的异常。检查时密切注意与周围正常内膜颜色、起伏和坚韧程度不同的内膜组织，有异型血管处高度怀疑新生物，用放大图像或窄带成像技术增加诊断的准确性，以提供更多详细的信息（图 8-1-22）。

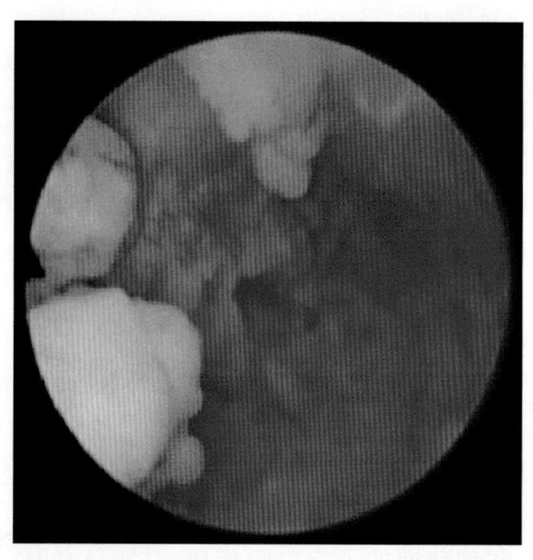

图 8-1-22　子宫内膜非典型增生，宫腔镜下见宫腔右侧壁及前壁内膜小结节状凸起，质脆

（2）子宫内膜癌：由于技术和解剖学的原因，早期子宫内膜癌不呈现可供筛查的团块状结构，一般都是因为 AUB 而做宫腔镜检查，宫腔镜图像则具有明显的特征，诊断应不成问题。宫腔镜检查时以下所见可能为子宫内膜癌，必须做活检送病理组织学检查：①具有中心血管的半透明绒毛状凸起群，很可能为高分化子宫内膜腺癌（图 8-1-23）；②有异型血管，特别是不规则的扩张血管（图 8-1-24）；③结节状隆起或息肉隆起，质地脆弱（图 8-1-25）；④有白点状或斑状的坏死组织（图 8-1-26）。

受检查技术与设备因素的影响，不同的检查设备其镜下表现略有差异。接触性宫腔镜消除了反光，使内膜的颜色更逼真，并显示血管的图形，提示病变厚度；全景式宫腔镜适合用来确定肿瘤所在位置，精确地勾画出其形状与延伸范围；CO_2 膨宫照明

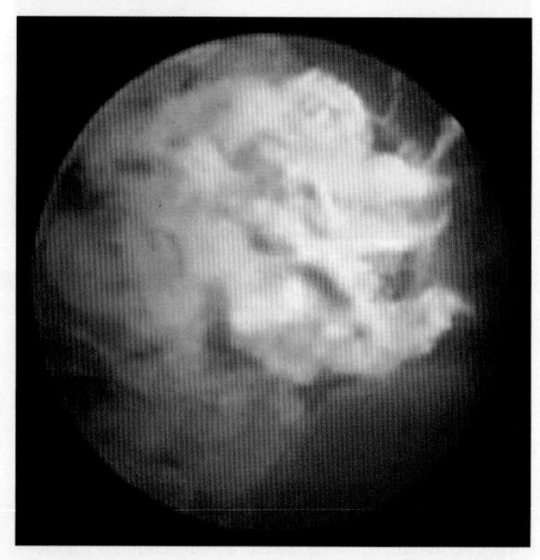

图 8-1-23　子宫内膜癌，宫腔镜下子宫右侧壁见成簇绒毛样凸起，内见中心血管

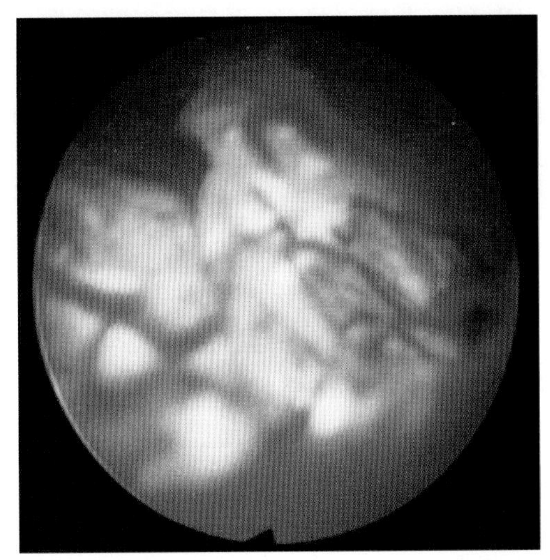

图 8-1-24 子宫内膜癌，宫腔镜下子宫后壁肿物表面见粗大扩张的血管

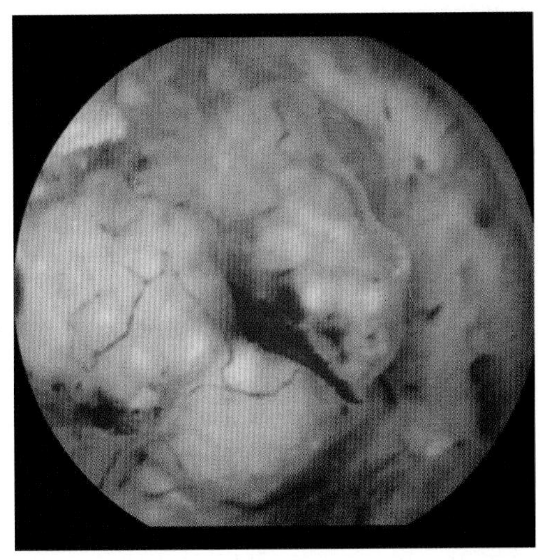

图 8-1-25 子宫内膜癌，宫腔镜下见子宫后壁结节状隆起，质地脆弱，表面见白色点状坏死

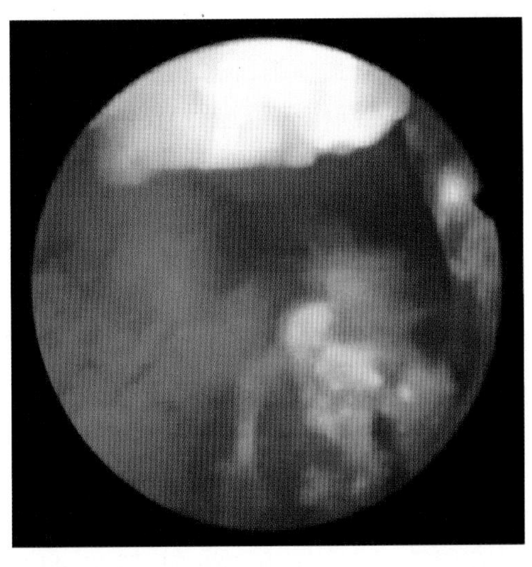

图 8-1-26 子宫内膜癌，宫腔镜下见出血及坏死组织

好，但会使有起伏的内膜变平，因此看上去表面较平滑；液体膨宫时内膜组织可向外伸张，但使视野缩小，颜色变白。

2. 宫腔镜的作用 远在 1907 年 David 报道过用接触性宫腔镜观察子宫内膜癌；1928 年 Gauss 详细描述了用液体膨宫全景式宫腔镜检查的新生物所见，并绘制了许多图片。但一直以来 HSG 和分段 D&C 仍然是诊断内膜癌和确定其侵犯范围的唯一方法，1971 年瑞典 Joelsson 建议宫腔镜作为常规方法评估子宫内膜癌。

AUB 是 80%子宫内膜癌患者的主要症状，因此该疾患多见于因 AUB 而行宫腔镜检查的绝经前和绝经后妇女中，其发现率随患者的年龄增加而升高。在表 8-1-2 统计的数据中，因 AUB 行宫腔镜检查的所有年龄的患者 5 221 例，发现子宫内膜癌 123 例，占 2.4%。在表 8-1-4 的统计中，收集既往文献关于绝经后出血患者行宫腔镜检查发现子宫内膜恶性病变的数据，发现在绝经后出血患者子宫内膜癌的检出率为 6.8%，明显高于表 8-1-2 中所有年龄患者的 2.4%。

表 8-1-4 绝经期 AUB 患者宫腔镜检出子宫内膜癌比率

年份	作者	病例数	内膜癌
1987	Mencaglia 等	618	66(10.6%)
1999	Wieser 等	185	11(5.9%)
2005	Pietro 等	220	13(5.9%)
2007	Alanis 等	372	14(4%)
2007	Nikiasson 等	72	6(8.3%)
2008	Angioni 等	319	15(4.7%)
2010	Liberis 等	423	26(6.1%)
总计		2 209	151(6.8%)

宫腔镜检查可提供子宫内膜癌诊断和宫内侵犯范围的最可靠信息。子宫内膜的细胞学涂片有可能提供假阴性结果，尤其是高分化或小的肿瘤；盲目 D&C 常不准确，刮宫时可能遗漏位于宫角深部或黏膜下肌瘤后方的小癌灶。而宫腔镜检查从病灶隆起的特殊外观即可镜下初步判定是内膜癌，有些病变可推测其病理组织类型或组织分化程度，可明确病变的位置而做直视下活检并送病理组织学检查，即使是微小病变也可正确诊断，避免盲目诊刮。

宫腔镜检查还可判断宫颈管内有无癌浸润，为子宫内膜癌分期。肿瘤扩散到宫体（Ⅰ期）或侵犯宫颈（Ⅱ期），其治疗和预后完全不同。Ørtoft 等曾经研究了 TVS、MRI、宫腔镜检查并定位活检、单纯活检几种方法对子宫内膜非典型增生和子宫内膜癌术前分期的准确性，发现宫腔镜并定位活检在鉴别非典型增生和内膜癌方面比单纯内膜活检有更高的精确度（分别为 92%、58%）；在判断是否累及宫颈方面，宫腔镜并定位活检比 MRI 或 TVS 具有更高的精确度（分别为 94%、84%、80%）。

很多妇科医师们关注宫腔镜检查能否引起肿瘤的局部扩散或转移，对 SIS 和 D&C 也有同样问题。实验研究证明 SIS 注入宫腔的膨宫介质能进入腹腔和血管，引起癌症扩散，刮宫也存在同样的危险，腹腔镜可以看到全景式宫腔镜检查的膨宫液溢入腹腔，气体膨宫压力过高时，动脉二氧化碳分压证明 CO_2 进入了血管，而接触式宫腔镜使细胞扩散的危险极小。实质的问题是癌细胞播散是否会导致癌细胞种植和转移。Chen 等回顾性分析了 140 例术前行宫腔镜检查或诊断性刮宫的子宫内膜癌患者，发现宫腔镜检查组患者术中腹水肿瘤细胞检出率明显增高（宫腔镜检查组 30%，诊断性刮宫组 12%），但是两组术后生存率却没有差异。

五、宫腔镜在绝经后出血诊断中的作用

（一）绝经后出血的病因

随着妇女寿命的延长、激素补充治疗（hormonal replacement therapy，HRT）及他莫昔芬（tamoxifen，TAM）应用的日趋广泛，绝经后出血（postmenopausal bleeding，PMB）的病例日益增多，据报道，至少 60% 的绝经妇女罹患此症。其病因复杂，萎缩性子宫内膜为首要原因，激素影响居第 2 位，其他为子宫内膜息肉、黏膜下肌瘤、IUD、子宫内膜癌等。其宫腔镜所见可分为：萎缩性子宫内膜、子宫内膜不规则增生、子宫内膜息肉、子宫黏膜下肌瘤及可疑子宫内膜癌。因其有子宫内膜癌的潜在危险，故探查出血原因非常重要。

（二）绝经后出血的检查方法

有关 PMB 的病因诊断方法，目前有 D&C、经阴道超声（TVS）、盐水灌注子宫声学造影（SIS）、宫腔镜检查、计算机断层扫描技术（computed tomography，CT）等。Gimpleson 等研究 276 例既做宫腔镜检查又做 D&C 的患者，结果宫腔镜显示 44 例有病变，而 D&C 则只提示 9 例，特别是子宫内膜息肉和黏膜下肌瘤，宫腔镜诊断较 D&C 准确得多，其中有几例患者曾多次刮宫未显示异常，而最终宫腔镜发现了病变。D&C 常有 10%～35% 的宫腔内病变，尤其是内膜息肉和黏膜下肌瘤被遗漏，故在内镜时代，盲视的 D&C 已不再是主要方法。

在各种检查方法中，TVS 是非侵入的检查方法，常用来初筛绝经后子宫出血的原因，而 SIS 和宫腔镜，尤其是在宫腔镜直视下活检最为准确。2017 年，Nergiz 等以组织学诊断为标准，比较了 TVS、SIS 和宫腔镜检查诊断绝经后出血的准确性，发现 SIS 的敏感性和特异性为 60.7%、88.8%，优于 TVS 的 25%、44.4%，且与宫腔镜检查的结果相近（宫腔镜为 77.7%和 100%）。这一结论与 2011 年 Bingol 等和 2010 年 Karageyim 等的研究结果相同。与 SIS 相比，宫腔镜与其创伤度相似，但宫腔镜可对 PMB 的宫腔病变直接进行检视，同时对可疑部位进行活检，因此明显优于 SIS。

Bar-On 等研究了宫腔镜检查诊断 400 余例围绝经期和绝经后出血患者宫内病变的准确性，发现单独应用宫腔镜检查，其诊断敏感性、特异性、阳性预测值、阴性预测值分别为 93.1%、52.1%、90.4%、61.0%，并且其诊断良性病变的准确率高于诊断癌前病变和恶性病变，诊断子宫内膜癌的敏感性和特异性分别为 71.4%和 98.9%，远高于诊断子宫内膜增生（分别为 25.0%和 96.6%）。2013 年，Pop-Trajkovii-Dinii 等研究了宫腔镜检查并内膜活检诊断绝经后出血的准确性，发现其敏感性、特异性、阳性预测值、阴性预测值分别为 100%、81%、92%、100%，均明显高于 Bar-On 等单独应用宫腔镜检查的结果。可见，宫腔镜检查合并内膜活检对 PMB 病因的诊断价值最高。

（三）纤维宫腔镜检查

绝经后妇女宫颈萎缩，需要尽可能小的宫腔镜进入宫腔，并通过操作孔道进行直接活检。近年日本 Olympus 公司生产的可弯曲纤维宫腔镜则完全适用于绝经期患者，检查时一般均不需扩宫和麻醉，减少了 PMB 患者的痛苦。术者首先用纤维宫腔镜探查宫颈管，包括位于宫颈外口上方的鳞柱上皮交界处，继而整个宫腔，检查盲区少，且可对任何可疑部位定位活检。如发现内膜息肉，可转宫腔镜手术切除；如存在子宫内膜增生，活检可鉴别有无细胞异型；若发现子宫内膜腺癌，可立即进行分期。纤维宫腔镜检查的失败率<3%，而硬性镜的失败率较其高 2 倍。一组资料比较了法国 286 例、日本 444 例和比利时 251 例宫腔镜检查围绝经期（年龄≥49 岁伴闭

经<1 年）和绝经后（闭经 1 年）子宫出血的结果，正常萎缩子宫内膜 49%～50%，息肉 25%～26.9%，有蒂的、黏膜下的或壁间肌瘤 13.9%，子宫内膜增生 4.2%～8.3%，腺癌 2.1%～3.8%，其检出率各国间无差异，法国用纤维宫腔镜检查，其失败例数最少。文中指出纤维宫腔镜的诊断准确率高于 TVS，TVS 可遗漏局部增生病变，甚至腺癌，即使 TVS 和 SIS 探及的内膜所见也需在宫腔镜下直接活检，故检查围绝经期和绝经后子宫出血的病变，纤维宫腔镜优于阴道超声。

（四）绝经后患者宫腔镜下所见

正确判断宫腔镜下子宫内膜病变是提高宫腔镜诊断准确率的关键。

1. 萎缩性子宫内膜 绝经后子宫内膜萎缩，宫腔较小，轮廓清晰，双侧输卵管开口清晰，内膜菲薄，平滑，色泽橘黄或白色，光亮，有时可见点状、片状黏膜下出血斑或毛细血管网，检查后刮宫可能无组织物刮出（图 8-1-27、8-1-28）。

2. 子宫内膜增生 宫腔内膜全部或局部增厚，如绒毯状，有绒毛样凸起，色橘黄或淡黄，有光泽，较透明，有时可见囊泡状结构，严重者可出现粘连（图 8-1-29、8-1-30）。

3. 子宫内膜炎 内膜呈深红色，有充血点、充血斑，重度的有出血或宫腔积脓（图 8-1-31、8-1-32）。

4. 内膜息肉 多有蒂，柔软，呈指状、舌状、乳头状或桑葚状凸起，形态不一，色鲜红，表面光滑，与周围内膜相似，质软，小的息肉可随膨宫液漂动，有时可见纤细的血管（图 8-1-33、8-1-34AB）。

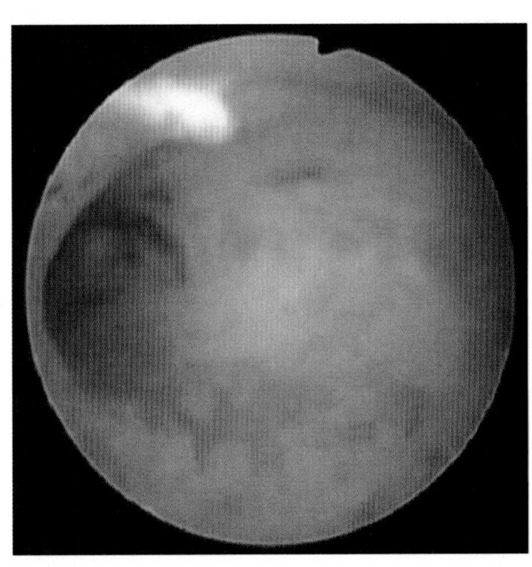

图 8-1-27 绝经期子宫内膜，宫腔镜下见宫底部及右侧宫角，子宫内膜薄、平滑，右侧输卵管开口清晰可见

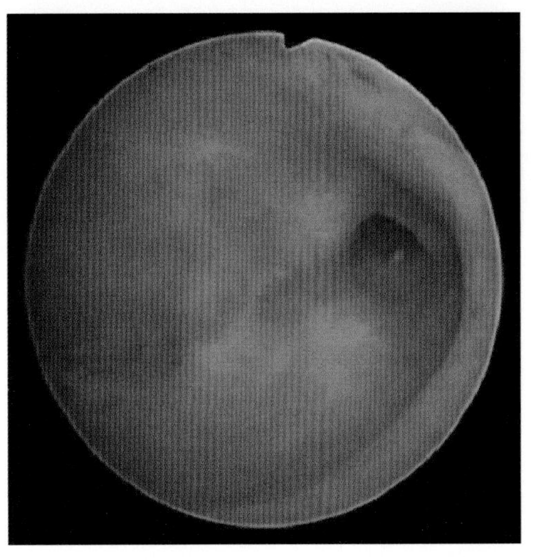

图 8-1-28 绝经期左侧宫角，宫腔镜下见左侧输卵管开口，子宫内膜菲薄、平滑

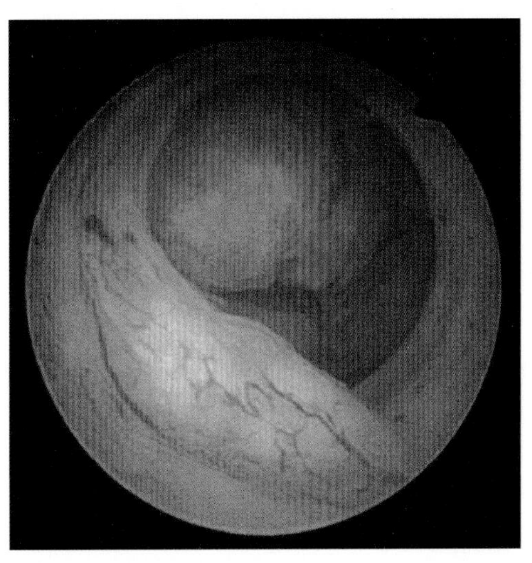

图 8-1-29 绝经期子宫内膜增生，宫腔镜下宫腔见占位病变，宫腔下段右后壁可见局限性增生内膜组织，表面可见增粗的血管网

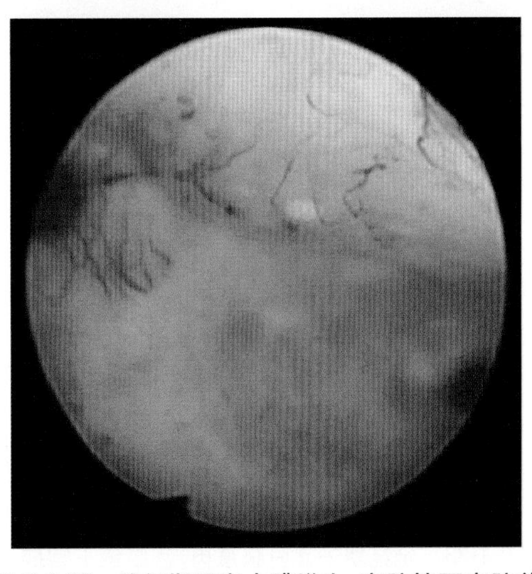

图 8-1-30 绝经期子宫内膜增生，宫腔镜下宫腔前壁内膜局限性增生，表面血管较丰富

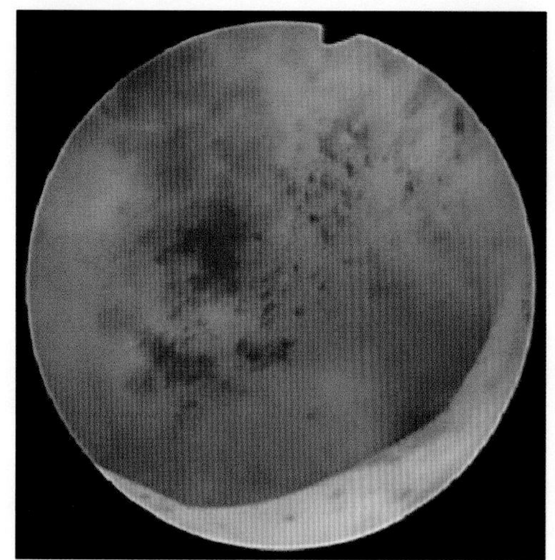

图 8-1-31　绝经期子宫内膜炎，宫腔镜下宫腔前壁散在充血点及充血斑

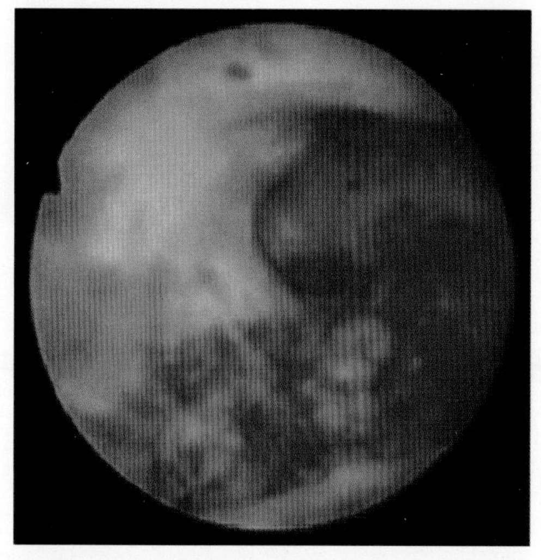

图 8-1-32　绝经期子宫内膜炎，宫腔镜下左侧宫角部宫壁可见片状充血斑

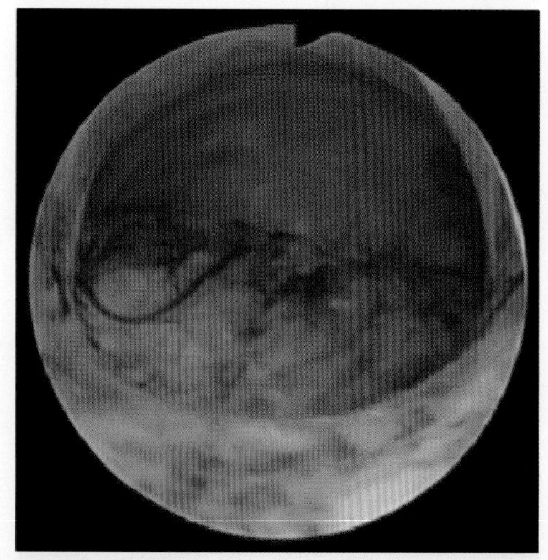

图 8-1-33　绝经期子宫内膜息肉，宫腔镜下宫腔后壁息肉样占位，表面柔软，色粉红，血管增粗、丰富，基底部宽，范围 2~3cm

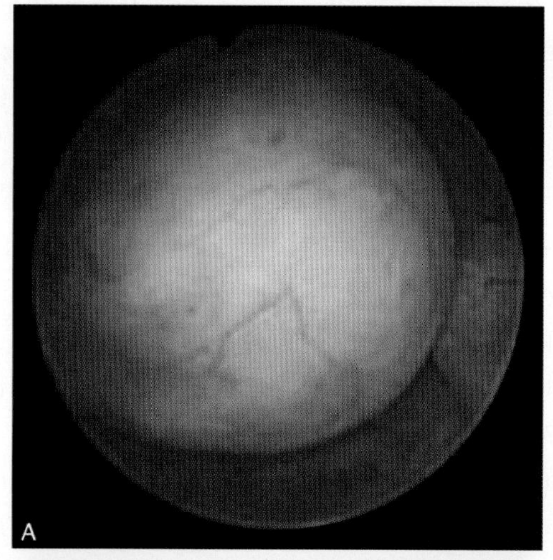

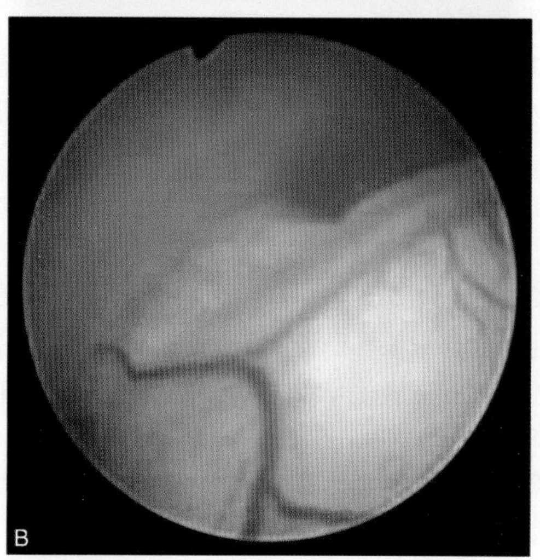

图 8-1-34　绝经期子宫内膜息肉

A. 宫腔镜下宫腔见球形占位，表面内膜薄，色白，可见血管网，另左侧壁见一小息肉；B. 宫腔镜下见息肉蒂部位于宫腔右前壁

5. **黏膜下肌瘤**　绝经后患者少见，呈圆形或半球形隆起，基底较宽或有蒂，不随膨宫液移动，表面浅粉或苍白，有溃疡或出血者呈紫红色，有时可见表面有增粗的树枝样血管走行，大肌瘤可致宫腔狭窄变形，呈月牙形裂隙状（图 8-1-35）。

6. **内膜癌或可疑者**　内膜明显增生，凸出于宫腔内，内膜表面不整，部分呈结节状或息肉样隆起，无光泽，呈灰白色，有污秽感，组织糟脆，与周围内膜的边界不清，血管增粗、怒张，走行紊乱，有时伴有出血和坏死（图 8-1-36、8-1-37）。

应该提出的是宫腔镜并非全能，宫腔镜检查也有漏诊，如内膜非典型增生及激素影响的内膜等，可能由于这些变化尚未引起肉眼可辨认的改变，因此，宫腔镜必须结合病理检查才能使诊断更加完善。

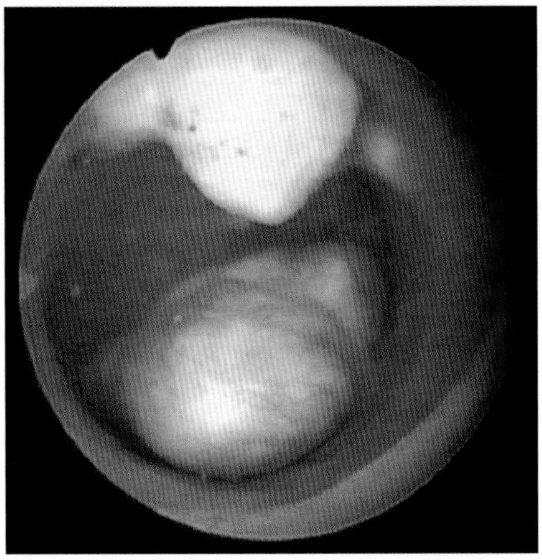

图 8-1-35　绝经期子宫黏膜下肌瘤，宫腔镜下见窄蒂肌瘤，表面内膜薄，见树枝状血管

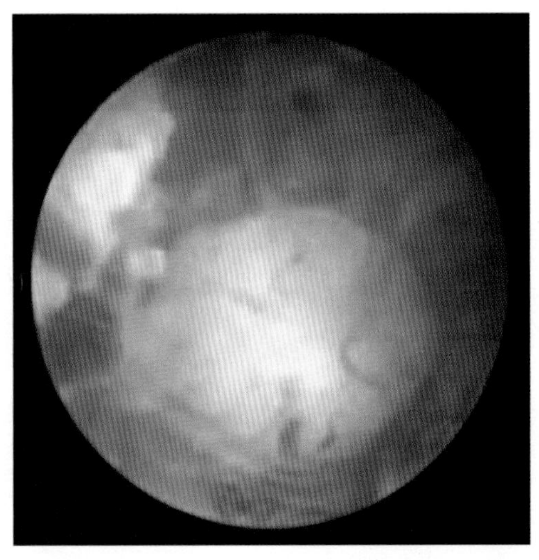

图 8-1-36　绝经期子宫内膜癌，纤维宫腔镜下见宫腔后壁结节状占位，质脆，表面见异型血管

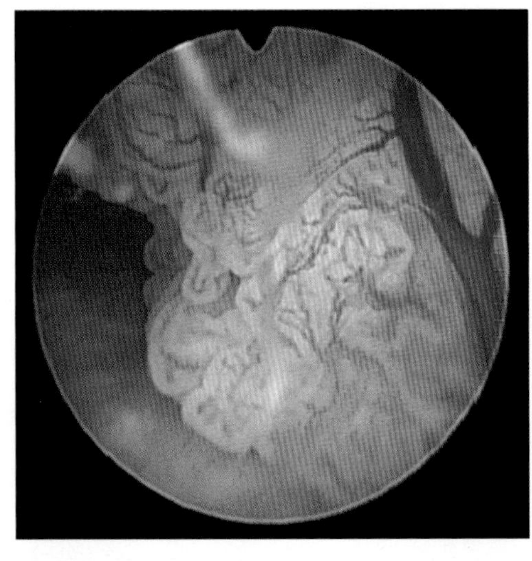

图 8-1-37　绝经期子宫内膜癌，纤维宫腔镜下见肿物表面走行紊乱、增粗的血管

（五）宫腔镜的应用原则

由于宫腔镜诊断的高度准确性和绝经后患者对纤维宫腔镜的可接受性，一些学者建议门诊的纤维诊断性宫腔镜可成为 PMB 的首选检查方法。原因有四：①阴道超声检查绝经后出血患者，其诊断准确率低于宫腔镜检查并定位活检；②子宫内膜增生和子宫内膜腺癌的初期均为局灶性，阴道超声易漏诊，而宫腔镜可对宫腔病变直接进行检视，同时对可疑部位进行活检，提高了检出率；③有时为确定肿瘤或病变的播散范围，需作两个以上部位活检，宫腔镜可在直视下探查，并作多部位活检；④阴道超声异常发现均需病理证实，宫腔镜可直接活检，送病理组织学检查。

但是，因为超声检查的无创伤性，还有一些学者建议在作宫腔镜检查前可先行 TVS 筛查。早在 1991 年，Granberg 等认为 TVS 可作为评估 PMB 常规检查的第一步，对于超声图像异常（如：内膜>4mm）或不能确定时，或超声图像正常而患者持续有症状时则必须行宫腔镜检查，同时行镜下活检以排除或发现宫内异常情况。Wong 等回顾性分析了 4 383 例应用超声诊断的绝经后出血患者，发现超声检查在判断 PMB 患者子宫内膜癌发生概率上有很高的准确度，因而可避免内膜活检等创伤性操作。因此我们依据文献报道中绝经后出血患者各种检查方法的研究结果，将宫腔镜在 PMB 病因诊断中的应用原则归纳如图 8-1-38。

六、导致 AUB 的其他病理状态

子宫内膜息肉、黏膜下肌瘤、子宫内膜增生和内膜癌是 AUB 的最常见的原因，在生育年龄，出血的主要原因与妊娠有关。宫腔镜检查有助于发现其他有 AUB 症状的良性疾病，如子宫内膜炎、无排卵月经、与避孕有关的出血和子宫腺肌病等。

（一）慢性子宫内膜炎

慢性子宫内膜炎的病变轻微，难以查到，然而可以导致子宫出血和不孕。少数资料报告用液体做膨宫介质的宫腔镜观察子宫内膜炎的图像（图 8-1-39）。Cicinelli 等的经验是液体膨宫的宫腔镜下慢性子宫内膜炎的特点有子宫内膜间质水肿，局灶的或弥漫的充血和微小息肉（<1mm）。在他研究的 910 例中，158 例（17.4%）有充血和水肿，61 例（6.7%）有微小息肉。病理组织学诊断证实 101 例（63.9%）为慢性子宫内膜炎。宫腔镜检查的敏感性、特异性、阳性预测值、阴性预测值各为 91.8%、92.9%、

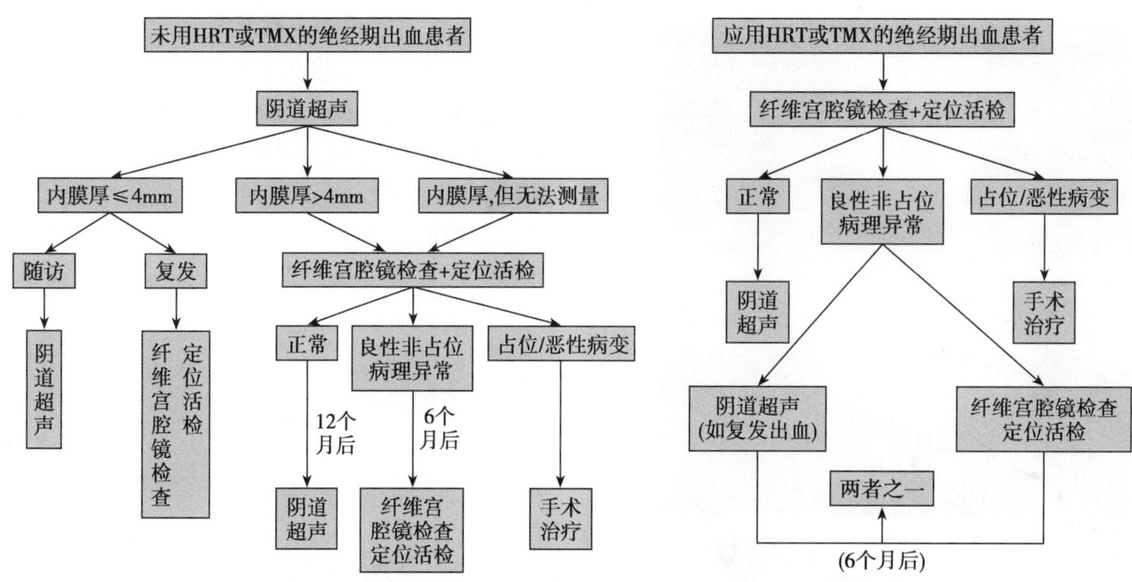

图 8-1-38 宫腔镜在 PMB 病因筛查中的应用原则

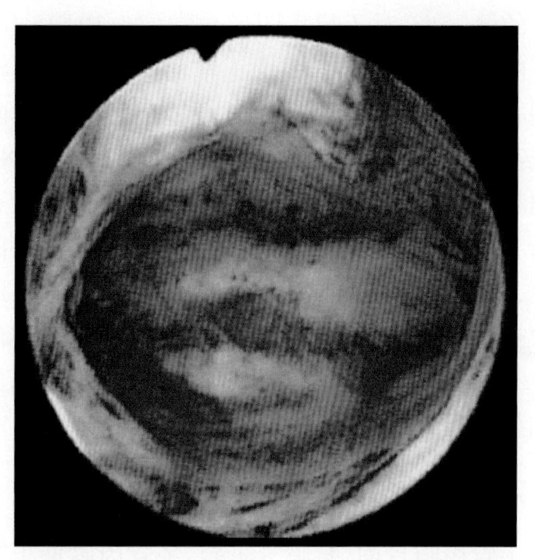

图 8-1-39 慢性子宫内膜炎,宫腔镜下见宫腔四壁弥漫性充血

63.9%、98.8%,诊断准确率为 92.7%。

(二) 子宫腺肌病

又称内在性子宫内膜异位症,常有月经过多,而子宫出血少见,其他症状包括盆腔充血、痛经和子宫增大,病理学检查的特点是在子宫肌层内有包括间质和腺体的异位子宫内膜岛,被增生的平滑肌束所包绕。在子宫切除的标本中发现此症并非少见(频率在 25%~50%之间)。Cullen 在其著名的研究中指出异位内膜常与宫腔表面的内膜保持联系,采用 HSG 或宫腔镜检查时有助于子宫腺肌病的诊断。HSG 诊断子宫腺肌病的直接征象是在子宫的轮廓外有分支连着憩室,此影像仅在病变与子宫内膜腔相通时出现(图 8-1-40)。此外,HSG 显示子宫腔轮廓僵直成角,子宫角膨胀,输卵管竖直,使子宫呈现“公牛头”的图像为子宫腺肌病的具有特征性的图像(图 8-1-41)。

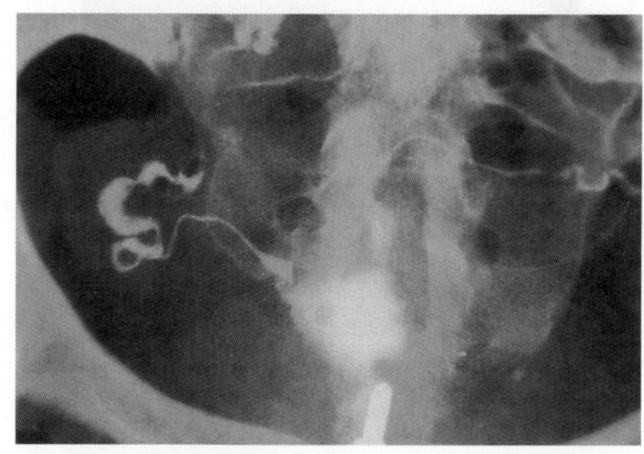

图 8-1-40 HSG 诊断子宫腺肌病,可见子宫轮廓外有憩室

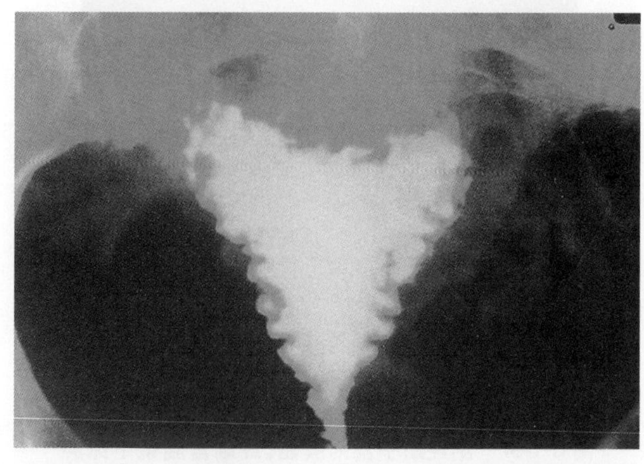

图 8-1-41 子宫腺肌病,HSG 呈现“公牛头”图像

在宫腔镜下，子宫腺肌病的图像可有以下特点：

1. 宫腔镜下可以看到腺体开口，呈大小不等、色暗或蓝色的凹陷，这些开口凹陷的数目不定，外貌多变，由大的腺体开口到众多的小点子，分布在子宫内膜表面（图 8-1-42）。腺体开口可被厚的或增生的内膜所覆盖，故其最好的检查时间是月经刚刚干净之后。

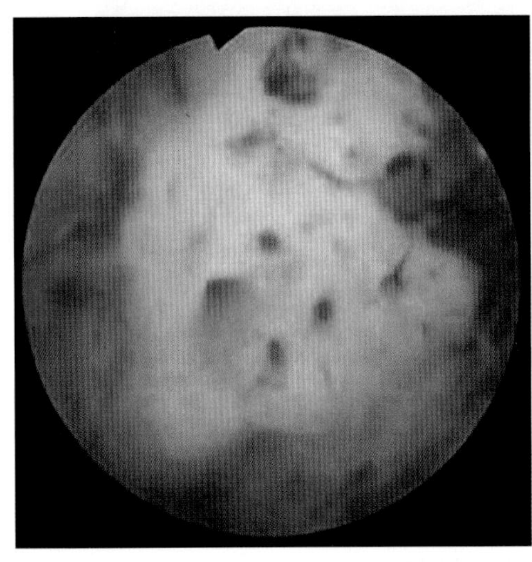

图 8-1-42　宫腔镜下见宫底部腺体开口

2. 宫腔镜也能查出与黏膜表面不相连接，距离宫腔表面不太远的子宫腺肌病病灶，看上去是透明的蓝色或棕色区域（图 8-1-43）。

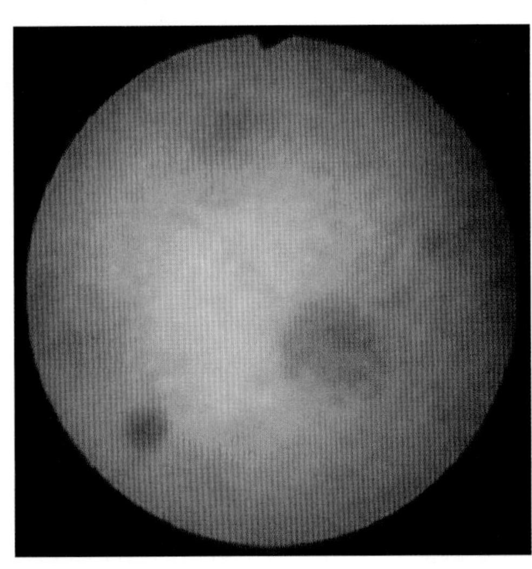

图 8-1-43　宫腔镜下见宫腔内膜下方紫蓝色结节

3. 肌纤维增生和纤维化也可引起子宫腔变形，这种变化也可疑是子宫腺肌病。

4. 宫腔镜与 B 超联合检查时，在宫腔的压力下，膨宫液和空气进入开口于宫腔的异位内膜腺体，B 超屏幕上子宫壁内可见云雾状强回声，以子宫前壁最为明显，也提示子宫腺肌病。

5. 宫腔镜下，输卵管开口呈裂隙状，由于肌纤维增生，使子宫底呈现小梁状结构，也是子宫腺肌病的征象。

卵巢抑制剂 GnRH-a 或达那唑治疗有暂时抑制子宫腺肌病发展的效果。宫腔镜手术诊断是可供选择的另一种方法，但仅限于子宫腺肌病病变紧邻子宫内膜表面者，能见到的腺体开口可用电凝或激光汽化，更彻底的方法是切除全部子宫内膜，但切不到位于深层的病灶，对严重的病例，经阴道切除子宫仍是唯一的选择。

（三）避孕或激素治疗引起的 AUB

放置 IUD 后常引起月经增多，也可发生月经间期出血。经期过量出血和经期延长可引起并发症。AUB 可能是器质性病变的先兆，提醒需做宫腔检查。宫腔镜检查前不要先盲视取出 IUD，而应将 IUD 留在原位，以便宫腔镜检查未发现器质性病变时，查找其他可能引起出血的原因，例如 IUD 易位或嵌顿，若先取出了 IUD，将遗漏这些诊断。直视控制下取出 IUD 可避免盲目取出 IUD 的缺点，例如取出失败或 IUD 断裂，更有甚者发生子宫穿孔。有些病例可发现 IUD 位置好，且宫腔内无异常。

服用口服避孕药者常发生突破性出血，如患者调节用量后 AUB 仍存在，在更换其他避孕措施之前，应除外器质性病变，宫腔镜检查是除外器质性病变最快速和安全的方法。

用 HRT 引起子宫出血者 18%～40% 子宫内膜有局部病变。乳癌根治术后长期服用他莫昔芬可有无症状的子宫内膜改变，增加了子宫内膜增生和内膜息肉的危险性，亦有发现子宫内膜癌者［图 8-1-44、8-1-

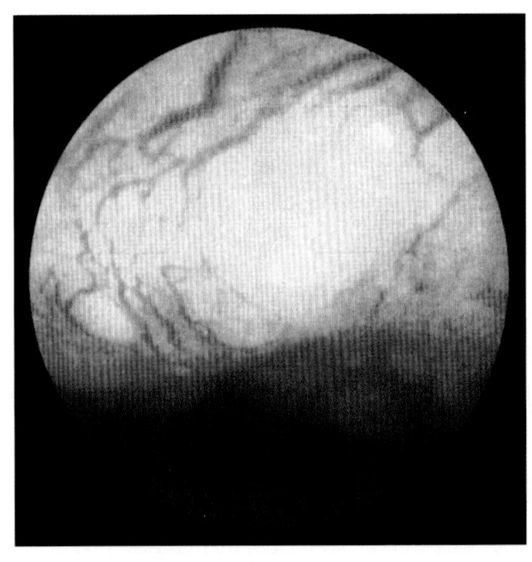

图 8-1-44　乳癌术后他莫昔芬治疗后出血，宫腔镜下见子宫前壁内膜囊性增生，表面血管丰富

45A、B]。Mourits、Anteby 等报道他莫昔芬可引起特殊的子宫内膜变化,包括腺体囊性扩张,伴有腺体周围的间质聚集和表面上皮萎缩,此变化既表现在子宫内膜,同时表现在凸出于内膜表面的息肉。

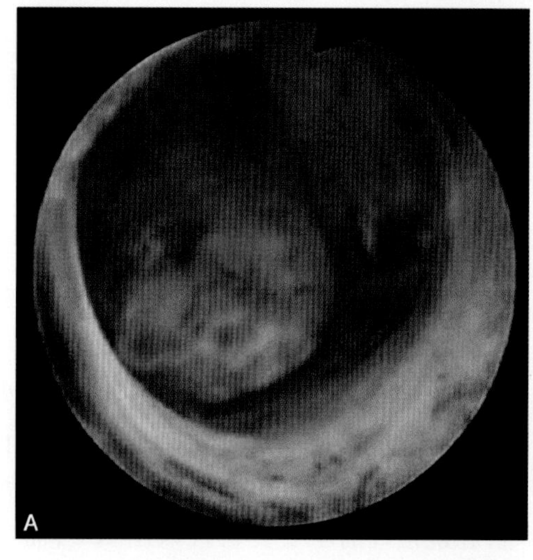

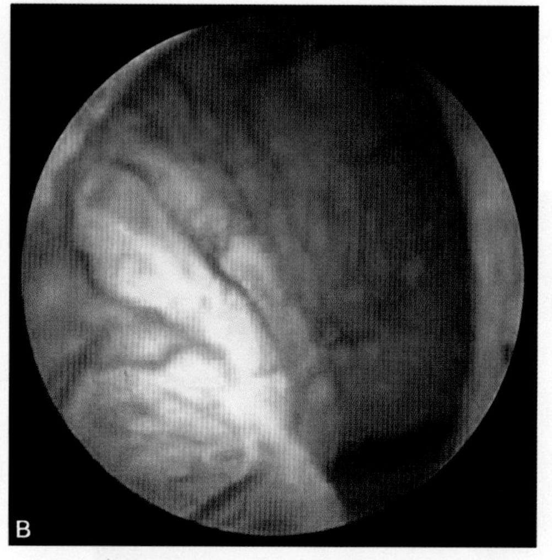

图 8-1-45 乳腺癌术后他莫昔芬治疗后出血,宫腔镜见子宫内膜息肉

A. 息肉长条形,末端脱至宫颈管内;B. 息肉充填宫腔,表面可见腺体囊性扩张

子宫内膜息肉是绝经妇女服用他莫昔芬最常见的子宫内膜病变。Cohen 等报告这种内膜息肉 3%以上为恶性。他研究了绝经后因乳腺癌服用他莫昔芬宫腔镜切除息肉 54 例(第 1 组)和宫腔镜未见息肉的 210 例(第 2 组)进行比较,结果第 1 组的年龄明显偏大($P=0.016\,2$),患乳腺癌的时间明显较长($P=0.002\,6$),体重指数明显偏高($P=0.036\,4$),认为以上 3 点加上子宫内膜较厚是此类患者患子宫内膜癌的高危因素。

(四) 功能失调性子宫出血

未用 IUD 或口服避孕药,宫腔内又无病变者可诊断为功能失调性子宫出血(dysfunctional uterine bleeding,DUB),此诊断的建立还需取决于患者的年龄。

(五) 胚物残留

对于生育期妇女的子宫异常出血,与妊娠相关的疾病也是很重要的病因之一。自然流产、过期流产、不全流产、粘连胎盘、植入胎盘等均可引起出血。相关内容将在此章第 4 节详述。

对于任何妇科领域的 AUB,宫腔镜都是关键的检查方法,在妇女的一生,突然发生的子宫出血很少,也常无严重后果。然而它也可能是一种严重疾病的信号,需要立即进行诊断。需要避免的是不加以重视,不做任何检查,仅对症用药,以致错过诊断及治疗的机会。

(夏恩兰 于 丹)

第 2 节 不 孕 症

不孕症(infertility)患者包括那些有生育要求及正常性生活而无法怀孕的育龄妇女。100 多年前,当宫腔镜还处于初级阶段的时候,它就是诊断和处理一些引起不孕症疾病的重要方法,所用器械包括全景式宫腔镜、接触式宫腔镜、显微宫腔镜和可弯曲宫腔镜等,每种均有其优点和不足。

宫腔镜检查不孕症妇女的目的在于评估生殖器官的解剖学情况是否正常和检查输卵管通畅度。文献报道不孕症患者宫腔镜检查的镜下异常所见见表 8-2-1。Hucke 等报道约 20%的不孕妇女宫腔镜检出不同程度的宫腔内异常,子宫畸形最为常见。Pansky 等报道 221 例原发和继发不孕症宫腔镜检查 30%宫腔异常,原发和继发不孕之间无差异。随着有生育要求的患者年龄偏大和肥胖,宫腔镜检查时发现子宫内膜病变的可能性增加。Burke 等报道 5 例做不孕症检查时发现子宫内膜病变,其中 3 例为不典型息肉样腺癌,1 例复杂性子宫内膜增生,1 例子宫内膜腺癌 I 期。

表 8-2-1　不孕患者宫腔镜检查镜下异常所见

年份	作者	病例数	息肉	畸形	黏膜下肌瘤	宫腔粘连	其他
2004	Yucebilgin 等	115	32(27.8%)	11(9.6%)	25(21.7%)	2(1.7%)	
2006	Pansky 等	219	16(7.3%)	26(11.9%)	5(2.3%)	8(3.7%)	
2008	Godinjak 和 Idrizbegovic	360	26(7.2%)	19(5.3%)	11(3.1%)	3(0.8%)	
2012	Moini 等	238	47(19.7%)	26(10.9%)	5(2.1%)	2(0.8%)	
2014	Neerja 和 Jain	200	20(10%)	5(2.5%)	20(10%)	58(29%)	内膜增生(22)内膜萎缩(25)
2014	Makled 等	93	31(33.3%)	7(7.5%)	6(6.5%)	7(7.5%)	内膜炎(14)内膜增生(15)
总计		1225	172(14.0%)	94(7.7%)	72(5.9%)	80(6.5%)	

在不孕症的诊断方面，宫腔镜检查不能替代HSG，宫腔镜和HSG各有优缺点，两者是互补的，而不是互相竞争或对抗的技术。首先，HSG相对便宜，可提供有关宫颈管、宫颈内口、子宫腔和输卵管全长的重要信息，输卵管的情况对不孕症非常重要；其次，HSG比宫腔镜能更清楚地勾画出子宫腔的轮廓，检测子宫腺肌病也优于宫腔镜；最后，HSG可提供需改变治疗方法的信息，例如发现大的输卵管积水，不能做重建手术时，需改作试管婴儿和胚胎移植，盆腔结核引起的双侧输卵管阻塞时只能由传统的放射学检查发现。HSG和宫腔镜的比较见表8-2-2，从中可见虽然宫腔镜在许多方面优于HSG，但是在评估输卵管通畅度方面，HSG为一种低廉有效的筛查方法。

表 8-2-2　宫腔镜与 HSG 的比较

宫腔镜	HSG
直接检视宫腔	介质对比勾画出宫腔的轮廓
可肯定"肿瘤"的诊断	仅为疑诊
为病变精确定位	定位困难
可行宫腔镜手术	不能
仅可检查子宫	也可检查输卵管
费用中等	费用低
无放射线	小量放射线

宫腔镜是诊断不孕症原因的重要手段，同时有重要的治疗价值，它非常适合检查宫颈管和宫腔，以发现干扰孕卵着床和/或发育的病变。常见引起不孕症的宫腔内病变有黏膜下肌瘤、宫腔粘连、子宫内膜息肉、先天性子宫畸形、宫腔内异物和输卵管开口堵塞等。

多数不孕症妇女为未产妇，与正常人群相比，生殖器官畸形和心情焦虑的发生率高，常难以耐受宫腔镜检查的操作，应用近年发展的微型宫腔镜或软性纤维宫腔镜，无创置入，液体膨宫，可以无麻醉在门诊进行，患者的顺从性良好。

一、不孕症患者行宫腔镜检查的特殊指征

在宫腔镜发展初期，只有HSG发现异常的不孕症患者才行宫腔镜检查，随着科技的发展和辅助生殖技术的应用，宫腔镜检查在不孕患者的应用指征越来越广泛，现已包括以下各方面：①AUB：常提示患者有子宫内膜异常。②复杂的宫腔或子宫手术史；患者可有宫腔粘连或陈旧损伤等。③反复妊娠失败：可发现子宫畸形等异常。④TVS示宫内异常。⑤HSG示宫腔异常或充盈缺陷。⑥以前未做过宫腔镜，与腹腔镜检查同时进行。⑦原因不明的不孕症。⑧以前未做过宫腔镜，体外受精-胚胎移植(in-vitro fertilization and embryo transfer，IVF-ET)失败。

二、宫腔镜发现的不孕因素

(一) 子宫肌瘤

子宫肌瘤对不孕的影响尚不十分明了，宫腔内肌瘤可导致子宫腔变形，肌瘤作为异物，可能干扰生育。组织学研究证明壁间肌瘤和浆膜下肌瘤可改变子宫内膜和子宫肌层的结构，浆膜下肌瘤可能并不影响生育，多数无症状。宫腔镜检查在决定肌瘤位置，确定是否需要手术和选择手术方式方面起着重要的作用。至于宫腔镜所见的肌瘤位置和反应性血管增多对不孕的影响还有待研究。

(二) 宫腔粘连

宫腔粘连是多数继发不孕患者常见的问题。其

原因为创伤和感染，多见于过期流产、D&C、剖宫产或宫腔内手术后，宫腔完全闭锁者无月经，继发不孕，部分宫腔闭锁者，其继发不孕的机制仍不甚明了，可能是有功能的宫腔表面面积减小或子宫内膜血管功能失调所致。

在显示宫腔内粘连方面宫腔镜检查优于以往应用的任何方法，但宫腔镜只能显示粘连水平以下的宫腔，宫腔镜B超联合检查时，B超可同时显示粘连水平以上的宫腔情况，在B超引导下，便于宫腔镜通过粘连狭窄的部位，继续检查粘连水平上方的宫腔情况。

（三）子宫内膜息肉

子宫内膜息肉可能并不引起不孕或反复流产，其确切病因不明。细胞遗传学可能起重要作用。息肉可致经期间和经期前后出血，但多数无症状，HSG常不能诊断，小的息肉超声也可能检查不到，宫腔镜可清晰识别，明确性质，决定治疗方法或同时取出，与刮宫相比，宫腔镜取出的息肉组织比较完整，内膜亦无损伤。

（四）子宫畸形

子宫畸形的发生率难以统计，因为不是所有的畸形都有症状或引起不孕。文献报道的发生率差异极大，为0.2%～10%，可能的原因是各学者研究的人群不同或学者们对不同病变的解释不同。Leuven研究不孕患者和正常人群的先天性子宫畸形发生率，前者为13.2%，后者仅为1.7%。

子宫纵隔在不孕中起重要作用，分完全性和不完全性两种，宫腔镜下见不完全纵隔的双侧子宫角完全被分开，其顶端分别可见到输卵管口，完全纵隔的隔板自宫底开始，向下直达宫颈内口或以下，将子宫分为两个腔，有时纵隔在宫颈段或内口处有开口，使两侧宫腔交通。宫腔镜和腹腔镜联合检查可通过腹腔镜除外双角子宫、双子宫和单角子宫。子宫纵隔引起的反复流产多于不孕。Valli等评估自然流产妇女不同解剖学因素的流行病学情况。344例连续流产病例，922例AUB对照，流产组发现大的和小的子宫米勒管畸形（纵隔、单角子宫）明显高于对照组（32%∶6%，$P<0.001$），获得性异常，如黏膜下肌瘤、息肉等对照组明显高（32%∶9%，$P<0.001$）。宫腔粘连两组无差异（4%∶2%）。认为大的米勒管畸形与反复自然流产有关，小的子宫异常可能增加过期流产。幼稚子宫有正常形态的宫腔，但宫体/宫颈比例为1∶2，停留在幼女形态，其不孕的原因是同时存在的卵巢功能不足，而不是其子宫的异常形态。T型子宫极少见，是孕妇服用己烯雌酚（diethylstilbestrol）所致的子代畸形，1941～1971年约有200万～300万孕妇服用，故其发生要持续到2000年以后。

（五）宫内异物

偶尔宫腔检查发现宫内异物，可同时取出，IUD残片最常见，偶见胎骨残留和胚物残留等，在B超的导向和介入下取出较为安全，并增加完全取出的可能性。

（六）慢性子宫内膜炎

慢性子宫内膜炎与不孕和反复流产有关，常无症状，临床极少怀疑此症。Polisseni等研究慢性子宫内膜炎与不孕和复发性流产的关系，发现在50例不育患者中，检出慢性子宫内膜炎6例（12%）。宫腔镜诊断的敏感度为16.7%，特异性为93.2%，阳性预测值为25%，阴性预测值为89.1%。Carvalho等研究不孕症患者功能性子宫内膜息肉与子宫内膜炎的关系，发现慢性子宫内膜炎与血管改变关系密切，其中70%的血管改变是透明增厚的血管，而这一形态学改变与息肉的厚壁血管非常相似。并且在其研究中，有血管改变的息肉都有组织学证实子宫内膜炎。

三、宫腔镜插管疏通输卵管

Salazar等报告在生育期的夫妇中1/5有暂时的不孕问题，最常见的原因是输卵管病变，近端输卵管阻塞占25%～30%。不幸的是常规检查输卵管通畅的方法如HSG常不能鉴别是输卵管充盈不足、输卵管痉挛还是输卵管阻塞。宫腔镜引导下输卵管插管，用腹腔镜直接观察输卵管染色通液，在诊断输卵管通畅，或确定部分或全部近端输卵管病变方面极为有用，能够对以上情况进行鉴别。

输卵管近端阻塞宫腔镜插管疏通既是诊断，又是治疗，优于HSG。一般应用3Fr的硬质空心塑料导管，经宫腔镜的操作孔道将尖端插入输卵管开口后，加压向内推进，疏通间质部阻塞（图8-2-1）。导管进入1～1.5cm即可，然后向管腔内注入稀释的亚甲蓝溶液，根据注水的压力、速度、有无液体外溢及停注后有无回流等，判断输卵管通畅度（图8-2-2、8-2-3）。如同时联合腹腔镜检查，则可根据输卵管伞端蓝色液体排出（图8-2-4）情况判断之。疏通输卵管远端时，导管内需置入不锈钢导丝，并在腹腔镜监视下进行。Kerin技术是导丝疏通后再用球囊扩张。由于宫腔镜下输卵管插管的技术十分成功，宫腔镜引导下移植配子和胚胎也有了很好的发展。

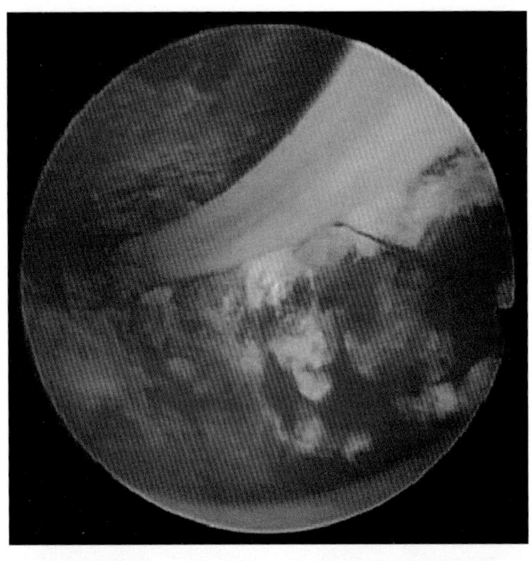

图 8-2-1　宫腔镜下右侧输卵管插管

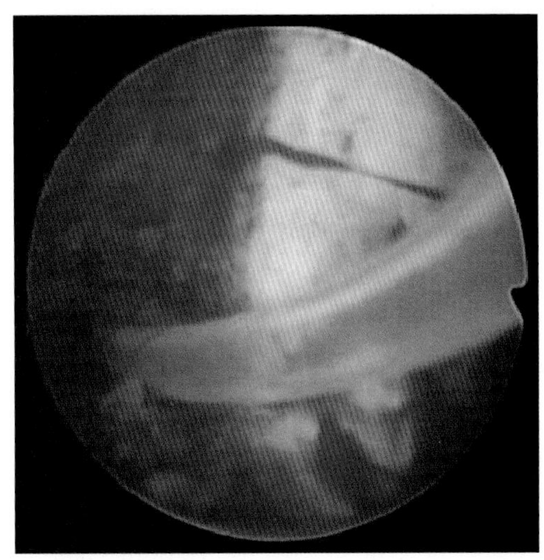

图 8-2-2　宫腔镜下右侧输卵管插管，推注稀释的亚甲蓝液体，输卵管导管内见蓝色液体通过，无阻力，无反流，提示右侧输卵管通畅

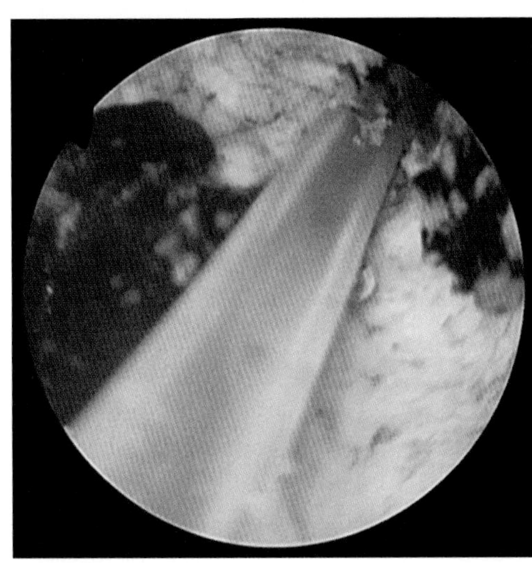

图 8-2-3　宫腔镜下左侧输卵管插管，推注稀释的亚甲蓝液体，阻力大，有反流，宫腔蓝染，提示左侧输卵管近端不通

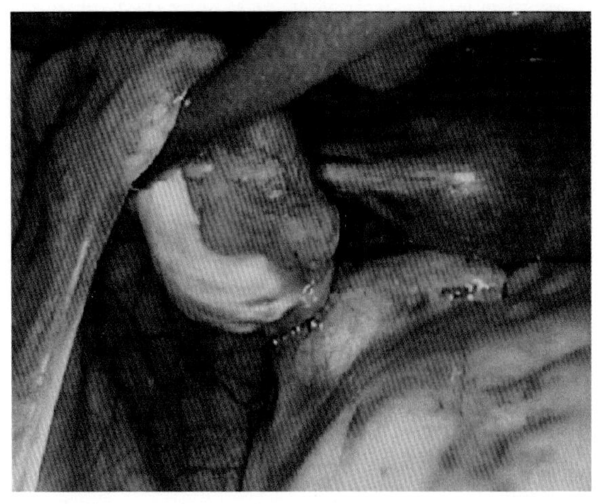

图 8-2-4　宫腔镜下左侧输卵管插管通液，腹腔镜下观察左侧输卵管伞端见蓝色液体流出，提示左侧输卵管通畅

四、不孕症的子宫内膜变化

除了上述明显的宫内病变，宫腔镜下还可发现宫腔轻微异常和子宫内膜微小病变。轻微异常或微小病变是没有明显解剖学改变的宫腔内病变，这些病变的病理学特征尚不明确，但是临床上应与正常和主要病变区别对待。这些病变包括弥漫性息肉病、子宫内膜血管过度增生、草莓样图像、内膜隆起、子宫内膜缺陷，以及轻微宫腔形态异常（ESHRE/ESGE 分类 U1 亚型，详见第八章第 3 节）。Campo 等报道，与宫腔镜检查的所有患者比较，不孕症患者的镜下异常最常见的为子宫发育异常，此外，无论是所有行宫腔镜检查的患者，还是不孕症的患者，宫腔镜发现的一些微小病变都占有相当大的比例（表 8-2-3）。不孕患者宫腔镜可发现的微小病变有轻微宫腔形态异常（U1）、内膜隆起病变、草莓样图像、血管过度增生和组织坏死等。

表 8-2-3　Campo 等报道宫腔镜检查所有患者和不孕症患者镜下异常发现

	所有患者	比例	不孕症	比例
总例数	4 204	100%	530	100%
镜下异常	1 189	28.3%	151	28.5%
先天性	70	1.7%	70	13.2%
后天性	455	10.8%	21	4.0%
内膜微小病变	664	15.8%	60	11.3%

中度和明显的子宫内膜隆起可能是不均衡激素刺激的标志（图 8-2-5）。血管结构异常是一种仅能被宫腔镜看到的病变，在生殖中起着重要作用。子宫内膜血管过度增生常见于子宫内膜炎、黏膜下肌

瘤和壁间肌瘤，但也可单独存在。子宫内膜血管过度增生的定义是在增殖期血管的量明显增加，或子宫内膜发红，白色的腺体开口镶嵌其上，形成典型的草莓状图像（图 8-2-6、8-2-7）。对这些病例微生物或

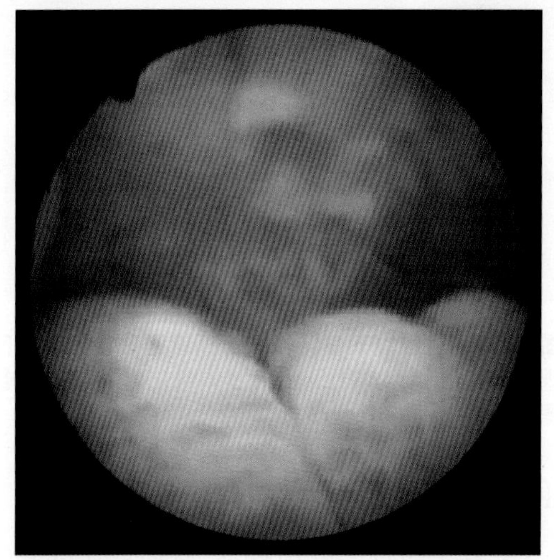

图 8-2-5　宫腔镜下子宫内膜息肉样隆起病变

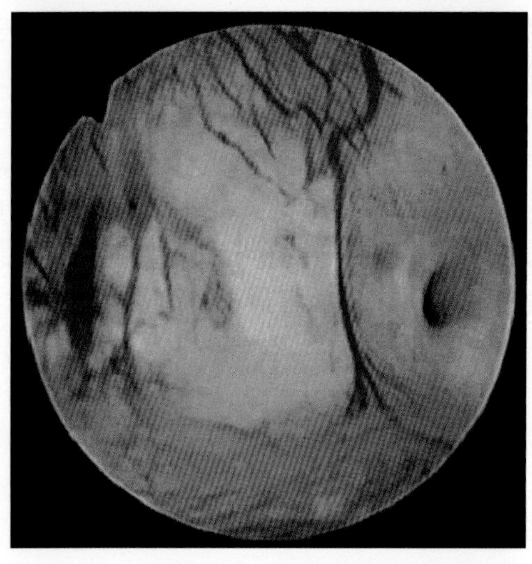

图 8-2-6　宫腔镜下子宫底内膜血管过度增生

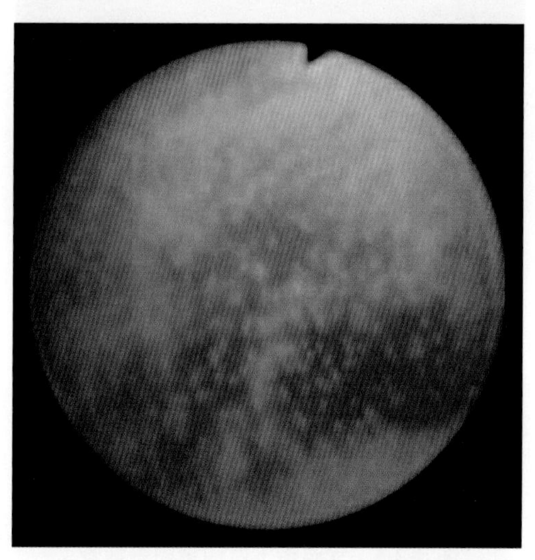

图 8-2-7　宫腔镜下增生期子宫内膜血管增生，腺体开口镶嵌其上，形成典型的草莓状图像

组织学检查均无诊断价值，仅 1 例组织学检查证实存在慢性子宫内膜炎，宫颈分泌物检出阴道嗜血杆菌 2 例，大肠埃希菌 1 例和 D 型链球菌 1 例，这 9 例经过 2 个月的激素和 10 天的抗生素治疗，宫腔镜检查正常。2 例只有内膜血管增多的不孕妇女治疗后 6 个月妊娠。微型宫腔镜对评价不同治疗方案的效果，以及保持正常的宫内环境起着关键作用。

宫腔镜检查诊断不孕症宫内病变准确、有效，可作为不孕症患者的第一线筛查检查手段。宫腔镜检查对 IVF 有重要的应用价值，Herrera 的资料提示 IVF 失败病例中 38%宫腔镜检查有宫腔病变。Feghali 等回顾分析 145 例 IVF 前宫腔镜检查结果，发现 45%宫腔有异常，故宫腔镜应作为 IVF 前的常规检查，可改善妊娠率。

（夏恩兰　于　丹）

第 3 节　子 宫 畸 形

一、先天性子宫发育异常形成机制

女性子宫来源于两条副中肾管（也称米勒管）。在胚胎发育第 4～6 周，两侧副中肾管开始出现并发育，到第 10 周时两侧副中肾管中段及尾段开始融合形成子宫。子宫初形成时有两个宫腔，两侧宫腔之间以纵隔分隔。约在妊娠 12 周末时纵隔融合消失，形成单个宫腔，最终发育成正常形态的子宫。在胚胎期子宫发育形成过程中，如受到某些内在或外来因素干扰，导致副中肾管衍化物发育不全或者融合障碍，即可造成不同类型的先天性子宫发育异常（congenital uterine malformation）。

二、先天性子宫发育异常分类

（一）AFS 子宫畸形分类标准

先天性子宫发育异常有多种分类方法，美国生

育学会(American Fertility Society,AFS))(现为美国生殖医学会,American Society for Reproductive Medicine,ASRM)在 1988 年发布了米勒管发育异常分类标准,成为临床医师和影像学医师近 20 余年公认的诊断标准。根据这一标准,米勒管发育异常分为米勒管未发育或发育不良、单角子宫、双子宫、双角子宫、纵隔子宫、弓型子宫和 T 型子宫七类(表 8-3-1)。

表 8-3-1　美国生育学会(AFS)米勒管发育异常分类标准

类型	名称	亚型
Ⅰ类	米勒管未发育(agenesis)或发育不良(hypoplasia)	A. 阴道 B. 宫颈 C. 宫底 D. 输卵管 E. 协同异常
Ⅱ类	单角子宫(unicornuate)	A. 单角与残角有交通 B. 单角与残角无交通 C. 残角子宫无宫腔 D. 无残角子宫
Ⅲ类	双子宫(didelphus)	
Ⅳ类	双角子宫(bicornuate)	A. 完全双角子宫 B. 不完全双角子宫
Ⅴ类	纵隔子宫(septate)	A. 完全纵隔子宫 B. 不完全纵隔子宫
Ⅵ类	弓型子宫(arcuate)	
Ⅶ类	DES 相关异常(diethylstilbestrol related)	

Ⅰ:米勒管未发育或发育不良(agenesis/hypoplasia)。如先天性无子宫、始基子宫、幼稚子宫等,可同时伴有无阴道、无宫颈、无宫底、无输卵管、协同异常等。患者终生无受孕可能。

Ⅱ:单角子宫(unicornuate uterus),伴(或无)残角子宫。残角子宫可与单角子宫交通,也可不交通,或为实性无腔。有宫腔的残角子宫内膜可正常生长,到青春期可来月经,出现有痛性盆腔包块和严重痛经。

Ⅲ:双子宫(didelphic uterus)。为两侧相同的宫体和宫颈,各与同侧输卵管和卵巢相连。双宫颈可分开或相连。

Ⅳ:双角子宫(bicornuate uterus)。因两侧米勒管未完全融合,子宫底部外缘不同程度凹陷,宫底部及宫体自中线分离,呈双角状。宫颈为单个。根据宫体分离程度分为完全双角子宫和不完全双角子宫。双角子宫常伴有阴道和泌尿道畸形,只有宫腔镜和腹腔镜联合检查才能作出明确诊断。

Ⅴ:纵隔子宫(septate uterus)。因双侧米勒管融合后,纵隔吸收受阻,形成隔板。纵隔由宫底到宫颈内口或外口为完全纵隔子宫;纵隔止于宫颈内口以上任何部位为不全纵隔子宫。超声、MRI 或腹腔镜均提示子宫外形完全正常。患者易发生流产、早产、胎位异常和胎盘残留等。有报道妊娠胚囊经常种植在纵隔的下极,而此处血管结构不同于正常的子宫壁,可能干扰了孕卵的种植或着床。

Ⅵ:弓型子宫(arcuate uterus)。子宫底部未完全融合,宫底部中央区肌层局限性增厚,向宫腔凸出。部分患者可有流产症状。

Ⅶ:DES 相关异常(DES drug related)。患者在胎儿期于子宫内受母体己烯雌酚(diethylstilbestrol,DES)的影响致子宫肌层收缩带样发育异常,宫底与宫腔上段缩窄,宫腔中段狭窄,呈"T"形改变。

(二) ESHRE/ESGE 女性生殖系统发育异常分类标准

在 2013 年,欧洲人类生殖和胚胎学协会(The European Society of Human Reproduction and Embryology,ESHRE)和欧洲妇科内镜学会(The European Society for Gynecological Endoscopy,ESGE)联合发布了新的女性生殖系统发育异常的分类方法。其主要依据为解剖学特性,将子宫体、子宫颈和阴道发育异常分别分类,然后再结合三项分类结果,综合评定畸形类型(表 8-3-2,图 8-3-1)。在这一分类系统中,子宫体发育异常分六个类型,每一类型皆是由相同的胚胎发育过程所致的解剖结构异常。同一类型内根据子宫解剖结构的差异和临床症状分为不同的亚型。此分类方法简单易记,实用性强,得到许多临床医师的肯定。

1. 先天性子宫发育异常

U0:完全正常子宫。其双侧输卵管内口连线可为直线或曲线,宫底中线浆膜面凹陷程度不能超过正常宫壁厚度的 50%。

U1:异型子宫(dysmorphic uterus)。为子宫外形轮廓正常,但宫腔形态异常的除子宫纵隔外的子宫发育异常。通常情况下异形子宫较正常子宫小。包含 3 种亚型。

U1a:为 T 型子宫(T-shaped uterus)。主要特征为因子宫侧壁增厚导致宫腔狭窄。子宫体与子宫颈的比率为 2∶1。

表 8-3-2　ESHRE/ESGE 女性生殖系统发育异常分类方案

<table>
<tr><th colspan="3">子宫发育异常</th><th colspan="2">宫颈/阴道发育异常</th></tr>
<tr><th></th><th>分类</th><th>亚类</th><th colspan="2">协同分类</th></tr>
<tr><td>U0</td><td>正常子宫</td><td></td><td>C0</td><td>正常宫颈</td></tr>
<tr><td>U1</td><td>异型子宫</td><td>a. T 型子宫
b. 幼稚子宫
c. 其他</td><td>C1</td><td>宫颈纵隔</td></tr>
<tr><td></td><td></td><td></td><td>C2</td><td>双侧正常宫颈</td></tr>
<tr><td>U2</td><td>纵隔子宫</td><td>a. 不完全纵隔子宫
b. 完全纵隔子宫</td><td>C3</td><td>单侧宫颈发育不全</td></tr>
<tr><td></td><td></td><td></td><td>C4</td><td>宫颈发育不全</td></tr>
<tr><td>U3</td><td>双角子宫</td><td>a. 不完全双角子宫
b. 完全双角子宫
c. 双角纵隔子宫</td><td>V0</td><td>正常阴道</td></tr>
<tr><td></td><td></td><td></td><td>V1</td><td>纵向非梗阻性阴道纵隔</td></tr>
<tr><td>U4</td><td>单角子宫</td><td>a. 合并残角子宫(有交通或无交通)
b. 不合并残角子宫(无残腔的实体宫角/无残角)</td><td>V2</td><td>纵向梗阻性阴道纵隔</td></tr>
<tr><td></td><td></td><td></td><td>V3</td><td>阴道横隔和/或处女膜闭锁</td></tr>
<tr><td>U5</td><td>发育不全</td><td>a. 有残角的发育不全的子宫(双侧或单侧宫角)
b. 无残角的发育不全的子宫(双侧或单侧子宫残迹)</td><td>V4</td><td>阴道发育不全</td></tr>
<tr><td>U6</td><td colspan="4">未分类子宫发育异常</td></tr>
<tr><td colspan="3">U</td><td>C</td><td>V</td></tr>
<tr><td colspan="5">相关的非米勒管来源的发育异常：</td></tr>
<tr><td colspan="5">子宫发育异常绘图</td></tr>
<tr><td colspan="5"></td></tr>
</table>

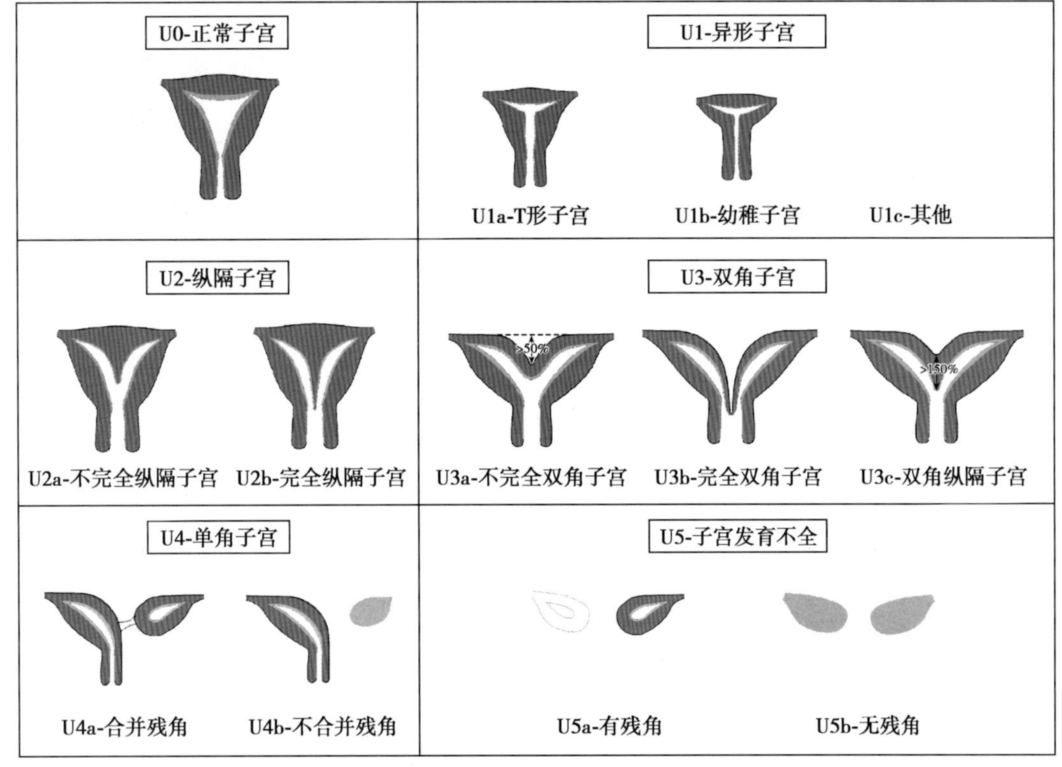

图 8-3-1　ESHRE/ESGE 子宫发育异常分类示意图

U1b：为幼稚子宫（infantile uterus）。主要特征为没有侧壁增厚的宫腔狭窄。子宫体与子宫颈的比率可达 1∶2。

U1c：为其他异形子宫，包括所有子宫腔形态的轻微异常，且宫底中线宫腔内凸出程度小于子宫壁厚度 50%的子宫。

U2：纵隔子宫（septate uterus），为两侧米勒管发育和融合正常，但是中线隔板吸收障碍所致。纵隔的定义为子宫的外形轮廓正常，宫底中线宫腔内凸出程度超过子宫肌壁厚度的 50%。纵隔子宫分为 2 种亚型。

U2a：为不完全纵隔子宫。主要特征为子宫纵隔在宫颈内口以上水平将宫腔分离为两部分。

U2b：为完全纵隔子宫。主要特征为纵隔达宫颈内口水平，将宫腔完全分为两部分。完全纵隔子宫的患者可伴有或不伴有宫颈和/或阴道异常。

U3：双角子宫，也称双体子宫（bicorporeal uterus），为双侧米勒管融合障碍所致的异常子宫。双角子宫的宫底外形轮廓异常，主要特征为宫底浆膜层凹陷，宫底中线凹陷程度超过子宫肌壁厚度的 50%。宫底浆膜层凹陷使两侧宫角分离，宫底沿中线向宫腔凸出，与纵隔子宫相似，使宫腔分离。双角子宫分为 3 种亚型。

U3a：为不完全双角子宫，主要特征为宫底浆膜层凹陷在宫颈内口水平之上分离子宫。

U3b：为完全双角子宫，主要特征为宫底浆膜层凹陷完全分离子宫，达宫颈内口水平。完全双角子宫如同时合并双宫颈则称为双子宫（U3b/C2）。

U3c：为双角纵隔子宫，由双侧米勒管融合障碍伴有隔板吸收障碍所致。双角纵隔子宫的患者，其宫底中线凹陷处宫壁厚度超过子宫肌壁厚度的 150%。此类患者宫腔内的隔板可由宫腔镜手术横向切除。

U4：单角子宫（hemi-uterus），为一侧米勒管发育正常，而另一侧米勒管未发育或发育不完全所致。包括所有一侧发育正常的子宫。该侧子宫发育正常，具有完全发育有功能的单侧宫腔；对侧子宫不完全发育或未发育。单角子宫分为 2 种亚型。

U4a：单角子宫合并残角子宫。主要特征为对侧残留有部分宫腔的子宫角，与单侧子宫相通或不相通。对侧残角子宫宫腔有功能性内膜具有临床意义，可发生残角宫腔积血和异位妊娠，是腹腔镜手术切除的指征。

U4b：不合并残角子宫的单角子宫。主要特征为对侧为无宫腔的实体子宫角或无子宫发育。

U5：子宫发育不全（aplastic uterus），指所有发育缺陷的子宫，主要特征为双侧或单侧子宫腔发育缺失；在某些病例可见双侧或单侧有宫腔的残角子宫；有时还可见无宫腔的实体子宫残迹。子宫发育不良常同时伴有其他器官发育缺陷［如：阴道发育不良，即先天性无阴道综合征（Mayer-Rokitansky-Küster-Hauser syndrome，MRKH 综合征）］。子宫发育不良分为 2 种亚型。

U5a：有残角的子宫发育不全。主要特征为双侧或单侧有功能的子宫角。

U5b：无残角的子宫发育不全。可表现为痕迹子宫或子宫完全缺失。

U6：称为未分类子宫发育异常。包括除上述 5 种类型之外的在正常胚胎发育过程中发生的形成、融合或者吸收障碍导致的子宫畸形，如罕见的子宫发育异常、微小畸形异常或者多种协同畸形病变。

2. 合并先天性宫颈发育异常

C0：正常宫颈：包括所有发育正常的宫颈。

C1：宫颈纵隔：包括所有宫颈隔板吸收障碍。主要表现为外形正常的环形宫颈内可见纵隔。

C2：双宫颈：包括所有宫颈融合障碍。表现为两个外观圆形的宫颈。两个宫颈可完全分离，或部分融合。合并完全双角子宫时，分类为 U3b/C2。

C3：单侧宫颈发育不全：包括所有单侧宫颈形成。主要表现为仅有单侧宫颈发育；对侧宫颈不完全发育或缺失。

C4：宫颈发育不全：包括所有完全宫颈缺失的患者以及严重宫颈形成缺陷的患者。

3. 合并先天性阴道发育异常

V0：正常阴道，包括所有发育正常的阴道。

V1：纵向非梗阻性阴道纵隔。

V2：纵向梗阻性阴道纵隔。

V3：阴道横隔和/或处女膜闭锁。

V4：阴道发育不全，包括所有完全或部分阴道缺失的患者。

三、子宫畸形的临床表现

先天性无子宫、始基子宫患者无月经，终生无受孕可能。有功能性内膜的子宫发育不良患者可月经稀发，若经血排出通道受阻则出现周期性腹痛，或子宫积血。而单角子宫、双子宫、双角子宫、纵隔子宫等子宫畸形患者妊娠后易发生流产及早产、月经稀发和不孕、人工流产、中期引产失败、胎位异常、胎儿异常、胎膜早破、宫缩乏力、产后出血及胎盘残留、子宫破裂等。子宫畸形的患者常伴有其他脏器发育异常，如泌尿系统畸形等。

四、子宫畸形的诊断

子宫畸形可通过常规妇科检查、阴道超声、妇科三维超声、子宫输卵管碘油造影（hysterosalpingography，HSG）、宫腔镜检查等进行初步诊断，诊断不明确者可由宫腹腔镜联合检查确诊。

（一）常规妇科检查

常规妇科检查可发现阴道纵隔、双宫颈和外部形态改变明显的子宫畸形，如双子宫、双角子宫、残角子宫等。

（二）妇科超声检查

经腹或经阴妇科二维超声检查、三维超声检查可观察子宫大小、形态，子宫内膜回声和形态，对子宫畸形的诊断具有较高的准确性。二维超声检查通过横向、纵向扫查，推测子宫轮廓及宫腔形态，并对子宫各径线进行测量，是诊断子宫畸形最常用的检查方法（图 8-3-2、8-3-3）。三维超声技术能获取子宫立体图像，直观显示子宫外形、子宫肌壁厚度和子宫腔形态，准确测量子宫底肌壁厚度、子宫底凹陷深度及两侧子宫内膜夹角。对子宫畸形的诊断具有很高的敏感性和准确性（图 8-3-4、8-3-5）。

（三）子宫输卵管碘油造影

子宫输卵管碘油造影可以显示宫腔和输卵管的位置、形态、大小。正常的子宫形态为倒三角形。当子宫输卵管碘油造影显示为两个宫腔时，可为双子宫或完全纵隔子宫；显示为“Y”形，可为双角子宫或不完全纵隔子宫；显示一侧狭长的子宫腔，可为单角子宫；显示宫腔为“T”形，可为 T 型子宫（图 8-3-6）。

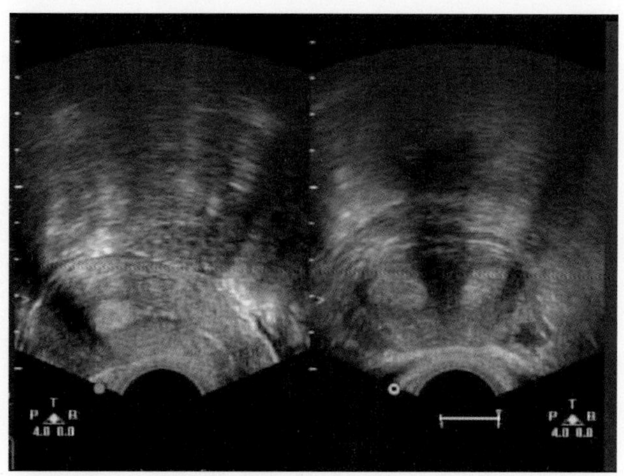

图 8-3-2　纵隔子宫经阴道纵向及横向超声扫查图像

横向扫查（右）宫底横径增宽，宫内中部可见纵隔，回声较肌层稍低，其两侧各有一梭形宫内膜回声

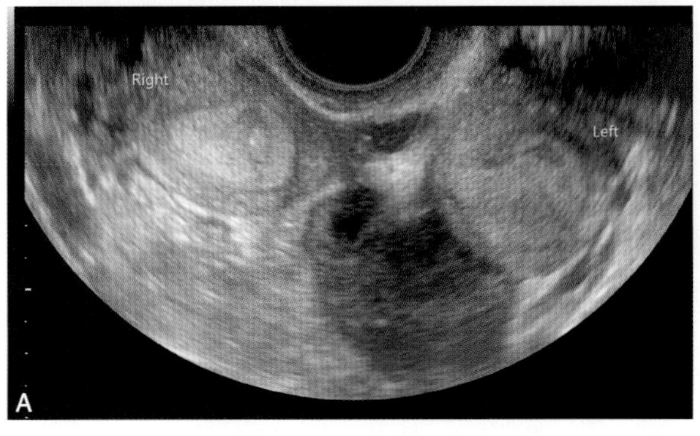

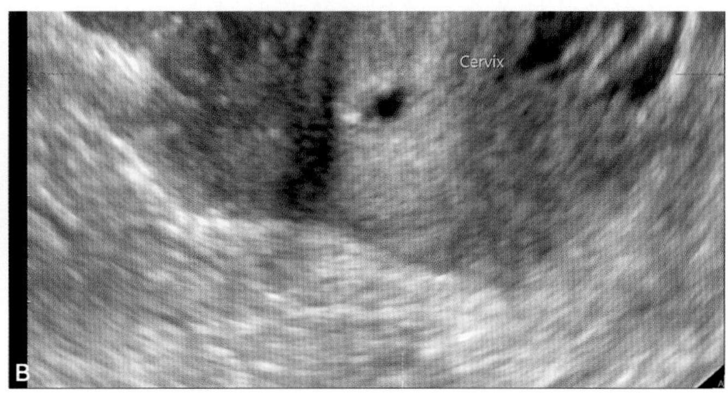

图 8-3-3　完全双角子宫二维超声图像

A. 宫底水平横切扫查。可见两侧宫角远离，两角内分别可见宫内膜回声。子宫底中线凹陷至宫颈内口水平。B. 子宫颈近内口水平横切扫查。可见单宫颈管回声

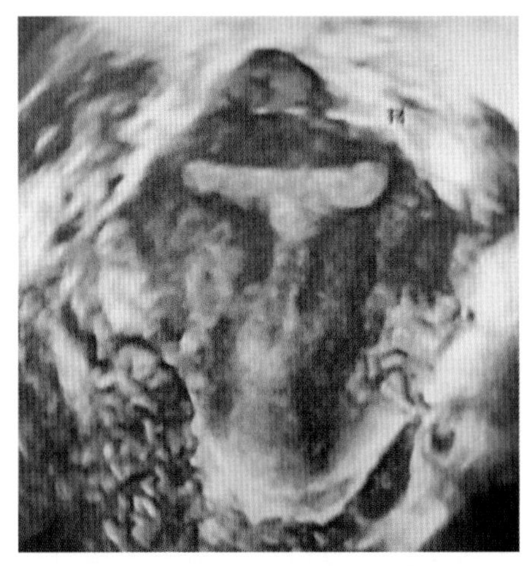

图 8-3-4　T 型子宫三维超声图像

子宫外形轮廓正常，宫腔中下段内膜回声不清，宫腔呈“T”形

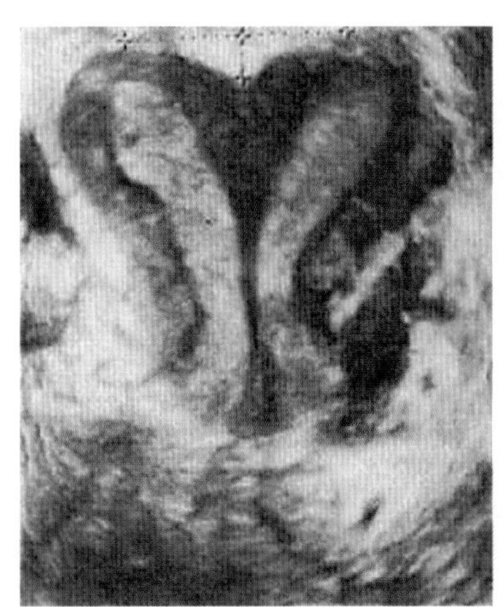

图 8-3-5　完全纵隔子宫三维超声图像

宫腔内隔板终止于宫颈外口水平，两侧宫腔内膜回声自宫体延至宫颈外口，两侧内膜近乎平行

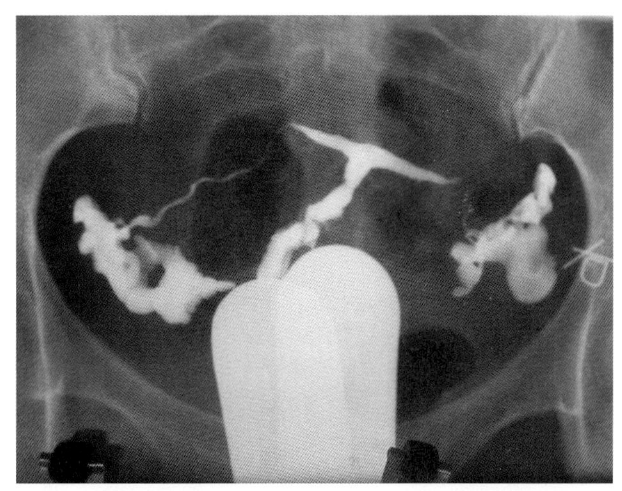

图 8-3-6　子宫输卵管碘油造影发现 T 型子宫

宫腔呈“T”形

（四）核磁共振成像检查

核磁共振成像检查（magnetic resonance imaging，MRI）可以显示子宫体和子宫腔的形态，区分不同子宫畸形的类型，明确诊断，具有高分辨率（图 8-3-7）。

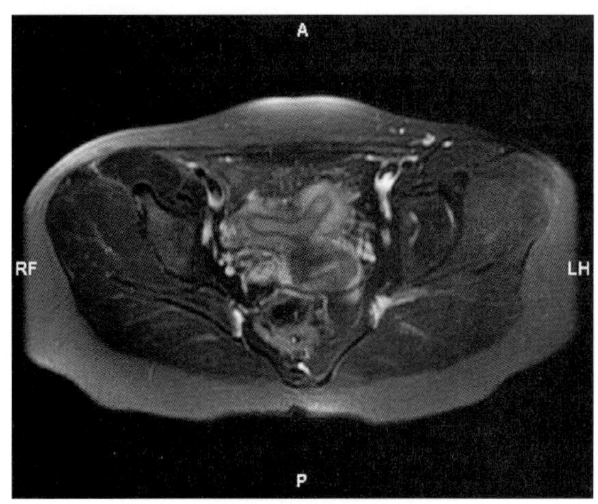

图 8-3-7　MRI 检查发现双角子宫

宫腔呈“Y”形，宫底见凹陷

同时还可评估是否合并泌尿系统畸形，具有很高的精确性。

（五）宫腹腔镜联合检查

当辅助检查无法明确子宫畸形的类型时可行宫腔镜、腹腔镜联合检查。宫腔镜检查可观察阴道、宫颈管和宫腔形态，明确生殖道管腔内的解剖形态异常。腹腔镜检查可观察子宫外部轮廓、宫底形态、双侧宫角位置和大小，与双侧输卵管、卵巢的关系，结合宫腔镜检查结果明确子宫畸形类型，为选择正确的手术方法提供依据（图 8-3-8～8-3-10）。

五、宫腔镜在子宫畸形诊断中的作用

宫腔检查镜可以直接进入宫颈管和宫腔，观察宫颈管和子宫腔的解剖学结构变化，协助诊断子宫畸形类型。临床常见的几种先天性子宫发育异常的宫腔镜图像如下：

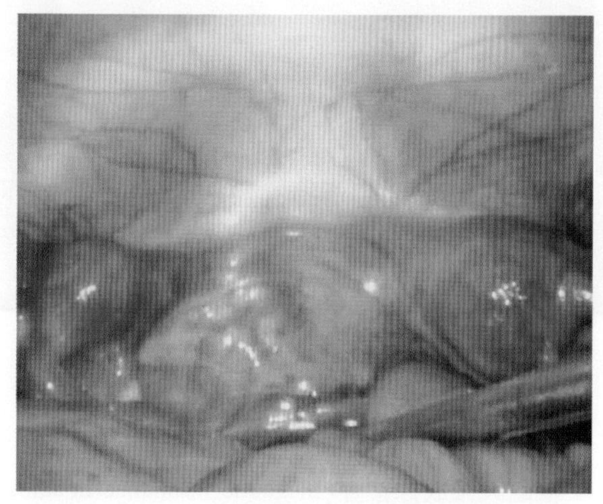

图 8-3-8　**双子宫**
腹腔镜下可见两个独立宫体，各自连接同侧输卵管及卵巢

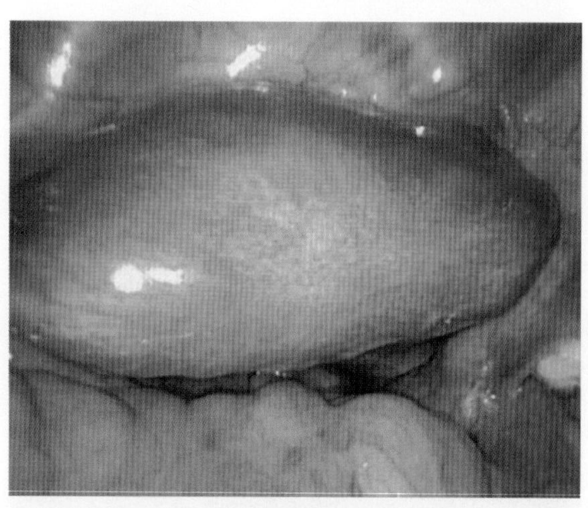

图 8-3-9　**腹腔镜下子宫纵隔**
宫底浆膜面轻度横宽，宫底正中平坦，无明显凹陷

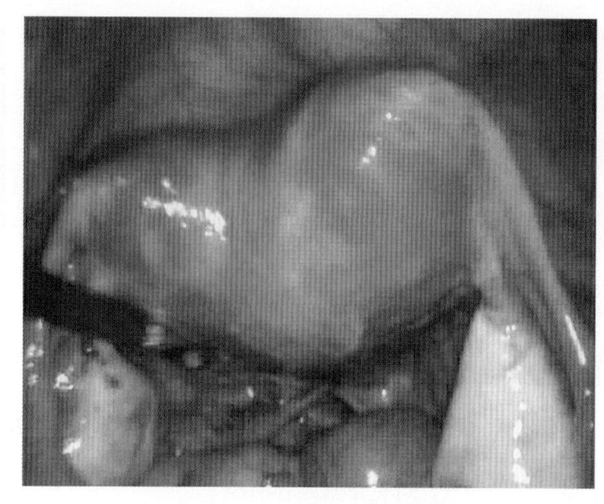

图 8-3-10　**腹腔镜下双角子宫**
宫底浆膜面横宽，两侧宫角远离，宫底正中不同程度凹陷

1. 纵隔子宫　分为不完全纵隔子宫和完全纵隔子宫。宫腔镜下观察宫底至宫腔中线可见明确隔板组织。若子宫纵隔的隔板末端终止于宫腔水平，未达到宫颈内口，从宫底至宫腔仅将宫腔部分隔开者为子宫不全纵隔（图 8-3-11）；若隔板末端达到宫颈内口或宫颈管内，从宫底至宫颈内口将宫腔完全分隔为两部分者称为子宫完全纵隔（图 8-3-12）。完全子宫纵隔常会在子宫内口上方，纵隔较薄处发生左右宫腔穿通的情况，宫腔镜检查时，只看上方，好像不完全子宫纵隔，向下方看可发现宫颈管内有纵隔。

2. 双角子宫　双角子宫分为不全双角子宫和完全双角子宫，其分类标准尚有争议，且依赖于子宫底部浆膜层的变化。宫腔镜下观察宫底有不同程度的内陷，宫腔中央的隔板与子宫纵隔相似，隔板下缘可达宫腔上段、中段、下段，宫颈内口水平，甚至是宫颈管内（图 8-3-13、8-3-14）。

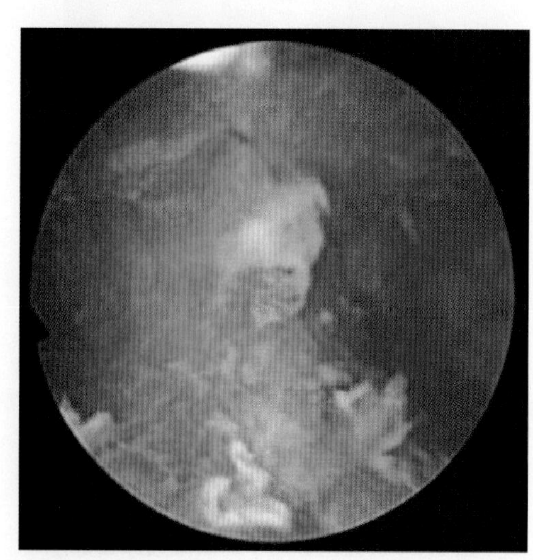

图 8-3-11　**子宫不全纵隔**
宫腔镜下见宫腔正中为隔板，隔板末端达宫腔下段，将宫腔分隔为两部分

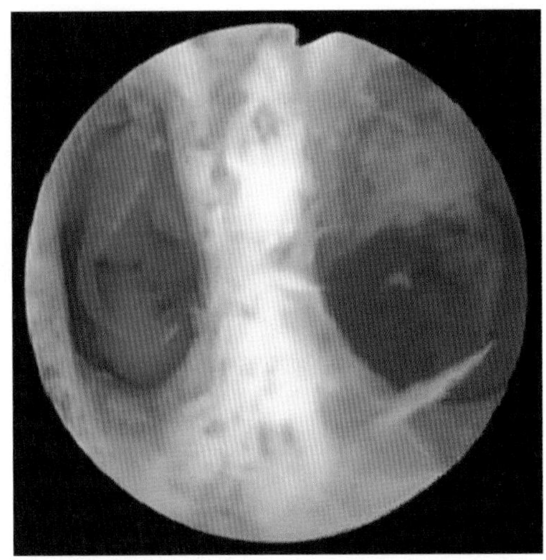

图 8-3-12　**子宫完全纵隔**
宫腔镜下见隔板窄长，末端达宫颈内口水平

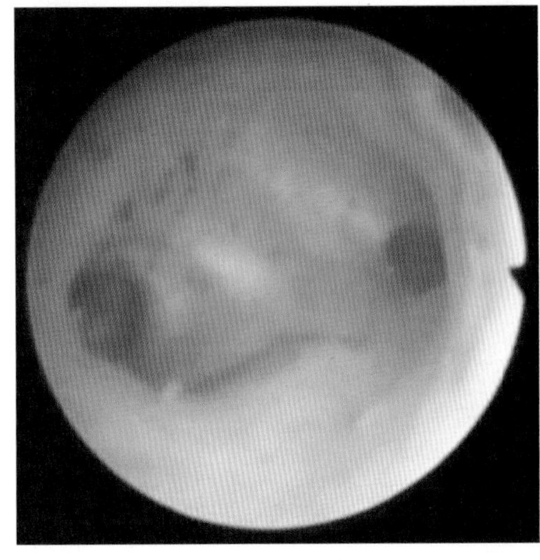

图 8-3-13　**不全双角子宫**
宫腔镜下可见宫腔正中短而宽的隔板，隔板最低处位于宫腔上段

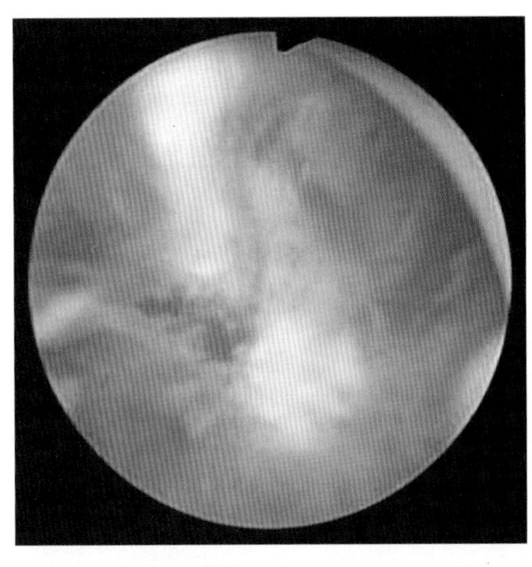

图 8-3-14　**完全双角子宫**
宫腔镜下可见宫腔正中隔板，隔板下缘达宫颈内口水平

3. **单角子宫及残角子宫**　单角子宫为两侧副中肾管发育不对称，一侧副中肾管发育正常，而另一侧完全未发育或未形成管道。若另一侧发育不完全，形成有管腔但与单角子宫不相通或部分相通的小子宫，称为单角子宫合并残角子宫。宫腔镜下观察单角子宫腔狭长，仅见一侧输卵管开口，与残角子宫可无交通（图 8-3-15）。

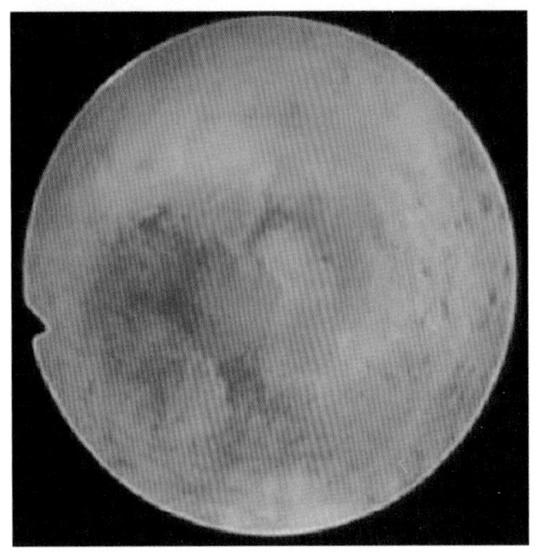

图 8-3-15　**右侧单角子宫**
宫腔镜下见狭长子宫腔，于宫腔顶端见输卵管开口

4. **斜隔子宫**　斜隔子宫也称为 Robert 子宫，是在胚胎发育期，两侧副中肾管发育会合过程中纵隔吸收障碍，在子宫腔内的隔板不在正中，而是偏于宫腔一侧，将该侧宫腔完全封闭，使之成为与阴道或对侧宫腔不相通的盲腔。宫腔镜下可见单侧狭长宫腔及同侧输卵管开口（图 8-3-16）。

5. **T 型子宫**　T 型子宫为患者胎儿期在宫内受

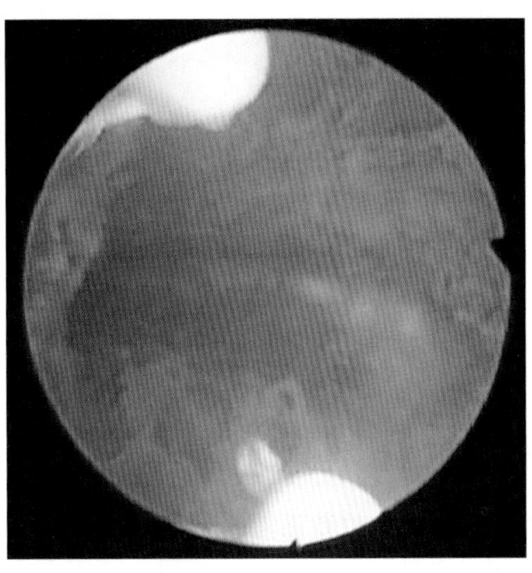

图 8-3-16　**斜隔子宫**
宫腔镜见右侧狭长子宫腔，于宫腔顶端见输卵管开口，左侧宫腔被斜隔封闭

己烯雌酚暴露或其他有害因素的影响引起的子宫肌层形成收缩带样发育异常。也可为宫腔侧壁瘢痕挛缩所致宫腔形态异常。宫腔镜下观察整个宫腔呈T形改变，宫腔上段狭窄，底部呈弓形，宫底正中与两侧壁的最近距离不足2cm，而子宫腔中下段侧壁肌肉肥厚，宫腔呈筒形（图8-3-17）。

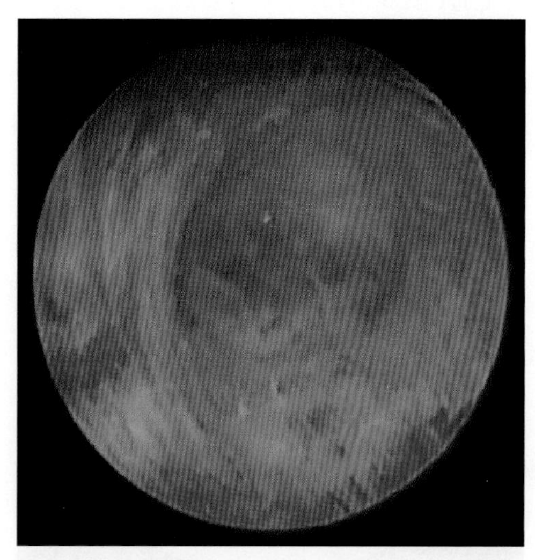

图8-3-17　T型子宫
宫腔镜下宫腔上段狭小，宫腔中下段侧壁肌肉肥厚，呈筒形，整个宫腔呈T形改变

6. 弓型子宫　为两侧副中肾管会合后，宫腔内隔板未完全吸收，致宫底部肌层增厚、内凸，但未形成明确隔板的异常宫腔形态。宫腔镜下观察可见宫底宽厚、内凸，但无明确隔板（图8-3-18）。

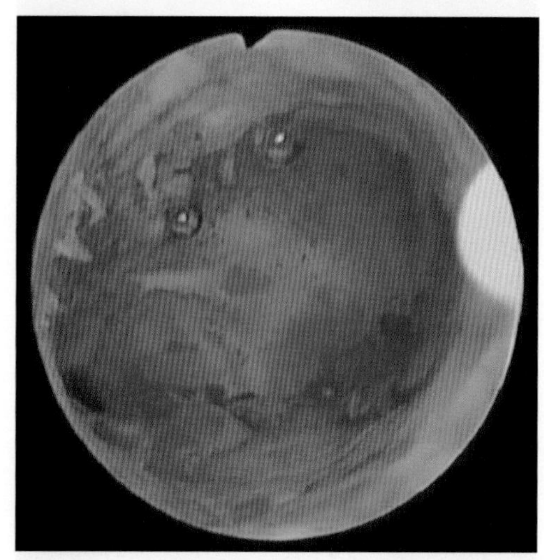

图8-3-18　弓型子宫
宫腔镜下见宫底宽厚、内凸，无明确隔板

（夏恩兰　于　丹）

第4节　宫腔内异物

子宫腔在某些情况下可残留异物，患者出现异常出血、阴道排液、腹痛及不孕等症状，需手术治疗。这些异物包括：既往放置的宫内节育器位置异常，需取出或取出失败；宫内节育器嵌顿或断裂，常规方法无法取出；输卵管节育器的弹簧及尾丝嵌于子宫角内，尾丝拉断，取出困难；残留胎骨或子宫内膜骨化；过期流产、不全流产、粘连胎盘、植入胎盘等致胚物残留；宫颈妊娠；断裂的宫颈扩张棒或海藻棒残留宫腔；剖宫产手术缝合线暴露于宫腔等。

宫腔内异物可在超声扫描或宫腔镜检查时发现，超声扫描于宫腔内见异常回声或占位性病变，宫腔镜检查可为之定性、定位，决定能否用宫腔镜技术取出。也可尝试在宫腔镜下用取环钩取出。

一、宫内节育器

（一）宫腔内位置正常的节育器

大小、位置正常的宫内节育器也可引起月经过多、经期腹痛、经间期出血等。宫腔镜检查可观察节育器的位置和完整性，同时观察宫腔形态和子宫内膜状态。可发现宫腔过大，节育器扭转、折叠，尾丝脱落等，还可发现子宫内膜充血、出血、肉芽增生等炎性反应改变（图8-4-1～8-4-3）。

（二）宫内节育器嵌顿

当有宫腔狭窄、宫腔炎症、宫内占位病变或节育

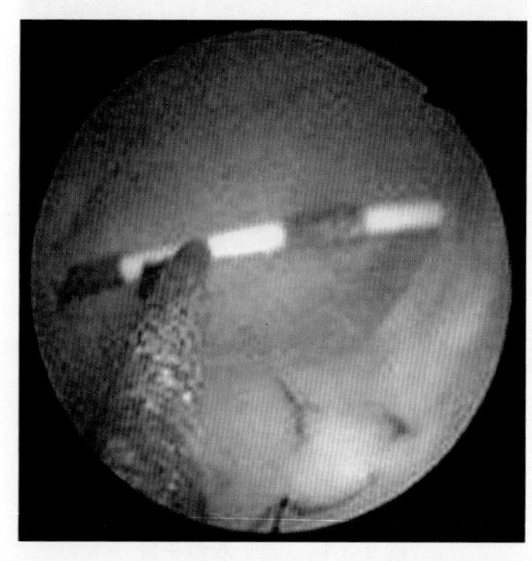

图8-4-1　宫腔内位置正常的T形节育器

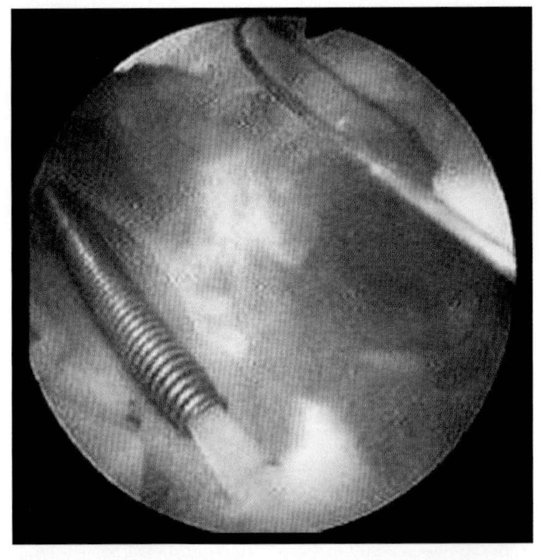

图 8-4-2　宫腔较大时，宫内“母体乐”节育器位置游离

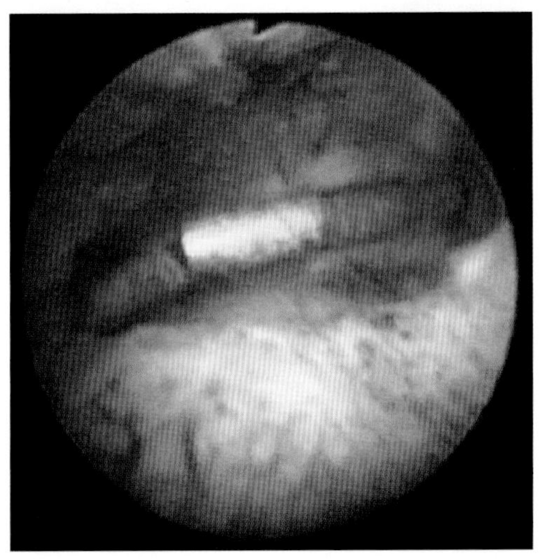

图 8-4-3　宫腔内吉妮节育器嵌顿于宫腔宫底部

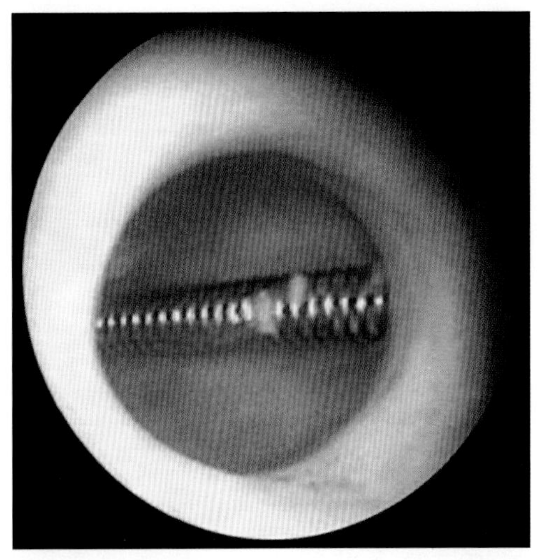

图 8-4-4　宫腔金属圆环节育器嵌顿于宫腔纵向粘连带内

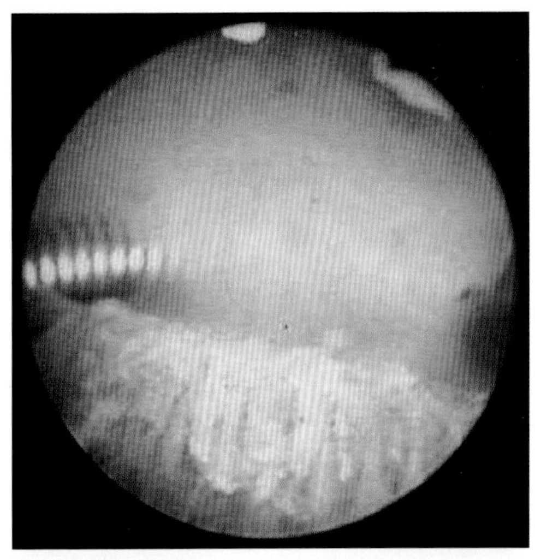

图 8-4-5　宫腔金属圆环节育器嵌顿于宫底处肌壁

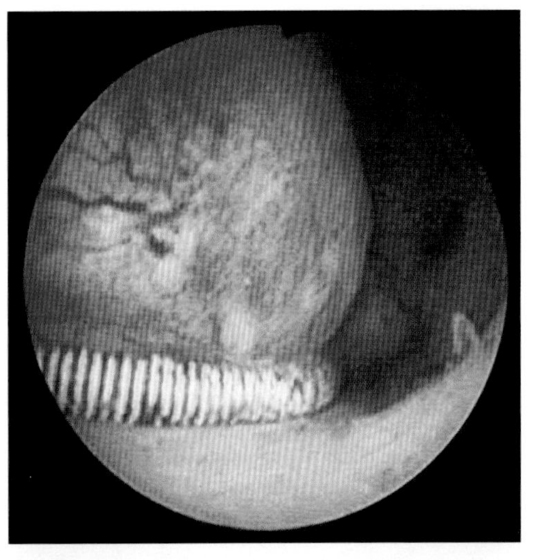

图 8-4-6　宫腔内金属圆环节育器嵌顿于宫腔内子宫肌瘤基底部

器放置时间过久时，节育器可嵌顿于宫腔、子宫肌壁或宫内占位表面等（图 8-4-4～8-4-6）。当宫腔内节育器取出失败时，取出部分节育器，残余部分可能嵌顿于肌壁。宫腔检查可观察宫内节育器的完整性，明确其位置以及嵌入组织深度（图 8-4-7～8-4-9）。

（三）迷失节育器

因为操作不慎、子宫壁创伤等原因，宫腔内节育器可穿透子宫肌壁，游离或嵌顿于膀胱或腹腔内，通常需要宫腹腔镜联合检查确诊并取出（图 8-4-10A、B）。

二、宫内胎骨残留或子宫内膜骨化

（一）胎骨残留

流产后胎骨残留是罕见的并发症，多见于中期妊娠引产时，常造成出血或继发不孕，有时可占据宫腔的大部分，HSG 亦难以发现，只有宫腔镜可以查出。小的胎骨残留需与子宫骨化（osseous metaplasia

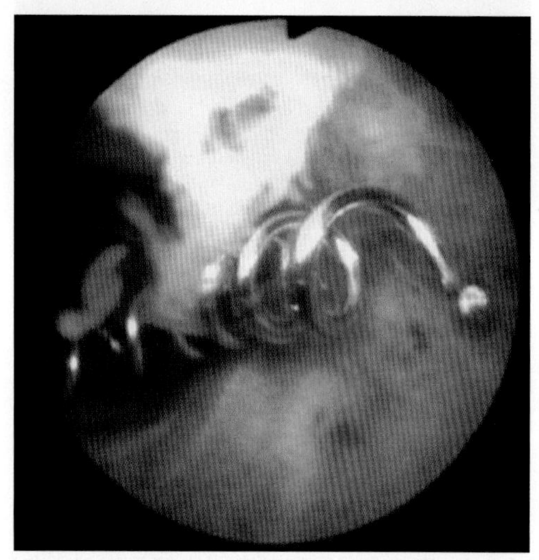

图 8-4-7　宫腔内断裂残留节育器位于宫腔下段

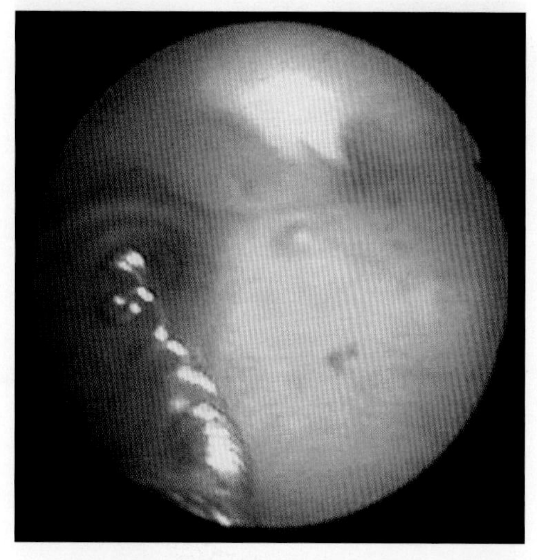

图 8-4-8　宫腔内断裂残留节育器嵌顿于宫腔右侧角

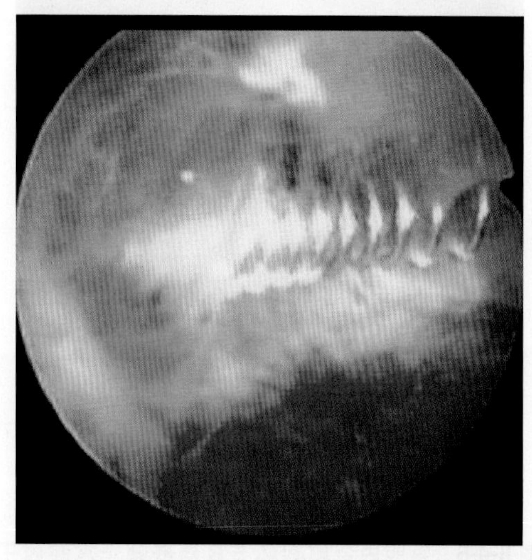

图 8-4-9　宫腔内断裂残留节育器嵌顿于宫腔右侧角

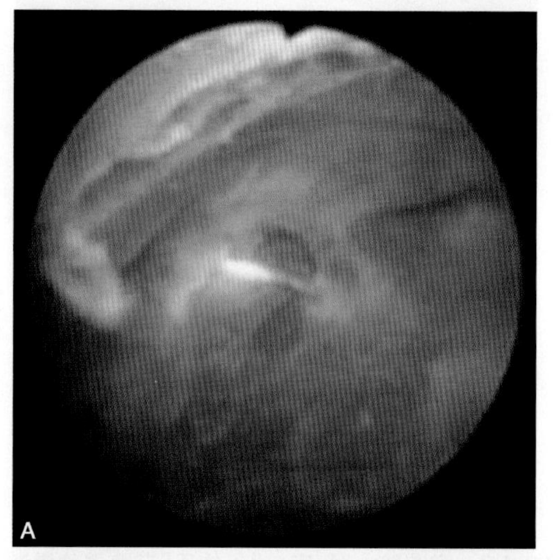

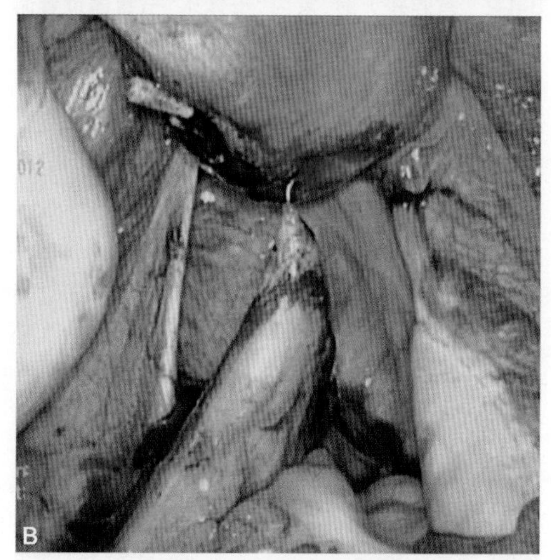

图 8-4-10　节育器移位

A. 宫腔镜下见宫底部近左侧宫角处部分金属节育器，范围约 0.5cm；B. 腹腔镜下观察，节育器嵌埋于子宫肌壁和腹腔肠管内

of the uterus）相鉴别，后者亦可引起不孕症。宫腔镜下可见宫腔杆状、扁片状或不规则骨状组织，色黄白（图 8-4-11、8-4-12）。

（二）子宫内膜骨化

目前子宫内膜骨化的形成主要有两种理论：残存的胎儿骨质或子宫内膜真实的骨化。前者是 12 周以上妊娠流产后胎儿的部分骨质残留，同时流产后发生子宫内膜炎，胚胎残留物变性坏死，导致营养不良性钙化。后者是子宫内膜组织向骨组织的化生，是子宫内膜的基质细胞在碱性磷酸酶异常，钙、磷代谢紊乱或雌激素过度刺激下向骨组织转化的结果。其宫腔镜下表现各异，可为局部散在砂砾状小颗粒、珊瑚状扁片、多孔片状物、骨样杆状物等，组织质硬，可为白色或黄色（图 8-4-13）。

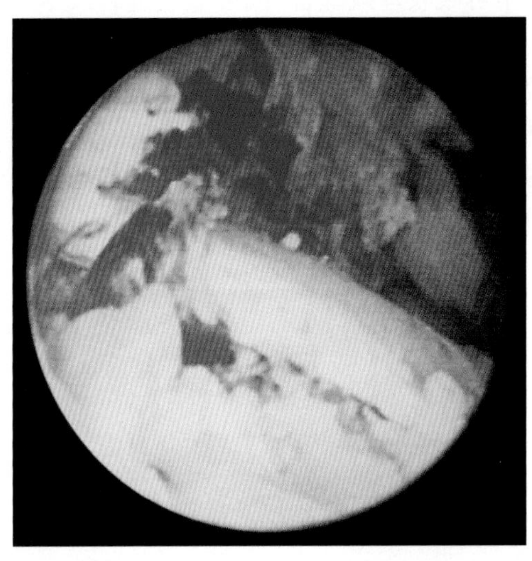

图 8-4-11　宫腔镜下宫内胎骨残留，呈扁片状

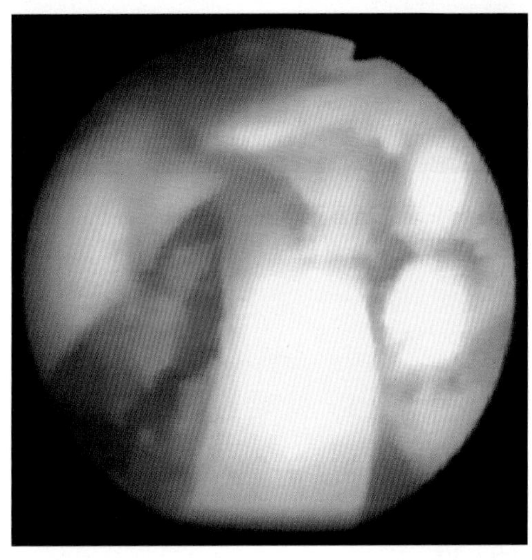

图 8-4-12　宫腔镜下宫内胎骨残留，呈杆状

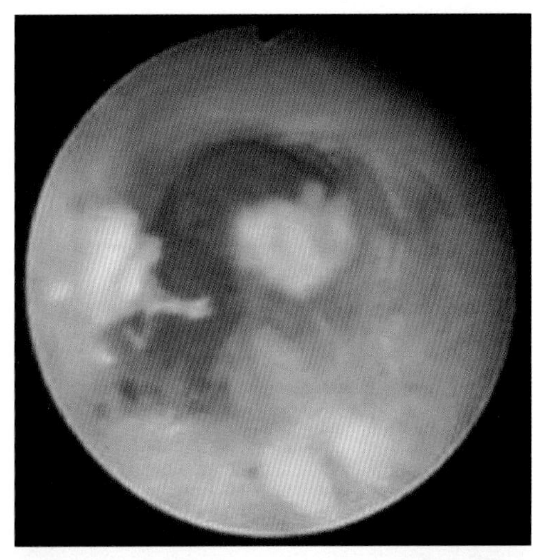

图 8-4-13　宫腔镜下子宫内膜骨化，可见宫腔下段散在白色颗粒状质硬结节

三、胚物残留

宫腔内妊娠物残留是人工流产时操作不认真、术后检查不仔细、子宫本身异常或者剖宫产后胎盘绒毛与子宫壁粘连紧密等多种因素所致。过期流产、不全流产、粘连胎盘、植入胎盘等胚物存留在宫腔内可引起宫腔粘连，闭经或不规则出血。如粘连严重，D&C 可能探不到或刮不净残留的胚物。宫腔镜检查是明确宫腔内妊娠物残留诊断的最佳方法。宫腔镜下宫腔内妊娠物残留通常为外形不规则组织，表面可呈白色、黄色、棕黄色或暗红色，形态可为结节状或絮状（图 8-4-14、8-4-15）。

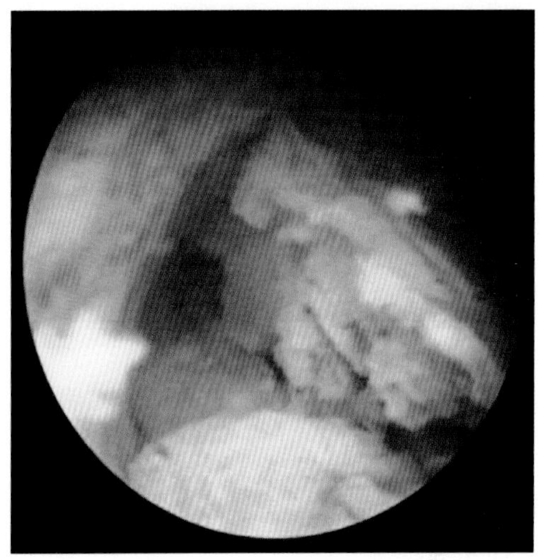

图 8-4-14　宫腔内妊娠物残留

宫腔镜下见宫腔内残留妊娠组织，外形不规则，表面棕黄色

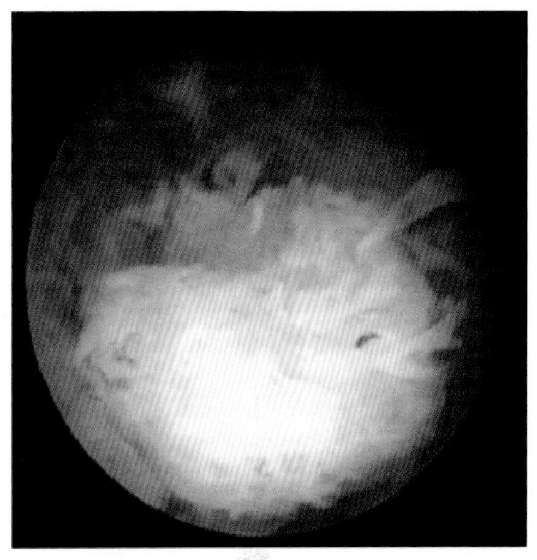

图 8-4-15　宫腔内妊娠物残留

宫腔镜下见宫腔内残留外形不规则组织，表面呈白色，絮状

四、其他异物残留

（一）断裂的渗透性宫颈扩张棒

宫腔镜手术或人工流产前通常放置渗透性宫颈扩张棒以软化及扩张宫颈，在取出宫颈扩张棒时，有时会断裂在宫颈内，进而掉入宫腔内。宫腔镜下可见宫腔内部分扩张棒（图 8-4-16）。

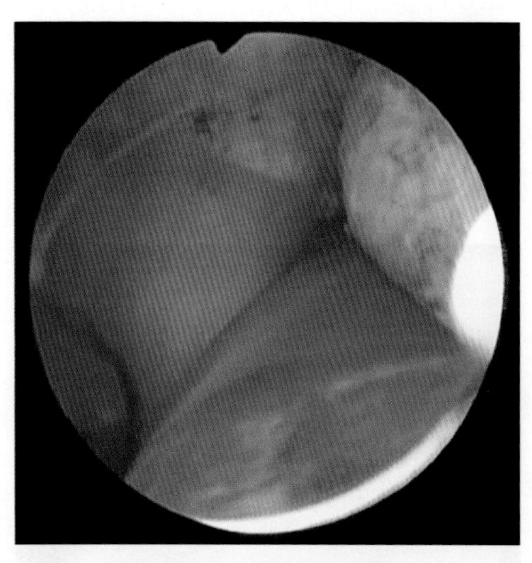

图 8-4-16　宫腔内硅胶棒
宫腔镜下宫腔内可见断裂的硅胶棒，呈半透明杆状，浅棕色

（二）子宫手术后缝合线残留

既往子宫手术，如剖宫产手术或子宫肌瘤剔除术，用不可吸收丝线缝合，或可吸收缝合线术后未能吸收，宫腔内可残留缝线，致子宫内膜炎症或出血。有剖宫产病史者宫腔镜检查时可于宫颈内口水平子宫前壁见残留的丝线头或丝线结，其他子宫术后可于既往手术部位发现残留的缝线，可有炎性组织粘连包裹（图 8-4-17）。

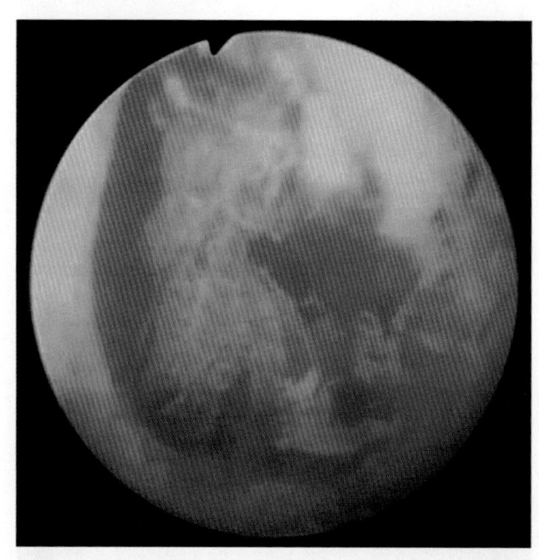

图 8-4-17　剖宫产术后 15 个月缝合线残留
宫腔镜下见宫颈内口前壁残留缝线，有炎性组织粘连包裹

（夏恩兰　于　丹）

第 5 节　宫 腔 粘 连

一、宫腔粘连的形成和分类

（一）宫腔粘连的形成

宫腔粘连（intrauterine adhesion，IUA）由近期妊娠子宫损伤后瘢痕所致，大约 90%的病例因刮宫所引起。Salzani 等研究 109 例流产后刮宫，刮宫后 3～12 个月宫腔镜检查，37.6%宫腔粘连，其中 56.1%为欧洲妇科内镜协会分类的Ⅰ度，即宫腔内多处有纤细膜样粘连带。通常损伤发生在足月分娩、早产、流产后 1～4 周，多量阴道出血而需刮宫时。这时子宫内膜薄弱，任何损伤都可以裸露或破坏内膜基底层，引起子宫壁对合，并形成持续存在的小梁，破坏了宫腔的对称性（图 8-5-1）。偶尔经腹子宫切开术或子宫成形术会导致宫腔粘连，但这种粘连一般是缝合错位所致，而非分娩或流产刮宫术后的子宫肌层裸露区的真正愈合。

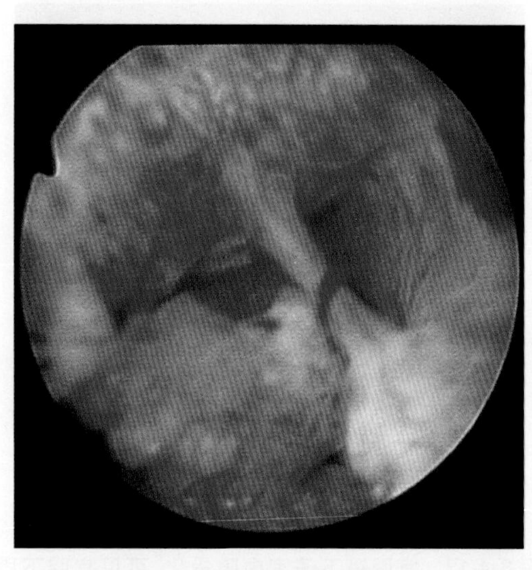

图 8-5-1　宫腔粘连形成小梁

（二）宫腔粘连分类

宫腔内粘连组织根据其组织学性状分为内膜性粘连、纤维肌性粘连和结缔组织性粘连3种。但是如何评定宫腔粘连的病变范围和严重程度，各医疗中心和临床医师采用的诊断标准并不一致。早在1978年，March根据宫腔镜所见将宫腔粘连分为轻、中、重3类（表8-5-1），是宫腔镜应用早期临床医师常用的诊断标准。1988年，Valle和Sciarra根据宫腔镜检查所见以及HSG提示宫腔闭锁程度将粘连按严重程度分为3种（轻度、中度、重度）（表8-5-2）。同一年美国生育学会（AFS）根据HSG所见、宫腔镜检查结果及患者月经异常情况进行的分类见表8-5-3。1998年，Wamsteker及欧洲妇科内镜学会（ESGE）结合宫腔镜所见、HSG结果和月经症状将宫腔粘连分为Ⅰ～Ⅳ级，且详细分有亚型（表8-5-4）。

表8-5-1 March宫腔粘连分类

类别	宫腔镜所见
轻度	累及宫腔<1/4，粘连菲薄或纤细，输卵管开口和宫腔上端病变很轻或清晰可见
中度	累及1/4～3/4宫腔，仅粘连形成，无宫壁粘着，输卵管开口和宫腔上端部分闭锁
重度	累及宫腔>3/4，宫壁粘着或粘连带肥厚，输卵管开口和宫腔上端闭锁

表8-5-2 Valle和Sciarra宫腔粘连分类

类别	描述
轻度	粘连薄，由基底层子宫内膜组成，宫腔局部粘连或广泛粘连
中度	纤维肌肉粘连，较厚，仍被覆子宫内膜，宫腔部分或局部闭锁
重度	仅由结缔组织组成，无子宫内膜组织，宫腔部分或全部闭锁

表8-5-3 美国生育学会（AFS）宫腔粘连分类及评分标准

累及宫腔范围	<1/3	1/3～2/3	>2/3
评分	1	2	4
粘连类型	薄膜样	薄膜样及致密	致密
评分	1	2	4
月经模式	正常月经	月经过少	无月经
评分	0	2	4
预后分类		HSG评分	宫腔镜检查评分
Ⅰ级（轻度）1～4 Ⅱ级（中度）5～8 Ⅲ级（重度）9～12			

表8-5-4 欧洲妇科内镜学会（ESGE）宫腔粘连分类标准

分类	宫腔镜下宫腔粘连程度
Ⅰ度	菲薄或膜样粘连 可用宫腔检查镜的镜鞘轻易分离；两侧宫角及输卵管开口正常
Ⅱ度	单发致密粘连 宫腔部分粘连；两侧输卵管开口可见；不能用宫腔检查镜的镜鞘分离
Ⅱa度	仅宫颈内口部位的闭锁性粘连 其上方宫腔正常
Ⅲ度	多发致密粘连 宫腔部分粘连；单侧输卵管开口区域闭锁
Ⅳ度	广泛致密粘连，伴宫腔（部分）闭锁 两侧输卵管开口区域（部分）闭锁
Ⅴa度	广泛的内膜瘢痕化和纤维化，伴Ⅰ度或Ⅱ度粘连 伴无月经或显著的月经过少
Ⅴb度	广泛的内膜瘢痕化和纤维化，伴Ⅲ度或Ⅳ度粘连 伴无月经

二、宫腔粘连的临床表现

宫腔粘连患者的临床表现可有月经异常、不孕、复发性流产、晚期妊娠并发症等。

（一）月经异常

宫腔粘连通常可致月经异常，诸如月经减少、月经过少、闭经等，是宫腔粘连患者主要的临床表现。小的或局限性粘连的患者可无明显的月经异常而表现为正常月经。统计两篇文献宫腔粘连患者主要临床主诉见表8-5-5。Schenker和Margalioth报道宫腔粘连患者月经异常1 339例，其中月经减少583例，闭经756例。首都医科大学附属复兴医院宫腔镜中心于丹等报道宫腔粘连月经异常62例，其中月经减少29例，闭经33例，痛经15例。月经异常的发生原因可为：①宫颈粘连阻碍了月经血流出；②子宫内膜对激素刺激无反应；③严重的上皮纤维化破坏了内膜基底层。部分患者可有痛经。当宫腔闭锁时，宫颈内口机械性闭锁导致继发闭经，患者出现周期性腹痛，甚至宫腔积血。

（二）不孕

宫腔粘连另一个主要症状为不孕，也是多数宫腔粘连患者就诊的原因。不孕的病因可能为宫腔粘连封闭了输卵管口、子宫腔或者宫颈管；菲薄的子宫内膜阻碍了胚胎着床。

表 8-5-5 统计两篇文献宫腔粘连患者主要临床主诉

年份	论著	总例数	月经异常	不孕	妊娠异常
1982	Schenker 和 Margalioth	2 151	1 461	922	296
2008	Yu 等	85	62	72	13
合计		2 236(100%)	1 523(68.1%)	994(44.5%)	309(13.8%)

(三) 妊娠异常

若粘连未封闭全部宫腔,患者可能妊娠,但易发生妊娠失败,包括妊娠早期和中期流产、过期流产、异位妊娠、早产、胎死宫内,若妊娠至足月,可有胎盘种植异常,如胎盘前置、粘连胎盘、植入胎盘等。Schenker 和 Margalioth 评价了 292 例未治疗且有生育要求的宫腔粘连患者,有 133 位患者妊娠 165 次,仅 50 例(30%)足月妊娠,38 例(23%)早产,66 例(40%)自然流产,21 例(13%)胎盘植入,另有 1 例前置胎盘,2 例异位妊娠。

三、宫腔粘连的诊断

在宫腔镜问世之前,IUA 的诊断依靠病史、体格检查、实验室检查、HSG、妇科超声等。

(一) 病史、体检和实验室检查

有刮宫后月经过少或无月经者可疑 IUA,妊娠和近期有过妊娠者较非妊娠妇女的子宫容易受到伤害,产后 2~4 周刮宫或过期流产刮宫,IUA 的危险性极高。Westendorp 等前瞻研究 50 例产后胎盘残留 24 小时以上再取或不全流产重作刮宫者,3 个月后宫腔镜检查,20 例有宫腔粘连,占 40%,其中Ⅰ度 5 例,Ⅱ度 6 例,Ⅲ度 6 例,Ⅳ度 3 例,有月经异常者发现Ⅱ~Ⅳ度宫腔粘连的危险性增加 12 倍,据此发现,有月经异常或有反复宫腔操作者,应行宫腔镜检查。

如患者无月经而有卵巢的周期性变化,说明卵巢功能正常,那么宫腔粘连的可能性大。由于宫腔粘连与激素水平无关,下丘脑-垂体-卵巢轴功能完整,基础体温双相示有排卵,若闭经患者激素撤退性实验阴性,更加强此诊断。确定此类患者的排卵情况包括基础体温和连续血清孕激素水平测定。如患者有排卵,基础体温应为双向,但可能不典型,因为不知道周期的第 1 天从何开始,卵泡早期的体温情况可能未测到。子宫内膜活检为纤维组织,每周测定 1 次孕酮水平,直至 1 次超过 3ng/ml,有排卵周期而无撤退性出血,用孕激素或序贯应用雌、孕激素后无出血,均怀疑 IUA 的存在。宫腔长度测定可确定是否有宫颈内口阻塞,此实验已摒弃不用,因为它可以增加子宫穿孔和误诊的概率。

(二) HSG

在宫腔镜应用于临床之前,HSG 为诊断宫腔粘连最有意义的检查。HSG 能够显示粘连闭锁区域,显示特定的充盈缺损,提供对宫角区域、输卵管管腔形态,以及输卵管通畅度的评估信息。Wamsteker 描述宫腔粘连患者 HSG 图像特征为宫内边缘清晰的充盈缺损区域,可位于宫腔中央或边缘,外形规则或不规则。一些严重病例可发现宫腔部分闭锁,边缘可不规则,一侧或双侧输卵管可阻塞。在严重粘连病例,子宫腔可严重变形、狭窄,双侧输卵管口可闭锁。宫腔下段完全闭锁病例 HSG 无法显示宫腔,亦就无法提供粘连范围及程度的信息。可疑重度粘连的病例需小心操作,选用短的宫腔导管以免发生穿孔。文献报道 HSG 诊断宫腔粘连的敏感度在 72%~75%之间,阳性预测值在 44%~50%,假阳性率为 38.3%。Acholonu 等比较 HSG 和宫腔声学造影诊断宫内病变的准确性,发现诊断宫腔粘连 HSG 的诊断准确率只有 26.9%,而宫腔声学造影为 63.2%。

尽管 HSG 是诊断宫腔粘连的一项比较简单的影像学方法,但是它的局限性也是显而易见的。首先,它仅能发现改变宫腔形态的粘连组织,但不能发现内膜的纤维化改变,也不能提示粘连的坚韧度和粘连类型;其次,如果同时合并先天性子宫发育异常将导致假阳性结果;再次,微小的膜样粘连可能无法形成 HSG 异常影像;最后,气泡、黏液、组织碎片等都可能形成充盈缺损图像,且宫腔导管放置不当可致造影剂进入血管。另外,宫腔内注入过量造影剂也可掩盖宫腔粘连影像。

(三) 妇科超声检查

宫腔粘连常用的超声诊断方法有妇科二维或三维超声、三维成像技术(3D US)、盐水灌注子宫声学造影(SIS)等。超声检查曾被用来诊断子宫内膜纤维化或者宫腔粘连,可以显示 HSG 或者宫腔镜检查无法显示的宫腔轮廓,目前常用于初步筛查宫腔粘连。

1. 二维超声检查　二维超声检查通过对子宫的纵切、横切扫查，检查子宫轮廓、子宫肌壁回声及宫腔形态，是初步筛查宫腔粘连的检查方法。经阴道二维超声检查能够与盆腔脏器密切接触，获得清晰的图像，诊断准确性较高。但是，二维超声受盆腔解剖结构的限制，无法获得子宫冠状面信息，不利于粘连组织的定位和严重程度的评估，尤其对于轻度粘连患者诊断准确率更低。文献报道中二维超声检查诊断宫腔粘连的敏感性和特异性差别很大，敏感性为52%~97%，特异性为11%~100%。

当宫颈管或宫腔下段梗阻无法行HSG或宫腔镜检查时，二维超声检查可评估子宫腔，检查结果可能对预后有重要意义。Schlaff和Hurst对闭经和宫腔完全闭锁的7例患者，在宫腔镜手术前用经阴道超声检查（TVS）子宫内膜回声，发现在梗阻水平以上有正常内膜回声的患者宫腔镜手术成功率较高，并且术后更易于恢复正常月经。TVS下宫腔内膜回声极少或没有，宫腔镜手术时在肌层内切割出一个宫腔的患者，术后效果极差。

宫腔粘连的超声影像学特点如下：

（1）在二维超声扫描下，子宫内膜可表现为较薄或菲薄、厚薄不均、连续性中断、回声缺损、无周期性改变等（图8-5-2）。子宫内膜损伤比较严重的患者内膜回声显示困难，且与周围肌层分界不清。

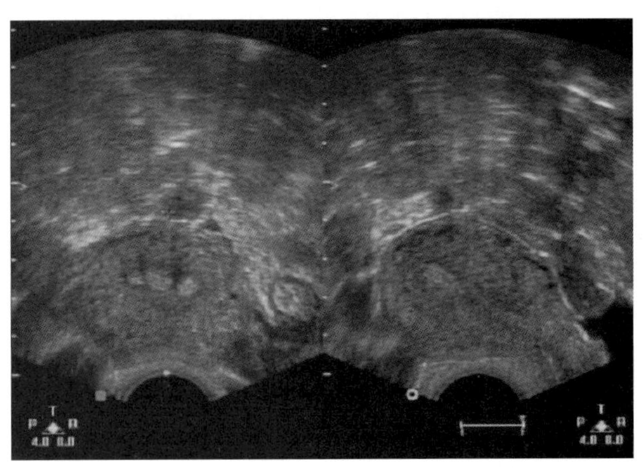

图8-5-2　宫腔粘连经阴道二维超声横切及纵切扫查图像
子宫内膜厚为6mm，厚薄不均，局部连续性中断，宫腔中段内膜回声与周围肌层回声分界不清

（2）宫腔内粘连组织可表现为中强回声的网格状结构（膜性粘连）、与肌层回声相似的低回声结构（肌性粘连）、索条样高回声结构（纤维结缔组织性粘连）等（图8-5-3~8-5-5）

（3）当宫腔内粘连组织将宫腔分割成大小不同的腔隙，残留有子宫内膜功能层的区域月经血局部聚集，可表现为宫腔分离、多个无回声或低回声区域（图8-5-6）。

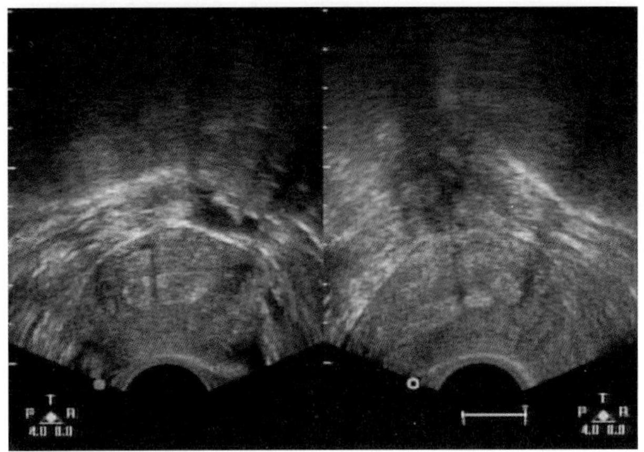

图8-5-3　宫腔粘连经阴道二维超声横向及纵向扫查图像
子宫内膜为中等回声，回声不均匀。内膜厚度为7mm，可见内膜连续性中断。中断处为低回声结构

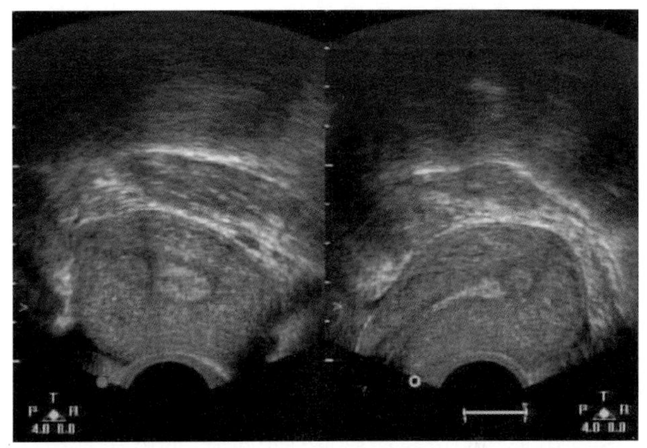

图8-5-4　宫腔粘连经阴道二维超声横向及纵向扫查图像
子宫内膜中等回声，全层厚8mm，局部有中断。中断处为低回声结构

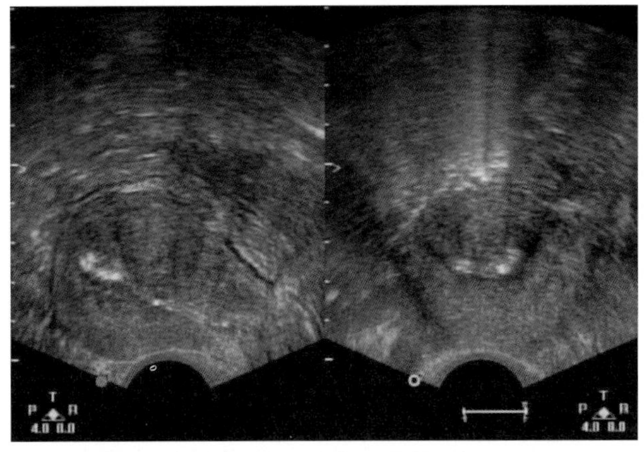

图8-5-5　宫腔粘连经阴道二维超声扫查图像
子宫内膜薄，全层厚3mm，局部有中断，内见强回声光斑

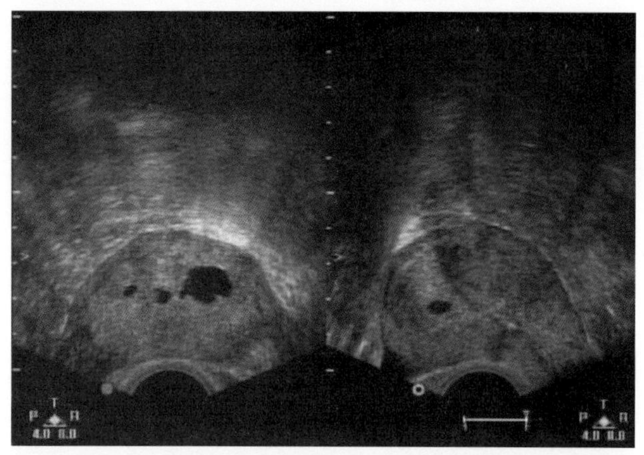

图 8-5-6　宫腔粘连经阴道二维超声横向及纵向扫查图像
子宫内膜回声中等，局部连续性有中断，宫腔内可见多个大小不等的液性暗区

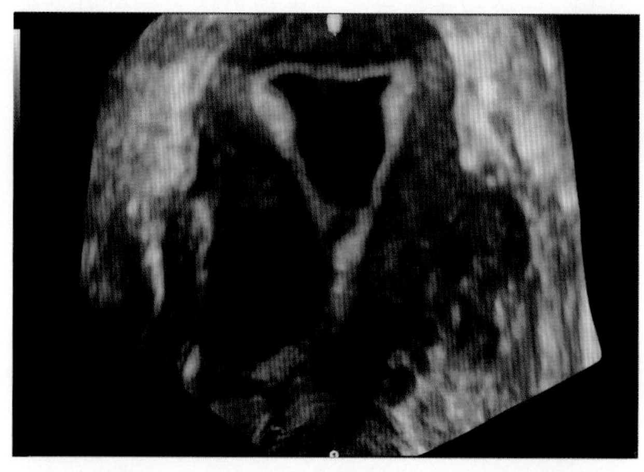

图 8-5-7　宫腔粘连三维超声冠状切面图像
宫腔内见外形欠规则的倒三角形无回声区，提示宫腔积液

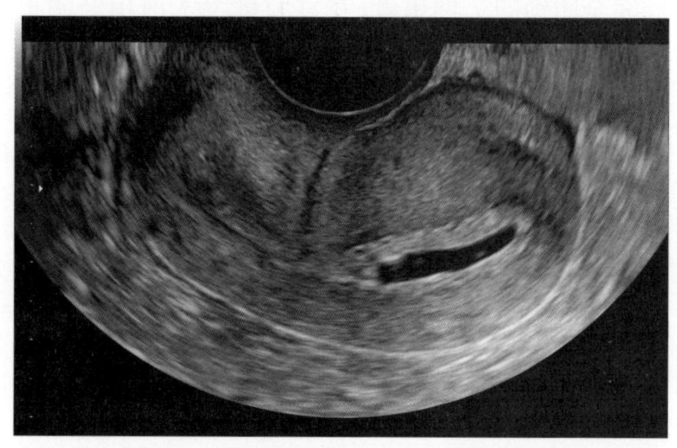

图 8-5-8　宫腔粘连三维超声矢状切面图像
宫腔内见长条形无回声区，提示宫腔积液

2. 盐水灌注子宫声学造影　盐水灌注子宫声学造影（saline infusion sonography，SIS），也称宫腔声学造影，是用一个导管将 20～30ml 盐水注入宫腔。如果在液体充盈的子宫腔内子宫前后壁之间有一个或者多个无回声区，或者宫腔的充盈被薄或者厚的粘连带中断，即可疑宫腔粘连。

SIS 可以对子宫结构包括宫腔和肌层进行完整的超声检查。然而 SIS 和 HSG 一样，只有在宫腔内部分粘连的病例才有诊断价值，当宫腔完全梗阻时，生理盐水无法进入宫腔，检查则无法施行。所以，SIS 常用于经阴道超声检查结果正常，而临床高度怀疑宫腔粘连的患者。

3. 三维超声检查　三维超声不但可以显示子宫外形和子宫肌壁，还可以扫查自宫颈外口至两侧宫角的内膜全貌，有利于准确显示宫腔粘连的部位和范围，具有较高的诊断价值。在三维超声扫描检查下，子宫外形轮廓、大小及肌层回声均无明显改变；宫腔内膜失去正常倒三角形形态，可呈不规则形；内膜变薄，回声不均匀或缺损，内膜线连续性中断，内膜回声与肌层的回声分界不清；有时宫腔可见不规则低回声区或低回声带，提示残留有功能性内膜及不同程度积液或积血（图 8-5-7、8-5-8）。Sylvestre 等报道，三维超声诊断宫内病变的敏感性为 100%，特异性为 45%。张海霞等报道，三维超声诊断宫腔粘连的准确率为 91%，并发现三维超声对宫角处粘连容易漏诊，对形态较小的息肉或肌瘤容易误诊。

4. MRI　MRI 也曾被某些学者用来诊断宫腔粘连，尤其是宫腔镜无法诊断的子宫腔或者宫颈管完全闭锁病例。MRI 的主要优势为显示粘连水平以上的宫腔图像，以及评估宫腔上段残余内膜。然而宫腔粘连的 MRI 图像特点尚未有文献详细阐述，仅描述为 T_2 低信号强度图像。Dykes 等报道其宫腔粘连的诊断依据为 MRI 正常信号的缺失和宫腔闭锁，但是并未发现独立的粘连带。Bacelar 等报道了 4 例宫腔粘连患者，其诊断依据为宫腔下段子宫内膜高信号强度的缺失，且直达宫颈外口。这些区域由表现为粘连的纤维组织的低信号强度带所替代。总之，MRI 在诊断宫腔镜无法探查的宫腔完全梗阻或宫颈闭锁病例具有重要价值。

5. 宫腔镜检查　宫腔镜检查可以直接检视宫腔，因此同其他检查方法相比，它可以更明确地证实粘连的存在，更精确地评估粘连的范围和程度，判断子宫内膜的状态，是诊断宫腔粘连的金标准。宫腔镜直视下可排除 30%的异常 HSG 结果，在确定粘连范围和类型方面也优于前者，一旦宫腔镜确诊，则可给予相应治疗。因可能有宫颈闭锁的存在，在检查时宫腔镜必须在直视下经宫颈管谨慎地进入宫颈内口。

四、宫腔镜在宫腔粘连诊断中的作用

（一）Al-Inany 描述宫腔镜下宫腔粘连的图像特点

1. 中央型粘连　表现为宫腔内柱形组织，两侧基底宽，分别与宫腔相对的宫壁连接（图 8-5-9）。

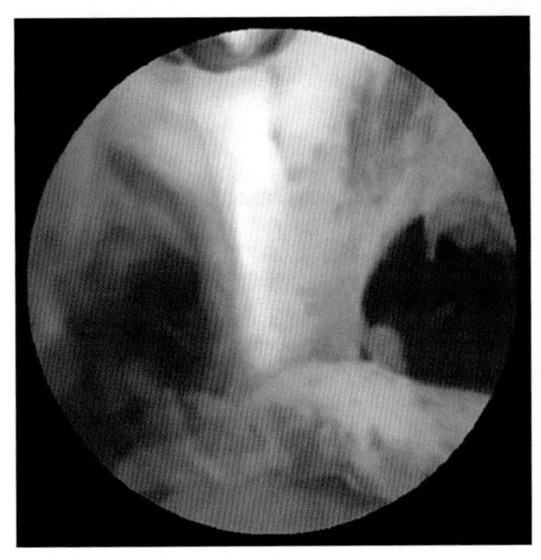

图 8-5-9　中央型粘连，宫腔镜下宫腔正中纵向纤维粘连带

2. 边缘型粘连　表现为新月形或半垂帘幕样，可遮蔽一侧宫角及侧壁，使宫腔对称性消失（图 8-5-10）。

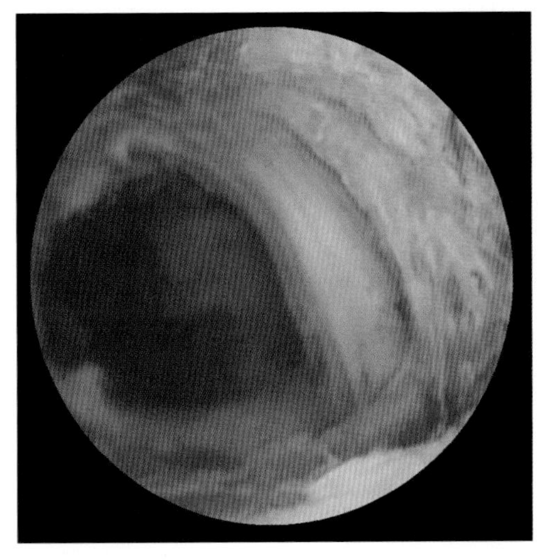

图 8-5-10　边缘型粘连，宫腔镜下宫腔左侧壁帘幕样纤维粘连带

3. 中央边缘复合型　可将宫腔分割成数个小腔隙，致某些腔隙无法检视（图 8-5-11）。

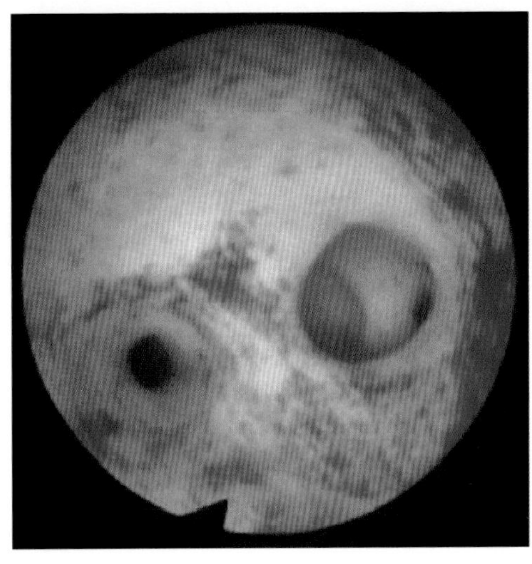

图 8-5-11　中央边缘复合型粘连，宫腔镜下宫腔正中纵向粘连带，宫腔两侧壁环形缩窄瘢痕，将宫腔分割成数个小腔隙

（二）根据粘连组织学特点宫腔镜下表现

1. 内膜性粘连　宫腔镜下薄的膜性粘连与周围子宫内膜颜色相同、外观相似，用宫腔镜镜体容易分离开（图 8-5-12）。

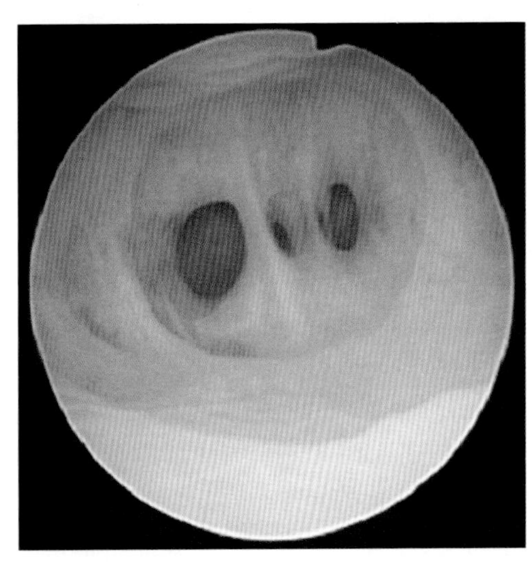

图 8-5-12　内膜性粘连，宫腔镜宫腔粘连电切术后 25 天，宫腔镜下见宫腔新生膜样粘连

2. 纤维肌性粘连　宫腔镜下纤维肌性粘连呈淡红色或黄白色，呈网格或壁架状，有子宫内膜覆盖，因此表面光滑，质地坚韧，不易分离（图 8-5-13）。

3. 结缔组织性粘连　宫腔镜下结缔组织性粘连是一种瘢痕组织，表面呈灰白色，无子宫内膜覆盖，较粗糙（图 8-5-14）。如位于宫腔中央，常需与子宫纵隔鉴别。

Taylor 和 Hamou 描述纤维化内膜宫腔镜下可表现为苍白斑片状。Valle 和 Sciarra 提议可用亚甲蓝试验来鉴别纤维化组织和正常子宫内膜，在亚甲蓝溶液作用下正常内膜染色良好，纤维化组织则无染色。

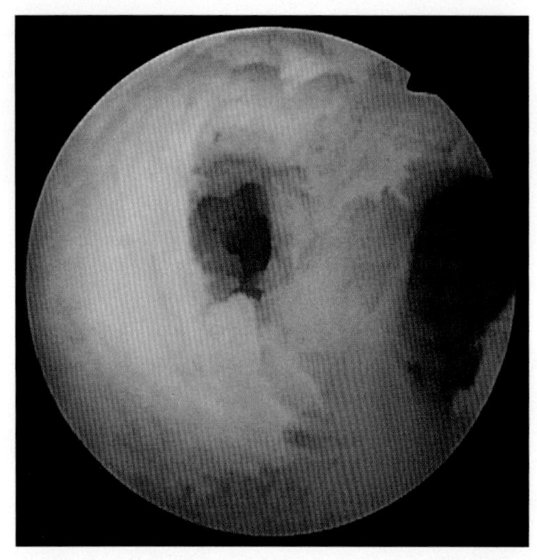

图 8-5-13 纤维肌性粘连，宫腔镜下见宫腔粘连组织，表面黄白色，质地较坚韧

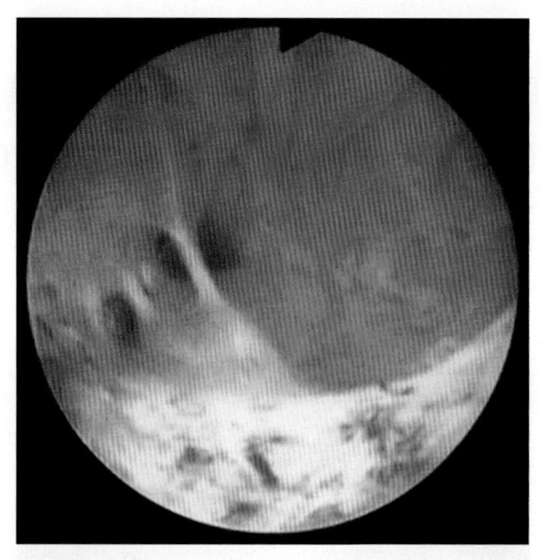

图 8-5-14 结缔组织性粘连，宫腔镜下见宫腔纵向质韧柱状粘连带，表面光滑，灰白色，宫腔后壁可见白色瘢痕

（夏恩兰 于 丹）

第 6 节 子宫内膜癌

子宫内膜癌是常见的女性生殖道恶性肿瘤，其发病率近年有所上升，发病年龄有推迟的趋势。宫腔镜检查并定位活检和病理组织学检查是筛查高危人群、早期发现和准确诊断子宫内膜癌及其先兆的最佳方法。

90%以上子宫内膜癌的首发症状为 AUB，多数良性和恶性子宫内膜病变的首发症状也是出血，Zampi 等分析了 1 组 1 295 例诊刮患者各种子宫内膜组织形态学变化的异常子宫出血发生率如表 8-6-1。从中可见，尽管所有病变的主要症状都是异常子宫出血，但是囊性内膜增生和内膜癌引起的出血发生率最高。因此可以认为宫腔镜是检查 45 岁以上 AUB 妇女的首选检查技术，直视下活检对早期发现子宫内膜腺癌尤其有用，对引起出血的良性病变也可做出正确诊断。

（一）子宫内膜癌的诊断方法

子宫内膜癌的筛查及早期诊断一直缺乏简单、准确又少具损伤性的方法。除传统的和极为常用的 D&C 和分段诊刮以外，临床常用的诊断方法包括探测子宫内膜新生物及其先兆的子宫内膜细胞学检查；影像学检查如阴道超声（TVS）、盐水灌注子宫声学造影（SIS）、核磁共振技术（MRI），以及宫腔镜检查和子宫内膜活检等。

表 8-6-1 1 295 例 D&C 患者各种子宫内膜组织形态学与子宫出血发生率

子宫内膜形态	AUB 发生率
功能性或非同步内膜	66.6%
萎缩性内膜	72.5%
腺瘤样增生	77.4%
子宫内膜息肉	78.1%
腺性内膜增生	79.3%
子宫内膜腺癌	97.2%
囊性内膜增生	100%

1. 诊断性刮宫 刮宫可获得组织，而病变组织的病理组织学检查为诊断的最后依据。为明确病变是否累及宫颈，刮宫时应分别从颈管和宫腔获得组织，即“分段诊刮”。宫腔的诊刮应行全面刮宫，以尽可能获得所有组织。

盲目诊刮常不准确，刮宫时可能遗漏位于宫角深部或黏膜下肌瘤后方的小癌灶，有文献报道刮宫时会遗漏 10%~35%的子宫内膜区域。而对老年妇女，宫颈萎缩情况下需扩宫才能完成诊断过程，增加了患者的损伤和痛苦，诊断性盲刮对子宫内膜癌的病灶位置及范围也难以做出正确判断。

2. 子宫内膜细胞学检查 细胞学检查包括宫

腔吸引涂片、宫腔灌洗法、子宫内膜刷等，多用于普查，但阳性率一般不高，有可能提供假阴性结果，尤其是高分化或小的肿瘤。最后诊断仍需内膜病理组织学检查证实。

3. 二维超声、三维超声、SIS　阴道二维超声检查可显示子宫内膜的厚度及形态，有助于诊断。子宫三维超声检查对子宫内膜癌在宫腔大小、位置、肌层浸润程度、肿瘤是否穿破子宫浆膜层或是否累及宫颈管等有一定意义。超声检查因为其对患者无创伤及放射性损害，故是子宫内膜癌的常规检查之一。

SIS 评估宫腔占位病变有重要的诊断价值，其诊断敏感性、特异性和准确度与宫腔镜检查相近，但是在确定占位病变性质方面没有优势。Guralp 等报道 SIS 诊断子宫内膜癌的敏感性只有 33%。Krample 等研究 TVS、SIS、宫腔镜及组织活检诊断 AUB 的准确性，结果宫腔镜及组织活检的宫腔内病变检出率为 100%，SIS 为 94.1%，而 TVS 只有 23.5%，且 TVS 和 SIS 探及的内膜病变也需组织病理学检查以确定病变性质。

4. CT 或 MRI　CT 及 MRI 主要用于观察宫腔、宫颈病变，特别是肌层浸润深度，以及淋巴结转移等。子宫内膜癌影像学诊断包括探查是否有深肌层浸润、宫颈间质累及、盆腔和/或腹主动脉旁淋巴结转移，以及远处播散等。超声和/或 MRI 在评估肿瘤局部病灶浸润范围方面有重要价值，而 CT 检查在评估淋巴结转移和远处播散有诊断价值。Rodríguez-Trujillo 等回顾性分析了三维超声和 MRI 在子宫内膜癌分期诊断中的作用，发现评估子宫内膜癌肌层浸润深度的诊断敏感性、特异性、准确度，三维超声检查为 77%、83% 和 81%，MRI 为 69%、86% 和 81%。若将两种检查方法联合诊断其敏感性、特异性、准确度则分别达到 87%、93% 和 91%。

5. 宫腔镜检查及镜下活检　宫腔镜检查的优势在于它的早期诊断，在超声等检查仪器无法辨别时早期识别并定位取材送病理组织学检查。现代的宫腔镜技术使妇科医师可以最直接、最近的距离观察整个子宫腔而无盲区，细小的外径和多功能设计可完成子宫内膜定位活检。尤其纤维宫腔镜的问世，可应用于老年妇女宫内疾病的诊断。宫腔镜检查操作简单，诊断准确，已成为现代诊断宫内病变的“金标准”，近几十年众多资料表明，宫腔镜应用于大量门诊患者筛查子宫内膜病变，早期发现子宫内膜癌已获得了满意的结果，为广大妇女所接受。当前宫腔镜可提供子宫内膜癌诊断和宫内侵犯范围的最可靠信息，多数病例宫腔镜可清晰地观察到肿瘤并预测预后。应该注意的是肉眼检查不能代替病理学诊断，所以必须取样送做病理组织学检查。

（二）子宫内膜癌的宫腔镜检查

1. 基本宫腔镜下所见　由于技术和解剖学的原因，早期子宫内膜癌不呈现可供筛查的团块状结构，一般都是因为 AUB 而作宫腔镜检查。宫腔镜医师应具备有关正常子宫内膜和各种良性内膜增生宫腔镜图像的全面知识，检查时密切注意与周围正常内膜颜色、起伏和坚韧程度不同的内膜组织，有异型血管处高度怀疑肿瘤的存在。子宫内膜癌的宫腔镜所见非常明显，极少与其他病变混淆。在内膜腺癌的初期呈现内膜不规则，多叶状，凸出部分易碎，常为坏死组织，容易出血。新生血管不规则，螺旋状。有些病例新生物和正常内膜间的界限清楚可见。有时可见局灶性病灶，位于宫角时盲视取材常被遗漏。子宫内膜癌依病变形态和范围可分为局限型及弥漫型。从发育的方向可分内生型和外生型。宫腔镜可以测量内膜癌在宫腔内的累及范围，确定它的局部表现、图像，而且是指导定位活检的唯一方法（图 8-6-1、8-6-2）。

2. 宫腔镜检查子宫内膜癌分期　Liukko 等研究检查术前曾分段刮宫诊断为Ⅰ期内膜癌的子宫切除标本，术后发现 16% 侵及宫颈。Stelmachow 报道通过宫腔镜检查，发现 HSG 和 D&C 诊断的 22 例Ⅰ期内膜癌中，9 例实际是Ⅱ期，而 9 例诊断为Ⅱ期内膜癌中，2 例实际是Ⅰ期，这些资料说明宫腔镜在确定是否侵犯宫颈的优势，宫腔镜检查时在扩张宫颈前先查宫颈管，刮取组织，避免了错误诊断。侵犯宫颈的癌组织与宫腔内的癌灶有连续关系时可判定是癌的浸润，属子宫内膜癌Ⅱ期。如宫颈管内的病变为单发就较难判定。此外，常有子宫内膜癌组织从宫腔内垂到宫颈管内，此病变并非浸润，必须加以区别。宫腔镜诊断宫颈浸润的假阴性率是 7.9%。Toki 等采用宫腔镜、MRI 及宫颈管诊刮对照研究，认为在诊断宫颈浸润方面，MRI 侧重于间质部，而宫腔镜则对宫颈黏膜面的浸润易见，两种方法对诊断宫颈管浸润可以互补。

3. 宫腔镜筛查子宫内膜癌高危人群　从发生原因看，有诸多高危因素与子宫内膜癌密切相关，如绝经后子宫出血，尤其伴有高血压、糖尿病、肥胖、高脂饮食者；不孕症者；激素补充治疗（HRT）妇女；乳腺癌术后他莫昔芬（tamoxifen，TAM）治疗的妇女；患

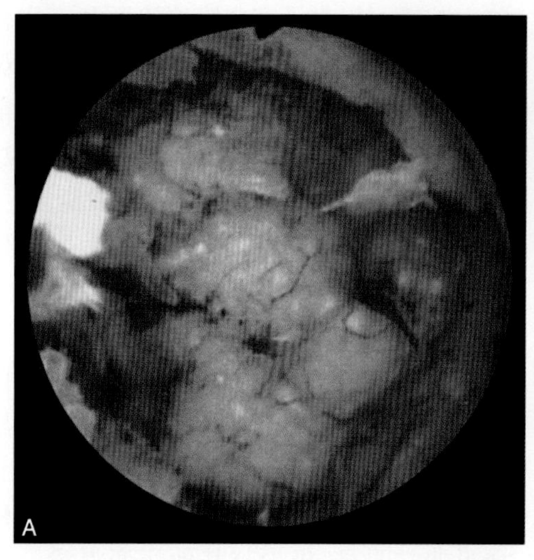
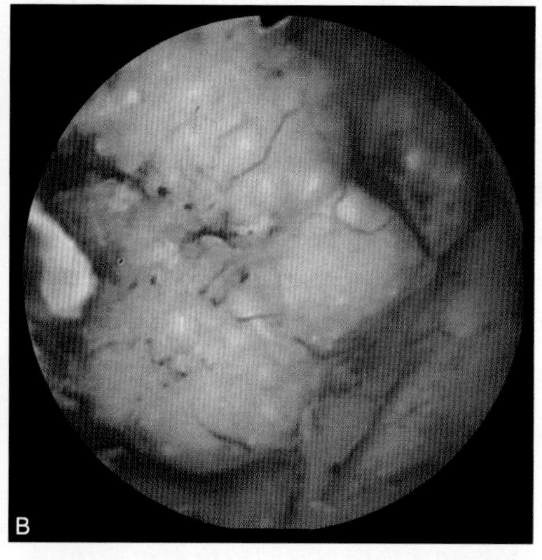

图 8-6-1　子宫内膜癌

患者 36 岁，不全流产清宫术后闭经，人工周期或黄体酮治疗可来月经，闭经 6 年后内膜病理腺瘤型增生，再 4 年后行宫腔镜检查，见内膜不规则，分叶团状凸起，凸出部分灰白色，易出血。病理证实子宫内膜腺癌（中~高分化）。A. 远观；B. 近观

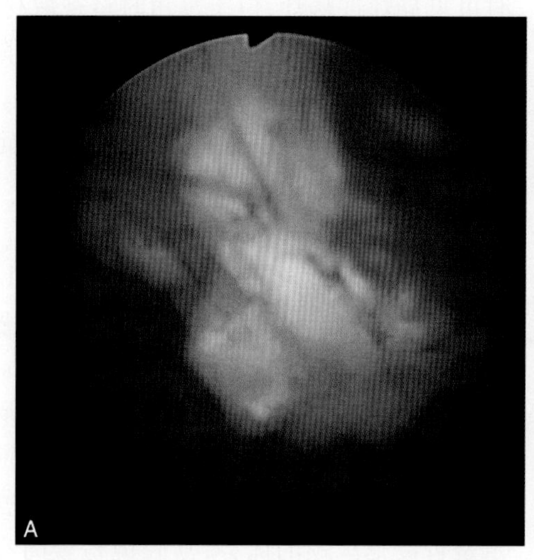
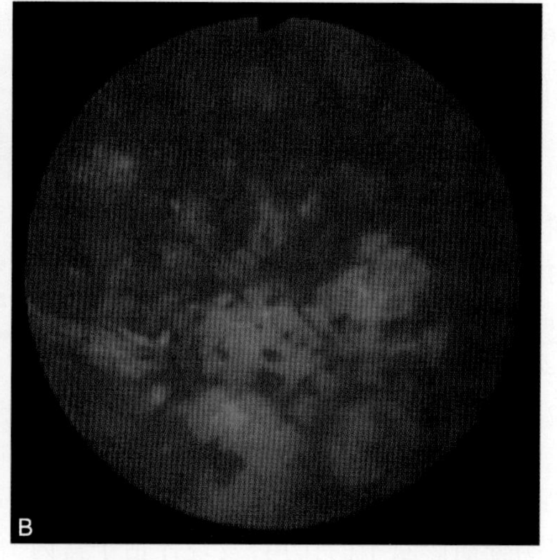

图 8-6-2　子宫内膜癌

患者 63 岁，绝经 17 年，B 超发现宫内占位。宫腔镜下见宫腔前后壁菜花样肿物生长，表面血管杂乱，质地脆，易出血。A. 前壁结节样肿物；B. 后壁菜花样肿物

有分泌雌激素肿瘤者等。对高危人群的筛查，是防治子宫内膜癌的重点。

（1）对绝经后子宫出血宫内病变的诊断：绝经后出血是子宫内膜癌的危险信号，有报道其中有 10%首次发现为子宫内膜癌。一般认为子宫内膜增厚，内膜癌的可能性增大，但也有人指出，有些内膜癌的内膜厚度仅 2~3mm，即所谓薄内膜，内膜厚度与内膜癌无相关性，对薄内膜的子宫内膜癌，宫腔镜诊断则更具优势。

（2）对乳腺癌术后接受 TAM 治疗者子宫内膜病变的评估：长期服用 TAM 治疗乳癌、预防复发是目前临床常用的方法。TAM 存在弱的雌激素样作用，其治疗可引起特异性、增生性子宫内膜病变，包括简单增生和非典型增生；增生过长伴息肉形成；息肉样癌和腺癌等。服 TAM 者子宫内膜变化的情况与用药前的子宫内膜状态有关，Baldini 等研究曾服 TAM 6~12 个月的乳癌术后患者，3~4 年后发现服药前有症状或有内膜病变者，较服药前无症状或无内膜病变者的子宫内膜非典型增生及内膜息肉病变发生率明显增加。对乳癌术后服 TAM 可引发内膜癌这一事实，各家报道基本一致（表 8-6-2）。Cohen 等报道其子宫内膜癌发病率为一般绝经妇女的 1.7~7 倍，故当阴道超声扫描子宫内膜厚度≥8mm 时，应行宫腔镜检查及定位活检。

表 8-6-2　乳腺癌患者服用 TAM 后发生子宫内膜癌比率

年份	作者	总例数	内膜癌	比例
2001	Marchesoni 等	119	7	5.9%
2001	Paschopoulos 等	70	2	2.9%
2002	Garuti 等	98	6	6.1%
2002	Taponeco 等	334	26	7.8%
2004	Garuti 等	176	6	3.3%
2011	Perez-Medina 等	278	4	1.5%
	总计	1 075	51	4.7%

（3）激素补充治疗（HRT）妇女子宫内膜的评估：大量研究已证明了 HRT 的安全性，但流行病学研究表明长期或不恰当的 HRT 增加子宫内膜癌的危险性。接受外源性雌激素治疗的妇女，子宫内膜癌的发病率增加 6～12 倍，随着雌激素剂量的增加和使用时间的延长，危险性逐步增加。因为应用 HRT 期间子宫内膜增生变化可能是局部的，所以使用宫腔镜检查加定位活检非常必要。

（夏恩兰　于　丹）

第 7 节　慢性子宫内膜炎

慢性子宫内膜炎（chronic endometritis，CE）是一种持续存在的子宫内膜炎症，其表现具有多样性和非特异性，组织病理学诊断标准为子宫内膜间质浆细胞浸润。近年来一些研究开始关注慢性子宫内膜炎，尝试用宫腔镜检查、子宫内膜免疫组化、子宫内膜病原学培养等方法提高其诊断率。宫腔镜检查能够直视宫腔，取材送检，结合病理组织学检查是诊断宫腔异常的金标准，在发现慢性子宫内膜炎中有一定的应用价值。

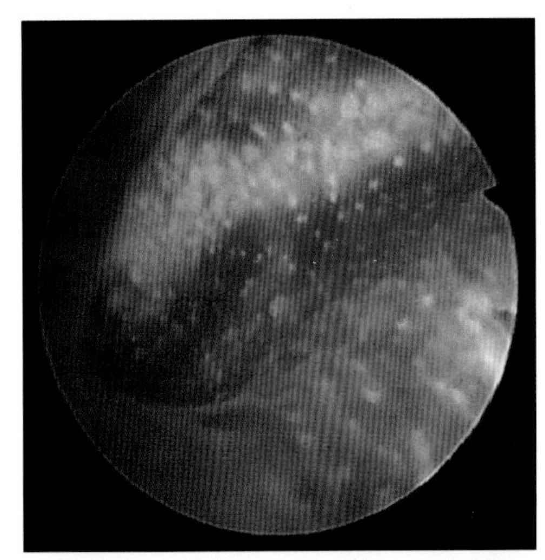

图 8-7-1　“草莓征”
充血的子宫内膜中有局灶或分散的白色点状腺体

一、慢性子宫内膜炎宫腔镜镜下特点

目前比较公认的慢性子宫内膜炎的镜下特点为：局灶或弥漫性腺体周围充血；子宫内膜间质水肿（与月经周期不符的子宫内膜增厚、发白、表面不规则）；子宫内膜微小息肉（<1mm），有蒂并伴局灶或弥漫性的腺体周围充血的息肉。也有仅以子宫内膜充血作为宫腔镜下慢性子宫内膜炎的诊断标准。

（一）子宫内膜充血

1997 年，Gravello 最早描述了宫腔镜下慢性子宫内膜炎的特点，子宫内膜间质水肿、规则或不规则的子宫内膜增厚以及局灶或弥漫性内膜充血，认为典型的宫腔镜下子宫内膜炎的子宫内膜充血表现为“草莓征”，即充血的子宫内膜中有局灶或分散的白色点状腺体开口（图 8-7-1）。Botto 等则描述其宫腔镜下特征为在红色充血的子宫内膜中有白色斑状结构，类似“满天星”，镜下白色斑点、脆弱易出血，与阴道镜下的弥漫性阴道炎的表现相似（图 8-7-2）。宫腔镜下的子宫内膜充血可以是局部的，也可以呈弥漫性或片状（图 8-7-3）、大片状（图 8-7-4）或弥漫性的充血（图 8-7-5）。慢性子宫内膜炎的充血程度与慢性子宫内膜炎程度相关，局灶充血及散在微小

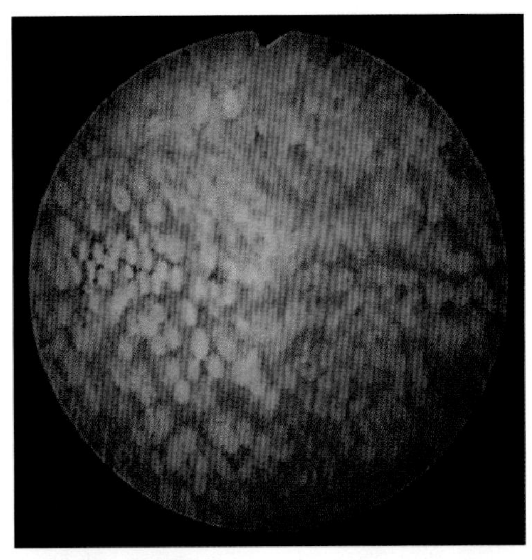

图 8-7-2　“满天星”
白色斑点、脆弱易出血

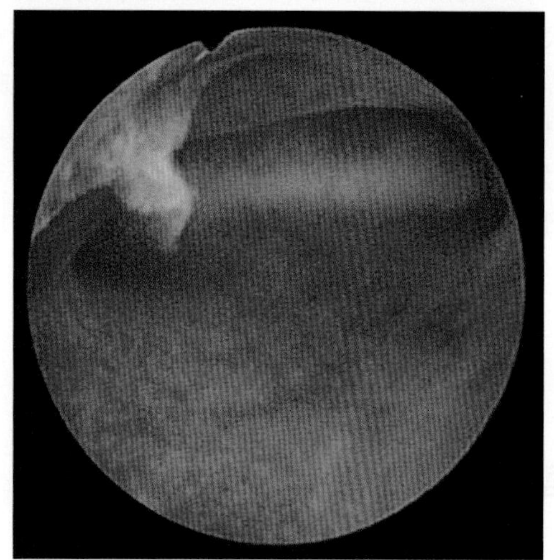

图 8-7-3 子宫内膜片状充血

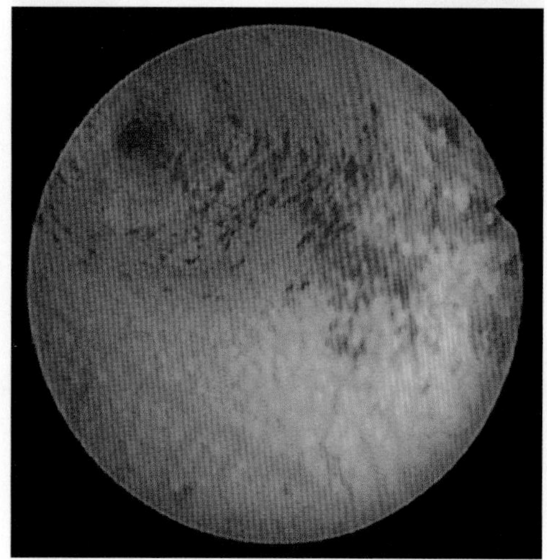

图 8-7-4 子宫内膜大片状充血

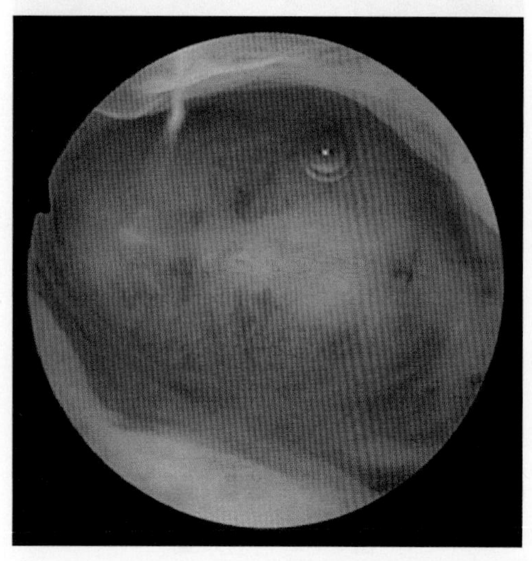

图 8-7-5 子宫内膜弥漫性充血

息肉与Ⅰ级(轻度)感染相关,弥漫性充血、微小息肉以及息肉样子宫内膜与Ⅱ级(重度)感染显著相关。

(二)子宫内膜微小息肉

子宫内膜微小息肉的定义是子宫内膜息肉的直径<1mm,宫腔镜下的特征是息肉内可见轴向生长的血管,在液体膨宫的作用下在宫腔内漂浮,子宫内膜微小息肉常与宫腔镜下子宫内膜间质水肿、均匀或不均匀的子宫内膜增厚、局限或弥漫性的腺体周围充血这些慢性子宫内膜炎特征伴发,可分为单发(图 8-7-6)和多发(图 8-7-7)子宫内膜微小息肉。

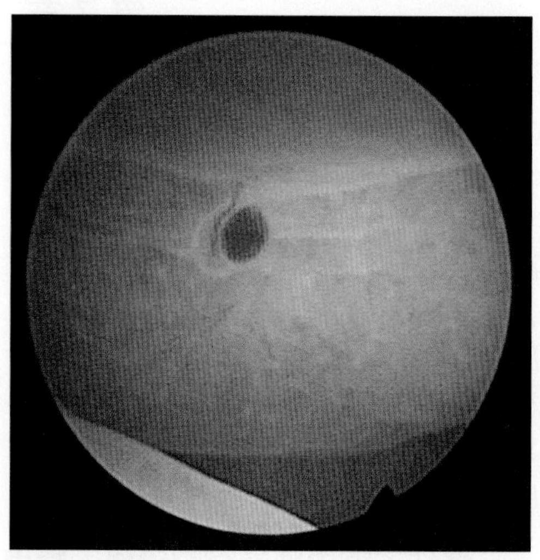

图 8-7-6 散在子宫内膜微小息肉,息肉内可见轴向生长的血管

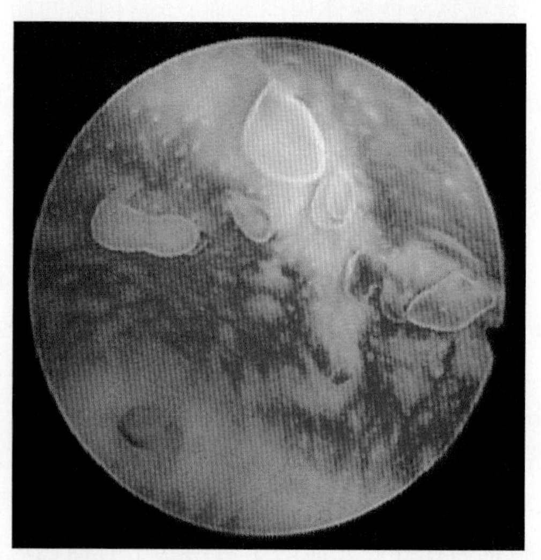

图 8-7-7 弥漫性子宫内膜微小息肉

病理切片见子宫内膜微小息肉由被内膜覆盖的新生微小血管组成,其在小血管和腺体间的正常间质细胞内聚集着淋巴细胞、浆细胞、嗜酸性粒细胞这样的炎症细胞。子宫内膜微小息肉仅在绝经前妇女

的子宫内膜中出现，却不出现在绝经后妇女中，此现象提示聚集着炎性细胞的子宫内膜微小息肉是子宫内膜活跃反应的表达，在感染的子宫内膜中出现了巨噬细胞、白细胞介素、生长因子浓度的升高，而在绝经后女性中上皮和血管的萎缩可能阻碍了这些改变以及微小息肉的形成。子宫内膜微小息肉的出现是诊断慢性子宫内膜炎的可靠证据。子宫内膜微小息肉表明了子宫内膜的刺激性增生，可认为是严重等级的感染。因此，子宫内膜微小息肉出现的同时常伴有间质水肿，局灶或弥漫性腺体周围充血（图 8-7-8），而在感染时，息肉或息肉样增生子宫内膜常伴有子宫内膜微小息肉，间质水肿和局灶或弥漫性腺体周围充血。通常认为宫腔镜下子宫内膜微小息肉需与子宫内膜充血以及子宫内膜间质水肿同时出现才提示慢性子宫内膜炎的存在。

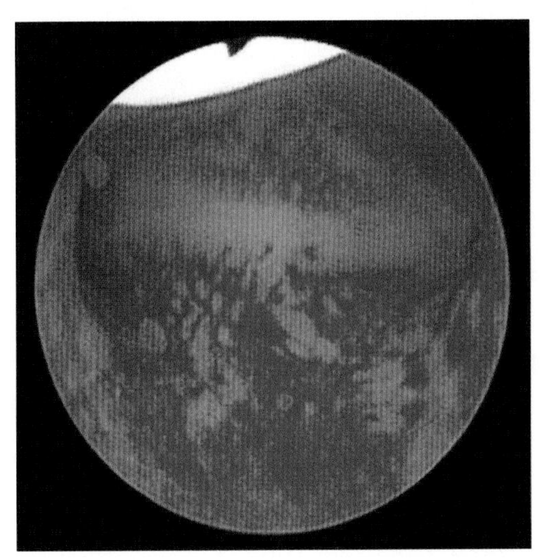

图 8-7-8 子宫内膜微小息肉伴充血

子宫内膜微小息肉总发生率为 11.7%，但在不孕症女性中发生率为其 2 倍，在不孕症同时可疑子宫畸形的女性中升高至 3 倍，并发现其在 AUB 患者中发生率较高。

（三）子宫内膜间质水肿

子宫内膜间质水肿是在子宫内膜增生期黏膜出现不规则增厚和苍白（图 8-7-9），并认为液体膨宫介质的宫腔镜检查下发现子宫内膜间质水肿与子宫内膜感染有关，但子宫内膜间质水肿镜下诊断比较困难。子宫内膜间质水肿的镜下特点为与月经周期不符的子宫内膜增厚、泛白、表面不规则，可以伴子宫内膜充血。因月经周期的不同，子宫内膜镜下特点差异很大，子宫内膜间质水肿往往与子宫内膜充血并存来诊断慢性子宫内膜炎，子宫内膜间质水肿并没有被单独列为慢性子宫内膜炎的诊断标准。因此，子宫内膜间质水肿镜下特点的认知及其与慢性子宫内膜炎的相关性仍需进一步研究以得到支持。

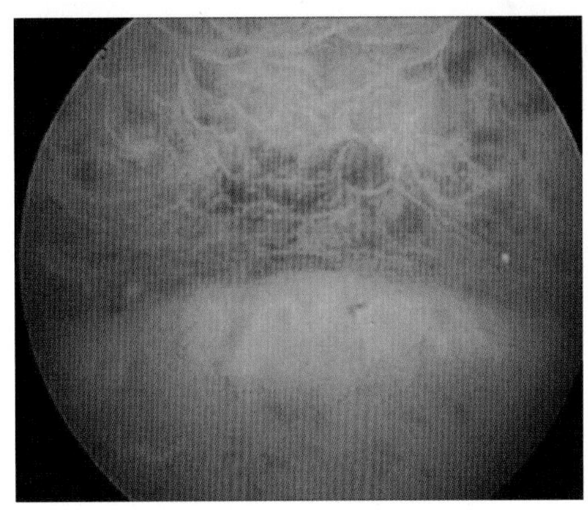

图 8-7-9 子宫内膜间质水肿

子宫内膜增厚、泛白、表面不规则，可伴充血

二、影响宫腔镜诊断慢性子宫内膜炎的因素

（一）宫腔镜检查者的认知及经验

宫腔镜下判定慢性子宫内膜炎受很多因素影响，首先，是否有清晰的宫腔镜视野，良好的宫腔镜视野才能清楚判断是否有子宫内膜充血、间质水肿、子宫内膜微小息肉及其程度；其次，宫腔镜检查者对这些病变特征的认知，认知不足会导致诊断的遗漏；第三，宫腔镜检查者是否有足够的诊断经验以及诊断的可重复性，同样的镜下表现不同的检查者可能得到不同的结论。子宫内膜微小息肉在宫腔膨宫介质中的漂浮，观察仔细即使不是很有经验的医师也很容易认知，因此认为这增加了宫腔镜下慢性子宫内膜炎的诊断率。

（二）膨宫介质对宫腔镜诊断的影响

子宫内膜充血是宫腔镜诊断慢性子宫内膜炎的重要征象，然而在用 CO_2 做膨宫介质时，子宫内膜的表面是平缓的，CO_2 膨胀宫腔是骤然的，可以引起毛细血管的扩张、破裂，导致子宫内膜黏膜的出血或充血而降低诊断的可靠性。在应用液体作为膨宫介质时，减少了因 CO_2 膨宫导致的与慢性子宫内膜炎征象相像的子宫内膜出血，液体还可以冲洗宫腔黏液以及内膜出血，清晰的视野为镜下诊断提供很好的帮助，另外，子宫内膜微小息肉会在流动的液体冲击下漂动而很容易被发现。目前公认液体膨宫的宫腔镜检查可以有效地诊断子宫内膜炎，因 CO_2 自身特性，

不建议用 CO_2 膨宫宫腔镜检查诊断慢性子宫内膜炎。

三、宫腔镜下慢性子宫内膜炎的诊断与组织病理学的相关性

宫腔镜下诊断子宫内膜炎是否能得到组织病理学的支持,诊断符合率有多高,慢性子宫内膜炎是否可以以宫腔镜检查作为确诊的标准,目前还没有定论。

Polisseni 等认为在无症状不孕女性中宫腔镜诊断慢性子宫内膜炎无应用价值。Cicinelli 等则认为宫腔镜下发现子宫内膜微小息肉高度提示慢性子宫内膜炎的存在,宫腔镜对慢性子宫内膜炎的阴性预测值为 98.8%,宫腔镜检查阴性是除外慢性子宫内膜炎的可靠依据,在评价感染程度上,宫腔镜与组织病理学有高度一致性。宫腔镜检查不仅在诊断慢性子宫内膜炎中有重要价值,而且镜下的特征还能判断慢性子宫内膜炎的严重程度。

慢性子宫内膜炎宫腔镜下诊断与组织病理学诊断的差异性需考虑以下因素:病理组织学显示慢性子宫内膜炎通常位于子宫黏膜,常为局灶性,因分布不均匀,病理学组织诊断困难。相对于宫腔镜下完整的视野评估,病理组织学的子宫内膜炎性细胞可能会被病理专家漏诊;子宫内活检组织通常是盲取的,取材不充足导致漏诊,微小息肉也可以在组织病理切片制片的过程中被破坏、遗漏;不同的阅片人经验差异性很大,也导致了组织病理学诊断的偏倚。目前尚无文献提及宫腔镜下异常所见定位活检与组织病理学诊断的符合率。

四、宫腔镜诊断慢性子宫内膜炎治疗后的转归

研究显示慢性子宫内膜炎在女性不孕、复发性流产以及反复胚胎种植失败中的发病率明显高于其他人群,提示慢性子宫内膜炎与女性生殖预后密切相关。组织病理学诊断为慢性子宫内膜炎的女性经抗生素治疗的有效性并对其生殖预后有一定影响。Cicinelli 等认为抗生素治疗后中期持续妊娠率没有显著差异,但治疗后晚期持续妊娠率有显著提高。Yang 等的研究则认为宫腔镜检查在慢性子宫内膜炎的诊断,以及治疗评价上宫腔镜较组织病理学更有意义。

宫腔镜检查具有充足的视野,弥补了因子宫内组织取材局限、慢性子宫内膜炎病变局灶而导致病理组织学漏诊,充分的宫腔镜评估对慢性子宫内膜炎的诊断、疗效评价、随访均有一定价值。

宫腔镜在诊断慢性子宫内膜炎有一定的应用价值,然而宫腔镜下诊断慢性子宫内膜炎受膨宫介质、宫腔镜下视野的清晰度、宫腔镜检查者的经验影响,宫腔镜诊断慢性子宫内膜炎与病理组织学诊断的符合率仍需要进一步的研究证实,从而更好地应用宫腔镜诊断慢性子宫内膜炎并评估治疗疗效。

(宋冬梅)

参考文献

1. 冯力民,夏恩兰. 宫腔镜诊治宫腔内病变的几个焦点问题. 中国妇产科临床杂志,2004,5(3):163-165.
2. 黄晓武,夏恩兰,马宁,等. 宫腔镜手术治疗早期弥漫性子宫肌瘤病临床分析. 中国内镜杂志,2012,18(6):581-584.
3. 刘玉环,夏恩兰,吕悦,等. 子宫内膜腺肌瘤性息肉的诊治分析. 中国内镜杂志,2008,14(3):263-265.
4. 彭雪冰,黄晓武,夏恩兰. 子宫内膜息肉对生育能力的影响. 国际生殖健康/计划生育杂志,2017,36(3):230-233.
5. 彭雪冰,夏恩兰,成九梅. 宫腔镜和 B 超对子宫内膜息肉的诊断价值分析. 中国实用妇科与产科杂志,2004,20(5):305-306.
6. 夏恩兰. 宫腔病变的微创诊治子宫腺肌病的宫腔镜诊治. 山东医药,2012,52(12):7-8.
7. 夏恩兰. 宫腔镜学及图谱. 3 版. 郑州:河南科学技术出版社,2016.
8. 夏恩兰. 宫腔镜应用的新进展. 山东医药,2012,52(2):1-3.
9. 夏恩兰. 宫腔镜在子宫恶性肿瘤诊治中的应用与思考. 中国实用妇科与产科杂志,2010,26(1):25-27.
10. 夏恩兰. 输卵管性不孕微创手术的过去、现在与未来. 国际生殖健康计划生育杂志,2016,35(3):181-186.
11. 夏恩兰. 子宫畸形诊治新纪元. 国际妇产科学杂志,2014,41(5):570-574.
12. 肖豫,刘玉环. 454 例不良孕产史患者宫腔镜检查的临床分析. 中国妇产科临床杂志,2017,3:238-239.
13. 周巧云,刘玉环,夏恩兰. 子宫内膜非典型息肉样腺肌瘤 24 例临床分析. 国际妇产科学杂志,2017,44(2):167-170.
14. AAGL. Advancing Minimally Invasive Gynecology Worldwide. AAGL practice report:practice guidelines for management of intrauterine synechiae. J Minim Invasive Gynecol,2010,17(1):1-7.
15. Babacan A,Gun I,Kizilaslan C,et al. Comparison of transvaginal ultrasonography and hysteroscopy in the diagnosis of uterine pathologies. Int J Clin Exp Med, 2014,7(3):764-769.
16. Bar-On S,Ben-David A,Rattan G,et al. Is outpatient hysteroscopy accurate for the diagnosis of endometrial pathology among

perimenopausal and postmenopausal women? Menopause,2018,25(2):160-164.

17. Bouet PE,El Hachem H,Monceau E,et al. Chronic endometritis in women with recurrent pregnancy loss and recurrent implantation failure:prevalence and role of office hysteroscopy and immunohistochemistry in diagnosis. Fertil Steril,2016,105(1):106-110.
18. Capmas P,Pourcelot AG,Giral E,et al. Office hysteroscopy:A report of 2402 cases. J Gynecol Obstet Biol Reprod (Paris), 2016,45(5):445-450.
19. Carvalho FM,Aguiar FN,Tomioka R,et al. Functional endometrial polyps in infertile asymptomatic patients:a possible evolution of vascular changes secondary to endometritis. Eur J Obstet Gynecol Reprod Biol, 2013,170(1):152-156.
20. Chen J,Clark LH,Kong WM,et al. Does hysteroscopy worsen prognosis in women with type II endometrial carcinoma? PLoS One, 2017,12(3):e0174226.
21. Chen YQ,Fang RL,Luo YN,et al. Analysis of the diagnostic value of CD138 for chronic endometritis,the risk factors for the pathogenesis of chronic endometritis and the effect of chronic endometritis on pregnancy:a cohort study. BMC Womens Health, 2016,16(1):60.
22. Cholkeri-Singh A,Sasaki KJ. Hysteroscopy for infertile women:a review. J Minim Invasive Gynecol, 2015,22(3):353-362.
23. Cicinelli E,Matteo M,Tinelli R,et al. Chronic endometritis due to common bacteria is prevalent in women with recurrent miscarriage as confirmed by improved pregnancy outcome after antibiotic treatment. Reprod Sci,2014,21(5):640-647.
24. Cicinelli E,Matteo M,Tinelli R,et al. Prevalence of chronic endometritis in repeated unexplained implantation failure and the IVF success rate after antibiotic therapy. Hum Reprod, 2015,30(2):323-330.
25. Grimbizis GF,Gordts S,Di Spiezio Sardo A,et al. The ESHRE/ESGE consensus on the classification of female genital tract congenital anomalies. Hum Reprod, 2013,28(8):2032-2044.
26. Guralp O,Sheridan SM,Harter J,et al. A new diagnostic test for endometrial cancer?:Cytology analysis of sonohysterography distention media. Int J Gynecol Cancer, 2013,23(7):1252-1257.
27. Haldorsen IS, Salvesen HB. What Is the Best Preoperative Imaging for Endometrial Cancer? Curr Oncol Rep, 2016, 18 (4):25.
28. Kayatas S,Meseci E,Tosun OA,et al. Experience of hysteroscopy indications and complications in 5,474 cases. Clin Exp Obstet Gynecol, 2014,41(4):451-454.
29. Makled AK,Farghali MM,Shenouda DS. Role of hysteroscopy and endometrial biopsy in women with unexplained infertility. Arch Gynecol Obstet, 2014,289(1):187-192.
30. McQueen DB,Bernardi LA,Stephenson MD. Chronic endometritis in women with recurrent early pregnancy loss and/or fetal demise. Fertil Steril,2014,101(4):1026-1030.
31. McQueen DB,Perfetto CO,Hazard FK,et al. Pregnancy outcomes in women with chronic endometritis and recurrent pregnancy loss. Fertil Steril, 2015,104(4):927-931.
32. Moini A,Kiani K,Ghaffari F,et al. Hysteroscopic findings in patients with a history of two implantation failures following in vitro fertilization. Int J Fertil Steril, 2012,6(1):27-30.
33. Nergiz S,Demircan-Sezer S,Küçük M,et al. Comparison of diagnostic methods for evaluation of postmenopausal bleeding. Eur J Gynaecol Oncol, 2014,35(3):292-297.
34. Perino A,Calagna G,Fiorella G,et al. Long and fluctuating bone fragments in uterine isthmus:a curious feature of true osseous metaplasia. J Obstet Gynaecol Res, 2014,40(6):1819-1822.
35. Roach MK,Thomassee MS. An incidental finding of endometrial osseous metaplasia during office hysteroscopy. Am J Obstet Gynecol,2015,212(3):402. 1-2.
36. Rodríguez-Trujillo A,Martínez-Serrano MJ,Martínez-Román S,et al. Preoperative Assessment of Myometrial Invasion in Endometrial Cancer by 3D Ultrasound and Diffusion-Weighted Magnetic Resonance Imaging:A Comparative Study. Int J Gynecol Cancer, 2016,26(6):1105-1110.
37. Wong AS,Lao TT,Cheung CW,et al. Reappraisal of endometrial thickness for the detection of endometrial cancer in postmenopausal bleeding:a retrospective cohort study. BJOG, 2016,123(3):439-446.
38. Xuebing P,TinChiu L,Enlan X,et al. Is endometrial polyp formation associated with increased expression of vascular endothelial growth factor and transforming growth factor-beta1? Eur J Obstet Gynecol Reprod Biol,2011,159(1):198-203.
39. Yang R,Du X,Wang Y,et al. The hysteroscopy and histological diagnosis and treatment value of chronic endometritis in recurrent implantation failure patients. Arch Gynecol Obstet, 2014,289 (6):1363-1369.
40. Yuqing Chen,Lixiang Liu,Yuanna Luo,et al. Prevalence and Impact of Chronic Endometritis in Patients With Intrauterine Adhesions:A Prospective Cohort Study. J Minim Invasive Gynecol, 2017,24(1):74-79.

第九章
宫腔镜手术

第 1 节　宫腔镜电切术总论

宫腔镜手术自 20 世纪 70 年代开始应用于临床，最初只用于输卵管绝育，即在宫腔镜直视下通过电热破坏输卵管间质部达到绝育的目的。由于其疗效不够满意而且风险较大，逐渐被其他绝育方法所取代。此后随着技术的创新和各种手术器械和能源的不断更新完善，宫腔镜手术的安全性和有效性不断提高，宫腔镜手术的适应证也逐渐扩展，从切除或去除子宫内膜有效治疗月经异常，到对宫腔和宫颈内占位病变或形态异常进行切割、分离、电凝或汽化等操作，有效治疗内膜息肉、子宫肌瘤、子宫畸形、宫腔粘连、宫腔异物等异常情况。目前，这一微小创伤技术正在逐渐取代传统的、创伤较大的开腹子宫切除手术，治疗有症状的各种宫腔内和宫颈疾患，并且由于其自身的创伤比值最小，效价比高，被誉为微创手术的典范。

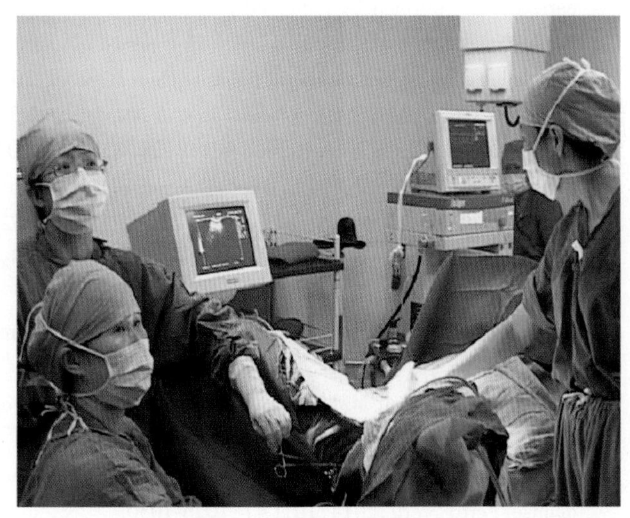

图 9-1-1　宫腔镜手术全景

一、手术室设施及患者体位

（一）手术室

手术室应较宽敞，手术台摆放在中央，手术台的头端供麻醉师活动及放置麻醉机、监护仪用。患者的一侧摆置吊臂或台车，上置监视器、摄像机、录放机、冷光源、电流发生器、液体膨宫机等，同侧或对侧摆置超声扫描仪。腿侧摆放器械台，供术者使用（图 9-1-1、9-1-2）。同时有腹腔镜手术时腹腔镜设备摆放于患者腿侧（图 9-1-3、9-1-4）。墙壁插座至少 3 个以上，并有足够的功率，满足手术用电的需要。

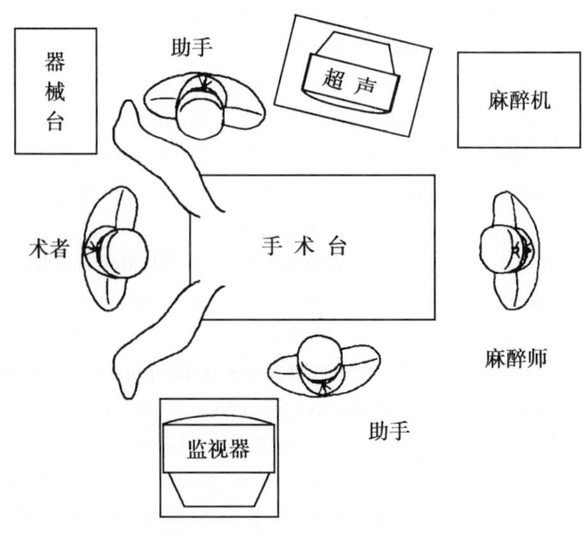

图 9-1-2　宫腔镜手术室布置

（二）妇科手术台

宫腔镜手术用手术台应具备以下功能：

1. 能随操作需要快速地改变患者体位，以适应电切时间受到限制的客观需要。

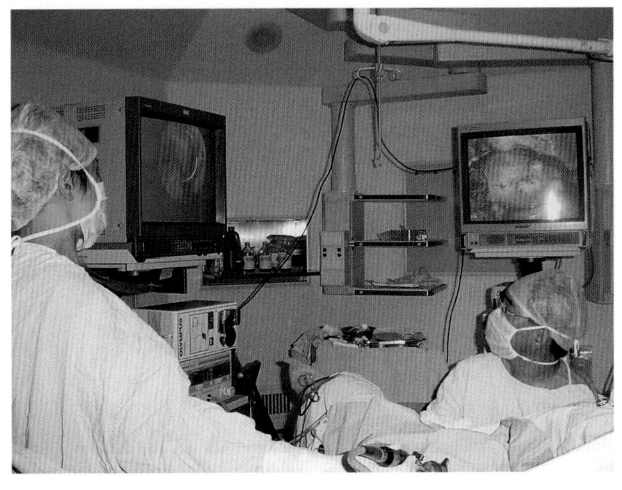

图 9-1-3　宫腹腔镜联合手术全景

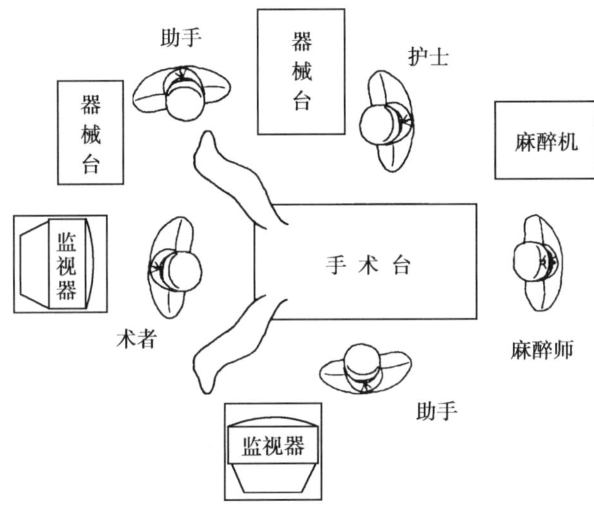

图 9-1-4　宫腹腔镜联合手术室布置

2. 操作部位有足够的活动空间，以利于电切术的顺利进行。

3. 有齐全的引流收集灌流液系统，以适应电切术中大量应用液体的需要。

4. 适应多种用途，可做任何妇科手术，以便发生意外时，可立即改行开腹手术。

（三）体位

患者需取改良截石位，即腿由休息状态的膝盖支持，大腿与水平线成45°，两腿尽量外展，以加大其间可利用空间，此体位较完全截石位腹腔内压力小，不影响呼吸，容易接近输卵管开口。若同时做腹腔镜，则大腿与水平线成30°，以免影响腹腔镜操作。一般取头略低位。

（四）预防感染

术前预防性抗生素的应用有益。可于手术开始时静滴抗生素1日量。

二、宫腔镜手术的灌流方法

宫腔镜手术应用的膨宫及灌流系统为液体膨宫系统，主要由液体膨宫机、膨宫泵管和膨宫液体组成。宫腔镜手术中宫腔内存在两种压力，即：①动力压：是灌流液通过镜鞘向内注入时所产生的压力，由灌流液的高度和子宫本身的静水压所决定；②静水压：为宫腔内压，需消耗动力压以克服之。

（一）高压灌流法

通常宫腔镜手术时膨宫压力设定在80～100mmHg（10.7～13.3kPa），这一压力与患者平均动脉压相近，可以达到理想的膨宫效果，又避免了灌流液过度吸收。可是在某些情况下，如肥厚内膜或较大的黏膜下肌瘤占据了宫腔，纵隔子宫的宫腔狭小或宫腔粘连，限制了灌流液进入宫腔，视野不清，可暂时提高灌流压力，如120～150mmHg（16.0～20.0kPa），膨胀宫腔，快速有效地完成手术。应用较高的灌流压力可以使宫腔镜视野清晰，操作方便，但灌流液的吸收增多，血液稀释，血钠下降。一旦子宫穿孔，灌流液即通过穿孔处迅速进入腹腔，加速灌流液的吸收。所以高压灌流应控制于短时间内施行。

（二）低压灌流法

文献报道，维持宫腔膨胀的最低灌流压力是40mmHg（5.3kPa）。在一项随机双盲控制试验中，Haggag等发现膨宫压力在60mmHg（8.0kPa）时，其宫腔镜手术成功率与80mmHg（10.7kPa）相近。维持较低的膨宫压力可使通过电切创面进入体内的液体量大大减少，发生TURP的可能性明显降低，但是较低的膨宫压力也意味着较差的宫腔膨胀和不理想的手术视野。

（三）灌流液的选择

灌流液兼有膨宫、冲洗、降温三重作用，灌流液的种类、术中灌流压力与流速及手术时间等均为影响手术安全性的因素。对灌流液的选择应从是否为电解质溶液，以及其黏滞性、透明度、渗透压、酸碱度、半衰期、体内代谢过程及终末产物等方面进行，并设定合理的灌流压力。常用的电解质液体为0.9%的生理盐水；常用的非电解质液体有1.5%甘氨酸溶液、5%甘露醇溶液、3%山梨醇溶液、5%葡萄糖溶液及Cytal溶液等。

宫腔镜单极电切术用等渗非电解质溶液灌流，以使在切割或电凝时所产生的电流集中于电极头接触组织部分。由于非电解质溶液为非生理性液体，若大量灌流液进入血液循环，可引起血容量增加和电解质成分的改变，引起全身的病理生理变化及各种临床表现，如低钠血症、水中毒、肺水肿及急性左心衰竭等。

宫腔镜双极电切术用电解质溶液灌流，如0.9%无菌生理盐水溶液。双极宫腔镜活动电极与回路电极相互毗邻，由于电解质溶液的导电性能，电流只在活动电极与回路电极之间通过，不需用回路电极板，因而其电热效应相对局限，不仅对邻近组织损伤小，而且凝固止血效果好，极少造成邻近器官的意外电热损伤。生理盐水为等渗低黏度电解质溶液，可减少低钠血症的发生。

三、术前宫颈预处理

正常宫颈自然扩张宽度仅为3~5mm，而宫腔电切镜的外鞘直径一般为8~9mm，故宫腔镜手术操作前需将宫颈扩张至此外径之上。未经预处理的宫颈在宫腔镜手术时常出现宫颈扩张困难。宫颈扩张不充分可导致宫颈撕裂、出血增多、手术难度增加、手术时间延长，且极易造成子宫穿孔，或形成新生假道，其TURP综合征的发生概率也相应增加。若在宫腔镜手术前进行宫颈预处理，充分软化宫颈，手术时宫颈扩张程度在宫腔镜外径之上，可以明显降低扩宫难度，减少宫颈撕裂或子宫穿孔发生率，降低术中灌流液的吸收，减少TURP综合征的发生。

目前临床常用的宫颈预处理方法有渗透性扩张棒、米索前列醇、间苯三酚等方法。

（一）渗透性扩张棒

宫颈渗透性扩张棒为临床常用的宫腔镜手术前机械性扩张宫颈方法，有海藻棒、硅胶棒等。一般于手术前晚置于宫颈管内，超过宫颈内口，经过一段时间的机械性刺激，加之扩张棒吸水膨胀，致宫颈硬度降低，宫颈管扩张。于手术日消毒铺巾前由助手取出(图9-1-5)。

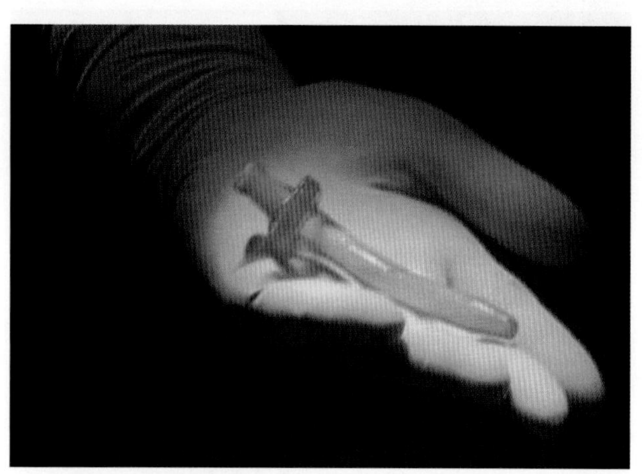

图9-1-5 手术前晚宫颈插扩张棒，手术前取出，可见扩张棒吸收水分后膨胀增宽

（二）米索前列醇

米索前列醇是前列腺素 E_1 衍生物，可使宫颈结缔组织胶原纤维降解，胶原蛋白酶及弹力蛋白酶释放，短时间内即可使宫颈软化、成熟、扩张。常用方法为手术前晚或术前4小时口服或于阴道后穹窿放置，常用剂量为200~400μg。此方法适用于扩张棒置入困难，或无法耐受者；禁忌于心、肝、肾疾病患者，肾上腺皮质功能不全者、青光眼、哮喘和过敏体质者。

（三）间苯三酚

间苯三酚为亲肌性非阿托品非罂粟碱类纯平滑肌解痉药，可直接作用于胃肠道和泌尿生殖道的平滑肌。研究表明间苯三酚在宫腔镜检查中止痛效果和宫颈松弛软化程度分别优于利多卡因和米索前列醇，不良反应较两者低。作为宫腔镜手术前松弛软化宫颈的方法之一，间苯三酚注射液尤其适用于宫腔镜电切手术时间较长及有高血压、青光眼等内科合并症的患者。间苯三酚注射液常用剂量为40~80mg，术前15~30分钟静脉滴注，5分钟左右滴完。作用时间可持续45分钟。

四、宫腔镜电切技术

（一）手术步骤

患者截石位于手术台上，常规消毒外阴，对放宫颈扩张棒者，此时助手戴消毒手套，进入阴道取出，可避免其他方法取出时宫颈扩张棒断裂，部分存留于宫腔内的弊端，继而阴道和宫颈消毒，置入阴道窥器并用宫颈钳钳夹宫颈前唇，逐号扩张宫颈内口至手术宫腔镜能够置入，通常为9~10mm，然后分别安装光源、灌流液导管、电缆导线及操作手件。闭孔器应首先与鞘管一同插入宫颈，以便其前端进一步扩张宫颈内口，一经进入宫腔即可取出闭孔器，然后置入镜体与手件部分进行操作。使用低黏度膨宫介质时，要在操作手件的末端连接两条内、外径分别为2.4mm和1.6mm的聚乙烯胶管，在一定压力作用下，液体通过入水和出水管道进入和流出宫腔，形成连续循环，以清除宫腔内的黏液、组织碎屑和血块，保持清晰的手术视野。使用摄像、录像系统时，要将连接摄像系统的适配器套接在镜体的目镜上，在插入宫腔以前调节摄像机的焦距、色彩及清晰度。宫腔镜插入的正确方向是光纤电缆朝下，镜体的前倾视野朝上。适配器与镜体衔接后始终保持一个方向不能旋转,观察宫腔侧面时只须顺时针或逆时针方向转动宫腔镜即可。另外,当使用低黏度介质膨宫时,切记在患者臀部放置塑料收集袋,收集术中流出的液体量,以便精确测量液体损失量和避免弄湿地面。

在将已连接好光学视管、操作手件和作用电极的镜鞘置入宫腔前,切记打开进、出水开关,排净注水管中的气体。术时先启动连续灌流系统,使液体灌注并冲洗宫腔内的组织碎屑及血液,有时较大的凝血块阻塞镜鞘,妨碍灌流液循环时,必须取出手件和镜体或内鞘进行清理。待宫腔视野清晰后,连接电缆线即可开始手术。当应用单极宫腔电切镜手术时,开启电源进行手术以前,切记检查连接在患者身上的回路电极以保证电流有完整的循环通路。只能使用非电解质液体作膨宫介质,每次手术前都要准备一些备用的作用电极,以便组织碎屑黏附电极时及时更换,避免影响电极作用效果。更换下来的电极经清理后仍可继续使用。

(二)宫腔镜高频电切割手法

宫腔镜高频电切割操作有顺行切割、逆行切割、垂直切割和横行切割等。

1. 顺行切割法 宫腔镜高频电顺行切割法为宫腔镜单极或双极环形电极由远及近地顺行切割,切出长条状组织。此技术可在宫腔镜下清晰观察电切环由远而近的移动过程,避免误切邻近组织,且可重复操作,切除多量组织,是子宫内膜切除、内膜息肉切除、子宫肌瘤切除、子宫纵隔切除等手术最常采用的电切手法。具体的操作方法为:

(1)首先将宫腔电切镜置于拟切割组织的表面,暴露手术野,将电切环推出镜鞘伸至远处(图 9-1-6A)。

(2)踩踏电切脚踏板通电,将电切环适度切割入组织,达适当深度,同时缓慢带鞘回拉宫腔镜,按切除深浅或长短距离要求,由远及近地作平行方向切割,达欲切除组织边缘(图 9-1-6B)。

(3)缓慢回拉环形电极,使之回收至镜鞘内,切断组织。放松踏板,通电停止,切割结束。

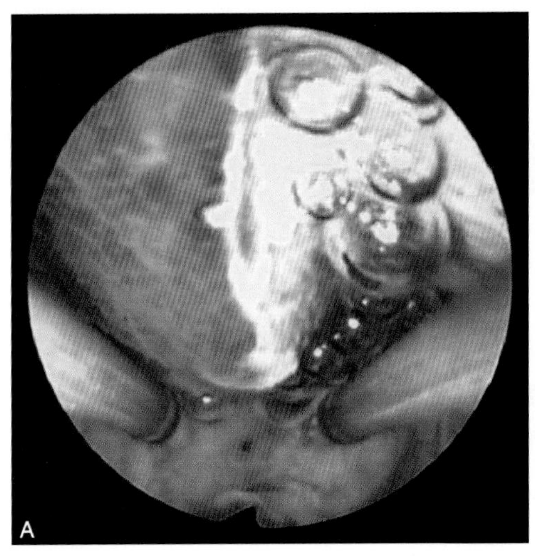

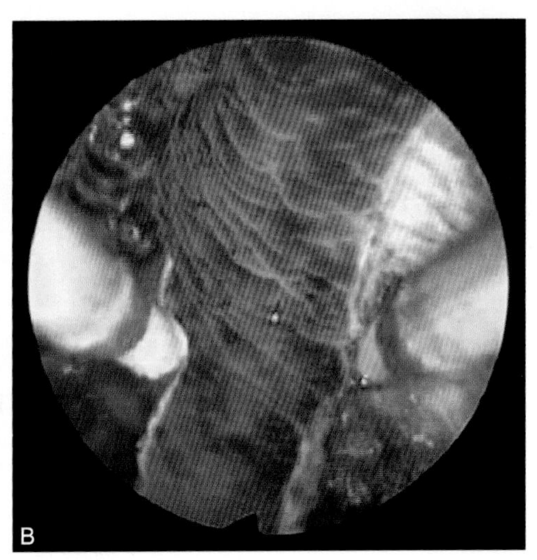

图 9-1-6 宫腔镜顺行电切宫腔前壁内膜及浅肌层
A. 首先将环形电极推出镜鞘伸至远处;B. 按切除深浅或长短距离要求,环形电极由远及近地作平行方向切割

2. 逆行切割法 宫腔镜高频电逆行切割法的切割方向与顺行切割法相反,环形电极由近及远地切割。但是切割时环形电极向远处移动的方向、距离和速度宫腔镜下不能清晰观察,操作不易控制,易将环形电极推入子宫壁内造成损伤,甚至引起穿孔。鉴于此法操作比较困难,因此仅在:①需切除的组织较多,无法看清远处边界时;②欲切除的组织物下界漂动,顺行切除有困难时;③顺行电切后创面上某些残余组织连接于创面并漂动,顺行切除有困难时,由有经验的医师施行。具体的操作方法为:

(1)首先将宫腔电切镜置于拟切割组织的表面,暴露手术野。

(2)将环形电极推出镜鞘,置于拟切割组织近端的表面(图 9-1-7A)。

(3)踩踏电切脚踏板通电,将环形电极前推,切割入组织达适当深度,向远处做短距离倒推(图 9-1-7B),到达需切除组织远端边缘时将其切断。

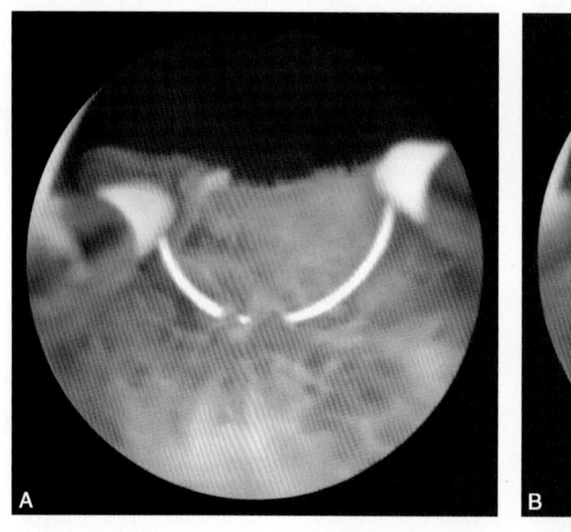
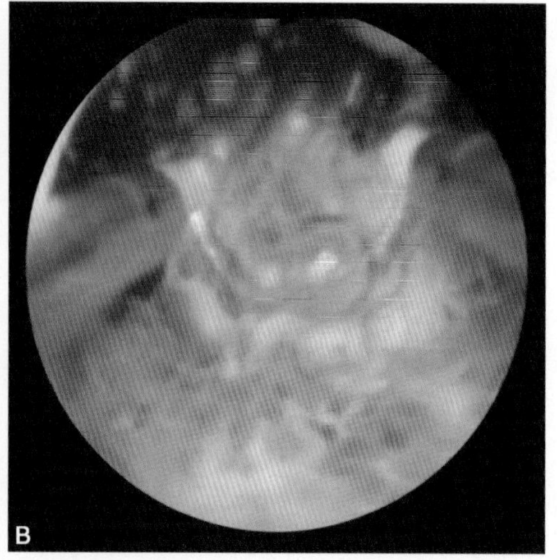

图 9-1-7 宫腔镜逆行电切宫腔内组织

A. 首先将环形电极置于拟切割组织近端的表面；B. 通电后将环形电极前推，切割入组织

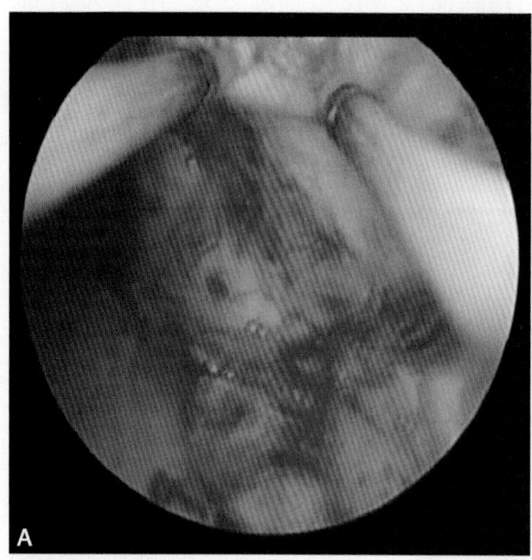
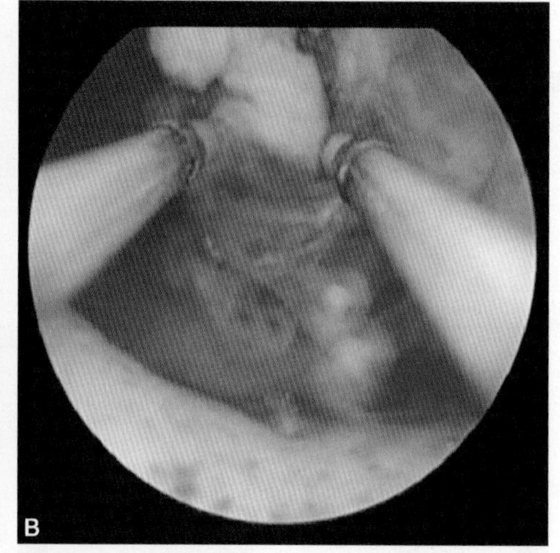

图 9-1-8 宫腔镜垂直电切宫底后壁肌瘤

A. 将环形电极推出镜鞘伸至拟切割组织表面，通电后，环形电极由上而下垂直切割组织；B. 垂直切割组织后回拉环形电极切断组织

3. 垂直切割法 宫腔镜高频电垂直切割法将环形电极做由上而下的垂直切割，切割时，电切环的移动度较小，以将镜鞘适当做上下移动为主。此法适用于切除较大的肌瘤（图 9-1-8A、B）。

4. 横行切割法 宫腔镜高频电横行切割法将环形电极做由左而右，或由右而左的横行切割，切除时，电切环移动，以将镜鞘适当做横向移动为主（图 9-1-9A、B）。此法适用于切除子宫底部组织和子宫纵隔。

（三）宫腔镜高频电凝固手法

宫腔镜高频电凝固方法可凝固破坏内膜组织，也可电凝血管止血，常用于子宫内膜去除手术和宫腔镜手术中止血。电凝操作时注意电极通电时需在组织表面缓慢移动，避免作用时间过长产生深部组织电热损伤。

1. 宫腔镜电凝破坏子宫内膜方法 宫腔镜电凝可以破坏子宫内膜，常用于子宫内膜去除术或子宫腺肌病宫腔镜手术。具体的操作方法为：

（1）首先将宫腔电切镜置于拟破坏组织的表面，暴露手术野，将滚球电极推出镜鞘伸至远处，置于拟破坏组织表面，轻压电极，使其与组织接触（图 9-1-10A）。

（2）踩踏电凝脚踏板通电，滚球电极在组织表面短暂停留，待电极周围的组织变白，即可缓慢移动电极滚动至邻近拟破坏区域（图 9-1-10B）。

（3）电凝后组织创面为焦黄色（图 9-1-10C）。

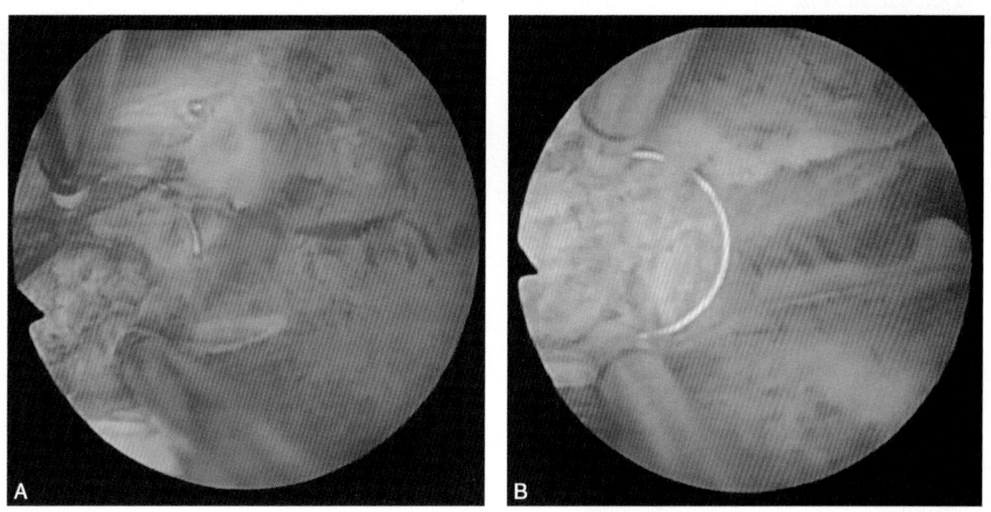

图 9-1-9　宫腔镜横行切割宫底部内膜及浅肌层

A. 将环形电极置于右侧宫底部，向左侧宫角方向横行切割；B. 环形电极横行切割宫底部达左侧宫角部

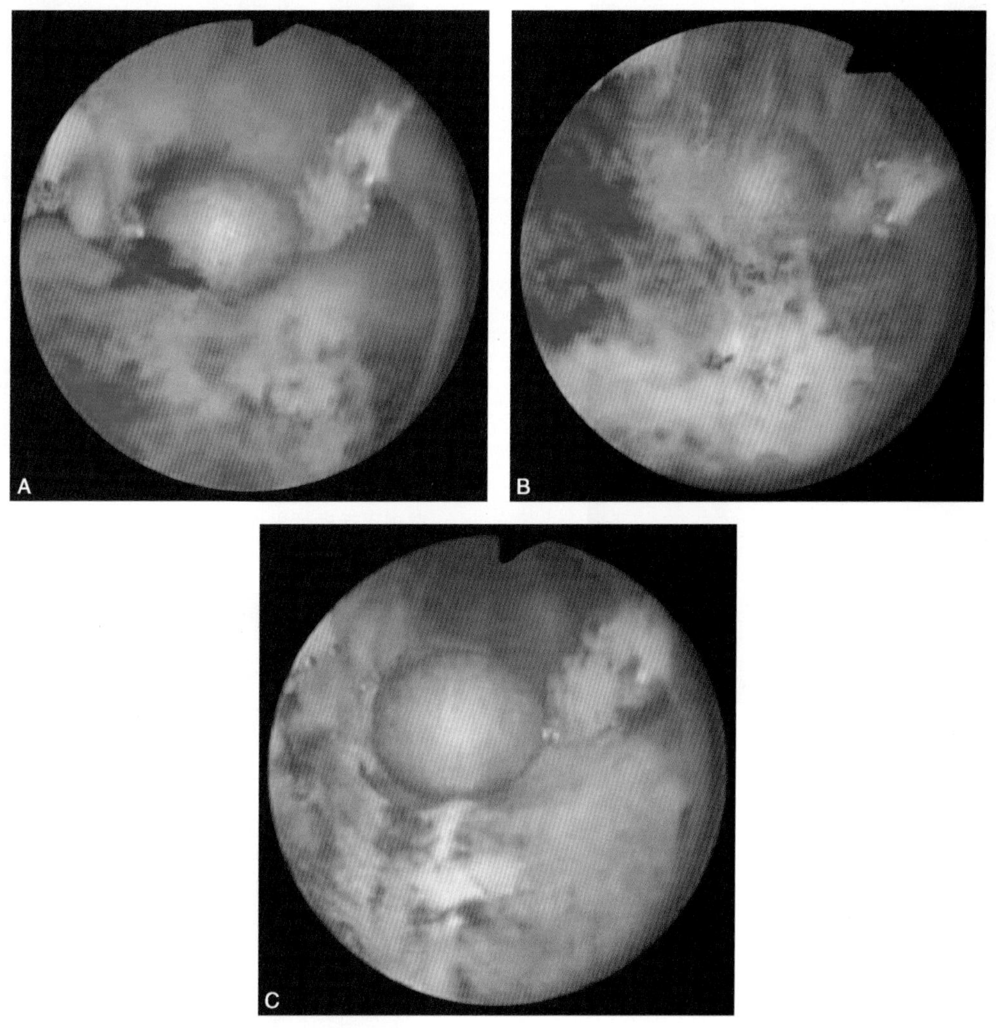

图 9-1-10　宫腔镜电凝破坏子宫内膜

A. 滚球电极置于宫腔后壁内膜表面；B. 通电后滚球电极缓慢移动，破坏内膜组织；C. 破坏内膜后创面呈焦黄色

2. 宫腔镜电凝止血方法

（1）当宫腔内有活动性出血时，可用作用电极对准喷射出血点直接电凝止血。常用的为环形电极，其电凝范围较小，操作较精细，止血效果好（图 9-1-11A、B）。其他可供选择的作用电极包括针状电极、滚球电极、汽化电极等（图 9-1-12、9-1-13）。若无效，可能与动脉口径较大或走行方向与电凝部位不一致有关，可在出血点的邻近部位电凝。

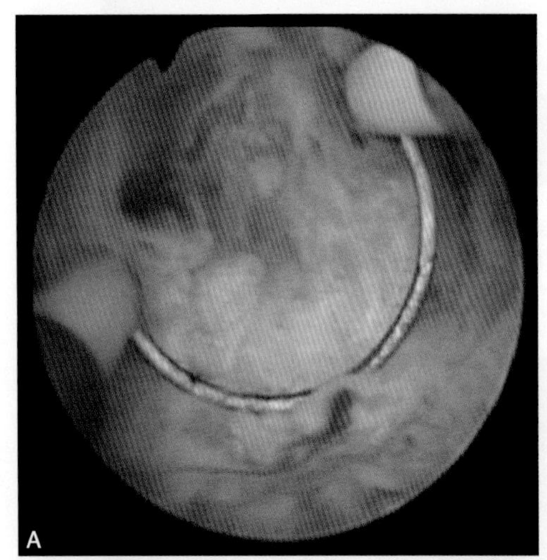

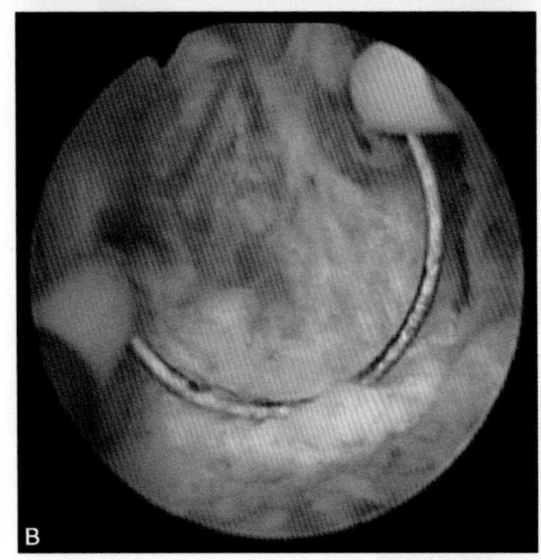

图 9-1-11　宫腔镜环形电极电凝止血

A. 环形电极电凝子宫后壁创面活动性出血点；B. 电凝血管止血后

（2）对宫腔内较广泛的渗血，或环形电极电凝无效的出血，可用滚球电极电凝止血（图 9-1-14）。滚球电极电凝范围较大，止血效果好。但是过度电凝局部可产生焦痂，术后可发生组织坏死脱落，引起继发性出血。

（3）当切除组织表面有粗大血管时，在宫腔镜手术切割组织之前，可先电凝封闭血管再切割组织，可减少宫腔镜术中出血（图 9-1-15）。

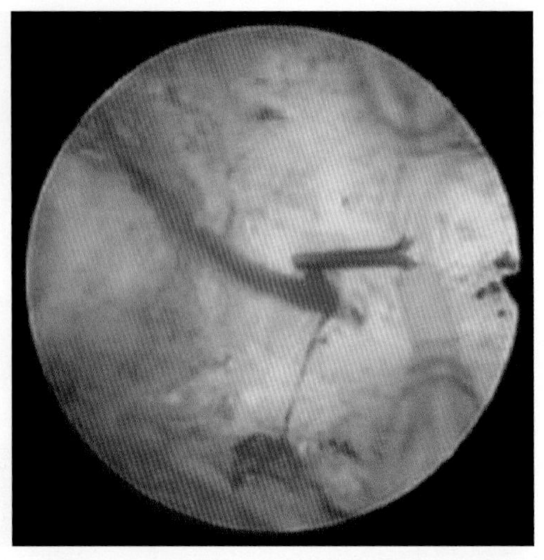

图 9-1-12　宫腔镜针状电极电凝宫底部活动性出血点

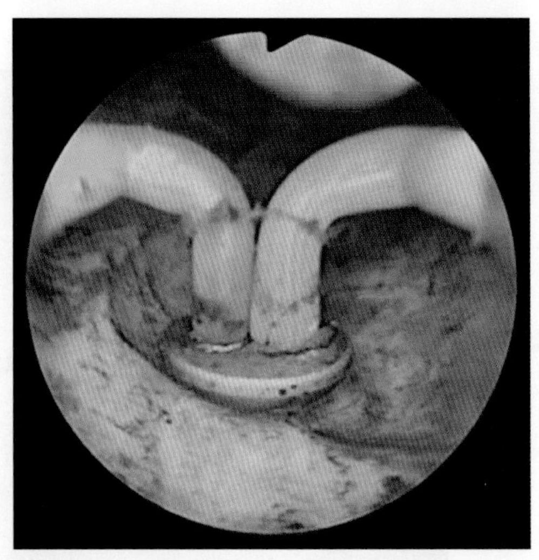

图 9-1-13　宫腔镜双极蘑菇头汽化电极电凝子宫后壁创面活动性出血点

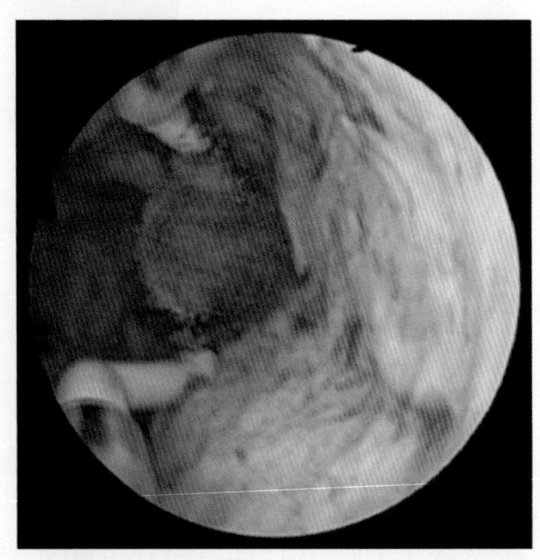

图 9-1-14　宫腔镜滚球电极电凝创面止血

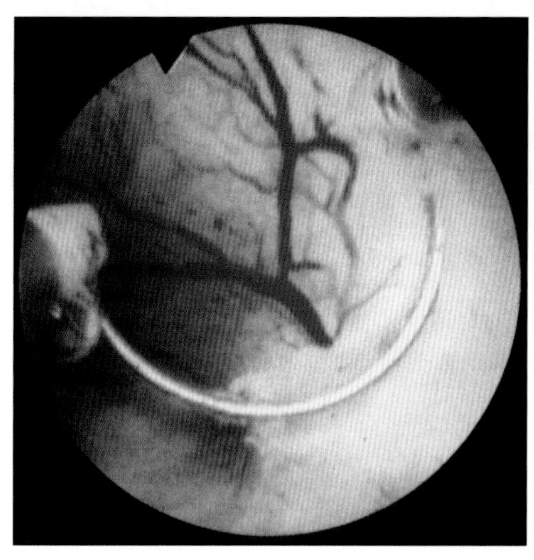

图 9-1-15　宫腔镜环形电极电凝黏膜下肌瘤根蒂部粗大血管

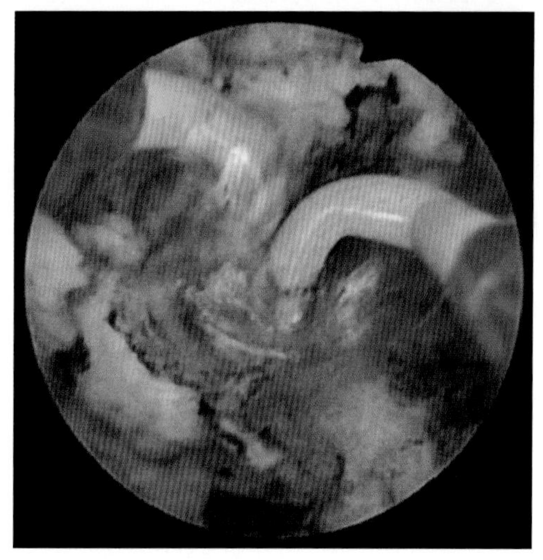

图 9-1-17　宫腔镜双极蘑菇头汽化电极汽化子宫内膜

（四）宫腔镜高频电汽化方法

宫腔镜高频电汽化手术所用电流功率远高于切割及凝固电流，当汽化电极工作时输出的高频电流在电极接触部位的组织内产生较高的电流密度，其电热效应使组织汽化，达到破坏组织的作用，临床常用于子宫内膜去除术或者同时去除并存的内膜息肉及小肌瘤时（图 9-1-16、9-1-17）。

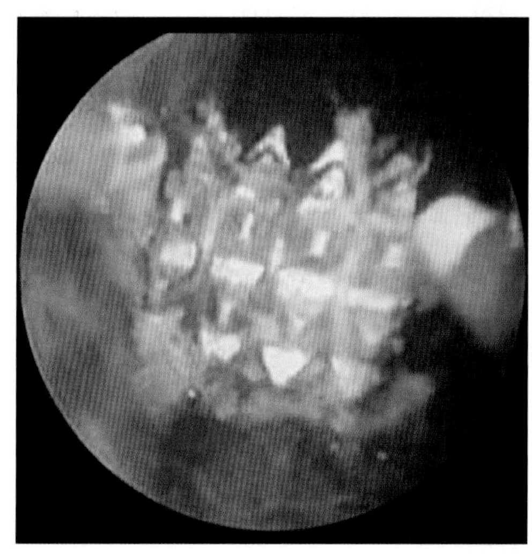

图 9-1-16　宫腔镜单极汽化电极汽化子宫内膜

汽化电极手术的操作方法与电凝操作大致相同。但是汽化手术具有组织电热损伤较大和无法获得组织标本的缺点，故需注意汽化电极通电时必须滚动，避免原位停留导致肌层凝固过深。

五、切除组织的重量计算

通常情况下，宫腔镜电切切除的组织重量较轻，可能与以下几个因素相关：

1. 组织切割数量越多，重量缺失越多　一块完整的组织切成十几条或几十条组织片后，组织内的血液、淋巴液和组织液从组织面上渗出和流失。

2. 电凝和电切对组织细胞的烧灼作用　电凝和电切可造成组织脱水，细胞萎缩，此电流作用使组织重量进一步减轻。根据前列腺电切术的研究报告，组织片重量减轻各作者结果不一致。Einarsson 报告为 20%，Ruter 报道约为 30%。我国学者将摘除的前列腺进行电切，再称重，其减轻百分比在 23%～42.8%之间，平均减轻 32.6%。

3. 切除方法　切薄片较切厚片轻；切小块较切大块轻。

4. 电流选择　混合电流波较单纯切割者轻。

5. 电凝方法　盲目过多电凝者重量减轻有限，有针对性地电凝止血者轻。

六、电切术中出血量的估计

（一）术中出血相关因素

术中出血量的多少主要取决于创面出血程度和手术时间长短，与之相关的因素有：

1. 切除方法　切一刀电凝一次出血少，但手术时间长，切数刀再电凝，手术时间短，但失血稍多。

2. 操作者的熟练程度　熟练者切除和止血均快，减少了出血。

3. 切除量和切除时间　切除量越多，时间越长，出血越多。

4. 应用电流的种类　应用混合电流者出血少。

5. 切割深度　切割深及 5～6mm，伤及血管网则出血多。

6. 子宫肌本身的病理变化　伴纤维化者出血少，伴慢性炎症者血管增生，血运丰富，子宫肌肉收缩力差，出血多。

（二）失血量的计算方法

测定灌流液中血红蛋白浓度较为准确，用试管直接比色或用光电比色计比色，但由于一般比色计的深度最低值为40%，而灌流液中血红蛋白的浓度则远低于此值，需有专门的比色计才能进行比色测定。常用的方法为 Desmonol 比色法，先测量灌流液中血红蛋白的浓度（%），转化为国际单位（g/L），再与患者原有血色素浓度相比较，即可得出失血量。计算公式如下：

$$出血量(ml)=\frac{总灌流液量(ml)\times 测得灌流液血红蛋白(g/L)}{术前外周血血红蛋白(g/L)}$$

近年等离子双极电切镜问世，其电切与电凝的方法与上述单极一致，唯在已经切过的切面上切第二刀时，因局部电流阻抗增加，不可能再实现切割，此为在实施双极电切时与单极电切不同之处。双极电切用生理盐水灌流，不易发生低钠血症。2007 年新加坡 Ho 等前瞻比较 2004～2005 年 52 例单极和 48 例双极生理盐水电切系统（transcervical resection in saline，TCRis）前列腺电切术，一般资料有可比性，随访至少 12 个月，结果电切时间和切除组织的重量两组相同，术后血 Na^+ 下降 TCRis 组 3.2mmol/L，单极组 10.7mmol/L，$P<0.05$。术后 Hb 下降两组无差异。认为经过 1 年的比较，双极电切较安全。

（夏恩兰　于　丹）

第 2 节　子宫内膜切除术及子宫内膜去除术

宫腔镜子宫内膜切除术（transcervical resection of endometrium，TCRE）是应用高频电，通过宫腔电切镜的环形电极，系统切除子宫内膜的功能层、基底层及其下方 2～3mm 的肌肉组织的手术；子宫内膜去除术（endometrial ablation，EA）是应用高频电，通过宫腔电切镜的单极滚球或汽化电极，电灼或汽化子宫内膜组织的手术。TCRE 和 EA 术后子宫内膜不能再生，月经量减少或无月经，是 AUB 的首选外科治疗方法。2011 年国际妇产科联盟（FIGO）发布非妊娠育龄妇女的 AUB 的 9 类病因新分类，命名为 PALM-COEIN，既往通过去除子宫内膜的方式（第一代子宫内膜去除术）治疗的 AUB 主要是 PALM-COEIN 中的非结构性异常因素引起的一系列疾病，这些非结构性异常因素包括排卵障碍、子宫内膜局部凝血机制障碍和子宫内膜功能障碍中的一种或多种因素。在子宫内膜切除术未问世之前，对保守性激素治疗和 D&C 无反应的难治性子宫出血的处理方法是子宫切除。美国 1975～1995 年的子宫切除情况见表 9-2-1。纽约州健康部门统计每年做 35 000 例子宫切除术，其中 10%～15%是因月经异常施术，并无明显的器质性病变。虽然子宫切除是根除症状的方法，但手术侵入腹腔，需住院数天，活动明显受限，并可能罹患疾病。自 20 世纪 80 年代起，TCRE 和 EA 合理地替代了子宫切除术。

表 9-2-1　美国 1975～1995 年的子宫切除情况

年份	例数	比例
1975	724 000	0.6‰
1977	701 000	8.1‰
1979	639 000	7.1‰
1981	674 000	7.3‰
1983	673 000	6.9‰
1985	670 000	6.7‰
1987	653 000	4.6‰
1988	578 000	4.3‰
1989	541 000	—
1990	591 000	—
1991	546 000	—
1992	580 000	—
1993	562 000	—
1994	556 000	—
1995	583 000	—

1981 年，美国 Goldrath 首先用激光子宫内膜去除术（hysteroscopic endometrial ablation by laser，HEAL；endometrial laser ablation，ELA），此后许多国家都开展了这项手术。1987 年，美国 DeCherney 用前列腺电切镜，为患血液病致难以控制子宫出血的妇女止血成功，开创了宫腔镜电切术治疗子宫内膜疾病的先河。1988 年，日本林保良报道用滚球电极

电凝子宫内膜治疗子宫出血病，取得满意效果，命名为 endometrial ablation（EA），如今有学者称之为 rollerball endometrial ablation（RBA）。1989 年，英国 Magos 发表了为 16 例有内科合并症患者用环形电极切除子宫内膜治疗月经过多的初步报告，经随访 6 个月，有效率为 86%，并将此术命名为 transcervical resection of endometrium（TCRE）。TCRE 术或 EA 术目前尚无统一的中文译名，使用较为普遍的名词为子宫内膜切除术，子宫内膜去除术次之，此外，还有子宫内膜剥除术、子宫内膜剥离术、子宫内膜剥脱术、子宫内膜删除术、子宫内膜消融术、子宫内膜破坏术等不同译名。国外有学者认为此术在切除子宫内膜的同时，还切除了部分浅肌层，故应称子宫肌内膜切除术（endomyometrial resection），有学者则仅用于切割深度达子宫内膜下 4~5mm 时，以示切除了较深层的肌肉组织。

一、手术适应证和禁忌证

TCRE 术的主要适应证为 AUB，一般将无排卵的 AUB 称为 DUB，简称功血，有排卵的 AUB 称为月经过多（menometrorrhagia），后者又可分为月经过多（menorrhagia）和子宫出血（metrorrhagia），前者指有排卵妇女的月经期大量出血，后者指在排卵周期中的不规则出血。月经过多最常见的原因是子宫肌瘤、子宫内膜息肉和子宫腺肌病。此外，还有带不含孕酮的 IUD、甲状腺功能减退、原发性月经过多、血液病及其他严重内科疾患，如肾衰竭、肝衰竭、白血病及药物影响所致的月经过多等。任何造成有正常雌激素分泌而无排卵的原因均可导致子宫内膜增生，表现为 DUB，除月经初潮后及围绝经期 1 年以内属生理性以外，其余均应视为病理。HEAL 术在破坏子宫内膜的同时，还可去除内膜息肉及聚集的小黏膜下肌瘤等。EA 术仅能去除内膜，但若用汽化电极，则可去除并存的内膜息肉及小的肌瘤。TCRE 术适应证的演变过程可分为四个阶段。第一阶段：1987 年，DeCherney 用于久治不愈或难以控制的出血又不愿切除子宫者及患有严重内科病，不能耐受子宫切除的妇女。第二阶段：由于此术有肯定的止血效果，1989 年，Magos 将此术扩大到自愿接受手术的月经过多患者，并可同时切除子宫<8 周妊娠大小、直径<3cm 的黏膜下肌瘤。第三阶段：1990 年，Shär 报告用于绝育，Garry 为并无 AUB 的妇女切除部分子宫内膜，意在减少生理性失血，使月经“正常化”。第四阶段：由于手术技术的娴熟、器械的进步和设备的完善，1991 年，Magos 提出手术指征可扩展到子宫<12 周妊娠大小，宫腔<14cm，黏膜下肌瘤的大小和位置不限。一般情况下可掌握以下标准：

（一）适应证

1. 久治无效的异常子宫出血，排除恶性疾患。
2. 子宫≤9 周妊娠大小，宫腔≤12cm。
3. 黏膜下肌瘤≤5cm。
4. 无生育要求。

（二）禁忌证

1. 宫颈瘢痕，不能充分扩张者。
2. 子宫屈度过大，宫腔镜不能进入宫底者。
3. 生殖道感染的急性期。
4. 心、肝、肾衰竭的急性期。
5. 对本手术旨在解除症状，而非根治措施无良好心理承受力者。

近来 Neis 和 Brandner 指出凡有痛经同时子宫>10 周妊娠大小者，高度怀疑子宫腺肌病，因其增加失败率，应属 TCRE 术的相对禁忌证。

二、术前准备

（一）详细询问病史

1. **年龄**　大多数功血及子宫肌瘤患者年龄超过 40 岁，这些患者是 TCRE 术的选择对象。较年轻的妇女应先行性激素周期治疗，原因有三：①功血常为暂时的内分泌失调，可能自愈；②以后的生育问题；③复发率高。但如有以下情况，可考虑此术，即对药物无反应或副作用太大，已经绝育或出血十分严重，以致明显影响家庭生活和工作者。对年轻女孩，TCRE 是子宫切除的唯一替代方法，尤其是血液病患者。对接近绝经期的妇女必须慎加选择，因其可能避免任何外科手术。因此，所有围绝经期患者必须检查 LH/FSH 和雌激素水平，以提示恰当的治疗。绝经后妇女用激素补充疗法时，大多数规律的撤退出血为周期性，且血量极少，如血量过多，亦可考虑此术，但应除外子宫内膜非典型增生或恶性疾病。

2. **产次**　多数 TCRE 术患者已有子女，未产妇的宫颈长而硬，术时宫颈口至少扩张到 Hegar10 号以置入电切镜，术前宫颈插入扩张棒或前列腺素等可使宫颈软化。

3. **手术的适应证**　TCRE 术所需时间较子宫切除短，对有合并症者此术更具优越性，手术可在局部麻醉加强化下进行，但截石位对合并严重的呼吸道疾患者仍有困难，对支气管炎、肺气肿、冠状动脉硬化性心脏病、高血压(尤其心脏扩大者)、胰岛素依赖型糖尿病和慢性肾脏疾患伴肾功能受损者也存在同样问题。病理性肥胖可引起麻醉和手术并发症。对一般肥胖妇女 TCRE 术比子宫切除更适合,因后者的合并症更严重。肥胖患者的主要问题是子宫大小和盆腔病变不易查出,因灌流液回吸收过多引起循环系统的并发症应尽量避免。因此,必须精心测定入水量和出水量,即使灌流液入量和出量的差值(简称差值)很小,也应提醒术者,必要时中止手术。

4. 生育 成功的 TCRE 术可导致无月经和不育,此结果老年妇女完全能够接受,对年轻妇女则需仔细讲解,使其充分了解附带的不育后果。宫外孕的可能性仍存在。与之相反,术后有周期性出血者,不管量有多少,均有妊娠的危险。如果胚胎种植在残存的内膜岛上,妊娠有可能持续到足月,胎盘发生病理性粘连,甚至植入,导致第三产程处理困难。此类患者应采取适当的避孕措施。TCRE 术同时腹腔镜绝育可能更为合适,同时还能防止灌流液进入腹腔。

5. 出血 术前考虑是否适合手术,失血量是关键,但准确测量十分困难,因为仅凭主观估计,每月又可不同。一般认为有以下情况者显然是月经过多,即有血块或经血涌出,会阴垫收不住,每一小时即需换会阴垫,经期因失血致心慌、气短或经后疲倦、乏力及低血红蛋白小细胞性贫血者。有周期的月经过多对 TCRE 术反应良好,若为月经中期、经前、经后出血或淋漓不净,则应仔细检查,除外子宫内膜增生或内膜息肉。

6. 疼痛 大量出血常伴有子宫排出血块引起的严重绞痛,疼痛常局限在下腹部、耻骨上和大腿上部,一般均为双侧,极少单侧,罕见引起下腰痛者。血块通过宫颈管时疼痛达到高潮。此绞痛无法与黏膜下肌瘤或子宫内膜息肉引起的疼痛相鉴别。与之相反,内分泌失调的出血几乎无痛,或有可能来自盆腔充血的经前下腹痛。子宫内膜异位症或子宫腺肌病可引起月经前、月经期或月经后下腹痛,并常伴有严重的下腰痛。应进行认真的鉴别诊断,因为 TCRE 不能治愈这两种疾病。TCRE 术后可能完全无月经,而因严重的痛经,只有子宫切除才能治愈。

7. 既往子宫手术史 如多次刮宫,子宫肌瘤摘除术,尤其曾打开宫腔者及剖宫产史,术中均有子宫穿孔的可能,应予重视。

(二)全面体格检查

1. 全身检查 血压、脉搏及全身体检,以发现全身性疾患,必要时请有关科室会诊。

2. 妇科检查 功血患者的子宫小而活动,卵巢不增大,子宫后倾固定,或附件有包块,可疑子宫内膜异位症。后穹窿触痛结节可疑子宫直肠阴道隔子宫内膜异位病灶。饱满和有压痛的子宫提示可能为子宫腺肌病。子宫腺肌病有时可在子宫局部增生,使子宫增大,内诊颇似肌瘤。子宫外形不规则,可疑多发肌瘤,难以用激光或电切镜治疗。最适合宫腔镜手术的是黏膜下肌瘤,如宫颈外口因试图排出肌瘤而开大时,应疑及此病。盆腔炎可引起腹痛,子宫有压痛,月经周期改变,此症不能用 TCRE 治愈。TCRE 术成功的重要单一指标是子宫大小,尤其是子宫腔的大小,子宫>12 周妊娠大小或宫腔>12cm,手术将十分困难,手术时间延长,心脏血管超负荷的危险性增加。

3. 实验室检查 包括:血红蛋白,白细胞计数,血小板,出、凝血时间,血型;尿常规;肝、肾功能,乙肝表面抗原,抗丙肝抗体,抗艾滋病抗体;宫颈刮片细胞学检查,HPV 分型检测;阴道分泌物霉菌、清洁度及滴虫镜检;必要时作血沉、血糖、血脂及性激素测定;甲状腺功能 T_3、T_4、TSH 等。

4. 特殊检查 心电图、胸透;针对可疑内科病进行必要的检查。

5. 盆腔 B 超检查 了解子宫的大小、形态、位置、回声、宫腔线的方向、内膜厚度及附件有无包块等。用药物抑制子宫内膜增生者,可用阴道超声估计内膜厚度,卵巢增大提示子宫内膜异位症和良、恶性肿瘤的可能。

6. 宫腔镜检查 提供有关子宫大小、宫腔形态、有无息肉及黏膜下肌瘤、内凸及变形等的准确信息,估计手术的可能性和难易度,并可对子宫内膜进行定位活检。

7. 子宫内膜活检 围绝经期妇女的子宫内膜中度、重度非典型增生者有 25% 发展为子宫内膜腺癌,因此,必须采取内膜活检,排除子宫内膜非典型增生和子宫内膜癌。

(三)咨询

良好的咨询是使患者满意的关键,应详细解释有关不育、出血、近期并发症、远期预后、复发的可能性及最终需要切除子宫等问题,应指出虽然术后出血可能明显改善,但一小部分妇女会留有或发展为周期性腹痛,并可能十分严重,需警告患者,虽有报道术后原发痛经和经前紧张综合征均有改善,但因此术不影响卵巢功能,故对经前紧张综合征无治疗作用。应用文字解释以保证患者充分了解此术的含义,得到患者正式的允诺。

(四) 子宫内膜预处理

子宫内膜预处理内容详见第三章。

1. **药物性预处理**　药物预处理可使子宫内膜萎缩,子宫的体积缩小,减少血管再生,使手术时间缩短,出血减少,易于施术,且可在月经周期的任何时期进行,术中灌流液的回吸收减少,提高了手术的安全性和有效性。常用的药物有:①达那唑(danazol):200mg,口服,2~4 次/d,4~12 周。②内美通(Nemestran):2.5mg,口服,2 次/周,4~12 周。③GnRH-a:目前使用的制剂有戈舍瑞林(goserelin)3.6mg,皮内埋置;曲普瑞林(triprelin)3.75mg,肌内注射;亮丙瑞林(leuprorelin)3.75mg,皮下注射。均每 28 天 1 次,用 1~3 次。①~③中以 GnRH-a 的效果最好,但价格昂贵。

Donnez 报道用 GnRH-a 后子宫内膜和间质高度萎缩,仅 1.6mm 厚,未用者厚 3.4mm。Romer 报道术前用 GnRH-a 者术后无月经率为 42%,未用者的术后无月经率仅 24%。Sowter 等随机对比达那唑、孕酮与 GnRH-a 子宫内膜预处理的效果,比较术中子宫内膜厚度,手术时间,手术难度,灌流液的回吸收量和并发症的发生率,术后的无月经率,月经量,痛经和需进一步治疗等。结果 GnRH-a 使子宫内膜萎缩的作用较达那唑持久,而其他术中及术后的结果区别极微。Rai 等研究子宫内膜预处理是否有助于改善 TCRE 远期预后,比较的 3 种药物有:达那唑、亮丙瑞林和那法瑞林,无预处理者作为对照。预后判断的指标有:切除的子宫内膜和肌层的厚度,术时子宫内膜的期别,有否月经和术后 1 年患者的满意度。结果 3 组药物中,与对照组比较,达那唑和那法瑞林的子宫内膜明显低中度厚,达那唑有极强的使子宫内膜腺体和间质萎缩的能力,无月经率高(统计学处理无显著性)。与对照组比,无月经率无区别,如在月经周期的增生期手术,各组药物预处理未促进改善预后。

2. **机械性预处理**　于 TCRE 术前负压吸宫可薄化内膜厚度,Maia 报道经子宫内膜的机械性预处理者术后月经改善率与药物预处理相同。

(五) 手术时期的选择

1. 月经后,子宫内膜处于增生早期,子宫内膜的厚度<4mm,为手术的理想时期。

2. 已做子宫内膜预处理者,子宫内膜已薄化或萎缩,非经期亦可施术。

3. 如有不可控制的出血,可急诊施术。

(六) 手术前一日的准备

1. 镜器消毒。

2. 手术前一晚患者宫颈插入渗透性扩张棒(图 9-2-1A、B),以使术时宫颈软化和扩张。插管困难时,可用吲哚美辛(Indometacin,消炎痛)栓 100mg 塞肛。也可用米索前列醇手术前晚或术前 4 小时口服或于阴道后穹窿放置,常用剂量为 200~400μg。或者用间苯三酚注射液 80mg 术前 30 分钟静脉滴注。

(七) 手术日的准备

早晨禁食,不排尿,以便于术中 B 超监护。

(八) 操作者的准备

预先对手术中所使用的主要部件及其功能进行检查,如光学视管的透明度,操作架的活动度,电流发生器、电缆和电极板的接头是否松动等。发现故障在术前及时检修,切割环应有一定数量的储备。

三、麻醉

宫腔镜手术的麻醉详见第六章。

四、手术步骤

(一) 子宫内膜切除术(TCRE)

1. **单极电切**　使用无电解质灌流液,常用的灌流液有 5%葡萄糖液或 5%甘露醇液。

(1) 检视宫腔,如内膜较厚,可先吸宫(图 9-2-2A、B)。

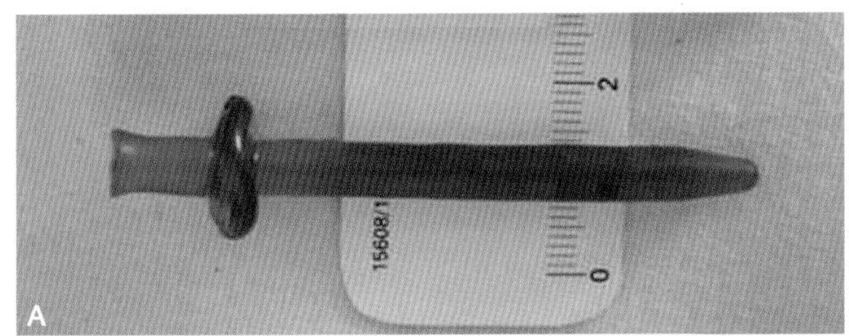

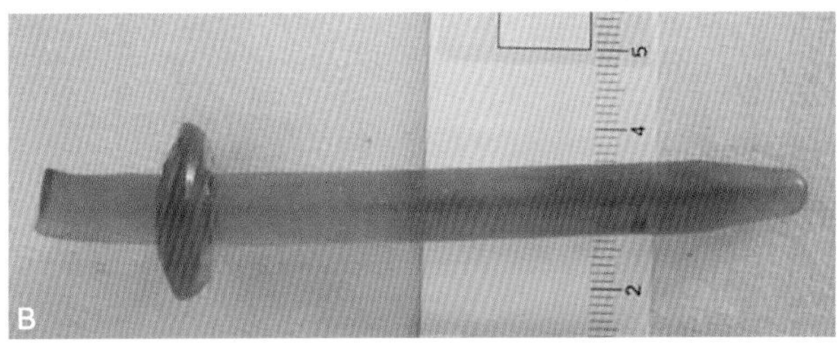

图 9-2-1　渗透性宫颈扩张棒(硅胶棒)

A. 未置入宫颈前,直径 4mm;B. 置入宫腔后,吸水膨胀,直径达 9mm

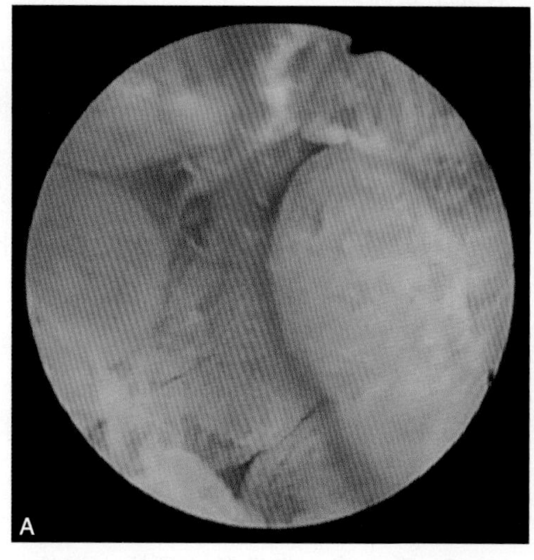
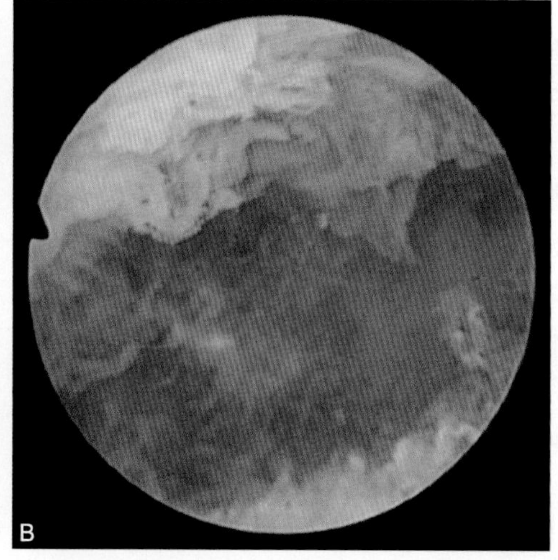

图 9-2-2
A. TCRE 术前宫腔形态;B. 吸宫后宫腔形态

(2) 首先用垂直电切环切割宫底部(图 9-2-3),切割宫底达一侧宫角时,可继续切割宫角部内膜及浅肌层,并可延续至同侧子宫侧壁(图 9-2-4、9-2-5)。电切深度达子宫内膜下方的浅肌层(图 9-2-6),用混合电流,电流功率为 80～100W。也可用滚球电极电凝宫底部内膜(图 9-2-7)。

(3) 用 90°切割环或带状电极(图 9-2-8、9-2-9)从宫底切面开始,自上而下,顺行切除子宫壁的内膜及浅肌层(图 9-2-10)。

(4) 电切一般沿顺时针或逆时针方向,依序切除子宫侧壁及前、后壁的内膜及浅肌层组织(图 9-2-11～9-2-17)。下界终止在子宫颈内口下 1cm,为全部子宫内膜切除(图 9-2-18),或终止在子宫颈内口上方 1cm,为部分子宫内膜切除(图 9-2-19)。

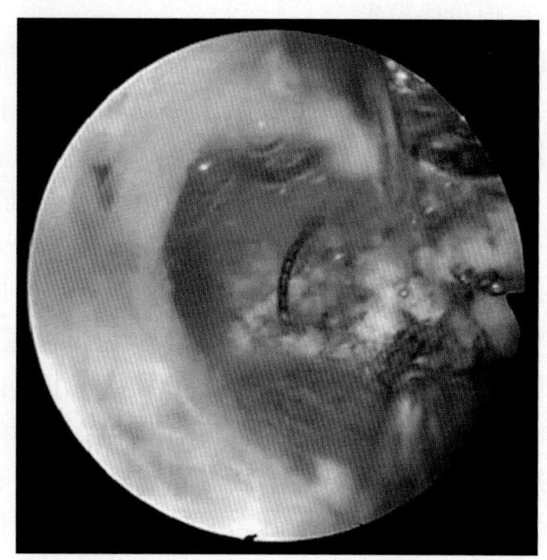

图 9-2-4　切割宫底达右侧宫角部

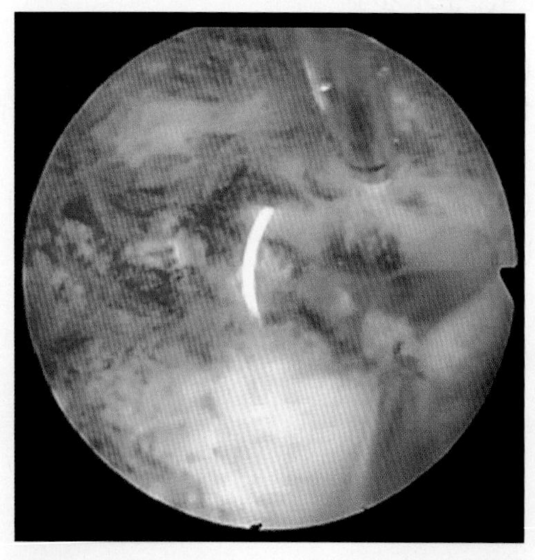

图 9-2-3　垂直电切环自左侧宫角部横向电切宫底部内膜

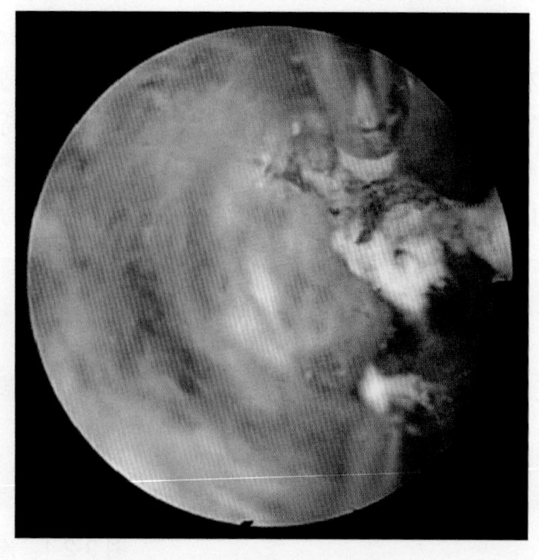

图 9-2-5　宫底部电切延续至右侧壁

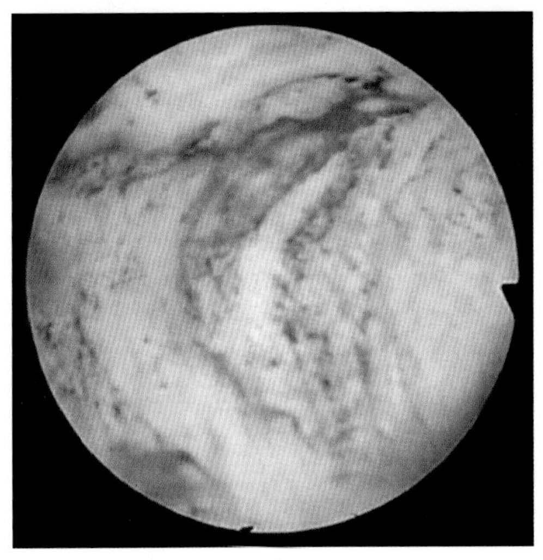
图 9-2-6　电切宫底部内膜后，可见子宫壁的浅肌层

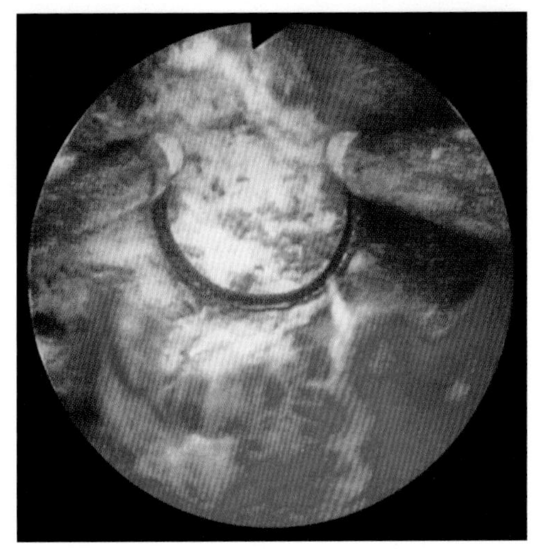
图 9-2-9　带状电极

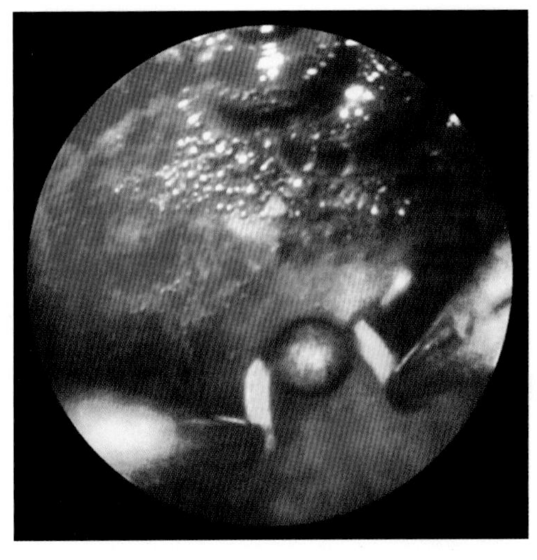
图 9-2-7　滚球电极电凝宫底部内膜

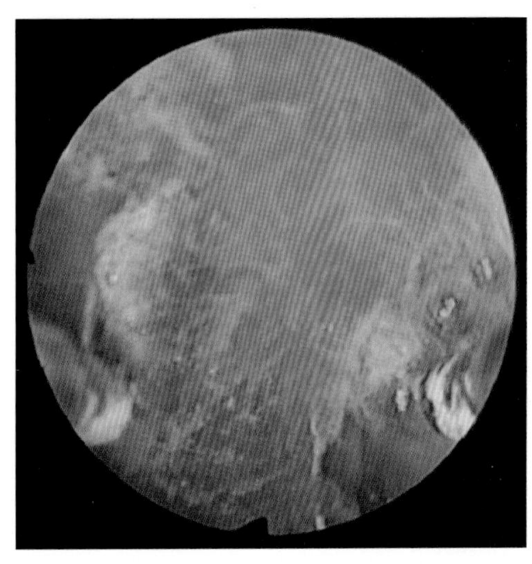
图 9-2-10　环形电极顺行切割子宫前壁内膜及浅肌层

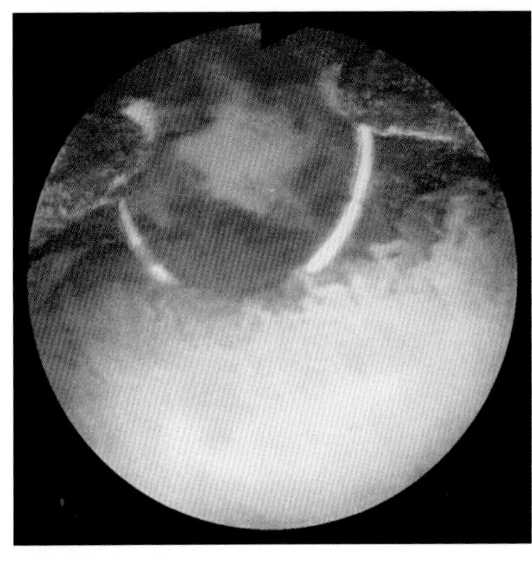
图 9-2-8　环形电极

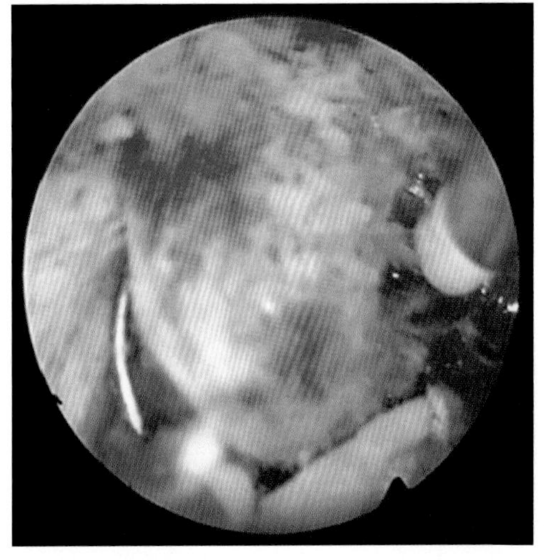
图 9-2-11　环形电极电切子宫右前壁内膜及浅肌层

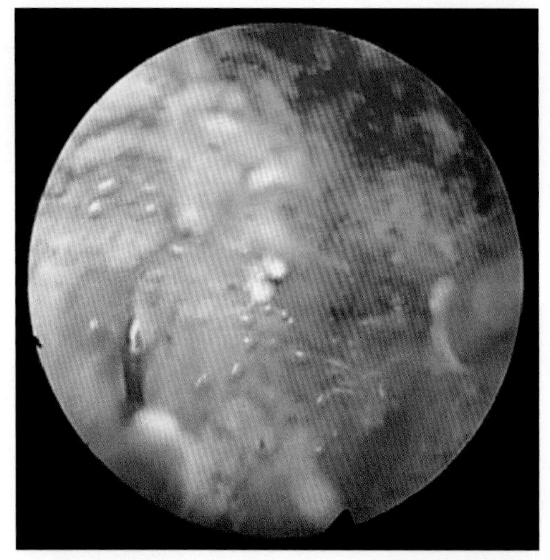

图 9-2-12　环形电极电切子宫左前壁内膜及浅肌层

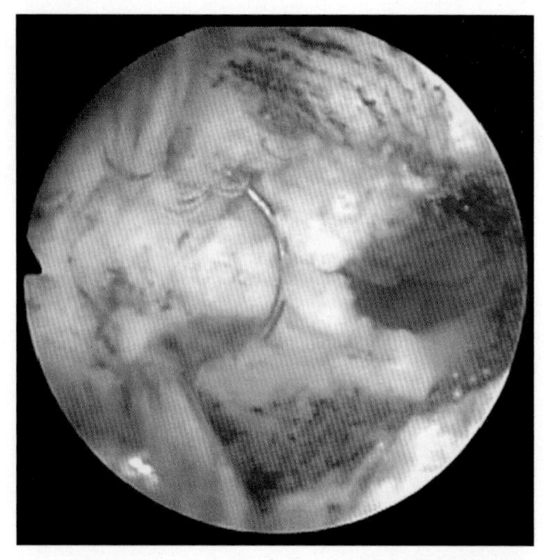

图 9-2-15　环形电极补切左侧宫角部

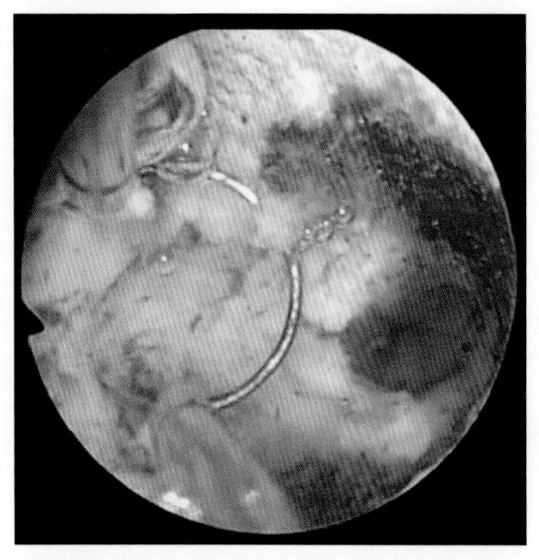

图 9-2-13　环形电极电切左侧宫角部

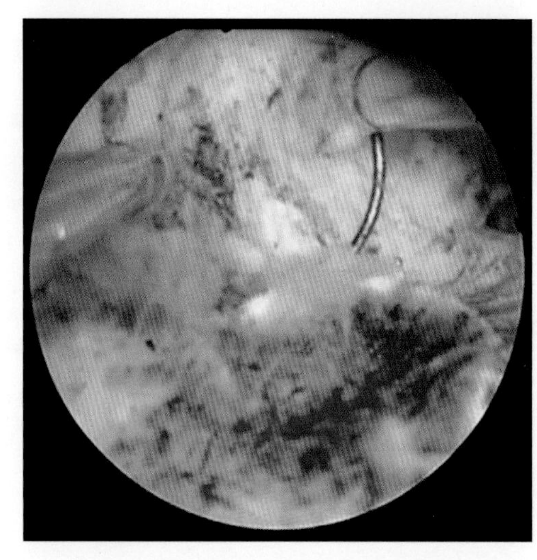

图 9-2-16　环形电极电切子宫后壁

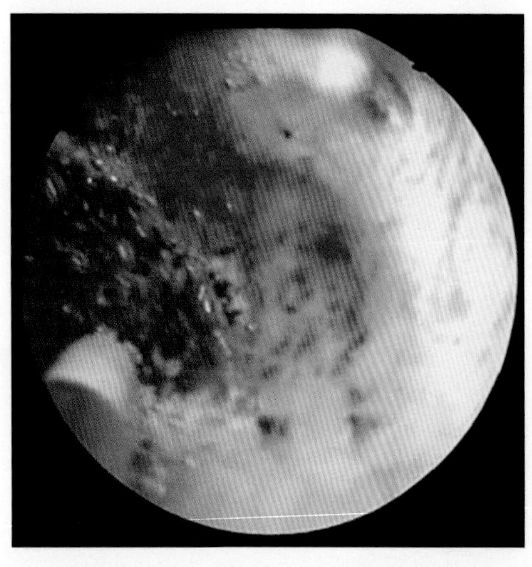

图 9-2-14　环形电极电切子宫左侧壁

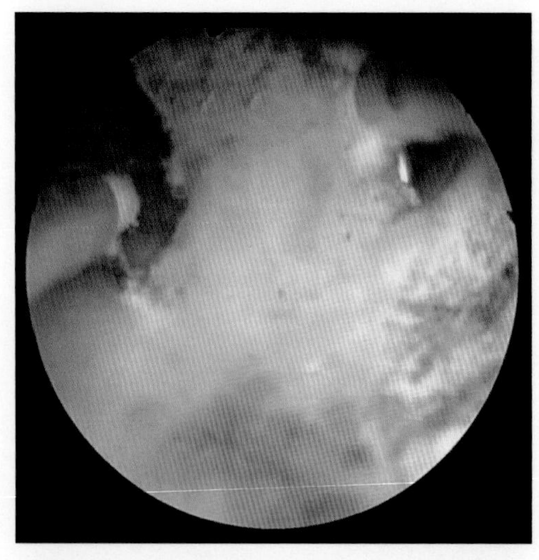

图 9-2-17　环形电极电切后壁内膜及浅肌层

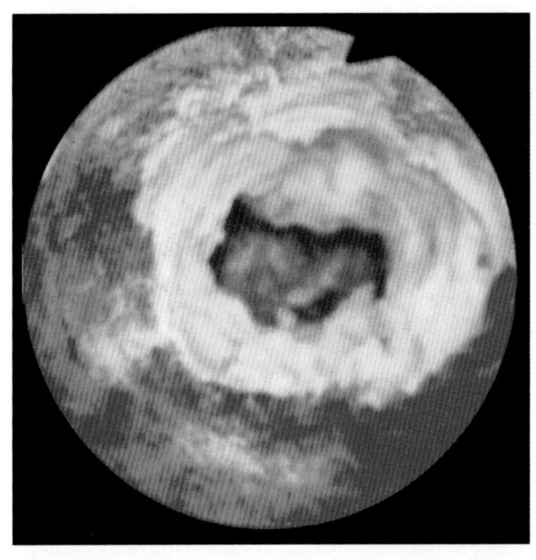

图 9-2-18　子宫内膜全部切除，切割终止于宫颈内口下 1cm

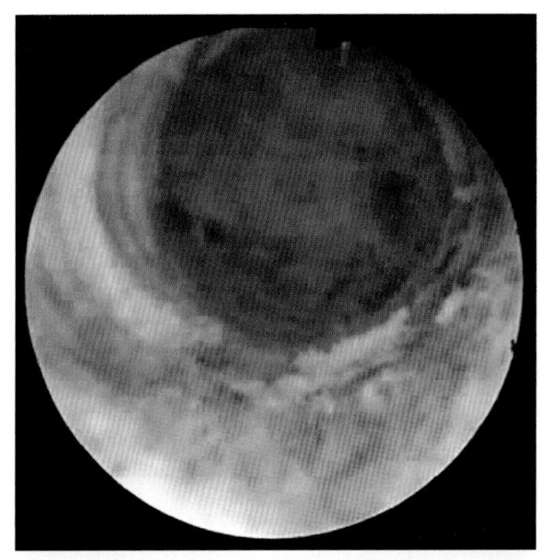

图 9-2-19　子宫内膜部分切除，切割终止于宫颈内口上 1cm

（5）切割时一般将电切环的移动长度限制在 2. 5cm 以内，首先切净子宫上 1/3 的内膜，之后切除中 1/3，如做全部子宫内膜切除，则切除下 1/3 直至宫颈管。用卵圆钳自腔内将组织碎屑一片片夹出，但灌流液要从宫颈口流出，每次宫腔的膨胀和塌陷都会引起子宫出血，妨碍宫腔镜的视线。少量内膜碎片于术后数天可自行排出。技术娴熟时，可通过移动电切镜增加切割的长度，自宫底部开始到子宫峡部，每次将切除的组织条立即带出（图 9-2-20、9-2-21）。

（6）宫腔排空后，放回电切镜，检查并切净残存的子宫内膜岛（图 9-2-22）。

（7）术终降低膨宫压力，检查出血点（图 9-2-23），电凝止血（图 9-2-24），检视宫腔（图 9-2-25）。

（8）TCRE 术后，形成焦黄色的筒状宫腔（图 9-2-26）。

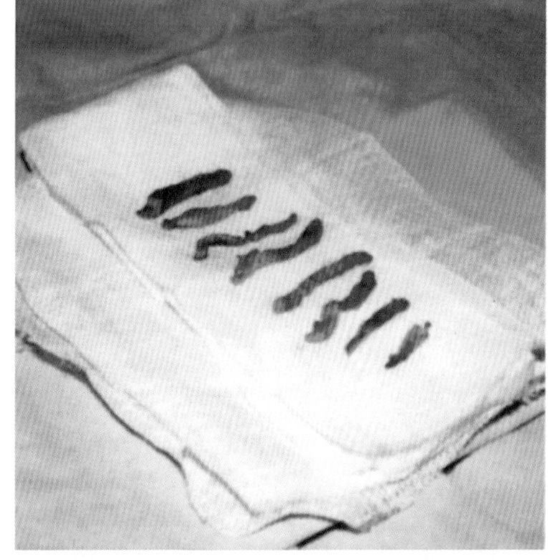

图 9-2-20　TCRE 切割的子宫内膜组织条

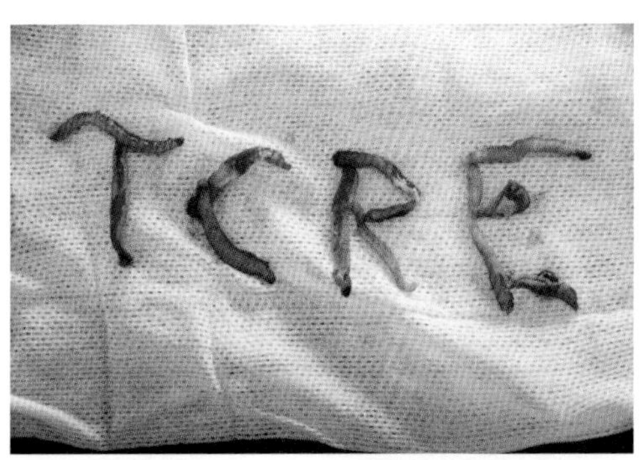

图 9-2-21　TCRE 术切割的内膜组织条组字

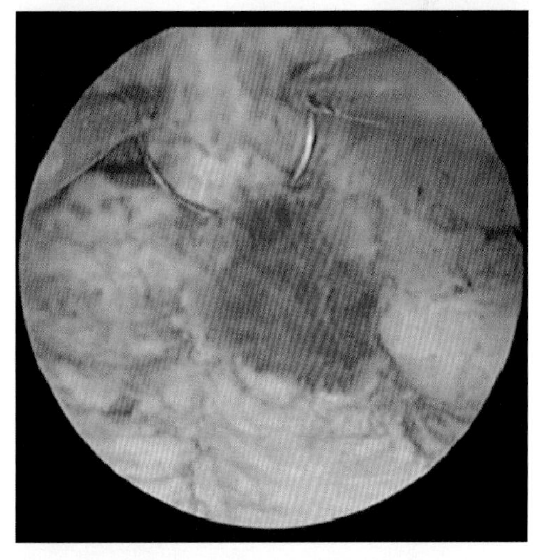

图 9-2-22　系统切除内膜后，检查并切净残存的子宫内膜岛

（9）内膜碎屑送做组织学检查。

（10）注意事项

1）宫底处最难切，又易穿孔，因此必须小心行事，注意不要将切割环向肌层推得过深，尤其在切割

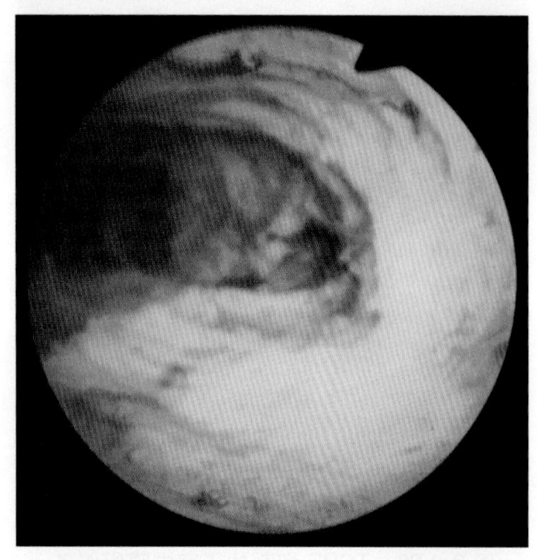

图 9-2-23　降低膨宫压力，观察出血点

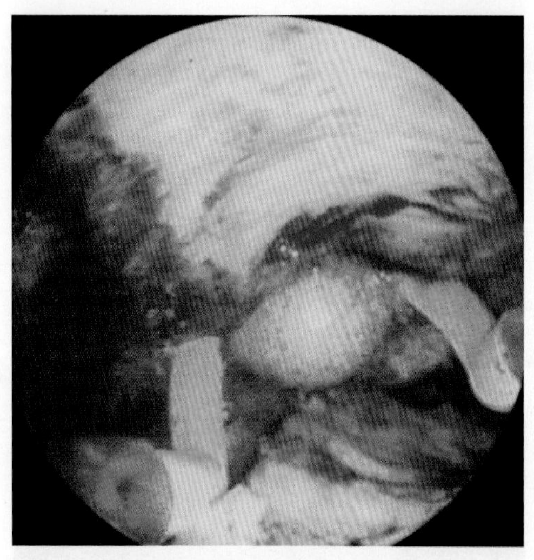

图 9-2-24　滚球电极电凝宫腔前壁出血点

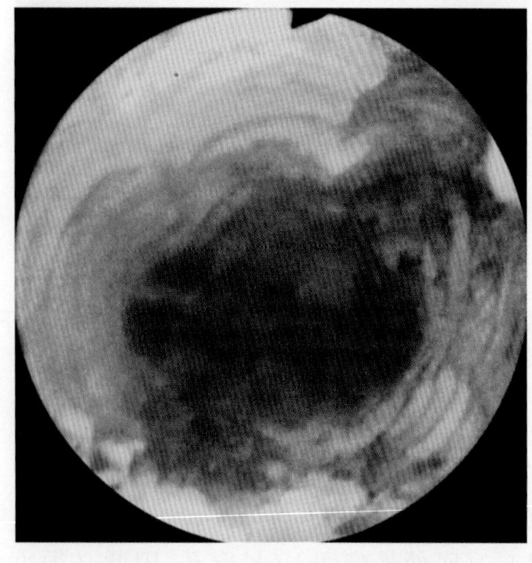

图 9-2-25　TCRE 术后宫腔形态

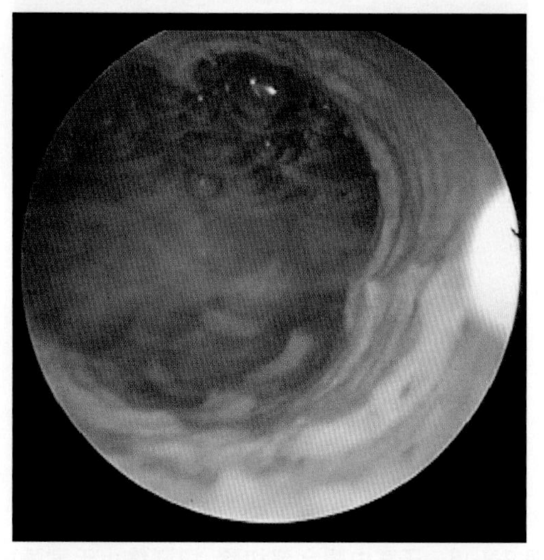

图 9-2-26　TCRE 术后焦黄色筒状宫腔

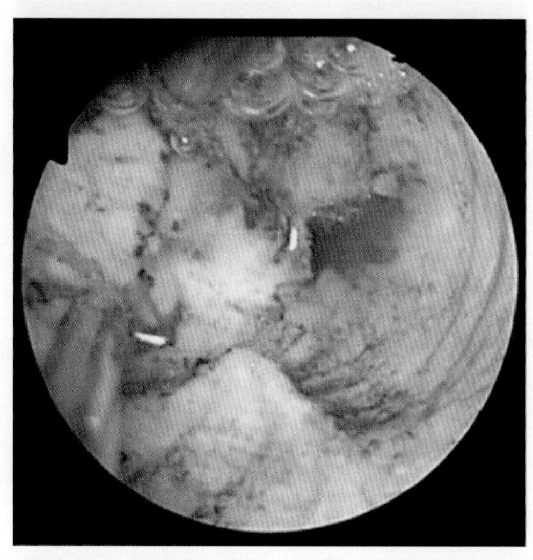

图 9-2-27　重复浅层电切左侧宫角部内膜组织

肌层最薄的两角时。切宫角时每次浅些削刮，直至切净所有内膜，比一次深切穿孔的危险小（图 9-2-27）。

2）切除的深度取决于子宫内膜的厚度，目的是切至内膜下 2～3mm（图 9-2-28），此深度足以切净除扩展极深者外的全层子宫内膜，又不致切到较大的血管，如子宫内膜曾经过预处理，一般很少需要一次以上的切割，即可达到预期的深度。

3）膨宫压力不足时，子宫的两侧壁可呈闭合状，两侧子宫角较深，常有残存的子宫内膜，应于术终加大膨宫压力，检查和切除残存的子宫内膜组织（图 9-2-29）。

4）子宫内膜及其浅肌层切除后，如自切割基底的肌层中出现粉红或鲜红色的子宫内膜组织，呈喇叭花状，为子宫腺肌病的病灶（图 9-2-30）。

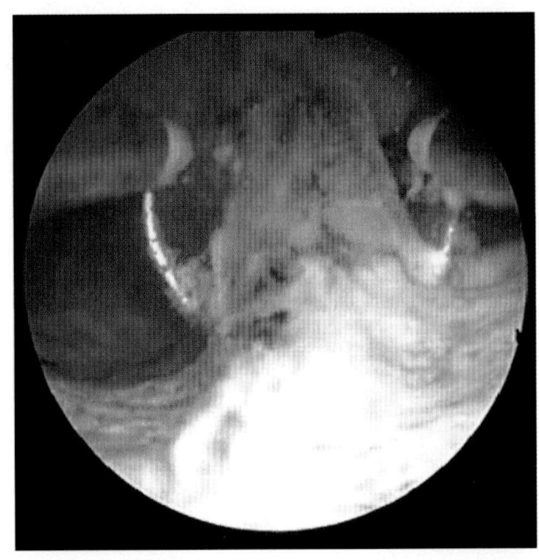

图 9-2-28 宫腔镜环形电极电切子宫后壁，切割深度至子宫内膜下 2~3mm

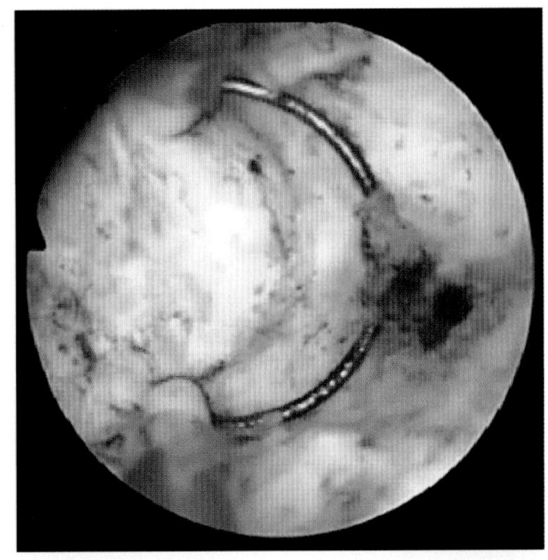

图 9-2-29 术终加大膨宫压力，检查左侧宫角部残存的内膜组织

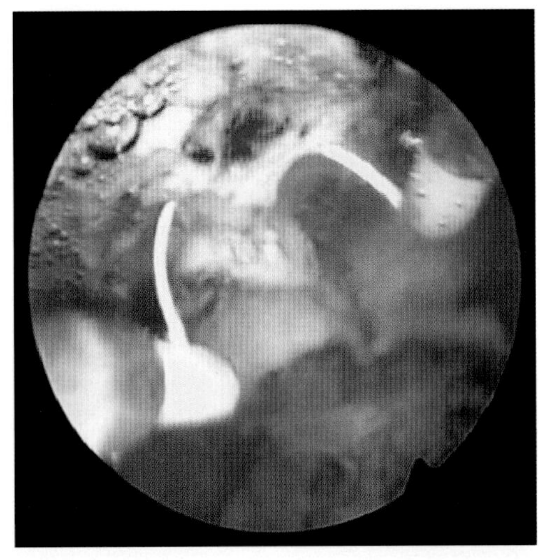

图 9-2-30 TCRE 术后检查宫腔，子宫前壁创面不规则，可见散在内膜岛，呈喇叭花状，为子宫腺肌病病灶

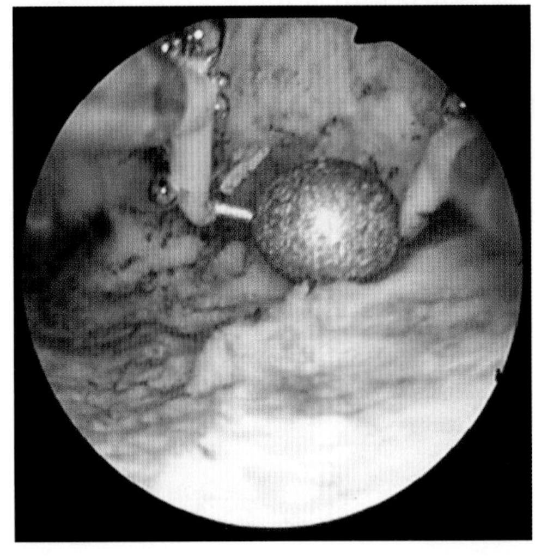

图 9-2-31 TCRE 电切后滚球电极电凝，滚球上方为组织汽化产生的气泡

5）如子宫内膜较厚，可在电切后再电凝一遍，可以提高疗效（图 9-2-31）。

6）资料证明切除越广泛，术后无月经或月经过少者比例越大，目前做部分切除者已罕见，多数学者切除的下界为子宫颈内口。

2. 双极电切 用 0.9%生理盐水灌流。电流功率为 290~310W，操作步骤同单极电切。

（二）子宫内膜去除术（EA）

1. 单极电凝 置镜前处理同 TCRE 术。术前未做子宫内膜预处理者应先吸宫，将子宫内膜尽可能吸出，以保证手术的彻底性。

（1）轻压滚球（图 9-2-32）/滚筒电极（图 9-2-33），使其与组织接触，然后脚踩电凝踏板通电，电流功率为 40~60W。因电极破坏的组织量相对较大，故于电极移动之前需在同一点停留短暂时间，所需

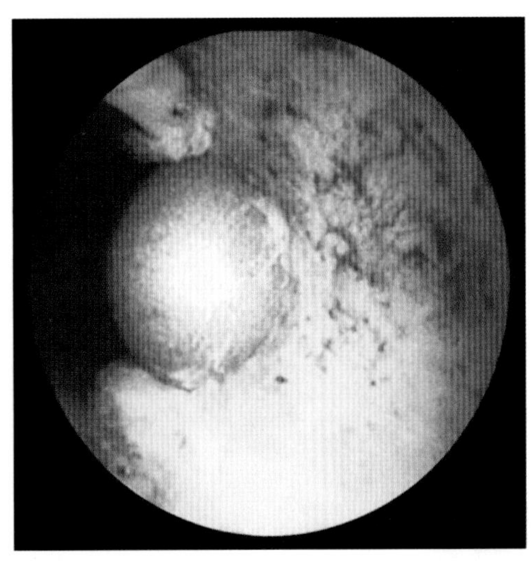

图 9-2-32 滚球电极与子宫内膜接触，电凝内膜

时间是等待电极周围的组织变白，约<1 秒钟。一旦电极周围组织变白，即可缓慢向宫颈移动电极，移动时电极前面可见组织破坏区，以此监视电极滚动速度。

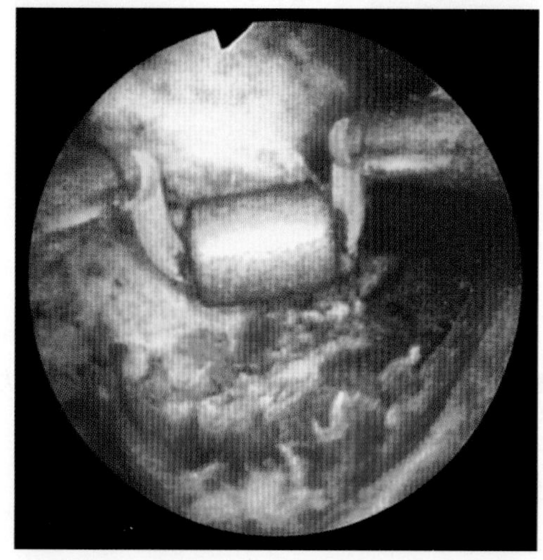

图 9-2-33　滚筒电极

（2）顺序电凝子宫各壁内膜，因易产生气泡，一般先从前壁开始（图 9-2-34～9-2-37）。在宫底和输卵管开口电极难以滚动，电凝时将电极置于一点，通电，然后回退，如此重复数次，直至宫底和邻近的宫角全部电凝为止。注意不要将电极向输卵管口推进。

（3）电凝终止于宫颈内口，但有时很难辨明，可于扩张宫颈前，用一滴亚甲蓝加 10～20ml 生理盐水，缓慢注入宫腔，用 5mm 或更细的检查镜观察，见子宫内膜蓝染，输卵管口为深蓝色点，宫颈管呈平行的蓝线。

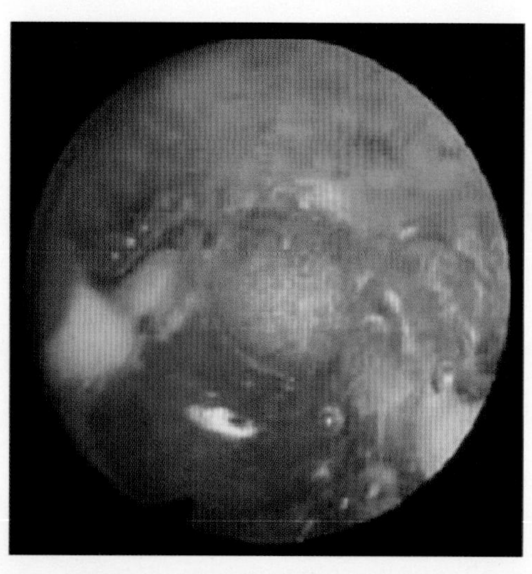

图 9-2-34　滚球电极电凝前壁内膜

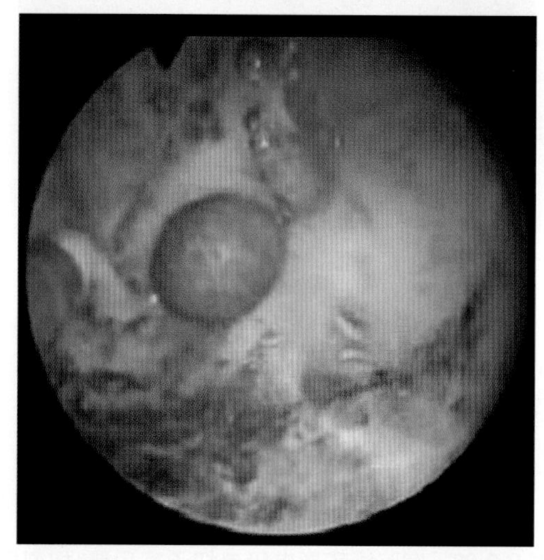

图 9-2-35　滚球电极电凝宫底及后壁内膜

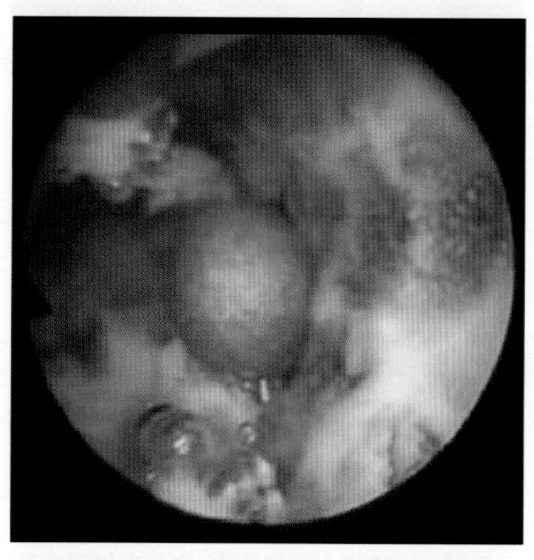

图 9-2-36　滚球电极电凝左侧壁内膜

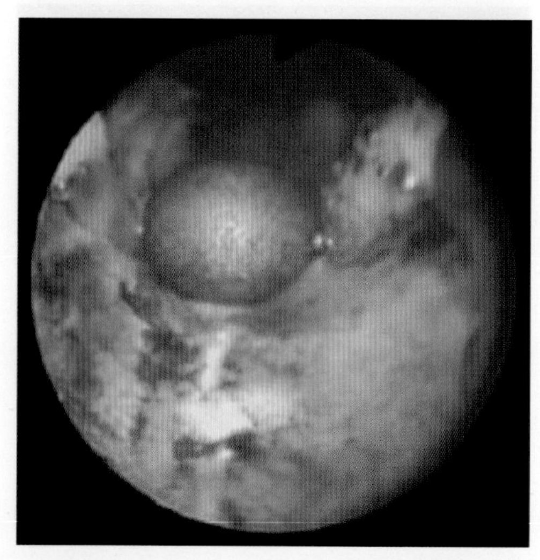

图 9-2-37　滚球电极电凝后壁内膜

(4) 因电凝改变了子宫内膜的外观，手术终了检查有无未凝到处非常困难。电凝内膜表面的形状有助术者发现子宫腺肌病，富于细胞的组织较纤维组织导电性能好，子宫内膜较肌层组织阻抗低，子宫内膜较周围肌肉组织破坏得更彻底，于是有子宫腺肌病处出现横槽，电极滚动时有碰撞之感。因子宫内膜腺体深达肌层以下，电凝腺体组织可能不完全，此区需用切割环切除。

Vercellini 等研究比较了用汽化电极（图 9-2-38）做 EA 和用标准环形电极切除子宫内膜两种术式的灌流液回吸收、手术时间和手术的困难程度，结果汽化电极 EA 组灌流液差值为（109±126）ml，TCRE 的灌流液差值为（367±257）ml，$P<0.001$，其他无差异。

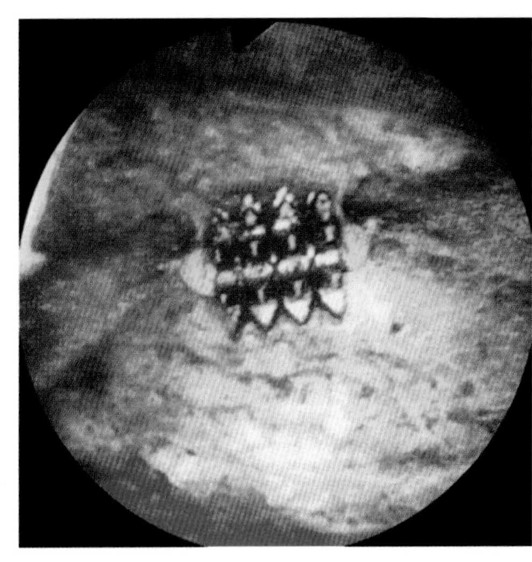

图 9-2-38 **汽化电极**

Romer 等回顾分析 40 例用孕激素（Orgametril，10mg/d）、达那唑（600mg/d）、注射一次 GnRH-a（色氨瑞林缓释剂）者，与未处理的病例对照，由手术医师评估子宫内膜厚度和电凝深度，结果 90% 的达那唑组和 GnRH-a 组内膜萎缩充分，组织学检查见萎缩性或少量增殖内膜，EA 术后随访 6 个月，达那唑组和 GnRH-a 组无月经率高。认为 EA 术应做子宫内膜预处理。

2. **双极电凝** 功率 90W，操作步骤同单极电凝。

五、术中复杂情况及处理

（一）宫腔膨胀不良

为最常见的问题，尤其未用膨宫泵者。膨宫不全时难以看到宫底和输卵管开口，急切需要用膨宫液将子宫前后壁充分膨开，不带猜测地看清宫腔全貌，才可以手术，否则可致切割不全及子宫穿孔。常见的原因有宫颈机能不全、子宫穿孔和膨宫压力低下，因宫内压力低，后者常伴有出血。对宫颈机能不全，可缝合或用宫颈钳围绕宫颈夹持；可疑子宫穿孔应立即停止手术，检查腹部体征，B 超观察子宫周围及腹腔有无游离液体；膨宫压力低者加大膨宫压力，若无膨宫泵，可用三通管加压，增加盛灌流液容器的高度，增加灌流液容量等方法解决；有时膨宫不良是子宫收缩所致，可静脉滴注阿托品；值得注意的是有些子宫对以上处理无反应，多见于宫腔过小、有子宫肌瘤及子宫腺肌病者。入水、出水接口阀门不够通畅，内外镜鞘间有血块堵塞，入水管打折或盛灌流液容器进气不畅等亦可导致膨宫不良。

（二）宫腔内碎屑、血液清除过慢

出水吸引压不足，内外鞘间、外鞘筛孔或入水接口阀门被组织碎屑、血液堵塞，出水不利，灌流液在宫内循环减慢，致宫腔内碎屑、血液不能及时清除，影响视线及手术进程。增加吸引压，清洗镜鞘即可解决。

（三）切割不充分

被切割的组织未离断，组织块似大息肉漂浮在宫腔内，最常见的原因为切割环尚未退回鞘内即停止通电。若非此因，则应检查是否电切环断裂或变形，变形的切割环在切割终止时不能回到鞘内，可用手指将环轻轻向内推，使其能退回鞘内为止。此外，切割电流强度过低亦导致切割不充分，可增加电流功率。

（四）子宫内膜和宫腔观察不清

除上述宫腔膨胀不良及宫腔内碎屑、血液清除过慢等因素外，切割下的碎片、子宫前壁的气泡和凸向宫腔的肌瘤等均妨碍视线（图 9-2-39、9-2-40）。在未学会将组织碎片推向和聚集于宫底之前，组织碎屑的干扰十分麻烦，可于再次切割前将组织碎片排出，或改为下移镜体切除全长组织条，并立即取出的方法。增加吸引压或调整体位有助于子宫前壁的气泡排出。宫内肌瘤妨碍视线只有全部或部分切除才能解决。

（五）灌流液吸收过快

原因有膨宫压力过高和子宫穿孔。发现后应立即停止手术，检查有无子宫穿孔，除外后手术可继续进行；宫颈撕裂及不全子宫穿孔亦增加灌流液的回吸收，如无子宫穿孔，应尽快结束手术；此外，还应注意灌流液有无泄漏，在膨宫压力过高时灌流液并未

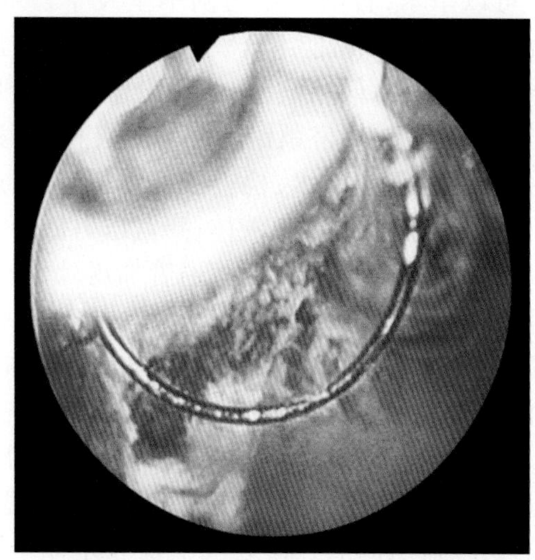

图 9-2-39　宫腔前壁气泡妨碍视线

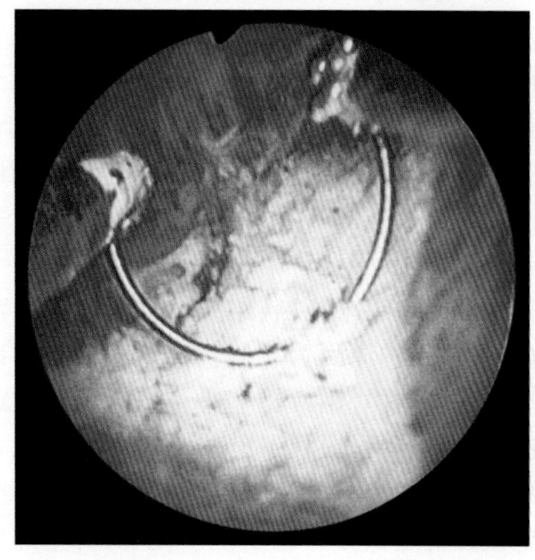

图 9-2-40　排出气泡后的宫腔

全部灌注于宫腔内。

（六）术中出血

膨宫压力低，切割时电凝电流强度不足，切割过深及子宫肌瘤等均可引起妨碍手术操作的出血。可增加膨宫压力，增加混合电流中电凝的强度，电凝出血的血管，子宫肌肉的血管层位于黏膜下 5～6mm 处，有较多血管穿行其间，切割深达血管层时，可致多量出血，所以切割深度应掌握在血管层之上；如为肌瘤出血，可围绕假包膜电凝血管。

（七）术后出血

常见的原因有切割过深、感染和组织碎屑残留宫腔。可于宫腔内放置球囊导尿管压迫止血，给抗生素，排空宫腔残留物，同时用宫缩剂、止血剂等。放置球囊导尿管 4～6 小时应取出，有因放置时间过长导致子宫肌壁坏死者。

六、术中及术后监护处理

（一）术中监护

TCRE 和 EA 术的术中严密监护患者带有强制性，因为无论从手术时间、切口、住院时间等看来，手术似乎很小，但就其潜在的危险看，仍然是大手术。手术安全必须经常作为前沿问题考虑，精心监护是其重要组成部分。手术者和其他工作人员应经常警戒和强调两种主要危险，即子宫穿孔和体液超负荷。在正常情况下和有训练的术者中可以从不发生，而对初学者无疑有潜在危险。

1. 常规监护

（1）症状和体征：如胸闷不适、恶心呕吐、烦躁不安、嗜睡、青紫、苍白、颜面水肿等。

（2）心率和血压：原有冠心病和高血压的患者，麻醉前易发生高血压和心率加快，麻醉和术中则可出现低血压。大量失血者常伴心动过速和低血容量性休克。灌流液吸收过多时，收缩压偏高和心率减慢，脉压增宽。

（3）体温：大量灌流液进入子宫，可降低体温，如手术时间较长，则可能出现发冷和寒战。

2. 特殊监测

（1）心电图和心功能监测：心肾功能不全者适用。

（2）血红蛋白和血细胞比容：由于灌流液吸收和失血，血红蛋白和血细胞比容下降，此变化发生在电切开始后 20 分钟左右。

（3）血清钾和钠：灌流液吸收可使血液稀释，同时灌流液也有渗透性利尿排钠作用，手术损伤也使钠离子向细胞内转移，故术中血钠有不同程度的下降。低钠血症的程度与电切时间、灌流液量和切除组织重量有关。如患者出现恶心、呕吐、头晕和烦躁等，血钠较术前降低 15mmol/L 以上时，应提高警惕。

（4）血浆渗透压：灌流液吸收常导致血浆渗透压降低。

3. 腹部超声监护　首都医科大学附属复兴医院宫腔镜中心夏恩兰等的经验是初学者行 TCRE 术时行 B 超监护（图 9-2-41～9-2-44），在电切技术娴熟，能够准确把握电切深度后，尤其对术前已做药物预处理使子宫内膜薄化的病例，TCRE 可不监护，而以镜下观察为主。

4. 腹腔镜监护　详见第十一章第 2 节。为了减少灌流液的回吸收，还可在腹腔镜下结扎双侧输卵管。因腹腔镜不能监护子宫后壁，目前应用者

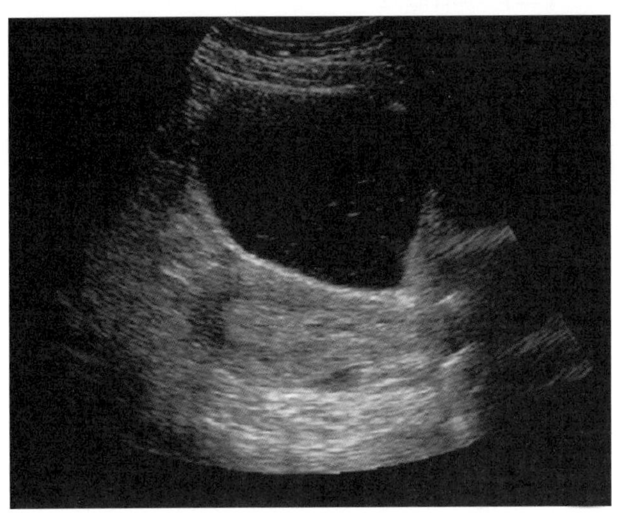

图 9-2-41　B 超监护（术前）

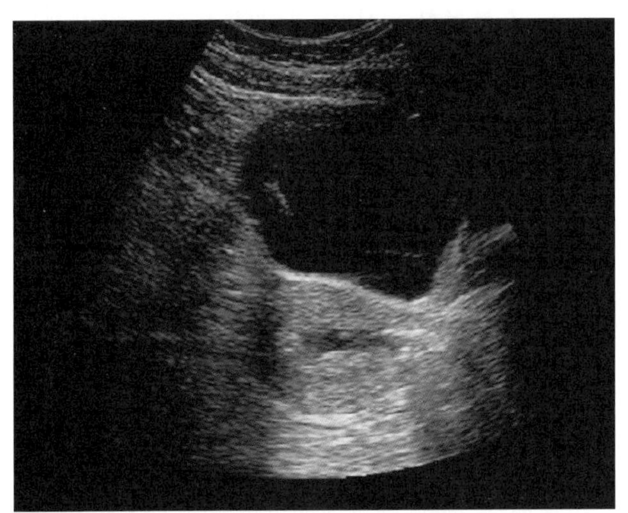

图 9-2-42　B 超监护（灌流液注入宫腔）

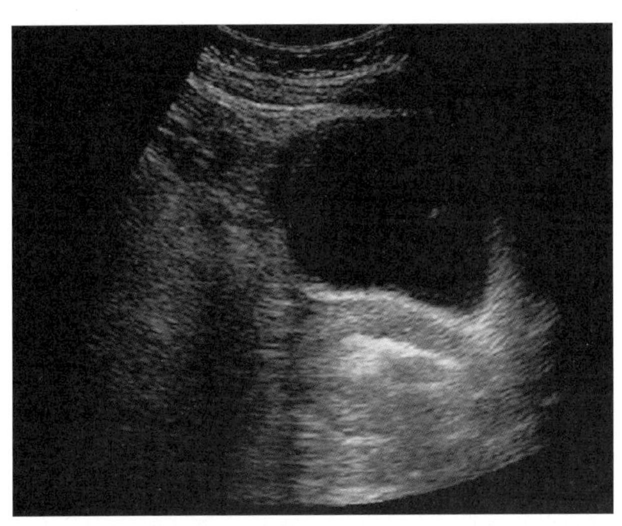

图 9-2-43　B 超监护（电切开始）

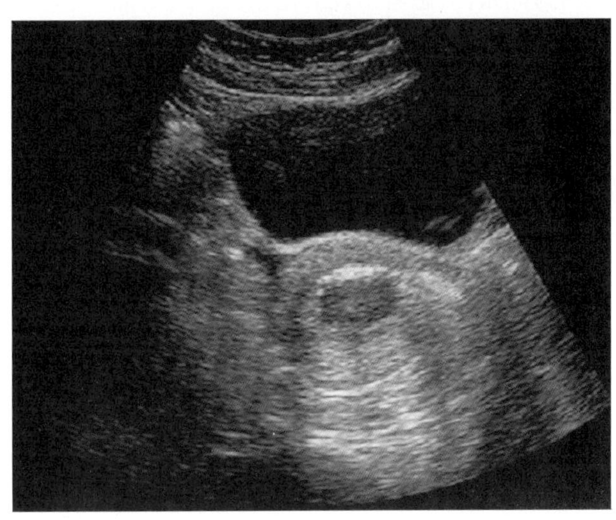

图 9-2-44　B 超监护（电切结束，膨胀宫腔）

较少。

（二）术后监护处理

1. 抗感染　如术中未给抗生素，术后第 1 天静滴抗生素预防感染。

2. 观察　观察体温、血压、脉搏、心率，麻醉恢复期及搬动后的反应，术中出血较多、血容量不足可引起低血压。如术时所用的灌流液温度过低，术后患者会出现体温下降及寒战，应采取保温措施。

3. 出血　可给缩宫素和/或止血三联：5%葡萄糖液 500ml+维生素 C 3g+止血敏 3g+止血芳酸 0.3g 静脉滴注。有急性活动性出血者，可将球囊导尿管放置宫腔内，球囊内注入灭菌生理盐水适量，至出血停止为止，一般约 8~20ml。必要时再次宫腔镜下电凝止血。

4. 饮食　因术后麻醉反应，常引起恶心、呕吐等，需禁食 6 小时。

5. 注意电解质及酸碱平衡　单极电切/电凝可引起低钠血症性脑病和血容量过多致体液超负荷。双极电切/电凝仅可引起血容量过多致体液超负荷。Na^+是细胞外液最重要的阳离子，占细胞外液阳离子总数 90%以上，其含量改变时，对阴离子总量有决定作用。术中如发生重度低钠血症，则常有氢离子的代谢紊乱，出现酸中毒。故术中需注意监护并及时纠正。据泌尿科统计，80%以上的经尿道前列腺电切术的患者，可出现不同程度的低钠血症，即 TURP 综合征。

（1）TURP 综合征发生的程度与速度不同，一般可分为 3 度。

1）轻度：血清钠在 137~130mmol/L，细胞内外液均为低张性，患者出现疲倦感，头晕，头痛，反应迟钝，不思饮食。

2）中度：血清钠在 130～120mmol/L，上述症状较为严重，并出现恶心，呕吐，皮肤松弛，反射降低，血压下降。

3）重度：血清钠在 120mmol/L 以下，恶心呕吐加剧，精神恍惚，神志淡漠，最后发生昏迷。临床表现为肌肉张力缺乏，反射消失，脉搏弱，血压下降，甚至休克。

（2）低钠血症的治疗

1）轻度：每千克体重约缺钠 0.5g，静脉点滴 5%葡萄糖盐水 2 000～3 000ml 即可，如心脏功能正常，在 1 小时左右可先滴入 1 000ml，以后减慢速度，并测定血钠浓度，调节静脉滴注速度。

2）中度及重度：中度每千克体重缺钠约 0.5～0.75g，重度缺钠为每千克 0.75～1.25g。对中度及重度一般宜用高渗盐水，而不用生理盐水，因高渗盐水可提高细胞渗透压，使细胞内水分向细胞外转移，减轻细胞肿胀，恢复血液正常的渗透压。一般常用 3%或 5%的氯化钠溶液。

（3）补钠量：其补给量按以下公式计算：

$$所需补钠量=(血钠正常值-测得血钠值)\times 52\%^{*}\times 千克体重$$

注：* 指人的体液总量占体重的 52%。

举例：如患者体重为 60kg，测得血清钠为 125mmol/L。应补钠量为：

所需补钠量=（142mmol/L-125mmol/L）×52%×60=530.4mmol/L。

因每 1ml 5%氯化钠溶液含钠离子 0.85mmol。

所需 5%氯化钠=530.4÷0.85=624ml。

在补给高渗氯化钠时需注意以下几点：

1）开始时可先给总量的 1/3 或 1/2，再根据神志、血压、心率、心律、肺部体征及血清钠、钾、氯的变化决定余量的补充。

2）在低钠血症时，切忌大量补液，然后再补钠。因大量补液后会使血钠更降低，更多的水分从细胞外进入细胞内，使细胞肿胀，症状更加严重。

3）滴注高渗盐水易刺激局部静脉内膜，引起静脉血栓形成，因此，输液的局部用热毛巾湿敷，有助于预防血栓性静脉炎。

（4）低血钾的治疗：一般如患者肾功能正常，术中血钾多无变化。但当发生水中毒，使用利尿剂时，术中需注意有否低血钾，如存在则需及时纠正。

（三）术后经过

术后可有子宫痉挛痛，排除尿潴留后，可服止痛片或用抗前列腺素制剂止痛。少数患者术后有一过性发热，可对症处理，吲哚美辛栓 100～200mg 塞肛和/或柴胡液 10ml 内服，多于 24 小时内消退。术后阴道少量出血，2 周内为血性浆液性排液，以后为单纯浆液性排液，共 4～6 周。如有阴道排液异常，出血多或持续时间长者，可给宫缩剂、止血剂及抗炎的中西药物治疗。术后 3 个月月经复潮，无出血者为无月经。

七、手术并发症的发现与处理

TCRE 或 EA 术宫腔创面大，手术并发症较多。Bratshi 报道 465 例 TCRE 术并发症的发生率为 2.5%。故此术切勿违反患者愿望而强制施行。

（一）术中并发症

1. 子宫穿孔　TCRE 术的难点在于如切割过浅，未达基底层，日后子宫内膜再生，会导致出血症状复发，治疗失败，如切割过深，有可能子宫穿孔。因此，TCRE 原则上每个部位只切一刀，包括子宫内膜的功能层、基底层及其下方 2～3mm 的肌肉组织，若切第二刀，则应十分慎重。EA 通电时滚球或汽化电极必须滚动，原位停留不动可导致肌层凝固过深，全层凝固，甚至电能的高热波及与子宫毗邻的肠管或膀胱，有术后发生肠瘘者。

2. TURP 综合征　TCRE 的宫腔创面大，开放的静脉多，可将大量灌流液吸收入血液循环，导致血容量过多及低血钠所引起的全身一系列症状，严重者可致死亡。灌流液迅速而大量地进入血液循环的途径，主要为创面上开放的静脉，其次为输卵管。有学者为了减少第二种途径的吸收，在电切术前先在腹腔镜下结扎双侧输卵管。Wood 为了减少第二种途径的吸收，在 TCRE 术前先在腹腔镜下用硅环阻断双侧输卵管 9 例，结果使灌流液入量和出量的差值由 643ml（100～2 030ml）下降到 259ml（0～900ml）。

（1）TURP 综合征的临床表现

1）血容量过多：后果是急性左心衰竭和肺水肿，如得不到及时处理，则可进一步发展为呼吸困难，代谢性酸中毒，使心力衰竭进一步恶化，并可引起休克或严重的室性心律失常而致死。

2）水中毒及低钠血症：细胞外液电解质成分被稀释，因细胞外液的主要电解质成分是钠离子，因此钠离子浓度降低，出现低钠血症。水中毒对脑神经组织的危害最大，血清钠降至 125mmol/L 以下时，水分开始进入脑细胞内，使脑细胞内的含水量增加，患者可出现恶心、呕吐、嗜睡、头痛、腱反射减弱或消失。昏迷时可出现巴宾斯基征阳性,有时会偏瘫。严重时脑细胞肿胀,颅内压升高,可引起各种神经、精神症状,如凝视、失语、精神错乱、定向能力失常、嗜睡、躁动、谵语、肌肉抽搐,甚至惊厥、昏迷。严重脑水肿可发生枕骨大孔脑疝或小脑幕裂孔疝,出现呼吸、心搏骤停,以致死亡。

(2) TURP 综合征的治疗

1) 利尿:减轻心脏负荷,可将过多的水分排出体外。

2) 治疗低钠血症:紧急情况下,除使用呋塞米外,可不必等待血钠报告,即可应用 5%高渗盐水静推,以免延误抢救时间。

3) 处理急性左心衰竭:用洋地黄制剂。

4) 肺水肿的治疗:一般给鼻管吸氧,应用除泡剂,禁用吗啡。

5) 脑水肿的治疗:Bird 等主张用高浓度的尿素,尿素是一种渗透性利尿剂,注射后可使血管内液的渗透压高于组织液的渗透压,水分可从水肿的脑组织中进入血管内,脑水肿即可减轻,也可同时使用皮质类固醇,以稳定细胞膜,减少毛细血管通透性,减轻脑水肿。

6) 纠正电解质及酸碱平衡紊乱:大量利尿时钾离子在尿中排出,造成低血钾,可发生心律不齐。

(3) TURP 综合征的预防

1) 严密监护高危病例,如大的肌瘤,未作子宫内膜预处理者,及发生子宫穿孔时。

2) 灌流液的差值达 1 000~2 000ml 时可能有轻度低钠血症发生,应尽快结束手术,>2 000ml 时可有严重低钠血症及酸中毒。

3) 酸碱平衡紊乱,应立即停止手术。手术时间尽量控制在 1 小时之内。

4) 尽量采取低压灌流。

5) 在中心静脉压测定下延长手术时间。

6) 肌瘤较大,可分次切除。

7) 一旦发现 TURP 综合征,应及早停止手术。

Bennett 研究 TURP 综合征的预防方法,研究组 20 人,膨宫泵的压力设定<平均动脉压(MAPs),对照组 20 人膨宫压力随机设定,结果研究组的灌流液用量和差值均明显少于对照组,提示术时灌流液压力的设定应低于 MAPs。Baskett 等比较研究 TCRE 术时两种控制灌流技术与灌流液吸收危险性的关系,一组用重力出水,另一组用负压出水,结果子宫灌流系统的出水管连接于负压者降低了灌流液吸收的危险性。一般认为滚球电凝 EA 术灌流液吸收较环形电极切割 TCRE 术少,1999 年 Klinzing 等报道滚球电凝 EA 术导致严重低钠血症 1 例,患者 45 岁,手术时间 45 分钟,用 2.7%山梨醇溶液与 0.54%甘露醇溶液混合的灌流液 10L,出现了肺水肿和严重的低钠血症。

3. 出血　子宫肌壁的血管层位于黏膜下 5~6mm 处,该层以环行肌纤维为主,间有少量斜行纤维,有较多的血管穿行其间,TCRE 时应注意不要伤及血管层。术终电凝有搏动的动脉出血点。最近 Robert 和 Walton 报道其双盲法的对照研究结果,局部麻醉下 TCRE 术开始时宫颈旁注入 10ml 的 0.5%布比卡因和 1∶200 000 的肾上腺素,术中出血明显减少($P<0.005$),术后出血轻微减少($P>0.005$),用药组术时心率加快($P<0.005$),故不主张常规使用。

4. 静脉气体栓塞　在已报道的 9 例宫腔镜手术所致的空气栓塞病例中,5 例为 TCRE 或 EA 术,占 56%,其中 3 例存活,2 例死亡。

(二) 术后并发症

完全子宫内膜去除术在短期内似乎非常安全。然而,随着时间的流逝,一些远期并发症显现出来,问题在于术后宫内瘢痕形成和挛缩,任何来自瘢痕后方持续存在或再生内膜的出血均因受阻而出现问题,如宫腔积血、宫角积血、PASS、经血倒流和子宫内膜癌的延迟诊断。

1. 感染　已报道的 5 例严重宫腔镜术后感染病例中,4 例为 TCRE 或 EA 术,占 80%。Loffer 资料 TCRE 术后感染的发生率为 0.3%。

2. 出血　首都医科大学附属复兴医院遇 2 例术后晚期持续少量出血患者,药物治疗无效,均经刮宫治愈,刮出组织很少,病理报告为肉芽组织。

3. 子宫坏死　至今仅有的 1 例报道,为 HEAL 所致。

4. 宫腔粘连　TCRE 术的宫腔全是创面,术后前后壁易于互相贴敷,黏着。

5. 宫腔积血　Turnbull 报道用核磁共振检查 51 例,发现 TCRE 术后大多数无月经和全部有月经的妇女均有残留子宫内膜,残留内膜与宫腔不交通,可导致积血形成、输卵管扩张和腹膜腔内积液。已报道的 88 例宫腔粘连,皆由 TCRE 术引起。

6. 腹痛　Mints 报道 TCRE 术后 11%出现术后腹痛,可为宫腔粘连、宫腔积血和 TCRE 术时宫内压将有活性的子宫内膜细胞挤入肌层引起腺肌病所致。

7. **子宫内膜去除-输卵管绝育术后综合征**（post-ablation-tubal sterilization syndrome，PASS）　患者均有绝育史后 TCRE 手术史。

8. **子宫腺肌病**　学者们提出子宫内膜切除术对子宫肌层的创伤，有可能导致此症。

9. **妊娠**　TCRE 术后宫内孕、宫外孕均有报道。Baumann 等首次报道 TCRE 和双极电凝输卵管绝育后妊娠成功，结局良好。Pugh 等报道 EA 术后成功宫内妊娠 1 例。Pinette 等报告 YAG 激光治疗后成功妊娠 1 例。Cooper 等报道 TCRE 术后残留的子宫内膜可以变成新生物，引起疼痛或者支持妊娠。子宫肌层的损伤在晚期妊娠可引起灾难性的后果。故术时应尽量减少内膜残留和不必要的肌层损伤。EA 治疗 AUB 的应用日益广泛，以致许多育龄妇女选择 EA，因为 EA 明显增加产科并发症，应该让患者了解有生育要求是禁忌证。2005 年，美国 Mukul 等报道 1 例 34 岁经产妇 EA 术后宫腔粘连，妊娠 24 周因 B 超发现宫颈缩短、多发宫腔粘连和胎儿多发畸形而住院。两周后胎膜早破，胎心出现可变减速而行古典剖宫产，胎儿多发畸形，为 EA 术后宫腔粘连所致。夏恩兰等回顾分析首都医科大学附属复兴医院宫腔镜中心 15 年间行 TCRE 术后妊娠者，发现输卵管妊娠、宫角妊娠、宫颈妊娠等异位妊娠，行人工流产终止妊娠者存在因宫腔粘连、狭窄而手术困难，以及出血、胎盘植入等情况，提示 TCRE 术后妊娠者应视为高危人群，应加强监护。

10. **子宫内膜恶性病变**　TCRE 是治疗非恶性 AUB 的新手术，其长期预后的资料有限，EA 术后子宫内膜癌的发生率不明。Brooks-Carter 等于 2000 年报道 1 例 55 岁黑人妇女，在排除子宫恶性病变后行 EA 术治疗 AUB。5 年后又出现同样症状，经组织学诊断高分化腺癌Ⅰ期。认为从间隔来看内膜腺癌是新生的，对高危患者 EA 掩盖未发现的恶性或延迟诊断似乎不大可能。Valle 报道 8 例 TCRE 术后残存的子宫内膜日后发生了子宫内膜癌，均得以及时发现，并未因 TCRE 所致的宫腔瘢痕掩盖了子宫出血的早期症状。2005 年，以色列 Sagiv 等报告 1 例 DUB 患者 EA 术后 3 年发现子宫内膜癌。由于 EA 术不能保证去除全部内膜，即使术前经过严格筛查，术后仍有子宫内膜癌的可能，甚至发生在术后 1 年内。

八、TCRE 术的经验与评估

纵观五年来各国报道，TCRE 和 EA 术成功的定义是治疗后月经量较少到正常量、少量、点滴量甚至无月经。其成功率约 90%～95%，随着时间的延长，复发或因症切除子宫者略有增加。复发者除外子宫内膜癌后，可行第 2 或第 3 次手术，最终 90%的病例可避免子宫切除。TCRE 只要病例选择恰当，成功率几乎 100%，临床满意率每年轻微下降，再次手术率为 6.6%。

（一）手术效果

Murdoc 于 2001 年指出宫腔镜正在变成更加广泛应用的技术，TCRE 经常是 DUB 的一线手术治疗方法，发病率少，死亡率低。许多研究者指出电切术治疗月经过多高度有效，虽然此术较激光、滚球电凝等方法应用的时间短，与其他宫腔镜技术相比，其优点有手术速度快，能切除同时存在的子宫肌瘤，能提供组织学检查的标本，耗资及手术费用均较低。首都医科大学附属复兴医院刘玉环等探讨了 TCRE 对子宫各级动脉血流动力学的影响及与手术疗效的关系，发现术后效果与术后子宫血流阻力的改变有关，即术后血流阻力高于术前者疗效较好。关于远期预后，全世界的经验提示 TCRE 的受术者中，70%～90%对治疗结果表示满意，其中 40%～60%术后无月经，30%～50%月经量减少，10%～15%为正常月经量，失败率为 5%～12%，术后 5 年生命表分析结果提示 TCRE 使 80%的受术者避免了进一步的手术，91%避免了子宫切除。Herman 报道 270 例宫腔镜手术，随访 4 年，TCRE 术仅 5.6%需二次手术，有腺肌病则不是好的指征，仅 37%以后不需要切除子宫。首都医科大学附属复兴医院宫腔镜中心夏恩兰等报告 366 例随访 3 个月～4 年，16 例因手术失败切除子宫，350 例月经均有所改善，手术成功率为 95.6%；146 例（41.7%）无月经，其中 15 例曾有少量月经而后绝经；119 例（34%）为点滴出血，其中 22 例术后 4～18 个月无月经；85 例（24.3%）术中发现腺肌病者 46 例，随访 3 个月以上，44 例月经改善，2 例子宫切除，成功率也为 95.6%；原有痛经者 46 例，术后 36 例痛经消失或减轻，占 78.3%。Yin 报道 170 例 EA 术中，70 例术前有痛经，术后 38 例（54%）痛经减轻或消失。Tsaltas 对 232 例 TCRE 术后随访 6 个月～6 年零 6 个月，满意率为 78%，13%再次子宫内膜去除，17%子宫切除。Schiotz 报道 TCRE 治疗月经过多近期效果好，远期有 20%做子宫切除。该文献报道 324 例患者 348 次 TCRE 术，包括 68 例同时切除肌瘤，前瞻性随访 1～8 年（平均 3.8 年），再次手术，包括 TCRE 或子宫切除均归为不满意。子宫穿孔 3

例(0.9%),1 例剖腹探查。18 例(5.2%)出血,10 例(2.9%)体液超负荷,5 例(1.4%)感染。随访结果 63 例(19.4%)子宫切除,其中 45 例(67.2%)部分或全部是为了疼痛。在该研究的末期,260 例中 246 例满意,占 94.6%。结论:TCRE 是治疗月经过多的安全和有效的方法,80%可避免大手术,一些患者是因为疼痛而手术,此疼痛不典型,难以用子宫来源诊断。El Senoun 等报道 1992~1997 年 91 例 EA,均为对药物治疗无效的月经过多,问卷随访,至少 18 个月(18~55),88%(80/91)应答。预后指标有满意率、症状缓解率和健康及生活质量改善率等。结果 44%(35/80)无月经,10 人需要进一步治疗,其中 7 例(9%)子宫切除,73%周期性盆腔痛改善,65%经前紧张综合征改善,85%工作能力改善,96%性生活改善,99% 4 周内重返工作,79%对治疗满意,91%愿意介绍给朋友。作者认为 EA 简单、有效、对有选择病例是可以接受的治疗。其最终的有效性还需长期随访。意大利 Rosati 报道 438 例绝经前妇女无术前子宫内膜预处理,用滚球先去除子宫底和子宫角部的内膜,然后用环形电极切除宫腔其余部分的内膜,最后再用滚球再次滚烫已经去除了子宫内膜的全部宫腔。平均随访 48.2 个月,回应者 47.8%无月经,46%月经量极少。1 例(0.3%)再次 EA,20 例(5.2%)子宫切除,其中 15 例(3.9%)因为 EA 失败,另 5 例与 EA 无关(3 例子宫内膜不典型增生,2 例子宫肌瘤)。292 例(75.8%)非常满意,78 例(20.3%)满意。无大的并发症,随访期间有 3 例(0.8%)妊娠。作者认为 EA 是安全和有效的治疗绝经前月经过多和子宫出血的方法,可避免 95%的子宫切除。但必须告知患者此术非避孕措施,术后仍有妊娠可能。Munro 的治疗效果不那么理想,他的资料为 EA 术后 5 年 25%~40%需再次手术,常为子宫切除。夏恩兰报道 1 431 例中 159 例(10.84%)曾经行药物治疗包括止血、止痛、抗生素、孕酮类药物及子宫内膜抑制剂等,37 例再次 TCRE(2.59%),因术后出血症状复发、痛经或子宫肌瘤最终行子宫切除者 87 例(6.08%),其中 1 例因发现宫颈癌早浸,3 例为子宫内膜腺癌,3 例为 PASS 综合征,4 例为术后 6 个月后淋漓不断出血,自愿切除子宫,31 例为子宫肌瘤继续发育,45 例为子宫腺肌病。手术治愈率为 93.92%。

1. TCRE 术失败的高危因素　Raiga 等研究 TCRE 术的失败因素,认为经 2~4 年的随访,结果令人满意,但存在晚期复发的问题,子宫增大和子宫腺肌病的存在明显增加了失败率,因此需长期评价。McCausland 等认为深部子宫腺肌病(侵入深度>2.5mm)是 TCRE 失败的主要因素。

2. TCRE 术后子宫切除的高危因素　Dutton 等报道 240 例因月经过多行 EA 有/无切除息肉或肌瘤,平均随访时间为 31.2 个月,71%第一个五年未切除子宫,10 例再次 EA,其中 6 例最终切除子宫。多因素分析看出绝育是子宫切除的危险因素,危险比值为 2.20,95%置信区间为 1.18~4.09。至少 45 岁较 35 岁以下子宫切除的危险小,危险比值 0.28,95%置信区间 0.10~0.75。此文献对 EA 的随访较以往的报道均长,二次 EA 和年轻是子宫切除的危险因素。Boe 随访 390 例 TCRE 术后 3~10 年,16.6%因疼痛或出血行子宫切除,50%在术后 2 年内手术,其中 6 例(1.5%)为恶性,认为手术预后与手术者的经验无关。Munro 指出 EA 术后 5 年 25%~40%需再次手术,常为子宫切除。Furst 等于 2007 年报道随访 61 例 EA 和 59 例 TCRE 术后 10 年情况,3%失访。两组间预后无差异,11%做了第二次 EA 术,22%子宫切除,多数是在 2 年内。作者指出术后 2 年内是子宫切除的高危期,此后子宫切除的概率下降至 6%。

3. TCRE 效果与子宫内膜预处理　Donnez 报道前瞻随机双盲研究戈舍瑞林后 EA 治疗 DUB 随访 3 年,12 个国家,37 个中心,358 例 30 岁绝经前妇女,戈舍瑞林 3.6mg,28 天 1 次,共 8 周,在第 1 针后第 6 周±3 天时 EA,此期子宫内膜薄。第 3 年无月经率戈舍瑞林组 21%,对照组 14%($P=0.0571$)。子宫切除戈舍瑞林组 21%,对照组 15%。再次 EA,戈舍瑞林组 5.6%,对照组 2.1%。结论为戈舍瑞林组较对照组术后月经率高。Tiufekchieva 和 Nikolov 报道 GnRH-a 减少子宫内膜厚度,TCRE 术前 2 剂,手术时间缩短,无月经率高,术后 6~12 个月用药组 62.7%无月经,未用药组 27.2%无月经。

4. TCRE 效果与患者年龄的关系　Seidman 等的研究提示年龄大者 TCRE 术后无月经率和痛经完全缓解率显著高于年轻者。他随访 162 例(95.9%),术后平均(32±17)个月,发现术后并发症与年龄无关,31 例≥50 岁妇女的无月经率明显高于年轻者($P<0.001$),同样 72 例 45~49 岁者的无月经率高于 59 例≤44 岁者,$P<0.05$。痛经完全缓解率 72 例 45~49 岁者高于 59 例≤44 岁者($P<0.01$),需再次宫腔镜手术或子宫切除的比例无差异。但对绝经妇女则不同,Cravello 等报道 102 例 47~67 岁的绝经期妇女罹患绝经期出血或 HRT 所致出血,超声及

宫腔镜检查87例有良性宫内病变(51例息肉,36例肌瘤),15例无明显病变,行EA+TCRP或TCRM术,88例(86.27%)远期疗效满意,认为TCRE术的疗效取决于引起出血的原因,而不是患者的年龄。

(二) TCRE术后子宫内膜的修复

Colgan等研究了EA术后子宫内膜修复过程,19例中15例为DUB,4例因TCRE发现子宫内膜非典型增生而立即行EA术。组织学标本取自术后1～48个月的子宫,术后3个月以内的6例均可见子宫肌层坏死,6例中5例有红色异物小体、肉芽肿样反应、肌层坏死和热损伤。除1例外,5例均有不同程度的急性炎症。其余13例为治疗后3～16个月,标本中不再显示肌层坏死,但12例中5例查到持久的肉芽肿样反应,异物小体或两者均有,多数(9/12)有明显的子宫内膜瘢痕,认为EA术后的反应为肉芽肿性子宫内膜炎。首都医科大学附属复兴医院曾对26例TCRE术后妇女于术后3个月～1年进行宫腔镜检查,发现无论术后有无月经,均有少量内膜(图9-2-45～9-2-47),唯无月经者的子宫内膜多无腺体。

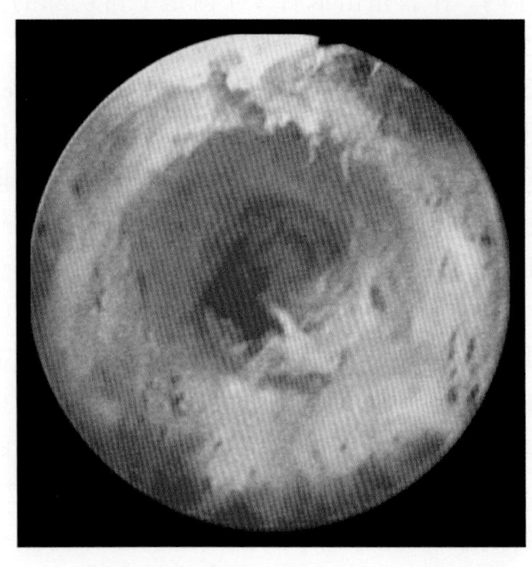

图9-2-45　TCRE术后10个月宫腔

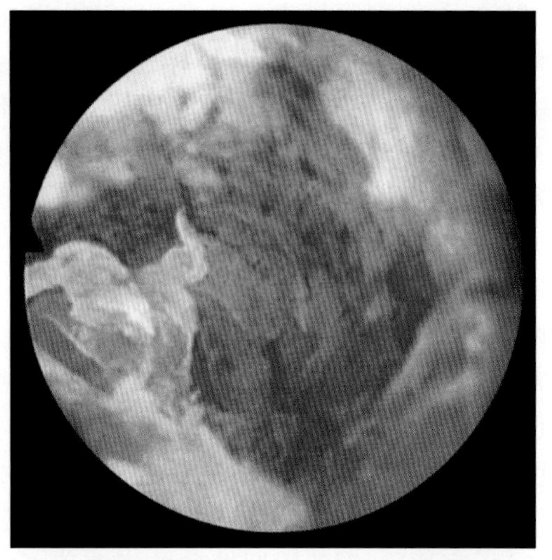

图9-2-46　TCRE术后,有内膜,有出血

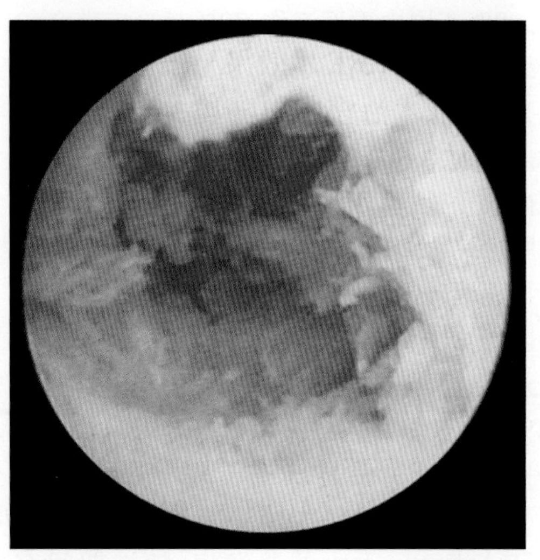

图9-2-47　TCRE术后1年2个月,月经量极少,宫腔窄,有少许内膜

(三) 一期TCRE术

TCRE一般需经三个步骤,即:①行宫腔镜检查及取子宫内膜活检;②行子宫内膜预处理,抑制子宫内膜增生;③切除子宫内膜。1992年,VanDamme尝试对一些病例术前不用激素类药物进行子宫内膜预处理,并将①、③两步骤同期进行,使TCRE术的程序简化,患者痛苦减少,即一期子宫内膜切除术。一期手术选择的条件为:①40岁以下;②虽出血时间延长,但月经周期规律;③6个月内曾诊刮,有子宫内膜病检结果;④子宫正常大小或稍大。术时先做宫腔镜检查,若有可疑,取材送检,停止手术,否则扩张宫颈,继续手术,子宫内膜厚者先刮宫,以减少其厚度,并将刮出的内膜送检。用电切环切除子宫内膜或用滚球电极去除子宫内膜,电切的电流功率70W,深度达子宫内膜下方2～3mm的肌肉层,切出的肌条亦送病检;电灼电流功率为60W,深度为看到子宫内膜层消失,显露出编织状肌纤维为止。夏恩兰对125例一期手术进行前瞻性研究,经组织病理学检查及随访,无子宫内膜癌或癌前病变的病例,手术满意度为98%,成功率为99.2%,与该院分三个步骤进行者无差异,说明一期TCRE术可行、安全、有效,与VanDamme手术满意度为97.5%的结果一致。进行一期手术,必须把手术前病例选择和手术中镜下诊断相关,不断提高和完善宫腔镜下判断子宫内膜疾病的能力,则是完成一期手术的关键。Wortman

和 Daggett 回顾分析 304 例难治性子宫出血患者，平均年龄（41.3±8）岁，平均随访时间（31.8±22.1）个月（6~75 个月），结果术后 1 年内 83%无月经，总无月经率为 85.5%，仅 0.8%无改善，组织学检查显示 17 例（5.6%）有明显的子宫内膜病变，常规术前筛查未查出。20 例（6.6%）并发症，仅 2 例（0.7%）严重。27 例需进一步手术。最终 69 例（22.7%）发现腺肌病，但未增加进一步的手术率。结论：TCRE 术后无月经率很高，因并发症需手术者少，能得到组织学标本，病率低，可以做诊断和治疗一期进行的手术。

（四）TCRE 术治疗激素治疗及凝血机制障碍所致的子宫出血

Phillips 资料提示，29 例激素补充治疗（HRT）引起子宫出血，药物治疗无效，经 TCRE 术后继续 HRT，未再出血。Romer 治疗过 1 例绝经前乳癌妇女，服 TAM 引起反复子宫出血，曾刮宫 3 次，无恶性病变，TCRE 术后继续 TAM 治疗，随访 2 年无出血，超声扫描未见子宫内膜声像。Goldenberg 报道 11 例药物治疗无效的凝血机制障碍出血，TCRE 术后随访 1 年，满意度高（10/11），此类患者不能耐受大的手术，因而宫腔镜手术对她们显得十分重要。Milad 成功地为 3 名凝血功能障碍的妇女急诊行 TCRE 术，缓解了血液病所致突发的、严重的子宫大出血，减少了患者对血液制品的需求，但不能治愈。用滚球电极做 EA，对严重的子宫出血是最简单又安全的方法，滚球电极的作用是封闭血管，产生坏死，为此要小功率，高电压，而子宫内膜或子宫肌层切除，会开放新的血管而使出血加剧。对于白血病或药物治疗引起的子宫出血，EA 术能使出血减少或停止。

Romer 报告 35 例围绝经期和绝经期妇女，因 HRT 出血行宫腔镜检查和内膜活检后行 EA 术，无并发症，术后继续用联合 HRT。随访 12 个月，34 例无月经，治疗满意，1 例因其他副作用停 HRT。认为 EA 为治疗此疾患无宫内病变的微创方法，术后可继续 HRT，对选择的病例可增加 HRT 的顺应性。

（五）TCRE 术治疗严重内科病所致子宫出血

首都医科大学附属复兴医院总结 76 例经验，其手术情况见表 9-2-2。

表 9-2-2　76 例严重内科合并症的宫腔镜手术种类

严重内科病	肾衰竭	血液病	心脏病	糖尿病	高血压	心脏瓣膜置换	胸廓畸形	红斑狼疮	肝硬变	合计
总例数	22	18	11	10	9	3	1	1	1	76
TCRE	13	9	5	4	4	2	0	1	1	39
EA	0	5	1	0	0	0	0	0	0	6
TCRM	0	0	4	2	3	1	1	0	0	11
TCRE+P	7	4	0	4	1	0	0	0	0	16
TCRE+M	2	0	1	0	1	0	0	0	0	4

76 例术前除进行常规 TCRE 准备外，还需针对其内科病进行准备，肾功不全者经血液透析，使 BUN 控制在 80mmol/L 以下；血液病根据病因进行处理，并纠正贫血和补充所缺乏的血细胞成分，白血病需纠正贫血和补充血小板，肝硬化需补充凝血因子，糖尿病经口服降糖药或注射胰岛素，使血糖水平控制在 11mmol/L，心脏病机械瓣膜置换术后需停抗凝药华法林，同时监测凝血酶原时间正常时手术，术后 36~72 小时恢复服用华法林。76 例手术经过顺利，平均宫腔深度为 7.8cm（6.5~8.2cm），平均手术时间为 13.2 分钟（8~22 分钟），平均切除子宫内膜组织重 4.6g（3~7g），手术出血很少。术后 2 例合并严重贫血患者曾有一过性发热，1 例心脏病机械瓣膜置换术后患者于 TCRE 术后 18 小时擅自恢复服用华法林，导致术后 24 小时子宫动脉性活动出血约 800ml，休克，再次送手术室，滚球电凝出血点，出血停止。血小板减少患者回休养室后输血小板 2U。其余均顺利恢复。随访 6 个月~9 年 6 个月，2 例曾有不规则出血，药物治疗痊愈。1 例术后无月经，因移植的肾脏衰竭，于术后 1.5 年死于肾衰竭。余 75 例中，36 例无月经，28 例仅有点滴状出血，11 例月经明显减少，手术满意率为 96%。Wallwiener 等报道 34 例凝血机制障碍药物治疗无效，为避免子宫切除而做 EA 术，术后 64.71%无月经或点滴状月经，经第 2 次 EA 术，无月经或点滴状月经率提高到 82.35%，其中 EA 治疗因应用抗凝剂所致出血的效果明显优于内源性的凝血疾患患者，认为 EA 是治疗凝血和血栓疾患合并 AUB 的有价值替代方法。夏恩兰报道该中心 1990 年 5 月~2002 年 9 月共行 TCRE 术 1 431 例，其中合并严重内科合并症者 219

例(15.30%),术后近期生活质量均改善,远期随访到的88例中,1例死于移植肾衰竭,满意率达100%,可见TCRE术对有严重内科合并症AUB患者是替代子宫切除的好方法。

(六) TCRE/EA术发现子宫恶性病变

Vilos等回顾分析13例绝经后出血妇女TCRE前用宫腔镜评估并活检,结果活检不充分,无决定作用或取不出组织,TCRE术中怀疑,经组织学检查发现子宫内膜癌,其中8例行完全内膜切除(第1组)5例部分内膜切除(第2组)。子宫切除的标本第1组2例仅有局灶性癌灶,第2组的大体标本均无癌。子宫切除术后0.5~9年无复发。Vilos等报道2 402例TCRE术中有3例子宫肉瘤,其中切出1例为低度恶性子宫内膜间质肉瘤,2例癌肉瘤。两例子宫切除后,均未见残留癌。第3例82岁,中度出血,拒绝子宫切除,子宫内膜切除后14个月无月经。作者的经验,子宫肉瘤的发生率约为因AUB行TCRE术的1/800,认为完全的子宫内膜切除术可能提供诊断和为有子宫切除高危因素患者进行微创治疗。Agostini等评估325例绝经妇女宫腔镜子宫内膜切除或去除术,术后病理诊断子宫内膜癌或非典型增生的危险。325例绝经后出血或HRT出血,所有妇女诊断性宫腔镜后均做子宫内膜活检除外了子宫内膜癌或非典型增生。然后进行TCRE术(203例,62.5%)或EA术(122例,37.5%),各有2例(0.6%)子宫内膜癌和子宫内膜非典型增生,为术前漏诊。认为门诊宫腔镜和子宫内膜活检不能排除子宫内膜癌或子宫内膜非典型增生,这些病变可能被宫腔镜手术发现。

(七) TCRE用于急症止血

Franchini等为25例严重子宫出血患者行急诊TCRE术,1例术中发现内膜癌改行子宫切除,术后15例无月经。认为TCRE可有效地控制子宫出血,避免再次出血,随访19个月,无须再用药物或手术治疗者。Osuga等为肝硬化及病态肥胖的绝经妇女,严重子宫出血危及生命,侵入性手术禁忌,子宫动脉栓塞失败,行急诊EA成功。

(八) TCRE术发现子宫内膜腺癌

Vilos等回顾分析13例绝经后出血妇女TCRE前用宫腔镜评估并活检,结果活检不充分,无决定作用或取不出组织,TCRE术中怀疑,经组织学检查发现子宫内膜癌,其中8例行完全内膜切除(第1组)、5例部分内膜切除(第2组)。子宫切除的标本第1组2例仅有局灶性癌灶,第2组的大体标本均无癌。子宫切除术后0.5~9年无复发。EA术是替代子宫切除治疗DUB的方法,术前已存在的内膜癌如被漏诊,术后很难发现,另外,术后残存的内膜亦可癌变,其发生率无人知晓。Margolis等报道1例58岁,因DUB手术,3年后因张力性尿失禁行子宫切除及Marshall-Marchetti-Krantz手术,偶然发现无症状的子宫内膜腺癌,病理检查已侵犯肌层>50%,FIGO分期Ⅰc。

(九) 再次TCRE/EA术

Wortman和Daggett评价TCRE术和EA术失败再次宫腔镜手术的安全性和有效性。26例因术后疼痛、出血或无症状的子宫积血。在B超介入下行宫腔镜子宫肌内膜切除术,从开始治疗到手术的平均时间为(41.2±47.9)个月,5例(19.2%)需简单的扩宫,21例需宫内口切开,以进入宫腔。手术并发症,平均手术时间(20.3±9.5)分钟,平均标本重(6.7±4.9)g。15例(57.7%)标本有子宫腺肌病。平均随访(23.2±22.7)个月,23例(88.5%)结果满意,避免了子宫切除。3例(11.5%)因复发疼痛或出血切除子宫。认为再次宫腔镜手术治疗子宫内膜切除或去除失败有效,可无月经或疼痛缓解,使多数患者避免子宫切除。

(十) TCRE术后的激素补充

Romer曾报道TCRE治疗药疗无效的AUB越来越多,70%的患者即使术后无月经,也可以发现子宫内膜残迹,HRT应该用于所有患者,包括连续应用孕酮。2000年,Romer等再次报道对EA术后需HRT者,需要加孕激素。为预防出血,可连续应用HRT,有可能不出血。残留的内膜不至于过度增生,术后亦可用含有孕酮的IUD替代。

(十一) TCRE治疗不孕

Cravello等报道对孕酮治疗无效的AUB行EA术,有出血治愈后妊娠者,并可能足月分娩。

(十二) TCRE治疗子宫腺肌病

夏恩兰报道因功能失调性子宫出血行TCRE手术的208例患者,经术时镜下所见、B超监护灌流液进入子宫肌层图像及病理学检查证实,发现28例有子宫腺肌病。经术后3~34个月随访发现2例行子宫切除,余26例疗效满意,手术成功率为92.86%。术后月经均有改善,贫血治愈,18例术前痛经者77.8%术后痛经消失,22.2%减轻,近期疗效满意。分析月经改善乃因基底层子宫内膜被切除后,功能层内膜难以再生之故。分析手术治疗痛经有效的病例,患者可能病情较轻,仅连接带被侵增厚,术中多被切除或凝固坏死,异位的内膜岛不复存在或减少,因内膜岛充血、水肿及出血刺激周围平滑肌，使之产生的痉挛性收缩减少，故而术后痛经减轻或消失。而术后子宫切除病例，则因腺肌症已深达浆膜层，手术治疗失败。Keckstein 也认为有症状的浅层腺肌病行 TCRE/EA 可得到充分治疗，对有选择的病例宫腔镜手术可以治疗有症状的限局性腺肌病。McCausland V 和 McCausland A 研究发现，子宫腺肌病侵及深度<2.5mm 者子宫内膜切除术预后较好，侵及深度>2.5mm 者预后较差。Quemere 等回顾 121 例孕酮治疗无效的 AUB 合并腺肌病患者行 TCRE 术 8 年后的成功率，1 次切除者为 56%，2 次切除者为 67%，11%再次切除内膜，17 例（19%）因出血复发子宫切除，此结果与 EA 相似，认为子宫腺肌病不是 TCRE/EA 的失败因素，除非是术前难以诊断的深部腺肌病。首都医科大学附属复兴医院宫腔镜中心郑杰等应用 TCRE 联合左炔诺孕酮宫内缓释系统（levonorgestrel-containing intrauterine system，LNG-IUS）（商品名：曼月乐）用于治疗欲保留子宫且没有生育要求的 23 例子宫腺肌病患者，TCRE 术后一个月放置曼月乐，至放置 12 个月随访时，所有患者均表现为闭经，提示联合治疗有效防止了单纯放置曼月乐所引起的冗长的淋漓出血，同时可以防止 TCRE 术后出现术后妊娠、宫腔积血、出血复发及曼月乐脱落等各种并发症的发生。此外，夏恩兰认为，子宫内膜切除同时腹腔镜阻断子宫动脉，或术后用汽化电极再次电凝切面，均可以加强手术效果。

（十三）TCRE 术用于大子宫

Eskandar 等回顾分析 42 例子宫体积>12 周妊娠大小、宫腔长>12cm 的子宫出血患者，平均年龄为（45.6±6）岁，比较应用 TCRE 和 EA 治疗的可行性、安全性、预后和灌流液吸收情况。26 例（62%）做了子宫内膜预处理，27 例（65%）做 EA，27 例（65%）做 TCRE。均为 1 日手术，多元回归分析子宫大小、预处理、手术经过手术时间与灌流液回吸收之间的关系，TCRE 的灌流液回吸收较 EA 多，$P=0.04$，其回吸收量与手术种类有关，$r=0.32$，$P=0.04$，但与手术时间、子宫大小和预处理无关。1 例子宫肌瘤和 1 例子宫内膜癌做了子宫切除。随访 39 例（95%）（14±2）个月，38 例（93%）非常满意，30 例（73%）无月经，6 例（15%）月经过少（<3 个垫子/d），3 例（7%）正常月经（10 个垫子/d），结论为 EA 可能是治疗大子宫月经过多妇女可行、安全和有效的子宫切除替代方法。

（十四）TCRE 术与药物治疗月经过多的比较

Cooper 等用问卷随访 144 例 TCRE 和药物治疗月经过多 5 年的满意度，月经情况，健康状态和生活质量。随访率为 77%，第 5 年随访的结果：随机分到药物组的 7 例（10%）仍在使用药物，72 例（72/94，77%）做了手术，17 例（17/94，18%）做了子宫切除，满意率很低，也不愿意介绍给朋友。25 例（27%）分配到 TCRE 者，做了进一步的手术，15 例（19%）做了子宫切除。两组的出血和疼痛评分相似，而且明显减少，TCRE 组的健康恢复较药物治疗组好。认为 TCRE 治疗严重月经过多满意率高，月经状况好，健康和生活质量有极大的改善，而且安全，不增加子宫切除的风险。医师应介绍给符合条件的患者。Mansour 报道自从曼月乐问世，全球已有 900 万妇女用其避孕，治疗月经过多。对于生育年龄妇女，曼月乐是最容易接受的药物治疗方法之一。Istre 的有限资料提示曼月乐和 EA 治疗月经过多效果相同，曼月乐可逆，无手术风险。Souza SS 等进行的曼月乐与热球消融术治疗月经过多的随机对照研究，结果表明两组治疗的女性患者出血量均显著降低，两组间无差异。Janesh Gupta 等近期的另一项 RCT 研究显示：与传统药物相比，两年的时间内使用曼月乐的患者更换治疗方式或者停止治疗的比例更少，使用曼月乐的患者治疗月经过多评分更高。Gupta B 等比较了使用曼月乐与 TCRE 治疗功血患者的效果，治疗 1 年后，曼月乐组的月经量下降幅度和血红蛋白增加幅度与手术治疗相当，提示曼月乐减少月经量、纠正贫血的疗效与手术治疗相同，放置曼月乐所需经验更少并能提供避孕效果。

（十五）TCRE 与腹式或阴式子宫切除的比较

全世界的经验提示 TCRE 的受术者中，70%～90%对治疗结果表示满意，其中 40%～60%术后无月经，30%～50%月经减少，10%～15%为正常月经量，失败率为 5%～12%。随机研究已经确定宫腔镜手术较子宫切除的手术时间短，合并症极少，需要的止痛药少，术后康复和恢复工作快。随机做子宫切除者比宫腔镜手术治疗者满意度高。在国外子宫内膜切除术的费用较子宫切除要低得多，在我国两者费用相当。Alexander 等完成的一份重要的随机研究，比较了子宫切除或子宫内膜切除术后的精神因素，两组均报告术后精神症状减少，两组的性生活和婚姻关系无差异。然而，宫腔镜手术的施术者需要特殊的培训和手术经验，非生理性的灌流液和各种带有危险性的能源均可引起并发症，腹式或阴式子宫切除则无此顾虑。Pinion 等对应做子宫切除的月经过多患者行子宫切除 99 例，宫腔镜手术 105 例（TCRE 52 例，HEAL 53 例），观察两组手术的并发症，术后 6 个月和 12 个月的康复及月经情况，其他症状的缓解率及患者的满意率等，结果宫腔镜手术较子宫切除的早期病率少，恢复时间短，宫腔镜手术的平均完全恢复时间为 2~4 周，子宫切除的平均完全恢复时间为 2~3 个月，两组相比，$P<0.001$，12 个月后宫腔镜组 17 例子宫切除，11 例作第 2 次手术，45 例无月经或仅棕色排液，35 例少量月经，两组大多数痛经和经前症状改善，12 个月后 89%（79/89）的子宫切除和 78%（85/89）的宫腔镜手术患者对手术效果非常满意（$P<0.05$），95%（85/89）和 90%（86/96）症状改善，72%（64/89）和 71%（68/96）愿意将其手术介绍给别人，结果提示宫腔镜手术在手术并发症和术后恢复方面优于子宫切除，子宫切除的术后满意率显著高，宫腔镜手术的满意率为 70%~90%，故宫腔镜手术可作为 DUB 的子宫切除的替代手术。Clarke 等研究 TCRE 和子宫切除 5 年的再入院情况，以确定 TCRE 是否确实能够替代子宫切除。结果发现 5 年内再入院率子宫切除组与 TCRE 组为 41.7% 和 44.6%，妇科原因再入院为 12.6%和 30.3%。在妇科原因入院中，术后 6 个月内两组相似，6 个月后子宫切除组较 TCRE 组明显减少。可见治疗 DUB 的两种手术术后 5 年子宫切除的再入院率，尤其是因妇科原因再入院率似乎低一些，子宫切除似为效果更确切的手术。Hidlebaugh 的资料提示 TVH 费用最低，LAVH 的直接费用较 TAH 高，但间接费用明显少，TCRE/EA 的直接和间接费用均较子宫切除低，甚至包括治疗失败后所需费用。TCRE/EA 避免了大手术，住院时间明显缩短，能迅速恢复正常活动，应为 AUB 的首选治疗

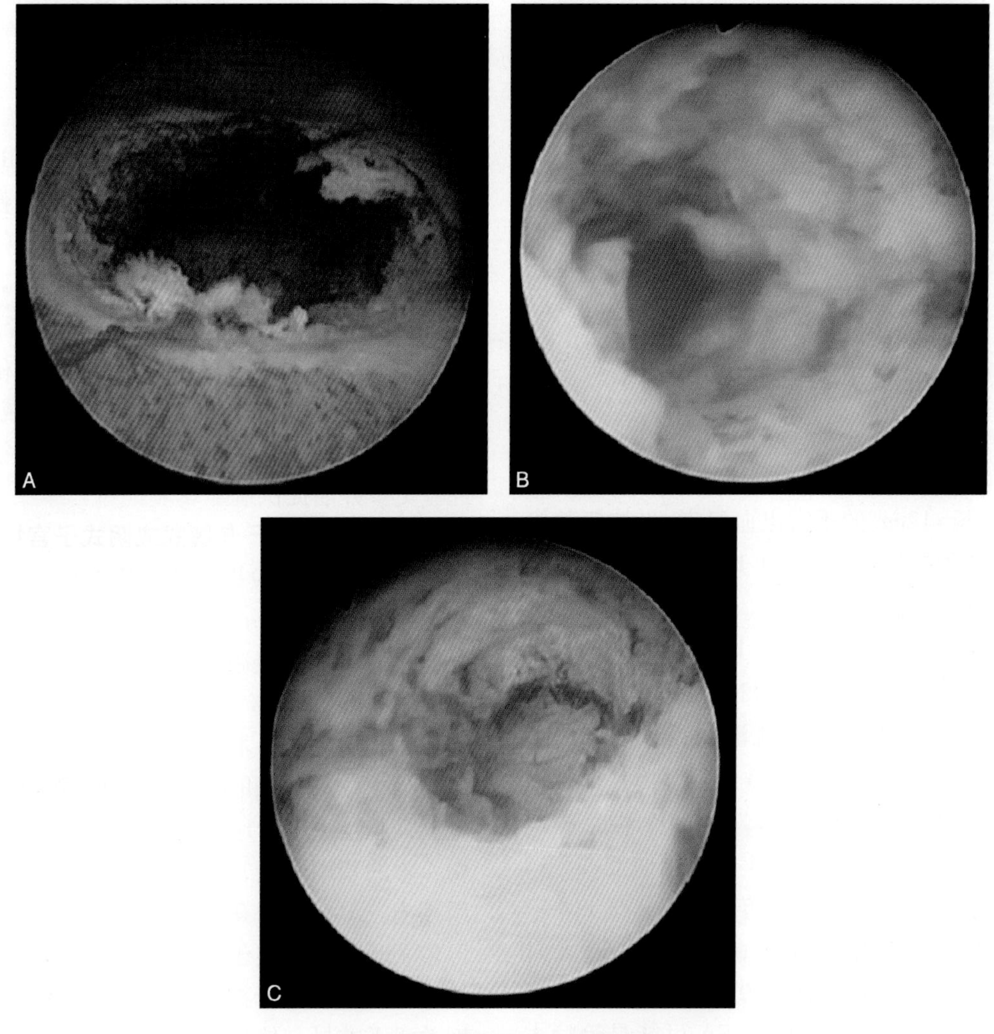

图 9-2-48　诺舒术后宫腔镜检查

A. 内膜破坏终止于宫颈内口水平，宫腔内膜呈焦黄色；B. 右侧宫角部，内膜破坏，焦黄色；C. 左侧宫角部，内膜破坏，未见正常内膜

方法。

（十六）TCRE 与子宫内膜切除的其他方法比较

作为代替子宫切除治疗良性病变所致的异常子宫出血的方法，有利用各种能源或技术减少经期失血的去除子宫内膜手术，滚球电外科和激光子宫内膜去除术即为其中的两种微创技术，治疗效果与 TCRE 相仿。近年来，又有一些非宫腔镜治疗月经过多的第二代新微创方法问世，这些方法包括：射频热能去除子宫内膜（NovaSure，诺舒）、微波、双极电切、子宫热球、冷冻子宫内膜去除、光电动力治疗，或用激光能量产生间质高热治疗、连续热生理盐水灌注等，设计良好的研究和时间将告诉人们这些方法是否有 TCRE 一样的效果。Vilos 报道子宫热球治疗月经过多，随访 18 个月初步结果表明，术后月经改善率为 77%，与其他技术的子宫内膜去除术结果相当，但随着时间的延长，失败率有所增加，需再做 TCRE 术，由于其操作简单，仅需具有将节育器放进宫腔的技术，又无发生重大并发症的可能，故一般认为可作为治疗月经过多的初选方法。Nisolle 认为非宫腔镜 EA 的方法仅适合 DUB，并应有术前内膜活检，如内膜正常，超声波检查无息肉或肌瘤，那么用非宫腔镜 EA 的方法治疗 DUB 是可取的。2007 年，英国 Deb 等统计 610 位医师中，449（73%）人做 TCRE 或 EA 术。热球是他们最青睐的方法（32.1%）。其次是微波（29.8%），TCRE 或同时加用滚球为 18.5%，诺舒为 9.8%，循环热水为 6.9%，滚球为 2%，激光为 0.9%。52.2%的患者用 GnRH-a 预处理。治疗方法的改变，带来了评估临床疗效的挑战。诺舒在国外临床应用始于 2001 年，可以在经期或大量出血时施术，短时内即可止血。美国妇产科学会（ACOG）在 2007 年指南中，将诺舒推荐为月经过多无生育需求妇女的首选。首都医科大学附属复兴医院宫腔镜中心马宁报道 70 例，术后随访 6~41 个月，平均随访 18 个月，术后 6 个月有效率为 97.1%，闭经率为 54.3%，可与 TCRE 相媲美（图 9-2-48），是众多第二代子宫内膜去除术中唯一久盛不衰的方法。Wamsteker 则认为宫腔镜控制下的 EA 和 TCRE 的最大优点是既完成了治疗，且术前及术后均在宫腔直视下进行操作。而其他非宫腔镜的治疗方法的问题为治疗过程非直视和技术无控制。他指出虽上述各非宫腔镜 EA 系统常被广告宣传为“门诊手术”，但并未发现适合门诊，至少现在如此，其一次性设备价格昂贵，对于 EA 或 TCRE 有经验的医师来讲，此设备无作用。今日，已做的少量研究提示这些设备与传统的宫腔镜切除或去除技术间的结果是相同的，大量研究将有助于回答非宫腔镜 EA 设备在妇科的恰当作用，鉴于宫腔镜手术的潜在风险和并发症，应注意预防最严重的低钠血症性脑病和体液超负荷。

值得提出的是，最近大量回顾性比较经尿道前列腺电切术（TURP）与开放性前列腺切除术的结果提示，随访 8 年，TURP 术后因心血管疾患死亡者人数虽然很少，但较开放性手术明显增多。TCRE 术在许多方面与 TURP 相似，而患病人群与手术情况则全然不同，因此，上述发现不适用于宫腔镜手术。但此研究说明短期经验预见不到远期影响，需要长期随访才能真正评价出这些新技术的安全性与效果。

宫腔镜子宫内膜电切术见视频 3。

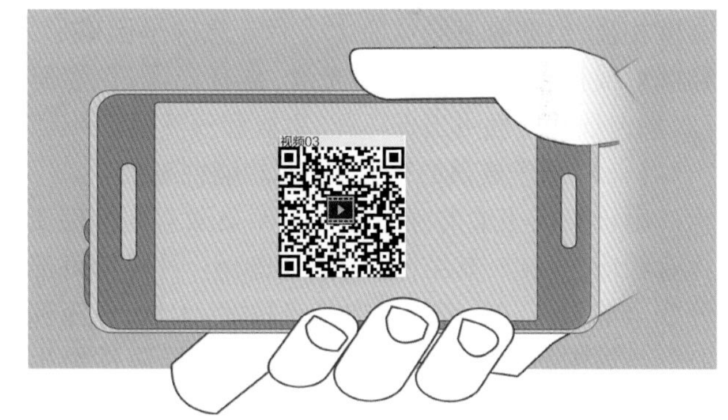

视频 3　宫腔镜子宫内膜电切术

（夏恩兰）

第 3 节　宫腔镜子宫内膜息肉切除术

子宫内膜息肉是由于炎症、异物刺激、雌激素水平过高等因素导致子宫内膜过度增生所形成，一般认为息肉来自未成熟的子宫内膜，尤其是基底部内膜。子宫内膜息肉由内膜腺体上皮及间质组织组成，可位于宫颈管或子宫腔的任何位置，常为单发，亦可多发，大小不一，形态多样。术前诊断依赖于妇科超声检查和门诊宫腔镜检查。子宫内膜息肉是异常子宫出血和不孕症的常见原因。传统的治疗方法是盲目的刮宫术，但常遇到无法去除的问题。

子宫内膜息肉摘除可通过多种器械实施，包括抓钳、刮匙和专门的息肉切除钳等。但是同样的手术器械，盲目的宫腔内操作并不能获得满意的效果。

以往沿用手控的机械去除法，如息肉为多发，甚至弥散于整个子宫腔，则予以全面刮宫；对于单个较大，蒂位于子宫下段者，可经宫腔镜定位，用长弯血管钳或卵圆钳夹出；而带蒂的内膜息肉，在宫腔内漂浮不定，有时很难盲目钳夹取出。Valle 于 1981 年报道 179 例中 150 例盲刮未能将息肉取出。Gebauer 于 2001 年报道，宫腔镜检查诊断子宫内膜息肉的 51 名患者，给予刮宫术（D&C）+息肉钳（randall forceps）取出术，病理结果证实在 45 例患者中取出子宫内膜息肉组织，占 88%（45/51）。但在对这 45 例患者的宫腔镜检查二探却发现其中 31 例患者的宫腔仍有子宫内膜息肉残留，占 69%（31/45）。宫腔镜子宫内膜息肉切除术（transcervical resection of polyp，TCRP）是在直视下进行操作，可“有的放矢”地钳抓和从根蒂部切除息肉。对无蒂息肉，常使用环形电极切除，并且不损伤周围正常内膜。无论使用何种方法，必须确保完整切除根蒂，以免日后复发。

一、病理组织学分类

子宫内膜息肉可位于宫颈管或子宫腔的任何位置，息肉组织基本上由内膜腺体上皮及间质组织组成，形态具有多样性，取决于产生息肉的部位，体内甾体激素及息肉组织对它的反应。息肉常为单发，亦可多发，甚至聚满宫腔，大小不一，多数有蒂与子宫壁相连，但亦有基底宽而无蒂者。息肉呈圆锥形、卵圆形或指状凸出物，表面光滑，富有光泽，色多鲜红，息肉顶端表面可出现坏死、出血和浅溃疡。

（一）源于成熟的子宫内膜（功能性息肉）

由于息肉表面的腺体通常对卵巢激素周期性变化有相应的反应，其结构一般体积较小，月经期可部分或全部脱落。典型的息肉基底较宽，柔软，色泽和血管与周围的内膜相似，可能被误认为局限性增生的子宫内膜。接触性宫腔镜可显示息肉的中心血管轴和组织内聚的特点，因此对有疑问的病例，接触性宫腔镜有较大的诊断价值。

（二）源于未成熟的子宫内膜（非功能性息肉）

对孕酮不敏感，但对雌激素仍有反应，雌激素支持其生长，可以长得很大，随着蒂的延长，在两侧子宫壁的压迫下变成扁平形状，也可以变成三角形。此息肉呈黄红色，远端有时可有瘀斑而呈紫红色。内膜息肉活动度大，CO_2 气体的压力能沿子宫壁将其压倒，接触性宫腔镜检查时，常滑出视野之外，因此，匆忙的宫腔镜检查有时看不到。

（三）腺肌瘤型息肉

为罕见类型，其病理学特征是息肉间质更致密，并且有更多的平滑肌细胞成分，覆盖肌组织表面的内膜往往呈萎缩状。

（四）绝经后息肉

又称萎缩型息肉，绝经以后增生性或功能性息肉退化，与周围的内膜呈现相似变化。组织学上的特征是腺上皮萎缩、腺管扩张、间质纤维化。宫腔镜可见到表面淡粉色不透明的息肉、血管扩张不明显，但有时也可见到散在的半透明小囊泡及呈树枝状的扩张血管。

二、手术适应证和禁忌证

适应证为有症状的子宫内膜息肉患者，且需满足以下条件：一般子宫≤10 周妊娠大小，宫腔长度≤12cm；排除子宫恶性病变。禁忌证同 TCRE 术。

三、术前准备和麻醉

同 TCRE 术。

四、手术步骤

（一）宫腔镜夹持法

若息肉较少，蒂位于子宫上段，尤其位于输卵管口者，可在纤维宫腔镜或硬性宫腔镜的直视下以微型活检钳夹持取出。一次除去不了时可反复操作去除息肉。

（二）宫腔镜截取法

对蒂宽而近子宫底部的大息肉，可在宫腔镜直视下用套圈器经操作孔道进入宫腔，将套圈器套在息肉的根蒂部并旋转套圈器，然后拔去宫腔镜时一起把息肉带出。术后再置入宫腔镜复查，直到息肉完全摘除为止。

（三）宫腔镜切除术

息肉蒂明显者可用 Nd-YAG 激光去除。对宽蒂或不易找到蒂的息肉，以及曾用其他方法治疗过，但症状仍持续存在或息肉复发再生者，宜行宫腔镜电切术，手术步骤如下：

1. 先在镜下看清息肉的形态、大小及根蒂的部位（图 9-3-1、9-3-2），注意息肉根蒂部与周围组织间的关系，设计切割手法。

2. 多发性息肉（图 9-3-3）的切除。因宫腔被息肉填满，灌流液充盈不足，视野模糊，可先用负压吸引器吸取内膜及息肉，被覆在息肉表面的内膜被吸去，只剩下息肉的间质组织，体积及横径明显缩小，灌流液进入，便于切割。

3. 切除息肉时，用环形电极自息肉的远方套住息肉的根蒂后切割，电切的深度达根蒂下方 2～3mm 的浅肌层组织（图 9-3-4～9-3-8）。

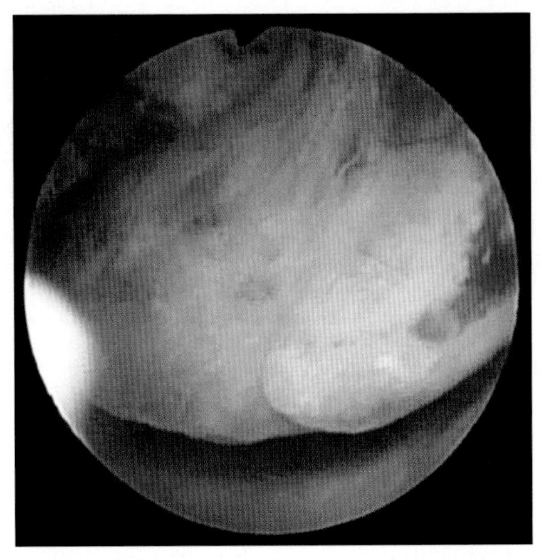

图 9-3-1 子宫内膜息肉，直径约 2.5cm，蒂位于宫腔左侧壁

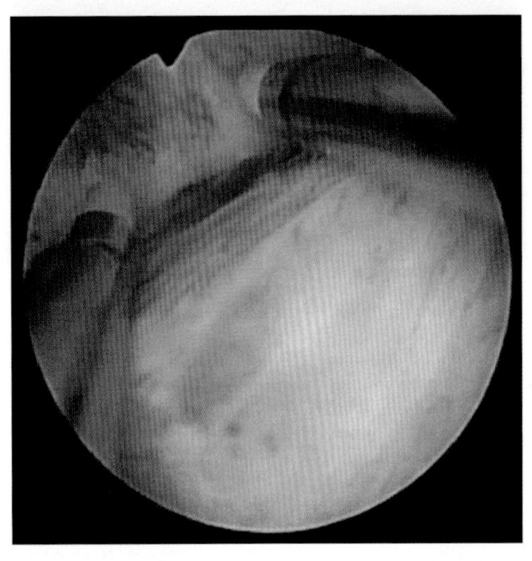

图 9-3-4 子宫左侧壁内膜息肉，环形电极沿息肉根蒂部切割

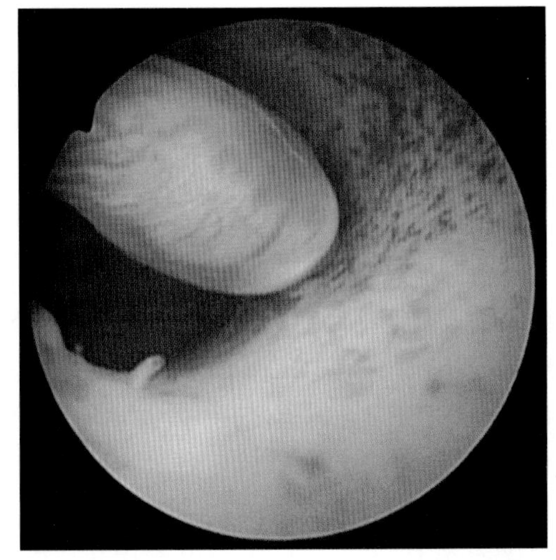

图 9-3-2 子宫内膜息肉，直径约 1cm，蒂位于宫腔下段右侧壁

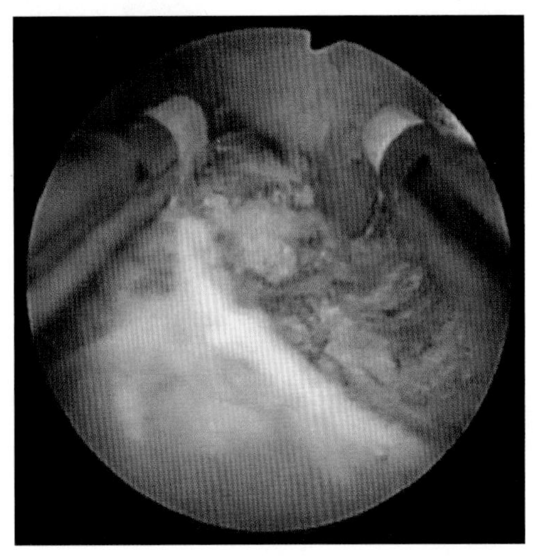

图 9-3-5 环形电极重复切割内膜息肉

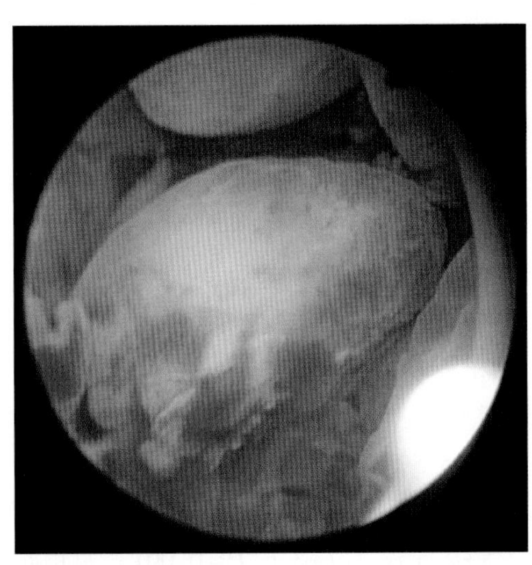

图 9-3-3 子宫内膜多发息肉，最大者位于宫腔后壁

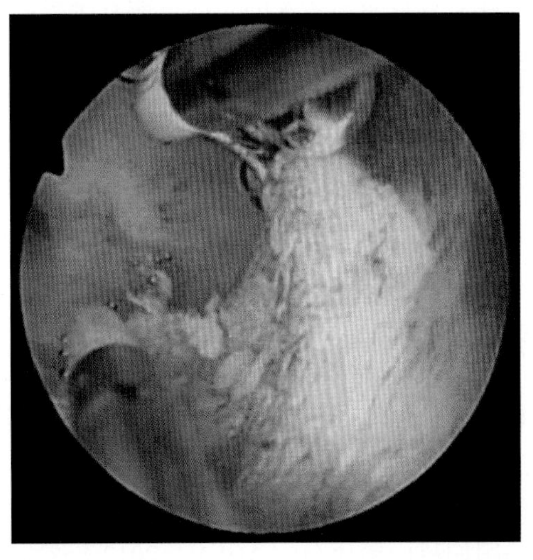

图 9-3-6 环形电极修整息肉根蒂部宫腔左侧壁创面

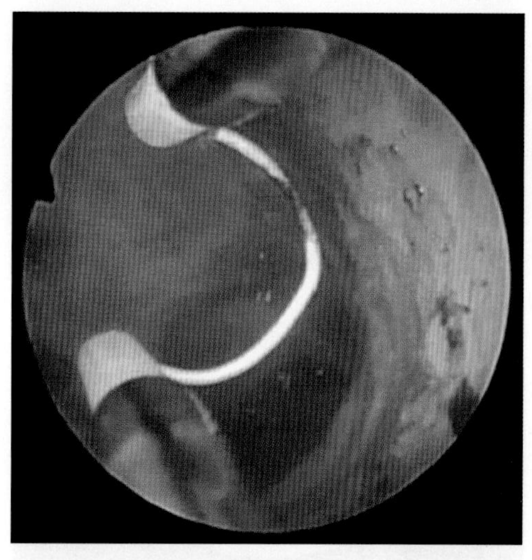

图 9-3-7 切除子宫内膜息肉后宫腔左侧壁创面

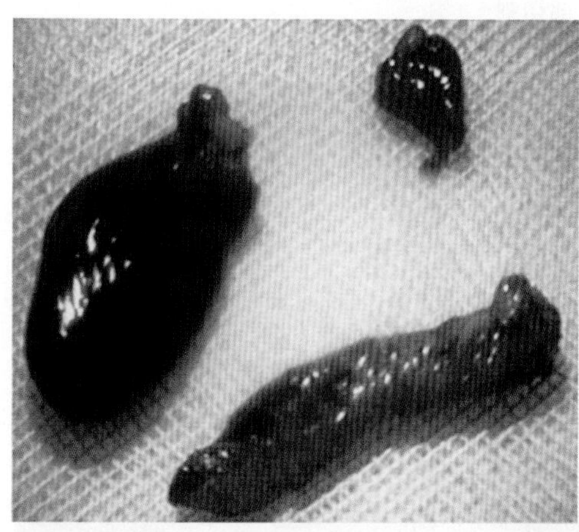

图 9-3-8 切除的息肉

（四）宫腔镜息肉粉碎手术

宫腔镜粉碎手术（hysteroscopic morcellation）引导粉碎器的刀头贴住子宫内膜息肉后粉碎组织同时吸出宫腔。该设备对多发的息肉可能效率更高。

五、术后处理

1. **术中及术后监护处理** 同 TCRE 术。

2. **术后并发症的发现与处理** 详见第十二章。

因 TCRP 术的切割范围较局限，手术时间短，发生 TURP 综合征、宫腔粘连及宫腔积血的危险性小。

六、TCRP 术的经验与评估

TCRP 术是唯一能够看清息肉蒂，自其根部切除的方法，并能对宫内占位性病变进行鉴别诊断。

（一）子宫内膜息肉治疗的选择

美国妇科内镜协会（AAGL）于 2012 年发表了子宫内膜息肉的诊断及管理指南，建议：小息肉，无症状可期待治疗（Level A）；药物治疗子宫内膜息肉不推荐（Level B）；宫腔镜子宫内膜息肉手术是治疗的金标准（Level B）；宫腔镜各类手术切除息肉，目前无证据证实有差异（Level C）；建议绝经后的子宫内膜息肉及时手术做病理诊断（Level B）；宫腔镜手术切除息肉，微创，合并症风险小，是息肉的首选手术治疗（Level C）；不孕症合并息肉的患者，建议手术治疗，因为术后无论自然妊娠及人工助孕的妊娠成功率均明显增加（Level A）。

（二）TCRP 的治疗效果

Nathani 和 Clark 系统复习 MEDLINE 1966～2004 年文献，评估 TCRP 治疗 AUB 的有效性，包括月经异常、绝经期出血有/无激素补充和他莫昔芬治疗等。所有 TCRP 均一次成功，3 例局部麻醉，3 例并发症，其中 1 例子宫穿孔，术后症状改善率为 75%～100%。门诊局部麻醉手术与全身麻醉住院手术预后无差异（$P=0.7$）。Bradley 等回顾分析 1992～1998 年所做 TCRP 201 例，172 例（85.6%）的手术指征是 AUB，随访 30 个月，88%症状治愈。Tjarks 等报告 78 例各种手术治疗子宫内膜息肉的效果，随访到 60 例，2 例合并子宫内膜腺癌除外，所余 58 例中，37 例为绝经前，21 例绝经后，平均随访 13 个月（5～24 个月）。最多应用的是 TCRP（26 例），其他有 TCRP+TCRE、TCRP+TCRM 和子宫切除。结果各种手术的满意率均高，宫腔镜手术术后每月的出血时间至少减少 2 倍以上。认为简单的 TCRP 和侵入性大的手术有同样改善月经过多和子宫出血症状。Cravello 等报道 1987～1997 年 TCRP 治疗子宫内膜息肉出血 195 例，长期随访（5.2 年）80% TCRP（未行 EA）成功，仅 5 例子宫切除。认为 TCRP 是治疗子宫内膜息肉的金标准。Sentilhes 的报告显示目前尚无 TCRP 术后妊娠子宫破裂的报道。Garuti 等评估诊室“即查即治”TCRP 的可行性，120 例宫颈旁神经阻滞麻醉，117 例无麻醉。机械法 104 例，双极电切 107 例，26 例因不适合诊室手术未做。TCRP 成功率为 81.2%，绝经前与绝经后的成功率（83.3% *vs.* 80.2%）和模拟视觉疼痛评分（2.2±2.6 *vs.* 3.6±2.9）均无差异。宫颈旁神经阻滞麻醉与无麻醉的手术成功率（85.5% *vs.* 76.9%）和疼痛评分（3.3±2.9 *vs.* 3.0±2.8）均无差异。经产妇比未产妇的疼痛评分明显低（2.8±2.5 *vs.* 4.7±3.6，$P=0.001$），息肉切除率明显高（84.3% *vs.* 67.4%，$P=0.01$）。235 例中 44

例 TCRP 失败，其 18 例(7.6%)不能耐受疼痛，17 例(7.2%)息肉体积大。除疼痛外，唯一的不良反应是迷走神经反应(1.7%)。作者认为一期 TCRP 有疗效约 80%，术前适当选择病例，可成为避免全身麻醉 TCRP 术的可靠选择。Stamatellos 等报道 25%以上的宫颈息肉合并有子宫内膜息肉，宫腔镜检查能够明确鉴别其息肉的来源，同时进行切除。2005 年 Persin 等报道 283 例 TCRP 的近期并发症：1 例(0.35%)子宫穿孔，未予处理；6 例(2.12%)做了第二次手术；3 例(1.06%)息肉恶变；252 例(89.05%)无远期并发症，另 10.95% B 超发现子宫内膜病变，需再次手术；2 例(0.17%)发现子宫内膜癌。认为阴道超声是早期发现 TCRP 术后远期并发症的基本手段。

(三) 术后内膜息肉复发问题

Reslova 等研究 245 例 TCRP 术后内膜息肉复发的高危因素，认为 TCRP 是治疗子宫内膜息肉可供选择的一种方法，切除基底层可预防其持续存在及复发。Herman 报告 270 例宫腔镜手术，随访 4 年，TCRP 术仅 4.6%需二次手术。Bacsko 和 Major 报告 1 900 例宫腔镜检查中发现 163 例子宫内膜息肉，第一次 D&C 只发现了 22%，第二次发现 6.6%，163 例全部宫腔镜切除，手术指征 55%为子宫出血，25%有异常超声图像，15%不孕。术中 2 例(0.89%)子宫穿孔。切除组织病理学检查结果令人惊讶，因为 22 例为增生期子宫内膜，17 例子宫内膜增生，子宫肌瘤和无激素反应各 5 例，子宫内膜炎、子宫腺肌病、萎缩性子宫内膜和癌前病变各 1 例，他们认为虽然宫腔镜检查结果假阳性率高，如欲达到微创手术和保留器官的目的，TCRP 术是有价值的。Sanders 报道不孕妇女 TCRP 术后妊娠率为 78%，而正常宫腔的不孕妇女的妊娠率为 42%。Bouda 等评估了 TCRP 术后复发的问题，第 1 组为 30 例绝经前和 51 例绝经后妇女，TCRP 术后 6~12 个月宫腔镜随访。第 2 组为 36 例绝经前和 64 例绝经后妇女，行分段诊刮及病理学检查治疗，12 个月后作宫腔镜检查。结果第 1 组有 11 例(13.5%)发现内膜息肉；第 2 组有 46 例(46%)。复发的内膜息肉中，萎缩性子宫内膜仅有 1 例复发，萎缩性内膜息肉无复发者，结论为 TCRP 的治疗效果明显优于分段刮宫，子宫内膜息肉的复发危险因素为有异常增生或息肉与周围内膜均有过度增生者。

首都医科大学附属复兴医院宫腔镜中心彭雪冰等的实验室研究也证实子宫内膜息肉组织上的性激素受体和影响细胞增殖，组织纤维化的细胞因子的表达和周围内膜组织相比有差异或显著差异。我们针对非绝经期妇女子宫内膜息肉的患者的研究结果提示：子宫内膜息肉中雌激素受体的表达高于周围内膜组织而孕激素受体的表达低于周围内膜组织。VEGF 在子宫内膜息肉腺体的表达无论增生期或分泌期均显著高于周围内膜腺体($P<0.001$；$P=0.03$)；VEGF 在子宫内膜息肉间质的表达在增生期显著高于周围内膜组织的间质($P=0.006$)。TGF-β1 在子宫内膜息肉腺体的表达在增生期显著高于子宫内膜($P=0.02$)；在子宫内膜息肉间质的表达无论增生期或分泌期均显著高于子宫内膜组($P=0.006$；$P=0.008$)。VEGF、TGF-β1 和雌孕激素受体的比较高度相关。子宫内膜息肉的发生发展可能和这些细胞因子相关。

(四) TCRP 同时 TCRE 提高疗效

Polena 等报告 1998~2001 年 TCRP 367 例，54%同时 TCRE。5 例有小并发症，83%随访，随访的中位数为 40 个月(17~66 个月)，手术成功率为 96.4%，同时 TCRE 者成功率高(98.3% *vs.* 93.7%)。Henriquez 等回顾分析连续 78 例 TCRP 治疗绝经前妇女 AUB 的结果，随访 4 年，近 60%因持续或复发性出血而需行进一步治疗，提出应于 TCRP 时同时行 TCRE 或宫内放置缓释孕酮的宫内节育器。

(五) TCRP 与不孕

2007 年，希腊 Stamatellos 等报道 2000~2005 年间 83 例原发或继发不孕，B 超后经宫腔镜确认有子宫内膜息肉，伴 AUB 的患者行 TCRP 术后 91.6%月经正常，61.4%自然妊娠，54%足月分娩。息肉>1cm 与<1cm 直径、单发或多发者之间无统计学差异，并发症发生率为 2.4%，复发率为 4.9%。认为 TCRP 安全、并发症少，能改善无其他可解释不孕原因患者的生殖预后，增加妊娠率。妊娠预后与息肉的大小、数目、原发或继发不孕无关。术后大部分患者月经恢复正常。Gimpelson 报道子宫内膜息肉常引起 AUB 和不孕，TCRP 是简单、有效的治疗方法，并可在门诊进行。2014 年，首都医科大学附属复兴医院宫腔镜中心肖豫等报道，子宫内膜息肉患者“种植窗期”子宫内膜中评价子宫内膜容受性的因子 COX-2 和 VEGF 蛋白含量明显低于正常子宫内膜，提示子

宫内膜息肉患者子宫内膜对胚胎的容受性发生改变，可能影响胚胎着床，导致部分患者不孕。在子宫内膜息肉与辅助生殖技术方面，Isikoglu 等研究刺激卵巢时子宫内膜息肉的存在是否影响细胞质精子注射（ICSI）周期，2003 年 1 月～2004 年 12 月间的患者分 3 组，第 1 组 15 例，在刺激卵巢时发现内膜息肉；第 2 组 40 例，有内膜息肉；ICSI 周期前 TCRP；第 3 组 956 例无内膜息肉。3 组患者年龄、丈夫年龄、体重指数、GnRH 用量、刺激卵巢时间长短、雌二醇峰值、子宫内膜厚度、植入胚胎数目、胚胎种植和妊娠均无显著性差异。仅第 1 组有 1 例（12.5%）早期流产。说明在刺激卵巢时存在<1.5cm 的内膜息肉不影响 ICSI 周期的种植和妊娠。Varasteh 等报道 23 例不孕妇女宫腔镜检查发现有子宫内膜息肉，患者年龄<45 岁，不孕>12 个月，术后随访>18 个月，TCRP 术后妊娠与活胎率明显高于不孕而宫腔镜检查提示宫腔正常者，结论认为 TCRP 术可增进有子宫内膜息肉不孕症患者的生育力。Yanaihara 等报道位于子宫后壁的息肉最多（32.0%），切除子宫输卵管连接部的息肉，术后妊娠率最高（57.4%）。

（六）子宫内膜息肉恶变

1995 年，Marabini 等报告 1 例 26 岁妇女，因 AUB 行 TCRP 术，息肉 4cm 长，光滑，血管扩张，蒂宽，附着在宫底和后壁，切除的标本病理学检查提示低度恶性子宫内膜间质肉瘤，继而行腹式全子宫双附件切除术，病理检查无残余癌。术前做出子宫内膜间质肉瘤的诊断十分困难。故术时应将病变全部切除，并将切除的标本全部送检。关于恶性变问题，1998 年 Maltez 报告过 1 例出现在良性息肉上的局灶性透明细胞癌，患者 80 岁，黑白混血儿，55 岁绝经，无激素补充治疗史，诉持续少量阴道出血 1 周。阴道超声检查显示宫腔液性暗区，子宫内膜萎缩，但近宫底处黏膜局灶增厚，未突破内膜肌层交界。宫腔镜取出息肉，组织学检查示有蒂息肉伴腺体囊性扩张，无核异型。但在息肉中发现局灶性透明细胞癌，周围组织为良性上皮。子宫内膜息肉行雌激素受体检测和 P53 表达的免疫组化检查。结果雌激素受体在良性腺上皮和间质细胞核中为阳性，而透明细胞癌中缺如，但肿瘤组织间质细胞雌激素受体为阳性，良性内膜腺体和间质中没有 P53 蛋白过度表达，而恶性细胞核中为强阳性。患者行经腹全子宫和双附件切除。做出正确诊断的唯一可靠方法是病理组织学检查，故强调宫腔镜切除的组织应全部送病理组织学检查的重要性。

Bradley 等于 1992～1998 年行 TCRP 201 例，其中复杂性增生 13 例，非典型增生 6 例。Anastasiadis 等报道该院于 1986～1998 年因异常子宫出血做宫腔镜检查共 1 415 例，检出内膜息肉 126 例（8.9%），94 例为良性，30 例（23.8%）为癌前病变（复杂性或非典型增生），2 例（1.5%）恶变，均为绝经妇女。Bakour 等指出有子宫内膜息肉者易伴有子宫内膜增生。他报道 1996～1997 年宫腔镜门诊发现的 62 例内膜息肉，全部送检，53 例（85.5%）为良性，7 例（11.3%）内膜增生，2 例（3.2%）为恶性。与无内膜息肉的标本相比，有息肉的内膜标本中内膜增生多见（11.3% *vs*. 4.3%，$P=0.04$），但两组癌的发生率相同（3.2% *vs*. 3.2%，$P=1.0$）。

Ben-Arie A 等回顾 430 例连续宫腔镜检查发现内膜息肉的病例，复习病史，术前 TVS 和组织病理检查所见。真正由宫腔镜发现的内膜息肉为 95.7%。11.4%有增生，无异型，3.3%癌前，3%为癌。虽然阳性预测值低，高龄、绝经、息肉>1.5cm 是癌前或癌的相关因素。所有恶性息肉均为绝经妇女，但是绝经后不规则阴道出血并非恶性息肉的预测因素。因此，认为绝经妇女的内膜息肉增加恶性的危险，无论有无症状，都必须行 TCRP 术。无症状的绝经前或者息肉<1.5cm 可观察。Scrimin 等报告 16 例非典型腺肌瘤型息肉 TCRP 随访 5 年，13 例治愈，2 例因其他原因行子宫和附件切除，1 例死于心脏病。子宫内膜腺肌瘤性息肉是子宫内膜息肉的一种少见类型，息肉间质内含有平滑肌纤维，一般息肉较小。首都医科大学附属复兴医院宫腔镜中心 1997 年 1 月～2006 年 2 月共行宫腔镜子宫内膜息肉切除术（TCRP）者 1 672 例，子宫内膜腺肌瘤性息肉 42 例（占 2.51%），其中绝经后妇女占 21.43%，其中 5 例（占 11.91%）伴腺上皮非典型增生（即非典型息肉样腺肌瘤），包括 3 例轻度、1 例中度和 1 例重度非典型增生。子宫内膜腺肌瘤性息肉的体积较大，该院资料最大息肉长达 6cm，最大径≥3cm 者占 47.62%。术后平均随访时间为（46.76±24.61）个月（1～10 年），随访率 100%。1 例术后 2 年因宫颈癌行广泛性全子宫切除术，2 例患者异常子宫出血术后改变不明显，余 39 例（占 92.86%）患者预后良好，全部患者无息肉复发。6 例不孕症患者中 1 例（占 16.67%）原发不孕症患者术后妊娠 1 胎并足月分娩。5 例不典型息肉样腺肌瘤患者随访 2～7 年，4 例术后无辅助药物治疗，复查宫腔镜及 B 超，均无异

常发现。1例重度非典型增生患者术后口服大剂量甲羟孕酮，隔日250mg，共6个月，停药5个月后复查宫腔镜检查无异常，诊刮病理为子宫内膜增生期改变。

综上所述，我们得出如下经验：子宫内膜息肉应行宫腔镜手术切除；宫腔镜手术是治疗子宫内膜息肉的金标准；绝经后子宫内膜息肉较其他类型息肉恶变概率增大；息肉应由宫腔镜完全切除，所有标本均应送病理组织学检查，以明确其病理组织学类型，排除恶性病变。

宫腔镜子宫内膜息肉电切术见视频4。

视频4 宫腔镜子宫内膜息肉电切术

（彭雪冰）

第4节 宫腔镜子宫肌瘤切除术

子宫肌瘤，又称子宫平滑肌瘤，是子宫最常见的实体肿瘤，也是子宫切除最常见的指征。多见于40~50岁的妇女，20%~25%生育年龄的女性患有此症。

子宫肌瘤引起的症状通常取决于肌瘤的大小、位置、根蒂部位置和肌瘤的数量，大约10%的子宫肌瘤凸向宫腔，成为黏膜下肌瘤，子宫肌瘤的位置是导致患者症状严重程度的重要因素，黏膜下子宫肌瘤通常会引起严重的症状，包括月经过多和子宫出血，导致贫血，痛经和/或下腹、下腰痛，不育和早产。

宫腔镜手术是治疗黏膜下肌瘤的首选治疗方案，与子宫切除和经腹或腹腔镜子宫肌瘤剔除术相比，具有许多优点：手术创伤小、恢复快；子宫肌层完整性未受影响，肌壁无瘢痕形成，极大地减少了日后剖宫产概率；手术的预后与传统的手术相媲美，小的肌瘤甚至可以在门诊进行治疗，宫腔镜下子宫肌瘤切除术实现了对生育力的保护，是现代妇产科医师应该掌握的治疗方法之一。

一、子宫肌瘤的分类及黏膜下肌瘤的特征

（一）子宫肌瘤的分类

子宫肌瘤来源于肌细胞，在生长过程中通常向阻力小的部位移行，向腹腔发展成为浆膜下，或向宫腔发展成为黏膜下。根据肌瘤的位置，通常分为以下三类：①黏膜下肌瘤（10%）：恰在子宫内膜下生长；②壁间肌瘤（70%）：生长在肌层内；③浆膜下肌瘤（20%）：直接位于浆膜下。

2011年，国际妇产科联盟（International Federation of Gynecology and Obstetrics，FIGO）将子宫肌瘤的分类更加细化（图9-4-1，表9-4-1）。根据肌瘤与子宫肌层的关系分为0~8型，其中0型、1型、2型沿用欧洲妇科内镜协会（1993年）对黏膜下肌瘤的分型，分别对应0型、Ⅰ型、Ⅱ型。

表9-4-1 2011年FIGO子宫肌瘤分型

位置	分型	特点
黏膜下	0型	有蒂黏膜下肌瘤
	1型	<50%位于肌层
	2型	≥50%位于肌层
肌壁间及外凸	3型	贴近子宫黏膜层而未引起宫腔形态改变的壁间肌瘤，肌瘤距浆膜层有一定距离
	4型	子宫壁间肌瘤，距黏膜层及浆膜层均有一定距离
	5型	子宫壁间外凸肌瘤，≥50%位于肌层内
	6型	子宫壁间外凸肌瘤，<50%位于肌层
	7型	有蒂浆膜下肌瘤
特殊部位	8型	宫颈肌瘤、寄生性肌瘤
贯穿型	2~5型	肌瘤既向宫腔内凸，又向浆膜面外凸

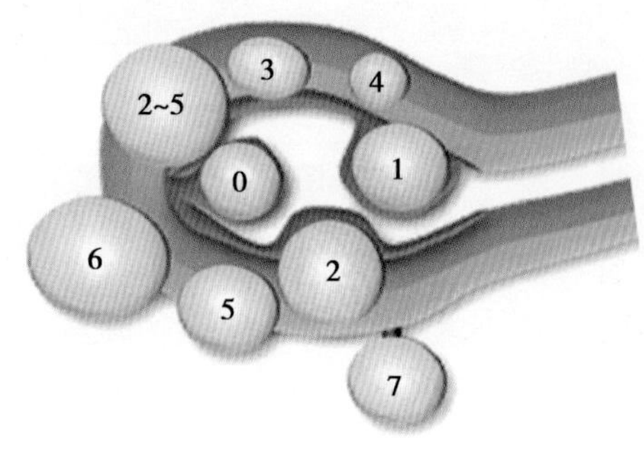

图 9-4-1 按照子宫肌瘤与子宫肌层的关系，FIGO 关于子宫肌瘤的分型图（2011 年）
［图片引自：Munro MG, Critchley HO, Broder MS, et al. FIGO classification system（PALM-COEIN）for causes of abnormal uterine bleeding in nongravid women of reproductive age. Int J Gynaecol Obstet, 2011, 113（1）: 3-13.］

0 型为有蒂黏膜下肌瘤，未向肌层扩展；1 型为无蒂黏膜下肌瘤，向肌层扩展<50%；2 型亦无蒂，向肌层扩展>50%。3 型子宫肌瘤属于壁间肌瘤，贴近子宫黏膜层而未引起宫腔形态改变的壁间肌瘤，肌瘤距浆膜层有一定距离；4 型为子宫壁间肌瘤，距黏膜层及浆膜层均有一定距离；5 型子宫壁间外凸肌瘤，≥50% 位于肌层内；6 型子宫壁间外凸肌瘤，<50%位于肌层；7 型为有蒂浆膜下肌瘤；8 型为宫颈肌瘤、寄生性肌瘤；2～5 型为贯穿型肌瘤，肌瘤既向宫腔内凸，又向浆膜面外凸。

日本林保良教授按肌瘤与子宫肌层的关系，结合宫腔镜子宫肌瘤切除术的手术方法的选择，对可以进行宫腔镜手术的子宫肌瘤进行分类如下：

1. 有蒂性黏膜下肌瘤（对应为 FIGO 分类 0 型及 1 型肌瘤）

（1）肌瘤脱出。

（2）肌瘤未脱出。

2. 无蒂性黏膜下肌瘤（对应为 FIGO 分类 2 型肌瘤）

（1）50%≥凸出度≥20%。

（2）凸出度<20%。

3. 接近宫腔的壁间肌瘤（对应为 FIGO 分类 3 型肌瘤）。

（二）黏膜下子宫肌瘤的特征

多数黏膜下肌瘤位于子宫体部，附着在子宫底部、前后壁或侧壁，小的肌瘤可位于子宫角，干扰子宫和输卵管的正常通路，位于宫颈管的肌瘤很少。如前所述，黏膜下子宫肌瘤通常会引起严重的症状。

黏膜下肌瘤表面常无正常的子宫内膜，仅有薄的致密包膜，宫腔镜下很容易看到表面粗大的血管，一旦血管破裂，血液自血管喷发而出，由于缺乏自限性止血机制，血液可迅速充满宫腔。大约 30%～40%的黏膜下肌瘤患者出现月经过多的症状，大量出血经常会导致严重缺铁（贫血），研究表明：肌瘤凸出到宫腔内的部分越多，贫血的程度就会越严重，凸入宫腔 50%～79%和>80%的黏膜下肌瘤患者，相比凸入宫腔<50%的肌瘤患者来说，贫血的风险分别增加 1.98 和 2.13 倍。黏膜下肌瘤导致月经过多的机制现在并没有完全明了，可能与以下因素有关：①黏膜下肌瘤引起肌瘤表面血管异常、子宫内膜溃疡形成；②子宫肌瘤的存在合并高雌激素状态，诱发子宫内膜增生；③黏膜下肌瘤表面如被覆子宫内膜，可引起子宫内膜表面积增加；④黏膜下子宫肌瘤影响子宫收缩；⑤血管活性生长因子的表达增加。

此外，黏膜下肌瘤对生育有不良影响，不仅与不孕和早孕并发症有关，而且与产科结局不良有关，其可能的机制如下：①宫腔局部解剖结构改变，组织学观察包括腺体的伸长和变形、囊性腺体增生、息肉形成和子宫内膜静脉扩张等；②增加子宫收缩力、影响子宫内膜血供、子宫内膜腺体萎缩和溃疡形成、慢性子宫内膜炎，影响子宫内膜容受性；③引起局部激素环境的异常；④肌瘤可诱导旁分泌因子影响邻近的子宫内膜，例如：分泌血管活性胺和局部炎性物质。

部分黏膜下肌瘤患者可出现痛经和/或下腹、下腰痛的症状，通常由于肌瘤的蒂部扭转、肌瘤脱出引起宫颈扩张子宫收缩所致，合并多量出血时，疼痛的症状可能加重。

黏膜下子宫肌瘤有肉瘤变的可能，但极罕见，其发生率<0.5%，子宫内膜间质肉瘤或恶性中胚叶混合瘤也可能凸入宫腔，被误诊为黏膜下肌瘤，故切除的肌瘤组织必须做病理检查。

二、宫腔镜下子宫肌瘤切除术的进展

随着科技的进步，宫腔镜能源、器械的不断更新，经过 40 多年的发展，宫腔镜下子宫肌瘤切除术已逐渐成为一个成熟的技术，成为黏膜下子宫肌瘤治疗的首选治疗方案，主要的进展有以下几个方面：

（一）器械和技术的进步

随着器械设备的进步，适应证不断拓展，侵入肌层的黏膜下肌瘤切除术由分期手术变为一期手术。在宫腔镜技术发展初期，宫腔镜下以剪刀剪断肌瘤蒂部，应用卵圆钳钳夹捻转黏膜下肌瘤来切除肌瘤，仅可以处理小的 0 型黏膜下肌瘤。

1976 年，Neuwirth 和 Amin 首次报道应用泌尿外科的前列腺电切镜做宫腔镜子宫肌瘤切除术(transcervical resection of myoma,TCRM),当时是以32%右旋糖酐-70作为膨宫介质进行手术;1987年,Halez报道了应用泌尿外科电切镜发展而来的单极宫腔电切镜,手术应用连续灌流系统,以1.5%甘氨酸溶液作为膨宫介质,医师仅切除凸入宫腔的肌瘤组织,未凸入宫腔的肌瘤组织不予切除,残余在壁间的肌瘤组织术后凸入宫腔,或肌瘤体积增大后可能再次引起症状;1990年,Loffer首先报道了残余在壁间的肌瘤向宫腔内凸的现象,提出对于Ⅰ型和Ⅱ型子宫肌瘤进行分期手术的方法,即第一次手术仅切除凸入宫腔内的部分,20~30天后行宫腔镜二探,如残余肌瘤已从壁间凸入宫腔,则进行二次宫腔镜手术完整切除残余肌瘤组织。20世纪90年代初期,激光治疗也应用于宫腔镜黏膜下子宫肌瘤切除术,主要应用Nd-YAG激光、氩或KTP-532激光,利用激光对宫腔内肌瘤实施粉碎术,然后钳夹取出肌瘤组织,切除0型或Ⅰ型黏膜下肌瘤,Donnez报道了宫腔镜下激光治疗大部分位于壁间的黏膜下子宫肌瘤的方法:先应用GnRH-a类药物预处理8周后,行宫腔镜下激光手术治疗,切除凸入宫腔的肌瘤,手术中尽可能垂直切割残余在壁间的肌瘤组织,以缩小肌瘤体积,减少肌瘤血供;随后再给予GnRH-a类药物处理8周,此时残余的肌瘤组织凸入宫腔,进行二次宫腔镜手术完整切除肌瘤;报道的78例深入肌层的黏膜下子宫肌瘤病例中,仅5%的病例需要第三次宫腔镜手术。由于激光治疗费用相对昂贵,手术时医师需要特殊防护,因而并未广泛应用于临床。

20世纪90年代,也曾应用宫腔镜下电凝消融子宫肌瘤的方法,宫腔镜下用3mm的双极电凝针多次(20~30次)戳进肌瘤,使肌瘤消融(myolysis),用50W凝固电流或100W切割电流作用于肌瘤组织,引起肌瘤大量凝固,血供中断,组织皱缩,最终死亡,但这一治疗方法并未广泛应用于临床。

1995年,Brooks将汽化技术尝试用于宫腔镜下黏膜下肌瘤的处理,并获得成功。1997年,Glasser报道了应用汽化电极汽化子宫内膜和子宫黏膜下肌瘤的初步经验,汽电极使用高达200~275W功率的单纯切割电流,高功率汽化电流明显地增强了封闭血管作用,减少了术时出血,术时汽化电极将肌瘤汽化分割成块,术中组织碎屑少,不必为取出组织碎屑而耗费时间,缩短手术时间,从而减少了过量灌流液进入血液循环的危险,增加了手术的安全性。汽化的深度取决于接触的时间、阻抗(电极上的碎屑黏着引起)和电流的功率。手术时应用电极在组织上移动要缓慢,并只能在向术者方向移动时通电;长时间加压作用于一点可引起子宫穿孔,故应由有经验的医师使用。由于汽化技术不能获得子宫肌瘤的病理学标本,因而目前并不作为宫腔镜黏膜下肌瘤手术的常规手术方式。

事实上,在深入肌层的黏膜下肌瘤生长过程中,肌瘤压缩、牵拉相邻的子宫平滑肌细胞而并不破坏肌细胞,使得平滑肌细胞延长,肌瘤对其下方的子宫肌壁有压迫的力量,子宫收缩时,肌瘤下方的肌层对肌瘤有促进其向阻力小的方向移行的力量(图9-4-2)。宫腔镜子宫肌瘤切除术时,打开肌瘤表面被膜后,伴随子宫肌层的收缩,挤压肌瘤向阻力小的方向,即向宫腔内凸出,原本被牵拉、延长的子宫平滑肌细胞收缩,肌瘤下方的肌层因而逐渐增厚(图9-4-3),因而,对于深入肌层的黏膜下肌瘤,宫腔镜手术过程中,肌瘤下方的肌层是一个自然修复的过程。2001年,Yang和Lin报道了宫腔镜下子宫肌瘤电切过程中,子宫肌层厚度逐渐增加的情况,共计16例深埋于肌壁内的黏膜下肌瘤,肌瘤直径和重量的中位数为3.3cm和30g,手术前超声测量肌瘤的边缘与浆膜层间的肌层厚度为5~10mm,行一期宫腔镜肌瘤切除术,术中超声发现肌瘤和浆膜间的肌层厚度逐渐增加并增加明显,由术前的6.7mm增加到肌瘤切除后的16.1mm。对侧壁厚度由术前的10.1mm增加到术后的18.8mm,因此认为一期宫腔镜子宫肌瘤切除术可以切除肌层厚度薄到5mm的深陷的黏

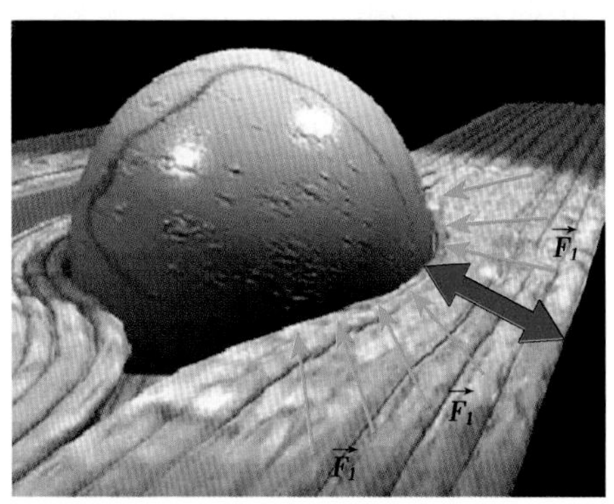

图9-4-2　肌瘤对其下方的子宫肌壁有压迫的力量(F_1黑色箭头),子宫收缩时,肌瘤下方的肌层对肌瘤有促进其向阻力小的方向移行的力量(绿色箭头)
[图片引自:Casadio P, Youssef AM, Spagnolo, et al. Should the myometrial free margin still be considered a limiting factor for hysteroscopic resection of submucous fibroids? A possible answer to an old question. Fertil Steril,2011,95(5):1764-1768.]

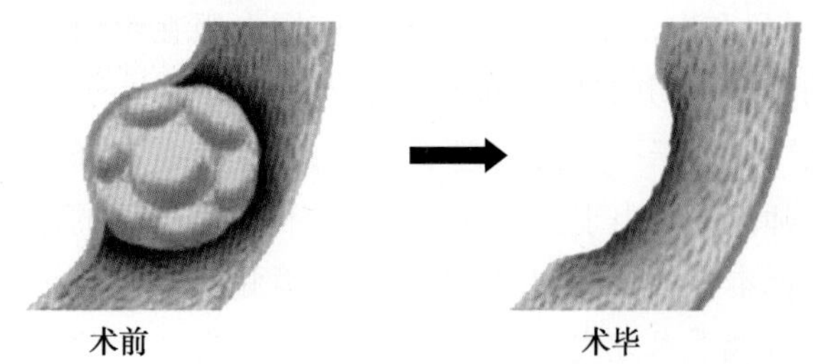

图 9-4-3 手术过程中，肌瘤下方的肌层逐渐增厚示意图

膜下肌瘤。

临床实践过程中，医师们不断摸索，应用各种行之有效的方法促进壁间肌瘤向宫腔内凸出，使得深入肌层的黏膜下子宫肌瘤一期切除率进一步提高。此外，超声引导下手术，使得宫腔镜子宫肌瘤切除术更加安全、有效，术前超声测量肌瘤的边缘与浆膜层的最小间距（serosa myoma thickness，SMT），术中观察 SMT 的变化，术毕测量肌层的厚度。越来越多的临床研究发现：SMT<5mm 时，黏膜下肌瘤也可以一期完整切除，甚至 3 型子宫肌瘤（壁间）也可通过宫腔镜手术治疗，复兴医院宫腔镜中心总结了 59 例宫腔镜 3 型子宫肌瘤切除术，肌瘤的平均最大径线为（4.2±1.0）cm（2.5～7.0cm），术前 SMT 平均为（3.3±1.1）mm（1～5.7mm），术后瘤窝距子宫肌层平均厚度为（8.9±1.3）mm（4.9～11.3mm），一期手术完成率为 89.8%，所有患者术中及术后均未发生子宫穿孔、多量出血、TURP 综合征和感染等并发症。

到目前为止，宫腔镜电切术仍然是进行黏膜下肌瘤切除术的主要方法，双极电切镜的问世，应用生理盐水作为膨宫介质，降低了稀释性低钠血症的发生机会，也使得手术相对更加安全。直径>5cm、深入肌层的肌瘤经过预处理缩小体积后，结合各种促进肌瘤凸入宫腔的方法，也可以通过宫腔镜手术治疗，TCRM 手术适应证在不断拓展。

（二）手术中保留子宫肌瘤“假包膜”，保持肌层完整性的理念

对于深入壁间部分肌瘤组织的切割，保留假包膜的理念也愈来愈受到临床医师的关注。子宫肌瘤假包膜是子宫肌瘤生长过程中压迫邻近的肌壁纤维而形成，包绕在肌瘤表面，其坚韧成漩涡状并向周围肌层隆起；近年有学者应用透射电子显微镜观察子宫肌瘤假包膜，见假包膜内大量梭形细胞，与肌细胞相似，还有一些细胞器如线粒体、糖原颗粒、内质网及大量彼此相连接的微胞饮吞噬小泡，因此认为假包膜细胞有平滑肌细胞的特点，且与子宫肌层相似，假包膜可能为肌瘤部分压缩子宫肌层所形成的另一结构，有别于子宫肌瘤（图 9-4-4）。Tinelli 等和 Malvasi 等研究发现，假包膜血管内可见层粘连蛋白和Ⅳ型胶原蛋白。Ⅳ型胶原蛋白及层粘连蛋白对调节正常子宫肌层的强度、韧性和弹力都起着关键作用，且促进肌层解剖及生理功能尽快恢复。假包膜血管来自周围子宫肌层，成束穿透假包膜汇集形成血管网，三维数字模型发现假包膜内血管网迂曲、排列混乱，并可见血管盲端，为子宫肌瘤的生长提供了养分。因而认为子宫肌瘤剔除术中应尽可能保留假包膜内血管，保留的血管网可促进创面周围肌层愈合及功能恢复。

研究发现肌瘤假包膜内存在一些类似于神经束的神经递质网络，含有大量的神经肽及神经纤维，其与血管因子、血细胞、细胞外基质等共同参与肌层创面的愈合过程。Malvasi 等通过免疫组织化学方法证实，子宫肌瘤假包膜存在与周围子宫肌层相同的 P 物质（substance P，SP）和血管活性肠肽（vasoactive intestinal peptide，VIP），为雌激素调节神经肽，SP 调节宫体及宫颈血管收缩、舒张，还可诱导血管源性炎性反应使血管扩张，VIP 在女性生殖系统中起重要作用，其可调节生殖系统中血管、非血管平滑肌舒张，调节子宫血流，诱导卵巢类固醇激素的产生，促进排卵。随后，Malvasi 等又发现未妊娠正常子宫肌层及假包膜内存在神经加压素（nurotension，NT）、神经肽酪氨酸（neuropeptide tyrosine，NPY）和蛋白基因产物 9.5（protein gene product 9.5），主要功能为引起肌肉收缩、促进子宫蠕动，还可舒张血管，促进肌层愈合。因此认为子宫肌瘤剔除术中，保留假包膜可加快伤口愈合，利于肌层的修复。

随着对假包膜功能的认识，子宫肌瘤剔除术中保留假包膜或者包膜内进行剔除越来越受到医师的重视。Tinelli 提出，腹腔镜下剔除肌瘤时应提拉肌瘤并小心剥离假包膜，减少电凝，以促进肌层的愈合；同样宫腔镜子宫肌瘤切除术中也不主张切除假包膜，应在假包膜内剥离肌瘤，保持子宫肌层的完整性，例如：Mazzon“机械环”剥离切除法、林氏分离环剥离肌瘤法、喙部顶压法等方法（具体方法见本节手术技巧部分），使肌瘤凸入宫腔内后，再进行切割，避免了对假包膜和子宫肌层电热损伤的机会，并保留假包膜，保留子宫肌层的完整性（图 9-4-5）。

（三）“冷刀”宫腔镜子宫肌瘤切除术的发展

近年，宫腔镜“冷刀”子宫肌瘤切除术受到临床医师的青睐，例如：宫腔镜下组织粉碎器粉碎切除黏膜下肌瘤，HEOS 系统宫腔镜下 3mm 剪刀、抓钳切除黏膜下肌瘤。

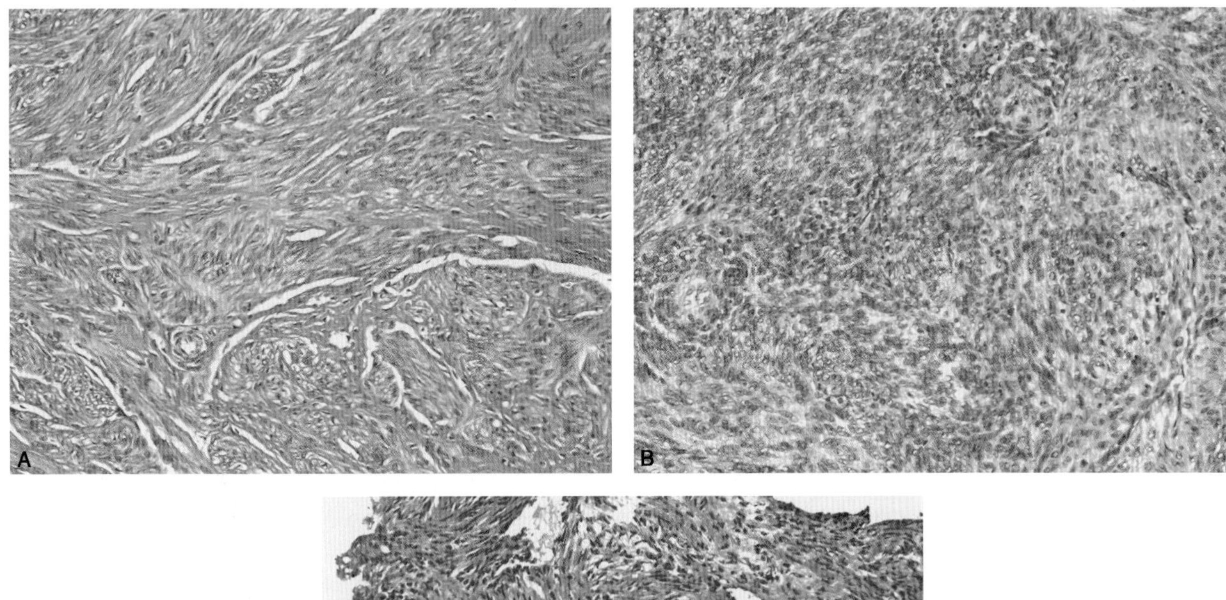

图 9-4-4　光镜下(HE 染色,×20 倍)

A. 子宫肌瘤组织;B. 子宫平滑肌组织;C. 假包膜组织结构类似子宫平滑肌组织,与肌瘤组织结构不同

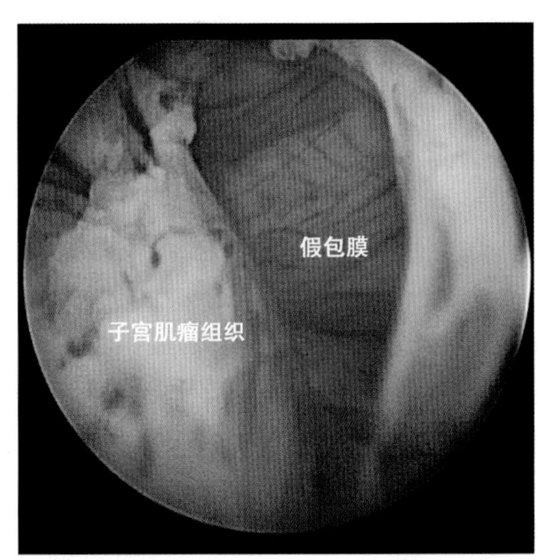

图 9-4-5　后壁 2 型肌瘤宫腔镜手术切除,保留肌瘤假包膜

1. 宫腔镜组织粉碎系统　2005 年,美国食品药品监督管理局(Food and Drug Administration,FDA)批准 TRUCLEAR 宫腔内组织粉碎系统应用于临床,这是第一个应用于临床的宫腔镜组织粉碎系统(hysteroscopic tissue removal systems,HTRs)。其原理是:借助高速运动的刀头机械性粉碎宫腔内组织(357 咬/min,转速 2 500r/min),刀头运动的模式为旋转切割和前后往复的双运动模式,粉碎过程通过一个脚踏进行控制,在切除宫腔内组织的同时不断将切除组织抽吸、负压吸引至收集瓶中(图 9-4-6)。TRUCLEAR 宫腔内组织粉碎系统有 2 种型号,Truclear INCISOR Plus 4.0 适合粉碎直径 3cm 以下的 0~1 型肌瘤,Truclear ULTRA Plus 4.0 适合粉碎直径 5cm 以下的 0~1 型肌瘤。但 TRUCLEAR 宫腔内组织粉碎系统工作时必须使用与其配套的高流量 Smith & Nephew 液体泵,与其他通用的膨宫装置不能兼容。

2009 年,美奥舒(MyoSure)(图 9-4-7)宫腔内组织粉碎系统通过 FDA 批准,与 TRUCLEAR 工作原理相似,刀头运动的模式为旋转切割和前后往复的双运动模式(157 咬/min,转速 6 000r/min),与 TRUCLEAR 不同的是:旋转刀片边缘为外斜而不

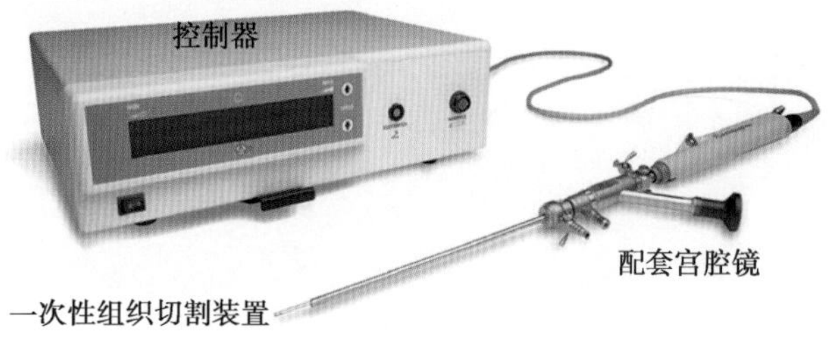

图 9-4-6 TRUCLEAR 宫腔内组织粉碎系统
[图片引自:Pakrashi T. New hysteroscopic techniques for submucosal uterine fibroids. Curr Opin Obstet Gynecol,2014,26(4):308-313.]

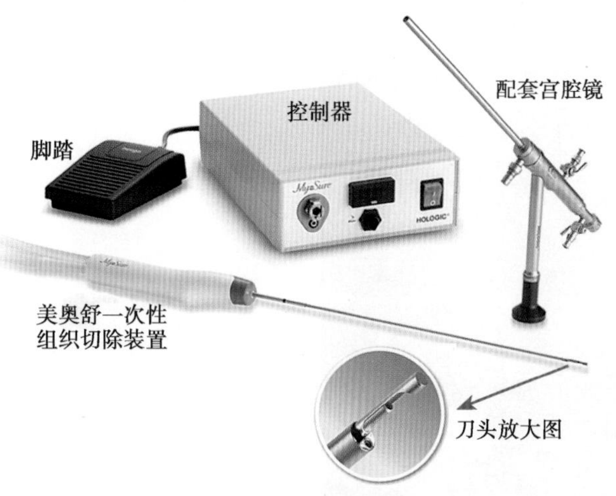

图 9-4-7 美奥舒宫腔内组织粉碎系统(常规型号)

是内斜,可使用通用膨宫装置。美奥舒宫内粉碎系统有小号、常规型号、大号三种型号,小号不适用粉碎子宫肌瘤组织,推荐常规型号粉碎直径 3cm 以下的 0~1 型肌瘤,大号粉碎直径 5cm 以下的 0~1 型肌瘤。

TRUCLEAR 宫腔内组织粉碎系统和美奥舒宫腔内组织粉碎系统的刀头均为一次性使用刀头,因此价格相对昂贵。但一次性刀头不存在反复使用损耗刀头,影响刀刃锋利程度的问题,确保切除效率。

2012 年,Bigatti 等报道了妇科宫内刨削系统(Integrated BIGATTI Shaver,IBS),由带有 4mm 器械通道的 Hopkins 6°超广角内镜、外鞘、闭孔器、刨削刀头(图 9-4-8)及多种 3mm 冷刀器械组成,IBS 的工作原理为往复旋转机械切割,刀头可重复性使用。其中两种型号的刨削刀头为开窗为卵圆形的刀头及开窗为长方形的刀头(图 9-4-9),前者用于较硬病变的处理,例如黏膜下肌瘤;后者用于较软病变的处理,例如内膜息肉、粘连等;IBS 也是通过一个脚踏进行控制,可实现边刨削边吸引。使用时应注意组织一定要吸附到刀头上,否则就是空运动,切不

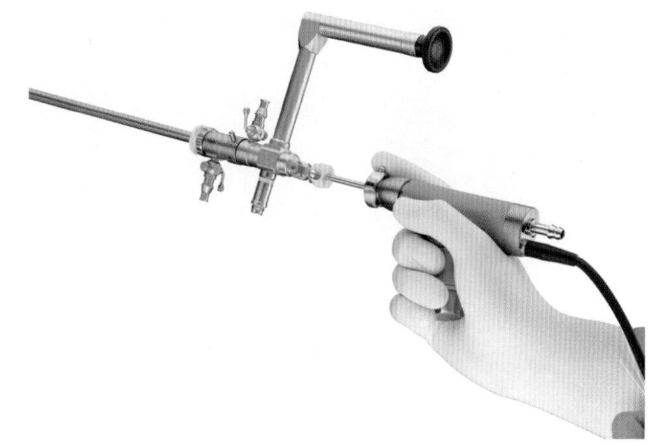

图 9-4-8 Integrated Shaver 妇科宫内刨削系统平行视野宫腔镜

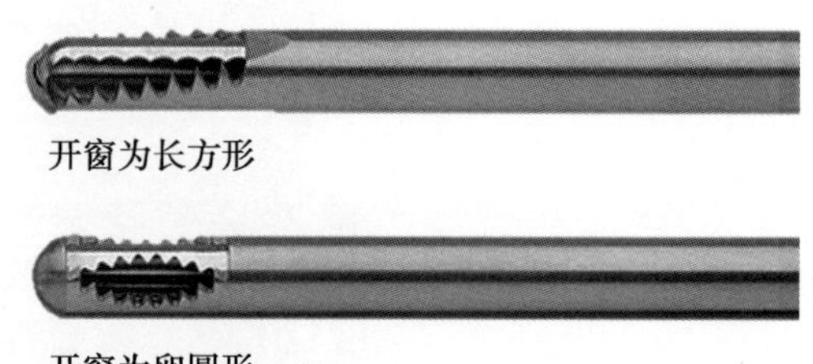

图 9-4-9 Integrated Shaver 妇科宫内刨削系统不同种类刀头

到组织,特别是硬的组织。相比一次性宫内粉碎器,更加经济,但长时间使用后,刀头磨损,切割效率会降低。

各种宫内粉碎系统适用于 0 型及 1 型子宫肌瘤(图 9-4-10A~C),对于 2 型肌瘤,则需先使用 3mm 剪刀打开肌瘤表面得到被膜,钳夹肌瘤使肌瘤凸入宫腔后再进行粉碎。3 型肌瘤不向宫腔内凸,刀头无法直接接触并吸附肌瘤组织,因此宫内粉碎系统不适合 3 型肌瘤。对于直径<3cm 的 0~1 型肌瘤,外鞘 6.25mm 的美奥舒宫内粉碎系统应该是最好的选择,可以口服镇静剂或宫颈阻滞麻醉下进行门诊手术(表 9-4-2)。

宫腔内组织粉碎系统,快速、往返旋转机械切割宫腔内病变,最大的优势在于避免电热或其他能源对子宫内膜的破坏,此外,负压吸引直接吸出切除组织,可保证手术视野的清晰,同时可保留样本用于病理检查。手术操作简单,学习曲线较常规宫腔镜电切手术短,但如果使用一次性粉碎器,费用较高。

2. 宫腔镜下“冷刀”子宫肌瘤切除术 HEOS 系统宫腔镜冷刀系统由平行视野宫腔镜及一系列 3mm 宫腔镜手术器械组成,平行视野宫腔镜光学视管为 12°,外鞘直径为 9mm(27Fr),宫腔镜黏膜下肌

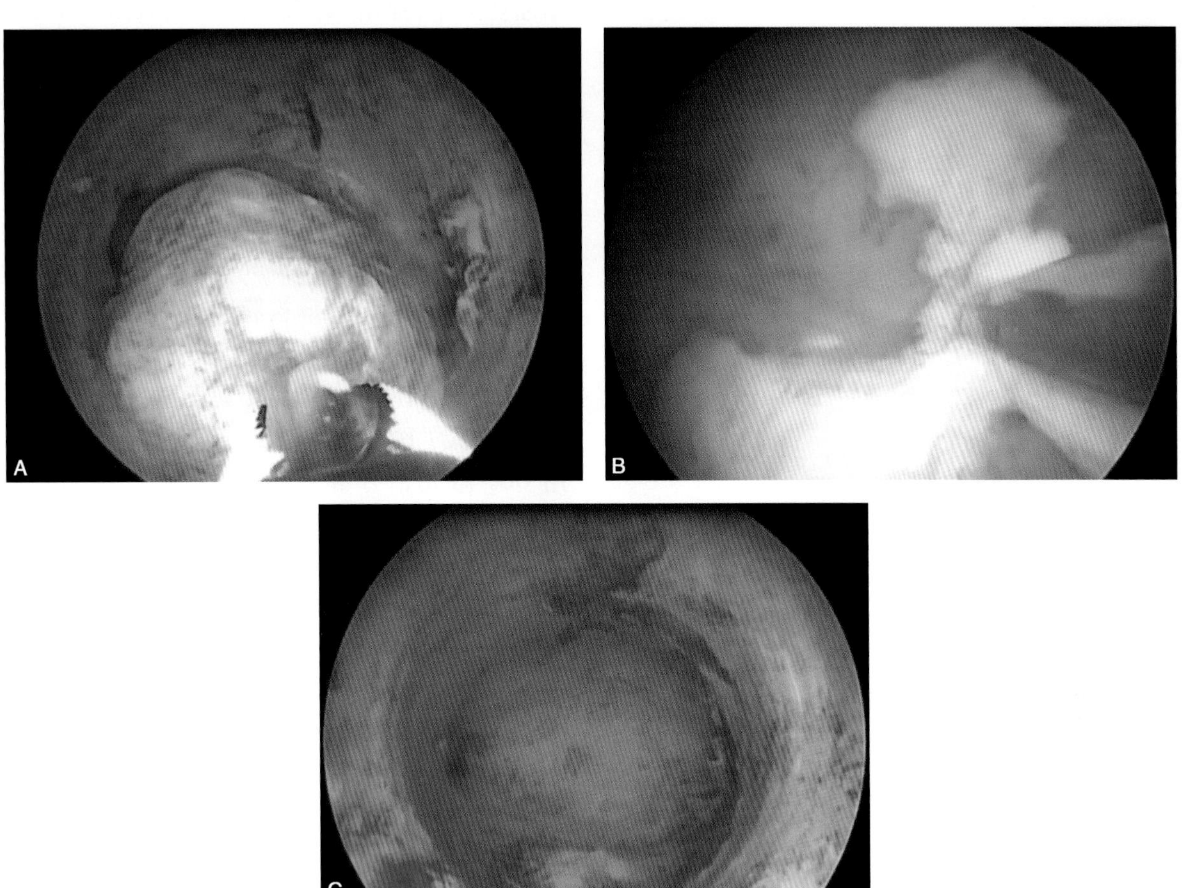

图 9-4-10　宫腔内粉碎系统切除黏膜下肌瘤
A. 后壁 0 型黏膜下肌瘤，直径约 3.5cm；B. 机械性粉碎切除肌瘤；C. 肌瘤切除术后宫腔

表 9-4-2　各种宫腔镜下宫内粉碎系统的特点

	IBS 刨削系统	MyoSure 常规型号	MyoSure XL 大号	Truclear INCISOR Plus 4.0	Truclear ULTRA Plus 4.0
适合的肌瘤	0~1 型肌瘤（<5cm）	0~1 型肌瘤（≤3cm）	0~1 型肌瘤（≤5cm）	0~1 型肌瘤（≤3cm）	0~1 型肌瘤（≤5cm）
刀头	反复使用	一次性	一次性	一次性	一次性
刀头运动模式	往复旋转机械切割	旋转切割和前后往复模式	旋转切割和前后往复模式	旋转切割和前后往复模式	旋转切割和前后往复模式
刀头转速	可达 5 000r/min（可调节）	6 000~8 000r/min	6 000~8 000r/min	2 500r/min	2 500r/min
外鞘直径	8mm（24Fr）	6.25mm	7.25mm（22Fr）	9mm（27Fr）	9mm（27Fr）
工作通道外径	4mm	3mm	4mm	4mm	4mm
组织去除率	暂无数据	1.5g/min（纤维组织）	4.3g/min（纤维组织）	暂无数据	2.96g/min（纤维组织）
负压设定	300~350mmHg（推荐）	180~475mmHg	180~475mmHg	150~300mmHg（推荐）	150~300mmHg（推荐）
光学视管角度	6°	0	0	0	0°

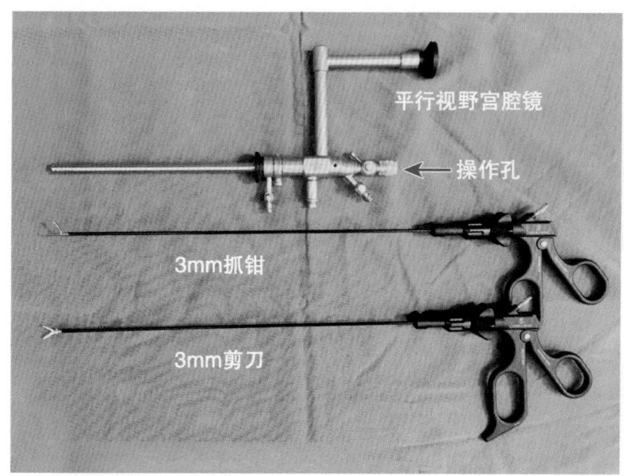

图 9-4-11　HEOS 系统平行视野宫腔镜及 3mm 手术器械

瘤切除术时最常用的器械是剪刀及抓钳(图 9-4-11),3mm 的器械抓持力度较一般的宫腔镜下抓钳大,因而更适合子宫肌瘤切除术。

在宫腔镜直视下,对于 1～2 型肌瘤,先用剪刀打开肌瘤与宫腔交界处黏膜,然后用抓钳牵拉肌瘤组织,使得肌瘤更多凸入宫腔,然后剪切缩小肌瘤组织,通过抓钳直视下钳夹牵拉取出肌瘤组织(图 9-4-12A～E),适用于直径<3cm 的肌瘤,可在宫颈阻滞麻醉下进行手术,>3cm 的肌瘤,手术相对困难。

如前所述,"冷刀"技术的优势在于没有电热损伤子宫内膜及子宫肌层的风险,但对于 2 型黏膜下肌瘤,特别是直径>4cm 的肌瘤,"冷刀"手术的应用相对受限。

(四) 门诊宫腔镜子宫肌瘤切除术的开展

2002 年,Bettocchi 等报道了门诊宫腔镜下子宫肌瘤切除术,提出"即查即治"("See-and-treat")的观点,应用 5Fr 双极宫腔镜器械,切除直径<1.5cm 的 0 型和 1 型黏膜下肌瘤(图 9-4-13),利用双极电针分割缩小肌瘤组织(图 9-4-14),然后通过抓钳将肌瘤取出;2009 年,Bettocchi 等又报道了门诊切除直径>1.5cm 的 1 型和 2 型肌瘤的方法(office preparation of partially intramural myomas,OPPIuM),5Fr 剪刀或双极电针打开肌瘤被膜,2 个月后行超声检查,如肌瘤持续存在且凸入宫腔,则行二期手术治疗,手术可在宫颈局部阻滞麻醉下进行,减少全身麻醉的风险,降低了医疗费用;Haimovich 等近期报道了使用 CO_2 激光治疗黏膜下肌瘤,肌瘤平均直径为 2.26cm,0 型肌瘤一期手术切除,1 型和 2 型肌瘤先利用激光打开肌瘤被膜,2 个月后行超声检查,如肌瘤持续存在且凸入宫腔,则行二期手术治疗,该方法使用的是 4mm 外鞘宫腔镜,不需要麻醉即可完成手术。此外,美奥舒宫内组织粉碎系统常规型号外鞘仅 6.5mm,也可在门诊局麻下进行。门诊宫腔镜下子宫肌瘤切除术更加微创,越来越受到医师和患者的青睐。

三、手术适应证和禁忌证

(一) 适应证

任何有症状黏膜下肌瘤、3 型子宫肌瘤和宫颈黏膜下肌瘤的患者都应该首先考虑做宫腔镜手术,适应证如下:

1. 月经过多或异常出血,伴或不伴贫血。
2. 痛经。
3. 子宫肌瘤合并不孕或复发性流产。

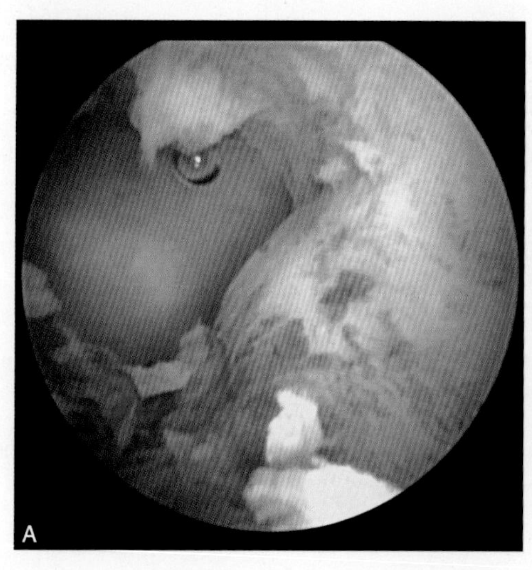

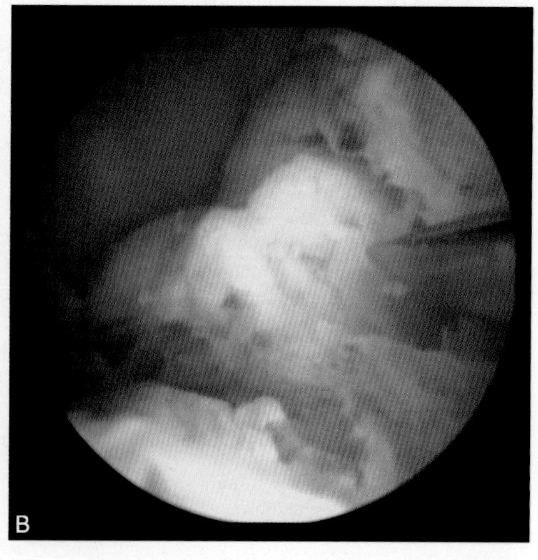

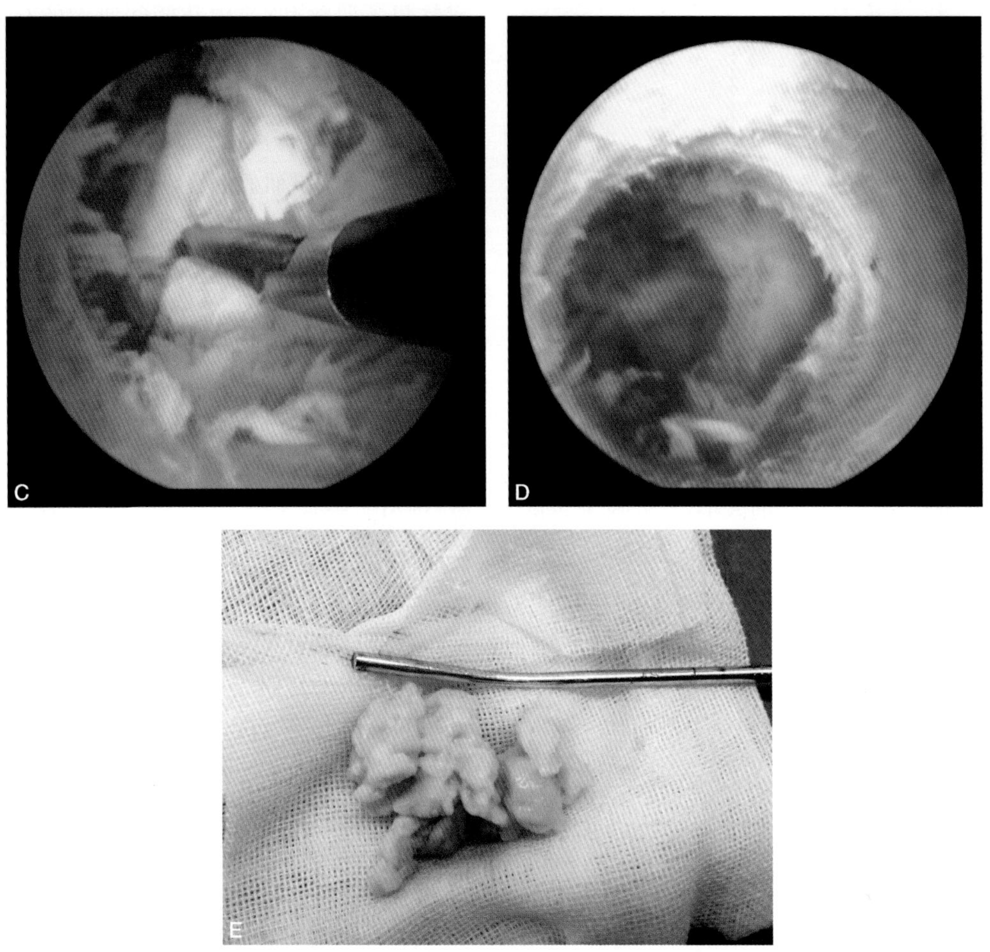

图 9-4-12　**平行视野宫腔镜冷刀子宫肌瘤剔除术**

A. 宫腔镜下见左侧壁 1 型黏膜下肌瘤，直径约 3.0cm；B. 剪刀打开被膜；C. 抓钳钳夹取出肌瘤；D. 完整切除肌瘤后，左侧壁见瘤窝创面；E. 切除肌瘤标本

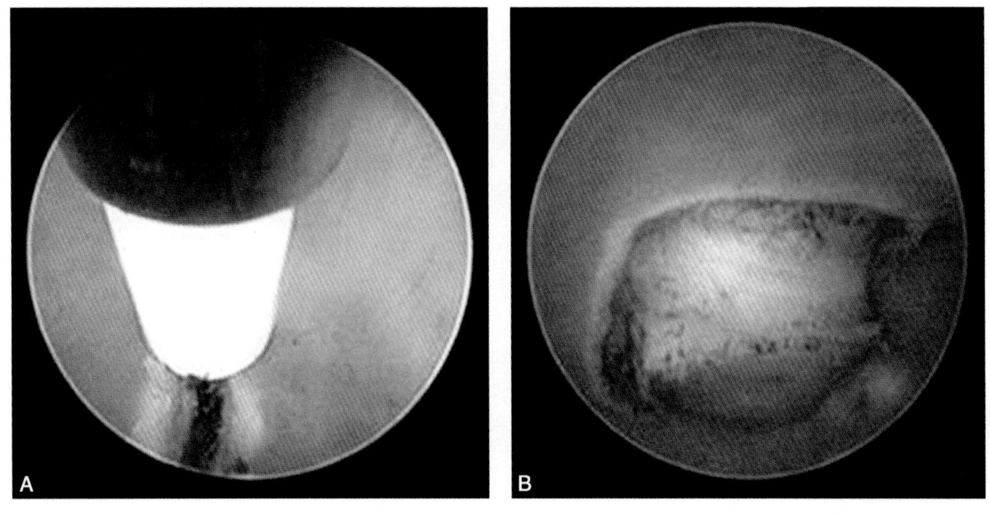

图 9-4-13　**5Fr 双极电针打开肌瘤表面黏膜，找到肌瘤与肌层的边界，剥离肌瘤**

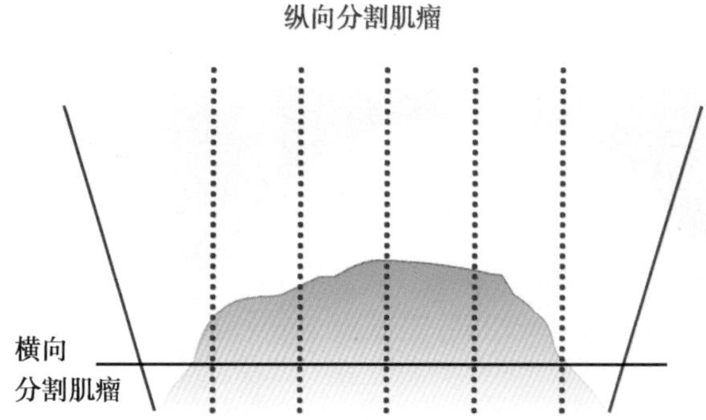

图 9-4-14 5Fr 双极电针纵向及横向分割缩小子宫肌瘤示意图

4. 子宫大小及宫腔长度，一般子宫限于 10 周妊娠大小，宫腔限于 12cm。

5. 黏膜下或内凸壁间肌瘤的大小，一般限于 5cm 以内。黏膜下肌瘤瘤蒂的直径，一般限于 5cm 以内；脱垂于阴道的黏膜下肌瘤，其大小或蒂的粗细不限。

6. 排除恶性病变。

（二）禁忌证

禁忌证同 TCRE 术（见本章第 2 节）。

四、术前评估

TCRM 手术前应进行充分的术前评估，根据肌瘤的类型、大小，现有设备条件及医师的宫腔镜手术技术的经验和技术水平来选择合适的手术方式。一般黏膜下肌瘤的大小限于 5cm 直径以下，若技术娴熟，适应证可扩展；深埋于肌层内的黏膜下肌瘤和壁间肌瘤（3 型肌瘤）有时需做两次以上手术始能完成，而未引起宫腔变形的壁间肌瘤和浆膜下肌瘤（4~7 型，贯穿型）不宜行宫腔镜手术。

宫腔镜手术前，需要进行全面的术前检查，以确定黏膜下肌瘤和/或内凸壁间肌瘤的存在，数目、大小、位置，有无变性，评估实施宫腔镜手术的可行性和安全性。术前评估的常用方法如下：

1. 超声检查 通常应用二维腹部或阴道探头测量子宫及黏膜下肌瘤的径线，但对于判断黏膜下肌瘤的类型并不准确。二维超声声学造影检查，向宫腔内注入生理盐水充盈宫腔，根据肌瘤向宫腔内凸出的程度，判断子宫黏膜下肌瘤的类型，近年三维超声检查的应用，也有助于判断肌瘤的位置、大小、类型。

2. 宫腔镜检查 可直接观察黏膜下肌瘤的形状、色泽、发生部位、蒂部的宽窄、单发或多发，及其表面覆盖的内膜情况，肌瘤向子宫腔内凸出的程度等，借以决定是否适合宫腔镜手术，必要时直视下进行活体组织检查，除外恶性病变。对于内凸壁间肌瘤，宫腔镜下可见宫腔变形、不规则或双侧子宫角及输卵管开口位置不对称等。但单纯宫腔镜检查不能了解肌瘤在子宫肌层内侵入的深度、大小，以及当肌瘤接近宫角部等情况。建议进行超声引导下宫腔镜检查，结合超声检查判断肌瘤的大小、位置、肌层侵及的程度（图 9-4-15~9-4-18）。

3. MRI 检查 能清楚显示软组织图像，清晰判断子宫肌瘤的位置、大小，但检查费用相对较贵。

Lasmar 等在 2005 年报道了术前评估的 STEPW 评分方法（表 9-4-3、9-4-4），对肌瘤大小、位置、肌瘤基底的范围、侵入肌层的深度等进行评分，评估手术难度及是否适合行宫腔镜手术，为临床医师提供参考，具体评分方法如下：

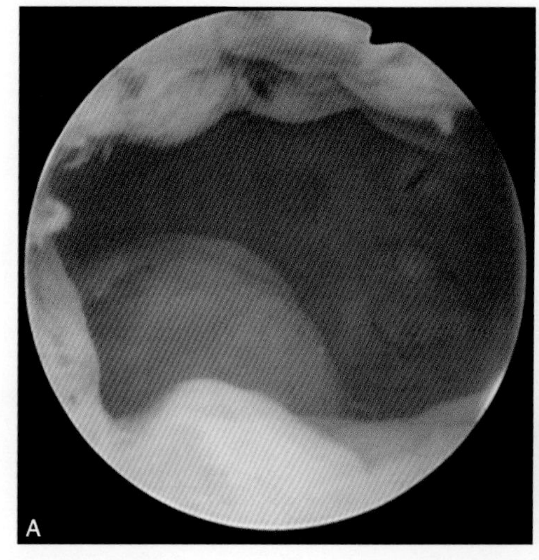

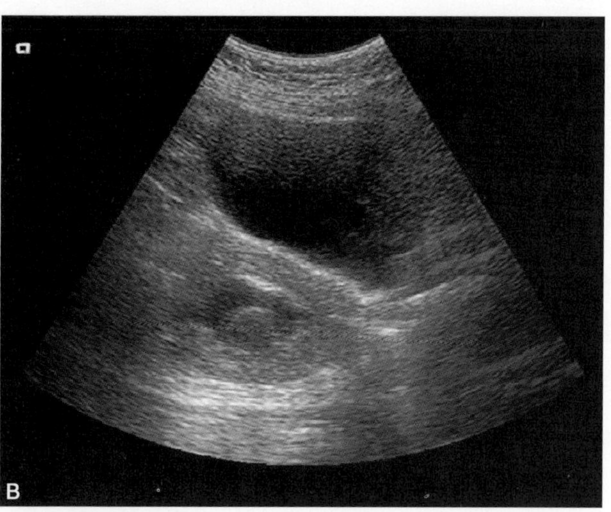

图 9-4-15 0 型黏膜下肌瘤

A. 宫腔镜下见右后壁黏膜下肌瘤；B. 超声提示后壁黏膜下肌瘤，肌瘤位于宫腔内

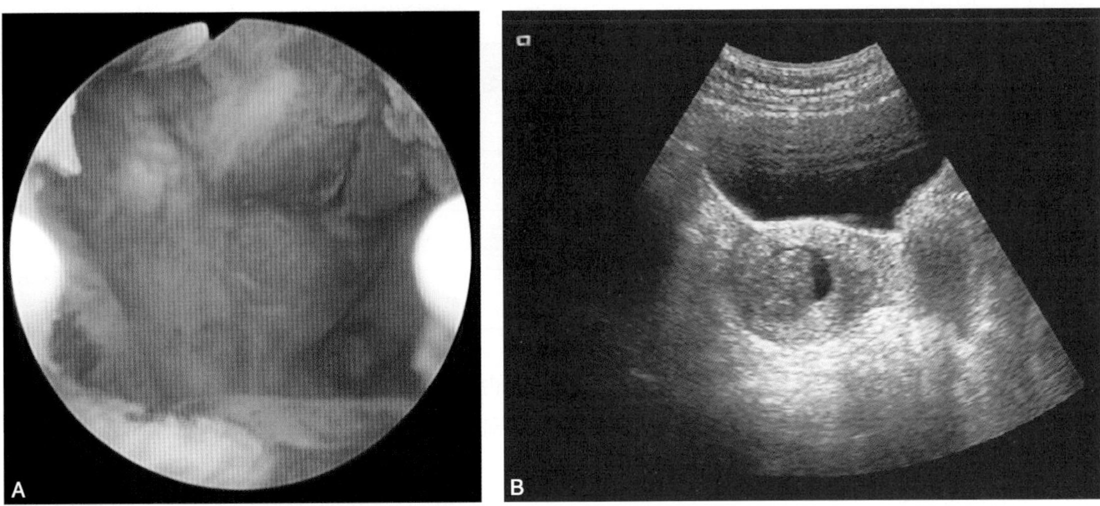

图 9-4-16　1 型黏膜下肌瘤
A. 宫腔镜下见右侧壁黏膜下肌瘤；B. 超声（横切）提示见右侧壁肌瘤，深入肌层约 40%

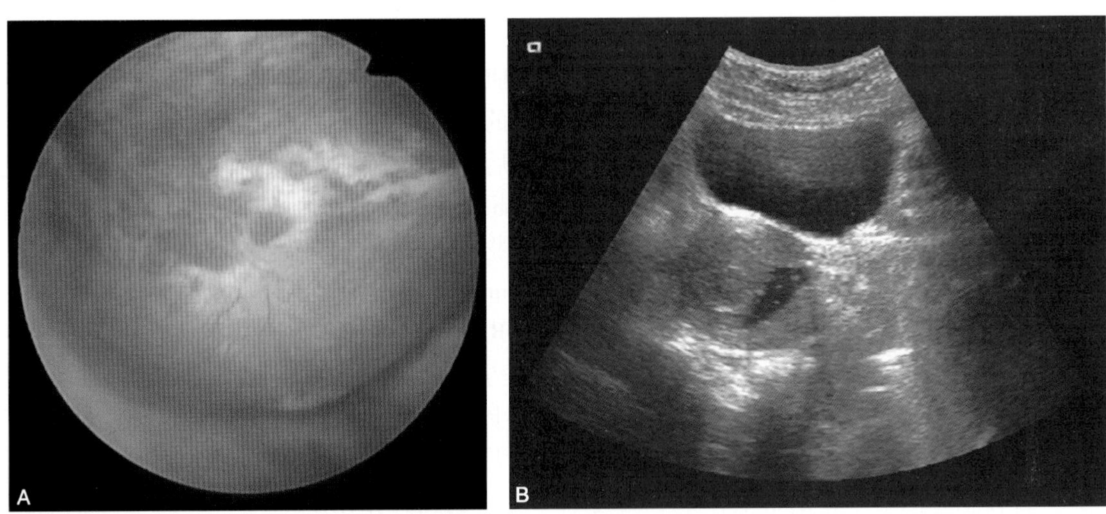

图 9-4-17　2 型黏膜下肌瘤
A. 宫腔镜下见前壁黏膜下肌瘤；B. 超声提示底前壁肌瘤，深入肌层大于 50%

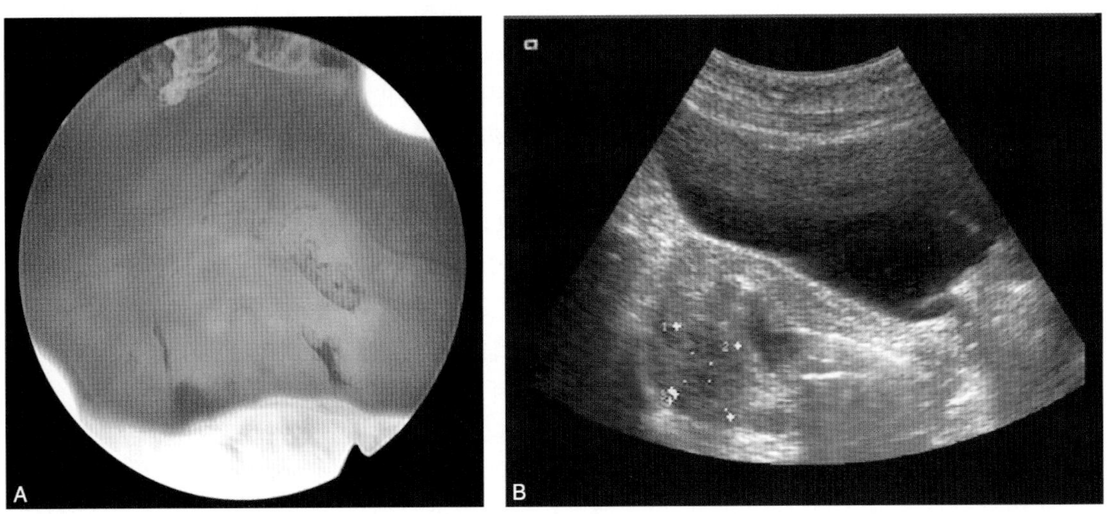

图 9-4-18　3 型黏膜下肌瘤
A. 宫腔镜下未见肌瘤组织，仅见底后壁稍内压；B. 超声提示宫底后壁肌瘤大小为 32.5mm×25.1mm，肌瘤距浆膜层 2.5mm，未向宫腔凸出

表 9-4-3 术前 STEPW 评分

分数	肌瘤大小/cm	宫腔位置	基底范围	侵及肌层深度	侧壁肌瘤	
0	≤2	下段	≤1/3	0	如有则加 1 分	
1	2.1~5	中段	1/3~2/3	≤50%		
2	>5	上段	>2/3	>50%		
得分						总分:

表 9-4-4 根据 STEPW 评分判断宫腔镜手术的难易程度

总分	分级	操作难易度及治疗方式的选择
0~4	Ⅰ	行宫腔镜下子宫肌瘤剔除术难度较低,建议宫腔镜手术
5~6	Ⅱ	行宫腔镜下子宫肌瘤剔除术难度高,建议 GnRH-a 预处理及分期手术
7~9	Ⅲ	不建议宫腔镜手术

(1) 肌瘤大小(size):通过任何成像方法测量的肌瘤最大直径。若直径≤2cm,则评分为 0 分;若直径为 2.1~5cm,则评分为 1 分;若直径>5cm,则评分为 2 分。

(2) 宫腔位置(topography):把肌瘤所在的宫腔划分为上、中、下三段。若肌瘤位于宫腔下段,则评分为 0 分;若肌瘤位于宫腔中段,则评分为 1 分;若肌瘤位于宫腔上段,则评分为 2 分。

(3) 基底范围(extension of the base of the myoma):若肌瘤基底部侵占子宫壁范围≤1/3,则评分为 0 分;若肌瘤基底部侵占子宫壁范围在 1/3~2/3 之间,则评分为 1 分;若肌瘤基底部侵占子宫壁范围>2/3,则评分为 2 分。

(4) 侵及肌层深度(penetration of the nodule into the myometrium):若子宫肌瘤完全凸入子宫腔内,则评分为 0 分;若子宫肌瘤大部分凸入宫腔内,即侵及肌层深度≤50%,则评分为 1 分;若子宫肌瘤小部分凸入宫腔内,即肌瘤侵及肌层深度>50%,则评分为 2 分。

(5) 侧壁肌瘤(wall):若为侧壁肌瘤,则在原有评分上额外加 1 分,但第三个参数(基底范围)不受影响。

这个评分系统只是给临床提供一种评估手术难度的方法,对于一些经验丰富、技术娴熟的宫腔镜手术医师,并不一定适用。

此外,术前需进行常规实验室检查,包括血常规、凝血功能检查、血生化及肝功能、肾功能、甲状腺功能等,判断是否存在贫血及贫血的严重程度,决定是否需要药物预处理,是否存在全身合并症,评估患者对手术的耐受性。

五、术前预处理及手术时机选择

(一) 术前药物预处理

如第三章第 1 节所述,宫腔镜子宫肌瘤切除术前通常应用 GnRH-a 类药物预处理,可缩小子宫体及肌瘤的体积(图 9-4-19AB),减少血流供应,使较大的肌瘤有机会通过宫腔镜手术治疗,肌瘤体积缩小后,手术时间缩短,减少灌流液回吸收过多引起体液超负荷或稀释性低钠血症的发生机会,GnRH-a 类药物应用期间的停经状态,也有助于纠正贫血。Donnez 等报道在缩小子宫及黏膜下肌瘤体积方面,GnRH-a 类药物的作用较其他激素更为明显。此外,用药后子宫体积的缩小速度快于肌瘤缩小的速度,故十分有利于肌瘤向子宫腔内凸出(图 9-4-20AB),使无蒂性的黏膜下肌瘤变成有蒂性,增加壁间内凸肌瘤向宫腔内凸出的程度,有利于手术的顺利进行。

通常术前使用 GnRH-a 类药物 2~3 支即可。应注意的是,较大的黏膜下肌瘤,表面血管丰富,用药期间,肌瘤表面血管破裂,也会有多量出血的情况。建议在月经周期的早期(月经第 2~5 天)用药,第 1 次用药后有极少数患者月经量增多,有时被迫中止用药,有报告用药后引起大量出血者,须紧急处理。

由于 GnRH-a 类药物可能导致宫颈萎缩,宫颈内口狭小(图 9-4-21),使宫口扩张困难,建议术前适用 3mm 的海藻棒或高分子宫颈扩张棒,使宫颈软化扩张,以减少宫颈裂伤的机会。此外,当宫腔容积明显缩小,而黏膜下肌瘤体积较大,充满宫腔时,宫腔镜手术时操作空间不足,可能导致手术操作困难(图 9-4-22)。GnRH-a 类药物预处理后,肌瘤组织质地可能变软,与假包膜界限不清,导致肌瘤剥离困难,延长手术时间。一部分研究认为,预处理后并未缩短手术时间,但多数学者认为,术前药物预处理利大于弊。

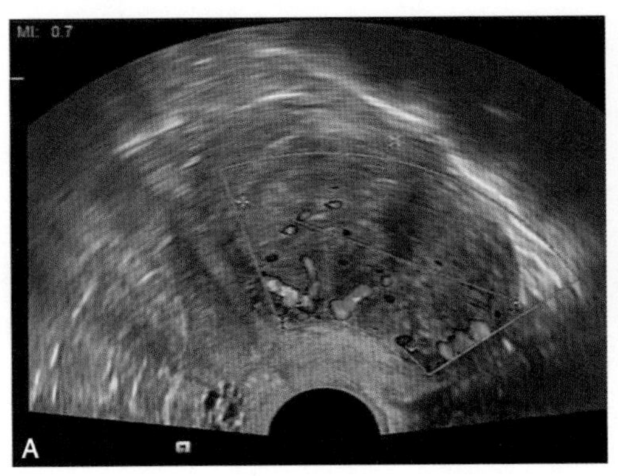

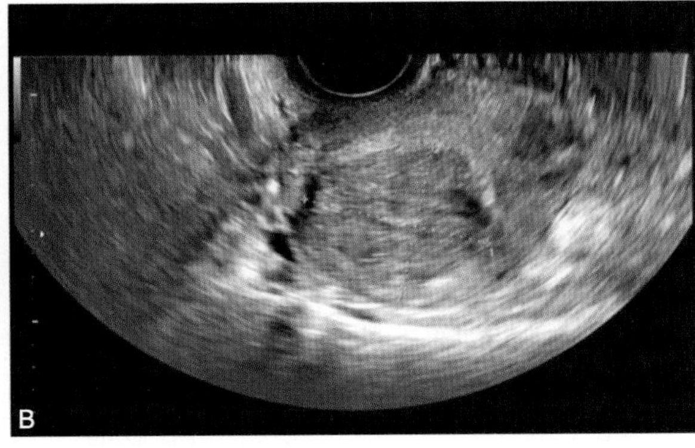

图 9-4-19　GnRH-a 类药物预处理 3 针

A. 预处理前肌瘤为 68. 3mm×51. 6mm；B. 预处理后肌瘤为 3. 97cm×3. 19cm，肌瘤明显缩小

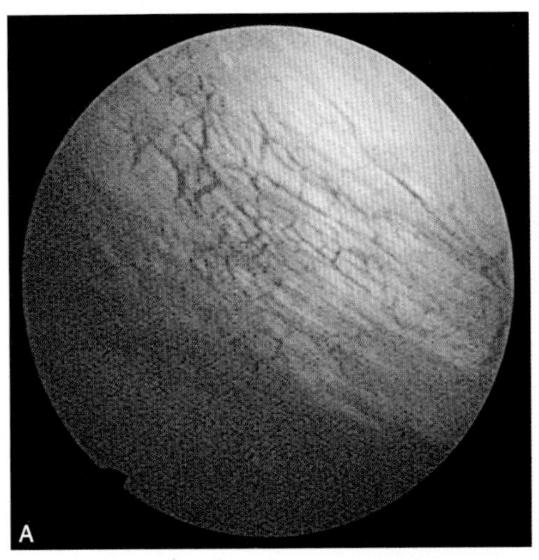

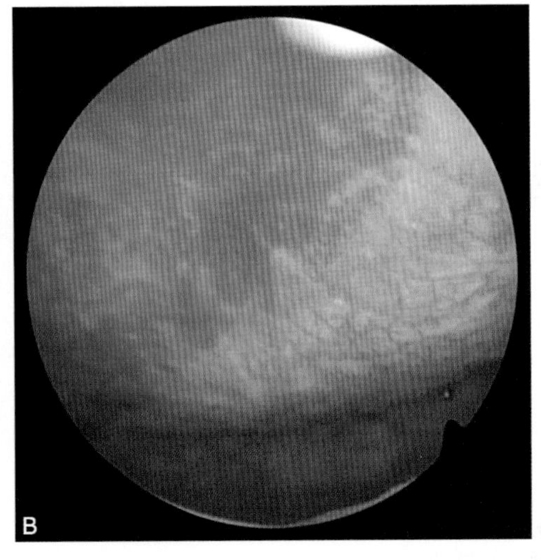

图 9-4-20　GnRH-a 类药物预处理 3 针，肌瘤由 8. 0cm 减至 4. 9cm，并凸向宫腔

A. 预处理前，左前壁肌瘤稍内压；B. 预处理后，肌瘤进一步凸入宫腔

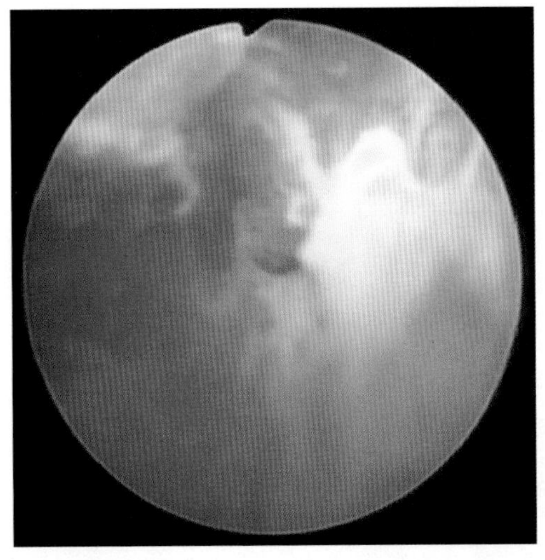

图 9-4-21　GnRH-a 类药物预处理后，宫颈萎缩，宫颈内口狭小

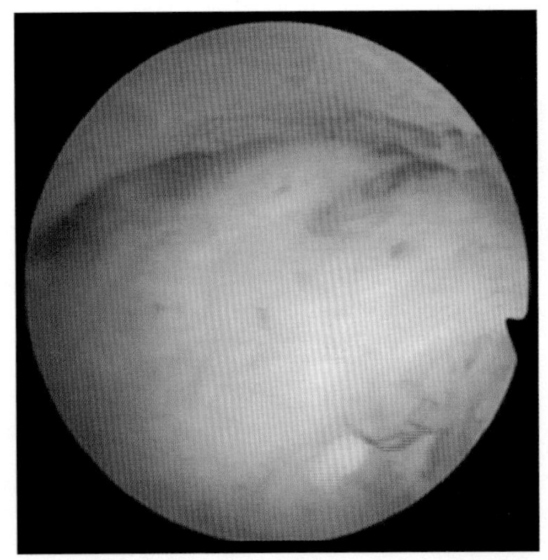

图 9-4-22　GnRH-a 类药物预处理后，宫腔容积缩小，肌瘤充满宫腔，手术操作空间不足

较小的子宫肌瘤，可应用米索前列醇等药物进行宫颈预处理，近年有应用选择性孕激素受体拮抗剂进行宫腔镜手术前预处理的报道，具体方法见相应章节，不再赘述。

（二）术前宫颈预处理

宫腔镜下子宫肌瘤切除术，通常需将宫颈扩张至12号扩张棒，便于手术中钳夹取出大块肌瘤组织，因此术前宫颈预处理是非常必要的。手术时宫颈充分软化、扩张，便于卵圆钳或者肌瘤抓钳顺利进入宫颈管，降低手术难度，减少宫颈裂伤及宫腔假道的发生机会。对于宫腔镜子宫肌瘤切除术，术前宫颈预处理的方法建议使用海藻棒（Laminaria，日本）或高分子材料的宫颈扩张棒（Luminken，日本），海藻棒或者扩张棒表面覆盖浸湿生理盐水的纱布，海藻棒（图9-4-23）或扩张棒吸水后膨胀，扩张宫颈的效果肯定，高分子材料宫颈扩张棒有2种，前端3mm和5mm的型号（图9-4-24A、B），通常建议直径>4cm的肌瘤，使用5mm型号的扩宫棒，3mm型号宫颈可扩至7号，5mm型号宫颈可扩至9号。宫颈扩张棒于手术前晚或术前2小时放置，手术开始前取出。对于已脱出于宫颈管的子宫肌瘤，宫颈松弛，通常不需要宫颈预处理。

其他宫颈预处理的方法，例如米索前列醇等药物的应用，详见宫颈预处理相应章节，但对于较大的肌瘤，应用宫颈扩张棒进行宫颈预处理效果更佳。

（三）手术时机

月经周期的前半期是手术的理想时期，如出血过多，即使在分泌期亦必须施术；或者药物预处理，子宫肌瘤缩小、贫血纠正后实施手术。

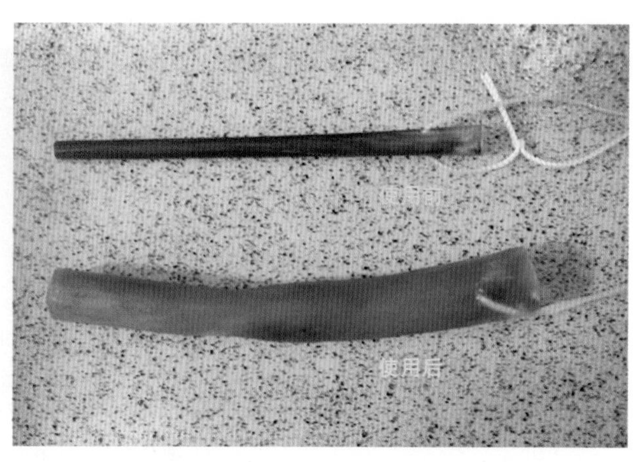

图9-4-23　海藻棒使用前、后对比，使用后明显膨胀

六、宫腔镜子宫肌瘤电切术手术器械

（一）宫腔电切镜

持续灌流式7mm电切镜可用于切断黏膜下肌瘤的细蒂，或使无蒂变成有蒂，切除组织量大时，可用9mm的电切镜。8mm电切镜具有7mm与9mm两者的优点。

（二）有齿卵圆钳或林氏肌瘤钳

大的黏膜下肌瘤仅用电切镜切除时，每次环形电极切除的组织量甚少，手术耗时甚长，出血量增多，引起灌流液过度吸收和/或稀释性低钠血症的危险性增加。林氏肌瘤钳的钳叶窗口大，在宫腔内钳叶容易张开，钳叶内侧咬合面呈十字交叉状，比卵圆钳夹持更加牢固，且力度大，利于牵出残留的肌瘤组织（图9-4-25），有效地缩短了手术时间。钳夹配合电切，尽可能通过钳夹取出大部分组织，可以高效切除子宫肌瘤（图9-4-26）。

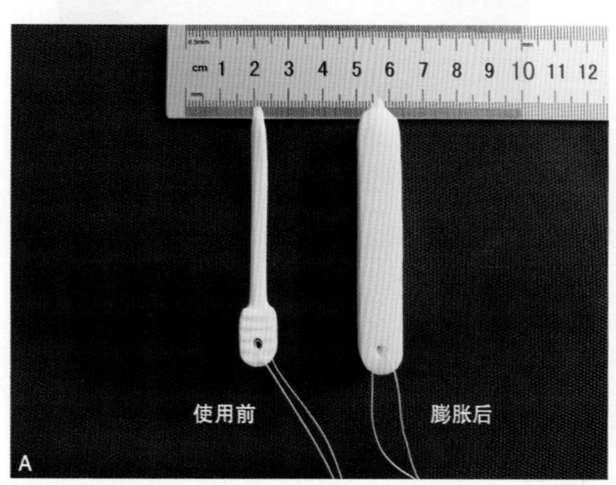

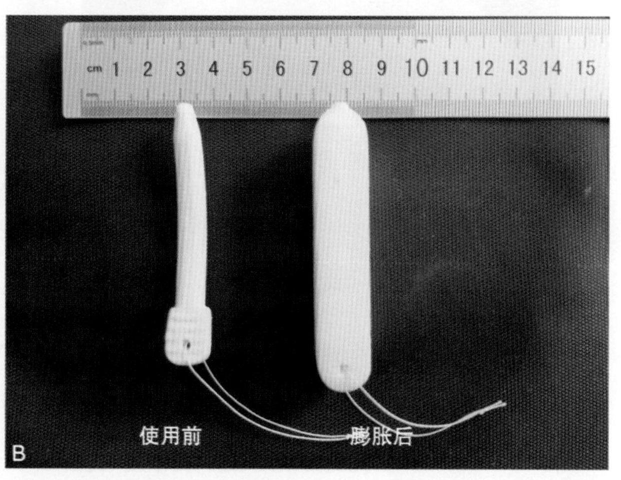

图9-4-24　高分子材料扩张棒（Luminken）使用前及膨胀后
A. 直径3mm规格；B. 直径5mm规格

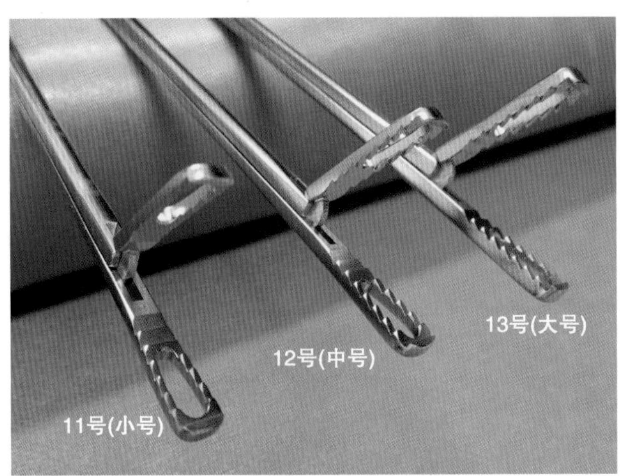

图 9-4-25 不同型号林氏肌瘤抓钳(本图由林保良教授提供)

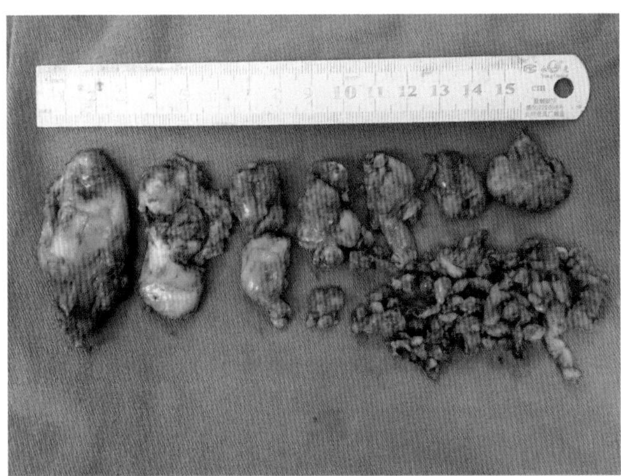

图 9-4-26 宫腔镜下切除 6cm 肌瘤标本,大块组织为钳夹取出的组织

(三) 高频电流发生器

选择双极电切还是单极电切系统需根据医院具备的设备条件,双极系统应用生理盐水作为膨宫介质,因此相对更加安全。

如为单极电切系统,通常电切功率设置为 80~100W,电凝功率设置为 40~60W,可根据需要调整,切断组织时主要用切开与凝固的混合电流,但是为了切割的顺利进行,也可用单纯的切割电流。如使用双极电切系统,电切功率设置为 280~300W,电凝功率设置为 60W,或根据厂家建议的功率设置。

(四) 自动膨宫装置

因黏膜下或内凸壁间肌瘤占据部分宫腔,切除的肌瘤碎屑多,术时如灌流液不能使宫腔充分膨胀,手术空间狭窄,视野不良,可导致切割肌瘤困难,甚至损伤肌瘤对侧肌壁,引起子宫穿孔,进行黏膜下肌瘤电切术时,应使用持续灌流的自动膨宫装置,膨宫压力以保持宫腔视野的最小膨宫压力,建议低于平均动脉压,减少灌流液的吸收。

七、宫腔镜子宫肌瘤电切术

(一) 手术原则

1. 根据不同肌瘤类型进行手术,深入壁间的肌瘤应在假包膜内剥离,保护肌层的完整性,保护子宫内膜。

2. 切割缩小肌瘤组织,便于钳夹取出肌瘤,尽可能通过钳夹取出大部分肌瘤组织,尽量缩短手术时间,提高手术效率,预防手术并发症。

3. 建议超声引导下手术。

(二) 手术技巧

宫腔镜下子宫肌瘤电切手术通常应用 90°直角环形电极,自上向下、带鞘回拉顺行切割,只有在视野非常清晰时才可启动电流,切割过程中确保作用电极在视野范围内;肌瘤较大者,在 B 超监护下,确有把握时亦可自下向上逆向切割,或逆向切割后即顺向切割。切除壁间肌瘤时,术者必须识别肌瘤和假包膜的界面,尽可能使肌瘤凸入宫腔后电切,掌握适宜的切割深度。按肌瘤不同类型进行手术。

1. 0 型黏膜下肌瘤

(1) 肌瘤脱出:肌瘤的主体位于颈管内或阴道内,而肌瘤根蒂部位于子宫腔内或颈管内(图 9-4-27),进行电切时肌瘤容易活动,误切子宫肌壁,因而建议用双钩钳子抓住肌瘤,向外牵拉,这样瘤体不易在切割时发生移动,然后将电切镜(优选 7mm 电切镜)置入子宫腔内,直视下切断其蒂部,完整取出肌瘤。电切过程中如果定位困难时,可适当活动双钩钳子,蒂部便被牵动,帮助判断肌瘤蒂部的位置。需要注意的是,过度用力牵拉肌瘤时,肌瘤蒂部下方正常肌壁组织会凸向子宫腔内,应用电切镜切断蒂部时,注意辨别瘤蒂与肌壁交界处,避免损伤肌层。切除肌瘤后,断面通常回缩,一般不需要追加切除,脱出的 0 型子宫肌瘤切除术,手术操作相对简单,适合宫腔镜手术初学者开展。

(2) 肌瘤未脱出:从子宫颈外口看不到瘤蒂附着的部位,肌瘤的主体留存子宫腔内或颈管内,采用夏氏“五步手法”:①切割:用环行电极在肌瘤游离最大径线的两端顺行或逆行切割,缩小肌瘤体积,如为侧壁肌瘤,于瘤体上方及下方进行切割;如为前壁或后壁肌瘤,于瘤体左侧及右侧进行切割,尽可能切出“X”形的蜂腰状凹陷,以适合卵圆钳钳叶夹持。如

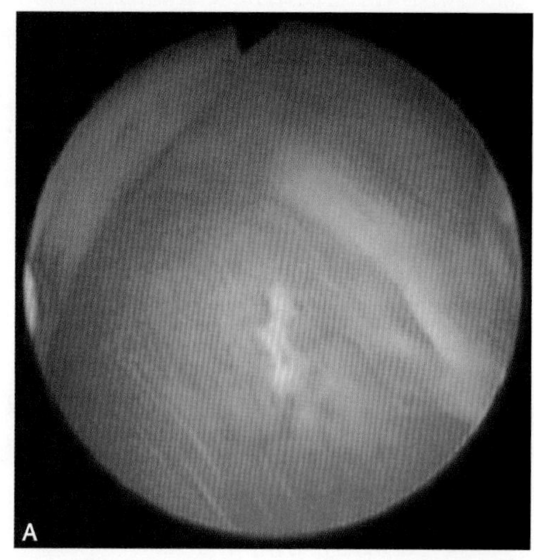

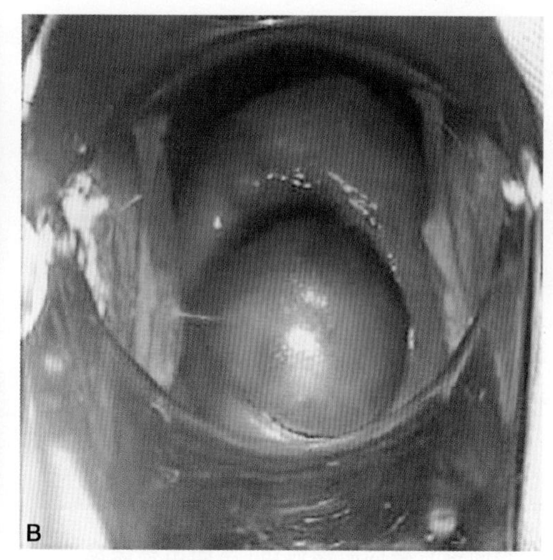

图 9-4-27　**0 型肌瘤**
A. 瘤蒂位于宫腔前壁；B. 肌瘤脱出至宫颈外口

为宫底部肌瘤，则在瘤体上方及下方进行切割或者于瘤体左侧及右侧进行切割，均可以切出“X”形的蜂腰状凹陷，便于卵圆钳钳夹。切勿在肌瘤体积未缩小前直接切断根蒂部，肌瘤在宫腔内漂浮移动，造成切割困难，肌瘤表面光滑，不易钳夹，特别是对于直径较大的肌瘤，取出困难。此外，如肌瘤根蒂部较宽，建议先用电切镜将肌瘤的蒂部变细成 1cm 以下。②钳夹：肌瘤体积缩小后，在 B 超引导下将卵圆钳置入宫腔内钳夹肌瘤，并向下牵拉。③捻转：顺时针或逆时针方向转动卵圆钳的手柄，以使肌瘤自其基底分离。④牵拉：在捻转肌瘤数周后，用力向下牵拉。⑤娩出：在向下牵拉的过程中，肌瘤逐渐下降，自宫颈娩出（图 9-4-28A～G、9-4-29A～G）。切割的目的是为了缩小肌瘤体积，便于钳夹，尽可能通过钳夹取出大部分肌瘤组织，此法有效地缩短了手术时间，特别是宫腔镜下电切的时间，减少灌流介质的吸收，减少体液超负荷的并发症的发生机会。切割较大 0 型肌瘤时，肌瘤会滑动，应小心避免误切子宫肌壁（图 9-4-30）。所有操作均在超声引导下进行。

取出肌瘤碎片有以下几种方法：①退出电切环时将碎片带出；②将碎片夹在电切环和内鞘之间，退出内鞘带出，此法可减少外鞘进出宫颈和子宫的次数；③镜体与内外鞘一起退出时，将肌瘤碎片带出；④卵圆钳夹出；⑤肌瘤钳夹出；⑥吸引管吸出；⑦取出操作手架，将入水管连接在出水的阀门上，灌流液会将组织碎片自内鞘冲出。在罕见的情况下，肌瘤无法取出，而留在子宫内的原位上，逐渐发生退行性变，或在术后月经来潮时随经血排出。

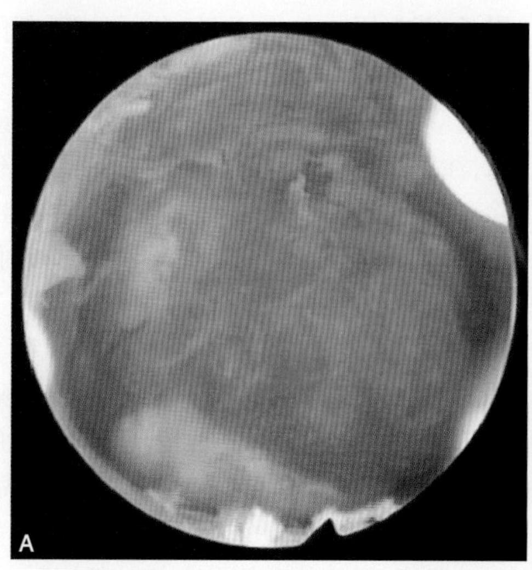

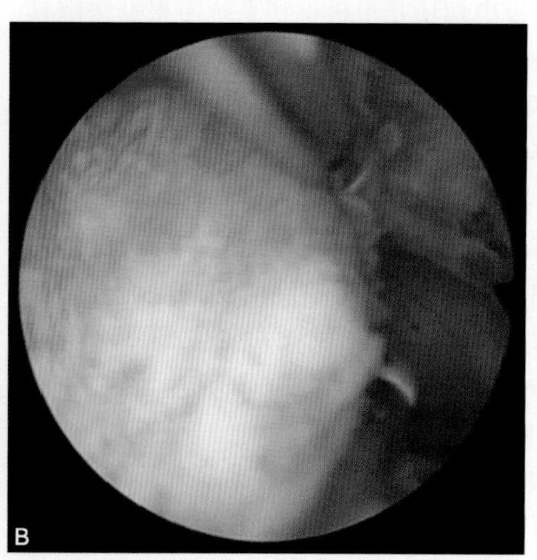

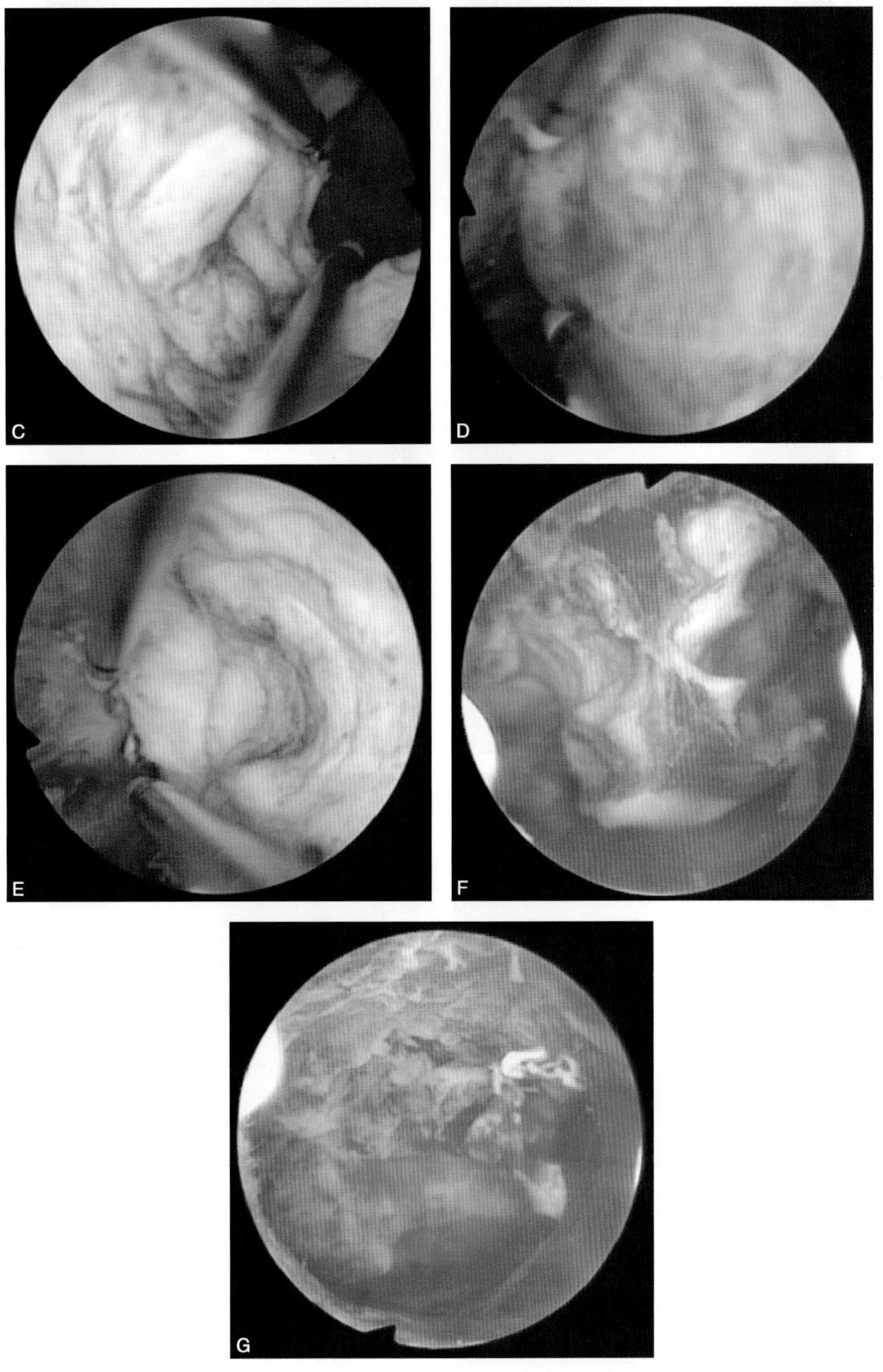

图 9-4-28　**前壁 0 型肌瘤**

A. 术前，蒂部位于前壁；B. 自肌瘤左侧切割；C. 自肌瘤左侧继续切割，缩小肌瘤体积；D. 自肌瘤右侧切割；E. 自肌瘤右侧继续切割，缩小肌瘤体积；F. 切割后，形成蜂腰状凹陷的“X”形，使肌瘤体积缩小，便于钳夹；G. 完整切除肌瘤后宫腔

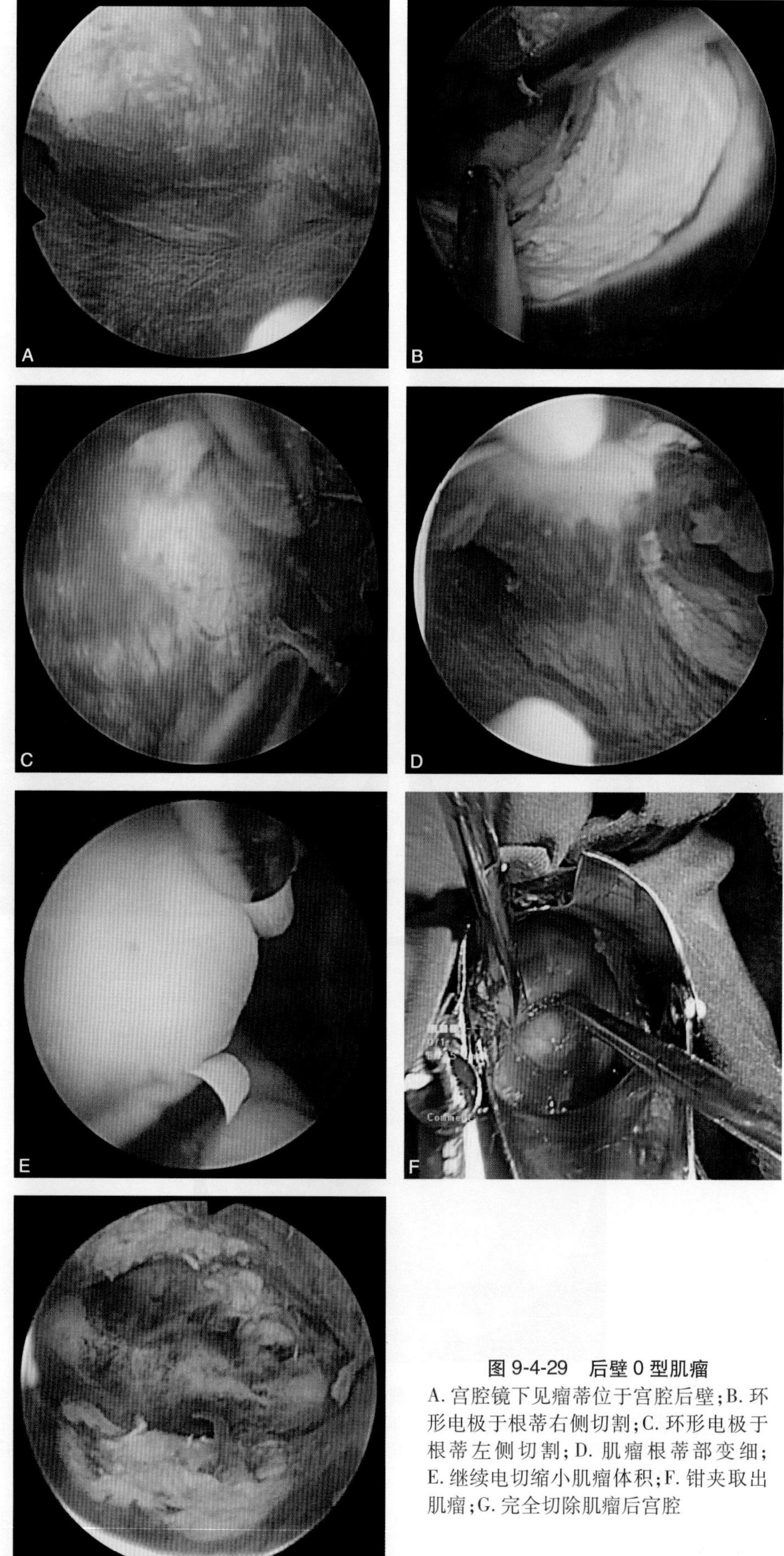

图 9-4-29　后壁 0 型肌瘤

A. 宫腔镜下见瘤蒂位于宫腔后壁；B. 环形电极于根蒂右侧切割；C. 环形电极于根蒂左侧切割；D. 肌瘤根蒂部变细；E. 继续电切缩小肌瘤体积；F. 钳夹取出肌瘤；G. 完全切除肌瘤后宫腔

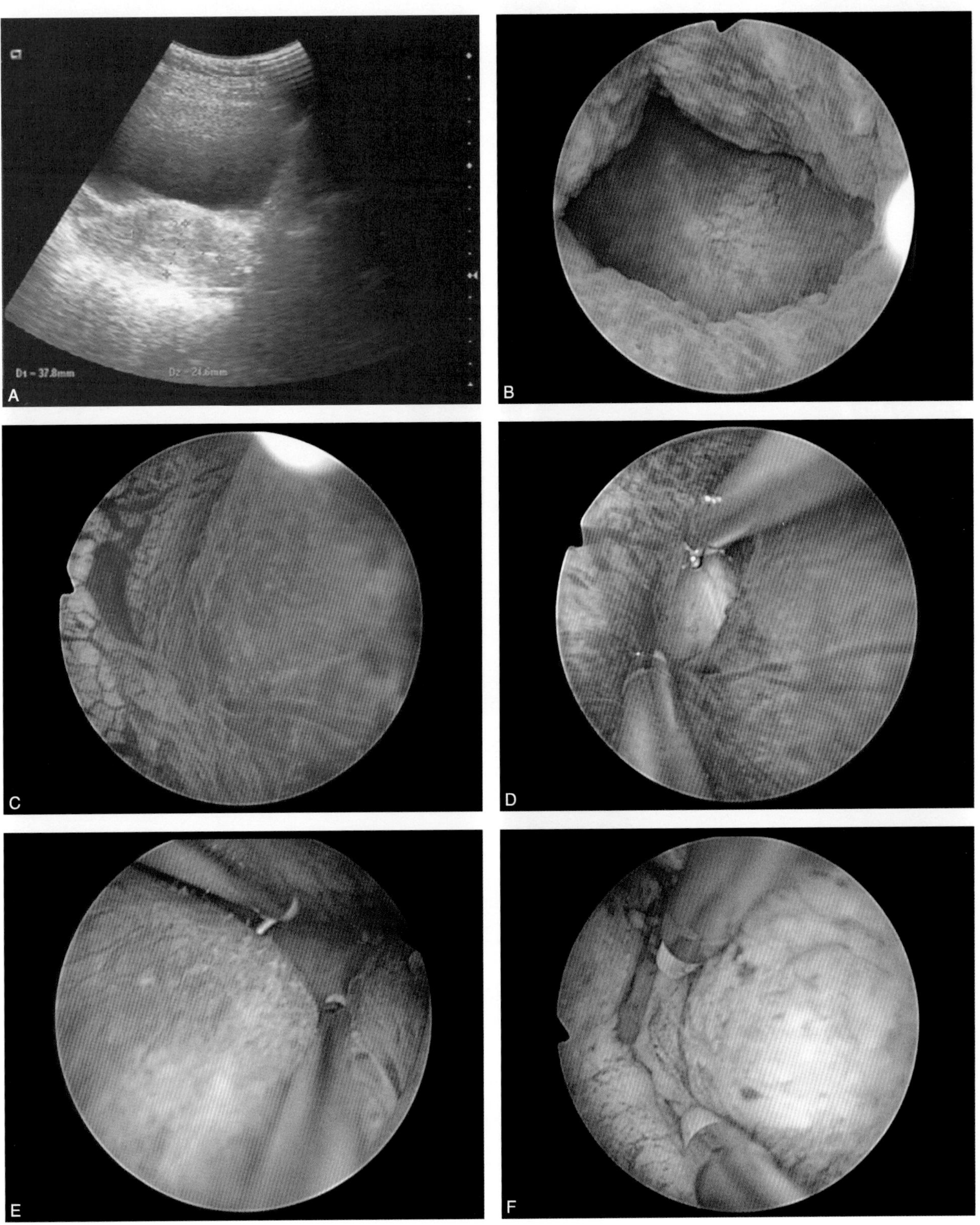
D1 = 37.8mm
A
B
C
D
E
F

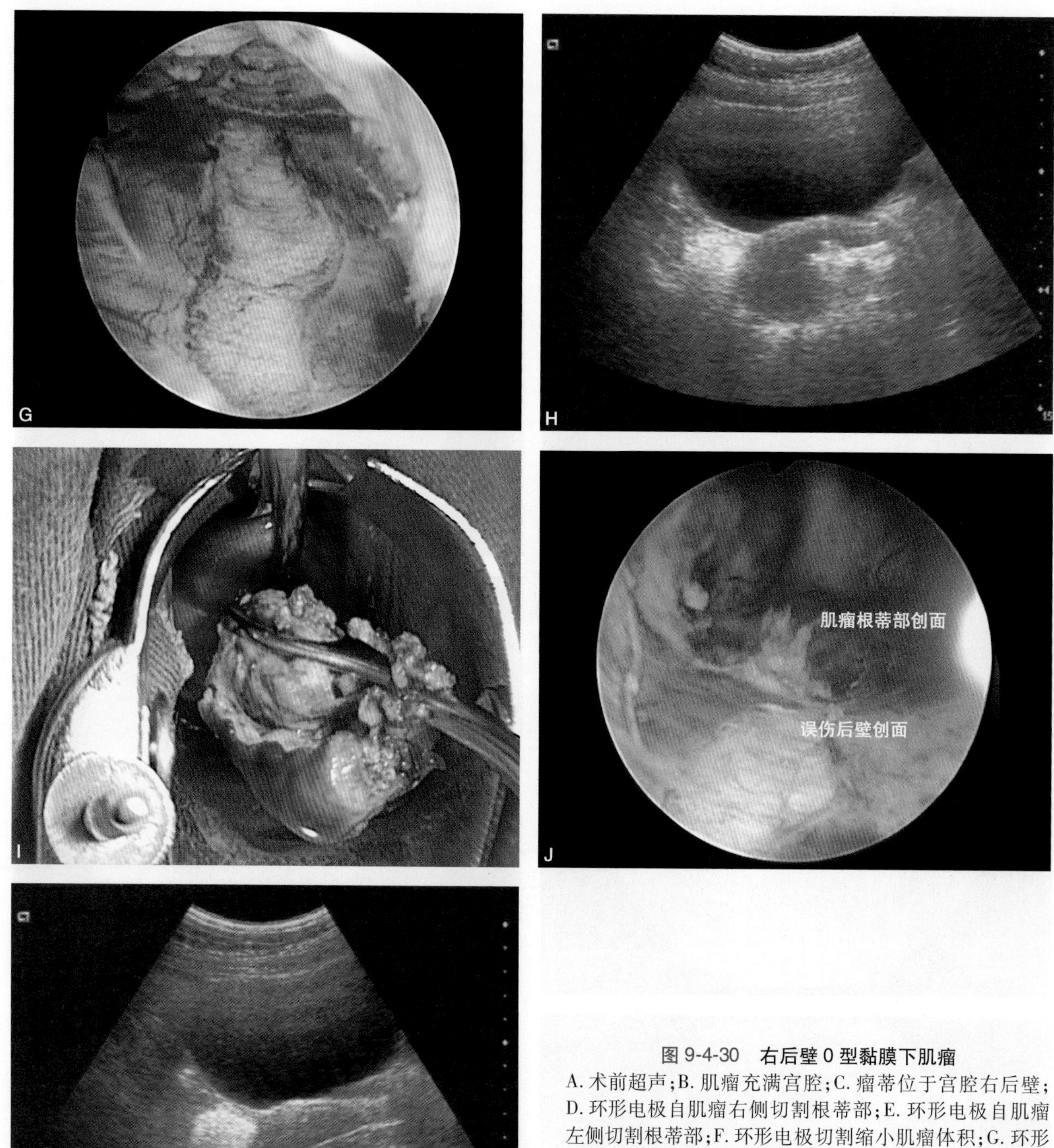

图 9-4-30　**右后壁 0 型黏膜下肌瘤**

A. 术前超声；B. 肌瘤充满宫腔；C. 瘤蒂位于宫腔右后壁；D. 环形电极自肌瘤右侧切割根蒂部；E. 环形电极自肌瘤左侧切割根蒂部；F. 环形电极切割缩小肌瘤体积；G. 环形电极切割过程中误切损伤后壁；H. 超声引导下钳夹子宫肌瘤；I. 钳夹取出肌瘤组织；J. 完整切除肌瘤后宫腔；K. 术毕超声，宫腔线基本清晰

2. **1 型子宫肌瘤**　1 型黏膜下肌瘤凸入宫腔 >50%，切割的原则是：将 1 型肌瘤“变成”0 型肌瘤。首先在超声引导下，环形电极沿着肌瘤凸入宫腔，与内膜交界处切开肌瘤表面被膜，显露子宫肌瘤壁间部分，同时给予缩宫素 10U 促进子宫收缩，促进肌瘤向宫腔内凸出，肌瘤完全凸入宫腔后，环形电极切割缩窄根蒂部，然后通过“夏氏五步手法”，缩小肌瘤体积，便于钳夹，在超声引导下钳夹取出大部分组织(图 9-4-31A～G)。应注意的是，当肌瘤完全凸入宫腔，特别是肌瘤充满宫腔时，电切手术时操作空间小，要小心子宫内膜损伤的可能，尽可能想办法粉碎子宫肌瘤组织后，超声引导下钳夹取出肌瘤组织，切勿粗暴地牵拉肌瘤，否则可能会损伤子宫壁甚至浆膜层，而造成子宫穿孔。

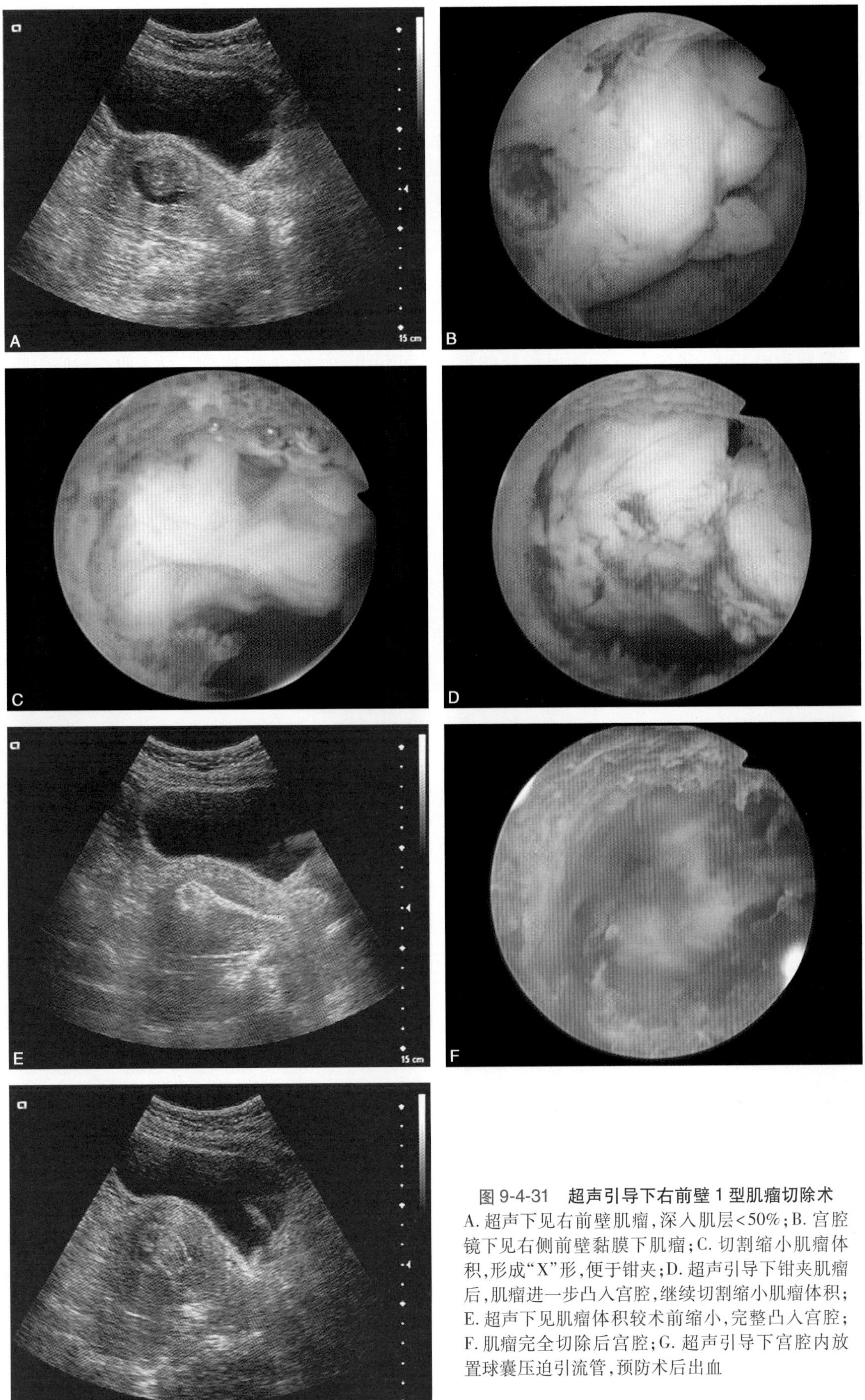

图 9-4-31　**超声引导下右前壁 1 型肌瘤切除术**
A. 超声下见右前壁肌瘤，深入肌层<50%；B. 宫腔镜下见右侧前壁黏膜下肌瘤；C. 切割缩小肌瘤体积，形成"X"形，便于钳夹；D. 超声引导下钳夹肌瘤后，肌瘤进一步凸入宫腔，继续切割缩小肌瘤体积；E. 超声下见肌瘤体积较术前缩小，完整凸入宫腔；F. 肌瘤完全切除后宫腔；G. 超声引导下宫腔内放置球囊压迫引流管，预防术后出血

3. 2 型子宫肌瘤　2 型子宫肌瘤大部分位于子宫肌壁内，手术中最关键的步骤是肌瘤壁间部分更多地凸入宫腔，促进子宫肌瘤向宫腔内凸出有以下几种方法：

（1）宫缩剂：宫腔镜子宫肌瘤电切术中，对于 1 型、2 型、3 型肌瘤，通常在打开肌瘤被膜后即给予宫缩剂，子宫肌层收缩，挤压肌瘤凸入宫腔。缩宫素是最常用的药物，一般静脉给予 10U，除缩宫素外，Indaman 和 Murakami 曾报道腹腔镜监护下在子宫肌壁注射稀释的前列腺素（生理盐水稀释至 50μg/ml）$PGF_{2\alpha}$，促进子宫肌瘤凸入宫腔。垂体后叶素也用于宫腔镜子宫肌瘤电切术，建议在宫颈注射稀释的垂体后叶素，但要注意浓度不超过 0.4U/ml，以防止全身性副作用，包括严重的外周和肺血管收缩，严重的情况下可导致心血管衰竭、心肌梗死和死亡等。宫缩剂可促进子宫收缩，促使肌瘤凸入宫腔，同时减少术中出血及灌流液的吸收量，但要注意的是，给予宫缩剂后可引起子宫的强烈收缩，可能导致宫腔操作空间的狭小，有发生子宫穿孔的风险。

（2）水按摩法（water massage）：当电切镜置入宫腔后，宫内压增加，快速取出时，宫腔压力会突然降低。这种压力的变化可增加黏膜下肌瘤的凸出程度，甚至使一些壁间肌瘤向宫腔内凸出，Homou 将此现象称为水按摩，林保良称此因宫内压力变化引起黏膜下肌瘤凸出的机械性变化为肌瘤的“反跳现象”。此外，手术时的电刺激和卵圆钳对肌瘤的抓取均可引起子宫收缩，使肌瘤切除处的子宫肌壁增厚，十分有利于手术的进行。

（3）喙部顶压法：在超声引导下，用 7mm 或 8mm 的环形电极沿着肌瘤底部的被膜逐步切开，就像腹式肌瘤核出术一样，切开肌瘤与肌层之间的分界层，并可利用镜体的先端“喙部”，插入肌瘤与假包膜之间的间隙，超声引导下，以镜体“喙部”向宫腔方向挤压肌瘤，同时钝性剥离肌瘤与假包膜间的纤维束，如有血管出血，以环形电极直视下止血，此时从镜体先端流出的灌流液，形成水剥离亦可增加剥离效果，直至大部分肌瘤与假包膜分离，并凸入宫腔。再以“夏氏五步手法”切除肌瘤，电切缩小肌瘤体积，在超声引导下钳夹取出大部分组织，直至完整切除。术毕，酌情放置宫腔内球囊压迫引流管，预防术后出血（图 9-4-32A~S）。

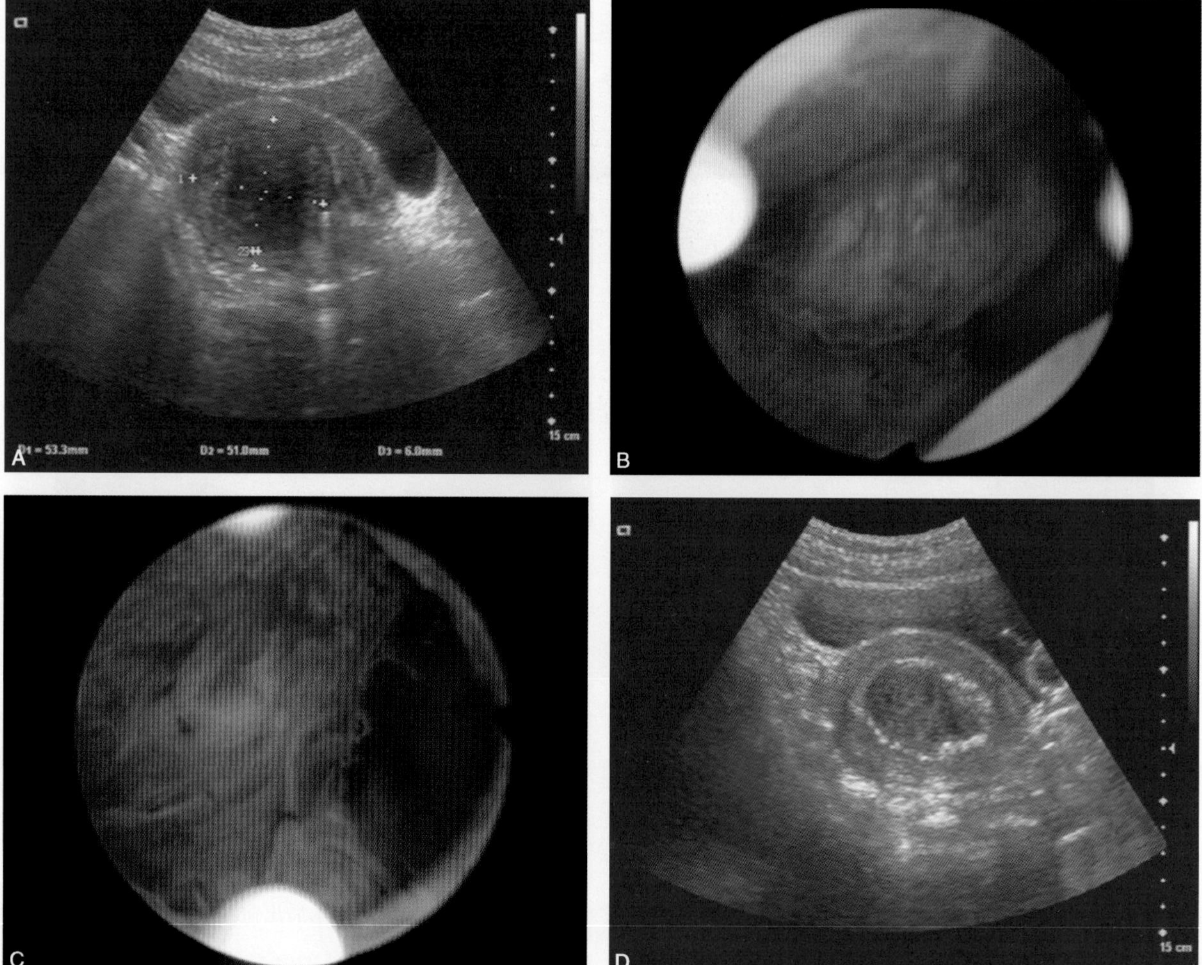

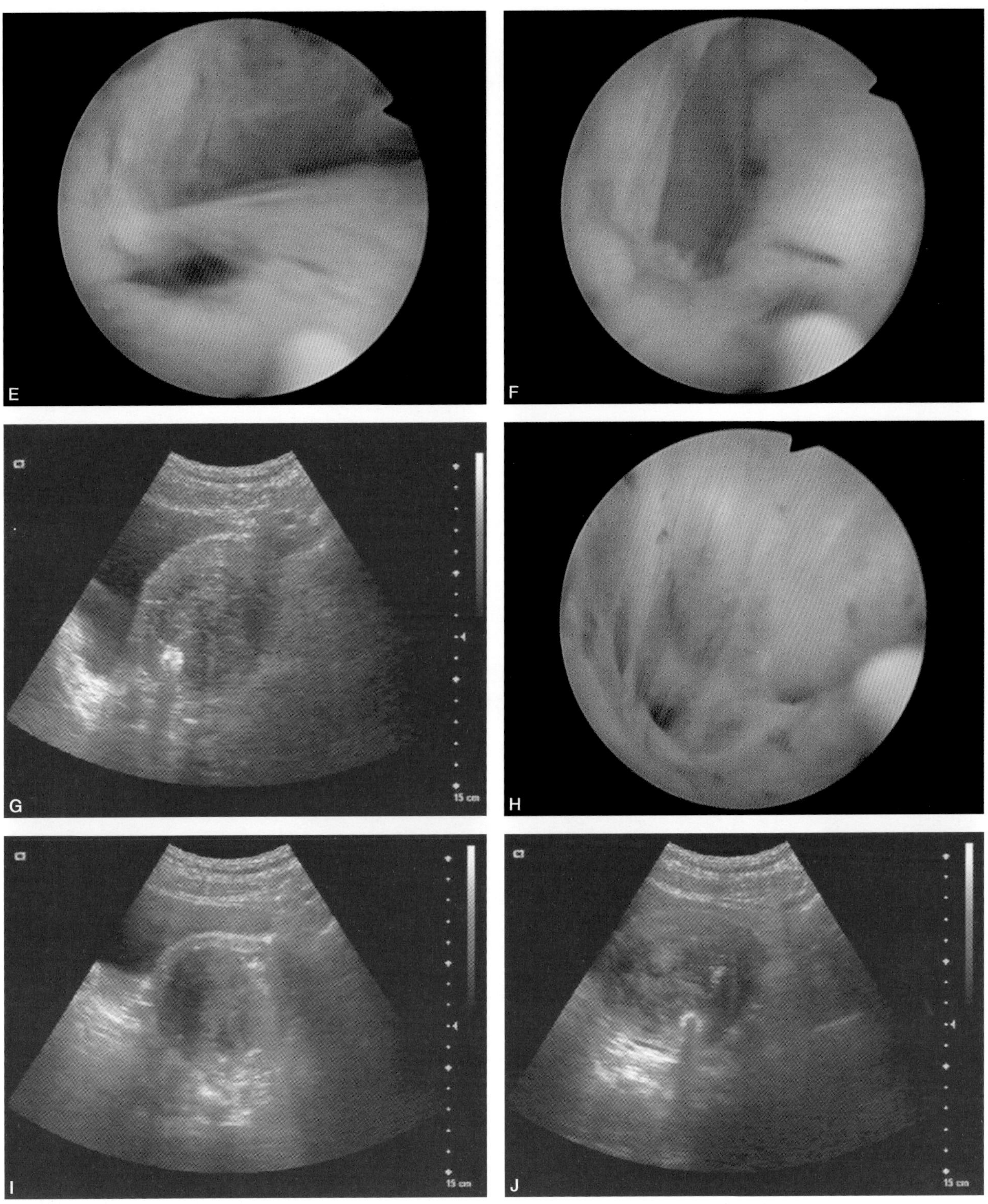
E
F
G
15 cm
H
I
15 cm
J
15 cm

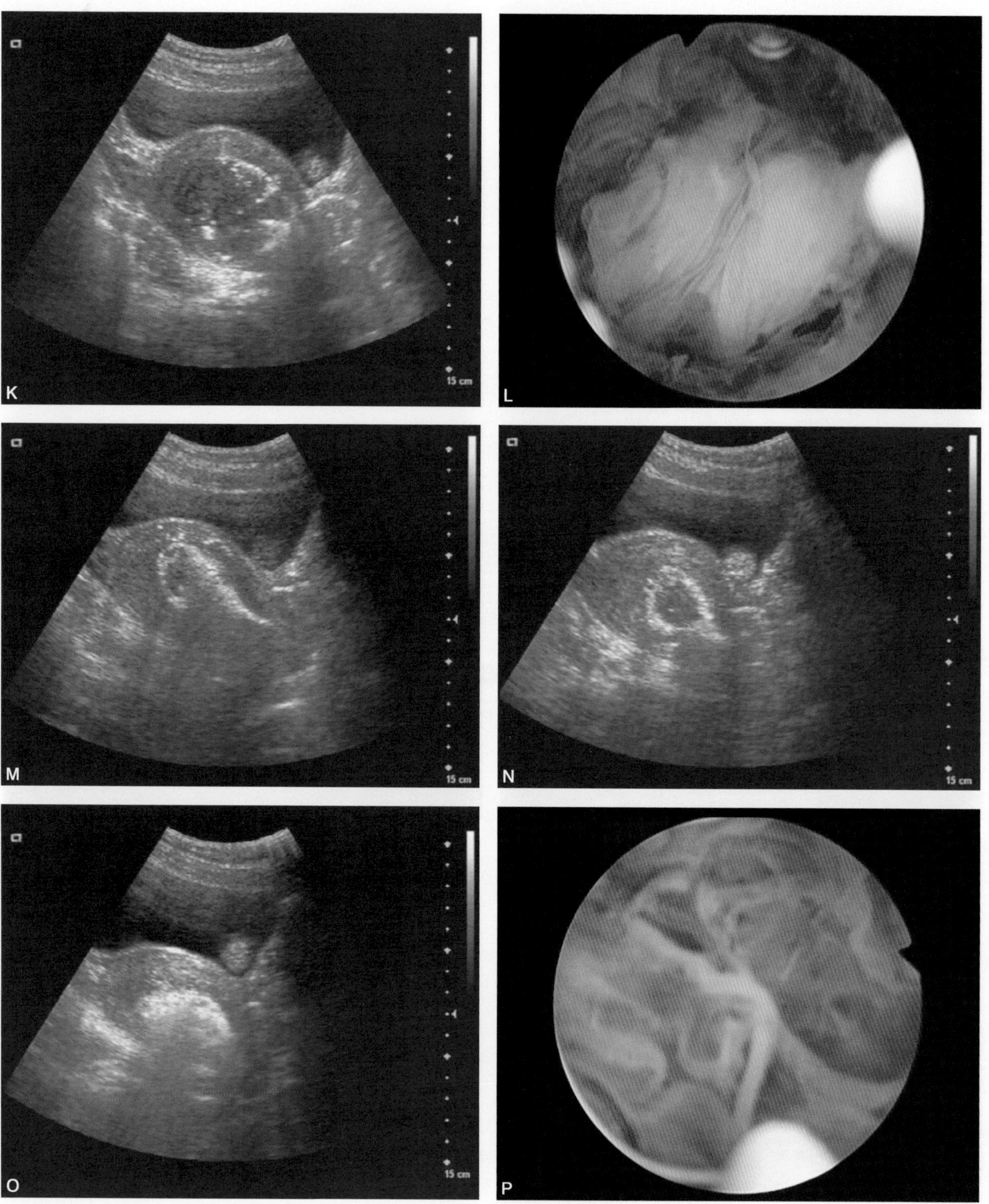
K
15 cm
L
M
15 cm
N
15 cm
O
15 cm
P

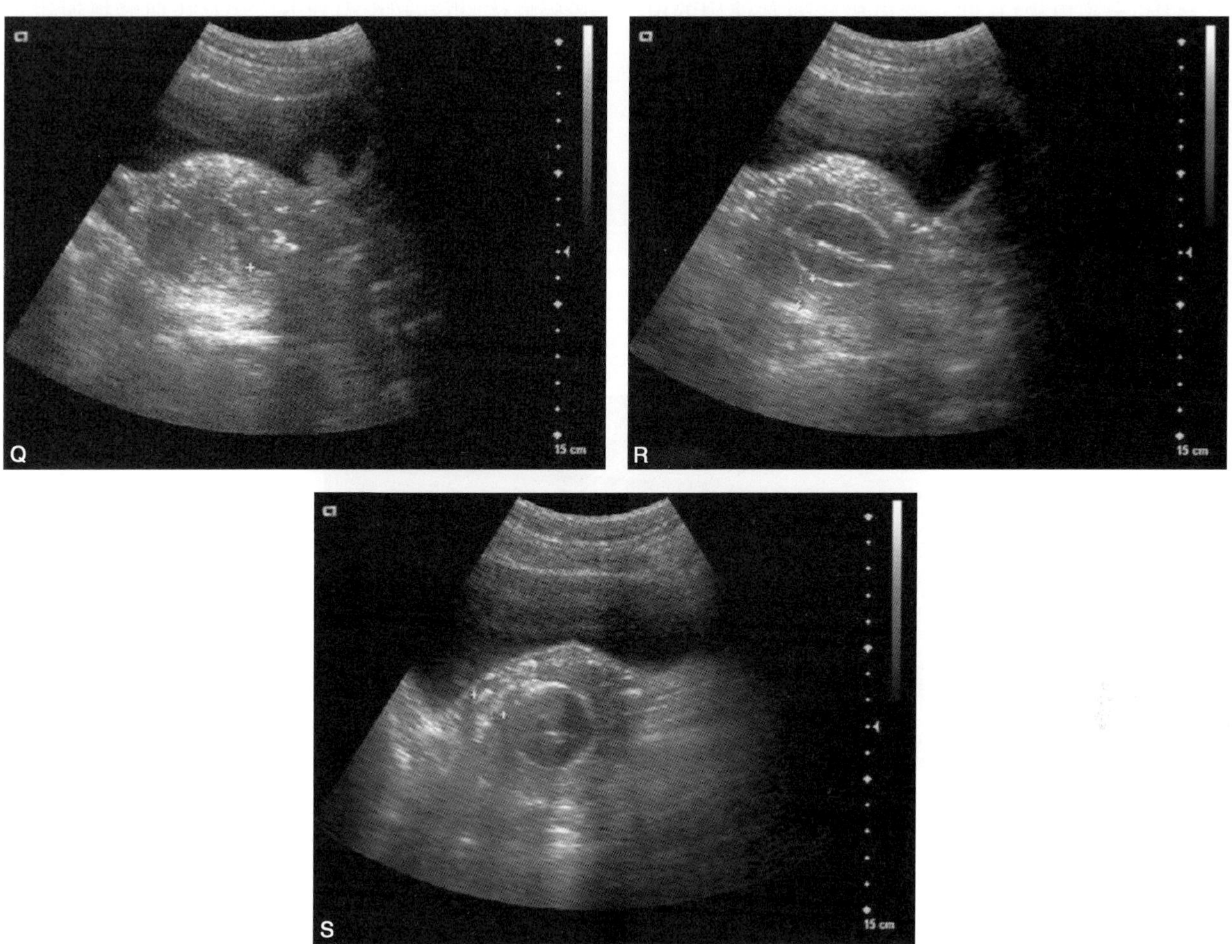

图 9-4-32　超声引导下 2 型肌瘤电切术

A. 术前超声见底前壁肌瘤结节为 53.3mm×51.8mm，大约 90%位于肌层内；B. 宫腔镜下见底前壁肌瘤；C. 负压吸宫后肌瘤进一步凸入宫腔；D. 超声下开窗后凸入宫腔；E. 环形电极切开肌瘤与肌壁交界处，镜体喙部插入肌瘤与前壁假包膜间隙，假包膜内顶压剥离肌瘤；F. 环形电极切开肌瘤与右侧肌壁交界处，镜体喙部插入肌瘤与假包膜间隙，假包膜内顶压剥离肌瘤；G. 超声引导下镜体喙部（强回声处）在肌瘤与右侧壁之间顶压剥离肌瘤；H. 镜体喙部插入肌瘤与肌瘤后方假包膜间隙，假包膜内顶压剥离肌瘤；I. 镜体喙部在肌瘤与左前壁间顶压剥离肌瘤；J. 镜体喙部在肌瘤与后壁之间顶压剥离肌瘤；K. 超声下见大部分肌瘤已游离，游离部分周围见强回声光带；L. 宫腔镜下见部分肌瘤凸入宫腔；M. 切割后肌瘤组织体积缩小，完全凸入宫腔，超声引导下卵圆钳钳夹；N. 钳夹牵拉后肌瘤进一步凸入宫腔；O. 环形电极继续切割，超声下见肌瘤体积进一步缩小；P. 肌瘤完整切除后，宫腔镜下瘤窝假包膜；Q. 完整切除肌瘤后超声图像；R. 术毕球囊压迫预防术后出血（超声纵切面）；S. 术毕球囊压迫预防术后出血（超声横切面）

（4）Mazzon“机械环”剥离切除法：这一方法在 1995 年由 Mazzon 首次报道，具体方法：①环形电极常规切除凸入宫腔内肌瘤组织，切至子宫黏膜水平，注意辨认肌瘤与肌层间的交界，不能损伤邻近的肌层；②应用钝的机械环“冷切环”（cold loop）（图 9-4-33），插入肌瘤与假包膜间，钝性剥离肌瘤，或者应用单齿环牵拉剥离肌瘤与假包膜间连接组织，逐渐将肌瘤完整自肌壁剥离，凸入宫腔，剥离过程均为机械性分离，不使用电能，避免了对肌瘤周围子宫肌层的电热损伤，也减少宫腔粘连的发生机会；③肌瘤全部凸入宫腔后，再应用环形电极电切，逐渐缩小肌瘤体积，最终完整切除肌瘤。与完全宫腔镜下电切术相比，这种方法更加安全、有效（图 9-4-34）。

（5）Litta 剥离肌瘤法：2003 年，Litta 等报道，应用针状电极于肌瘤与宫腔交界反折处，“椭圆形”打开肌瘤表面内膜及纤维包膜，辨认肌瘤与假包膜之间的间隙，以针状电极分离肌瘤与假包膜之间的纤维带，子宫收缩后，肌瘤凸入宫腔，再以环形电极缩小肌瘤，最终完整剔除肌瘤（图 9-4-35AB）。

（6）“林氏”宫腔镜下子宫肌瘤切除术技巧：日本林保良教授研发出适用于宫腔镜子宫肌瘤切除术

的“林氏”分离电极(0度),此电极较通常使用的电极粗(图9-4-36),很容易插入肌瘤与假包膜间的间隙,剥离肌瘤与假包膜间的纤维连接带,首先在超声引导下用环形电极沿着肌瘤与宫腔交界处切开被膜,显露肌瘤后,应用林氏分离电极插入肌瘤与假包膜间隙,将肌瘤与假包膜分离,分离过程中如发现出血,以林氏分离电极直视下电凝止血,当大部分肌瘤瘤体与假包膜分离后,在应用林氏电极“十”字切开粉碎瘤体,再在超声引导下应用林氏肌瘤抓钳钳夹、牵拉、捻转,取出大块肌瘤组织,直至全部肌瘤完整切除(图9-4-37)。

(7) 负压吸宫法:促进肌瘤凸入宫腔,可利用负压吸宫,设置负压450~500mmHg,以7号或8号吸引器,在超声引导下,负压吸引子宫肌瘤,一方面由于负压的力量,另一方面,负压吸宫刺激子宫收缩,因而肌瘤可进一步凸入宫腔(图9-4-38A~L)。

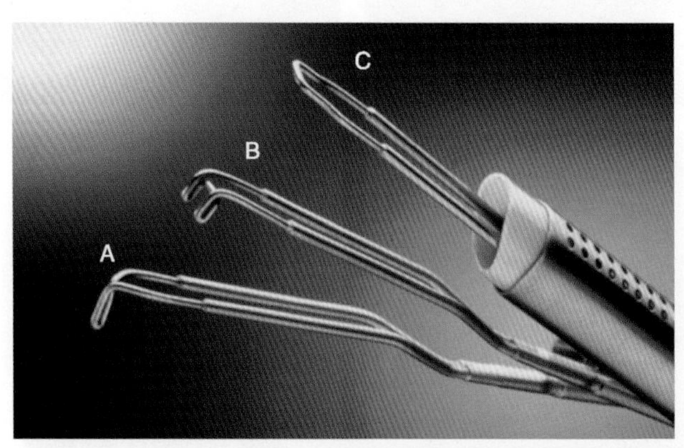

图9-4-33 不同类型Mazzon机械环

A. 尖环(刀形):用来钩住和牵拉分离肌瘤和邻近肌层间的结缔组织;B. 耙形环(带齿、耙形):作用与前者相似;C. 切割环(矩形):用于辨别肌瘤与子宫肌层的界面

[图片引自:Di Spiezio Sardo A, Mazzon I, Bramante S, et al. Hysteroscopic myomectomy: a comprehensive review of surgical techniques. Hum Reprod Update, 2008, 14(2):101-119.]

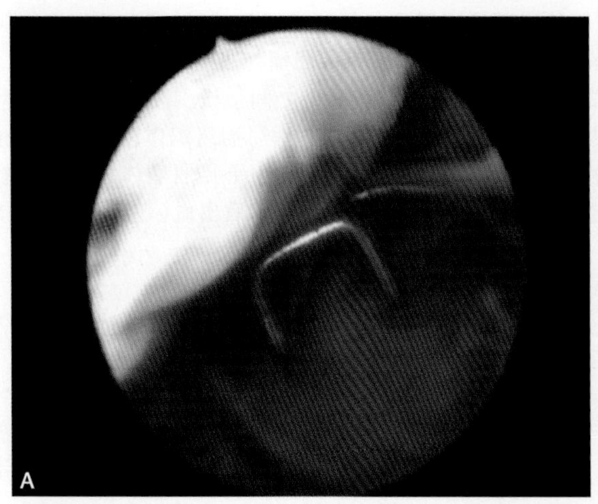

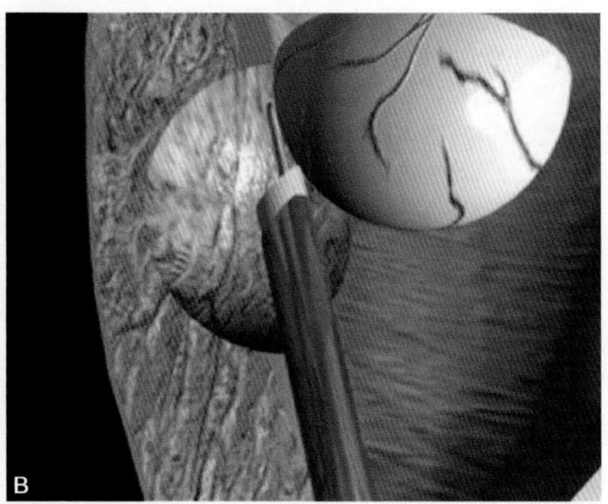

图9-4-34 Mazzon机械环自假包膜内剥离肌瘤

A. 宫腔镜下Mazzon耙形机械环在肌瘤与假包膜之间,牵拉剥离肌瘤;B. 应用Mazzon机械环在假包膜内剥离肌瘤示意图

[图片引自:Mazzon I, Favilli A, Grasso M, et al. Is Cold Loop Hysteroscopic Myomectomy a Safe and Effective Technique for the Treatment of Submucous Myomas With Intramural Development? A Series of 1434 Surgical Procedures. J Minim Invasive Gynecol, 2015, 22(5):792-798.]

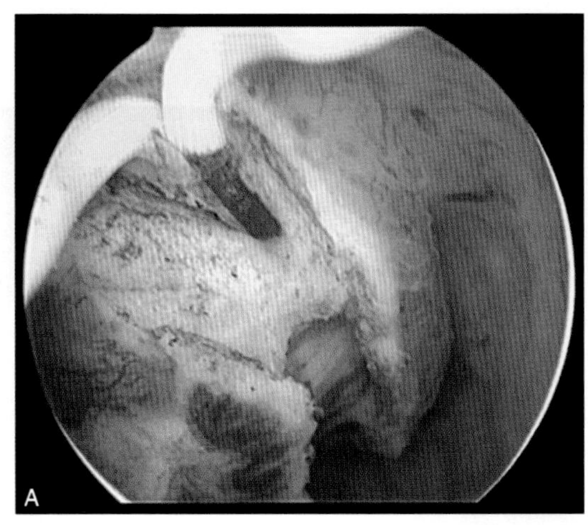

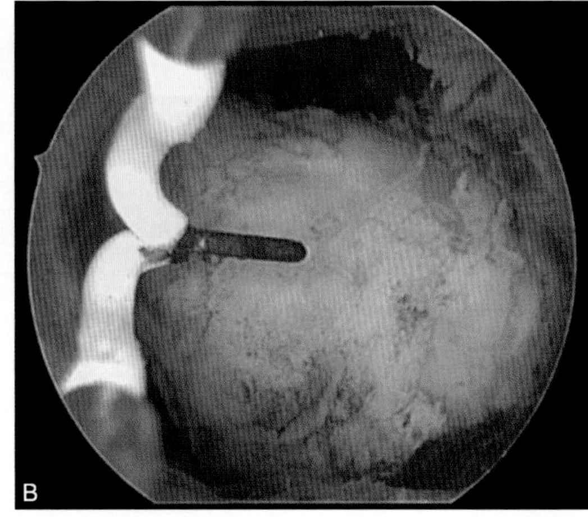

图 9-4-35　Litta 法假包膜内剥离肌瘤

A. 宫腔镜下针状电极打开肌瘤被膜，分离肌瘤与假包膜之间纤维连接带，在假薄膜内剥离肌瘤；B. 肌瘤完整凸入宫腔

［图片引自：Saccardi C，Conte L，Fabris A，et al. Hysteroscopic enucleation in toto of submucous type 2 myomas：long-term follow-up in women affected by menorrhagia. J Minim Invasive Gynecol，2014，21（3）：426-430.］

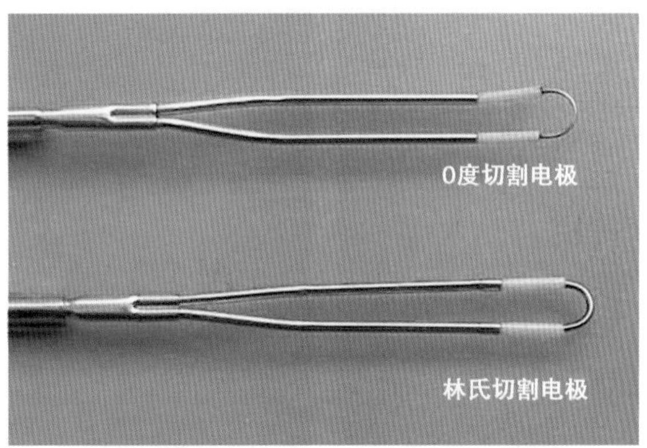

图 9-4-36　林氏分离电切环（本图由林保良教授提供）

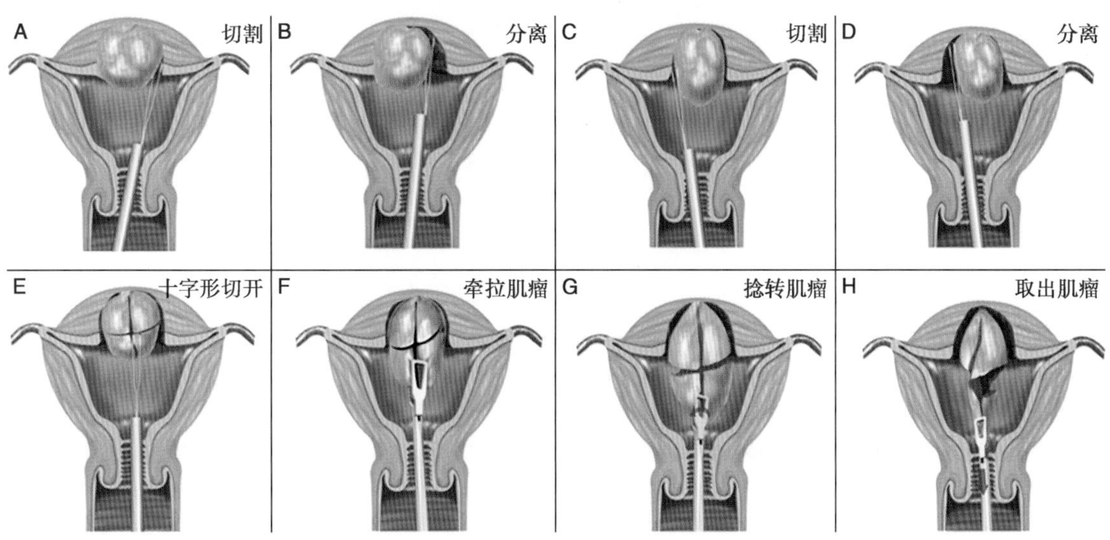

图 9-4-37　林氏假包膜内剥离肌瘤技巧（本图由林保良教授提供）

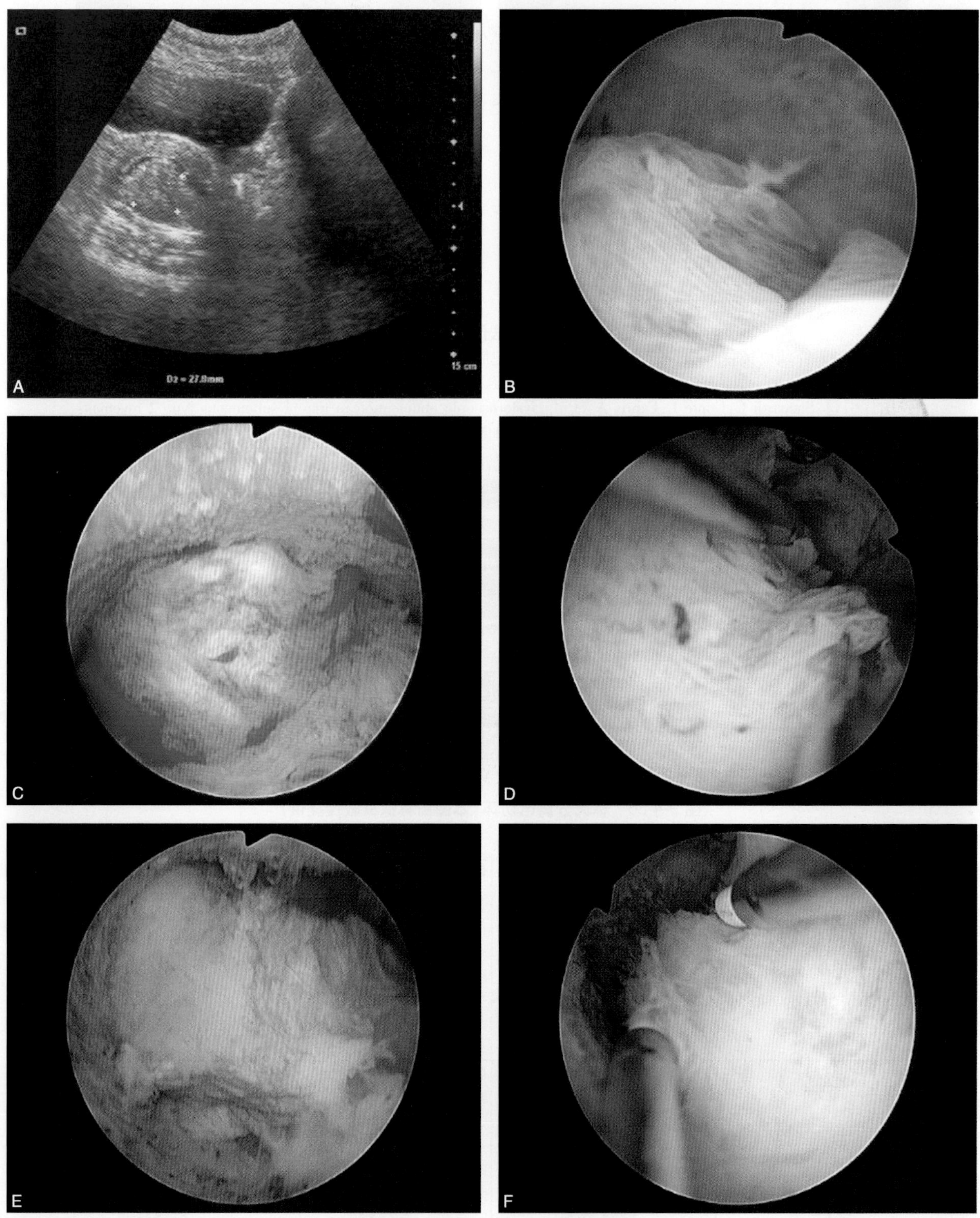
A
B
C
D
E
F
15 cm
D2 = 27.0mm

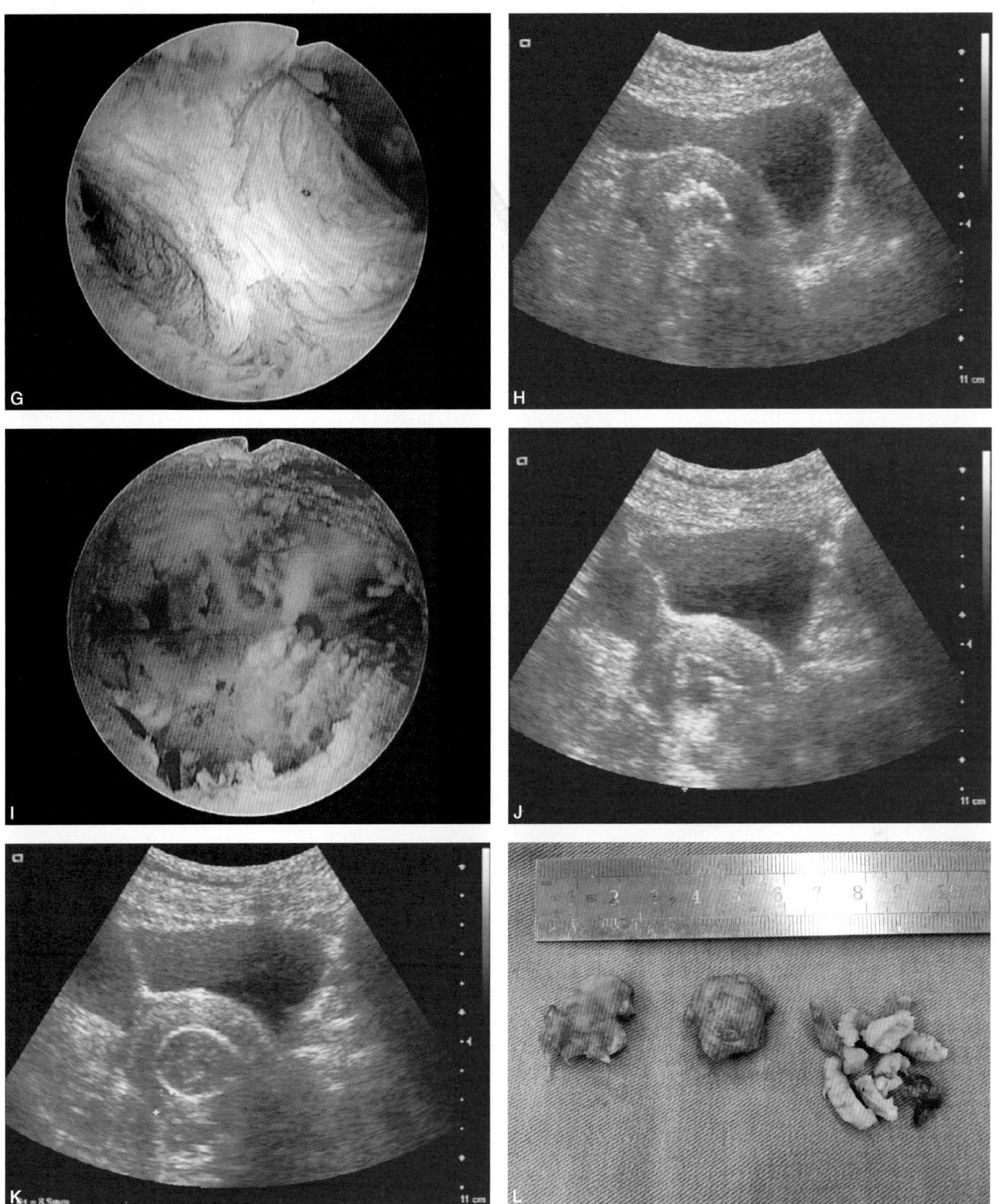

图 9-4-38　负压吸宫法促进肌瘤向宫腔内凸

A. 超声下见后壁 2 型肌瘤，大小约 25.8mm×27.0mm，肌瘤内凸约 40%；B. 吸宫前，宫腔镜下见后壁肌瘤略内凸；C. 450mmHg 负压吸宫后，肌瘤进一步内凸；D. 自肌瘤与宫腔交界处左侧打开肌瘤被膜；E. 宫腔镜镜体喙部置于肌瘤与假包膜间隙，顶压剥离肌瘤，使肌瘤进一步凸入宫腔；F. 环形电极打开肌瘤被膜，切割缩小肌瘤组织；G. 缩小肌瘤体积后，便于钳夹；H. 超声引导下钳夹取出肌瘤；I. 肌瘤完整切除，后壁瘤窝；J. 术毕超声见后壁肌层凹陷（瘤窝）；K. 超声引导下宫腔内球囊压迫，预防术后出血；L. 肌瘤标本，大块组织为钳夹取出，小块组织为电切取出如果肌瘤组织未完全凸入宫腔，而手术时间接近或超过1小时，灌流液过度吸收引起的并发症机会增加，因此建议停止手术，待手术后2～3个月宫腔镜复查，可行二期手术治疗，将突出于子宫腔内的肌瘤完全切除。

4. 3型子宫肌瘤　3型子宫肌瘤贴近黏膜，但未凸入宫腔，置镜后在宫腔镜下宫腔形态基本正常，因此，宫腔镜下3型肌瘤切除术的关键点在于：超声引导下确定肌瘤的位置，并使肌瘤逐步凸入宫腔。第一步需要行“开窗术”，即降低宫腔压力至50～70mmHg，此时子宫肌瘤可能会向宫腔内压，同时超声引导下确定肌瘤距内膜最近的位置，并超声测定肌瘤大小及距浆膜层的距离；第二步是在超声引导下，用环形电极或针状电极打开被覆在肌瘤表面的子宫内膜层，显露子宫肌瘤后，继续在超声引导下小心打开肌瘤表面内膜层，适当延长切口，使“开窗”的长径接近肌瘤边缘，识别子宫肌瘤和假包膜的边界；第三步：应用前面所述喙部顶压法等方法在假包膜内剥离肌瘤，并应用缩宫素、水按摩等方法促进子宫肌瘤凸入宫腔，肌瘤大部分凸入宫腔后，然后通过“夏氏五步手法”，缩小肌瘤体积，钳夹与电切配合取出肌瘤组织。要注意应在壁间肌瘤凸入宫腔后，再进行电切，通过环形电极向子宫肌壁间切割“掏挖”肌瘤的方法，可能会导致肌层的电热损伤，应避免使用。术毕，酌情放置宫腔内球囊压迫引流管，预防术后出血（图9-4-39A～M）。术中严密超声监护，当肌瘤较大，手术时间长，肌瘤未能大部分凸入宫腔，则先行切除凸入宫腔内肌瘤后停止手术，待1～2个月后，进行二期手术（图9-4-40A～L、9-4-41A～K），此时肌瘤多凸入宫腔，期间可应用GnRH-a类药物，缩小子宫体积，促进肌瘤凸入宫腔。

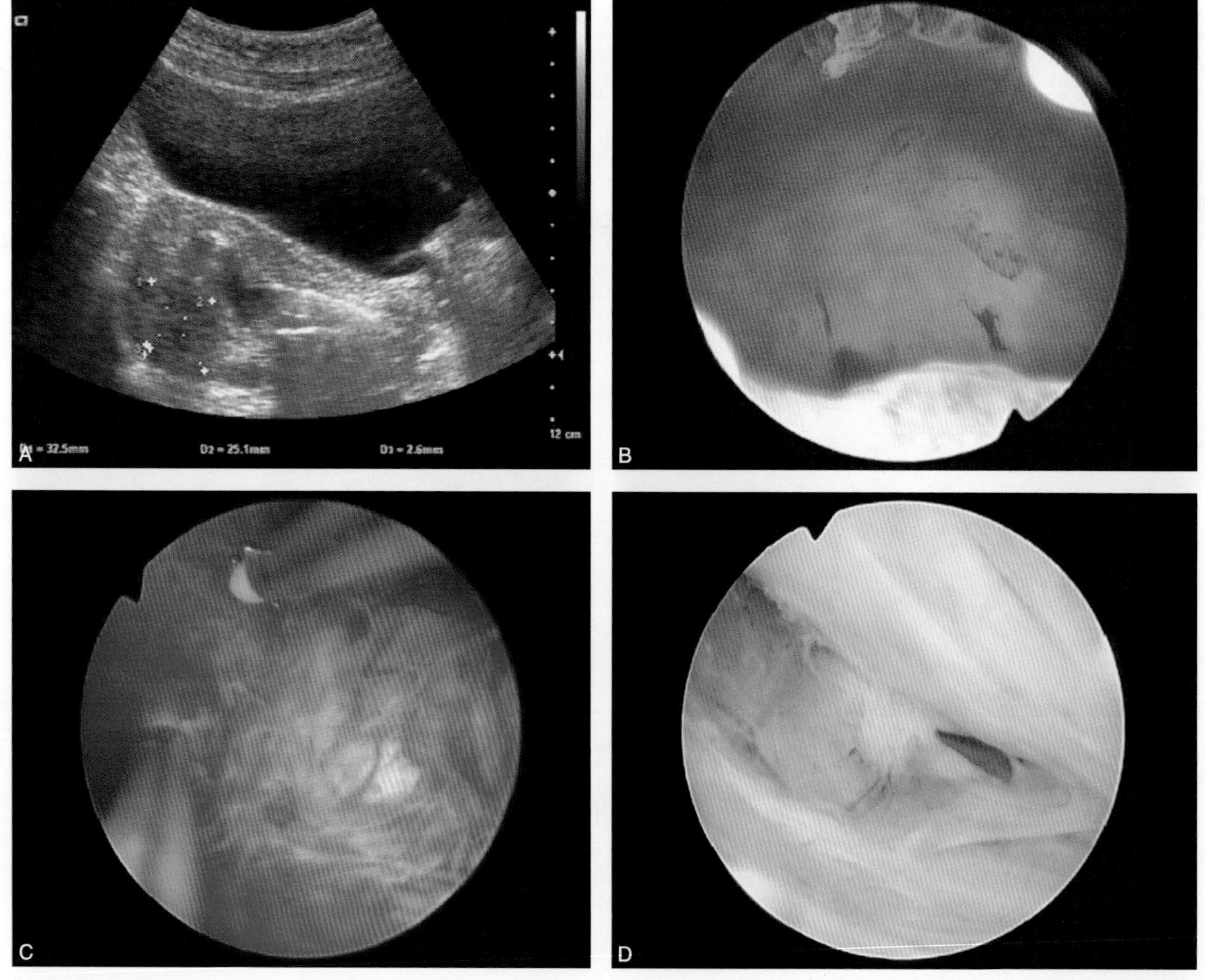

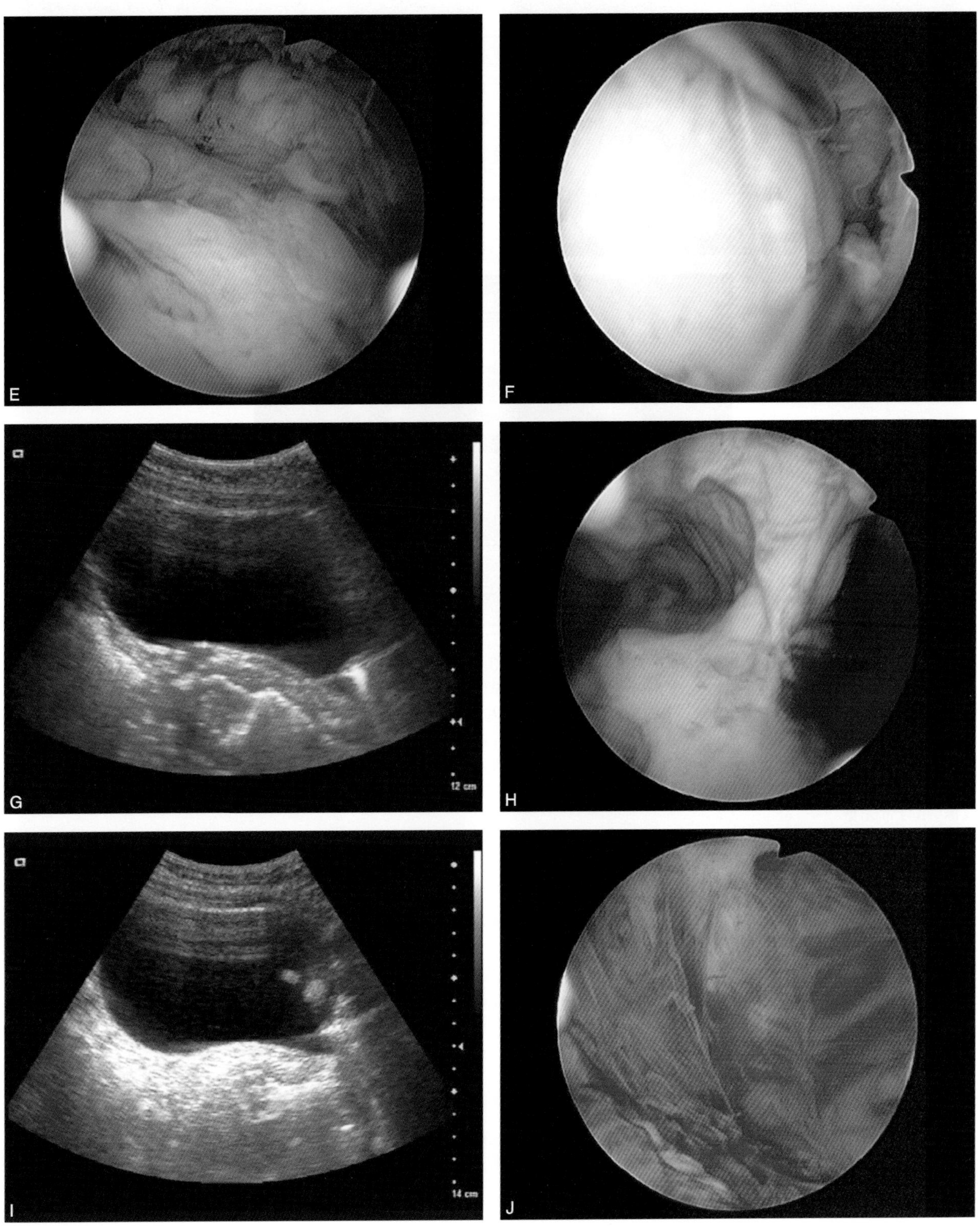
E
F
G
12 cm
H
I
14 cm
J

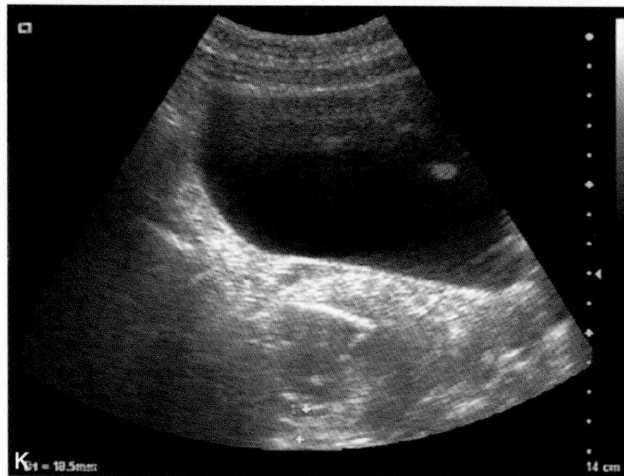

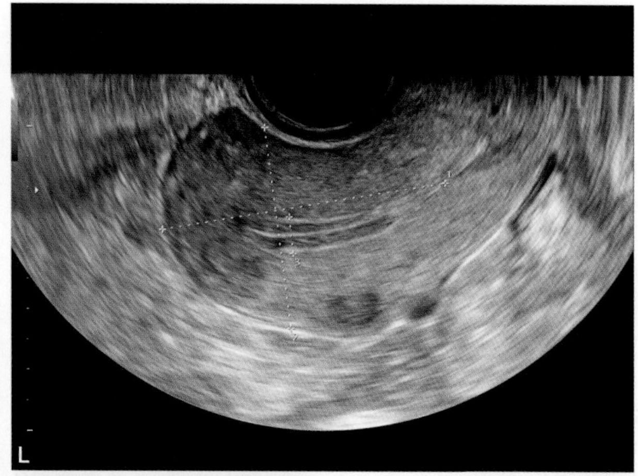

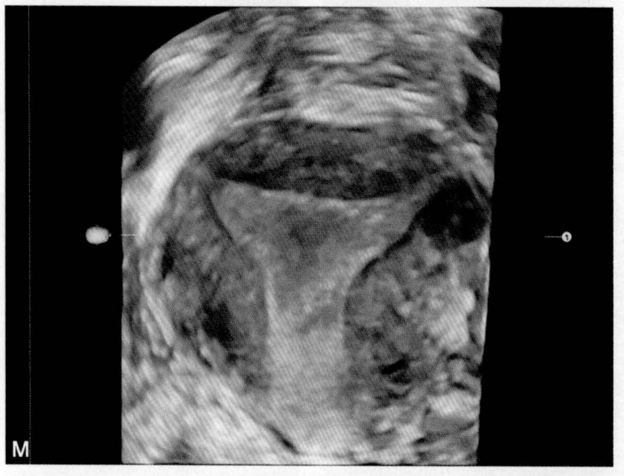

图 9-4-39　超声引导下 3 型子宫肌瘤一期切除术

A. 术前超声底后壁稍内压，肌瘤大小 32. 5mm×25. 1mm，距浆膜层 2. 5mm；B. 宫腔镜下见底后壁稍内压，未见肌瘤凸入宫腔；C. 吸宫后肌瘤稍内凸环形电极"开窗"；D. 开窗后喙部顶压剥离肌瘤；E. "开窗"后喙部顶压剥离肌瘤后，大部分肌瘤内凸进入宫腔；F. 肌瘤凸入宫腔后，环形电极切割，缩小肌瘤体积；G. 超声下见肌瘤凸入宫腔，肌瘤周围半环形强回声光带形成；H. 反复切割缩小肌瘤体积，便于钳夹；I. 肌瘤体积缩小，完全凸入宫腔；J. 术毕宫底部瘤窝；K. 完整切除肌瘤，超声测量后壁肌层厚度为 10. 5mm，较术前明显增厚；L. TCRM 术后 3 个月复查二维超声，内膜线清晰；M. TCRM 术后 3 个月复查，三维超声成像，结合带完整

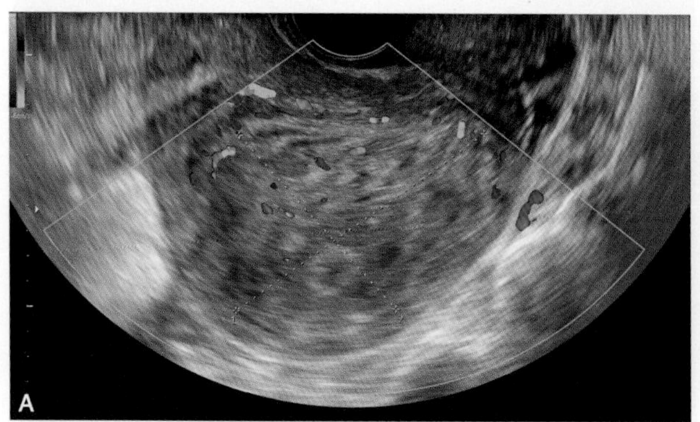

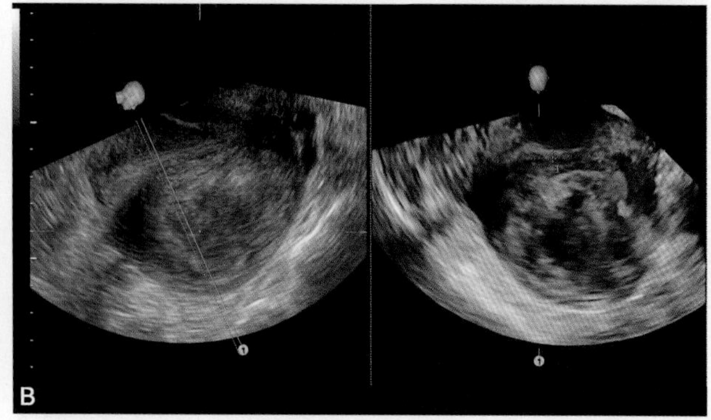

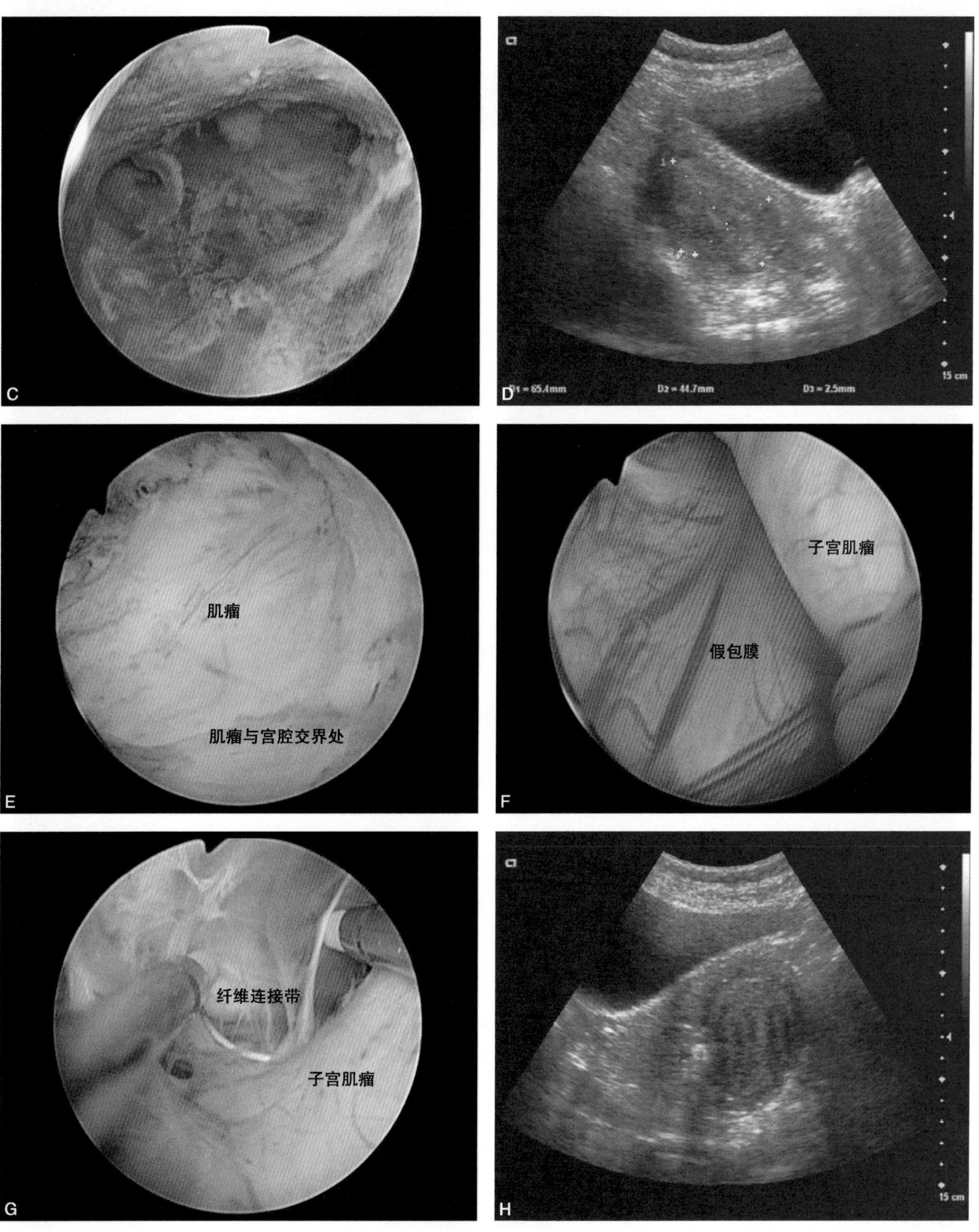
C
D1 = 65.4mm
D2 = 44.7mm
D3 = 2.5mm
15 cm
D
肌瘤
肌瘤与宫腔交界处
E
子宫肌瘤
假包膜
F
纤维连接带
子宫肌瘤
G
15 cm
H

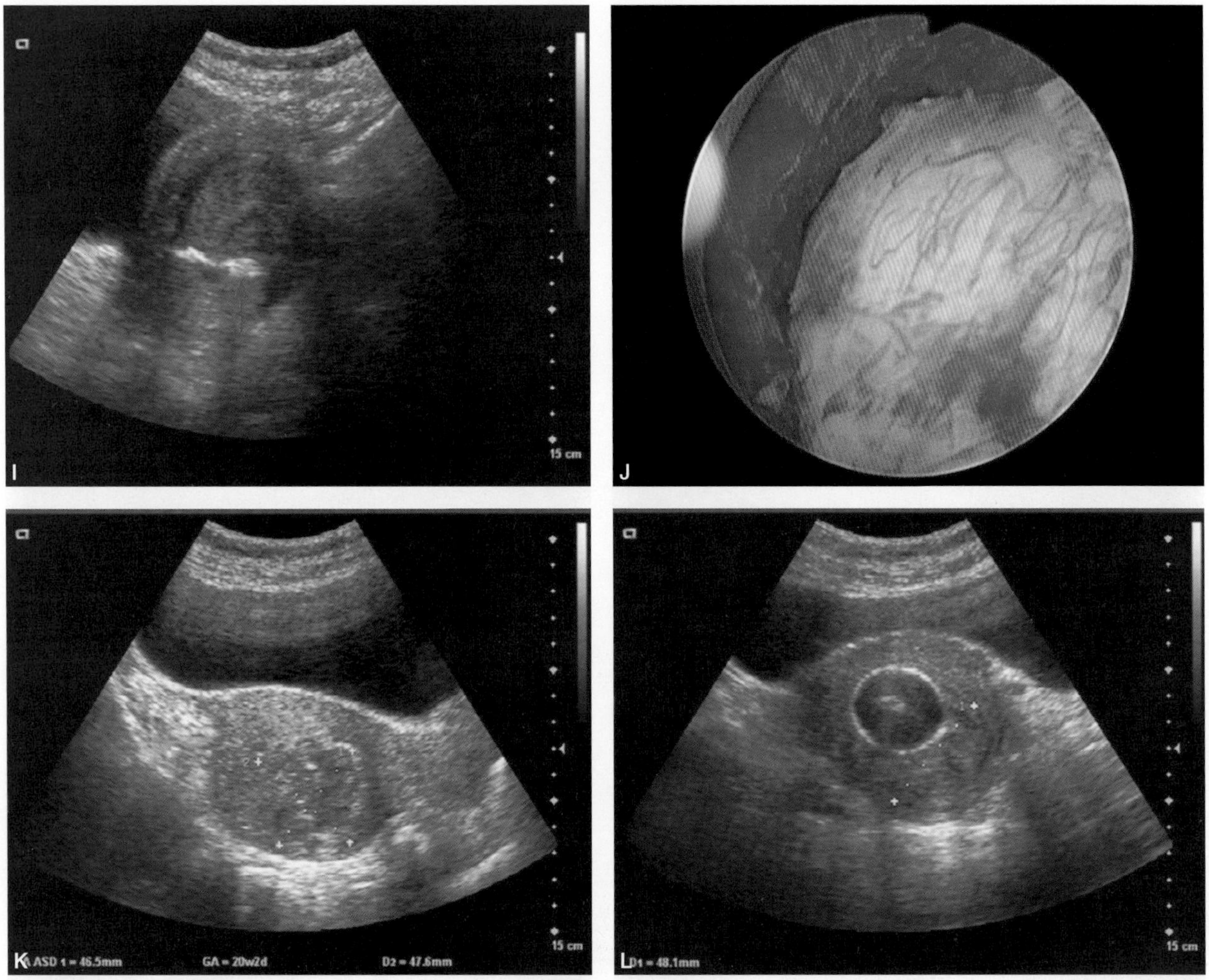

图 9-4-40　**左后壁 3 型肌瘤第一次手术**

A. 第一次手术前超声评估，超声见后壁肌瘤为 6. 24cm×4. 71cm；B. 第一次手术前 3D 超声测量肌瘤边缘距浆膜层 2. 8mm；C. 术中宫腔镜下宫腔内未见肌瘤凸入宫腔；D. 术中超声下见后壁肌瘤，大小为 65. 6cm×44. 7cm，距浆膜层最薄处 2. 5mm；E. 超声引导下打开包膜后，自肌瘤与宫腔交界处顶压剥离肌瘤，肌瘤凸入宫腔；F. 镜体喙部置于肌瘤与假包膜间隙，顶压剥离肌瘤；G. 分离肌瘤与假包膜间纤维连接带；H. 超声下见镜体（红色箭头所指强回声光带）位于肌瘤右侧瘤体与假包膜间隙内，剥离肌瘤；I. 超声下见镜体（红色箭头所指强回声光带）在瘤体右下与假包膜间隙内，剥离肌瘤；J. 大部分肌瘤凸入宫腔；K. 超声下部分肌瘤组织，肌瘤周围未形成半环形强回声光带，提示部分瘤体未与肌层分离；L. 术毕超声横切面：球囊压迫引流管，残留部分肌瘤组织位于左侧后壁，横径为 4. 81cm

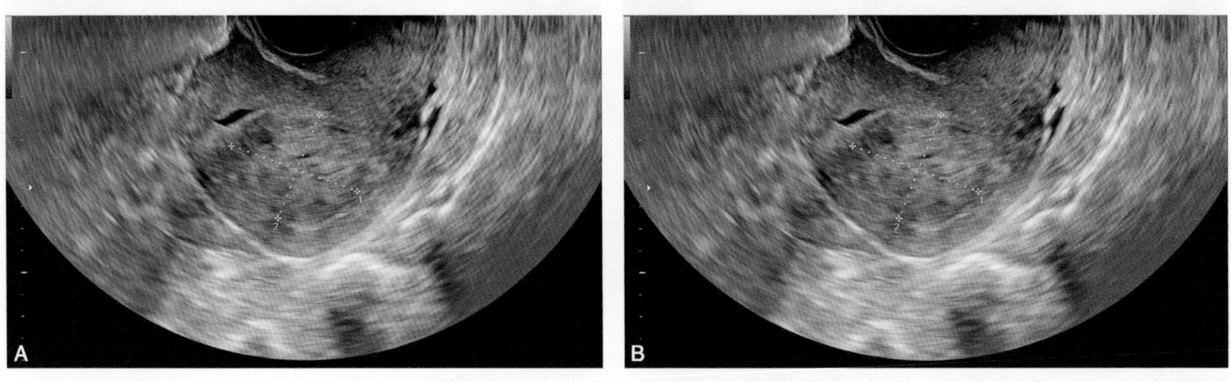

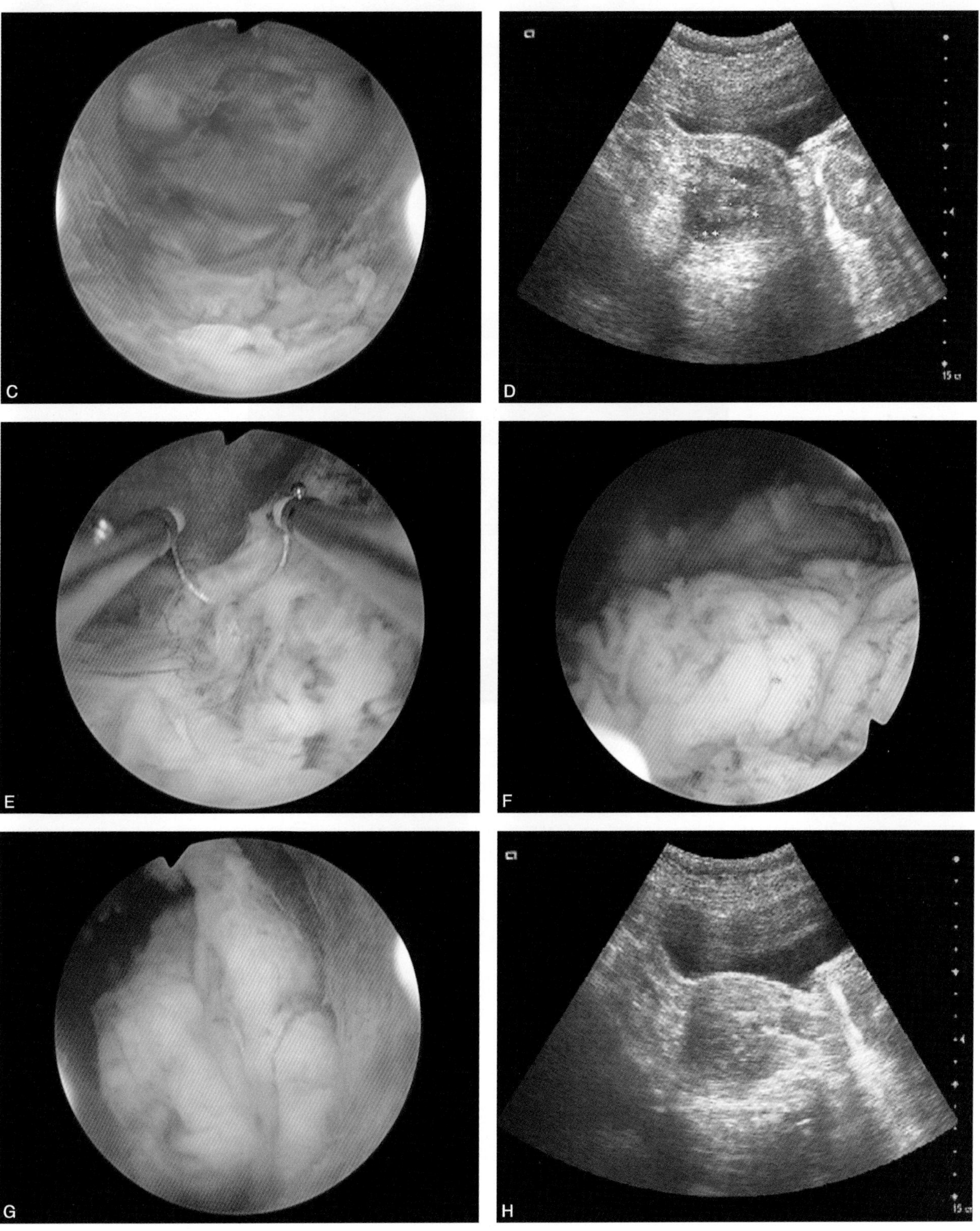
C
D
E
F
G
H

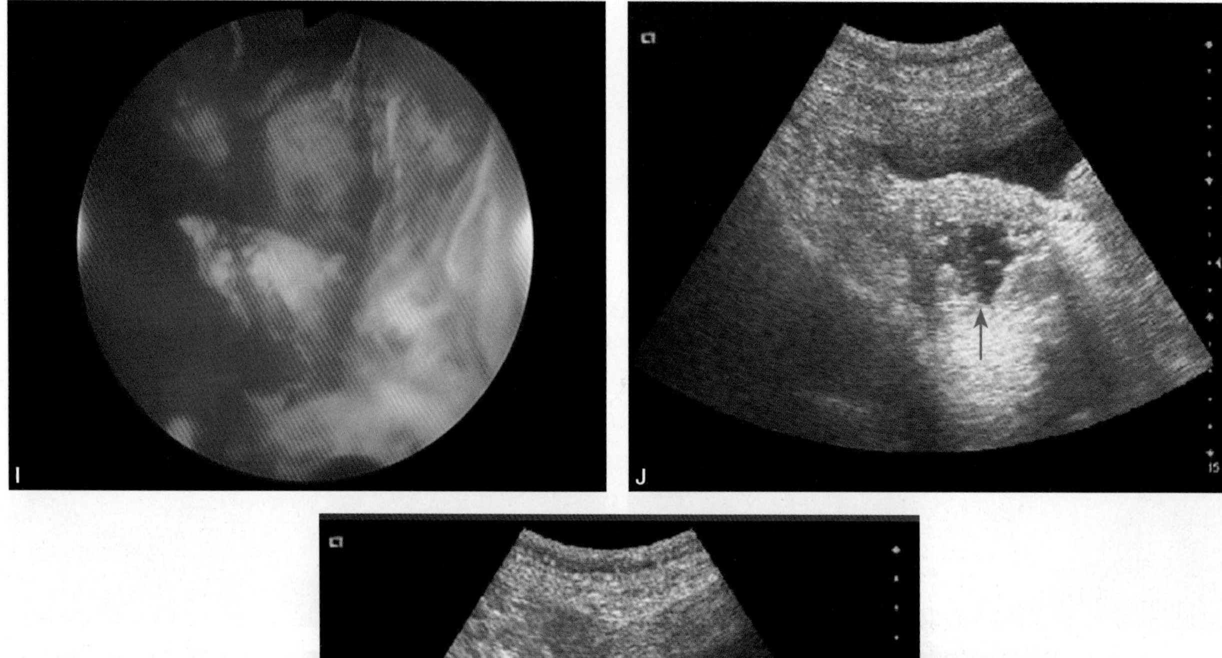

图 9-4-41　左后壁 3 型肌瘤第二次手术(第一次手术后 2 个月)

A. 二次手术前 3D 超声,肌瘤为 3. 12cm×2. 55cm,肌瘤下方肌层厚度较第一次手术前明显增加;B. 二次手术前 3D 超声肌层厚度增加;C. 术中宫腔镜下未见内凸肌瘤组织,仅后壁见少许机化组织;D. 术中超声下后壁肌瘤,大小为 33. 5mm×26. 1mm,肌瘤边缘距浆膜层 5. 4mm;E. 超声引导下打开肌瘤被膜;F. 超声引导下打开肌瘤被膜后,部分肌瘤凸入宫腔;G. 喙部顶压剥离肌瘤后,肌瘤完全凸入宫腔;H. 切割缩小肌瘤后,超声引导下钳夹取出肌瘤;I. 术毕,宫腔镜下见左后壁瘤窝;J. 肌瘤完整切除后,超声下见后壁瘤窝凹陷(红色箭头所指处);K. 术毕超声引导下,宫腔内放置球囊压迫引流,瘤窝下方肌层厚度为 11. 9mm,较术前明显增加

5. 宫颈肌瘤　宫颈管黏膜下肌瘤,从宫颈管脱出者,可用环形电极切断瘤蒂完整取出,或切开肌瘤蒂部包膜后,应用肌瘤抓钳牵拉捻转完整取出,取出肌瘤后,再次置镜,电凝根蒂部出血处。对于深入宫颈组织间的肌瘤,超声引导下用环形电极从包埋组织最薄处电切,切抵肌瘤后,适当延长切口,自包膜内将肌瘤完整剥出,肌瘤取出后瘤床一般不出血,如瘤床较大或宫颈外形不整,可用可吸收线缝合,或在超声引导下放置球囊压迫引流管,宫颈外口处缝合,防止球囊脱出。要特别小心,宫颈管内的无蒂性黏膜下肌瘤,因宫颈管壁被肌瘤占据已经变得很薄,极易造成穿孔,要小心操作,在超声引导下手术,牵拉捻转肌瘤时切勿使用暴力。

(三) 特殊类型的宫腔镜下子宫肌瘤切除术

1. 弥漫性子宫平滑肌瘤病　弥漫性子宫平滑肌瘤病(diffuse uterine leiomyomatosis, DUL)是一种生长形式特殊的子宫肌瘤。主要特点是子宫弥漫性增大,大量边界不清的小肌瘤累及整个肌层,肌瘤直径多小于 3cm。主要症状为月经过多及不孕。子宫可增大如孕 20 周,经典手术治疗为全子宫切除术。近年来,宫腔镜子宫肌瘤切除术应用于 DUL 的治疗,患者保留了子宫,为获得良好的妊娠结局带来了希望。

手术方法为:超声引导下用宫腔镜切除宫腔内可见的黏膜下及壁间肌瘤,同时采取措施促进子宫收缩,肌瘤内凸。术中尽可能保留正常子宫内膜,子宫壁间未内凸肌瘤不予处理,从而最大程度恢复宫腔形态，避免子宫肌层的损伤。DUL 患者常合并严重的贫血，建议术前 GnRH-a 类药物预处理，纠正贫血后手术，预处理后内膜薄化，明显辨别肌瘤的界限，有助于保护内膜。可分期手术，先行切除凸入宫腔内的较大的肌瘤，然后应用 GnRH-a 类药物 2 次，即术后 8 周左右，此时大部分创面内膜已修复，再行二期手术切除凸入宫腔内的残余小肌瘤，二次手术后 2 个月可积极备孕（图 9-4-42A～J）。

由于 DUL 患者宫腔镜手术后子宫内膜缺损范围大，术后宫腔粘连发生率高，因此术后 1 个月建议行宫腔镜检查，及时发现宫腔粘连并予以分离；此外，DUL 患者肌壁间存在多发小肌瘤，术后复发率高，宫腔镜手术后，子宫内膜修复完成后，应积极备孕，必要时应用辅助生殖技术。

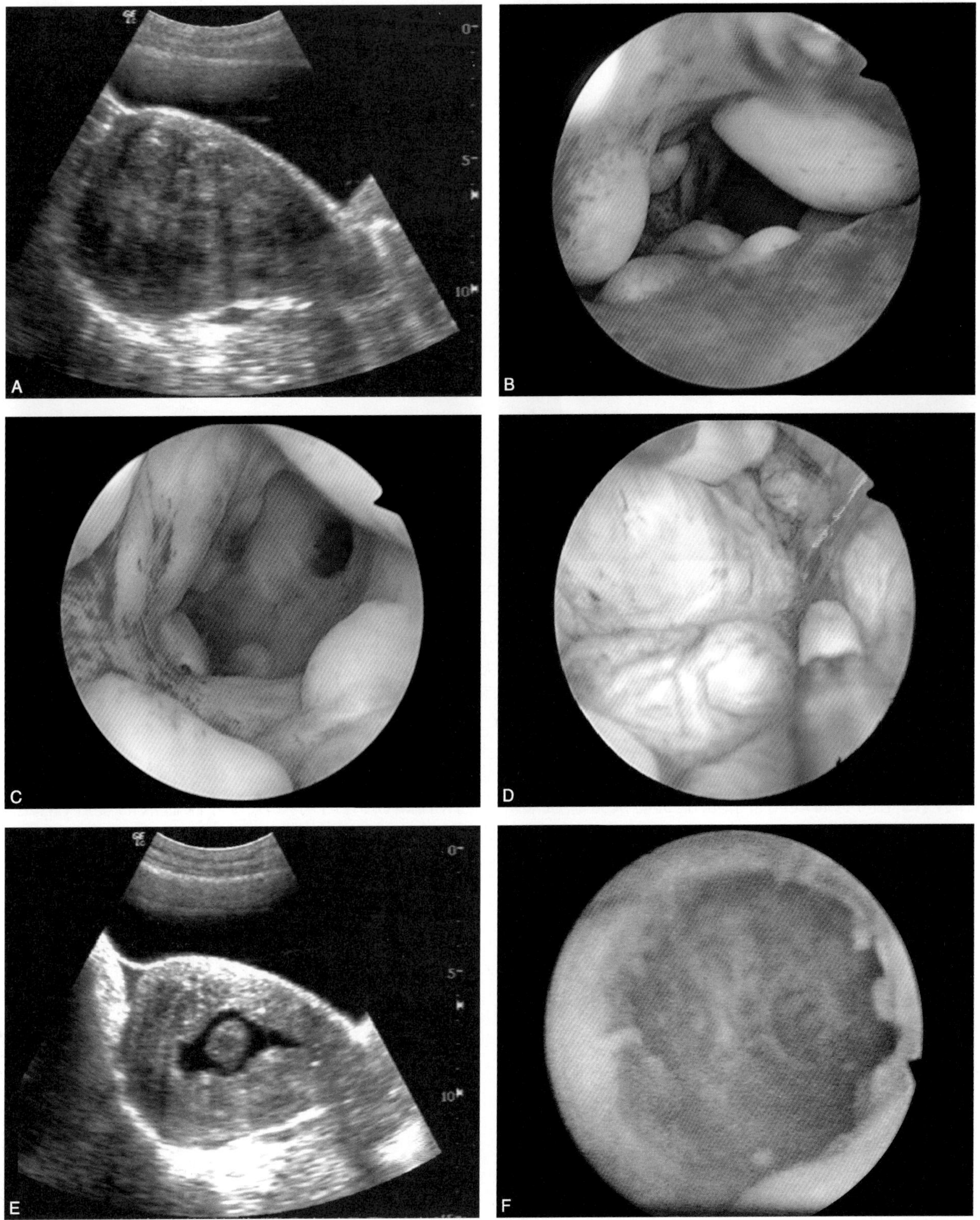

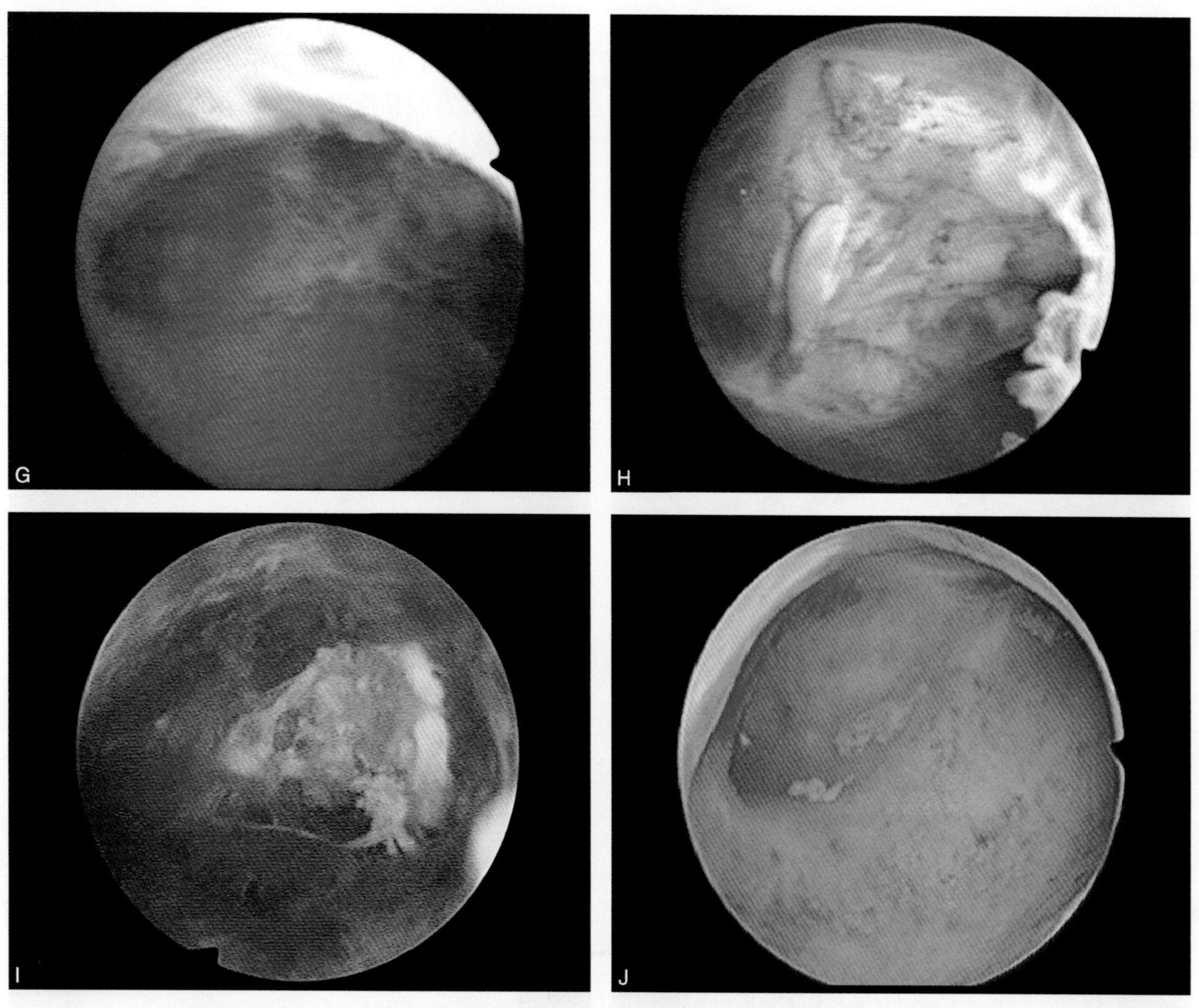

图 9-4-42　DUL 宫腔镜下分期切除术及术后复查

A. DUL 超声监护，见肌壁间及黏膜下弥漫性子宫肌瘤；B. 宫腔镜下见黏膜下弥漫性子宫肌瘤；C. 宫腔镜下见黏膜下弥漫性子宫肌瘤，宫腔形态失常；D. 切割后肌瘤下方多个肌瘤结节显露；E. 术中超声可见壁间及黏膜下多个肌瘤结节；F. 术后 1 个月复查宫腔内可见多处内膜缺失区域；G. 术后 2 个月复查，宫腔大部分内膜修复，左前壁近宫角部肌瘤结节内凸；H. 术后 2 个月复查左前壁近宫角部肌瘤结节；I. 二次手术见左侧宫角部肌瘤结节内凸；J. 二次手术后 1 个月复查，内膜完全修复，宫腔内未见肌瘤

2. 腺肌瘤的切除　少见情况下，临床或 B 超诊断的内凸壁间肌瘤或无蒂黏膜下肌瘤实为腺肌瘤。腺肌瘤有三种类型，第一种类型的团块结构全部为腺肌瘤组织，该团块无明显的包膜，切面可见簇状子宫内膜、陈旧血液和丰富的血管，切除过程中腺肌瘤随子宫收缩而变形，切除时适可而止，切忌追求将腺肌瘤切净，避免在腺肌瘤变形时将子宫切穿。第二种类型为腺肌瘤合并平滑肌瘤，第三种类型为混合型肿瘤，以平滑肌瘤为主，在其近宫腔的一端有子宫内膜侵入，形成部分腺肌瘤，第二种和第三种类型一般包膜比较明显，切除方法与 1 型及 2 型黏膜下肌瘤相同。

3. 囊性子宫腺肌病病灶切除　子宫腺肌病是异位的子宫内膜腺体和间质侵入子宫肌层，形成弥漫性或局限性的病变，为生育年龄妇女常见疾病。子宫腺肌病有时可表现为充满血液的囊腔，但是这种囊性结构通常范围很小，一般不超过 0.5cm，当囊性病变较大时称为囊性子宫腺肌病（cystic adenomyosis）或囊性腺肌瘤（cystic adenomyoma），病灶直径甚至可达 20cm 以上，巨大的囊性子宫腺肌病可自发破裂。1990 年，Paralekar 首先报道了此疾病。1996 年，Tamura 等报道了第 1 例青少年囊性子宫腺肌病。囊性子宫腺肌病少见，其发生率不明，至今相关文献报道约 100 余例，其中青少年及年龄≤30 岁成年女性者占 65%～75%。早期一般多无症状，病情加重时可引起痛经及慢性盆腔痛，青少年患者可有严重的原发性痛经。

囊性子宫腺肌病的发病机制尚不清楚，多项研究均发现患者发病前有不同类型的子宫操作史，为继发性病变，病变部位与手术操作部位相关，例如刮宫术、子宫肌瘤剔除术等，宫腔操作破坏了子宫内膜与肌层之间的界层，促使内膜迁移凹陷至肌层发展为子宫腺肌病；亦有青少年原发性囊性子宫腺肌瘤的报道，考虑为囊肿形成过程似 Gartner 囊肿，即米勒管发育过程中某部分受损或体腔上皮形成米勒管时发生双重叠，多余米勒管未参与融合，致使纵隔吸收形成宫腔时部分米勒管残留，初潮后在雌激素作用下残留米勒管上皮周期性出血形成囊腔，囊内压力逐渐增大引起早期痛经。

该病与典型子宫腺肌病的最大区别在于病灶与子宫肌层之间分界较清晰，能完整切除病灶，对于有生育要求的患者，当囊性病变的位置接近子宫腔时可行宫腔镜手术切开或切除病灶，临床报道疗效满意，对生育力有很好的保护。囊性子宫腺肌病宫腔镜电切术的适应证为有痛经及慢性盆腔痛等症状，且需满足以下条件：①囊性子宫腺肌病病变位置接近子宫腔；②囊性子宫腺肌病病变未贯穿子宫壁全层；③排除子宫恶性病变。

手术步骤：①术时 B 超监护便于囊腔定位，监护切割的深度，保证手术安全，目前常用方法为宫腔镜电切手术，小的病灶也可用宫腔镜下剪刀分离切除。②首先宫腔镜检查宫腔形态，观察宫腔内有无占位病变。结合腹部超声监护，明确囊肿的大小和位置，以及与子宫浆膜层的距离。③在超声监护下用宫腔镜环形电极逐次电切囊肿表面子宫内膜及子宫肌层，显露囊壁。④切开囊壁，可见咖啡色黏稠液体涌出，排净咖啡色黏稠液体后可见囊壁内表面有子宫内膜样组织，逐个切除各处内膜样组织及其间的小囊腔。⑤囊腔位置深者其基底表面内膜组织可用宫腔镜滚球电极或汽化电极电凝破坏(图 9-4-43A~D)。

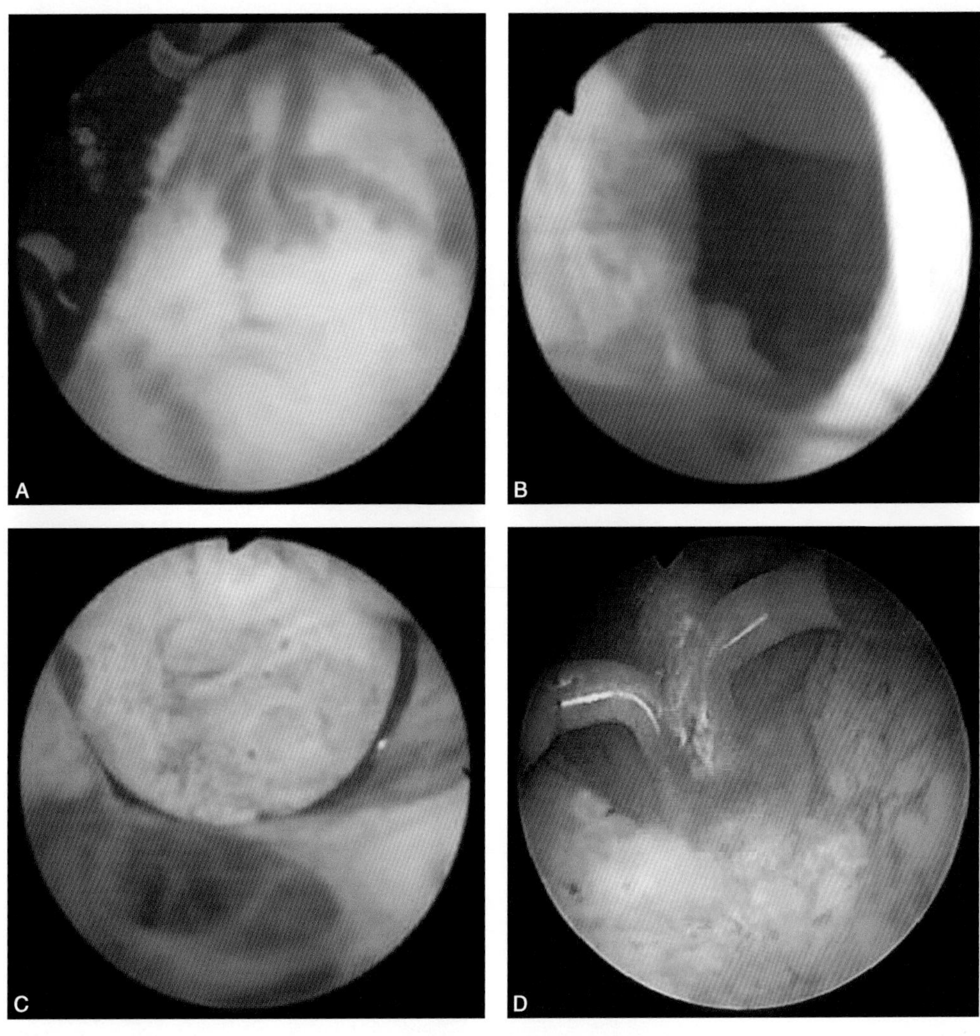

图 9-4-43　**囊性子宫腺肌病病灶切除术**

A. 左侧壁下段囊性子宫腺肌病灶，以环形电极切开囊腔；B. 打开囊壁后，见陈旧性积血流出；C. 环形电极切除囊壁病灶组织；D. 汽化电极消融残余囊性子宫腺肌病病灶

4. 直径 5cm 以上的大肌瘤宫腔镜电切术　通常建议应用 GnRH-a 类药物预处理缩小肌瘤体积后进行手术，必要时二期手术完整切除肌瘤。M. Camanni 等人的研究中报道，大于 5cm 的黏膜下子宫肌瘤，一期手术完成率为 81.8%~88.4%（图 9-4-44A~Z），尽管仍有部分患者需要二期手术完整切除肌瘤，但对于有生育要求的患者，由于宫腔镜手术保留了子宫肌层的完整性，因而二期手术（图 9-4-45A~G）是可以接受的。

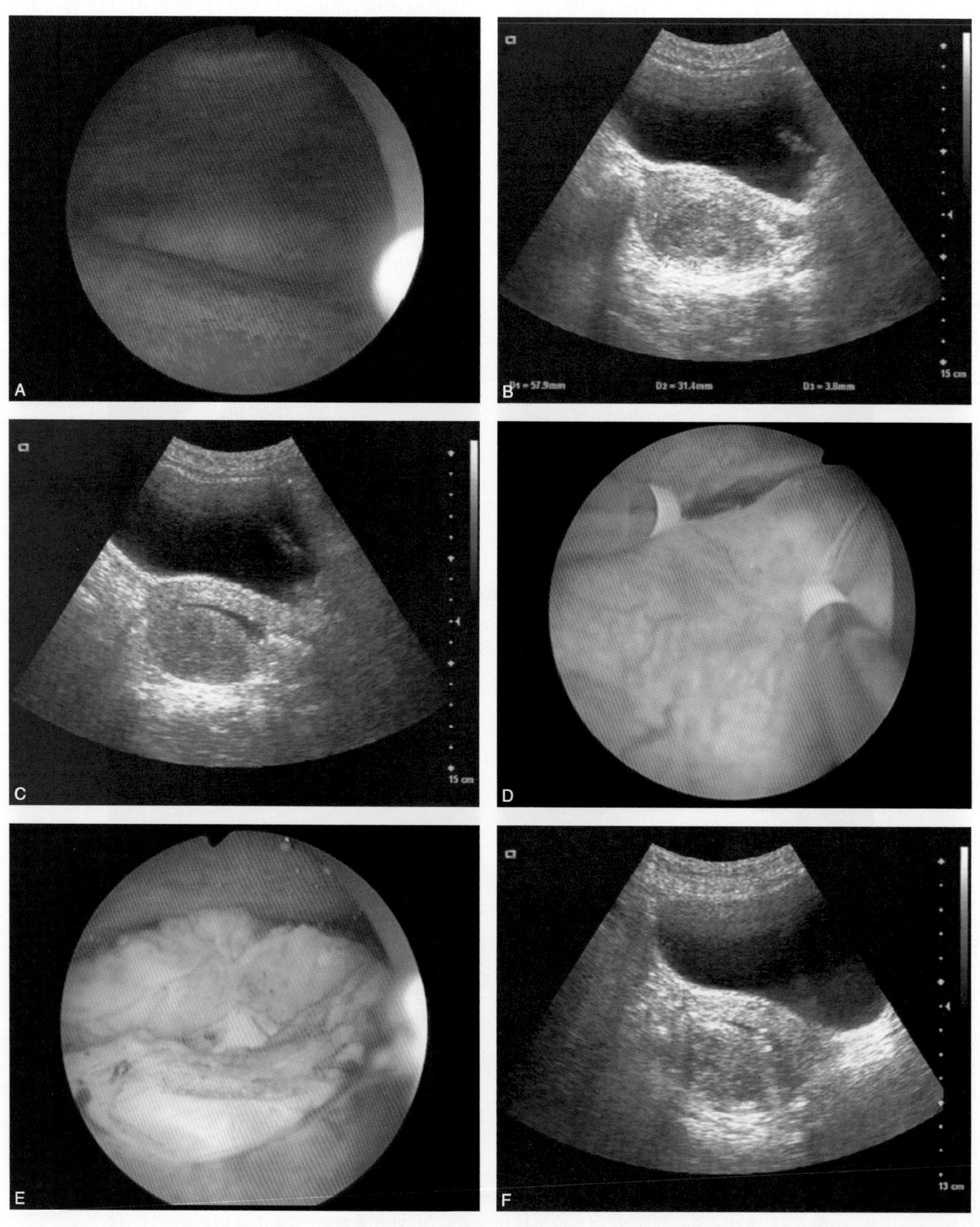

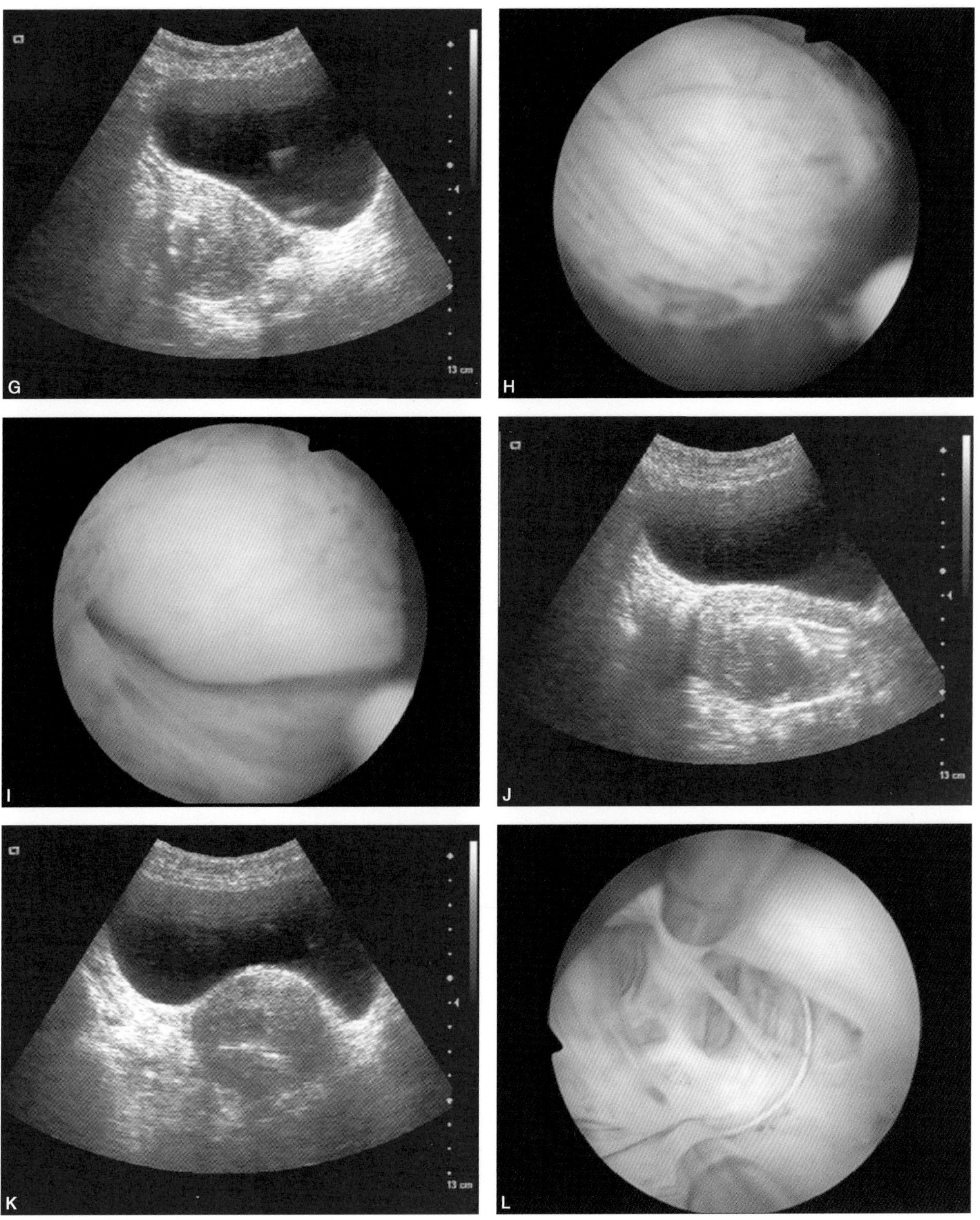

G
H
I
J
K
L
13 cm
13 cm
13 cm

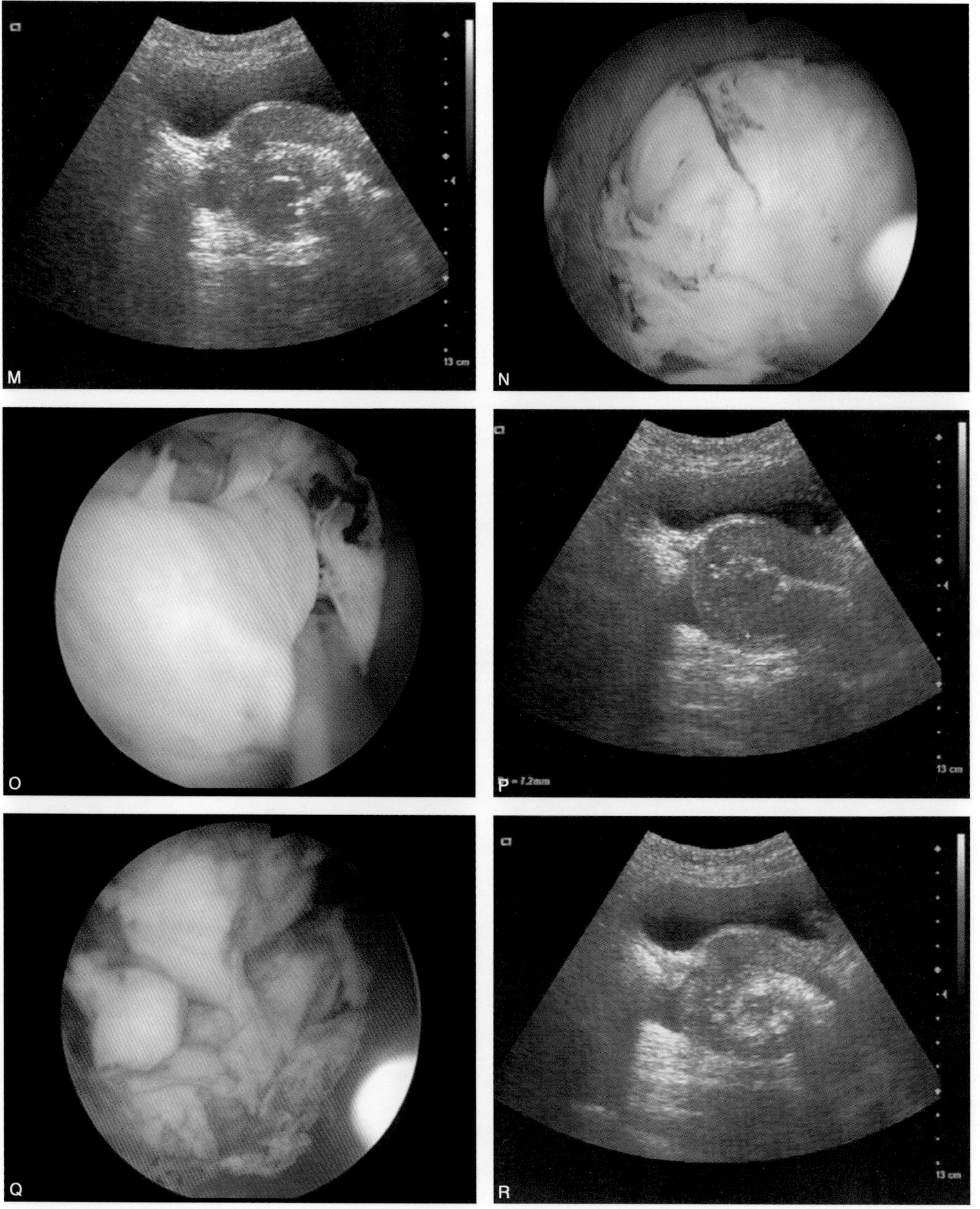
M
N
O
P
Q
R
13 cm
13 cm
13 cm

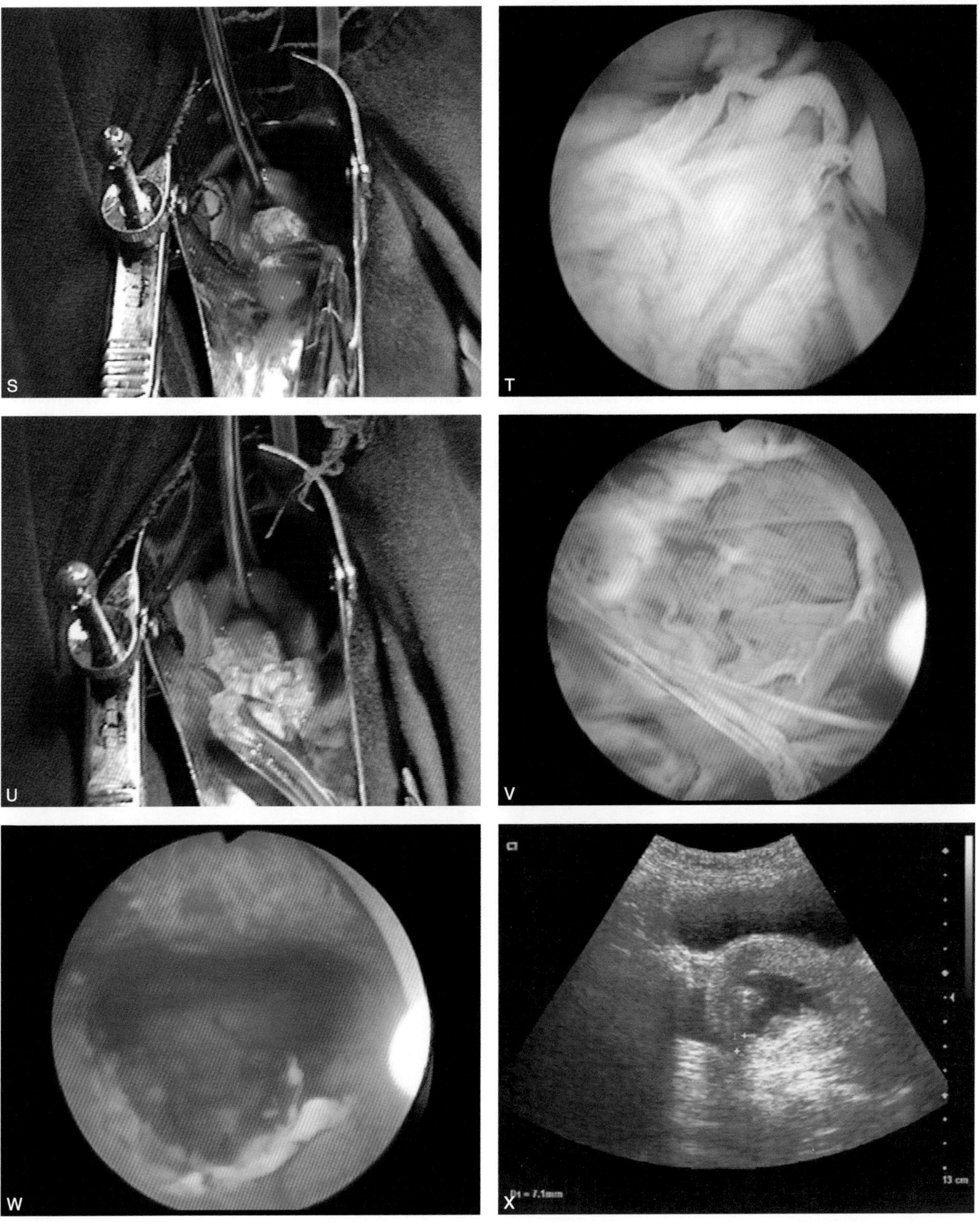
S
T
U
V
W
X
13 cm

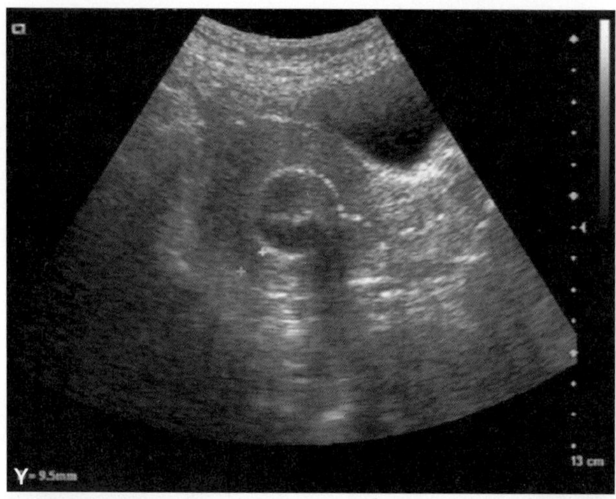

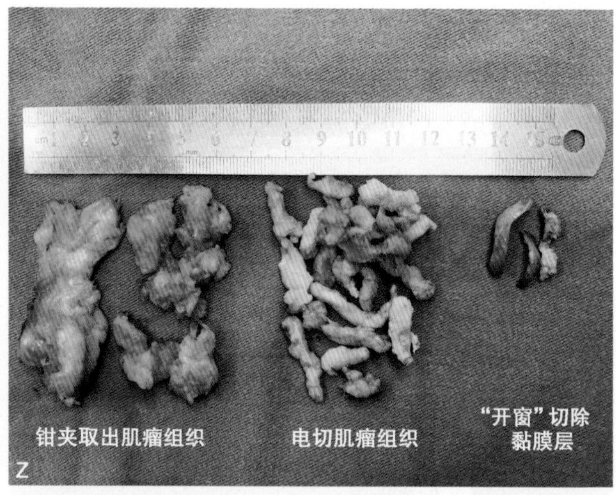

图 9-4-44 超声引导下 3 型子宫肌瘤(>5cm)一期切除术

A. 手术前,宫腔镜下见后壁略压向宫腔;B. 手术前超声测量肌瘤大小为 57.9mm×34.1mm,距浆膜层距离 3.8mm;C. 手术前膨宫液进入宫腔,提示肌瘤略压向宫腔;D. 超声引导下,自右侧以环形电极开窗肌瘤表面黏膜;E. 环形打开肌瘤表面被膜后,显露肌瘤;F. 超声横切,开窗后喙部顶压法自肌瘤左侧瘤体与假包膜间隙剥离;G. 超声横切,开窗后喙部顶压法自肌瘤右侧瘤体与假包膜间隙剥离;H. 于瘤体边缘以镜体喙部顶压后,部分肌瘤进一步凸入宫腔;I. 于瘤体与假包膜间隙进一步剥离肌瘤;J. 超声引导下,喙部顶压法,瘤体大部分与假包膜间隙剥离,形成半环形强回声光带;K. 超声横切,喙部顶压法,镜体位于肌瘤后方,瘤体与假包膜间隙剥离;L. 于瘤体右侧后方与假包膜间隙进一步剥离肌瘤;M. 超声下,喙部顶压法,瘤体大部分与假包膜间隙剥离,凸入宫腔,瘤体周围形成强回声光带;N. 喙部顶压法,瘤体大部分与假包膜间隙剥离,凸入宫腔;O. 瘤体大部分凸入宫腔后,环形电极切割肌瘤,缩小肌瘤体积;P. 超声下,肌瘤凸向宫腔后,肌瘤下方肌层增厚至 7.2mm;Q. 环形电极切割肌瘤,缩小肌瘤体积,便于钳夹;R. 超声下,钳夹牵拉肌瘤,肌瘤完全凸入宫腔;S. 超声引导下,卵圆钳钳夹取出大部分肌瘤组织;T. 继续切割缩小肌瘤体积;U. 超声引导下,卵圆钳再次钳夹取出大部分肌瘤组织;V. 完整切除肌瘤组织后,保留瘤窝假包膜组织;W. 完整切除肌瘤组织后,宫腔及后壁瘤窝;X. 超声下,肌瘤完整切除后,测定瘤窝最深处肌层距浆膜层厚度 7.1mm;Y. 超声下,术毕子宫收缩,宫腔放置球囊压迫引流管预防术后出血,测定后壁瘤窝距浆膜层距离 9.5mm;Z. 开窗、钳夹及切除的组织

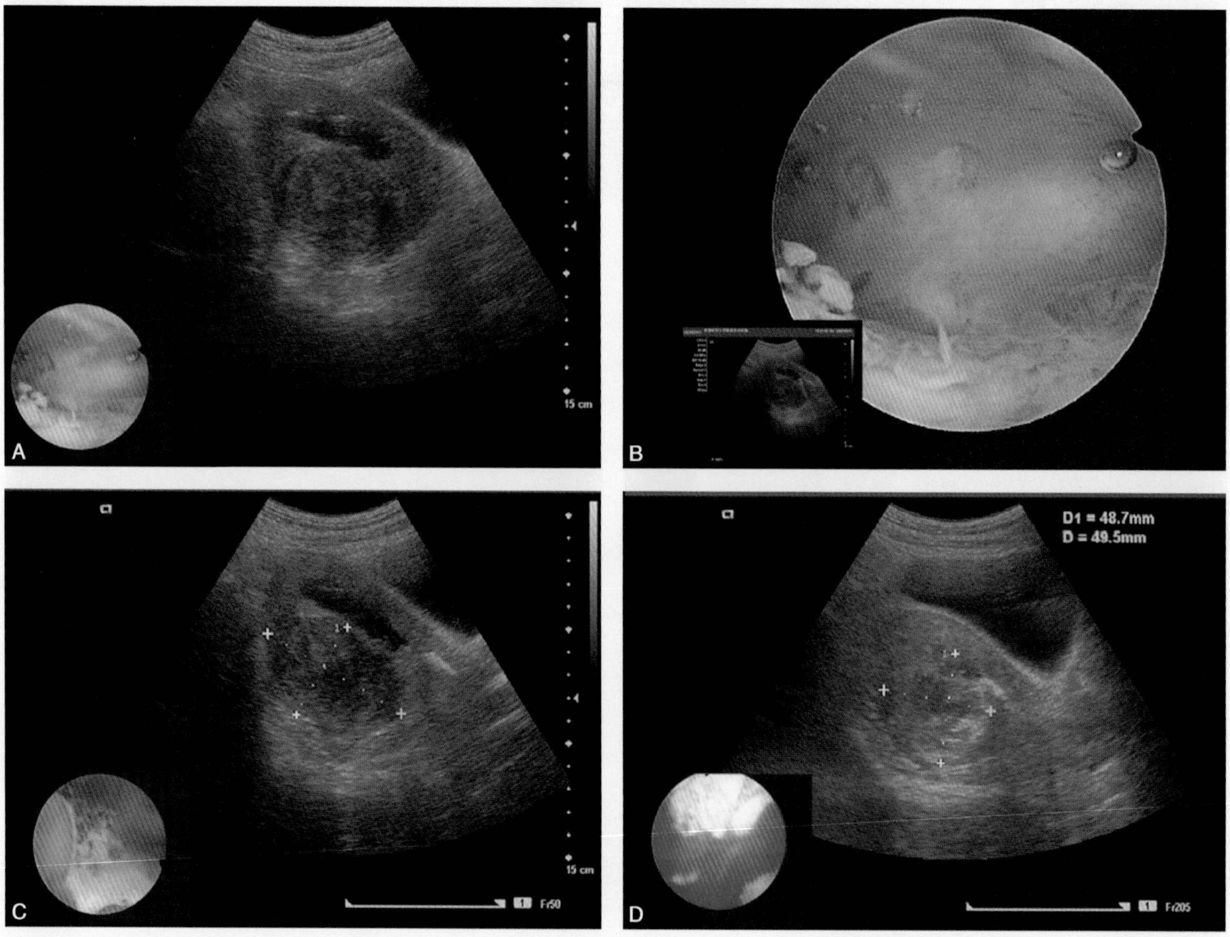

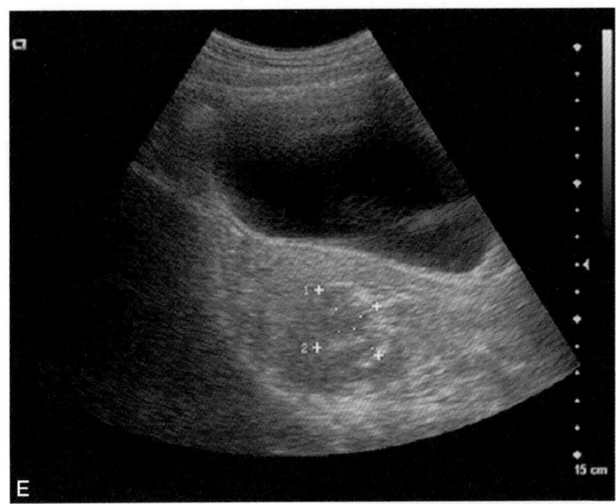

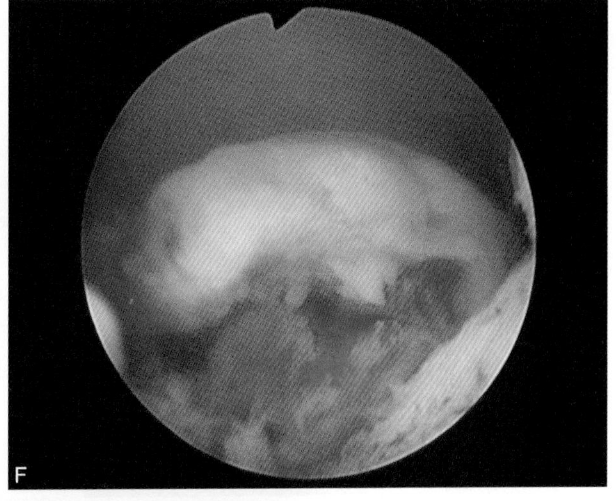

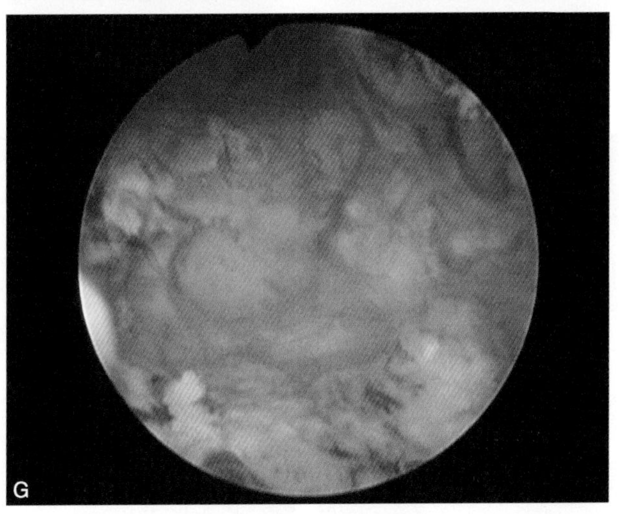

图 9-4-45　大于 5cm 子宫后壁 3 型肌瘤分期手术

A. 超声后壁肌瘤，宫腔未见肌瘤；B. 宫腔镜下未见肌瘤，超声提示后壁肌瘤；C. 术中前超声测量后壁肌瘤径线 44. 9mm×70. 4mm；D. 电切后，肌瘤稍缩小，超声测量肌瘤径线 48. 7mm×49. 5mm；E. 手术接近 1 小时，停止手术，超声测量残余肌瘤径线 33. 2mm×27. 2mm，肌瘤周围仅见半环形强回声光带，说明肌瘤未与子宫肌壁完全分离；F. 术后 2 个月，行第二次手术，宫腔镜下见部分肌瘤凸入宫腔；G. 第二次手术时，完整切除肌瘤后瘤窝

Zayed 等报道了 59 例直径>4cm 的宫腔镜子宫肌瘤切除术，肌瘤平均直径为(5. 20±0. 56)cm，一期手术切除率为 91. 84%，手术经过顺利，无并发症发生；对于 2 型肌瘤，直径<6cm 肌瘤一期切除率为 95%，而直径>6cm 的 2 型肌瘤，一期切除率为 0。因此，术前要与患者充分沟通，告知二期手术的可能，术中控制手术时间，预防灌流液过度吸收的并发症。

一些学者对宫腔镜切除大肌瘤的手术技巧进行过专门的论述，日本林保良先用 7mm 电切镜于肌瘤的基底部切割，将无蒂肌瘤切成有蒂，再用 9mm 电切镜切削肌瘤，缩小体积后，用肌瘤钳夹出，极大地减少了手术难度。

（四）术中特殊情况及处理

1. 术中出血多，视野不清　可给予缩宫素，并在直视下以环形电极止血；若宫腔被肌瘤充塞，致手术空间狭小，则不宜用缩宫素，可适当提高膨宫压力（设置压力高于动脉压），并加大流速，仍不能克服时，出水管连接负压吸引器造成负压，加速灌流液循环，同时加快手术速度，大部分肌瘤切除后，子宫收缩，出血自然减少。

2. 保留肌瘤假包膜　壁间肌瘤完全切除后，子宫收缩，瘤床闭合，残留的肌瘤包膜呈灰白色絮状在宫腔中漂浮（图 9-4-46），如前所述，保留假包膜有助于肌瘤创面愈合，因而不必切除，术后会自然吸收。

（五）术中监护

1. 超声监护　1987 年，林保良教授首创使用 B 超监护宫腔镜手术，电切时子宫肌壁受热、脱水，在声像图上形成强光带，若强光带接近浆膜层，提示如继续切割，则有发生子宫穿孔的危险。近年也有用直肠探头监护的报道。

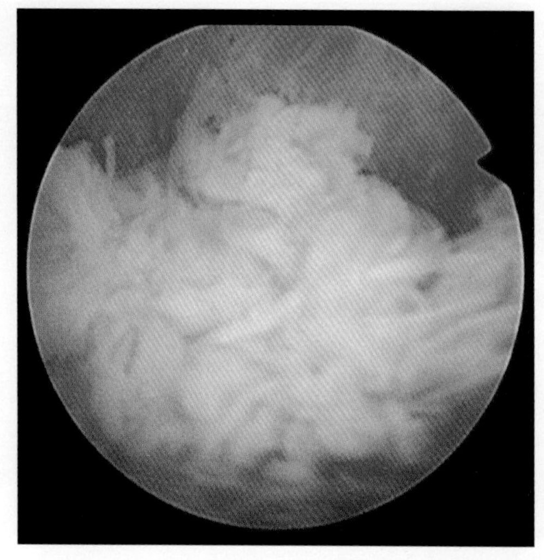

图 9-4-46 后壁 2 型肌瘤切除术后，保留假包膜

术时以无菌生理盐水适度充盈膀胱形成透声窗，以清晰显示子宫底部轮廓为宜，灌流液进入宫腔后，形成双相对比，经腹超声下准确判断子宫肌瘤部位，判断侵入肌层的程度，测量肌瘤的大小、肌瘤距浆膜层最薄处厚度，判断肌瘤的类型，评估手术的难度；手术过程中观察切割方向，确定电切深度、范围，预防子宫穿孔，保证手术安全。切割过程中，肌瘤体积逐渐缩小，当肌瘤周围出现环形强回声光带时，提示肌瘤已与子宫肌层组织分离，有可以一次切除的可能；术毕监导宫腔球囊置入（图 9-4-47A～I）。但在子宫较大或肌瘤较大，或有多量组织碎屑存留于宫腔时，B 超宫内回声杂乱，难追踪电切环的声影，仍有发生子宫穿孔的风险，应特别小心。

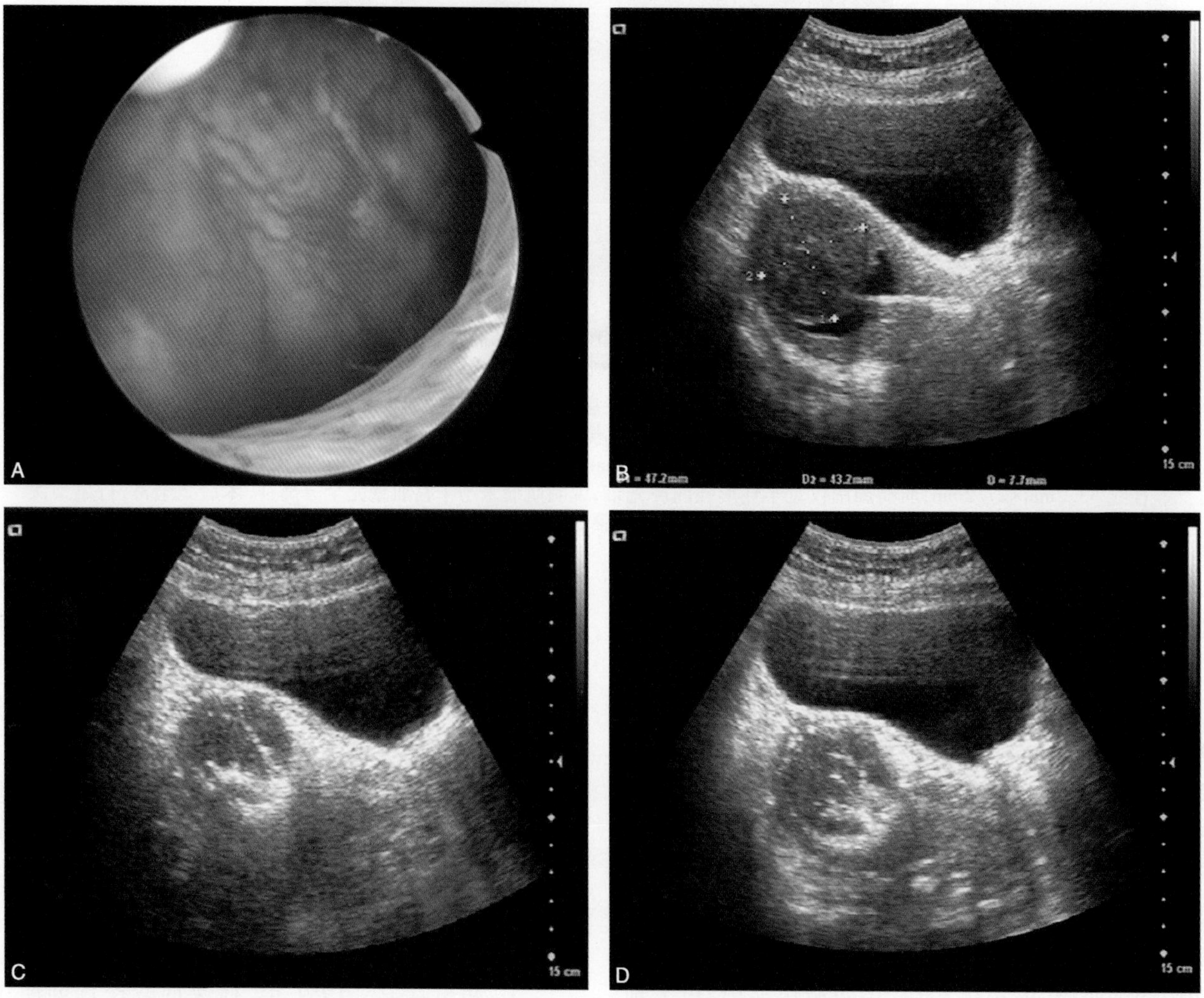

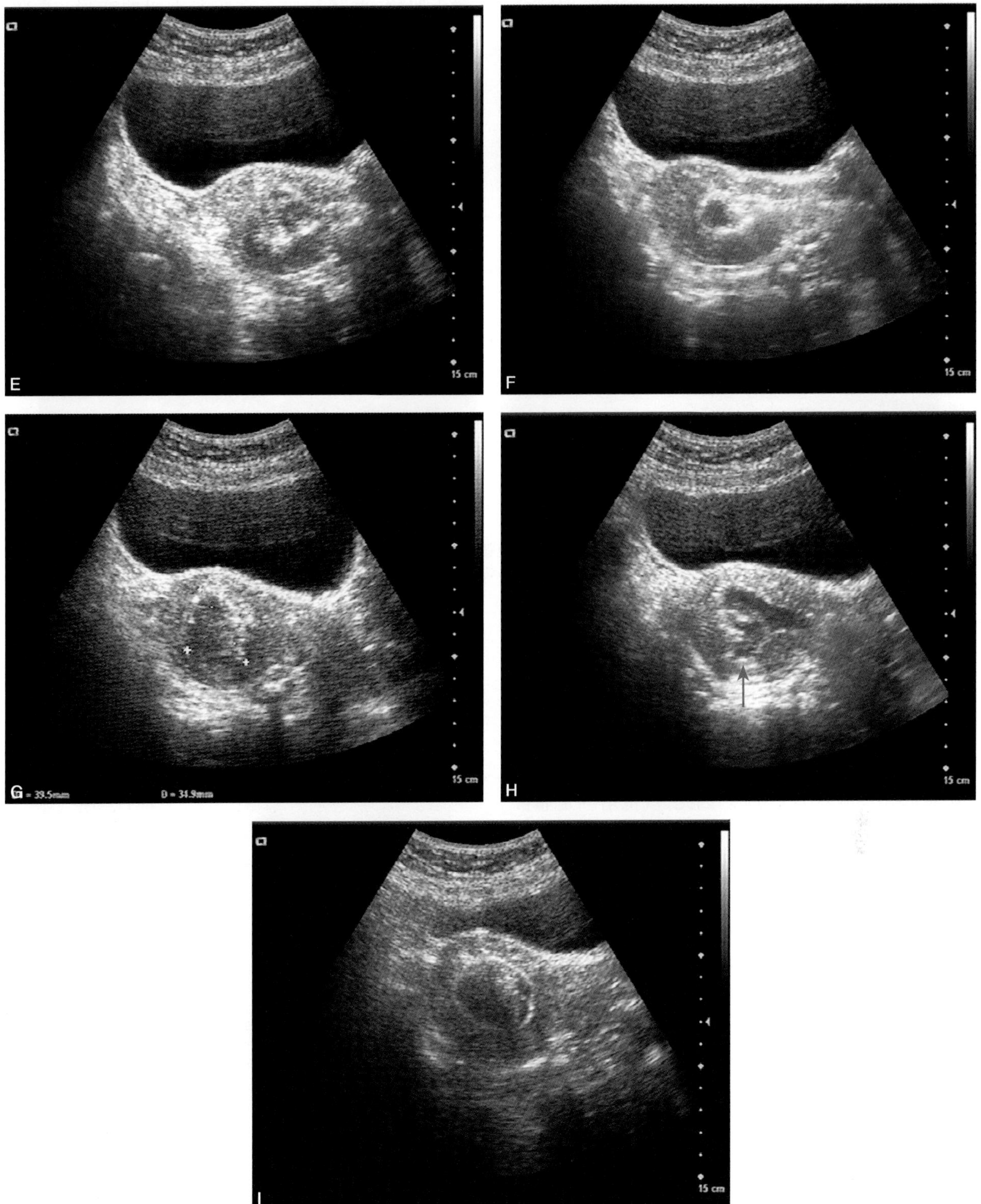

图 9-4-47　**超声引导下宫底部 2 型肌瘤切除术**

A. 宫腔镜下见宫底部黏膜下肌瘤，看似凸入宫腔比例较大；B. 超声下判断肌瘤的位置、类型，见宫底部肌瘤，深入肌层约 90%，判断肌瘤为Ⅱ型肌瘤，并可测定肌瘤大小，边缘距浆膜层距离；C. 打开包膜后，缩宫素、喙部顶压法促进肌瘤内凸，超声下见肌瘤下段强回声；D. 超声引导下假包膜内剥离肌瘤后，见肌瘤周围环形强回声光带形成，提示肌瘤与包膜已分离；E. 肌瘤体积进一步缩小，凸入宫腔（瘤体周围见强回声光带）；F. 肌瘤体积进一步缩小，凸入宫腔，超声引导下钳夹肌瘤；G. 连续切割缩小肌瘤体积，超声下见肌瘤体积较术前缩小；H. 完整切除肌瘤后，灌流液充盈宫腔，超声下见底后壁瘤窝（箭头所指处）；I. 术毕超声引导下放置球囊压迫引流管，预防术后出血，此时宫底肌层明显增厚

2. **腹腔镜监护**　腹腔镜监护能及时发现完全和不全子宫穿孔，并可立即进行处理。但腹腔镜监护无法判断肌瘤的大小和向肌层扩展的深度，因此通常建议应用超声监护 TCRM 手术。对于较大的黏膜下肌瘤，尤其造成子宫腔严重扭曲变形，或 DUL 既往手术后合并宫腔粘连的患者，子宫穿孔风险高，术者对经宫颈切除的安全性没有把握时，可在腹腔镜监护下实施手术（图 9-4-48AB）。

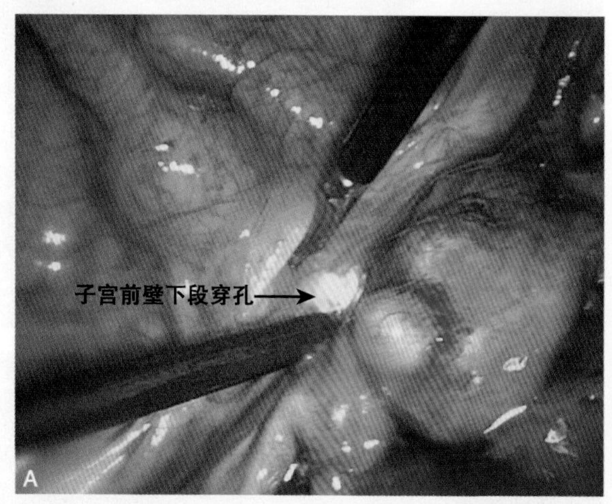

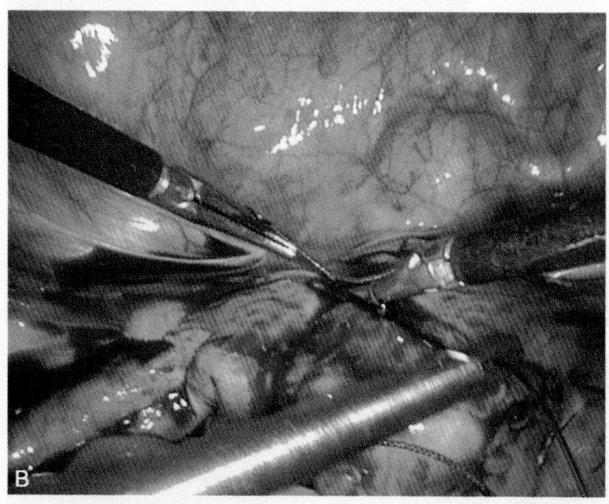

图 9-4-48　腹腔镜监护宫腔镜手术（DUL 合并宫腔粘连）
A. 宫腔镜电切术中前壁下段穿孔；B. 腹腔镜下缝合穿孔处

八、宫腔镜子宫肌瘤电切术并发症

术前充分评估，选择合适的病例，规范操作时，TCRM 是安全和高度有效的，并发症发生机会很少。Loffer 报告宫腔镜子宫肌瘤切除术并发症的发生率为 0.5%，无经验者为 2.0%。因此，规范培训是非常重要的。

（一）术中并发症

1. **出血**　切除深入肌层的肌瘤时，瘤床较深，止血较困难，其中如有明确出血点时，可在直视下电凝止血，并给予缩宫素；多量出血不能控制时，可放置球囊压迫引流管，选择球囊最大容量 30ml 以上的 Foley 球囊导尿管，放置前用剪刀剪去球囊上方多余的乳胶管（图 9-4-49），其注意事项如下：①球囊内的液体注入量根据从 6ml 开始至观察无活动性出血，与宫腔的大小、瘤床的深度有关，通常 10ml 左右即可压迫止血，放置 4~6 小时后减量 1/2，如无活动性出血，则予以拔出；如减量后出现活动性出血，再次向球囊内注入液体压迫止血。②B 超引导下放置球囊，扫描检查所见球囊大小应小于术前肌瘤的大小。③如球囊导管压迫仍不能止血时，多因球囊内注水量不足，应再多追加注水，或用丝线“8”字缝合子宫颈外口，以提高宫内压止血。向外牵拉球囊，可压迫颈管内的出血。于拔出球囊导管时一并拆除子宫颈外口的缝线。④球囊内给予一定的注水量压迫后，仍有活动性出血，应检查是否有宫颈裂伤所致活动性出血的可能。此外，如果宫腔内球囊意外破裂，可导致多量出血，应注意观察，必要时重新放置球囊。

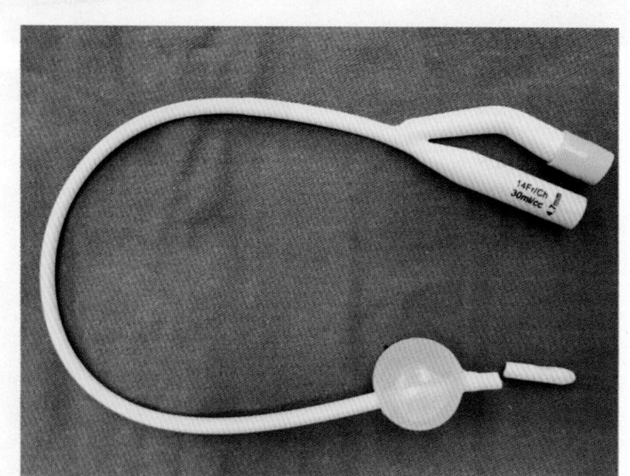

图 9-4-49　Foley 球囊置入宫腔前剪去球囊上方多余的乳胶管

2. **子宫穿孔**　宫腔镜下子宫肌瘤切除术中穿孔，可发生在扩宫过程中、电切过程中、钳夹肌瘤组织过程中。切割过程中的子宫穿孔有盆腔脏器电热损伤的风险，如未能及时发现并给予处理，可能引起严重并发症。

较大的子宫肌瘤电切术时，宫颈需扩至 12 号，如术前行海藻棒或宫颈扩张棒对宫颈进行预处理，超声引导下扩宫，扩宫时发生穿孔的机会少；电切子宫肌瘤的子宫穿孔常发生在与肌瘤毗邻的正常肌壁处，因子宫肌瘤的发展与牵拉，使该处肌壁伸展变薄，故应特别注意，必须用被动式操作架，视野不清时绝对不要操作通电。Hallez 等报道 61 例手术中子宫穿孔 1 例，立即发现，进行腹腔镜修补。Brook 等的 92 例中，有 1 例取出切割的肌瘤碎片时穿孔，以上均未延长住院日。Wamsteker 所做 108 例 TCRM 中，发生 1 例子宫穿孔，及时发现治愈。如果电切过程中发生穿孔，要特别小心周围脏器电热损伤的可能，必要时及时行腹腔镜或开腹手术探查修补，否则可能发生急性腹膜炎、严重感染，甚至脓毒败血症引起死亡。林保良所行 TCRM 1 156 例中发生子宫穿孔 1 例，该例为卵圆钳钳夹肌瘤时，误夹和撕裂了子宫底部的肌肉，导致子宫穿孔，钳夹导致子宫穿孔，可能同时钳夹出肠管或网膜组织，必要时需要开腹探查。

Kresowik 等和 Korkmazer 等研究发现，超声监护可以降低子宫穿孔的发生率。特别是侵入肌层较深的 2 型和 3 型子宫肌瘤，必须在超声引导下，由经验丰富的手术医师来完成，以保证手术的安全性。此外，钳夹也可能导致宫腔假道的形成（图 9-4-50），良好的宫颈预处理和超声引导下手术可预防钳夹过程中导致的假道形成。

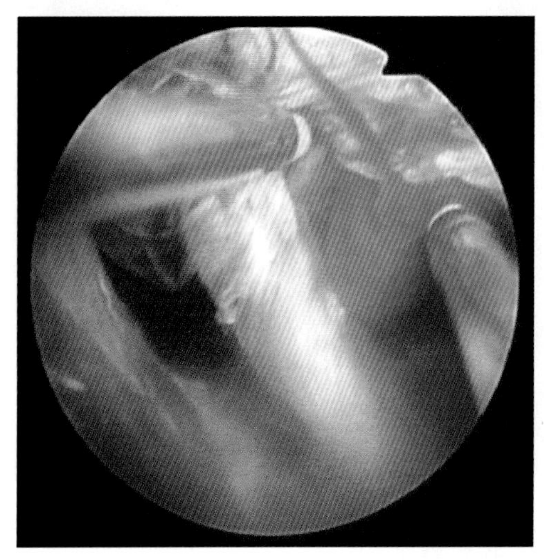

图 9-4-50　**卵圆钳钳夹肌瘤导致肌层损伤，宫腔假道形成**

3. 体液超负荷和/或低钠血症　多发子宫肌瘤、直径>5cm 的肌瘤，手术时间长，易发生体液超负荷或低钠血症；深入肌层的子宫肌瘤，因肌瘤累及血管丰富的肌壁，较其他宫腔镜手术易引起体液超负荷与低钠血症，故应高度警惕。术前充分评估手术难易程度，术中应注意控制膨宫压力，给予缩宫素促进子宫收缩，减少血窦开放，尽量缩短手术时间，并监测灌流液出入量（详见并发症章节），预防此并发症的发生。

4. 宫颈裂伤　宫腔镜子宫肌瘤电切术中，应用钳夹牵拉取出大块肌瘤组织时，可能引起宫颈裂伤。因此术前宫颈放置海藻棒或宫颈扩张棒进行宫颈预处理，软化宫颈；钳夹肌瘤组织前，先行电切缩小肌瘤组织，使组织呈细长形，可以更高效地取出肌瘤组织，并减少宫颈裂伤的发生。如发生宫颈裂伤，有活动性出血时，可在直视下以环形或滚球电极电凝止血（图 9-4-51），必要时用可吸收线缝合止血。

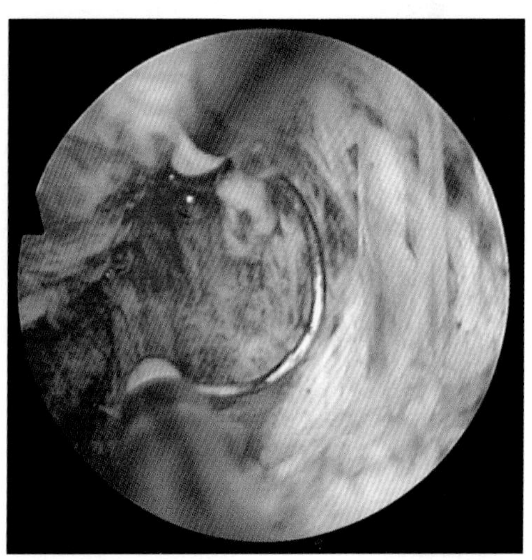

图 9-4-51　**左侧宫颈裂伤，宫腔镜直视下环形电极电凝止血**

5. 子宫内翻　宫腔镜子宫肌瘤切除术，应用切割及钳夹相结合的方法取出肌瘤组织，当肌瘤较大、反复钳夹或钳夹牵拉力度过大时，可能引起子宫内翻。林保良曾切除 1 例 800g 肌瘤，术后发生子宫内翻，急行腹式全子宫切除术。因此，应在超声引导下钳夹，避免子宫内翻的发生。

6. 意外发现的子宫恶性肿瘤　一些子宫恶性肿瘤可凸入宫腔，甚至脱出至阴道，被误以为黏膜下子宫肌瘤，而行宫腔镜手术，术后病理检查发现恶性肿瘤。Yuk 等报道 TCRM 手术中意外发现恶性肿瘤的概率为 0. 86%，多为 50 岁以上的患者。这种情况以子宫内膜间质肉瘤为多见，特别是低度恶性间质细胞肉瘤，其症状和临床表现都类似子宫纤维瘤。随着宫腔镜技术的开展与广泛应用，应警惕此类肿瘤的存在，尤其是年轻妇女可患此肿瘤而又无可识别的特殊高危因素，宫腔镜下可见肌瘤表面血管丰富，电切过程中，会发现组织糟脆，或为鱼肉样质地，但仅凭宫腔镜检查进行鉴别诊断极为困难，需行病理检查。1995 年 Marabini、1996 年 Flam 分别报道一例宫腔镜手术意外地切除了子宫内膜间质肉瘤；Hansen 报告宫腔镜子宫肌瘤切除术 1 例，镜下见子宫底部壁间肌瘤凸向宫腔，外观似纤维瘤，宫内无其他病理所见，从子宫壁水平切下肿瘤，无手术并发症，患者当天出院，病理组织学检查提示间叶肿瘤细胞侵入肌层，无明显异型性和分裂象，无血管浸润，诊断为低度恶性间质细胞肉瘤。患者再次入院行全子宫切除术。

恶性潜能未定的平滑肌肿瘤（图 9-4-52AB）凸入宫腔后，临床表现也可以与黏膜下肌瘤相似，如患者无生育要求，则建议行全子宫切除术，如患者尚未生育，建议积极尝试妊娠，密切随访。

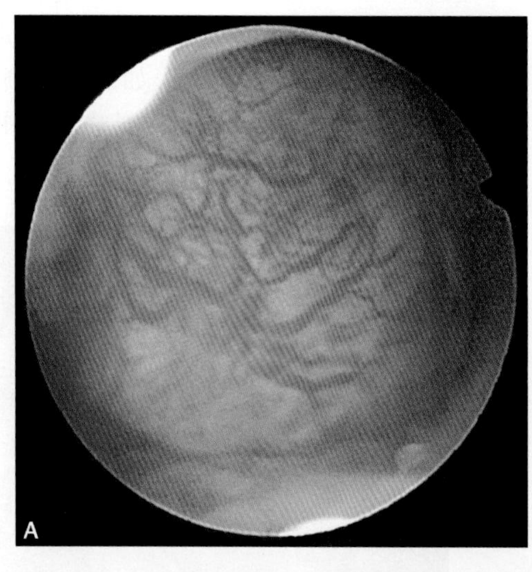

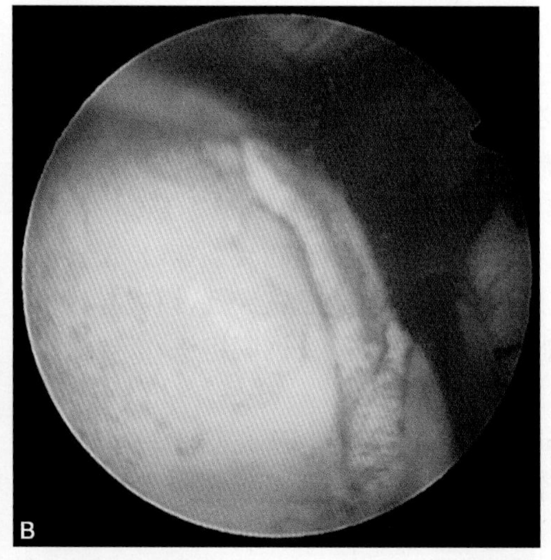

图 9-4-52　**恶性潜能未定的平滑肌瘤**
A. 宫腔镜下见瘤体表面血管丰富；B. 环形电极切开肌瘤后，见切面黄白色，无漩涡状结构

（二）远期并发症

1. 子宫瘘管　De Iaco 等报道 1 例宫腔镜切除壁间肌瘤，引起子宫瘘管，该患者 38 岁，因子宫肌瘤曾行子宫动脉栓塞术，术后 6 个月宫腔镜切除引起术后子宫瘘管。

2. 宫腔粘连　宫腔镜子宫肌瘤切除术后，宫腔内创面愈合过程中，由于术后局部炎症反应，或术中损伤子宫内膜及肌层，可能形成宫腔粘连（图 9-4-53）。据报道，TCRM 术后宫腔粘连的发生率为 1%～13%。术后发生宫腔粘连的重要危险因素为多发子宫肌瘤或“肌瘤与肌瘤相对”。Mazzon 等报道应用“机械环”剥离子宫肌瘤方法治疗 1 型和 2 型子宫肌瘤，这种方法完整保留了肌瘤假包膜，术后宫腔镜粘连发生率仅为 4. 23%。Taskin 等报道单发肌瘤 TCRM 术后宫腔粘连发生率为 31. 3%，多发肌瘤为 45. 5%，提出术后 2～4 周行宫腔镜二次探查预防术后宫腔粘连的重要性。对于有生育要求的患者，建议术后 1 个月行宫腔镜二探预防宫腔粘连。

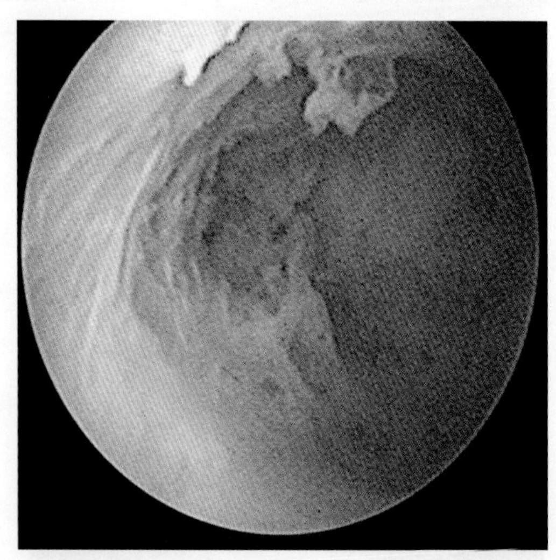

图 9-4-53　**右侧壁 2 型子宫肌瘤切除术后，右侧壁瘢痕形成，粘连内聚**

3. 囊性子宫腺肌病　如本节前面所述，宫腔镜下子宫肌瘤切除术可能破坏子宫内膜与肌层之间的界限，导致子宫内膜侵入子宫肌层，形成囊性子宫腺肌病，囊腔多接近宫腔，病灶较小时，可无症状，仅在超声检查时发现，病灶增大后可能引起严重的痛经，有时囊腔为多房（图 9-4-54A～D）。由于病灶与肌层分界清楚，对于有症状的患者，可在超声引导下，进行宫腔镜下病灶切除术，通常可完整切除，术后复查多恢复良好。

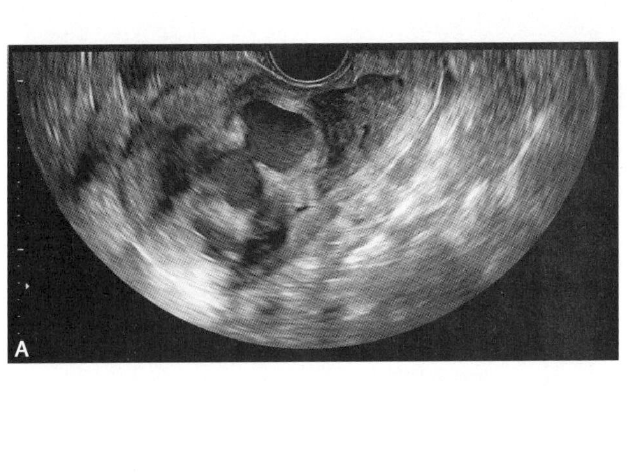

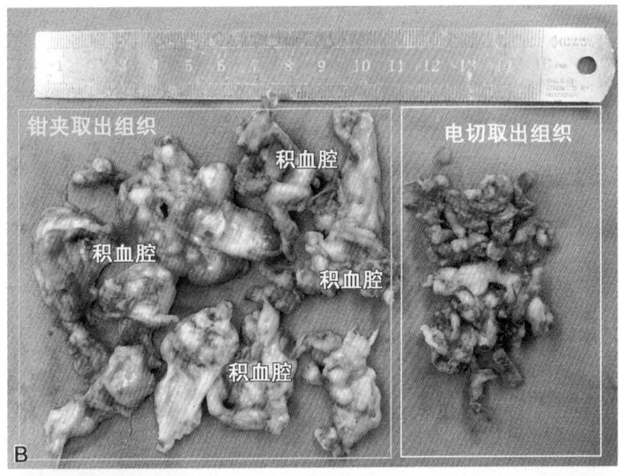

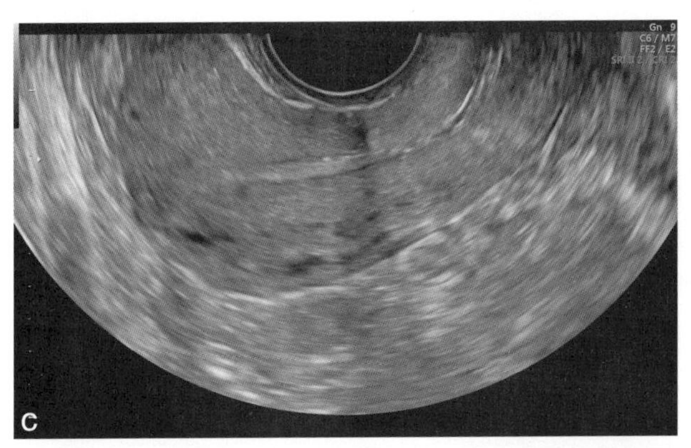

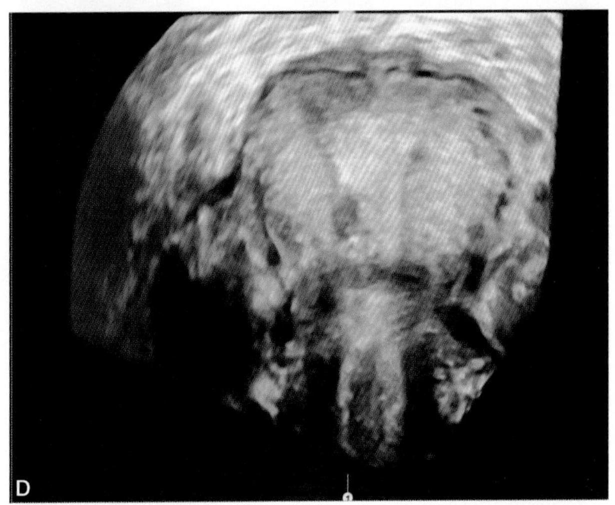

图 9-4-54　TCRM(前壁肌瘤)术后 1 年出现痛经,发现囊性子宫腺肌病

A. 超声见前壁多房囊腔;B. TCRM 宫腔镜手术切除囊性子宫腺肌病标本,可见出血灶;C. 术后 3 个月复查二维超声,肌壁未见囊腔;D. 术后 3 个月复查三维成像,见结合带完整

4. 妊娠子宫破裂　宫腔镜子宫肌瘤电切术后,发生妊娠子宫破裂非常少见,仅见个案报道,而报道的病例发生妊娠子宫破裂的危险因素是宫腔镜手术中发生子宫穿孔。Yaron 报道一例黏膜下肌瘤切除时子宫底穿孔,立即在腹腔镜下缝合,术后经过顺利,妊娠 33 周时突然下腹痛,剖腹探查见子宫破裂伴部分胎盘凸出于腹腔;Zeteroglu 等报道一例宫底部 3 型子宫肌瘤,肌瘤大小为 2. 3cm×1. 8cm,术中宫底部发生子宫穿孔,长约 7~8mm,手术后 4 个月妊娠,妊娠经过顺利,妊娠足月选择性剖宫产时,发现宫底部全层破裂。因此,应注意避免子宫穿孔。

九、术后经过

TCRM 手术时如无并发症发生,术后通常经过顺利。当宫腔创面较大,瘤床较大、较深或同时切除子宫内膜者,在瘤床尚未愈合或宫腔创面尚未上皮化前,术后 2 个月内阴道可有持续排液,开始为少许血液,于 1 周内逐渐转变为淡红色血水,继而为黄色水样,最后为无色水样排液。如在术后 2 个月内有月经量出血,应对症处理,并注意排除有无残留在肌壁内的肌瘤脱出。

通常在术后 2~3 个月宫腔创面内膜全部修复(图 9-4-55A~E),有生育要求的患者即可尝试妊娠。

十、术后临床效果

(一) 月经改善

已出版的文献均肯定了 TCRM 术的有效性,术后月经改善的成功率为 70%~99%,切除多发黏膜下肌瘤和内凸壁间肌瘤者,复发率为 25%。Fernandez 等报道 200 人次、286 例次 TCRM 术,因肌瘤大,35 例做过 3~5 次切除,并发症 12 例(5%),术后 74%症状改善,认为失败的因素有:肌瘤直径>5cm,宫腔内肌瘤数目>3 个,宫腔长度>12cm,2 型肌瘤等。

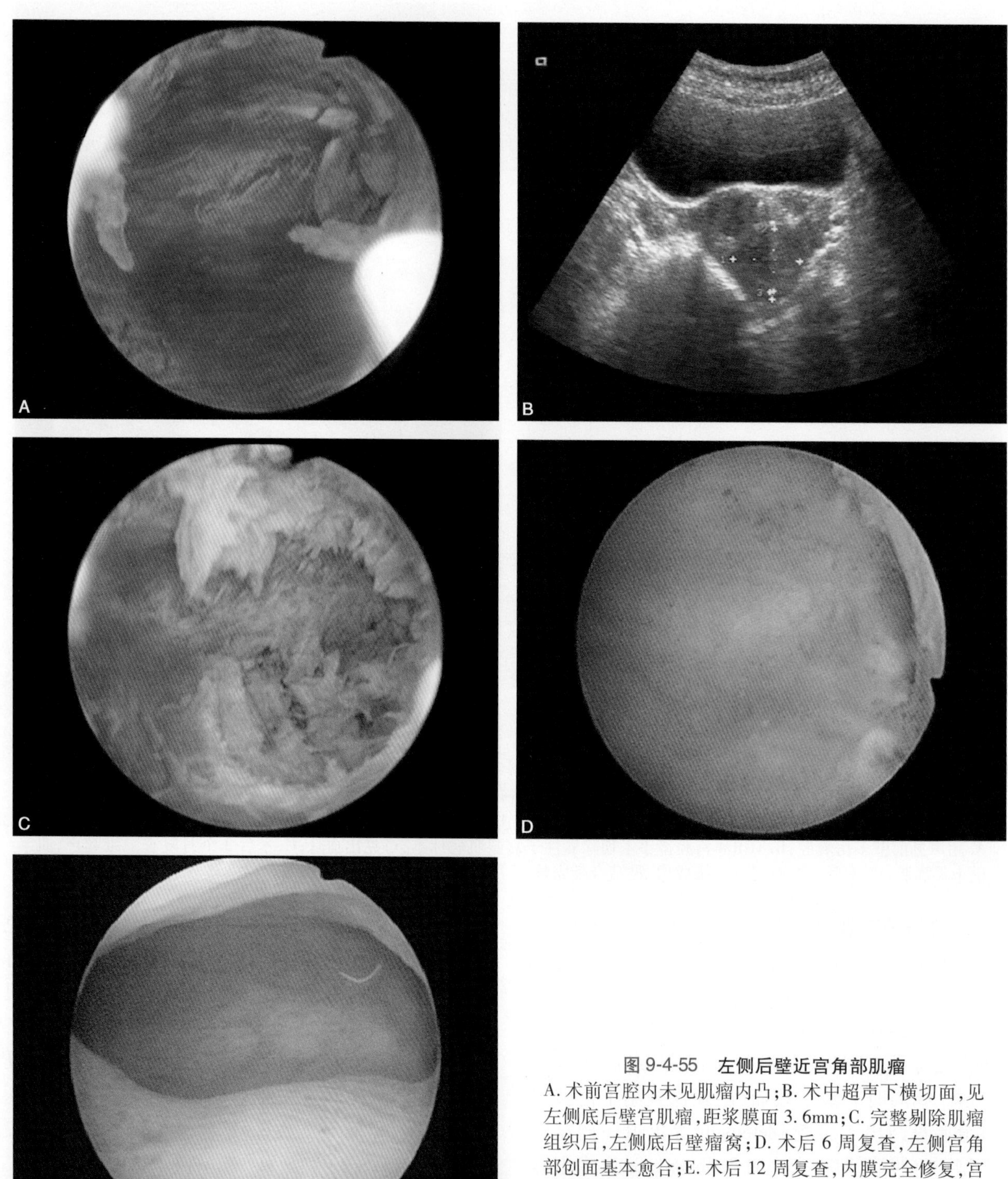

图 9-4-55 左侧后壁近宫角部肌瘤

A. 术前宫腔内未见肌瘤内凸；B. 术中超声下横切面，见左侧底后壁宫肌瘤，距浆膜面 3.6mm；C. 完整剔除肌瘤组织后，左侧底后壁瘤窝；D. 术后 6 周复查，左侧宫角部创面基本愈合；E. 术后 12 周复查，内膜完全修复，宫腔形态正常

随着随访时间的延长，成功率会有所下降，与肌瘤未能切净或复发有关。Hallez 回顾分析了 284 例 TCRM 术的术后情况，患者年龄 25~70 岁，肌瘤直径为 1~6.5cm；术后子宫的解剖学形态和功能良好者，术后 6 个月为 95.6%，术后 1 年保持 94.6%，2 年 89.7%，3 年 87.8%，4 年 83%，5 年 76.3%，6 年 73.2%，到 7 年以后，稳定在 67.6%。

对复发病例，如患者无生育要求，最确切的治疗方法应考虑子宫切除。林保良报道术后肌瘤再发率为 16.7%。自 1993~1998 年 4 月的 347 例，结果有 26 例(7.5%)复发了黏膜下肌瘤。远期追访结果：23 例(2.8%)做了子宫全切术，子宫全切除的指征：

壁间肌瘤增大10例，子宫肌瘤复发6例，肌瘤合并子宫内膜异位症或巧克力囊肿4例，无蒂性黏膜下肌瘤合并月经多2例，卵巢癌1例；3例腹式肌瘤核手术，16例（2.0%）再次TCRM。

（二）术后妊娠的情况

如前所述，TCRM术保留了肌层的完整性，最大限度地保留生育力，通常术后2~3个月肌瘤剔除术后创面内膜全部修复，即可尝试妊娠，妊娠足月，有可能经阴道分娩。

对于合并不孕的患者，由于可能合并其他因素的不孕，肌瘤类型、大小、位置不同，报道的术后妊娠率变异很大，术后妊娠率为16.7%~76.9%，平均妊娠率为45%。TCRM术后易于妊娠的因素有：肌瘤是引起不孕的唯一病因，肌瘤≥5cm。

Shokeir随访29例连续有生育愿望，患黏膜下肌瘤的妇女，行TCRM术后的生育情况，其中14例为原发不孕，15例有不良产科史，25例肌瘤在宫腔内，4例为Ⅰ型。肌瘤均<5cm，平均为1.33cm。无手术并发症，术后大多数子宫腔解剖学结构恢复正常。术后21例有30次妊娠，13人生育16个活婴，与术前比，活婴分娩率由3.8%提高到63.2%，流产率由61.6%下降到26.3%。可见TCRM对生育失败妇女可提高妊娠和活婴分娩率。

首都医科大学附属复兴医院宫腔镜中心马宁等总结自1998年起7年间因不育及月经过多行宫腔镜子宫肌瘤电切术患者131例，术后妊娠85例（64.89%），自然流产率为1/9（11.11%），与术前自然流产率（69.33%）相比有显著降低（$P<0.01$）。因此认为引起宫腔形变的子宫肌瘤影响妊娠、增加流产率，建议先行宫腔镜手术治疗，术后可显著改善生殖预后。

Yen等报道的5例宫腔镜下治疗早期DUL，术后3例患者获得4次成功妊娠，3例因臀位行剖宫产术。首都医科大学附属复兴医院宫腔镜中心黄晓武等报道31例DUL行宫腔镜手术治疗者，其中19例不孕症患者术后妊娠率为52.6%（10/19）、活产率为47.4%（9/19）。认为宫腔镜手术可替代传统手术治疗早期DUL，可改善月经，保留子宫，保留患者生育力。

宫腔镜0型子宫肌瘤电切术见视频5。

视频5　宫腔镜0型子宫肌瘤电切术

（黄晓武　夏恩兰）

第5节　宫腔镜子宫畸形成形术

先天性子宫发育异常（congenital uterine anomalies），又称子宫畸形，是在胚胎期子宫发育形成过程中受到某些内在或外来因素干扰，导致副中肾管衍化物发育不全或者融合障碍，而造成的不同类型的子宫形态异常。文献报道其在普通人群中发生率为5.5%（3.5%~8.5%），不孕妇女中为8.0%（5.3%~12.0%），反复流产妇女中为13.3%（8.9%~20.0%）。在发现的先天性子宫发育异常中，子宫纵隔和弓型子宫所占比例最高，其次为双角子宫。

先天性子宫发育异常与流产、早产及某些胎儿异常相关。Chan等分析了相关文献报道，发现同子宫正常的妇女相比，弓型子宫患者妊娠中期流产率和胎位异常比率明显增高；纵隔子宫患者妊娠率明显降低，自然流产、早产和胎位异常比率明显增高；单角、双角子宫或双子宫患者早产和胎位异常比率明显增高。

子宫畸形传统的治疗方法为开腹手术，创伤大，预后差。现今，即宫腔镜子宫畸形矫形术，宫腔镜子宫成形术（hysteroscopic metroplasty）已经替代了传统的开腹手术，成为子宫畸形最有效的治疗方法。纵隔子宫、不全双角子宫、斜隔子宫、单角子宫、T型子宫等子宫形态异常皆可行宫腔镜手术矫正形态。腹腔镜可监护并辅助宫腔镜矫形手术，对于不孕妇女还可同时评估输卵管通畅度，处理并存的盆腔病变。宫腔镜矫形术后通常可获得理想的生殖预后。Tofoski和Antovska分析115例子宫畸形患者宫腔镜矫形术的生殖预后，发现自然流产率从88.5%降至19.3%，足月妊娠率从2.3%提高至71%。

一、先天性子宫发育异常临床分类

临床常用的先天性子宫发育异常分类方法为美国生育学会(American Fertility Society, AFS)1988年制定的分类方法,以及2013年欧洲人类生殖和胚胎学协会(The European Society of Human Reproduction and Embryology, ESHRE)和欧洲妇科内镜学会(European Society of Gynecological Endoscope, ESGE)联合制定的分类方法。详见第八章第3节。本节介绍几种可行宫腔镜矫形治疗的子宫畸形。

(一)子宫纵隔

子宫纵隔是双侧副中肾管的融合、腔化或吸收受阻造成的子宫解剖学异常,在AFS分类方法中为Ⅴ类,在ESHRE/ESGE分类方法中为U2。因子宫的融合并未受阻,子宫外观是一个整体,宫底浆膜面无明显分离。将子宫腔分开的纵隔有不同的长度和宽度,有的纵隔薄,有的厚而使宫腔窄小。有的纵隔仅分开子宫腔的一部分,有的延伸至宫体全长,甚至宫颈全长。从宫底至宫腔仅将宫腔部分隔开者为不全纵隔子宫(Ⅴb或U2a);从宫底至宫颈内口将宫腔完全分隔为两部分者为完全纵隔子宫(Ⅴa或U2b)。20%~25%的子宫纵隔患者合并有阴道纵隔。偶尔双角子宫宫腔内也有纵隔,即双角纵隔子宫。

子宫纵隔使子宫腔的对称形态发生改变,并可能干扰正常生育功能。子宫纵隔患者常可正常妊娠,但生殖预后很差。Zyla等报道5例纵隔子宫患者妊娠17次,发生流产7次(41.2%),早产7次(41.2%),仅3例足月妊娠。在宫腔镜手术问世之前,治疗有症状的子宫纵隔手术方法为Jones或Tompkins的经腹子宫成形术。Jones经腹子宫成形术为楔形切除宫底及纵隔部分,并进行子宫肌壁重建,这项技术使80%以上的妊娠能继续存活。Tompkins术式为在宫体中线上由前到后切开宫体,横向切除纵隔组织,然后缝合,这种术式较Jones出血少,并可保留较正常的宫腔形态,亦不缩小子宫体积。这两种术式均需要开腹和切开子宫,因此患者住院时间较长,术后恢复慢,而且必须避孕3~6个月以使子宫创面恢复,对那些术后妊娠并能维持至足月的患者往往需要剖宫产分娩以预防子宫破裂。而且一些患者由于盆腔粘连,尤其是卵巢和输卵管周围粘连,术后不能自然妊娠,需要再次剖腹探查,术后仍会发生粘连,再度不孕。如今子宫纵隔可用微创外科手术方法治疗,即宫腔镜子宫纵隔切除术(transcervical resection of septum, TCRS)。与开腹手术相比,TCRS术切除的纵隔是较少血管的胚胎残留组织,术时无明显出血,术后病率低,易被患者接受;子宫腔上皮化过程仅需4~5周,使可妊娠的时间较开腹手术缩短。TCRS手术简单、术后并发症少,能改进生殖预后,其适应证已从习惯性流产和早产扩展到不孕,尤其是想采用辅助生殖技术者。现在,宫腔镜手术已经替代了传统的开腹手术,成为子宫纵隔治疗的金标准。

(二)双角子宫

双角子宫是一种常见的副中肾管发育不全造成的对称性子宫发育畸形。在胚胎发育过程中,两条副中肾管融合时末端纵隔或已吸收,形成一个宫颈及一个阴道,但是上段纵隔未完全吸收,便形成宫腔及宫底部呈分叉状的异常形态。宫腔中央的隔板与子宫纵隔相似,隔板下缘可达宫腔上段、中段、下段,宫颈内口水平,甚至是宫颈管内。

依AFS子宫畸形分类方法,双角子宫为Ⅳ类,且分为完全双角子宫(Ⅳa)和不完全双角子宫(Ⅳb)。其判断标准为两侧宫腔的分离位置,若双侧宫腔在宫颈内口之上的任何部位分离,为不完全双角子宫;若双侧宫腔分离在宫颈内口处或以下为完全双角子宫。在ESHRE/ESGE子宫发育异常分类方法中,双角子宫为U3,且更加详细地分为不全双角子宫(U3a)、完全双角子宫(U3b)和双角纵隔子宫(U3c)。其判断标准为宫底浆膜层的凹陷程度,达到宫颈内口水平及以下为完全双角子宫,未达宫颈内口水平为不完全双角子宫。而双角纵隔子宫是由双侧副中肾管融合障碍伴有隔板吸收障碍所致,其宫底中线浆膜层凹陷程度超过正常子宫肌壁厚度的50%,而宫底中线凹陷处宫壁厚度超过正常子宫肌壁厚度的150%,即为双角,又有纵隔。此外,当完全双角子宫(U3b)同时合并完整的双宫颈(C2)时,称为双子宫(U3b/C2)。

双角子宫患者可无任何自觉症状,甚至妊娠、分娩亦无异常表现,以致终生不被发现或于体检时发现。但是仍有部分患者受孕率降低,流产率增高,主要表现为不孕、流产或早产。此外,双角子宫的患者还可出现原发性闭经、痛经、月经过多、胎位异常、难产、产后出血或异位妊娠等症状。传统治疗完全双角子宫的手术方法为开腹子宫矫形术(strassman metroplasty),是通过开腹手术在子宫底部两侧宫角中线切开,直到暴露宫腔,再将左右两侧切口纵向对缝,形成一个形态正常的子宫。因为开腹手术创伤大,术后恢复慢,经腹打开宫腔,术后极易形成粘连和瘢痕，因此并非理想的手术方法。随着宫腔镜和腹腔镜技术的进步，开腹子宫矫形术已经被宫腔镜和腹腔镜手术所替代。宫腔镜手术可切除不全双角子宫的宫腔内隔板，使宫底正中肌壁厚度与其他宫壁一致，从而最大程度恢复宫腔形态，达到治疗目的。宫腹腔镜联合完全双角子宫融合术则是先用宫腔电切镜切开子宫底肌壁和浆膜层，形成人工穿孔，然后腹腔镜按照开腹手术方法切开宫底，纵向缝合，使获得一个正常形态的子宫。这一术式可最大限度地恢复宫腔形态，又满足了微创手术要求，效果良好，具有广阔的发展前景。

（三）斜隔子宫（Robert 子宫）

斜隔子宫是比较罕见的不对称阻塞型完全纵隔子宫畸形，1970 年 Robert 首次报道，并以 Robert 命名。在 AFS 分类方法中为完全纵隔子宫亚型（Va），在 ESHRE/ESGE 分类方法中为 U2b。其子宫腔内的隔板偏于宫腔一侧，将该侧宫腔完全封闭，使之成为与阴道或对侧宫腔不相通的盲腔。封闭的宫腔可积存分泌物或积血，故临床表现与有功能的残角子宫相似，有不同程度的原发痛经。青春期痛经严重，探查为此症者须行手术切除斜隔。宫腔内的积血逐渐增多，可经输卵管逆流盆腔，继发盆腔子宫内膜异位症和盆腔粘连，并可导致不孕，亦有罕见的闭锁腔妊娠，子宫切开取胚者。子宫斜隔的诊断困难，常规的检查方法如妇科超声、HSG 常将其误诊为单角子宫。宫腹腔镜联合检查可明确子宫斜隔的诊断。腹腔镜监护宫腔镜子宫斜隔电切术是治疗子宫斜隔的有效方法。

（四）单角子宫和残角子宫

单角子宫是在胚胎发育过程中一侧副中肾管正常发育，而另一侧部分或全部未发育的结果，在 AFS 分类方法中为Ⅱ类，在 ESHRE/ESGE 分类方法中为 U4。发育侧为单角子宫，另一侧有部分发育时为残角子宫。单角子宫合并残角子宫可分为四种情况：①单角子宫合并与单角子宫腔相通的有宫腔的残角子宫（Ⅱa 或 U4a）；②单角子宫合并与单角子宫腔不相通的有宫腔的残角子宫（Ⅱb 或 U4a）；③单角子宫合并与单角子宫腔不相通的无宫腔的实体残角子宫（Ⅱc 或 U4b）；④无残角子宫发育的单纯单角子宫（Ⅱd 或 U4b）。

单角子宫罕见，发生率约为 1/4 020～1/1 000，占先天性子宫畸形的 4.4%。单角子宫因宫腔狭小、肌肉组织薄弱常导致不孕、宫颈机能不全和生殖预后不良。原发不孕发生率最高（15%），妊娠后可出现自然流产或早产，IVF-ET 成功率也比较低。其成功生育取决于多种因素，如对侧子宫动脉和子宫卵巢的供血，肌肉减少的范围和宫颈机能不全的程度，盆腔内的其他病变，如子宫内膜异位症等，并与单角子宫的类型相关。大量资料表明与残角子宫交通的单角子宫活产率为 15%，与有腔残角子宫不交通的单角子宫活产率为 28%，与无腔残角子宫不交通的单角子宫活产率为 35%，孤立的单角子宫活产率为 0。单角子宫与不交通的有、无腔残角子宫的活产率最高。无管腔的残角子宫常无症状，偶有受精卵种植在残角子宫侧输卵管内形成残角子宫侧输卵管妊娠。有功能的残角子宫因与阴道及对侧宫腔不相通，其临床症状发生较早。通常在青春期后因经血不能外流，即出现宫腔积血、周期性腹痛。随着宫腔积血增多，残角子宫增大，可因经血逆流继发子宫内膜异位症或子宫腺肌病，患者的痛经症状进行性加重，并可导致不孕。若残角侧输卵管通畅，受精卵还可种植在残角子宫内并生长发育形成残角子宫妊娠。由于残角子宫肌层发育不良，不能承受过大胎儿，多在妊娠中期自然破裂，发生急腹症。

单角子宫的治疗可在腹腔镜监护下用宫腔镜作用电极切割宫壁，扩大宫腔。术后可提高患者的妊娠率和活产率。残角子宫的治疗方法可在腹腔镜下手术切除残角子宫及同侧输卵管。若残角子宫无管腔或内膜无功能，患者无周期性腹痛，也可单纯行残角子宫侧输卵管绝育术或输卵管切除术。

（五）T 型子宫

T 型子宫是患者胎儿期在宫内受己烯雌酚暴露或其他有害因素的影响引起的子宫肌层形成收缩带样发育异常。子宫腔的上段狭窄，底部呈弓形，宫底正中与两侧壁的最近距离不足 2cm。子宫腔中下段侧壁肌肉肥厚，呈筒形。整个宫腔呈“T”形改变，在 AFS 分类方法中为Ⅶ类，在 ESHRE/ESGE 分类方法中为 U1a。1980 年，Viscomi 等报道 18 例 DES 宫内暴露妇女和 20 例同龄匹配对照组的超声扫描结果，测量子宫体积暴露组平均为 49.4cm^3，未暴露组平均为 90cm^3。说明此类畸形是以子宫发育不良和宫腔狭窄为主。

T 型子宫的主要临床表现为原发不孕、流产、异位妊娠和宫颈机能不全。子宫输卵管碘油造影和宫腔镜检查可明确诊断。T 型子宫可行宫腔镜子宫壁切开术（transcervical uterine incision，TCUI），切除位于子宫侧壁过多的肌肉组织，或切开两侧壁肥厚的肌层，从而扩大宫腔形态，扩展宫腔面积，减轻宫内压，改善子宫内膜血流，以利于受精卵着床及降低流产概率,改善生殖预后。

(六) 弓型子宫

弓型子宫是介于正常子宫和纵隔子宫之间的一种轻微子宫解剖异常,其宫底部向宫腔内凸出,但凸出程度小于宫壁厚度的 50%,其子宫浆膜层无明显凹陷,在 AFS 分类系统中为Ⅵ类,在 ESHRE/ESGE 分类方法中无此分类。若宫底部向宫腔内凸出程度小于宫壁厚度的 50%,且子宫浆膜层有凹陷,其凹陷程度小于肌壁厚度的 50%,通常称为鞍状子宫。

临床上弓型子宫的诊断可依据超声检查,以两侧输卵管开口的连线为底线,测定隔板向宫腔凸出部分,长度<1.5cm 为弓型子宫,≥1.5cm 为纵隔子宫。三维超声可依据不全纵隔子宫双侧内膜夹角较锐利,为 64°~90°,弓型子宫内膜夹角钝圆,为 103°~152°,准确诊断。Zlopasa 等报道弓型子宫早产率高,与其他畸形子宫妊娠相比,弓型子宫的孕龄和出生体重明显低下。宫腔镜矫形术后流产率下降,活产率提高。Mucowski 等指出,既往文献并不支持弓型子宫生殖预后不良,宫腔镜矫形也不被普遍认可。因此,对有症状的患者,临床医师应判断其不存在其他不孕因素后,施以个体化治疗。

二、手术适应证

不是所有的子宫畸形患者都需要治疗,宫腔镜矫形术的手术适应证为术前超声、宫腔镜检查或宫腹腔镜联合检查可疑或诊断为子宫畸形,并有以下一项症状者:

1. 有自然流产史两次以上,或者原因不明的不孕。
2. 需辅助生殖技术的原发不孕症。
3. 有宫腔积血、周期性腹痛或急腹症症状。

三、术前准备和麻醉

(一) 术前评估

子宫畸形的诊断方法较多,包括 HSG、超声、宫腔镜及 MRI 等。在进行矫形手术之前,应该进行妊娠失败其他因素的评估,包括夫妇双方的染色体检查,黄体中期血清孕激素水平,黄体晚期子宫内膜活检评价成熟度,检测血 TSH 评价亚临床甲状腺功能减退,查部分凝血酶原时间(PTT)、抗心磷脂抗体(ACA)和抗核抗体(ANA),检测自体和异体免疫情况,人组织相容性抗原(HLA)的检测仅选择性用于有多次早期流产史而无其他原因的患者,作子宫内膜活检排除慢性子宫内膜炎。由于副中肾管与中肾管在胚胎时期的密切关系,发生子宫畸形时,应排除肾脏畸形。泌尿系畸形常与子宫畸形同时存在,曾报道子宫畸形合并双肾盏、肾下垂和其他类似畸形,因此,对这些患者应作静脉肾盂造影评估。

(二) 手术时期的选择

手术应在月经干净后近期进行,以免窄小宫腔被覆较厚内膜,视野不清,操作困难。

(三) 宫颈预处理及麻醉

可于手术前晚置宫颈扩张棒于宫颈内口以上,完全纵隔患者扩张棒置入任何一个宫腔均可,以达到软化宫颈的目的。腹腔镜监护者全身麻醉,超声监护者硬膜外麻醉。

四、手术方法

(一) 宫腔镜子宫纵隔成形术

1. 宫腔镜子宫纵隔电切术　宫腔镜子宫纵隔电切术(TCRS)是应用连续灌流宫腔电切镜,环形电极切除或针状电极分离宫腔内隔板,恢复宫腔形态的手术。此术式的优点为:①手术用混合电流,兼有电切和电凝作用,可减少出血;②连续灌流系统冲洗宫腔,可使视野清晰,降低操作难度;③如术者技术娴熟,可将纵隔组织自子宫前后壁完全切除,包括宽大的纵隔,术后不易发生子宫前后壁的粘连。不利之处为:①电能操作可能破坏邻近正常的内膜组织;②操作难度较大,不易掌握。通常情况下,宫腔镜手术同时可行腹腔镜手术以明确子宫畸形的类型,不孕患者可评估输卵管的通畅度,且可治疗盆腔病变。具体手术步骤如下:

(1) 宫腹腔镜联合检查明确子宫畸形类型:子宫纵隔的诊断有赖于子宫底的形态,故最好同时进

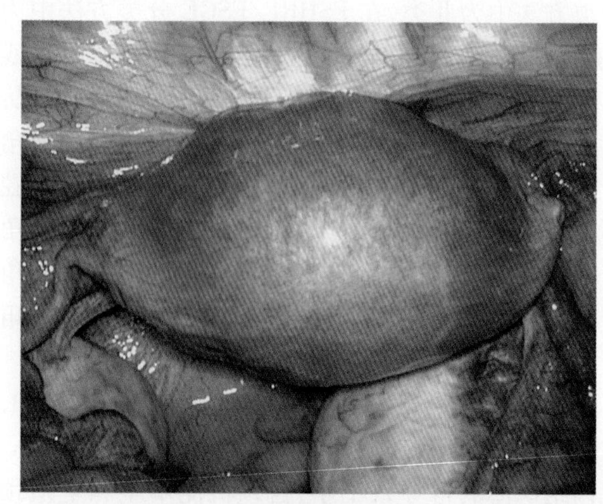

图 9-5-1　子宫纵隔腹腔镜所见
子宫稍大,饱满,宫底无凹陷

行腹腔镜诊断及监护。腹腔镜观察子宫、双侧输卵管和卵巢的形态、大小,有无粘连及其他病变。重点检查子宫底形态,除外双子宫、双角子宫、单角子宫、残角子宫等子宫畸形。通常纵隔子宫的宫底较宽,宫底浆膜层可有轻微凹陷(图 9-5-1、9-5-2)。若患者有不孕的问题,可行输卵管通畅度检查。宫腔镜下观察阴道通畅度,有无阴道纵隔、横隔或斜隔;宫颈数目及形态,宫颈管内有无隔板;观察子宫纵隔和宫腔的大小与形态特征,包括区分完全纵隔和不完全纵隔,纵隔尖端的宽度,纵隔尖端至子宫底的长度(上下径),子宫前壁至子宫后壁的纵隔长度(前后径),两个宫腔的大小及是否对称等(图 9-5-3、9-5-4)。结合腹腔镜、宫腔镜检查结果明确纵隔的诊断和亚型。

(2) 用腹部超声监护时,以环形电极抵住纵隔的末端,腹部超声扫查可测量纵隔末端至纵隔基底部的长度。

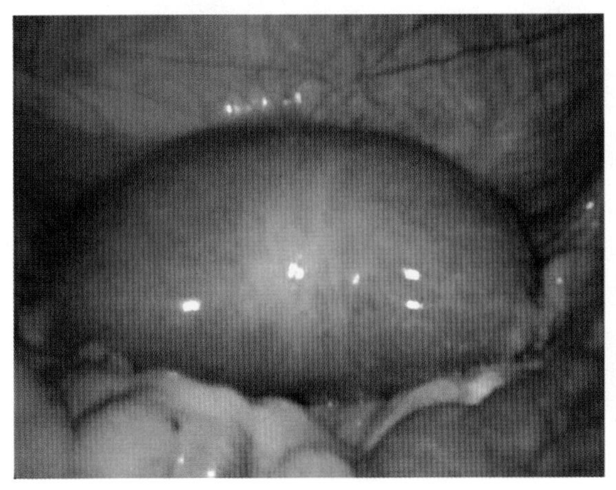

图 9-5-2 子宫纵隔腹腔镜所见
子宫稍大,宫底宽且平,中央轻微凹陷

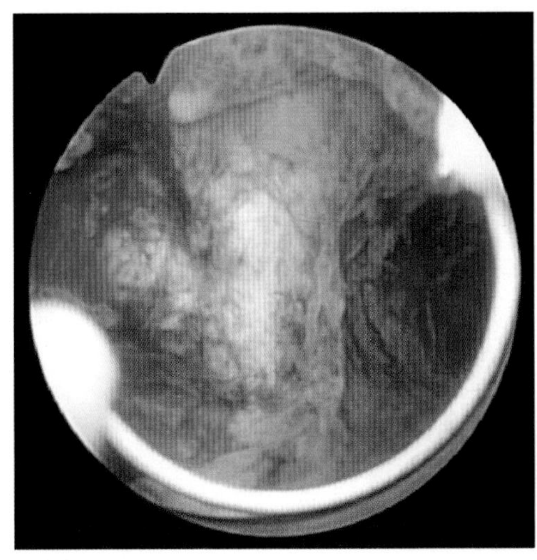

图 9-5-3 子宫纵隔宫腔镜所见
宫腔内可见纵隔,基底宽,末端略窄,达宫腔中段

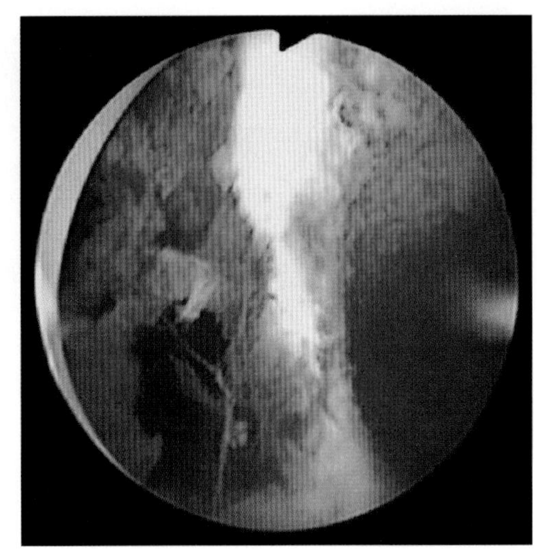

图 9-5-4 子宫纵隔宫腔镜所见
宫腔内隔板窄长,末端达宫颈内口

(3) 用连续灌流宫腔电切镜,自纵隔末端一侧开始,环形电极向另一侧切割隔板,然后自另一侧向回切割(图 9-5-5AB、9-5-6AB)。重复切割操作,达宫底部(图 9-5-7)。或用针状电极自隔板末端小心前推,分离隔板,再交替自一侧向对侧横向划开隔板,直至宫底部(图 9-5-8AB)。切割或分离时应注意电极的方向及穿透深度,左右对等进行,注意观察宫腔的对称性,避免一侧切割过深,导致子宫变形。

(4) 也可用环形电极自一侧宫底向纵隔末端纵向切割,切除长条形组织,然后再自对侧切割,依次重复操作,直至切除隔板(图 9-5-9AB)。

(5) 宫底部创面需作用电极小心修整,注意勿切割过深伤及子宫底,否则易发生子宫穿孔(图 9-5-10、9-5-11)。有腹腔镜监护时可利用透光试验及反向透光试验观察子宫底厚度。宫腔前后壁创面有多余组织时,可用环形电极切除(图 9-5-12)。

(6) 手术结束时两侧宫腔打开,形成一个对称的宫腔(图 9-5-13)。术终宫腔内可放置 IUD,2 个月后取出。

(7) 子宫完全纵隔的宫腔镜手术:子宫完全纵隔者宫腔内隔板多在宫颈内口水平有缺失,导致两侧宫腔交通,此种情况可于交通处开始切割宫腔内纵隔(图 9-5-14)。若双侧宫腔无交通,可于宫颈内口水平切开纵隔,切通宫腔。如无法判断切割方向,术时可在一侧宫腔内放置指示物,如 Hegar 扩张器、Foley 球囊导管等,由对侧宫腔向指示物提示方向切割隔板(图 9-5-15)。当切通隔板、打通宫腔后可见对侧指示物(图 9-5-16、9-5-17)。取出指示物,继续按照子宫不全纵隔手术方法切割纵隔,直至宫底部(图 9-5-18)。

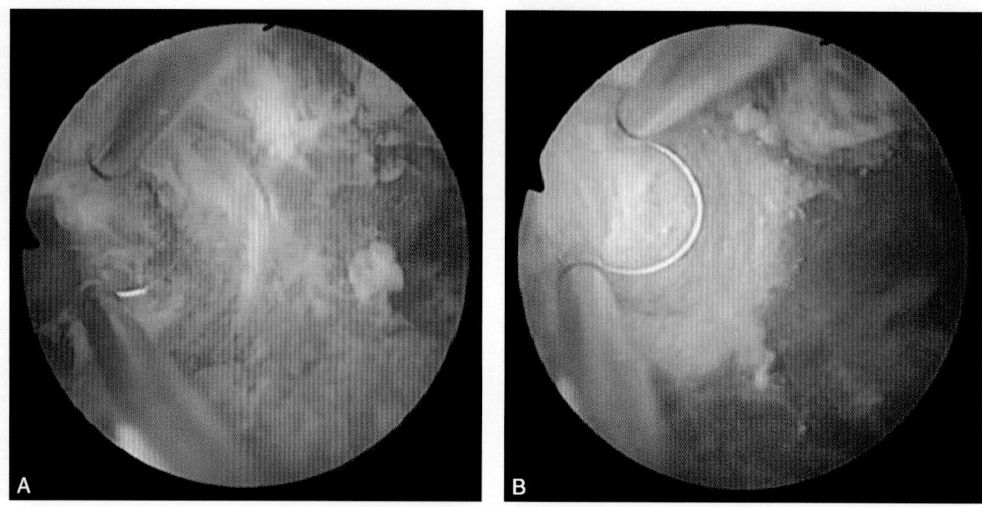

图 9-5-5　宫腔镜电切子宫纵隔
A. 环形电极自纵隔末端右侧向左横向切割隔板；B. 环形电极继续切割达隔板左侧

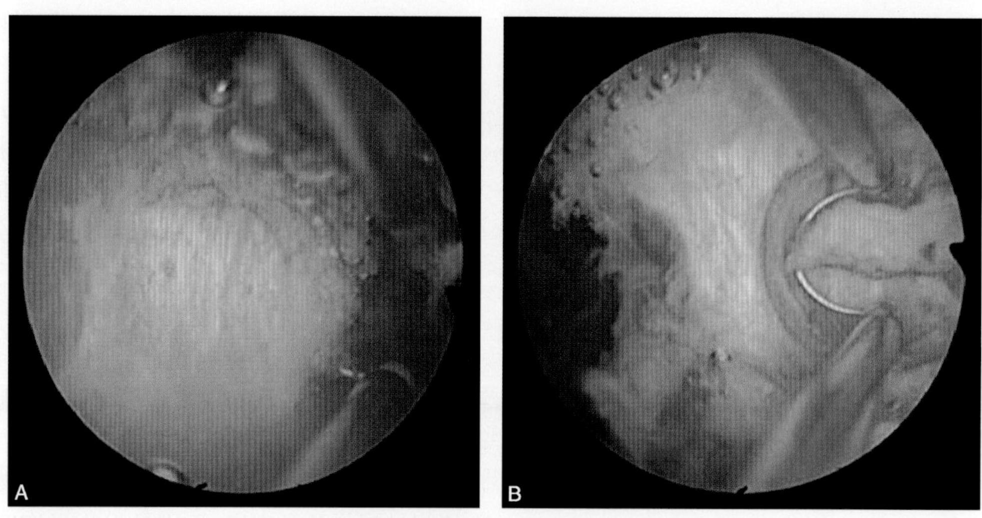

图 9-5-6　宫腔镜电切子宫纵隔
A. 环形电极自左侧向右侧横向切割隔板组织；B. 环形电极继续切割达隔板右侧

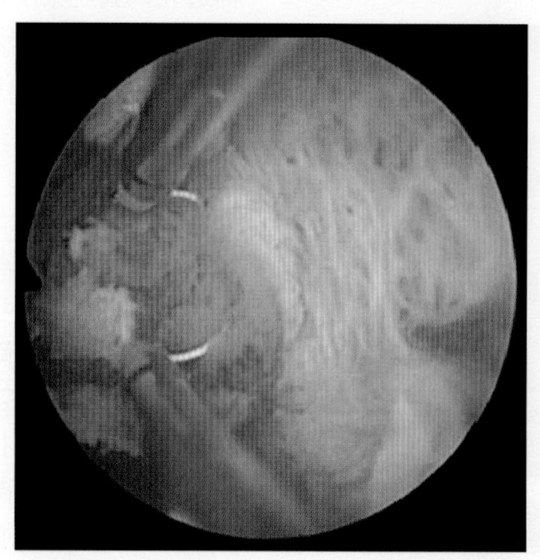

图 9-5-7　宫腔镜环形电极切割达宫底部

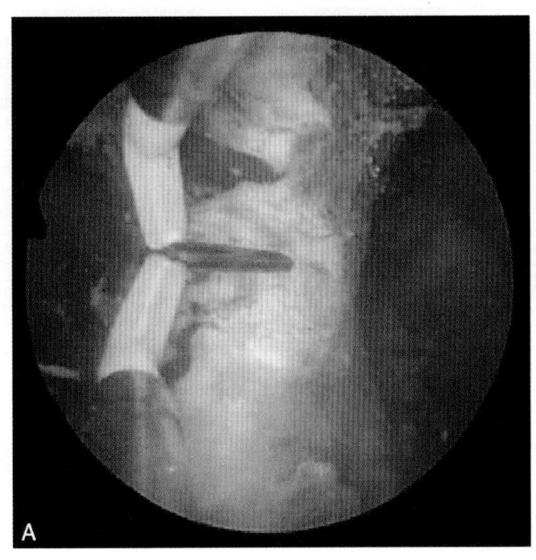

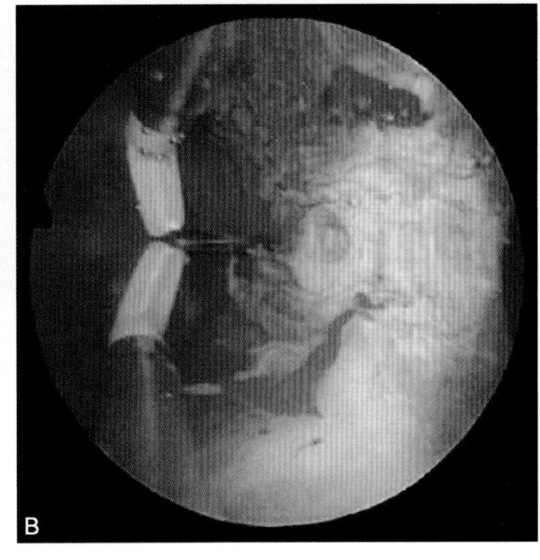

图 9-5-8　宫腔镜针状电极分离纵隔

A. 针状电极自纵隔末端向前轻推分离隔板；B. 针状电极横向分离宫腔内隔板

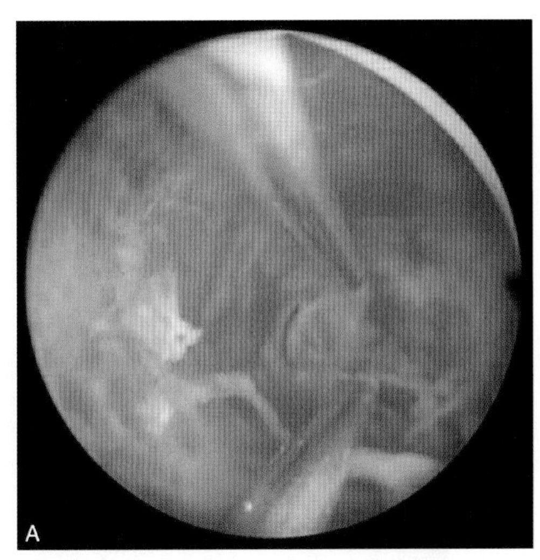

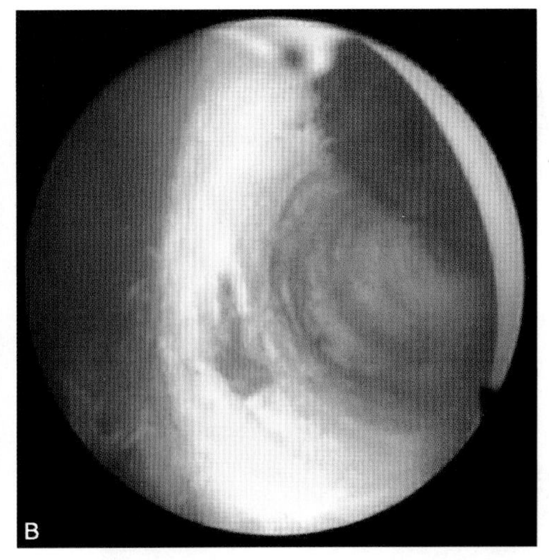

图 9-5-9　宫腔镜电切子宫不全纵隔，隔板较长

A. 环形电极自左侧宫腔近宫底部向右侧顺行纵向切割隔板；B. 环形电极顺行切割纵隔后创面

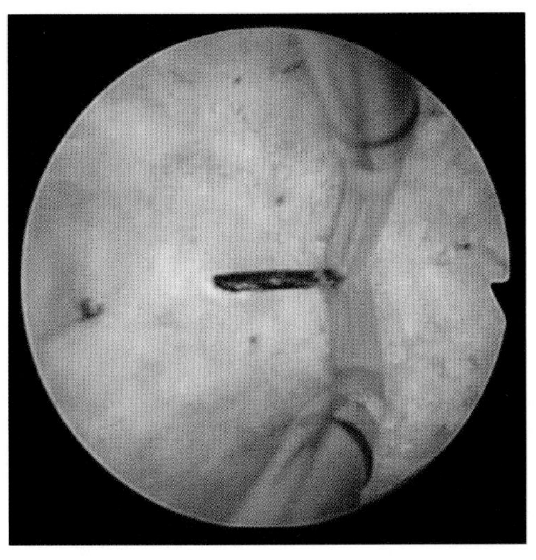

图 9-5-10　宫腔镜针状电极修整宫底部创面

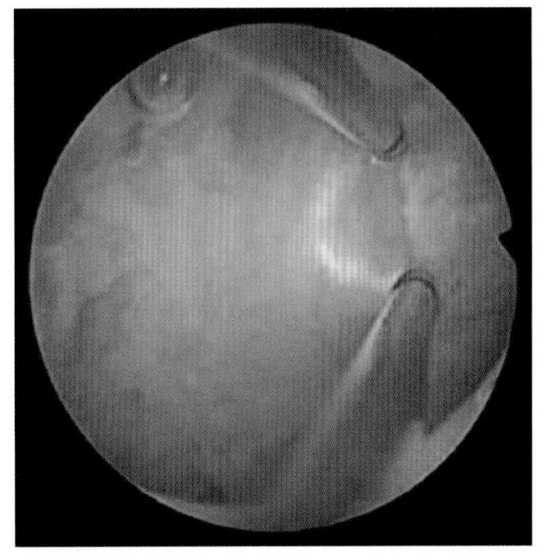

图 9-5-11　宫腔镜环形电极修整宫底部创面

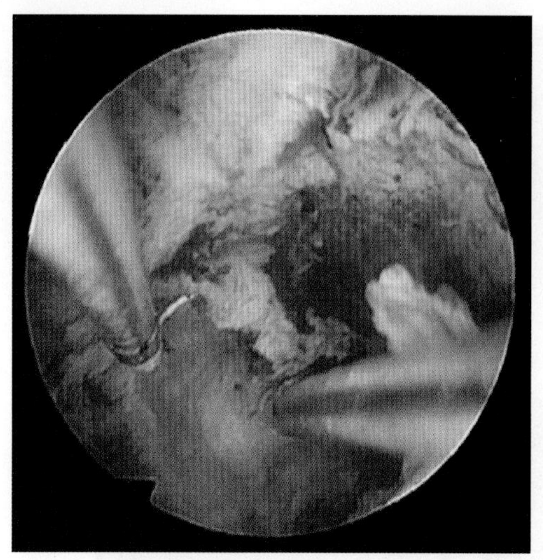

图 9-5-12　宫腔镜环形电极切除宫腔前壁创面多余组织

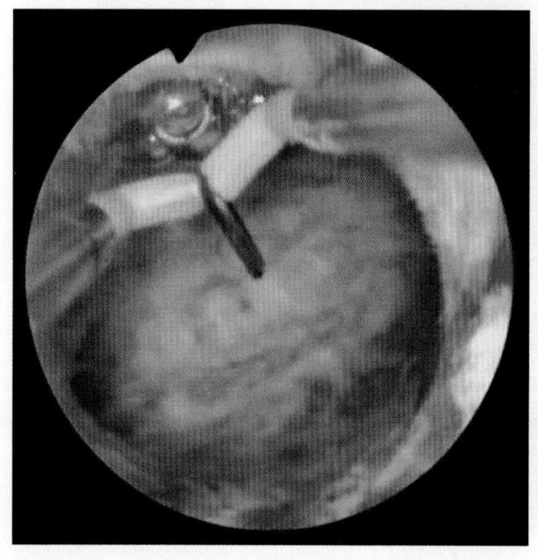

图 9-5-13　子宫纵隔宫腔镜术后，宫腔镜退至宫颈内口水平，观察宫腔形态及对称性

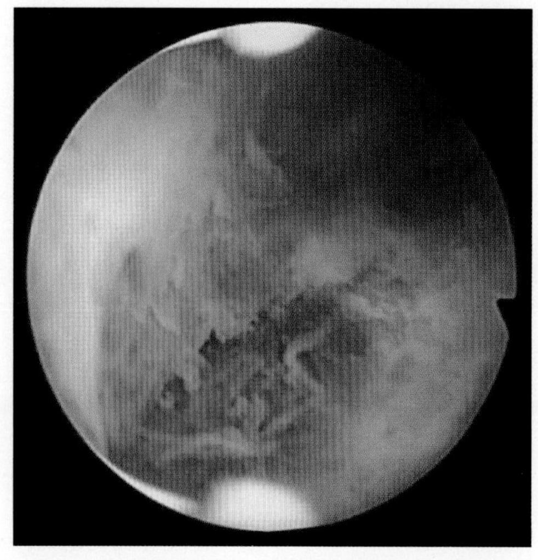

图 9-5-14　子宫完全纵隔
宫腔镜见宫颈内口水平隔板缺陷，两侧宫腔相通

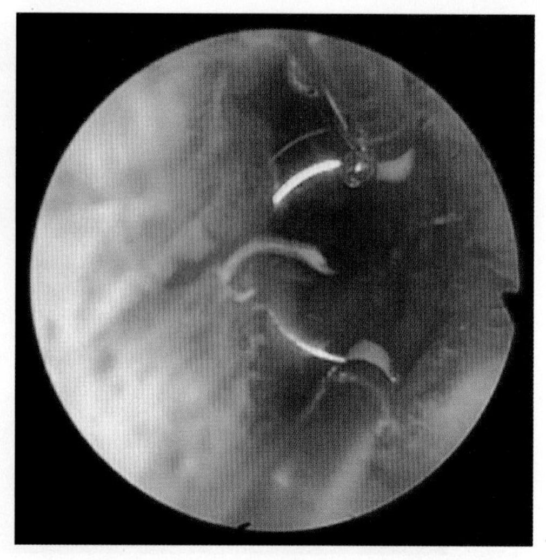

图 9-5-15　子宫完全纵隔
右侧宫腔置 Foley 导尿管，宫腔镜环形电极于宫颈内口水平自左侧宫腔切割纵隔组织

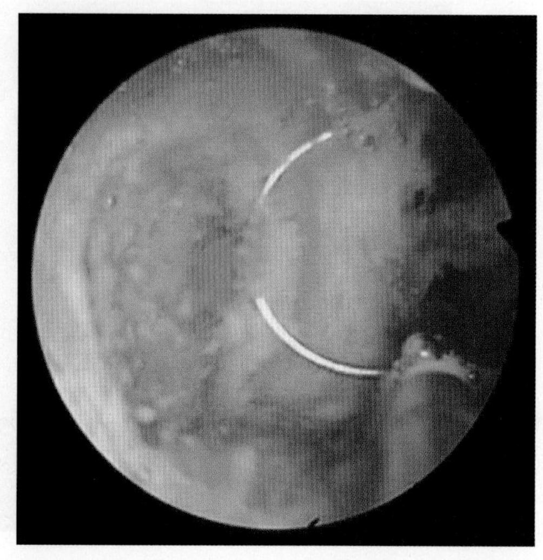

图 9-5-16　宫腔镜环形电极于宫颈内口水平切割隔板，切通后显露对侧宫腔 Foley 导管

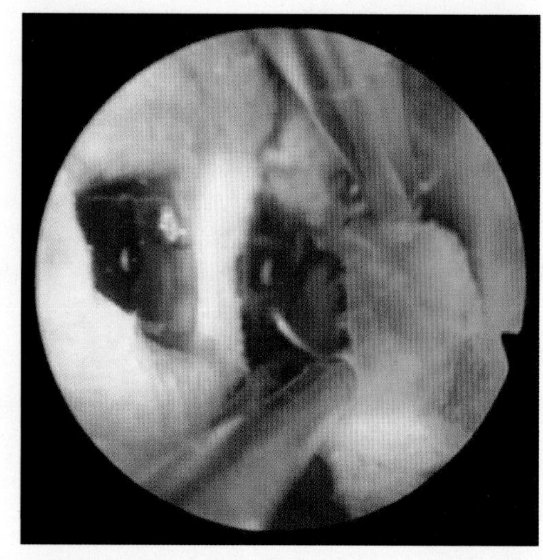

图 9-5-17　宫腔镜环形电极于宫颈内口水平切割隔板，切通后显露对侧宫腔指示球囊

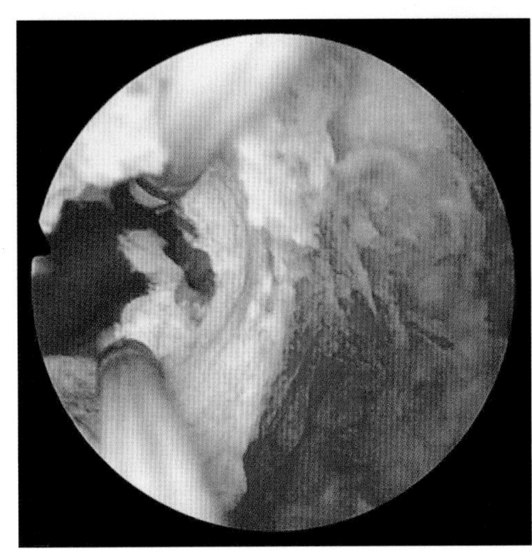

图 9-5-18　**子宫完全纵隔，打通宫腔后，环形电极继续切割纵隔，直至宫底部**

2. 宫腔镜子宫纵隔剪刀分离术　除了电切手术，宫腔镜下还可以用微型剪刀分离纵隔。剪刀分离子宫纵隔手术有以下优点：①操作简单，速度快，适用于各种子宫纵隔；②剪刀很容易放置到子宫纵隔的凹陷处；③由于不使用电源，灌流液可选用含电解质的液体，发生体液超负荷的危险性减少。缺点为纵隔的肌肉组织并未切除掉，术后可能发生粘连，又形成后天的纵隔。具体手术步骤及操作技巧如下：

（1）剪刀分离术用外鞘 7～8mm 的宫腔镜，灌流液可含电解质，不过仍需连续灌流装置监测出入液量以预防体液超负荷的发生。

（2）宫腔镜剪刀可分为软剪、半硬剪、硬剪；软剪不易操作，半硬剪最为常用，可对组织直接分离，即在一个有良好全景的视野条件下，可对需分离处进行选择性地分离并随意退回。这种半硬剪刀在宫腔镜手术时不需太多力量和技巧，但必须保持锐利和坚固。钩式剪刀在切除纵隔时最为实用，特别对基底宽大的纵隔，需对残留纵隔组织进行小的、浅表的切割而避免深部肌层穿孔。硬剪可用于分离纤维性和宽大的纵隔，使用这种剪刀时，需良好的全景式视野。由于这种剪刀尖端锐利，朝向子宫壁用力时易造成子宫穿孔，因而使用时要特别小心。

（3）应用宫腔镜剪刀分离子宫纵隔的技术包括准确地在纵隔的中线、纤维化无血管处剪切。子宫肌层血管由子宫前后壁进入纵隔组织，初学者施术应避开子宫前后壁，以避免不必要的出血。切割应从一侧开始，逐渐向对侧剪切，每次剪切下一小块纵隔组织，一旦看到子宫输卵管开口，切割应变浅，并应仔细观察来自子宫肌层的小血管，避免穿透子宫肌层（图 9-5-19A、B）。纵隔切除后，在器械退出之前，应在宫腔镜下观察宫底部，降低宫内压力来观察有无明显出血。如有动脉出血，可进行选择性的电凝止血。

3. 宫腔镜子宫纵隔激光切除术　子宫纵隔可通过 Nd-YAG 激光、氩气或 KTP-532 激光进行分离。激光不能传导，故灌流液可使用含电解质的液体，如生理盐水、5% 葡萄糖生理盐水和乳酸林格液等，可获得清晰的视野。激光分离子宫纵隔应自纵隔的基底部中线开始，从一侧开始向另一侧移动，注意要连续移动光导纤维，以免发生子宫穿孔。Choe 和 Baggish 认为激光手术尤其适合子宫纵隔宽而厚者。

宫腔镜激光分离子宫纵隔的优点如下：①由于激光的凝固作用，避免出血；②激光切割操作容易，比宫腔电切镜易于掌握；③能量不传导，可使用含电解质

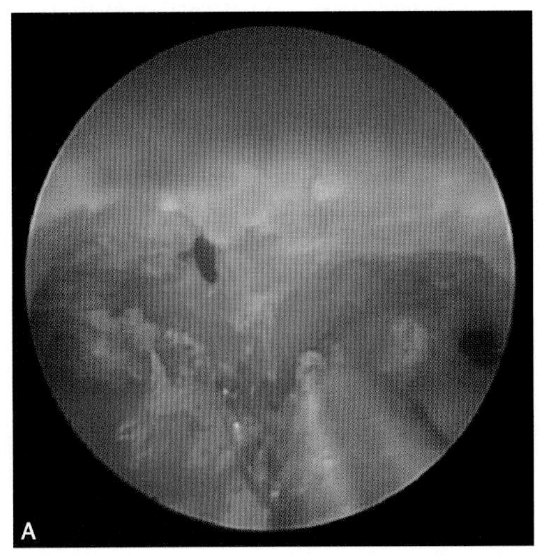

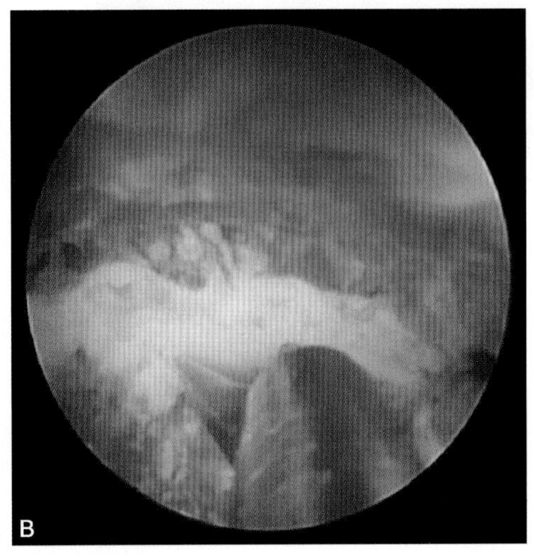

图 9-5-19　**宫腔镜剪刀分离纵隔**

A. 剪刀剪切宫腔内纵隔组织；B. 剪刀剪切隔板，接近宫底部

的灌流液。缺点有:①价格昂贵;②由光导纤维散射回的激光可损伤术者的视网膜,故需戴特殊的防护镜;③散射的激光可影响纵隔周围正常的子宫内膜,导致邻近内膜的损伤处上皮化缓慢;④手术时间较长。

4. 术中监护 由于子宫纵隔与子宫底部并无界限,子宫两角较深,子宫底的浆膜面可能有凹陷等因素,TCRS 术容易发生宫底部穿孔。因此,术中最好用腹腔镜和/或 B 超监护。

(1)腹腔镜监护:手术开始时腹腔镜检查可观察子宫外形,明确畸形类型,与双角子宫相鉴别。手术过程中腹腔镜可观察子宫肌壁的透光度,子宫浆膜层的变化,及时发现宫壁过薄,以防发生子宫穿孔。切割接近宫底部时,需行透光试验及反向透光试验,观察子宫底的厚度,掌握切割深度,适时提醒术者终止手术。

1)透光试验:切割接近子宫底部时,宫腔镜贴近宫底部及两侧宫角部创面,腹腔镜放置适当位置并调暗光线,或将腹腔镜贴近子宫底部的浆膜层并取下光源,腹腔镜术者观察子宫肌壁的透光度(图 9-5-20)。宫腔镜电极切割的子宫壁愈薄,腹腔镜术者在腹腔镜下观察的宫壁透光愈清晰。

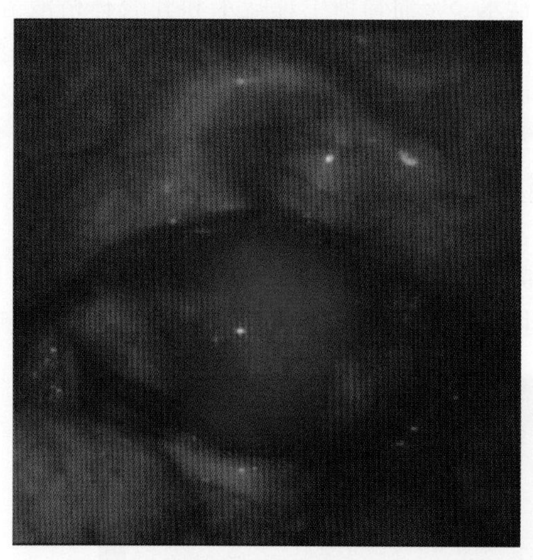

图 9-5-20 **腹腔镜下透光试验,观察宫底透光度均匀**

2)反向透光试验:将腹腔镜光源调亮,贴在子宫底部的浆膜上,降低宫腔镜光源亮度,宫腔镜术者观察子宫肌壁透光度,宫腔镜电极切割的子宫壁愈薄,宫腔镜术者在宫腔镜下观察的光亮也愈清晰,此为反向透光试验(图 9-5-21)。

(2)腹部超声监护:子宫畸形诊断明确,或子宫纵隔二次宫腔镜手术时,无须行腹腔镜监护,可仅行腹部超声监护。于手术开始前先测量纵隔末端与基底的长度、纵隔的宽度及宫底厚度(图 9-5-22)。手术过程中超声扫查可引导宫腔镜电极的操作,随时行横切扫查,观察切割纵隔组织的强回声光带是否居中。切割至宫底部时,观察宫底厚度,保留宫底肌壁厚度在 0.7~1.1cm 之间,提示术者应停止切割。纵隔完全切除后,超声下观察子宫正中一个形态正常的宫腔(图 9-5-23)。

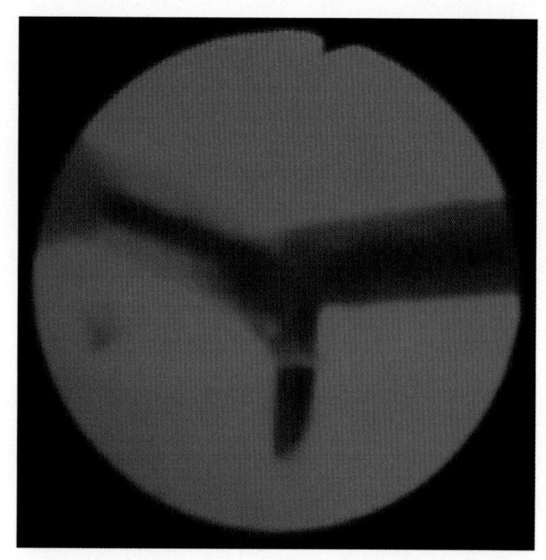

图 9-5-21 **反向透光试验,宫腔镜下观察宫底透光度均匀**

5. 术中复杂情况及处理 宽大纵隔影响宫腔电切镜操作,使切除纵隔发生困难,可改用剪刀行机械性分离切除或激光光纤切开。完全性子宫纵隔只需切除宫体部分的纵隔,宫颈内的隔板可以保留。Rock 等报道 1985~1998 年宫腔镜手术治疗完全子宫纵隔 21 例,均保留宫颈纵隔,术后尝试妊娠的 15 例中 14 例分娩活婴,术后病率低。

(二)宫腔镜双角子宫成形术

1. 腹腔镜监护宫腔镜不全双角子宫电切术 是

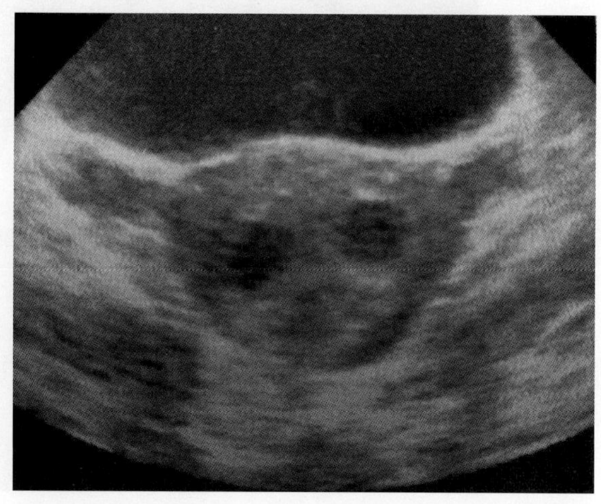

图 9-5-22 **腹部超声监护宫腔镜子宫纵隔手术,横切扫查见猫眼征**

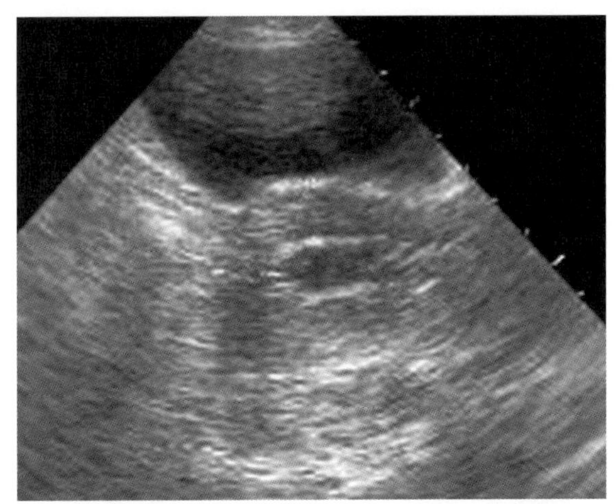

图 9-5-23　宫腔镜子宫纵隔电切手术结束后 B 超观察宫腔形态

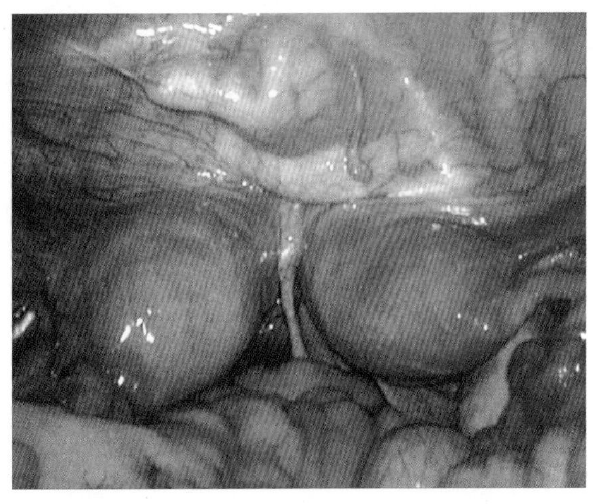

图 9-5-25　完全双角子宫腹腔镜检查
两侧宫角远离，宫底浆膜层凹陷达宫颈内口水平以下

在腹腔镜监护下，宫腔镜切割宫底内凸组织直至宫底厚度与其他宫壁均匀一致。具体手术步骤如下：

（1）宫腹腔镜联合检查明确子宫畸形类型：腹腔镜检查观察盆腔子宫、双侧输卵管和卵巢的形态、大小，有无粘连及其他病变。重点检查子宫底形态，双侧宫角位置，宫底正中凹陷程度等。通常情况下，双角子宫的宫底浆膜面横宽，两侧宫角远离，宫底正中有不同程度凹陷（图 9-5-24、9-5-25）。宫腔镜顺序观察宫颈管及宫腔形态，着重观察宫颈及宫腔数量，双侧宫腔形态，以及两侧宫腔分离位置。宫腔镜下可见两侧略狭长宫腔，宫腔顶端可见单侧输卵管开口，两侧宫腔分离位置可在宫腔上段、中段、下段，或宫颈内口水平、宫颈管内等（图 9-5-26、9-5-27）。镜下可测量双侧宫腔长度、宫底正中与宫颈外口距离、宫颈管长度等。

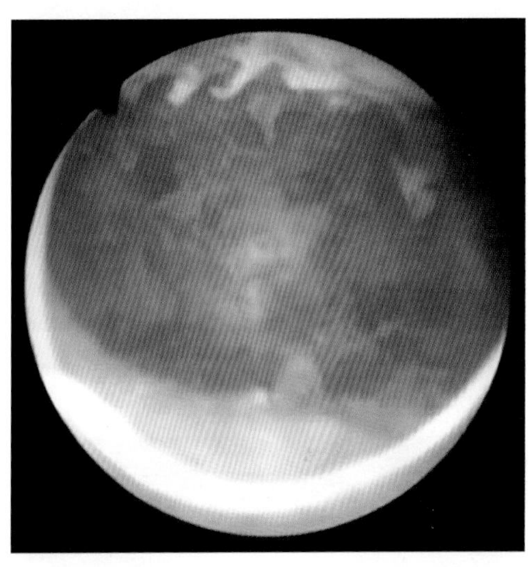

图 9-5-26　不全双角子宫宫腔镜检查
宫底正中凸向宫腔，最低处达宫腔中段

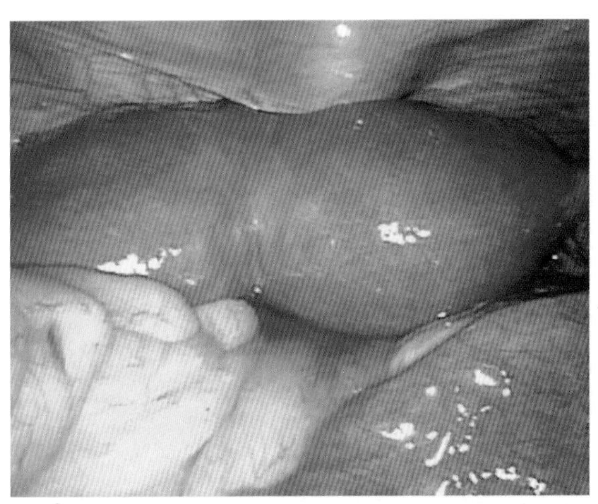

图 9-5-24　不全双角子宫腹腔镜检查
宫底横宽，两侧宫角远离，宫底正中浆膜层凹陷，凹陷最低处达子宫中段

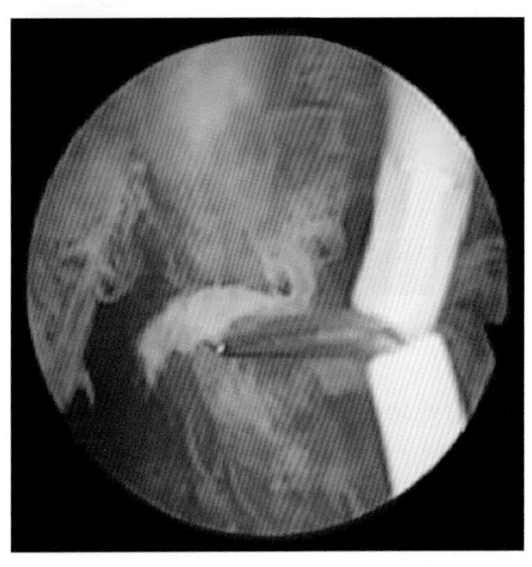

图 9-5-27　完全双角子宫宫腔镜图像
两侧宫腔分离，宫颈管内可见隔板末端

（2）宫腔镜电切手术：用宫腔镜环形电极切割或针状电极划开宫腔的隔板组织及宫底增厚的肌壁组织，至宫底厚度与其他宫壁均匀一致（图 9-5-28、9-5-29）。手术方法与宫腔镜子宫不全纵隔电切术相似，但因宫腔隔板一般较短，必须十分注意切割深度及方向，需分次较浅切割或划开，切勿切割过深，伤及子宫底，发生子宫穿孔（图 9-5-30）。手术结束时将镜体退至宫颈内口水平，观察宫腔形态及对称性（图 9-5-31）。

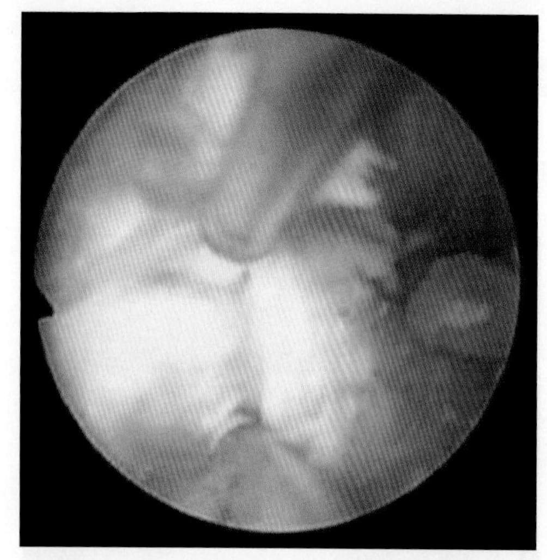

图 9-5-28　宫腔镜环形电极切割双角子宫宫腔内隔板

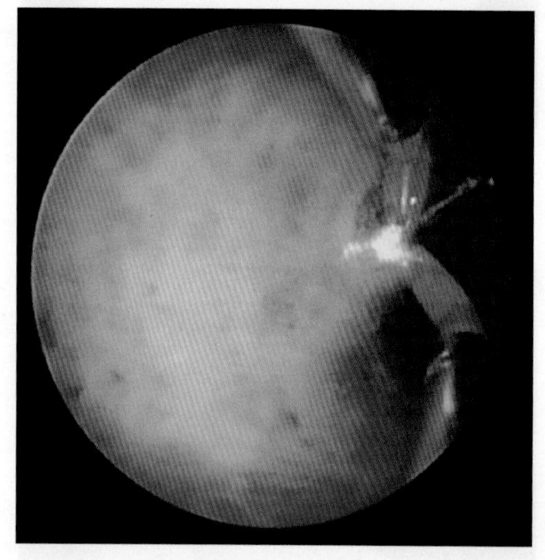

图 9-5-29　宫腔镜针状电极划开双角子宫宫腔内隔板

（3）腹腔镜监护和透光试验：术中行腹腔镜监护，监督手术进程，随时行透光试验及反向透光试验，观察宫壁透光度。若发现局部宫壁强透光，提示此处肌壁很薄，需及时终止手术（图 9-5-32、9-5-33）。

2. 宫腔镜辅助腹腔镜完全双角子宫融合术　是

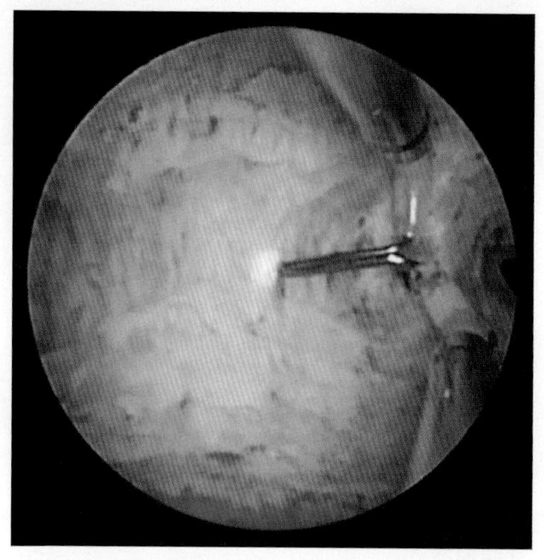

图 9-5-30　宫腔镜针状电极小心修整宫底创面

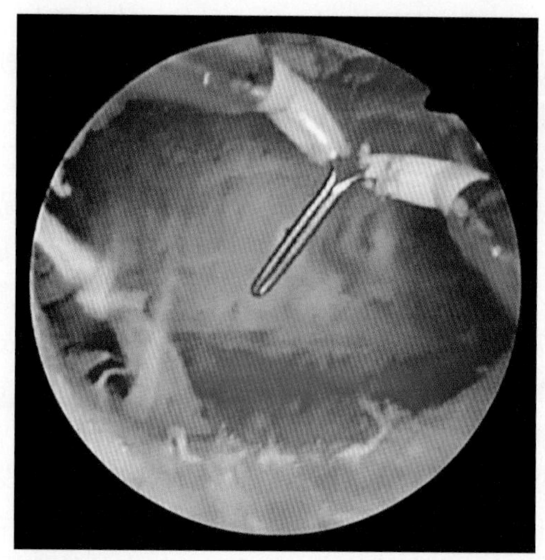

图 9-5-31　手术结束时将镜体退至宫颈管内，观察宫腔形态及对称性

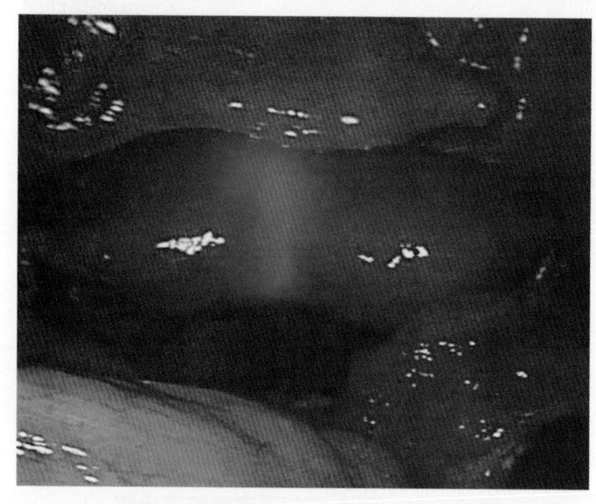

图 9-5-32　透光试验
切割结束时腹腔镜观察两侧宫角连接处肌壁透光均匀

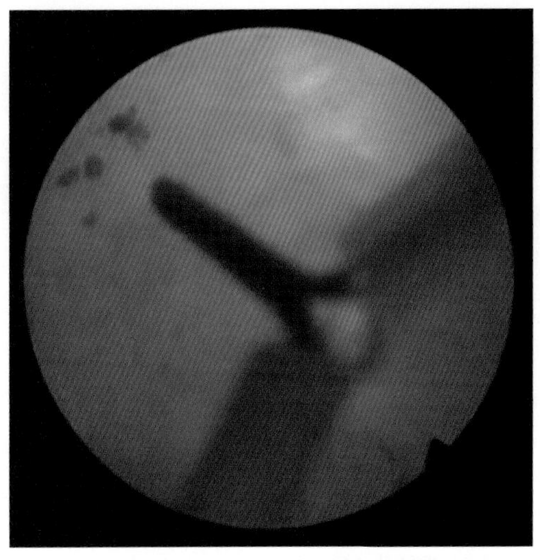

图 9-5-33 **反向透光试验**
宫腔镜下观察子宫底部透光明显

先行宫腔镜切割隔板及宫底肌壁至人工穿孔，再行腹腔镜缝合宫底创面的方法。具体手术步骤如下：

（1）先于腹腔镜下子宫体部注射稀释的血管收缩剂，如垂体后叶素稀释液，以减少术中子宫创面出血（图 9-5-34）。

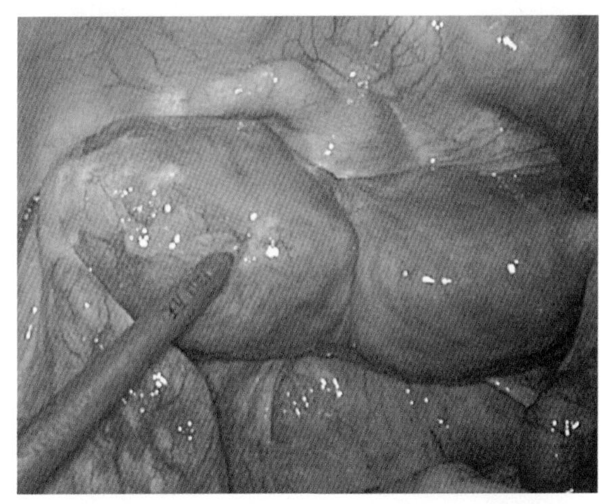

图 9-5-34 **腹腔镜下于双角子宫体部注射稀释的血管收缩剂**

（2）在腹腔镜监护下，用宫腔镜环形电极切割或针状电极划开宫腔内隔板，并进一步切割子宫底正中肌壁，深达浆膜层，形成人工穿孔，子宫底完全与腹腔相通（图 9-5-35AB、9-5-36）。

（3）腹腔镜下用单极电铲或电针自浆膜层破口处横行扩大创口，向两侧宫角延伸，打开宫底肌壁全层，切割终止于距双侧子宫角约 1.5cm（图 9-5-37）。将两侧子宫创面拉近，纵向分层缝合，最后形成一个正常形态的子宫（图 9-5-38AB、9-5-39AB、9-5-40）。

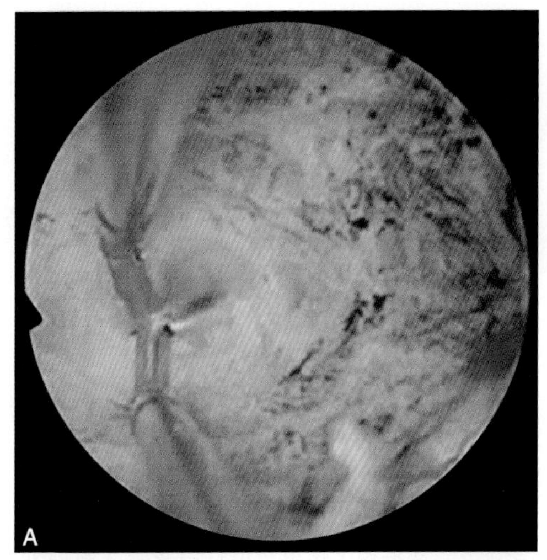

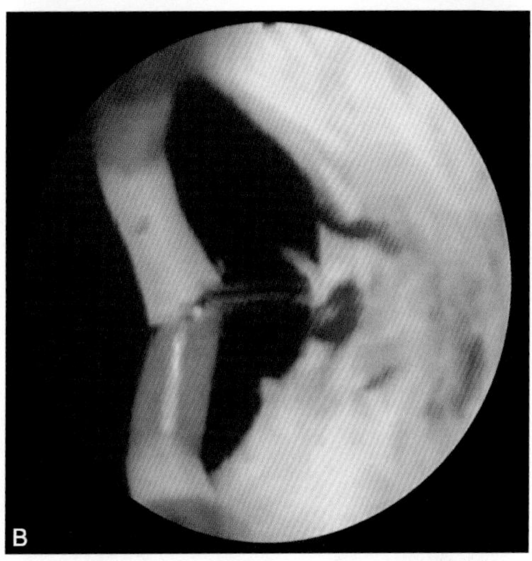

图 9-5-35 **宫腔镜切割宫底部肌壁**
A. 针状电极切割宫底隔板及肌壁；B. 针状电极划开宫底部肌壁，造成穿孔，继续切割扩大创口

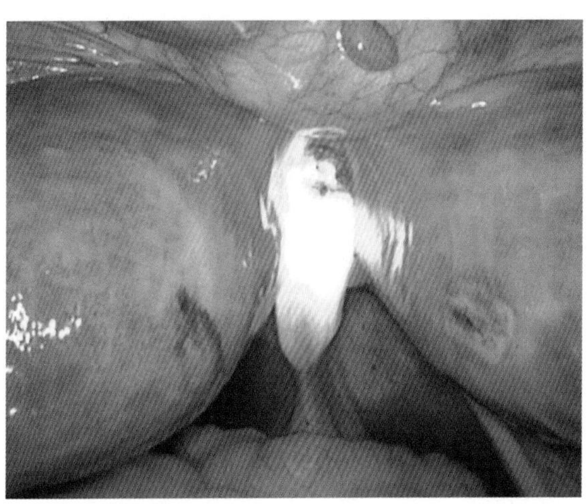

图 9-5-36 **腹腔镜监护见两侧宫体连接处子宫肌壁创口，有膨宫液流出**

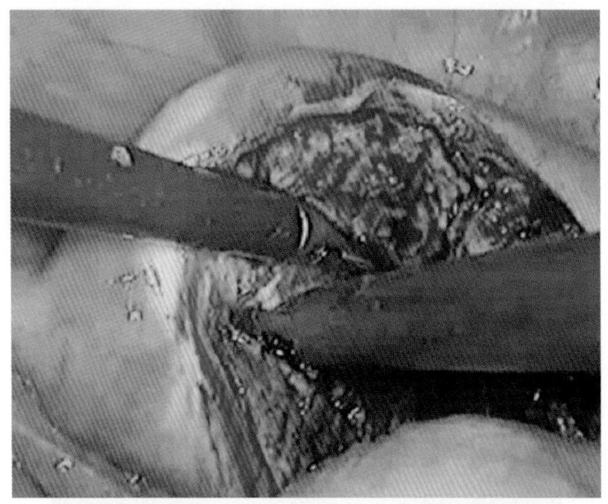

图 9-5-37 腹腔镜下用单极电针自浆膜层破口处向左侧横行扩大创口，打开宫体内侧肌壁全层，至距左侧子宫角约 1.5cm

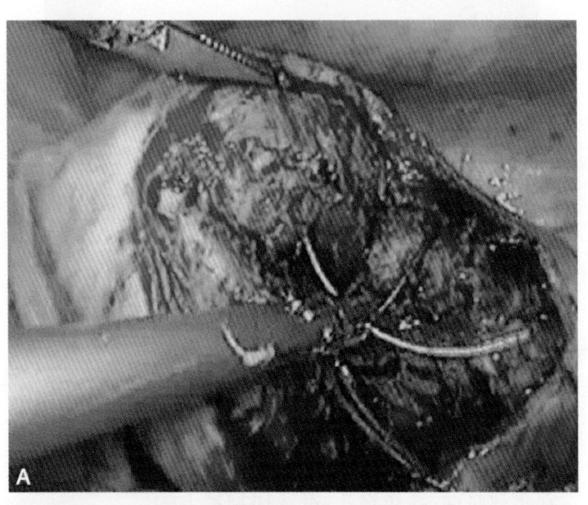

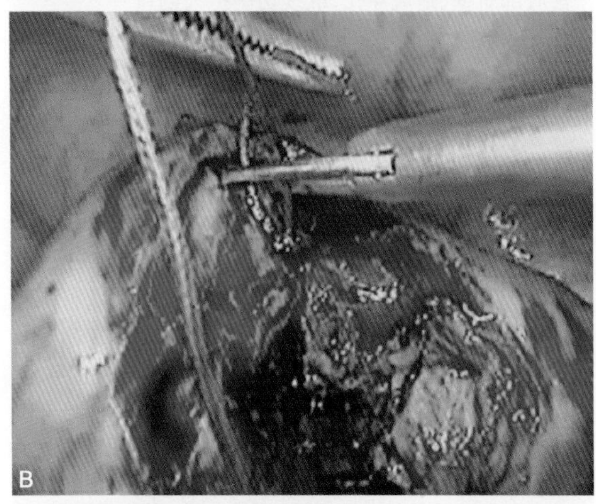

图 9-5-38 腹腔镜间断缝合子宫前壁创面
A. 可吸收线缝合左侧肌壁创面；B. 缝合打结后剪断多余缝线

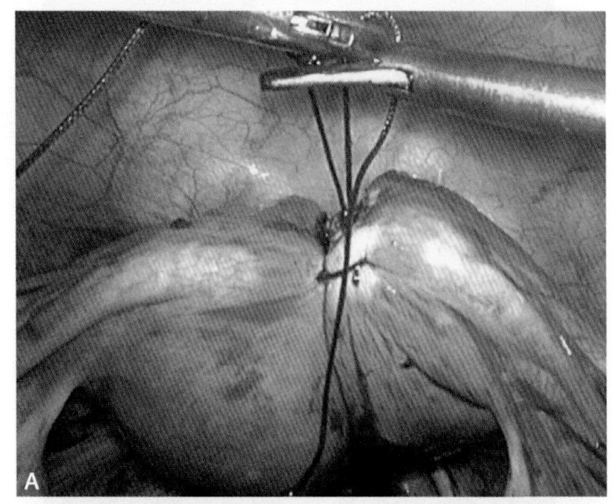

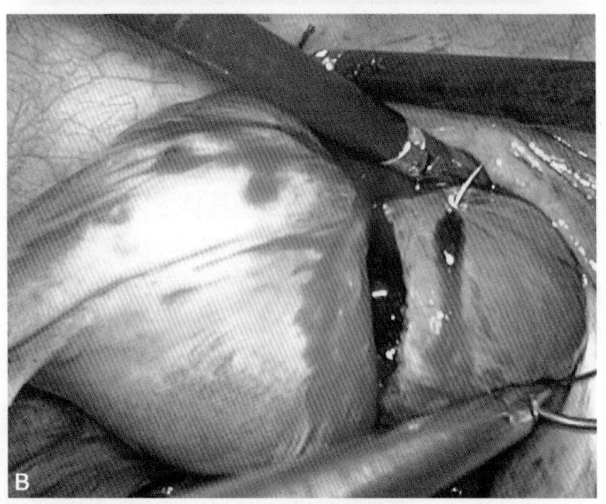

图 9-5-39 腹腔镜缝合子宫底部及后壁创面
A. 可吸收线缝合子宫底部创面浆肌层后打结，剪除多余缝线；B. "U"字缝合子宫后壁创面浆肌层（右侧创面）

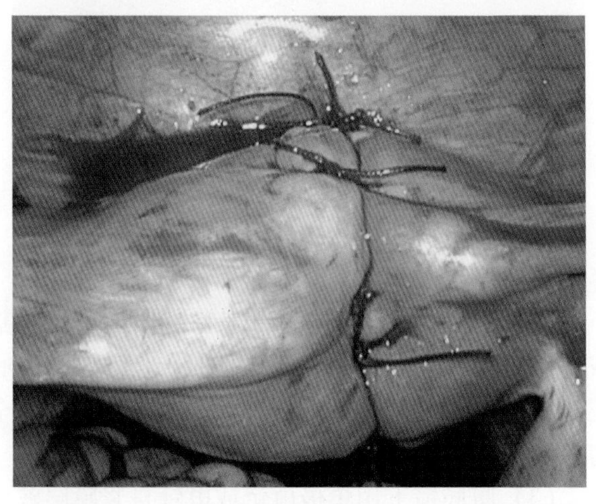

图 9-5-40 宫腹腔镜联合子宫融合术后子宫形态

（三）宫腔镜斜隔子宫成形术

1. 宫腹腔镜联合检查明确子宫畸形类型　腹腔镜检查除外单角子宫和残角子宫。明确子宫外形，观察输卵管、卵巢及盆腔情况。子宫体位置正常，宫腔内有积血或积液者子宫膨大，盆腔可见陈旧血块和粘连（图 9-5-41）。宫腔镜下见宫腔呈狭长的单角状，可见一侧输卵管开口（图 9-5-42）。

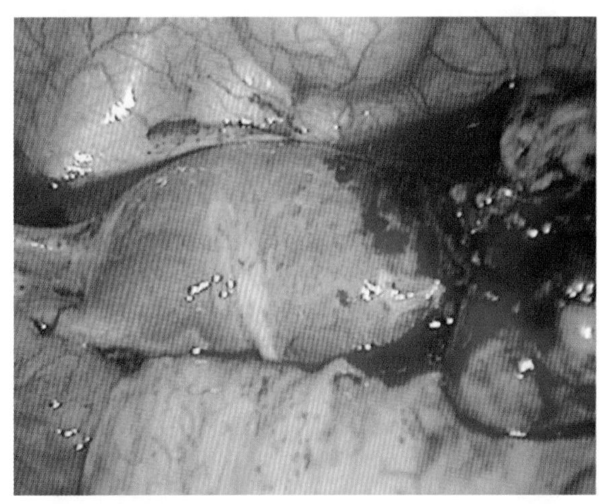

图 9-5-41　斜隔子宫腹腔镜检查
子宫稍大，右侧饱满。宫底横宽，中央略凹陷。右侧附件见包块，有巧克力样液体流出。盆腔可见陈旧积血

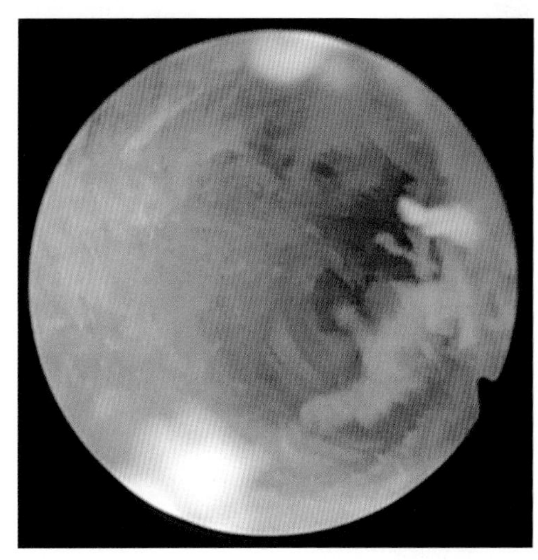

图 9-5-42　斜隔子宫宫腔镜检查
宫腔狭长，右侧壁为斜隔组织

2. 行宫腔镜子宫斜隔切除术　若斜隔厚，无法判定电切方向，也可在腹腔镜下穿刺针穿刺斜隔侧宫角，达宫腔内，为宫腔镜斜隔切除术做指示（图 9-5-43）。若腹腔镜监护仍无法指示宫腔镜切割方向，可行腹部超声监护。

（1）宫腔镜环形电极或针状电极向斜隔方向切割，切穿隔板，打开封闭宫腔，可见陈旧积血或积液

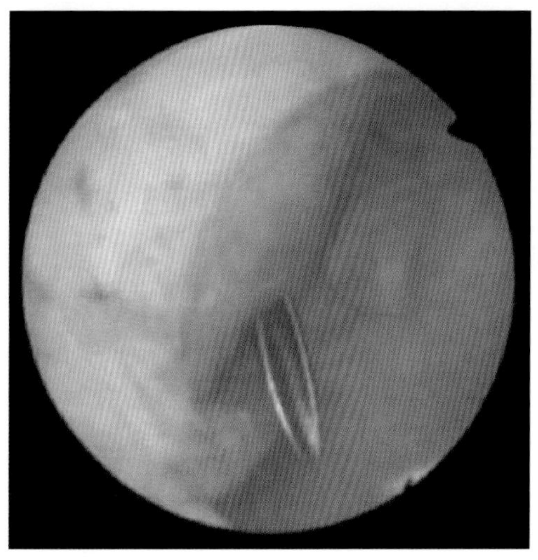

图 9-5-43　子宫斜隔，右侧壁为斜隔组织
腹腔镜穿刺针自子宫壁经右侧封闭宫腔穿透斜隔组织，达左侧宫腔内，指示宫腔镜手术

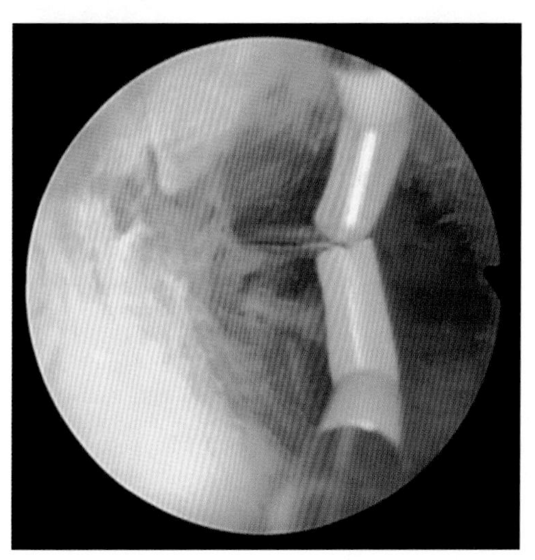

图 9-5-44　宫腔镜子宫斜隔电切术
针状电极划开右侧斜隔隔板

排出（图 9-5-44、9-5-45）。继续切割扩大切口，可见对侧宫腔内膜样组织（图 9-5-46）。然后按照子宫不全纵隔手术方法切割切除宫腔内隔板，并修整宫腔创面（图 9-5-47～9-5-49）。术毕宫腔镜退至宫腔下段或宫颈管内，观察宫腔形态（图 9-5-50）。

（2）宫腔镜手术即将结束时可行透光试验或反向透光试验，观察宫底肌壁的透光度（图 9-5-51）。

3. 腹部超声监护　某些情况下，如患者既往曾行腹腔镜手术，或不宜行腹腔镜手术，或腹腔镜下仍无法指引宫腔镜切割方向时，可行腹部超声监护。腹部超声监护可探查斜隔隔板的厚度和部位，观察封闭宫腔的大小和位置，引导宫腔镜手术切割方向，待打开隔板，显露封闭宫腔时，即可按照切割纵隔的方法行宫腔镜电切术（图 9-5-52）。

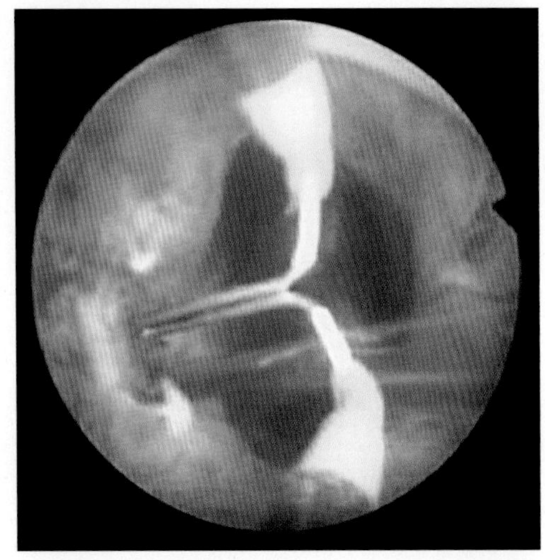

图 9-5-45 宫腔镜针状电极切通右侧斜隔隔板，见咖啡色陈旧血液及黏液流出

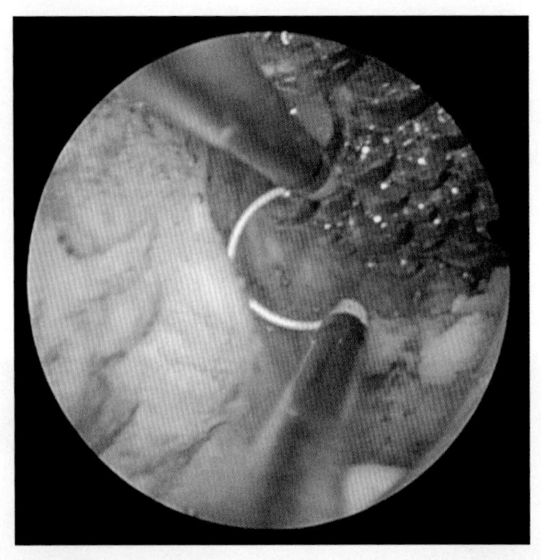

图 9-5-48 宫腔镜环形电极自左向右横向切割宫内隔板组织

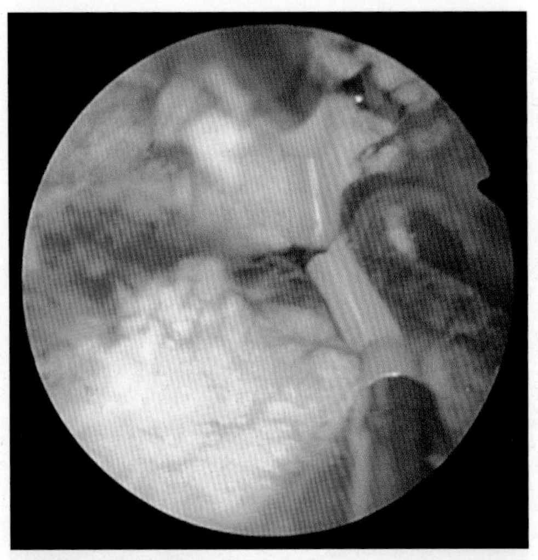

图 9-5-46 宫腔镜针状电极打开右侧斜隔隔板，可见粉红色子宫内膜及腔隙

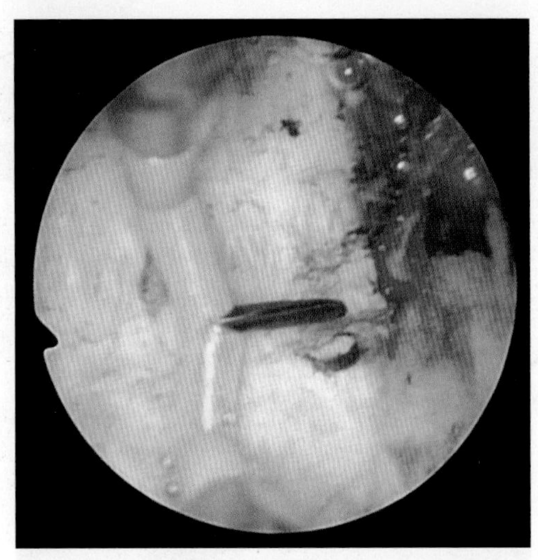

图 9-5-49 宫腔镜针状电极切割修整宫底部创面

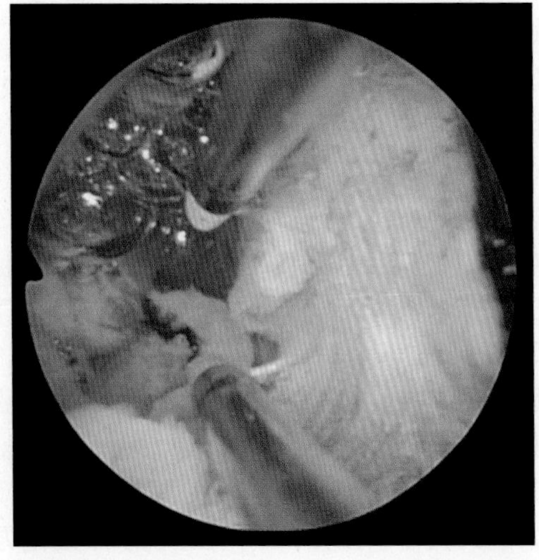

图 9-5-47 宫腔镜环形电极自先前封闭的右侧宫腔横向切割宫内隔板组织

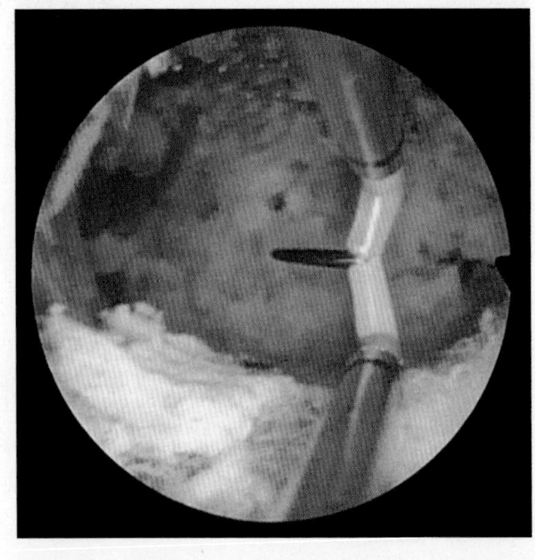

图 9-5-50 宫腔镜子宫右侧斜隔电切术毕检查宫腔形态正常

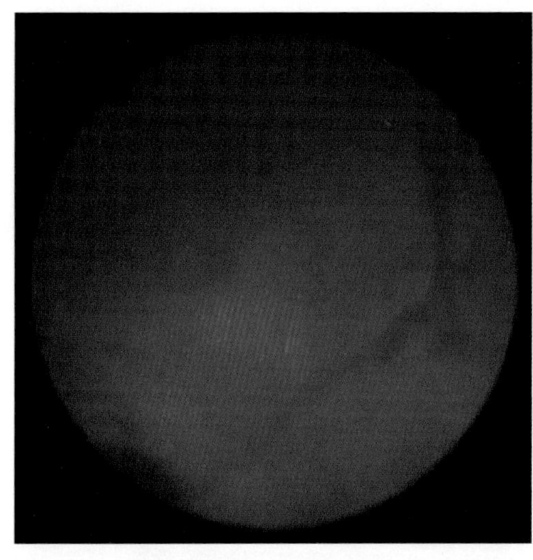

图 9-5-51　宫腔镜子宫斜隔电切术毕行反向透光试验，宫腔镜下观察宫底部透光均匀

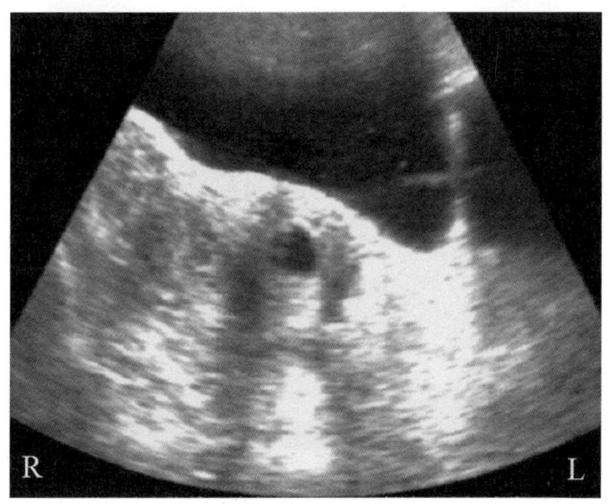

图 9-5-52　右侧斜隔子宫宫腔镜电切术中腹部超声监护（横切扫查），横切面可见两个宫腔，左侧宫腔为无回声区，有灌流液充盈；右侧不规则中低回声区为斜隔封闭的右侧宫腔

（四）宫腔镜单角子宫成形术

1. 宫腹腔镜联合检查明确子宫畸形诊断　腹腔镜探查盆腔情况，明确子宫畸形类型；观察单角子宫与残角子宫的大小、形态、位置及两者之间的关系，观察两侧输卵管及卵巢形态，有无盆腔积血、子宫内膜异位症、盆腔粘连等（图 9-5-53、9-5-54）。注意有无泌尿系统发育异常，如输尿管移位、肾脏异位等。宫腔镜观察单角子宫腔形态。单角宫腔狭长，可见同侧输卵管开口，与残角子宫常无交通（图 9-5-55、9-5-56）。

2. 行宫腔镜单角子宫矫形术　在腹腔镜监护下，宫腔镜环形电极或针状电极切割宫底及宫腔近中线宫壁的浅肌层，扩大宫腔形态（图 9-5-57AB、9-5-58AB）。

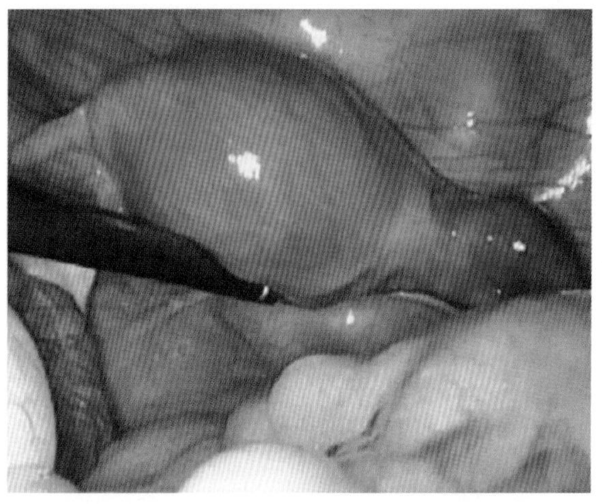

图 9-5-53　腹腔镜检查

腹腔镜下见左侧单角子宫，右侧残角子宫。两者共壁，两侧子宫分别与同侧输卵管卵巢相连

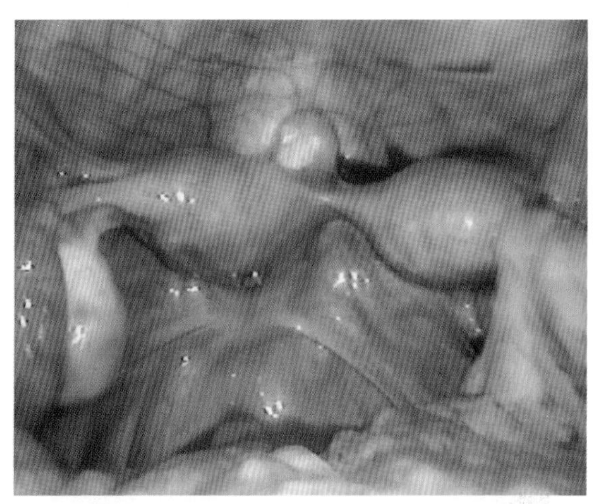

图 9-5-54　腹腔镜检查

患者 14 岁，初潮起经期腹痛 3 个月。腹腔镜下见左侧单角子宫，右侧残角子宫。残角子宫与单角子宫大小相同，饱满，与网膜粘连

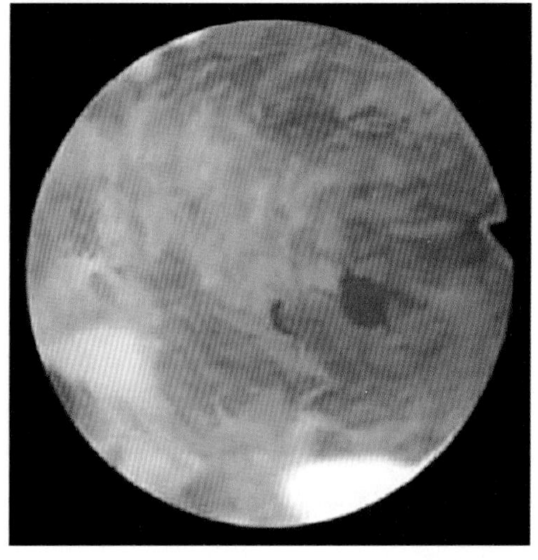

图 9-5-55　左侧单角子宫宫腔镜检查

宫腔狭长，可见输卵管开口，与右侧残角子宫无交通

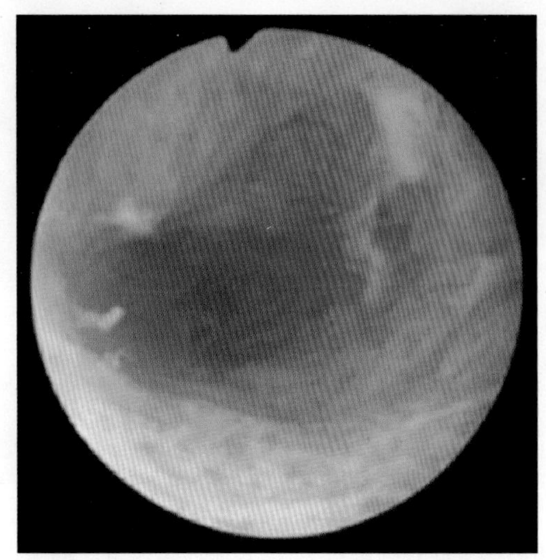

图 9-5-56 **右侧单角子宫宫腔镜检查**
宫腔狭长，可见输卵管开口，与左侧残角子宫无交通

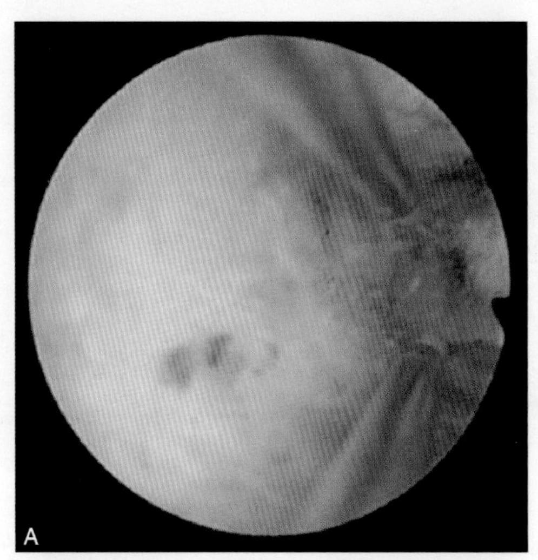

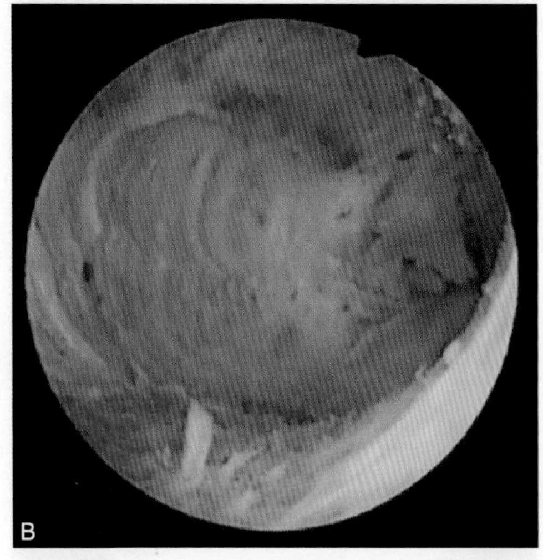

图 9-5-57 **宫腔镜环形电极电切左侧单角子宫**
A. 环形电极纵向切割单角子宫宫腔右侧浅层肌壁；
B. 环形电极切割宫腔右侧壁后创面

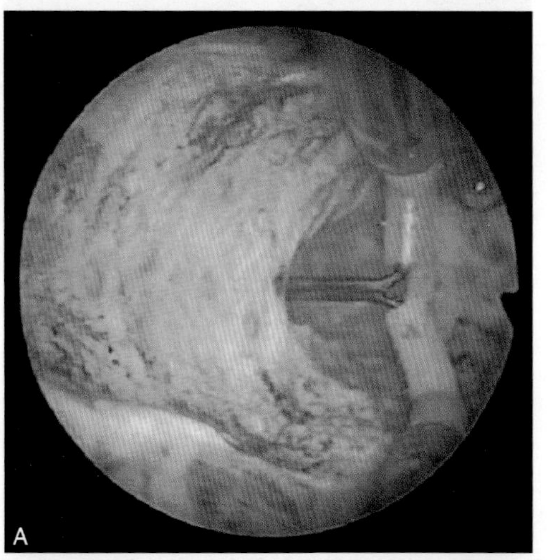

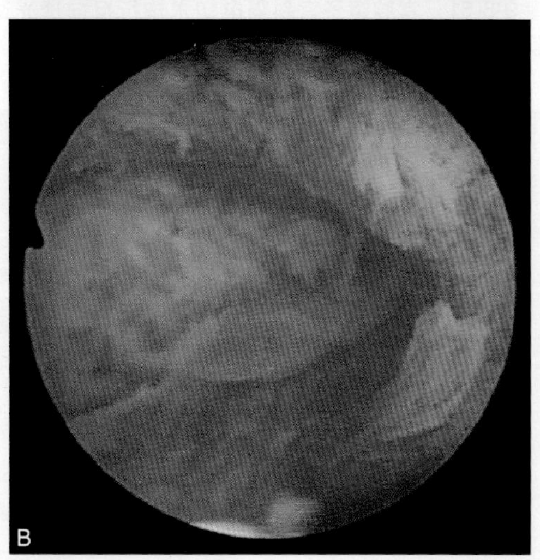

图 9-5-58 **宫腔镜针状电极切割左侧单角子宫**
A. 针状电极纵向划开单角子宫宫腔右侧浅层肌壁；
B. 针状电极切割宫腔右侧壁后创面

3. 腹腔镜监护　由于单角子宫偏小，肌壁较薄，切割肌壁时容易造成宫壁过薄和子宫穿孔，因此术中腹腔镜监护非常重要。切割过程中腹腔镜观察子宫肌壁宫腔镜透光度，切割的子宫壁愈薄，腹腔镜术者在腹腔镜下观察的光亮愈清晰，如看到宫壁较强的光亮，说明宫壁已薄，即将发生子宫穿孔，术者应即刻终止手术。切割结束时行透光试验和反向透光试验，腹腔镜和宫腔镜下观察宫壁的透光度。子宫壁的透光度应均匀一致（图 9-5-59、9-5-60）。

4. 腹腔镜手术　视残角子宫及同侧输卵管情况可行腹腔镜输卵管绝育术或腹腔镜输卵管切除术，有功能的残角子宫需行腹腔镜残角子宫及输卵管切除术（图 9-5-61、9-5-62）。

（五）宫腔镜 T 型子宫成形术

1. 宫腔镜检查　观察宫腔，宫底部呈弓形，双侧宫角深；宫腔上段狭窄；中下段侧壁肌肉肥厚，呈

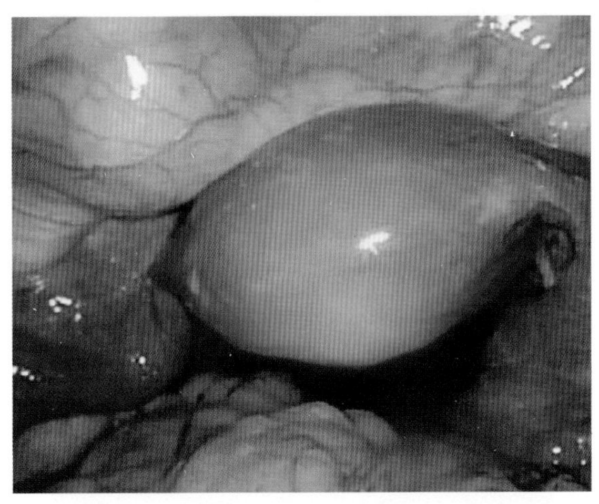
图 9-5-59　右侧单角子宫，宫腔镜切割子宫壁时进行腹腔镜监护，观察子宫肌壁透光度

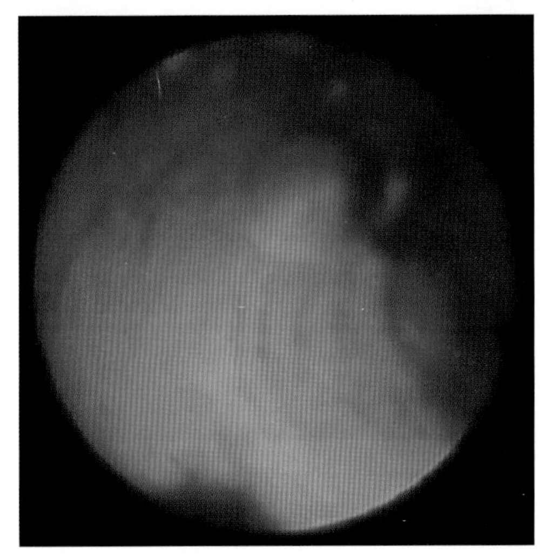
图 9-5-60　单角子宫电切术毕行反向透光试验。宫腔镜下观察宫壁透光度

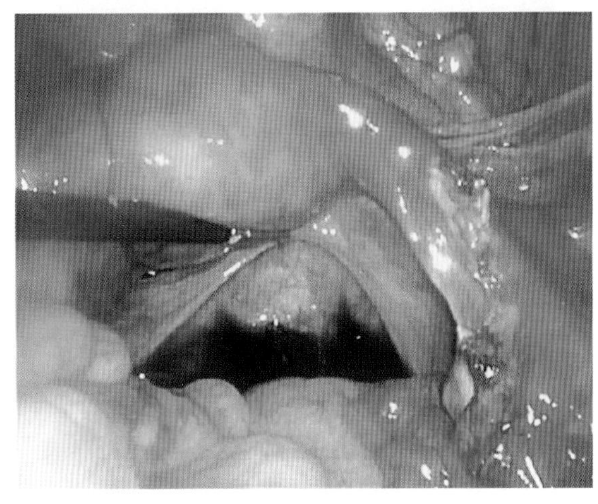
图 9-5-61　腹腔镜右侧残角子宫输卵管绝育术后

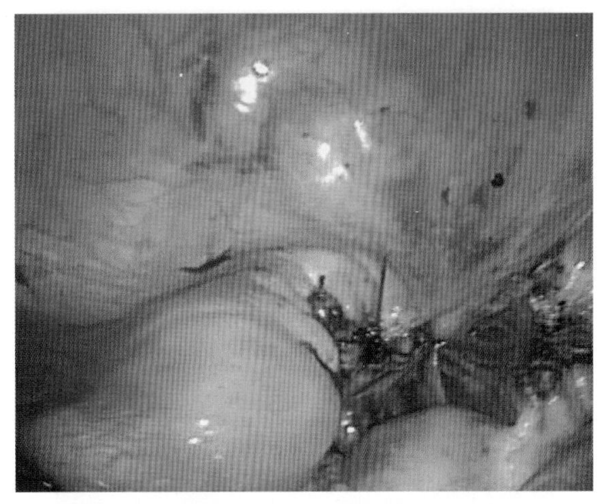
图 9-5-62　腹腔镜右侧残角子宫和输卵管切除术后

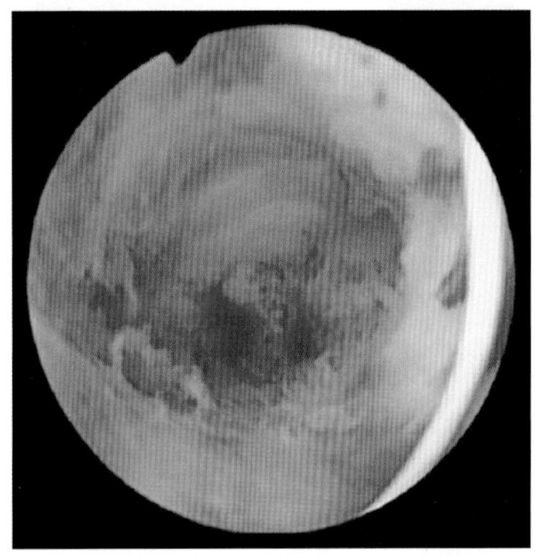
图 9-5-63　宫腔镜 T 型子宫。观察宫底部呈弓形，双侧宫角深，宫腔上段狭窄；中下段侧壁肌肉肥厚，呈筒形

筒形。整个宫腔呈"T"形改变(图 9-5-63)。

2. 宫腔镜手术　用宫腔镜环形电极切割子宫侧壁肥厚内聚的肌层(图 9-5-64AB)，术毕检查宫腔，宫腔容积扩张，形态正常(图 9-5-65)。

也可用宫腔镜针状电极划开子宫侧壁肥厚内聚的肌层(图 9-5-66AB)；宫底部呈弓形者可用针状电极适度划开宫底部增厚肌壁(图 9-5-67)。术毕检查宫腔，宫腔形态正常(图 9-5-68)。

3. 腹腔镜监护　T 型子宫宫腔镜手术可行腹腔镜监护。腹腔镜可观察盆腔情况、子宫外形，除外其他类型的子宫畸形。腹腔镜下 T 型子宫小、形态正常，宫底无凹陷(图 9-5-69)。宫腔镜术时腹腔镜可随时观察子宫肌壁的透光度，避免发生损伤。术中子宫底部及体部肌壁应透光均匀，无强透光及浆膜层水泡形成(图 9-5-70)。

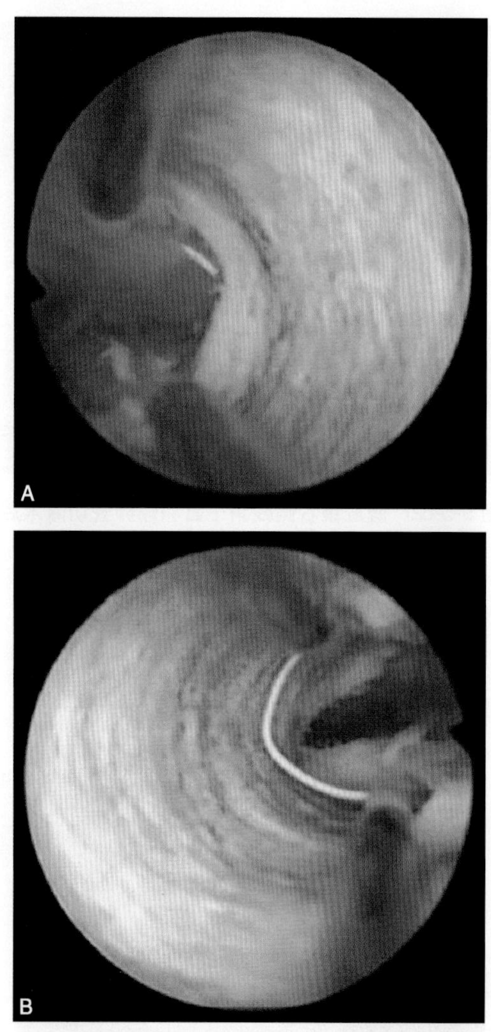

图 9-5-64　宫腔镜 T 型子宫矫形术
A. 环形电极切割子宫左侧壁；B. 环形电极切割子宫右侧壁

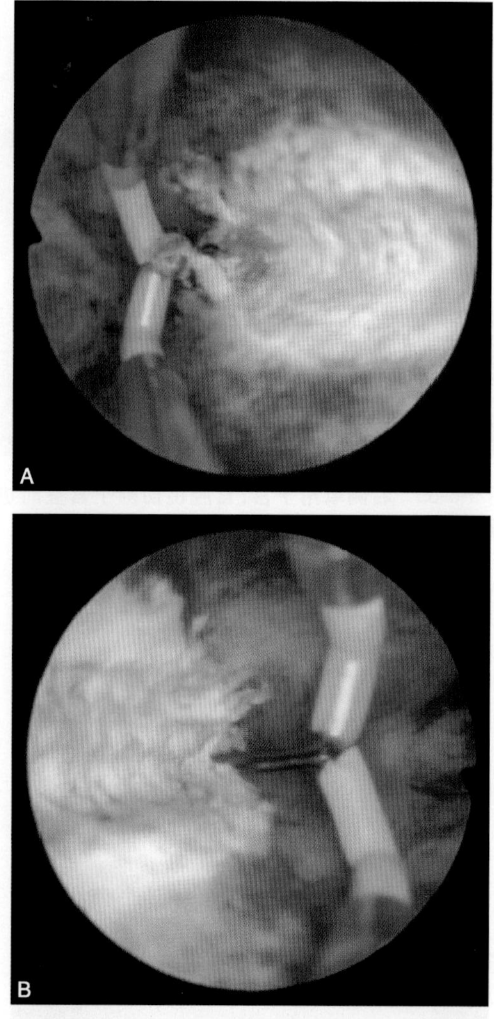

图 9-5-66　宫腔镜 T 型子宫矫形术
A. 针状电极切割子宫左侧壁；B. 针状电极切割子宫右侧壁

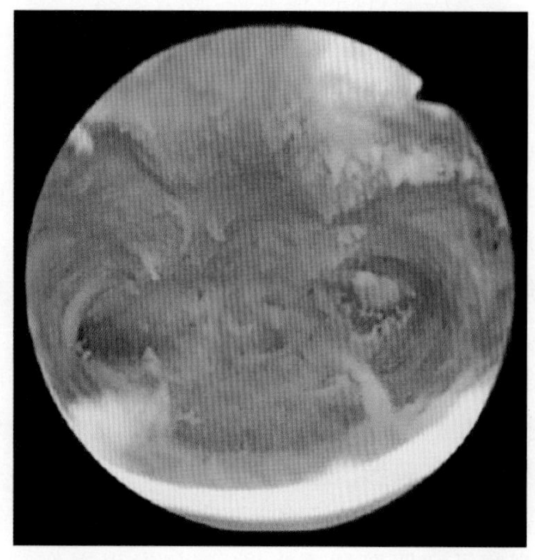

图 9-5-65　宫腔镜环形电极扩大宫腔后宫腔形态

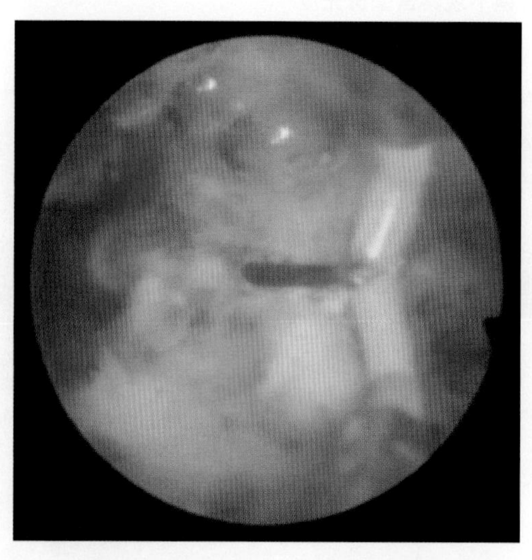

图 9-5-67　宫腔镜针状电极切割宫底部增厚肌壁

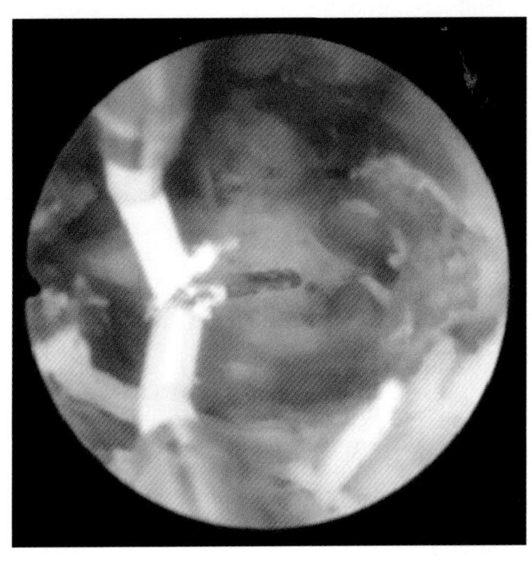

图 9-5-68　宫腔镜针状电极扩大宫腔后宫腔形态

4. 腹部超声监护　子宫畸形诊断明确时可行B型超声监护。宫腔镜术中腹部超声可观察宫腔镜电极切割深度及方向；手术结束时观察宫腔形态；必要时引导宫腔放置Foley球囊压迫止血。

（六）宫腔镜弓型子宫成形术

1. 宫腔镜手术　宫腔镜下观察可见宫底宽厚、内凸，但无明确隔板（图 9-5-71）。弓型子宫的宫底略厚于正常宫壁厚度，通常不用环形电极切割。可用宫腔镜针状电极适度划开宫底部浅层肌壁，每次较浅切割，并修整两侧近宫角部创面，使形成平坦的子宫底（图 9-5-72～9-5-74）。

2. 腹腔镜监护　腹腔镜可观察盆腔情况、子宫外形，除外其他类型的子宫畸形。腹腔镜下弓型子宫宫底浆膜面大致正常，有时略宽平，但无明显凹陷（图 9-5-75）。宫腔镜术时腹腔镜可随时观察子宫肌

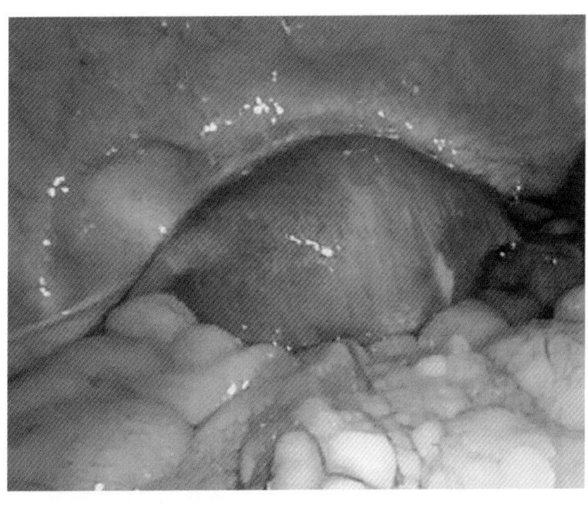

图 9-5-69　腹腔镜下T型子宫。见子宫略小、形态正常，宫底无凹陷

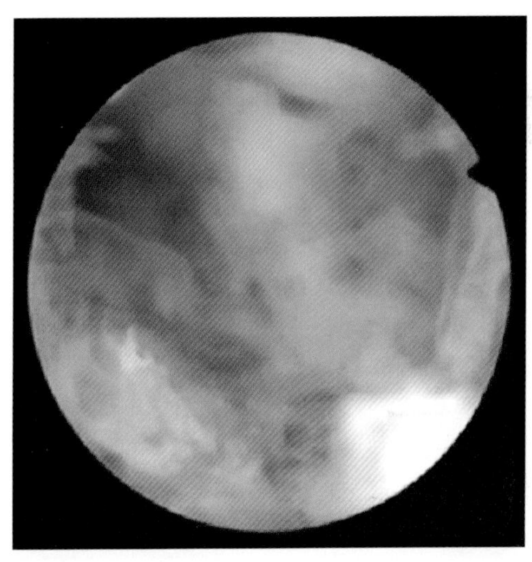

图 9-5-71　宫腔镜弓型子宫。观察宫底部肌壁增厚，无明确隔板

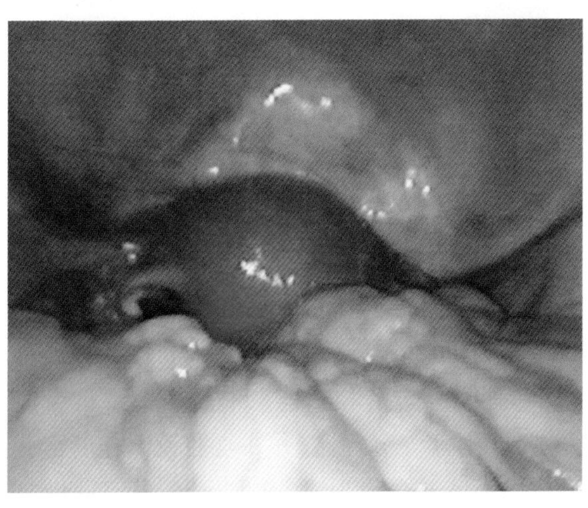

图 9-5-70　T型子宫宫腔镜手术过程中腹腔镜观察子宫肌壁透光度

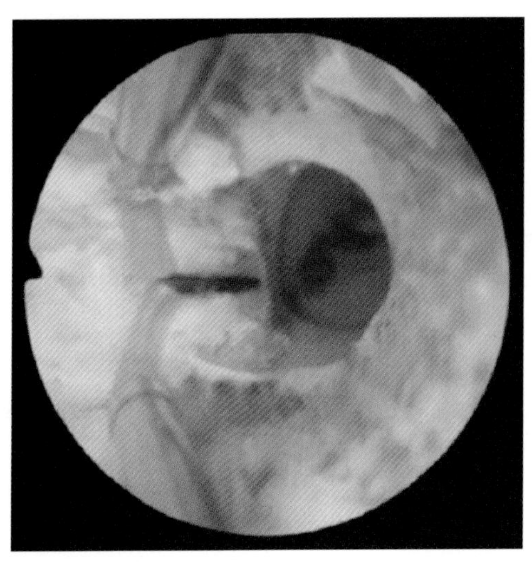

图 9-5-72　宫腔镜针状电极切割宫底部增厚肌壁（近左侧宫角）

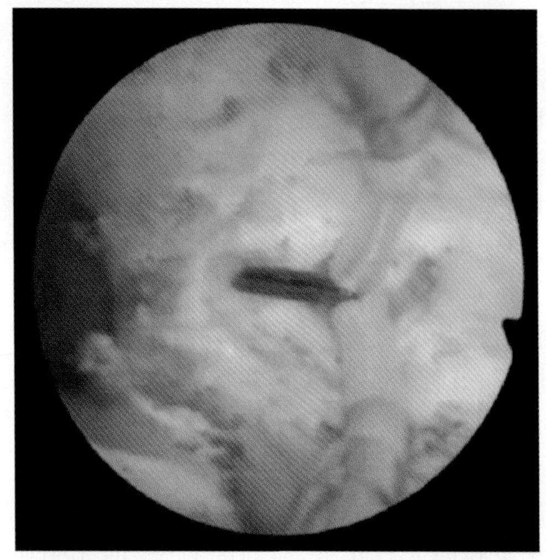

图 9-5-73　宫腔镜针状电极切割宫底部增厚肌壁

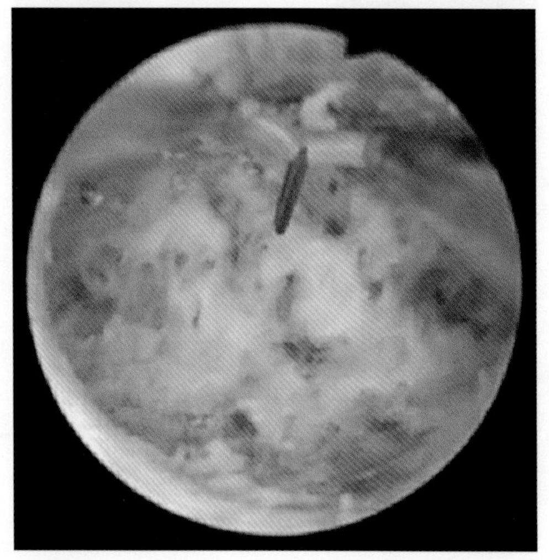

图 9-5-74　宫腔镜针状电极切割宫底浅层肌壁后宫腔形态

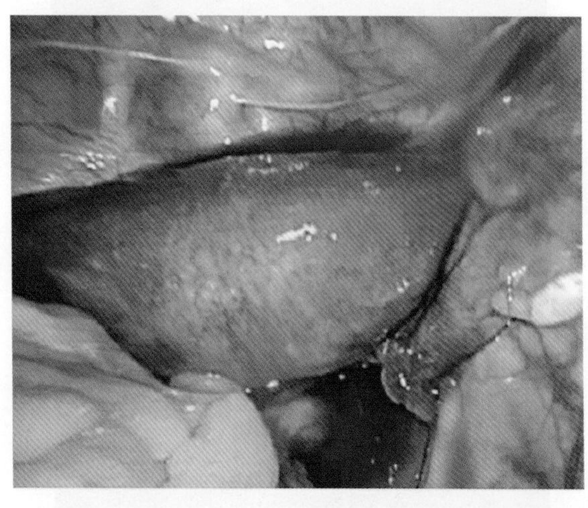

图 9-5-75　腹腔镜下弓型子宫。见子宫大小正常，宫底略宽平，无明显凹陷

壁的透光度，避免发生损伤。

3. 腹部超声监护　子宫畸形诊断明确时可行 B 超监护。宫腔镜术中腹部超声可观察宫腔镜电极切割深度及方向；手术结束时可观察宫腔形态。

五、术后处理

（一）IUD、人工周期及宫腔镜二探检查

术后是否使用大剂量天然雌激素和放置 IUD 皆有争议。雌激素可加速切除纵隔后裸露区的上皮化，故术后可人工周期治疗 2 个月。未用人工周期者术后 4 周、8 周做宫腔镜二探检查，应用人工周期者每周期撤退性出血干净 3~7 天行宫腔镜检查，观察宫腔形态和宫腔创面恢复情况（图 9-5-76）。有时可见子宫纵隔术后子宫底部有残留隔板，只要残隔长度<1cm 则无临床意义，可不处理。术后宫腔置 IUD 者于术后 8 周行宫腔镜检查时取出 IUD 并尝试妊娠。若残隔较长，或宫腔内形成粘连，可行二次宫腔镜手术切除（图 9-5-77、9-5-78）。

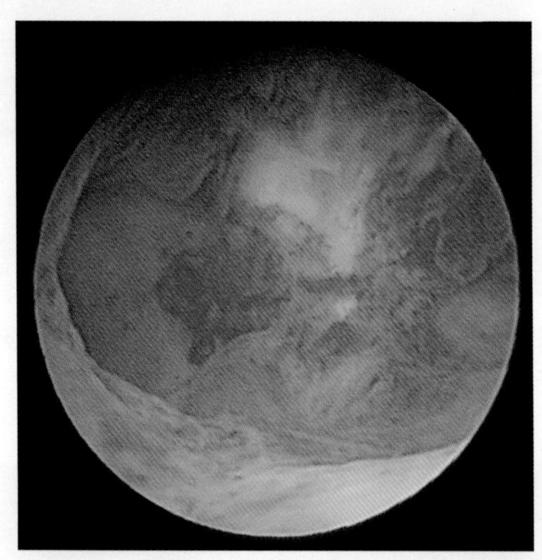

图 9-5-76　宫腔镜子宫纵隔电切术后 8 周宫腔镜二探检查，宫底正中可见苍白色瘢痕

（二）双角子宫

宫腔镜双角子宫矫形术后和腹腔镜双角子宫融合术后宫腔可放置节育器 2 个月，同时口服雌、孕激素 2 个周期，以防宫腔粘连。术后 2 个月宫腔镜二次探查，取出宫内节育器，并在宫腔镜下分离宫底部新形成粘连或残余隔板（图 9-5-79）。若宫腔恢复良好，宫腔镜矫形术者即可试妊娠，腹腔镜双角子宫融合术者术后避孕 6 个月即可试妊娠。

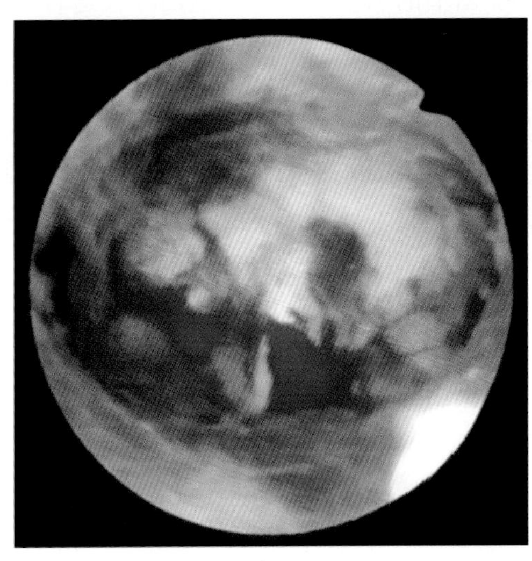

图 9-5-77　宫腔镜子宫纵隔电切术后 4 年，宫腔镜下见宫底部短而宽的残隔，超声测量长约 1.5cm

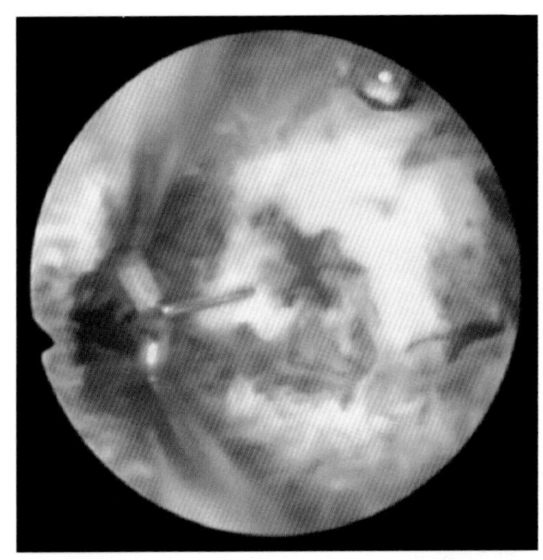

图 9-5-78　宫腔镜针状电极分离残隔

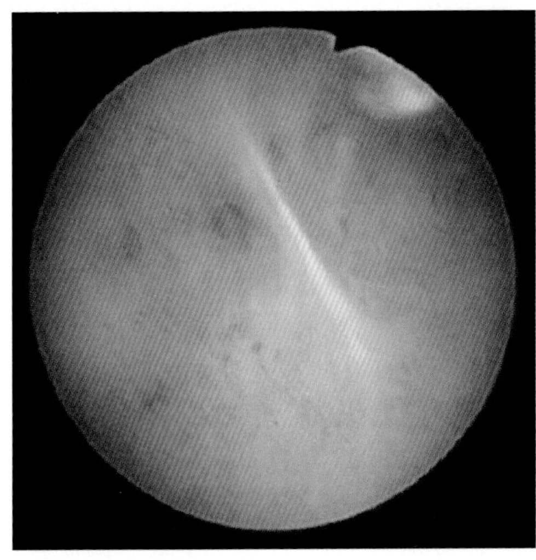

图 9-5-79　双角子宫宫腔镜电切术后 81 天宫腔镜二探。宫底正中可见纵向瘢痕

六、手术并发症的发现与处理

（一）术中和术后近期并发症

宫腔镜子宫畸形矫形术已经成为许多类型子宫畸形有效的微创手术方法，但是因为子宫先天性形态异常，宫腔镜术中发生并发症的概率也较高。早年文献报道较多的为子宫穿孔，如 Vercellini 等报道 23 例宫腔镜子宫纵隔电切术发生子宫穿孔 1 例（4.3%）。随着手术技术的进步，其发生率已明显降低。2016 年，Vigoureux 等报道 108 例宫腔镜子宫畸形矫形术，发生子宫穿孔 2 例（1.9%），且此 2 例术中皆未用腹部超声或腹腔镜监护。此外尚有宫腔镜子宫矫形术发生灌流液过量吸收、空气栓塞、术后出血的报道。其处理方法详见第十二章。

（二）宫腔粘连和残留纵隔

术后宫腔镜二探检查发现宫腔粘连或子宫纵隔未完全切除（>1.0cm）者，需行二次手术。Fedele 等研究了残余隔板<1.0cm 者的生殖预后。宫腔镜剪刀分离或电切切除术后残余隔板在 0.5～1.0cm 的 17 例患者，与无残留或残留<0.5cm 者 50 例进行比较，术后 18 个月第一组 44.5%妊娠，第二组 52.7%妊娠，两组无差异。术后 18 个月活产率各为 27.5%和 36%，两组无差异，提示 B 超确定纵隔残留 0.5～1cm 的生殖预后与完全或近完全切除者无区别。

（三）子宫破裂

宫腔镜子宫畸形矫形术后妊娠患者，需注意发生妊娠晚期子宫破裂（uterine rupture）的可能。有数篇文献报道了子宫破裂的发生。Creainin 和 Chen 报告 1 例 TCRS 术时宫底穿孔，术后双胎妊娠，剖宫产时见宫底部有 7cm 的缺损。Howe 报告 1 例 29 岁妇女，TCRS 术时有小的宫底穿孔，妊娠 33 周子宫破裂，新生儿死亡，产妇患病率增加。Gabriele 等报道 1 例在复杂的 TCRS 术后妊娠，用前列腺素 E_2（PGE_2）引产子宫破裂，急诊剖宫产。2 年后 B 超检查见在原剖宫产子宫撕裂处有子宫肌壁病损。认为复杂的 TCRS 术后妊娠不宜用 PGE_2 引产，超声能探查子宫壁的病变。2005 年，Sentilhes 等复习英文、德文和法文有关宫腔镜手术后子宫破裂的文献，共有 14 例报道，其中 12 例曾行宫腔镜子宫畸形矫形术，其中 8 例术中曾子宫穿孔，9 例为宫腔镜电切术。TCRS 与术后妊娠的间隔为 1 个月～5 年，平均 16 个月。6 例用 HSG 随访，5 例结果正常。2 例妊娠期连续超声扫描探测子宫破裂先兆未成功。认为宫腔镜子宫畸形矫形术是术后妊娠发生子宫破裂的高危因素，术中子宫穿孔和/或使用电切手术可增加子宫破裂的危险，但不是独立的危险因素。

七、手术经验与评估

（一）纵隔子宫

1. TCRS 治疗效果　宫腔镜电切术治疗有症状子宫纵隔的效果等于或优于传统的开腹子宫成形术，首都医科大学附属复兴医院宫腔镜中心刘玉环等回顾分析1992年4月～2001年9月107例子宫纵隔患者联合腹腔镜和/或B超行宫腔镜子宫纵隔电切术（TCRS）的效果。全部患者均在B超监护下行TCRS，宫腔镜手术平均时间为（21.23±7.42）分钟，无并发症发生。随访97例患者，随访率为90.65%，术后5个月～10年，流产率由术前的93.10%下降至术后的29.09%；活产率由术前的3.45%上升至术后的52.73%，差异显著。认为TCRS患者不经历开腹术和子宫切开术，减少了盆腔粘连和相应的疼痛，无体力活动受限，联合腹腔镜和/或B超行TCRS是目前治疗子宫纵隔的最佳选择；手术可显著地改善妊娠结局。

Fedele等的经验TCRS术后4周即可妊娠，且并不需要行选择性剖宫产。Loddo等观察了62例宫腔镜子宫畸形矫形术后患者的生殖预后，发现胎位异常14例（22.6%），剖宫产41例（66.1%），早产9例（14.5%），各项比率均高于正常人群妊娠者，但均低于患者术前比率。Kenda Suster和Gergolet观察了99例宫腔镜子宫纵隔矫形术后，发现其产科预后与正常人群无明显差异。可见宫腔镜子宫纵隔手术可极大地改善患者的生殖预后。

Paradisi等以2.5cm长度为界，回顾性分析了112例不同长度的子宫不全纵隔患者宫腔镜电切术后的生殖预后，发现两组患者术后的生育改善无显著差异，且术前不孕和流产的患者其术后生育改善也无差异，认为不全纵隔患者术后生育能力的改善与纵隔长度无关，也与术前的不孕病史无关。

2. 不同手术方法及其预后　近年在欧美，宫腔镜下剪刀和激光切除子宫纵隔已积累了很多经验，应用激光切除纵隔的术后生育效果与剪刀切除效果相似。Nappi等报道用980nm二极管激光为18例子宫纵隔患者行宫腔镜矫形术，无并发症发生，术后宫腔镜二探无粘连形成，无残隔残留。认为激光手术可以比较彻底地切除纵隔，无残留，且可减少术后粘连的发生。曾有研究报道，与剪刀和激光切除法相比，应用宫腔电切镜切除子宫纵隔，术后妊娠率下降30%，原因是无法切除全部纵隔，特别对于比较宽大的纵隔。治疗受限与电切环的类型有关，尤其是90°电切环。新型的水平或前倾式电切环较适合切割这些部位，术后效果与剪刀和激光切除相似。器械的选择部分取决于手术者的熟练程度和处理各种情况的经验。西方医师多数喜欢宫腔镜剪刀分离法治疗子宫纵隔。法国Ohl报道他在7年中治疗的97例经验，随访结果，术后早产率由过去的13%下降到现在的9.4%，过期流产由过去的78%减少到现在的24.5%，足月分娩率由过去的5.7%急剧提高到现在的62.3%。Cararach等报道切除有症状的子宫纵隔81例，17例用剪刀法，53例用电切镜法，73%术后妊娠，两组自然流产、妊娠足月数和手术至妊娠的间隔时间等均相同，剪刀组有3例子宫穿孔，电切组有1例肺水肿，认为虽然各种方法有各自的优点，剪刀组妊娠率高些，但术者的经验是最重要的因素。Vercellini等行TCRS术23例，12例做电切法（1组），11例做剪刀法（2组），1组1例完全纵隔手术时子宫穿孔，保守治愈。2个月后超声和宫腔镜检查发现1组有4例宫底残留痕≥1cm，2组有2例，均再次手术，可见两种方法效果相同。

Assaf认为TCRS术的关键问题是医师的技术和术中的监护，精湛和谨慎的手术术后妊娠率很高。Hollett-Caines等报道26例复发性流产或不孕的子宫纵隔患者，23%用宫腔镜双极电针分离，77%用宫腔镜电切刀切除，19例有复发流产史者术后妊娠率为95%，活产率为72%。7例有不孕史者术后妊娠率为43%，活产率为29%。认为无论单、双极宫腔镜子宫纵隔整形均安全、有效，明显改善活产率。

为术后不致发生宫颈机能不全，完全子宫纵隔手术一般不切除宫颈管的纵隔。但2006年Parsanezhad等研究28例有复发流产史或不孕的完全子宫纵隔患者，TCRS时切除宫颈纵隔是否与术中出血、宫颈机能不全和继发不孕有关。所有患者随机分为两组，A组切除宫颈纵隔，B组保留宫颈纵隔。结果B组有2例肺水肿，3例多量出血（>150ml），剖宫产率也高，但是两组间生殖预后无差异。认为完全子宫纵隔TCRS时切除宫颈纵隔安全、容易，值得推荐。

3. 子宫纵隔伴有宫腔疾患的治疗问题　手术时先治疗宫腔疾患，然后再进行子宫纵隔切除，这样可以获得一个更良好的宫腔对称视觉效果。有时也可以先行切除子宫纵隔以形成单一宫腔，然后再切除宫腔内病变。2008年，Caliskan等报道第1例肌瘤位于阴道纵隔、双宫颈和子宫纵隔的宫体上。患者43岁，原发不孕，月经过多。手术分两次进行，第一次行剖腹探查，粘连松解，肌瘤剔除和阴道纵隔切除术。第二次做宫腔镜子宫完全纵隔切除术。术后成功妊娠,孕 26 周时测量宫颈长度在正常范围内。TCRS 时应注意阴道有无畸形,否则易延误诊断。美国 Ziebarth 等曾报道 2 例诊断延迟的部分闭塞米勒管畸形。第 1 例 30 岁,起初有不规则阴道流血、痛经、性交困难,体检发现阴道前壁包块,近宫颈处有瘘管,窥器挤压流出血和黏液。第 2 例为 40 岁未产妇,求治不孕和性交困难,曾经做过开腹子宫融合术,体检发现邻近宫颈的阴道顶膨胀。经 TVS、瘘管造影和 HSG,诊断阴道斜隔。

4. 术中监护 腹腔镜是手术治疗有症状子宫纵隔的良好监护手段,可精确评估子宫底的轮廓,明确子畸形的诊断,并可检查输卵管及腹膜病变。B 超也可用于监护,测量隔板的长度、高度,尖端和基底的宽度,术终进行宫底成型试验。由于术者在切割纵隔过程中子宫不断移动,将 B 超的扫查探头放于宫腔镜或电切镜同一平面,并且术中连续追踪手术镜比较困难,找到适合观察子宫壁和子宫纵隔的平面也不容易,但在腹腔镜禁忌或不宜采用时,术中 B 超监护可加强 TCRS 术的安全性。超声监护还可发现卵巢明显增大或卵巢囊肿,但与腹腔镜比较,它不具备同时检查盆腔结构和处理盆腔病变的优点。

5. TCRS 术后激素治疗 Milad 和 Valle 研究 TCRS 术后高剂量雌激素治疗能否加速子宫内膜修复。10 例 TCRS 随机分为治疗组和对照组,每组各 5 例,术前均未作药物预处理,手术均于子宫内膜增生期进行。治疗组术后接受雌激素 5.0mg/d,共 30 天,对照组不用药。术后每周超声检查,第 3 周评估子宫内膜情况,5 例治疗组中 2 例术后 1 周内即修复,说明 TCRS 术后雌激素治疗可加速子宫内膜生长。

(二) 双角子宫

1996 年,美国 Pelosi 首次报道宫腹腔镜阴式辅助完全双角子宫融合术,用宫腔镜在子宫角内照明,显示宫腔形态,腹腔镜单极电针楔形切开子宫两角相连处组织,自后穹窿取出子宫,缝合子宫肌壁后复位,缝合后穹窿。以后足月剖宫产一健康婴儿,子宫完整。2009 年,夏恩兰等在我国首次报道宫腹腔镜联合完全双角子宫融合术。这一术式可最大限度地恢复宫腔形态,又满足微创手术要求。目前,夏恩兰等施行的首例双角子宫融合术患者已剖宫产 2 次获 2 个健康女婴。另有 5 例双角子宫融合术患者已成功生育,其中包括 1 例双角子宫融合术后一年又行宫颈环扎术,术后亦成功妊娠并获健康活婴者。同年 Alborzi 等报道 2 例双角子宫和 2 例双子宫有 2 次复发性流产史患者,在宫腔镜检查确定双子宫腔后腹腔镜矫形,效果良好。Sugiura-Ogasawara 等前瞻性观察了手术治疗是否可改善子宫畸形患者的婴儿活产率,发现双角子宫的手术治疗可降低早产率及低出生体重儿的发生率。

(三) T 型子宫

1993 年,Nagel 和 Malo 首次报道 8 例 DES 致子宫畸形的 TCUI 术,5 例继发不孕术后获活婴,3 例原发不孕术后未妊娠。此后 Katz 等报告 8 例不孕妇女,HSG 和宫腔镜诊断 T 型子宫,宫腔镜切开子宫侧壁,直至形成正常宫腔,8 例均无手术并发症,术后宫腔均正常。术后 3 例患者有 4 次足月妊娠,1 例宫外孕,无流产。作者指出 TCUI 术可纠正 T 型子宫,改善其生育能力。此后又有多篇报道 T 型子宫 TCUI 术后流产率下降,足月分娩率上升,最高达 87.5%。首都医科大学附属复兴医院宫腔镜中心夏恩兰等于 2013 年在国内首次报道 3 例先天性 T 型子宫畸形患者行 TCUI,术后均获活婴。

Giacomucci 等报道在各类子宫畸形中,T 型子宫的矫形术后足月妊娠率最高(66.7%),完全和不全纵隔子宫为 62.8%,弓型子宫为 55.6%。这些结果提示了 T 型子宫的宫腔镜矫形术的有效性。但宫腔镜矫形并非 T 型子宫不孕症的治疗方法,更非首选,子宫腔<4cm 时不推荐使用。因为可能存在其他不孕因素,如着床问题、过期流产和早产等。所以一般仅推荐给子宫有狭窄环为唯一不孕因素、诊断不孕后治疗失败、原因不明的 ART 失败,以及有不明原因重复流产的患者。

Garbin 等曾报道 TCUI 术时发生子宫穿孔 1 例。2008 年,Velemir 等报道 1 例 DES 暴露妇女子宫扩容矫形后 26 周妊娠子宫破裂。此外,Golan 等报道 T 型子宫和单角子宫的 30% 有宫颈机能不全,其宫颈环扎者早产和晚期流产率为 21%,未环扎者 50%($P<0.001$)。Kaufman 报道 537 例宫内 DES 暴露史妇女为 33%(178 例)宫颈异常。因此,为提高治疗效果,T 型子宫矫形术后应注意宫颈机能不全问题,可进行预防性宫颈环扎或有症状时的紧急宫颈环扎。我中心 3 例未行预防性宫颈环扎,孕期亦未对宫颈内口的变化进行监护,均妊娠至足月。

(四) 单角子宫

单角子宫不孕症的治疗办法不多,Markham 和 Waterhouse 认为除纵隔子宫外,双子宫、双角子宫和单角子宫矫形手术改善生殖预后效果不明显。首都医科大学附属复兴医院宫腔镜中心夏恩兰等于 2013 年在国内首次报道宫腔镜手术治疗单角子宫成功妊娠,3 例患者均无其他不孕因素,在 B 超/腹腔镜监护下行 TCUI 术子宫扩容,分别于术后 8、5、3 个月妊娠，其中1例宫腔镜仅见右宫角，术前误诊为宫腔粘连，宫腹腔镜联合手术时发现为右单角子宫，术后8个月妊娠，20周因宫颈机能不全流产。Golan等报道单角子宫30%有宫颈机能不全，其宫颈环扎者早产和晚期流产率为21%，未环扎者为50%，差异显著（$P<0.001$）。Abramovic指出子宫畸形的宫颈肌肉成分增加，结缔组织减少，宫颈不足以对抗妊娠后增加的不对称的宫腔压力，而致流产、早产。他曾为15例有反复流产和早产史的畸形子宫患者，在妊娠11～12周行宫颈环扎术，15例并无宫颈机能不全的临床或放射证据，术后13例足月产，2例早产，婴儿均存活。据此经验，作者认为对因子宫畸形而不孕者，在考虑手术矫形之前，尽管缺乏宫颈机能不全的证据，推荐先行宫颈环扎，以延长孕周，提高胎儿存活率。有多篇报道说明有中期妊娠流产史的单角子宫患者，通过宫颈环扎提高了胎儿存活率。经阴道超声检查能精确预测早产，但在子宫畸形人群中研究不够。Airoldi等前瞻研究妊娠14～23周$^{+6}$子宫畸形患者的宫颈扫描，<2.5cm为宫颈过短，结果单角子宫的宫颈缩短和早产率最高。因此，对单角子宫的治疗，还应关注宫颈机能不全问题。

（五）残角子宫

残角子宫妊娠极为罕见，文献报道其占普通人群妊娠的比率在1/140 000～1/76 000之间。残角子宫妊娠通常于妊娠中晚期发生破裂，导致严重出血。2002年，Nahum检索了20世纪相关文献，共收集588例此类患者，发现80%的残角子宫妊娠发生破裂。此后关于残角妊娠的报道其残角破裂多归因于未能早期诊断残角妊娠，或仅在残角破裂时诊断。因此一些学者强调早期、破裂前影像学诊断的重要性。Tsafrir等用超声检查成功诊断两名孕11～12周残角子宫妊娠患者，并用MRI证实，建议孕早期行超声检查明确诊断，超声可疑病例可行MRI协助诊断。随着检查技术的进步和经验的累积，早期诊断的病例越来越多，一经诊断，即应手术切除残角。手术方式可为开腹，也可行腹腔镜，也有阴式手术的报道。

为防日后残角扭转和妊娠破裂，Jayasinghe等推荐对有功能的残角子宫于妊娠前手术切除。切除残角子宫可减轻痛经，预防或减轻经血逆流所致的子宫内膜异位症，避免残角或输卵管妊娠，常用于单角子宫合并不交通有功能内膜的残角子宫，尤其是有症状者。Nakhal等报道切除有腔不交通残角后残留了有功能宫颈，术后2.5～6年盆腔痛症状复发，原手术部位出现大积血腔，手术切除证实为残余有功能的宫颈组织。故切除残角子宫时应注意将其宫颈切除。尚无资料证明切除这样的残角能改善生殖预后。Gabriel等报道1例左侧单角子宫的不交通右输卵管异位妊娠，成为精子和卵子在腹膜腔外游走的证据。Handa等首次报道不交通无宫腔残角子宫的输卵管妊娠破裂。因此，如果未能切除残角子宫，应结扎或切除该侧输卵管。

（六）斜隔子宫

首都医科大学附属复兴医院宫腔镜中心曾治疗1例28岁患者，14岁初潮，渐进性痛经加重。曾在外院行左侧巧克力囊肿剥除术+左输卵管切除术，术后2年结婚，不孕。HSG提示右侧输卵管不通，未予治疗。试管婴儿2次均失败。后在我院行腹腔镜下肠粘连松解术+盆腔子宫内膜异位消融术+通液术，术中检查发现子宫外形正常，右侧输卵管通畅。术后3个月自然怀孕，孕2个多月阴道流血，因难免流产行清宫术，清宫术后4天行宫腔镜下子宫斜隔电切术。术后5个多月妊娠。妊娠39周$^{+5}$剖宫产一健康女婴，体重3 500g，现健在。这是1例典型Robert子宫左侧宫腔闭锁患者，从青春期到生育期经历了痛经、左侧输卵管积血、左卵巢巧克力囊肿、盆腔粘连、IVF失败、自然妊娠胎停育的症状和诊治过程。可见斜隔子宫的宫腔镜治疗有效、微创、易恢复、无瘢痕，有利于术后妊娠。

（七）弓型子宫

Gergolet等前瞻研究至少有一次胎停育史的不全纵隔和弓型子宫，宫腔镜矫形术前两组胎停育发生率明显较高，矫形后的胎停育发生率相似，前者为14%，后者为11%，矫形前后比较，差异均显著（$P<0.001$），并据此认为弓型子宫矫形前后的生殖预后与不全纵隔相近。Giacomucci等分析了170例复发性流产的T型子宫、弓型子宫和纵隔子宫患者，术前的足月妊娠率只有5.5%，术后分别为66.7%、55.6%和62.8%，均有显著提高。

宫腔镜子宫纵隔电切术见视频6。

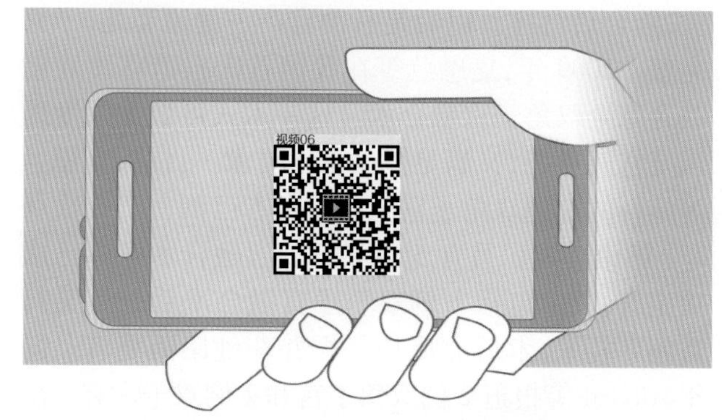

视频6　宫腔镜子宫纵隔电切术

（夏恩兰　于　丹）

第 6 节　宫腔镜宫腔粘连切除术

宫腔粘连(intrauterine adhesion,IUA)主要是由于对妊娠或者非妊娠子宫的创伤使子宫内膜基底层受损,导致子宫内膜纤维化,宫腔内瘢痕和纤维粘连带形成。宫腔粘连患者内膜菲薄,宫腔变形和对称性消失,常有月经异常、痛经、不孕或胚胎移植失败等。月经异常为最常见症状,包括月经减少、月经稀发和闭经。宫腔不同程度闭锁可出现周期性腹部不适或腹痛、子宫腔积血,甚至输卵管积血。宫腔粘连可导致不孕,且妊娠病例还可出现自然流产、复发性流产、早产、胎盘植入、异位妊娠等。此外,文献中还有胎儿生长受限(fetal growth restriction,FGR)的报道。

宫腔粘连常用的诊断方法有妇科二维或三维超声、盐水灌注子宫声学造影(SIS)、子宫输卵管碘油造影(HSG)、核磁共振成像检查(MRI)、宫腔镜检查等。在宫腔镜发明之前,HSG 是显示宫腔轮廓的首选检查方法。HSG 能够显示粘连闭锁区域,显示特定的充盈缺损,提供对宫角区域、输卵管管腔形态,以及输卵管通畅度的评估。超声检查曾被用来诊断子宫内膜纤维化或者宫腔粘连,可以显示 HSG 或者宫腔镜检查无法显示的宫腔轮廓,目前常用于初步筛查宫腔粘连。MRI 也曾被某些学者用来诊断宫腔粘连,尤其是宫腔镜无法诊断的子宫腔或者宫颈管完全闭锁病例。宫腔镜检查可以直视粘连的存在,明确粘连的范围和程度,以及子宫内膜的状态,更精确地诊断宫腔粘连,故宫腔镜检查是诊断宫腔粘连的金标准。

宫腔粘连的治疗目的包括恢复宫腔形态,促进内膜修复和再生,预防术后粘连复发,以及恢复患者生育能力。手术方法很多,主要为分离或切除粘连。过去通常采用盲视法,如刮宫、探针和扩张棒分离粘连。如此盲目地分离宫腔粘连,不仅不能获得满意的临床效果,术后妊娠结果也令人失望。也有通过子宫切开术,在直视下进行粘连分离,但是术后效果不佳,现多已摒弃。目前临床常用的手术方法为宫腔镜手术,包括宫腔镜剪刀分离粘连、电切镜切除粘连等。宫腔镜宫腔粘连切除术(transcervical resection of adhesions,TCRA)是在宫腔镜直视下用操作电极有针对性地分离或切除宫腔粘连,使患者恢复正常月经周期,改善与提高妊娠及分娩结果,目前已成为治疗宫腔粘连的标准方法。

一、病因学及解剖学

目前一致认为,对妊娠子宫的创伤是宫腔粘连形成的主要原因。在产后或流产后 1~4 周,因任何原因对子宫内膜的损伤都可引起内膜基底层的脱落,破坏子宫内膜的再生过程,促进纤维组织生成,导致宫腔粘连形成。其次,对非孕子宫内膜的创伤也可引起宫腔粘连。文献报道,宫腔粘连可发生在诊断性刮宫、开腹肌瘤剔除、宫颈活检、子宫内膜息肉取出术、宫内置避孕器或者应用放射线治疗后。此外,宫腔粘连还可以发生在各种宫腔镜手术后,例如宫腔镜下子宫肌瘤切除术后、子宫纵隔切除术后等。罕见情况下,子宫动脉栓塞或者子宫血管阻断术也可引起宫腔粘连。除了子宫创伤以外,感染、子宫解剖异常、遗传因素等是否与宫腔粘连的发生相关尚有争议。

在致病因素作用下,宫腔粘连患者的子宫内膜发生纤维化,内膜间质大部分被纤维组织代替,子宫内膜功能层和基底层差异消失,腺体稀发或囊性扩张,内膜表面由对激素刺激无反应的单层立方柱状上皮组成,宫腔内纤维组织增生并发生粘连。某些病例子宫内膜间质可发生钙化甚至骨化。多数患者子宫内膜血管分布减少。

随着宫腔粘连的形成和发展,粘连的形态和坚韧度各异,有的限局,有的广泛,有的薄而软,有的肥厚而致密。粘连的坚韧度常取决于粘连组织形成时间的长短,新生粘连通常较薄,含有膜样组织及纤维成分,易于分离;陈旧的粘连已结缔组织化,粘连带含有大量的纤维肌肉或结缔组织成分,故肥厚且致密。通常根据粘连的组织成分不同分为膜样粘连、肌性粘连或纤维结缔组织性粘连;根据粘连的部位与宫腔的关系分为中央型粘连和周边型粘连。

宫腔粘连的类型和宫腔闭锁的范围与生殖预后关系密切,因此区分宫腔粘连的严重程度十分重要。一些学者依据临床经验将粘连严重程度分为不同的类型。目前应用比较广泛的分类方法是美国生育协会在 1988 年根据月经异常、宫腔镜检查所见及 HSG 所见制定的宫腔粘连分类标准,以及欧洲妇科内镜协会在 1995 年根据宫腔镜检查所见制定的宫腔粘连分类标准(详见第八章第 5 节)。

二、手术适应证

凡与宫腔粘连相关的月经异常、痛经、妊娠失败及不孕均为手术适应证，并需满足以下条件：

1. 有子宫内膜病理检查排除恶性疾患。
2. 子宫≤9 周妊娠大小，宫腔长度≤12cm。

三、术前准备和麻醉

（一）术前评估

宫腔镜宫腔粘连手术前需要详细地询问病史和全面的术前评估。包括妇科超声检查了解子宫的大小、形态、位置、回声、宫腔线的方向、内膜厚度及附件有无包块等（图 9-6-1）；宫腔镜检查确定宫腔形态、内膜状态、粘连程度分级、有无占位性病变，同时直视下进行组织活检，除外恶性病变（图 9-6-2）。

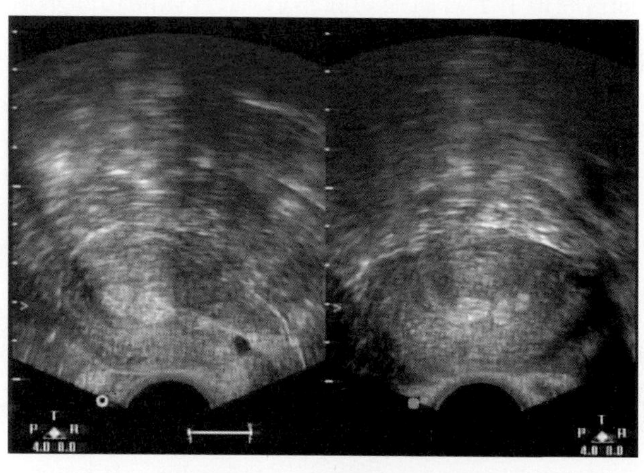

图 9-6-1　B 超扫查子宫

子宫前位，肌层回声均，内膜线居中，回声中等，全层厚 7mm，局部有中断。超声诊断：宫腔粘连

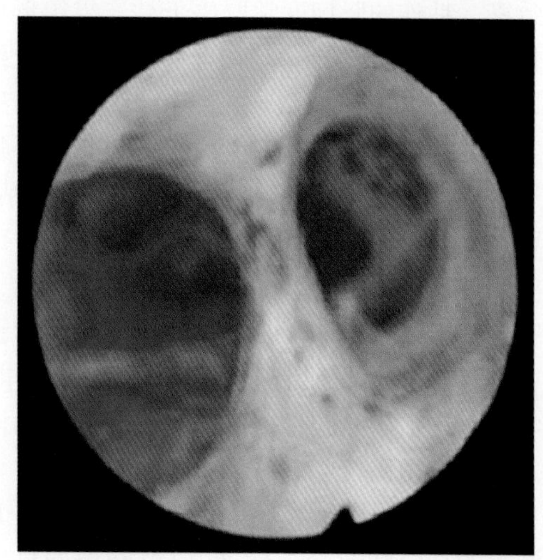

图 9-6-2　宫腔镜检查宫腔形态和粘连组织，见宫腔中段纵向粘连带。宫腔镜下诊断：宫腔粘连（中央型）

（二）宫颈预处理及麻醉

一般选择月经周期的前半期施行手术。无宫腔闭锁者手术前晚置宫颈扩张棒于宫颈内口以上，手术前取出。如插入宫颈扩张棒有困难或宫腔闭锁者可于阴道后穹窿放置米索前列醇 400μg。对有高血压、青光眼等内科合并症不宜使用米索前列醇者，可于术中应用间苯三酚松弛宫颈。

手术日晨禁食，不排尿，以便于术中超声监护。手术时间短者可用静脉复合麻醉；有静脉麻醉禁忌或手术较为复杂者选用硬膜外麻醉；手术非常困难有脏器损伤可能或同时行腹腔镜监护/手术时则行全身麻醉。

四、手术方法

宫腔粘连可在宫腔镜下机械性分离，如新生的膜样菲薄粘连可用宫腔镜尖端推压分离；较致密的纤维性粘连可用宫腔镜剪刀分离或剪除。而宫腔粘连最常用的手术方法为宫腔镜宫腔粘连切除术。

（一）宫腔镜剪刀分离术

许多学者习惯应用宫腔镜剪刀机械性分离宫腔粘连。分离中央型粘连的操作方法与剪刀分离子宫纵隔手术相似，用可弯曲的半硬剪或硬剪，自宫腔中央分离粘连带（图 9-6-3）。分离周边型粘连时宫腔镜剪刀需贴近子宫壁，将一侧剪刀片插入纤维组织与肌壁之间，顺势剪开纤维组织（图 9-6-4），重复操作，使宫腔扩大。当宫腔全部闭锁时，应自宫颈内口向宫腔逐步进行分离，达宫底部及双侧宫角部，直至打开一个新的宫腔（图 9-6-5A～D）。近年有学者建

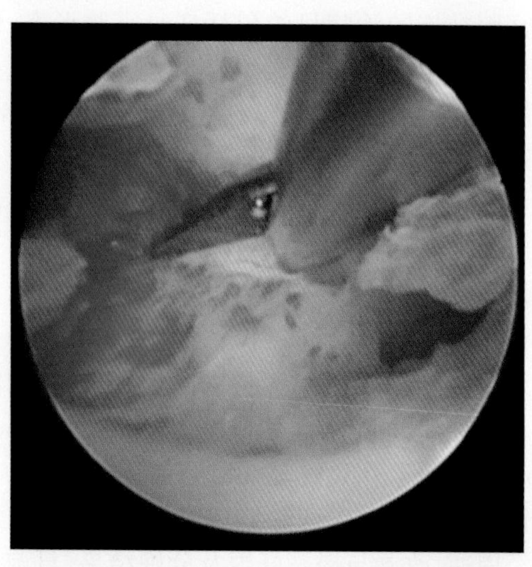

图 9-6-3　宫腔镜剪刀分离宫腔中央型粘连

议，当宫腔内表面广泛致密瘢痕时，可用剪刀纵向“犁耙”形分离瘢痕，暴露瘢痕下方正常组织，以利于子宫内膜的修复。

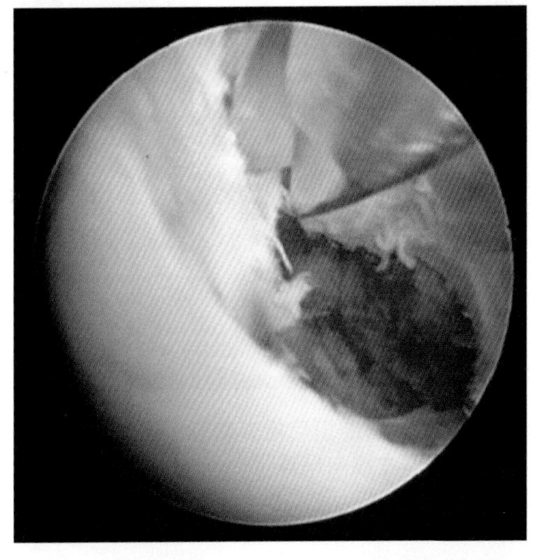

图 9-6-4　宫腔镜剪刀分离宫腔右侧壁周边型粘连

宫腔镜剪刀分离法的优点在于：①机械分离粘连，可提供良好的标志，特别对于接近肌层的粘连，切割至肌层时可观察到出血，提醒术者停止切割，避免子宫穿孔；②广泛粘连时，正常健康子宫内膜较少，保留正常子宫内膜很重要。剪刀切除法没有电能或激光切除所致的瘢痕形成和对正常子宫内膜的破坏，可最大程度地保护子宫内膜。

宫腔镜剪刀分离法的缺点为：①剪刀分离法使用含电解质的灌流液，由于粘连靠近子宫肌层，广泛的裸露区有利于膨宫液的吸收，液体超负荷机会增加。故手术时膨宫压力应低于平均动脉压，以避免液体超负荷。②有时使用半硬剪时操作困难，特别是当分离后壁粘连时。③剪刀咬合不好时，切割粘连不够锋利，操作困难。

（二）宫腔镜宫腔粘连电切切除术

宫腔镜宫腔粘连电切术手术原则包括：切除致密粘连，减少对残留内膜的损伤，暴露两侧宫角与输

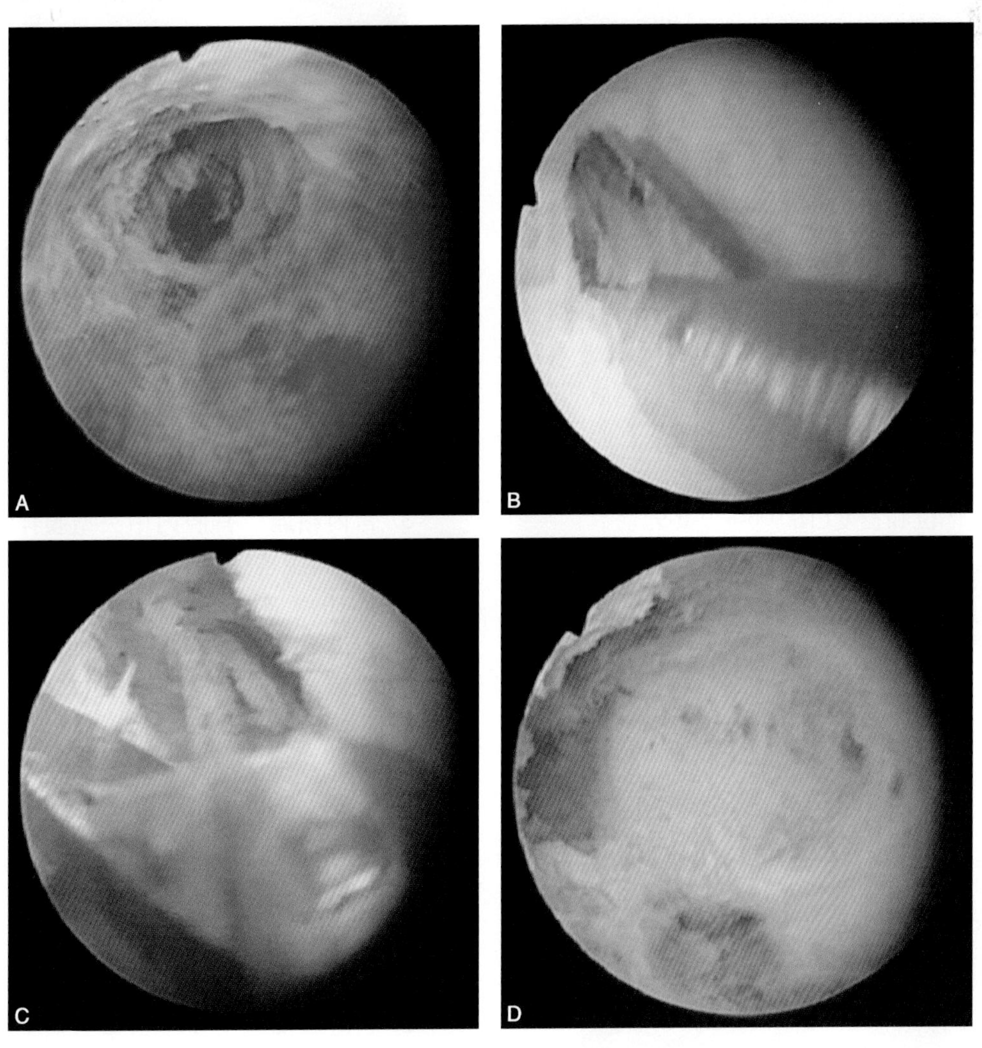

图 9-6-5　闭锁宫腔的宫腔镜宫腔粘连分离术

A. 宫腔镜见宫颈管前方为一盲端；B，C. 宫腔镜剪刀分离宫腔粘连；D. 分离宫腔粘连后宫腔

卵管开口，恢复宫腔正常形态。宫腔粘连广泛者可能一次手术难以完全分离，需行多次手术。具体手术方法为：

1. **扩张宫颈**　充盈膀胱，在B超监护下小心放置探针，并用Hegar扩张器逐号扩张宫颈及宫腔。宫腔闭锁者探针无法探达宫底部，或仅探入宫颈管，可待稍后宫腔镜手术打开，也可在B超引导下将探针沿宫颈和子宫中线向前用力探及宫底（图9-6-6）。

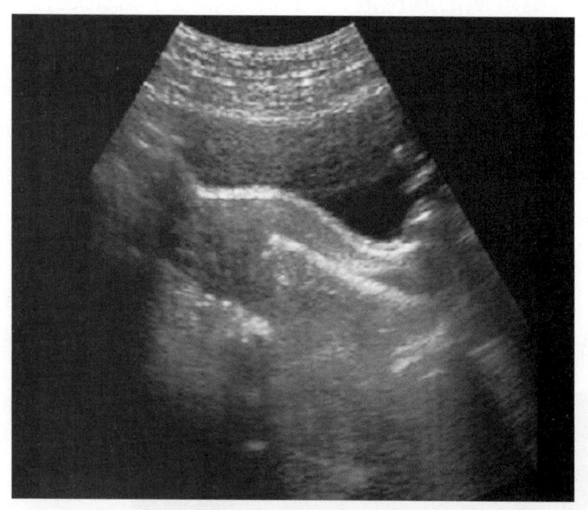

图9-6-6　充盈膀胱后，B型超声监护下放置宫腔探针。探针无法探达宫底部时，B超引导探针前进方向

2. **置入宫腔镜**　在B超引导下将宫腔镜沿宫颈外口、宫颈管置入宫腔。有时宫颈管内可有致密的粘连瘢痕组织，致扩宫困难，电切镜无法进入宫腔，可用宫腔电切镜针状电极划开或环形电极切除，扩大宫颈管容积（图9-6-7）。宫腔镜进入宫腔，检查宫腔形态，观察双侧宫角和输卵管开口，显露粘连组织，明确粘连部位和程度（图9-6-8、9-6-9）。

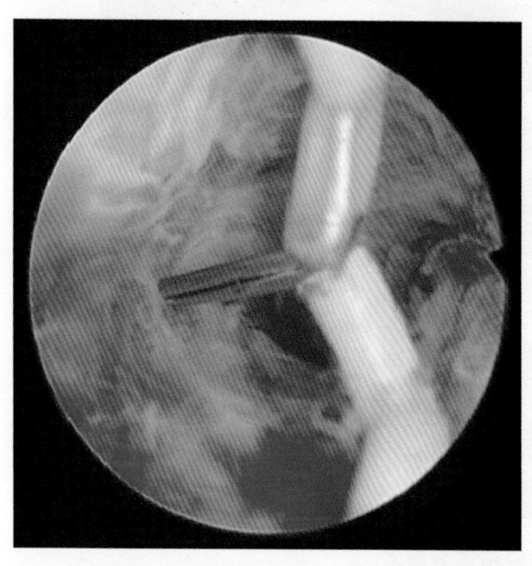

图9-6-7　宫颈管内粘连瘢痕组织，宫腔镜针状电极划开

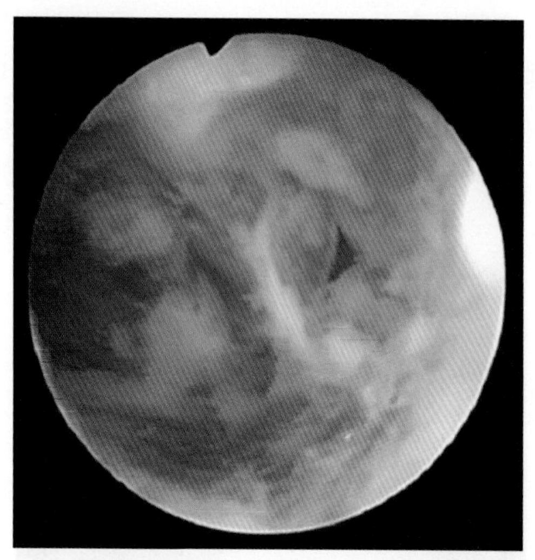

图9-6-8　置入宫腔镜后检查宫腔形态和粘连组织，见宫腔中段偏左纵向粘连带

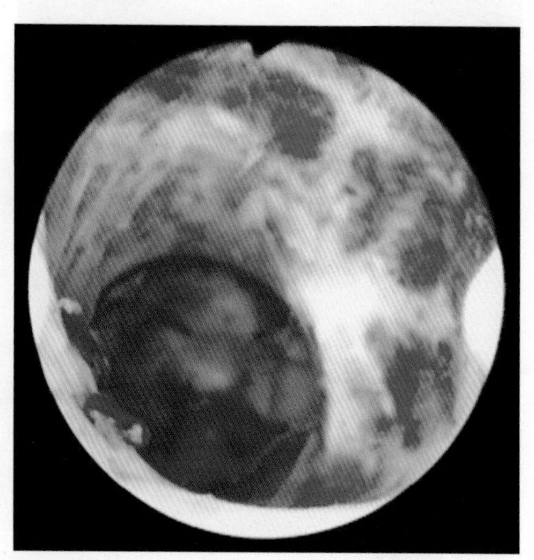

图9-6-9　置入宫腔镜后见宫腔左侧壁纵向粘连带

3. **宫内粘连**　宫腔内中央型膜样或纤维性粘连组织可用宫腔镜针状电极划开或环形电极电切切除（图9-6-10）。对于宫腔前、后壁和侧壁的周边型粘连瘢痕组织，可用针状电极纵向划开，必要时用环形电极电切切除（图9-6-11、9-6-12）。手术过程中需注意保护正常子宫内膜。

4. **宫底及宫角部**　宫底部的粘连需用针状电极横向划开，或用环形电极横行切割，完全打开宫底（图9-6-13AB）。同时切割向宫角处移行，在腹部超声监护下，用针状电极小心分离宫角处粘连，必要时辅以环形电极切割粘连，逐步显露宫角和输卵管开口，恢复双侧宫角正常形态（图9-6-14A～C）。

5. **宫腔缩窄**　对于子宫壁瘢痕挛缩致宫腔缩窄者，可用针状电极沿子宫长轴纵向放射状划开瘢痕组织4～5条，扩大宫腔容积（图9-6-15A～D）。

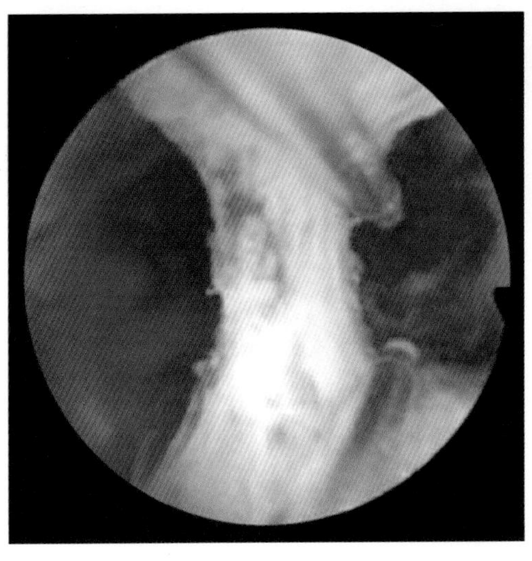

图 9-6-10　宫腔镜环形电极电切切除宫腔中央型粘连带

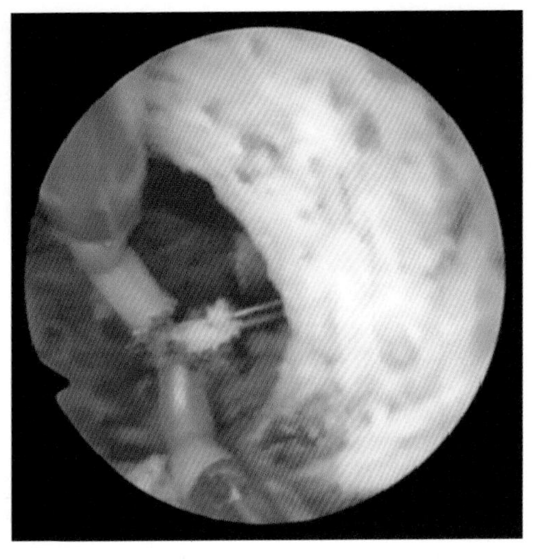

图 9-6-11　宫腔镜针状电极分离宫腔左侧壁粘连

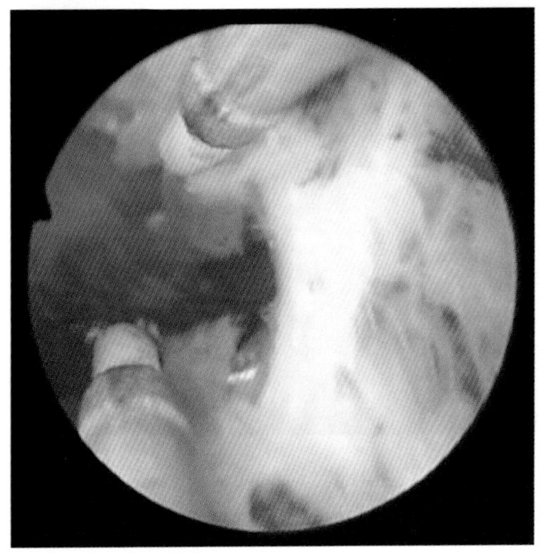

图 9-6-12　宫腔镜环形电极电切宫腔左侧壁粘连

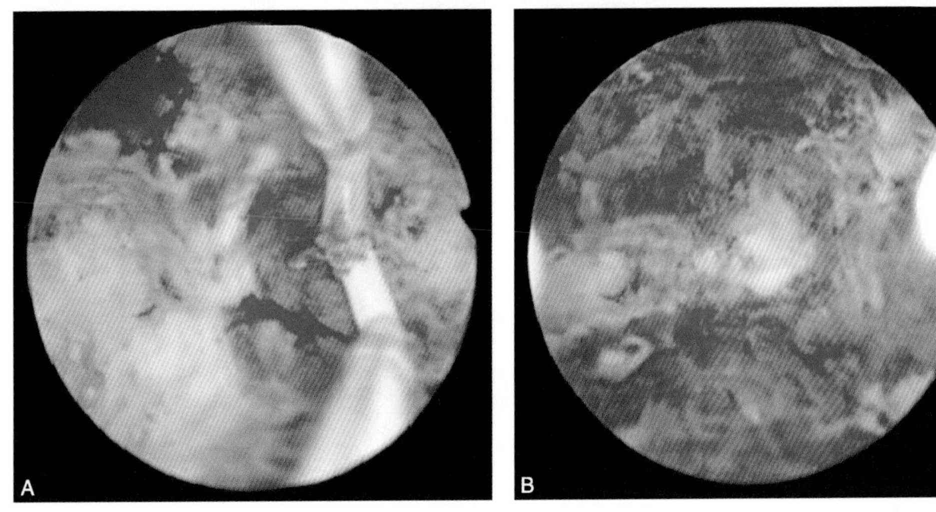

图 9-6-13　宫腔镜分离宫底部粘连
A. 针状电极横向划开宫底部纵向粘连带；B. 分离宫底部粘连后宫底形态

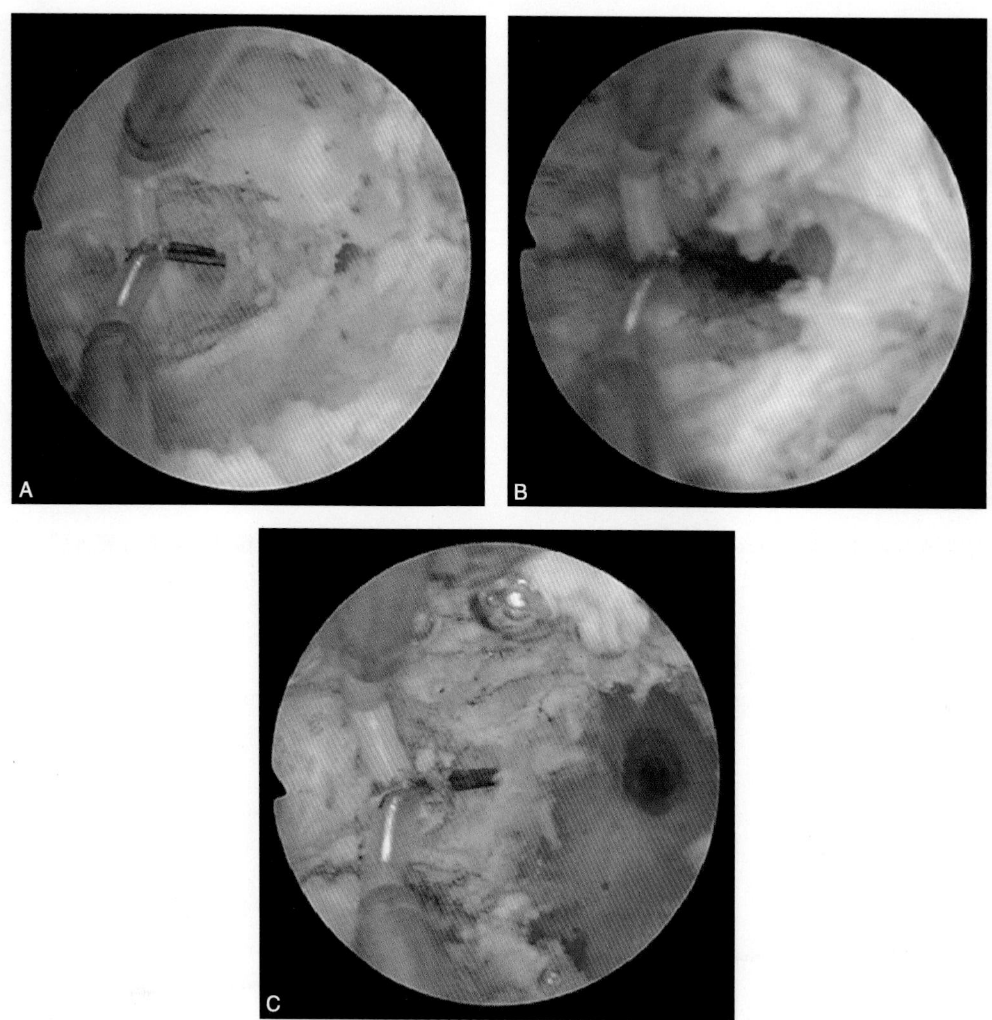

图 9-6-14 左侧宫角部粘连封闭，宫腔镜宫腔粘连电切术
A. 针状电极分离左侧宫角部粘连；B. 针状电极分离粘连，打开宫角部封闭间隙；C. 打开宫角部间隙，显露左侧输卵管开口

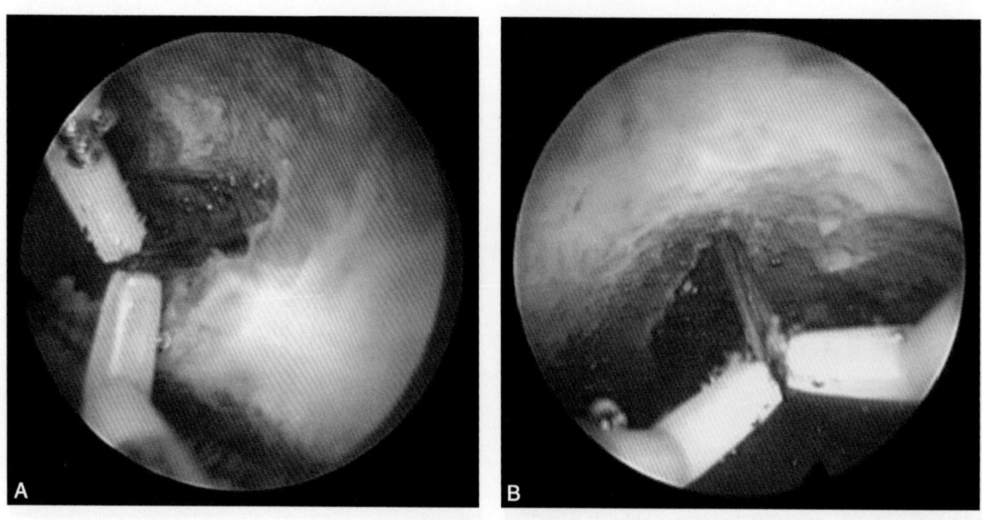

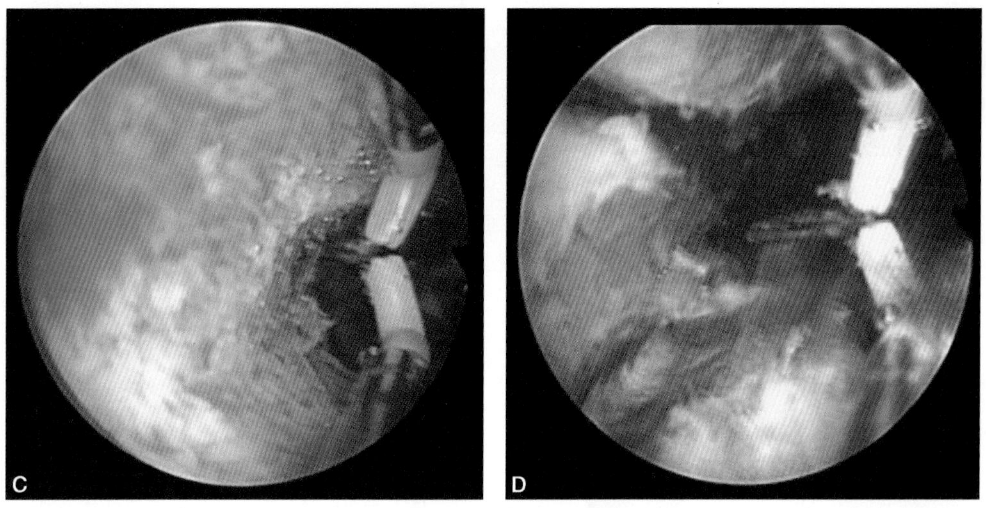

图 9-6-15　**宫腔镜分离瘢痕缩窄之宫腔**

A. 针状电极沿子宫长轴纵向划开宫腔左侧壁，深达肌层 2~3mm；B. 针状电极纵向划开宫腔前壁；C. 针状电极沿子宫长轴纵向划开宫腔右侧壁；D. 针状电极放射状纵向划开宫壁后宫腔

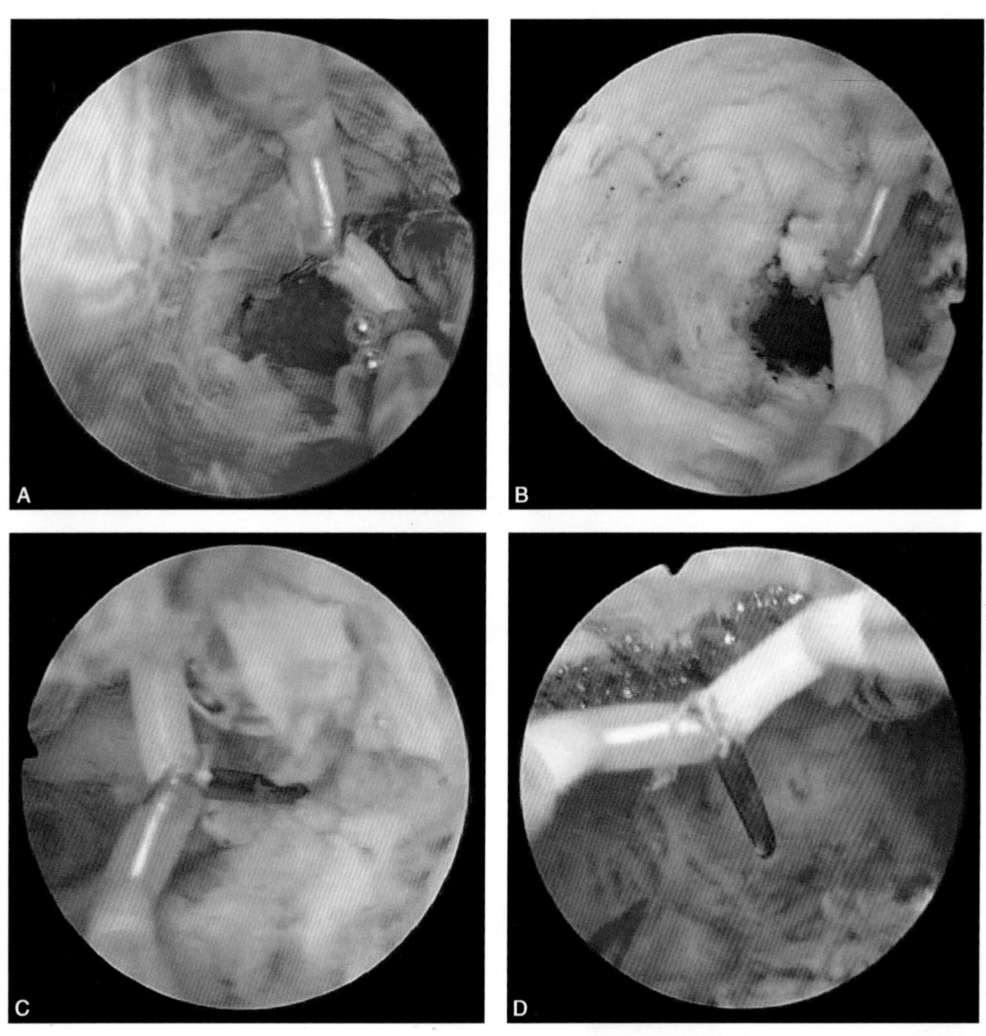

图 9-6-16　**闭锁宫腔的宫腔镜宫腔粘连电切术**

A. 宫腔闭锁，宫腔镜仅见一盲端。可见不规则粘连带；B. 腹部超声引导下，宫腔镜针状电极沿子宫中线分离，打开粘连组织，见封闭宫腔；C. 宫腔镜针状电极分离宫腔左侧壁粘连带；D. 宫腔镜手术恢复正常宫腔形态

6. 宫腔闭锁 若宫腔封闭，镜体前方为盲端者，可在腹部超声监护下，沿宫颈和子宫中线用针状电极或环形电极通电向前轻推，尝试打开粘连组织，切割出孔隙，显露宫腔（图 9-6-16AB）。然后按照上述步骤切除粘连组织，恢复正常宫腔形态（图 9-6-16CD）。

7. 手术结束 手术即将结束时将物镜退至子宫颈内口处，观察子宫腔的形态和对称性（图 9-6-17）。

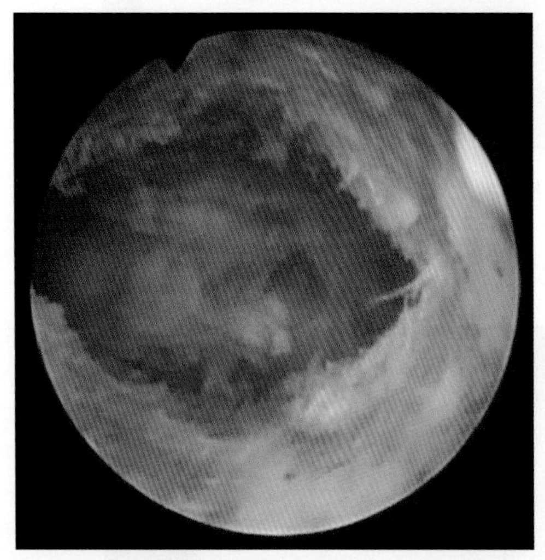

图 9-6-17 **手术结束时宫腔镜物镜端退至宫颈内口水平，观察子宫腔形态**

8. 腹腔镜监护 有腹腔镜监护者，宫腔镜分离粘连显露双侧输卵管开口后，宫腔可注入亚甲蓝溶液，或者行宫腔镜输卵管插管通液，行输卵管通畅试验，腹腔镜下观察输卵管的通畅度（图 9-6-18、9-6-19）。

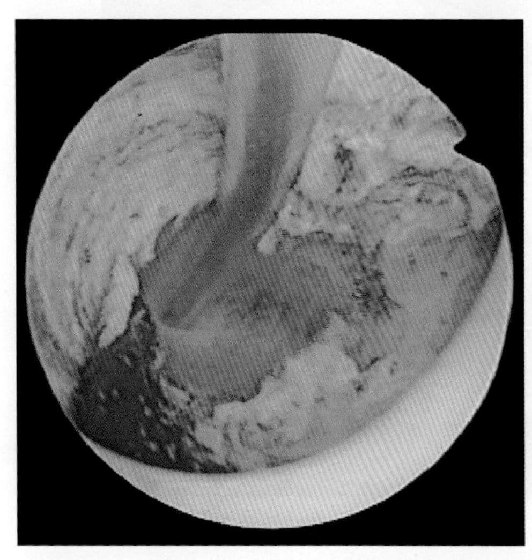

图 9-6-18 **宫腔镜宫腔粘连分离术显露输卵管开口，行右侧输卵管插管通液术，推注亚甲蓝稀释液体，无阻力，无反流，提示右侧输卵管通畅**

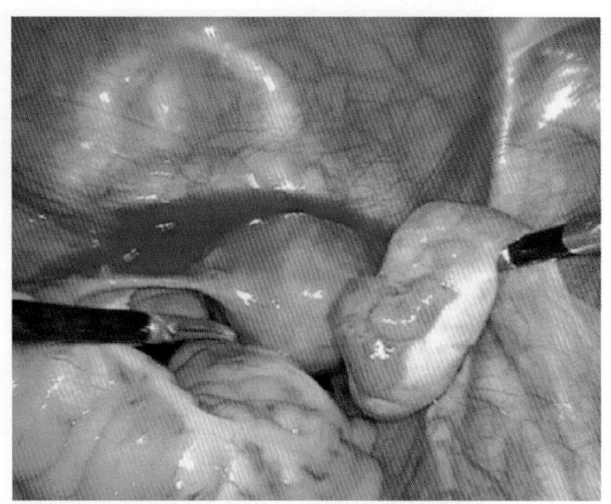

图 9-6-19 **宫腔镜宫腔粘连电切术腹腔镜监护。术中行输卵管通畅试验，腹腔镜下观察右侧输卵管伞端有蓝色液体流出，提示右侧输卵管通畅**

（三）宫腔镜激光光纤切除法

应用宫腔镜激光光纤操作简单，但比剪刀法和电切法的手术时间长，且费用昂贵，目前应用较少。

五、术中复杂情况及注意事项

（一）中、重度粘连患者

中、重度粘连的患者宫腔严重变形，宫壁挛缩，宫腔可有部分或全部闭锁，手术难度较大，宫腔镜手术时很难辨别宫颈和宫腔内解剖位置，无法确定切割方向，术中发生假道形成、子宫穿孔的风险增高，需行经腹二维超声监护或腹腔镜监护以提高手术成功率和安全性。超声扫描检查可以显示粘连上方封闭的宫腔位置，引导宫腔电切镜切割方向，逐步分离粘连，显露闭锁宫腔或封闭腔隙，恢复宫腔形态。术中超声或腹腔镜还可观察子宫底部，前、后和侧壁的肌壁厚度，预防假道形成和发生子宫穿孔。

（二）多次宫腔操作患者

既往有多次宫腔操作史者，子宫可有陈旧假道或穿孔，探针或宫腔镜极易进入假道，误导手术方向，加重损伤程度，继而发生子宫穿孔。手术时可用腹腔镜或超声监护，观察子宫浆膜层的完整性和子宫肌壁厚度，确定宫腔镜位置及与子宫腔的关系，及早发现陈旧损伤。

（三）保护子宫内膜和子宫肌壁

宫腔镜手术过程中需注意保护正常子宫内膜和子宫肌层，尤其是宫腔镜电能手术可导致瘢痕形成和对邻近正常组织的损伤。宫腔粘连患者子宫内膜变薄，纤维化，再生能力差，术时应尽量减少对内膜的损伤。纤维肌性粘连与子宫肌层之间的分界不易区分，手术时需注意切割深度和范围，避免损伤正常肌肉组织，发生宫壁损伤甚至子宫穿孔。

六、术中监护

粘连使宫腔变形、狭窄，宫腔闭锁者尤甚，故手术操作难度大，容易发生子宫穿孔，因此宫腔粘连手术通常应用腹部超声监护或者腹腔镜监护。

（一）腹部超声监护

同其他类型的宫腔镜手术相比，宫腔镜宫腔粘连手术是成功率相对较低、并发症风险较大的手术操作，尤其是中、重度宫腔粘连的手术。经腹部二维超声监护宫腔镜手术可引导探针或宫腔镜行进方向，观察切割深度，监护手术过程，及时提示术者终止手术，防止子宫穿孔，最大限度地提高手术成功率，减少并发症的发生。

于手术开始前先全方位扫描子宫，结合宫腔镜下图像，了解宫腔粘连的部位和程度，引导探针探测宫腔，扩宫棒扩张宫颈。对于宫颈和/或宫腔闭锁者，腹部超声行横切及纵切扫查，引导探针沿子宫中轴方向推进，进入宫腔，并逐号扩张宫颈。

在腹部超声监护下，宫腔镜经宫颈管进入宫腔（图 9-6-20）。设计好切割方向及范围，放置好环形或针状电极位置，超声确认无误后通电分离粘连组织。宫腔镜手术过程中腹部超声经常作横切扫描，观察切除的强回声光带是否居中（图 9-6-21）。粘连带完全切除后，宫腔镜退至宫颈内口水平，膨胀宫腔，腹部超声行横切及纵切扫描，子宫形态为四壁等厚、左右对称（图 9-6-22）。

对于宫颈和/或宫腔闭锁探针未能探入宫腔者，宫腔镜经宫颈管进入粘连部的下端，腹部超声行横切及纵切扫查，引导术者沿子宫中轴水平逐步分离粘连组织，打开闭锁的宫腔。

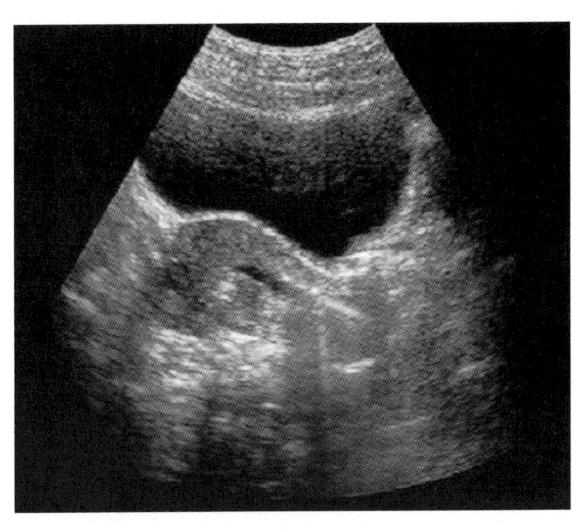

图 9-6-20　腹部超声监护下宫腔镜进入宫腔

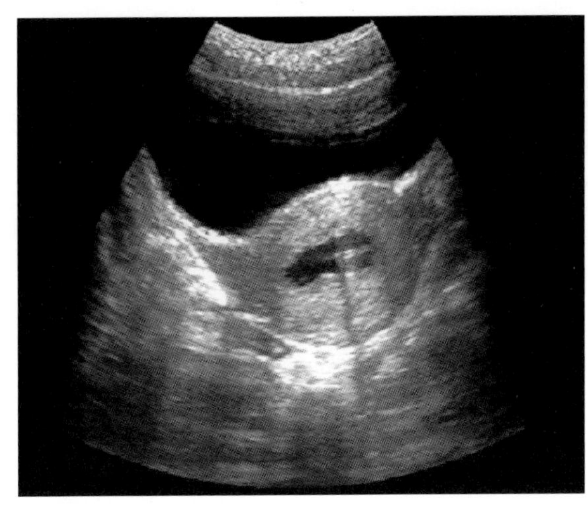

图 9-6-21　宫腔镜术中 B 型超声行横切扫查，确认电切镜位于宫腔内

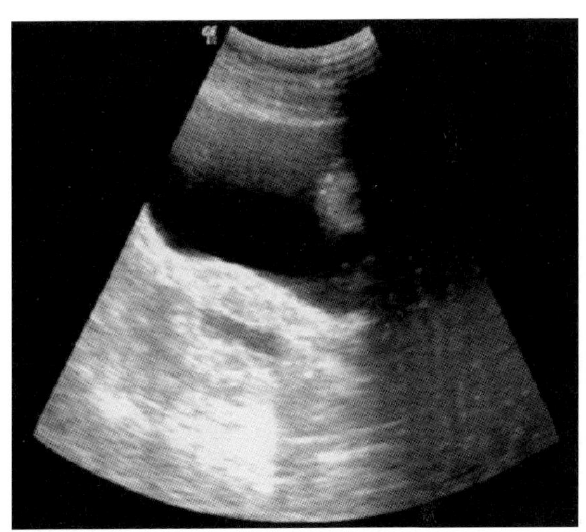

图 9-6-22　手术结束时宫腔镜退至宫颈内口水平，腹部超声纵切扫查观察宫腔形态

（二）腹腔镜监护

腹腔镜监护可以探查盆腔情况，检查输卵管通畅度，观察子宫浆膜层变化，及时发现并修补宫壁损伤，是宫腔粘连手术有效的监护方法。

手术开始时常规探查盆腔，观察子宫形态，子宫浆膜层的完整性，有无陈旧损伤，观察宫壁透光度，判断宫腔镜位置（图 9-6-23、9-6-24）。宫腔镜手术过程中注意子宫浆膜面的变化，如起小水泡说明即将穿孔，应立即停止操作。手术过程中亦随时观察宫壁透光度，可行透光试验和反向透光试验。如腹腔镜或宫腔镜下通过子宫壁看到较强光亮，说明此处宫壁已薄，告诫术者应终止此处手术（图 9-6-25、9-6-26）。有生育要求的患者可在手术即将结束时于宫腔注入亚甲蓝液，腹腔镜观察输卵管伞端有无蓝色液体排出。

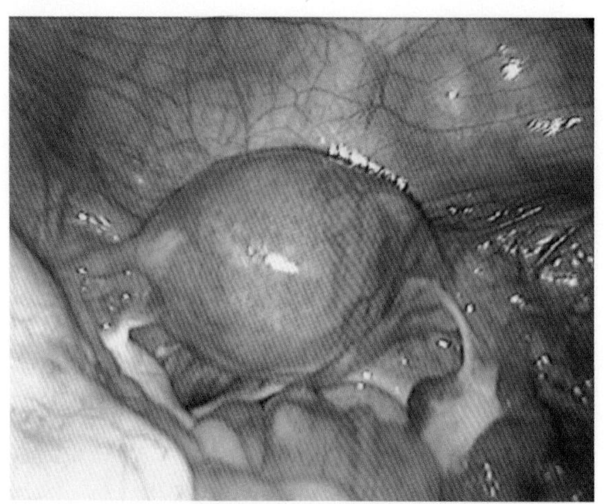

图 9-6-23　宫腔镜宫腔粘连手术时行腹腔镜监护
腹腔镜见子宫前位，正常大小，略饱满。双侧输卵管卵巢未见异常

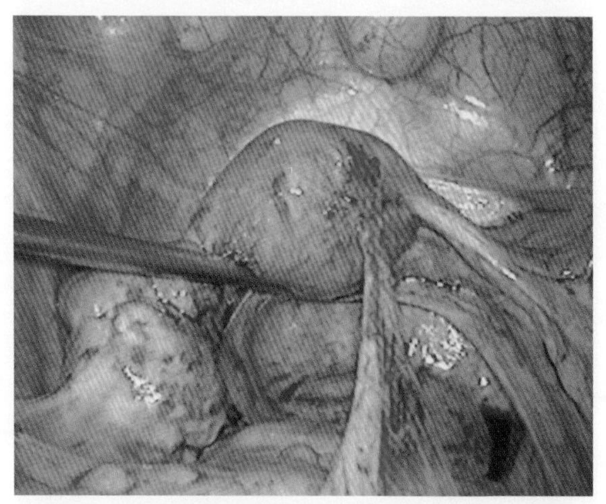

图 9-6-24　宫腔镜宫腔粘连手术时行腹腔镜监护
腹腔镜见子宫中位，宫底右后壁略凹陷，与网膜粘连

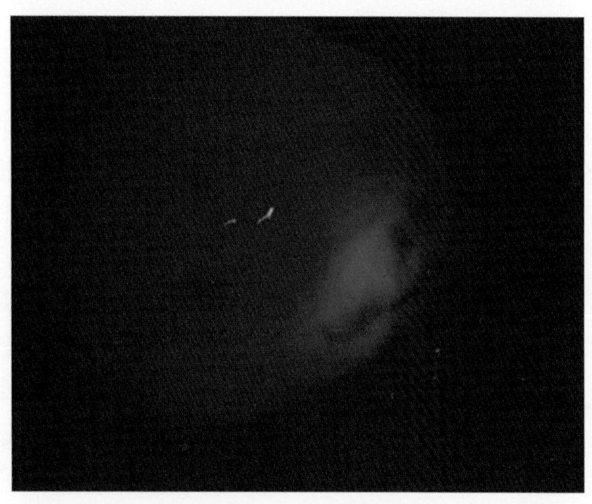

图 9-6-25　宫腔镜手术过程中行腹腔镜监护，降低腹腔镜光源强度，观察子宫肌壁的透光度。见子宫右后壁局部透光明显，说明此处宫壁较子宫其他部位薄

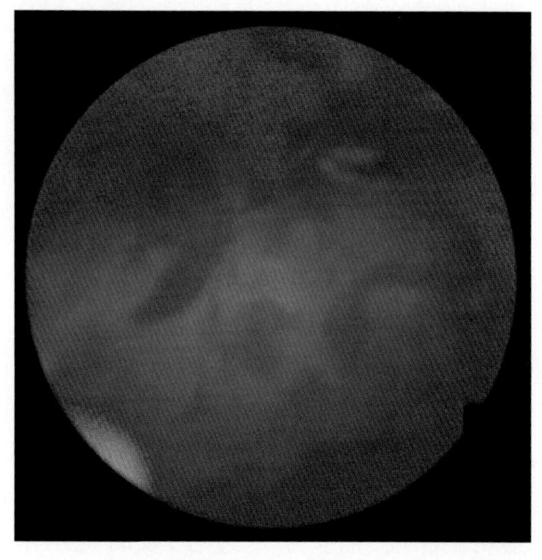

图 9-6-26　宫腔镜手术过程中行反向透光试验，腹腔镜物镜端贴近子宫底的浆膜层，宫腔镜降低光源强度，观察子宫肌壁的透光度

七、术后处理及辅助治疗

宫腔粘连手术可分离粘连，恢复宫腔形态，但是宫腔粘连患者子宫内膜发生纤维化，破坏严重，宫腔镜术后创面愈合困难，粘连复发率高，因此宫腔粘连的治疗不仅包括宫腔镜手术恢复宫腔正常形态，还应采取措施促进子宫内膜的修复，预防宫腔粘连的复发，以达到恢复患者正常生育功能的最终目的。

（一）激素治疗

纤维化的子宫内膜再生能力很差，宫腔镜术后予一定剂量的女性激素治疗可刺激子宫内膜腺体和间质的增生，加速子宫内膜的修复，故女性激素治疗刺激子宫内膜的再生已经成为宫腔粘连术后常规的辅助治疗方法。常用的方法为雌激素、孕激素续贯治疗 2~3 个周期。其雌激素用量为 4~9mg/d，连用 4 周，后 2 周联合应用孕激素。常亚杰等报道宫腔镜宫腔粘连电切术后人工周期治疗子宫内膜厚度较术前可明显增加，但仍较正常对照组薄，未能达到正常内膜厚度。

因为纤维化的子宫内膜对女性激素的反应较差，人工周期治疗不能获得满意效果，一些学者尝试应用大剂量雌激素长期口服，强化刺激内膜再生。刘玉环等应用戊酸雌二醇 10mg/d，连服 3 个月，最后 5 天应用甲羟孕酮口服，停药后撤退性出血，认为中重度粘连分离术后辅以大剂量雌激素治疗能有效提高治愈率，连续用药优于人工周期治疗。但是需注意子宫内膜受大剂量雌激素刺激发生子宫内膜病变的可能。首都医科大学附属复兴医院宫腔镜中心马宁等报道了一例重度宫腔粘连反复应用大剂量雌激素致子宫内膜非典型增生的病例。Myers 和 Hurst 研究应用小剂量雌激素，延长用药时间对子宫内膜的作用。对重度宫腔粘连患者术前、术后应用口服长效雌激素 4~6mg/d，连续应用 4~10 周，取得了一定的效果。

（二）宫腔置入屏障物

宫内屏障物包括：①机械性屏障物：如宫内节育器、Foley 球囊导管、Cook 球囊和人类羊膜等；②生物可吸收屏障物：如透明质酸钠凝胶、Seprafilm 生物膜等。宫内屏障物在宫腔创面愈合期机械性分离子宫腔，预防裸露的创面接触生成粘连。常同时联合女性激素如雌激素、孕激素等治疗，加速裸露创面的上皮化。

1. 宫内节育器　宫腔镜手术结束时宫腔放置宫内节育器，1~3 个月后取出是宫腔粘连手术后比较常用的辅助治疗方法，且常与人工周期激素治疗联合应用。宫内节育器为机械性屏障物，在宫腔创面愈合期机械性分离子宫腔，预防裸露的创面接触生成粘连。一般常用的宫内节育器有金属圆环、T 形节育器、含铜节育器等（图 9-6-27）。劳金美等报道宫腔电切术后放置 T 形节育器对预防宫腔或宫颈管粘连有效。国外一些学者针对宫腔粘连术后适宜应用何种宫内节育器进行了研究。结果金属圆环因为其接触面积大被视为最佳选择。而 T 形节育器的接触面积过小，含铜节育器可发生过度炎性反应，被认为不宜用于宫腔镜术后粘连的预防。

2. 宫内球囊　除了宫内节育器，一些学者还在宫腔粘连术后宫腔持续放置 Foley 球囊导管或 Cook 球囊导管扩张宫腔，预防复发。

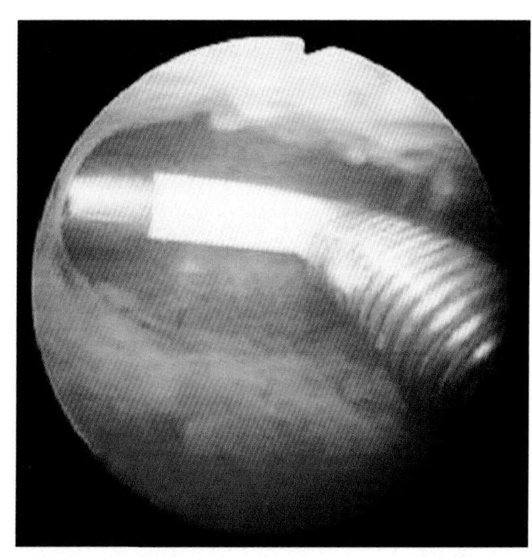

图 9-6-27　宫腔镜术后宫腔放置 T 形节育器（宫腔镜术后 15 天宫腔镜二探图像）

（1）作用机制：①机械屏障作用：宫腔内注水扩张的球囊可有效分离子宫各壁，起到屏障作用；②支架作用：球囊的支架作用使子宫内膜沿球囊表面增生修复；③引流作用：球囊导尿管可充分引流宫腔内的积血和积液，有利于子宫内膜的修复；④扩张作用：球囊注水加压可钝性扩张宫腔，分离宫腔残存的粘连。

（2）操作方法：①先于导管球囊内注入 1ml 气体作为球囊边缘的指示，将 Foley 导尿管球囊以上的导管用剪刀剪去（图 9-6-28）；②将球囊导尿管置入宫腔（图 9-6-29）；③球囊注入 3~5ml 灭菌生理盐水，向外轻轻牵拉无脱出即可（图 9-6-30）；④球囊导管放置 1 周，同时应用抗生素预防感染。

3. 宫腔镜球囊扩张术　除了宫腔镜术后宫腔持续放置 Foley 球囊，Foley 球囊还可以在宫腔镜手术时或手术后二探检查时行宫腔扩张术。宫腔内

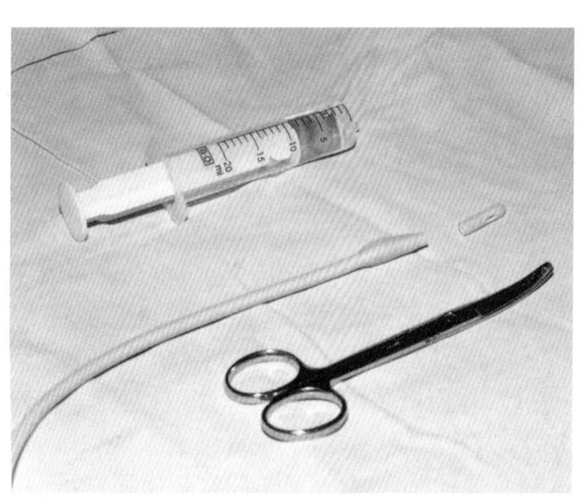

图 9-6-28　Foley 导管球囊内注入 1ml 气体作为球囊边缘的指示，将 Foley 导尿管球囊以上部分用剪刀剪去

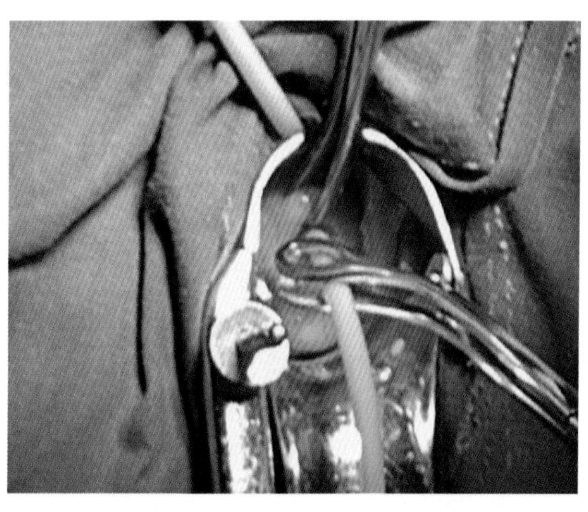

图 9-6-29　在腹部超声监护下将 Foley 导管置入宫腔

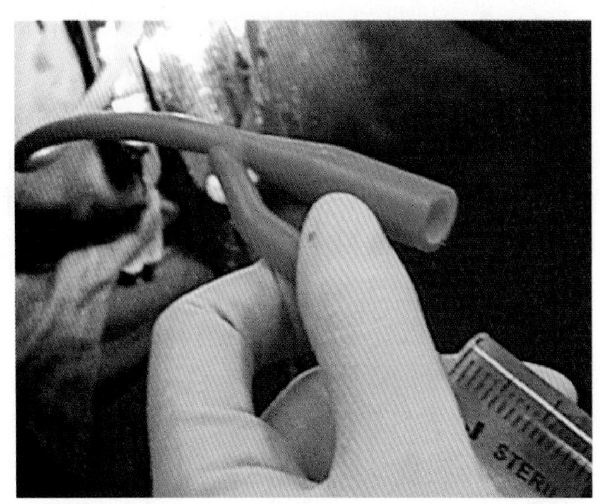

图 9-6-30 Foley 导管连接注射器，球囊注入生理盐水

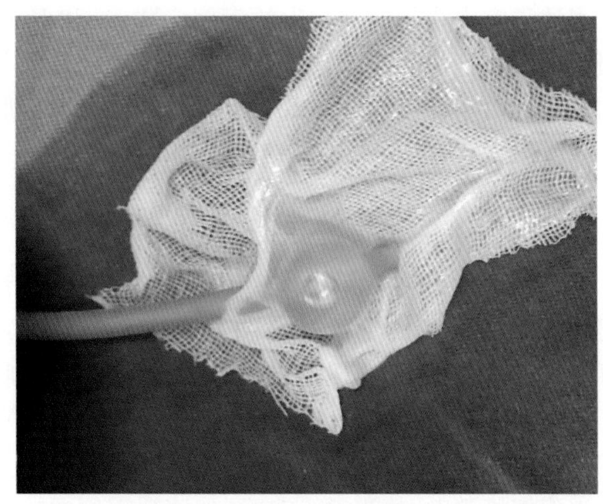
图 9-6-31 羊膜的制备
将羊膜裁剪适当大小，基底层向外包裹 Foley 导尿管球囊端

Foley 球囊起机械性扩张的作用，可分离宫内新生的膜样和纤维性粘连，并使缩窄的子宫腔扩大，恢复正常宫腔形态。

4. **人类羊膜** 羊膜由滋养细胞分化而来，表面光滑，半透明，无神经、血管及淋巴管，已广泛应用于眼部疾病、皮肤烧伤和溃疡、人工阴道等。2006 年，Amer 等首次报道了宫腔镜宫腔粘连手术后应用羊膜包裹球囊放置于宫腔辅助治疗宫腔粘连，取得了较好的效果。此后 2010 年 Amer 等和 2012 年彭雪冰等再次报道了人类羊膜(human amnion)应用于宫腔粘连术后预防粘连复发，证实了其安全性和有效性。

(1) 作用机制：①生物屏障作用：人类羊膜分为上皮层、基底膜层、致密层、成纤维细胞层和海绵层，是人体最厚的基底膜，同时羊膜有效面积充足，并且有报道新鲜的羊膜可在宫腔内保持 21 天，可以有效分离子宫内膜创面并维持较长的时间。②支架作用：羊膜基底膜含胶原纤维和网状纤维，富含生物活性因子，可促进周围正常内膜以其为支架进行移行和生长，从而促进子宫内膜的修复和再生，预防宫腔粘连。③抑制炎症反应：羊膜紧密贴敷于创面，可抑制创面的细菌繁殖。羊膜作为生物膜阻碍了细菌的通过。羊膜中含有多种蛋白抑制剂，抑制相应的蛋白酶发挥抗炎作用。④抗纤维化作用：羊膜基质可抑制成纤维细胞增殖及肌成纤维细胞分化，减少纤维化及瘢痕形成。⑤免疫相容性：人类新鲜羊膜为一种特殊的低免疫原性物质，置入异体一般不会引起免疫反应。

(2) 应用方法：①将羊膜裁剪适当大小，母体面向外包裹 Foley 导尿管球囊端，置入宫腔(图 9-6-31)；②置入宫腔后，球囊内注入生理盐水 3~5ml 固定于宫腔内；③导管末端接引流袋，导管 7 天后取出；④放置 Foley 球囊的同时应用抗生素预防感染。

5. **自交联透明质酸钠凝胶** 透明质酸钠凝胶是生物可降解性高分子聚糖类生物材料制成的凝胶，在预防粘连和修复软组织方面有明显的作用。宫腔粘连术后宫腔注射透明质酸钠凝胶同样起到机械性预防粘连的作用。近年来开发的新型自交联透明质酸钠凝胶黏度高，不流动，能够稳定地、更好地贴合宫腔，显著延缓体内降解吸收时间。多项国内外临床验证和临床使用证明了其预防宫腔粘连的临床疗效。常用方法为手术结束时将连接凝胶注射器的导管置入宫腔，将凝胶推入宫腔，剂量为 3~5ml。

(三) 预防性抗生素

宫腔镜宫腔粘连手术通常不需常规应用抗生素预防感染。宫内放置节育器、Foley 球囊、人类羊膜或透明质酸钠凝胶者应常规使用广谱抗生素预防感染，一般应用 3~7 天。

(四) 宫腔镜二探

宫腔镜宫腔粘连术后粘连形成的关键时期是术后 1~2 个月，术后 2 个月激素治疗撤退性出血停止后，行二次宫腔镜探查(图 9-6-32)。新生的膜样粘连可用检查镜机械性分离，复发中、重度粘连需行再次手术，宫腔形态正常者可试妊娠(图 9-6-33AB)。

八、手术并发症的发现与处理

在所有宫腔镜电切术中，TCRA 的操作最易发生子宫壁损伤，包括假道形成和子宫穿孔。假道形成为子宫壁不完全的损伤，损伤未穿透子宫壁全层。子宫穿孔为子宫壁透壁损伤。在 TCRA 手术中，损

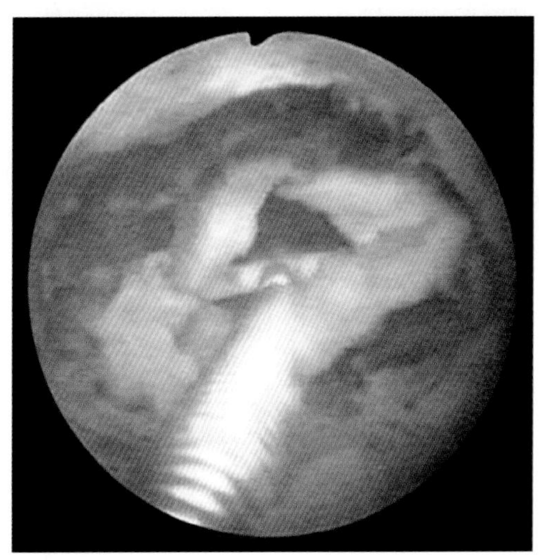

图 9-6-32　**宫腔镜宫腔粘连电切术后一个月宫腔镜二探**
宫腔形态正常，宫腔内见 T 形节育器，位置正常。宫腔内可见坏死脱落组织

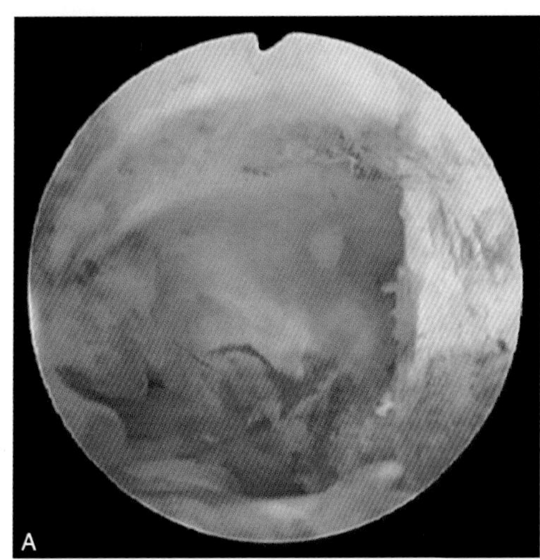

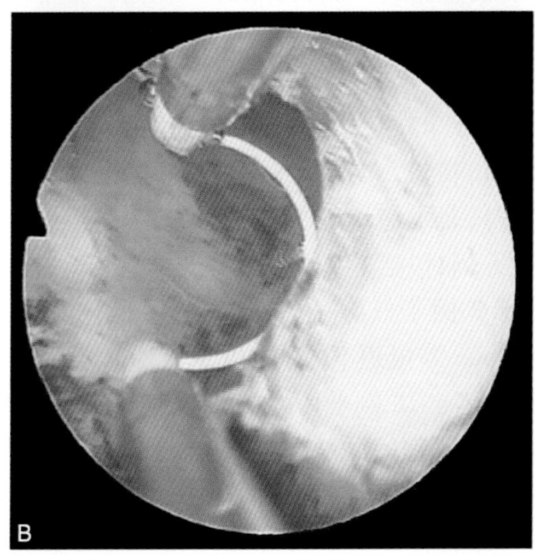

图 9-6-33　**宫腔镜宫腔粘连术后 4 个月宫腔镜二探**
A. 宫腔左侧壁可见纤维粘连组织；B. 宫腔镜环形电极切除宫腔左侧壁纤维粘连组织

伤可发生于探针探测宫腔、扩张棒扩张宫颈内口、宫腔镜各种能源宫腔操作时。首都医科大学附属复兴医院宫腔镜中心于丹等总结历年文献报道宫腔镜宫腔粘连分离手术子宫穿孔发生率为 1.1%~2.7%，重度粘连宫腔镜手术子宫穿孔发生率达 3.6%~50%。在其报道的 109 例宫腔镜宫腔粘连分离术中假道形成 3 例（2.8%）。Bukulmer 等为子宫内膜结核所致的宫腔粘连行 TCRA 术，子宫穿孔的发生率高达 25%。Song 等报道了重度粘连闭锁的宫腔镜宫腔粘连分离手术中发生假道形成 5 例，在充分雌激素预处理后进行二次宫腔镜手术，并行术中腹部超声监护。5 例患者皆成功施行手术，打开封闭宫腔，恢复宫腔形态，患者预后良好。

其次，术中及术后出血也是 TCRA 手术并发症，文献报道发生率为 16.7%~27.3%。TCRA 术后患者妊娠也可能发生流产、早产、胎盘粘连等并发症。TCRA 术后极易发生宫腔再次粘连，文献报道，TCRA 术后粘连复发率为 3.1%~23.5%，重度粘连复发率为 20%~62.5%。术后辅助治疗，术后近期宫腔镜二探分离再次形成的粘连是有效的预防和治疗方法（详见第十二章）。

九、TCRA 术的经验与评估

（一）手术成功率

宫腔镜宫腔粘连手术的成功一般以恢复宫腔正常形态为标准。文献报道一次手术成功的比率为 57.8%~97.5%。子宫前后壁粘着所形成的柱状中央型粘连容易切除，成功率高。广泛的中央型粘连治疗复杂，但手术成功率仍然很高。宫腔边缘型粘连的处理比较困难，宫腔的中央和周边均有粘连瘢痕致宫腔变形者更为困难，手术成功率相对降低。宫腔闭锁、双侧宫角封闭者手术非常困难，手术成功率很低，需在 B 超或腹腔镜监护下手术，有时需要多次手术方可获得成功。能够打开宫腔、暴露双侧输卵管开口者预后良好。

（二）术后月经改善情况

术后月经情况是评估宫腔镜手术效果的另一指标。但是，宫腔镜手术仅能打开正常宫腔形态，而对内膜功能的修复影响不大。因此宫腔粘连术后通常辅助女性激素治疗刺激内膜生长，提高月经改善率。

文献报道，宫腔镜宫腔粘连术后月经情况的改善率在 52.4%~90.3%不等。Preutthipan 和 Linasmita 报道宫腔镜宫腔粘连手术治疗不同程度的宫腔粘连，原 44 例继发闭经者宫腔镜术后 40 例（90.9%）

恢复正常月经,4 例(9.1%)月经过少,原 6 例月经过少者术后 5 例(83.3%)月经正常。Donnez 和 Nisolle 用激光治疗宫腔粘连,月经恢复正常率达 80%以上。Roge 等报告 102 例宫腔粘连患者,术后 75%月经改善,术前无月经者月经改善率为 95.5%。首都医科大学附属复兴医院宫腔镜中心于丹等统计了国内外文献中报道的 625 例宫腔粘连患者,术后 528 例(84.5%)恢复正常月经。继而又研究了 1998~2005 年在首都医科大学附属复兴医院宫腔镜中心宫腔镜手术治疗的不孕患者,在 64 例月经过少或闭经的患者中,术后月经改善率为 65.6%(42/64)。

(三)术后粘连复发

宫腔粘连患者子宫内膜纤维化,再生能力差;宫腔创面裸露的肌层无上皮覆盖,宫腔镜术后再次形成粘连的可能性很大。而粘连的复发成为手术成功的主要阻碍。文献报道,宫腔镜术后粘连复发率在 3.1%~23.5%之间,在重度粘连病例复发率更高(20%~62.5%)。

宫腔粘连的复发与术前宫腔粘连的严重程度密切相关,术前宫腔粘连越重,术后复发概率越高。Pabuccu 等观察 40 例因宫腔粘连导致反复妊娠失败和不孕的患者,宫腔镜分离粘连后,轻度和中度粘连均治愈,而一开始即为严重粘连者,术后 60%再次形成粘连。Preutthipan 和 Linasmita 报道宫腔镜手术治疗宫腔粘连 65 例,其中轻度粘连 29 例,中度粘连 26 例,重度粘连 10 例。轻度和中度粘连术后均未再发生粘连,10 例重度粘连中 2 例(20%)术后再次粘连。首都医科大学附属复兴医院宫腔镜中心 Yu 等报道宫腔粘连术后行宫腔镜二探,宫腔粘连复发率为 27.9%(17/61),术前重度粘连的患者术后复发率为 41.9%(13/31)。

宫腔粘连复发时可再次行宫腔镜手术,甚至多次手术,术后仍可获得满意效果。Roge 等报告 102 例宫腔粘连行 148 次粘连分离术,其中 4 例(3.9%)行 3 次手术,5 例(4.9%)行 4 次手术。Capella-Allouc 等报道 31 例永久性严重粘连行宫腔镜粘连松解术,所有病例治疗后至少显露 1 侧输卵管开口,16 例经历 1 次手术,7 例 2 次,7 例 3 次,1 例 4 次。

(四)术后妊娠及妊娠结局

宫腔镜宫腔粘连手术可提高患者妊娠率。Pace 等统计宫腔粘连的患者治疗前的妊娠率为 28.7%,宫腔镜手术后提高至 53.6%。在一项研究中,术前有 2 次以上妊娠失败的宫腔粘连患者,活产率从术前的 18.3%提高至术后的 68.6%。首都医科大学附属复兴医院宫腔镜中心于丹等于 2008 年统计国内外文献后发现,在有生育要求的宫腔粘连患者,宫腔镜宫腔粘连手术后妊娠率为 74%(468/632),明显高于术前的妊娠率(46%);在不孕患者术后妊娠率为 45.6%(104/228);在妊娠失败的宫腔粘连患者术后妊娠率为 89.6%(121/135);活产率为 77.0%(104/135)。Chen 等总结其医院诊治宫腔粘连患者 357 例,术后妊娠率为 48.2%,其中轻、中、重度粘连患者妊娠率分别为 60.7%、53.4%、25%。

宫腔镜宫腔粘连手术后妊娠率与术前宫腔粘连程度相关,术前粘连程度越重,术后妊娠率的改善越差。文献报道宫腔粘连所致不孕患者宫腔镜手术后妊娠率为 34.9%~62.0%,而在重度粘连患者妊娠率只有 20.0%~43.3%。Valle 和 Sciarra 切除 43 例轻度膜样粘连,预后良好,35 例(81%)足月妊娠;97 例中度纤维肌肉组织粘连,64 例(66%)足月妊娠;47 例重度结缔组织粘连,15 例(32%)足月妊娠;总月经恢复率为 90%,足月妊娠率为 79.7%,明显高于以往盲目操作的效果。

宫腔镜宫腔粘连切除术后妊娠还可发生流产、胎盘植入、产后出血等并发症。Roge 等报告 28 例宫腔粘连患者术后妊娠 34 次,其中 10 例流产,24 例获活婴。Baggish 等统计了 40 篇相关文献,发现 1 000 多例宫腔粘连患者中,未经宫腔镜治疗的患者妊娠率约为 50%,其中仅半数妊娠至足月;而宫腔镜治疗的患者术后妊娠率达到 75%,而且妊娠失败率低,分娩并发症极少。国内徐延华等报道,13 例宫腔粘连术后有生育要求者妊娠 9 例,4 例足月分娩,胎盘粘连 1 例,前置胎盘 1 例,自然流产 3 例。首都医科大学附属复兴医院宫腔镜中心于丹等统计本院行宫腔镜宫腔粘连手术患者 85 例,宫腔镜术后妊娠 39 例,妊娠率为 45.9%。39 例妊娠中活产 25 例(64.1%),持续妊娠 5 例(12.8%),自然流产 8 例(20.5%),要求终止妊娠 1 例。25 例活产者中胎盘异常者 5 例,包括产后出血、胎盘植入切除子宫者 2 例,另有 2 例于妊娠 26~28 周分娩低体重儿。Capella-Allouc 等报道 31 例重度宫腔粘连行宫腔镜粘连松解术者。28 例平均随访 31 个月(2~84 个月),12 例妊娠 15 次,其妊娠结局包括 2 例妊娠早期过期流产,3 例妊娠中期流产,1 例因多发胎儿畸形中期引产,9 例获活婴。术后妊娠率为 42.8%(12/28),活婴分娩率为 32.1%(9/28)。在 9 例活婴中,1 例因胎盘粘连剖宫产子宫切除,1 例因严重出血和胎盘粘连行下腹动脉结扎。

可见，宫腔粘连术后妊娠应被视为具有高度流产危险和胎盘异常的高危妊娠，在妊娠和分娩过程中要密切注意胎盘及子宫情况，密切监护，防止并发症出现。

（五）影响宫腔粘连生殖预后的因素

宫腔粘连致不孕患者的治疗效果和生殖预后一直是很多学者探讨的课题。许多专家认为，宫腔粘连的治疗效果和生殖预后与粘连的类型、范围、子宫内膜的损伤程度密切相关。首都医科大学附属复兴医院宫腔镜中心于丹等对 85 例不孕或复发性流产的宫腔粘连患者共施行 109 次宫腔镜宫腔粘连手术，术后对影响生殖预后的可能因素进行了评估。术后随访(3.9±0.6)年，妊娠 39 例。术后无月经者 2 例妊娠(2/11=18.2%)，妊娠率明显低于术后有月经者(37/74=50%，$P<0.05$)。术后二探宫腔粘连复发的患者妊娠率为 11.8%(2/17)，明显低于宫腔无粘连复发者(26/44=59.1%，$P<0.05$)。可见术后月经方式、术后粘连复发情况为宫腔粘连术后妊娠率的影响因素。

宫腔镜手术分离或切除宫腔粘连可以恢复宫腔形态、改善月经、提高患者妊娠率，已经成为宫腔粘连患者最理想的手术方法。但是尽管宫腔镜手术治疗得到了广泛应用，宫腔粘连的术后复发仍然常见，生殖预后仍不理想。宫腔镜宫腔粘连手术，术后宫腔放置屏障物，配以周期性女性激素治疗，术后定期宫腔镜二次探查并分离新生粘连等综合治疗措施是宫腔粘连最佳的治疗方式。

宫腔镜宫腔粘连电切术见视频 7。

视频 7　宫腔镜宫腔粘连电切术

（于　丹）

第 7 节　宫腔镜宫腔异物取出术

宫腔镜检查可发现宫内异物，并精确定位，可行宫腔镜子宫异物取出术(transcervical resection of uterine foreign body，TCRF)。

一、宫内节育器

有尾丝或容易取出的 IUD，一般并不需要在宫腔镜下取出，但在尾丝拉断，盲视取出困难疑 IUD 嵌顿，仅取出部分 IUD 而部分 IUD 断片宫内残留(图 9-7-1)，以及可逆性输卵管节育器深嵌于宫角或残留时，或绝经期妇女，绝经时间越长，生殖器官萎缩越严重，取 IUD 的困难程度越大，也易致感染。以上情况均需借助宫腔镜取出或 B 超介入下宫腔镜取出。宫腔治疗镜配有鳄鱼嘴钳、异物钳等，可在直视下夹取异物，如力度不够，或有嵌顿，则需换手术宫腔镜，用开放式半环形电切环套入不锈钢圈丝之间钩出(图 9-7-2)，如 IUD 嵌顿入宫壁内(图 9-7-3)，穿过肌瘤(图 9-7-4)或套于肌瘤上(图 9-7-5)，则用电切环切开嵌顿环周围的肌壁或切除肌瘤后取出之，或在 B 超定位下夹出，嵌顿深者同时腹腔镜检查，以确定 IUD 是否已经穿出子宫浆膜层。可逆性输卵管节育器的弹簧及尾丝常深嵌于输卵管开口及子宫角内，一旦尾丝拉断，取出极为困难，需用 21Fr 手术宫腔镜，配关闭型电极，深入宫角取出。有时在月经期中，因子宫的收缩 IUD 自动排出，而患者并没注意到，以为仍有，以致医师取不到 IUD，超声也难确认有无，这时只要做宫腔镜就可确知有无 IUD。Valle

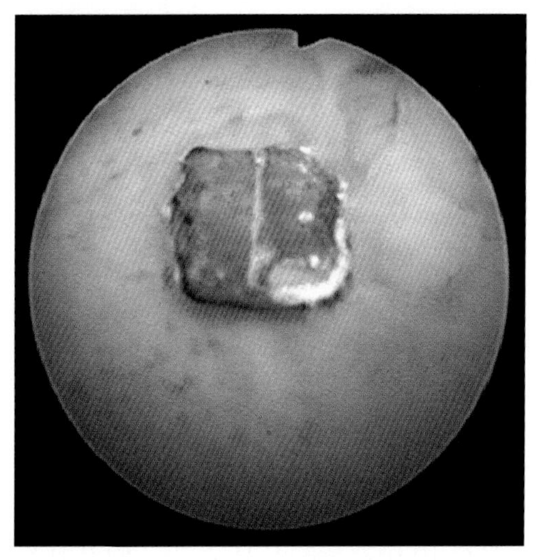

图 9-7-1　部分 IUD 断片宫内残留

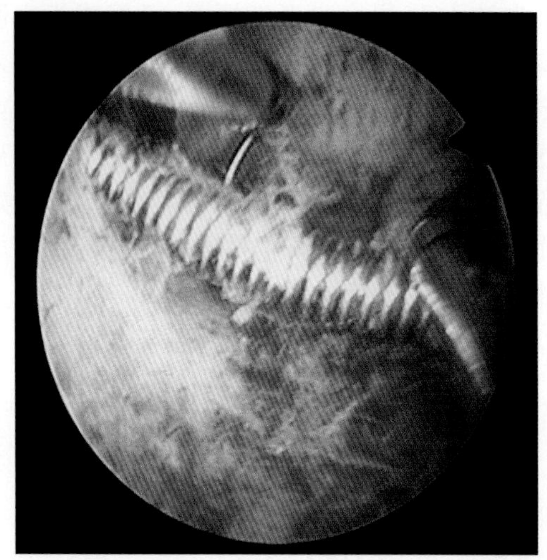

图 9-7-2　电切环取 IUD

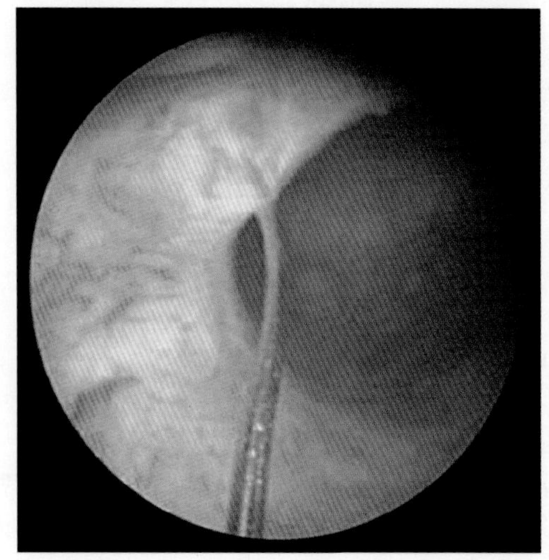

图 9-7-3　IUD 嵌顿入宫壁内

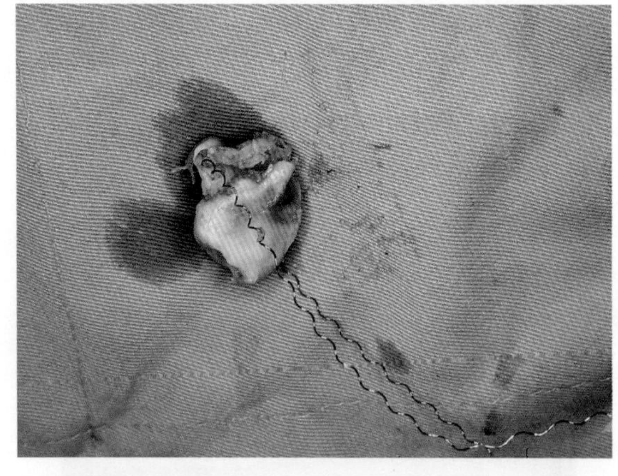

图 9-7-4　IUD 穿过肌瘤

等报告为 15 例妇女宫腔镜下取 IUD，11 例成功取出，4 例宫腔内并无 IUD。Siegler 和 Kemmann 报告宫腔镜检查 10 例隐蔽的 IUD，其中 2 例 IUD 异位（1 例完全埋藏在子宫肌壁内，1 例被羊膜腔遮盖），另 1

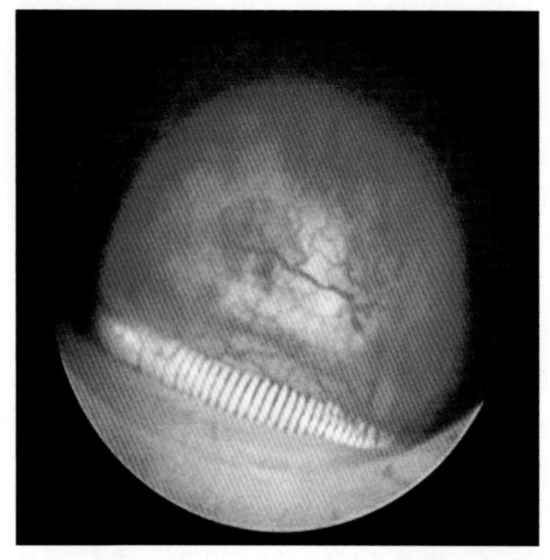

图 9-7-5　IUD 套于黏膜下肌瘤上

例 IUD 自子宫下段穿出，宫腔镜仅看到很小一部分，这例适合腹腔镜取出。首都医科大学附属复兴医院宫腔镜诊治中心曾遇 1 例 T 形铜 IUD 一侧臂穿入膀胱内，引起尿频及血尿，在膀胱镜监护下，用宫腔镜取出，放置开放引流尿管 2 周，症状消失；另 1 例宫腔镜仅见 T 形铜 IUD 的尼龙尾丝，IUD 异位于盆腔，被大网膜包裹，在腹腔镜下取出。

二、残留胎骨或子宫内膜骨化

流产后胎骨残留是罕见的并发症，做大月份人工流产时，有时会发生胎骨残留（图 9-7-6），常造成出血或继发不孕，有时可占据宫腔的大部分，HSG 无所发现，B 超可见宫腔内有强回声光点，只有宫腔镜可以直接观察到残留的胎骨。以往的处理方法是盲目刮宫和子宫切除，Letterie 和 Case 报告 1 例妊娠中期流产胎骨残留，在腹部超声介导下，用宫腔镜的环行电极将胎骨取出。

小的胎骨残留需与子宫内膜骨化相鉴别。胎骨较大或长轴与子宫长轴相垂直时，需于术前夜插宫颈扩张棒，术时扩张宫颈管至 Hegar 12 号，宫腔镜定位后，在 B 超监护下，用卵圆钳夹出或电切环带出。有嵌顿时切开肌肉层，然后夹出或切除。

胎骨残留通常会导致不孕，部分患者是因为不孕就诊时发现，Graham 报道了 11 例因不孕就诊的来自西非的女性，均有 10～26 周终止妊娠史，宫腔镜检查发现宫腔内有骨样组织，宫腔镜下取出后 8 例患者自然妊娠。Xiao 报道 1 例 30 岁因继发不孕就诊的女性，9 年前孕 15 周行清宫术，B 超检查发现宫腔内胎骨残留，宫腔镜下发现多个残留胎儿骨骼，宫腔镜取出胎骨 5 个月后成功妊娠（图 9-7-7）。

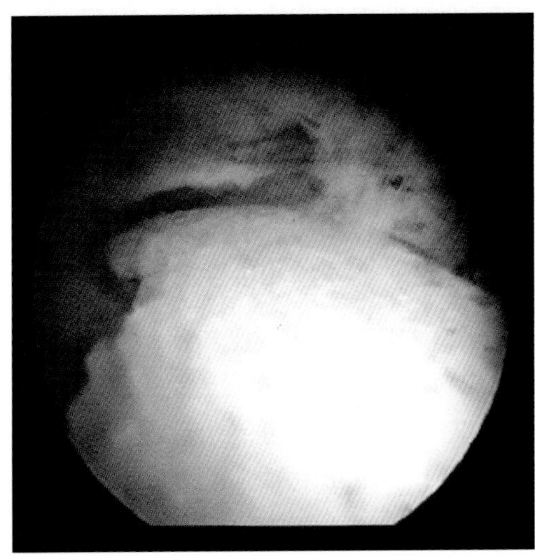

图 9-7-6　**胎骨残留**

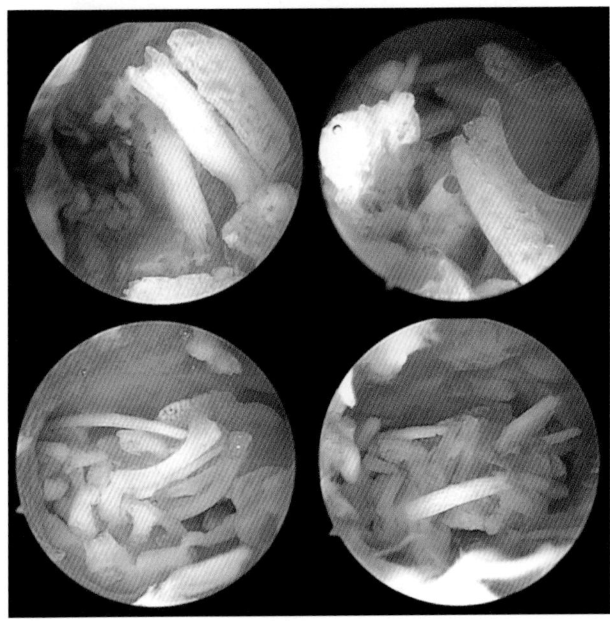

图 9-7-7　**宫腔内残留多枚骨片**
（图片引自：Xiao S，Tian Q，Xue M. Infertility caused by intrauterine fetal bone retention：a case report. J Med Case Rep，2014，8：177.）

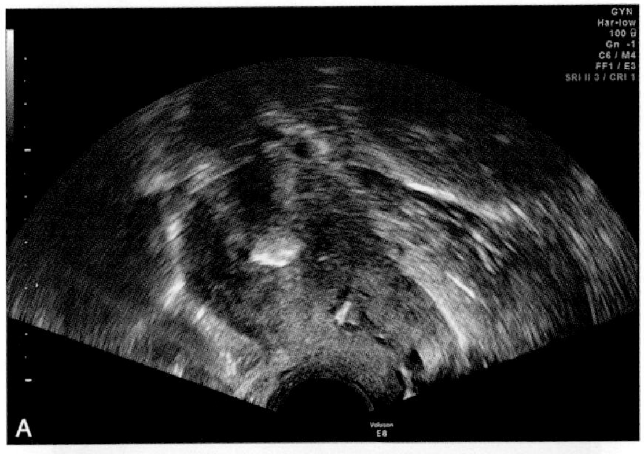

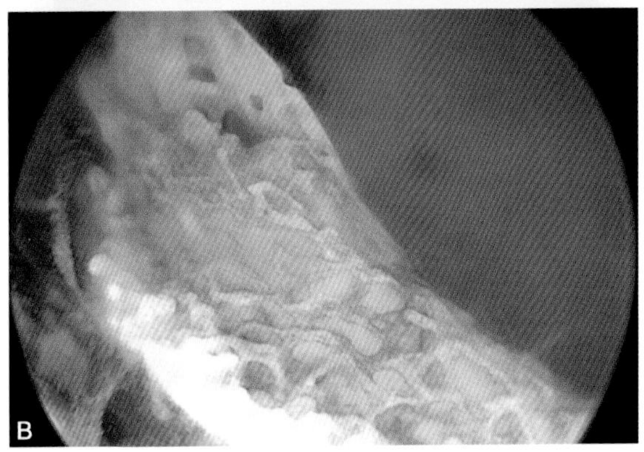

图 9-7-8　**子宫内膜骨化**
A. 超声下所见；B. 宫腔镜下所见
［图片引自：Grigore M，Blidaru I，Iordache F. Intrauterine foreign bodies，other than contraceptive devices and systems may affect fertility—Report of two very different cases. Eur J Contracept Reprod Health Care，2014，19（2）：141-143.］

子宫内膜骨化（图 9-7-8）是罕见情况，报道的病例中多数有流产和胎骨残留的历史，少数病例可解释为骨性化生，临床表现包括异常阴道出血或排液、痛经、盆腔痛和继发不孕等。通常治疗的方法有子宫切除或扩刮术。近来一些病例用宫腔镜电切术治疗。Torne 等报道 1 例 6 周妊娠人工流产，流产后 4 个月出现痛经、性交困难、盆腔痛等症状，超声显示宫腔内有强回声光带，用宫腔电切镜成功取出。他指出作为子宫内膜骨化的病因，新鲜胎骨残留较易用宫腔镜取出。

Rodriguez 报道宫腔镜治疗子宫骨化（osseous metaplasia of the uterus）1 例，术时宫腔镜和腹腔镜确定钙化的子宫内膜呈针状与子宫内膜垂直，大量出现在子宫底的后部，开始先用活检钳夹取，然后用刮匙轻刮，最后放入电切镜，在宫腔镜直视下将看到残留的针状骨组织电切取出。术中和术后用经阴道超声协助识别骨组织，确认其取出。取出组织病理学检查提示良性骨组织。术后用天然雌激素 5 周，以后宫内妊娠 5~6 周时超声检查，见宫内有各 1mm 的两小片钙化灶，患者分娩一健康婴儿，未复发。Garcia 和 Kably 报道 1 例罕见的子宫内膜骨化引起不孕症，术前 B 超提示宫腔内钙化，腹腔镜监护下宫腔镜手术取出，病理证实，术后第 2 个自然月经周期妊娠，认为宫腔镜是治疗子宫内膜钙化的首选方法，术时需腹腔镜监护。

三、胚物残留

过期流产、不全流产、粘连胎盘、植入胎盘等胚物存留在宫腔内可引起宫腔粘连，闭经或不规则出血，如粘连严重，D&C 可能探不到或刮不净残留的胚物。宫腔镜既可诊断，又可在 B 超介导下用电切

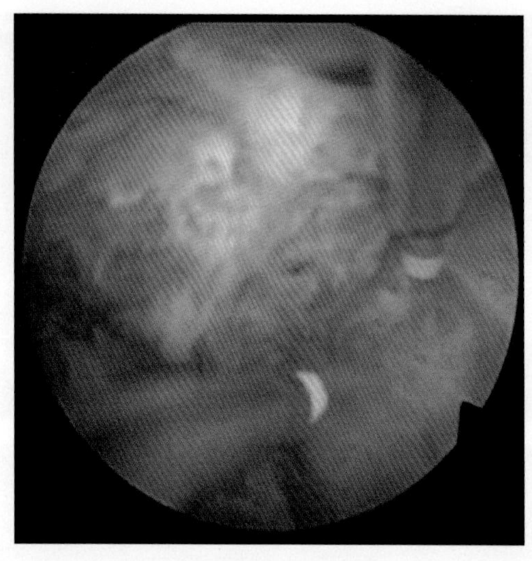

图 9-7-9 宫腔内胚物取出

环将胚物刮出或切除，取出的组织送病理学检查（图 9-7-9）。Goldenberg 等报道 18 例宫腔镜直视下取出残留胚物的经验，其中 16 例为流产后，2 例为分娩后，均有持续出血，手术均一次顺利完成，平均手术时间为 10 分钟（8~20 分钟），取出的可疑残留组织经病理证实均为胚物，所有病例术后出血迅速停止，B 超见宫腔空虚，5 例术后数周再次宫腔镜检查，宫腔无胚物残留迹象，认为此法处理胚物残留操作容易，手术时间短，定位准确，明显优于常规 D&C。首都医科大学附属复兴医院宫腔镜中心发现过 1 例绒毛膜癌，系人工流产术后 80 天，持续阴道出血不止，刮宫无效，B 超未发现异常，血 hCG 有上升趋势，宫腔镜检查见子宫前壁中段有 3mm 直径的紫蓝色结节，电切环将其自肌层完整切除，病理检查结果为绒毛膜癌，经化疗治愈，3 年后剖宫产 1 名健康女婴。

四、宫颈妊娠

适用于胚胎已死，出血不多，无感染迹象者。胡玉玲等报道 2 例宫颈妊娠，手术宫腔镜电切治疗均获成功。因宫颈管不能存留灌流液并使之膨胀，故不能像处理宫腔出血那样便于止血，有大量活动性出血皆应视为本术的禁忌证。

五、断裂的宫颈扩张棒或海藻棒

比较少见，是在宫腔镜手术或人工流产前放置宫颈扩张棒或海藻棒，以软化宫颈，在取出宫颈扩张棒或海藻棒时，有时会断裂在宫颈内，进而掉入宫腔内。可在宫腔镜下定位，用电切环带出，如断裂的宫颈扩张棒或海藻棒过于糟软，可用吸引器吸出。Borgatta 等报道 1 例 32 岁未产妇，流产前宫颈放置 1 枚海藻棒，术时发现海藻棒紧紧楔入宫颈，试行取出反将海藻棒推入子宫腔，做完流产后 3 天，先放入另 1 枚渗透性扩张棒扩张宫颈，然后取出粉碎的海藻棒。15 个月后，又有小块的海藻棒自然排出，宫腔镜下取出近 30 小块。

六、剖宫产时留下的丝线

以前剖宫产手术中用不吸收丝线缝合时，有时宫腔镜检查可于宫颈内口处看到残留的丝线头或丝线结（图 9-7-10），此异物可能引起子宫内膜出血或发炎，宫腔镜下可用鳄鱼嘴抓钳抓取出，或用环形电极将残留的丝线头或丝线结带入镜鞘内夹出。

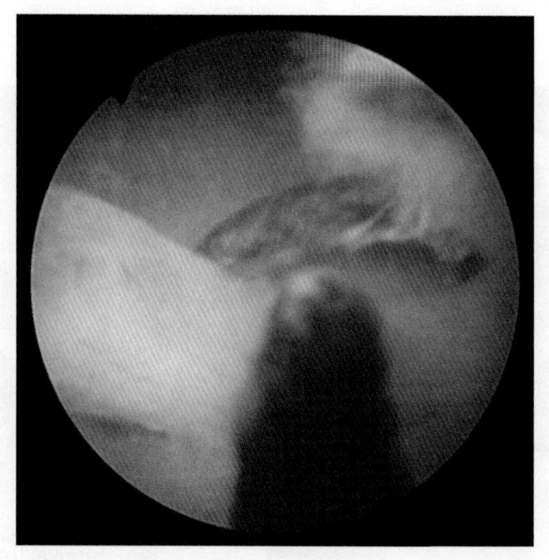

图 9-7-10 剖宫产丝线结

七、子宫内特殊异物

印度医师 Naik 报道一位 20 岁女性因阴道排出异味分泌物就诊，患者 2 年前因早孕行堕胎术，术后腹痛发热，腹腔探查发现子宫内有木棍 2 根，长分别为 3cm，并从左宫角穿出（图 9-7-11）。

首都医科大学附属复兴医院宫腔镜中心 1 例 21 岁女性，因下腹隐痛伴不规则出血 1 年余就诊，2 年前顺产，无宫腔操作史，B 超提示宫内强回声光段 23mm，宫腔镜检查发现 10ml 注射器针头倒置在宫腔（图 9-7-12A），针尖扎入前壁下段仅宫颈处，B 超下见针尖接近膀胱（图 9-7-12B）。宫腔镜下取异物困难，针状电极切开针头嵌入的肌壁完整取出针头，术后患者症状消失。

随着腹腔镜下子宫颈环扎治疗宫颈机能不全的应用，缝合过于靠近宫腔或环扎带本身的切割作用可以使环扎带暴露于宫颈管内（图 9-7-13），可以导致不孕或感染，建议取出环扎带。

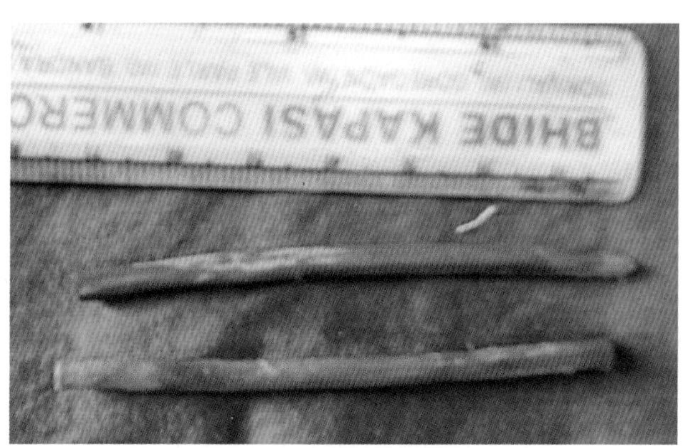

图 9-7-11 取出的宫腔内木棍
[图片引自:Naik SN,Pawar SB,Patil VB. A rare case of criminal abortion with retained foreign body in uterus for 2 years. J Obstet Gynaecol India,2014,64(4):295-296.]

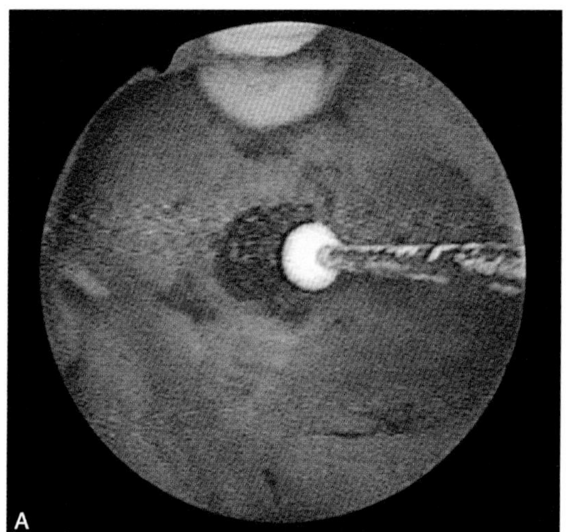

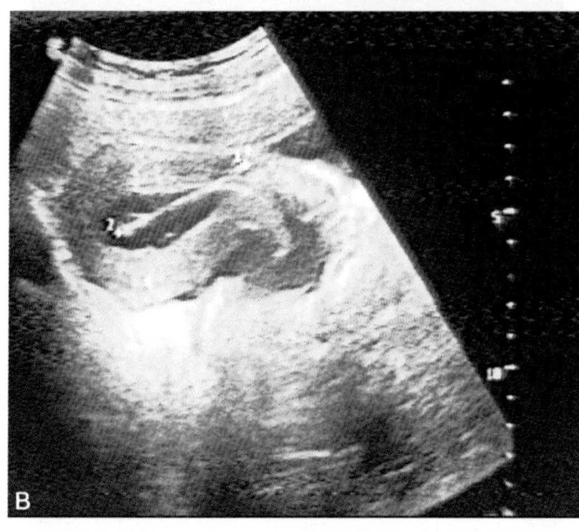

图 9-7-12 宫腔内异物(针头)
A. 宫腔内倒置注射器针头;B. 宫腔内注射器针头接近膀胱,超声所见

Szlyk 和 Jarrett 报道深埋在下尿道的异物 3 例,曾试用标准膀胱镜取出无效,而用 20Fr 宫腔镜很容易地通过尿道取出。

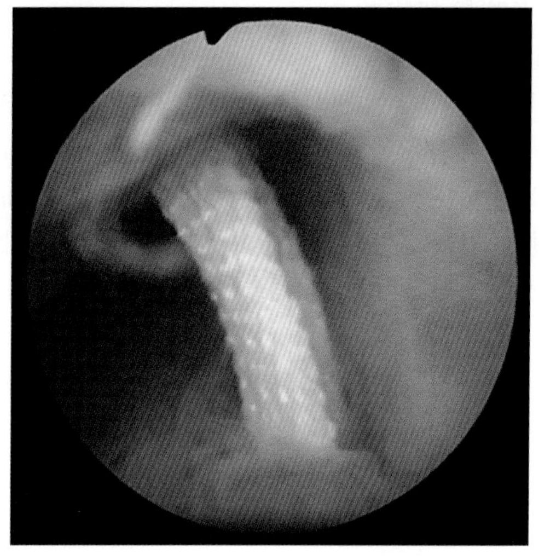

图 9-7-13 环扎带暴露于宫颈管内

八、术中监护

取宫腔异物时均需精确定位,取出时注意防止子宫穿孔,故手术应在 B 超和/或腹腔镜的监护下进

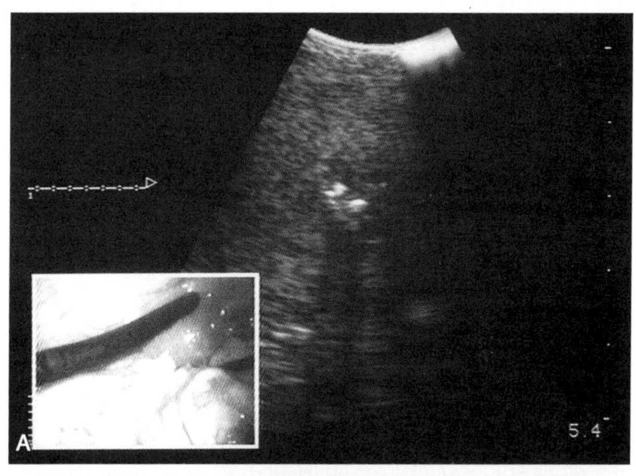

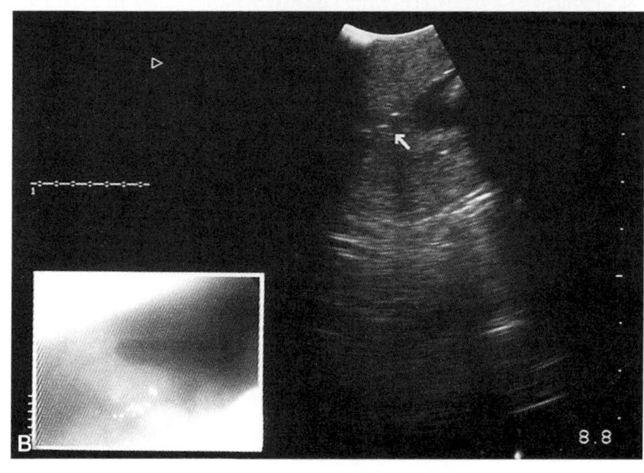

图 9-7-14 腹腔镜超声检查
A. 左下图为腹腔镜图像,腹腔镜探头(黑色)置于子宫前壁,右上图为腹腔镜超声图像,显示宫腔内残留胎骨(白色斑块),后方有声影;B. 左下图为腹腔镜图像,腹腔镜探头(黑色)置于子宫前壁,右上图为腹腔镜超声图像,箭头所示为宫腔内粘连组织

行。腹腔镜超声检查(laparoscopic ultrasonography, LUS)的分辨率高于B超(图9-7-14AB),操作方法是先建立气腹,置入腹腔镜,盆腔注入生理盐水200~300ml,在腹腔镜直视下将腹腔镜超声探头(Sharplan探头扇扫范围为180°、频率为8MHz、直径为10mm、探测深度达6cm)经脐部或下腹侧方的套管插入腹腔,游离扫查子宫,腹腔镜和超声图像经混合器同时在监视器上显示,有助于精确了解子宫的形态、大小,辨认病变及切割范围,对TCRF患者可准确定位微小病灶,发现或排除侵入宫壁的病变和嵌入宫壁的异物。

宫腔镜宫内残留妊娠组织电切术见视频8。

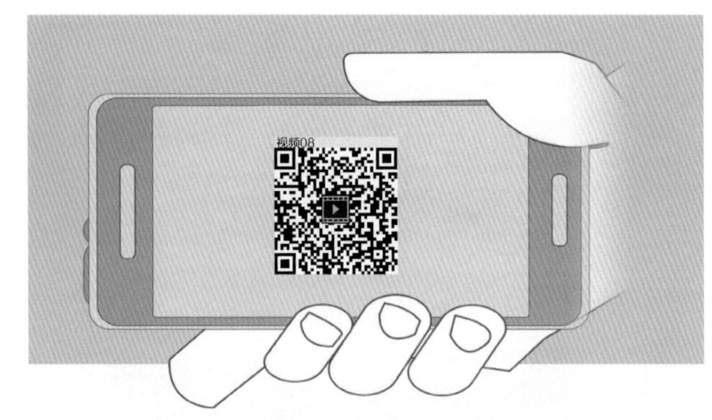

视频8　宫腔镜宫内残留妊娠组织电切术

(夏恩兰　宋冬梅)

第8节　宫腔镜手术治疗子宫腺肌病

子宫腺肌病病因不清,早在1908年Cullen教授就描述了子宫腺肌病,J. Naftalin等的研究所获结论认为子宫腺肌病发病率约为20.9%。因为逐渐加剧的痛经、月经过多和不孕不育,子宫腺肌病是临床中常见且处理棘手的疾患之一。

病理诊断是诊断子宫腺肌病的金标准,通过手术或定位穿刺活检等有创方法获得标本,子宫大体标本可见腺肌病病灶呈弥漫性改变或局部改变,在增厚的子宫肌壁间有散在的大小不等的小腔,镜下可见这些小腔为异位的内膜腺体和间质。核磁共振检查是最可靠的非创伤性诊断方法,特征性征象为自内膜向肌层扩展的边缘模糊的低信号病灶,信号强度与结合带相似,与周围肌层分界不清,因价格昂贵,限制其广泛应用;经阴道超声检查是最常用的方法,可以作为首选方法但不能确诊,其特征性超声征象是肌层内见不均匀回声区,低回声且范围小;因部分造影剂会进入子宫肌层,故子宫腺肌病患者行子宫造影时可以见到宫壁内小龛影或虫蚀样改变;另有7成腺肌病患者血CA125值高于正常。宫腔检查镜下可见子宫腔增大、异常腺体开口、紫蓝色点子、喇叭花样结构,可以提示子宫腺肌病诊断(图9-8-1~9-8-3)。近来,一种可以在超声介导下,应用宫腔治疗镜从可疑腺肌病组织上获取高质量标本的工具正在开展应用,即先以超声对腺肌病可疑区域进行定位,从宫腔治疗镜操作孔置入切割螺旋并钻入超声定位区域宫壁,再用直径稍粗切割套管沿切割螺旋钻入位置对宫壁钻孔进行病理取材,所获组织标本可以提供足够的病理信息(图9-8-4~9-8-7)。子宫腺肌病常合并雌激素依赖性疾病,如子宫肌瘤、子宫内膜异位症、子宫内膜增生甚至癌变,会对子宫腺肌病的诊断和治疗产生影响。

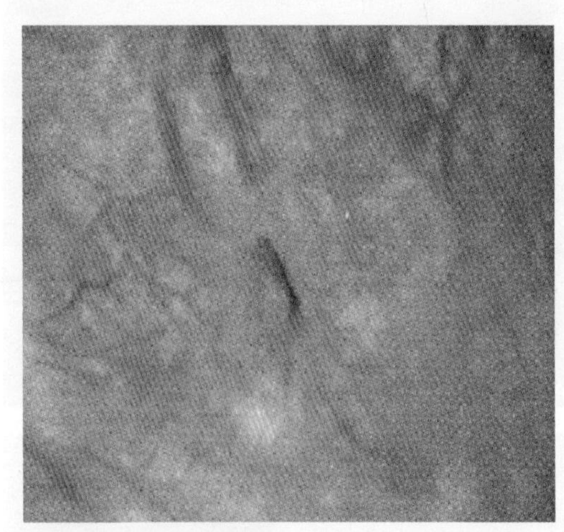
图9-8-1　子宫腺肌病异常腺体开口(近观)

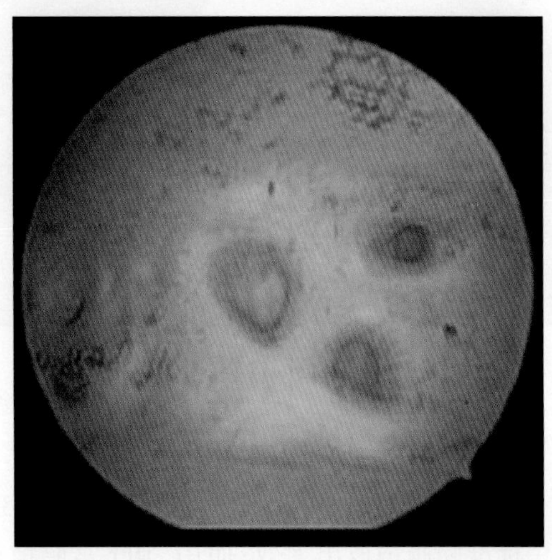
图9-8-2　子宫腺肌病异常腺体开口

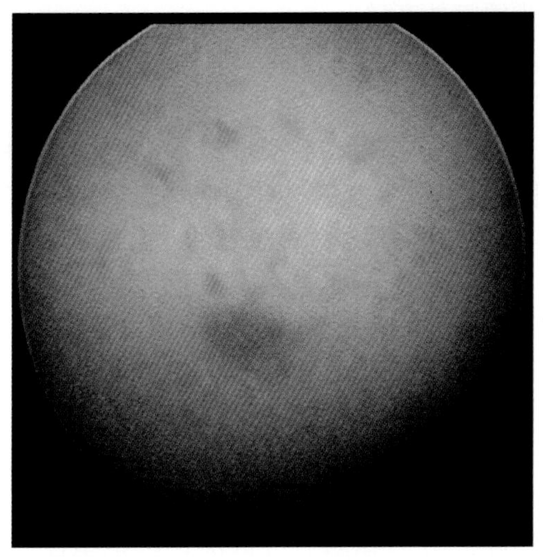

图 9-8-3　宫壁紫蓝色点

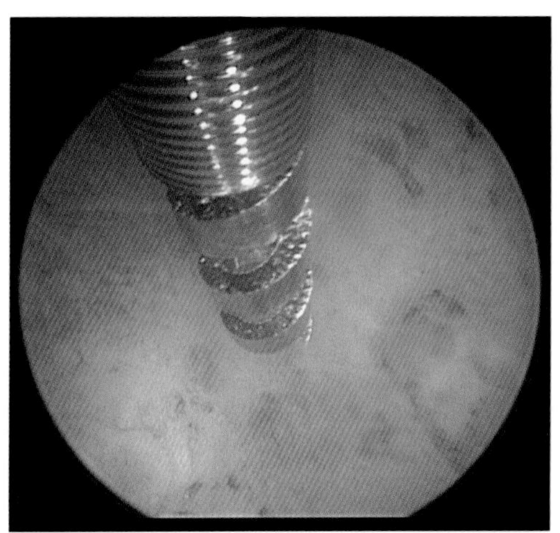

图 9-8-4　活检切割螺旋器

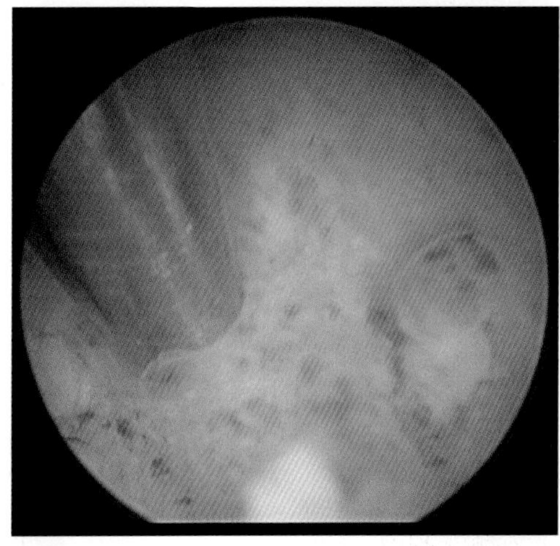

图 9-8-5　活检切割套管插入宫壁

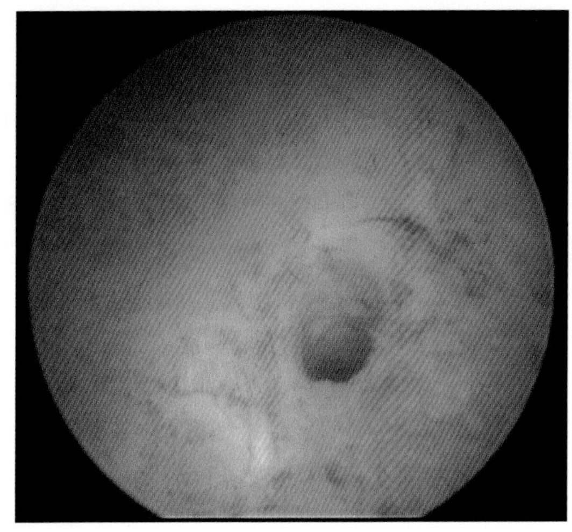

图 9-8-6　活检钻孔取材后

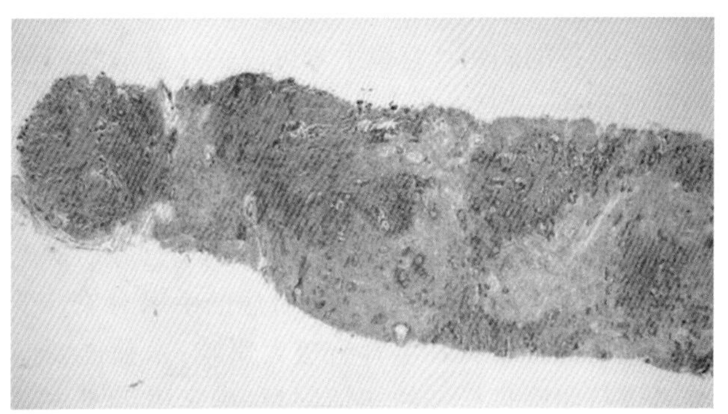

图 9-8-7　活检标本镜下所见

子宫切除术是治疗子宫腺肌病的常用方法，根治性手术对于年轻患者来说常难以接受，控制痛经和月经过多是治疗无生育要求且欲保留子宫的腺肌病患者的主要治疗目的。保守性手术及常规药物在治疗子宫腺肌病方面均有不足之处。局部病灶切除术常有腺肌病组织残留因而复发；子宫动脉栓塞术会随着时间延长，痛经复发率逐步增高；骶前神经切除术和骶骨神经切除术可用于治疗痛经，但无法解决腺肌病患者月经过多问题；通过抑制排卵，口服避孕药可以缓解痛经，延缓疾病的进展或复发，40 岁以上患者需注意血栓风险；GnRH-a 类药物可以缓解症状并改善生育能力，持续低雌激素状态，可以使腺肌病病灶缩小，单纯药物治疗时，用药间隔延长至 6 周，对疗效并无明显影响，但因可能导致患者骨质疏松和更年期症状，故疗程不能过长，疗效也是暂时性的，停药后患者症状会复发。其他如孕激素受体拮抗剂、血管生成抑制剂、缩宫素受体抑制剂及中药治疗均有一定作用，但因副作用的存在，疗程受限。应用左炔诺孕酮宫内缓释系统（levonorgestrel-containing intrauterine system，LNG-IUS）（商品名：曼月乐）治疗子宫腺肌病文献众多，通过左炔诺孕酮宫内缓释系统所含孕酮在宫腔内缓慢且稳定地释放，子宫内膜薄化，月经量减少，浅层宫壁内腺肌病病灶萎缩，痛经得以缓解，然而因宫腔内缺乏与曼月乐所含的孕激素对抗的足够的雌激素对内膜的修复作用，故由曼月乐放置后所致淋漓出血很常见，放置后长达6个月之久的阴道淋漓出血，或有规律或不规则，部分阴道出血不仅症状明显，更是需要1年左右的过渡期，此种出血尚无有效治疗方法，部分患者因之要求取出曼月乐。因为腺肌病患者宫腔宽大，放置初期月经血多，放置曼月乐后自然脱落现象并不少见。

宫腔镜子宫内膜切除术（TCRE）可以在宫腔镜下切除子宫内膜的同时，一并切除3～4mm的浅肌层，其内浸润的腺肌病病灶被同时清除，可有效改善痛经、月经量过多等症状，因而自然成为无生育要求且欲保留子宫患者的重要选择，早在1992年夏恩兰教授就对此有过专门研究，国外学者也有众多论述，即对有选择的病例宫腔镜手术可以治疗有症状的限局性腺肌病。

一、宫腔镜治疗子宫腺肌病的适应证

要求保留子宫但没有生育要求的子宫腺肌病患者可以作为宫腔镜治疗子宫腺肌病的手术对象。子宫内膜切除会对患者生育有极大影响，术前需要向患者进行明确且详细的知情同意，确定患者不再有生育要求；另一术前需要向患者明确的是：宫腔镜治疗子宫腺肌病手术是保守性手术，对于浸润深度较浅的子宫腺肌病治疗效果明显，对于深部浸润的严重腺肌病患者，由于内膜切除所涉及宫壁深度有限，经治后部分患者远期月经量减少不明显或痛经缓解不佳者尚需进一步治疗。

二、术前准备和麻醉

子宫内膜切除术前需进行宫腔镜检查，除外同样可以引起月经过多的子宫内膜息肉，子宫黏膜下肌瘤或壁间内凸肌瘤及其他子宫内膜疾患，应在术前获得内膜病理。术前需了解患者宫腔深度及血色素水平，宫腔深度超过12cm和/或重度贫血的患者均不宜马上手术，需经药物预处理。经GnRH-a类药物预处理后，待宫腔深度<12cm，血色素水平满足麻醉要求后方可手术，预处理周期视患者具体情况而定，一般需2～3个月。GnRH-a类药物，不仅可以控制月经过多症状，提高患者血色素，使患者能耐受手术，更能够薄化子宫内膜，使内膜切除过程更加顺畅，缩短手术时间，并能减少术中及术后出血，也因疗程较短，不至于引起患者出现明显更年期症状及骨质疏松现象发生。手术可以选择全身麻醉、静脉麻醉或硬膜外麻醉。

三、手术步骤

子宫内膜切除术手术步骤本书前文已详细阐述，此处不再重复赘述。对腺肌病患者的子宫内膜切除与治疗其他月经过多患者的子宫内膜切除术术中处理细节略有不同，当常规切除宫腔内各处子宫内膜及其下方的2～3mm的浅肌层后，多数腺肌病患者会被发现肌壁内存在多处岛状内膜团，部分区域存在小的陈旧积血腔，需要用电切环沿内膜生长方向尽量切除岛状内膜团及积血腔（图9-8-8～9-8-10）。如切除过程中发现内膜团生长过于深在，则电切环切除部分内膜团后改以滚球电极电凝消融处理，术程可以B超监护手术过程防止穿孔发生。部分子宫腺肌病患者会合并宫壁囊肿，并可能发展成为囊性腺肌病，需要在切除宫腔内膜同时，切开宫壁囊肿囊腔，排出其内陈旧积血，消融处理宫壁囊肿内衬上皮组织。

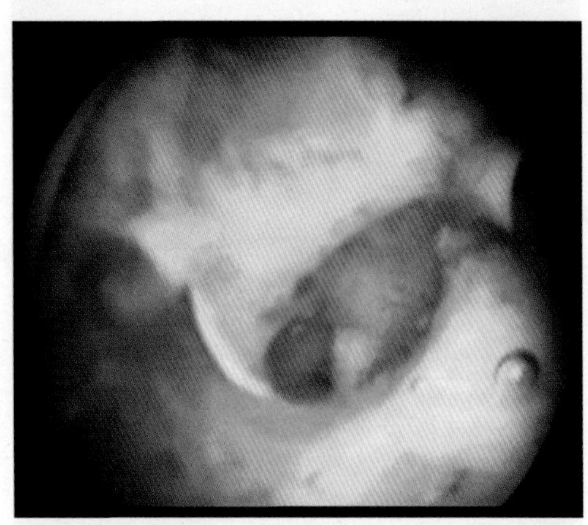

图9-8-8　宫壁内积血腔隙

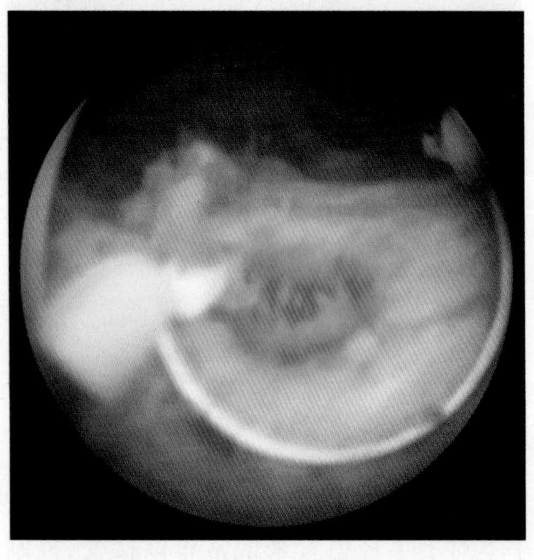

图9-8-9　宫壁内岛状内膜及腔隙

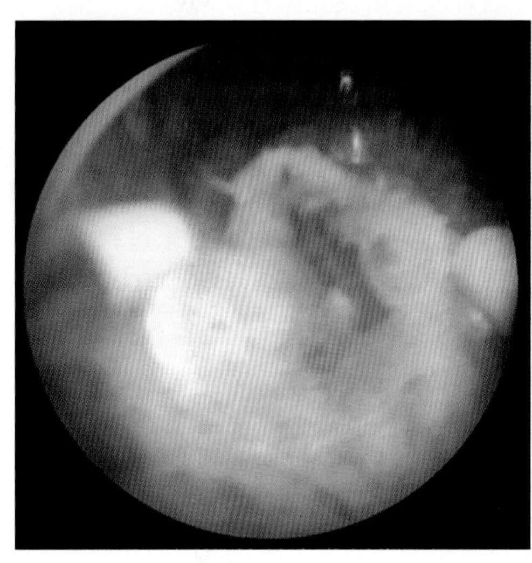

图 9-8-10　电切环切除岛状内膜

四、术中监护及术后处理

子宫内膜切除术手术过程中可以常规进行 B 超监护，需要特殊提及的是，子宫腺肌病患者由于宫壁内存在腺体，监护过程中超声图像常会发现子宫区域呈现云雾样影像，将影响对宫腔内确切形态的观察。

子宫腺肌病患者宫壁血供丰富，部分患者内膜切除术后会出现阴道出血情况，如出血明显，则在宫腔内放置水囊压迫止血，所注液体为 0.9%生理盐水，注液量以宫颈及水囊引流管无明显出血为止，一般在 10ml 以内。术后 6 小时放出球囊内液体总量的 1/3，再继续观察 1 小时，如无明显阴道出血且引流管无明显血液引出则于术后 7 小时拔除引流管，所有患者术后可口服抗生素 3 天预防感染，术后嘱患者禁止同房 4 周。

五、手术并发症

子宫内膜切除术手术并发症前已述及，不再重复。需特殊强调的是，子宫腺肌病患者宫壁内异位内膜、间质与肌肉混杂，宫壁肥厚，宫腔深大，宫壁血供丰富，术中容易出现出血而影响视野，为控制出血而加大膨宫压力容易引发 TURP 综合征，故较其他疾患需行子宫内膜切除术而言，对子宫腺肌病患者进行内膜切除术更需技术娴熟的术者施术。部分患者宫壁囊腔过于深大，几近浆膜，切忌处理不当而致穿孔。

六、宫腔镜治疗子宫腺肌病的经验与评估

单纯通过 TCRE 手术治疗子宫腺肌病常存在不足。子宫腺肌病病灶分布常为弥漫性，对于浸润较深的腺肌病，TCRE 难以切净深部病灶，这些内膜腺体成为子宫内膜再次生长的源头及 TCRE 手术失败的基本原因，导致术后随着随访时间延长痛经缓解不佳及月经过多状况复发，需要进一步治疗；有约 2%的 TCRE 患者术后会因疏于避孕而导致再次宫内或异位妊娠。再次妊娠的风险在于孕早期胚胎会在宫内残留及再生的斑片岛状内膜上生长，但随着胚胎长大后会因得不到足够的营养供应而导致胎停育或胎儿生长受限，且胎盘植入内膜周边的宫壁肌层将给去除胎停育的胚物组织和分娩时的胎盘剥离带来困难，可能会导致胚物残留或因胎盘植入引起大出血，部分患者因之不得不接受子宫切除；TCRE 术后部分患者会因子宫下段粘连而出现宫腔积血，绝育术后患者甚至会出现 PASS(post-ablation-tubal sterilization syndrome)发生。

自 2008 年 10 月起首都医科大学附属复兴医院宫腔镜中心采用宫腔镜子宫内膜切除联合曼月乐对要求保留子宫但没有生育要求的子宫腺肌病患者进行治疗并开展相应研究，受治患者疗效显著且稳定。有 43 例罹患痛经及月经过多没有生育要求且欲保留子宫的腺肌病患者被纳入研究，此 43 例罹患腺肌病的患者被随机分成两组，一组 20 例，先行宫腔镜子宫内膜切除术之后再放置曼月乐；另一组 23 例单纯放置曼月乐。治疗后定时随访了解患者月经状况，以 VAS 视觉评分评估其痛经状况，并进行阴道超声及妇科检查，所获数据与放置前进行患者自身对照并进行组间对照。其中，联合治疗组患者放置曼月乐后第 3 个月患者闭经率即占 85%，放置后 6 个月仅 1 例患者有不规则的点滴量出血，其余表现为闭经(95%)，曼月乐放置 12 个月所有患者均表现为闭经；反观单独治疗组，曼月乐放置后月经总量有所下降，但有四成患者无法回避放置后长达 6 个月之久的阴道淋漓出血，或有规律或不规则，16%患者放置曼月乐 1 年后仍有不规则出血，虽然预先告知患者阴道淋漓出血有可能发生，属正常现象，但仍有很多患者抱怨放置曼月乐后的淋漓出血影响了性生活及游泳等日常生活，甚至情绪因此受到影响而不

得不提前取出曼月乐。组间比较显示治疗后 3 个月、6 个月及 1 年的阴道不规则出血率及闭经率有显著性差异($P<0.001$)，联合治疗组明显优于曼月乐单独治疗组。由此，应用曼月乐治疗腺肌病后出现的冗长的不规则出血情况得以解决，且所有术后放置曼月乐的患者再无曼月乐脱落情况发生，患者术后 B 超检查均提示内膜显示不清或呈线状，曼月乐位置正常，无宫腔积液及妊娠现象发生。究其原因，联合治疗有其优势所在：TCRE 手术可以尽量切除子宫内膜及其宫壁内残留的内膜腺体，通过手术方式减少子宫内膜总量而达到治疗月经过多的目的，子宫腺肌病患者经治的最初阶段，此时虽然曼月乐虽然尚未发挥药物作用，但内膜新近被去除且并未复生，短期内月经过多症状得以彻底改善。经治疗一段时期后，宫壁内残余内膜或可滋生蔓延，成为子宫腺肌病症状复发开端，但此时左炔诺孕酮宫内缓释系统业已发挥作用，其释放的孕激素达到稳态，通过曼月乐持续定量地向宫腔内缓慢释放孕激素，残余内膜腺体的发展得以抑制，不足以引起症状复发，从而减少了 TCRE 术后需再次手术治疗的可能性；曼月乐本身有避孕作用，可有效防止 TCRE 术后再次妊娠可能；曼月乐纵臂内含有孕激素并有尾丝，加上其本身对子宫内膜生长的抑制作用，可能防止 TCRE 术后宫腔粘连和积血及 PASS 的发生。

切除子宫内膜后放置曼月乐可以有效解决曼月乐放置后的淋漓出血问题，我们的研究证实，TCRE 术后放置曼月乐与单纯放置曼月乐相比，可以极为显著地减少阴道不规则出血情况发生，术后闭经大大提高；在 TCRE 去除了宫腔表层覆盖的内膜及浅肌层后，部分深层的腺体得以暴露，曼月乐释放的孕激素可以更加直接地作用于其上，使病灶受到抑制而缩小，疼痛也因此得到更好的缓解。由于 TCRE 是保守性手术，其对于周围脏器的影响微乎其微。曼月乐也仅在宫腔局部释放孕激素，众多文献证明其对内分泌影响甚微，故两者联合使用对全身的影响有限，是安全有效的。

我们对术后放置曼月乐的时机也做出了调整。起初我们尝试内膜切除术后即刻放置曼月乐，因为即刻放置曼月乐可以对宫腔内及肌壁间残余内膜组织给予即时连续的抑制，但 TCRE 术后因宫腔内环境受到电热损伤的影响正处于炎性修复期，宫内异物的影响可能会引发无菌性炎症甚至感染。有 2 例患者我们曾尝试术后即刻放置曼月乐，其中 1 例招致其下腹坠痛，经抗感染治疗后缓解，此后我们改为术后一个月放置曼月乐，此时内膜炎性反应已趋于缓和，且如果术后有宫腔粘连形成，此时恰为膜样粘连，致密粘连尚未形成，放置曼月乐过程本身即有类似于扩宫作用，对已有的膜样粘连可以起到很好的治疗作用，加之 IUD 尾丝延续至宫颈外口，进一步的宫颈粘连封闭将难再形成，调整放置时间后患者再无腹痛发生。

解决令人烦恼的月经过多、控制淋漓不尽的出血、保持血红蛋白的正常稳定是所有子宫内膜切除术或去除术的主要目的。而药物难以控制的功能性子宫出血及子宫腺肌病是最常见的手术对象。宫腔镜子宫内膜切除联合左炔诺孕酮宫内缓释系统用于治疗子宫腺肌病的优势前已述及，对于功能性子宫出血而言，子宫内膜切除或去除术后放置曼月乐一方面可以加强此类手术的术后效果，减少再次手术的可能，另一方面通过曼月乐持续稳定的孕激素释放，可以对宫腔内残留的内膜起到保护作用，使之不致在持续的卵巢激素刺激下引发令人不易察觉的恶变发生，这一点对于有高危因素的患者而言尤其重要。故而可以推断绝大多数的子宫内膜切除或去除术后均宜在宫腔内放置曼月乐，此项研究正在开展中，尚无结论。

曼月乐放置 5 年后，我们为联合治疗的腺肌病患者更换曼月乐环，部分患者进行宫腔镜检查二探，发现所有患者宫腔内膜菲薄，单纯由塑料制成的曼

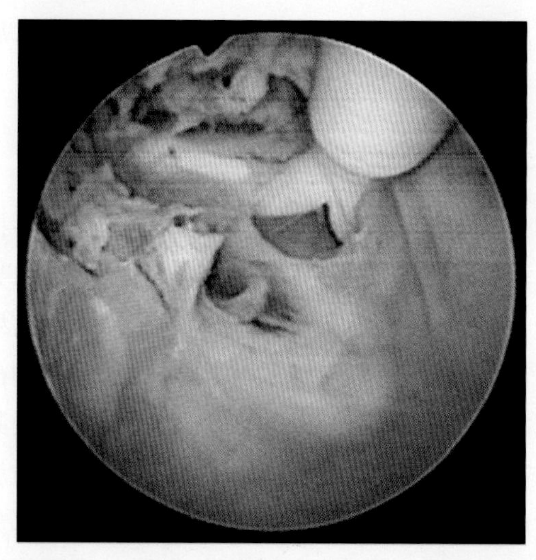

图 9-8-11　曼月乐环横臂粘连于宫底，纵臂未与宫壁粘连

月乐横臂均粘连悬吊于宫底，含有药物的纵臂未与宫壁发生粘连，故曼月乐无一脱落且容易更换（图 9-8-11）。考虑成因或为含有孕激素的纵臂抑制了宫壁与曼月乐发生粘连。

对于子宫腺肌病的保守治疗，如果能综合使用 GnRH-a 类药物、子宫内膜切除术及左炔诺孕酮宫内缓释系统，可以优化各种治疗手段之长处，有效防止各种手段单纯应用时的缺陷及不足，可谓多管齐下，相得益彰，我们有理由相信，几种措施的联合治疗会具有更广泛的应用前景。

宫腔镜囊性子宫腺肌病电切术见视频 9。

视频 9　宫腔镜囊性子宫腺肌病电切术

（郑　杰）

第 9 节　宫腔镜在子宫内膜癌前病变及子宫内膜癌诊治中的应用

随着微创技术的发展，宫腔镜在子宫内膜恶性肿瘤的诊治中的优势越来越凸显。宫腔镜检查尤其是宫腔镜下病灶定位活检被视为诊断子宫内膜病变的"金标准"。宫腔镜介导下诊刮与单纯诊刮相比较而言更推荐前者，因其具有更高的准确度和阳性诊断结果。虽然不是必需的，但宫腔镜仍被推荐用于任何不连续的病变以及背景内膜的定位诊刮当中。对于年轻的有生育要求的早期子宫内膜癌或癌前病变（premalignant condition）患者，宫腔镜下病灶电切术可作为一种安全的治疗方法，能提高那些希望保留生育能力的妇女对保守治疗的反应率并且降低复发率。近年来宫腔镜电切术结合口服孕激素治疗因其可使患者短期内恢复生育功能被认为是子宫内膜早期高分化癌的一种可选择的治疗方法。

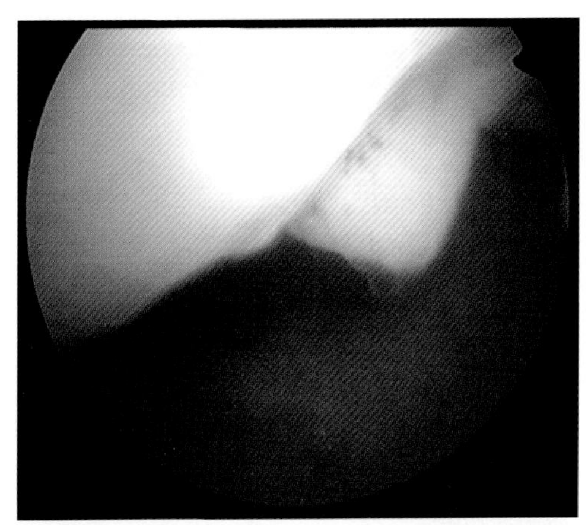

图 9-9-1　宫腔镜下子宫内膜恶性病变——前壁灰白结节

一、宫腔镜在子宫内膜癌前病变及内膜癌诊断中的应用

（一）宫腔镜下子宫内膜癌的特征及诊断优势

1. 宫腔镜下子宫内膜恶性肿瘤特征　宫腔镜可以看到整个子宫腔，并同时可以做定位活检，在门诊就可以做，安全且并发症少。子宫内膜恶性肿瘤在宫腔镜下的特征为发白或呈青灰色，坏死、出血及钙化点，表面见不典型血管，即病灶表面血管不规律分支、轮廓不清及异型血管，表面不规则或溃疡形成，肿块共性为质脆易出血（图 9-9-1~9-9-7）。

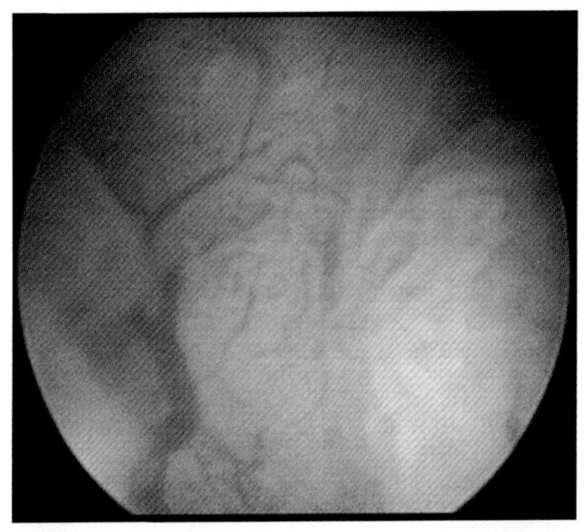

图 9-9-2　宫腔镜下子宫内膜恶性病变——异常组织增生，表面异型血管形成

2. 宫腔镜诊断优势　对于宫腔内疾病尤其是局部病灶的诊断，宫腔镜下定位活检比诊刮有明显的优势。宫腔镜对子宫内膜癌和癌前病变的诊断准确性较高。有研究显示宫腔镜对子宫内膜癌诊断的准确度及特异度均较高，分别为子宫内膜癌（89.8% 与 99.5%）、子宫内膜不典型增生（72.7% 与 89.1%）。尽管宫腔镜如此行之有效，但是活检后的

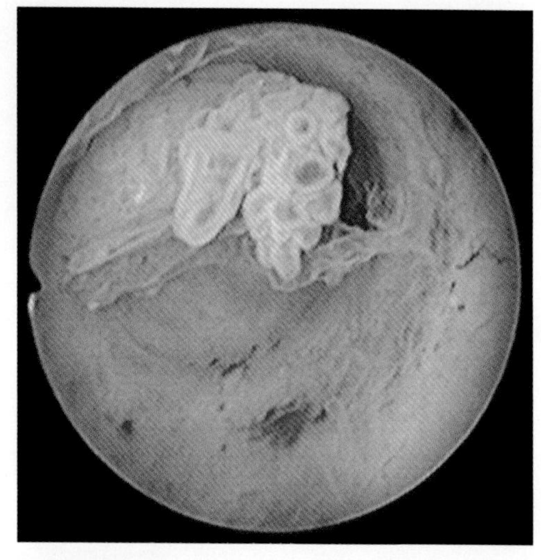

图 9-9-3　宫腔镜下子宫内膜恶性病变——菜花样及乳头样赘生物

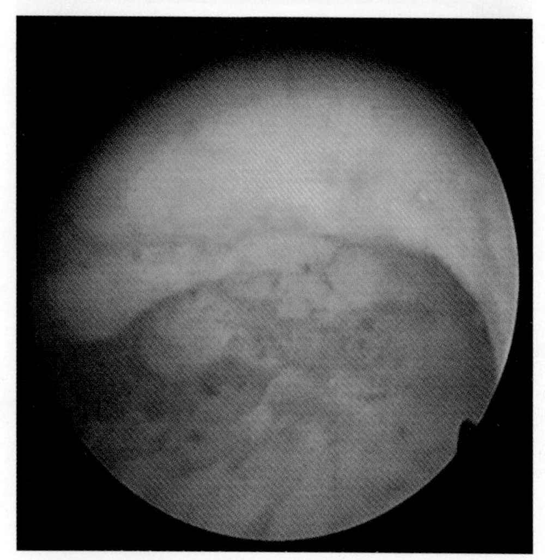

图 9-9-4　宫腔镜下子宫内膜恶性病变——局部增厚，表面不规则

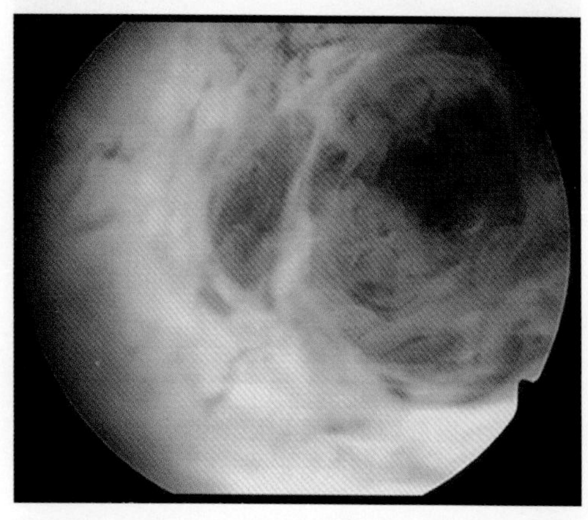

图 9-9-5　宫腔镜下子宫内膜恶性病变——"搭桥状"伴有表面不规则血管走行

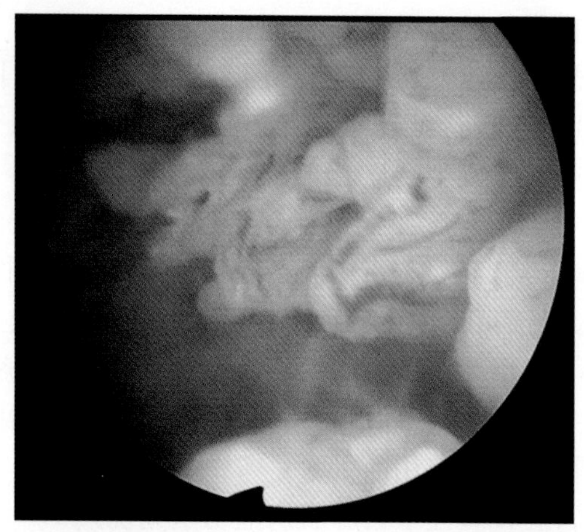

图 9-9-6　宫腔镜下子宫内膜恶性病变——表面不规则，质脆

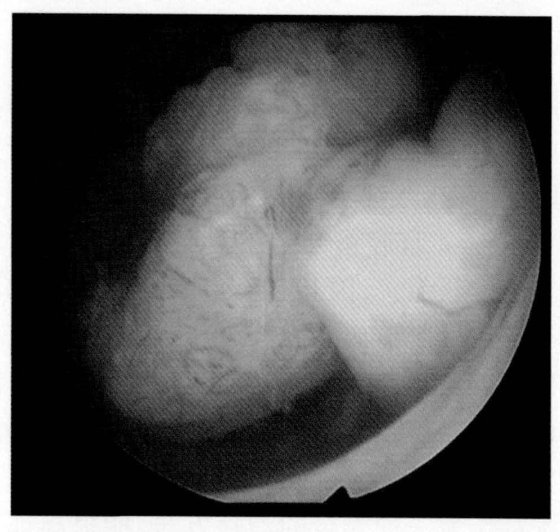

图 9-9-7　宫腔镜下子宫内膜恶性病变——灰色团块状

病理结果对子宫内膜异常增生和肿瘤的诊断仍至关重要，宫腔镜检查不能替代病理组织学检查结果。在当今的肿瘤手术治疗模式中，术前或围术分期是至关重要的，用以确保术式与个体化患者的疾病分期相匹配，因此分期方法必须具有较高的准确度。有研究指出宫腔镜定位活检可提高子宫内膜癌术前分期分级的准确度，其准确度可达到 97%。就准确度而言，宫腔镜下定位活检显著高于子宫内膜活检，且能更有效和准确地得到子宫内膜癌灶的组织而得到准确的分级诊断，以及准确地得到子宫内膜癌和/或子宫内膜不典型增生的诊断。在评估宫颈受累情况方面，宫腔镜下定位活检比 MRI 或 TVS 具有更高的准确度。宫腔镜定位活检结合 MRI 检查比所有其他结合方法对肿瘤等级风险评估具有更高的准确度。

（二）宫腔镜在诊断子宫内膜恶性病变中的争议

如前所述，即使在子宫内膜异常增生和子宫内膜癌中宫腔镜的应用如此行之有效,但无论何种病变,组织学研究仍然是必需的,不能被宫腔镜完全代替。宫腔镜与病理诊断本身并无很大的关联,它的发展必须遵循两个方向:视野质量和最有效组织取材方法上的发展。另外,在宫腔镜对子宫恶性肿瘤诊断中存在一个很大的争议是关于肿瘤细胞腹腔播散问题。虽然宫腔镜被广泛用于子宫内膜异常增生与肿瘤的诊断,但目前尚无一个能被普遍接受的有关肿瘤细胞腹腔播散的明确阐述。子宫内膜癌的患者做宫腔镜时膨宫可能引起肿瘤细胞向腹腔播散。有研究指出做宫腔镜时膨宫液能促进肿瘤细胞向腹腔播散。2009 年 FIGO 已将癌症分期做出修改,指出腹腔肿瘤细胞阳性不改变子宫内膜癌的分期。毫无疑问,诊断性宫腔镜在癌前病变(不典型增生)甚至在子宫内膜局部恶性病变诊断作用上明显优于传统的 D&C。并且有力的数据表明,相比于 D&C 而言,宫腔镜并不增加子宫内膜癌患者的肿瘤细胞向腹腔播散,并不影响恶性肿瘤治疗的预后。因此,宫腔镜是子宫内膜癌前病变和子宫内膜癌的一个准确的诊断方法,而其并不影响对内膜癌的治疗预后这一结论现在被广泛接受。

二、宫腔镜在子宫恶性肿瘤治疗中的应用

(一)宫腔镜对早期子宫内膜癌的治疗方法

宫腔镜对早期子宫内膜癌的治疗存在争议,但对年轻的有生育要求的早期子宫内膜癌患者保守治疗是可行的。子宫内膜癌保守治疗的选择标准包括病灶无肌层侵犯且无宫外受累(同时无卵巢肿瘤或转移,无可疑腹膜后淋巴结转移),患者生育要求强烈,无药物治疗禁忌证且患者知道并能接受与肿瘤及妊娠结局相关研究资料的局限性。尽管子宫内膜癌的保守治疗有很多方法,但没有哪一种已被证实是较优的。近年来宫腔镜电切术结合口服孕激素治疗被认为是一种可行的治疗方法。宫腔镜切除原则包括:切除的病灶局限,界限清楚,与周围正常内膜组织能相区分;手术时切除病灶本身,并非所有子宫内膜;同时切除肿瘤周边及基底的组织;手术后宫腔镜检查随诊,活检来评估子宫内膜状况,排除复发。全部子宫内膜切除可导致宫腔封闭,从而失去再次宫腔镜检查的机会。Mazzon 等人介绍了宫腔镜下病灶切除三步法:切除癌灶;切除肿瘤周围子宫内膜;切除肿瘤深部子宫肌层。

(二)宫腔镜联合药物对子宫内膜癌的治疗优势

目前的文献数据指出单纯孕激素对子宫内膜癌的有效率约为 50%,这就意味着将有一半的年轻患者保守治疗会失败,需行子宫切除术。子宫内膜癌病灶切除后孕激素治疗可能比单纯孕激素治疗有更多优势。首先,因为保守治疗只针对早期无肌层浸润的子宫内膜腺癌患者,宫腔镜切除病灶和部分肌层组织是现有的一种有效治疗方法并且便于对是否有深肌层浸润进行病理学评估。MRI 对评估肌层浸润的准确度尚不确定。就治疗有效性而言,肿瘤完全切除可提高治疗效果。宫腔镜切除联合孕激素周期治疗,有效率可达 100%。其次,大剂量孕激素治疗前行宫腔镜切除病灶可缩短疗程,使病情得到很快缓解,便于短期内恢复生育功能。短期内恢复生育功能是选择该种治疗方法的诱人之处。此外,治疗和怀孕之间的时间间隔缩短,从病情复发或恶化角度考虑,也是有益的。最后,宫腔镜下完全切除恶性组织,也许能降低复发的可能。但要回答这一问题需要进一步的随机对照研究。目前,也有证据支持在子宫内膜癌中使用曼月乐,但不利于病情随访和短时间内进入妊娠过程。宫腔镜联合药物治疗子宫内膜癌需要一个多学科团队对患者进行彻底的评估,并密切随访是非常必要的。虽然宫腔镜使癌细胞向腹膜扩散的风险显著增加,但恶性细胞播散进入腹腔并非预后就差。因为恶性细胞的播散并不影响早期子宫内膜癌的预后。对年轻有生育要求的早期子宫内膜癌患者,保守治疗是一个安全的选择。保守治疗结合宫腔镜切除病灶,除了可改善希望保留生育功能的患者的有效率和复发率,还有其他的益处,例如病情短时间内得到缓解及更快恢复生育功能,生育本身是对内膜疾病最佳的治疗和减少复发的方法。该方法成功的关键包括多学科综合对患者的整体评估,以及一个有丰富经验能做宫腔镜电切手术的团队。当然,仍需进一步大样本及长期随访的研究来评估宫腔镜在希望保留生育功能的子宫内膜癌患者中的作用,以及对年轻的希望保留生育功能的早期子宫内膜癌的治疗能达成共识。

三、总结

宫腔镜下定位活检对子宫内膜癌和癌前病变的诊断准确性较高。但宫腔镜不能完全代替对子宫内膜病变患者的组织学诊断。宫腔镜定位活检在确定肿瘤的分期和分级(包括子宫内膜不典型增生)时的

准确性优于子宫内膜活检。与 D&C 相比，宫腔镜不增加子宫内膜癌肿瘤细胞的腹腔播散，不影响肿瘤的分期，也并不影响其预后。近年来，宫腔镜电切术结合口服孕激素治疗，被认为是早期子宫内膜癌和异常增生患者的一种治疗方法。但仍需进一步大样本及长期随访的研究来评估宫腔镜在希望保留生育功能的子宫内膜癌患者中的作用。

（薛　翔　赵金燕）

参考文献

1. 黄晓武，夏恩兰，马宁，等.宫腔镜手术治疗早期弥漫性子宫肌瘤病临床分析.中国内镜杂志，2012，18：581-584.
2. 刘玉环，赵玉婷，蒋东桥，等.大剂量雌激素对中重度宫腔粘连预后的影响.山东医药，2012，52(12)：14-16.
3. 马宁，夏恩兰.宫腹腔镜治疗子宫肌瘤伴不孕 229 例生殖预后分析.山东医药，2012，52：31-33.
4. 马宁，夏恩兰，赵玉婷，等.第二代子宫内膜去除术诺舒临床应用 70 例分析.国际妇产科学杂志，2014，41(5)：526-530.
5. 马宁.重度宫腔粘连反复应用大剂量雌激素致子宫内膜非典型增生 1 例.山东医药，2012，52(12)：41-42.
6. 彭雪冰，夏恩兰.羊膜宫腔内植入+人工周期治疗中、重度宫腔粘连的安全性及有效性.生殖与避孕，2012，32(12)：857-861.
7. 夏恩兰，刘玉环，黄晓武.宫腹腔镜联合完全双角子宫矫形术——附一例报告.中华临床医师杂志(电子版)，2009，3(1)：135-139.
8. 夏恩兰，刘玉环，马宁，等.宫腔镜手术治疗 T 形子宫成功分娩三例报告及文献复习.中华妇产科杂志，2013，48(6)：457-459.
9. 夏恩兰，彭雪冰，马宁.宫腔镜手术治疗单角子宫成功妊娠三例报告及文献复习.中华妇产科杂志，2013，45(9)：689-691.
10. 夏恩兰，于丹，黄晓武，等.宫腹腔镜联合完全双角子宫成形术后成功分娩四例报告及文献复习.中华妇产科杂志，2015，50(10)：777-779.
11. 夏恩兰.宫腔病变的微创诊治子宫腺肌病的宫腔镜诊治.山东医药，2012，52：7-8.
12. 夏恩兰.宫腔镜学及图谱.3 版.郑州：河南科学技术出版社，2016.
13. 张继东，夏恩兰.宫腔镜电切联合刮宫术治疗子宫内膜息肉的临床应用.中国内镜杂志，2009，15：949-951.
14. 郑杰，夏恩兰，TC Li.宫腔镜子宫内膜切除联合左炔诺孕酮宫内缓释系统用于治疗子宫腺肌病的临床观察.中国妇幼保健，2012，27(18)：2849-2852.
15. 周巧云.宫腹腔镜完全双角子宫成形术后宫颈环扎成功分娩一例.国际妇产科学杂志，2016，43(6)：650-651.
16. AAGL practice report：practice guidelines for the diagnosis and management of endometrial polyps. J Minim Invasive Gynecol，2012，19(1)：3-10.
17. ACOG. Practice Bulletin N0. 149：Endometrial Cancer. Obstet Gynecol，2015，125(4)：1006-1026.
18. American Association of Gynecologic Laparoscopists (AAGL)：Advancing Minimally Invasive Gynecology Worldwide. AAGL practice report：practice guidelines for the diagnosis and management of submucous leiomyomas. J Minim Invasive Gynecol，2012，9(2)：152-171.
19. Arendas K，Aldossary M，Cipolla A，et al. Hysteroscopic Resection in the Management of Early-stage Endometrial Cancer：Report of 2 Cases and Review of the Literature. J Minim Invasive Gynecol，2015，22(1)：34-39.
20. Chen L，Zhang H，Wang Q，et al. Reproductive Outcomes in Patients With Intrauterine Adhesions Following Hysteroscopic Adhesiolysis：Experience From the Largest Women's Hospital in China. J Minim Invasive Gynecol，2017，24(2)：299-304.
21. Cicinelli E，Pinto V，Quattromini P，et al. Endometrial preparation with estradiol plus dienogest (Qlaira) for office hysteroscopic polypectomy：randomized pilot study. J Minim Invasive Gynecol，2012，19：356-359.
22. Cooper NA，Clark TJ，Middleton L，et al. Outpatient versus inpatient uterine polyp treatment for abnormal uterine bleeding：randomised controlled non-inferiority study. BMJ，2015，23(350)：h1398.
23. Di Spiezio Sardo A，Di Carlo C，Minozzi S，et al. Efficacy of hysteroscopy in improving reproductive outcomes of infertile couples：a systematic review and meta-analysis. Hum Reprod Update，2016，22(4)：479-496.
24. Gimpelson RJ. Ten-year literature review of global endometrial ablation with the NovaSure device. Int J Womens Health，2014，6：269-280.
25. Haggag H，Hassan A，Wahba A，et al. A randomized double-blind controlled trial of different filling pressures in operative outpatient hysteroscopy. Int J Gynaecol Obstet，2017，139(1)：55-60.
26. Jie Zheng，EnLan Xia，TC Li. Comparison of combined transcervical resection of the endometrium and Levonorgestrel-contai-

ning Intrauterine system treatment Versus Levonorgestrel-containing Intrauterine system treatment alone in women with adenomyosis a prospective clinical trial. J Reprod Med,2013,58(7-8):285-290.

27. Jiménez-Lopez JS,Miguel AG,Tejerizo-Garcia A,et al. Effectiveness of transcervical hysteroscopic endometrial resection based on the prevention of the recurrence of endometrial polyps in post-menopausal women. BMC Womens Health,2015,15:20.
28. Karaman E,Kolusar A,Çetin O,et al. What should the optimal intrauterine pressure be during outpatient diagnostic hysteroscopy? A randomized comparative study. J Obstet Gynaecol Res,2017,43(5):902-908.
29. Kenda Šuster N,Gergolet M. Does hysteroscopic metroplasty for septate uterus represent a risk factor for adverse outcome during pregnancy and labor? Gynecol Surg, 2016,13:37-41.
30. Koskas M,Uzan J,Luton D,et al. Prognostic factors of oncologic and reproductive outcomes in fertility-sparing management of endometrial atypical hyperplasia and adenocarcinoma: systematic review and meta-analysis. Fertil Steril,2014,101(3):785-794.
31. Lin BL,Higuchi T,Yabuno A,et al. One-step hysteroscopic myomectomy using Lin dissecting loop and Lin myoma graspers. Gynecol Mini Inv Ther,2012,1(1):27-33.
32. Loddo A,D'Alterio MN,Neri M,et al. Pregnancy Complications After Hysteroscopic Metroplasty: A Ten-Year Case-Control Study. Surg Technol Int,2017,25(30):205-209.
33. Mazzon I,Favilli A,Grasso M,et al. Is Cold Loop Hysteroscopic Myomectomy a Safe and Effective Technique for the Treatment of Submucous Myomas With Intramural Development? A Series of 1434 Surgical Procedures. J Minim Invasive Gynecol,2015,22(5):792-798.
34. Munro MG,Critchley HO,Broder MS,et al. FIGO classification system (PALM-COEIN) for causes of abnormal uterine bleeding in nongravid women of reproductive age. Int J Gynaecol Obstet,2011,113(1):3-13.
35. Myers EM,Hurst BS. Comprehensive management of severe Asherman syndrome and amenorrhea. Fertil Steril,2012,97(1):160-164.
36. Naik SN,Pawar SB,Patil VB. A rare case of criminal abortion with retained foreign body in uterus for 2 years. J Obstet Gynaecol India,2014,64(4):295-296.
37. Nappi L,Pontis A,Sorrentino F,et al. Hysteroscopic metroplasty for the septate uterus with diode laser: a pilot study. Eur J Obstet Gynecol Reprod Biol, 2016,206:32-35.
38. Song D,Xia E,Xiao Y,et al. Management of false passage created during hysteroscopic adhesiolysis for Asherman's syndrome. J Obstet Gynaecol, 2016,36(1):87-92.
39. 郭艳,夏恩兰.手术是否可以改善因子宫畸形导致复发性流产的活产率?国际生殖健康/计划生育杂志,2017,36(3):242-245.
40. Tofoski G,Antovska V. Influence of hysteroscopic metroplasty on reproductive outcome in patients with infertility and recurrent pregnancy loss. Pril (Makedon Akad Nauk Umet Odd Med Nauki), 2014,35(2):95-103.
41. Vigoureux S,Fernandez H,Capmas P,et al. Assessment of Abdominal Ultrasound Guidance in Hysteroscopic Metroplasty. J Minim Invasive Gynecol, 2016,23(1):78-83.
42. Vitale SG,Sapia F,Rapisarda AMC,et al. Hysteroscopic Morcellation of Submucous Myomas: A Systematic Review. Biomed ResInt, 2017,2017:6848250.
43. Wortman M. "See-and-Treat" Hysteroscopy in the Management of Endometrial Polyps. Surg Technol Int,2016,28:177-184.
44. Xia E,Li TC,Yu D,et al. The occurrence and outcome of 39 pregnancies after transcervical resection of endometrium (TCRE), Hum Reprod,2006,21(12):3282-3286.
45. Xiao Y,Peng X,Ma N,et al. The expression of cyclooxygenase-2 and vascular endothelial growth factor in the endometrium during the peri-implantation period in women with and without polyps. Hum Fertil (Camb),2014,17(1):67-71.
46. Xuebing P,TinChiu L,Enlan X,et al. Is endometrial polyp formation associated with increased expression of vascular endothelial growth factor and transforming growth factor-beta1? Eur J Obstet Gynecol Reprod Biol,2011,159(1):198-203.
47. Yin W,Zhang J,Xu L,et al. Intrauterine endometrial cyst after low uterine incision: A case report with literature review. Medicine (Baltimore),2018,97(15):e0376.
48. Yu D,Li TC,Xia E,et al. Factors affecting reproductive outcome of hysteroscopic adhesiolysis for Asherman's syndrome. Fertility and Sterility,2008,89(3):715-722.
49. Yu D,Wong YM,Cheong Y,et al. Asherman syndrome-one century later. Fertil Steril,2008,89(4):759-779.
50. Yuk JS,Shin JY,Moon HS,et al. The incidence of unexpected uterine malignancy in women undergoing hysteroscopic myomectomy or polypectomy: A national population-based study. Eur J Obstet Gynecol Reprod Biol,2018,224:12-16.

第十章 宫腹腔镜联合手术

内镜技术的发展完善和手术器械的不断改进，使得微创技术在妇科领域的应用日益普及，越来越多的妇科疾患得以在微创环境下进行治疗。与开腹手术相比，内镜手术具有创伤小、出血少、脏器干扰少、术后疼痛或轻微不适、恢复快等优点。目前，我国妇科腹腔镜技术的开展已比较普遍，腹腔镜下对于盆腔病变的治疗日趋成熟。宫腔镜技术发展很快，手术适应证不断拓宽，手术难度已由单纯的诊治发展到复杂的手术操作，如宫腔镜下切除较大的无蒂黏膜下肌瘤，壁间内凸肌瘤，甚至邻近黏膜的壁间肌瘤，复杂的子宫成形手术如畸形子宫矫治手术和严重宫腔粘连分离以及宫腔镜下输卵管插管和配子输卵管内移植等腔内操作。尽管如此，临床上仍有许多宫腔内与盆腹腔内的疾患亟待同期进行诊断与治疗，如不孕症相关输卵管、子宫因素的诊断与治疗，宫腹腔内病变的同期手术以及疑难宫腔内操作的术中监护等。因此，实现宫腔镜与腹腔镜联合手术将成为临床上更为有效的诊治方法。

宫腔镜腹腔镜联合手术是指在一次麻醉下同时实施宫腔内及腹腔内两种以上疾病的治疗。国外自20世纪90年代已有报道，与单一内镜治疗相比，联合手术实现了两种微创手术的优势互补，使患者只需经历一次麻醉，一期手术，融诊断与治疗为一体，解决了以往单纯宫腔镜或腹腔镜治疗不能同时诊治的宫腔内与腹腔内病变。两者的有机结合，将提高妇科疾患诊断的正确性和手术治疗的有效性，在临床工作中产生积极作用。2006年，Kaminski等为636例20～41岁的不孕妇女行腹腔镜和/或宫腔镜724例次，其中88例行宫腹腔镜联合手术，476例腹腔镜，72例宫腔镜。结果显示原发不孕比继发不孕盆腔正常所见者多(30%)，原发不孕输卵管通畅和子宫畸形多。原发不孕症的另70%为多囊卵巢综合征和子宫内膜异位症。继发不孕症患者输卵管周围粘连、不通畅及黏膜下肌瘤较原发不孕症者多，所发现的上述病变均可同时治疗。认为宫腹腔镜在不孕症诊治方面有重要作用。

一、手术适应证

1. 不孕症的诊断与治疗。
2. 慢性盆腔痛的病因学检查与治疗。
3. 监护复杂的宫腔镜手术。
4. 完全双角子宫、双子宫的矫形手术
5. 子宫动脉阻断后行宫腔镜手术治疗有出血高危因素的宫内病变。
6. 宫腔与盆腔内占位病变的诊断与治疗。
7. 剖宫产瘢痕憩室、剖宫产瘢痕妊娠等。

二、手术禁忌证

与宫腔镜腹腔镜手术禁忌证相同。

三、手术方法

(一) 第一步:宫腔镜腹腔镜联合检查

低截石位，常规消毒腹部皮肤、会阴及阴道，臀部铺手术巾，套腿套，腹部手术野呈菱形，铺四块手术巾，布巾钳固定，腹部铺盖大手术单，暴露腹部及会阴部手术视野。放置导尿管排空膀胱。在脐孔切开皮肤约至皮下组织，气腹针穿刺成功后注入CO_2气体至腹腔内压力达12～15mmHg，拔出气腹针，穿刺置入5mm或10mm套管，置入腹腔镜。取头低臀高位，暴露盆腔脏器，可在左或右侧下腹部增加5mm穿刺套管，插入无齿抓钳或拨杆，推开肠管，检查子宫大小、形状、双输卵管卵巢外形以及盆腔其他部位存在的病变；或分离粘连组织，明确盆腔内病变；与此同时，放入阴道窥器，宫颈钳把持并向外牵拉宫颈，在腹腔镜直视下，在宫腔内放置通液管先行通液术，缓慢推注稀释的亚甲蓝液，感觉推注压力变化，腹腔镜下观察输卵管伞端亚甲蓝流出情况。宫腔镜手术前应调整头低臀高体位为水平位，使得子宫与心脏处于同一水平面以降低宫腔镜操作时空气栓塞的风险；可适当降低气腹压力至 10mmHg，Hegar 扩张器逐号扩张宫颈至 10~12 号，单极电切选择 5% 葡萄糖溶液（糖尿病患者可选用 5% 甘露醇溶液）灌流，双极电切选择 0.9% 生理盐水为灌流介质，设置膨宫压力 100mmHg，灌流液流速 240~260ml/min，置入宫腔镜，顺序观察子宫颈管、子宫底部、双侧子宫角及输卵管开口、子宫前后、左右侧壁的内膜厚度及病变情况，然后对照腹腔镜所见，确定治疗方案（图 10-0-1AB）。

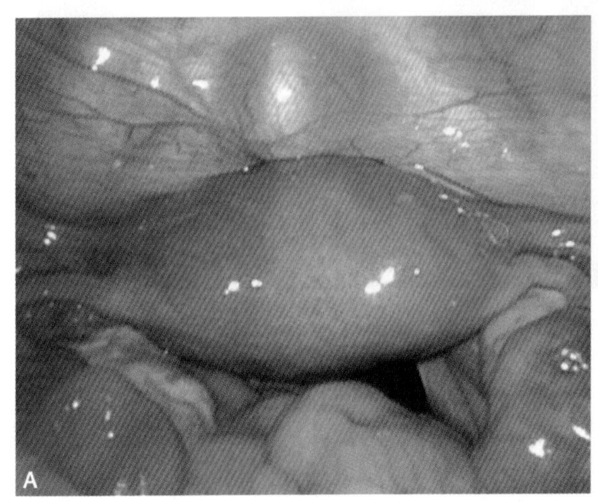

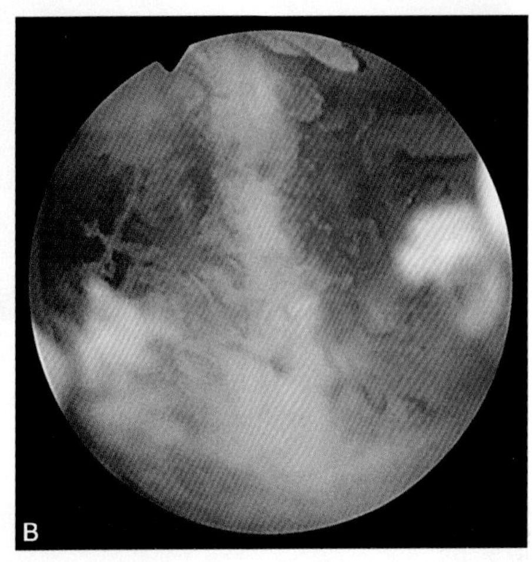

图 10-0-1　子宫纵隔
A. 腹腔镜见宫底横宽，宫底正中略凹陷；B. 宫腔镜见子宫不完全纵隔

（二）第二步：宫腔镜手术与腹腔镜监护

连接宫腔电切镜，调试光源，设置单极作用电极输出功率的切割功率为 80~100W，凝固功率为 40~60W，双极作用电极输出功率的切割功率为 280~310W，凝固功率为 90~100W，连接并开启灌流系统，在腹腔镜监视下开始宫腔内手术操作。需注意：宫腔镜与腹腔镜手术用品需摆放在不同的器械台上，阴、腹部操作需注意无菌原则，以预防术后感染。

1. 子宫内膜切除术　使用环形电极切割子宫内膜，深度包括功能层、基底层及其下方 2~3mm 的肌层组织，术中若遇活动性子宫出血，可通过滚球电极电凝止血，对于术中所见的子宫腺肌病组织，也可使用滚球或滚筒电极破坏肌层内膜。

2. 宽蒂黏膜下肌瘤和壁间内凸肌瘤切除术　无蒂黏膜下肌瘤或内凸壁间肌瘤在肌壁间都有较宽的基底，在切割过程中应注意识别肌瘤和包膜的界面，在切割过程中应特别注意不能使切割环挖入子宫肌壁内，穿透假包膜，损伤肌层，切割的深度与子宫肌壁水平齐平即可，使用缩宫素或稀释垂体后叶素，使子宫肌壁收缩将埋入肌壁内的瘤体挤入宫腔，大部分的瘤体可被切除，少量残留在肌层内的肌瘤组织可待日后坏死而消融，过度切除埋入肌壁间的肌瘤将会引起术中大量出血和子宫穿孔。剩余在子宫壁间的肌瘤组织即使日后再次生长凸入宫腔，仍可进行二次、三次宫腔镜手术。

3. 子宫纵隔成形手术　宫腔镜下子宫纵隔矫治手术自纵隔的最低点开始切割，横向左右交替直到纵隔基底部（图 10-0-2AB）。在手术过程中注意操作的对称性极为重要，越靠近宫底，越应该格外注意避免损伤子宫肌壁组织。一方面，子宫输卵管开口可作为鉴别标志；另一方面，借助腹腔镜监护，严密监测子宫底部避免穿孔发生（图 10-0-3）。当宫腔镜操作达宫底部位时，应放慢切割速度，减小切割深度，小心分层切割，如果看到小动脉血管出血，则提示切割深度已深达子宫肌壁，应停止在该处继续操作。纵隔组织完全分离后，要适当减低膨宫压力，认真检查宫底部位，对活动性出血区域，要进行凝固止血，必要时放置球囊压迫止血。

4. 严重宫腔粘连松解手术　对于范围较大的肌纤维性和结缔组织性粘连，操作要十分小心，尤其是使用高频电或激光为手术能源时，手术在恢复宫腔正常形态的同时，还应尽量避免损伤正常内膜和黏膜下肌层，当粘连带接近子宫角部时，切勿分离过深，伤及子宫肌壁造成穿孔。手术过程要在 B 超和/或腹腔镜监护下进行，分离操作不能偏离宫腔中线方向，术毕将物镜退至子宫颈内口处，观察子宫腔的对称性。

对于复杂的宫腔内操作，在宫腔镜手术的同时，

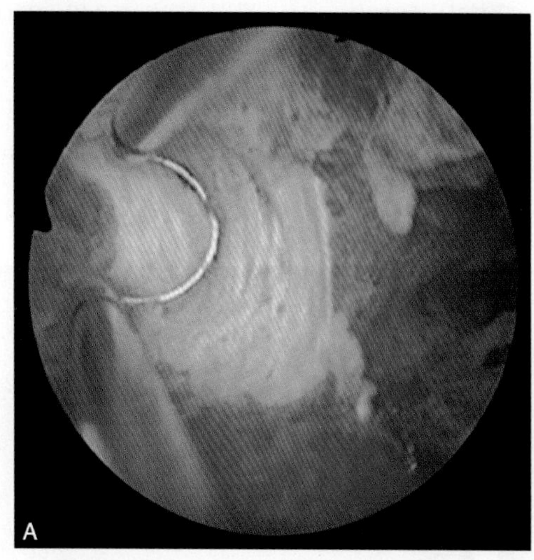

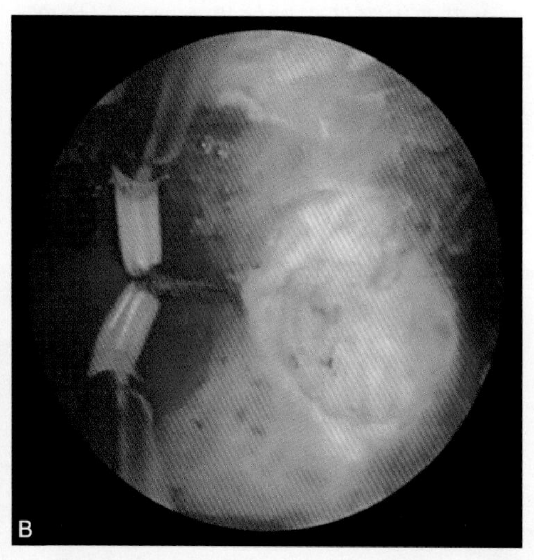

图 10-0-2　宫腔镜子宫纵隔切除术

A. 宫腔镜环形电极切割纵隔；B. 宫腔镜针状电极划开纵隔

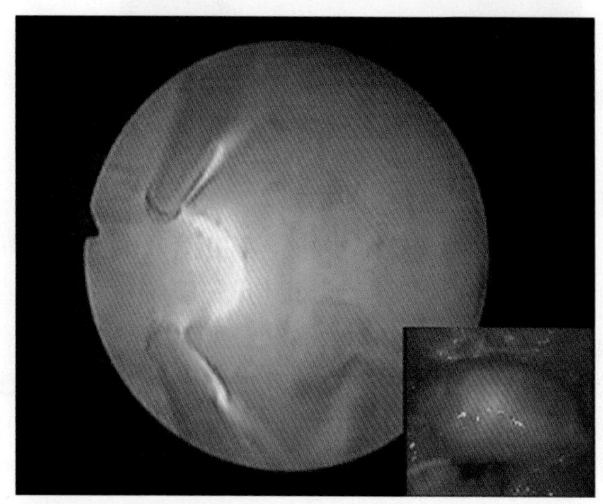

图 10-0-3　腹腔镜监护宫腔镜子宫纵隔切除术，宫腔镜环形电极切割至宫底部，腹腔镜监护宫底肌壁透光度（画中画图像）

通过腹腔镜观察子宫浆膜面局部的变化，如起小水泡、局部组织苍白或有淤血斑，说明作用电极已接近子宫肌壁较深部位，穿孔即将发生，应立即停止操作。监护过程中可将腹腔镜的光源调暗观察子宫，如果在子宫体表面的某个部位看到光亮自宫腔内透出，说明该部位子宫肌壁已经很薄，应提醒术者终止该部位手术。也有学者主张在腹腔镜监护宫腔镜手术过程中，采用腹腔内和宫腔内透光和反向透光试验，交替监护子宫肌壁厚度的方法，腹腔内监护法如上述，宫腔内监护时将腹腔镜贴近子宫体表面，调暗或关闭宫腔镜的光源，如果宫腔内看到腹腔镜透过的光亮，应停止在透光部位进行操作。这种方法不仅可以向术者提示剩余子宫肌壁的厚度，而且也有助于术者了解切割不够充分的部分。

（三）第三步：腹腔镜手术与宫腔镜监护

某些腹腔镜手术需宫腔镜监护与定位。如剖宫产切口瘢痕憩室，需于腹腔镜手术前先行宫腔镜检查，观察剖宫产切口瘢痕憩室的位置和范围，指示憩室位置及边界，然后于腹腔镜下行憩室修补术。手术过程中随时行透光及反向透光试验，腹腔镜或宫腔镜下观察憩室壁的透光度，以确定其位置（图 10-0-4）。

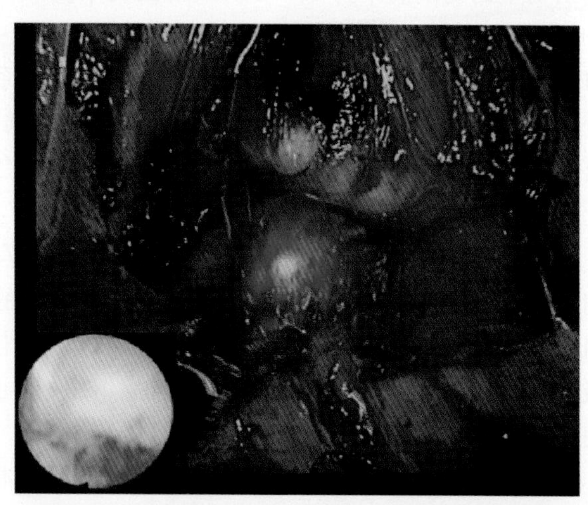

图 10-0-4　剖宫产瘢痕憩室宫腹腔镜联合修补术。腹腔镜下分离子宫前壁下段粘连，宫腔镜贴近瘢痕憩室部位（画中画图像），腹腔镜下观察憩室位置及憩室壁的透光度

（四）第四步：腹腔镜探查及手术

宫腔内操作结束后取出宫腔电切镜，再次举起子宫，检查盆腔内情况，观察子宫浆膜面有无水泡、血肿、破损或电凝所致组织变性的苍白痕迹，输卵管腔有无积血，盆腔有无血液或积液等。如果发现子宫穿孔和活动性出血，在腹腔镜下可进行电凝或缝

合止血。对盆腔内其他器官的病变，如需要行卵巢囊肿剥除、盆腔子宫内膜异位症以及粘连分离等操作，可在下腹部适当增加辅助穿刺套管，进行相应的腹腔镜手术(图 10-0-5)。

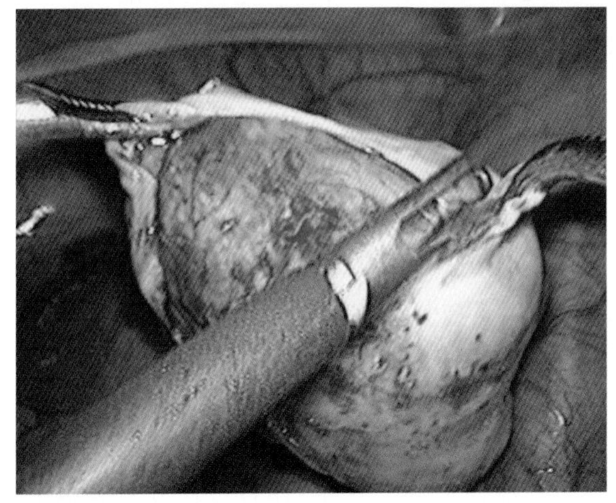

图 10-0-5 腹腔镜剥除右侧卵巢畸胎瘤

四、宫腔镜腹腔镜联合手术的应用

(一) 不孕症的诊断与治疗

引起女性不孕的原因复杂，包括输卵管因素、子宫与宫颈因素、内分泌因素、免疫因素和不明原因引起的不孕。在输卵管和子宫宫颈因素所致的不孕中，常见的有输卵管闭锁、扭曲、粘连；子宫和宫颈肌瘤、子宫内膜息肉、子宫内膜异常增生、宫腔异物残留(尤其是胎骨残留)、宫腔粘连以及子宫畸形等。目前认为，宫腹腔镜联合检查是用于诊断和评估宫腔、输卵管、盆腔等不孕因素的最佳方法(图 10-0-6AB)。宫腔镜手术直观、准确，切除宫腔内的占位病变，分离宫腔粘连，矫治子宫畸形等，使患者术后恢复正常的宫腔形态和月经周期，改善与提高妊娠及分娩结局，已成为治疗宫腔内病变的标准方法。腹腔镜联合宫腔镜手术，还可同期诊断子宫腔以外的不孕因素。在一项对 431 例不孕症患者的研究发现，158 例有子宫内膜异位症不孕的患者伴有子宫内膜息肉的概率远远高于 273 例不孕症的患者，宫腹腔镜联合手术可显著提高妊娠率。

1. 宫腹腔镜联合诊治子宫畸形 首都医科大学附属复兴医院宫腔镜中心 1995 年 1 月~2002 年 9 月联合诊断子宫畸形 82 例，经腹腔镜观察子宫底，确定诊断为纵隔子宫 75 例，其中宫腔镜进一步诊断为不全纵隔 71 例，完全子宫纵隔 4 例。腹腔镜诊断双角子宫 4 例。宫腔镜进一步完善诊断，完全双角子宫 2 例，不全双角子宫 2 例，腹腔镜诊断单角子宫合并残角子宫 2 例，宫腔镜仅诊断为单角子宫，见表 10-0-1。首都医科大学附属复兴医院宫腔镜中心 1994 年 6 月~2005 年 6 月 110 例不孕症合并子宫纵隔进行宫、腹腔镜联合手术的临床资料，其中原发不孕 78 例，继发不孕 32 例；110 例中 40. 0%(44/110)为不明原因的不孕症。术后原发不孕组妊娠率为 46. 6%(27/58)，继发不孕组妊娠率为 41. 7%(10/24)，两组比较无显著性差异。不明原因不孕患者术后妊娠率为 51. 2%(22/43)，有其他因素的不孕患者术后妊娠率为 38. 5%(15/39)，两者比较无显著性差异。不明原因不孕患者中，原发不孕患者术后妊娠率为 56. 7%(17/30)，继发不孕患者术后妊娠率为 38. 5%(5/13)。不孕症合并子宫纵隔应进行宫、腹腔镜联合手术，术后妊娠率提高，不孕症可能与子宫纵隔畸形有一定的关系。

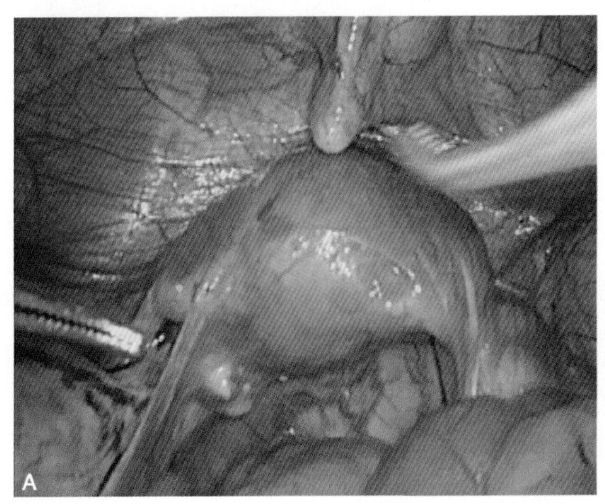

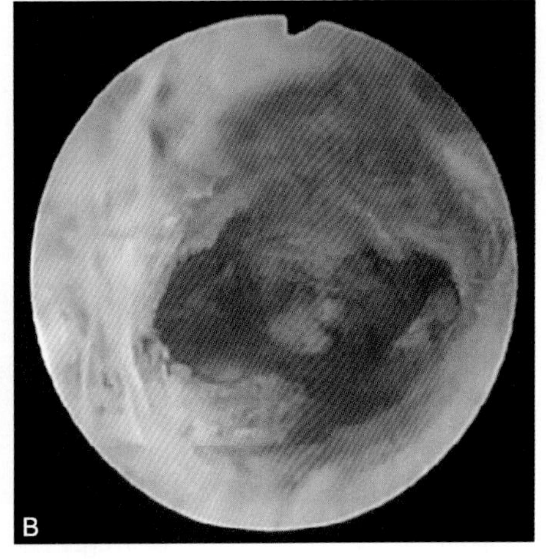

图 10-0-6 宫腹腔镜联合手术

A. 腹腔镜下盆腔结核，左侧阔韧带后叶可见钙化灶；B. 宫腔镜下见宫腔粘连

表 10-0-1 宫腔镜、腹腔镜联合诊断子宫畸形(例)

畸形类别		宫腔镜诊断	腹腔镜诊断	联合诊断
双子宫		0	-	1☆
双角子宫	完全双角	-	-	2☆
	不全双角	-	-	2
子宫纵隔	完全纵隔	5*	-	4
	不全纵隔	75•	-	71
单角子宫		2	0	0
单角合并残角子宫		0	2	2☆
合计		82	2	82

注:- 只能提示可疑;* 1 例经联合诊断为双子宫;• 4 例经联合诊断 2 例为完全双角子宫,2 例为不全双角子宫;☆未手术

子宫畸形的治疗见第九章第 5 节所述。Adolph 于 2002 年首次报道腹腔镜切除妊娠的残角子宫,该患者于术后 15 个月妊娠成功并足月分娩,Adolph 指出腹腔镜手术可减少手术时间、住院时间和降低术后粘连的发生。腹腔镜手术是切除残角子宫的最佳选择。

Martinez 等通过宫腔镜联合腹腔镜手术诊断和治疗了 40 例由于米勒管畸形所致不孕患者,并对其生殖预后进行了随访评价,其中发现子宫纵隔畸形 23 例(57.5%)、双角子宫 6 例(15%)、双子宫 5 例(12.5%)、弓型子宫 4 例(10%)、单角子宫 2 例(5%)。23 例子宫纵隔畸形手术矫治后,13 例妊娠,占 56.5%,其中 2 例流产,4 例足月分娩,1 例双胎;4 例双角子宫矫治后 2 例妊娠;单角子宫 1 例术后妊娠 3 个月流产,1 例妊娠至足月。由此认为宫腔镜腹腔镜联合不仅能够正确诊断米勒管畸形,而且也是改善畸形子宫生育率的最好方法。

2. 诊治输卵管性不孕 对不孕症患者实施子宫输卵管造影检查提示,约 10%~20%的患者存在输卵管近端阻塞,其中的 20%~30%可能是由于生理性痉挛所致。目前认为,腹腔镜直视下疏通输卵管和治疗其他盆腔内的病变是最为有效的治疗方法。经腹腔镜确诊输卵管近端阻塞后,以往的治疗方法是通过显微外科手术切除阻塞部分然后进行输卵管的吻合重建,但观察切除的病变区域输卵管发现,管腔的纤维化或阻塞程度与患者的临床表现并不完全一致。Sulak 等报道,大多数情况下输卵管腔内造成的阻塞是由于组织碎屑或蛋白质样物质的滞留所致,此时,进行输卵管的插管疏通是首选的治疗方法。在腹腔镜监护下,通过宫腔镜插管技术不仅可以解除输卵管腔的痉挛,而且可使导管直接插入输卵管间质部并准确进入输卵管腔内,宫、腹腔镜联合输卵管插管操作,有助于了解输卵管的形状,评价其通畅情况,而且还可同时诊治其他盆腔内病变如:盆腔粘连、子宫内膜异位症和输卵管伞端的微小病变等(图 10-0-7A、B)。

随着设备和技术的改进,输卵管插管治疗的效果也不断提高,有报道宫腔镜腹腔镜联合输卵管插管治疗,手术复通率达 70%~92%,术后随访时间 12 个月以上,宫腔妊娠率为 47%,异位妊娠率为 8%。首都医科大学附属复兴医院宫腔镜中心回顾分析 2006 年 6 月~2009 年 6 月行腹腔镜检查及治疗 324 例不孕患者的盆腔因素及其对生育能力的影响。结果输卵管异常和/或盆腔粘连是不孕症的第 1 位原

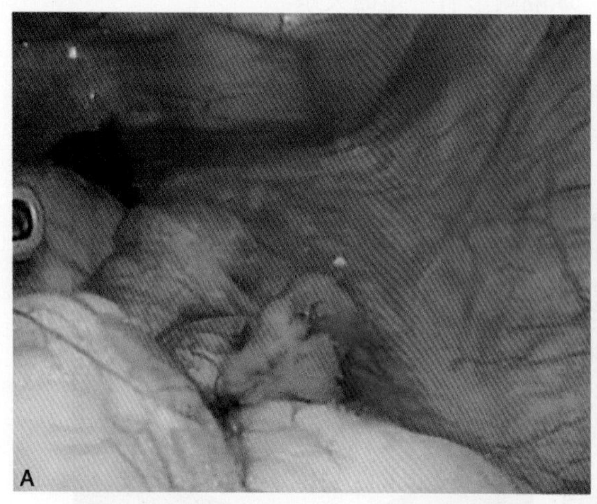

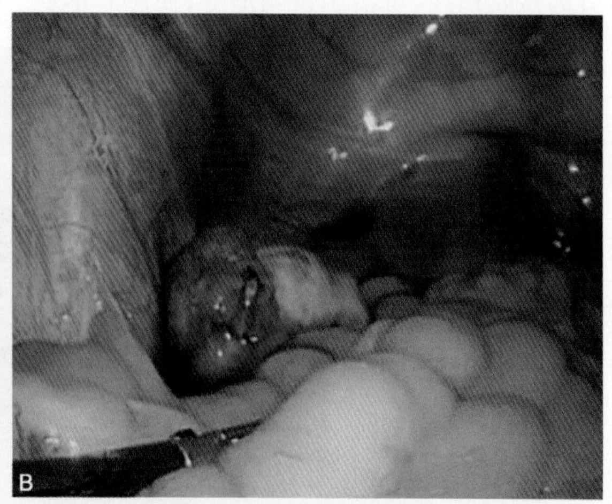

图 10-0-7 宫腹腔镜联合输卵管通液术

A. 腹腔镜下见右侧输卵管伞端有亚甲蓝液体流出,提示右侧通畅;B. 腹腔镜下见左侧输卵管伞端有亚甲蓝液体流出,提示左侧通畅

因，占53.06%(156/294)；子宫内膜异位症是第2位原因，占16.66%(49/294)；失访30例(9.25%)，随访到294例(90.75%)，腹腔镜术后妊娠率为41.38%(123/294)。其中因输卵管因素和/或盆腔粘连导致不孕的术后妊娠率为36.53%(57/156)；因子宫内膜异位症导致不孕的术后妊娠率为48.97%(24/49)；因多囊卵巢综合征导致不孕的术后妊娠率为58.65%(17/29)；因子宫肌瘤导致不孕的术后妊娠率为56.52%(13/23)；10例子宫腔和子宫内膜病理学检查正常的腹膜结核患者中，1例腹腔镜下取病灶进行活检明确诊断，抗结核治疗后行人工授精妊娠；7例良性卵巢囊肿术后有1例妊娠；不明原因不孕症，经腹腔镜双侧输卵管通液术妊娠率为50%(10/20)。认为腹腔镜检查可直接观察盆腹腔内病变并进行手术治疗，应用腹腔镜技术对不孕症的诊断和治疗有重要价值。

(二) 慢性盆腔痛的病因学检查与治疗

慢性盆腔痛是妇科常见症状之一，也是临床比较难以诊断的疾病之一。本症大多是由于妇科疾病或其他病症的相关因素所致，如生殖系统炎症、子宫肌瘤、子宫内膜息肉、子宫内膜异位症、卵巢肿瘤、生殖道畸形、宫颈的有关病变、盆腔淤血综合征、既往盆腔手术史以及宫内节育器等。由于慢性盆腔疼痛的病因较为复杂，有时单单依靠传统的妇科检查或影像学检查，不易确诊，延误治疗。宫腔镜与腹腔镜技术由于其直观、具有放大作用的特点，对于诊断子宫腔和盆腹腔内的病变，具有独特的优势(图10-0-8)。Nezhat等研究了547例慢性盆腔痛患者的致病因素，除外48例以往行子宫切除的患者，其余均行宫腔镜联合腹腔镜检查，结果发现：191例腹腔镜诊断盆腔子宫内膜异位症的患者中，62例(32.5%)同时发现宫腔镜下异常改变；105例腹腔镜下单发或多发子宫肌瘤患者中，46例(43.8%)同时存在宫腔内病变；11例腹腔镜下卵巢囊肿患者中，4例(40%)宫腔镜发现宫颈狭窄；118例盆腔粘连和96例子宫内膜异位症和盆腔粘连并存的患者中，也分别有24例(27%)和26例(28.0%)合并子宫腔内病理改变；8例腹腔镜无异常发现的患者中只有2例宫腔镜检查正常。由此得出，宫腔镜在慢性盆腔疼痛诊断中能够提供子宫腔内的致病因素，腹腔镜联合宫腔镜是提高慢性盆腔疼痛诊断和治疗预后的有效方法。

(三) 监护复杂宫腔镜手术

由于子宫特殊的形状构造，内膜再生能力强，宫

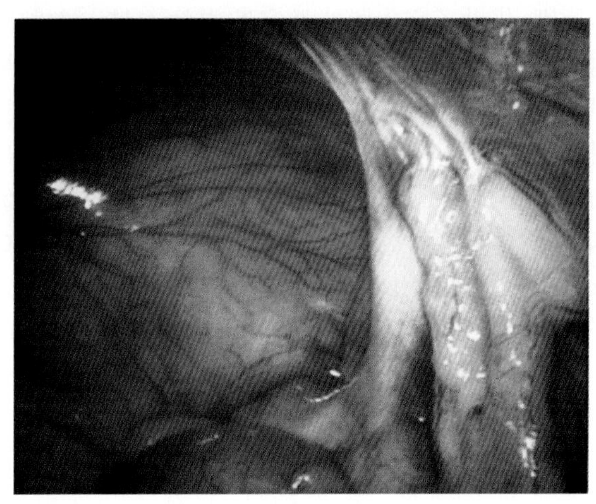

图10-0-8　腹腔镜下见盆腔侧壁粘连

壁厚度有限，壁间血运丰富等因素，给宫腔镜下手术操作带来很大难度，尤其是进行子宫腔的重建和整复性手术如严重宫腔粘连分离、子宫纵隔矫治以及无蒂和壁间内凸肌瘤切除手术等，术中子宫穿孔难以避免。Loffer及Lewis报道宫腔镜手术中子宫穿孔引起严重出血；Pittrof和Wortman也报道了宫腔镜手术中穿孔和肠管、输尿管的损伤。因此，进行宫腔镜手术的监护，避免手术并发症非常必要。早在宫腔镜手术开展的初期，腹腔镜即已用于监护宫腔镜手术。近年来，随着腹腔镜技术的不断发展和完善，在宫腔镜手术中的监护和辅助治疗作用也得到了更好的应用。腹腔镜监护可以直接观察子宫浆膜面的变化，在宫腔镜的作用电极进行切割或凝固过程中，一旦出现切割或凝固肌壁组织过深即将发生子宫穿孔时，由于局部组织受热传导，在子宫浆膜面会产生水泡，或在腹腔镜下看到宫腔镜透出的光亮，此时应提醒术者停止局部操作。与此同时，在腹腔镜下还可及时拨开肠管或其他邻近器官，避免宫腔镜作用电极及其热传导造成的损伤。与超声监护相比，虽然腹腔镜监护不能预测子宫穿孔，但是能够及时诊断子宫穿孔以及发现是否有由于穿孔造成的盆腔其他脏器的损伤，同时还可以及时修补穿孔的脏器，这些优点是其他监护方法不能比拟的。

首都医科大学附属复兴医院宫腔镜中心通过腹腔镜监护复杂的宫腔内操作165例，包括宫腔粘连29例，粘连面积达宫腔1/3以上或发生于双侧子宫角部的肌性粘连，行TCRA术；宫腔粘连手术子宫穿孔风险相对较高，特别是对于粘连封闭的宫腔，宫腔镜下难以判断手术的深度和范围，亦需要在监护导引下手术，目前采用的监护方法主要是二维超声监护、腹腔镜监护。超声监护无创、实用，以轴向导引

为原则，借助子宫内膜线及宫腔内粘连带上方腔隙内液性暗区导向。腹腔镜主要借助“透光试验”导向；必要时两者结合进行监护，以保障手术的质量，提高手术的安全性。TCRS 52 例；TCRF 16 例，取出胎骨碎片、嵌入子宫肌壁的 IUD 残片等；TCRM 68 例，切除多发或直径>4.5cm 的黏膜下肌瘤。手术中发生不全子宫穿孔 6 例，子宫穿孔 3 例。不全子宫穿孔分别发生在 TCRM 4 例(3 例肌瘤直径>4.5cm，1 例多发黏膜下和壁间内凸肌瘤)；TCRA、TCRS 各 1 例，腹腔镜下所见子宫浆膜面局部苍白，有水泡及出现瘀斑，子宫穿孔发生在 TCRA 2 例、TCRM 1 例，腹腔镜所见子宫浆膜面有破口，并有活动性出血。TCRA 1 例穿孔在子宫体前部，穿孔范围约 0.6cm，有活动出血，立即在腹腔镜下电凝止血；1 例穿孔在子宫后壁下段，范围约 1.5cm，腹腔镜下缝合创面止血。上述子宫穿孔分别发生在较大黏膜下肌瘤切除术和宫腔肌性、大面积粘连闭锁进行宫腔分离手术中，由于子宫内膜破坏严重，宫腔严重变形，失去了宫腔轴线的引导方向，再加之带电手术操作，致使手术中作用电极穿透子宫肌壁，造成穿孔。腹腔镜监护通过直接观察子宫浆膜面的变化，克服了单一 B 超监护只能提示但不能处理子宫穿孔的局限。与此同时，在腹腔镜下还可及时拨开肠管或其他邻近器官，避免宫腔镜作用电极及其热传导造成的损伤。上述 6 例不全子宫穿孔均在腹腔镜下发现，及时终止手术，避免了严重的手术并发症发生，3 例子宫穿孔也在腹腔镜下及时处理，免除了开腹手术，将宫腔镜并发症的危害降低到最低程度。

通过腹腔镜监护高难度的宫腔内手术操作，不仅对于及时发现和处理子宫穿孔，避免严重并发症的发生具有重要的临床意义，而且对同时合并有盆腔内病变者，可以明确诊断、一次治疗(图 10-0-9A～C)。避免了再次住院手术治疗另一种疾病的麻烦，减轻了患者的痛苦和经济负担。

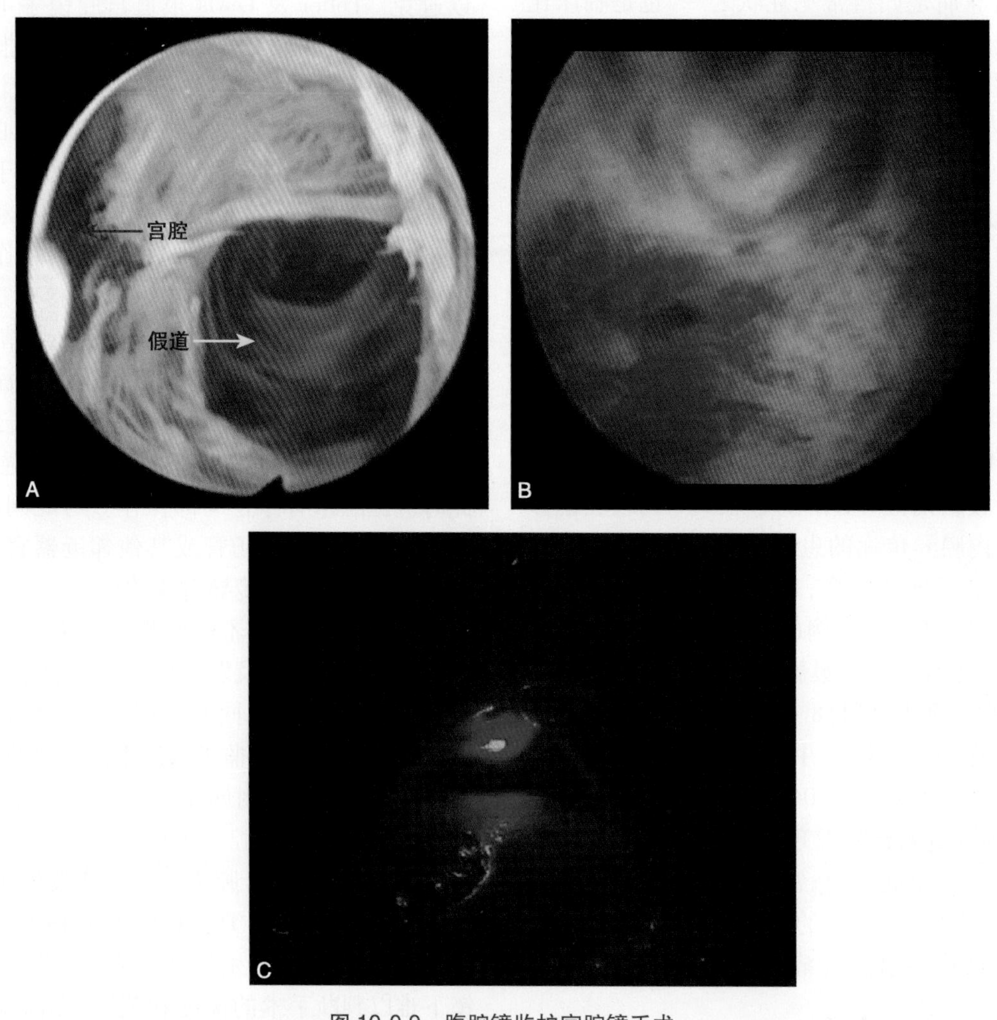

图 10-0-9　腹腔镜监护宫腔镜手术

A.(蓝箭)正常宫腔与(黄箭)假道；B.(宫腔镜)子宫后壁假道；C.(腹腔镜)子宫后壁假道透光处

（四）完全双角子宫矫形术

在腹腔镜监护下，用水平电极或针状电极横向切开双角子宫的隔板和宫底，人为穿孔至两侧宫角。然后腹腔镜纵向全层缝合（图 10-0-10、10-0-11A～C、10-0-12A～E）。

（五）子宫动脉阻断后行宫腔镜手术治疗有出血高危因素的宫内病变

宫腔镜手术中子宫出血的高危因素包括子宫穿孔、胎盘植入、宫颈妊娠、宫角妊娠、剖宫产瘢痕妊娠、子宫动静脉瘘和凝血功能障碍等。早在 1999 年法国 Perrotin 即用子宫动脉阻断辅助子宫畸形的矫治术。2000 年，Liu 报道腹腔镜双极电凝阻断子宫动脉和卵巢动脉吻合支治疗有症状子宫肌瘤 3 例，有效地改善了其月经过多和痛经症状，子宫和优势肌瘤体积缩小。此后，国内外应用此技术治疗功能失调性子宫出血、子宫肌瘤、子宫腺肌病，或用于腹腔镜子宫肌瘤剔除，次全子宫切除和全子宫切除术的报道甚多。在传统开腹手术的基础上行腹腔镜下阻断子宫动脉的技术难度不大，文献报道阻断子宫血管应用钛夹、电凝、缝扎、结扎等多种方法，能取得异曲同工的效果，均无并发症发生。已有用于治疗子宫动静脉瘘，辅以甲氨蝶呤治疗宫颈妊娠、剖宫产瘢痕妊娠，说明对有子宫出血高危因素的宫腔镜手术行腹腔镜联合手术，行预防性子宫动脉阻断是可行和有效的。子宫动脉阻断的方法如图 10-0-13A～C 所示。

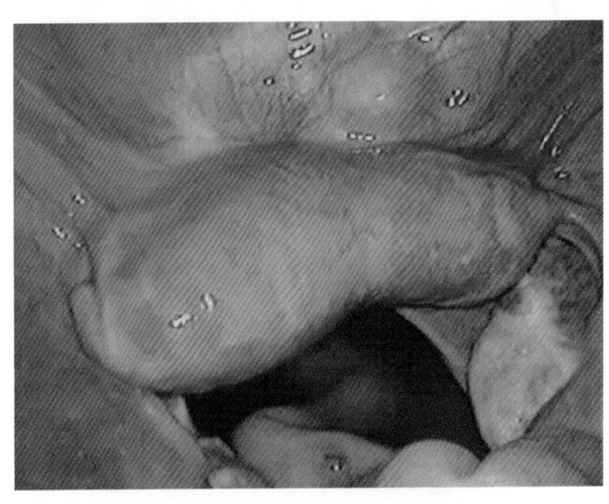

图 10-0-10　双角子宫宫底（融合前）

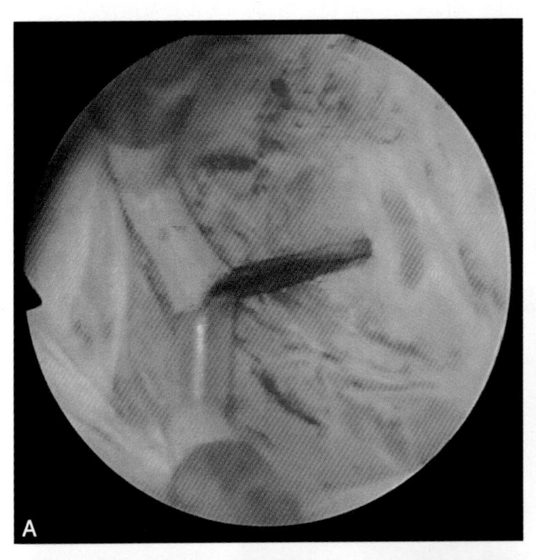

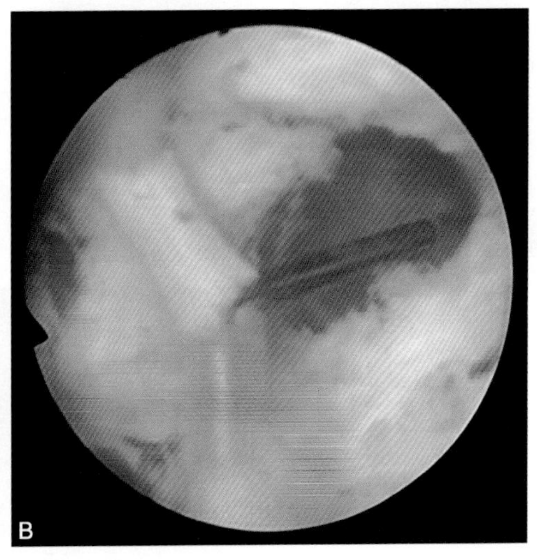

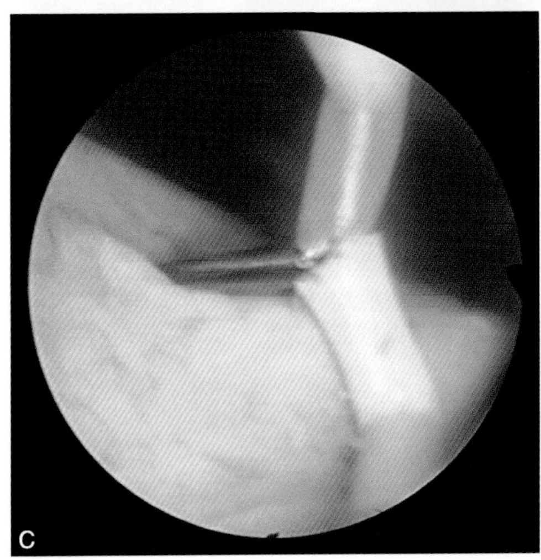

图 10-0-11　完全双角子宫矫形术，宫腔镜针状电极切割宫底肌壁

A. 针状电极横行切开宫底；B. 针状电极横行切开宫底穿孔；C. 针状电极横行切开宫底与腹腔相通

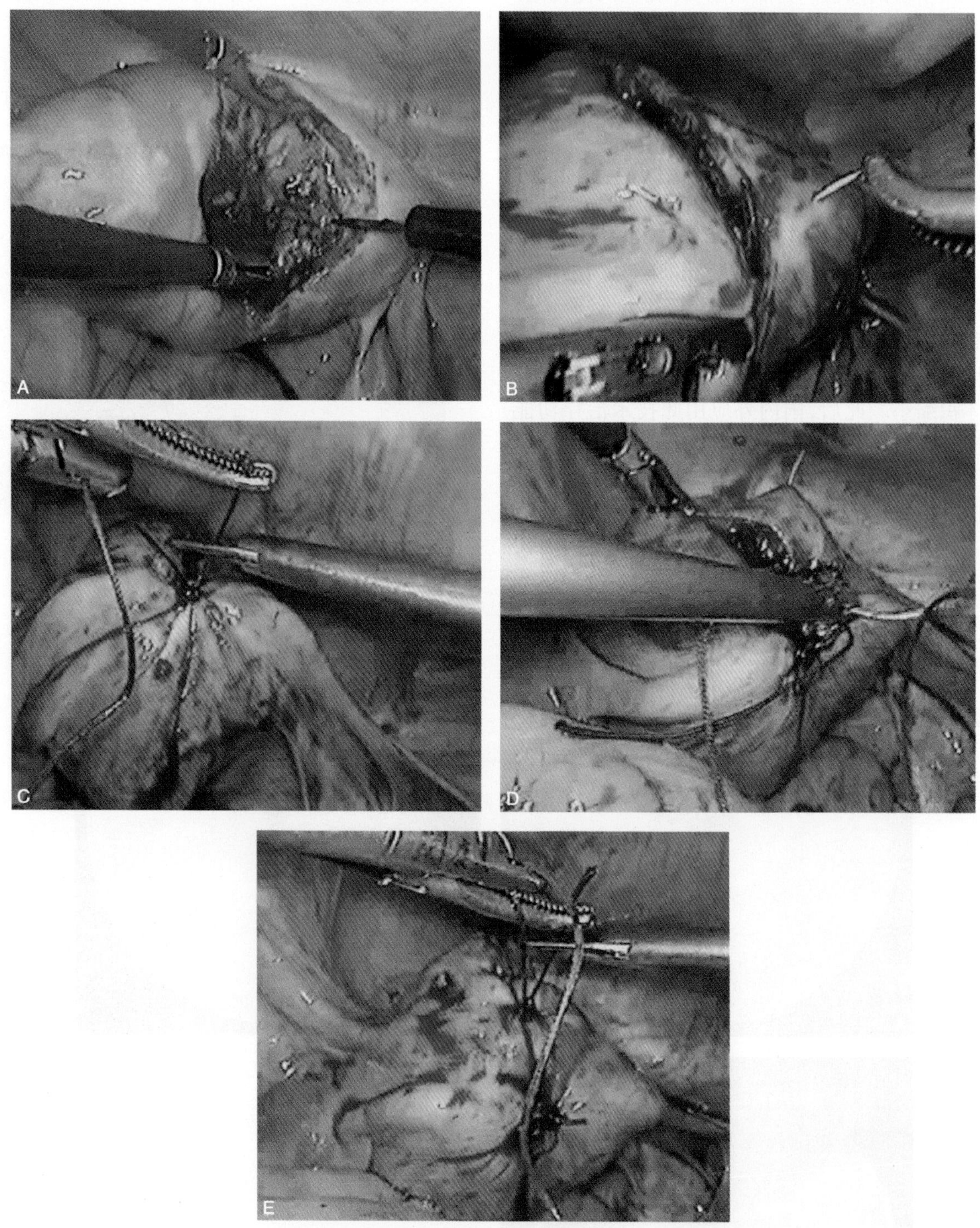

图 10-0-12　**腹腔镜双角子宫融合术**

A. 腹腔镜下横行延长子宫底的切口；B. 腹腔镜下缝合宫底部创面浆肌层；C. 腹腔镜下缝合宫底创面后打结；D. 腹腔镜下纵向缝合子宫前壁创面浆肌层；E. 腹腔镜下缝合前壁创面打结后剪除多余缝线，融合完成

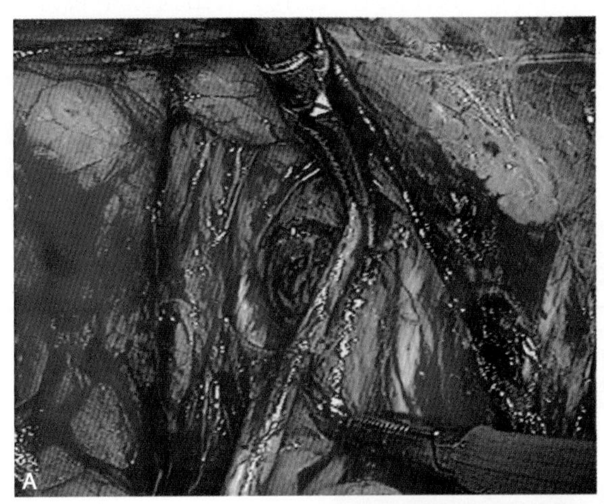

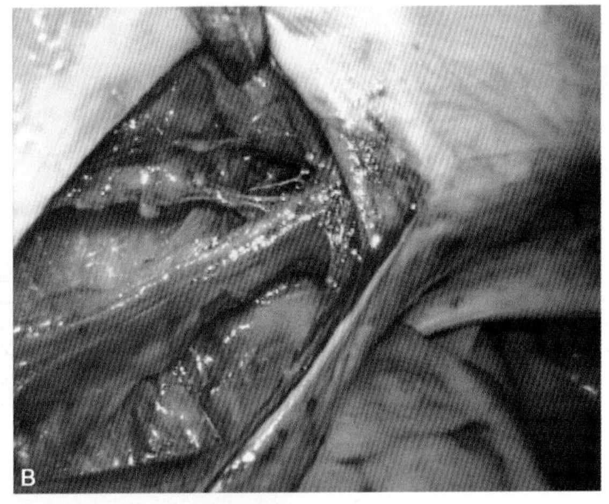

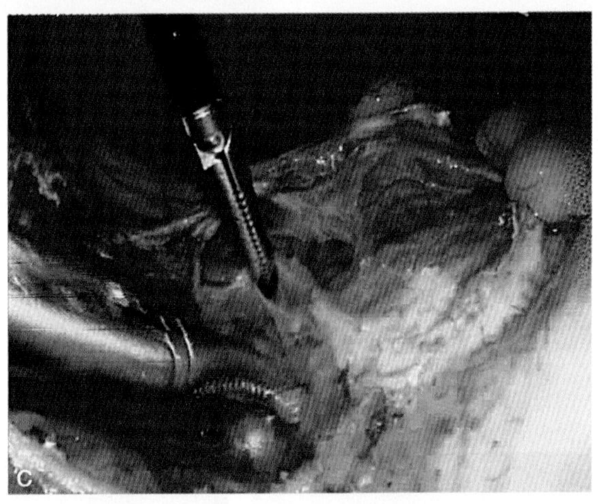

图 10-0-13　腹腔镜高位分离子宫动脉

A. 高端分离子宫动脉，上方钳夹的是左侧子宫动脉主干，其左侧的管状组织为左侧闭锁的膀胱上动脉，右侧的管状组织为左侧输尿管；B. 后路分离子宫动脉，自阔韧带后叶子宫骶骨韧带上方分离出的左侧子宫动脉；C. 前路分离子宫动脉上行支，下方钳夹者为左侧子宫动脉上行支

（六）诊治盆腔与宫腔共存的病变

妇科内镜技术的发展使宫腔镜和腹腔镜两种微创手术联合应用付诸临床。任何宫腔内病变若合并盆腔内疾患，均可行宫腹腔镜联合检查和/或手术（图 10-0-14、10-0-15）。首都医科大学附属复兴医院宫腔镜中心对 275 例患者均实施了宫腔镜联合腹腔

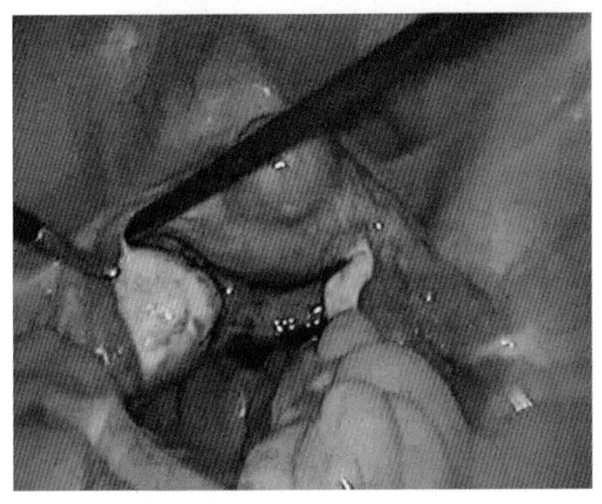

图 10-0-14　子宫肌瘤合并卵巢囊肿

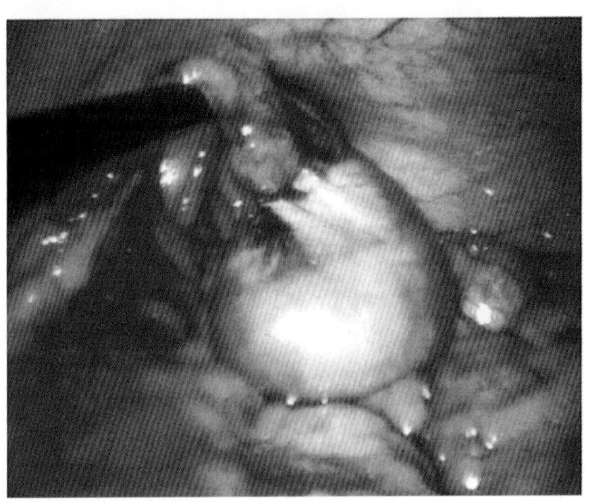

图 10-0-15　子宫黏膜下肌瘤合并大网膜肿物

镜诊断及术中监护并进行了不同种类的手术治疗(表10-0-2),其中108例行腹腔镜诊断及监护,167例在腹腔镜下进行了1~3项手术治疗,17例做了4种以上手术。无手术并发症发生。术后除2例急性泌尿系感染,1例上呼吸道感染,1例中转开腹外,其余271例术后经过顺利,并未因联合手术增加患者痛苦或延长住院时间,术中大出血致中转开腹子宫切除是宫腔镜手术的并发症,非联合手术所致,术后感染也不是联合手术的特有并发症,对症治疗预后良好。欲保留子宫的多发子宫肌瘤可在腹腔镜下剔除浆膜下、壁间和贯通性肌瘤,宫腔镜切除黏膜下和壁间内凸肌瘤(图10-0-16AB)。

表10-0-2　275例宫腔镜与腹腔镜联合手术情况(例)

宫腔镜＼腹腔镜		EMS		卵巢囊肿剥除	多囊卵巢打孔	粘连分离	输卵管造口	肌瘤剔除	输卵管通液	单侧输卵管切除	附件切除
		减灭	囊肿剥除								
TCRS	77	7	1	5	2	10	1	2	20	0	0
TCRA	33	6	1	4	1	8	1	2	13	0	0
TCRM	70	6	2	4	0	12	0	14	5	1	0
TCRE	43	11	3	23	1	6	0	9	0	2	1
TCRF	18	2	1	0	0	5	0	0	3	0	1
TCRP	29	9	4	4	3	4	1	1	8	0	1
未手术	5	0	0	0	0	1	0	0	0	0	0
合计	275	40	12	40	7	45	3	28	49	3	3

注:1例腹腔镜下可行多种病变治疗

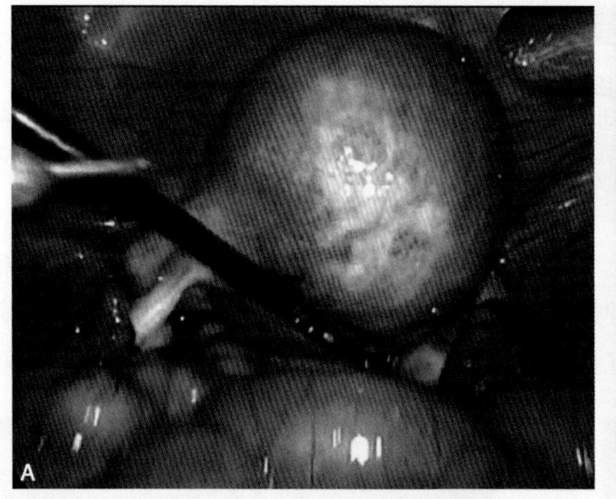

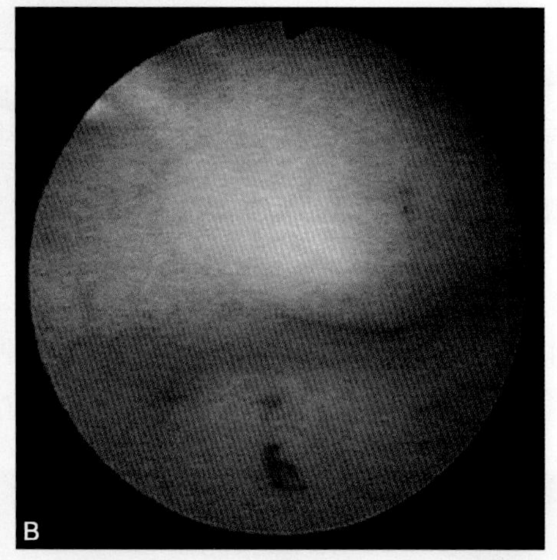

图10-0-16　宫腹腔镜联合手术

A.腹腔镜下子宫壁间肌瘤;B.宫腔镜下子宫壁间肌瘤

联合手术的有效结合较好地发挥了宫腔镜与腹腔镜的优势,拓宽了内镜手术诊治的范围和种类,不仅能够同期诊治盆腹腔内多种病患,而且不增加患者的创伤和痛苦,充分体现了微创手术的优越性。

五、宫腹腔镜联合剖宫产瘢痕憩室成形术

剖宫产瘢痕愈合不良(post cesarean scar defect,PCSD)是剖宫产手术的远期并发症,文献报道其超声下诊断率为19%~69%。剖宫产瘢痕憩室(cesarean scar diverticulum,CSD)是指愈合不良的子宫切口处薄弱,子宫内膜及肌层向浆膜层凸出而形成的局限性扩张和疝囊样凸出,文献报道发生率约为6.9%,患者一般无症状,部分因憩室部位内膜月经期脱落,经血积聚,引流不畅,可以引起子宫不规则出血、经期延长、不孕等。剖宫产瘢痕憩室还可合并憩室瘢痕妊

娠，其预后和转归与憩室壁的厚度及憩室的大小有关，可以发生子宫破裂、流产或继续妊娠等。

检查方法有：超声、核磁共振（MRI）、子宫输卵管碘油造影（HSG）和宫腔镜检查。经阴道超声检查可作为诊断剖宫产切口瘢痕憩室的首选影像学检查方法。阴道超声是一种简便敏感的诊断方法，剖宫产术后6个月以上患者，矢状面声像图见切口处肌层回声缺损，可见不规则液性暗区与宫腔相连，可考虑CSD，但需多次超声动态观察明确。子宫输卵管造影可确定憩室的位置、大小及形态。Surapaneni等曾对150例有剖宫产史的妇女进行子宫输卵管造影检查，结果发现：60%患者在剖宫产切口处存在缺陷。其中65%为囊袋样，35%为线样；54%位于较低的宫腔下段，36%位于子宫峡部，10%位于宫颈管的上段。盆腔核磁共振成像（MRI）是另一种用于诊断剖宫产切口憩室的影像学方法。MRI与超声及子宫输卵管造影相比，可以更清晰地显示憩室的位置、边界及大小，对手术方式的选择可以提供指导价值。宫腔镜检查在诊断剖宫产切口憩室上具有更高的特异性，可以直视下观察憩室的位置、形态、大小、深浅、积血的颜色和多少以及憩室内局部的微小变化（图10-0-17AB）。

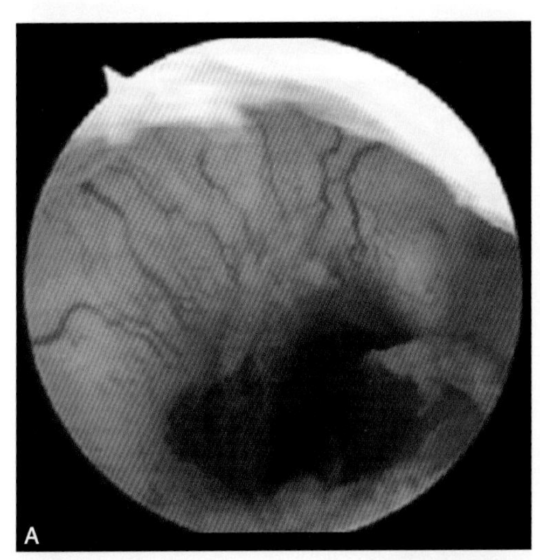

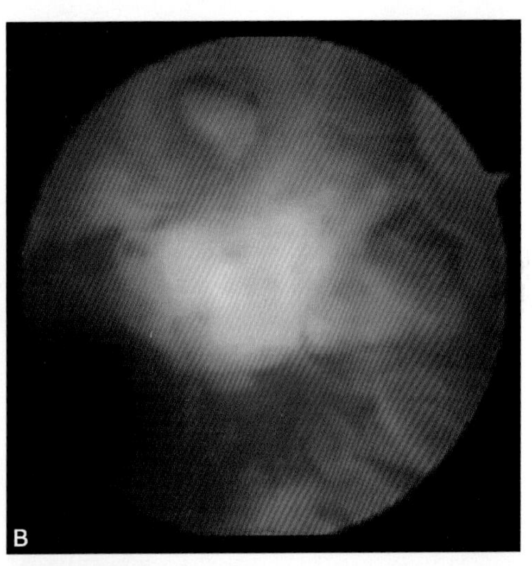

图10-0-17　剖宫产瘢痕憩室
A. 可见增生血管；B. 小孔型

治疗随个体及憩室大小、程度不同可行经阴道或经腹憩室切除术、宫腔镜憩室电切术（开渠术）、宫腹腔镜联合憩室修补术、子宫全切术等。本章主要介绍宫腹腔镜联合剖宫产瘢痕憩室成形术（hysteroscopic isthmoplasty），通常适用于剖宫产瘢痕薄，憩室范围大，患者有不孕症状者。

（一）手术适应证和禁忌证

1. 手术适应证　适用于既往有剖宫产病史，确诊为剖宫产瘢痕憩室，且瘢痕薄，范围大，有异常子宫出血或不孕症状的患者。

2. 手术禁忌证　与宫腔镜和腹腔镜手术禁忌证相同。

（二）手术方法

1. 宫腔镜检查　可于腹腔镜手术前先行宫腔镜检查，观察宫腔形态，剖宫产切口瘢痕憩室的位置和范围，指示憩室位置及边界（图10-0-18A～D）。

2. 腹腔镜探查　腹腔镜探查盆腔情况，判断子宫前壁与膀胱粘连程度，观察子宫峡部的透光度（图10-0-19AB）。通过宫腔镜指示憩室的位置和边界，确定手术部位。若粘连严重，无法观察子宫壁的透光度，可在分离粘连后行反向透光试验，宫腔镜观察憩室壁的透光度，以确定其位置（图10-0-20AB）。

3. 腹腔镜修补术

（1）腹腔镜下打开子宫膀胱反折腹膜，分离子宫前壁与膀胱粘连，下推膀胱至阴道前穹窿（图10-0-21A～D）。

（2）在宫腔镜指示下，腹腔镜下横向切开憩室部位子宫肌壁，切除瘢痕及过度薄弱的子宫肌壁，修整创缘（图10-0-22AB）。

（3）腹腔镜可吸收线间断、“8”字或连续缝合创面肌层（图10-0-23AB）。

（4）腹腔镜缝合关闭子宫膀胱反折腹膜（图10-0-24AB），将肌层对合整齐，紧密包埋膀胱腹膜反折。

4. 再次行宫腔镜检查　可见憩室已闭合。

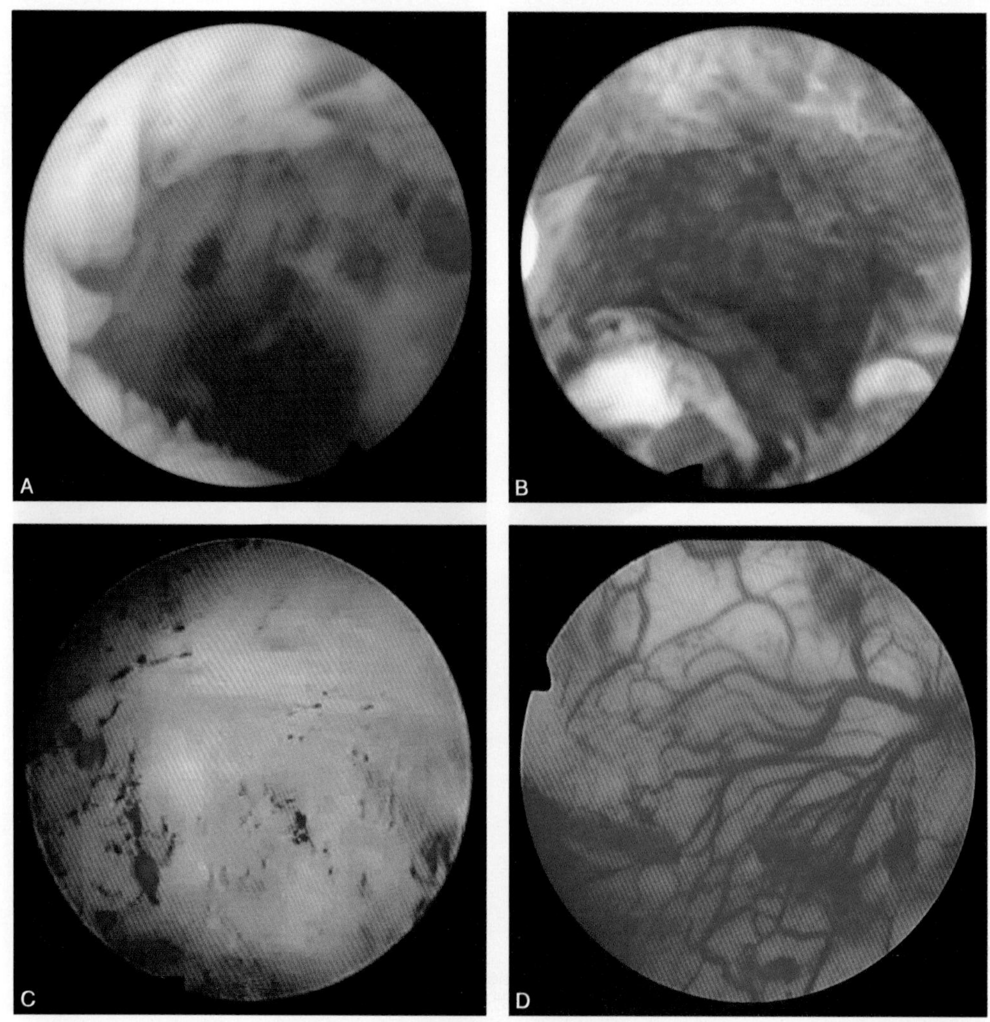

图 10-0-18　剖宫产切口瘢痕憩室宫腔镜所见

A. 宫腔镜见宫腔下段前壁向宫壁凸出，形成膨大的腔隙；B. 宫腔镜见宫腔前壁下段向宫壁膨呈憩室；C. 宫腔镜观察剖宫产切口瘢痕憩室内壁，可见白色纤维样瘢痕组织；D. 宫腔镜观察剖宫产切口瘢痕憩室内壁，可见丰富的血管

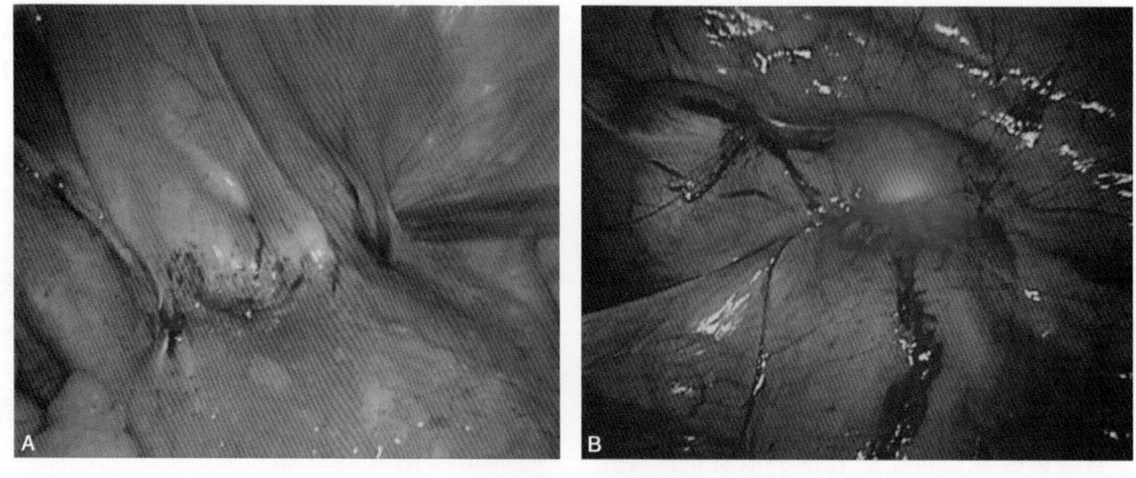

图 10-0-19　剖宫产切口瘢痕憩室腹腔镜所见

A. 腹腔镜观察子宫前壁与膀胱致密粘连；B. 腹腔镜观察子宫前壁下段透光度明显

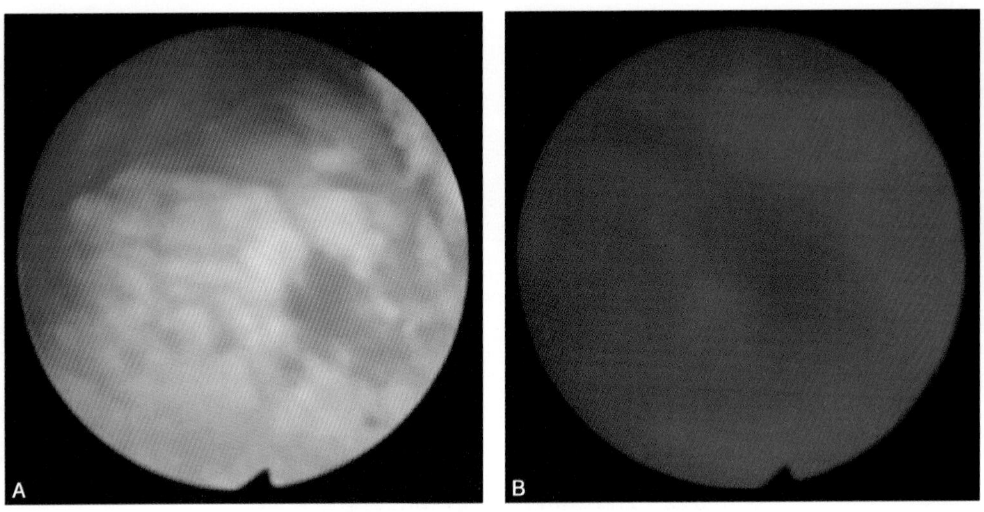

图 10-0-20　剖宫产切口瘢痕憩室透光试验

A. 宫腔镜置于憩室基底部，观察憩室壁透光度；B. 宫腔镜置于憩室基底部，降低光源亮度，观察憩室壁透光度

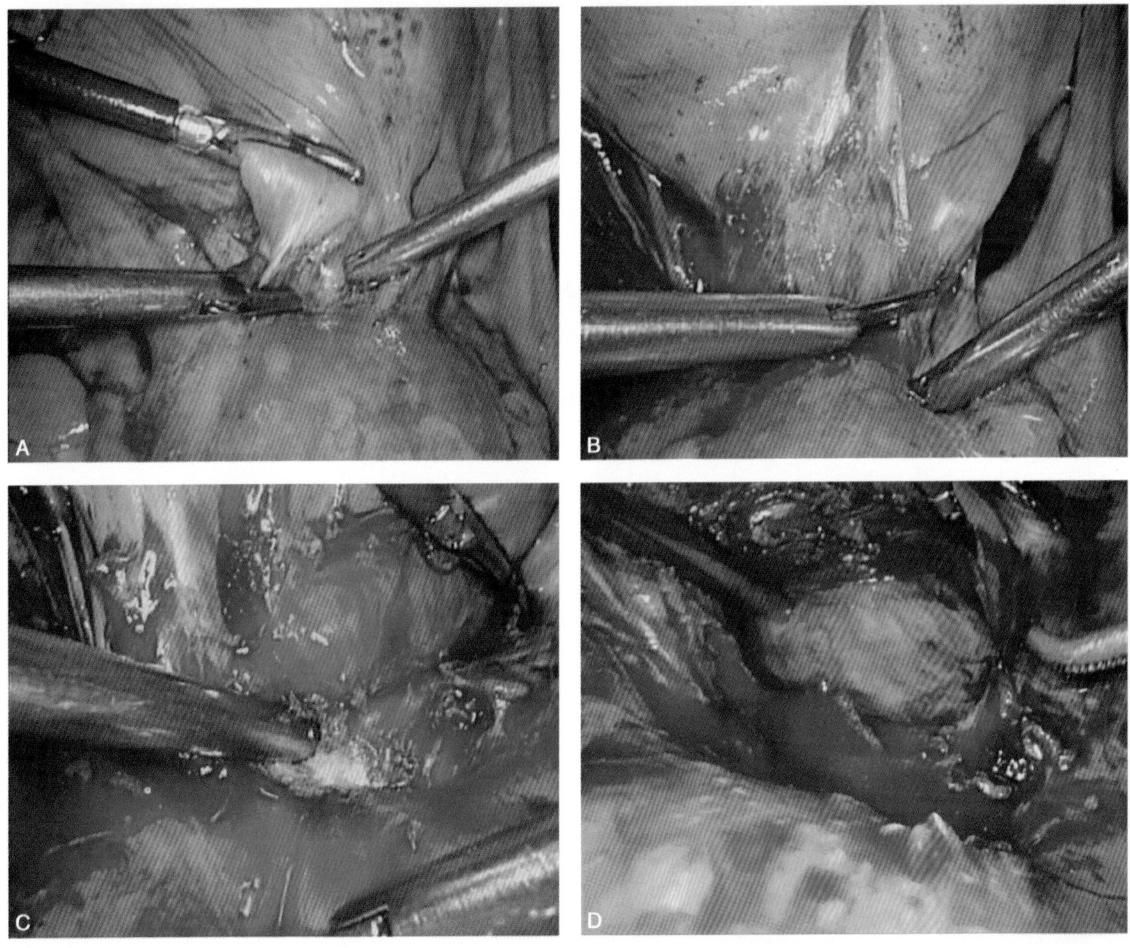

图 10-0-21

A. 腹腔镜下分离子宫膀胱致密粘连；B. 修补术前腹腔镜分离盆腔粘连；C. 分离子宫膀胱致密粘连；D. 分离粘连后下推膀胱

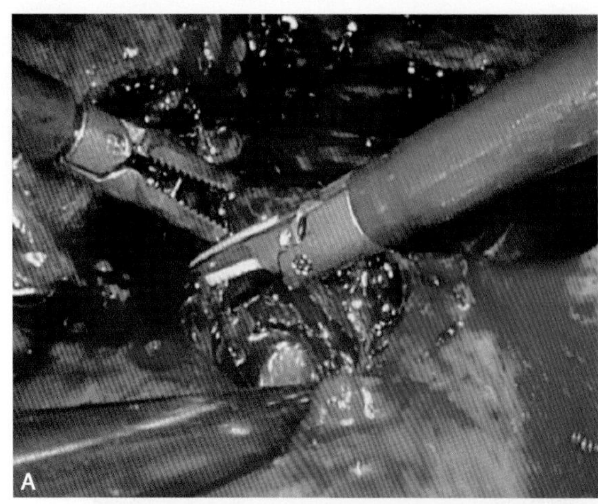
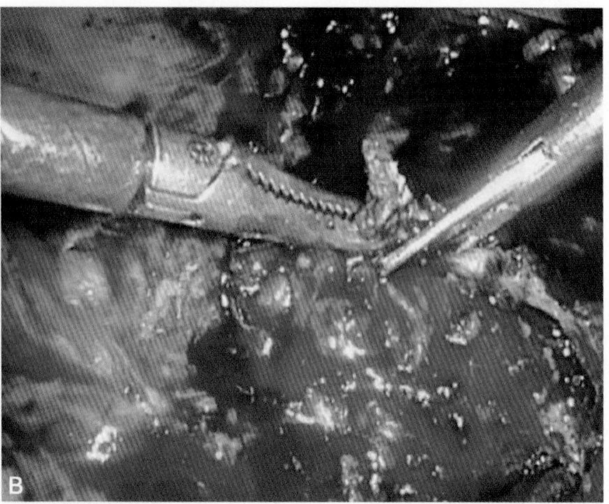

图 10-0-22　宫腹腔镜联合剖宫产切口瘢痕憩室修补术
A. 在宫腔镜指示下，腹腔镜超声刀横向切开憩室部位子宫壁；B. 腹腔镜剪刀剪除切口部位瘢痕组织

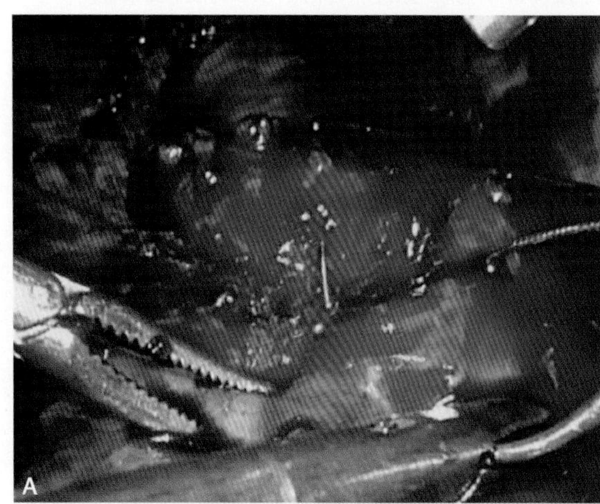
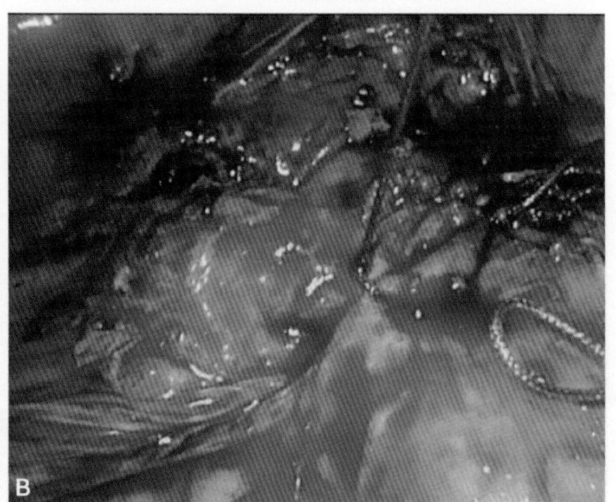

图 10-0-23　宫腹腔镜联合剖宫产切口瘢痕憩室修补术
A. 腹腔镜可吸收线连续缝合创面肌层；B. 腹腔镜可吸收线连续缝合后子宫前壁创面

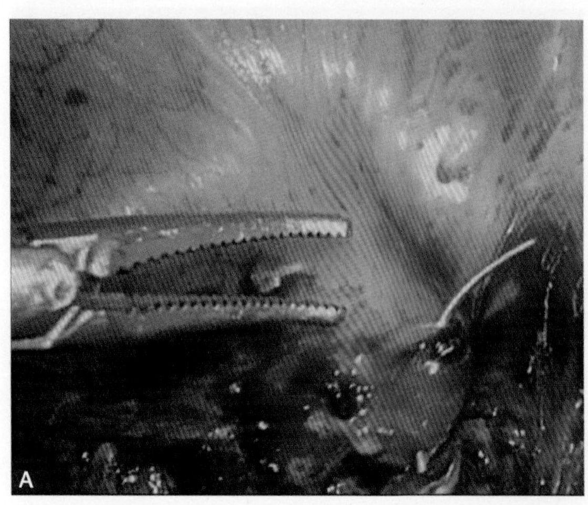
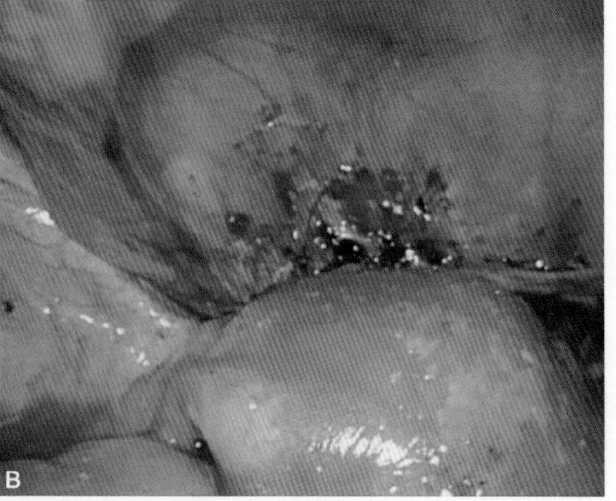

图 10-0-24　宫腹腔镜联合剖宫产切口瘢痕憩室修补术
A. 腹腔镜可吸收线缝合关闭子宫膀胱反折腹膜；B. 剖宫产切口瘢痕憩室腹腔镜修补术后盆腔。
注意：手术时需彻底清除坏死及瘢痕组织，形成新鲜创面，再缝合闭合创面，有利于创面的愈合。

（三）术后效果

LF van der Voet 等对 12 项研究共计 444 例手术治疗的 CSD 患者进行荟萃分析，其中 78 例有妊娠计划或不孕问题，72 例在术后获得妊娠，这 72 例患者中 67 例进行了宫腔镜下修补术，4 例腹腔镜下修补术，1 例阴式修补术。在妊娠结局方面，4 例早孕期流产，58 例足月剖宫产分娩，10 例妊娠结局未报道或失访。Tanimura 等对 22 例继发性不孕并诊断为 CSD，且肌层最薄处≥2.5mm 者进行了手术治疗，其中 4 例进行宫腔镜下电切术，18 例进行腹腔镜下修补术，经过 1 年的随访，4 例宫腔镜手术者全部妊娠，18 例腹腔镜手术者中有 10 例成功妊娠。

对于宫腹腔镜联合 CSD 修补术后的妊娠结局，目前没有大量循证医学证据证明手术治疗可减少瘢痕妊娠及子宫破裂等严重不良妊娠结局的风险。LF van der Voet 的荟萃分析中因为没有统一的诊断标准和手术指征，大部分文献的循证医学级别是中或低的。因为对瘢痕妊娠、子宫破裂等严重不良妊娠结局的顾虑，国内医师往往建议 CSD 患者修补术后严格避孕 1 年或以上，甚至建议患者放弃再次妊娠。而国外剖宫产史女性无症状时并不常规进行瘢痕处超声检查或手术治疗。故手术修补的指征，以及对再次妊娠的影响尚待进一步明确。

宫腹腔镜联合剖宫产切口瘢痕憩室修补术可切除受损肌壁，缝合闭合创面，尽可能恢复子宫解剖结构，手术创伤小，可显著改善症状，是替代经阴道或经腹部憩室修补术的微创手术方法。

六、剖宫产瘢痕妊娠的宫腹腔镜手术

剖宫产瘢痕妊娠（cesarean scar pregnancy，CSP）是指受精卵着床于前次剖宫产子宫切口瘢痕处，绒毛组织侵入瘢痕深处并继续向浆膜面生长，是一种特殊类型而危险的异位妊娠，仅限于早孕期（≤12周），属于剖宫产的远期并发症。随着世界范围内剖宫产率的升高及对该病认识的深入，CSP 的发生率呈上升趋势为 1∶2 216～1∶1 800，占有剖宫产史妇女的 1.15%。临床表现无特异性，通常为停经后少量阴道出血，部分患者伴有轻、中度的下腹痛。因妊娠处的子宫肌层菲薄，弹性较差，因此易于发生瘢痕破裂，突发剧烈腹痛及严重出血、胎盘植入危及患者生命。

诊断方法首选超声检查，特别是经阴道和经腹超声联合使用，典型的超声表现为：①宫腔内、子宫颈管内空虚，未见妊娠囊；②妊娠囊着床于子宫前壁下段肌层（相当于前次剖宫产子宫切口部位），部分妊娠囊内可见胎芽或胎心搏动；③子宫前壁肌层连续性中断，妊娠囊与膀胱之间的子宫肌层明显变薄甚至消失；④彩色多普勒血流显像（color Doppler flow imaging，CDFI）显示妊娠囊周边高速低阻血流信号。其次是核磁共振（MRI），能够更清晰地显示妊娠物着床部位与子宫瘢痕及周围脏器的关系，有助于分型。宫腔镜检查可直视孕囊部位，明确剖宫产切口部位妊娠的诊断。

（一）临床分型及治疗

CSP 经典分型为 2000 年 Vial 提出的，分为：①内生型：受精卵种植于瘢痕宫腔侧，妊娠囊向宫腔方向生长，该型有可能发育为活胎，但有子宫破裂、大出血的风险；②外生型：受精卵种植于瘢痕处深肌层，妊娠囊向膀胱、腹腔方向生长，该类型在孕早期即可发生子宫破裂。

北京协和医院 CSP 分型：Ⅰ型：瘢痕处宫腔内孕囊存活型，孕囊大部分位于剖宫产瘢痕上方的子宫下段宫腔内，可见胚胎及胎心血管搏动，绒毛下局部肌层薄，孕囊周围局部肌层血流信号丰富；Ⅱ型：瘢痕处肌层内孕囊型，孕囊生长于子宫前壁下段瘢痕处肌层内，孕囊附着处肌层变薄或缺如，常常见孕囊变形，胚胎结构模糊，孕囊周围局部肌层血流信号丰富；Ⅲ型：包块型或类滋养细胞型，子宫前壁下段可见囊实性或实性混合回声包块，局部血流信号极丰富，可探及高速低阻的血流频谱。

2016 年中华医学会妇产科学分会计划生育学组提出了剖宫产术后子宫瘢痕妊娠诊治专家共识，在影像学提示胚胎着床于子宫瘢痕位置的前提条件下，主要依据瘢痕部位子宫肌层的厚度，以及妊娠囊外凸的程度对 CSP 分型及诊治。

Ⅰ型：妊娠囊部分或大部分位于宫腔内，妊娠囊与膀胱间子宫肌层变薄，厚度>3mm，该型风险相对较低，处理上多选择超声引导（宫腔镜指引）下清宫术。

Ⅱ型：妊娠囊部分或大部分位于宫腔内，妊娠囊与膀胱间子宫肌层变薄，厚度≤3mm，该型采取超声引导（宫腔镜指引）下清宫、子宫动脉栓塞术（UAE）+清宫、阴式手术、经腹手术都可选择。

Ⅲ型：妊娠囊向膀胱方向外凸，妊娠囊与膀胱之间子宫肌层明显变薄甚或缺失，厚度≤3mm，该型风险高，倾向 UAE+甲氨蝶呤（MTX）+清宫，或者切除病灶的方案。

其中，Ⅲ型中还有一种特殊的超声表现 CSP，即包块型，其声像图的特点是位于子宫下段瘢痕处的混合回声包块，向膀胱方向隆起，包块与膀胱间子宫肌层明显变薄甚或缺失。包块型多见于 CSP 流产后妊娠物残留并出血所致。

早孕期 CSP 诊治原则是：早诊断，早终止，早清除。终止妊娠时应尽可能遵循和选择终止早孕的基本原则和方法，以减小损伤，尽可能保留患者的生育能力为目的。治疗方法有药物治疗、手术治疗或两者的联合。子宫动脉栓塞术（UAE）是用于辅助治疗 CSP 的重要手段，与药物治疗或手术治疗联合可更有效地处理 CSP。手术方法分为清宫手术、妊娠物清除术及子宫瘢痕修补术、子宫切除术。其中妊娠物清除术及子宫瘢痕修补术可通过开腹、腹腔镜（或联合宫腔镜），也可经阴道途径手术。

宫腹腔镜联合手术在药物或子宫动脉栓塞治疗后施行，可明确 CSP 类型，腹腔镜下清除胚胎组织、楔形切除瘢痕处妊娠组织，修补子宫缺损，修复薄弱的前壁肌层，恢复正常的解剖结构，可同时施行子宫动脉或者髂内动脉阻断术以减少出血；或监护下宫腔镜妊娠胚物切除术，在直视下操作，定位准确，精确切除妊娠组织，对创面活动性出血直接电凝止血，创伤小，出血少，是一种有效的治疗方法。

（二）手术适应证和禁忌证

1. 手术适应证　宫腹腔镜联合手术主要适用于既往有剖宫产病史，B 超或宫腔镜检查发现剖宫产切口部位妊娠，并经药物杀胚或子宫动脉栓塞处理者。Ⅱ型和Ⅲ型 CSP，特别是Ⅲ型中的包块型，子宫前壁瘢痕处肌层菲薄，血流丰富，有再生育要求并希望同时修补子宫缺损的患者。

2. 手术禁忌证　除了前面所述宫腹腔镜手术的禁忌证，剖宫产切口部位妊娠的宫腔镜手术禁忌证还应包括妊娠囊过大、植入剖宫产瘢痕全层、血供丰富者。

（三）术前准备

1. 宫腹腔镜联合手术的术前准备　包括宫腹腔镜手术前的常规准备、宫腹腔镜手术设备和器械准备、宫颈预处理等（详见前述）。

2. 术前全面的术前评估　包括 B 超检查了解子宫的大小、形态，妊娠组织的大小、回声，彩色超声扫查包块内及周边有无血流供应。宫腔镜检查提供有关宫腔形态、宫腔下段占位病变大小和范围等信息。此外还应监测患者血 β-hCG 水平，以了解妊娠滋养细胞的活性。

3. 术前应充分评估术中出血的风险，备血。需行药物或预防性子宫动脉栓塞（UAE）治疗。药物治疗和介入治疗可抑制滋养细胞增生使绒毛变性坏死而导致胚胎死亡，从而便于妊娠物的清除。UAE 还可减少子宫血供，有效控制出血。

4. 剖宫产切口部位妊娠的宫腹腔镜联合手术通常采用全身麻醉。

（四）手术方法

剖宫产切口部位妊娠的宫腹腔镜手术方法：栓塞治疗后 3~5 天行宫腹腔镜联合手术治疗。

1. 腹腔镜探查　如子宫前壁与前腹壁粘连，子宫下拉困难时，在腹腔镜下行子宫前壁粘连松解术，注意分离膀胱子宫颈间隙，打开子宫膀胱腹膜反折，下推膀胱。

2. 宫腔镜检查　明确妊娠组织的部位、大小，评估手术安全性。宫腔镜下可见妊娠组织附着于子宫下段前壁瘢痕内，可凸向宫腔。妊娠组织表面可为白色、淡黄色或暗红色（图 10-0-25AB）。在宫腔镜定位后，腹腔镜或腹部超声监护下机械性去除妊娠组织，如负压吸宫术、卵圆钳钳夹、宫腔镜环形电极刮除等，以尽可能去除宫内妊娠组织（图 10-0-26）。

3. 宫腔镜手术

（1）再次用宫腔镜检查宫腔有无妊娠组织残留，尤其宫腔下段前壁剖宫产切口部位（图 10-0-27）。若妊娠组织取出完整，可检查妊娠组织基底部创面有无活动性出血，必要时用宫腔镜环形电极、滚球电极或气化电极电凝止血。

（2）对于机械性操作后残留的妊娠组织，通常质地韧，与剖宫产切口瘢痕粘连甚至植入，机械性方法无法完全取出，需行宫腔镜妊娠组织电切术。用宫腔镜环形电极逐步电切妊娠组织，达宫壁创面（图 10-0-28AB）。切割达创面基底部时操作需小心谨慎，以免发生子宫穿孔。

（3）切割结束时宫腔创面活动性出血可用环形电极、滚球电极或气化电极电凝止血（图 10-0-29）。术毕检查宫腔及宫壁的完整性（图 10-0-30）。

4. 腹腔镜修补　于腹腔镜下切除子宫下段妊娠病灶，修剪切口周围菲薄肌层，予以 2-0 可吸收线连续缝合子宫下段肌层。

5. 子宫切除　术中如有难以控制的出血，迅速腹腔镜下结扎髂内动脉，若发生无法控制的大出血危及生命时，可行子宫切除术。

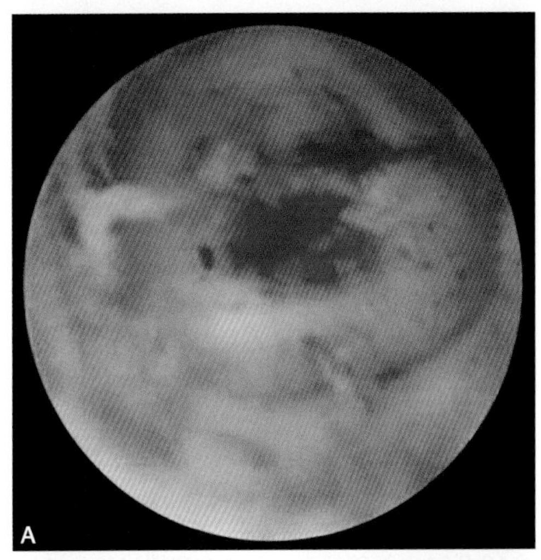

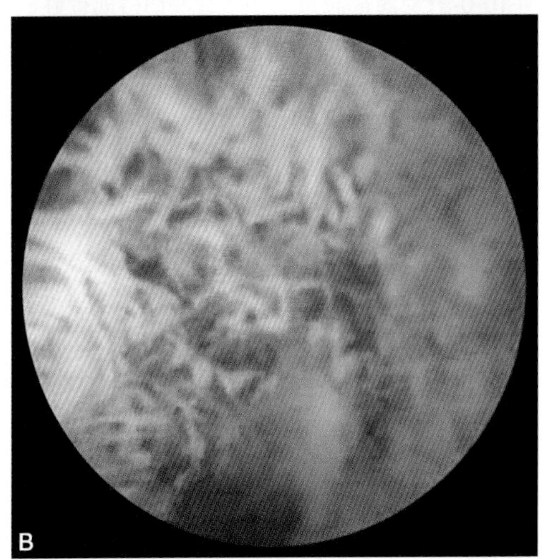

图 10-0-25　剖宫产切口部位妊娠

A. 宫腔镜下见宫腔形态正常，未见妊娠组织；B. 宫腔镜下见子宫下段前壁妊娠组织，表面红褐色，外形不规则

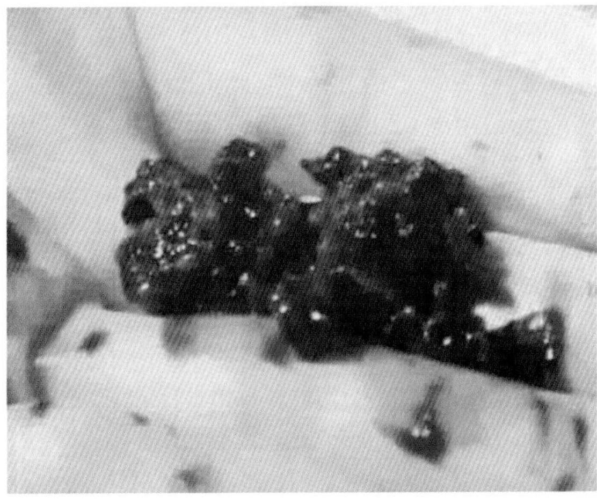

图 10-0-26　剖宫产切口部位妊娠，腹部超声监护下吸引管负压吸引妊娠组织

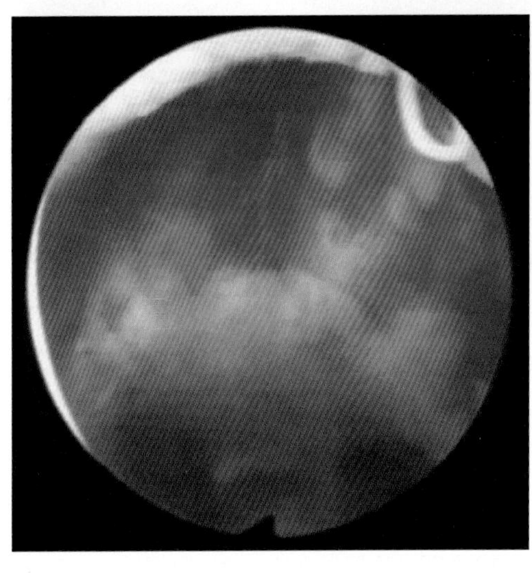

图 10-0-27　负压吸宫术后，宫腔镜检查见宫腔下段前壁剖宫产切口部位无妊娠组织残留

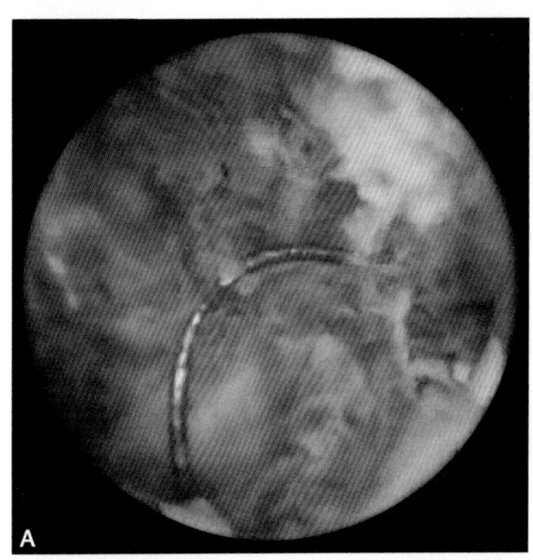

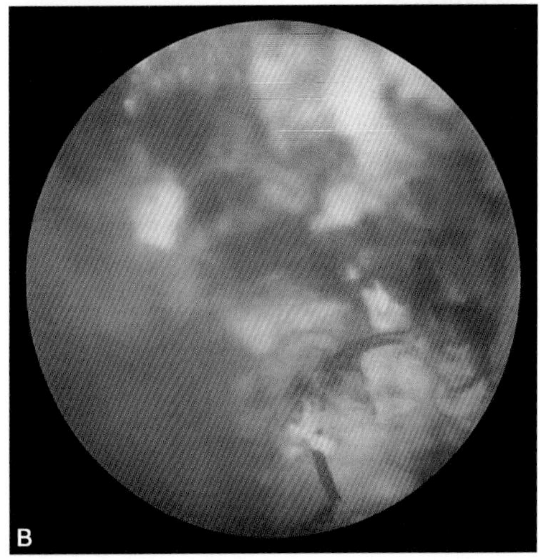

图 10-0-28　A. B. 宫腔镜环形电极电切宫腔下段前壁瘢痕内残留妊娠组织

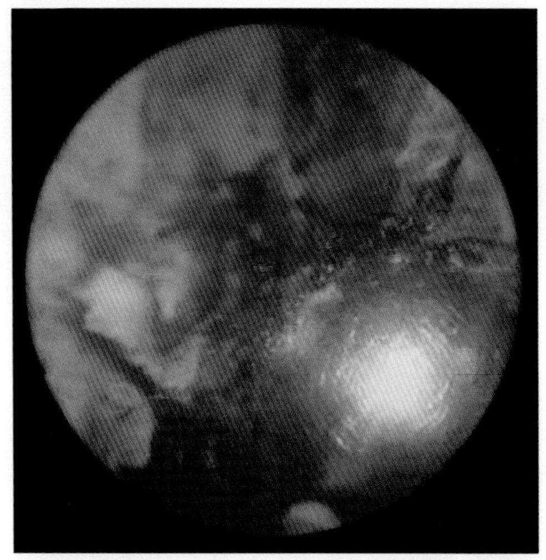

图 10-0-29　宫腔镜滚球电极电凝宫腔下段前壁创面

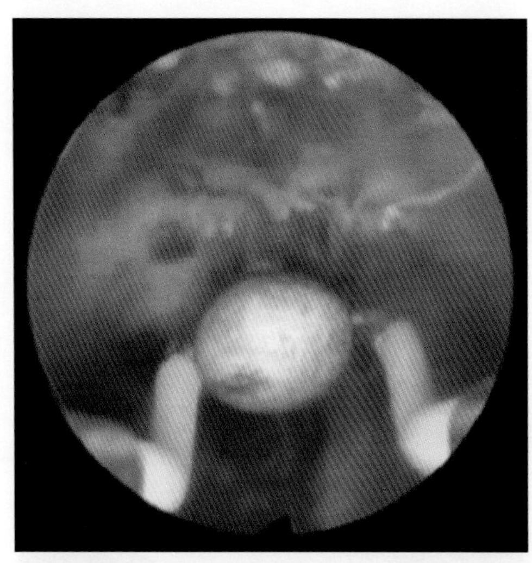

图 10-0-30　宫腔镜术后宫腔下段前壁创面，无异常组织物残留

要注意清除子宫瘢痕处妊娠物后，应全面吸刮宫腔，减少术后出血、蜕膜残留等。子宫瘢痕处菲薄的瘢痕组织应尽量切除，保证对合的上下缘有正常的子宫肌层，缝合时应仔细对合，严密止血，尽可能双层缝合。

6. 术中监护　宫腔镜手术过程中行超声监护可密切观察手术操作，探查病灶大小和与浆膜层距离，指导宫腔镜切割方向，防止子宫穿孔的并发症发生（图 10-0-31）。腹腔镜监护不仅能直观地了解子宫壁完整性和子宫浆膜层情况，而且一旦发生子宫穿孔，还可以在腹腔镜下及时发现，进行病灶切除及修补，保证手术安全。

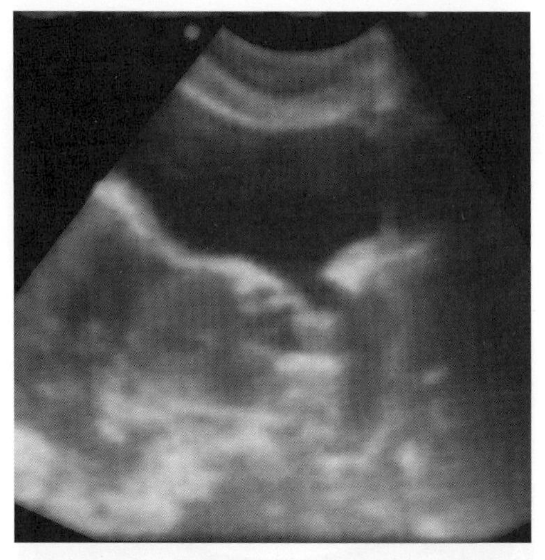

图 10-0-31　腹部超声监护剖宫产切口部位妊娠宫腔镜手术

剖宫产切口部位妊娠可经宫腔镜手术有效治疗。对无粘连、无植入者可用宫腔镜定位妊娠组织，然后在超声监护下行负压吸宫术，最后用宫腔镜检查宫腔有无残留。对吸宫后剖宫产切口瘢痕创面有活动性出血者可用宫腔镜作用电极电凝止血。对粘连致密、妊娠组织机化及妊娠组织植入瘢痕内者，需用腹腔镜或腹部超声监护，行宫腔镜电切术切除妊娠组织。对术中发生大量出血概率较大者，需在宫腔镜手术前行药物杀胚及子宫动脉栓塞或阻断治疗。

回顾性分析 2014 年 3 月 ~2015 年 9 月收治 21 例 CSP 行宫腔镜下清宫 6 例；腹腔镜监护下宫腔镜下瘢痕妊娠物电切 4 例；腹腔镜下瘢痕妊娠病灶切除+子宫修补术+宫腔镜检查 11 例。得出结论：宫、腹腔镜联合治疗 CSP 是安全可行的。

（马　宁）

参考文献

1. 郭艳，夏恩兰，肖豫. 腹腔镜诊治 294 例女性不孕病因与生殖预后分析. 中国内镜杂志，2013，19（10）：1115-1117.

2. 黄晓武. 宫腔镜下宫腔粘连分离术术中监护方法及操作要点. 重庆医科大学学报，2017，42（4）：460-462.

3. 刘洪雪，李健，罗平. 宫-腹腔镜联合治疗子宫内膜异位症合并不孕患者术后妊娠的影响因素分析. 实用妇产科杂志，2017，33（2）：144-147.

4. 王文莉，段华. 宫、腹腔镜联合诊治阴道斜隔综合征 23 例临床分析. 中国微创外科杂志，2017，17（6）：498-500.

5. 夏恩兰. 宫腹腔镜联合治疗有出血高危因素的宫内病变. 中国实用妇科与产科杂志，2007，23（8）：592-594.

6. 夏恩兰. 宫腔镜学及图谱. 3 版. 郑州:河南科学技术出版社,2016.
7. 杨清,朴曙花,王光伟,等. 宫腔镜手术治疗剖宫产术后子宫瘢痕妊娠 64 例临床分析. 中华妇产科杂志,2010,45:89-92.
8. 中华医学会妇产科学分会计划生育学组. 剖宫产术后子宫瘢痕妊娠诊治的专家共识. 中华妇产科杂志,2016,51(8):568-572.
9. Adolph AJ, Gilliland GB. Fertility following laparoscopic removal of rudimentary horn with an ectopic pregnancy. J Obstet Gynaecol Can,2002,24(7):575-576.
10. Kaminski P,Gajewska M,Wielgos M,et al. The usefulness of laparoscopy and hysteroscopy in the diagnostics and treatment of infertility. Neuro Endocrinol Lett,2006,27(6):813-817.
11. Le Gall J,Fichez A,Lamblin G,et al. Cesarean scar ectopic pregnancies: combined modality therapies with uterine artery enfimlization before surgical procedure. Gynecol Obstet Fertil,2015,43(3):191-199. [Article in French]
12. Liu WM. Laparoscopic bipolar coagulation of uterine vessels to treat symptomatic leiomyomas. J Am Gynecol Laparosc,2000,7(1):125-129.
13. Nezhat F,Nezhat C,Nezhat CH,et al. Use of hysteroscopy in addition to laparoscopy for evaluating chronic pelvic pain. J Reprod Med,1995,40(6):431-434.
14. Perrotin F,Bertrand J,Body G. Case Report: Laparoscopic surgery of unicornuate uterus with rudimentary uterine horn. Human Reprod,1999,14(4):931-933.
15. Robinson JK,Dayal MB,Gindoff P,et al. A novel surgical treatment for cesarean scar pregnancy: laparoscopically assisted operative hysteroscopy. Fertil Steril,2009,92:13-16.
16. Soritsa D,Saare M,Laisk-Podar T,et al. Pregnancy rate in endometriosis patients according to the severity of the disease after using a combined approach of laparoscopy,GnRH agonist treatment and in vitro fertilization. Gynecol Obstet Invest,2015,79(1):34-39.
17. Sulak PJ,Letterie GS,Hayslip CC,et al. Hysteroscopic cannulation and lavage in the treatment of proximal tubal l occlusion. Fertil Steril,1987,48:493-494.
18. Tanimura S,Funamoto H,Hosono T,et al. New diagnostic criteria and operative strategy for cesarean scar syndrome: Endoscopic repair for secondary infertility caused by cesarean scar defect. J Obstet Gynaecol Res,2015,41(9):1363-1369.
19. Van der Voet LF,Bij de Vaate AM,Veersema S,et al. Long-term complications of caesarean section. The niche in the scar: a prospective cohort study on niche prevalence and its relation to abnormal uterine bleeding. BJOG,2014,121(2):236-244.
20. van der Voet LF,Vervoort AJ,Veersema S,et al. Minimally invasive therapy for gynaecological symptoms related to a niche in the caesarean scar: a systematic review. BIOG,2014,121(2):145-156.

第十一章 宫腔镜手术的监护

第1节 超声监护

超声波诊断仪上的探头即声源，声源的振动依靠介质（固体、液体、气体）中的粒子产生的压缩与稀疏的交替变化传播能量（声能）。根据振动频率的高低产生不同的声波。超过 20 000Hz 的声波称为超声波。医学诊断用的超声频率为 1~10MHz。

组织器官的声阻抗和对超声的吸收、衰减各不相同，因此它们各具有自己的反射特点：①无反射型（无回声型）：超声波通过液体时，无界面反射，表现为无回声暗区，如膀胱充盈时，属无反射型。②少反射型（低回声型）：超声通过子宫肌层基本均匀的实质性组织时，回声较少，表现为均匀细小的中等强度光点，属少反射型。③多反射型（强回声型）：超声波通过结构复杂、排列无一定规律的实质性组织时，可遇到较多而紊乱的界面，因此超声波反射较强，子宫的浆膜层、宫腔波属多反射型。④全反射型（含气型）：当超声波到达软组织与气体形成的界面时，声能几乎全部反射，不能透射入下一组织，属于全反射型（含气型）。

盆腔超声检查时，适度充盈膀胱，给声束通过创造一个透声窗，通过透声窗可看清盆腔脏器。宫腔镜手术过程中向宫腔内注入膨宫液，也创造了一个透声窗。超声检查通过对子宫的纵切、横切扫描，监测子宫轮廓、子宫肌壁回声及宫腔形态变化，观察宫腔内的操作及监护复杂的手术进程，同时可进行径线的测量，是宫腔镜诊断和手术的常规监护方法，可达到减少并发症、提高手术安全性的作用。超声监护（ultrasound monitoring）时，通过宫腔内的灌流液与充盈的膀胱形成双项对比的透声窗，超声扫描检查可清晰显示子宫轮廓和宫腔形态，实时显示宫内手术器械的位置和操作情况，提示切割范围与深度，及时提示术者终止手术，防止子宫穿孔。保证手术成功，保障手术安全。

一、监护方法

患者取膀胱截石位。适度充盈膀胱，膀胱充盈的量因人而异。未施行过盆腔手术的患者，只需显示子宫体的上半部。行宫腔镜手术时，宫颈钳将子宫颈向下牵拉即可暴露出子宫底，不至于因膀胱充盈过度而影响术者操作。施行过盆腔手术的患者，如有盆腔粘连，宫颈钳向下牵拉时子宫移动的幅度小。因此，膀胱充盈的量要较未施行过盆腔手术的患者稍多，以暴露出子宫底为宜。

在声像图上观察探针进入子宫腔，明确探针到达宫底的方向。自手术开始至结束持续二维超声双项对比法监视手术过程。观察内容包括：

1. 扩宫过程全程监护。扩宫棒前端可能会顶入少量空气，注意观察气体在超声下显示为游动的强回声光点形成的气线，随扩宫棒沿内膜线向宫底方向移动，或弥散至假道、受损的子宫肌壁中。

2. 监护下宫腔镜置入宫颈口内（图 11-1-1），将灌流液注入子宫腔。注入宫腔内的灌流液与充盈的膀胱形成双项对比的透声窗（图 11-1-2）。观察子宫壁厚度的变化及切割的位置，以防止子宫穿孔。

3. 提示子宫内壁及肌壁在电热作用下的回声变化，确定电切深度、范围及肌壁内病变。

4. 确定子宫腔内病变的位置、大小及子宫肌壁病变与宫腔的关系，并监视子宫腔及子宫肌壁内病变的切除。

5. 探查有无术前不易诊断的子宫畸形及子宫肌壁的陈旧性损伤，以完善诊断。

6. 观察术中用药的效果，如：子宫肌瘤使用缩宫素后，肌瘤内凸部分增多，肌瘤距浆膜面厚度增加。

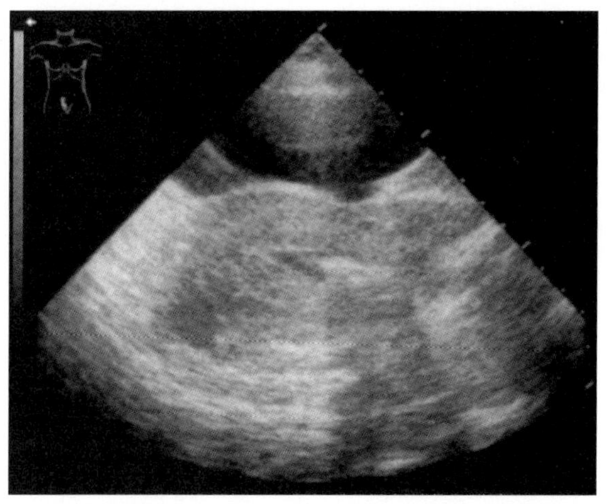

图 11-1-1 宫腔镜置入宫颈内口

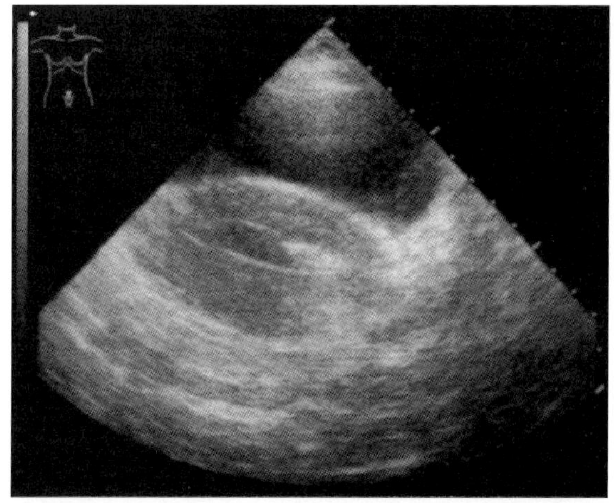

图 11-1-2 注入宫腔内的灌流液与充盈的膀胱形成双项对比的透声窗

7. 对膨宫压力的观察。监视子宫周围是否有灌流液经输卵管开口进入腹腔及灌流液进入腹腔的量。

二、监护术中操作

（一）宫腔镜子宫内膜切除术(TCRE)

TCRE 手术是采用宫腔镜电切环切除子宫内膜功能层、基底层及其下 2~3mm 的肌肉组织，以达到减少月经量、减轻痛经及人为闭经的目的。由于手术时切割环的高频电热作用，切割后的子宫内壁受热脱水、皱缩，子宫内壁由线状强回声变为 3~4mm 宽的强回声光带(图 11-1-3)。当切割深度达肌层时，约在切割后 15~40 分钟，强回声光带逐渐消失。当切割深度仅限于黏膜层时，形成的强回声光带迅速消失。术中，子宫受电热作用收缩后，膨宫效果差，内壁形成皱褶，易造成漏切，超声观察强回声光带是否完整是防止漏切的重要指征。观察强回声光带的持续时间是提示切割深度的超声指征。密切监视切割电极的位置，防止电切环紧顶或穿出宫壁。当强回声光带的外缘达肌层深部时，提示术者停止局部切割，可有效地预防子宫穿孔。

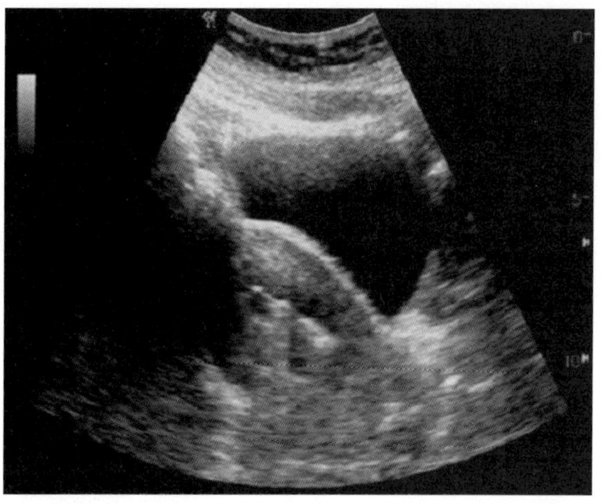

图 11-1-3 切除后的子宫内壁呈 3~4mm 宽的强回声光带

（二）宫腔镜子宫内膜去除术(EA)

采用宫腔镜滚球电极经宫颈进入宫腔破坏子宫内膜，以达到减少月经，治疗功能失调性子宫出血的目的。EA 术中，当滚球电极将子宫内膜破坏后，子宫内壁受电热作用影响脱水、皱缩，形成与 TCRE 手术相同的强回声光带，但 EA 术后所形成的强回声光带消失快，持续时间约 5 分钟。由于滚球电极的作用强度随烧灼时间的延长而增强，随功率增加而减弱。因此，当功率不变时，局部烧灼时间过长可造成宫壁电热损伤过深，其为 EA 术中子宫穿孔的主要原因。手术中，当子宫壁某一部位所形成的强回声达肌层深部，接近浆膜层时，是停止局部烧灼的重要指征。与监视 TCRE 术相比，超声监视 EA 术的指征是观察子宫内壁所形成的强回声的深度，而不是强回声光带持续时间的长短。

诺舒是临床上应用的第二代子宫内膜去除术，早在 2001 年已经开始在国外临床应用，可以在经期或大量出血时施术，短时内即可止血。诺舒包括一次性的三维双极网状电极和射频发生器，三维双极网状电极为可伸缩的筛孔状金属支架结构，其形状与宫腔形态相适应。手术操作时，双极探头能够定向发出波长不等的射频电波，与子宫内膜及其下方肌层组织作用后，能够使组织内水分瞬间高速震荡、升温、汽化，引起细胞破裂蒸发，实现对子宫内膜的破坏效应，平均治疗时间 90 秒钟。将一次性三维双极网状电极前段送入宫腔，将其平稳推至宫底并充分打开，打开至两宫角间最大宽度，封闭宫颈外口，将子宫的长度和宽度输入控制器。开启电源，脚踏下启动键，自动检测、启动子宫内膜切除手术程序，当切除达到指定深度时，手术自动终止。B超可以观察和引导电极是否顺利置入宫腔（图11-1-4），前端是否充分打开（图11-1-5），监测内膜变成强回声光带（图11-1-6）。超声下可见子宫角和子宫下段被破坏的子宫内膜较浅（约2~3mm），子宫底和子宫体被切除的子宫内膜较深（约5~7mm）（图11-1-7）。

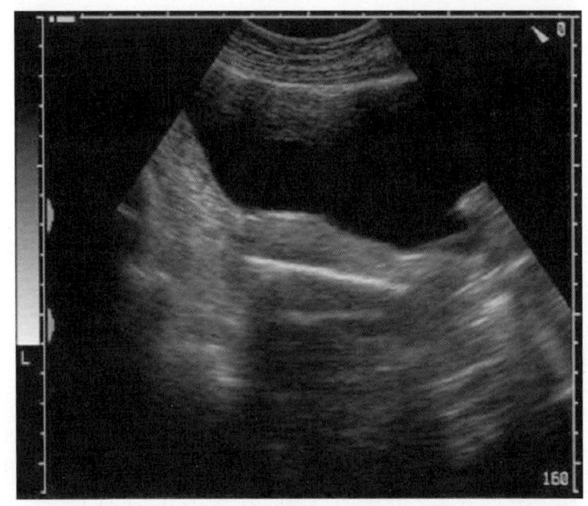

图11-1-4　超声引导下将一次性三维双极网状电极前段送入宫腔

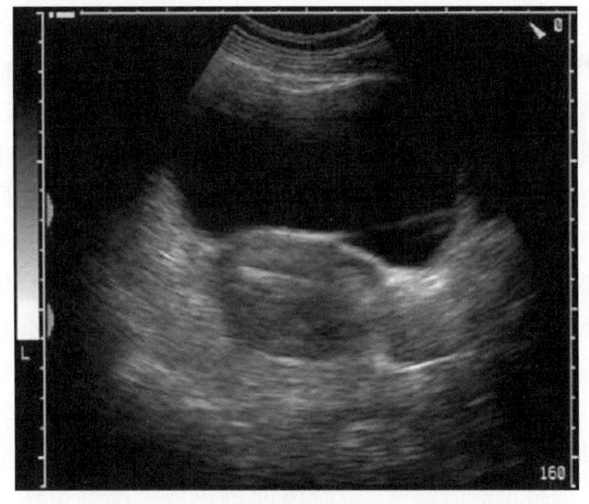

图11-1-5　三维双极网状电极前端充分打开

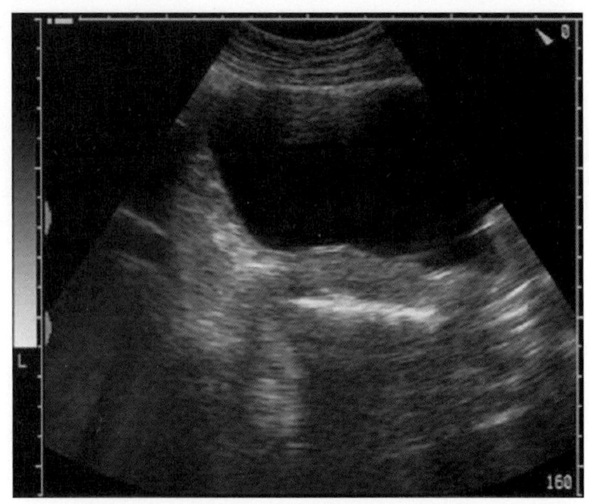

图11-1-6　通电后子宫内膜逐渐变为强回声

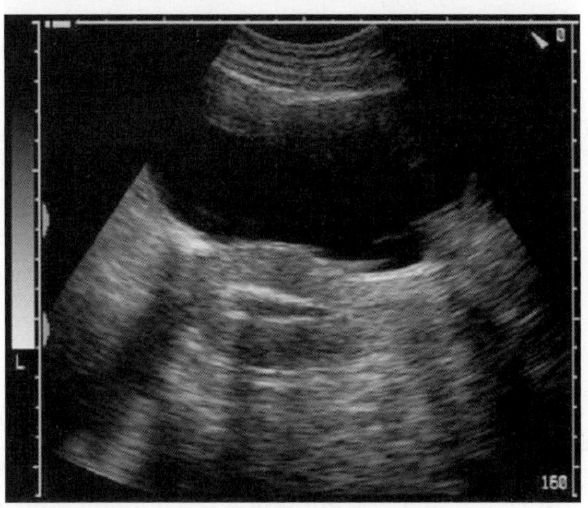

图11-1-7　内膜被破坏后宫腔形态

（三）宫腔镜子宫肌瘤切除术（TCRM）

TCRM术包括经宫颈切除子宫黏膜下肌瘤及内凸型子宫壁间肌瘤，包括0型、Ⅰ型、Ⅱ型和邻近宫腔的子宫肌瘤。

子宫黏膜下肌瘤分0型、Ⅰ型、Ⅱ型三种。0型为有蒂的子宫黏膜下肌瘤（图11-1-8），在其生长过程中，随着瘤体的增大，蒂也逐渐增长变窄。术时，超声监护的作用是提示瘤蒂部切除的深度，引导术者于蒂的瘤体缘处切割，避免伤及子宫壁。宽蒂或无蒂黏膜下肌瘤，先确定其基底部的位置。如基底部位置较低，瘤体直径<2.0cm，可监护术者自瘤体的基底部切除。如瘤体基底部位置较高或瘤体较大且充满子宫腔，手术需从瘤体的下缘或一侧开始。术中超声应提示进镜深度及切割方向，监护下术者将瘤体切薄或呈扁圆形，以便用卵圆钳夹住瘤体扭转取出。较大的瘤体往往要经历多次的切割与钳夹才能完全切除。术中，声像图显示切割面呈强回声（图11-1-9）。术后，肌瘤被全部切除，宫腔通畅，切割面呈强回声（图11-1-10）。

Ⅱ型内凸型子宫壁间肌瘤瘤体的1/2~2/3位于子宫肌壁内（图11-1-11），使瘤体外正常的子宫壁被挤压得很薄，瘤体的1/3~1/2凸入子宫腔（图11-1-12）。手术在超声监护下先将瘤体切除至与子宫内壁平行。此时，术中超声可以观察到：由于电切环的切割作用促使子宫收缩，当子宫肌壁内的瘤体因

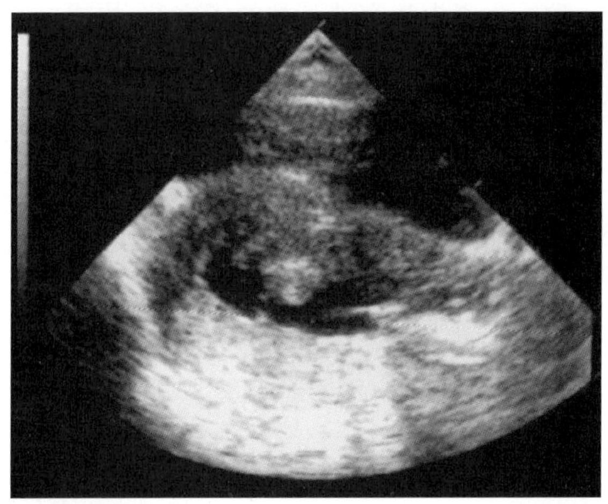

图 11-1-8　术前，前壁窄蒂黏膜下肌瘤

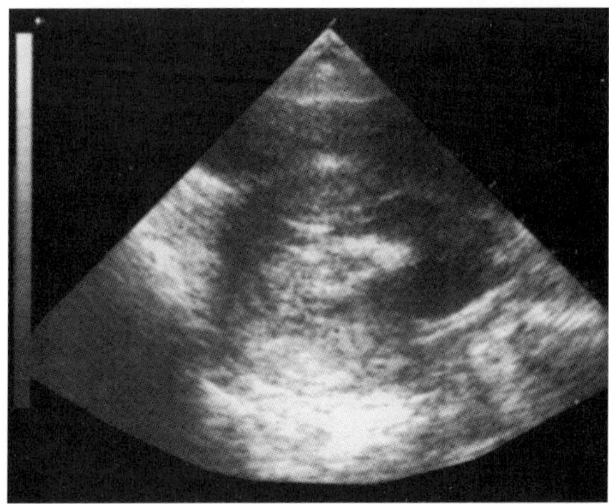

图 11-1-9　术中，前壁窄蒂黏膜下肌瘤部分切除，切除面呈强回声

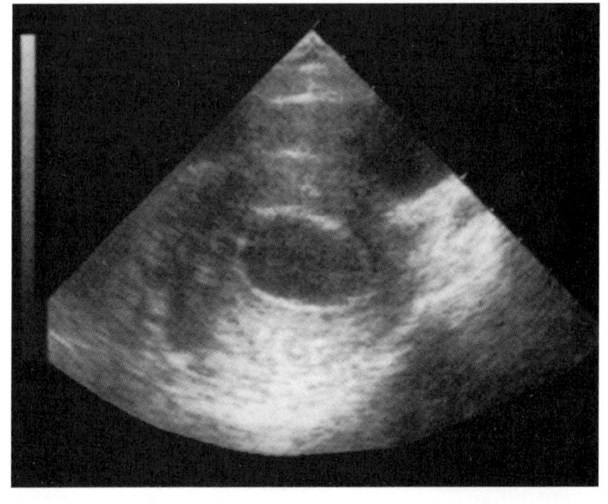

图 11-1-10　术后，前壁黏膜下肌瘤全部切除，切割面呈强回声

子宫收缩而被挤入子宫腔后，瘤体外缘被挤压的子宫壁可逐渐恢复，瘤体与子宫壁分界清晰，壁内瘤体逐渐向子宫腔内凸入，提示术者可继续切割及钳夹瘤体。反复的切割及钳夹作用，使瘤体与正常肌壁逐渐分离，瘤体可逐步全部挤入宫腔，并可经宫腔镜手术一次切除。如果子宫收缩差，声像图上则显示壁内瘤体未挤入子宫腔，静冲缩宫素 10U 促进子宫收缩。静冲缩宫素后，超声监视的重点是观察残存瘤体与子宫壁之间有无弧形强回声带，瘤体是否向宫腔移动，以及被压薄的子宫壁是否渐渐变厚。子宫肌壁内瘤体的挤出与被压薄的子宫壁的恢复是随手术进程逐渐完成的，因而超声监护要不断提示瘤体的切除范围及子宫的恢复状况，以保证手术的顺利进行。如一次静冲缩宫素后子宫收缩不明显，可反复使用。当瘤体全部切除后，声像图显示瘤床部与周围正常子宫壁基本平行或形成凹陷。如果反复使用缩宫素后，残留在子宫壁内的瘤体仍未挤入子宫腔或未与子宫壁分离，则提示瘤体不能一次切除，需二次手术完成。壁间肌瘤全部切除后，宫腔通畅，

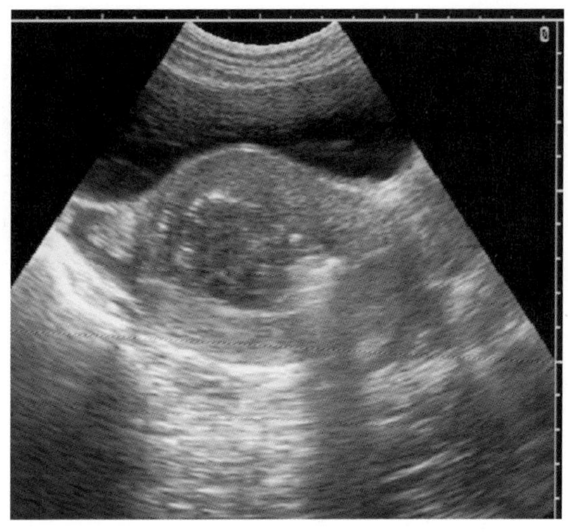

图 11-1-11　内凸型子宫壁间肌瘤切除术前

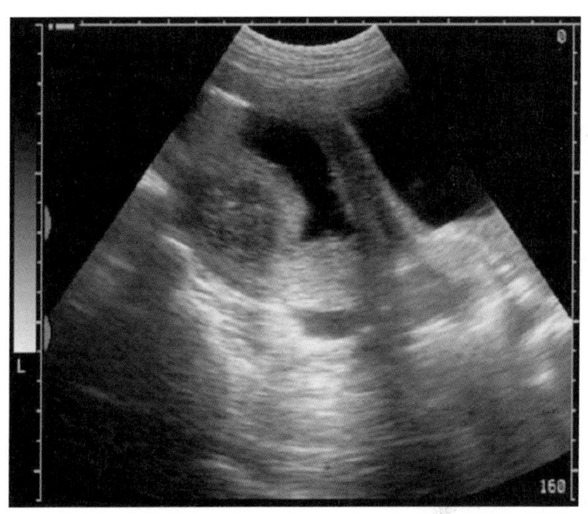

图 11-1-12　术中，瘤体与肌壁间位置关系

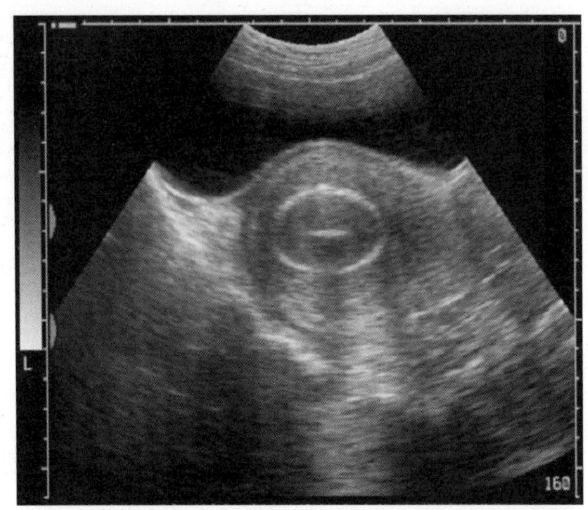

图 11-1-13 术后，宫腔通畅，切割面 Foley 球囊压迫止血

切割面予以 Foley 球囊压迫止血（图 11-1-13）。

子宫黏膜下肌瘤及内凸壁间肌瘤使子宫内膜面积增大，是引起月经过多的原因之一。排除其他病因，单纯切除瘤体即可有效地减少月经量，手术成功率几乎 100%。国家施行“二孩政策”后，有生育要求的高龄妇女增多，宫腔镜切除子宫肌瘤的同时还要注意保护子宫内膜，防止术后粘连，超声引导下仅仅切除肌瘤组织，保护假包膜（子宫肌层），防止术后宫壁变薄、子宫破裂的风险。此外，子宫黏膜下肌瘤占女性不育的 5%，内凸型子宫壁间肌瘤可导致流产。应用宫腔镜切除肌瘤可避免开腹手术，避免妊娠后瘢痕子宫破裂。我中心对 2006～2010 年的 31 例弥漫性子宫肌瘤的病例进行超声监护下 TCRM，肌瘤 10～40 个，0.3～4.4cm，均未发生子宫穿孔，术后随访妊娠率为 52.6%，活产率为 47.4%，未发生子宫破裂。因此，行超声引导下宫腔镜手术切除子宫肌瘤安全可行，对需要保持生育功能的患者更为合适。

（四）宫腔镜子宫纵隔电切术（TCRS）

子宫是由两侧副中肾管向中线横行伸延会合而形成。在子宫发育过程中，如两侧副中肾管已全部会合，而纵隔未退化，称为完全纵隔子宫。声像图显示除子宫底横径较宽外，其外形是正常的，子宫腔被隔离成两部分。如纵隔未全退化，则形成不完全纵隔子宫。典型的子宫纵隔畸形，子宫腔在宫体部分为两个腔，其声像图的横切面显示子宫横径较宽，子宫内可见两个宫腔回声，中央有纵行界限（图 11-1-14）；纵切面上，纵隔组织至宫底部增厚（图 11-1-15）。注入灌流液后，声像图横切面显示宫腔中央为肌性组织形成的均匀细小密集光点，与子宫肌层回声一致。两侧为膨宫液充盈的子宫腔，构成“猫眼征”（图 11-1-16）。超声监护下还可观察子宫底部是否凹陷，判断是否为双角纵隔子宫（图 11-1-17）。

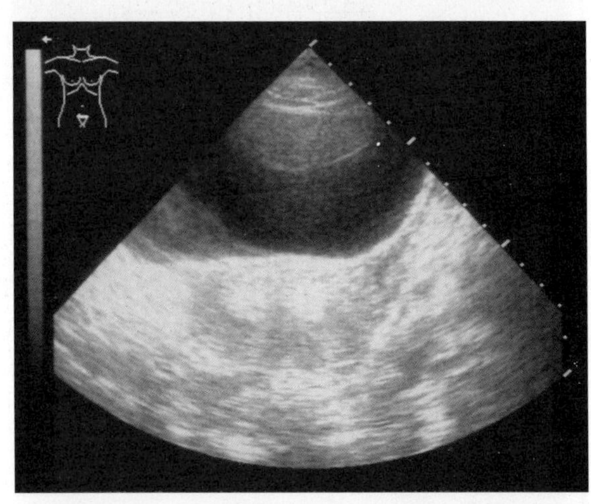

图 11-1-14 子宫横切面，可见两个宫腔回声，中央有纵行界限

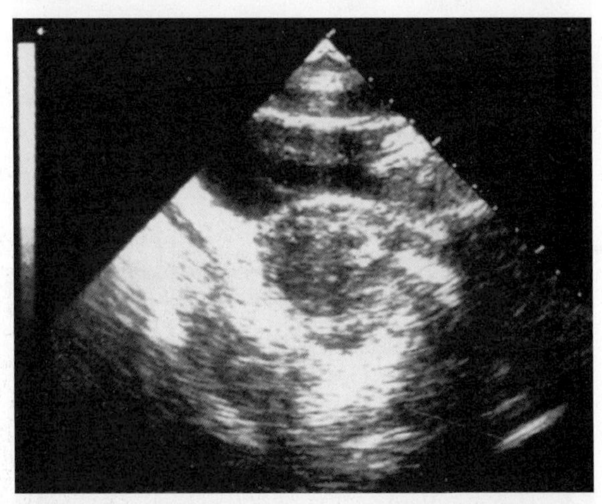

图 11-1-15 子宫纵切面，增厚的宫底为不全纵隔组织

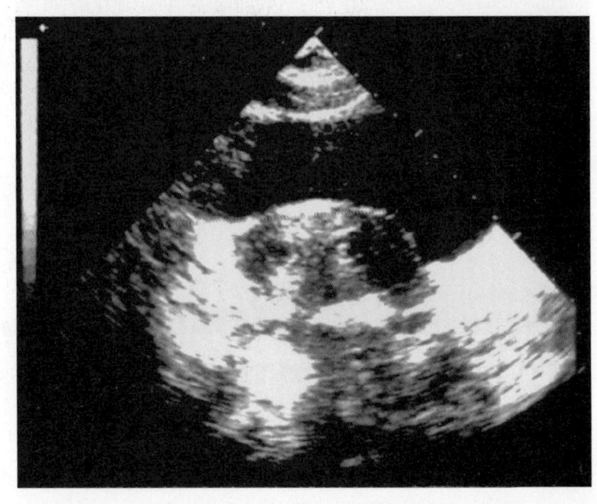

图 11-1-16 子宫横切面，注入灌流液后，纵隔两侧的子宫腔构成“猫眼征”

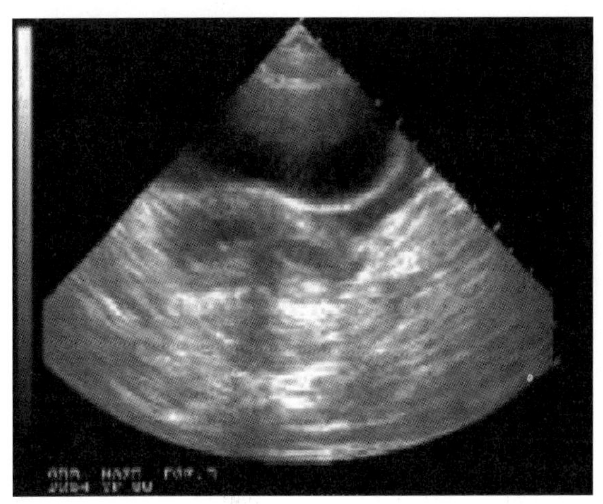

图 11-1-17 子宫横切面，注入灌流液后，两侧的子宫腔相距较宽，构成“猫眼征”，浆膜层稍凹陷

术前，在二维声像图上测量纵隔的长径、基底部及末端的宽径。

第一步，切除纵隔。用宫腔镜电切环或针状电极在超声双项对比法监视下自纵隔末端向基底部切除或划开纵隔。术中超声监视切割深度及切割方向。建议采用针状电极纵行分离划开纵隔，以避免对子宫肌壁的破坏。不论采用哪种方法，切至宫底时，宫腔底部常呈锥形或表面不规整（图 11-1-18）。

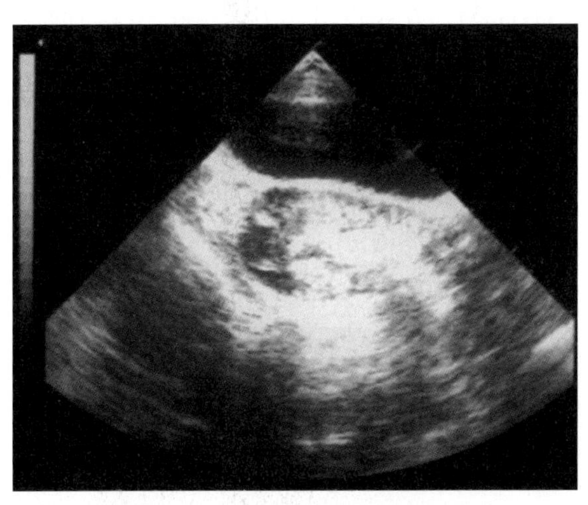

图 11-1-18 术中，宫腔底部呈锥形

第二步，宫底成形。先在声像图上准确测量宫底前后壁的厚径，然后监护术者将内凸的部分切开。切开过程中要在声像图上观察宫腔的形态。当声像图显示子宫底部厚度与宫体前后壁厚度一致，宫底部宫腔成弧形，切割面平坦，手术即可结束（图 11-1-19）。

（五）宫腔镜宫腔粘连切除术（TCRA）

如有轻度宫腔粘连合并积血，在超声监视下，试用探针或宫颈扩张器向宫腔探测，如能穿破粘连带，

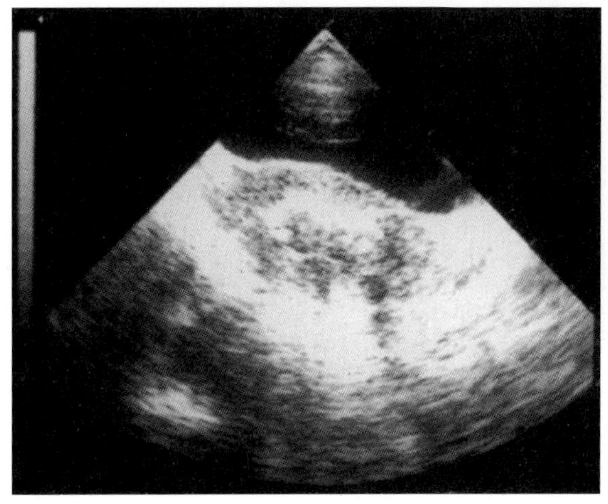

图 11-1-19 子宫纵隔切除术后，宫底部宫腔呈弧形

排空积血，则宫腔镜下视野清楚，可切除粘连带。在超声监护下，可提示探针探入的方向和电切方向及深度，宫腔镜直视下手术，既可以准确切除粘连组织保证手术效果，又能有效地防止子宫穿孔。

如探针或宫颈扩张器不能穿破粘连带或宫腔严重粘连甚至完全闭合，则不能用探针或宫颈扩张器用力向宫腔探入，以避免子宫穿孔。腹部 B 超监护引导宫腔探针及宫腔镜沿子宫中轴水平进入宫腔，如有困难，可在超声监护下，宫腔镜切割器经宫颈进入粘连部的下端，引导术者沿子宫中轴水平切除粘连组织，并协助打开双侧宫角。术中可随时观察电切形成的强回声光带是否居中，监视子宫壁厚度变化及切割镜位置。如强回声带接近浆膜层，揭示若继续切割有子宫穿孔的危险。当电热损伤造成子宫穿孔，在超声声像图上显示为电热作用形成的强回声贯穿子宫肌层，局部浆膜层回声中断，由于灌流液迅速经穿孔部位进入盆腔腹腔，在声像图上出现不规则液性暗区。B 超监护无创，双相透声窗可清晰显示子宫轮廓，及时提示术者终止手术，为操作的准确性和手术的安全性提供保证。解除粘连后，向宫腔内注入灌流液，当声像图显示子宫腔膨胀良好，内壁光整，提示手术完成（图 11-1-20、11-1-21）。为防止宫腔再度粘连，术后，超声引导下宫内放置防粘连制剂、球囊、羊膜或避孕器等，3 个月后取出。

（六）宫腔镜宫内异物取出术（TCRF）

节育器嵌顿、节育器断裂残留宫腔及胎盘或胚胎滞留宫腔均可引发不同程度的临床症状和超声图像特征。根据不同病因可采取相应的手术方法。

1. 取残环 首先在声像图上确定残环的位置。如果残环部分嵌入子宫肌壁，宫腔镜下可看到残环的部位，超声应提示嵌入端距浆膜层的距离。如果

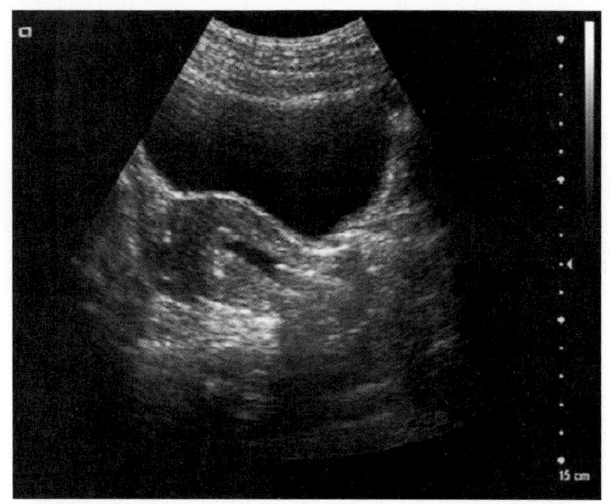

图 11-1-20 宫腔粘连术前,腹部超声扫查宫腔狭窄,宫底部封闭

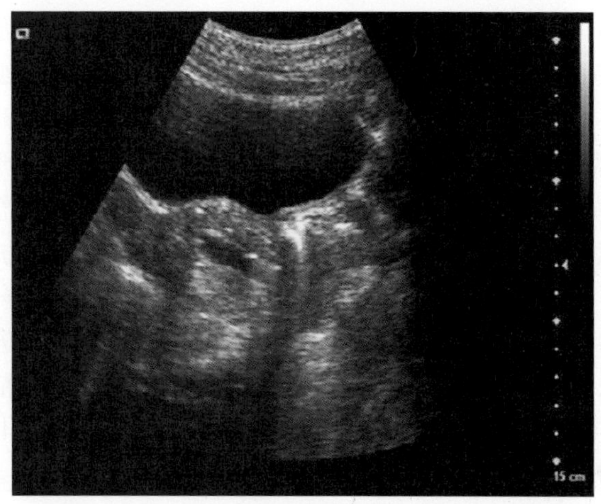

图 11-1-21 宫腔粘连切除术后,子宫腔膨胀良好

合并宫腔或宫颈粘连或避孕环完全嵌入肌壁(图 11-1-22),宫腔镜下则看不到残环。可先在声像图上定位,测量残环距离宫腔的距离。在超声监视下,先切除或划开粘连组织或切开残环表面的内膜层及肌壁组织,使残环断端露出。然后用宫腔镜电切环或钳夹取出。

2. 取完整或断裂金属环 金属环嵌入肌壁造成取环困难,在超声监护下先确定嵌顿部位,用宫腔镜电切环切开嵌顿组织,然后用取环钩或钳夹将环取出。在钳夹取出过程中,常发生节育环金属丝拉开和/或丝断裂。因此,超声必须连续监视取环的整个过程。如发生环丝拉开或断裂,则需提示环是否完整取出,以及对残留在肌层内的断端定位。

3. 取胎骨 单纯胎骨残留子宫腔在超声图像上显示为强回声块伴声影。在宫腔镜下见到胎骨,可经宫腔镜直接取出。如果胎骨较大,可经超声提示胎骨长轴与宫腔长轴的关系,有助于宫腔镜下取

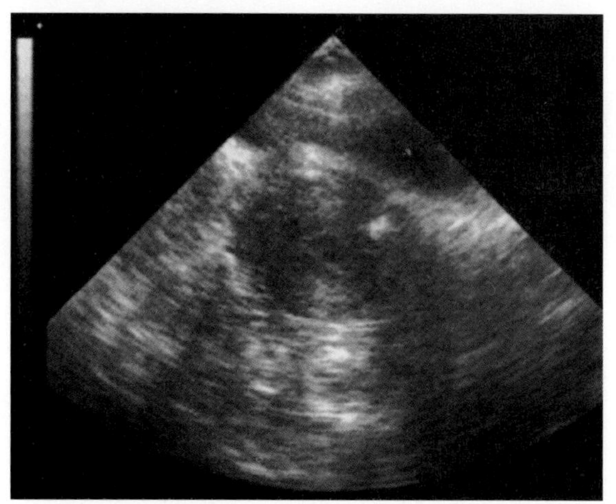

图 11-1-22 残环嵌入子宫前壁,显示为强回声

出。如果残留胎骨嵌顿肌壁或合并宫腔粘连,超声图像上可见到强回声块部分位于子宫肌壁内或强回声块周围有不规则无回声区,此为宫腔粘连合并宫腔积血或积液的征象。在超声监护下用宫腔镜电切环将粘连组织和残留胎骨一起切除,或切开嵌顿部位肌壁组织,取出胎骨。

4. 切除残留胎盘组织 胎盘残留宫腔与子宫壁粘连、植入或形成机化组织。在声像图上显示为子宫腔水平内不均质回声团块,与子宫壁分界不清(图 11-1-23)。在超声引导下先切除宫腔内的残留胎盘、粘连及机化组织,再切除与肌壁粘连或植入肌壁的组织。当超声提示植入或机化组织达肌层深部或浆膜层,应以超声提示的深度进行切除,避免切除过深造成子宫穿孔。

5. 宫角妊娠 为特殊部位的宫内妊娠,由于妊娠位置偏于一侧宫角,常规吸宫手术难以到达宫角

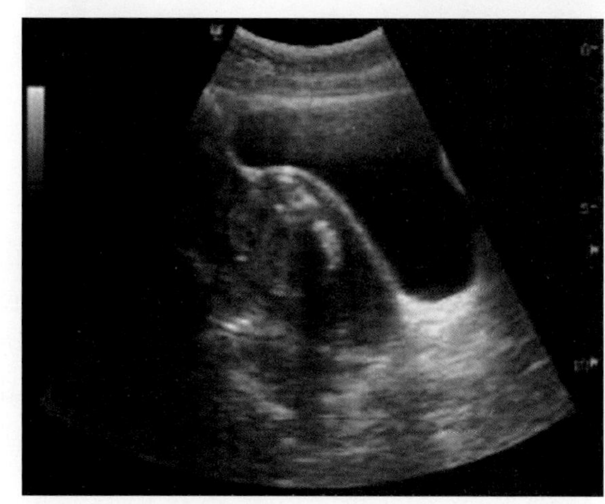

图 11-1-23 胎盘残留并植入,胎盘组织位于宫底部,呈中强回声团,直径约 6cm,宫底部肌层最薄处厚约 1.5mm

部,造成胚物组织残留。超声引导下宫腔镜手术可直视下探查胚物位置,避免盲目吸宫对周围子宫内膜的损伤,宫腔镜下可切除遮挡胚物的宫腔粘连带,宫角处肌壁薄弱,位置窄深,超声监护下宫腔镜膨宫液体充盈宫腔,可指示清晰,引导下宫腔镜手术可减小子宫穿孔的风险(图 11-1-24)。

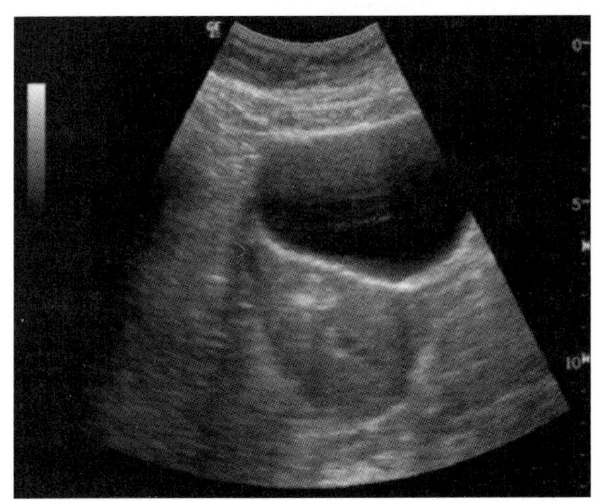

图 11-1-24　B 超下可见左侧宫角妊娠胚物残留,宫腔内膨宫液充盈

6. 剖宫产缝线拆除　剖宫产时穿透宫腔的缝合线需使用可吸收缝线,但因个体差异,仍有少数缝合线不吸收病例。缝合线长期刺激切口产生炎症反应、肉芽肿,表现为阴道淋漓出血,甚至形成窦道长期不愈合,需在宫腔镜手术下拆除缝合线。腹部超声监护下可见缝合线呈强回声,超声引导下有助于宫腔镜下定位,并可以判断是否将缝线拆除干净无残留。

(七)剖宫产瘢痕憩室电切成形术

超声声像图可见切口处肌层回声缺损,不规则

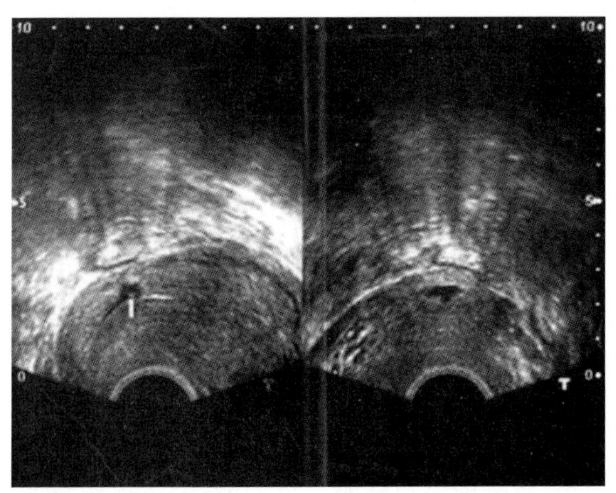

图 11-1-25　子宫下段前壁瘢痕处无回声区,宫壁变薄、菲薄

液性暗区与宫腔相连,可显示憩室的位置、边界及大小,宫腔镜手术治疗在腹部超声监护下施行。超声监护下可见子宫下段前壁瘢痕处无回声区,宫壁变薄,有时菲薄(图 11-1-25)。宫腔镜环形电极纵向电切憩室下方宫颈前壁及两侧壁缩窄瘢痕及浅肌层,扩大宫颈管,并使宫颈管壁与憩室基底相平。腹部超声监护下要观察肌壁受电热损伤后的变化,憩室最薄弱处电凝过度会损伤前壁膀胱;观察憩室形态的变化,活瓣是否充分切除,是否仍存在小孔型憩室,充分切开引流、破坏憩室内膜。

三、关于子宫穿孔

宫腔镜手术的操作全部在宫腔内进行,因视野狭小,电能的传导又难以估量,子宫穿孔时有发生,其发生率可高达 2%。因此,术前对高危病种的认识及术中及时发现子宫穿孔是非常重要的。

(一)子宫穿孔的原因

1. 子宫的位置　宫腔镜手术操作的最佳位置为水平位(中位)。大多数前位及后位子宫在手术时因宫颈钳的牵拉作用而转为水平位。少数前倾前屈或严重后倒,以及伴有盆腔粘连的子宫,位置较固定。宫颈钳的牵拉也难以改变其前倾或后倒的位置。手术中,用探针探测宫深、用宫颈扩张器扩张宫颈,以及宫腔镜的置入过程,均可因器械进入宫腔的角度不当而造成子宫壁的损伤,重者可造成子宫穿孔。尤其是因宫腔粘连而行宫腔镜手术的患者,子宫的前倾或后倒加大了宫腔内操作的难度和危险性。因此,子宫的位置是影响宫腔内安全操作的原因之一。

2. 子宫肌瘤　宽蒂或无蒂子宫黏膜下肌瘤,其基底部往往深达肌层。内凸型子宫壁间肌瘤,瘤体的 1/2~2/3 位于子宫肌壁内,使肌瘤外缘的正常肌壁被挤压得很薄。两者在超声监护下经宫腔镜手术单纯切除瘤体很少发生子宫穿孔。切除肌瘤后子宫内壁因瘤体的剖出而形成凹陷、内凸或不平整。较大的子宫肌瘤使肌瘤周围正常子宫肌纤维过度牵拉致子宫收缩功能差。如切除瘤体后在不平整、收缩能力差的子宫壁上行 TCRE 术极易造成子宫穿孔。

3. 子宫腺肌病　子宫内膜由基底层向肌层生长,局限于子宫肌层,称为子宫腺肌病。子宫内膜在肌层内可呈弥漫性分布,也可呈局灶性分布,引起肌纤维及纤维组织的反应性增生,使子宫呈均匀性或不均性增大。不均匀增大者在声像图上常见后壁增厚较前壁显著,也可为前壁增厚较后壁显著。如果

病灶集中在局部，使子宫外形不规则，其声像图酷似子宫肌瘤，但无明确包膜，此为与肌瘤鉴别的特点。不典型的子宫腺肌病，常规声像图检查可无异常。TCRE 手术的切除深度达肌层时，肌纤维受电热作用形成的强回声光带可持续 15 分钟以上。当子宫内膜向子宫肌层呈弥漫性或局限性侵入形成腺肌病时，尽管切除深度已达肌层，但由于肌层内有侵入的内膜组织，肌纤维与内膜组织受电热作用产生的强回声带持续的时间不同，子宫内壁形成的强回声光带迅速消失或呈断续状消失（图 11-1-26）。此声像图与非腺肌病子宫行 TCRE 术后形成的带状强回声不同，容易使超声监视医师误认为切除深度不够。同时，术者可观察到切除过的肌层面重新出现内膜组织，并可见陈旧出血及蜂窝状结构，也会认为尚未达到切除深度。术中，当遇到子宫腺肌病时，如反复切割极易造成子宫穿孔。此外，由于病灶在肌层内分布不均匀，致使子宫在电热作用下产生不均匀且形态多变的收缩。在声像图上显示为：子宫肌壁的限局性增厚随着手术进程可由子宫的一侧壁转移至另一侧壁。如果术者在镜下看到子宫肌壁向腔内呈局限性隆起而忽略子宫不均匀与多变的收缩特点，在隆起部位反复切割，容易造成子宫穿孔。

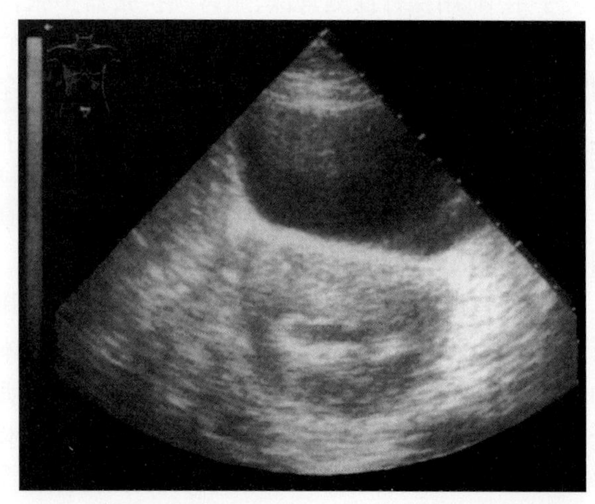

图 11-1-26 子宫内壁形成的强回声光带呈断续状消失

4. 胎盘残留 当蜕膜发育不良，残留的胎盘粘连于子宫壁上，不能自行剥脱，则形成胎盘粘连。如果子宫蜕膜层发育不良或完全缺如，胎盘绒毛直接植入子宫肌层内，构成植入性胎盘。不论是胎盘部分粘连还是胎盘部分植入均可影响子宫的正常收缩和缩复。陈旧性胎盘粘连和植入可致患者产后或人工流产后出现不规则阴道出血。声像图显示残留胎盘呈不均匀回声团块凸入宫腔。粘连或植入部分子宫肌壁产生炎性细胞浸润，肉芽组织增生，最后形成纤维瘢痕，声像图显示局部回声增强。粘连或植入部子宫肌壁质地较硬，而周围正常子宫肌壁则相对松软。宫腔镜电切环在硬度不均的肌壁上切除陈旧的粘连组织或植入的胎盘组织时，容易造成子宫穿孔。如果胎盘植入肌壁深层，当电切深层病变时，子宫穿孔的概率则更大。

5. 胎骨残留宫腔及嵌顿 大块胎骨残留宫腔可导致不孕，但一般不引起子宫肌壁结构的改变。如果胎骨碎片嵌入子宫肌壁，则引起局部肌壁的排异反应，继而引起周围组织的炎性细胞浸润，纤维组织包裹，最后形成玻璃样变，使局部组织质地硬且弹性差。声像图显示肌壁内有点片状强回声，其周边呈不均质中等回声。如胎骨嵌入较深，宫腔镜电切环切除时易造成子宫穿孔。如果为多发胎骨碎片较密集地嵌在一侧肌壁，则导致局部子宫壁结构呈软硬交错状排列。当宫腔镜电切环切开表面内膜及肌层暴露出胎骨后，即使用刮匀刮除肌壁内的胎骨碎片也容易造成子宫穿孔。

6. 重度宫腔粘连 子宫腔发生广泛粘连，致使宫腔狭窄，甚至闭锁。由于粘连组织质地较硬，而正常肌壁组织较软。用探针或宫颈扩张器向闭合的宫腔探入时，如果用力过猛或探入的方向与宫腔偏离，探针或宫颈扩张器在穿过粘连组织后插入较软的肌层组织，可造成子宫穿孔或不全穿孔。如果为不全穿孔，则在宫壁上形成一个假道。当超声监护医师和手术操作医师均未发现宫壁损伤，而继续在宫壁假道内操作，最终将导致子宫穿孔。

7. 子宫肌壁的陈旧性损伤 清宫术、人工流产、诊断性刮宫等各种宫腔内的手术，如操作不当均可造成子宫穿孔或不全穿孔。如果子宫穿孔，因其临床症状显著，可经临床或超声诊断而及时处理。如果子宫不全穿孔，或穿孔面积较小，临床症状不典型，则临床不易发现。子宫不全穿孔导致的子宫陈旧性损伤，超声和宫腔镜联合检查时，在声像图上显示局部肌壁呈现楔形缺损。因其肌壁的厚度、软硬度、弹性均与周围正常子宫肌壁不同，构成了宫腔镜手术中子宫穿孔的因素之一。陈旧性子宫穿孔，如果损伤的肌壁尚未修复，不论术前用探针探宫腔、用宫颈扩张器扩张宫颈，以及术中用宫腔镜电切环切除内膜或病变，均易发生子宫穿孔。

8. 特殊部位的妊娠 宫角部、剖宫产切口瘢痕妊娠，因妊娠胚物使得局部宫壁膨大变软，宫角及瘢痕处本身又非常薄弱，宫角部窄、深，电切环难以进入,宫腔操作容易发生穿孔。宫腔镜对宫腔内胚物具有准确的识别作用,但不能判别嵌入子宫肌壁或埋藏于子宫内膜下方的部分,联合 B 超检查、监护可以定位,判断侵入肌壁的范围、深度,引导宫腔镜手术器械的置入,预防和及时发现子宫穿孔。

9. 复杂子宫畸形　先天发育异常表现为不同类型的子宫及宫颈畸形,因宫腔探入困难造成子宫穿孔,如:双角或双子宫两侧宫腔分开角度过大,探入宫腔困难,中间连接部宫壁薄弱,在宫腔操作过程中易发生子宫穿孔。

（二）子宫穿孔的声像图特征

因探针操作不当导致的子宫穿孔,损伤面积小,如果没有灌流液的渗入,声像图上无特征性改变。因宫颈扩张器造成的子宫穿孔,损伤面积较大,声像图显示子宫浆膜层回声中断。由电热损伤造成的子宫穿孔,在声像图上显示为电热作用形成的强回声贯穿子宫肌层,局部浆膜层回声中断(图 11-1-27)。术中,电热损伤造成的子宫穿孔导致灌流液迅速经穿孔部位进入盆腔、腹腔,在声像图上出现不规则液性暗区。如果超声监护医师或术者能及时发现穿孔,停止灌流液的注入,声像图上仅显示盆腔内有液性暗区。如未能及时停止灌流液的注入,则显示肝、肾之间甚至肠管之间出现液性暗区。

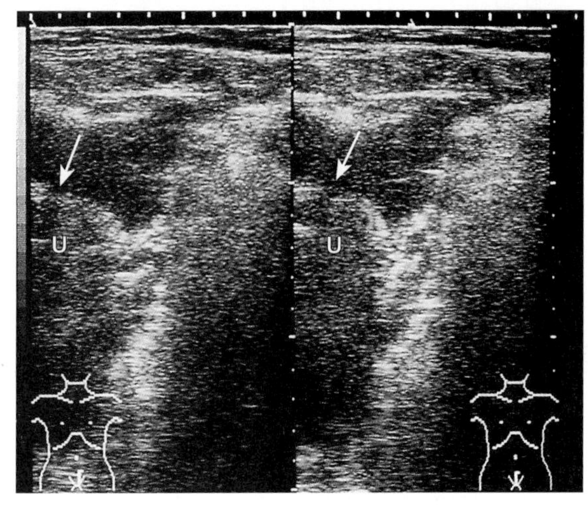

图 11-1-27　子宫穿孔部位浆膜层回声中断

（三）术中监护与子宫穿孔

为提高手术的安全性,实施宫腔镜手术的医师或采用超声,或采用腹腔镜甚至腹腔镜超声来预防子宫穿孔。超声可根据子宫壁厚度的变化监护术者的操作;腹腔镜可根据子宫浆膜面的变化预防子宫穿孔;腹腔镜超声可将两者的优点结合起来,但因此设备尚未普及而使其应用受到限制。应当强调的是:宫腔镜手术涉及的病种多,宫腔内及宫壁的异常改变常常是始料不及的。手术的难易程度也因病因的不同、病史的长短不一、术者临床经验的差别而有显著差异。对于超声监护而言,对难以控制的宫腔内操作、突发的宫壁结构的改变,以及宫腔镜电切时的高频电干扰,以及金属器械在宫腔内操作时产生的伪像,即便是非常有经验的监护医师,也逃脱不了子宫穿孔的厄运。就腹腔镜而言,因其只能观察子宫表面的变化,又受观察角度的影响,同样不能完全避免子宫穿孔。因此,不论是采用超声,还是采用腹腔镜,对于瞬间发生的子宫穿孔都难以避免,有时甚至在见到穿孔危象的即刻子宫已经穿孔。一旦发生子宫穿孔,超声观察到的是子宫穿孔的间接征象,如浆膜层回声的中断及子宫周围迅速出现的液性暗区。在超声监护下可以观察缩宫、止血等药物对创伤子宫的作用及监护术者抽出进入腹腔的液体,其操作是无创的,其作用是间接的。腹腔镜可直接确诊子宫穿孔,并可以直接修补损伤的子宫壁,其操作是微创伤性的,其作用是直接的。

（四）超声监护宫腔镜手术的价值

宫腔镜手术的临床应用,为有宫腔内病变的患者提供了治愈机会,宫腔镜手术无可替代。但因手术在宫腔内操作,手术视野狭小,电能又有一定的穿透力,子宫穿孔成为该术式难以普及、推广的主要原因。在开展这项手术的初期,学者们曾倡导腹腔镜监护手术。但因腹腔镜不能提示子宫后壁穿孔,子宫穿孔时有发生。1987 年,日本林保良首创使用超声监护宫腔镜手术,主要应用于子宫黏膜下肌瘤及子宫纵隔的手术。1990 年,首都医科大学附属复兴医院宫腔镜中心开始用超声监护 TCRE 术,之后扩展到子宫肌瘤、子宫纵隔、宫腔粘连和宫内异物的宫腔镜手术,以及子宫内膜去除术,近年扩展到复杂子宫畸形矫治手术、剖宫产瘢痕憩室宫腔镜开渠手术、特殊部位妊娠的宫腔镜手术,为宫腔镜手术的发展和普及创造了条件。

宫腔镜手术采用经腹超声监护手术即可达到预防子宫穿孔的目的。经验丰富的手术医师甚至可以不用任何监护手段。但复杂的宫腔镜手术,如宫内异物嵌入肌壁、重度宫腔粘连,以及大的内凸型子宫壁间肌瘤、复杂畸形、特殊部位妊娠等,通常需要采用超声或腹腔镜监护手术。如果术前有反复的宫内操作史,可造成宫壁损伤、宫腔粘连;如有开腹手术史,可造成盆腔粘连。两者不仅使手术难度加大,而且增加了经腹超声诊断及术中超声监护的困难。

腹部超声监护引导宫腔探针及宫腔镜，沿子宫中轴水平进入宫腔，切除病灶，并协助提示双侧宫角位置，提高手术成功率。术中可随时观察电切形成的强回声光带是否居中，监视子宫壁厚度变化及切割镜位置。如强回声带接近浆膜层，揭示若继续切割有子宫穿孔的危险。当电热损伤造成子宫穿孔，在超声声像图上显示为电热作用形成的强回声贯穿子宫肌层，局部浆膜层回声中断，由于灌流液迅速经穿孔部位进入盆腹腔，在声像图上出现不规则液性暗区。B超监护无创，可清晰显示子宫轮廓，及时提示术者终止手术，为操作的准确性和手术的安全性提供保证。腹腔镜监护方法直观，可对手术中出现的损伤及时处理，并可同时对不孕症患者评估输卵管状况，诊断和处理盆腔疾病。但是手术操作时不能观察子宫后壁，无法引导宫腔内操作，不能及时、准确地判断切割的深度和程度，对某些子宫穿孔的发生没有预见性。

此外，近年发展的腹腔镜超声对子宫不全穿孔的观察更为清晰。腹腔镜超声是在腹腔镜的监视下，探头直接放在被检查的脏器上，既可清晰地显示子宫腔内的图像，又可通过腹腔镜观察子宫的外观。因此它同时兼有B超监护和腹腔镜监护的优点。腹腔镜超声还可以区别子宫肌壁内的强回声灶和残留胎骨、区别电切肌壁后形成的强回声和嵌入肌壁的残环或胎骨。对于复杂的宫腔镜手术而言，腹腔镜超声既可完善诊断，又可准确提示手术进程，有效地防止子宫穿孔。在经腹超声难以完成监护的复杂宫腔镜手术中起到监护、引导作用。在没有腹腔镜超声的设备时，也可在腹腔镜术中通过排空腹腔内气体，贴皮肤膜，转为经腹部超声监护，一旦可疑损伤，再转为腹腔镜检查、监护。

有效的监护措施对保证手术的安全和成功非常重要。子宫不全穿孔，腹腔镜和宫腔镜检查均难以发现，经阴道超声检查也不易发现；超声和宫腔镜联合检查可提高其诊断率。首都医科大学附属复兴医院宫腔镜中心经验：对于所有的宫腔镜手术全程超声监护；对于宫腔重度粘连者、复杂子宫畸形矫治手术、宫内异物嵌入肌壁、大的内凸型子宫壁间肌瘤、剖宫产瘢痕憩室宫腔镜开渠手术、特殊部位妊娠的宫腔镜手术可联合应用腹腔镜和腹部超声监护，既提高了手术成功率，又保障了手术安全，还可同时处理盆腔内病变。

总之，经腹超声因其操作简便、无创，为监护宫腔镜手术的首选方法；腹腔镜可以及时发现子宫壁的损伤，甚至缝合子宫穿孔，避免发生严重后果，弥补了经腹超声监护的不足。腹腔镜超声的问世，为复杂的宫腔镜手术提供了成功的机会。

超声监护宫腔镜2型子宫肌瘤电切术见视频10。

视频10　超声监护宫腔镜2型子宫肌瘤电切术

（马　宁）

第2节　腹腔镜监护

随着宫腔镜手术的普及应用，其治疗的种类和范围不断扩大，手术难度也由以前单纯的治疗过渡到复杂的手术操作，如宫腔镜下切除较大的无蒂黏膜下肌瘤和壁间内凸肌瘤手术，复杂的子宫成形手术，输卵管插管通液治疗输卵管阻塞以及配子输卵管内移植的宫内操作等。但是，由于子宫特殊的形状构造、内膜再生能力强、宫壁厚度有限、壁间血运丰富等因素，给宫腔内手术的操作带来很大难度，术中子宫穿孔以及邻近脏器损伤已有报道。因此，在宫腔镜手术中采用腹腔镜监护（laparoscopic monitoring）对于保证手术安全、提高手术有效性极为必要。另外，腹腔镜监护能够看到子宫外形轮廓及双侧输卵管及卵巢器官，清晰地了解盆腔生殖器官的外观，还可以协助诊断仅通过宫腔镜无法确诊的复杂的子宫发育畸形。

早在宫腔镜手术开展的初期，腹腔镜即已用于监护宫腔镜手术。近年来，随着腹腔镜技术的不断发展和完善，在宫腔镜手术中的监护和辅助治疗作用也得到了更好的应用。腹腔镜监护可以直接观察子宫浆膜面的变化。在宫腔镜的作用电极进行切割或凝固过程中，一旦出现切割或凝固肌壁组织过深即将发生子宫穿孔时，由于局部组织受热传导，在子宫浆膜面会产生水泡，或在腹腔镜下看到宫腔镜透出的光亮，此时应提醒术者停止局部操作。与此同时，在腹腔镜下还可及时拨开肠管或其他邻近器官，避免宫腔镜作用电极及其热传导造成的损伤。虽然腹腔镜监护不能预测子宫穿孔，但是能够及时发现子宫穿孔以及是否损伤其他盆腔内脏器，同时还可以对穿孔或损伤的脏器及时修补，对术前尚未发现的盆腔内病变进行诊断治疗，这些优点是其他一些监护方法所没有的。

（一）腹腔镜监护的适应证

1. 复杂的宫腔内操作，有子宫穿孔的可能。
2. 畸形子宫或严重宫腔粘连。
3. 需要同时了解子宫外形、输卵管卵巢情况。
4. 可疑盆腔内粘连或盆腔内占位性病变。

（二）禁忌证

与腹腔镜手术同。

（三）监护方式的选择

首都医科大学附属复兴医院的经验为子宫纵隔的切除必须有B超及腹腔镜监护；子宫肌瘤、宫内异物、宫腔粘连的手术首选B超监护，有条件者同时腹腔镜监护；对于初学者子宫内膜电切术应在B超下监护，对于熟练者内膜电切、息肉切除及子宫内膜去除术均可在无监护状态下进行。

（四）腹腔镜监护操作方法

1. 腹腔镜检查 常规消毒腹部皮肤、会阴及阴道，臀部铺手术巾，套腿套，腹部手术野呈菱形，铺四块手术巾，布巾钳固定，腹部铺盖大手术单，暴露腹部及会阴部手术视野。放置导尿管排空膀胱。在脐轮下缘纵形切开皮肤约1.2cm至皮下组织，气腹针穿刺成功后注入CO_2气体至腹腔内压力达15mmHg，拔出气腹针，穿刺置入10mm套管，置入腹腔镜。此时，会阴部放置举宫器举起子宫，检查子宫大小、形状、双侧输卵管卵巢外形以及盆腔其他部位存在的病变。若盆腔脏器暴露不满意，可在左或右侧下腹部增加5mm穿刺套管，插入无齿抓钳或拨杆，推开肠管，或分离粘连组织，明确诊断，决定手术方案。

2. 监护宫腔镜手术 放入引导窥器，宫颈钳把持并向外牵拉宫颈，在腹腔镜直视下，宫颈扩张至Hegar 10~12号，置入宫腔电切镜，先对照腹腔镜所见（图11-2-1A），检视宫腔内病变情况（图11-2-1B），开始腔内手术操作，当切割接近子宫角部或已达子宫肌壁较深部位时，在腹腔镜下注意观察子宫浆膜面局部的变化，如起小水泡，说明即将穿孔，应立即停止操作。也可以将腹腔镜的光源调暗，如果在子宫体部的某个部位看到光亮自宫腔内透出，说明该部位的子宫肌壁已经很薄，应提醒术者终止该部位的操作。宫腹腔镜透光试验是采用腹腔内和宫腔内反向交替透光，监护子宫肌壁厚度较好方法，腹腔内监护方法如上述，宫腔内监护时，将腹腔镜贴近子宫体表面，调暗或关闭宫腔镜的光源，如果宫腔内看到腹腔镜透过的光亮，应停止在透光部位进行操作。这种方法不仅可以向术者提示剩余子宫肌壁的厚度，而且也有助于术者了解切割是否充分和切割不够充分的部位。

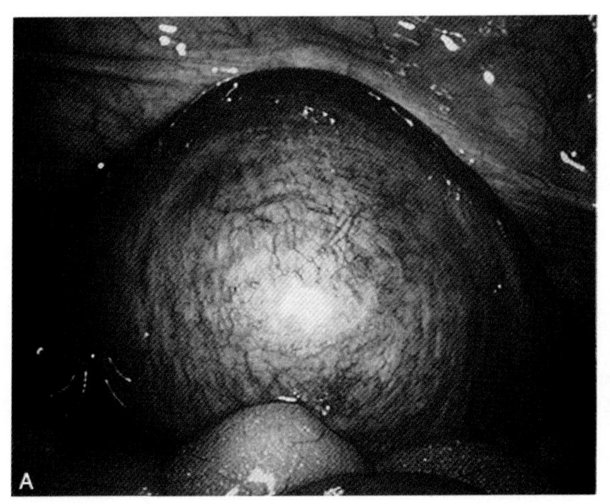

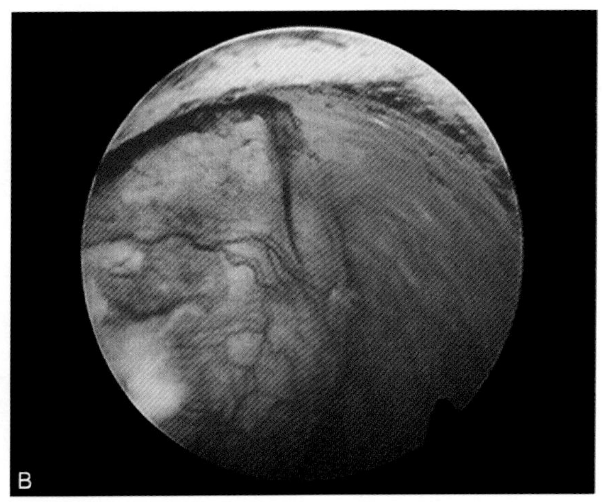

图11-2-1

A. TCRM腹腔镜监护见子宫前壁隆起；B. 子宫前壁肌瘤，向宫腔内凸70%

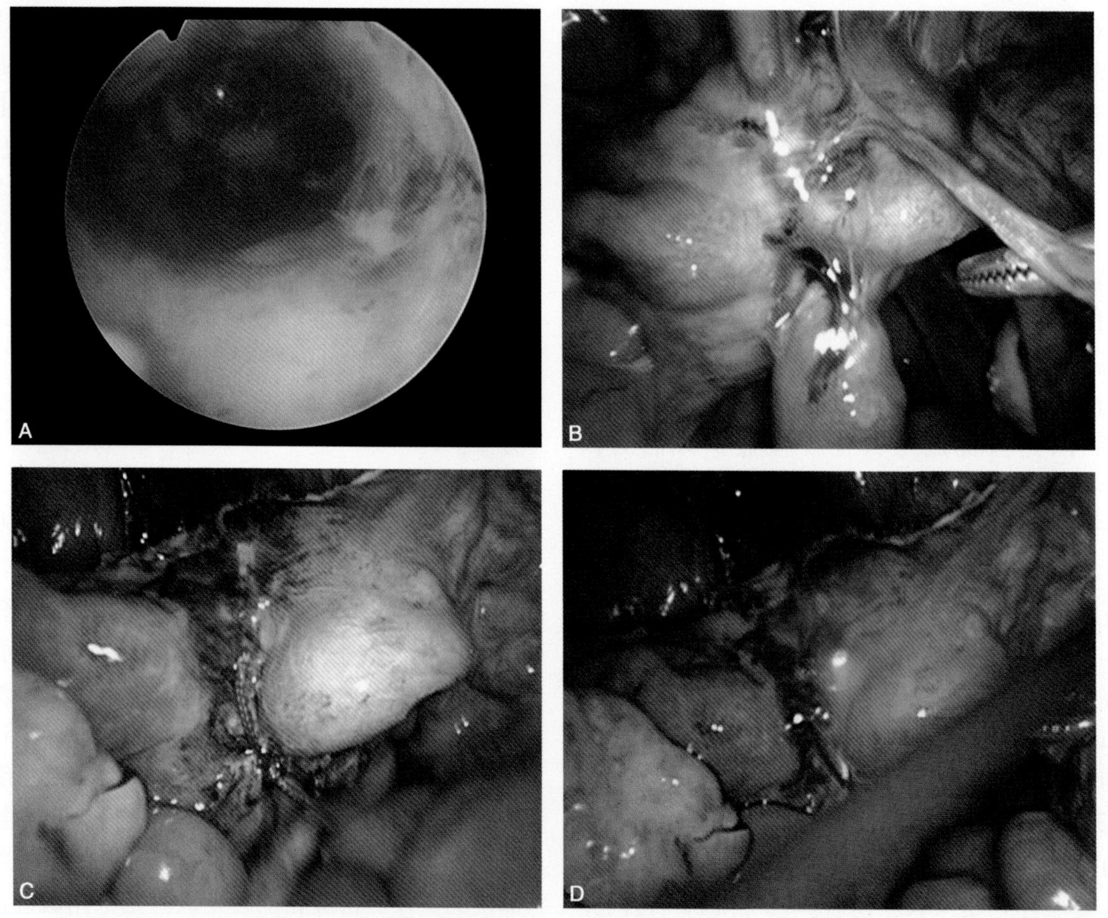

图 11-2-2　宫、腹腔粘连患者

A. 宫腔镜下见宫腔重度粘连；B. 腹腔镜见子宫前壁与腹膜粘连，子宫底及后壁与小肠及大网膜粘连；C. 腹腔镜下分离子宫前、后壁粘连，缝合宫底后壁损伤；D. 腹腔镜监护下行宫腔镜宫腔粘连分离术

3. 腹腔镜手术　宫腔内手术结束后取出宫腔手术镜，再次举起子宫，检查盆腔内情况，观察子宫浆膜面有无水泡、血肿、破损或电凝所致组织变性的苍白痕迹，输卵管腔有无积血，盆腔有无血液或积液等。如果发现子宫穿孔和活动性出血，腹腔镜下可进行缝合。对盆腔内其他器官的病变，如需要行输卵管亚甲蓝通液、卵巢囊肿剥除、盆腔粘连分离等操作，可在下腹部适当增加辅助穿刺套管，进行相应的腹腔镜手术。

既往有子宫穿孔史，再次宫腔镜手术时腹腔镜监护尤为重要。首都医科大学附属复兴医院宫腔镜中心曾经治疗过一例中期妊娠流产刮宫，引起宫腔粘连的患者，曾行 2 次宫腔镜宫腔粘连电切术，术中宫腔镜见宫腔重度粘连（图 11-2-2A）。腹腔镜见小肠及大网膜嵌顿于子宫后壁（图 11-2-2B），小心松解肠粘连，缝合后壁损伤后再进行宫腔镜子宫内粘连松解术+输卵管插管通液术（图 11-2-2CD）。腹腔镜监护避免了再次宫腔镜手术导致脏器损伤的并发症，且保证宫腔镜手术顺利完成。

在我国，目前妇科腹腔镜手术开展已经十分普遍，宫腔镜手术操作的复杂性和手术难度也逐渐增加。通过腹腔镜监护高难度的宫腔内手术操作，不仅对于及时发现和处理子宫穿孔，避免严重合并症的发生具有重要的临床意义，而且对同时合并有盆腔内病变者，可以明确诊断，一次治疗，避免了再次住院手术治疗另一种疾病的麻烦，减轻了患者的痛苦和经济负担。因此，在有条件的医院，应该选用腹腔镜监护。

腹腔镜监护宫腔镜单角子宫矫形术见视频 11。

视频 11　腹腔镜监护宫腔镜单角子宫矫形术

（彭雪冰　段　华）

参 考 文 献

1. 夏恩兰. 妇科内镜学. 北京:人民卫生出版社,2001,62-80.
2. 夏恩兰,段华,冯力民,等. 宫腔镜手术 B 超与腹腔镜监护的应用体会. 中国内镜杂志,1998,4:55-56.
3. 张丹,李燕东,马彦,等. 子宫纵隔的超声监测与病理检查结果比较. 中华妇产科杂志,2004,39(8):549-550.
4. 张丹,李玉凡,孟焱,等. 介入性超声在经宫颈子宫肌瘤切除术中的应用. 中国医学影像学杂志,2001,9(4):268-269.
5. 张丹,刘剑飞,孟焱. 超声监导宫腔镜下切除宫内异物. 中国医学影像学杂志,2000,8(6):438-439.
6. 张丹,孟焱,刘剑飞,等. 超声监导宫腔镜子宫成形术. 中国医学影像学杂志,1998,3:197-198.
7. 张丹,夏恩兰,孟焱. IUA 的介入性超声诊断和治疗. 中国医学影像技术,2002,18(5):376-377.
8. Coccia ME,Becattini C,Bracco GL,et al. Intraoperative ultrasound guidance for operative hysteroscopy. A prospective study. J Reprod Med,2000,45(5):413-418.
9. Kresowik JD,Syrop CH,Van Voorhis BJ,et al. Ultrasound is the optimal choice for guidance in difficult hysteroscopy. Ultrasound Obstet Gynecol, 2012,39(6):715-718.
10. Leone FP. Should the myometrial free margin still be considered a limiting factor for hysteroscopic resection of submucous fibroids? A possible answer to an old question. Fertil Steril,2012,97(1):1-2.
11. Letterie GS. Ultrasound guidance during endoscopic procedures. Obstet Gynecol Clin North Am,1999,26(1):63-82.
12. Lin BL,Iwata Y. Modified laparoscopy for monitoring transcervical surgery. Am J Obstet Gynecol,1990,163:243-244.
13. Seracchioli R,Fabbri R,Porcu E,et al. Gamete intrafallopian transfer: prospective randomized comparison between hysteroscopic and laparoscopic transfer techniques. Fertil Steril,1995,64:355-359.
14. 夏恩兰. 宫腹腔镜联合治疗有出血高危因素的宫内病变. 中国实用妇科与产科杂志,2007,23(8):592-594.
15. 黄晓武. 宫腔镜下宫腔粘连分离术术中监护方法及操作要点. 重庆医科大学学报,2017,42(4):460-462.
16. Ludwin A,Ludwin I,Martins WP. Robert's uterus: modern imaging techniques and ultrasound-guided hysteroscopic treatment without laparoscopy or laparotomy. Ultrasound Obstet Gynecol, 2016;48(4):526-529.
17. Zhang Y,Yang L,Yang SL,et al. Ultrasonography versus laparoscopy in transcervical resection of septa: a randomized clinical trial. Clin Exp Obstet Gynecol, 2015;42(4):515-517.

第十二章 宫腔镜手术并发症

并发症的定义为手术中发生并需要进一步治疗的意外事件而停止手术，术后需长时间监护，进一步腹腔镜检查或手术等。2000 年，Propst 等报道 925 例宫腔镜手术并发症的发生率为 2.7%，有子宫穿孔、灌流液过量吸收（≥1L）、低钠血症、出血（≥500ml）、肠管或膀胱损伤、宫颈扩张困难和与手术有关的住院时间延长等，其中宫腔镜子宫肌瘤电切术（TCRM）和宫腔镜子宫纵隔电切术（TCRS）的 *OR* 最高（7.4），以灌流液过量吸收最多见，TCRP 和 TCRE 的 *OR* 最低（0.1）。宫腔镜手术并发症虽少见，但严重，其主要并发症有 4 项：①低钠血症性脑病：即 TURP 综合征，是最严重的并发症，绝经前妇女罹患低钠血症性脑病的神经系统后果是绝经后妇女及男性的 26 倍，这些妇女有永久性脑损害、瘫痪，甚至死亡。为预防此并发症，手术前绝经前妇女必须过渡到绝经后状态，可以用充足量和充足时间的 GnRH-a 诱导绝经，Carter 报道 1 例健康年轻妇女，宫腔镜切除小肌瘤时低钠血症导致了不可逆的神经系统后遗症。②子宫穿孔（有/无肠损伤）。③出血。④感染。此外还有可能导致猝死的空气栓塞。因此，要安全地进行宫腔镜手术，手术者必须充分了解各种并发症的发生原因，如何早期发现及其防治方法。

第 1 节 脏 器 损 伤

一、子宫穿孔

子宫穿孔（uterine perforation）是宫腔镜手术最常见的与术者操作相关的并发症。如未及时发现，大量灌流液会进入腹腔，常规器械或带有激光或电能的器械通过穿孔的子宫，伤及邻近器官，并发体液超负荷，消化道、泌尿道损伤和大血管破裂，引起腹膜炎、瘘管、大出血和空气栓塞等致命的并发症，因此，也是最严重的并发症。

（一）发生率

在所有宫腔镜手术中，子宫穿孔并发症的发生率最高。查阅 1990 ~ 2007 年文献，其发生率为 0.25% ~ 25%不等（表 12-1-1），平均发生率为 1.22%（785/64 198）。但 2000 年以来，子宫穿孔的发生率下降至 0.26%（表 12-1-2）。

（二）发生子宫穿孔的因素

1. 术者的经验　子宫穿孔的发生显然与术者的经验有关，多数穿孔发生在开展此术的初始阶段。在无经验者手中此并发症常难以避免，且难以处理。随着培训、经验和技术的进步，子宫穿孔会越来越少。可见医师的培训很重要，今后的目标是教会手术人员如何识别和处理并发症，以保证患者可能达到的最好预后。

2. 解剖学部位　穿孔多发生在子宫底部、宫角部、子宫峡部等易穿孔的部位，也是最难切的部位（图 12-1-1 ~ 12-1-4）。

3. 作用电极　最常用的电能以及激光均可发生意外损伤（图 12-1-5、12-1-6）。因为在狭窄的宫腔内使长杆带电器械或激光光柱，眼、脑、手、足的配合十分重要，要求定位精确，到位精确后才能放电或放光。目前应用的电凝、电切，其高频电流在组织中产生的热破坏量是无法计算的，热传导的距离也难以预料。酶变性热值是 57℃，达到这个温度，组织就会发生届时不能发现的热坏死，如果发生在肠管、膀胱上，其后果不堪设想。国外报道过 TCRE 术后泛发性腹膜炎的病例，开腹探查见子宫壁局部苍白变性，小肠两处穿孔。应用机械性能源较激光或电能安全，TCRE 用环形电极切割较滚球电极电凝 EA 易于穿孔，经验较少的术者可用滚球电凝处理容易穿孔的部位，但亦非绝对安全，EA 术早期曾有发生子宫小肠瘘的报道。

表 12-1-1　1990~2007 年宫腔镜手术子宫穿孔情况

作者	年份	例数	方法	子宫穿孔		备　注
				例数	比例	
Peterson 等	1990	7 293	电切术	95	1.3%	AAGL 汇总
Magos 等	1991	250	TCRE	4	1.6%	—
Pecrutto 等	1991	54	HEAL	2	3.7%	肠管损伤 1 例
Horak 等	1992	141	TCRA	3	2.13%	均腹腔镜监护
Itzkowic 等	1992	—	EA	3	—	2 例剖宫产史,1 例刮宫史
Daniell 等	1992	64	EA	1	1.56%	既往有 HEAL 史
Hucke 等	1992	39	TCRM	1	2.6%	小肠损伤 1 例
Choe 等	1992	19	TCRS	1	5.26%	—
Sullivan 等	1992	—	TCRM	1	—	术中可疑,腹腔镜证实,开腹发现结肠穿孔并修补
Hulka 等	1993	17 298	电切术	190	1.1%	AAGL 汇总,8 例肠损伤
Chen 等	1994	28	电切术	1	3.57%	—
Huvar 等	1994	34	电切术	1	2.9%	TCRM 穿孔
Hulka 等	1995	14 707	电切术	208	1.42%	AAGL 汇总
Osei 等	1995	90	HEAL	1	1.1%	可疑子宫穿孔,立即子宫切除,未得证实
Tapper 等	1995	86	TCRE	1	1.16%	—
Hallez 等	1995	284	TCRM	1	0.35%	—
SHAG 等*	1995	987	电切术	10	1%	伴明显体液超负荷
Valos 等	1996	800	EA	7	0.88%	54 家医院资料
Cravello 等	1996	395	电切术	1	0.25%	伴腹腔内出血
Cravello 等	1996	102	TCRE	1	0.98%	均为绝经期妇女
Alford 等	1996	—	EA	1	—	为第二次 EA
Erian 等	1996	126	TCRE	2	1.59%	无严重后果
Roge 等	1996	102	TCRS	6	5.88%	—
Leuschner 等	1997	3 144	电切术	62	2%	99 家医院资料
Mints	1998	70	TCRE	1	1.42%	—
Castaing 等	1999	352	电切术	14	4%	3 例合并肠穿孔
Toth 等	1999	1 410	电切术	1	0.7%	—
Bukulmez 等	1999	12	TCRA	3	25%	腹腔镜缝合
Jansen 等	2000	2 500	电切术	19	0.76%	—
Schiotz	2001	348	TCRE	3	0.9%	1 例剖腹探查
Ravi 等	2001	70	TCRE	6	8.6%	1 例伴膀胱输尿管损伤
Agostini 等	2002	2 116	电切术	34	1.61%	33 例术中处理,无后遗症
夏恩兰	2003	3 541	电切术	16	0.45%	5 家医院资料
Parkar	2004	463	电切术	2	0.43%	均发生在 TCRM
段华	2005	4 171	电切术	11	0.26%	7 例为不全穿孔
Bøe 等	2006	386	电切术	31	8%	2 例作腹腔镜
Shveiky 等	2007	600	电切术	6	1%	有经验者手术并发症为 3%

注：* SHAG：Scottish Hysteroscopy Audit Group

表 12-1-2　2000 年以来宫腔镜手术子宫穿孔情况

作者	年份	宫腔镜手术类型	例数	穿孔	假道
Lindheim 等	2000	宫腔镜手术	31	3.3%	3.3%
Mettler 等	2002	诊断及手术	726	0.55%	0.83%
Preutthipan 和 Herabutya	2004	TCRP	240	0.4%	2.1%
Socoloy 等	2010	TCRA	78	1.28%	0
Paradisi 等	2011	TCRS	248	0	0
Bergamo 等	2012	TCRP	30	3.33%	3.33%
Kayatas 等	2014	诊断及手术	5 474	0.27%	0
夏恩兰综述	2015	宫腔镜手术	36 032	0.27%	0
合计			115/43 662	0.26%	

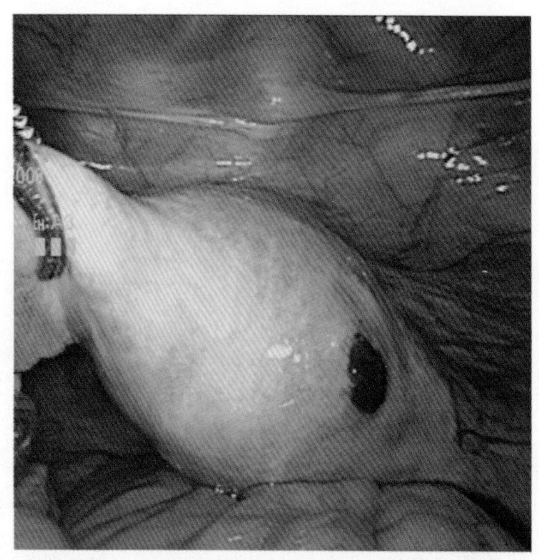

图 12-1-1　腹腔镜监护宫腔镜手术宫底部穿孔

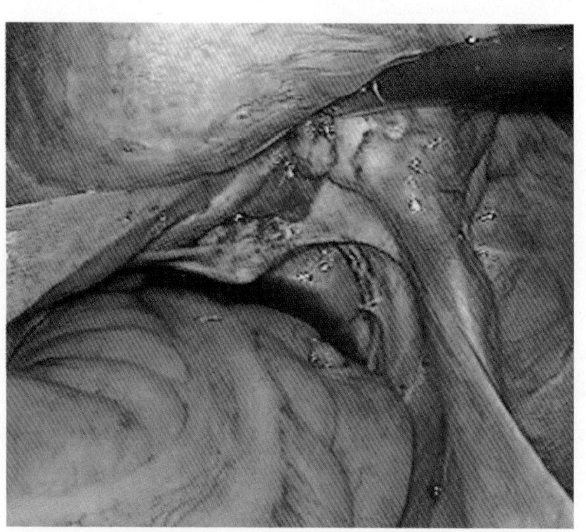

图 12-1-3　宫腔镜手术前扩宫，腹腔镜监护见 Hegar 扩宫器穿透宫颈后壁，进入腹膜下间隙

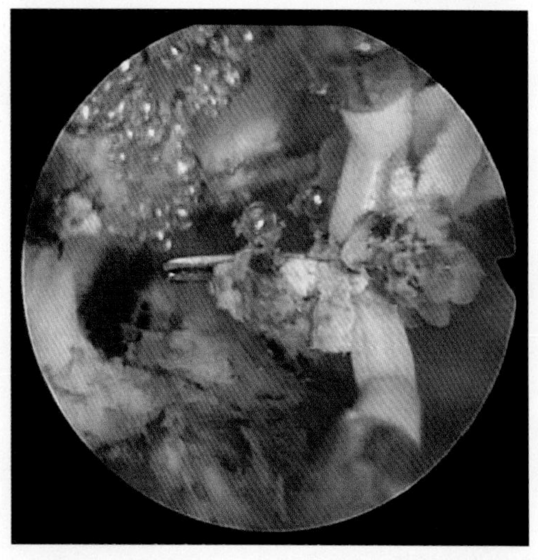

图 12-1-2　TCRA 针状电极导致右侧宫角穿孔

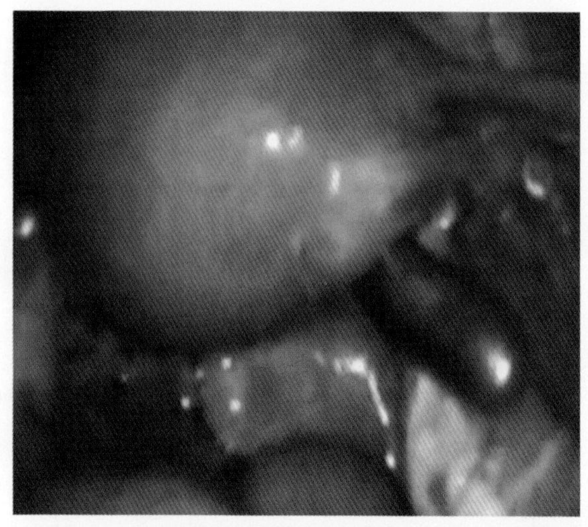

图 12-1-4　Hegar 扩宫器自子宫右后壁穿孔腹腔镜所见

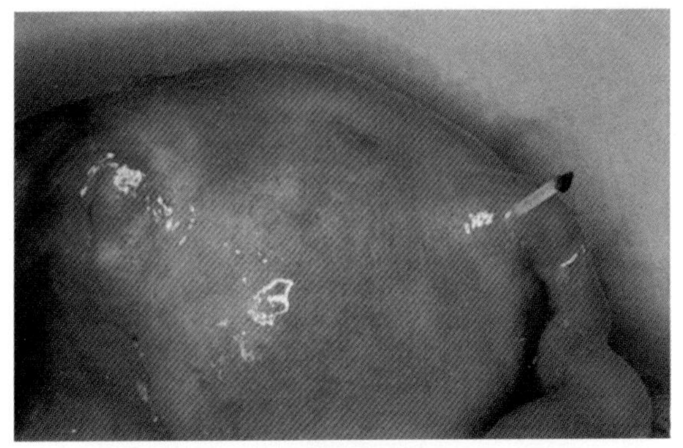

图 12-1-5 激光光纤穿孔

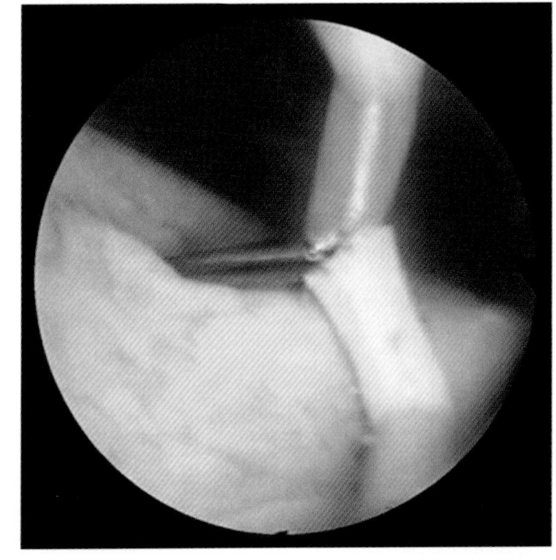

图 12-1-6 针状电极穿孔，进入腹腔所见，针状电极的尖端指向子宫体浆膜

4. 手术种类 TCRA、TCRS 较 TCRM、TCRE、TCRP 易于穿孔(图 12-1-7)。首都医科大学附属复兴医院宫腔镜中心行宫腔镜电切术 2 006 例次，子宫穿孔 8 例(0.4%)，其中 3 例为宫腔粘连；Horak 等报道发生率为 2.13%，Bukulmez 等为子宫内膜结核所致的宫腔粘连行宫腔镜宫腔粘连电切术(TCRA)，子宫穿孔的发生率高达 25%；Roge 等报道 TCRS 术的子宫穿孔率为 5.88%，Choe 等的资料显示 TCRS 术的子宫穿孔率为 5.26%，可见子宫纵隔和宫腔粘连是术时子宫穿孔的高危因素，应严密监护防范。

5. 既往子宫创伤史 Itzkowic 等报道的 3 例子宫穿孔中，2 例有剖宫产史，1 例有刮宫史，Daniell 等报道的 1 例有激光子宫内膜去除术(HEAL)史，Alford 等报道的 1 例有子宫内膜去除术(EA)史。Jansen 等报道荷兰 82 家医院 1997 年登记的宫腔镜诊断和手术的并发症，分两类：操作步骤的(置入)和技术的(手术器械)。发生 38/13 600 例，发生率 0.28%。

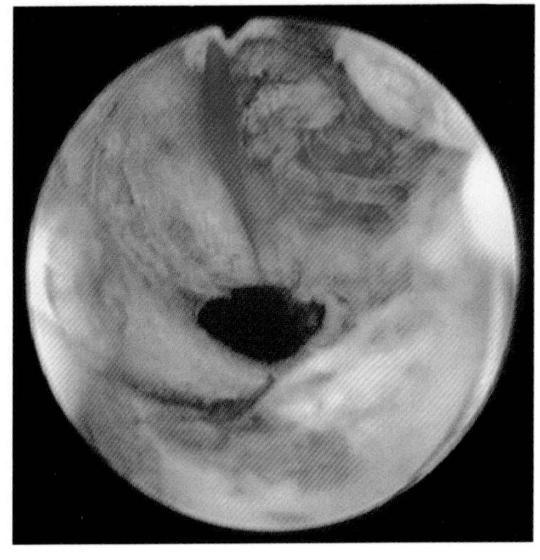

图 12-1-7 TCRA 电切环切割过深，导致子宫穿孔宫腔镜所见

(三) 子宫穿孔的识别

一般术时子宫穿孔通过以下诸环节发现：

1. 一旦发生子宫穿孔，灌流液溢入腹腔，B 超可先于临床症状，看到子宫周围有游离液体，或 B 超监护中突然见灌流液大量翻滚着进入腹腔(图 12-1-8)。

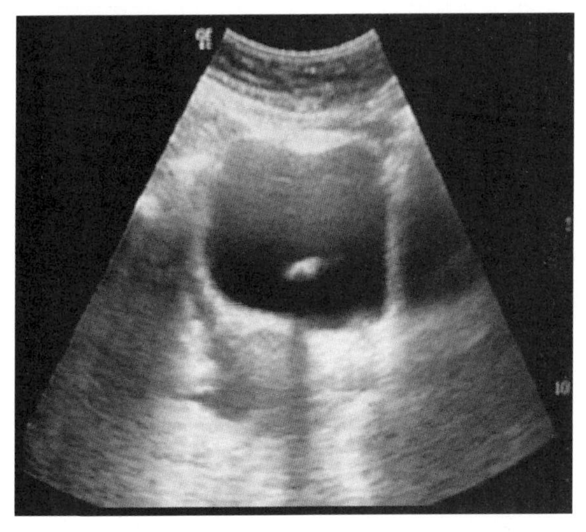

图 12-1-8 宫腔镜手术过程中子宫穿孔，腹部超声扫查发现盆腔灌流液迅速积聚，子宫右侧浆膜层回声中断

2. 穿孔处与腹腔相通，宫腔镜下可看到腹膜、肠管或网膜(图 12-1-9)，有腹腔镜手术基础的术者比较容易识别，而对无腹腔镜经验者据此诊断仍十分困难。

3. 腹腔镜监护见到浆膜透亮、起水泡，出血、血肿或穿孔的创面(图 12-1-10)。

4. 患者情况突然恶化，血压下降，心率加速，B 超扫描检查见腹腔内有大量游离液体。

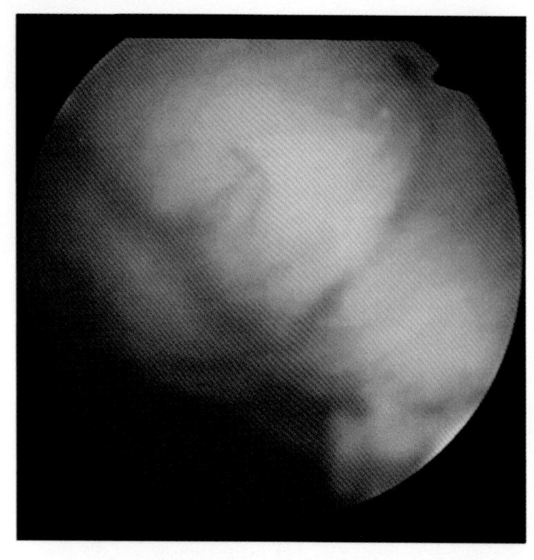

图 12-1-9　宫腔镜沿子宫肌壁损伤部位进入腹腔，见肠管及黄色脂肪组织

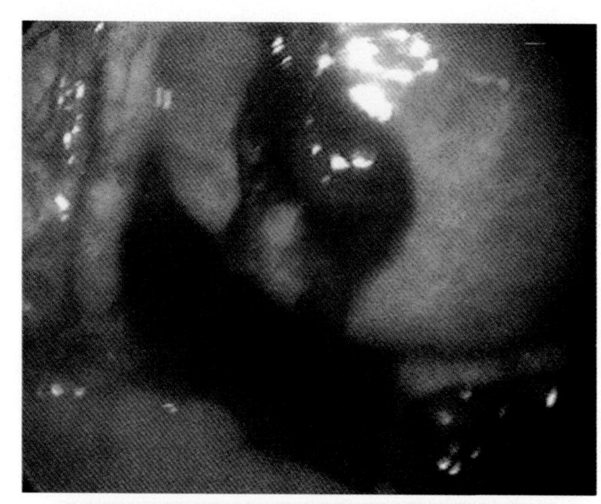

图 12-1-10　电切环自宫底穿孔腹腔镜所见

5. 自宫腔夹出肠管　可为卵圆钳自穿孔处进入腹腔夹出，或肠管自穿孔处疝入宫腔而被卵圆钳夹出。

6. 腹腔镜监护见腹腔内液体急速增多。

7. 腹腔渐进性膨胀时应警惕此症。

首都医科大学附属复兴医院等 3 个医院共发生子宫穿孔 11 例，其中宫腔镜检查子宫穿孔 3 例，发生率为 0.03%，3 例的指征均为宫腔粘连；宫腔镜电切术 8 例，发生率为 0.4%，其发病及处理情况见表 12-1-3、12-1-4。

表 12-1-3　3 例宫腔镜检查子宫穿孔的发病及处理情况

序号	检查指征	穿孔器械	临床表现	处理
1	宫腔粘连	探针	无	缩宫素，抗生素治愈
2	宫腔粘连	探针	下腹痛	缩宫素，抗生素治愈
3	宫腔粘连	刮匙	严重下腹痛，48 小时后泛发性腹膜炎	开腹子宫体切除

表 12-1-4　8 例宫腔镜电切术子宫穿孔的发病及处理情况

序号	手术经过	穿孔器械	临床表现	处理
1	TCRE 左角切割过深	环形电极	休克，B 超见腹腔大量液体	缩宫素，抗生素治愈
2	TCRE 宫底切割过深	环形电极	宫腔镜见腹膜	缩宫素，抗生素治愈
3	黏膜下肌瘤，7.2cm，TCRM，切内膜过深，伤及乙状结肠，1.8cm	环形电极	下腹部剧痛	开腹切除子宫体，修补肠管，切口Ⅰ期愈合
4	内凸壁间肌瘤，5.4cm，TCRM 术宫腔狭窄	环形电极	腹腔镜发现子宫破损及出血	开腹切除子宫体
5	宫腔粘连 TCRA 术，宫腔过于狭窄	针状电极	B 超见灌流液进腹腔	缩宫素，抗生素治愈
6	宫腔粘连，胎骨残留，TCRA + TCRF 术	环形电极	腹腔镜见子宫浆膜透强光，子宫不全穿孔	缩宫素，抗生素治愈
7	功血合并子宫腺肌病，TCRE 过深，开腹见膀胱底部损伤 1cm	环形电极	宫腔镜见大网膜组织，B 超见灌流液流向腹腔	开腹子宫全切，修补膀胱，切口Ⅰ期愈合
8	宫腔粘连，胎骨残留，TCRA + TCRF 术	环形电极	腹腔镜监护，见子宫底部穿孔	双极电凝止血，治愈，已妊娠 60 天

尽管有以上提示，有的子宫穿孔仍未能及时发现，而在术后 1~2 天出现急腹症。Osei 等用激光光纤做 HEAL 术怀疑子宫穿孔 1 例，立即切除子宫，但未证实穿孔，说明宫腔镜下判断子宫穿孔也有不准确的时候。

（四）子宫穿孔的严重性

取决于穿孔的器械和发现的时间，只要及时发现并处理，均无严重后果。

1. 手术器械机械性损伤　例如扩宫器、电切镜、卵圆钳和刮匙等的穿孔（图 12-1-11、12-1-12、12-1-13AB、12-1-14）。Valos 报道 1 例海藻棒穿孔，4 例扩张器穿孔，2 例电切镜穿孔。Magos 等报道 1 例置入电切镜时穿孔，Serden 和 Brooks 报道 1 例钳取肌瘤碎片时穿孔。这些穿孔都不会伤及腹腔脏器和血管，只是发生在手术开始阶段，手术将被迫停止，如

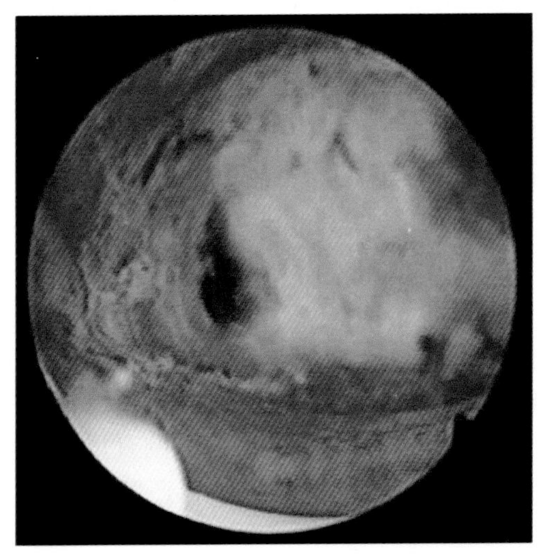

图 12-1-11　宫腔镜下见宫底部近右侧宫角处类圆形孔隙，为探针穿孔

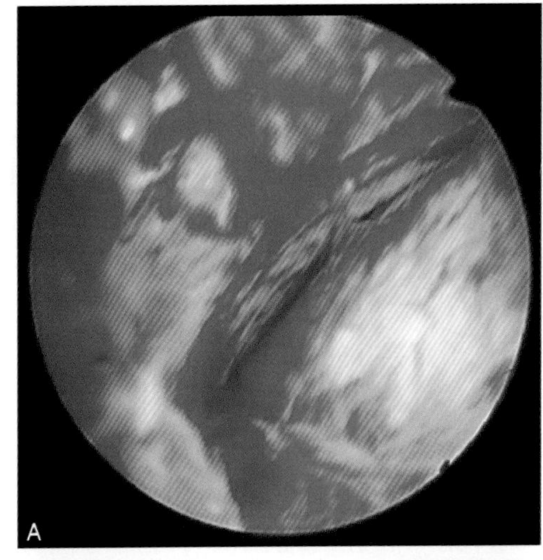

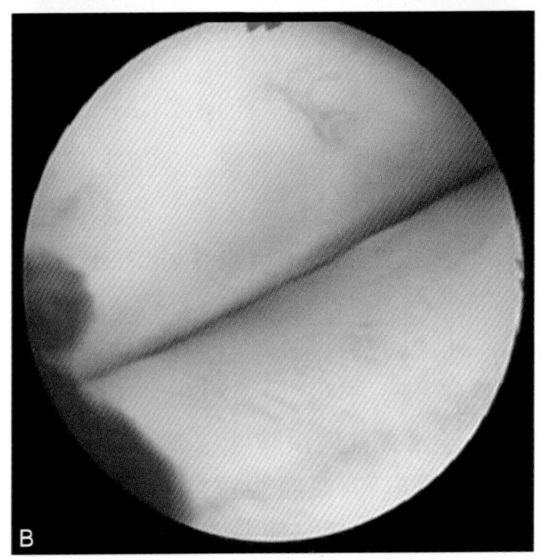

图 12-1-13　TCRM 子宫穿孔
A. 卵圆钳夹出肌瘤后发现子宫穿孔，右侧宫底出现裂隙宫腔镜所见；B. 电切镜经裂隙进入腹腔，宫腔镜下见肠袢

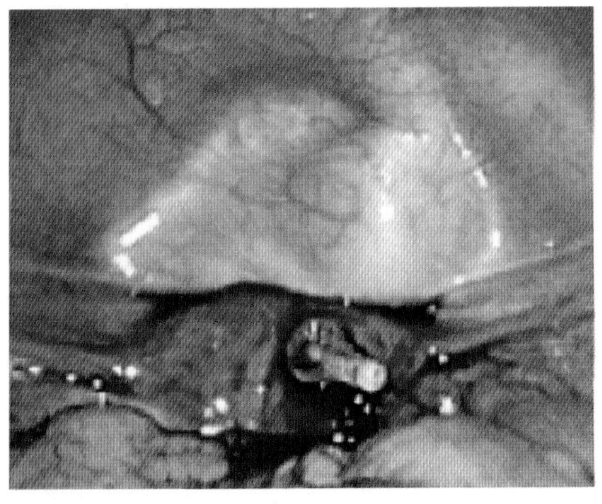

图 12-1-12　通液管自宫底穿孔，部分进入腹腔腹腔镜所见

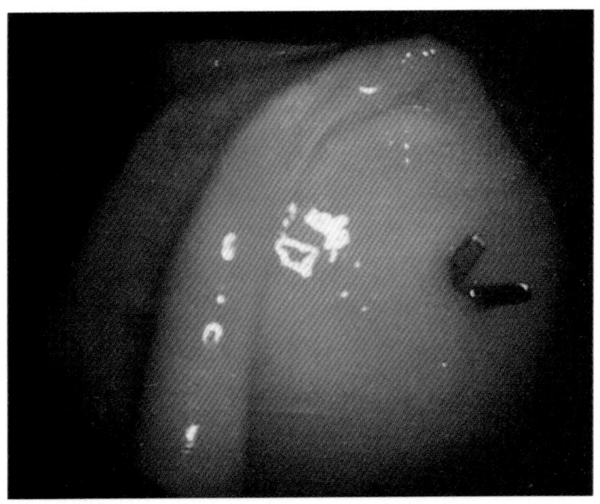

图 12-1-14　腹腔镜监护见宫腔镜剪刀穿孔

发生在手术进行中，通过腹腔镜检视即可解决，如穿孔部位出血，可在腹腔镜下缝合或热凝出血点，而不必开腹探查。

2. 能源器械的损伤　穿孔来源于电切电极或激光光纤，则可伤及子宫的邻近器官，如肠管、膀胱、大血管和输尿管等，应立即开腹探查。如穿孔来自滚球电极电凝时，电热损伤可波及膀胱、肠管等邻近脏器，术后数天出现血尿、腹泻、发热、疼痛等症状。

（五）子宫穿孔的处理

先仔细查找穿孔部位，决定处理方案。子宫底部穿孔可见到腹膜、网膜或小肠，因子宫底肌肉肥厚，血管相对较少，出血少，故可用缩宫素及抗生素进行观察，流入腹腔的灌流液可经后穹窿穿刺抽出，一般无严重后果。子宫侧壁及峡部穿孔危险，因可能伤及子宫血管，应立即开腹探查。穿孔情况不明者，应行腹腔镜检查，即使全身情况正常也要做，以观察有否出血及其来源。穿孔处出血可在腹腔镜下用双极电凝止血，破孔较大者需缝合。Choe 和 Baggish 报道激光 TCRS，发生小子宫穿孔 1 例，未处理。

术后 24 小时的疼痛应进行全面检查，疑及子宫穿孔时，均应及时进行腹腔镜检查。

（六）子宫穿孔的预防

1. 腹部超声和/或腹腔镜监护　超声监护时，激光汽化或电切的高热使其基底肌肉组织受热脱水，形成强回声，该强回声达浆膜层时预示继续在此处切割，将发生子宫穿孔。术时用腹腔镜观察子宫浆膜面的变化，如子宫局部透光增强或浆膜起水泡，预示子宫穿孔即将发生（图 12-1-15）。首都医科大学附属复兴医院子宫穿孔 8 例，术时均有 B 超和/或腹腔镜监护，但并未能完全防止。Loffer 认为术中腹腔镜和超声监护的作用有限。Shalev 等报道在超声引导下作宫腔镜术 128 例，术中及术后均无并发症，无子宫穿孔，认为对已知有宫内病变的病例，超声监控下宫腔镜手术，可避免不必要的腹腔镜。

2. 操作问题　视野不清时一定不能通电，TCRE 切割时要掌握好深度。EA 通电时滚球或汽化电极必须滚动。TCRM 如肌瘤较大，充塞宫腔，致手术的可视空间狭小，电切环回旋困难时，电切环容易伤及肌瘤对侧的肌壁，引起穿孔，或肌瘤膨胀性生长，使邻近肌瘤边缘的肌壁伸展变薄，切肌瘤时如环形电极滑到此处，也容易造成穿孔。有些纵隔子宫的宫底呈鞍状，故 TCRS 宫底部容易穿孔，腹腔镜监护有帮助。TCRA 最易发生子宫穿孔，皆因宫腔狭小所致，在有经验的 B 超医师介导下，用外径小的（7mm）电切镜细心地操作，可减少其发生。

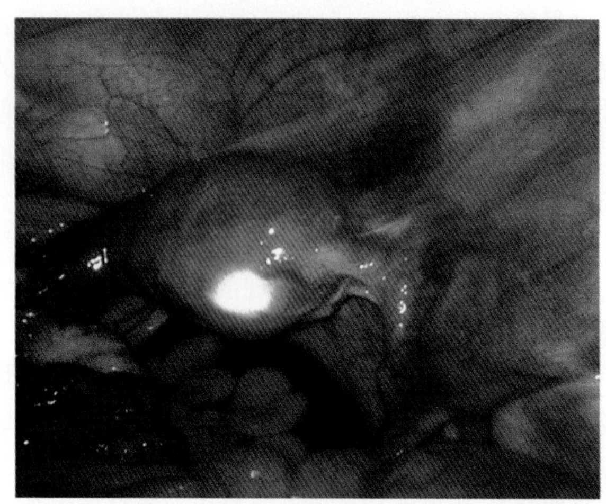

图 12-1-15　腹腔镜监护宫腔镜右侧单角子宫矫形手术。子宫底局部强透光，提示此处宫壁薄，即将穿孔

（七）子宫穿孔的远期预后

随着宫腔镜手术应用普遍，远期并发症逐渐出现，综合文献报道，近些年有 10 例宫腔镜手术后妊娠发生子宫破裂者（表 12-1-5），5 例为 TCRS 术后，2 例 TCRA 术后，1 例 TCRM 术后，其中 6 例曾有宫腔镜电切术时子宫穿孔史，于妊娠晚期原穿孔瘢痕破裂。值得注意的是有 2 例并无术时子宫穿孔史，而妊娠晚期亦发生了子宫破裂，此 2 例子宫比较薄弱，1 例曾有放 IUD 子宫穿孔史，另 1 例有反复刮宫史，提示经过宫腔镜手术的子宫有产科子宫破裂的危险。

二、子宫穿孔所致的邻近脏器损伤

以肠管损伤最为常见，占子宫穿孔的 2.25%（14/622），多为结肠和直肠，小肠极罕见。术中发现可在腹腔镜下缝合，结肠穿孔时，因结肠内容物菌群极为复杂，为避免其污染腹腔，肠管缝合后应彻底冲洗腹腔，并放置引流管或肠外置。术时未发现者于术后数日内出现腹膜炎，因此，对有子宫穿孔的患者，需住院严密观察数日。膀胱损伤偶有发生，尿液外溢，因尿液无菌，及时缝合，预后良好。腹腔镜检查可发现和确定脏器损伤情况，但并非完全可靠。Sullivan 等报道 1 例 31 岁妇女切除有蒂黏膜下肌瘤时可疑子宫穿孔，腹腔镜证实了穿孔，但仍需开腹探查以检查脏器是否完整，发现了结肠穿孔，修补缺损，故认为腹腔镜不足以评估子宫穿孔可能出现的后果。

表 12-1-5　宫腔镜手术后妊娠子宫破裂情况

作者	年份	例数	既往手术情况		妊娠情况
			种类	穿孔	
Creinin 等	1992	1	TCRS	有	双胎足月剖宫产，宫底有 7cm 缺损
Halvorson 等	1993	1	TCRS	有	术后妊娠子宫破裂
Howe	1993	1	TCRS	有	33 周子宫破裂，新生儿死亡
Yaron 等	1994	1	TCRM	有	33 周急腹痛，子宫破裂
Lobaugh 等	1994	1	TCRM	无	早产剖宫产，术时发现子宫底穿孔 3.5cm×3.5cm 大小
Gurgan 等	1996	1	TCRA	有	36 周剧烈腹痛，剖宫产，宫底原穿孔处有 2cm 的破口
Tannous 等	1996	2	TCRS/TCRA	无	妊娠子宫破裂
Gabriele 等	1999	1	TCRS	有	用 PGE_2 引产子宫破裂
Chokri 等	2000	1	TCRS	无	孕晚期子宫破裂
Badial 等	2012	1	TCRM	无	孕 22 周$^{+6}$ 自发子宫破裂
Ergenoglu 等	2013	1	TCRS	无	孕 34 周宫底完全破裂
Kohn 等	2016	1	Nova Sure	无	孕 20 周子宫不全破裂，子宫切除

三、子宫穿孔伤及大血管

有损伤主动脉、髂外及髂内血管的个例报道，可致血腹，导致猝死，还有伤及肠系膜、骶血管的报道。伤及宫旁血管，出血迅速，形成血肿，可使子宫向对侧移位。

四、其他损伤

Valos 报道过宫颈扩张时假道形成 6 例(图 12-1-16)，还有困难的宫颈扩张导致后穹窿撕裂者。

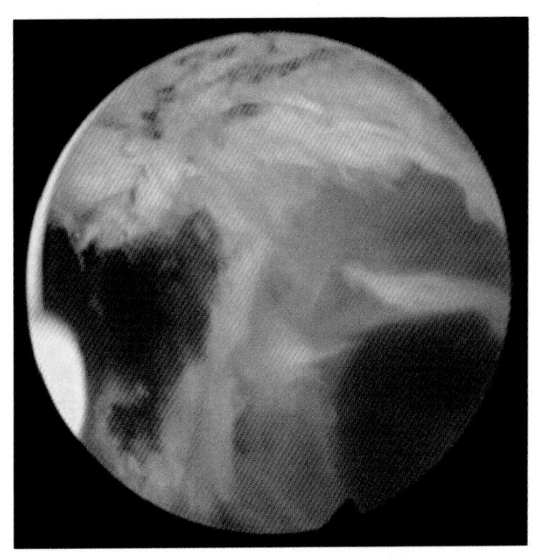

图 12-1-16　子宫不全穿孔宫腔镜所见(左侧为宫腔，右侧为 Hegar 扩宫器扩宫所致的假道)

(夏恩兰)

第2节 术中及术后出血

宫腔镜手术出血(bleeding)并发症包括宫腔镜手术中、手术后近期、手术后远期等子宫出血超过正常出血量,需要采取措施控制出血的情况。

在宫腔镜应用早期,术中及术后近期出血是宫腔镜手术常见并发症之一。Pasini 等统计 1993~1998 年行宫腔镜手术患者 697 例,发生术中出血并发症者 48 例(6.9%),并且发现随着手术医师经验的累积并发症发生率逐年下降。Agostini 等评估 1990~2000 年 2 116 例宫腔镜手术,发生术中出血并发症者 13 例(0.61%)。首都医科大学附属复兴医院宫腔镜中心统计 1995~2001 年行宫腔镜手术 1 747 例,发生出血并发症 5 例(0.29%)。

随着宫腔镜手术技术的进步,多数宫腔镜手术出血并发症的发生率明显降低。而在某些困难的宫腔镜手术,如宫角妊娠、宫颈妊娠、剖宫产瘢痕妊娠、宫颈肌瘤、子宫壁间内凸肌瘤等,宫腔镜手术术中和术后出血发生率仍然较高。

一、术中及术后出血的发生因素及机制

(一)机械性损伤

很多文献报道,近 1/2 的宫腔镜手术并发症与手术入路有关,如扩宫时宫颈撕裂,探测宫腔时子宫穿孔、假道形成等,这些机械性损伤皆可引起术中和术后出血。手术宫腔镜的外鞘直径为 8~9mm,而正常宫颈自然扩张宽度仅 3~5mm。宫腔镜手术时宫颈扩张困难可导致宫颈裂伤并出血。宫颈扩张不充分则宫腔镜置入、取出困难,增加手术难度,易造成子宫穿孔,形成新生假道,导致出血。宫腔解剖结构异常,如宫腔粘连、子宫畸形等,也易出现探测宫腔困难,发生穿孔或假道,导致出血。

(二)宫腔镜手术切割深达子宫血管层

子宫是多血器官,子宫肌壁富含血管,其血管层位于黏膜下 5~6mm,大约在子宫肌壁内 1/3 处。多数宫腔镜手术如 TCRE、TCRA、TCRP 等,切割深度局限于黏膜层或浅肌层,在血管层之上,不易引起多量出血。但是当宫腔镜手术深入肌层,切割达血管层时,可致大量出血。

(三)切除直径较大、特殊部位子宫肌瘤瘤床出血

直径较大的肌瘤、Ⅱ型黏膜下肌瘤、壁间内凸肌瘤和邻近宫腔的子宫壁间肌瘤因瘤床较深,宫腔镜下切割接近或达到肌瘤基底部时,易损伤较粗血管,止血困难。若肌瘤基底部肌层很薄,切割肌瘤后基底部肌壁收缩困难,出血较难控制;当切割穿透基底部肌壁,发生穿孔,可致多量出血。另一特殊部位子宫肌瘤是宫颈肌瘤。如电切肌瘤时切割宫颈侧壁过深,可伤及子宫动脉下行支,引起大量出血。

(四)子宫特殊部位妊娠的宫腔镜手术损伤肌层血管

子宫特殊部位妊娠包括宫角妊娠、宫颈妊娠、剖宫产瘢痕妊娠等。宫角妊娠者因妊娠宫角部膨大,宫角部肌层菲薄,血运丰富,可见粗大血管。宫腔镜手术时极易损伤血管或发生穿孔,导致出血。宫颈主要由结缔组织组成,肌肉组织含量少,且壁薄,故子宫颈收缩力差,开放的血管不易闭锁,宫颈妊娠时宫腔镜手术容易引起大出血和出血不止。剖宫产瘢痕妊娠因妊娠处的子宫肌层菲薄,宫腔镜手术时发生损伤的概率较大,又因此处肌层弹性较差,收缩不良,出血不易控制。此外,妊娠组织植入子宫肌层时宫腔镜手术切割过深也可发生穿孔或子宫收缩不良,继而出血。

(五)合并子宫腺肌病或子宫肌瘤影响宫缩

子宫腺肌病或子宫多发肌瘤会影响子宫收缩力,宫腔内病变行宫腔镜手术时,子宫收缩困难将导致术中和术后近期出血较多。

(六)子宫动静脉瘘

子宫动静脉瘘是由先天或后天因素使子宫血管异常发育或增殖导致子宫动脉和静脉管壁相连形成瘘管。宫腔镜手术损伤子宫肌壁动静脉瘘管时可导致大量出血。

(七)合并相关内科疾病

若患者合并凝血功能异常的疾病,如血液病、肝功能严重损害和肝硬化、肾衰竭、心脏瓣膜置换术后长期服用抗凝药物等,宫腔镜手术中出血不易止血。

二、宫腔镜手术术中出血

(一)宫腔镜手术术中出血的识别

对于有经验的医师,宫腔镜手术术中大量出血是很少见的。多数宫腔镜手术局限于宫腔黏膜层,即使 TCRE 术也只常规切割内膜及其下 2~3mm 浅

肌层，此深度不至于切到较大的血管，而子宫内膜下血管口径很小，电切时不易引起出血；宫腔镜手术切割时含有凝固电流的混合电切电流封闭了切割面的小血管，减少了创面出血；灌流液使宫内压升高，形成了血管出血的对抗力量，减少了创面断端较大的血管出血。因此，宫腔镜手术中通常仅少量出血。首都医科大学附属复兴医院宫腔镜中心于丹等研究发现，TCRE 手术平均出血量约 20ml，小肌瘤（直径≤3.5cm）的 TCRM 手术平均出血量约 17ml。Wang 等报道 TCRS 手术术中出血量约 16ml。

当宫腔镜手术术中切割肌壁过深，损伤血管层时，或当宫腔内肌瘤较大、位置较深，电切损伤较大血管时，或当宫腔镜手术发生子宫穿孔，损伤宫壁血管时，或当子宫因妊娠血运丰富，切割损伤粗大血管时，或当病变位于宫颈管内，手术伤及侧壁动脉或穿孔时，或当有子宫动静脉瘘手术损伤瘘管时，可引起较多量的出血。在首都医科大学附属复兴医院宫腔镜中心的研究中，电切较大肌瘤（直径>3.5cm）时 TCRM 术中出血明显增多，出血量为（64±36）ml。

手术中创面出血过多会严重影响手术视野，导致宫腔镜操作困难，手术时间延长，发生子宫穿孔、灌流液吸收过多等其他并发症的概率也相应增加。

（二）宫腔镜手术术中出血的防治

1. 术前宫颈预处理　宫腔镜手术前进行宫颈预处理，宫颈可得到充分软化，手术时宫颈扩张程度在宫腔镜外径之上，可以降低扩宫难度，减少宫颈撕裂或子宫穿孔发生率，减少出血的发生。临床常用的宫颈预处理方法有渗透性扩张棒（海藻棒或硅胶棒）、米索前列醇、间苯三酚等。详见第九章第 1 节。

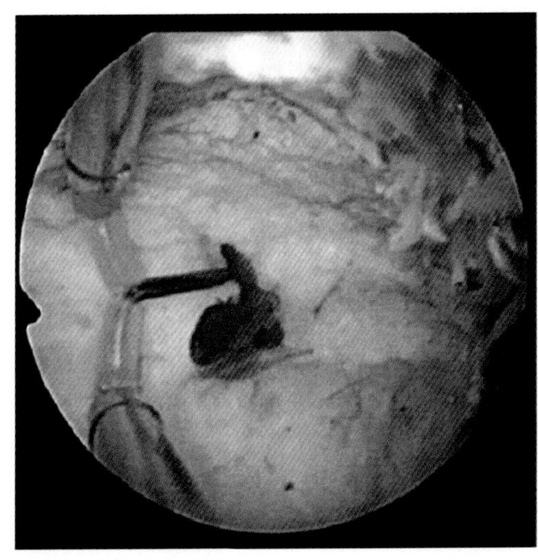

图 12-2-1　TCRS 电切达宫底部时，宫底创面见活动性出血，针状电极电凝出血点

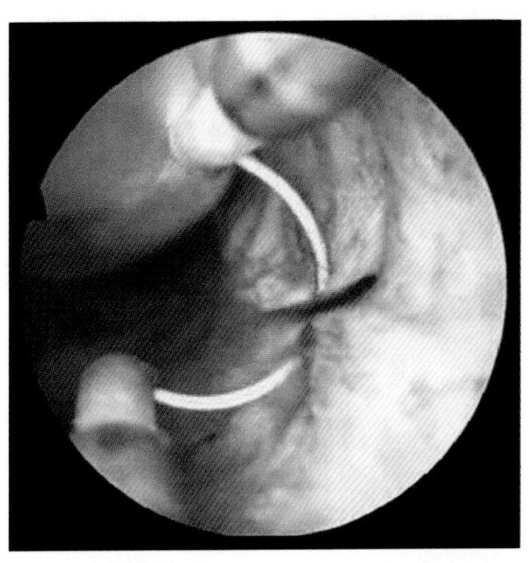

图 12-2-2　TCRE 术中宫腔侧壁见活动性出血点，环形电极电凝止血

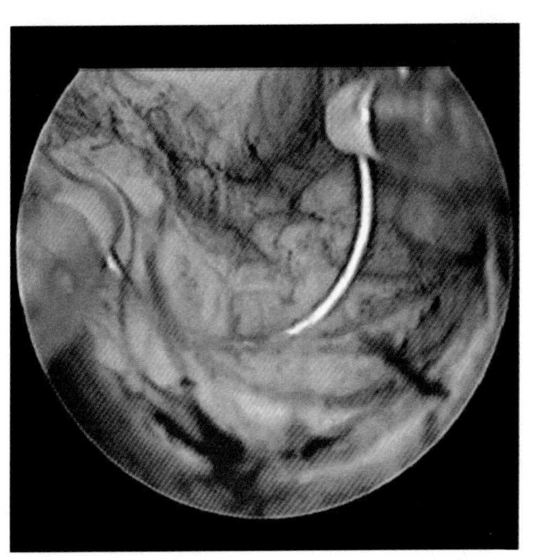

图 12-2-3　宫腔镜电切子宫肌瘤，肌瘤包膜创面见活动性出血

2. 术前药物预处理　许多研究表明宫腔镜术前子宫药物预处理可以使子宫内膜萎缩变薄，血管减少，致术中出血减少。Cooper 等认为术前应用一段时期口服避孕药或 GnRH-a 可以纠正贫血，减少术中出血。

3. 术中电凝止血　对于宫腔镜术中出血，如有明显的出血点，用电切环、滚球或滚筒电极，40～60W 的凝固电流电凝出血的血管即可有效止血（图 12-2-1、12-2-2）。如为肌瘤出血，可围绕假包膜电凝血管（图 12-2-3）。

4. 提高膨宫压力止血　适当提高膨宫压力，宫腔内灌流液体可压迫宫腔创面裸露的破裂血管，达到止血的作用。但是需要注意提高膨宫压力可增加血管对灌流液的吸收。

5. 术终降低宫内压，检查出血点，电凝止血　手术结束前可将膨宫压力降低，宫内压力降低导致宫腔创面破裂血管的出血可见。宫腔镜下仔细寻找出血点，有波动的动脉性出血必须确切电凝止血（图12-2-4、12-2-5）。

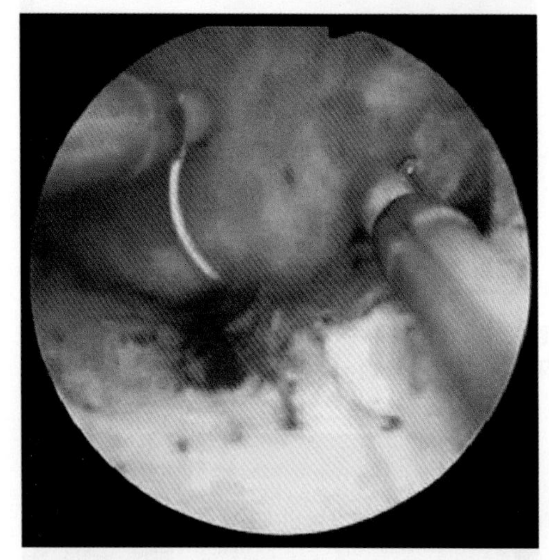

图 12-2-4　TCRE 手术结束前降低宫腔压力，检查创面，宫腔后壁可见活动性出血，环形电极电凝创面

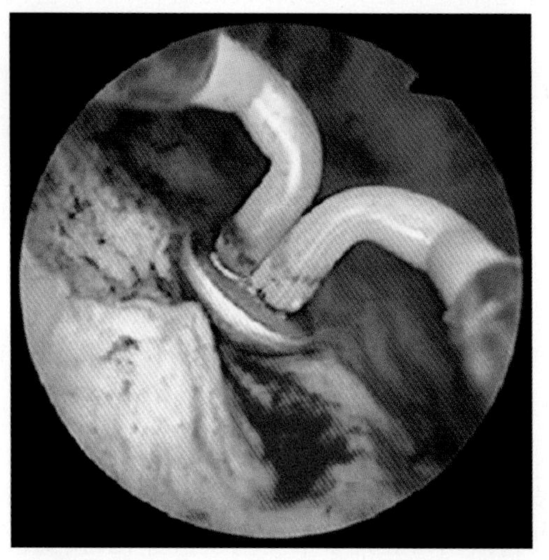

图 12-2-5　TCRE 手术结束前检查创面，纽扣式汽化电极电凝宫腔后壁活动性出血

6. 宫腔球囊压迫止血　若在手术结束时有渗血，尤其同时切除肌瘤者，宫腔可置入 Foley 导尿管，球囊注水 10～30ml，压迫 6～8 小时，一般能够充分止血。

7. 预防性子宫动脉阻断　腹腔镜子宫动脉阻断术是应用腹腔镜阻断双侧子宫动脉的手术。对于具有出血高危因素的宫腔镜手术，手术开始前先行腹腔镜子宫动脉阻断术，可使子宫血流量减少，术中出血减少、手术视野清晰、手术难度降低、手术安全性提高。

腹腔镜子宫动脉阻断术根据阻断子宫动脉的途径和部位不同分为子宫动脉高位阻断和宫旁子宫动脉阻断。腹腔镜高位阻断子宫动脉一般自侧盆壁先分离髂内动脉，再寻找其前干的第一分支子宫动脉，游离并自起始处电凝阻断，故也称为侧入方法，是目前临床应用较多的子宫动脉阻断方法。腹腔镜宫旁子宫动脉阻断在宫颈内口水平打开阔韧带前叶或后叶，寻找并游离子宫动脉，电凝阻断。

8. 治疗内科原发疾病　对于合并内科凝血功能障碍疾病的患者，需在手术前和手术后治疗内科原发疾病，调整和评估凝血功能状态，做好术中药物准备，术中严密监护，以减少出血并发症的发生。

9. 输血和子宫切除　宫腔镜术中出血量较大时视患者血红蛋白水平输血治疗。各种处理措施无效时可行子宫切除术。

首都医科大学附属复兴医院宫腔镜中心曾遇 3 例一般处理无效的术中出血，其处理情况见表 12-2-1。

表 12-2-1　3 例宫腔镜术中出血的发病及处理情况

序号	手术情况	出血量	临床表现	处理
1	宽蒂黏膜下肌瘤，直径为 5cm，TCRM 术中出血多，术终宫缩极差，出血不止	700ml	血压下降	立即开腹切除子宫体
2	TCRP 术终子宫出血不止，缩宫素效差	200ml	无	球囊压迫 4 小时出血停止
3	子宫壁间肌瘤，直径为 6.5cm，内凸 30%，开窗切除 70%，瘤床止血困难	200ml	无	球囊压迫 9 小时出血 120ml 后出血停止

三、宫腔镜手术后近期出血

（一）宫腔镜手术后近期出血的识别

一般认为，宫腔镜术后近期出血是指术后 1 周内的出血。几乎所有的宫腔镜手术术后都会有少量出血。Isaacson 认为因为手术结束时宫腔内压力下降，术后出血要比术中出血多见。文献报道，TCRE 术后 24 小时出血量大约为 30ml，TCRM 术后 24 小时出血量大约为 20~80ml。手术结束时应观察阴道出血量,如果出血持续较多,应查找出血原因,在患者离开手术室之前采取一些止血措施。

（二）宫腔镜手术后近期出血的防治

1. Foley 球囊机械压迫止血　局部填塞压迫止血在外伤急救、外科手术中应用已久。球囊压迫止血亦在前列腺电切术、食管静脉曲张术等手术中一直应用。1981 年,Goldrath 最先将 Foley 尿管球囊压迫引入妇科子宫出血及妇科内镜手术领域。在一例用 5%葡萄糖盐水为膨宫液的激光内膜去除术中,手术操作完成时出现大量子宫出血,Goldrath 将一 Foley 导管置入宫腔,注入盐水膨胀球囊后,出血迅速停止。

(1) Foley 球囊压迫止血作用机制:Foley 球囊机械性压迫子宫壁,压迫创面开放血管,可达到止血的作用。通过球囊注入造影剂,X 线观察,Goldrath 还发现,子宫和球囊的形状是互相适应的,至于谁适应谁多一些取决于子宫腔和球囊各自的大小。对于出血通过输卵管逆流的可能性,Goldrath 也进行了探讨。他认为宫腔内球囊有足够压力填塞宫角部。血凝块也可填塞输卵管口,所以任何时候宫角部空隙内的血液通过输卵管窄腔逆流的量都是很少的。临床观察也证实应用球囊压迫止血的患者没有一例有腹腔内出血的表现。Foley 尿管球囊压迫止血方法简单、有效、不需要特殊的技术,并且费用低廉,已逐渐成为宫腔镜手术预防术后出血最常用的方法之一。

(2) Foley 球囊压迫止血操作方法

1) 应用双腔 Foley 导尿管,先于导管球囊内注入 1~3ml 气体作为球囊边缘的指示,将球囊顶端的导管用剪刀剪去(图 12-2-6)。注意不要剪破球囊。球囊以上部分剪去可使宫腔内球囊成球形,与子宫壁紧密接触,子宫壁受力均匀。

2) 手术结束时将 Foley 导尿管置入宫腔,球囊注入适量无菌生理盐水,向外牵拉无脱出,同时观察阴道出血情况(图 12-2-7、12-2-8)。导管末端连接收集袋,收集并观察宫腔内出血情况。

3) 术后 6~8 小时取出 Foley 球囊。常规应用抗生素预防感染。

(3) Foley 球囊压迫止血注意事项

1) 球囊注水量:正常子宫腔的容积是 5~10ml。根据患者宫腔大小和子宫肌瘤大小,球囊注水量一般在 10~20ml 之间。对于较大子宫和肌瘤的严重出血,可注入 15~30ml。日本的林保良教授认为,对

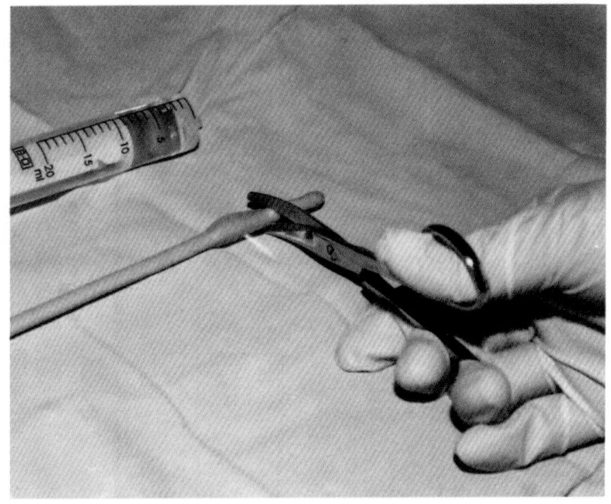

图 12-2-6　双腔 Foley 导尿管球囊内注入 1ml 气体作为球囊边缘的指示,尿管顶端球囊以上部分剪去

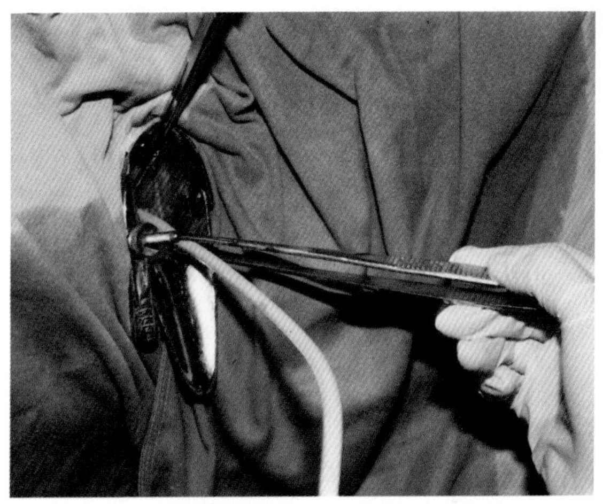

图 12-2-7　手术结束时将 Foley 导尿管置入宫腔

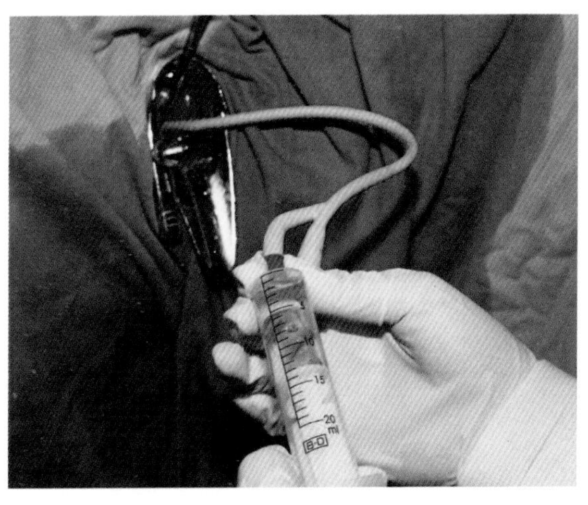

图 12-2-8　球囊注入无菌生理盐水压迫止血

于宫腔镜下子宫肌瘤电切术,球囊内的液体注入量应少于切除肌瘤组织的重量。B 超显示球囊大小应小于术前肌瘤的大小(图 12-2-9AB)。如球囊压迫仍不能止血时,多因球囊内注水量不足,应再多追加

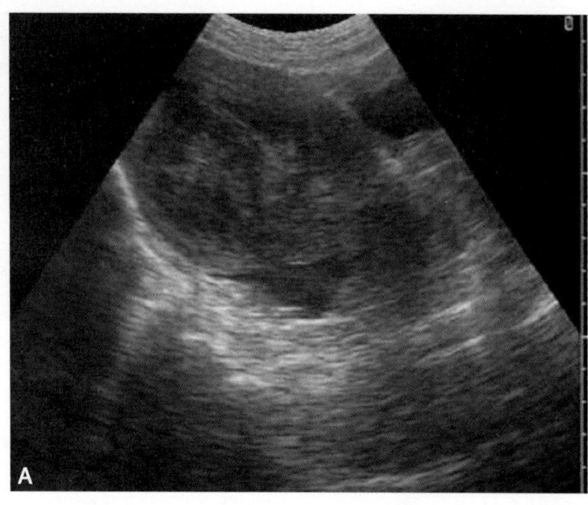

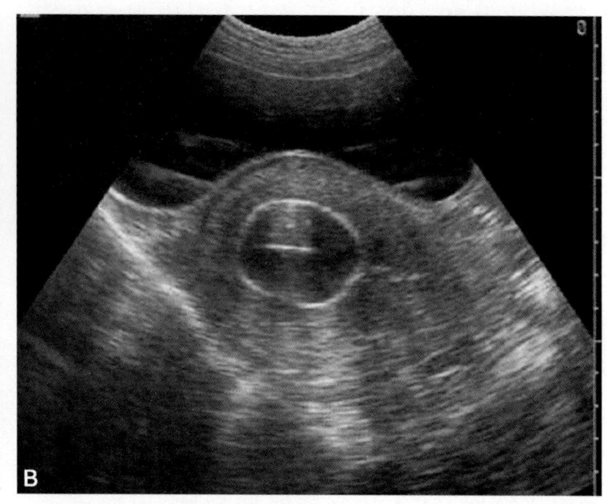

图 12-2-9 TCRM 术前 B 超纵向扫查图像

A. 子宫前位，子宫内Ⅱ型黏膜下肌瘤，位于子宫后壁，直径 4cm；B. 宫腔内置 Foley 球囊，注生理盐水 30ml

注水，或用丝线缝合子宫颈外口，以提高宫内压止血。向外牵拉球囊，可压迫颈管内的出血。取出球囊导尿管时，同时拆除子宫颈外口的缝合线。

2）球囊压迫时间：一般球囊宫腔内压迫放置时间为 6~8 小时。长时间、高压力的球囊压迫可引起子宫内膜甚至子宫壁缺血坏死。6~8 小时后，Foley 球囊可一次取出，亦可分次抽液减压再取出。球囊压迫宫腔内仍有出血时出血可沿阴道或 Foley 导管流出。在球囊留置期间如出血量增多，可向球囊内加注液体，压迫止血。或用丝线缝合子宫颈外口止血；向外牵拉球囊可压迫颈管内出血。球囊放置时间不宜过长，文献报道有因放置时间过长导致子宫肌壁坏死者。

3）少量出血阴道置纱布压迫即可充分止血。出血较多时应用 Foley 球囊宫腔压迫止血。宫腔大，出血严重时可放入 2 个球囊导尿管以增加宫腔压力，或分别压迫宫腔的上下段。

2. 药物止血 在宫腔镜手术中也经常应用垂体后叶加压素、前列腺素等局部止血。

（1）垂体后叶加压素：为了预防及控制急性或大量出血，天然和合成的垂体加压素作为血管收缩剂在妇科手术中应用已经有近百年历史。药理剂量垂体加压素能够引起胃肠道、子宫平滑肌和所有血管床平滑肌成分主动收缩，尤其毛细血管、小动脉和小静脉，对大血管的平滑肌组织作用则较弱。垂体后叶加压素注射液是水溶性合成加压素（8-*L*-arginine vasopressin）。半衰期大约 10~20 分钟。垂体后叶加压素稀释液宫颈注射可产生子宫收缩止血。但是许多学者认为外源性垂体加压素的应用可增加手术应激诱导的抗利尿激素异常分泌。这可增加稀释性低钠血症的发病率，并加重症状。

Philips 等对 106 名接受宫腔镜手术的患者术前宫颈注射 20ml 垂体加压素注射液（0.05U/ml）或安慰剂。结果表明，宫颈注射垂体加压素注射液组较安慰剂组能够显著地减少术中出血，减少灌流液的吸收量，并缩短手术时间。两组患者在心脏收缩和舒张、血压、心率或节律上都无显著性差别。但是，由于垂体加压素具有危及生命的心血管作用和一些严重并发症，所以对于内膜切除术和肌瘤直径<3cm 的肌瘤切除，需严格掌握应用指征。Robert 等报道宫旁注射肾上腺素可减少 TCRE 术中和术后出血，减少宫腔球囊填塞压迫的应用，但少数患者用药时有阵发性心动过速（>110 次/min），故限制了其常规使用。

（2）前列腺素衍生物：有些学者还用米索前列醇（misoprostol，前列腺素 E_1 类似物）口服或塞肛以增强子宫收缩，减少术后出血。

3. 宫腔镜检查并电凝止血 宫腔镜术后 48~72 小时之后至一周内，患者偶有突发大量出血。此时可行宫腔镜检查寻找宫颈和宫腔创面活动性出血点，宫腔镜下电凝出血点，可有效止血。

4. 子宫血管阻断和子宫切除 宫腔镜手术后如各种止血方法无效，可行急诊子宫血管阻断或子宫切除术。子宫血管阻断主要有子宫动脉栓塞、经阴道或腹腔镜子宫血管阻断等方法。子宫动脉栓塞是用不同的物质选择性地阻塞动脉血管以阻断子宫血流，主要用于急性子宫出血。经阴道子宫血管阻断是经阴道结扎子宫动脉和卵巢动脉，从而使子宫血流减少达到止血的目的。腹腔镜子宫血管阻断用腹腔镜电凝阻断子宫动脉，子宫血流量迅速减少，从而有效控制子宫出血。

在各种止血方法皆无效时，可行开腹或腹腔镜下子宫切除术。随着医学技术的发展，各种保守方法可以有效地控制子宫出血，减少了创伤性操作的施行。首都医科大学附属复兴医院宫腔镜中心曾遇4例宫腔镜术后出血，其治疗经过见表12-2-2。

表12-2-2　4例宫腔镜术后出血的发病及处理情况

序号	手术及术后经过	出血量	临床表现	处理
1	纵隔子宫，TCRS术后8小时出血多	800ml	失血性休克	球囊压迫8小时，输血600ml，出血停止
2	内凸壁间肌瘤，TCRM术后6小时出血多	300ml	无	输血200ml，球囊压迫8小时，出血停止
3	心脏瓣膜置换术后，月经过多，停华法林，TCRE术后24小时出血不止	1 000ml	失血性休克贫血	宫腔镜下电凝止血，出血停止
4	宫颈管后壁肌瘤，直径5cm，TCRM术后第4天瘤床突然大出血	600ml	失血性休克	输血，局部填塞压迫，出血停止

四、宫腔镜手术后远期出血

有患者于手术后1周发生大量出血，再度来院，除了需要宫腔置球囊导管外，还需要缝合宫颈外口才能止血，同时给予雌激素及抗生素，以促进子宫内膜的修复，预防感染。上述情况临床比较少见。有的患者手术后初次月经来潮出血量较多，需阴道填塞纱布压迫止血，此类情况较多见。首都医科大学附属复兴医院宫腔镜中心曾遇2例严重的术后晚期出血，其发病及处理情况见表12-2-3，例1出血的原因与医用透明质酸钠的应用有关，例2是腺肌病所致。

表12-2-3　2例宫腔镜术后晚期出血的发病及处理情况

序号	手术及术后经过	出血量	临床表现	处理
1	TCRM，为预防宫腔粘连注透明质酸钠3ml，术后11天突然大量出血，保守治疗无效	1 000ml	失血性休克贫血	输血，开腹子宫体切除，病理检查见瘤床有异物巨细胞
2	功血，TCRE术中发现腺肌病，术后5个月负重后反复大量出血，保守治疗无效	700ml	失血性休克贫血	输血，子宫体切除，见重度子宫腺肌病，右角达浆膜面

五、宫腔镜手术后长期出血

个别患者宫腔镜术后可有持续少量出血，可能与宫腔镜术后宫腔创面的炎性反应、创面愈合不良、肉芽肿样异物反应等有关，行全面刮宫可能治愈。Colgan等研究了宫腔镜滚球子宫内膜去除术后子宫内膜修复过程，发现术后3个月内，子宫标本可见急性炎症、子宫肌层坏死、红色异物小体和肉芽肿样反应。术后3个月后，子宫标本可见持续的肉芽肿样异物反应和明显的子宫内膜瘢痕化。认为宫腔镜子宫内膜去除术后的反应为肉芽肿性子宫内膜炎。首都医科大学附属复兴医院宫腔镜中心用刮宫治愈过1例术后肉芽肿性子宫内膜炎。

（于　丹）

第3节　体液超负荷

目前，全世界范围内的宫腔镜手术常用灌流介质为低黏度灌流介质。如前所述，这类介质可以是电解质或非电解质液体，术中应用膨宫泵装置，保证宫腔的持续灌流以获得良好的宫腔视野，液体膨宫介质膨胀宫腔、提供良好手术视野的同时，也给患者带来了潜在的危险。由于子宫肌层静脉压力（10~15mmHg）与宫腔内压力存在压力差（>40mmHg），灌流介质很容易进入循环。如果短时间内大量吸收灌流介质，可引起体液超负荷，造成左心衰、肺水肿，如使用非电解质低黏度灌流介质，可能继而导致低钠血症、严重代谢性酸中毒、脑水肿，引起一系列神经系统临床症状，如诊治不及时可致死亡。由于其发生机制和临床表现与经尿道前列腺电切综合征(transurethral resection of prostate syndrome,TURP 综合征)类似,故沿用称为 TURP 综合征;TURP 综合征是宫腔镜手术中严重并发症之一,据报道宫腔镜手术 TURP 综合征发生率为 0.1%~0.2%,TURP 综合征也称为宫腔镜手术血管内吸收综合征(operative hysteroscopy intravascular absorption syndrome,OHIA 综合征),重度 OHIA 综合征死亡率高达 25%。必须充分理解宫腔镜手术 TURP 综合征病理生理学改变,才能提高对这一并发症的防范意识,降低手术风险。

一、认识宫腔镜手术 TURP 综合征病理生理变化

临床上理想的液体灌流介质应该是等渗、无毒、不引起溶血、不被代谢、清亮透明、不产生结晶、不影响渗透压、可被迅速排出、渗透性利尿、液体吸收短暂、缓慢。目前高黏度灌流介质,如 32%右旋糖酐-70 已很少应用于临床,常用的灌流介质为低黏度灌流介质(表 12-3-1),按其是否含有电解质分为非电解质灌流介质(5%葡萄糖溶液、5%甘露醇溶液、3%山梨醇溶液、1.5%甘氨酸溶液)和电解质灌流介质(生理盐水、林格液)。理论上,5%的甘露醇溶液(渗透压 274mOsm/L)接近血浆渗透压(280mOsm/L),较 1.5%甘氨酸溶液(200mOsm/L)和 3%山梨醇溶液(179mOsm/L)更安全,生理盐水是等渗液,因而是灌流液的最佳选择。对于单极电切系统,应选用非电解质灌流液;双极电切系统,应选用电解质灌流液。

表 12-3-1　常用液体灌流介质特点

	渗透压	是否为电解质液体	黏度
生理盐水(0.9%NaCl 溶液)	等渗	是	低
5%甘露醇(mannitol)溶液	等渗	非	低
5%葡萄糖(glucose)溶液	低渗	非	低
3%山梨醇(sobitol)溶液	低渗	非	低
1.5%甘氨酸(glycine)溶液	低渗	非	低
甘露醇/山梨醇合剂(purisol)	低渗	非	高
32%右旋糖酐-70(hyskon)溶液	高渗	非	高

短时间内多量灌流介质进入循环,可引起一系列病理生理学变化。液体失衡对不同年龄、是否有心血管和肾功能异常等合并症的患者影响不同,大多数健康的患者可以耐受少量或中等量液体的吸收。吸收多量液体时,无论电解质液体还是非电解质液体均可能引起循环超负荷。如使用非生理性液体可引起电解质失衡,特别是稀释性低钠血症,多在体液超负荷前发生,因此,机体对非电解质、低渗灌流液负荷能力较电解质灌流液要差。

英国妇科内镜协会(The British Society for Gynaecological Endoscopy,BSGE)和欧洲妇科内镜协会(ESGE)近期有关灌流介质的指南提出:对于健康妇女,等渗灌流介质出入量差值的阈值为 2 500ml,而低渗灌流介质出入量差值的阈值为 1 000ml;对于年龄大或有合并症的患者,等渗灌流介质出入量差值的阈值为 1 500ml,而低渗灌流介质出入量差值的阈值为 750ml。

(一)稀释性低钠血症

非电解质灌流液进入循环后,很快经肝脏代谢生成多量水分,导致血浆钠离子浓度降低,血浆的总体渗透压水平下降,脑组织水分聚集增加颅压,脑细胞水肿甚至细胞坏死,临床表现为恶心、呕吐、烦躁、头痛、视物模糊甚至失明,如不能及时纠正,可能导致不可逆转的神经损伤,甚至死亡。如果 1 小时内吸收量超过 1L,血清钠的水平可降低 5~8mmol/L,稀释性低钠血症可表现为恶心、头痛、视物模糊、躁动,甚至抽搐、昏迷等神经系统紊乱的症状,一旦出现脑水肿、脑疝,抢救不及时可致死亡。血浆渗透压降低和低钠血症是引起病死率的最主要的因素。Wegmüller 等报道一例宫腔镜下子宫肌瘤切除术中发生危及生命的喉头水肿及低钠血症的病例,应用 2.7%山梨醇溶液、0.54%甘露醇溶液合剂作为灌流介质(渗透压为 178mOsm/L),手术进行至 80 分钟,患者体温降低至 34℃,氧饱和度低于 70%,出现急性左心衰、肺水肿、喉头水肿,由于喉头水肿严重,无法气管插管,紧急气管切开抢救,灌流介质用量为 76L,出量未统计,术中补充林格液 1 600ml,尿量 1 700ml,血钠降低至 78mmol/L,并出现酸中毒,肾功能受损,紧急抢救后转入重症监护病房,经过持续血液透析治疗,10 天后各项指标基本恢复正常。

电解质液体作为灌流介质，离子可以维持血浆的总体渗透压水平，在一定限度内即使过量的液体吸收，患者极少出现低钠血症。为减少低钠血症的发生，建议使用双极电切系统，应用生理盐水灌流介质。要注意的是：以电解质液体为灌流介质的宫腔镜手术，如果不进行液体监护，过量的电解质溶液吸收，仍有引发肺水肿的可能，而且使用大量电解质溶液而不注意监测尿量时，患者可出现排泄大量含钠和钾盐的高渗尿液，产生所谓的脱盐作用，同时，积聚在微循环内的水分不仅可诱发肺水肿，而且还可能引起迟发性低钠血症。

（二）循环超负荷

TURP 综合征的病理生理改变是灌流液的过度吸收导致的，短时间吸收大量灌流液，循环负荷加重，下腔静脉回心血量增加，左心内淤积大量血液，当左心内血液压力大于肺动脉内的血液压力时，就会导致血液淤积在肺而发生肺水肿。循环超负荷(fluid overload)临床表现早期表现为心率加快、监测发现血压增高继而出现血压降低，氧饱和度降低，呼气末 CO_2 分压降低，当出现左心衰、肺水肿时，临床表现为严重呼吸困难、发绀、咳粉红色泡沫样痰，强迫坐位、大汗、口唇轻微发绀、两肺底可听到水泡音(bubbling sound)等，如抢救不及时，病情进一步发展可出现代谢性酸中毒、休克，病情危急时，可迅速发生心源性休克(cardiogenic shock，CGS)、昏迷而导致死亡。当高压灌流或大面积血窦开放，短时间内即可大量吸收，有报道 TURP 手术实施 15 分钟即发生 TURP 综合征。

表 12-3-2 中，5 个病例均为严重 TURP 综合征，其共同特点为相对的高压灌流，同时存在大面积血窦开放；导致短时间内大量灌流液进入循环，引起循环超负荷，左心衰，继而肺水肿。应用 5% 葡萄糖溶液作为灌流介质病例 1 和病例 2，体液超负荷同时发生稀释性低钠血症，应用生理盐水作为灌流介质的病例 3、病例 4 和病例 5 仅出现体液超负荷。

表 12-3-2　5 例典型 TURP 综合征的特点及治疗情况

序号	手术情况	手术时间/min	使用灌流介质	设置宫腔压力	灌流液用量/差值/ml	临床表现	血清钠/mmol·L⁻¹	治疗	高危因素
1	多发黏膜下肌瘤，2 个Ⅰ型，3cm，肌瘤切净；1 个Ⅱ型，4.4cm，切除 20%	45	5% 葡萄糖溶液	初始 100mmHg，因视野不清设置 130mmHg，约 20 分钟	6 000/2 500	烦躁不安，粉色泡沫痰，肺部湿鸣，心率 138 次/min，鼻翼煽动，意识淡漠，血氧饱和度 84%	120	快速静点呋塞米 20mg 及 3% 氯化钠 40ml，面罩给氧，50% 酒精溶液吸入；4 小时后血清钠 125mmol/L，静点呋塞米 20mg；8 小时后血清钠 130mmol/L；14 小时后血清钠正常	多发子宫肌瘤，血窦开放；高压灌流 130mmHg；合并贫血，Hb 83g/L
2	内凸壁间肌瘤，4cm，TCRM 切除 100%	80	5% 葡萄糖溶液	100mmHg	6 000/未测	精神萎靡，颜面水肿，头晕，头痛，恶心	125	肌注呋塞米 20mg，快速静点 3% 氯化钠溶液 100ml，生理盐水 1 000ml，15 小时后血清钠正常	壁间内凸肌瘤，血窦开放；手术时间超过 1 小时
3	内凸壁间肌瘤，4.5cm，TCRM 切除 50%	20	生理盐水	100mmHg	4 000/未测	手术至 15 分钟，血氧饱和度降低；20 分钟，血压下降，70/40mmHg，咳粉红色泡沫痰，双肺呼吸音粗，闻及湿啰音	140	呋塞米 40mg，分 2 次入壶，95% 酒精溶液氧气吸入，紧急气管插管，转入 ICU 病房监护，术后 36 小时恢复	壁间内凸肌瘤，血窦开放；合并贫血，Hb 80g/L；基础血压 90/60mmHg
4	宫腔粘连，冷刀分离粘连	35	生理盐水	初始 80mmHg，后期 120mmHg，持续约 5 分钟	3 000/未测	术后 40 分钟回到病房后出现胸闷、憋气，咳粉红色泡沫痰，双肺听诊闻及湿啰音	140	快速静点呋塞米 20mg，生理盐水 500ml，面罩给氧，1 小时后恢复	浅肌层小动脉损伤(血窦开放)；术中出血量约 150ml；基础血压 100/70mmHg
5	多发子宫内膜息肉	25	生理盐水	100mmHg	2 500/700	术后 2.5 小时(已回病房)，自觉气促、咽部不适，咳出痰液，色鲜红，量约 30ml，双肺呼吸音粗，左肺底可闻及湿啰音	142	快速静点呋塞米 20mg，面罩给氧，并给予静滴捷凝(氨甲环酸氯化钠注射液)、巴曲亭对症止血治疗，1 小时后无咳嗽、咯血，无胸闷、气促等不适，血氧饱和度 94%	身高 153cm，体重 47kg；基础血压 90/60mmHg；术中补液 850ml，术后 1 小时内补液约 1 000ml，3 小时内液体入量 2 550ml

TURP 综合征通常由麻醉医师首先发现，术中应密切监护生命体征，特别是对全身麻醉状态下的患者，如测量血氧饱和度、呼气末 CO_2 分压、各种生命体征和排尿量的监测等，随时警惕并尽量避免出现液体的过量吸收。此外，在宫腔镜手术中，不仅需关注灌流介质的吸收量，也应密切关注静脉输液的量及速度，病例 5 手术中灌流液吸收量仅为 700ml，但术中及术后静脉补液共同引起循环超负荷。

二、灌流介质吸收途径及影响吸收量的因素

宫腔镜手术中灌流介质的吸收主要是通过子宫内膜肌层开放的血管，其次是通过腹膜血管-腹膜途径，子宫肌层静脉压大约为 1.5kPa，当宫腔内压力超过 2kPa（15mmHg）时即可有灌流液进入循环；引起灌流液吸收过多的主要因素包括：膨宫压力过高、大面积子宫血管暴露（特别是子宫肌层血窦开放）、膨宫时间（宫腔内操作）过长等。宫腔镜手术中，体液超负荷现象常发生在切割或破坏了大面积的子宫肌壁组织时，术中内膜和肌层开放的血管暴露在膨宫介质中，例如切除宽蒂黏膜下肌瘤或壁间内凸肌瘤，切除子宫内膜，剪开或切开宽大的子宫纵隔及大面积宫腔粘连手术等一些比较复杂的宫腔镜手术操作。曾有报道 TURP 综合征在全部宫腔镜手术中总的发生率为 0.28%，而在宫腔镜下子宫肌瘤电切术时发生率为 0.75%，可能与子宫肌瘤切除过程中肌层血管暴露机会多有关，因此，特别是对于直径>5cm、深在壁间的 2 型和 3 型子宫肌瘤或多发黏膜下肌瘤的患者，要特别警惕 TURP 综合征的发生。

另外，当发生子宫穿孔时，宫腔压力超出腹腔内压力（≈0.5kPa）即可有多量液体吸收，有时子宫穿孔被医师忽略，导致多量液体吸收，Prakash 等曾报道一例宫腔镜下多发黏膜下肌瘤切除术病例，术中气道压突然升高，达 14cmH_2O，医师检查发现腹部膨隆，行腹腔镜检查证实子宫穿孔，盆腔吸引出 1.5L 灌流介质，患者麻醉苏醒困难，转入 ICU 病房，查血电解质，血清钠水平 130mmol/L，给予呋塞米等药物治疗后恢复正常。因此，术中应严密超声监护，减少子宫穿孔的机会，一旦穿孔也可及时发现。

三、宫腔镜手术 TURP 综合征的预防

（一）合理的宫腔压力设定

目前常用的连续膨宫系统以一定的压力和流速进行宫腔灌流，一部分膨宫泵可实时显示宫腔内实际压力，研究发现，当宫腔压力>平均动脉压时，灌流液的吸收量明显增加。因此，建议宫腔压力设定应低于患者的平均动脉压（mean arterial pressure，MAP），正常成年人 MAP 值为 70~105mmHg，计算公式如下：MPA＝舒张压＋1/3 脉压，如果患者基础血压为 90/60mmHg，MAP 为 70mmHg，假如手术中设定压力为 100mmHg，已经属于相对的高压灌流，宫腔镜下手术操作时间应尽量缩短。文献报道设置宫腔压力为 70~80mmHg，可维持宫腔良好的视野，术中控制血管断端出血，灌流液无明显吸收，无 TURP 并发症发生。在实际应用中，患者的宫颈松弛程度、宫腔大小不同，宫腔实际压力不一定能达到设置压力，因而宫腔设置压力应个体化，要控制在保证术野清晰的最低值。如表 12-3-2 中病例 3 和病例 5，基础血压为 90/60mmHg，MAP 为 70mmHg，手术中设定压力为 100~120mmHg，属高压灌流，因而发生 TURP 综合征。

一些基层医院没有配备连续灌流膨宫装置，依靠重力灌流，宫腔压力不易控制，通常灌流介质袋悬挂高于人体 1~1.5m 时，宫腔压力可达 70~100mmHg。有报道将灌流液悬挂高于患者 135cm 灌流，手术中发生 TURP 综合征的报道，可能与灌流液压力过高有关。特别是当出水管道阻塞、宫口较紧灌流液不能外流时，宫腔压力会明显升高。

充气加压式膨宫装置，利用充气加压，压力控制没有灌流液压力感应式（压力膜感应调整压力及流速）膨宫泵稳定。因此，为保证手术安全，建议尽量采用能实时显示宫腔压力的压力感应式膨宫泵。但应注意定期对于膨宫泵装置的压力控制功能进行检测，曾经报道过有 2 例令人感到非常意外的严重 TURP 综合征，手术中膨宫泵显示的设置宫腔压力并不高，术后检测膨宫泵时发现，膨宫泵实际压力（150~200mmHg）远高于膨宫泵显示的压力，导致未能发现的高压灌流，灌流液吸收超负荷引起左心衰、肺水肿。

另有研究发现在宫腔镜出水管上接 80~100mmHg 负压吸引装置，灌流液回吸收量为 0ml，而未用负压吸引者吸收量平均为 450ml，认为利用负压吸引灌流液可预防灌流液吸收超负荷，但这种方法要控制负压吸引出水管的直径，否则负压吸引可能导致宫腔压力急剧降低而影响手术视野。

（二）减少血窦开放

宫腔镜电切手术，可引起子宫内膜下浅肌层血管横断，多个血管横断，宫腔内压高于血管内压时，灌流介质多量进入循环。因此，减少血窦开放可减

少灌流液进入循环的机会。通常应用以下方法：

1. 术前药物预处理　多数研究认为，术前应用GnRH-a类药物预处理，减少子宫的血供，可减少术中灌流液的吸收量，一般用药2～3个月，特别是黏膜下肌瘤患者，预处理可减少肌瘤的血供、缩小子宫及子宫肌瘤体积，手术时间相应缩短，同时药物引起的停经状态有助于纠正贫血，也使得心脏对体液负荷的耐受力增强。此外，GnRH-a类药物预处理形成体内低雌激素环境，可加强大脑及子宫内膜Na^+-K^+-ATP酶的活性，降低稀释性低钠血症脑损伤的风险。因此，对于当肌瘤直径>5cm，特别是肌瘤位于肌层较深的位置，例如2型、3型肌瘤，建议GnRH-a类药物预处理后再进行手术。

胎盘植入、胎盘残留的患者，有时胎盘植入处血运丰富，肌层存在动静脉瘘，应给予甲氨蝶呤或米非司酮预处理，至血供不丰富后再行手术治疗，否则术中血窦开放，一方面出血不易控制，另一方面可能引起灌流液吸收过多，引起体液超负荷。

2. 术中应用宫缩剂促进子宫收缩　宫缩剂促进子宫收缩，子宫收缩使得一部分血窦关闭，因而可以减少灌流液的吸收。Shokeir等进行随机对照试验，进行TCRE手术时，缩宫素10U加入500ml林格液，手术过程中按400mU/min静点，灌流液吸收量明显低于未应用缩宫素组。另一报道在手术前宫颈注射稀释的垂体后叶素（0.05U/ml）8ml，可明显降低术中灌流液吸收量，手术中可间隔20分钟再次注射，由于应用垂体后叶素有引起心血管功能衰竭的报道，一般建议垂体后叶素的浓度低于0.4U/ml。

3. 手术过程中间断停止宫腔镜下操作　Kumar等报道在手术后期停止10分钟的甘氨酸灌注，灌流液进入血管的量减少了38.75%～85.81%，可能因为凝血块封闭了已经开放的血管，减少了灌流液进入体循环，从而降低了TURP综合征发生的概率。

（三）监测液体吸收量及入量

如前所述，通常对于健康人，应用低渗液体非电解质灌流液时最大吸收量为1 000ml，等渗液体的最大吸收量尚不清楚，建议<2 500ml，如果应用高渗液体，最大吸收量不应超过500ml。与电解质灌流介质相比，非电解质介质吸收后导致体液超负荷的阈值相对很低。

还应考虑患者个体情况及麻醉医师的建议，老年人或心肺功能受损的患者吸收量<300ml，身材瘦小的患者或长期合并贫血的患者，对液体负荷的承受能力差，对于心功能或肾功能受损的患者，更应给以高度警惕。一旦超出患者可承受的负荷，即可进展为左心衰、肺水肿，如果应用低渗性液体，则发生稀释性低钠血症性脑病。术前应对患者的情况进行评估，对其承受液体负荷的能力做出相应判断。

在手术中准确记录液体的出、入量极为重要，出入量的差值即为吸收入循环的液体量（表12-3-3）。对于出、入水差值的测量，目前没有非常准确的方法，只能应用显示灌流液使用量的膨宫泵得出入水量，尽可能收集宫腔内流出的液体收集在容器中并计量作为出水量，两者差值进行估算。这项工作通常由手术巡回护士来完成，手术进行过程中，定期计算出、入液体的差值，并向术者报告。目前已有在术中实时监控灌流液入、出液体差值的装置（图12-3-1、12-3-2），流出的灌流液收集在装置下容器内，装置屏幕上实时显示入、出液体差值，当差值高于预先设定的阈值后，会自动报警，提醒术者警惕体液超负荷的发生。

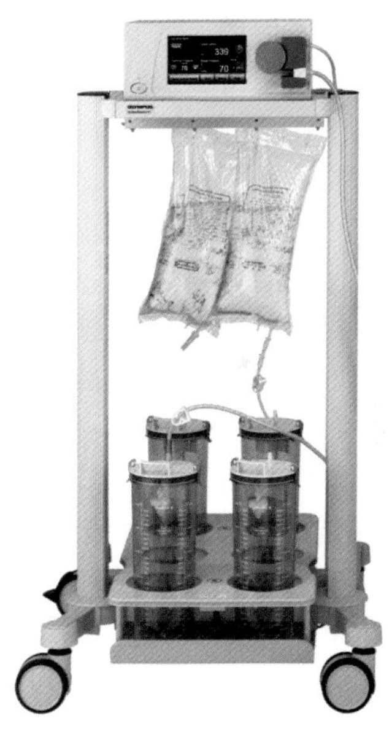

图12-3-1　实时监控灌流液出、入量差值的装置

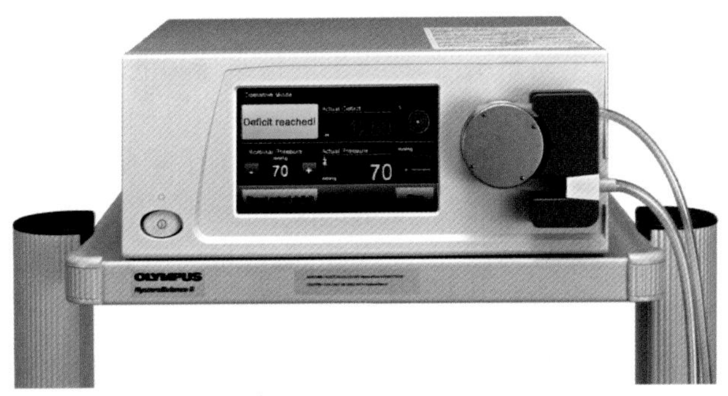

图12-3-2　实时监控灌流液出、入量差值装置的屏幕，入、出量差值高于阈值后，自动报警

表 12-3-3　宫腔镜手术体液超负荷的预防

- 术前与麻醉师讨论:患者的基本情况、手术的复杂性,术中静脉补液量,患者可能出现的合并症等
- 对高危患者考虑选择硬膜外麻醉、留置尿管监测排尿量、术中给予缩宫素
- 宫腔内压力应控制在 100mmHg 以下,低于平均动脉压(MAP)水平
- 手术时间应控制在 1 小时以内完成
- 观察失代偿体征,包括各项生命体征的改变、血氧饱和度下降、体温降低(食管探针测温)、心电图异常等
- 精确估算灌流液体的出、入量差值
- 如使用非电解质灌流液,出入量差值>800ml 时,检测血电解质离子(Na^+)含量,综合考虑手术进行情况及患者当时状况;出入量差值>1 000ml 时,如血电解质离子(Na^+)含量下降,出现机能代偿失调的征象,手术在短时间内尚不能结束时,应停止操作
- 如使用电解质灌流液,出入量差值>1 500ml,酌情给予呋塞米 20mg,预防 TURP 综合征;出入量差值>2 000ml,停止手术

(四) 控制手术时间

宫腔镜手术中,灌流液吸收的速度平均为 10~30ml/min,照此计算,手术时间应控制在 1 小时以内完成。尽可能缩短灌流的时间,最好不超过 30 分钟,控制手术时间,重要的是减少宫腔镜下操作的时间,对于子宫肌瘤、胚物残留等手术,尽量在宫腔镜下缩小肌瘤体积后,超声引导下钳夹取出大部分组织,减少宫腔镜下操作时间,也就减少了灌流介质的吸收。如手术超过 1 小时,为预防 TURP 综合征,建议停止手术,必要时二期手术治疗。

(五) 尽量选择更安全的灌流介质

如前所述,生理盐水是等渗液,又是电解质液体,因而是灌流液的最佳选择,非电解质液体中 5%的甘露醇溶液(渗透压 274mOsm/L)接近血浆渗透压(280mOsm/L),较 1.5%甘氨酸溶液(200mOsm/L)和 3%山梨醇溶液(179mOsm/L)更安全。因此,单极电切时,选用 5%的甘露醇溶液作为灌流介质,应用双极电切系统时,选用生理盐水作为灌流介质。当然,不是所有的宫腔镜手术必须通过高频电实施。宫腔镜下机械操作或以激光为能源的手术操作临床上也广为应用,在这类手术中没有电的介入,不排斥灌流介质中导体的存在,因此,应尽量选用电解质液体介质膨胀宫腔,如林格液、生理盐水。

(六) 麻醉方式的选择

一项前瞻性、随机、双盲研究对比椎管麻醉组及全麻组灌流介质(甘氨酸)吸收量、心输出量、全身血管阻力、胸腔液体含量(无创胸部生物阻抗检查),血清钠的浓度变化,发现全麻组血流动力学参数有更显著的变化,全麻组术后血清钠显著下降。可能与全麻药物使得小动脉扩张,促进灌流介质通过进入扩张的子宫血管。基于上述原因,如果估计术中切除子宫组织较多,应选用区域阻滞麻醉,使患者处于清醒状态,以便医师及早发现诸如神志不清、震颤、恶心和头痛等中毒的早期症状。

此外,不同的麻醉药物可能影响灌流介质的吸收量,一研究比较应用七氟醚吸入与静脉输注异丙酚全麻对 1.5%甘氨酸溶液吸收量的影响,结果显示吸入七氟醚组甘氨酸吸收量高于静脉注射异丙酚组,尚需要进一步的随机对照试验来评估七氟醚诱导的高吸收量的可能机制和危险因素。

麻醉医师应积极配合全方位严密监护,特别是对全身麻醉状态下的患者,如测量血氧饱和度、各种生命体征和排尿量的监测等,近期有一项 RCT 研究报道,给麻醉医师配备关于 TURP 综合征救治的"电子认知助手",有助于规范救治 TURP 综合征。

(七) 预测灌流液吸收量的方法

在宫腔镜手术中为保持液体的出入平衡,可通过多种途径测量灌流液的注入和流出量,例如:在宫腔灌流液中加入 1%的乙醇,将收集到的宫腔回流液通过特殊的呼吸分析仪测量其乙醇含量,可间接推测机体内液体的吸收量。但是,使用这种方法不能测算液体的准确吸收量,特别是进入组织间隙的液体量,只能作为一种辅助的监测方法。

此外,使用非电解质液体灌流介质时,连续检测血液中的电解质离子浓度极为重要,尤其是血钠浓度。目前可以通过微型计算机控制的检测设备,在手术操作的同时即能进行各项血液生化指标监测,这种方法仅需少量血液即可了解电解质离子水平,特别是钠离子含量,2 分钟内显示结果,非常适用于宫腔镜手术的血电解质水平的监测,一旦出现血钠水平降低,可及时给予处理。

另有研究报道,应用 5%的葡萄糖溶液作为灌流介质时,随着灌流液的吸收,血糖水平会相应升高,一些学者通过测定末梢血快速测血糖值,来间接判断灌流介质的吸收量,认为当血糖浓度>10mmol/L,灌流介质回吸收超负荷的风险增高。

四、宫腔镜手术 TURP 综合征的治疗

(一) 关于低钠血症的治疗

宫腔镜手术中短时间多量吸收非电解质灌流介质引起血钠水平下降,血浆的总体渗透压水平下降,急性低钠血症如未能及时纠正,可能导致不可逆转

的神经损伤,甚至死亡。按照血钠降低的水平将低钠血症分为:轻度、中度、重度低钠血症。轻度低钠血症:血钠 130~135mmol/L,患者疲倦,反应迟钝;中度:血钠 120~129mmol/L,上述症状加重,并出现恶心、呕吐、血压下降;重度:血钠低于 120mmol/L,出现精神恍惚、表情淡漠、肌力下降、反射消失,最后昏迷休克,血钠水平低于 100mmol/L 的患者病死率高(表 12-3-4)。

表 12-3-4　宫腔镜手术中低钠血症的处理

血钠下降值/mmol	灌流液出入量差值/ml	处理原则
0~5	≤500	不需处理
8~10	=1 000	严密观察(测血钠值,使用利尿剂)
16~20	=2 000	停止手术(动态观察血钠浓度,补钠,利尿)
>20	>2 000(警界值,可致死)	ICU(会诊,补钠,利尿)

对于稀释性低钠血症,轻度及中度低钠血症通常不必使用高盐溶液纠正低钠血症,补充生理盐水极为有效,临床症状一般在 12~24 小时内即可恢复。当血钠离子浓度在 130~140mmol/L,不需要治疗;血钠离子浓度下降至 120~130mmol/L,利尿剂治疗同时可补充生理盐水,若血清钠低于 120mmol/L,应给予 3%的高渗盐水,所需补钠量=(血钠正常值-测得血钠值)×52%×体质量(52%为人的体液总量占体质量的比例),在低钠血症的急性期,以每小时提高 1~2mOsm/L 渗透压浓度的速度补充钠离子即可缓解症状,但 24 小时内血浆总体渗透压的提高值不能超过 12mOsm/L,切忌快速、高浓度静脉补钠,以免造成暂时性脑内低渗透压状态,使脑组织间的液体转移到血管内,引起脑组织脱水,导致大脑损伤。

TURP 综合征一经诊断,应及时停止手术,并给予呋塞米 1mg/kg 静脉注射,减轻循环超负荷,同时应控制静脉输液液体入量,监测血电解质的浓度,密切监测患者的体温、脉搏、呼吸、心率、尿量、神志,当发生代谢性酸中毒时,需监测血 pH。由于呋塞米的使用,随着液体的排出,血钠值相应上升,应间隔 1~2 小时动态监测血电解质的变化,根据血清钠水平的变化调整补钠的速度和剂量。对于低钠血症患者的纠正治疗,不要急于使血钠浓度快速恢复到正常水平,血钠水平只要保持在不致发生严重的继发性并发症即可,通常认为补钠量至能够维持血浆渗透压浓度在 130~135mOsm/L 即可。

(二)左心衰、肺水肿,循环超负荷

短时间大量吸收灌流液导致循环超负荷,发生左心衰、肺水肿,患者出现呼吸困难,咳粉红色泡沫痰,甚至咯血,初期患者血氧饱和度降低,呼气末 CO_2 分压降低,多由麻醉师发现,听诊双肺可闻及湿啰音。一旦出现循环超负荷应积极治疗,立即给予气管插管正压通气给氧,清除呼吸道内渗出液,保持呼吸道通畅,减轻肺水肿;立即给予呋塞米减轻循环超负荷,通常静脉注射呋塞米 5 分钟后开始发挥作用,15~20 分钟临床症状得到改善,应保留尿管持续开放监测尿量;如出现代谢性酸中毒等,应及时给予纠正;一般不需西地兰(毛花苷丙)等药物强心治疗。严重的体液超负荷,应用利尿剂不能迅速被纠正,应组织包括妇科医师、麻醉医师、神经内科医师、心脏科医师、重症医师的团队进行积极抢救。症状控制,情况好转后仍应给予严密监护,必要时转入 ICU 病房监护直至患者病情平稳。

(三)不同灌流介质所致的临床表现,应给予相应的处理

由于不同的灌流介质代谢产物不同,可能引起一些相应的临床表现,大量吸收 5%葡萄糖溶液可能引起血糖明显升高,需给予胰岛素的治疗;1.5%的甘氨酸溶液可引起高氨血症、一过性视物模糊,其降解产物中的氨和草酸盐除了引起精神紊乱外,草酸盐还可以结晶的形式在肾脏内沉积。山梨醇-甘露醇可诱发高钙血症,尽管应用生理盐水灌流很少发生低钠血症,但有高氯性酸中毒的报道,应针对性给予治疗。

总之,TURP 综合征是宫腔镜手术中严重并发症之一。在手术操作中,严密监护宫腔灌流液的出入量非常重要,必须准确记录液体的灌入和流出量,避免其差值加大。与此同时,麻醉医师、手术室护士和手术医师还要密切合作,随时警惕并尽量避免出现液体的过量吸收。一旦发生体液超负荷的先兆,要早期诊断及时治疗,避免造成严重后果。建立专门的宫腔镜手术操作规程,对早期诊断,正确治疗术中液体超负荷,避免严重合并症发生具有极为重要的意义。

(黄晓武)

第4节　子宫内膜去除-输卵管绝育术后综合征

子宫内膜去除-输卵管绝育术后综合征(post-ablation-tubal sterilization syndrome,PASS)是TCRE术的晚期并发症,主要表现为周期性渐进性腹痛,最早由Townsend等报道,其发生率在有输卵管绝育史的子宫内膜去除术患者中为6%~8.4%。子宫内膜去除术后,子宫收缩和瘢痕组织可阻塞宫角部位,妨碍宫角部月经血顺行排出,甚至导致经血逆流。而在曾行输卵管绝育术的患者,经血逆流至近端输卵管可导致输卵管扩张性疼痛。

1993年,Townsend等发现有输卵管绝育史的6例妇女行宫腔镜滚球子宫内膜去除术后出现下腹痛伴阴道点滴出血,行宫腹腔镜联合检查宫腔镜下见子宫内膜瘢痕化,腹腔镜下发现一侧或双侧输卵管近端肿胀或积血,因患者均有输卵管绝育史,故命名为子宫内膜去除-输卵管绝育术后综合征(PASS)。1996年,Bae等详细描述了PASS患者切除之输卵管的病理学所见,包括大体特征为输卵管积血(hematosalpinx),显微镜下变化包括子宫内膜异位症、急慢性输卵管炎和急慢性子宫肌炎。同年Webb等报告1例PASS,该例术前有痛经史,用亮丙瑞林得到缓解。术后6个月出现周期性腹痛,继而阴道点滴出血,B超显示子宫底部有无回声区,行阴式全子宫双附件切除,术时确定为输卵管积血及近端输卵管扩张,同时发现右侧输卵管子宫内膜异位症,认为可能是术前痛经的原因,然而术后疼痛远较术前严重,以致需行子宫切除。此后针对此症陆续有个别的报道(表12-4-1)。1999年首都医科大学附属复兴医院宫腔镜中心夏恩兰报道4例PASS,绝育1~8年,TCRE术后3~11个月出现严重周期性或持续性下腹痛,伴输卵管积液,其病例特点见表12-4-2。

表12-4-1　子宫内膜去除-输卵管绝育术后综合征(PASS)文献报道病例

文献	年份	例数	术后随访	症状	检查方法及处理	所见
Townsend等	1993	6	1.5年内	点滴状月经;单/双侧腹痛	宫腹腔镜联合输卵管切除	内膜瘢痕化,输卵管近端膨大
Bae等	1996	6	5~40个月	严重周期性腹痛	4例开腹子宫输卵管切除;2例腹腔镜输卵管切除	大体:输卵管积血。镜下:子宫内膜异位症、急慢性输卵管炎、急慢性子宫肌炎
Webb等	1996	1	1年	双侧下腹痛	腹腔镜辅助阴式子宫切除	双侧输卵管积血
McCausland和McCausland	2002	3	4~90个月	腹痛	超声和/或MRI诊断;GnRH-a/宫腔镜引流;子宫和输卵管切除	
Mail等	2002	5	平均49个月	下腹痛	子宫+输卵管切除	典型病理所见
Takahashi等	2012	1	平均82个月	典型症状	子宫+输卵管切除	输卵管积血

表12-4-2　4例子宫内膜去除-输卵管绝育术后综合征情况

序号	TCRE术后月经情况	腹痛症状出现时间	再次手术	病理检查结果
1	无月经3个月后呈点滴状月经	术后5个月	全子宫+双附件+阑尾切除	子宫腺肌症,内膜轻度增生过长,双侧慢性输卵管炎,慢性阑尾炎
2	无月经	术后5个月	全子宫+左输卵管+右附件+阑尾切除	子宫腺肌症,增殖期子宫内膜,左侧慢性输卵管炎,慢性阑尾炎
3	无月经3个月后呈点滴状月经	术后3个月	宫腔镜切除宫腔粘连及残留内膜	子宫腺肌症
4	闭经9个月后呈点滴状月经	术后11个月	超声监护下探扩宫腔排出积血	无

例1~3 TCRE术前均无痛经史，子宫稍大；例4痛经轻微，子宫正常大。B超检查仅例1显示肌壁回声不均，TCRE术时均未疑及子宫腺肌病。而例1~3术后病理检查均有子宫腺肌病，可能是导致剧烈腹痛的原因之一。

一、PASS的病因

发生PASS的原因为输卵管绝育和宫腔镜子宫内膜去除术，包括TCRE及EA，术后宫腔内残存有功能的子宫内膜或日后再生的内膜仍有周期性出血，宫腔瘢痕形成或扭曲使经血排出受阻，在输卵管远端阻塞时，经血逆流导致输卵管积血。近几年一些学者发现绝育患者行二代子宫内膜去除术，术后也可发生PASS。2006年，Leung和Yuen报道了热球子宫内膜去除术后发生PASS病例。2013年Morrison等和2015年Talukdar等分别报道了Novasure内膜去除术后发生PASS 1例和4例。Talukdar等在其研究中发现PASS占其55例二代内膜去除术患者的7%。但是Kreider等认为输卵管绝育不会提高二代子宫内膜去除术后子宫切除的概率。

二、PASS的症状及诊断

PASS是子宫内膜去除术后晚期并发症，仅发生于有输卵管绝育术史的患者，可发生于子宫内膜去除术后数月至数年，但多数发生在术后6~10个月，出现症状晚可用子宫内膜再生较慢解释。患者可有单侧或双侧下腹部突发绞痛，且疼痛常周期性发作。疼痛因输卵管膨胀而日渐加重，可能合并或不合并阴道点滴出血。疼痛的严重程度与近端输卵管的长度、残存子宫内膜的面积以及出血量有关。

PASS的诊断需结合临床症状和影像学发现。因为患者疼痛常突然发作，急诊超声检查常为一线诊查手段。典型的超声表现为输卵管近端扩张，内为无回声区或低回声区，提示液体积聚（图12-4-1）。相关表现还包括内膜菲薄（<1mm）、残留岛状内膜组织以及宫角部位积血。MRI对确定诊断具有极高价值，因为其对检测宫角或输卵管近端的经血积聚有很高的敏感性。影像学检查应在症状发作期进行，因为积聚的经血在月经间期可被吸收。此外，PASS需与局限性腺肌病和囊性腺肌病相鉴别。

三、PASS的治疗

PASS是输卵管结扎和子宫内膜去除术的晚期合并症，因此对它的认识和处理越早越好。Gannon等的经验是对绝育后子宫内膜去除术患者，于术后

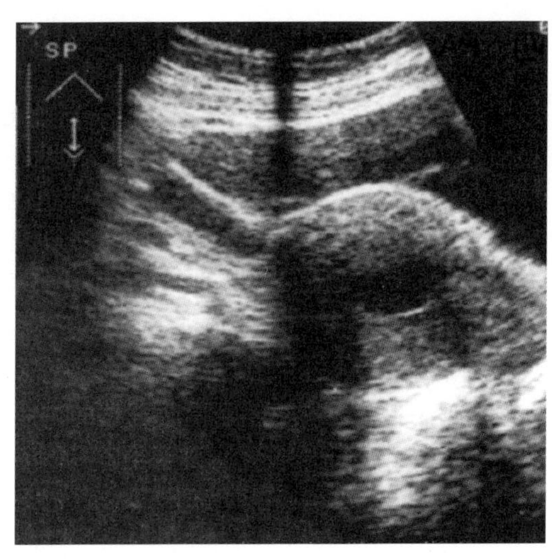

图12-4-1　TCRE术后，PASS的宫腔及右侧输卵管积血

4个月做超声检查，及时发现并排出宫腔积血和/或切除残留内膜，无效者切除子宫。Townsend等首选腹腔镜手术，因为输卵管积血的病理变化可能为双侧，所以即使疼痛在一侧时，也必须考虑行双侧输卵管切除术。其次，选择阴式或腹式子宫及双侧输卵管切除术，其报道的6例中5例对腹腔镜输卵管切除或电灼累及的输卵管反应良好，1例因症状复发经阴道切除子宫。Bae等处理6例的经验是腹腔镜手术切除输卵管，辅以选择性子宫切除，可成功地缓解症状。Webb等认为当此症被广泛认识以后，可采取比阴式全子宫双附件切除更为保守一些的方法，包括腹腔镜切除输卵管和/或再次切除残留的子宫内膜。首都医科大学附属复兴医院宫腔镜中心夏恩兰治疗的4例中，例1曾两次探扩宫腔，排出积血后坚持服用孕三烯酮胶囊、达那唑均无显效，于术后15个月开腹，切除标本见子宫左角及宫底部有两个小积血腔，内有少许内膜，左侧输卵管积血。例2于术后5个月开始周期性下腹痉挛性疼痛，但时有时无，时轻时重，严重时肌注盐酸哌替啶（dolantin）不能缓解，于术后第23个月开腹，切除标本见子宫腔大部分粘连闭锁，仅左角处有3个小积血腔，左侧输卵管扩张积血。例3自月经复潮即出现经期左下腹剧痛，宫腔镜检查仅可进入4cm，上段宫腔闭锁，用手术宫腔镜切开粘连带，打通宫腔，长7.8cm，见右侧输卵管开口及少许积血，左侧输卵管开口不清晰，左下腹痛消失。例4月经复潮3个月出现周期性下腹剧痛，后因闭经40天伴腹痛，子宫增大，B超宫腔及双输卵管积液，B超介入下探宫腔，在4cm处遇阻，稍用力有突破感，流出陈旧及新鲜血液约200ml，双输卵管膨大的声像消失，腹痛立即缓解。

四、PASS的预防

为了避免子宫穿孔，行TCRE术时，有可能对子宫底和子宫角等易穿孔部位的内膜切除不足，导致此区持续存在有活性的子宫内膜。其周期性出血被手术的瘢痕和粘连阻止在其残余封闭的宫腔内，并经输卵管开口进入阻塞的输卵管，使输卵管近端扩张，引起疼痛，症状的严重程度可能取决于近端输卵管的长度，有活性子宫内膜的范围及出血量的大小。因此，术时应尽可能切净子宫角和子宫底的内膜，无把握时可行电灼，此法比电切相对安全。Gannon等资料提示滚球电凝去除子宫内膜（EA）术后PASS的发生率远低于TCRE术（$P<0.007$）。Bae等提出电切与腹腔镜绝育同时进行时，行腹腔镜电凝近端输卵管，并破坏子宫角，可预防此综合征。

其他作者报告过相似的临床表现，Magos等回顾234例TCRE术后患者，16例因为各种原因切除子宫，2例即因严重腹痛分别于术后9、12个月行子宫切除术，其中1例左角有血肿，与PASS相似，此例曾用宫腔镜引流过，但又复发。Sorensen等报道1例EA术后输卵管膨大、积血，与PASS一样，术后8个月周期性腹痛日趋恶化与严重。但这两位作者均未说明这些患者有无输卵管绝育史。如今随着TCRE术的普及应用，例数增多，随访时间延长，逐渐发现术后晚期腹痛的合并症。于是有人怀疑PASS是否能够成为一种独立的综合征，还有待探讨。Wortman认为预防此征的方法与预防TCRE/EA术后宫腔积血相同，即术时要小心切除所有子宫内膜成分，包括子宫角部，有的病例子宫角深陷，容易被忽略而未予切除，而患者曾有输卵管绝育的历史，即PASS。

（夏恩兰　于　丹）

第5节　静脉空气栓塞

静脉空气栓塞（venous air embolism，VAE）或静脉气体栓塞（venous gas embolism，VGE）是空气进入了静脉系统，可以是创伤的后果，医源性并发症（尤其是中心静脉插管或加压静脉输液），也可发生在一些手术过程中，是手术中严重、罕见但致命的合并症。气体主要有三类：氧气、CO_2和氮气。空气栓子是氮气的气泡。VAE可导致右心室功能紊乱和肺损伤，在神经外科、泌尿外科及剖宫产均有报道。VAE最早的文献记载见于1830年，虽然在一百多年以前，VAE还极为少见，但随着医疗技术和潜水高气压事业的迅速发展，尤其是海军潜艇部队脱险训练的日益频繁和心血管外科手术数量和难度的增加，已经不再是一种罕见疾病。有人估计，全世界每年由于VAE得不到及时正确的治疗而遗留永久性后遗症的患者就有2万余人。临床表现受进入空气的量、速度以及栓塞部位的影响，可从无症状到循环衰竭，有些VAE患者甚至在短时间内死亡。Gottlieb等报道如果VAE患者不经任何处理，病死率可高达93%。因此，对患者给予及时、正确的救治至关重要。近年来，随着宫腔镜手术的普遍应用，宫腔镜手术，包括CO_2宫腔镜检查和经宫颈切除宫腔内病变（transcervical resection，TCR）引起的空气栓塞见诸报道，复习1995~2007年文献，其发病情况见表12-5-1。近10年国内外的报道明显减少。

表12-5-1　宫腔镜手术空气栓塞

作者	年份	方法	空气栓塞例数	备注
Pierre等	1995	CO_2 DHS	3	HBO治疗，1例死亡
Brooks等	1997	宫腔镜手术	13（全球）	9例死亡
Brandner等	1999	CO_2 DHS	1	0.51%未被发现
Fukuda	2000	TCRM	1	手术停止，救活
夏恩兰	2000	5% GS DHS	1	救活
Adducci等	2001	宫腔镜手术	1	救活
Imasogie等	2002	宫腔镜手术	1	电切产气致，救活
Croson	2004	宫腔镜手术	1	救活
Grove等	2005	宫腔镜手术	1	救活
Brugmann等	2007	宫腔镜手术	2	麻醉师发现，救活

注：HBO：高压氧仓（hyperbaric oxygen）；DHS：宫腔镜检查（diagnostic hysteroscopy）

一、发生率

空气栓塞自 19 世纪首次发现并报告以来，在多种手术及临床操作中均有报告。因其临床症状和体征不典型，部分无症状患者被漏诊，故其真实的发病率尚不明确。亚临床的空气栓塞在医院中可能十分普遍。放置中心静脉（CV）导管经临床诊断的 VAE<2%。Brandner 等的研究说明，0. 51%的 VAE 无临床症状，未被发现，剖宫产术无症状的 VAE 多达 52%，多数无症状。近年来，随着宫腔镜手术的普遍应用，宫腔镜手术包括 CO_2 膨宫宫腔镜检查（CO_2 宫腔镜检查）和经宫颈切除宫腔内病变（TCR）引起的 VAE 见诸报道。1995 年，Pierre 等报道 5 140 例 CO_2 宫腔镜检查中发生空气栓塞 3 例，发生率为 0. 058%；1999 年，Brandner 等报道 3 932 例 CO_2 宫腔镜检查中发生空气栓塞 1 例，发生率为 0. 03%；1997 年，Brooks 收集全世界文献统计，有 13 例宫腔镜手术发生 VAE。2002 年，Imasogic 等报道宫腔镜 VAE 发生率为 10%～50%，但出现灾难性后果者罕见，仅 3/17 000。2010 年，Leibowotz 等研究 23 例宫腔镜手术患者，均能在右心房中监测到气泡，患者中大约 30%存在一过性血氧饱和度下降。认为在宫腔镜手术中可能存在较多无症状空气栓塞患者。因此，关于宫腔镜发病率的报告相差较大。2012 年，Dyrbye 研究 55 例宫腔镜手术，54 例通过经食管超声心动图监测到气泡。宫腔镜手术中空气栓塞的发病率明显高于其他手术，考虑可能与子宫壁静脉丰富，气体栓子更容易进入血管系统有关。2002 年，美国 Bloomstone 等研究气泡形成的频率，11 例患者行标准的宫腔镜单极电切术，3 例对照。超声心动和血清学研究以探查下腔静脉、肝静脉环和右心的气泡形成。结果手术组 10 例肝静脉和右心有气泡，1 例有临床症状，对照组无。两组均无凝血相变化，作者认为宫腔电切手术时多数患者超声心动可探及气泡。是否出现临床症状与解剖变异，与气泡的容量和体积有关。2016 年，Amirghofran 等报道宫腔镜手术空气栓塞的风险为 0. 8%。

二、发病原因

引起 VAE 的气体可能来源于膨宫的 CO_2、注水管中空气和手术中组织汽化所产生的气泡，分别在手术刚刚开始时和手术进行期间发生。气体经子宫创面断裂的静脉血管进入血液循环，增大的宫腔内压力是促发因素。气体随血流进入右心后，由于心脏搏动，将空气和心腔内的血液搅拌形成大量泡沫，因“搅拌”析出纤维素，渗入肺动脉末端，使病情更趋复杂。肺小动脉血液被气泡取代，气体交换减少。肺内动静脉吻合支大量开放，动静脉短路加重缺氧症。泡沫堵塞肺动脉血流通道，阻碍血流，使肺动脉压上升，呼气末 CO_2 压力下降；由于右心压力升高程度高于左心，最后循环衰竭，心搏骤停。部分成年患者以前关闭的卵圆孔重新开放，进而导致大脑和其他器官的栓塞。

直接死亡原因：脑缺氧，右室过度扩张所致衰竭，或缺氧、心排量减少所致心肌缺血继发引起左室衰竭。气栓发生后，因肺动脉高压、动静脉分流、缺氧使血管通透性增加，导致肺水肿甚至呼吸窘迫综合征。气量>300ml 即可致死。

三、发病机制

空气栓塞的发生需要两个条件：一是气体有进入血管系统的通道；二是有一定的压力差，即大气压力高于血液压力。研究证明，当两者压力差达到 $5cmH_2O$（$1kPa=10.2cmH_2O$），通过 14gauge（6Fr）的管道，空气将以 100ml/s 的速度进入血液。空气栓塞时进入的气体主要是空气，也有部分为医疗时产生或所用的气体，如 CO_2、N_2O 等。根据栓塞的血管分类，空气栓塞可分为静脉空气栓塞和动脉空气栓塞。

（一）静脉空气栓塞

气体栓子进入静脉系统，随着血液循环通过右心到达肺动脉，空气和血液混合成泡沫状血液，右心的泡沫阻碍血流，使肺动脉压上升，引起肺动脉栓塞。在空气栓塞发展的早期，呼气末 CO_2 压力下降，最后循环衰竭，心搏骤停。由于右心压力升高程度高于左心，成年患者中以前关闭的卵圆孔有 15%重新开放，进而导致大脑和其他器官的栓塞。妇科手术也有相同的机制，在神经外科手术中，VAE 的发生率为 25%～50%，乃因神经外科手术时，为暴露头部损伤，患者取坐位，由于心脏水平低于大脑，心脏舒张时静脉产生负压，导致开放的颅骨及硬脑膜静脉窦空气吸入，一旦空气进入静脉循环，右心的泡沫阻碍血流，使肺动脉压上升。在 VAE 发展的早期，呼气末 CO_2 压力下降，最后循环衰竭，心搏骤停。由于右心压力升高的程度高于左心，使得成年患者中关闭的卵圆孔有 15%重新开放，进而导致大脑和其他器官的栓塞。妇科手术也有相同的机制，只是坐位改为头部向下倾斜，使心脏低于子宫水平，致使静脉压降低,中心循环与宫腔间存在明显的压力差。压力差来自血管内的负压,也可以是血管外正压,或两者均存在,见于创伤或正负压交替时。过度头低臀高位使子宫较心脏水平高≤26cm,宫腔与体循环间的压力差即可使气体被吸入血液循环,加速气体进入的量和速度。如果子宫肌壁深层大静脉窦开放,并与外界相通,外界的空气可被吸入静脉循环,再有压力低向子宫注入膨宫液,则可更加重这一过程,宫腔内压超过静脉压时可出现无症状、有症状和致命的VAE。

肺空气栓塞会引起肺组织释放一些物质(如平滑肌活性物质、5-羟色胺、组胺、激肽、前列腺素等),使支气管平滑肌和肺血管收缩,肺毛细血管通透性增加,以致肺通气阻力增高,肺动脉压升高,血浆渗出增加,造成肺水肿,导致呼吸困难。肺内皮细胞损伤的发病机制可能是来自右心的血小板-纤维蛋白细胞质释放,中性粒细胞、血小板和微血管气-血界面的激活,以及被过氧化脂和氧离子介导的损伤。肺空气栓塞时,肺泡无效腔扩大,终末呼出气中 CO_2 含量下降。目前,测定 CO_2 含量已被临床上作为诊断肺空气栓塞的指标。Drummond 等的实验表明,CO_2 含量的变化与进入静脉内的气泡数量之间有密切的关系。

(二)动脉空气栓塞

动脉空气栓塞主要发生于心脏手术时,空气留在动脉流出道或心腔里面,亦可在胸壁损伤时空气进入肺静脉引起。另一个主要途径为静脉空气栓塞通过心脏右向左分流的通道(如卵圆孔未闭和房间隔缺损)进入左心,导致动脉空气栓塞,即反向空气栓塞(paradoxical air embolism),若气体栓子引起冠状动脉或颅内动脉栓塞,可能很快危及患者生命。

四、病理生理

进入静脉系统的气体影响到右心室、肺循环或体循环(如果右心到左心有分流)而产生症状和体征。栓塞在静脉,血流越来越宽,因此小气泡或少量气体在未进入心脏-动脉前对循环无影响,不产生症状。大量的气体(3~5ml/kg)可引起右心室排血受阻,导致心源性休克和循环停止。中等量的气体聚集在肺循环导致肺损伤,出现肺毛细血管收缩、肺高压、血管内皮损伤和渗透性肺水肿。栓子进入动脉,通道越来越细,最后阻塞了小动脉,阻断了这一区域的血流,后果严重,但其影响取决于栓塞动脉供血的部位,失去血供的氧饥饿而死亡,如果发生在脑,可引起永久性的脑损害。

脑是人体各器官中氧需求量最大的器官,脑的重量只占人体的2%~3%,脑的耗氧量占人体总耗氧量的20%~30%,心脏输出血量的15%都供给了脑,脑组织几乎没有一点点供能物质的储备。脑供血、供氧完全中断,8~15 秒就会丧失知觉,6~10 分钟就会造成不可逆转的损伤。

五、临床表现

空气栓塞的临床表现和引起的后果与进入循环的气体量、速度和患者发生空气栓塞的部位有关。早期突发症状均由麻醉医师发现,如呼气末 CO_2 压力突然下降,心动过缓,血氧饱和度下降,心前区听诊闻及大水轮音,咔嗒声和汩汩声,此为空气进入心脏的典型征象。当更多气体进入时,血流阻力增加,导致低氧、发绀、心输出量减少、低血压、呼吸急促,迅速发展为心肺衰竭,心搏骤停而死亡。文献报道 CO_2 宫腔镜检查致空气栓塞的发病经过见表 12-5-2,9 例中 3 例死亡,病死率为 33.3%,1 例遗留永久性脑损害。宫腔镜手术致空气栓塞的发病经过见表 12-5-3,13 例中死亡 9 例,病死率为 69.23%,1 例遗留永久性神经损害。由两表看出,宫腔镜手术 VAE 的病死率高于 CO_2 腔镜检查者,各种手术之间无区别。

首都医科大学附属复兴医院曾遇 1 例患者,42 岁,因月经淋漓不净 2 个月于 1998 年 8 月 17 日上午行宫腔镜 B 超联合检查。患者既往体建,月经规律,末次月经 1998 年 6 月 18 日,持续出血不止,量时多时少,未流出组织物。G_4P_2,末次分娩为 11 年前。术中患者取截石位,先行 B 超扫描见子宫水平位,增大 70mm×66mm×56mm,宫腔内有 20mm×10mm 的无回声区,疑为胎囊,双附件未探及异常。11 点 40 分置入 HYF-XP 型纤维宫腔镜(尖端外径 3.1mm),用自动膨宫机,5%葡萄糖液膨宫,设定膨宫压力为 120mmHg,膨宫液流速为 240ml/min,宫腔深 10cm,开始见宫腔内血染,视线不清,旋即见气泡在宫腔内翻滚,核查膨宫液容器内已无液体,立即加入膨宫液,继续检查。4 分钟后患者突然憋气,呛咳不止,面色青紫。血压 60/40mmHg,心率 40 次/min,立即面罩正压吸氧,开放静脉,静脉推注地塞米松 20mg,患者大汗淋漓,四肢厥冷,意识清醒,肺部听诊呼吸音低,未闻及啰音。7~8 分钟后症状缓解,一般情况好转,血压 90/50mmHg,16 分钟测心率 78 次/min,心电图无异常,下午查尿 hCG 阳性。次日行电

表 12-5-2　CO_2 宫腔镜检查空气栓塞的发病经过及转归

作者	年份	膨宫介质	临床表现	转归
Nishiyama 等	1999	CO_2	取出宫腔镜时出现抽搐，意识模糊，脉搏摸不到，心脏按压，气管插管，药物治疗	16 小时后死亡
Sherlock 等	1998	CO_2	监护显示突然和迅速呼气末 CO_2 压力和血氧饱和度下降，脉搏消失，发绀，吸氧，高压氧治疗	痊愈
Behnia 等	1997	CO_2	在恢复室引起非心源性肺水肿	痊愈
Ghimouz 等	1996	CO_2	全麻，CO_2 灌注 2 分钟，室性心动过速，突然循环骤停，心肺复苏 2 分钟好转	失明 3 分钟
Corson 等	1996	CO_2	检查 9 分钟突然心动过缓，经食管超声提示心脏 4 腔均有气体，卵圆孔开放	遗留永久性脑损害
Vo Van 等	1992	生理盐水	检查结束时呼吸窘迫，心搏骤停，心肺复苏	死亡
Crozie 等	1991	CO_2	3 例检查开始 5~8 分钟循环衰竭，心跳停止，复跳后听到水轮样音，约 5 分钟消失	痊愈
Obenhaus 等	1990	CO_2	心动过缓，血压下降，听到金属心音，高 CO_2 血症	痊愈
Gomar 等	1985	CO_2	心血管衰竭，心搏骤停，有水轮音	不可逆神经损害，1 周后死亡

表 12-5-3　宫腔镜手术的空气栓塞发病及治疗情况

作者	年份	手术及膨宫介质	发病经过	转归
Fukuda 等	2000	TCRM	手术进行至 45 分钟，患者诉严重背痛，BP 40mmHg，SpO_2 80%，心房纤颤	注麻黄碱 5mg，20 分钟好转
Corson 等	1996	TCRA，生理盐水，中等头低臀高位	换手术镜鞘时，麻醉师发现心率、血氧饱和度、血压均下降，发绀	死亡
Corson 等	1996	TCRS（剪刀法），CO_2，头低臀高位	取出镜体 2 分钟，呼气末 CO_2 压力和血氧饱和度下降，心脏穿刺抽出气体，继而 DIC，肾衰竭	10 天后放弃治疗，死亡
Corson 等	1996	刮宫后腹腔镜检查，极度头低臀高位	用末端开放的举宫器举宫，术终血压下降，抽搐，心前区有水轮音，左侧卧，心脏穿刺抽出泡沫血，化验证实栓塞气体为室内空气，来自举宫	数分钟内死亡，尸解心脏四腔均充满气体
Corson 等	1996	TCRE	先吸宫，置镜打开进水阀门前，呼气末 CO_2 压力下降，心搏骤停，中心静脉导管抽出约 15ml 空气	死亡
Nachum 等	1992	TCRE Hyskon 液	换灌流液袋时泵仍转动，患者不安，咳嗽，心率 50 次/min，发绀，呼吸停止。插动脉导管，抽出泡沫血，PO_2，16mmHg，HBO 治疗，暂时改善	死亡
Perry 等	1992	HEAL 乳酸林格液	手术 30 分钟时，换灌流液袋时管内有气体，呼气末 CO_2 压力由 34mmHg 下降到 22mmHg，停手术吸纯氧，3~4 分钟 CO_2 终末压力正常，恢复手术，CO_2 终末压力由 35mmHg 下降到 21mmHg，心前区多普勒出现空气栓塞的特殊音调，再停手术，吸纯氧，情况稳定	痊愈
Perry 等	1992	TCRM 1.5% 甘氨酸溶液	手术 50 分钟时，用泌尿科冲洗球冲洗宫腔，多普勒音突然增强，血氧饱和度由 99% 下降到 90%，CO_2 终末压力由 31mmHg 下降到 17mmHg，血压由 120/80mmHg 下降到 90/60mmHg，停手术吸纯氧，情况稳定，手术 150 分钟，出现低钠血症	开腹切除肌瘤
Wood 等	1990	TCRE 10% 葡萄糖溶液	腹腔镜见气泡自小静脉进入盆侧壁，血氧饱和度由 97%下降到 84%，脉搏由 72 次/min 上升至 110 次/min，恢复平卧位，正压通气吸纯氧，5 分钟后情况稳定	完全恢复
Baggish 等	1989	HEAL，用空气或氮气冷却	5 例，术中突然空气栓塞，心血管衰竭，4 例心搏骤停	4 例死亡，1 例遗留永久性神经损害
Imasogie 等	2001	TCRE+P	头低位，手术分钟 SpO_2 下降至 87%，呼气末 CO_2 张力下降至 27mmHg	100%O_2 吸入好转

吸人工流产术，血压100/70mmHg，经过顺利。此例系早期妊娠流产，子宫出血2个多月，子宫的血液循环丰富，宫腔内黏膜有破损，宫腔镜检查时未排空注水管中的空气，术时膨宫压力120mmHg，在此高压下，注水管中的空气经过子宫静脉窦进入右心，因进入的空气量较多，出现了静脉空气栓塞的症状。

六、VAE的诊断

空气栓塞发病急骤，进展迅速，一旦出现典型临床症状和体征，患者已经病情危重，错过了治疗的最佳时机。早期诊断除了需要详细询问患者病史和体格检查外，也需依靠灵敏的检查方法。目前用于空气栓塞诊断的主要方法有：经胸廓超声心动图（transthoracic echocardiography，TTE）、经食管超声心动图（transesophageal echocardiography，TEE）、经静脉心腔内超声（transvenous intracardial ultrasound）、呼气末 CO_2 分压（$P_{ET}CO_2$）监测、肺动脉压（PAP）监测、中心静脉压（CVP）监测等。超声心动有助于确定右心血流中气体的存在，它可以探测到极小的气泡，但不能定位。许运巧与张菊新的研究提示TTE联合 $P_{ET}CO_2$ 监测能有效预测宫腔镜术中空气栓塞的发生。经胸廓超声心动图可在右心房监测到连续成群的空气栓子通过。在典型的临床表现中，发现VAE最敏感的方法是心前区多普勒超声监测。当更多气体进入血流时，呼气末 CO_2 压力下降，测定呼气末 CO_2 分压诊断VAE高度敏感和特异。心前区Doppler可迅速发现气泡，此法简便，能迅速查出小至0.12~0.25ml的小气泡，其音质呈特殊高调“沙沙”“隆隆”音。目前对采用全身麻醉的患者进行 CO_2 水平监测，呼气末 CO_2 压力下降已成为VAE最重要的早期征象。如果在术前为高危患者，或在手术出现困难时放置中心静脉压导管，可检查和监测心内及肺动脉压上升，抽出气泡，有助于此合并症的处理。

实验室检查：动脉血气提示低氧血症、高碳酸血症和代谢性酸中毒。轻症可表现为低氧血症和低碳酸血症。其他实验室检查无特殊。

影像学检查：胸部X线片正常或非动脉系统出现气泡。其他X线片可见肺动脉扩张局灶性血流减少（Westermark sign）和肺水肿。需要引起高度重视。

心电图检查：心动过速，心电轴右偏，右心室劳损，ST段压低。

七、VAE的监测

静脉空气栓塞发病十分突然和严重，以致处理极端困难，经常导致死亡与重度伤残，因此，术中应加强监护，包括连续心前区多普勒监护、呼气末 CO_2 压力监测及血氧饱和度测定等。如今多数患者的手术是在全身麻醉下进行，二氧化碳图形监护。放置中心静脉压导管，可检查和监护心内及肺动脉压上升，并可抽出气泡，有助于此合并症的处理。图12-5-1显示各种方法监测气体进入心脏和大血管及其继发的生理变化，随着进入空气量的增多，心肺功能出现异常。Corson等认为此危险可因注意手术技术和监护呼气末 CO_2 水平而减少。

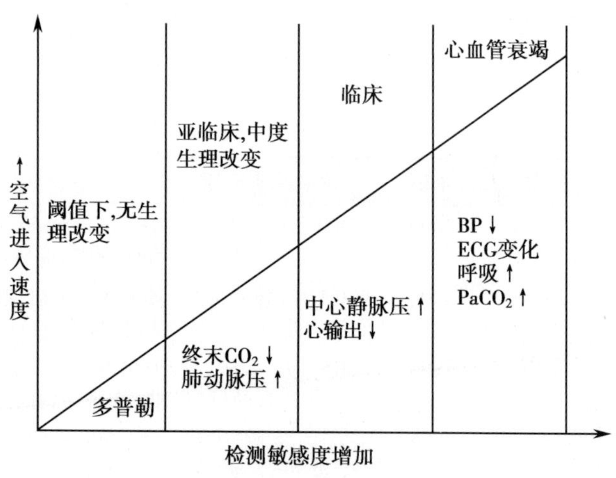

图12-5-1　VAE的监护

八、VAE的治疗

一旦疑诊空气栓塞，应立即处理。

1. 阻止空气栓塞继续进入循环系统　阻止空气栓子继续进入循环系统主要有两方面：一是立即停止手术操作；二是液体复苏，提高中心静脉压力，可进一步减小空气与静脉之间的压力差，也可减少空气栓子的进入。

2. 氧气治疗　100%纯氧吸入，可提高动脉血氧饱和度和改善外周组织供氧，同时还可以减少氮气含量，减少栓子体积，利于空气栓子的吸收。对于存在血流动力学不稳定的严重空气栓塞患者，如果条件允许，可予高压氧治疗，使已经形成的空气栓子扩散，并可提高组织供氧。但目前高压氧治疗并非一线治疗方案，主要用于危重患者的抢救。

3. 选择合适的体位　既往一致认为，发现空气栓塞应立即改变患者体位为左侧卧位并头低脚高

(头部降低 10°~20°),可让气泡局限于右心室心尖部位,减少泡沫血液的产生,解除肺动脉与右心室之间的空气闭锁。然而,有学者提出头低脚高位可能导致颅内压增高、脑疝形成。但目前关于头低脚高位引起颅内压增高和脑疝的报道不多。空气栓塞并非常见病例,很难进行大样本的临床随机对照试验。因此,患者发生空气栓塞时是否应调整为头低脚高位仍需进一步探索。

4. 心肺复苏　当出现低血压、严重心动过缓等循环衰竭表现时,需使用血管活性药物给予循环支持治疗,甚至需要心肺复苏。研究表明,即使在患者没有心搏骤停的情况下,也可能需要胸外心脏按压。胸外心脏按压(100 次/min)不仅可以提高心输出量,还可以将已经形成空气闭锁的气体栓子压碎,形成小的栓子进入肺循环,解除空气闭锁,使循环恢复。

九、VAE 的预防

如今在预防空气栓塞方面,学者们的意见已趋于一致,有效的预防是针对病因,主要围绕阻断宫腔内空气来源,减少血管创面的暴露,尽量降低宫腔内压力及加强监护等。具体措施有:避免头低臀高位使心脏和腔静脉低于子宫水平;操作前应注意排出灌注管中的空气;小心扩张宫颈管,避免损伤或部分穿入肌壁,其血管网可将空气吸入;对未产妇或既往有宫颈手术史者,用渗透性扩宫棒以减少创伤;宫颈扩张后应封闭阴道或用湿纱布堵住宫颈,避免将宫颈暴露在空气中;在术者准备置入宫腔镜前,最后一支扩宫器要一直放在宫颈管内。空气栓塞的危险随宫内压力的增加而增加。故术时应选择有效的最小膨宫压力。

怀疑空气栓塞应立即做出反应,停止使用任何注入气体的方法,阻止气体进入,倒转头低臀高位,放置中心静脉压导管,如有心肺衰竭,立即进行心肺复苏,左侧卧位,心外按摩可将气泡打碎,迫使空气进入肺循环,恢复心室功能,有时中心静脉导管可放至空气池内尽可能将空气抽出。注入大量生理盐水,促进血液循环和送高压氧舱治疗。

为了及时发现 VAE 以及早抢救,除常规监测血压、心率和血氧饱和度外,监测呼气末 CO_2 压力也十分必要,对于是否常规应用中心静脉导管和超声学检查目前尚有争议。

综上所述,空气栓塞是临床上并不少见的并发症,可发生于多种手术,尤其是有宫腔内压力的宫腔镜手术中,其临床症状和体征可能不典型,存在漏诊和误诊的情况。其早期诊断除了根据患者的病史和详细的体格检查外,目前临床应用较多的为经胸超声心动图。对于动脉空气栓塞的诊断可以根据 CT 检查见到血管里的气体影。一旦发现空气栓塞,主要处理措施为阻止空气继续进入,100% 吸氧,根据患者情况选择合适的体位,液体复苏,可导管抽气、维持血流动力学稳定,必要时需胸外心脏按压和高压氧治疗等。空气栓塞发病急骤,病情进展迅速,有潜在致死风险,我们应该提高对该病的认识和诊治水平,注重预防,早期发现并治疗,防止疾病进一步发展,改善患者预后,降低病死率。

(夏恩兰)

第 6 节　电意外损伤

近年高频电装置不断改进,除了具有优良的性能之外,在安全方面也有了很大改进,电意外损伤(electric injury)明显减少。但在使用旧型高频电装置的医院内仍有发生电意外伤害的危险性。因此,使用高频电装置的医护人员必须了解高频电波可能引起的事故。

一、电灼伤事故

主要是高频波电流密集的关系而引起的事故,可分以下 2 种。

(一) 负极板周围的灼伤

一般为了避免回路中的高频波电流密集,需要使用大面积的负极板,这个负极板需与人体全面密集接触,并最好贴在血流丰富的肌肉上才能确保高频波的回路,否则会产生电灼伤(electric burns)。另外,贴负极板的部位距手术部位越近越好,使高频波在人体内做最短的走行距离。

1. 负极板因容易弯曲的关系,可用来固定在大腿等的弯曲部,但如果铅负极板多次弯曲以后,负极板的表面会变成凹凸不平,这样会减少与人体的接触面积。另外,因为金属疲劳之故,负极板上产生龟裂或折断,使负极板的有效面积减少,回路中的高频波电流密集而造成灼伤。

2. 小儿用负极板因面积小,容易造成灼伤。

3. 不锈钢负极板有不腐蚀及使用后容易清洗等优点，故较常使用。为了增加电传导性，常以生理盐水浸湿的纱布包起来使用，手术中如用干纱布包裹，或不使用生理盐水而使用常水浸湿的纱布包裹负极板时，会减少电传导性，使回路中的高频波电流密集一处而造成局部灼伤。不锈钢负极板质地坚硬，如贴在骶骨、肩胛骨等突起部位时，接触面积减少，其他如手术中体位变换时，负极板移位，也会造成接触面积减少而引起灼伤。

4. 非电解质的消毒液流入贴好的负极板间，减少了负极板与人体的接触面积，引起灼伤。

5. 消毒液流入贴好的负极板间，腐蚀负极板，造成接触面积的减少，引起灼伤。

（二）负极板以外的灼伤

高频波容易发生分流，负极板以外的部位发生分流（stray current）通过时就会产生灼伤，比较多见的原因有：负极板异常时，患者与手术台的金属部接触时，手术台上的血液、生理盐水造成分流通过时。通过电切镜经窥器造成分流。此外，经由心电图、脑电波等的电极也可造成分流。Vilos 等曾报道 13 例由电切镜经窥器造成分流引起的生殖道灼伤。Birdsell 报道 1 例 51 岁妇女接受了子宫内膜切除手术，术后左侧外阴疼痛逐渐加重，诊断为第三度烧伤。经过大约 1 年的保守治疗，逐渐好转。一般认为，外阴灼伤是由于电容耦合或在宫腔镜电极上的绝缘缺陷而产生的。以下诸项可以降低这种并发症的风险：

1. 不直接接触组织时，禁止激活电极。

2. 避免继续治疗已经干燥的组织。

3. 避免过度扩张宫颈，接触不良会引起子宫颈因吸收来自带泄漏电流的外鞘的灼伤。

4. 放置金属窥器，为了分散和稀释任何杂散电流。

5. 使用最低有效的瓦数，特别是在凝固（高电压）模式下。

6. 避免重复使用电极，以最大限度地减少绝缘失败的可能性。

二、电击伤事故

是因漏电产生的电击伤事故，可分电流从体外经皮肤或人体后流出体外的大电击（macro-shock），和电流经人体组织直接流到心脏的微电击（micro-shock）两种，均可引起生命危险。

三、电磁干扰引起的事故

高频电装置是产生强电力高频波的器械，使用高频电装置时，其强力电磁波对各种电子仪器，如心电图、脑电波、计算机、人工起搏器等产生影响，引起杂波诱导障碍，而干扰电子仪器的正常功能。比较严重的是对人工起搏器的干扰会引起生命的危险。

四、火花引起的事故

因为不使用易燃性麻醉气体的关系，已不发生爆炸的事故，但在高浓度氧气的条件下使用电刀也是一种危险的事。

（林保良 夏恩兰）

第 7 节 妊 娠

在开展 TCRE 的初期，认为 TCRE 术后的宫腔瘢痕化，孕卵难以着床，故将无生育要求列为手术适应证。1990 年，Skär 和 Nesheim 报道 TCRE 可用于避孕。但随着此术的广泛开展，TCRE 及 EA 术后妊娠见诸报道，20 世纪 90 年代末期以来，多种第二代子宫内膜去除术的新能源手术问世，术后妊娠的问题日渐增多，现有资料证明 TCRE 术无避孕功能，术后妊娠其人工流产难度大，产科并发症多，应引起医患关注。

一、TCRE 术后妊娠的可能性

EA 术后妊娠虽然罕见，但有可能。MaK 等报道第一代 TCRE/EA 后自然妊娠的发生率为 0.24%～2.41%。Kir 等报道其发生率为 0.24%～0.68%。由于宫腔的瘢痕和狭窄，引起胎盘异常种植和胎儿死亡已有报道。理论上讲，子宫内膜切除后不能再生，应有长期避孕效果。DeCherney 曾报道 2 例术后 6 个月内死于内科疾患的病例，尸解显示子宫内膜完全被胶原瘢痕组织代替；Magos 报道 68 例患者于术后 3 个月及 12 个月分别行宫腔镜检查，发现子宫腔缩短，内膜纤维化。但子宫内膜有惊人的再生能力，子宫角部的解剖学形态内陷，组织学结构肌壁薄，容易发生子宫穿孔，子宫底位于子宫的顶部，需用环形电极横行切割，技术难度大，此两处的内膜电切或滚球电凝去除往往不够彻底，如有内膜残存或日后再生，则仍有宫内妊娠的可能，Turnbull 等研究 59 例 TCRE 术后的子宫 MRI 图像，其中 22 例无月经，结果除 3 例外，均有残余黏膜，但并非有内膜残余的均有月经。因此，临床偶见术后妊娠者，宫内、宫外妊娠均有可能，发生率约 0.7%～2%。首都医科大学附属复兴医院 1990 年 5 月～2001 年 11 月共行 TCRE 术 1 341 例，随访 3 个月～11 年 6 个月，术后妊娠者 26 人 32 例次，发生率为 2.39%。32 例次妊娠中有宫颈妊娠 1 例，输卵管妊娠 2 例，右侧宫角妊娠 1 例，宫内妊娠 22 人 28 例次，其中 2 人妊娠 3 次，2 人妊娠 2 次。其发生与患者年龄、子宫内膜再生能力及切除内膜的深度和范围有关，并随术后时间的延长，宫内妊娠的概率减少。这些 TCRE 术后妊娠例次的 62.5% 发生在术后第 1 年，第 2 年为 21.88%，第 3 年为 9.38%，第 4 年为 3.11%，第 5 年为 3.11%；最晚的 1 例发生在术后第 10 年，资料提示 TCRE 术后妊娠的危险因素为术后规律月经和年纪轻，最多见的妊娠时间是术后 2 年。TCRE 术后妊娠者中 7% 发生在前 100 例，后 1 241 例术后妊娠的发生率降至 1.69%，前 100 例的发生率高显然与开展手术初期切除内膜较浅有关。以上均为第一代子宫内膜切除术后妊娠的情况。Yin 等报道未经预处理的 TCRE/EA 后妊娠 123 例，92% 为第一代手术，仅 10 例（8%）为第二代，其中 7 例热球子宫内膜去除术，2 例微波子宫内膜去除术，1 例循环热水子宫内膜去除术。到目前为止，诺舒术后妊娠曾出现过 26 例，但是文献报道仅 11 例。第二代子宫内膜去除术较 TCRE 术安全、操作容易，但近年亦有妊娠的报道。Ismail 等报道热球子宫内膜去除手术后宫内妊娠 1 例。1992 年，Whitelaw 和 Sutton 首报 TCRE 术后异位妊娠，Dicker 等报告 5 例宫颈妊娠，认为其病因与人工流产和刮宫创伤对子宫内膜的破坏有关；其中 2 例有严重的宫腔粘连，造成了部分或全部的宫腔闭锁，这种粘连可能是宫颈妊娠的重要原因。由于内膜切除/去除手术并不等于绝育，也不能保证绝育，而且无月经者仍有可能妊娠，因此，对内膜去除手术后的妊娠问题应有足够的认识，对患者术后应提倡避孕，医师对 TCRE 术后无月经、淋漓出血及腹痛者，应警惕宫内及宫外孕的可能性。

二、TCRE 术后妊娠的危险

（一）胎盘种植异常

TCRE/EA 术后妊娠半数胎盘附着异常，可以导致危及生命的并发症，如子宫破裂、子宫切除、产后出血、早产和围产期与产妇死亡等。子宫内膜切除后，孕卵缺乏蜕膜支持，易引起早期妊娠流产，Goldberg、McLucas、Mints 等学者均有 TCRE 或 EA 术后妊娠自然流产的报道。到妊娠晚期，由于胎盘供血障碍，可导致胎盘发育及植入异常，胎儿生长受限和胎死宫内，第三产程异常等。Kucera 等报道 3 例 EA 和 TCRS 术后妊娠的严重并发症。1 例 TCRS 术后妊娠，在分娩第 2 产程子宫破裂。另 2 例分别为 TCRS 和 EA 术后，于妊娠中期大出血。Maouris 报道 1 例妊娠 30 周因胎位异常及胎膜早破行剖宫产，胎盘与宫底部分粘连。首都医科大学附属复兴医院曾有 1 例患者，35 岁，原发不孕，TCRE 术后 2 年无月经，继之月经稀发伴过少，约停经 6 月余腹部明显膨隆，B 超提示宫内妊娠约孕 6 月余，于妊娠 39 周剖宫产，娩出一女活婴，体重 2 500g，胎盘全部植入于子宫肌层，行子宫次全切除术。病理检查报告胎盘植入。Mak 等于 2015 年报告诺舒术后妊娠 1 例，38 岁，诺舒术后经血减少，周期规律，未被告知术后避孕。术后 2.5 年闭经。闭经 20 周腹痛，发现怀孕相当 22 周，患者愿继续妊娠。25 周$^{+6}$ 因羊水过多 B 超检查除外胎儿食管闭锁，胎儿及胎盘均未发现异常。孕 34 周$^{+2}$ 超声检查见胎盘多处肌层<2mm，甚至看不清楚肌层。胎儿用倍他米松促胎肺成熟，于 35 周$^{+1}$ 剖宫产一健康男婴，2 386g，出血 1 500ml，术中见胎盘组织已达浆膜面，术后诊断穿透胎盘。病理检查子宫肌层厚为 3cm，宫底处仅为 0.5cm，最终病理诊断植入胎盘。Mak 提及在已报道的 11 例诺舒术后妊娠中，1 例人工流产，2 例自然流产，8 例早产合并有不同并发症，包括胎儿生长受限、胎膜早破、胎盘血管前置、胎盘附着异常 4 例，其中 3 例子宫破裂，没有 1 例足月自然分娩。Yin 报道诺舒术后妊娠 123 例，48%（59 例）孕妇要求流产，64 例合并自然流产、胎膜早破、早产、宫外孕、胎盘粘连、围产儿死亡和产妇死亡。电切术的创伤肯定是产科子宫破裂的危险因素。TCRE 术后宫腔的瘢痕狭窄，极类似 Asherman 综合征。Friedman 等报道 Asherman 综合征的严重产科并发症有早产（12%）、胎盘植入、囊状子宫、子宫裂开等。TCRE 术后宫腔粘连，妨碍孕卵着床，可导致异位妊娠。异位妊娠破裂如不能及时发现和处理，腹腔内出血有可能危及生命。故 TCRE 术后妊娠应视为高危人群。

（二）异位妊娠发生率高

夏恩兰等回顾分析首都医科大学附属复兴医院

1990 年 5 月~2005 年 1 月因异常子宫出血,药物治疗无效,无生育要求,接受 TCRE 术者 1 621 例,随访 1 年~14 年 8 个月。术后妊娠者 32 例 39 例次,其中异位妊娠 5 例,包括宫颈妊娠 1 例,输卵管妊娠 2 例,右侧宫角妊娠 1 例,左侧宫角妊娠 1 例,均手术治愈。在此文发表后,又有 1 例 TCRE 术后 10 年,子宫壁间妊娠行子宫体切除术。TCRE 术后异位妊娠占全部妊娠的 12.82%(5/39),2 例宫角妊娠和 1 例可疑宫角妊娠者均有严重的宫腔粘连,造成了部分宫腔闭锁,这种粘连可能是异位妊娠和宫角妊娠的重要原因。2007 年,英国 Giarenis 等报道 1 例 EA 术后宫颈妊娠,用甲氨蝶呤保守治愈。

(三) 人工流产的高危人群

TCRE 术后妊娠人工流产虽多数可顺利完成,但有可能遇到困难,首都医科大学附属复兴医院随访的 28 例人工流产患者中,除 4 例经过异常外,余均在 B 超介入下行电吸人工流产术,经过顺利。4 例经过异常者中:

例 1:32 岁,TCRE 术后仅有周期性点滴状出血 1 年余,外院人工流产失败,诊断右侧宫角妊娠转来首都医科大学附属复兴医院,妇科检查子宫 8 周妊娠大小,宫腔镜检查见距宫颈外口 4cm 处宫腔粘连、狭窄,用 7mm 电切镜和关闭型电极,在 B 超监导下沿子宫纵轴向前推进,切开粘连组织约 2cm 深,胎囊移至宫腔内,吸宫人工流产。

例 2:38 岁,于 4 年前行 TCRE 术,术后月经过少,于停经 59 天行电吸人工流产术,内诊子宫 8 周妊娠大小。术前化验:Hb 115g/L,出血时间 2 分钟,凝血时间 4 分钟,血小板 143×10^9/L,血 HBsAg(+),抗 HBc(+)。吸出完整孕囊,动脉性出血较多,宫颈注射缩宫素 10U 及静脉滴注止血三联均无显效,出血达 700ml,血压下降,立即宫腔置入 16Fr 的 Foley 导尿管,球囊内注入无菌生理盐水 13ml,出血停止。

例 3:42 岁,于 17 个月前行 TCRE+TCRP 术,术后月经过少,于停经 40 余天 B 超检查提示宫内孕,行电吸人工流产术,仅吸出少量蜕膜及绒毛组织,病理报告:①蜕膜及高度分泌状态之子宫内膜;②胎盘绒毛。术中 B 超监护见子宫近右后壁有一 3.5cm×2cm 大小的液性暗区,探针及吸管均不能触及。5 天后阴道彩超检查提示子宫 7.7cm×6.8cm×4.8cm,宫体右后壁可见胎囊,大小 4.3cm×1.6cm,其内可见胎芽及胎心点状搏动,胎囊后壁外缘距浆膜层 1.8mm。2 天后行子宫体切除术,术时见子宫右角外突,Y 形切开于宫体前壁,见宫腔有纤维瘢痕,近宫底部有粘连,双侧宫角部可见内膜,右侧宫角处可见一 3.5cm 直径的胎囊,其外缘距浆膜层厚 5mm。

例 4:40 岁,系 TCRE 术后第 3 次妊娠合并多发子宫肌瘤,于停经 62 天出现急腹痛及低热,子宫 11 周妊娠大小,诊断早孕合并子宫肌瘤红色变性,静脉麻醉下行电吸人工流产术,因宫腔内瘢痕及肌瘤阻挡,宫腔弯曲,深 13cm,B 超监导下吸出孕囊,术后腹痛消失。

TCRE 术后妊娠人工流产时可能大出血,宫腔粘连,宫角妊娠,甚至宫颈妊娠均有可能遇到,因宫腔瘢痕挛缩,导致宫腔扭曲变形,即使有 B 超介入,探针或吸管也难顺利进入宫腔。宫颈妊娠若术前未能诊断而贸然刮宫,引起的出血常难以控制。因此,TCRE 术史应视为人工流产的高危因素。

三、TCRE 术后妊娠的诊断及处理

(一) 诊断

TCRE 术后月经改善,有无月经,点滴出血,月经过少,正常月经,还有月经稀发,由有月经过渡到无月经,由无月经过渡到有月经等不同形式,在过渡时还常有淋漓出血的情况。首都医科大学附属复兴医院统计该院 TCRE 术后至妊娠前月经情况为:宫颈妊娠 1 例,输卵管妊娠 2 例及右宫角妊娠 1 例术后均为月经过少。26 人 32 次宫内孕中,妊娠 3 次的 2 人术后月经过少,妊娠 2 次的 2 人中,1 人术后月经过少,1 人第 1 次人流后 6 个月无月经,再次妊娠。妊娠 1 次的 24 人中,14 例术后月经过少,6 例术后 3~6 个月无月经,以后有少量月经,3 人术后 7 个月~2 年无月经,以后月经不规律或有少量月经,1 例术后 3 个月无月经即妊娠。这些月经的变化导致早孕期间很难及时确定妊娠诊断。因此,TCRE 术后妊娠的早期诊断有赖于医患双方对妊娠的警惕性和定期随访。文献报道 TCRE 术后妊娠约 50%胎盘附着异常,近年来二维、三维彩色多普勒超声与 MRI 在胎盘植入诊断中发展迅速,可以精确了解胎盘附着位置及胎盘植入的深度,TCRE 术后定期超声检查,必要时 MRI 检查,有利于及时发现异常,临床医师应重视这些先进诊断技术的应用。

(二) 处理

一般接受 TCRE 术者均不再有生育要求,故妊娠后多以人工流产告终,接诊的医院及术者应有各种应对困难人工流产的条件,术前 B 超检查,准确判断胎囊的位置,仔细观察宫腔线,以估计手术的难易度。对宫腔线欠清晰或胎囊位置偏移宫腔者最好术

前宫颈插管，术中施以麻醉，在B超介入下吸宫，探针或吸管置入不畅或遇阻时，可用宫腔镜检视宫颈管及宫腔情况，如有狭窄、粘连或扭曲，可在B超引导下切开，使宫腔贯通；术终不能确定胚物是否已完全吸净时，可用宫腔镜检视。本文例2人工流产术终出血迅猛，为避免切除子宫，球囊压迫是采取根治性治疗措施前可供选择的有效疗法。例4妊娠终止后腹痛消失。李荔等报道微波（MEA）子宫内膜去除术334例患者，术后随访3～125个月，平均为64.7个月。术后均未采取避孕措施。术后宫内妊娠4例，5次，术后妊娠率1.49%。于开展MEA术早期接受治疗的50例中，妊娠率为6%，其余284例术后妊娠率仅为0.07%，说明术后妊娠率与施术者的经验和子宫内膜去除的范围及深度相关。李荔等介绍了两例MEA术后困难人工流产超声引导下胚胎减灭术的经验。第1例药流未见孕囊排出，行宫腔镜下清宫术，6号吸管难以进入，宫腔镜下松解粘连后，吸出绒毛样组织。第二例行宫腔镜终止妊娠，术中见宫腔呈桶状，深7.5cm，两侧宫角均无法暴露，子宫前壁及宫底见少许蜕膜样组织，遂行刮宫术，刮出少许蜕膜样组织，未见绒毛，刮宫后见宫底组织呈絮状、变薄，故停止手术。术后复查超声显示宫内妊娠7周，行超声引导下胚胎减灭术，术中阴道探头引导于左侧穹窿处进针达胎心处，反复穿刺，直至胎心消失，再连接20ml注射器吸取胚芽组织及羊水，吸出液体可见絮状绒毛组织，直至羊水吸净，术后超声测量宫腔内可见5mm×4mm×3mm强回声团，胚胎减灭术前患者血hCG为229 000U/L，术后1周降至130 000U/L，21天降至18 030U/L，59天降至346U/L，70天降至2.6U/L。患者术后无腹痛，仅于术后1周出现阴道点滴出血2次。

Baumann等首报TCRE和双极电凝输卵管绝育后妊娠成功，结局良好。Pugh等报道EA术后成功宫内妊娠1例。Pinette等报告YAG激光治疗后成功妊娠1例。甚至有以TCRE治疗不孕者，Cravello等报道对孕酮治疗无效的AUB行EA术，出血治愈后妊娠者，并可能足月分娩。首都医科大学附属复兴医院有1例TCRE术后足月妊娠，剖宫产一足月小样儿，胎盘完全植入，同时子宫体切除。故如到妊娠中、晚期始发现妊娠，而且愿意生育者，可考虑继续妊娠，为获得良好的产科预后，应进行严密的孕期保健，监护胎儿发育情况及胎盘功能状态，阴道产者妥善处理第三产程，剖宫产者要有子宫切除的准备。

为减少TCRE术后妊娠，2011年Mircea等介绍100例第二代子宫内膜去除的同时放置Essure避孕器，92%成功。2013年，荷兰妇产科学会提出不鼓励有生育愿望的妇女做子宫内膜去除手术，并强调所有做子宫内膜去除术后的妇女都要避孕。总之，诺舒不是避孕方法，术后应避孕，怀孕必须中止，以避免严重并发症发生。

（夏恩兰）

第8节　其他并发症

一、宫腔积血

宫腔积血是TCRE、EA少见并发症，发生率为1.8%～10%。子宫底部和两侧壁均为折叠部，术后容易形成粘连，导致宫腔狭窄或缩短。子宫前后壁于宫缩时互相贴附，久之亦可发生粘连。此类宫腔粘连多无症状，腹痛为促使患者就诊的主要症状，有的是在为其他指征做宫腔镜检查时发现，故其发生率不明。宫腔下段粘连闭锁，其上段尚存对卵巢激素有反应的有活性子宫内膜时，月经血积存，可致宫腔积血（hematometra/hemometra）。术后定期探扩宫腔和/或宫腔镜检查，可防止或及时发现此症。理论上宫颈峡部狭窄可引起宫腔积血，因此Hamou建议行部分子宫内膜去除术，保留宫腔下极1cm的内膜，以预防宫腔积血。事实上，甚至切除了宫颈上段内膜者，宫腔狭窄及继发宫腔积血亦极罕见。相反的，宫腔积血均见于子宫底部，只要在内膜切除后纤维化的宫腔内存在有活性的内膜，全部或部分子宫内膜切除发生宫腔积血的机会相等。该症发生在手术后2～16个月。Tapper报道86例TCRE术后近期有4例宫腔积血。TCRE术后用HRT亦可引起宫腔积血。其症状为周期性或持续性腹痛及断续阴道出血，子宫探针探不进去，B超可见到子宫内的积血，易于诊断。探扩宫腔，排出积血，保持宫腔引流通畅等治疗有效，在B超介入下切除宫腔粘连和残存的子宫内膜以预防复发。Romer报道1例TCRE术后13个月伴周期性腹痛，宫颈内口粘连引起宫腔积血，指出所有TCRE术后均应有定期的临床和超声随访。但是否有必要于术后数周内常规探查宫腔以减少此并发症的发生仍有待证实,而此举可能引起感染和子宫穿孔。术后子宫腔引流不畅,亦可引起宫腔积血及痉挛性下腹痛。林氏做 149 例 TCRE 术,均于术后 1 个月在门诊常规扩张宫颈,无宫腔积血发生。但在他所做的 1 100 例 TCRM 中,1 例因切除宫颈附近的肌瘤而发生宫颈粘连和宫腔积血,经扩张宫颈,排出积血治愈。Hill 报道 24 例,治疗方法包括穿刺、引流、宫腔镜灌流液冲洗等。其中 1 例做了阴式子宫切除,指出凡 TCRE、EA 者,均应告知有此并发症的可能。McCausland 等报道部分 EA 治疗无深部腺肌病的月经过多有效,不引起宫腔粘连和积血。2002 年,McCausland 等研究 50 例完全滚球 EA 术后有症状宫角积血和 PASS 的频率、诊断、处理和预防。随访 4~90 个月,5 例(10%)由超声或核磁共振诊断,2 例宫角积血,3 例 PASS。GnRH-a 或宫腔镜解压,只部分有效,因症状复发行子宫及输卵管切除。诺舒子宫内膜去除术术后由于子宫内膜残留或再生,合并宫腔瘢痕化、宫腔粘连影响经血流出,出现宫腔积血。孙氏等报道诺舒子宫内膜去除术 350 例,术后发生宫腔积血 5 例(1.4%),其超声检查均提示内膜回声不均,1 例表现为月经淋漓不尽,另 1 例表现为腹痛,宫腔镜下均见宫腔粘连合并宫腔积血。3 例无症状,因 B 超检查异常(1 例子宫内膜回声不均,1 例内膜 7mm,1 例见宫腔内无回声区)行宫腔镜检查发现宫腔粘连并积血。因此建议在诺舒子宫内膜去除术后发生异常出血、排液、腹痛或常规术后复查时选择宫腔镜处理。

二、腹痛

与宫腔积血发生相关的问题是严重的下腹痛,经常为周期性,但宫腔内无积血,甚至无月经。仅发生于少数妇女,有些患者术后经血减少,腹痛增加,病因不明。腹腔镜检查可能发现子宫内膜异位症和其他盆腔痛的原因,但此术引起外在性子宫内膜异位症尚缺乏证据,最可能的是造成了内在性子宫内膜异位灶,小的异位灶埋藏于子宫肌层内。此征与 Asherman 描写的宫腔粘连伴腹痛相似,Asherman 的宫腔粘连病例中 25%有盆腔痛。治疗方面,单纯镇痛剂对严重腹痛无效,腹腔镜骶前神经切除缺乏疗效的报告,疗效尚不确切,一些患者需切除子宫。Mints 等资料,97 例平均随访 29 个月,11 例(11%)出现术后痛经。以下是解释 TCRE 术后腹痛的几种理论:①宫腔粘连;②宫底残留内膜增生导致宫腔积血;③子宫内膜基底层被瘢痕覆盖导致医源性腺肌病和进行性痛经;④术时宫内压将有活性的子宫内膜细胞挤入肌层,引起子宫腺肌病;⑤子宫角部内膜未完全破坏。Steffensen 和 Hahn 的研究结果认为 TCRE 术时切除黏膜下腺肌瘤有增加灌流液回吸收的危险,术时液体的回吸收量多,术后持续有月经与出现晚期周期性腹痛有关。

三、医源性子宫腺肌病

随着手术病例的增多,学者们逐渐发现术后腹痛这一难以解释的症状,以后的子宫切除证实了子宫腺肌病的存在。英国曾在全国健康委员会下属 13 所医院进行了一项大规模横向研究,从 1991 年 12 月至 1993 年 12 月 978 例因月经紊乱而行宫腔镜手术者通过问卷调查治疗后 12 个月的情况,术后月经改善,不需要任何形式的治疗为满意,满意或非常满意者共占 84%,不满意的主要原因是疼痛加重,满意率与术后无月经率无恒定关系。术前除有典型的三联症状外,子宫腺肌病很难确定。Bae 和 Wortmann 等认为术后腹痛加重是原有子宫腺肌病加重还是手术所致仍有待探讨。有些学者认为子宫内膜异位症在作 TCRE 或 EA 以前就已发生,而与手术并无关系。Mints 报道术后 29%出现腺肌病。有资料证明用电切环行 TCRE 术较用滚球或激光做 EA 术更容易发生,原因可能是 TCRE 比 EA 容易存留子宫内膜,日后被瘢痕组织覆盖,而形成医源性子宫内膜异位症,另一种说法是切除内膜时子宫内膜经血管或肌层的创伤,进入子宫肌层,并导致此症。Keckstein 报道子宫腺肌病是子宫肌层的疾病,可用宫腔镜诊断,用经宫颈的打孔活检钳或环状电极切割可了解腺肌病的深度,浅表腺肌病可用经宫颈子宫内膜电凝或切除治疗,但可导致医源性子宫腺肌病(iatrogenic adenomyosis),可经宫腔镜二探治疗。子宫腺肌病也可因不完全的 EA 或 TCRE 引起。一些学者注意到 TCRE 术后因病切除子宫者,有时浅肌层可见紫蓝色小点,为异位的子宫内膜。目前对其存在有两种解释,开始是患者腹痛求治而发现,因此,认为手术时可能将子宫内膜压入肌壁,如存活下来,则形成子宫腺肌病,乃 TCRE 的合并症。但是随着病例增多,病理检查发现在术前未诊断子宫腺肌病切除的肌条中,有 8%可找到子宫腺肌病病灶。近年来,尝试深切的医师们行子宫内膜切除术,将子宫肌层切除至内膜下 4~5mm,使子宫腺肌病的发现率提高到 46%,故认为术前即已存在子宫腺肌病者逐渐增多，但不能解释为何术前无症状，而术后腹痛。对有选择的病例，宫腔镜治疗有症状的局灶性腺肌病成为可能。

四、治疗失败和症状复发

在术后近期，临床上应明确区分治疗失败、症状无改善和症状复发。在多数术者手下，一次术后80%~90%月经满意，电切或激光成功的术后复发极少见。虽然这是一项新手术，随访资料有限，但大多数妇女因此术而受益。也有全部内膜切除术后无月经，两年后突然发生严重出血者，纯属例外。初次治疗失败和继发症状复发均可做第二次手术，子宫切除可留待最必要时。这项新手术切勿违反患者愿望而强制实行。术后异常子宫出血的发生率约5%~10%，多见于术后子宫内膜再生，但确有病例经宫腔镜检查或子宫切除证实并无内膜而出血者，法国宫腔镜之父 Hamou 认为是子宫血管结构不良所致。此类出血有突发性和一过性的特点，有时可不治自愈。对其防治迄今尚无良策。2015 年，董瑞卿等报道宫腔镜子宫内膜切除术治疗异常子宫出血，对照组采用常规治疗方法，观察组采用宫腔镜下子宫内膜切除术。随访两年，观察组 1 年复发率为 4. 35%，2 年复发率为 21. 74%，显著低于对照组（13. 04%和34. 78%）。提示宫腔镜子宫内膜切除术的远期疗效令人满意、复发率低。影响手术预后的因素包括年龄和宫腔深度，年龄大、机体残留的子宫内膜再生能力减弱，手术失败率低。宫腔深度越短，手术操作相对简单，内膜残留的概率减少，术后复发少。2013 年，Lee 和 Khardra 报道 32 例诺舒子宫内膜去除术，术后随访 1 年，失败 5 例（15. 6%），经分析发现年龄、BMI、产次、剖宫产史、规律的月经、宫腔镜检查异常和平均手术时间等均与手术成功率无关。宫腔镜子宫内膜电切术后宫腔置入有预防的功效。

五、子宫恶性病变

需要讨论的子宫恶性病变有两种情况，即隐藏的子宫内膜癌和远期患癌的危险。宫腔镜电切术可提供组织病检，在此点上优于其他第二代子宫内膜去除方法。认为被埋藏的子宫内膜岛日后癌变及宫腔粘连或宫颈狭窄匿藏内膜癌等，至今仍为纯理论问题，而最主要的是去除子宫内膜减少了子宫内膜癌的危险性，手术结束时内膜原位如留有少许组织，患子宫内膜癌的机会极少。发生子宫肉瘤、宫颈癌及卵巢肿瘤的概率不变。首都医科大学附属复兴医院宫腔镜中心曾遇 1 例宫腔镜电切术后子宫内膜癌患者，69 岁，1991 年 5 月 18 日因绝经后出血，子宫内膜息肉行 TCRP+TCRE 术，切除组织病理学检查：电切之子宫内膜及子宫内膜息肉，术后随访，一直无出血及排液，至 1999 年 10 月 12 日起阴道点滴出血，3 天后宫腔镜检查，宫腔深 7cm，子宫内膜厚，取材送病检，结果为子宫内膜不典型增生过长，不排除癌变可能。11 月 19 日行扩大全子宫双附件切除术，探查盆腔无增大的淋巴结，术后病理：弥漫型高分化内膜腺癌，癌瘤侵肌层 1/2，并累及双侧子宫角，双侧卵巢及输卵管未见异常。Valle 报道 8 例 TCRE 术后发生子宫内膜癌的病例报道，其共性是术前均有子宫内膜囊腺型或腺瘤型增生，故建议对此类患者术后应给高效孕酮治疗。

六、子宫坏死

Rousseau 报道过 1 例 Nd-YAG 激光子宫内膜去除术后子宫肌层凝固坏死，该例有子宫腺肌病，术前曾用 LH-RH。

七、肺出血

2007 年，中国台湾省 Su 等首报宫腔镜肺出血导致肺塌陷的罕见致命并发症。

八、一过性失明

泌尿外科都知道用 1.5% 甘氨酸溶液灌流 TURP 术后可致一过性失明。1996 年，以色列医师 Levin 和 Ben-David 首次报道，发病的原因是甘氨酸的代谢终末产物与视网膜争夺视紫质之故。1999 年，印度医师 Motashaw 和 Dave 报道宫腔镜术后一过性失明的病例，该妇女 38 岁，1.5%甘氨酸溶液灌流，行 TCRM 和 TCRE 术。2003 年，土耳其 Karci 报道 1 例一过性失明。

九、神经损伤

腓骨神经受压或坐骨神经的过度伸展而引起，发生率为 0. 01%~0. 04%。多因宫腔镜手术时采取截石位的姿势不正确，或脚架、器械等的长时压迫所产生。症状是疼痛或神经麻痹，可完全恢复，但有时需较长时间。为了避免此问题的发生，术者在手术开始前一定要亲自检查患者的姿势和体位。

十、死亡

TCRE 术最大的危险不在于手术，而在于术者，有两个研究报告了27例因为体液超负荷导致严重的低钠血症所致术后死亡。因体液超负荷及子宫穿孔导致了致命的腹腔内出血死亡者，其共性为术者无经验，缺乏基础知识和基本技能，故宫腔镜手术不适合初学者。Scottish报告978例宫腔镜手术中有1例中毒性休克死亡。Hulka总结17 298例宫腔镜手术中，发生了3例死亡。Bae指出海藻棒宫颈预处理或扩宫至10~11mm，宫内压力始终保持在70~75mmHg以下，提供良好的膨宫和视野，可减少发生子宫穿孔等主要潜在并发症的发生频率。避免发生死亡的先决条件是有自信的宫腔镜诊断技术，相反的，有腹腔镜专长不能代替宫腔镜使用技术，因为这两种技术并不相同。TCRE和其他去除子宫内膜的技术被认为是“微创伤”，但在错误的手中会成为“最大创伤”。

十一、第二代子宫内膜去除术的并发症

第二代子宫内膜去除术的器械进入宫腔后一次性去除、消融或毁损子宫内膜，故又称整体子宫内膜去除术（global endometrial ablation）。相对第一代EA而言，整体EA无须膨宫，有热无电，电脑控制/显示压力、温度、时间，总体比较安全。但也有并发症发生。2003年，美国Gurtcheff和Sharp报道第二代整体EA的并发症在MEDLINE和参考书目中有：2例出血，1例盆腔感染，20例子宫内膜炎，2例Ⅰ度皮肤烧伤，9例宫腔积血，16例阴道炎和/或膀胱炎。FDA的资料有：62例患者，85种并发症，包括8例肠道热损伤，30例子宫穿孔，其中12例需立即剖腹探查，3例进ICU，1例发展成为坏死性筋膜炎，导致外阴切除、输尿管造口和双侧膝下截肢。1例因肠道热损伤死亡。以上并发症均不曾在杂志上报道。文献中有关热球EA术的并发症报道较多，其术后宫腔积血的发生率<3%，其发病的危险因素尚不清楚。2001年，美国Hubert等报道1例曾妊娠时宫颈机能不全患者，UBT后宫颈闭锁，宫腔积血。宫颈扩张和暂时放置导管治愈。宫颈内口的正常阻力可能是UBT时避免宫颈热损伤的重要因素。此例宫颈机能不全可能提示宫颈阻力降低。2007年，澳大利亚Robson等报道2例热球EA术后子宫肌瘤坏死。2007年，美国Schlumbrecht等报道1例热球EA术后宫腔积脓，导致败血症和宫颈坏死。2004年，美国Roth报道1例热球EA术后50天双侧输卵管卵巢脓肿，作了腹式全子宫及双附件切除。2006年，中国香港Leung等报道1例热球子宫内膜去除术后PASS。2004年，美国Kir等报道1例38岁妇女热球EA术后宫腔粘连使子宫呈现3腔，11个月后妊娠。妊娠至35周无异常，自娩一活婴，无并发症。2007年，美国Foote等报道1例43岁患者，热球EA和子宫动脉栓塞术后妊娠，剖宫产一个2 466g的婴儿。2003年，英国El-Toukhy和Hefni首报HTA术后4年，腹腔镜绝育术后妊娠过期流产。2006年，Moukarram等报道1例MEA术后妊娠。2005年，英国Gandhi等报道1例Cavaterm术后宫颈妊娠。可见第一代EA术的并发症第二代几乎均有发生，至今尚未有第二代EA术发生气体栓塞的报道。

（夏恩兰）

参考文献

1. 刘庆. 胎盘植入的产前超声诊断及其影响因素分析. 中外医学研究，2016，14(29)：141-142.
2. 刘秀梅，何巍，王秀艳，等. 宫腔镜子宫内膜电切术治疗功能失调性子宫出血的效果及其主要影响因素. 中国综合临床，2014，30(5)：556-558.
3. 孙小丽，赵春梅，刘婷艳. 宫腔镜在诺舒阻抗控制子宫内膜去除术后并发症中的诊治价值(附9例报告). 中国微创外科杂志，2015，15(8)：723-725.
4. 王晓慧，陈虹. 空气栓塞的诊治. 临床荟萃，2016，31(4)：355-358.
5. 夏恩兰，段华，冯力民，等. 宫腔镜检查空气栓塞1例报告及文献复习. 中华妇产科临床，2000，1：45-57.
6. 夏恩兰，段华，张军，等. 宫腔镜电切术子宫穿孔16例分析. 中华妇产科杂志，2003，38(5)：280-283.
7. 夏恩兰. 宫腔镜并发症防治的现代观点. 国际妇产科学杂志，2008，35(5)：387-390.
8. 夏恩兰. 宫腔镜手术并发症的过往及现状. 中华妇幼临床医学杂志(电子版)，2016，12(3)：249-254.
9. 夏恩兰. 宫腔镜手术并发症诊治现状及展望. 中国实用妇科与产科杂志，2015，31(5)：369-373.
10. 夏恩兰. 子宫内膜去除术-输卵管绝育术后综合征. 中国实用妇科与产科杂志，1999，15：759-760.
11. 许运巧，张菊新. 超声心动图联合呼气末 CO_2 分压监测预防宫腔镜术中空气栓塞的临床研究. 中华妇产科杂志，2013，48(11)：828-832.
12. 余锦芬，毛红梅. 射频热凝固治疗无排卵型功能失调性子宫出血预后差异性的Meta分析. 现代妇产科进展，2013，22(6)：457-460.
13. AAGL Advancing Minimally Invasive Gynecology Worldwide，Munro MG，Storz K，et al. AAGL Practice Report：Practice

Guidelines for the Management of Hysteroscopic Distending Media: (Replaces Hysteroscopic Fluid Monitoring Guidelines. J Am Assoc Gynecol Laparosc. 2000:7:167-168.). J Minim Invasive Gynecol, 2013,20(2):137-148.

14. Aas-Eng MK, Langebrekke A, Hudelist G. Complications in operative hysteroscopy-is prevention possible? Acta Obstet Gynecol Scand, 2017, 96(12):1399-1403.
15. Al-Fozan H, Firwana B, Al Kadri H, et al. Preoperative ripening of the cervix before operative hysteroscopy. Cochrane Database Syst Rev, 2015, 23(4):CD005998.
16. Amirghofran AA, Narjes Nick N, Amiri M. Use of Cardiopulmonary Bypass for Management of Massive Air Embolism During Hysteroscopic Metroplasty. J Extra Corpor Technol, 2016, 48(4):198-200.
17. Dan Yu, Tin-Chiu Li, Enlan Xia, et al. A prospective randomized controlled trial on the effectiveness of routine Foley balloon tamponade on the reduction of bleeding after hysteroscopic resection of myoma. Gynecol Surg, 2006, 3:93-96.
18. Deffieux X, Gauthier T, Menager N, et al. Hysteroscopy: guidelines for clinical practice from the French College of Gynaecologists and Obstetricians. Eur J Obstet Gynecol Reprod Biol, 2014, 178:114-122.
19. Dubey PK, Prakash C, Bhardwaj G. Irrigation fluid extravasation during operative hysteroscopy. J Clin Anesth, 2016, 28:88-89.
20. Dyrbye BA, Overdijk LE, van Kesteren PJ, et al. Gas embolism during hysteroscopic surgery using bipolar or monopolar diathermia: randomized controlled trial, 2012, 207(4):271, e16.
21. Ergenoglu M, Yeniel AO, Yıldırım N, et al. Recurrent uterine rupture after hysterescopic resection of the uterine septum. Int J Surg Case Rep, 2013, 4(2):182-184.
22. Hepp P, Jüttner T, Beyer I, et al. Rapid correction of severe hyponatremia after hysteroscopic surgery-a case report. BMC Anesthesiology, 2015, 15:85.
23. Holt R, Santiago-Munoz P, Nelson DB, et al. Sonographic Findings in Two cases of Complicated Pregnancy in Women Previously Treated with Endometrial Ablation. J Clin Ultrasound, 2013, 41:566-569.
24. Kim JY, Chae M, Lee J. Operative hysteroscopy intravascular absorption syndrome caused by massive absorption of 0.9% saline as the distention/irrigation medium. Korean J Anesthesiol, 2013, 65(6 Suppl):44-46.
25. Kohn JR, Popek E, Diaz-Arrastia CR, et al. Placenta Percreta and Incomplete Uterine Rupture after Endometrial Ablation and Tubal Occlusion. AJP Rep, 2016, 6(4):445-450.
26. Kreider SE, Starcher R, Hoppe J, et al. Endometrial ablation: is tubal ligation a risk factor for hysterectomy. J Minim Invasive Gynecol, 2013, 20(5):616-619.
27. Laskowski IA, Rowe VL, Babu SC. Paradoxical Embolism. Medscape, 2016, 6:10.
28. Mak N, ter Haar JF, Pijnenborg JMA, et al. Pregnancy after Novasure® Endometrial Ablation: Two Cases and a Literature Survey. J Case Rep Stud, 2015, 3(3):303.
29. McGurgan PM, McIlwaine P. Complications of hysteroscopy and how to avoid them. Best Pract Res Clin Obstet Gynaecol, 2015, 29(7):982-993.
30. Moharram EE, El Attar AM, Kamel MA. The impact of anesthesia on hemodynamic and volume changes in operative hysteroscopy: a bioimpedance randomized study. J Clin Anesth, 2017, 38:59-67.
31. Munmany M, Gracia M, Nonell R, et al. The use of inhaled sevoflurane during operative hysteroscopy is associated with increased glycine absorption compared to intravenous propofol for maintenance of anesthesia. J Clin Anesth, 2016, 31:202-207.
32. Murray A, Williams A, Love C. Clip it or snip it before you ablate it beware the pregnancy following endometrial ablation. A Case Report of antenatal uterine rupture with placenta percreta. Archives of disease in childhood. Fetal Neonataledn, 2014, 99: A169.
33. Roux I, Das M, Fernandez H, et al. Pregnancy after endometrial ablation. A report of three cases. J Reprod Med, 2013, 58(3-4):173-176.
34. Singh R, Sharma R, Jain A, et al. Prevention of air embolism during hysteroscopy. Anaesth Pain & Intensive Care, 2014, 18(4):469-470.
35. St Pierre M, Breuer G, Strembski D, et al. Does an electronic cognitive aid have an effect on the management of severe gynaecological TURP syndrome? A prospective, randomised simulation study. BMC Anesthesiology, 2017, 17:72.
36. Takahashi WH, Lopes RG, Depes Dde B, et al. Results of hysteroscopic endometrial ablation after five-year follow-up. Rev Bras Ginecol Obstet, 2012, 34(2):80-85. [Article in Portuguese]
37. Talukdar S, Eisenstein D, Sangha R. Symptomatic Central Hematometra and Postablation Tubal Sterilization Syndrome (PATSS) After Second GenerationEndometrial Ablation. J Minim Invasive Gynecol, 2015, 22(6S):S189.
38. Tan YH, Lethaby A. Pre-operative endometrial thinning agents before endometrial destruction for heavy menstrual bleeding. Cochrane Database Syst Rev, 2013, 15(11):CD010241.
39. Umranikar S, Clark TJ, Saridogan E, et al. BSGE/ESGE guideline on management of fluid distension media in operative hysteroscopy. Gynecol Surg, 2016, 13:289-303.
40. Xia E, Li TC, Yu D, et al. The occurrence and outcome of 39 pregnancies after transcervical resection of endometrium (TCRE), Hum Reprod, 2006, 21(12):3282-3286.

第十三章
宫腔镜的其他用途

一、宫腔镜代替生育镜中的穹窿镜

腹腔镜是诊断不孕症盆腔因素的有效手段，对无明显盆腔病变的不孕妇女似乎创伤较大，于是学者们尝试对无盆腔疾病史或盆腔手术史，妇科检查和经阴道超声检查正常的原因不明的不孕妇女行经阴道注水腹腔镜（transvaginal hydrolaparoscope，THL）结果提示THL检查盆腔可重复性好、安全，40%可避免腹腔镜。以后发展为生育镜（fertiloscope）。生育镜是一个检查过程，问世于20世纪，此过程联合了经阴道注水腹腔镜［穹窿镜（culdoscope），染色通液试验和宫腔镜］、输卵管镜和显微输卵管镜，形成了一种新的微创诊断技术。这种用于诊断的检查方法与腹腔镜检查的功能没有根本区别。因其简便、安全、微创，被认为是诊断性腹腔镜的良好替代方法，其应用日益普及。

生育镜的基本操作为经阴道注水腹腔镜（THL）。是将内镜经阴道后穹窿置入盆腔，借助生理盐水膨胀介质，观察不孕妇女盆腔解剖和输卵管病变的微创诊断方法，其发展的历史要追溯到20世纪初，从后穹窿镜说起。1901年，von Ott通过后穹窿切开，在头镜反射光照明下，使用膀胱镜首次检查了孕妇的盆腔，由此他成为第一个后穹窿镜专家。以后的40年中，先后有德国、瑞典、瑞士、英国、丹麦、美国、匈牙利等国家的内外科医师共同致力于腹腔镜的研制与探讨。当时正值腹腔镜技术蓬勃发展之际，第二次世界大战的爆发制约了国际间的技术交流与合作，从20世纪40年代初期到60年代末期，在许多医疗中心曾经用后穹窿镜代替腹腔镜，1944年介绍的后穹窿镜是当时替代剖腹探查诊断和评估盆腔的微创方法，用以检查盆腔痛、不孕和盆腔包块。第二次世界大战结束后，在被誉为现代手术腹腔镜之父Raoul Palmer和Hans Frangenheim的影响下，腹腔镜技术又在欧洲重新开始繁荣。腹腔镜系统和手术器械也有了进一步发展完善，自从20世纪70年代腹腔镜诊断趋于成熟，因为腹腔镜视野宽敞，是有效的内镜诊断方法，历史上已将后穹窿镜遗忘。大量不孕妇女的腹腔镜诊断提示49%～70%的盆腔并无异常，这一现象促使医师反思，寻找创伤小的盆腔检查方法代替标准腹腔镜。直到20世纪90年代末期，Circon公司生产了特制的Veress——扩张套管穿刺针，使THL成为可能，THL是一种新的后穹窿镜，后穹窿镜和THL两种内镜方法的不同之处为做后穹窿镜取胸-膝卧位，空气作膨胀介质，THL取截石位，生理盐水作膨胀介质，相同之处是均从直肠子宫陷凹进入盆腔。1998年，比利时Gordts等首报THL。但其使用远不如腹腔镜和宫腔镜普遍，可能与适应证比较局限有关。目前应用HSG和腹腔镜了解不孕原因有很大争议，THL可避免像腹腔镜一样的真正外科手术，以及HSG会暴露于X射线下。宫腔镜和输卵管染色通液合并应用，可一期完成不孕妇女的盆腔探查，其标准操作无害，又能发现无症状不孕患者的盆腔后部病变，包括子宫后壁、卵巢、小肠、直肠等。在全身麻醉或局部麻醉下，患者耐受性很好，可在门诊进行。

THL的适应证为：

（1）早期原因不明的原发和继发不孕，妇科和B超检查盆腔无明显异常者。

（2）HSG或超声检查提示宫内异常，需要进行宫腔镜诊断和/或手术的不孕患者。

（3）正常HSG，经至少3个周期的治疗仍未受孕者。

（4）开腹或腹腔镜子宫肌瘤剔除术后，输卵管手术后或Ⅲ、Ⅳ级EMS术后内镜随访，替代HSG或标准腹腔镜二探。

（5）替代标准腹腔镜为宫腔镜手术做简单的腹腔镜诊断，THL作为一线检查方法，将腹腔镜诊断留作第二步。

THL 的禁忌证为：

（1）明显的盆腔病变和下生殖道感染。

（2）子宫后倾、固定，直肠子宫陷凹封闭。

（3）有腹腔镜指征者，不宜再试行 THL。

Verhoeven 指出阴道上段狭窄及肥胖患者后穹窿穿刺可能不成功，子宫后倾，但不固定，穿刺的失败率为 50%，可视为相对禁忌证。THL 除诊断外还可做些简单治疗，如分离粘连、卵巢打孔、电凝子宫内膜异位症病灶等。

试管婴儿技术的成熟和普遍应用，使得对输卵管疾病的治疗有了手术或 IVF 的选择，对输卵管病变的评估包括黏膜状态和输卵管腹膜环境。HSG 和腹腔镜诊断方法显然是不足的。于是产生了 THL 与输卵管镜和显微输卵管镜组合的生育镜。

1997 年，法国 Watrelot 等提出了生育镜的概念，并定义为一次完成经阴道注水腹腔镜、染色输卵管通畅试验、选择性输卵管镜检查和最后作宫腔镜检查。可在门诊于局部麻醉或神经阻滞麻醉下进行。1999 年，Watrelot 用英文发表了有关生育镜检查的经验，他们为 160 例无明显病变的不孕妇女实施此术，154 例（96.2%）顺利完成，5 例因技术原因或直肠子宫陷凹粘连穿刺失败，1 例（0.6%）直肠穿孔，用 2 天抗生素保守治愈，60 例（37.5%）生育镜检查正常，21 例（13.1%）发现子宫内膜异位症，58 例（36.2%）盆腔后部有炎症，输卵管卵巢粘连 27 例（16.8%），15 例（9.3%）有微小的异常。有盆腔后部炎症者行输卵管镜检查，因输卵管外部粘连，39% 仅能看到部分输卵管，1/3 可看到伞端。74 例（46.2%）直接去做 IVF，避免了再做腹腔镜。直肠穿孔的 1 例是 160 例中的第 26 例，该患者有严重的深部浸润型直肠阴道隔子宫内膜异位症，从此改为先用 Veress 针穿刺注水，然后进套管针，未再发生过直肠穿孔。生育镜的输卵管镜放置操作比腹腔镜容易得多，可以得到很多输卵管伞和壶腹部黏膜粘连的信息。生育镜最大的优点是安全和微创，与腹腔镜相比，不会伤及大血管，不取垂头仰卧位，不做 CO_2 气腹，不会有 CO_2 所致的酸中毒。从此引起学术界的关注。第二年意大利 Messin 报道了他做生育镜的经验，认为生育镜是诊断不孕症的一线选择，其优点在于严格地限制了穹窿镜的适应证，而又保持了其诊断的高质量，费用低，节省人力，规避手术风险，患者顺从性好。2002 年，Watrelot 报道 500 例无明显病变不孕妇女生育镜检查的结果，约 85% 做了输卵管镜，8.2% 输卵管镜检查异常，37% 显微输卵管镜检查异常，认为在评估女性不孕时应进行输卵管内情况的探查。2004 年，法国 Fernandez 等首创应用生育镜进行卵巢打孔术，他们前瞻研究舒经酚抵抗患者生育镜双极电 PCO 打孔的疗效。术后平均随访（18.1±6.4）个月，73 例（91%）恢复周期排卵，累计妊娠率 60%（44/73），平均妊娠时间 3.9 个月（1～11.8）。8 例（18%）过期流产，无宫外孕或多胎妊娠，无并发症。认为此法是有效的治疗舒经酚抵抗 PCO 的方法。

有关生育镜并发症的报道甚少，也没有引起严重并发症的报道。2001 年，比利时 Gordts 等回顾分析 4 个中心 THL 和生育镜的肠全层损伤并发症，3 667 例中有 24 例（0.65%），在有经验后，发生率下降至 0.25%。所有损伤均于术时发现，22 例（92%）处理后无不良后果。2004 年，Chiesa-Montadou 等报道 2 例生育镜 PCO 打孔的并发症，该院于 1999 年 5 月～2002 年 4 月期间，有 43 例患者接受了生育镜检查，其中 15 例患有多囊卵巢综合征 PCOS，通过生育镜检查作了卵巢打孔，在这 15 例手术中发生了 2 例并发症。例 1，30 岁，于 1999 年 5 月在全麻情况下进行生育镜检查。骨盆检查正常。虽然手术极为细致小心，卵巢伤口只有 0.5cm 左右，患者还是出现伤口大出血的情况，改做腹腔镜。例 2，于 1999 年 3 月在全麻下接受生育镜检查，骨盆检查未发现特殊异常。在打孔过程中，小肠袢与卵巢缠绕在一起。但在发现此情况前已电凝几处肠壁。术后第一天患者恶心、呕吐、左肩放射性疼痛。腹腔镜检查发现肠穿孔，立即行剖腹术，切除肠段。目前通过生育镜检查进行卵巢打孔还只是一个开始。此两例并发症说明没有一种技术是完全没有副作用和完全没有危险的。因此，更多的、长期的研究和随访对于正确评定生育镜检查的危险与优势十分必要。

近年的研究进一步肯定了生育镜的作用。2007 年，Nohuz 等回顾分析 229 例因原发或继发不孕接受生育镜检查者，203 例（88.6%）手术成功，58 例（28.6%）有需要做腹腔镜的病变，其中 21 例粘连，17 例子宫内膜异位症，10 例输卵管问题，6 例附件完全或部分看不到，4 例卵巢囊肿。并发症 5 例（2.5%）均无严重后果，2 例直肠损伤，2 例阴道穿刺口出血，1 例术后输卵管炎。除 5 例因居所距离过远外，97.5% 是在流动车上进行的。作者认为生育镜是一种安全和可信的替代腹腔镜常规评估无明显手术指征不孕妇女的处理方法。同年，法国 Watrelot 指出对于输卵管疾病，选择输卵管手术还是 IVF 取决于输卵管的病变，包括输卵管黏膜情况和输卵管腹膜的外环境。因此非侵入的诊断方法是不足的，需要做内镜检查。生育镜是一种有吸引力的替代内镜的方法。其创伤小，可重复，至少和腹腔镜亚甲蓝染色通液一样准确，而且可以常规作输卵管镜和显微输卵管镜。指出生育镜应该是评价输卵管疾病的标准方法。此项诊断新技术需使用特殊的一次性的器械。

二、宫腔镜代替腹腔镜

宫腔镜的光学视管直径有 1.9mm、3mm、4mm 三种，分柱状晶体光学视管、玻璃纤维光学视管两种。柱状晶体光学视管的镜体较细不抗折弯，作为宫腔镜使用，有与之结合的紧密外鞘保护不易损坏，但作为腹腔镜使用时应小心保护。玻璃纤维光学视管有一定的抗折弯性能，较适合作为腹腔镜使用。目前戳卡有 2mm、3mm、5mm、10mm，所以 4mm 光学视管用于 5mm 戳卡时会出现漏气现象。1.9mm、3mm 光学视管因有专用的戳卡，被较多用于腹腔镜。宫腔镜用于腹腔镜场合多为腹腔镜监护或简单操作，这样一根光学视管既可用于宫腔镜也可用于腹腔镜，解决腹腔镜短缺问题，避免因购买大量腹腔镜造成闲置及资金浪费。

三、宫腔镜代膀胱镜

现代宫腔镜与膀胱镜（cystoscope）有着共同的起源，发展至今无论从器械结构与基本操作上都有着许多相似之处。比如，宫腔镜与膀胱镜的检查镜均由镜鞘和光学视管组成，输尿管插管镜与输卵管插管镜前端都有结构相同的转向器，可通过手柄上的控制器调节而升降，从而改变输尿管导管或输卵管导管的方向；手术镜的电极也多为环形电极、球形电极等。但两种器械也略有不同之处，比如有些膀胱镜镜鞘有一个特殊的前端结构，外形圆钝，状如鸟嘴，与镜杆成一钝角，有凹型与凸型两种，这样的结构便于导入窥镜，又不至于损伤尿道，宫腔镜则无此结构；输尿管插管镜手柄上有两个插管孔，而宫腔镜插管孔仅为一个；在镜体导入的过程中，膀胱镜会更多地使用闭孔器等。这些结构上细微差异并不影响这两种操作的相似性，这就为应用宫腔镜进行膀胱镜操作提供了便利条件。

虽然膀胱与子宫都是中空的有弹性的肌性器官，但两者有许多不同之处。膀胱黏膜再生能力差，不能同子宫内膜一样进行周期性的脱落和修复；膀胱壁薄，与子宫壁相比更富有弹性，这就使膀胱的容积可达 400ml 以上，甚至 1 000ml，而即便是宫腔较宽阔的子宫，宫腔容积也很少能超过 20ml；尿道黏膜较宫颈黏膜更加薄弱易损等。膀胱与子宫解剖结构上的不同之处要求在应用宫腔镜进行膀胱镜检查时，操作应轻柔、缓慢，以避免伤及膀胱尿道黏膜，器械及手术区域也应更加严格，以避免造成泌尿系感染。

由于使用宫腔镜进行膀胱镜检查与腔内操作多是在较为特殊的情况或紧急状况下，所以我们需要了解膀胱镜检查的适应证和禁忌证。

（一）宫腔镜代替膀胱镜检查的适应证

1. 宫腹腔镜手术中除外膀胱及输尿管损伤　此时进行膀胱镜检查，一方面通过观察膀胱壁的完整性和有无膀胱壁的活动性出血以了解膀胱壁是否受到损伤；另一方面通过观察输尿管喷尿的颜色及量可以了解输尿管是否受损。

2. 慢性盆腔痛的病因学检查　由于间质性膀胱炎和子宫内膜异位症是慢性盆腔痛的两大主因，间质性膀胱炎与慢性盆腔痛之间有很高的相关性（有报道称相关性高达 96.6%），因此对于慢性盆腔痛的患者来说，在一次麻醉下同时进行膀胱镜与宫腔镜这两种内镜检查以避免在诊断与治疗上的不必要的延误是绝对必要的，使这类患者可以在首诊时及时得到确切的诊断依据。

3. 输尿管插管　以往是泌尿外科医师的专利，在妇科腹腔镜手术中，妇科医师应用宫腔镜进行输尿管插管可以节省大量宝贵的时间，可以在松解盆腔粘连时为避免损伤输尿管而进行重要的提示；另一方面，当可疑输尿管损伤时，进行输尿管插管可以来鉴别；第三，当输尿管因受到钳夹和牵拉等一些错误操作而使患者出现血尿时，在输尿管内放置双 J 管可以起到对输尿管壁的支持与疏导作用，防止日后发生输尿管狭窄。

4. 张力性尿失禁治疗过程中进行监护　目前越来越多的张力性尿失禁的患者选择无张力尿道中段悬吊术（tension-free vaginal tape，TVT）的手术方法或腹腔镜 Burch 手术等方法来对张力性尿失禁进行治疗。此两种手术术中都需进行膀胱镜检查与监护，以防止缝线穿入膀胱壁，并可以了解术后尿道紧张度与角度。

5. 迷路 IUD 的膀胱镜检查与协助取出　部分迷路 IUD 可以穿出宫壁，部分穿入膀胱壁或完全穿入膀胱壁进入膀胱腔内。在一次麻醉下进行宫腔镜与膀胱镜联合检查可以对此类迷路IUD进行确切的定位，并且相互协助完成异物的取出（图13-0-1）。

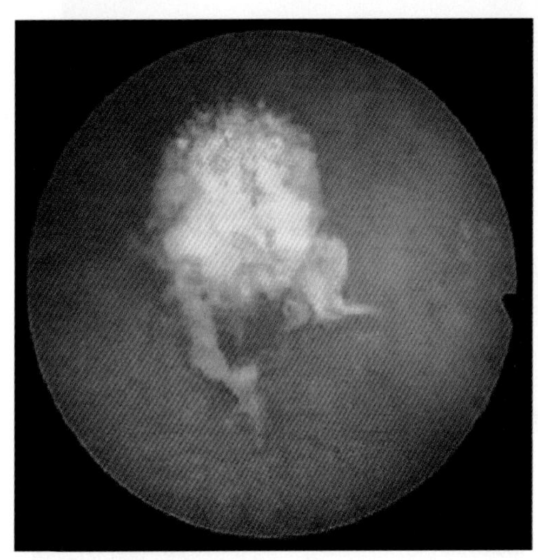

图13-0-1 宫腔镜代膀胱镜检查，膀胱内见"U"形节育器一侧臂残端，表面有黏液包裹

6. 其他 某些尿频尤其是夜尿频的女性患者在泌尿外科进行膀胱镜检查时发现膀胱腔严重变形，进而发现子宫肌瘤。今后对于这类患者的检查也应成为妇科内镜医师的职责。

（二）宫腔镜代替膀胱镜检查的禁忌证

1. 尿道狭窄 是膀胱镜检查失败的主要原因，如尿道狭窄严重，检查前对尿道狭窄考虑不足，遇到阻力仍用力插入镜体，可造成尿道穿孔。

2. 膀胱容量过小 膀胱容量如小于50ml不适合进行膀胱镜检查，一方面膀胱内稍充液体，患者即感不适，使观察不满意；另一方面，如果事先不了解膀胱容量即插入镜体可使膀胱穿孔。

3. 急性炎症期 此时不仅不可行宫腔镜检查，也不宜行膀胱镜检查。

4. 一周之内如已作过膀胱镜检查 应避免重复进行，因为前次检查对膀胱影响尚未消除，可能会影响观察效果。

5. 合并症 全身病情严重或肾功能减退者。

6. 其他 如骨关节病变、畸形，因体位问题无法进行膀胱镜检查者。

（三）宫腔镜代替膀胱镜检查的注意事项

进行膀胱镜检查时的一些基本技巧在相关专业书籍中有精辟描述，这里只对一些妇科内镜医师应特别注意的问题进行几点说明：

1. 进行膀胱镜检查时应行黏膜表面麻醉。

2. 使用直径较大的宫腔镜进行检查时应使用闭孔器。

3. 无论使用何种直径的宫腔镜进行膀胱镜检查，均应在镜体前一部分涂布灭菌甘油或液状石蜡以起到润滑尿道的作用。

4. 宫腔镜插放过程中应防止镜体滑入阴道，尤其对于老年女性，或尿道口较窄且紧靠阴道口的患者更应注意，如镜体滑入阴道应拔除镜体后仔细再消毒镜体。这说明进行内镜检查时，认真对外阴、尿道口周围和阴道内进行仔细消毒十分重要。

5. 膀胱基底部多被子宫顶起，特别是当子宫前壁有肌瘤生长时，如镜体进入尿道后继续水平置入会造成膀胱基底部损伤，所以进行膀胱内操作时动作宜柔宜缓，进尿道后镜端应稍上翘，以避免造成不必要的损伤。

6. 膀胱有良好的弹性，进行检查时无须使用膨宫机，只要将输液瓶悬挂于手术台面上1m左右高度即可。灌流液可选用生理盐水、5%葡萄糖溶液，3%～5%甘露醇溶液、山梨醇溶液，1.2%～1.5%甘氨酸溶液等。但如果膀胱内有电外科操作则不应使用生理盐水等含电解质的液体。由于膀胱容量较大，所以操作者如一味进行灌液而忘记排水可造成膀胱过度充盈而引起患者不适，因此入水与排水需要配合使用，看到膀胱黏膜皱褶变平即可停止注水。

7. 进行输尿管插管操作时要确保插管镜镜体在放入尿道时，控制器（转向器）为关闭或复位状态，以免划伤尿道，要移动镜体使输尿管导管尖端贴近输尿管开口再开始插管，不要轻易使用转向器，以免损伤膀胱黏膜，且一定要看清输尿管开口后再进行插管，以防止在未看清楚输尿管开口的情况下强行插管引起黏膜水肿。

8. 因为普通宫腔镜检查硬镜角度较小且固定，所以如要对膀胱进行全方位检查则应选择纤维宫腔镜进行。以Olympus宫腔检查镜为例，HYF-XP型纤维宫腔镜镜体直径只有3.1mm，且视野角度可达100°，而HYF-IT型纤维宫腔镜视角可达120°，且可进行活检，镜体直径为4.9mm，非常适合于进行膀胱腔内的全方位检查。

9. 观察输尿管喷尿的色及量可以了解输尿管是否受损，患者静冲1～2支亚甲蓝液可以使尿液的颜色变蓝，更易于观察输尿管的通畅情况。此时膀胱灌注液体更宜选用5%的葡萄糖液，因为生理盐水易于与含有蓝颜色的尿液瞬时混合，使视野内均呈蓝色不易于观察，而5%葡萄糖液短时间内不易与尿液混合更便于观察。

随着现代医学的发展，各个独立的科室间有了越来越多且越来越密切的联系。相信随着女性泌尿外科这一新兴学科的出现与兴起，越来越多的妇科内镜医师也将成为膀胱镜检查与手术行家，会总结出更多的经验与技巧。

四、宫腔镜代输卵管镜

输卵管积水患者进行腹腔镜手术时，宫腔镜代输卵管镜可以对输卵管壶腹部的黏膜进行评估，为输卵管积水的治疗和手术方式选择提供依据。手术方法：全身麻醉，患者取膀胱截石位，3 孔法腹腔镜手术，盆腔探查，松解盆腔粘连，恢复解剖关系，充分暴露双侧输卵管，行亚甲蓝通液，使远端闭锁的输卵管管腔充盈亚甲蓝液体。行输卵管伞造口术，沿纵轴打开管壁约 1.0～1.5cm，形成 3～4 个瓣，每个瓣的顶端用 3-0 可吸收线与相接触的输卵管浆膜层缝合，使新造口的输卵管远端黏膜充分外翻、暴露，然后用外鞘为 4.5mm 的硬性诊断性宫腔镜代替输卵管镜，打开宫腔镜灌流液阀门，灌流液注入并充盈输卵管远端，宫腔镜自输卵管伞端进入壶腹部（图 13-0-2），观察输卵管腔的黏膜状态，包括黏膜嵴有无分离、变平、消失，黏膜嵴间有无粘连等（图 13-0-3～13-0-5），再次亚甲蓝通液。如黏膜明显异常，结合输卵管周围的粘连情况、通畅程度等，与家属充分沟通后切除输卵管，否则保留。2017 年，首都医科大学附属复兴医院周巧云、黄晓武研究提示宫腔镜代输卵管镜评分级别越低，宫内妊娠率越高，宫腔镜代输卵管镜评分为Ⅱ及以上的患者自然妊娠的概率极低，表明自然宫内妊娠与宫腔镜代输卵管镜评分之间有一定相关性。有待大样本研究进一步证实宫腔镜代输卵管镜对输卵管积水患者输卵管黏膜评估的临床应用价值。如果这样的相关性在大样本的研究中得到证实，将对因输卵管不孕的患者行腹腔镜微创手术后是选择自然妊娠还是选择辅助生殖具有指导性意义。

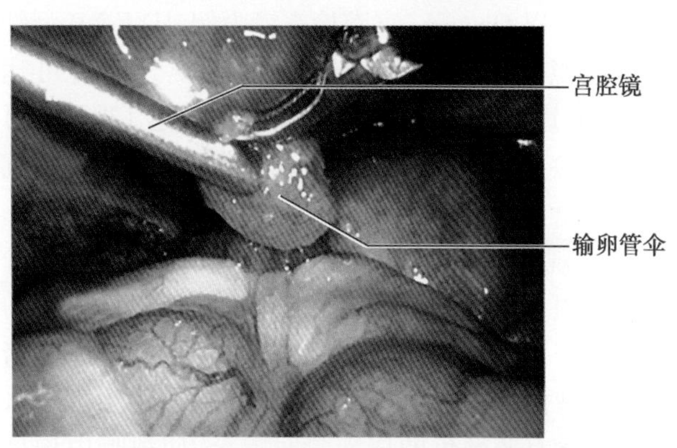

图 13-0-2　腹腔镜下宫腔镜代输卵管镜检查

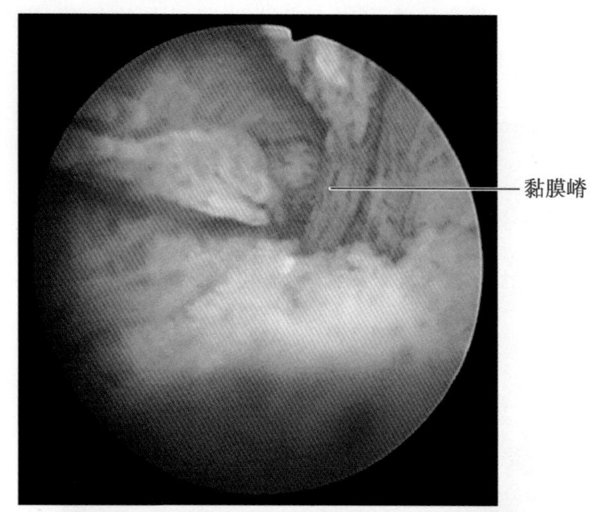

图 13-0-3　输卵管壶腹部黏膜正常，见黏膜嵴

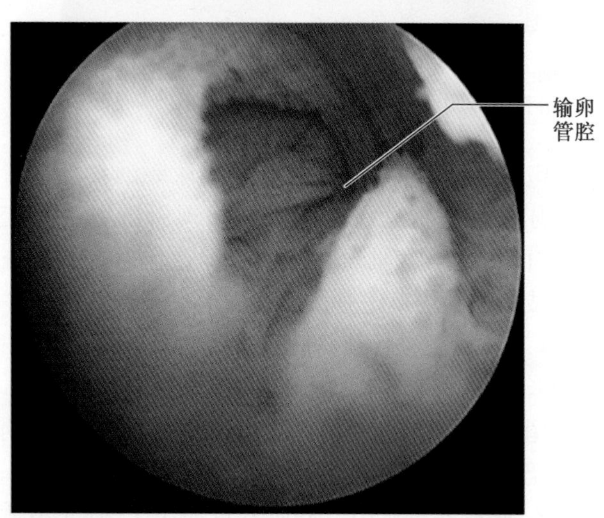

图 13-0-4　输卵管壶腹部黏膜正常，见管腔

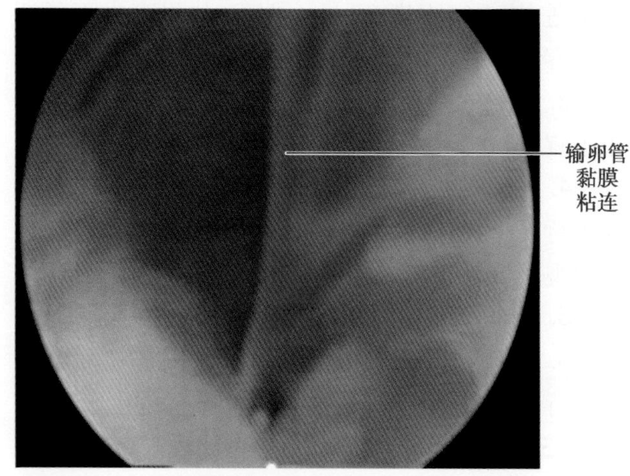

图 13-0-5　输卵管壶腹部黏膜粘连

（郑　杰　夏恩兰）

参考文献

1. 郑杰,夏恩兰. 阴道内镜的临床应用评价. 中国内镜杂志,2012,18:350-353.
2. 周巧云,黄晓武. 宫腔镜代输卵管镜应用于评价输卵管积水黏膜状况. 国际生殖健康/计划生育杂志,2017,36(3):195-198.
3. Almeida ZM,Pontes R,Costa Hde L. Evaluation of pain in diagnostic hysteroscopy by vaginoscopy using normal saline at body temperature as distension medium: a randomized controlled trial. Rev Bras Ginecol Obstet,2008,30:25-30.
4. Chiesa-Montadou S,Rongières C,Garbin O,et al. About two complications of ovarian drilling by fertiloscopy. Gynecol Obstet Fertil,2004,32(3):265-626.
5. Cooper NA,Smith P,Khan KS,et al. Vaginoscopic approach to outpatient hysteroscopy: a systematic review of the effect on pain. BJOG,2010,117: 532-539.
6. Dechaud H,Ali Ahmed SA,Aligier N,et al. Does transvaginal hydrolaparoscopy render standard diagnostic laparoscopy obsolete for unexplained infertility investigation? Eur J Obstet Gynecol Reprod Biol,2001,94(1):97-102.
7. Di Spiezio Sardo A,Di Carlo C,Spinelli M,et al. An earring incidentally diagnosed and removed through two-step vaginoscopy in a pubertal virgin girl with miliary tuberculosis. J Minim Invasive Gynecol,2014,21:176-177.
8. Fernandez H,Watrelot A,Alby JD,et al. Fertility after ovarian drilling by transvaginal fertiloscopy for treatment of polycystic ovary syndrome. J Am Assoc Gynecol Laparosc,2004,11(3):374-378.
9. Garbin O,Kutnahorsky R,Göllner JL,et al. Vaginoscopic versus conventional approaches to outpatient diagnostic hysteroscopy: a two-centre randomized prospective study. Hum Reprod,2006,21:2996-3000.
10. Gordts S,Watrelot A,Campo R,et al. Risk and outcome of bowel injury during transvaginal pelvic endoscopy. Fertil Steril,2001,76(6):1238-1241.
11. Gorts S,Campo R,Brosens I. Office Transvaginal Hydrolaparoscopy for Early Diagnosis of Pelvic Endometriosis and Adhesions. J Am Assoc Gynecol Laparosc,2000,7(1):45-49.
12. Guida M,Di Spiezio Sardo A,Acunzo G,et al. Vaginoscopic versus traditional office hysteroscopy: a randomized controlled study. Hum Reprod,2006,21:3253-3257.
13. Messini S. Fertiloscopy. Minerva Gineco,2000,52(9):363-366.
14. Nohuz E,Pouly JL,Bolandard F,et al. Fertiloscopy: Clermont-Ferrand's experiment. Gynecol Obstet Fertil,2007,35(3):281-282.
15. Verhoeven HC,Brosens I. Transvaginal hydrolaparoscopy,its history and present indication. Minim Invasive Ther Allied Technol,2005,4(3):175-180.
16. Watrelot A,Dreyfus JM,Cohen M. Systematic salpingoscopy and microsalpingoscopy during fertiloscopy. J Am Assoc Gynecol Laparosc,2002,9(4):453-459.
17. Watrelot A. Place of transvaginal fertiloscopy in the management of tubal factor disease. Reprod Biomed Online,2007,15(4):389-395.

第十四章
宫腔镜在计划生育临床的应用

对计划生育科学技术的发展和服务需求在21世纪新形势下有了新的要求，计划生育已不是孤立地控制生育，降低人口数量，而是与妇女保健、生殖健康密切相关。计划生育技术主要包括避孕、绝育及终止妊娠。

宫内节育器是主要避孕方法之一，在放置及取出节育器时有发生子宫穿孔、节育器异位、断裂残留等并发症的可能。而因各种原因需实施早期妊娠人工流产及中期妊娠引产术中，有发生漏吸、空吸、子宫穿孔、胚物残留及宫腔粘连等并发症的可能。在出现以上各种并发症时，时常会出现诊断不清或治疗不当，给患者带来身心痛苦。自20世纪80年代开始应用于妇科临床的宫腔镜技术，经过近30年的快速发展，目前在妇科疾病的诊断和治疗中得到了广泛应用，在计划生育手术及相关并发症的诊治中也起到重要作用。

一、宫内节育器

宫内节育器（intrauterine device，IUD）是一种安全、长效、可逆的避孕工具，适用于无禁忌证的育龄妇女。我国是使用IUD最多的国家，已达亿万，约占各种避孕方法的49%。IUD是由金属、硅胶、塑料等材料制成，目前以带铜的活性宫内节育器应用最为广泛。IUD的避孕作用主要是使子宫内膜局部组织发生对异物的组织反应而影响受精卵着床。宫腔镜技术主要在宫内节育器放置或取出困难及出现并发症时得以应用。

（一）宫腔镜在子宫穿孔诊断中的应用

放置或取出宫内节育器时子宫穿孔的发生率较低，约为1/（350~2 500），有时合并肠道及大网膜损伤等，若未及时发现，会产生严重后果。

1. 病因

（1）子宫存在高危因素：如过度前屈或后屈子宫、哺乳期质地较软子宫、绝经后子宫、既往子宫手术史及未明确诊断的子宫畸形等。

（2）手术者技术不熟练或操作不规范：术前未能查清子宫的位置及大小、未能明确IUD是否已异位、术时取环器械选择不合适、操作粗暴等。

2. 临床表现

（1）疼痛：多于手术过程中患者突感下腹剧痛，尤其当损伤肠道或大网膜时，可伴有恶心、呕吐等。但也有疼痛不明显者。若术时未发现，术后患者会因出血或感染而出现持续性腹痛、腹胀可能。查体下腹可有压痛、反跳痛及腹膜刺激征等。

（2）出血：可表现为内出血或外出血，出血量因子宫穿孔的部位、大小及有无损伤大血管而不同。腹腔内出血往往不易发现，若损伤大血管，出血较多时可发生休克，甚至死亡。一般当腹腔内出血超过500ml时，腹部可有移动性浊音。

（3）子宫穿孔：多发生在探针探查宫腔及取环钩钩取节育环时，手术者在探查宫深时会有器械落空感，且超过子宫应有的深度。当取环钩穿孔后，有时会钩出肠管或大网膜至宫腔甚至阴道内。

3. 诊断

（1）临床表现：患者出现腹痛、出血、恶心等不适；术者探查宫腔时有落空感或宫深超过子宫应有的深度。若术者发现腹腔内容物则可明确诊断。

（2）腹部超声检查：是临床常用的一种辅助诊断方法，可评估腹腔内出血情况，可观察到肠管或大网膜钩至宫腔内影像。但对穿孔较小、出血较少者，不易诊断。

（3）宫腔镜检查：可作为子宫穿孔确诊诊断方法，尤其当可疑子宫穿孔无法确诊时。宫腔镜检查的注意事项包括：

1）在腹部B超监护下行宫腔镜检查术，设定较低的膨宫压力（80mmHg左右），尽量缩短检查时间，以防大量液体进入腹腔。

2）检查内容包括：了解宫腔形态是否正常；仔

细观察子宫穿孔的部位及肌壁损伤的范围；观察宫腔内有无肠管及大网膜等腹腔内组织；对于尚未取出的 IUD，明确有无异位、嵌顿或断裂残留，以便在确诊子宫穿孔的同时，制订正确的治疗方案。

（二）宫腔镜在节育器异位及断裂残留诊治中的应用

宫内节育器部分或全部嵌入肌层，或异位于腹腔、阔韧带者，称为宫内节育器异位。嵌顿的节育器在取出时，易发生断裂或接头处脱落而残留于宫腔或肌壁内。

1. 病因

（1）节育器异位（图 14-0-1）：①术时子宫穿孔，IUD 置入腹腔内；②节育器过大或子宫壁薄而软，子宫收缩造成 IUD 逐渐嵌顿肌层，甚至移位至宫腔外；③畸形或绝经后萎缩子宫，使 IUD 变形，易嵌入肌壁。

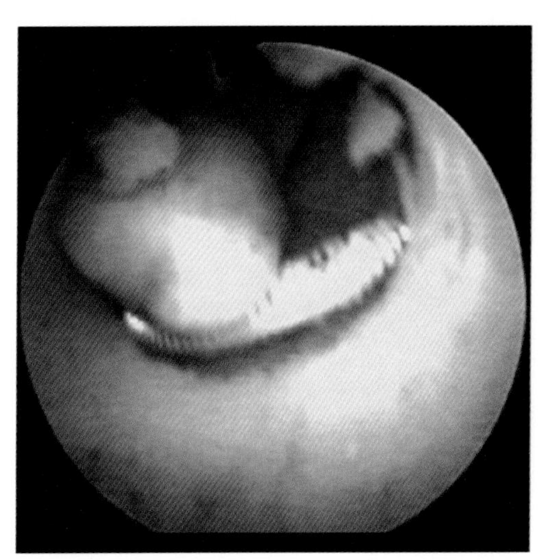

图 14-0-1 节育环嵌顿肌壁并环绕黏膜下肌瘤

（2）节育器断裂残留（图 14-0-2）：多由于 IUD 放置时间较长或部分嵌顿肌层，取出时断裂或接头处脱落，使部分 IUD 残留宫腔或宫壁内。

2. 临床表现 一般无症状，多数在取节育器或随访行超声检查时发现，部分患者有下腹或腰骶部不适感。异位于腹腔的 IUD，有伤及肠管或膀胱等组织造成盆腔粘连的可能，引起慢性盆腔痛等相应症状及体征。

3. 诊断

（1）病史及临床表现：取环时节育器断裂、脱落残留，可术时得以诊断。节育器异位多需辅助检查明确。

（2）辅助检查：

1）超声检查：B 超或三维超声均能较好地定位

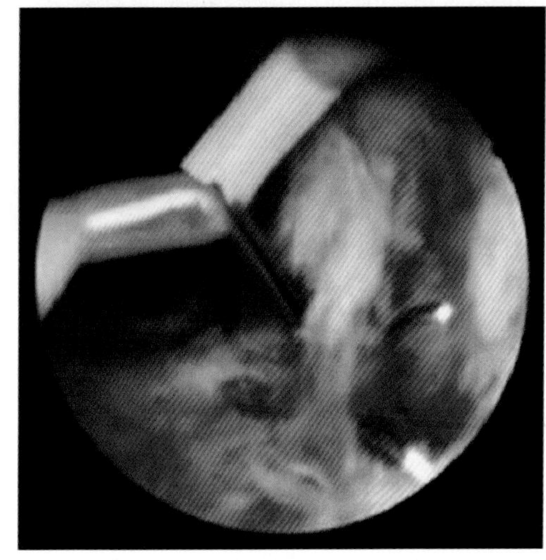

图 14-0-2 节育环断裂残留肌壁

异位或断裂、脱落残留的 IUD 的位置。

2）X 线检查：盆腔平片可明确 IUD 是否残留盆腔，但有时无法确定节育器是否异位。子宫输卵管碘油造影可评估 IUD 所在位置。

3）宫腔镜检查：可直接观察 IUD 在宫腔内情况，联合腹部超声检查，可明确诊断异位、断裂或脱落残留节育器的位置，嵌入肌层的深度，以及是否已异位至盆腔，对制订正确的治疗方案具有指导意义。

4. 处理 对于部分或完全异位于子宫肌壁的节育器，或断裂、脱落残留于宫腔或肌壁内的节育器，均可采用宫腔镜手术取出。部分异位至子宫外的节育器需行宫腹腔镜联合手术取出。完全异位于盆腹腔内的节育器可行腹腔镜、开腹或经阴道手术取出。宫腔镜手术的注意事项包括：

（1）手术时间：对于非绝经期妇女，选择月经干净后 7 天内手术较好，此时内膜较薄，利于观察节育器的位置，且术时出血较少。

（2）腹部 B 超监护下手术：对于嵌顿于肌壁的节育器，尤其部分断裂残留于肌壁的节育器，腹部 B 超监护极为重要，主要表现为以下几个方面：①能协助寻找、确定节育器的嵌顿部位，尤其断裂残留于肌壁内的小部分节育器；②可以动态监护宫腔镜手术，预防分离肌壁时发生子宫穿孔；③在需要钳夹宫腔镜下已从肌壁中分离出的节育器时，B 超可以起到引导作用；④术毕时，进一步确定节育器是否完全取出。

（3）手术方法：患者取膀胱结石位，选择静脉麻醉。膨宫压力 100～120mmHg，扩宫后置入宫腔电切镜，先检查宫腔，进一步明确宫腔形态及节育器嵌顿或残留部位。在 B 超监护下用针状电极划开肌壁，充分暴露节育器，放置宫腔镜异物钳，在宫腔镜直视下钳夹节育器近宫颈端或断裂节育器的游离端，并取出宫腔。再次置入宫腔镜，检查宫腔无异物后电凝创面止血。最后联合 B 超检查确定节育器已全部取出后结束手术。

（4）对于节育器部分异位至宫腔外者，需宫腹腔镜联合手术，依据术中检查情况确定节育器是从腹腔还是从宫腔取出，一般选择较容易取出的部位取环。取出节育器后，宫腔镜检查宫腔内无残环后，腹腔镜下缝合子宫穿孔部位。再仔细检查肠管、膀胱等有无损伤，并予以相应处理。

二、终止妊娠手术并发症的诊治

国家人口计生委科学技术研究所于 2012 年报道中国每年人工流产至少达 1 300 万例，为世界第一。终止妊娠的手术原因多见于：避孕措施失败而不愿生育、因某种医疗原因不宜继续妊娠、因胎儿存在发育缺陷或有遗传性疾病、妊娠死胎或过期流产等。早期妊娠终止方法包括手术流产（负压吸引术、钳刮术）或药物流产，中期妊娠终止主要以药物引产为主。早期妊娠人工流产术，在保证手术质量、严格遵守操作规程时并发症的发生率约为 0.94%。据报道全球每年约有 2 000 万妇女遭受不安全的人工流产的危害，其中约有 7 万人因而死亡，千百万妇女遭受长期疾病和丧失劳动力。终止妊娠并发症中宫腔病变发生率是最高的，宫腔镜的应用在相关并发症的诊治中起到至关重要的作用。

（一）宫腔镜在终止妊娠术中并发症诊治中的应用

1. 子宫穿孔 是较少见的并发症，国内报道发生率为 0.05%～0.88%，多为探针及宫颈扩宫器造成，穿孔部位多位于子宫峡部及宫角部。当术中可疑子宫穿孔时，可行宫腔镜检查明确诊断，制订合理的治疗方案。

宫腔镜检查需在腹部 B 超监护下行宫腔镜检查术，设定较低的膨宫压力（80mmHg 左右），尽量缩短检查时间，以防大量液体进入腹腔。检查内容包括：了解宫腔形态是否正常；了解宫内胚物是否完全清除；仔细观察子宫穿孔的部位及肌壁损伤的范围；观察宫腔内有无肠管及大网膜等腹腔内组织；在确定子宫穿孔的同时，指导制订正确的治疗方案。

2. 漏吸及空吸 漏吸的原因主要为：子宫畸形（子宫纵隔、双角子宫等）、子宫过度屈屈、宫角妊娠、妊娠周数较小、术者操作不规范等。空吸多因异位妊娠或误诊所致。人工流产时，当吸出物未见胚胎及绒毛，或者组织物很少，与妊娠周数不符时，有漏吸或空吸的可能。此时可行宫腔镜检查，明确宫内情况。若宫腔形态正常，腔内已无异物，需警惕异位妊娠的可能。若明确为子宫畸形、宫角妊娠或较小胚胎，可在 B 超监护下吸宫或行宫腔镜手术去除胚物，或行宫腹腔镜联合手术。

（二）宫腔镜在终止妊娠术后近期并发症诊治中的应用

1. 胚物残留 当早孕人工流产吸宫不全或中孕引产清宫不尽时，都会导致胚物残留（图 14-0-3、14-0-4）。导致胚物残留的原因包括：子宫过度屈曲；子宫畸形；宫角妊娠；胎盘植入；术者技术不熟练、操作不仔细等。当出现术后阴道流血时间长达 2 周以上，子宫大于正常，尿或血妊娠试验阳性，超声提示宫腔内有异物等均要高度可疑胚物残留。行宫腔镜检查可以明确诊断，可予刮宫或宫腔镜手术治疗。

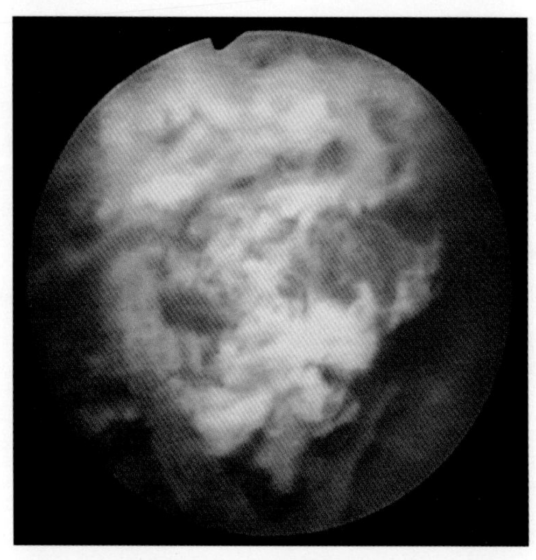

图 14-0-3 宫腔残留胚物

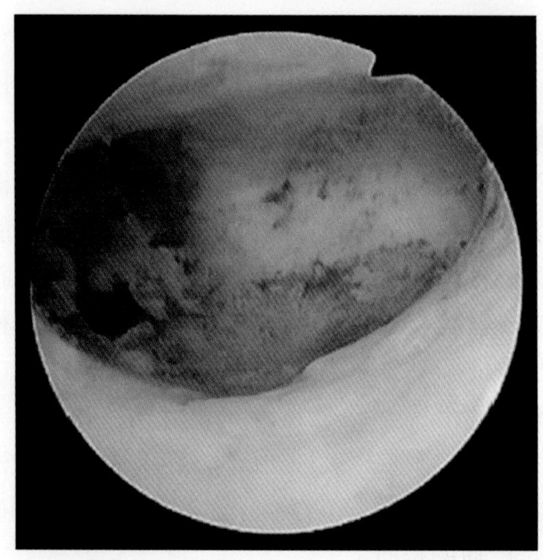

图 14-0-4 右宫角妊娠残留胚物

（1）宫腔镜检查注意事项：在腹部B超监护下行宫腔镜检查术，设定较低的膨宫压力（80～100mmHg），尤其对于术后有较长时间阴道流血者，以防无明显临床症状的宫腔内炎症的扩散。置镜后应仔细观察宫颈及宫腔，了解宫腔形态是否正常，胚物所处位置及大小，血运是否丰富。结合B超明确子宫有无畸形及类型，若为宫角妊娠则测量胚物处肌层的厚度，明确有无胎盘植入肌壁。依据检查结果，制订治疗方案。若为易清除的胚物，可直接刮宫取出，再行宫腔镜检查，明确是否完全清除。

（2）宫腔镜手术注意事项：当宫腔镜检查发现胚物为宫角妊娠、胎盘植入肌壁或胚物体积较大无法刮除时，需行宫腔镜手术切除。若胚物血运丰富或血hCG值较高时，建议先行药物杀胚（甲氨蝶呤、米非司酮等），待血运不丰富、血hCG值下降至较低水平或正常时，再行宫腔镜手术切除。

在腹部B超监护下行宫腔镜下胚物切除术。对于宫角妊娠残留的胚物，若体积较大、周围肌壁较薄或术者手术经验不足时，建议行腹腔镜监护下手术，若穿孔或术毕出血较多时，可行腹腔镜下缝合术。若宫腔镜下胚物无法全部切除时，可行腹腔镜下肌壁切开术，取出全部残留胚物后，再缝合创口。对于植入肌壁较深的胚物，需在B超监护下手术，不强求完全切除，保留一定的肌壁厚度，以防子宫穿孔。若术毕子宫出血明显，电凝创面及缩宫素止血效果不佳时，可宫腔内放置Foley球囊压迫止血，依据子宫大小及注水后止血情况，决定球囊注水量，一般术毕子宫孕9周以下大小时，注水10～20ml，6～8小时后放出1/2注水，再观察1～2小时，无明显出血时取出球囊。

对于取出胚物后宫腔创面较大者，如胎盘植入肌壁面积较大者，建议术后给予患者雌孕激素人工周期治疗1～2个疗程，预防宫腔粘连的发生。

2. 宫颈粘连或宫腔粘连　妊娠相关的宫腔操作是导致宫腔粘连的重要原因，韩字妍等对729例人工流产进行术后随访，发现宫腔粘连发生率为1.37%。随着宫腔操作次数增加，宫腔粘连发生率逐渐增高，研究发现1次宫腔操作宫腔粘连的发生率为16.3%，3次以上操作可达32%。当人工流产、清宫术或中期妊娠引产术后闭经或经量明显减少，伴或不伴周期性下腹痛或子宫腔积血时，应考虑宫颈或宫腔粘连的可能（图14-0-5、14-0-6）。

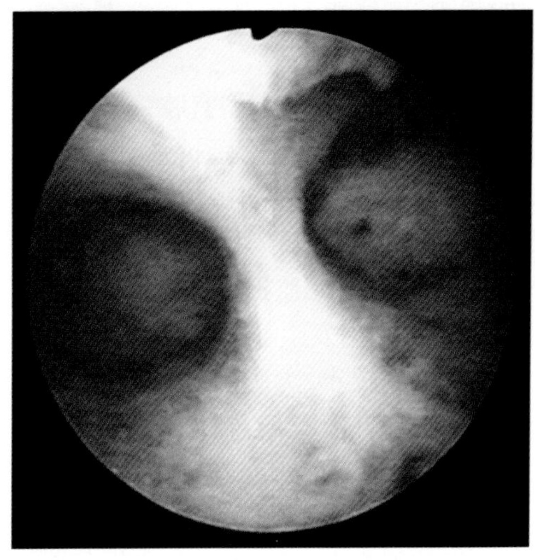

图14-0-5　轻度宫腔粘连

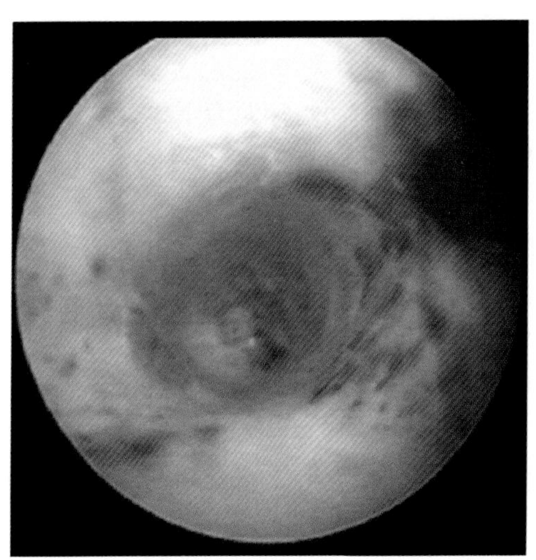

图14-0-6　重度宫腔粘连

（1）宫腔镜检查注意事项：宫腔镜检查术是诊断宫腔粘连的金标准。对于计划生育手术后闭经或经量减少者，或雌孕激素人工周期治疗后症状无改善或无明显改善者，需行宫腔镜检查明确诊断。在腹部B超监护下行宫腔镜检查术，若为宫颈管粘连，可检查和治疗同时进行。宫颈内口处粘连较多见，建议探针或镜体分离粘连后，用宫颈扩张器扩至7～8号，放出潴留的经血，冲洗干净宫腔后，可宫颈管内放置碘伏纱条或导尿管，留置3～4天预防再粘连。若宫腔粘连为膜状粘连，检查时可予镜体分离。对于无法钝性分离的纤维肌性粘连，需行宫腔镜手术分离。

（2）宫腔镜手术注意事项：宫腔镜宫腔粘连分离术是治疗宫腔粘连的标准术式，可采用电切分离或剪刀分离。在腹部B超监护下手术，尤其对于重度粘连意义更大。对于重度粘连宫腔无法进入的患者，术前给予雌激素治疗或选择月经中后期内膜相对较厚时手术，可能更利于分离粘连，暴露宫角，增加手术成功率。

宫腔粘连手术是所有类型宫腔镜手术中穿孔发生率最高的手术，易发生于宫颈扩张时，所以术前一般常规行宫颈预处理，包括机械性预处理（术前晚放置宫颈扩张棒等）和药物预处理（米索前列醇片、间苯三酚等），在腹部B超监护下手术是预防子宫穿孔的重要方法。若术中发生子宫穿孔，处理方法如下：①出血较少、范围较小，无腹腔脏器损伤时，可给予缩宫素治疗后严密随访。若粘连未完全分离，可行二次手术；或行腹腔镜探查，缝合穿孔后，继续宫腔镜手术，完成粘连分离术。②若穿孔出血较多、范围较大，可疑腹腔脏器或血管损伤时，立即行腹腔镜探查术，修补穿孔及损伤腹腔脏器，在腹腔镜监护下完成宫腔粘连分离术，术毕应用缩宫素止血。

宫腔粘连术后复发率较高，尤其对于重度宫腔粘连者，术后应用辅助治疗尤为重要，主要包括物理屏障及药物治疗。术后1~3个月的宫腔镜检查是预防宫腔粘连复发的较好方法。

（三）宫腔镜在术后远期并发症诊治中的应用

1. 继发不孕 计划生育终止妊娠手术后未避孕1年未孕者诊断为继发不孕，导致继发不孕的原因主要包括：宫颈或宫腔粘连、输卵管炎症或梗阻、子宫内膜炎、子宫内膜异位症、内分泌失调等。进行宫腔镜检查，是明确宫腔是否存在病变的重要方法。宫腔镜下插管通液术，不仅可以明确诊断输卵管是否通畅，而且对输卵管内不全梗阻者还有一定的治疗作用。

2. 慢性子宫内膜炎 人工流产或中期引产术后未很好地预防感染，或发生生殖器感染后未积极彻底地治疗，则可能发生慢性子宫内膜炎，它不仅可以导致慢性盆腔痛、异常子宫出血、阴道分泌物增多等，还可以引起继发不孕或辅助生殖失败。子宫内膜病理诊断（见浆细胞）是诊断慢性子宫内膜炎的金标准，然而，在传统的H&E染色组织切片中，即使是分化成熟的浆细胞也很不明显，且在形态学上浆细胞与正常子宫内膜间质中的成纤维细胞和单核细胞容易混淆、鉴别困难。CD138（多配体聚糖-1）是浆细胞的特异性标志物之一，CD138免疫组化染色能够准确有效地协助诊断慢性子宫内膜炎，结合传统H&E染色能够提高检出率。

宫腔镜检查可发现慢性子宫内膜炎的特征性图像，尤其对于无明显临床症状者意义较大。传统白光宫腔镜下慢性子宫内膜炎表现为：子宫内膜充血，表面布满白点，呈“草莓样”宫腔。窄带成像技术（narrow band imaging，NBI）宫腔镜下慢性子宫内膜炎特征性图像（图14-0-7、14-0-8）：子宫内膜点灶状深蓝色出血点，内膜表面粗糙，黏膜下层可见细微扩张的毛细血管网，血管管径均匀，走行规则，可伴有镜下子宫内膜微小息肉样赘生物（直径<1mm），呈雨滴状伴中轴微细血管，散在或呈片状匍匐于宫腔内壁。

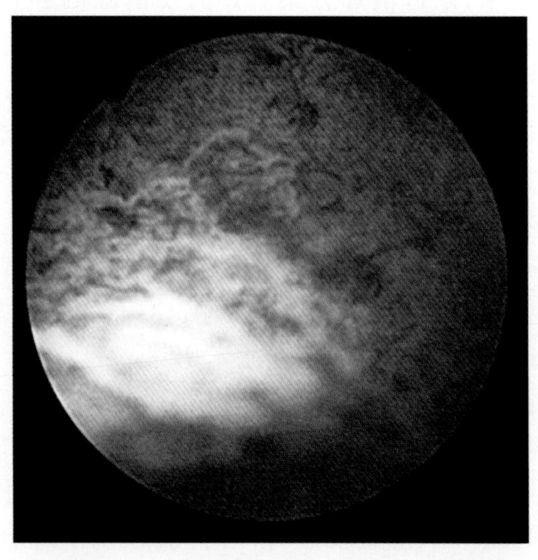

图14-0-7 NBI宫腔镜检查：表面粗糙，血运丰富

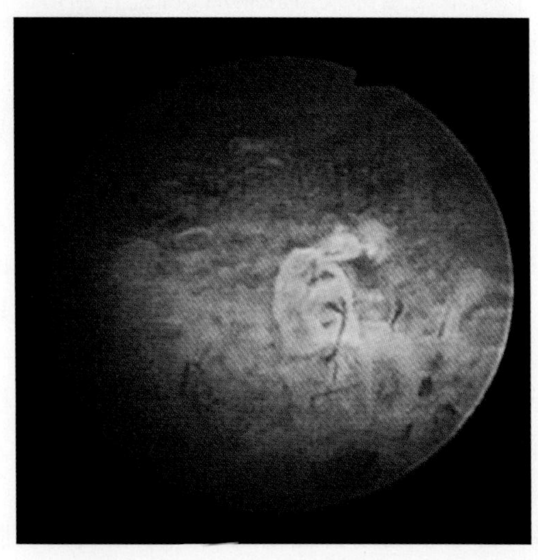

图14-0-8 NBI宫腔镜检查：微小息肉伴中轴血管

3. 子宫腺肌病 人工流产或清宫术损伤子宫内膜基底层后，有发生子宫腺肌病的可能，主要表现为进行性痛经、异常子宫出血、慢性盆腔痛、继发不孕等。宫腔镜检查有时可观察到子宫腺肌病特征性图像：异常腺体开口（喇叭花状）、紫蓝色点子或栅栏状结构。在月经刚干净子宫内膜较薄时行宫腔镜检查较易发现。

三、子宫异位妊娠的诊治

（一）宫颈妊娠

宫颈妊娠是指受精卵在宫颈管内着床发育的异位妊娠，较罕见，发病率1/8 000~1/1 000，在异位妊娠中占1%。若宫颈妊娠未早期诊断或误诊而行刮宫术，可能因大出血危及生命而切除子宫。近年来，由于超声技术的进步，宫颈妊娠的早期诊断率得以提高。随着子宫动脉栓塞术、宫腔镜等微创技术在临床的应用，提高了治疗成功率，使宫颈妊娠的病死率由40%~50%降至6%以下，且大多数患者能够保留生育功能。

1. 治疗方法　宫颈妊娠目前主要治疗方法为药物、介入及手术治疗。宫颈妊娠确诊后，严禁直接行刮宫术，须先行药物杀胚（甲氨蝶呤）或子宫动脉栓塞术，待血hCG下降，胚胎局部血供减少后，在B超监护下行刮宫术或宫腔镜下妊娠胚物清除术。

2. 宫腔镜下宫颈妊娠清除术　应严格掌握手术适应证，避免发生大出血。

（1）适应证：①孕龄4~6周；②血β-hCG<5 000U/L；③超声检查未见胎心搏动；④孕囊向宫颈管生长；⑤药物杀胚或子宫动脉栓塞术后。

（2）手术方法：腹部B超监护下手术，先行宫腔镜检查，明确妊娠部位后，先予负压吸引术，设置压力为400mmHg，把吸引器开口直接放置于胚胎着床处，动作轻柔，吸出全部或部分胚物。然后，置入宫腔电切镜，检查创面，清除未完全吸出的胚物，电凝创面止血。手术前需做好输血、药物或球囊等各种止血准备，甚至做好切除子宫的准备。

（二）剖宫产瘢痕妊娠

剖宫产瘢痕妊娠（cesarean scar pregnancy，CSP）是指胚胎着床于剖宫产切口瘢痕处，完全或部分位于子宫腔外，周围被子宫肌层或纤维结缔组织包绕，是一种特殊的异位妊娠。由于瘢痕处肌层菲薄，胚胎植入子宫肌层，随着妊娠的进展，严重者可穿透子宫造成子宫破裂。若未早期正确诊断而行刮宫术，会导致难以控制的大出血，严重者可能需切除子宫。Larsen等报道CSP发生率为1/2 216~1/1 800，由于我国剖宫产率较高，随着二胎政策的全面放开，临床上遇到的CSP也越来越多。

1. 诊断　超声是诊断CSP的可靠方法，诊断标准如下：①宫腔及宫颈管内无妊娠囊；②妊娠囊或包块位于子宫峡部前壁既往剖宫产瘢痕处，妊娠囊血流丰富；③妊娠囊与膀胱之间子宫前壁下段肌层菲薄或肌层连续性缺乏；④附件区未见包块，除CSP的破裂外无盆腔积液；⑤妊娠囊滑动征阴性。若仍无法明确诊断，可行核磁共振检查。

根据瘢痕处妊娠囊种植的深度、生长方式将CSP分为内生型及外生型2种临床分型：①内生型（Ⅰ型）：妊娠囊位于瘢痕处宫腔侧，向宫腔内生长；②外生型（Ⅱ型）：妊娠囊位于瘢痕处深肌层，向膀胱及腹腔方向生长。

2. 治疗原则　先行药物或子宫动脉栓塞术杀死胚胎，降低血β-hCG；再手术清除妊娠囊，力争保留生育功能。依据瘢痕妊娠的部位、大小及血流情况、血β-hCG的水平、阴道出血多少及患者对生育的要求等制订治疗方案。

3. 宫腔镜下CSP清除术　需严格掌握手术适应证，避免发生大出血。手术前需做好输血、药物或球囊等各种止血准备，做好宫腹腔镜联合手术准备，以及切除子宫的准备。

（1）适应证：①孕龄<7周；②内生型妊娠囊；③血β-hCG<5 000U/L；④药物杀胚或子宫动脉栓塞术后；⑤超声检查血运已不丰富，未见胎心搏动。

（2）手术方法：腹部B超监护，先行宫腔镜检查，进一步明确妊娠部位及临床分型。予负压吸引术，设置压力为400mmHg，把吸引器开口直接放置于胚胎着床处，动作轻柔，吸出全部或部分胚物。然后置入宫腔电切镜，清除未完全吸出的胚物，检查创面，电凝止血。若术毕创面仍有出血，可宫颈注射缩宫素（如垂体后叶素等）、放置球囊压迫止血等。

（三）宫角妊娠

宫角妊娠指受精卵种植在子宫角与输卵管间质部分界处近宫腔侧，受精卵的发育或终止都发生在宫腔内，其发生率占异位妊娠的2.0%~2.6%。由于子宫角部肌层组织较薄，其所在部位为子宫血管及卵巢血管汇集区域，血运丰富，一旦子宫破裂，出血迅猛，可导致患者休克，甚至危及生命。

1. 诊断　由于子宫角部与输卵管间质部相邻，两者发生妊娠后的症状及体征相似，术前较难鉴别，超声可作为鉴别二者的无创性主要诊断方法，其声像图特点：①宫角妊娠：妊娠囊或妊娠包块在子宫内膜线消失或即将消失的同时探及，囊壁与子宫内膜相延续，妊娠囊或妊娠包块周围有完整较厚的子宫肌壁层；②间质部妊娠：妊娠囊极度靠近子宫角部，在妊娠囊或妊娠包块周边仅有间断薄肌层围绕，其内侧缘接近宫腔内膜，但并不与之相延续；③间质部妊娠囊或妊娠包块较宫角部妊娠包块周围探及的血流信号要丰富得多。

腹腔镜下宫角与输卵管间质部妊娠的鉴别方法为(图 14-0-9):圆韧带位于包块外侧方时为宫角妊娠;圆韧带位于包块内侧方时为输卵管间质部妊娠。

宫腔镜检查可明确诊断(图 14-0-10):宫角妊娠在宫腔内可见妊娠囊,间质部妊娠宫腔内无妊娠囊。

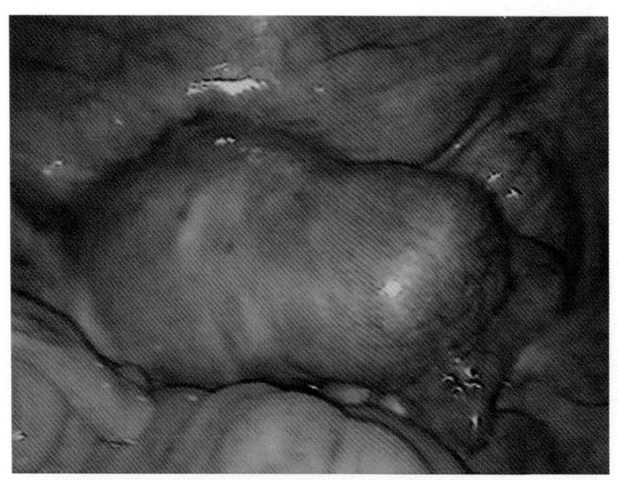

图 14-0-9　腹腔镜下右宫角妊娠

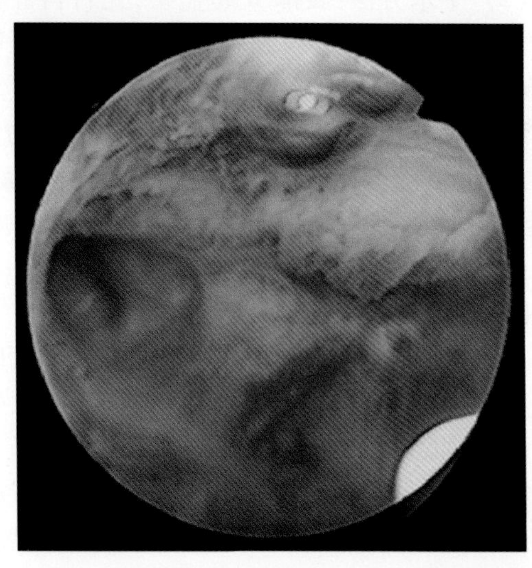

图 14-0-10　宫腔镜下右宫角妊娠

2. 宫角妊娠治疗　主要以手术治疗为主,包括 B 超监护下清宫术、宫腔镜手术及宫腹腔镜联合手术。手术方式选择如下:①对于孕龄短、妊娠囊较小的宫角妊娠,可行在 B 超监护下的清宫术,术毕予缩宫素止血,术后严密观察阴道流血情况。②对于孕龄长、妊娠囊较大、宫角外凸明显、妊娠囊处肌壁菲薄的宫角妊娠,建议 B 超监护下行宫腔镜胚物切除术,术毕电凝止血及缩宫素治疗,术后严密随访。③若术前评估宫腔镜手术困难,或超声提示血运丰富,有出血较多可能,建议行宫腹腔镜联合手术。在腹腔镜监护下,先行负压吸宫术,操作轻柔,以防子宫穿孔。然后置入宫腔电切镜清除残留胚物,电凝创面止血。若出血仍较多,或宫角外凸明显,行腹腔镜下胚物着床处宫角缝合术,起到止血及修整子宫形态的作用。

四、宫腔镜在输卵管堵塞绝育术中的应用

宫腔镜输卵管绝育术是近 10 余年逐渐应用于临床的新事物,操作简便、微创。2001 年,Kerin 等研制了合金螺旋丝 Essure 微型栓,进行输卵管永久性堵塞避孕。通过宫腔镜将长 2cm 螺旋状栓自输卵管开口处放入输卵管内,其自身膨胀,并刺激纤维组织向输卵管内生长,以达到永久闭合输卵管的目的。2011 年,王磊光等报道研制了一种可复性镍钛记忆合金硅橡胶输卵管避孕栓,是一种以镍钛记忆合金丝为支架,外覆硅橡胶的输卵管避孕装置(intra-tubal device,ITD)。ITD 是在宫腔镜直视下用特殊放置器经宫腔由输卵管口推入输卵管间质部,不损伤输卵管,安全、简单、有效,必要时可取出恢复生育。2 年的临床随访观察表明,ITD 的脱落率为 4.2%(3/72),避孕有效率为 91.7%(33/36)。

宫腔镜下输卵管栓放置方法:在宫腔镜直视下,将输卵管栓放置器前端对准输卵管开口,轻轻插入输卵管口内约 1.5cm,如遇阻力,慢慢旋转放置器,调整进入的方向及角度,以免造成损伤及穿孔。前端到达预期位置后,由助手将输卵管栓放置器的助推杆慢慢向前推进,放置器的外鞘缓慢从输卵管间质部退出,见输卵管栓露出于宫角输卵管开口处约 3~5mm(必须<9mm),即为放置成功,放置器连同宫腔镜一起退出宫腔。如放置不成功,每侧重复放置不能多于 2 次。

(刘玉环)

参考文献

1. 顾美姣,戴钟英,魏丽惠. 临床妇产科学. 2 版. 北京:人民卫生出版社,2011.
2. Ash A,Smith A,Maxwell D. Caesarean scar pregnancy. BJOG,2007,114(3):253-263.
3. Cicinelli E,Tinelli R,Colafiqlio G,et al. Reliability of narrow-band imaging (NBI) hysteroscopy: a comparative study. Fertil

Steril,2010,94(6):2303-2307.

4. Hooker AB,Lemmers M,Thurkow AL,et al. Systematic review and meta-analysis of intrauterine adhesions after miscarriage: prevalence,risk factors and long-term reproductive outcome. Hum Reprod Update,2014,20(2):262-278.
5. Kerin JF,Carignan CS,Cher D. The safety and effectiveness of a new hysteroscopic method for permanent birth control: results of the first Essure pbc clinical study. Aust N Z J Obstet Gynaecol,2001,41(4):364-370.
6. Kotaro Kitaya,Tadahiro Yasuo. Inter-observer and intra-observer variability in immunohistochemical detection of endometrial stromal palsmacytes in chronic endometritis. Experimental and Therapeutic Medicine,2013,5(2):485-488.
7. Larsen JV,Solomon MH. Pregnancy in a uterine scar sacculus-an unusual cause Of postabortal haemorrhage. A case report. SAfr Med J,1978,53(4):142-143.
8. Mashiach S,Admon D,Oelsner G,et al. Cervical shirodkar cerclage may be the treatment modality of choice for cervical pregnancy. Hum Reprod,2002,17(2):493-496.
9. Ngo TD,Park MH,Xiao Y. Comparing the World Health Organization-versus China-recommended protocol for first-trimester medical abortion:a retrospective analysis. Int J Womens Health,2012,4:123-127.
10. Shannon C,Brothers P,Philip N,et al. Ectopic pregnancy and medical abortion. Obstet Gynecal,2004,104(1):161-167.
11. Wang LG,Qiu Y,Fan YJ,et al. Reversible contraceptive effect of the oviduct plug with nickel-titanium shape memory alloy and silicone rubber in rabbits. Contraception,2011,83(4):373-377.

第十五章 宫腔镜在辅助生殖中的应用

良好的宫腔环境是胚胎着床的必要条件之一，在不孕女性中，子宫内异常的发生率为 10%~15%，这些异常包括子宫内膜息肉、子宫黏膜下肌瘤、宫腔粘连、慢性子宫内膜炎、子宫畸形等。辅助生殖技术不断成熟的今天，宫腔镜检查评估宫腔环境越来越受到重视，尤其对于体外受精-胚胎移植（in-vitro fertilization and embryo transfer，IVF-ET）反复着床失败的患者，宫腔镜检查和治疗有助于改善 IVF-ET 的妊娠结局。Bosteels 等研究结果显示宫腔镜下切除子宫内病损（息肉、黏膜下肌瘤、纵隔、粘连）后，术后妊娠率明显增高。在一些欧洲国家，在辅助生殖技术前常规行宫腔镜检查来评估宫腔。

一、诊断性宫腔镜在辅助生殖技术中的应用

诊断性宫腔镜在辅助生殖技术中的应用主要是评估反复着床失败的患者宫腔环境。宫腔环境是 IVF-ET 成功的必要条件，在反复移植失败的患者中，子宫内异常病变发生率高达 50%，对于反复种植失败的患者进行宫腔镜检查已被广泛接受。这些异常包括：子宫内膜息肉、子宫黏膜下肌瘤、宫腔粘连、慢性子宫内膜炎、子宫畸形等。一项前瞻性研究发现，在反复种植失败的患者中，慢性子宫内膜炎的发病率为 27%，而宫腔镜检查对于诊断慢性子宫内膜炎的敏感度和特异度分别为 40%、80%，阳性预测值及阴性预测值分别为 35%、83%，组织病理学仍是诊断的金标准。对于 IVF 反复移植失败的患者中，再次移植前应使用宫腔镜检查评估宫腔情况，这种策略也被证明可以提高妊娠率。

2014 年，一项前瞻性队列研究对于经阴道超声（TVS）及子宫输卵管造影（HSG）结果正常的 217 例不孕患者，进行诊断性宫腔镜检查，结果显示，148 例宫腔镜检查结果正常，而 69 例（31.7%）发现了宫腔异常（息肉、黏膜下肌瘤、纵隔、粘连），这些异常中最常见的是子宫内膜息肉（12%），有过一次辅助生殖技术（assisted reproductive technology，ART）失败的患者比初次进行 ART 患者发现宫内异常的概率要高。另一大样本数据表明，IVF-ET 前行门诊宫腔镜检查发现宫腔异常率为 22.9%。2016 年，一项 363 例回顾性对照研究显示，ART 术前行宫腔镜诊断，发现异常并进行宫腔镜手术，术后 1~6 个月行 ART，与宫腔正常组比较，宫腔镜组种植率、活产率提高，而流产率无明显差异。2015 年，193 例的回顾性研究结果显示，ART 前进行宫腔镜检查及手术，妊娠率显著提高（70.1% 和 45.8%），这一结果与 2014 年 6 组系统性回顾分析结论相似。

对于反复种植失败的患者进行宫腔镜检查已被广泛接受，但是 IVF-ET 前是否应该常规进行宫腔镜检查仍需要探讨，近期在 *Lancet* 发表的两篇高质量（THOPY、inSIGHT）研究文章表明：不论是初次行 ART 或是反复移植失败的患者，如果经阴道超声检查无异常，行宫腔镜检查并不能提高活产率。

因此，目前认为 IVF-ET 前行宫腔镜检查和治疗有助于改善妊娠结局，特别是对于反复种植失败的患者，但 IVF-ET 前是否常规进行宫腔镜检查排查宫腔异常尚需进一步研究。

二、辅助生殖技术前进行诊断性宫腔镜检查的优势

在不孕诊治中心，评估宫腔情况是最基础的一步，宫腔镜检查是诊断宫内异常的金标准。宫腔镜的主要优势在于可以充分评估宫腔情况，直视下了解宫腔形态及内膜情况，这对保障 ART 的成功十分重要。

传统应用评估宫腔的方法包括 TVS 和 HSG，但对于宫内病变的诊断，宫腔镜检查的敏感性显著高于 TVS 和 HSG（HSG 21.6%、TVS 89.04%、宫腔镜检查 97.26%）。2014 年，一项前瞻性队列研究发现，

对于 TVS 和 HSG 均正常的不孕患者，在初次 ART 前行宫腔镜检查，宫腔异常发现率达 23.7%，因此 HSG 或是 TVS 阴性的结果可能发生漏诊而导致患者进行辅助生殖技术时的成功率下降。

TVS 对子宫内膜息肉诊断的敏感度为 67%，特异度为 96%。利用 3D 超声技术进行盐水灌注子宫声学造影（saline infusion sonohysterography，SIS）也用于宫腔内疾病的诊断，但敏感性（41.2%）及阴性预测值（81.1%）仍低于宫腔镜检查。对于宫腔情况的评估，TVS 和 HSG 无法替代宫腔镜检查。

美国生育学会（American Fertility Society，AFS）指南指出宫腔镜是用于诊断和治疗宫腔内病变的有效手段，同时也是费用较高的有创性检查，所以它应该在 TVS 和 HSG 之后作为进一步的评估手段。

三、宫腔镜术后对辅助生殖技术成功率的影响

（一）子宫内膜息肉

子宫内膜息肉是发生于子宫内膜的良性、局限性病变，单发或多发，有蒂或无蒂，大小从数毫米至数厘米不等，发病率 7.8%～34%不等，无症状的女性发病率在 24%左右，而在不孕女性中，发病率高达 32%。息肉可导致宫腔形态失常，可能影响子宫内膜容受性，降低胚胎种植率。子宫内膜息肉（平均直径为 16mm）切除术后，2 年内人工授精（intra-uterine insemination，IUI）术后的妊娠率增高。类似的研究包括 2015 年 Seyam 等人发现，门诊宫腔镜手术治疗子宫内膜息肉，术后进行 IUI 或 IVF-ET，随访 1 年，临床妊娠率与正常组相比，显著提高（25%和 40%）。

2015 年，Elias 等人完成了一项回顾性队列研究，研究控制性超促排卵（controlled ovarian hyperstimulation，COH）过程中新发现的子宫内膜息肉对生殖预后的影响，研究对象被分为两组，息肉组 60 例，非息肉组 2 933 例，比较两组的妊娠结局，结果显示：两组的临床妊娠率、流产率、活产率没有明显差异，但是息肉组的生化妊娠率显著提高（息肉组 9.6%，非息肉组 18.3%），因此认为如果 COH 过程中新发现的息肉应该行子宫内膜息肉电切术（TCRP），再行冷冻胚胎移植。而 2016 年另一项横断面研究发现，160 例促排周期中发现 58 例患者合并子宫内膜息肉（息肉直径<20mm），一组进行宫腔镜手术治疗，不取消周期，术后 3～17 天进行胚胎移植，另一组未进行息肉切除术作为对照组，结果显示，两组的种植率及活产率无显著性差异，认为对于促排周期中新发现的子宫内膜息肉，如果直径<20mm，可以直接进入周期而暂不予处理。因此，对于在控制性超促排卵过程中新发现的子宫内膜息肉是否需要手术治疗，尚需 RCT 研究进一步证实。

（二）子宫黏膜下肌瘤

目前的研究普遍认为黏膜下肌瘤及改变宫腔形态的肌壁间肌瘤对生育有不利影响。黏膜下肌瘤及改变宫腔形态的肌壁间肌瘤可能引起宫腔形态改变，甚至堵塞输卵管口，影响精卵结合和受精卵运输；黏膜下子宫肌瘤还可引起异常子宫出血，导致子宫内膜局部囊性腺体增生、腺体扭曲、内膜血管扩张及内膜息肉样变等，不利于受精卵着床；此外，肌瘤可能影响子宫内膜由增殖期向分泌期转化，导致腺体与间质发育不良、内膜血供障碍；肌瘤溃疡、变性或坏死可引起局部急慢性炎症，从而降低子宫内膜容受性，不利于内膜修复及重建。

对于进行 ART 的患者，相对于无肌瘤的不孕患者，有黏膜下肌瘤和改变宫腔形态的肌壁间肌瘤患者种植率及临床妊娠率均降低，有前瞻性研究发现黏膜下肌瘤可能降低约 70%的临床妊娠率和活产率。根据美国生育学会指南：宫腔内肌瘤及内突大于 50%的黏膜下肌瘤，合并不孕及反复流产的患者，应该考虑行宫腔镜下子宫肌瘤切除术（TCRM）。一项随机对照研究发现黏膜下肌瘤患者（入组条件：≤2 枚黏膜下肌瘤或 1 枚黏膜下+1 枚不大于 4cm 的壁间肌瘤）手术后的临床妊娠率较正常组提高。

宫腔镜下子宫肌瘤切除是安全的、有效的，对于较大的 2 型及 3 型肌瘤、多发黏膜下肌瘤，宫腔镜手术后建议进行宫腔镜二探，减少术后宫腔粘连的机会。通常宫腔镜手术后 3 个月内膜完全修复（详见第九章第 4 节），即可进行移植。

（三）子宫纵隔

不孕女性中生殖道畸形的流行病学仍不清楚，很大原因是因为采用的诊断标准不同，子宫纵隔是子宫畸形中最常见的类型，大约占子宫畸形类型中的 80%～90%，纵隔可引起不孕、流产及胎位异常和早产。宫腔镜下子宫纵隔切除术（TCRS）是安全有效的治疗方法，研究显示子宫纵隔切除后，妊娠率和活产率都明显提高，对于拟行 ART 的子宫纵隔患者，建议先行 TCRS 手术。Abuzeid 等人的队列研究分析了不全子宫纵隔切除术后（包括弓型子宫）对 IVF 结局的影响，结果显示，初次新鲜周期移植的临床妊娠率及活产率，手术组较正常组明显提高，分别为 60.3%、51.3%，和 38.8%、33.2%。

TCRS 术后宫腔粘连的发生率并不高，首都医科大学附属复兴医院宫腔镜中心对比了术后雌激素补充治疗+宫腔镜二探，宫内节育器（IUD）+宫腔镜二探，术后宫腔放置球囊 5 天+宫腔镜二探，仅行宫腔镜二探的方法，发现术后 1 个月宫腔粘连发生率分别为 22.0%、28.81%、26.7%和 24.1%（P>0.05）；术后 3 个月宫腔粘连发生率为 0、1.7%、1.3%和 3.4%（P>0.05）；因此认为宫腔镜二探是很好地预防 TCRS 术后宫腔粘连的方法，不需要其他干预。

（四）宫腔粘连

宫腔粘连是由于内膜损伤后引起的宫腔部分或完全闭塞，从而导致月经量异常、不孕及反复流产。宫腔镜下宫腔粘连分离术（TCRA）是治疗宫腔粘连的方法，手术可改善患者的生殖预后。TCRA 术后仍有一部分患者需辅助生殖技术完成生育。

宫腔镜下宫腔粘连分离手术后妊娠机会与子宫内膜的修复情况有关，种植窗口期子宫内膜厚度>7mm 者，IVF-ET 成功率高，但对于宫腔重度粘连患者，内膜修复困难，应适时移植。2014 年报道的 4 例重度粘连患者（AFS 评分 9～12 分），术前进行宫腔镜检查充分评估宫腔，术中行超声引导下的子宫内膜粘连松解术，术后宫腔放置球囊 1 周，术后 2 周进行宫腔镜二探，雌激素应用 8～10 周，之后超声测量内膜厚度，当厚度达到 6mm，行 IVF-ET，4 例患者均成功妊娠，但其中 1 人因为甲状腺功能异常而流产，宫腔镜手术后子宫内膜厚度从术前平均 3mm，上升至平均 7.5mm。亦有文献报道内膜≤4mm 移植成功。

宫腔粘连分离手术的不孕患者，应进行综合治疗促进内膜的修复，以增加 ART 的成功概率。目前大多数研究者认为，内膜厚度<7mm 可以定义为难治性子宫内膜（refractory endometrium，RE），其发生率在 2.4%左右。Garcia-Velasco JA 等人总结了近年来用于难治性子宫内膜的治疗方案，包括：

1. 高剂量雌二醇（6～8mg 或高达 16mg）**治疗**　有些研究报道，为了增加内膜厚度，雌二醇高剂量维持治疗可达 9 周。雌激素还可经阴道、经皮给药，这样可见避免口服给药的肝脏首过效应以及长期口服雌激素对肝脏代谢功能的影响，但给药方式对妊娠率无明显影响。

2. 内膜增殖期 hCG 注射　有报道称月经第 8 天口服雌激素治疗（17β-雌二醇 8mg/d）+7 天 hCG 注射（150U），52.9%的患者内膜增长>10%，35.3%的患者内膜增长>20%。

3. 粒细胞集落刺激因子（G-CSF）　在 hCG 注射前 6～12 小时进行宫腔灌注，每次 30U（300μg/ml），若取卵时内膜仍<7mm，可重复一次，这种方案在胚胎移植时内膜可增加（2.9±2.0）mm，但这项研究并没有设对照组，仍缺少 RCT 研究支持。

4. 自体富血小板血浆宫腔灌注　在其他医学领域用于组织再生，含有细胞因子和生长因子，包括血管内皮生长因子、转化生长因子、血小板衍生生长因子和表皮生长因子。5 例进行 IVF 内膜<7mm 的患者，戊酸雌二醇 12mg/d 口服 10 天进行自体富血小板血浆宫腔灌注，72 小时内膜仍<7mm 者再次灌注，5 例内膜均>7mm，均妊娠，其中 1 例因胎儿染色体畸形发生自然流产。

5. 其他药物　阿司匹林、维生素 E±己酮可可碱、硝酸甘油及万艾可等。

近期，有在宫腔镜直视下将胚胎移植入内膜的报道，这一技术或许将为宫腔粘连患者带来福音，即在宫腔镜直视下，选择宫腔内的“内膜岛”将胚胎移植入。

（五）慢性子宫内膜炎

详见其他章节。

四、宫腔镜检查或手术后选择辅助生殖技术的时机

宫腔镜检查是否可以在进入辅助生殖技术 COH 周期后进行，检查是否影响 IVF-ET 的成功率，目前尚无定论。Kemal Ozgur 等人进行的一项配对研究发现，行卵泡浆内单精子显微注射（intracytoplasmic sperm injection，ICSI）冷冻周期的患者，分为两组：取卵周期行宫腔镜手术或检查（研究组 150 例），取卵周期无须宫腔镜手术或检查（对照组 150 例）。取卵后行常规玻璃化冷冻，35 天后进行胚胎移植，比较两组的妊娠结局，结果无显著性差异，结果提示取卵周期同时行宫腔镜检查或手术不对妊娠结局造成负面影响，相反提高进行辅助生殖技术的效率，同时也缓解了患者由于等待而产生的焦虑情绪，但这项方法仍需更多研究证实。

宫腔镜手术后宫腔恢复的时间因宫腔镜手术类型而异，一项前瞻性研究发现，TCRP 术后宫腔恢复最快，86%患者在 1 个月内恢复，TCRM 术后恢复最慢，82%在 2～3 个月内恢复正常，而 TCRS 及 TCRA 恢复时间居两者之间，100%及 96%在 2 个月内恢复，但宫腔粘连因粘连程度不同恢复时间差异较大，因此建议 TCRP 及 TCRS 术后 1～2 个月考虑妊娠，

TCRM及TCRA至少3个月后考虑妊娠。2016年Pereira等人回顾性研究了关于宫腔镜下子宫内膜息肉电切术后到新鲜周期胚胎移植的时间间隔对妊娠结局的影响，研究总例数487例，按TCRP术后1个月、2~3个月、>3个月分为三组，观察每组患者的胚胎种植率、妊娠率、流产率及活产率，结果显示无统计学差异，认为TCRP术后1个月到几个月不等的时间进行胚胎移植对妊娠结局无影响。

五、输卵管积水患者IVF-ET前宫腔镜近端输卵管栓塞术的应用价值

由于输卵管积水可能逆流至宫腔，对胚胎具有毒性作用，进行IVF-ET前，建议行输卵管切除术或输卵管近端结扎术，防止积水逆流至宫腔对胚胎的不良影响。通常输卵管切除或结扎术经腹腔镜手术完成，但对于既往有开腹手术史的患者，盆腔粘连严重，腹腔镜手术风险高，因此一些医师尝试应用宫腔镜进行近端输卵管栓塞术，预防积水逆流至宫腔。近年报道尝试应用宫腔镜下放置Essure避孕装置进行输卵管近端阻塞预防输卵管积水逆流的方法，115例拟行IVF-ET的输卵管积水患者，成功放置率为96.5%，近端输卵管阻塞率为98.1%，IVF-ET妊娠率为38.6%，活产率为27.9%，但近期也有研究认为此种方法治疗后流产率高于腹腔镜输卵管切除或结扎术，需要进一步RCT研究得出更科学的结论。还有小样本的研究报道应用宫腔镜下3mm滚球电极，设置功率40~60W，于双侧输卵管开口处电凝5~10秒，术后1~2个月行HSG检查发现输卵管间质部阻塞，但有电热损伤的风险。目前，宫腔镜下输卵管栓塞术预防输卵管积水逆流的方法，仅建议应用于既往有手术史、盆腔粘连概率高、腹腔镜手术风险高的患者。

总之，宫腔镜检查是诊断宫腔内病变的金标准，近年在不孕症诊治中发挥了重要的作用。随着辅助生殖技术的开展，移植前宫腔镜检查评估宫腔越来越受到重视，特别是对于IVF-ET反复着床失败的患者，宫腔镜检查和治疗有助于改善IVF-ET的妊娠结局。宫腔镜手术治疗宫内占位性病变，可提高ART的妊娠率。

（黄晓武）

参考文献

1. Abuzeid M, Ghourab G, Abuzeid O, et al. Reproductive outcome after IVF following hysteroscopic division of incomplete uterine septum/arcuate uterine anomaly in women with primary infertility. Facts Views Vis Obgyn, 2014, 6(4): 194-202.
2. Arora P, Arora RS, Cahill D. Essure for management of hydrosalpinx prior to in vitro fertilization a systematic review and pooled analysis. BJOG, 2014, 121(5): 527-536.
3. Bakas P, Hassiakos D, Grigoriadis C, et al. Role of hysteroscopy prior to assisted reproduction techniques. J Minim Invasive Gynecol, 2014, 21(2): 233-237.
4. Barbosa MW, Sotiriadis A, Papatheodorou SI, et al. High miscarriage rate in women treated with Essure for hydrosalpinx before embryo transfer: a systematic review and meta-analysis. Ultrasound Obstet Gynecol, 2016, 48(5): 556-565.
5. Bosteels J, Kasius J, Weyers S, et al. Hysteroscopy for treating subfertility associated with suspected major uterine cavity abnormalities. Cochrane Database Syst Rev, 2015, 21(2): CD009461.
6. Dix E, Check JH. Successful pregnancies following embryo transfer despite very thin late proliferative endometrium. Clin Exp Obstet Gynecol, 2010, 37(1): 15-16.
7. Elias RT, Pereira N, Karipcin FS, et al. Impact of Newly Diagnosed Endometrial Polyps During Controlled Ovarian Hyperstimulation on In Vitro Fertilization Outcomes. J Minim Invasive Gynecol, 2015, 22(4): 590-594.
8. El-Toukhy T, Campo R, Khalaf Y, et al. Hysteroscopy in recurrent in-vitro fertilisation failure (TROPHY): a multicentre, randomised controlled trial. Lancet, 2016, 25; 387(10038): 2614-2621.
9. Garcia-Velasco JA, Acevedo B, Alvarez C, et al. Strategies to manage refractory endometrium: state of the art in 2016. Reprod Biomed Online, 2016, 32(5): 474-489.
10. Ozgur K, Bulut H, Berkkanoglu M, et al. Concurrent oocyte retrieval and hysteroscopy: a novel approach in assisted reproduction freeze-all cycles. Reprod Biomed Online, 2016, 33(2): 206-213.
11. Pereira N, Amrane S, Estes JL, et al. Does the time interval between hysteroscopic polypectomy and start of in vitro fertilization affect outcomes? Fertil Steril, 2016, 105(2): 539-544.
12. Pereira N, Petrini AC, Lekovich JP, et al. Surgical Management of Endometrial Polyps in Infertile Women: A Comprehensive

Review. Surg Res Pract, 2015, 2015: 914390.

13. Pundir J, Pundir V, Omanwa K, et al. Hysteroscopy prior to the first IVF cycle: a systematic review and meta-analysis. Reprod Biomed Online, 2014, 28(2): 151-161.
14. Reda A, Hamid AS, Mostafa R. et al. Comparison between findings of saline infusion sonohysterography and office hysteroscopy in patients with recurrent implantation failure. J Hum Reprod Sci, 2016, 9(4): 236-240.
15. Seyam EM, Hassan MM, Mohamed Sayed Gad MT, et al. Pregnancy Outcome after Office Microhysteroscopy in Women with Unexplained Infertility. Int J Fertil Steril, 2015, 9(2): 168-175.
16. Smit JG, Kasius JC, Eijkemans MJ, et al. Hysteroscopy before in-vitro fertilisation (inSIGHT): a multicentre, randomised controlled trial. Lancet, 2016, 25; 387(10038): 2622-2629.
17. Surrey ES. Should Diagnostic Hysteroscopy be Performed Before In Vitro Fertilization-Embryo Transfer? J Minim Invasive Gynecol, 2012, 19(5): 643-646.
18. Tsui KH, Lin LT, Cheng JT, et al. Comprehensive treatment for infertile women with severe Asherman syndrome. Taiwan J Obstet Gynecol, 2014, 53(3): 372-375.
19. Yu X, Yuhan L, Dongmei S, et al. The incidence of post-operative adhesion following transection of uterine septum: a cohort study comparing three different adjuvant therapies. Eur J Obstet Gynecol Reprod Biol, 2016, 201: 61-64.
20. Zhu H, Fu J, Lei H, et al. Evaluation oftransvaginal sonography in detecting endometrial polyps and the pregnancy outcome following hysteroscopic polypectomy in infertile women. Exp Ther Med, 2016, 12(2): 1196-1200.

第十六章 宫腔镜手术的培训

任何一种诊疗操作技术在临床普及应用之前，都必须有一套系统的学习方法，从易到难，由浅入深逐渐地了解和掌握其操作规程，通过临床实践不断总结和完善其使用方法、操作技巧和安全性能。因此，系统的培训方法是完成实施内镜学习规划的重要工作，必须使所有从事这项规划的妇科医师都经过符合这一规划的正规的培训，才能达到预期的目的。

一、培训步骤

宫腔镜操作系统的培训步骤应首先着眼于对不同仪器设备及其组成部分的全面了解，然后在模型、动物标本、离体子宫或其他模拟环境中练习以实现手眼协调，学会通过内镜图像完成手术和操作过程。在此基础上，必须从理论上认识宫腔镜操作的适应证、禁忌证和可能发生的并发症。通过参加学习班、研讨会、个别指导和查阅相关书籍及配套图谱的学习，结合模拟训练，达到理论与实践的统一。其培训步骤如下：

1. 阅读和复习有关宫腔镜操作方面的辅助教材，如图谱、示教录像、幻灯和光盘等，从中获取这一领域各个方面的相关知识。了解子宫解剖学和病理学知识，区分正常与病变组织，做出明确诊断。
2. 熟悉仪器设备、掌握适应证、禁忌证及并发症。
3. 通过相关资料、照片和录像学习基础知识，参加学习班、研讨会和个别辅导掌握操作技巧。
4. 在子宫模型和切除的子宫标本上模拟练习宫腔镜检查，然后在诊断性刮宫之前或阴式子宫切除之前在体练习宫腔镜检查。在宫腔镜检查操作完全熟练后可进行宫腔镜输卵管插管通液治疗。
5. 待宫腔镜诊断和治疗熟练后学习宫腔镜手术。

二、对操作者的要求

宫腔镜手术是妇科领域中的一项专门技术，其安全和效果与手术者的操作水平有密切关系，手术需用特殊仪器，术时医师仅能用单眼检视，或凭借电视屏幕的二维图像进行操作，不能进行三维空间观察，故手术有其难度，医师必须经过严格的技术训练才能安全进行。宫腔镜手术对医师的要求如下：

1. 具有良好的外科操作训练基础，熟知子宫的解剖学标志，有丰富的开腹手术经验，能处理手术并发症和术中意外。
2. 具有丰富的宫腔镜图像识别和诊断能力。
3. 具有灵巧的双手操作技能，手、脚、眼、脑能协调并用，熟练驾驭切割器，把握切割深度。
4. 头脑清醒，应变迅速，能根据瞬间出现的各种情况酌情处理。
5. 具有所使用能源的知识，能及时排除故障。

三、如何带教初学者

宫腔镜手术是在极为狭小的视野里进行的，因而会造成学习上的困难，初学者应注意以下各点：

1. 首先在实物上，如肉块、苹果、肥皂或尸体上进行一定时间的切除练习，以熟练应用电切镜及切割组织的操作方法。
2. 借助教学镜或电视录像，在教师电切时观察学习。
3. 初学者可在教师指导下，利用教学镜或电视的监视，做短时间的电凝和/或少量宫颈组织电切操作。
4. 掌握基本操作后可在教师用教学镜或电视监视下，选择稍大些的子宫进行电切，若半小时仅切除一小部分，则应与教师对调位置，以便争取在后半小时内完成手术。
5. 初学者开始单独进行电切时，应于手术完成后，由教师进行检查和整修。

四、如何切割组织

1. 将电切环置于需切除组织的远侧，和切除组织的表面，当移动电切环开始切割时，第一步先启动踏脚，并在手中感觉到有切割作用时，再移动切割的手柄或弹簧，电切环按切除要求而切入组织，并顺势将组织按需要切除的深度切下，移动速度一般是 1cm/s。

2. 在每刀切除结束时，应见到有组织从创面上切下，但只有在电切环移入镜鞘内，再放开踏脚，才有可能将组织完全切割下来。

3. 切下的组织一般呈条状，两头略薄，中央较厚，状如小舟。组织片的厚度与电切环放置的深度成正比，其长度则取决于电切环及镜鞘移动的距离而定。

4. 以宫颈内口为支点，调整切割组织的厚度。

5. 欲切的组织较厚时，应使电切镜鞘的头部略作前倾，使电切环能切入组织，然后将电切环略向深处作弧形移动，至切割结束，再将镜鞘略抬高，使组织顺利切下。

宫腔镜手术操作必须从简单到复杂，简单手术包括取出宫内节育器，摘除息肉、异物等，复杂手术包括宫腔粘连分离、纵隔切除、肌瘤切除、子宫内膜息肉及子宫内膜切除等。

基于最新的临床与科学证据，欧洲妇科内镜学会与欧洲和美国主要的专业组织共同发表声明：各个医院应该提供计算机模拟内镜技术的培训和考核以提高医疗卫生质量，研究表明在进入手术室操作之前进行培训可降低患者的发病率和死亡率。

内镜技术系统培训的必要性早已被认识，但何种培训模式的效果最好还未被确定与统一。近年来我国多家医学院附属医院建立了短期强化模拟培训班进行妇科内镜的培训，主要为理论学习和操作培训。在模拟训练方面，国外多采用虚拟现实（virtual reality，VR）技术构建妇科内镜模型进行训练，VR 是采用以计算机技术为核心的现代高科技生成逼真的视、听、触觉一体化特定范围的虚拟环境，用户借助必要的设备以自然的方式与虚拟环境中的对象进行交互作用、相互影响，从而产生亲临其境的感受与体验，其模型的真实性及使用效果均被肯定，而我国 VR 的应用还未全面普及，现多应用动物内脏模型，如猪心等进行操作培训。该模式的培训效果还有待进一步研究。首都医科大学附属复兴医院宫腔镜中心作为国际宫腔镜培训中心亚洲分中心，多年来在宫腔镜学习培训中，实施宫腔镜理论与实践相结合的规范化培训方法，即对其安排理论学习、宫腔镜模拟训练、手术室观摩手术，并将培训前后的考核情况进行对比分析。经分析，经过培训，基础理论、宫腔镜设备安装与设置、宫腔镜基本操作方法掌握程度的学员，其考核分数较培训前均有提高，差异有统计学意义（$P<0.05$）。可见系统的宫腔镜理论学习和技术培训的有机结合，有利于建立良好的教学培训模式，可以有效促进宫腔镜技术理念与已有妇科学专业知识的重新构建，提高妇科医师的宫腔镜技术水平，对宫腔镜技术的推广与普及具有重要意义。

（夏恩兰　黄晓武）

参 考 文 献

1. 夏恩兰. 妇科内镜操作规范. 中华妇产科杂志，1997，32：267-275.
2. 肖豫. 宫腔镜技术培训的教学模式探讨. 继续教育，2017，31（6）：10-11.
3. 王明，赵一，冯力民. 国内外宫腔镜培训现状. 中国计划生育和妇产科，2015，7（10）：16-19.
4. Campo R，Puga M，Meier FR，et al. Excellence needs training “Certified programme in endoscopic surgery”. Facts Views Vis Obgyn，2014，6（4）：240-244.

第十七章
宫腔镜手术的未来

过去的40年,宫腔镜技术快速发展,设备器械长足进步,宫腔镜检查和手术已成为妇科医师诊断和治疗宫腔内病变的有效手段。宫腔镜的未来充满希望,现在宫腔镜诊断和治疗已经扩展到可以替代妇科医师的许多操作,例如盲目的诊断刮宫、刮宫治疗子宫内膜息肉、切开子宫取出黏膜下肌瘤、盲目分离宫腔粘连和取出嵌顿的宫内节育器、开腹治疗子宫畸形、切除子宫治疗功能失调性子宫出血等。今后研究的主要方向将是窄带成像技术(narrow band imaging,NBI)宫腔镜诊断、新的第二代的子宫内膜去除技术和宫内占位病变的组织去除技术等,理想的第二代技术应该是较易完成的,技巧性较少,所需培训较少,学习曲线短,多数病变的诊断和治疗可在诊室进行,可以在局部麻醉下完成,而且疗效可与经典的宫腔镜手术相媲美,能适应所有宫腔内操作,必须较第一代的经典手术并发症少。诺舒去除子宫内膜不用膨宫介质,美奥舒旋切子宫肌瘤不影响视线,Essure可用于输卵管绝育和阻止辅助生殖技术时输卵管的积水进入宫腔。宫腔镜还可治疗多种宫腔内异常情况,如输卵管间质部妊娠、剖宫产瘢痕妊娠、胎盘残留、异物取出等。子宫肌瘤的治疗除了有多种手术入路和术式,还有超声或MRI引导聚焦超声介入及选择性孕激素受体调节剂醋酸乌利司他药物治疗等新的治疗方法,也带来了新的希望。但是,新法治疗的病例还较少,没有随机试验的数据,一种可能的重要发展要用证据确凿的数据说话。因此,今后更需要对各种宫腔镜治疗或与宫腔镜治疗可以比较的方法进行多中心的随机对照试验分析,以正确评价其有效性和安全性,特别是决定是否任何一项第二代方法的有效性与经典的宫腔镜手术相同。没有坚实可信的评价,新方法不能常规应用于临床,销售于市场。由于经济原因,较昂贵的子宫内膜药物预处理会让位给机械性预处理。

未来始于现在。所有一切都会随着时间向前迈进。未来的器械更简单化,未来的能源一定更安全。术中使用微粉碎机既不妨碍膨宫,又使视野更清晰,扩大宫腔治疗的适应证。各种各样的辅助操作器械和电极也将应运而生。宫腔镜检查和手术将更适于门诊进行。随着手术的简化,这一手术会更实用、更安全,手术时间也将缩短,其准确性也将提高。这种趋势必将导致许多手术简化,随着声控技术的问世与使用,以及现代化手术室设备的日趋完善,将极大地减轻医师的劳动强度,并更进一步扩大诊断和手术宫腔镜的范围。

2001年在美国旧金山召开的第十届国际妇科内镜协会年会指出:“到2025年妇科大部分手术将被内镜手术所替代”。

宫腔镜作为现代微创外科手术成功的典范,在妇科临床领域有着广阔的应用前景。为了宫腔镜技术的健康发展,宫腔镜并发症的发生必须得到充分的重视,诊断性宫腔镜相对安全,手术宫腔镜的子宫穿孔、出血、经尿道前列腺电切综合征(trans urethral resection prostate syndrome,TURP综合征)和静脉空气栓塞(venous air embolism,VAE)等并发症的发生与宫腔镜手术的难度、膨宫介质掌控、术者的经验和团队的合作密切相关。在临床工作中应加强技术培训,做好术中、术后监测管理,积极预防,早期识别,正确处理并发症。再者,还要致力于宫腔镜手术适应证的拓宽和新设备的开发应用,例如评估细径电切镜、双极宫腔镜手术的作用与远期效果,比较微型宫腔镜和传统宫腔镜的局限性,探讨和评价子宫腺肌病和腺肌瘤宫腔镜治疗的适应证等新课题,以期更加凸显宫腔镜技术的微创优势。

我们必须向历史学习,继续革新和创造,使医学技术更简单,更安全,更有益于患者。因为最初的目的还没有完全达到,宫腔镜的革新和创造应该永不停步。

(夏恩兰)

参 考 文 献

1. Baggish MS, Barbot J, Valle RF. Diagnostic and operative hysteroscopy. 2nd ed. St. Louis: Mosby Inc, 1999: 391-401.
2. Closon F, Tulandi T. Future research and developments in hysteroscopy. Best Pract Res Clin Obstet Gynaecol, 2015, 29(7): 994-1000.
3. Donnez J, Dolmans MM. Uterine fibroid management: from the present to the future. Hum Reprod Update, 2016, 22(6): 665-686.
4. Parkin DE. Endometrial resection and ablation: past, present and future. Gynaecol Endosc, 2000, 9: 1-7.

第二篇

腹腔镜

第十八章 腹腔镜手术的历史

正是由于人类所特有的求知精神，促使人们希望探测人体内部的奥秘。早在古希腊时代，被誉为西方医药之父的希波克拉底（Hippocrates）第一次通过反光镜观察人体的直肠，揭开了人类使用内镜窥视体腔的序幕。经过数个世纪的演变发展，人们逐步探索使用内镜观察鼻腔、外耳道和宫颈。1805年，Bozzini曾通过镜面反射将烛光导入金属管道内来观察人体前尿道的病变。

人们运用内镜探测腹腔始于20世纪。1901年，von Ott通过后穹窿切开，在头镜反射光照明下，使用膀胱镜首次检查了孕妇的盆腔，由此他成为第一个穹窿镜专家。1902年，Kelling向德国生物医学会报告了通过腹腔镜检查人的食管和胃，以及通过膀胱镜检查狗的腹腔等情况。1910年，瑞典的Jacobaeus医师用腹腔镜观察了人体的腹腔、胸腔和心腔，这是人类第一次真正意义上的腹腔镜检查。一个月后，Kelling教授又报道了45例腹腔镜检查，描述了腹腔镜下人体腹腔内肿瘤和结核的形状。

鉴于Jacobaeus、Kelling和von Ott三位先驱在腹腔镜临床应用研究方面所作出的杰出贡献，人们称他们为"腹腔镜之父"。

20世纪的20~30年代，腹腔镜手术的倡导者Orndoff和Zollikoff潜心研究改进腹腔镜手术设备。1929年，德国医师Kalk设计了一种135°视角的窥镜，该窥镜在欧洲腹腔镜手术中广泛使用。1938年，匈牙利医师Janos Veress设计了一种以自己名字命名的弹簧注气针，此针成为沿用至今的制造气腹的气腹针。1946年，Decker采用胸膝卧位经直肠子宫陷凹穿刺进行腹腔镜检查，并将其命名为"后穹窿镜检查"。然而，由于感染风险、患者体位的限制及肠道损伤的危险，后穹窿镜检查在临床上并未广泛开展。1928年，Hasson MH发明套管针，该针可降低肠道损伤的风险，在Hasson开放法气腹建立过程中可有效防止漏气。由于有较高的安全性，Hasson开放法气腹的建立在外科和妇科手术中得到广泛应用。

1947年，法国妇科医师Raoul Palmer首次报道了250例诊断性腹腔镜。之后，他开展了腹腔镜输卵管通液术、腹腔内出血部位电凝治疗、卵巢囊肿穿刺抽吸术及盆腔粘连松解术等腹腔镜下的手术治疗。1974年，他将左肋缘下2.5~3cm与左锁骨中线交汇点处描述为Palmer点，这是左上腹手术安全的穿刺进针点，至今仍在临床使用（Palmer，1974）。

德国妇科医师Kurt Semm是现代腹腔镜手术最有影响力的早期倡导者。20世纪60~70年代，Semm发明了多种腹腔镜设备和腹腔镜手术器械，包括CO_2自动充气装置、温控电凝装置、灌流冲洗装置和体外、体内腹腔镜器械的打结和套圈结扎技巧。此外，他也是推广腹腔镜手术进行视频记录的先驱。他实施的腹腔镜卵巢囊肿剥除术、子宫肌瘤切除术、异位妊娠的治疗、阑尾切除术和子宫切除术已被世界各地广泛地学习和传播。近年来，他对全球腹腔镜手术的发展作出了杰出贡献。

1967年，英国的Patrick Steptoe出版了第一本英文版教科书*Laparoscopy in Gynaecology*（《妇科腹腔镜》），这极大地激发了北美洲和其他英语国家对腹腔镜手术学习的兴趣。他和Edwards合作研发了试管婴儿助孕新方法，即腹腔镜下获取卵细胞（Steptoe，1970）。自此，在20世纪80年代后期，腹腔镜成为试管婴儿实施过程中的重要组成部分。

1975年，巴西的Tarasconi完成了腹腔镜下的器官切除术（输卵管切除），并于1976年11月在第三届全球妇科微创大会（AAGL）上进行了首次报道，该论文在1981年发表。该手术是医学文献史上报道的第一例腹腔镜下器官切除术。

1988年，美国医师Harry Reich通过腹腔镜下的缝合和打结完成了首例腹腔镜下全子宫切除术。此外，他还介绍了腹腔镜下根治性子宫切除术及淋巴结清扫术，并且证实了腹腔镜全子宫切除术因具有微创手术的特点而显示出明显的优势，包括住院时间短、术后疼痛轻、恢复正常生活快、腹部伤口小等。

一、中国腹腔镜手术的历史

20世纪70年代起，腹腔镜技术逐步引进到中国，妇科医师开始探寻腹腔镜在妇科领域的应用。1979年，AAGL第一任主席Jordan Phillips来到中国，传授腹腔镜的相关知识，这极大地推动了妇科腹腔镜在中国的发展。1980年5月，第二届中国妇产科学术会议在苏州举办，郎景和在会上首次报道了“腹腔镜在妇科临床诊断上的应用”，同年该论文发表。1981年，上海的医师也发表了腹腔镜的相关论文。为了进一步推广和普及腹腔镜技术，中国医学科学院在1983年举办了两届全国妇科腹腔镜培训班。如今，中国主要城市的几乎所有大医院都在开展腹腔镜手术。腹腔镜手术经受了时间的考验，妇科腹腔镜手术相关论文的发表及书籍的出版越来越多，证实了腹腔镜在妇科和外科领域的广泛应用。1989年，中国出版的最早关于腹腔镜的书籍是由郎景和、孙爱达、吴葆桢和连利娟编写的《妇产科内镜及其应用》。随后，刘彦在1999年出版了《实用妇科腹腔镜手术学》，夏恩兰在2001年出版了《妇科内镜学》。从2000年起，中国的许多青年医师到新加坡、中国香港、德国、美国及澳大利亚等地进行短期或长期的腹腔镜手术培训。回国后，这些青年医师极大地促进了腹腔镜手术在中国大医院的发展。由于腹腔镜手术瘢痕小、安全性高、恢复快、住院时间短等优点，腹腔镜手术被逐步认可，越来越多的中国医师发表了关于内镜的书籍及期刊论文。目前在中国，腹腔镜手术广泛应用于盆腔包块、不孕症、子宫内膜异位症、生殖器畸形、盆腔痛和女性生殖道肿瘤的治疗。

如今，腹腔镜手术不仅仅只限于疾病的诊断。通过收集腹腔镜手术的图片及视频等资料在不同场所进行展示、教学及临床研究，进一步促进了现代妇科腹腔镜的发展。总之，腹腔镜手术是不可缺少、不可替代的手术方法。尽管腹腔镜手术仍存在技术问题、手术并发症和手术困难，腹腔镜在妇科领域的地位不可撼动，未来将继续见证其在安全、精确和微创方面的卓越价值。

二、腹腔镜技术的展望

腹腔镜技术发展至今，除晚期癌症外几乎所有经开腹实施的手术，都能够在腹腔镜下进行，这种技术对患者损伤小、不适轻微、住院时间短、术后恢复快。不容置疑，随着科学技术的飞速发展，特别是随着腹腔镜技术在发展中国家的逐步开展和普及，在不久的将来，更加灵巧、实用和经济耐用的微型化手术设备和操作器械将会更多、更快地应用于腹腔镜下的各种显微外科手术中，许多手术治疗可在局部麻醉下进行而无须住院。其次，很重要的一点就是要增加从事这一技术的专业人员数量，为更多的患者造福。现在腹腔镜手术一直没有成为全世界公认和实施的手术方式，其重要原因是一些人至今仍然有守旧观念，他们抵制这种手术并且不愿意学习和实施这种手术。有统计表明，大约有15%的医师是由于手眼的协调能力差而不能胜任这种手术，但是大多数医师经过适当的培训后是能够掌握和安全地进行这种手术操作的。因此，一定要摆脱那种认为腹腔镜手术非常困难的观点。在新的世纪里，我们的使命是鼓励尽可能多的妇科医师从事这项技术，我们的目的是确保内镜手术并发症更少，手术安全性更高。

（黄胡信 著，王婧 译）

参考文献

1. Bernheim BM. IV. Organoscopy：cystoscopy of the abdominal cavity. Annals of surgery，1911，53(6)：764.
2. Damewood MD. History of the development of gynecologic endoscopic surgery. Practical Manual of Operative Laparoscopy and Hysteroscopy，1992：7-14.
3. Green TH，Meigs JV，Nelson JH，et al. Progress in gynecology. New York：Grune & Stratton，1946.
4. Hasson H. Open laparoscopy vs. closed laparoscopy：a comparison of complication rates. Advances in planned parenthood，1978，13(3-4)：41.
5. Jacobeaus H. Kurze Uebersicht uber meine Erfahrung mit der Laparothorakoskopie. Munch. med. Wshr，1911，58(2017)：2019.
6. Kelling G. Ueber oesophagoskopie，gastroskopie und kölioskopie. Münch Med Wochenschr，1902，49：21-24.
7. Palmer R. Safety in laparoscopy. Journal of Reproductive Medicine，1974，13(1)：1-5.
8. Steptoe P. Laparoscopic studies of the ovaries. Nederlandsch tijdschrift voor verloskunde en gynaecologie，1970，70(4)：296-300.
9. Veress J. Neues instrument zur Ausführung von Brust-oder Bauchpunktionen und Pneumothoraxbehandlung. DMW-Deutsche Medizinische Wochenschrift，1938，64(41)：1480-1481.

第十九章
腹腔镜手术的设备和器械

手术的发展、进步与革新，都与设备密不可分。随着手术设备与器械的精良化、科技化和更为先进与科学的设计，使得许多在过去不可能完成的手术成为了可能。医疗水平发展和设备发展紧密相符不可分割，医疗水平的提高也在对设备提出更高要求且向多元化趋势发展，如清晰度、人体工学设计、多样选择与搭配的定制化服务等，都已成为了对设备要求的新趋势；而设备也在不断根据医学需求，也在向设备性能提升、平台化与多元化迈进，智能化的新科技正在提供更加准确、高效、智能、安全的保障。也随着患者对医疗微创诉求的渴望，医疗环境已开始向如单孔、术后快速康复（enhanced recovery after surgery，ERAS）等新标准、新要求迈进，从此进入诊疗新时代。

第 1 节　腹腔镜设备

一、影像系统

包括摄像主机及摄像头、镜子（镜体）、光源、导光束（光缆）、监视器。

（一）图像处理中心——摄像主机

随着各制造商的影像系统改进与研发，大部分厂家的影像系统已向平台化发展，一机多用早已成为现实。在影像平台的分类中，从清晰度方面各厂家均可分为：标清影像平台（SDTV）、高清影像平台（HDTV、1 280×720）、全高清影像平台（Full HD、1 920×1 080）、超高清影像平台（UHD、3 840×2 160，影像具有更高的分辨率，简称“4K”）。按观影形式又可分为二维和三维两种影像呈现形式，也就是我们通常说到的 2D 影像与 3D 影像，是指在手术过程中，通过佩戴柱状偏振镜观看由两枚图像采集器收集并以双图像呈现在监视器上的图像，实现立体景深的图像。由于三维成像有一定技术难点与要求，目前能够实现三维成像的厂家有奥林巴斯（Olympus）、卡尔史托斯（Karl Storz）、德国蛇牌（Aesculap）、维京（Viking）等，其成像原理与形式也各有不同，又分为双目四方向电子镜（图 19-1-1）、固定视野角双目电子镜（图 19-1-2）、摄像头内置双目+分隔双目式光学视管（图 19-1-3）以及内置双目式摄像头+单通光学视管（又称瞳分割式）。

关于影像系统，在本书第二章中做了详细介绍，相信大家也有了一定了解与认识，在此不再赘述，重点介绍三维影像系统（下文简称 3D）。

3D 是当下广为人知的显像系统，它有着出色的层次表现，能够更好地将图像层次凸显出来。对于 3D 影像的体验与享用，我们早在民用产品中就已经了解它的基本概念，我们常常接触的 3D 影像，大多为电视、电影。为了带来更大的视觉冲击与更好的视觉感受让观众在观影的时候持续享有身临其境之感，我们看到影片的 3D 效果都是跃出屏幕的，而在

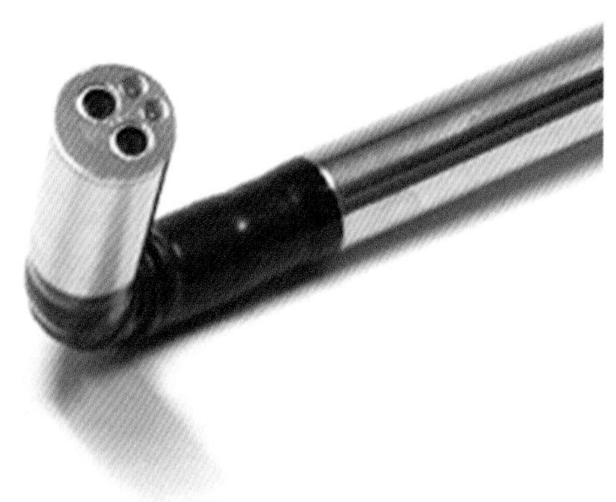

图 19-1-1　双目四方向电子镜

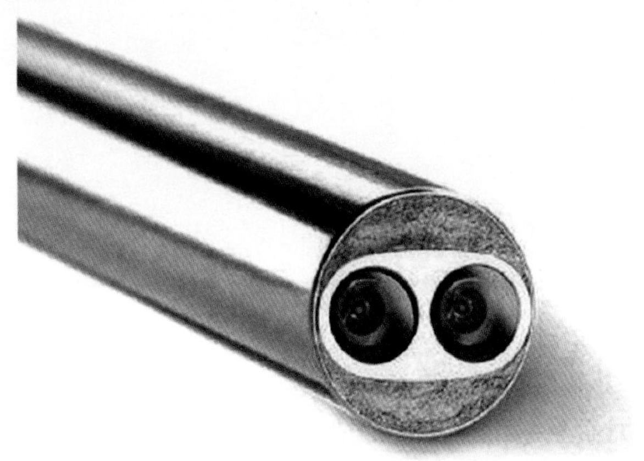

图 19-1-2 双目电子镜

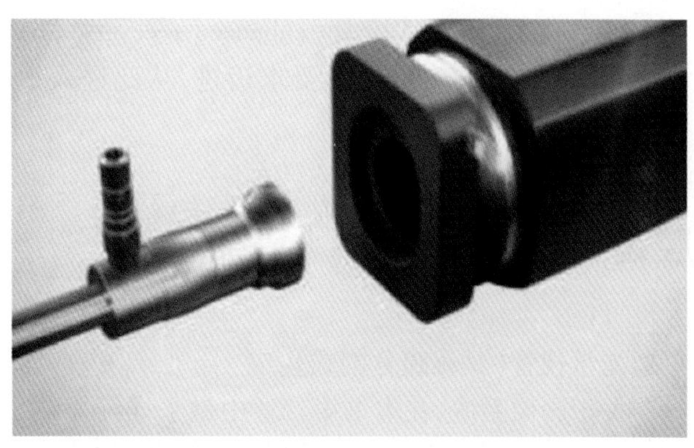

图 19-1-3 双通路分体式三维腹腔镜

手术过程中,我们所需要的不是3D所带来的刺激或者震撼,而是要将清晰的、舒适的层次表现出来,在舒适范围的图像立体成像在监视器内,才能够最大限度地降低视觉疲劳感并带来手术所需的景深与层次。3D腹腔镜能够带来更好的视觉感受:大景深、宽视野、无雾气、自动调焦等,将带来图像层次明显、画质清晰,使手术相对性简单化。

1. 成像原理 目前3D有三种成像形式:电子双目式、内镜+摄像头双目式、单目摄像头分割式。

(1) 电子双目式:将两枚电子耦合器(CCD摄像头)集成于内镜先端,以实现如同两只眼睛所观察的图像。因为是双目,是真正意义上的3D影像,画质清晰,图像可随内镜旋转。

(2) 内镜+摄像头双目式:将具有两组独立内镜组的光学视管(镜子)连接于具有双目处理的摄像头上,以实现3D影像。图像可随内镜旋转,但如果光学视管与摄像头的轴线发生偏移,则图像会产生缺失等问题。因为同样是双通路信号收集,同样属于双目式内镜,图像是3D影像,左眼镜头的图像必须通过左眼CCD传送,右眼镜头的图像则必须通过右眼CCD来传送,如果旋转光学视管,它的中心轴会偏离,将无法形成3D图像。

(3) 单目内镜摄像头分割式:由单通道光学视管连接双目摄像头,由摄像头将一幅图像分割为两眼所见的图像。因为采集形式并非是物理双眼采集,立体感较差。

2. 3D主机 由于成像形式的不同,各厂家3D主机的形式同样有所差别,有一台主机处理两枚CCD摄像头采集回收的数字信号,有两台主机处理两组数字信号,再由3D合成器合成为一路3D信号两种。两种主机的信号处理,均不影响图像的呈现。高清3D内镜也同高清内镜一样对各个环节的要求都是要在高清架构之上的,例如:高清的内镜需要高清图像处理器(主机)、高辉度的光源、高清监视器、高清数字信号传输线缆等共同组成。

3. 3D内镜 3D影像的成像形式已为大家做了介绍,现下面以具有四方向调节的高清电子双目式3D腹腔镜为例,为大家详细讲解。四方向高清三维电子胸/腹腔镜(四方向3D电子腹腔镜),通过双目式3D结构设计,实现电子腹腔镜手术进入真正的3D成像时代。3D电子腹腔镜传承了电子镜的大部分功能与优良特点,具有大景深、宽视野、无雾气、自动对焦、NBI功能等。

大于80°的腹腔镜视野角度,配合先端100°四方向弯曲功能,腹腔内几乎无死角,为腹腔镜手术的病灶寻位提供可靠帮助。3D技术带来身临其境般的深度感,15~100mm的大景深范围加之自动调焦功能,可将在传统腹腔镜下很难准确把握的空间结构的全貌如开腹手术般展现在术者眼前,更快速流畅地完成握持、分离、结扎、缝合等操作,利用具有深度效果的3D影像可准确把握空间结构,有助于实现精准、快速的腹腔镜手术。另一方面,在观摩时,更便于术者对手术诠释,使学员更好地理解手术逻辑并提高学习效率,尤其在缝合打结时,层次分明的立体感能使初学者快速适应腔镜手术。

双目3D腹腔镜CCD前置设计,如同两只眼睛看物体,搭载四方向角度,能够使病灶永远呈现在视野的正前方。关于四方向的设计,在双目式的3D电子腹腔镜上,能够准确地呈现出如同两只眼睛看物体的景深与成像。例如我们预看某一物体时,为了得到准确的信息,一定是将头转向某物体去看,而不是斜着眼睛看,斜眼睛看时,两只眼睛的景深就不相同，视图景深就有了偏差。同理，内镜是完成手术的工具，病灶在体内生长，执行手术时，无法决定病灶生长的位置，需要通过内镜来寻找病灶，此时，四方向的设计就使内镜更加得心应手，以保证在图像质量与景深不变的情况下，将病灶呈现在视野正前方（图 19-1-4）。

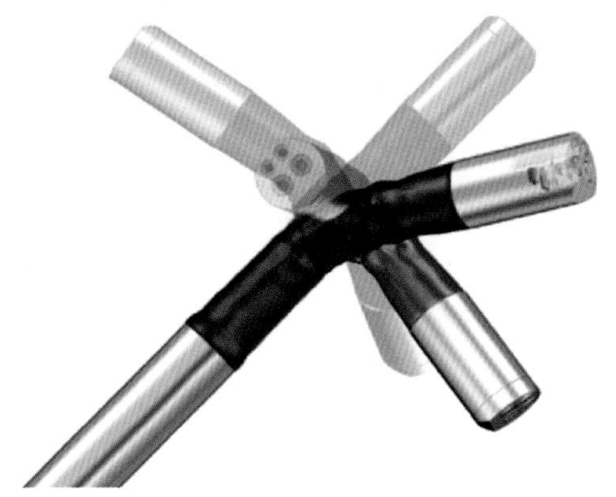

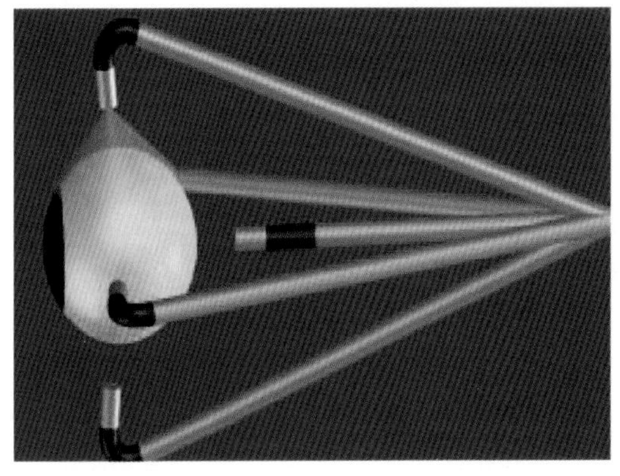

图 19-1-4　四方向三维腹腔镜视野图

（二）光源

腹腔镜光源与宫腔镜光源同类，在照明方面，灯珠也同样有氙气灯光源、卤素灯光源以及新兴的 LED 光源，一般情况下，光源的型号由配套的主机型号而定。受光源的特性——显色性、光通量、色温、照度、光效、平均寿命等数据所影响。由于目前氙灯的相关数据优于 LED 光源，能够提供更大的景深，所以目前的腹腔镜光源还是以氙灯灯珠作为照明光源居多（图 19-1-5）。

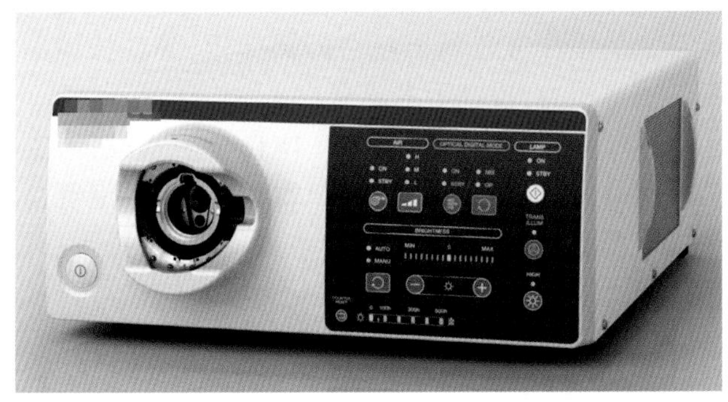

图 19-1-5　氙气灯光源

（三）摄像头

摄像头是电荷耦合元件（CCD）、内镜适配器、具有屏蔽杂波性能的线缆、电器接口组成的摄像单元。根据影像设备的选择，摄像头同样具有配套性，一款合适的摄像头能够决定图像质量的好与坏，图像采集与输出可分为标清、高清、全高清、4K 等。所以，在挑选摄像头时也要审视它的多方参数。单纯地考量摄像头晶片数量是不够的，例如单晶片的高清摄像头就会比三晶片的标清摄像头成像质量好。在影像输出质量相同的摄像头中（例如标清摄像头），很多医师认为，单晶片的摄像头不及三晶片摄像头的成像质量好。在三晶片的单枚晶片像素点与彩色单晶片彩色像素点的有效像素相同的前提下，理论上三晶片是单晶片像素的 3 倍，图像会更好。但事实上，三晶片需要更多的空间，制作成本也会比单晶片更高；单晶片摄像头选用相对尺寸较大的彩色晶片，同时也更节省内部空间，所以单晶片摄像头的体积可以做得更小；因晶片数量的减少，所以也更具有经济效益。在挑选摄像头时，更要参考它的特性，如输出图像质量、与主机的配套性、自身重量以及手术要求等具体参数标准与要求，以呈现最好的图像质量。下面介绍一下单晶片、三晶片、电子腔镜的特点。

1. 全高清三晶片（3CCD）摄像头　三晶片摄像头的摄像头内部晶片组由三枚不同色彩的单色晶片组成，分别同时收集自属颜色的光信号并转换为电信号传递至主机进行图像的同步与处理。

如图 19-1-6 这款三镜片摄像头，采用全电子控制设计，具有快捷便利的操作特性及高解析度的色彩还原性。在采集高清影像时可单手实现一键电动力变焦和电动力调焦功能，同时三枚可自由设置功能的电子遥控开关方便术者的术中快速控制，是真正意义的电动力光学摄像头。高光感度的晶片组：使亮度大幅提升，在白光或窄带光谱成像中，都更加准确清晰地观察表层组织的血管形态，增强血管可视性。外形：前示指槽与小指部回形环设计及把持部非等边梯形 45°倒角、底边弧度并防滑设计给予扶镜手舒适稳定的把持感。ABS 工程塑胶外壳：为摄像头主体提供高抗冲击性、宽温差性、耐化学性及无静电与无能量积聚等特性。低电压晶片与低热传导性使摄像头持续处于低温工作状态、轻量化集成、极低热量，带来更好的把持手感，长时间手术无疲劳感。

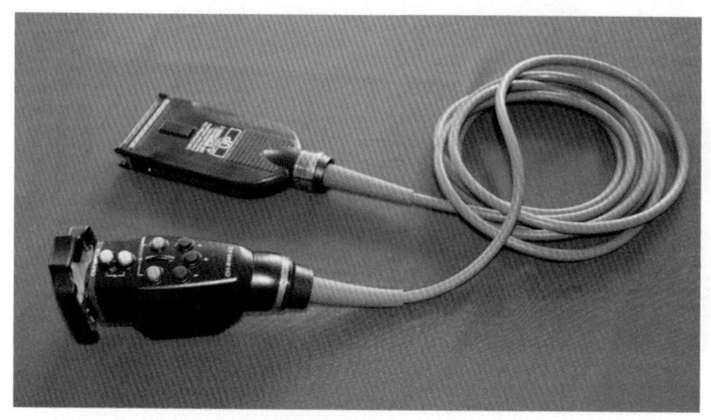

图 19-1-6　电子控制三镜片摄像头

2. 单晶片高清摄像头　内部有一个彩色摄像元件(CCD)，摄像头的图像质量根据设计标准与制造商而有所不同。因为其轻量化与低热量的产品特性，单晶片的摄像头在门诊检查诊断等得以广泛应用。在很多高清腹腔镜设备中，也常选择和使用单晶片摄像头。

(四) 腹腔镜

腹腔镜(laparoscope)有可拆分式设计与一体化设计两种形式，可以根据个人的使用习惯进行选择。

1. 可拆分式腹腔镜　如同宫腔镜一般，是由光学视管、导光束、摄像头组成的内镜系统，光学视管根据使用需求，提供 5mm、10mm 外径与 0 或 30°视野角的内镜，长度也有 300mm、450mm、530mm 可以选择。光学视管受透镜的外径、材质以及数量限制图像解析度，区分为标清、高清或 4K 光学视管。配套方面，例如：使用 4K 摄像头连接 4K 光学视管，配套 4K 监视器呈现 4K 影像，如果将配套中的 4K 光学视管替换成高清光学视管，虽然可以成像，但图像质量受高清光学视管制约，仅能呈现高清影像而不能获得超高清 4K 影像的清晰度。腔镜结构分体式设计的优点：灵活性强，可根据不同的手术需求或临床要求，无须更换摄像头，仅更换不同的光学视管以实现不同手术或临床需求，或连接更多厂家的内镜。

2. 高清电子腹腔镜(图 19-1-7)　镜身主体一体化设计，是将摄像头、导光束、通讯电缆整体设计集合化一。目前是使用最简单的高清腹腔镜设计，具有摄像头先端前置设计带来图像更清晰亮丽、自动对焦功能、防雾功能、质量更轻便、人体工程学设计使把持与旋转更方便、即插即用免去繁琐拼接、易洗消保养等优势。

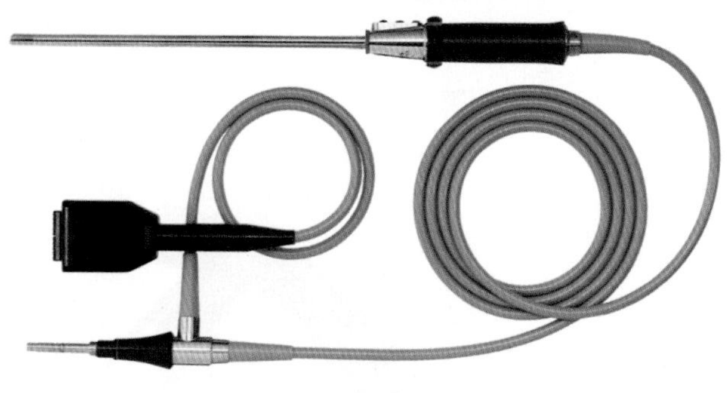

图 19-1-7　高清电子腹腔镜

将摄像头前置于内镜插入部先端，免去柱状透镜组；免去摄像头、导光束等繁琐连接，构造上不再翘着一个小辫子般的导光束，不会因长时间的手术而导致内镜与摄像头产生视野方向的偏移。先端电子芯片设计使影像能够被直接采集、传输、处理，不受内镜系列的干扰或图像在传递过程中产生的光衰减，因此，它更能保证高清画质，使图像色彩真实还原并明亮、艳丽。同时电子镜的自动智能对焦功能，在提供更大景深的同时，更是免去了频繁的手动调焦/对焦，图像视野在手术全程均保持最佳焦距。先端前置 CCD 持续产生低温度热量，加之柱状透镜的置换，会使先端保持恒定温度，使手术全程内镜先端无雾气，即使环境温/湿度差异比较大，也无须为环境带来的镜头雾气所困扰。即插即用，降低扶镜医师的手术压力，提升手术感受。

在 CDS 方面，电子镜的一体化全防水设计，支持高温高压、低温等离子、环氧乙烷、液体浸泡等高等级灭菌要求，提供具有成本效益的清洗、消毒、灭菌选择。电子镜腹腔镜有 5mm、10mm 外径与 0 或 30°视野角的内镜供选择。

(五) 导光束

同宫腔镜系统相同，与腹腔镜用光学视管和摄像头相连接配套使用，因为腹腔镜手术空间较宫腔要大且对光源的要求也更高一些，所以，导光束外径比宫腔镜用导光束粗一些，内部导光纤维束也更多一些，以得到更高的通光量。

(六) 监视器

在选择监视器的方面，依然有很多人存在疑惑，在本章开篇我们介绍的很多图像的分辨率，也就是图像的像素，这些参数决定着图像质量。当然这些参数同样对监视器有所要求。选择监视器，根据自己的手术需求、信号源图像质量和信号形式来确定监视器。而大多厂家会根据影像系统的信号形式确定监视器的信号接收形式，如果在选择了高清影像主机后，在选择监视器时，未能很好匹配时，理想的图像品质可能也是实现不了的。所以，我们需要掌握与确定的信息还有监视器尺寸与监视器成像质量（图 19-1-8）。

图 19-1-8　医用监视器

图像尺寸与图像质量：目前医疗领域的专业监视器图像尺寸比例大多是以 16∶9的比率成像，而对角尺寸有很多选择，在选择标清画质（SDTV）的影像主机时 24 英寸的监视器有更高的性价比和 SDTV 画质的出色表现。在选择高清画质（HDTV）或更高图像品质的影像主机时，具有高清成像功能的医用监视器才能呈现高清画质的图像，高清或全高清影像系统中，搭配 26 英寸具有 1 920×1 080 分辨率的医用监视器是更为理想的选择。而 4K 在有效像素与宽色域方面，有更为出色的图像表现，在其密集与有效像素庞大的支持下，监视器可以有尺寸更大、图像更清晰、更好色彩还原性以及更好景深的获得，监视器的尺寸也从原来的 24 英寸、26 英寸扩大到 60 英寸、80 英寸或者更大。当然，超高清图像同样可以在具有 4K 分辨率的小尺寸监视器上成像，在小尺寸监视器中成像时远观效果与全高清的差别不是很大，所以也就失去了 4K 本身的意义和价值。

（七）台车

台车（图 19-1-9），顾名思义，它是影像系统与能量系统的承载工具，台车的品牌与种类有很多，每个影像品牌也有自己同品牌的台车，承载功能与用途基本一样。抑菌涂层、静音承载式脚轮、基本挂架等都已是台车的标准配套，区别最大的地方基本有两处：监视器支臂和独立供电系统。监视器支臂有承载式的固定支臂、管柱形升降支臂和机械式的悬浮支臂等几种类型，更大尺寸的监视器有独立的支架配套使用。在监视器支臂的选择中，机械悬浮的气压弹簧支臂具有更多的可操作性与便捷快速执行的特点，能够更加方便的移动、调节、无级悬停功能根据监视器尺寸可调节悬停力（图 19-1-10）。在电网杂波较为严重的医院台车的独立供电系统尤为重要，在台车没有独立供电系统的情况下，可根据需要加装 2 000VA 的稳压滤波电源。

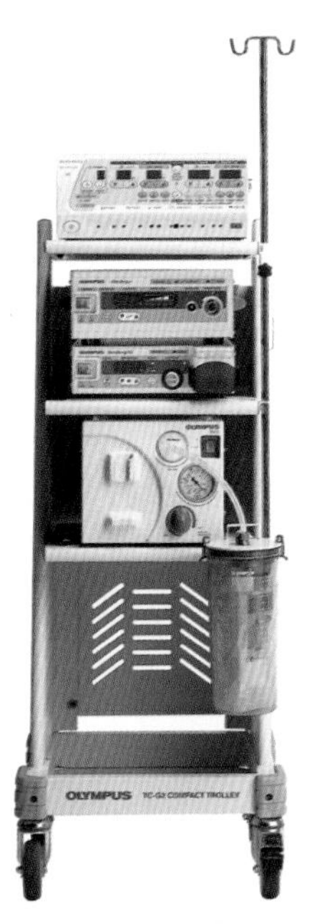

图 19-1-9　独立电源台车

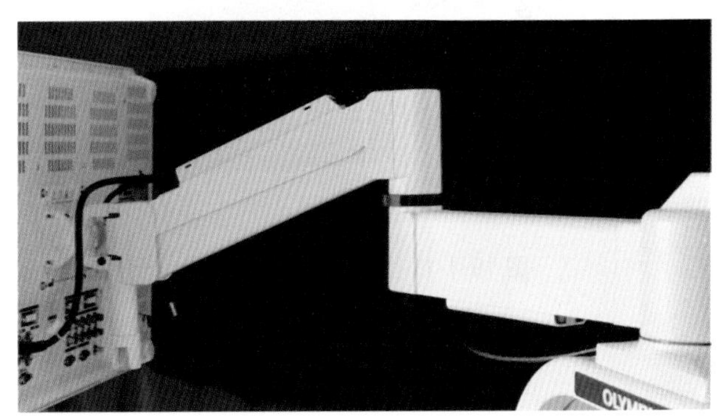

图 19-1-10　空气弹簧悬浮支臂

二、能源系统

能源系统是微创手术过程中必不可少的装置。随着科技发展的日新月异，能源系统也同样步上新的台阶，从最初的单纯高频电发生器到具有高功率的电能量装置，再到双极电凝的问世，给妇科领域带来一次次的治疗便捷。后又有具备大血管闭合能力的能量工作站到双极、超声双输出能量系统成为能量平台的新突破，为妇科手术提供更多选择与保障。

（一）高频电源发生器与器械

高频电源发生器（高频电刀）将电网市电转换为具有人体反应且不会有电击伤的高频电，是腹腔镜用于切开、凝固止血常用仪器（图 19-1-11）。一般低频电流引起肌肉、神经刺激，高频电流不刺激肌肉、神经，不会引起心室纤颤，但可使组织升温，炭化、汽化产生凝固、切开。这种电流通常达数百赫兹。电流集中通过组织产生焦耳热，其热量使细胞水分蒸发，随着水分蒸发，组织阻抗进一步加大，产生热量增多，引起组织蛋白变性、干燥，产生凝固效应，温度进一步升高组织产生炭化，引起弧光放电使组织汽化，产生切开效果。电能量的应用广泛，也带动着品类的创新与改良。而高频电的工作性质可区分为高频单极与高频双极。根据闭合能力与使用特点，也有一些设备被称为电外科能量平台，或者电外科工作站，如广泛应用于普外、妇外、泌尿外、胸外、神外、耳鼻喉及内科等科室的高频电治疗平台，从而也实现了多项目联合手术的需求。

电外科学是一个内镜医师必须熟悉的基本技术。它的应用必须保证患者、外科医师和手术室人员的最佳安全。其安全性取决于医师对动力系统的了解和先进的能源设备，后者应具备：其效果可预见；其操作可重复；其功用为有效。

1. 单极电切电凝　具有良好的切割与凝血性能，广泛应用于各类腔镜手术，单极器械在使用过程中，需要粘贴负极板以作为电流回路。高频电刀应有对负极板粘贴情况的监测，负极板的选择多要求是双极表，根据两片极表所感测的电阻判定粘贴情况，如果没有粘贴牢靠，则有相应报警。电流流经人体的表面积与产生的温度成反比，就是说电流流经人体的表面积越大，则产生的温度越低，所以负极板的表面积越大，能量聚集就越小，发生电灼伤的风险也就越小（图 19-1-12）。在粘贴区域的选择上，要尽可能选距离手术区域近且受贴表面平整的地方，可用酒精纱布或一次性刮刀将体毛与表面油脂处理干净。双极表负极板的粘贴要均匀接收来向电流，而单极表的负极板要以其最大长边与来向电流垂直（图 19-1-13）。

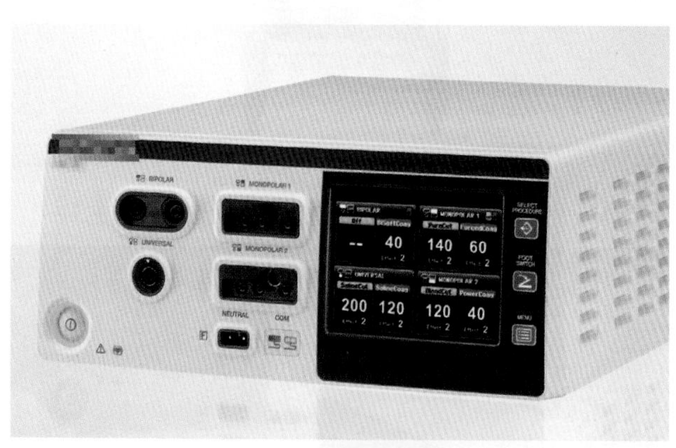

图 19-1-11　高频电能量系统

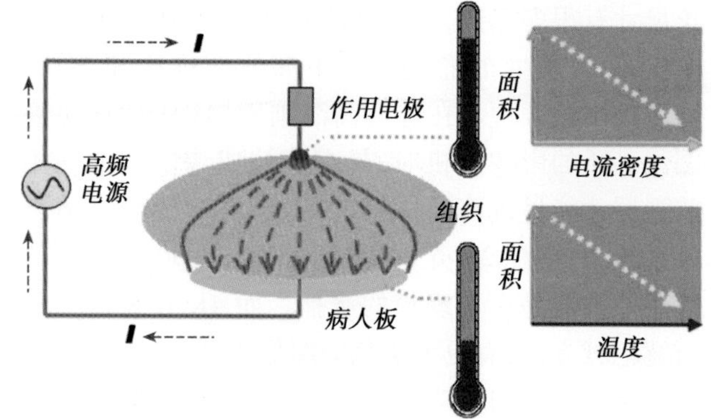

图 19-1-12　电流流向图

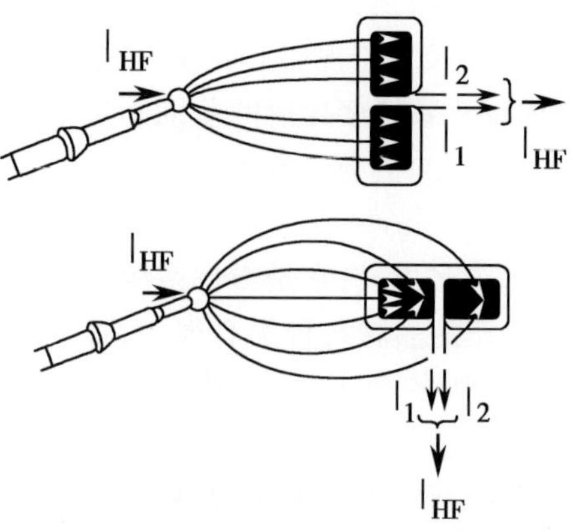

图 19-1-13　负极板粘贴方式

使用单极器械时，医师必须注意以下指标：

（1）功率：电极越细，达到理想作用需要的功率水平越低，组织越导电。在手术中，如果高频电刀的设置没有任何改变，没有增加功率设置，而电切或电凝作用减弱的话，电路就有故障需要检修（尤其是负极板）。

（2）电极的形状：电极越细，电切越强；电极越宽，电凝作用越好。

（3）应用电流的时限：电流作用的时间越长，组织的作用越强；电切或电凝作用时间长，周边组织的损伤越大。

（4）组织的种类：不同组织的电效应不同。例如在电切皮肤或肌肉等水分少的组织时，导电性能好，电切作用比在脂肪组织（低导电组织）中更有效。

（5）器械操作方法：电切时：①应使电切的组织紧张；②激活电流；③接触组织。电凝止血时相反：①松解组织；②接触组织；③激活电流。

切开为连续正弦波，产生足够热量，使组织温度超过100℃，引起组织炭化、汽化，结果为组织切开。凝固为断续波产生非连续热量，使组织温度在90℃左右，故主要作用为凝固。混合模式是指将切开频率及凝固频率结合起来，根据术者的需要选择切开成分占主导地位波形或凝固成分占主导地位波形。新型智能高频电刀可以根据组织阻抗变化能自行调节输出功率，使切开更迅速及无炭化凝固。

2. 双极电凝 电流通过器械本身产生回路，无须极板。钳端两极间由绝缘的特氟龙材质分隔，双极器械具有良好的凝血与管状组织阻断、闭合能力，所以在妇科广为使用。

（二）超声刀

超声凝固切开装置也称超声刀（ultrasonic harmonic scalpel），将电能量通过压电晶体转换为超声能量，传导于针芯，配合器械先端的白色特氟龙装置，产生超声切割效果，具有易操作、切割不易出血、无焦痂积炭、侧热损伤低、切割速度快等特点（图19-1-14）。依据其工作原理，组织快速升温近200°，实现组织离断，同时，超声刀还具有切割速度快、切割过程中的凝血效果好等特点。

1. 组成及原理 超声刀主要由发生器（generator）、能量转换器（transducer）和手控器械（hand instrument）三大部分组成。其中发生器产生高频电流，能量转换器的压电晶体将电能量转换为超声振动（机械能）并传送到手控器械，针芯前后运动产生空洞效应以及高速摩擦下的机械性摩擦产生热量，产生凝固与切割作用。能量转换器是超声刀的心脏部件，它将高频电流转换成高频的机械振动。经过内在结构的放大作用，刀头的最大振动幅度可达200μm。超声刀有10级（10%~100%，间隔10%）输出，用于凝固可选择较低能量输出，用于切割则需要选择高能量输出。超声刀头高速的机械振动产生组织摩擦热，组织升温达80~100℃，使细胞内蛋白结构的氢键断裂，导致蛋白多糖及胶原质纤维变性形成胶样物质或凝结物封闭血管，从而起凝固作用。其切割作用有以下两种机制：

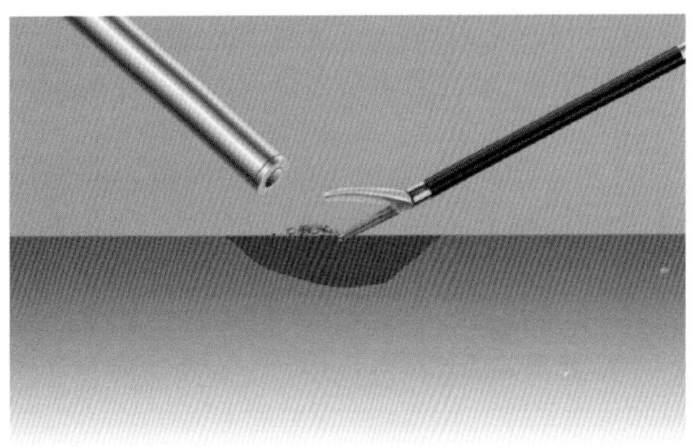

图19-1-14 超声刀

（1）刀叶的高频振动对组织产生切割作用，这种切割作用在含蛋白质密度高的组织，如筋膜、皮肤及肌肉的切割中起主要作用。

（2）由于刀叶振动产生低压带，局部低压使细胞内的水分在37℃状态下汽化，产生与电手术及激光切割同样的细胞爆裂作用。这种切割机制认为是在含蛋白质低的组织，如肝实质及脂肪组织的切割中起主要作用。

因为其工作原理均是机械性质，高温区集中在刀头做功面，所以超声刀的热扩散很低，侧热损伤小，对周边脏器或神经系统的损伤风险低，超声切割与电切割及激光切割的根本不同点是冷切割，切割时无烟雾产生，不仅手术野清晰而且无炭化颗粒腹腔播散。其切割速度理论上与超声刀的功率、组织张力和能量密度成正比。一般来讲，切割速度较慢时凝固作用较好，而切割速度较快时凝固可能不全，特别是血管直径较大时。

2. 超声刀的构造与功能 超声刀的手柄部位有能量转换器，连有不锈钢操作杆，外鞘是高分子聚合材料。超声刀头有以下两种手术器械：

（1）超声剪刀：一叶固定，具有振动功能；另一叶可活动，用于固定组织，无振动功能。通过挤压手柄,超声剪刀钳夹的组织与振动叶接触产生摩擦,组织温度升高;若继续施压于手柄,组织最终被切断产生切割作用。提高输出功率或加大对手柄的握持力,可提高切割速度,但凝固作用就会下降。

（2）分离钩:内侧较锐利,而外侧较平钝,所以可以用内侧进行切割,外侧进行凝固。分离钩在工作时,必须用另一把器械使组织保持张力,或在组织背后提供支持。

3. 超声刀的优缺点　作为一种新的能源开发应用于腹腔镜手术,超声刀具有以下优点:

（1）超声刀兼有凝固和切割功能,故手术过程中不需更换器械;超声刀凝固工作温度 80~100℃,因而不产生焦痂,切割不产生烟雾,手术野清晰。

（2）超声刀穿透深度可控制。工作时间较短的情况下,超声刀的穿透深度明显比电手术小,当作用时间延长时,其穿透深度与电手术相当。

（3）超声刀作用点外的热播散明显低于电手术,当超声刀工作时间延长时,向作用点外的热播散范围在增加,但一般最多在 0.2mm 以内,明显小于电手术,后者的热播散范围可达 1.6mm。

超声刀的特点使它在重要结构旁操作增加了安全性。超声刀工作温度低于 100℃与内凝固一样术后粘连少,这是由于这两种操作,避免了高温组织破坏引起的巨噬细胞渗出和由此引起的术后粘连。超声刀的工作与内凝相同,无电流通过人体,因此不会发生电手术有关的意外损伤。超声刀的缺点是价格昂贵,手控器械易耗,其凝固和切割作用不如电手术快捷。

（三）双极超声双输出系统与器械

是将双极电能量的卓越凝血性能与超声能量的快速安全切割性能相结合的一款能量系统,是在一把器械上同时实现超声、双极两种能量的同时或顺次输出,能够实现可靠的大血管闭合、凝血以及使切割更加快速的能量设备(图 19-1-15)。

1. 器械的结构特点　手柄弹性空间设计能够使组织保持最佳恒定压持力、稳定闭合或切割,然而此款设备的精妙之处在于其先端的抓取部分(图 19-1-16):

（1）超声刀头采用 Y 形结构设计,以平稳均匀的压力抓取与压持组织,以实现安全可靠的血管闭合与抓取效果。

（2）刀头针芯钻石切割的形状有助于快速切割,辅以降低超声波输出时产生的空化效应,从而降低水雾,在手术过程中保持清晰的视野,提高手术效率。

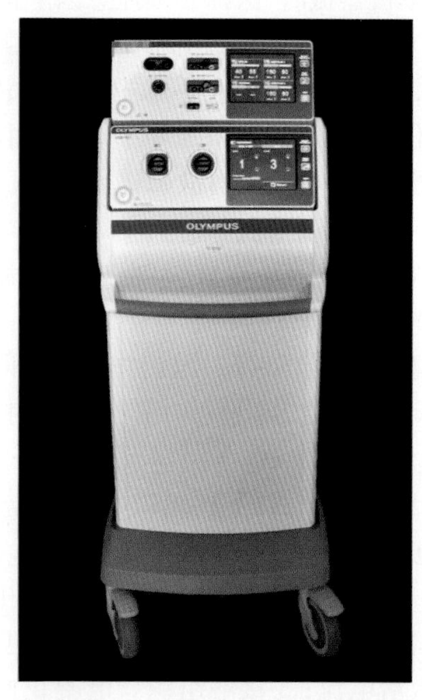

图 19-1-15　超声双极电外科能量系统

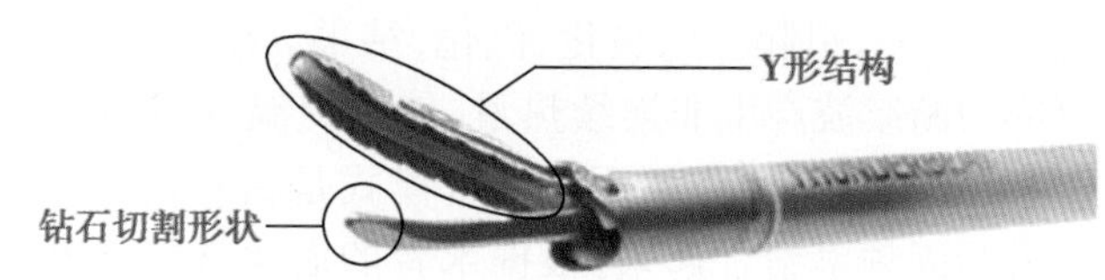

图 19-1-16　超声刀头

（3）切割槽 V 形设计在提升切割速度的同时,增加双极接触表面、压持牢固保证可靠凝血,V 形槽将特氟龙材质包裹,延长了使用寿命不易劈开。

2. 器械的优势

（1）兼具超声能量与双极能量两种能量:通过双极能量稳定闭合血管,超声波能量为迅速切割提供支持。利用高频双极能量稳定闭合血管的同时结合超声波能量迅速切开组织,两种能量集合在一把器械上,无须更换器械即可实现两种功能。

（2）大血管闭合:高效稳定闭合高达 2 166mmHg 或直径 7mm 血管,同时具备超声切割能力无须因更换器械而带来繁琐操作。

三、动力系统

动力系统通过介质与机械或电子形式的控制装置实现能量的产生或者控制,例如气腹机、膨宫机、冲洗器、负压吸引器等。

（一）气腹机

气腹机(insufflators)是建立腹腔手术空间的重要设备,使用二氧化碳气体进行压力与流速的控制,进行气体膨腔(图 19-1-17)。对于气体的控制有两个方法,一个是控制压力,另外一个就是控制流速。基本上腹腔镜厂家在气腹机的设计中也是大同小异,主要以围绕气体压力、流速的精细控制进行设计,再有一个气体总排出量的统计显示。根据手术的多元化与要求以及整体手术室对手术提供的选择需求,气腹机也增加了诸如高流量、小腔体气腹、气体加热、主动排烟/雾功能等。

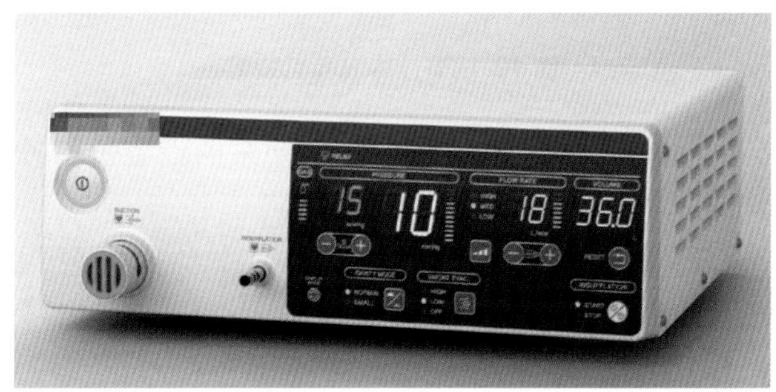

图 19-1-17　45L 气腹机

1. 压力(气腹机输出压力单位:mmHg)　气腹机设定腹腔压力是按照人体血压与体质进行测算设定,亚洲人气腹压力一般设定在 12～16mmHg 之间。当腹腔内部压过高时,心脏(输出)指数就会明显降低。压力的突然升高也会削弱换气,引起肺栓塞。在腹腔镜手术中使用或产生高压气体或液体的设备,如激光凝血、氩气喷射凝血、组织胶原喷洒等,都会使腹压升高。高流量的灌流设备往手术区注射液体,也会增加腔体内压力。如果没有及时调整腹腔内产生的过高压力,可能会导致严重的损伤。具有压力控制功能与自动排气功能的气腹机可以降低并发症的发生概率,精准的压力控制与自动排气就会更有意义。

2. 流量(L/min)　单位时间内的气体通过量,有 20L、35L、45L 等不同输出流量的气腹机可选择,在满足气腹环境的使用下,45L/min 的高流速可快速补充气腹,为气体流失与自动排烟功能提供保障。因来自精确的压力控制,高流量的气腹机能够提供更多保障,在吸引、泄漏、主动排烟等大量气体流失时,高流量的气腹机可以保障快速供给,以保证气腹压力与镜下环境。但高流速的情况下使用未加温气体可能会导致体温降低,同时应用大量未加温到 37℃的冲洗液时,体温降低的情况更加严重,故应监控患者体温。

气腹使用气体是二氧化碳气体,虽然可自体循环排泄,但在造气腹初期,注气流量应当以由低就高的步进原则进行气体注入,注气时间会稍被拉长,但也更加安全,给患者一定的耐受期并观察如心电监护、血氧饱和等多方参数以判断患者的耐受程度与并发症的产生。当气腹建立完成后,执行手术时,即可将气体流量提升至高流量模式。而在气腹使用中,综合各项数值考虑问题比注重单一的数值更有意义。

3. 主动排烟　该功能有助于在复杂的腔镜手术中清晰观察手术视野。是在手术中配合如超声刀、电刀等同品牌能量产品,在治疗时或腹压升高时,实现的主动排烟功能,每在能量产品做功的同时,自动开放排烟阀,将烟雾排出腔外,实现手术全程无烟雾视野(图 19-1-18)。内镜影像系统越清晰,烟雾对视野的影响就越大,如同人站在雾霾中。在高清晰的摄像系统下,烟雾呈微小颗粒状,由于腔内是照明采光,颗粒物有明显散射光,严重影响视野范围及影像质量。而主动排烟功能,保障了能量频繁激发使用时依然有清晰的手术环境。

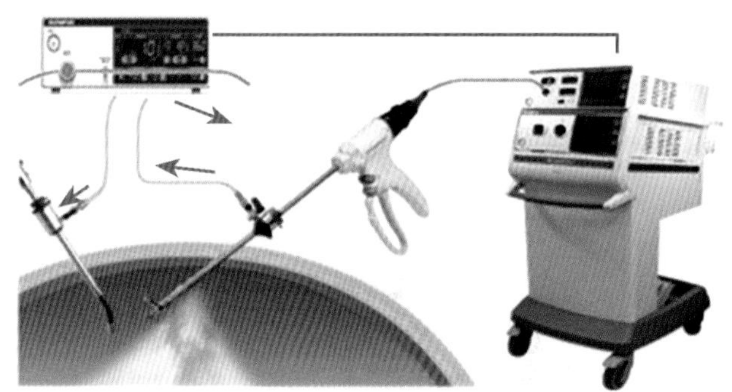

图 19-1-18　主动排烟系统

4. 小腔体模式　小腔体模式(SMALL)可带来更精准的气体控制与更安全的送气,会为小腔体或小儿腔镜手术提供更多保障。在小腔体模式下可进行精细的充气,使注气更加安全,包括 MIVH(点式剥脱法)和膀胱镜应用等(图 19-1-19)。

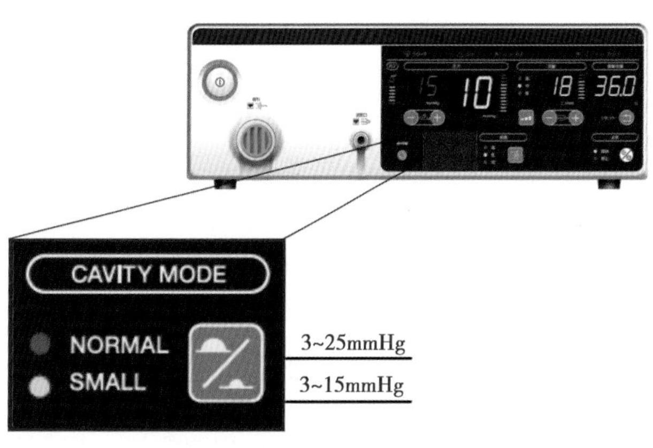

图 19-1-19　大/小腔体气腹模式

5. 使用注意

（1）建议压力设定范围值：成人 11～16mmHg，儿童≤6mmHg，初期注入气体时，以低流量注气，给患者耐受过程，同时监测如心电监护等更多参数，以保证气腹安全。

（2）养成气腹监测的好习惯，必须确定正确的气腹针位置才可以注气，气腹针在进入腹腔时有突破感和落空感：①抽吸试验：用装有生理盐水的注射器与气腹针相连，如果推入 5～10ml 生理盐水没有阻力并且反复抽吸不能将之抽回，说明针尖位于游离腹腔内；②悬滴试验：气腹针以 2.5ml 生理盐水接注射器能顺利流入，说明气腹针位置正确；③初始注气后腹腔内压力低，并随注气量的增加腹腔内压力达到 12～15mmHg，需 3～4L 气体，如用气体不足 1L 而腹腔压力超过预设值，可能气腹针位置不正确；④肝浊音界：气腹形成的开始，只要进入 300ml 空气，肝浊音界就会消失。如果没有消失，就可以立即宣布气体注入了腹膜后。

（二）冲洗吸引装置

在腔镜手术兴起初期，设备不够全面，没有冲洗装置，高挂液体供给冲洗，当流速不能满足冲洗要求时，再由护师挤压包装袋以提供压力保证流速。吸引器更是一个“轰轰”作响的负压吸引泵，随着手术环境的提升与设备的更新，负压变成集成式连接，冲洗装置也通过滚动泵提供液体能量供给。腹腔镜冲洗-吸引系统（laparoscopic suction/irrigation system）是腹腔镜手术的必要部分，冲洗液起到以下作用：①观察；②水中切除；③保护组织；④止血（45℃）；⑤预防粘连；⑥组织修复。冲洗抽吸器的标准必须满足以下要求：①高注入压，大约 1bar（1bar＝0.1MPa）；②高抽吸压（0.4～0.6bar）③可选择热度；④可暂停。

抽吸利用导管效应，故应有多种抽吸管，有时需要滤过器，以便在肠间抽吸时使用，如抽吸血凝块则不需要。注水管的外径应能够承受压力增加或下降（压力枪作用）。抽吸管的外径恒定或可以增加，但是不应缩小。

1. 冲洗吸引器　如图 19-1-20 所示，这是一款单滚动泵头的能量主机，具备冲洗时的液体增压以满足高强度冲洗要求，使用专用的冲洗管（一次性/多次性）进行连接使用，手柄控制或脚踏控制可调节，根据使用习惯设定。而吸引功能则在负压吸引器的辅助下进行吸引，现大多手术室都在吊塔或墙壁集成了中央负压系统，所以双泵头冲洗吸引设备或负压吸引器不再成为标准配套设备。

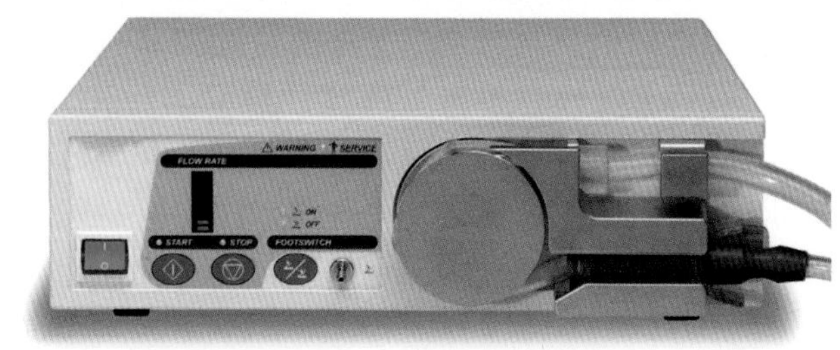

图 19-1-20　冲洗吸引装置

根据使用需求，可选配双滚动泵的设备进行冲洗与吸引，或增配移动负压吸引器。

2. 负压吸引器　由吸引管与手柄两部分组成，为满足不同手术需求（图 19-1-21）。吸引器的吸引管有多种型号选择：3mm、5mm、5mm 先端针形、10mm、10mm 侧吸等吸引管供术者选择（图 19-1-22）。而且更有一款外管鞘做了绝缘处理的吸引管，可在手术过程中遇到出血点或渗血组织，在冲洗吸引过后，无须更换器械及时做凝血处理。

四、图像记录系统

图像记录系统是以收录腔镜影像主机的信号源实现影像录制与图片采集的系统，有与影像系统同品牌的进口刻录机，也有国产的影像图文工作站（图 19-1-23）。同品牌的刻录机在配套使用、设置信息调配方面具有更好的衔接，但一般此类进口刻录机同国产影像工作站相比价格昂贵。

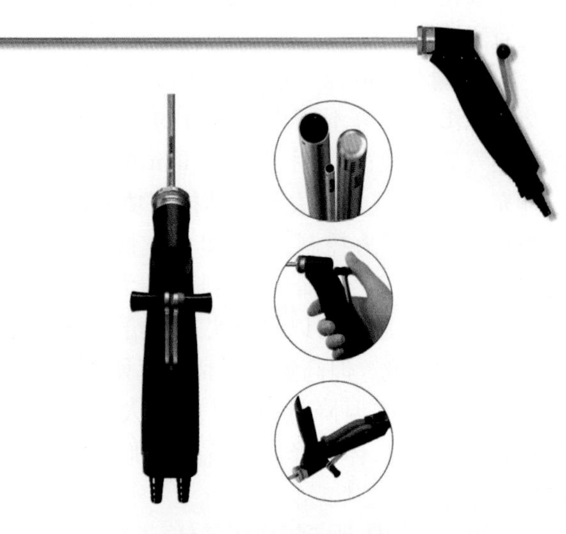

图 19-1-21　冲洗吸引器

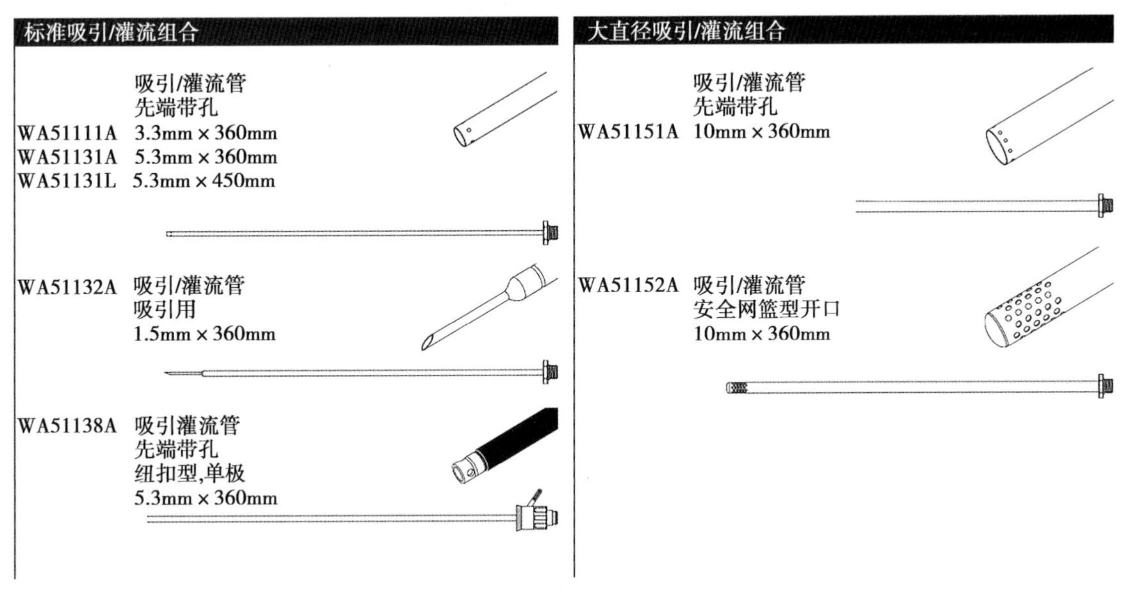

图 19-1-22　吸引器种类

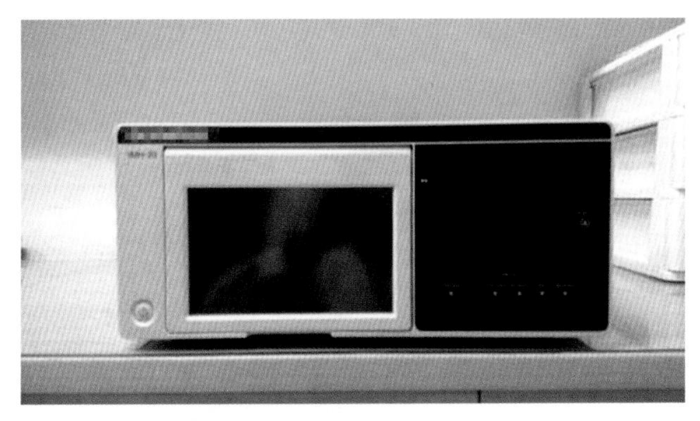

图 19-1-23　双通路图像处理装置

当成本不是第一考量标准时,进口刻录机具有更好的配套性,具有患者信息的自动收录、图像数据与患者信息独立文件夹储存、内镜电子开关控制录像开始或图像采集等便捷的操作特性。

国产影像工作站的价格相对要便宜很多,如果采购成本是设备采买的主要考量指标,一款适合影像主机的图文工作站就是很好的选择。出色的性价比,同样具备图像的采集与刻录的工作站,同样可以完成日常手术的图像录制、图片采集、纸质报告打印、光盘刻录以及优盘/硬盘拷贝。国产工作站分为标清型工作站和高清型工作站,高清工作站的信号接口采用 SDI 数字信号接口,标清工作站的信号接口采用 Y/C-VIDEO 或 Y/C-S 模拟信号接口,可根据影像主机的成像质量与信号输出接口选择工作站。

（鲁　君　刘学刚）

第 2 节　腹腔镜器械及其清洗、消毒和保养

一、器械种类

腹腔镜器械多种多样,医师根据需要选择器械时,常常必须从多个商家中挑选,因为没有一家公司能够提供一切所需要的器械。腹腔镜器械主要有 5mm、10mm 两种,分为反复使用及一次性使用,下面简单介绍一下常用器械。

（一）气腹针

气腹针(Veress needle)是建立气腹必备手术器械,针芯的前端圆钝、中空、有侧孔,可以通过针芯注水、注气和抽吸,以确定气腹针是否已进入腹腔。因其尾端有弹簧,进行穿刺时,若遇到阻力,针芯回缩针鞘内,行进主要靠针鞘尖端锋利斜面刺破腹壁,一旦进入腹腔,针芯弹出推开针尖周围的腹腔内组织,防止误伤脏器。

（二）套管针

套管针(trocar)是腹腔镜及器械进入腹腔的通道(图 19-2-1)。目前主要有两种:一种为圆锥形,因

其圆钝，穿刺时不易损伤腹壁血管，但穿刺时较费力；另一种为多刃形（金字塔形），穿刺力小，有切割作用，但会损伤肌肉和腹壁血管。外套管有平滑型及螺旋形，前者易穿刺，后者易固定位置。手持部分为绝缘材料，尽可能保证安全。管体为钛合金材料，重量轻，自封瓣膜阀门能有效充气且防止漏气，套管针应该能够完全拆卸，易于清洗。大小由所用器械的直径决定，最简单的解决方法是针对所有的器械用最大号的套管针，配备缩减系统（缩径器）可使用所有型号的器械，因此需要选择 10～12mm 的套管针。然而，这种增加直径的方法也增加了套管穿刺口的径线和损伤。套管穿刺口的创伤越小，术后伤口越美观，更能反映腹腔镜手术的优越性。Kadar 报道用 10mm 套管针发生肠疝的概率为 0.23%，所以选择套管针的大小若能根据器械和所要取出标本大小来决定，实为上策。

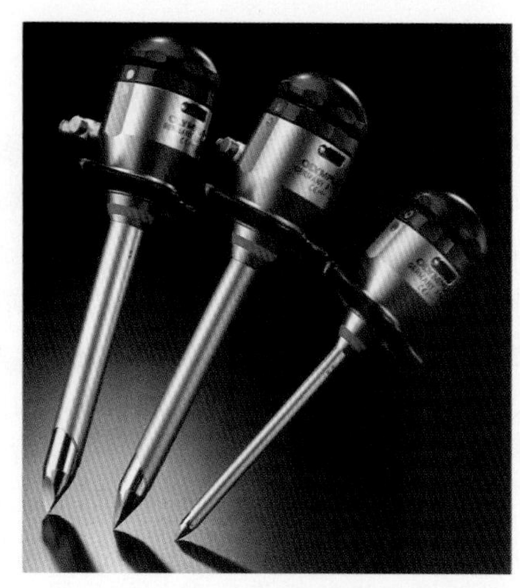

图 19-2-1 穿刺套管针

（三）操作器械

医师手持的器械（又称前端器械）必须满足必要的标准：状态优良、可靠、精确、易于清洗、不污染环境。各种器械作用不同，包括钳夹、分离、切开、缝合、剪除、结扎、止血等。

1. 双极钳 双极电凝止血安全有效。目前主要有两种：一种为单纯电凝止血（图 19-2-2），可拆卸清洗消毒，部件可更换，减少费用；另一种双极钳（图 19-2-3）可分离和抓钳组织，同时又可做双极电凝钳使用，减少更换器械的繁琐。

2. 腹腔镜剪刀 剪刀最易淬火受损，大多数剪刀能够与单极电流连接，电凝会使剪刀上升到非常高的温度，结果使非常锋利的剪刀变钝。现在用的剪刀有几种不同形状（图 19-2-4）。①直剪：双叶均可活动。用于剥离非常有效。然而，有一页固定的直钳更便于进行细微的剥离，尤其当剥离的结构易损伤时。②弯剪：剪叶的弯度可接触 90°的组织，克服了腹腔镜单视角的缺点。③钩状剪：这是一类适合剪断缝线和连接蒂的剪刀，不适于剥离。

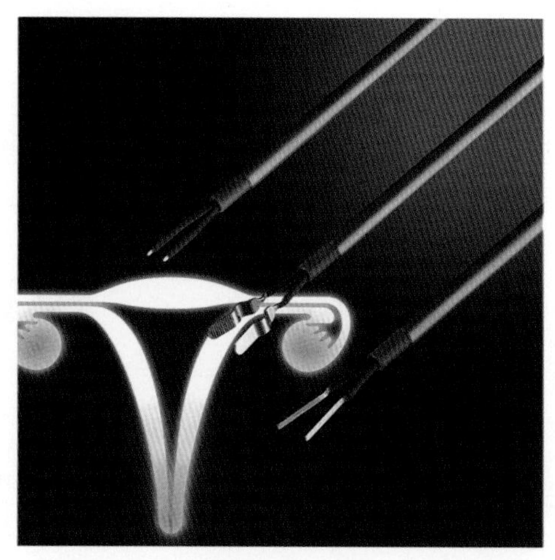

图 19-2-2 双极钳

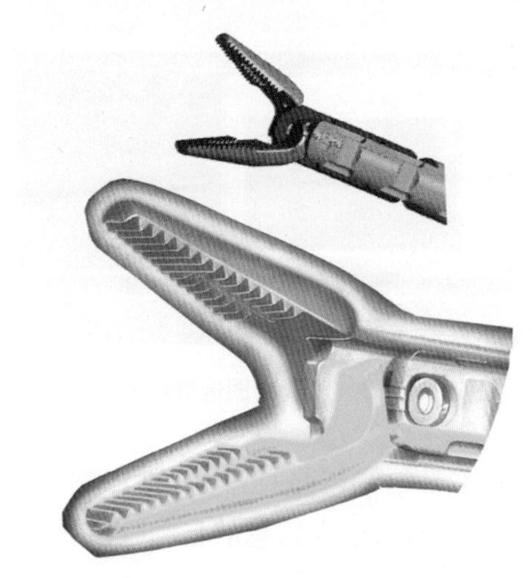

图 19-2-3 分离，钳夹两用双极钳

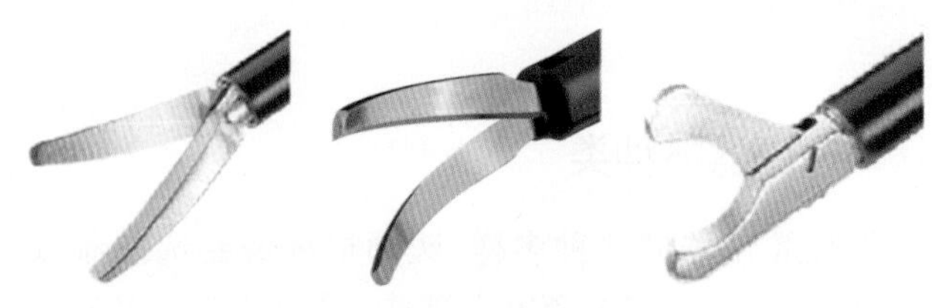

图 19-2-4 腹腔镜剪刀

3. 手术钳 按其功能可分为分离钳和抓钳。为适应手术需要，目前手术钳多为可分拆卸式和分割式，目的为便于清洗消毒，及各部分单独更换，减少使用费用。多数手术钳钳叶可 360°旋转，便于术中定位。其工作原理为推杆式而非交叉式，故无关节外露，减少外露部分刮伤组织。

钳子用来钳夹、提举、剥离，有时也可用于组织止血。大多数是无损伤的，然而下面几种钳子应该引起注意(图 19-2-5)：①平直钳：起源于显微外科，只有很小的损伤，但是不能很好地抓住组织，最适合于剥离。②抓钳：是特别为妇科腹腔镜手术设计的无损伤钳，能又好又稳地抓住组织，避免多次钳夹的损伤。③卵圆钳：特别为蠕动的肠管设计，可以在所有手术中应用。④活检钳：已经逐渐被其他类型钳子代替。⑤抓取钳：有创伤的 5mm 或 10mm 钳；特为取出切除组织设计。⑥夹钳：可以是一次性的或可重复使用的。钳夹部分多数由钛制成，但是也有可吸收夹钳。选择夹钳的型号依赖于组织的厚度。⑦分离钳：可从组织内将血管完整剥离出来。⑧机械缝合钳：有一个旋转的手枪式手柄。

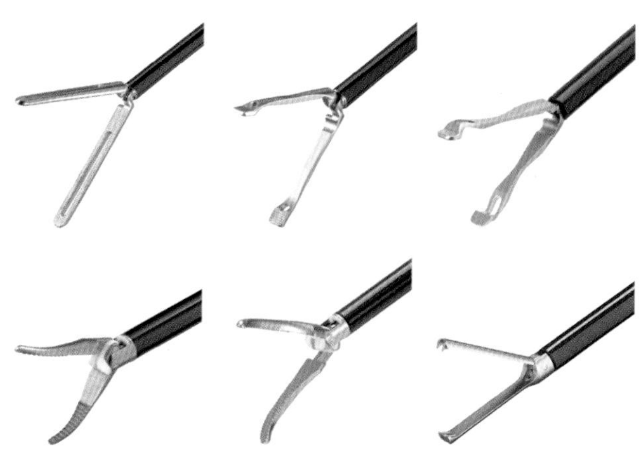

图 19-2-5　腹腔镜分离钳和抓钳

4. 持针器　类似于传统的持针器，有不同外径或直或弯的活动头，通过被动关闭系统、弹簧控制或齿轮运作夹持缝合针。

5. 其他　除上述器械外，还有满足不同需要的单极手术器械、活检钳、牵开器、举宫器、穿刺吸引针、切割吻合器、组织粉碎器、标本收集袋，结扎和缝合器械(图 19-2-6、19-2-7)等。

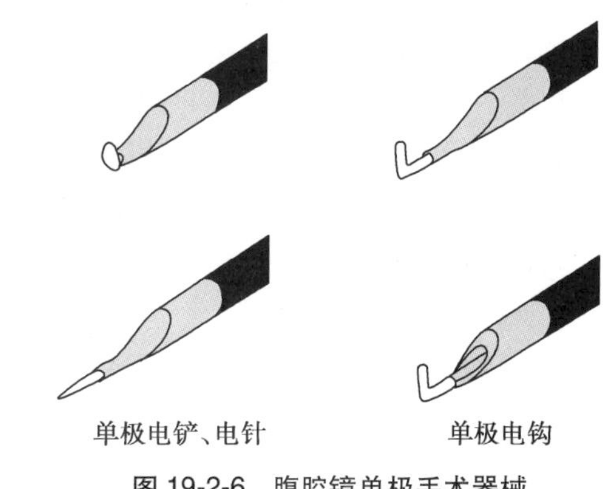

图 19-2-6　腹腔镜单极手术器械

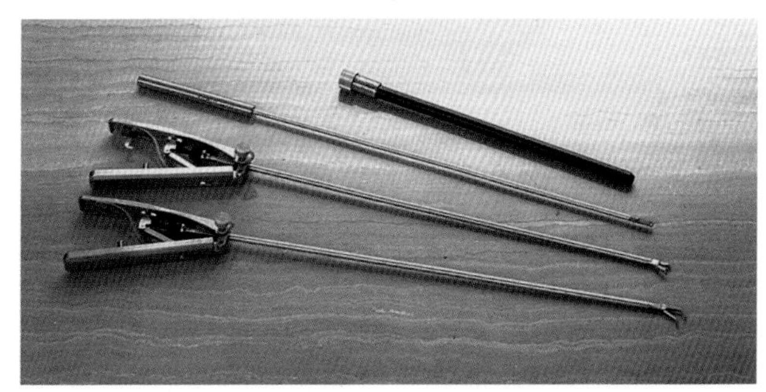

图 19-2-7　结扎和缝合器械

尽管为内镜外科医师设计的外科设备与日俱增，但一位有经验的外科医师通常只用几件器械。90%的妇科内镜医师能够仅用 5 件器械做手术，即：一把弯剪、两把抓钳、一个单极电钩和一个冲洗-吸引管。

二、腹腔镜器械的术后检查

器械清洗和检查是关系到手术成败的重要因素之一，因此应设有专人负责。腹腔镜器械的术后检查与宫腔镜器械相同，部分内容在第二章第 4 节已有阐述。

(一) 内镜检查

详见第二章第 4 节。

(二) 摄像头检查

详见第二章第 4 节。检查要点有：电器接口与主机连接前，确认主机电源关闭且接头处没有水汽；使用中切勿使用巾钳夹持线缆；近地部分远离台车与脚踏等可能发生碾压的物体；避免在盘曲结袢的情况下拉拽；避免与金属或与锋利的器械混放同洗。

(三) 导光束检查

导光束是软性器械，内部主要结构是玻璃纤维，再由金属带螺纹与橡胶外皮包裹，使用与保养时应当注意不可以拉扯、过度弯曲、挤压或台车碾压等。要点：存放时盘曲直径应大于 15cm(图 19-2-8)；用超声震荡清洗机清洗；不能与金属部件或锋利器具混放同洗；导光束两端镜面带残留水分使用则可能导致镜面焦化或(与)碎裂，请务必干燥。

(四) 穿刺器检查

穿刺器分为穿刺针与套管两部分，检查穿刺针先端形状是否完好、锋利，穿刺套管的密封系统是否完好，内部密封瓣膜与外部可见的密封帽是否完好，旋阀应顺滑。

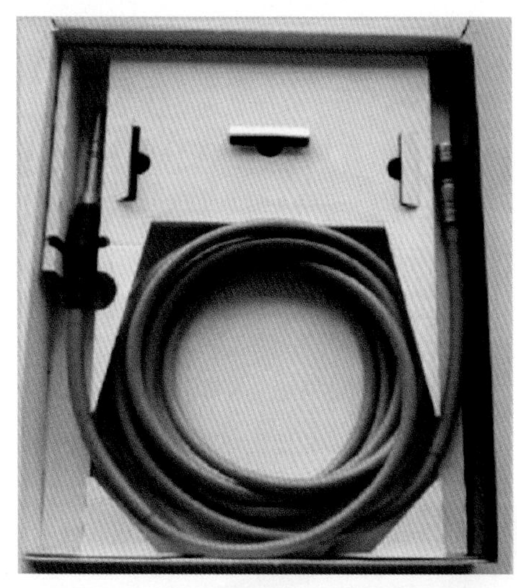

图 19-2-8　导光束的盘曲

（五）手术器械检查

手术器械的检查尤为重要，是确保每一把器械都能在手术中的关键环节完成作业的关键。不同的器械应根据使用功能进行专属检查，如抓取钳要考量的是抓取能力，而剪刀则是检测离断能力。根据用途也有定期检查与术后床侧检查之分。

1. 对器械外观与形状进行检查　对形状、磕碰痕迹、凹凸变形、划痕、钳端闭合形状、针芯形状等直接外观进行检查，有绝缘层的器械应对绝缘层一并进行检查（如电刷检测、绝缘检测仪等）。

2. 对器械的性能进行初步检测　对器械开合、旋转、拼接顺畅度、橡胶材质的性状、手柄的行程和固定能力、锁闭机制等进行基础检测。

3. 检测器械的运动情况　检测如各钳类器械的开合顺畅情况与咬合状态，有开合不畅或咬合不紧密、错位、间隙、形变等现象的器械应及时联系厂家做维修或更换处理。检测剪刀的离断性，剪刀可以顺利剪断缝线，如果出现推着线走而不能剪断，剪刀应单次开合离断缝线。

4. 定期检测器械的做功能力　抓取钳检测闭合能力与重物提拉，抓取钳定期抽样做提拉实验，将3kg 配重以塑胶袋或棉织布包裹，用抓钳夹持并垂直提拉以测试抓取钳的夹闭与抓取能力。

5. 检查带电器械的积垢　如电钩先端的积垢、双极电凝钳销钉轴承部位的异物，可使用 75%酒精溶液浸泡软化处理或置放于超声振荡器中清洗，不可用尖锐锋利物品刮划器械。

6. 双极器械　要检查两钳端间的特氟龙绝缘材质的完整性。

7. 持针器检查　检测闭合是否正常、先端有无变形、钳端错位等。

8. 黑色涂层检查　具有黑色涂层的器械都具有绝缘性能，检查外观无磕碰痕迹、划痕、破裂等，可配备电刷等检测器械是否存在漏电现象。

9. 非一次性的超声刀检查　检测刀头先端白色特氟龙形状好、色泽好，无缺损、无焦黑、无形变等，活动关节处无异物，检测针芯，以双手握持针芯两端并微微用力使其发生微量弧状形变，伴随 360°旋转，如针芯有损坏，会在检测时断裂，无故障不会断裂，检测分布在针芯上橡胶环的完整性。

三、腹腔镜器械的清洗、消毒和灭菌

腹腔镜与器械的清洗、消毒与灭菌（CDS）方法，要根据《中华人民共和国卫生部-医院感染管理规范（试行）》要求执行。进入宫腔、腹腔、盆腔、输尿管腔等腔道使用的器械应进行灭菌。而腹腔镜手术所用到的器械也基本都是要求灭菌使用的。对于连台手术可以不对摄像头、光缆及连接电缆消毒，而采用外罩一次性无菌套方法，隔离保护无菌区。

（一）清洗

腹腔镜与器械的 CDS 流程基本一致，但操作时，要将器械按照其特性分开存放、洗消，流程做如下介绍：

1. 首次使用　新内镜开始使用时，只需将镜子、器械、摄像头等设备用清水清洗、多酶洗液浸泡 10 分钟、清水冲洗、干燥、选择相应的灭菌方式进行灭菌。按照《医院消毒供应中心（CSSD）管理标准检查规范》要求进行消毒或灭菌，达标后即可使用。

2. 术后清洗　术后光学视管、摄像头、导光束等需要与器械分离放置，不可叠压或混放，避免器械的尖锐锋利处对橡胶材质的器械造成损害。摄像头、导光束、电子腹腔镜着重清洗有镜片端的部位，并且要注意线缆扭曲形变。

（1）将器械轻置于清洗槽中，先将摄像头、导光束、镜子等高值易损的设备进行清洗，光学视管与摄像头透镜用 75%酒精溶液擦拭清洁。擦拭镜片时，宜用镜头纸或软纱布单向多次擦拭。擦拭内镜镜头时，要用手指握于内镜先端 1cm 处，擦拭镜头端面时应稍加施力。

（2）对手术器械进行分解并逐一清洗：①使用专用清洗刷刷洗管鞘内壁，用水枪对管腔进行注水冲洗，沥水；②活动关节部位用软毛刷或牙刷进行清洗；③对关节较多或螺纹管状半软性器械行超声震荡清洗（光学视管、摄像头、导光束、电子腹腔镜不可超声振荡清洗）。

（3）清洗后置入酶洗槽中浸泡5～10分钟，清水二次冲洗，并用气枪干燥。内镜干燥后置于专用盒内打包灭菌备用（图19-2-9）。

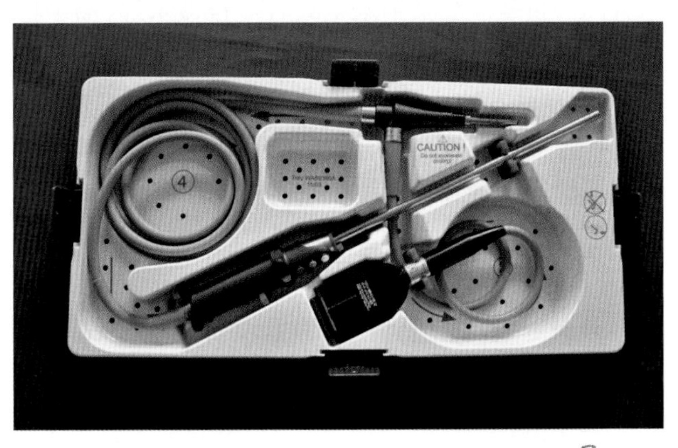
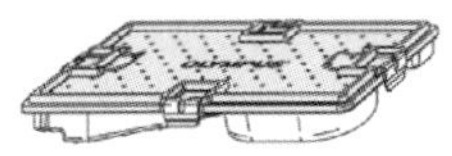
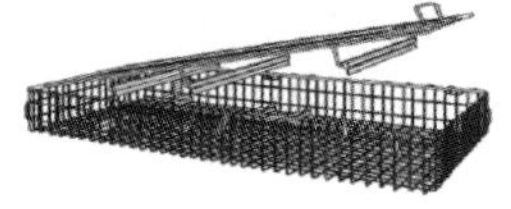

图19-2-9　内镜、器械CDS专用器械盒

（二）消毒

临床常用的消毒方法为浸泡消毒，在消毒过程中，对应空腔器械的消毒，一定要将空腔内的气体全部排出，使得液体盈满使管壁内侧全面接触。对于需要灭菌的器械，进行彻底清洗后，可直接进入灭菌流程。高标准消毒仅针对无须灭菌的器械使用。具体消毒浸泡方法详见第二章第4节。

（三）灭菌

详见第二章第4节。

目前临床常用的灭菌方法有：高温高压灭菌、低温等离子灭菌、环氧乙烷灭菌、戊二醛浸泡灭菌、TERIS低温快速灭菌器灭菌等。其中高温高压灭菌法因为其灭菌速度快、效率高、成本低等特点临床应用最为广泛。所以，任何内镜手术器械均应满足高温高压灭菌条件，尤其腹腔镜器械更应如此。目前有些厂家可提供高温高压蒸汽灭菌的摄像头，以满足日臻完善的灭菌要求。但灭菌时应将器械放于专用器械盒内，防止重压及碰撞。低温等离子灭菌具有快速高效的灭菌特性，但成本较高，应用时需注意其会对部分耐燃或阻燃材质的塑胶制品带来形态影响，如发白或出现白色拉丝样瘢痕等，对长度较长的空心软管灭菌质量较差或者不能灭菌；器械进入等离子灭菌器前，需要充分干燥；随灭菌器械均要配附灭菌指示卡。

四、腹腔镜设备的使用保养与注意事项

详见第二章第4节。

（鲁　君　刘学刚）

第3节　手术室的布置

腹腔镜手术已发展十几年，手术室的布置，手术组的位置，仪器的安放应适应于内镜检查和手术。监视器应放在手术者及助手易于观察位置，其他仪器包括摄像系统、光源、气腹机及高频电烧装置应顺序安放便于各种连线安装且不影响手术操作，所有手控器械应集中放置在一起，并易随时取得，这是保证腹腔镜手术高效和成功的先决条件。

一、手术室

腹腔镜手术的设备占据空间大，手术期间需要更多的医护配合，故手术室应该宽敞，装备良好，光线充足。

二、手术台

腹腔镜手术野比一般术野高，气腹使腹壁抬高大约15cm。一般操作器械的长度为43cm，操作时1/2以上长度在腹壁外，于是手术野比以前又抬高了30cm，结果意味着手术台必须降低相应的高度。当进行盆腔手术时，头低臀高位使手术野有所抬高，手术台的高度又将降低。因此，腹腔镜手术台需要比传统手术台降低大约20cm。如果缺少这样的手术台，术者可以站在一个脚凳上，对术者来说脚凳必须足够大，所有的仪器脚踏开关也必须放在这个脚凳上。

在腹腔镜操作中，设备经常随着手术台的活动而移动。因此，这些设备必须易于移动，最适宜的解决方法是电子控制。

阴部手术患者需取双腿半屈位，故需有一对可活动的腿架。半屈体位形成的会阴三角形区域，盆腔器官可在盆腔所有的平面活动，最有利于腹腔镜下子宫切除术。

三、患者体位

理想的体位是平卧，两腿伸展，宫腔镜、腹腔镜联合手术取截石位。患者一只手臂贴靠在身体侧

方，另一只手臂伸出维持静脉通路。应高度重视保护患者的手臂，避免臂丛损伤的危险性。当需要头低臀高位时，在患者的肩部放置肩托。

四、手术成员的站位

术者的位置依赖于手术类型和术者的习惯，但基本原则保持不变。为了清楚起见，以盆腔手术为例说明如下：

现代腹腔镜手术（少数几种除外）要求运用所有的手合作。为了适应长时间操作的需要，术者必须保持脊柱伸直，肘部尽可能紧贴身体的体位。视线与所进行操作的轴线应在一条直线上，而且应位于其双手之间。由于腹腔镜手术是通过监视器屏幕观察、操作的，因此屏幕也应该依据这一规则安放。妇科手术术者多取站在患者的左侧，与常规开腹一致。大多数妇科医师用左手操作，右手扶持摄像机。随着腹腔镜技术的提高，许多常规随之会相应改变。目前提倡双手操作，要求动作熟练、协调。

如果手术需要两位手术医师，安置一个显示屏就足够了，它的定位依赖于术者的位置：

1. 术者和助手面对面站立，显示屏放在患者两腿之间。

2. 术者站在左侧，助手站在患者两腿之间，显示屏紧挨患者右肩。

3. 术者位于右侧，助手站在患者两腿之间，显示屏紧挨患者左肩。

4. 术者和第一助手站左侧，显示屏放右侧。

5. 三位医师同时手术，需要有两个显示屏，术者的显示屏安置在患者的两腿之间，第一助手的显示屏安置在患者的左脚边，第二助手坐在患者两腿之间，操作举宫器，调节子宫位置（图 19-3-1）。

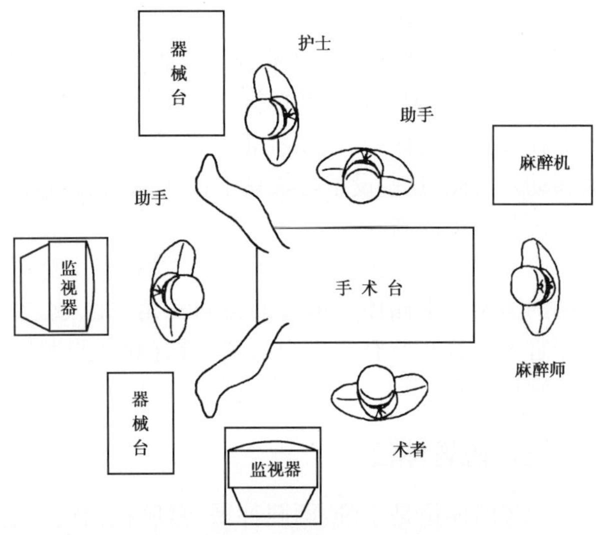

图 19-3-1　腹腔镜人员位置

为避免观看显示屏的视觉疲劳，要求显示屏安放在显示屏对角线长度的 1.6~6 倍距离之间。但这种方式只利于术者，不利于助手。第一助手位于术者对面，掌握镜头，用右手把持器械操作，他的视觉舒适与术者同等重要。如果手术室只有一台显示屏，助手将尽量后移以提高他的舒适度。在这种情况下，如果未注意保护患者的手臂，就有发生臂丛损伤的高度危险。护士一般站在患者右边足侧，旁边放置器械台。亦有习惯器械台和护士位于术者左后方者。

五、台车/手术室吊塔

自腹腔镜应用于临床，手术设备即安放在台车上。各种腹腔镜设备，如气腹机、光源、监视器、主机和冲洗-抽吸系统等，均需有序安置。监视器应安装在顶端。气腹机必须放在术者能够看清显示屏的地方。台车距患者和术者不能太远，因为台车上的各种设备都有导线与手术器械相连，包括 CO_2 注气管、光学光缆、摄像机电缆及冲洗-抽吸管等。在所有导线中光缆长度最短，大约 2m 长，因为光缆必须保持尽可能短些，以避免光的丢失。

当术者和助手多于两人时，需要有两个监视器放置于不同的位置。且台车上过多的设备和导线也妨碍了术者的手术操作，此时需要两个独立的台车。台车 1 安放在患者左边足侧位，上置主要的腹腔镜设备，包括监视器、摄像系统、光源、气腹机、高频电源发生器（图 19-3-2）；台车 2 安放在患者两腿之间，上置监视器、录像机、打印机、冲洗-吸引装置等。

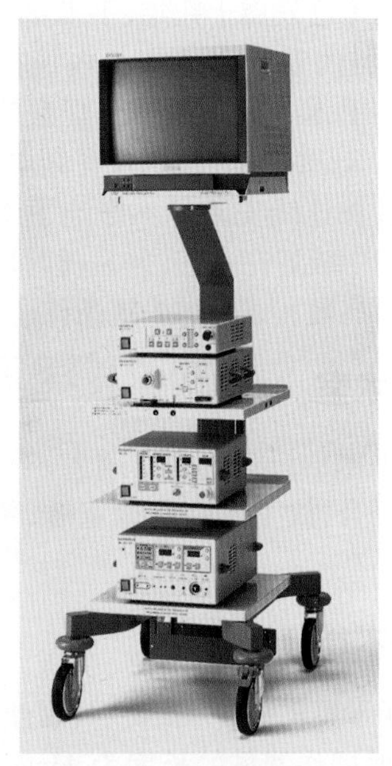

图 19-3-2　台车

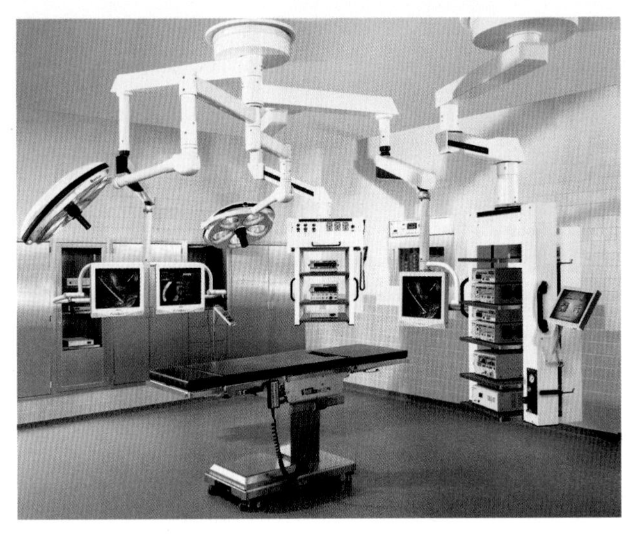

图 19-3-3　装配有医用吊塔的现代化微创手术室

腹腔镜设备也可安置于与天花板相连的手术室吊塔上。手术室吊塔充分利用了手术室空间，整合了手术设备，收纳了所有暴露在外的气体、电气和数据线缆。吊臂便于移动，方便位置调节。监视器通过一条电缆线与摄像机相连。如果短于 10m，这种连接不会产生任何信号的丢失。为便于监视器的移动，可将之固定于与天花板相连的悬浮支臂上，这样监视器可围绕患者旋转定位在任一理想位置，如术者的对面、患者的两腿之间、患者的左腿外侧等。余下的设备可随吊塔置于不会影响任何手术成员的位置上（图 19-3-3）。

（刘学刚）

参考文献

1. 姜皓，王伟，张艳秋，等. 腹腔镜手术器械的清洗灭菌及保养体会. 中华医院感染学杂志，2011，18：3896-3897.
2. 姜皓，王伟，张艳秋. 腹腔镜器械的规范化处理流程. 吉林医学，2012，33（4）：861-862.
3. 马伟，何静芳，沈伟，等. 台式环氧乙烷灭菌器对医疗器械灭菌效果的试验观察. 中国消毒学杂志，2013，30（1）：25-26.
4. 彭宇. 医学内窥镜图像的横纹消除算法仿真. 计算机仿真，2013，30（7）：417-420.
5. 王玉兰，杨玲. 戊二醛熏蒸消毒柜灭菌失败原因分析. 中国医药指南，2012，10（15）：374-376.
6. Sutton C，Diamond MP. Endoscopic surgery for gynecologists. 2nd ed. London：WB Saunders，1998.

第二十章
腹腔镜手术的麻醉

腹腔镜手术是20世纪90年代发展起来的治疗妇科疾病的一门新的技术。它集光纤、光电、机械、微型摄像和图像分析与显像于一体。这些高科技设备应用于临床时,因技术特别,术中可能引发不良反应及严重并发症。因此,麻醉人员必须全面了解相关病理生理知识,并应有处理和预防术中意外及并发症的应急治疗技能。

一、腹腔镜手术的病理生理改变

腹腔镜手术麻醉的主要特点是手术所需的气腹介质及特殊体位导致的病理生理改变给麻醉管理带来的相应变化。因此就必须对其病理生理变化有相应的了解。

(一) 气腹对呼吸的影响

腹腔镜手术需用 CO_2 气腹,必须了解 CO_2 及体位对生理的影响。因 CO_2 易溶于水,易排泄,不易燃烧,故在多种膨腹介质中选择了它。

CO_2 从血浆运输到肺有三种形式:①7%以溶解的形式;②70%以碳酸氢盐形式;③23%以血红蛋白结合的形式。

正常人群动脉血二氧化碳分压($PaCO_2$)为5.3kPa(40mmHg),CO_2 含量为48vol%,静脉血二氧化碳分压($PvCO_2$)为5.8kPa,CO_2 含量为52vol%,因此动、静脉 CO_2 含量差是4vol%,有利于 CO_2 的排泄。

正常人仰卧位下补呼气量(ERV)降低,功能残气量(FRC)减少25%,潮气量(VT)降低,呼吸频率(F)减少,肥胖患者更明显。结果通气血流比(V/Q)降低,肺气流率(QS/QT)增加,导致血氧分压(PaO_2)降低。当气腹压>15mmHg及头低>25°时,可使肺顺应性下降30%~50%。膈肌抬高使功能残气量降低,腹部进行充气的开始30分钟内,患者的 $PaCO_2$ 逐渐增高达到一定程度,由于压力和重力的作用,使肺下部淤血、V/Q比失调:在腹内压(IAP)达到10mmHg时,二氧化碳产量(VCO_2)和 $PaCO_2$ 同时增高。随着IAP的增高,由于呼吸无效腔的增大,$PaCO_2$ 的升高未伴有 VCO_2 的升高,即 $PaCO_2$-呼气末二氧化碳($PETCO_2$)的差值($\Delta a\text{-}ETCO_2$)梯度增宽。因此,如果未能随增加的呼吸无效腔而调节机械通气,肺泡通气量会下降而 $PaCO_2$ 会增高,PaO_2 降低。

用于气腹的纯 CO_2 气体,当腹腔大气压(101.3kPa)-水蒸气压(6.2kPa)=95.1kPa时,此时1ml水物理溶解 CO_2 量相当于0.47ml。水分经腹膜吸收入血,血中 PCO_2 升高。也有认为 CO_2 通过破损血管、腹腔界面(离子梯度学说)直接入血,导致 $PETCO_2$ 升高。但在 CO_2 气腹:$PETCO_2>PaCO_2$,以提高VT及F排除过多的 CO_2。头低位易产生肺不张,功能残气量、总肺容量、肺顺应性降低。在肥胖、老年、衰弱患者,这种变化更显著。上腔静脉回流障碍导致喉头、球结合膜水肿、脑间质水肿、呼吸困难、咽痛、视物模糊、术后头痛等。

(二) 气腹对循环的影响

气腹对循环的影响有:

(1) 对心脏直接压迫,心脏舒张功能障碍。

(2) 气腹使腹腔内压升高,下腔静脉受压,静脉回流量减少,引起血压下降。可通过交感神经的血管收缩增加末梢阻力维持血压。

(3) 压迫腹主动脉可使心脏后负荷增加,导致心肌耗氧量增加,因此心肌缺血、心肌梗死或心力衰竭的危险增加。也可使肾动脉血流减少,肾血流量、肾小球滤过率、尿量均降低50%。

(4) 气腹可使膈肌上移,使胸内压上升、上腔静脉受压导致回心血量减少,引起血压下降,同时膈肌上移至纵隔移位,心排血量(CO)下降,重者可致心搏骤停。

(5) 快速充 CO_2 气腹时,由于腹膜牵拉,患者麻醉过浅或患者已经服用β受体阻滞剂,输卵管电凝等可激发迷走神经张力反射性增强，导致心律失常，如窦性心动过缓，房室分离及结性心律，甚至心搏骤停，这些反应可以容易而快速的逆转。气栓也会造成心律失常。治疗包括终止充气、给予阿托品、在心率恢复后加深麻醉。掌握适当的充气速度和控制呼吸使 $ETCO_2$ 正常或低于正常值，可大大控制并发症的发生。

（6）CO_2 气腹致 $PaCO_2$ 增高，引起高碳酸血症可使脑血流增加，同时胸内压升高可使上腔静脉受压，致颅内静脉血回流受到一定的影响，均可导致颅内压升高。

（7）如设定 CO_2 气腹压 2.0kPa，妇科腹腔镜手术骨盆高于 25°，其心排血量及心脏指数下降 42%，肺顺应性降低，心充盈压增加 40%，大大增加了心脏后负荷，与心衰表现相似，对心功能欠佳患者有极大的危险。

（三）对血气的影响

在 CO_2 气腹中，$PaCO_2$ 升高可能是由多种因素造成的，如腹膜腔内 CO_2 的吸收；机械因素造成的肺通气功能和换气功能的损害，如腹部膨胀、患者体位和容量控制性通气；以及术前用药和麻醉药物对自主呼吸的影响。在腹内压（IAP）达到 10mmHg 时，由于呼吸无效腔的增大，$PaCO_2$ 的升高未伴有 VCO_2 的升高，即 $\Delta a\text{-}ETCO_2$ 梯度增宽。

根据亨利定律，PCO_2 为 0.13kPa 时，CO_2 物理溶解度是 0.03mmol/L，$PCO_2=5.3kPa$ 的血液 100ml 则物理溶解 CO_2 2.7ml。在血液中化学反应生成碳酸（H_2CO_3）和重碳酸根离子（HCO_2^-）。在 100ml 全血中物理结合与化学溶解的 CO_2 约 50ml。一旦大量 CO_2 经腹膜吸收，麻醉医师若处理不当可导致高碳酸血症，最终导致酸、碱失衡和水、电解质平衡紊乱。

（四）气腹对高危险心脏病患者的血流动力学的影响

气腹中血流动力学显著的改变提出了心脏病患者对这些改变承受能力的问题。在轻度至重度的心脏病患者中，平均动脉压、心输出量和全身血管阻力的改变方式在质上与健康患者相似。在量上，这些改变更加显著。气腹对 ASA Ⅲ～Ⅳ级的患者，尽管术前血流动力学已行调整，术中应用肺动脉导管监测 SvO_2 在 50%的患者中下降。这类患者中最严重的血流动力学改变是在伴有低氧供的情况下，术前存在心输出量和中心静脉压偏低，平均动脉压和全身血管阻力增高。在气腹的心脏病患者中，后负荷的增加是血流动力学改变的主要因素，建议术前增加前负荷以代偿气腹时的血流动力学变化。

（五）腹腔镜手术对周围血管、神经的影响

在头低位时周围血管、神经受压是潜在的并发症。必须避免过度伸展上肢，要小心使用肩托，以免损伤臂丛神经。已有报道腹腔镜术后出现轻度周围神经病变，腿部屈曲受压会导致股神经和闭孔神经损伤，过度的臀部外旋会导致坐骨神经的牵拉。腓总神经最易受损，当患者位于截石位时必须注意保护。某些腹腔镜手术需要长时间截石位，会导致下肢间隔综合征。截石位时间过长股静脉血流量随腹内压增高和非适应性股静脉流出量减少而减少，可导致下肢静脉血栓形成；头低位时间过长，加之高腹压，还可致眼球后水肿、脑间质水肿，患者术后可出现头痛、视物模糊、球结合膜水肿以及术后恶心、呕吐等。

二、腹腔镜手术中呼吸并发症诊断与处理

（一）皮下 CO_2 气肿

CO_2 气腹时由于术者操作不当、机械故障、高气腹压力等，可导致皮下气肿，CO_2 压力决定皮下气肿的程度和 CO_2 的吸收量。一旦出现皮下气肿，VCO_2 和 $PaCO_2$ 以及 $PETCO_2$ 相伴增高。皮下捻发音，而广泛的皮下气肿导致 CO_2 吸收过多，$PETCO_2$ 快速增高，可引起高碳酸血症，此时应暂时中断腹腔镜操作，让 CO_2 排出一段时间，在高碳酸血症纠正后再用较低的充气进行腹腔镜手术。只要停止充气，皮下 CO_2 气肿很容易被吸收消退，关键是要保证 CO_2 能迅速从呼吸道排出。

（二）气胸、纵隔气肿、心包气肿

在气腹充气时气体会进入胸腔，造成纵隔气肿，可有单侧和双侧气胸以及心包气肿。二氧化碳气胸（CO_2 气胸）可减少胸肺的顺应性并且增加气道压力。CO_2 的吸收面积增加，并且胸膜的吸收能力也比腹膜强，导致 VCO_2、$PaCO_2$ 快速增高，此后 $PETCO_2$ 升高。CO_2 气胸如不伴发肺的损伤，一般在停止气腹后 30～60 分钟气胸被吸收自然消退。所以，腹腔镜手术中一旦发生 CO_2 气胸，应立即停止吸入麻醉；调整呼吸机纠正低氧血症；应用呼气终末正压通气（PEEP）；尽可能降低腹内压（IAP）；同时根据临床情况（必要时拍胸片）来决定是否胸腔穿刺和闭式引流。如果气胸是由肺大疱破裂引起，则不能应用 PEEP，应进行胸腔穿刺闭式引流。

（三）气管导管向支气管内移位

气腹使膈肌向头端移位，很容易导致气管导管滑入一侧支气管。加之妇科腹腔镜手术常取头低体位，更易产生气管导管向支气管内移位。这种现象会造成单肺通气，脉搏氧饱和度（SpO_2）降低，气道压平台增高，胸肺顺应性差。因此气管插管不宜过深，控制气腹压在 15mmHg 以下；头低位不宜大于 25°。

（四）气腹与肺栓塞

气栓的病理生理改变取决于气栓的大小和气体进入静脉的速率。尽管采用 CO_2 气腹致肺栓塞发生率低，一旦发生死亡率极高。主要是因为气体直接进入血管而发生。动物试验 0.25ml/kg 空气注入血管内时，$PETCO_2$ 显著降低。当注入 1ml 后动脉血氧饱和度（SaO_2）为 25%，静脉血氧饱和度（SvO_2）为 63%，即急性肺栓塞而导致心跳、呼吸骤停。CO_2 气腹后 20 分钟内若流量 2～4L/min，CO_2 经腹膜吸收是 20～30ml。

气栓的诊断取决于右心发现气体栓子或气栓引发病理生理的表现。当栓子大小增加时（2ml/kg 气体），会出现心动过速、心律失常、低血压、低氧血症、中心静脉压增高、心音改变（millwheel 杂音）、肺水肿、发绀以及右心劳损的心电图改变，以及 $PETCO_2$ 的下降，$\Delta a\text{-}ETCO_2$ 会增加。

CO_2 气栓的处理：首先要停止充气，并排空腹腔内气体。把患者置于头低左侧卧位，停止吸入麻醉，用 100%氧加大通气，同时增加呼吸频率，以纠正低氧血症，加速 CO_2 排出。如果上述措施效果不明显，应立即做中心静脉或肺动脉置管，抽吸这些部位的气泡。

（五）误吸的危险

进行腹腔镜手术的患者可能会导致酸性误吸综合征。主要由妇科腹腔镜手术的特殊体位所致，头低位有助于胃反流液体进入气道。有人证实，误吸的胃内容若 pH≤2.5，且误吸量≥0.5ml/kg，如未能即时处理，可导致肺永久性损害，甚至有生命危险。此并发症重在预防，术前须严格禁食、水 8 小时，必要时使用抗胆碱能制剂。一旦发生应积极处理支气管痉挛和低氧血症，包括大量激素、解痉、抗感染、支气管内灌洗以及呼吸机支持治疗等。

三、腹腔镜手术的麻醉

虽然腹腔镜手术麻醉与其他手术麻醉术前评估大同小异，但流行病学研究表明，术前准备不充分是术后发生并发症和死亡的主要原因之一。“只有小手术没有小麻醉”告诫人们应谨慎小心实施麻醉，更重要的是重视术前评估。麻醉医师进行术前病情评估时应从以下几方面实施：

（一）术前访视患者并参加术前讨论

麻醉前 1～3 天深入病房访视患者或参加术前讨论，条件较好的医院应开设麻醉门诊进行麻醉前评估，建立患者的安全感和信任感，消除患者因恐惧、紧张心理带来的心身方面的损害，同时应了解手术部位、方式、范围和体位，以便确定麻醉方式和设备及药品的准备。术前叮嘱患者禁食、水 8～12 小时，并应向患者及家属交代有关麻醉的危险性，特别是麻醉意外的发生，可能危及患者生命，以取得患者家属的理解及书面签字。现我国法制逐渐完善，有的医院已实行麻醉签字公证，有利于麻醉工作开展。

（二）熟悉病史，系统进行体格检查

特别要了解现病史，是否当前并存内科疾患如心脏病、高血压、糖尿病、肝肾疾病、哮喘、贫血、血液病、凝血障碍性疾病，有否进行抗凝治疗，现是否治愈或是继续治疗，用何药物治疗，治疗反应如何，有无药物过敏史，这直接关系到麻醉的安全；重视过去史及家族史，曾接受过麻醉否、麻醉次数、麻醉方式及麻醉效果，有无重症肌无力或恶性高热，了解家族中有无遗传性疾病等，这直接关系到麻醉的效果及预后。因此，术前必须系统地检查全身状况，包括生命体征、心肺听诊、脊柱四肢及神经系统检查，以便确定麻醉方案。

（三）检验及查看必要的实验参数

1. 常规检查血、尿常规 主要了解患者是否贫血，贫血程度及肾小管功能。

2. 生化检查 重点了解肝功能，血浆蛋白及白/球比值，血钾、血钠、血糖浓度。有些内科治疗如强心、利尿、降糖可导致电解质紊乱。

3. 心电图、胸透检查 了解心脏电生理活动，心肌供血及肺部情况。

4. 其他特殊检查 有心肺疾病患者必要时检查肺功能，超声心动图及血气分析。有血液病史及抗凝治疗患者必须做凝血功能检查。

（四）麻醉手术风险评估

麻醉医师术前应考虑患者是否在最佳身体状态下接受麻醉，此手术给患者健康带来的好处是否大于因并存疾病所致的麻醉手术风险。下列任何一项均可导致术中、术后并发症和增加死亡的危险。

1. 临床评估 ASA 超过Ⅲ级。

2. 心力衰竭、洋地黄治疗、电解质紊乱。

3. 心脏危险指数 Goldman 评分>25 分。

4. 肺部疾患及胸片证实的肺部异常。

5. 肾衰竭或代谢性酸中毒。

6. 心电图异常。

7. 急性呼吸道感染。

8. 严重贫血、低蛋白血症。

9. 凝血功能障碍性血液病及不可避免的抗凝治疗。

（五）腹腔镜手术患者的体位及监测

妇科腹腔镜手术几乎都是在截石体位下完成的。体位摆放首先要注意防止神经损伤，要尽可能减少倾斜度，最好不超过 25°~30°，改变体位时要缓慢渐进，以避免血流动力学及呼吸的突然改变，改变体位后必须检查气管导管的位置。气腹的建立及撤除都应平缓，插管后可放置胃管排空胃，导尿排空膀胱。

腹腔镜手术麻醉中应特别强调对呼吸与循环功能的监测，宜常规监测血压、心率、$PETCO_2$、$PaCO_2$、SpO_2、气道压等。对有心血管疾病和其他伴发疾病的患者可进行有创性血流动力学监测、中心静脉压和肺动脉压监测等。

（六）麻醉方法

麻醉方法选择以快速、短效、能解除人工气腹不适、能避免 CO_2 气腹性生理变化为原则。

1. 局部麻醉和区域阻滞麻醉　可用于诊断性腹腔镜检查，时间短、手术小，下腹部手术时可适当考虑。曾一度用于非气腹下，采用悬吊腹壁的方法行腹腔镜手术，现已完全放弃。因上述麻醉方法不能解决患者不适、焦虑、放散痛、腹腔牵拉痛等，更为严重的是不能即时排出气腹所致大量 CO_2 吸收，最终导致高碳酸血症、呼吸性酸中毒。

2. 全身麻醉　全身麻醉是腹腔镜手术最常用、最安全的麻醉方法。全身麻醉基本的组成部分包括催眠、遗忘、镇痛，必要时给予肌松。一般来说，达到这些效果需要几种药物复合，包括吸入药和静脉用药。

（1）根据麻醉药物分类为：

1）吸入全身麻醉：氧化亚氮、安氟醚、异氟醚、七氟醚。

2）静脉全身麻醉：异丙酚、依托咪酯、氯胺酮、硫喷妥钠。

3）复合全身麻醉：阿片类+吸入+静脉+肌松。

4）辅助麻醉：安定（地西泮）、非那根（异丙嗪）、氟哌利多、哌替啶、芬太尼类。

（2）根据麻醉方法分类：

1）气管内插管全身麻醉：由于妇科腹腔镜手术特殊体位，气管内插管全身麻醉能最大限度减轻腹内压升高和 CO_2 吸收所带来的不利影响，能有效地预防和降低误吸的发生率，更有利于 CO_2 的排泄。气腹时，要不断调整呼吸［包括调整呼吸频率、潮气量、吸呼比（I∶E）等］以维持 $PETCO_2$ 低于 40mmHg，一般情况下，每分钟通气量要维持于正常基础通气量的 1.5 倍，才能维持 $PETCO_2$ 正常。对伴有慢性阻塞性肺病的患者，有自发性气胸或肺气肿史的患者，增加每分钟通气量应通过增加呼吸频率而不是潮气量来达到，以降低气胸的发生率。腹内压应尽可能低，不能超过 20mmHg，一般维持在 15mmHg 以下才对血流动力学及呼吸的影响最小，由于气腹会增加患者迷走反射，麻醉开始时可给予阿托品，必要时应追加。麻醉深度不宜偏浅，较深的麻醉有利于降低腹内压，也有利于减弱迷走反射。

2）喉罩通气全身麻醉：喉罩（laryngeal mask airway，LMA）是由英国医师 Brain 于 1981 年根据解剖成人咽喉结构所研制的一种人工气道。根据喉罩的发明先后时间和用途分为三类：第一代为普通喉罩（LMA）；第二代为插管喉罩（LMA-Fastrach，Intubating LMA，ILMA）；第三代为双管喉罩（ProSeal-LMA）。喉罩的优点：①使用方便、迅速、气道维持更容易；②无须喉镜，与气管插管比较，初学人员放置 LMA 的难度小，成功率高；③对不需肌松的长时间手术，LMA 取代了面罩的作用；④建立气道以便自主通气和控制通气；⑤LMA 的位置即使不太理想，也多能维持气道通畅；⑥避免气管内黏膜损伤；⑦在浅麻醉状态下也能耐受，耐受 LMA 比气管内导管所需的麻醉药量减少；⑧麻醉诱导和恢复期血流动力学稳定性提高，置管时眼内压增高程度减少，麻醉恢复期咳嗽减少，氧饱和度提高，成人手术后咽痛发生率也降低。

但喉罩通气麻醉应严格掌握适应证，对于颌面、口咽畸形，腺样体增生，饱食肠梗阻等有反流、误吸可能性的患者，应属绝对禁忌证。腹腔镜手术在早期也属喉罩麻醉禁忌证，双管喉罩（LMA-Supreme）的问世解决了以往的顾虑。在妇科腹腔镜手术喉罩通气麻醉中应严格管理，把握麻醉深度，避免出现喉罩移位，引起气道梗阻；气腹压力控制在 12mmHg；头低不得超过 25°；手术时间控制在 2~3 小时内；体重为 50～70kg；喉罩置入成功后迅速插入胃肠引流管减压；机械通气时选相对低潮气量和增加呼吸频率来控制气道压力，避免气体入胃和喉罩漏气。通过这些措施大大降低了喉罩麻醉并发症。

3）全身麻醉+连续硬膜外阻滞：两种麻醉方法联合应用，其优点在于，降低手术操作对机体的生理影响，既可以使患者尽早清醒早期拔管，又可用于术后镇痛。对于腹腔镜辅助下阴式全子宫切除等尤为适用。

（蔡捍东）

参考文献

1. 蔡捍东. 腹腔镜手术对内分泌及代谢的影响. 国外医学：麻醉学与复苏分册，1994，6：127-129.
2. 刘先义，曹经山，郑利民，等. 临床麻醉实施程序. 北京：人民卫生出版社，2000：94-99.
3. 刘俊杰，赵俊. 现代麻醉学. 4 版. 北京：人民卫生出版社，2002：31-215；475-971.
4. Kaplan JA, Augoustides JGT, Manecke GR, et al. Cardiac Anesthesia. 7th ed. New York: Elsevier Health Sciences, 2016.
5. Ponsky JL. Complications of endoscopic and laparoscopic surgery: prevention and management. New York: Little Brown & Co, 1997.
6. Stoelting RK, Miller RD. Basics of Anesthesia. 5th ed. London: Churchill Livingstone, 2006.
7. Wiebe ER. Comparison of the efficacy of different local anaesthetics and techniques of local anaesthesia in therapeutic abortions. Am J Obstet Gyneol, 1992, 167(1): 131-134.
8. Wiebe ER, Rauling M. Pain Control in abortion. In J Gynecol Obstet, 1995, 50(1): 41-46.

第二十一章 腹腔镜手术的基本操作方法及特殊技术

腹腔镜手术的第一个步骤是选择腹部穿刺口进入腹腔。然而,许多腹腔镜医师总是急于尝试不同的手术技术而忽略了看似不重要的第一步的训练。据统计,穿刺针在进入腹壁时造成的血管损伤几乎占所有血管损伤的50%。因此,在实际操作中了解和掌握腹部穿刺技术对于避免血管和脏器的损伤、保证手术顺利进行至关重要。本章主要介绍有关腹腔镜手术的基本操作技术,旨在保障手术安全。

一、患者的安置及术前准备

(一) 体位

腹腔镜手术患者取改良膀胱截石位,且臀部与水平面成30°,这种体位有利于手术操作。膝部需用支架支撑,或双腿由腿架和吊带支撑。倾斜30°的头低臀高位有助于肠管从盆腔内移开。必要时可应用肩托支撑肩部,以防止患者头低臀高位时从手术台上滑下。

患者的双臂放置在身体两侧,最好不用臂架,以免限制术者和助手的活动。患者的臀部要恰好齐平或略高过于手术台边缘,不能超出过多,也不能距离台边缘过远,因为臀部超出手术台边缘过多将使患者腰背部肌肉紧张疲劳;臀部距离手术台边缘过远,又会限制子宫操作。

如果同时行阴道手术(子宫全切术,宫-腹腔镜联合手术),最好将患者安置成常规妇科体位,但是大腿不可以抬得太高,否则会使腹腔镜手术操作受限。

(二) 排空膀胱

妇科腹腔镜手术开始之前,膀胱必须排空。简单的腹腔镜手术,例如囊肿、异位妊娠、不孕症检查等,可放单腔导尿管。长时间手术必须持续放置Foley导尿管。在泌尿妇科手术或有输尿管损伤危险的情况下,持续导尿更加重要。此外,必要时还可通过导尿管灌注亚甲蓝液观察膀胱有无损伤。

(三) 肠道准备

肠道准备使术中能很好地推开肠管,使盆腔易于暴露。既往有手术史,重度子宫内膜异位症手术,或者恶性肿瘤手术时,应进行充分的肠道准备。术前服用藩泻叶或清肠剂来排空肠道,可避免灌肠所致的胀气。

(四) 腹腔镜设备和器械的准备

手术开始之前需检查腹腔镜设备的工作状况,器械的消毒情况,并安装必要的手术器械,尤其是冲洗-吸引系统和摄像系统。

(五) 医师的站位和人数

经典的妇科腹腔镜手术术者站位在患者的左侧,摄像监视器排列在患者右腿侧或者位于术者正前方。助手的位置可以不同,位于术者的右侧,患者的两腿之间或患者的右侧均可。这主要取决于术者是否习惯于一只手操作,另一只手拿着适配器,或两手操作,让助手拿着适配器。最常用的位置是助手位于患者的右侧,即术者的对面,拿着适配器。第二助手位于患者两腿之间。如果术者要求有第三助手,可站在术者的右侧,拿着适配器。护士常位于患者的右腿侧。

二、气腹形成

(一) 气腹针(Veress针)

不论选择一次性使用还是能够重复使用的气腹针,在穿刺之前,必须检查并确定穿刺针头锋利,尾端弹簧装置性能良好。有一种新型的可视性穿刺针能够在直视下将针体插入腹腔,但是这样微小装置的视野也是非常有限的。

(二) 穿刺点

1. 脐下穿刺法 从解剖学上讲,脐轮是腹壁最薄的部位。由于腹膜在脐轮处汇合,因此该部位脂肪最薄。从美容的角度来看,脐轮处切口可沿其边缘以水平位或垂直位切开,术后脐部皮肤自然收缩,甚至可以不进行缝合。

（1）切口大小：腹部切口的大小必须与所使用的套管针的尺寸相一致，才能使套管针进入腹壁。切口的大小可用标准手术刀柄的柄背估计，柄背的横径宽约 1cm，或者以术者的小手指插入为度。

（2）穿刺方法：进行穿刺时，可用术者的左手抓住下腹正中的腹壁并与头端成 45°向上提起（或用布巾钳提拉腹壁法），这样可使脐部及其下方腹膜保持一定张力并几乎与真骨盆轴线形成垂直平面。确定弹簧工作自如后慢慢地用可控制力刺入。气腹针以垂直于脐轮方向进针，并与人体的垂直轴线成 45°经脐部切口插入腹腔（图 21-0-1）。而对于肥胖者，插入的角度应减少到 30°。在气腹针进入过程中，应注意朝子宫方向进针，因为即使损伤子宫也比较容易修补。另外，气腹针还应该沿中线方向进入，如果偏离中线将有可能损伤盆腔血管。这样用上述方法穿刺穿过腹膜前脂肪的厚度最小。在脐孔刺入期间，医师应该得到两个落空感：筋膜和腹膜。当在左季肋部穿刺时，将有三个落空感（腹直肌前鞘、腹直肌后鞘、腹膜）。穿刺针一旦进入，就不能移动，因为如果在刺入肠管或血管情况下，无目的的移动会使创口扩大。

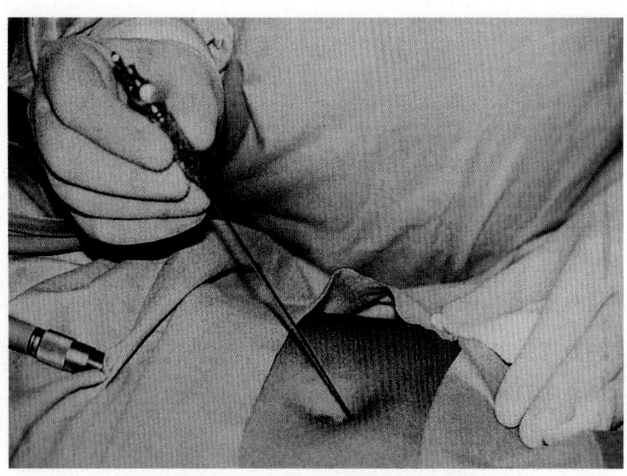

图 21-0-1　气腹针穿刺

［图片引自：Sutton C. A practical approach to surgical laparoscopy//Sutton C, Diammond MP. (eds). Endoscopic Surgery for Gynecologists. 2nd edition. London：WB Saunders, 1998, 41-53.］

2. 李-黄点　李-黄点（Lee-Huang point）是由中国台湾长庚医院李奇龙医师和黄宽仁医师在进行腹腔镜宫颈癌根治术时为缩短手术时间，获得更宽阔的手术野所设计出来的一个进针点。此点为剑突与脐之间的中点（图 21-0-2）。手术时需插入胃管，患者取仰卧位，Veress 针插入之后取头低臀高位。在剑突与脐之间的中点垂直皮肤做 1 个长 1cm 的切口，Veress 针垂直刺入腹壁，当气腹建立后，通过这一点与腹壁成 60°插入 1 个 10mm 的套管。此穿刺点下面是胃、部分十二指肠、横结肠和较大的血管（主动脉、下腔静脉），插入 Veress 针及穿刺套管时需特别注意。妊娠中期腹腔镜手术时也可选择此穿刺点。

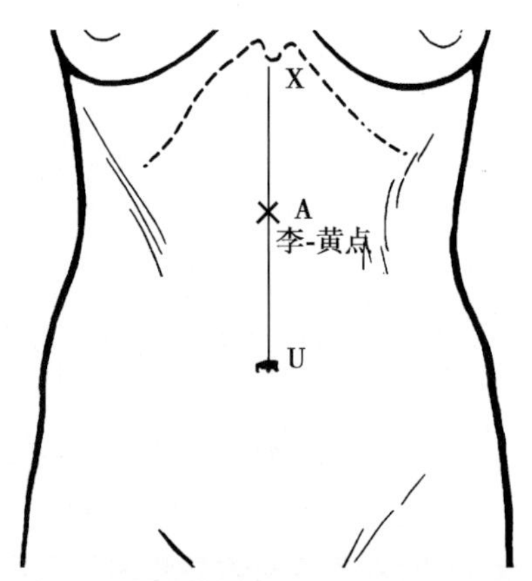

图 21-0-2　李-黄点，即剑突（xiphoid，X）与脐孔（umbilicus，U）连线的中点

3. 侧方穿刺点　当怀疑肠管或大网膜广泛粘连而不适合在腹中线穿刺进针时，可以选择侧方穿刺点进针以最大限度减少穿刺针对盆腔脏器的损伤。侧方穿刺点包括 Palmer 点、第 9 肋间隙、经阴道后穹窿直肠子宫陷凹、子宫底以及耻骨联合上方区域。

（1）第 9 肋间隙穿刺：沿左侧腋前线第 9 肋间隙穿刺（恰好在胸腔下缘）时，必须首先叩诊该区域，以排除脾大的可能。一般来讲，腹腔内的粘连很少局限在肋骨下面而影响穿刺针进入。同样气腹针的进入方向也是与皮肤切口成直角而与水平线成 45°，穿刺点在第 9 和第 10 肋骨之间，接近第 10 肋上缘进针以避免损伤第 9 肋缘下的血管，当气腹针进入韧带和腹膜后有一个突破感。气腹成功后在锁骨中线左肋缘下约 3cm（Palmer 点）进入 5mm 或 10mm 的套管针，置入腹腔镜观察腹腔内的情况，酌情进行粘连分解，使在脐部能够进入套管针而进行操作。

（2）Palmer 点穿刺：在左侧肋缘下 2.5～3cm（或脐到胸廓的 1/2）与左锁骨中线交汇点处进针。胃部饱胀或脾大者禁忌，故术前需放胃管。

4. 阴道后穹窿穿刺　如果使用气腹针经阴道后穹窿刺入时，必须使患者极度头低臀高位，以便小肠从盆腔内移开。此法非常规应用，只在前述穿刺方法无效，或极度肥胖的患者才发挥优势。有时此处腹膜的活动度很大，以至于在针下凹陷，不能刺透腹膜。因此，此法需用长穿刺针，且在盆腔感染性疾病时有发生脓血症或直肠穿孔的危险。

5. 经宫底穿刺 在气腹针穿刺进入盆腔以前，必须探明宫腔深度。

（三）检验气腹针是否进入腹腔

1. 注气试验 气腹针穿刺后，在注气之前，有一系列的简单方法可以检测穿刺针的位置是否恰当。这就是注入试验，用20ml注射器操作，试验分为三个步骤：

（1）没有抽吸到任何东西，提示腹腔内负压。

（2）注入20ml空气很容易，没有遇到任何阻力，提示气体易于进入腹腔。

（3）第2次回抽仍没有任何东西，提示注入的气体扩散入盆腔。

2. 摇摆针尾 弧形左右摇动针尾，体会针尖是否以穿刺点的肌腱为支点向反方向弧形摇动。如果穿刺针针尾摇摆幅度很大而针尖活动度很小，提示针尖在腹直肌腱鞘上。此时应重新穿刺并进针更深一些。但是一些学者对此方法持反对意见，认为穿刺针一旦进入就不能移动，因为如果在刺入肠管或血管情况下，无目的的移动会使创口扩大。

3. 悬滴试验 气腹针进入后在其针尾滴一滴液体，如果气腹针已在腹腔内，由于腹腔内负压的作用，使针尾的液体顺畅流入，并且在提起腹壁的瞬间，腹腔内负压增大加速了液体的流入。如果针尾的液滴保持悬浮，则说明针尖未进入腹腔内。

4. 注射器注液试验（3B试验） 在气腹针的尾端连接盛有5ml盐水的注射器，将液体注入腹腔内，然后回抽看是否有血液、尿液或肠内容物，以排除气腹针位于血管、膀胱或肠道内的可能。如果气腹针不在腹腔内而在腹膜外，推注时流速很慢并感到阻力增大。

5. 气流试验 穿刺针与气腹机连接后，充气前腹腔内压力应在8mmHg以下。最初的腹腔充气速度应不超过1L/min。

（四）气腹针故障与解决方法

在充气过程中，如果气体灌注压力很高而流速阻滞，可能是以下原因造成：

1. 腹膜阻塞针孔 气腹针针尖侧面应保持向下以避免腹膜覆盖针尖的开口。

2. 气腹针进入腹壁时组织阻塞针孔 可用少量液体冲洗针管，此时气腹机上显示的压力波动是由于针管内残留有液体。如果腹腔内压力无规律地持续升高，应怀疑腹膜前间隙气肿。这种情况时气体可呈间断灌注，应考虑到气肿形成，需重新进行穿刺。

（五）气体进入腹腔

1. 气体的选择 空气过滤器很早就在腹腔镜手术中应用，尚未见引起副作用的报道。如今，CO_2气体是腹腔镜操作中使用最广泛的气体。CO_2是一种惰性、非易燃气体，可以安全地用于电外科和激光手术中，CO_2又易溶于血，导致气体栓塞的危险很小，其缺点是CO_2可转化为碳酸，刺激腹膜造成术后不适，而且人体通过血液吸收大量的CO_2气体，可导致酸碱失衡。腹腔镜操作中使用的另一种气体是NO，目前已很少应用。这种气体与CO_2相同，在血液中68%能够很快被吸收。其优点是与腹膜不起化学反应，可以使腹腔镜在局麻下进行，不过NO气体泄露可能会危及手术室的工作人员。NO主要的缺点是比空气更易燃烧，可用于非易燃的电手术操作，但是在激光外科中，在NO存在下，高温度的激光切割将产生碳粒子，可能引起爆炸。因此激光腹腔镜手术中不能使用NO气体膨胀腹腔。

2. 气体灌注 使用气腹机自动压力控制装置进行注气时，最大压力设定在12~15mmHg，低流速大约1L/min。理想的注气设备可显示接近于零的正压或负压以及1L/min左右的初始持续灌注流速。在最初的注气中流速不应超过1L/min，因为在流速低于1L/min时机体对CO_2的吸收是安全的。在注入0.3~0.4L后，肝浊音界消失。正确的灌注气流应是持续的，流速逐步下降，当达到预先设置的压力时停止。在灌注期间腹腔逐渐膨隆。密切监视气腹机可识别并发症（表21-0-1），使用先进的气腹机可以通过调节压力和流速控制气体传输的速度和流量，当气体以9~15L/min的高流速传输时，可以弥补在手术操作中由于更换器械和抽吸烟雾造成的气体丢失。

表21-0-1 穿刺的监测

	理想灌注	腹膜前灌注	大网膜内灌注
腹腔内压力	=0	不正常高压力	=0
气体灌注	持续	持续	不连续

3. 压力设置 根据患者的体型不同，形成气腹所需的气体总量也各有差异。一个瘦小未产妇的腹

腔容量可能很小,仅需要充入 1~2L 的气体就能满足手术操作时所需要的腹腔压力;而对于肥胖的经产妇,腹腔内的容量相对也较大,可能需要 4~5L 甚至更多的气体才能达到设定的腹腔内压力。实际上腹腔内的压力不应超过 20~25mmHg,设定过高的压力会影响膈肌的运动,或者由于腹腔内压力过高而影响静脉回流。

4. 术后胸-肩痛 腹腔内的残留气体能够产生极为不适的症状,即术后胸-肩痛。这是由于残留在腹腔内的气体转化为碳酸,当患者坐立位时刺激横膈所致。为避免其发生,在手术结束以前使患者继续头低臀高位,打开穿刺套管的阀门,使腹腔内的气体尽可能完全排出,拔出穿刺套管以后再使患者处于头高臀低位。如腹膜腔内的气体排出不全,术后 24~48 小时内 X 线下常可见到膈下游离气体。

(六) 无气腹腹腔镜的最新进展

无气腹腹腔镜操作时,由一个机械性提拉装置上提腹壁来形成腹腔内的操作空间,而不需要使用气体。无气腹腹腔镜的优点是术中可以进行阴道切开,不用担心阴道切口漏气,而且也不会发生气体栓塞以及与气腹针穿刺和注气过程有关的危险。应用机械性提拉器提拉腹壁时,可以使双侧腹壁形成明显的凹陷从而增加第 2 个穿刺点的穿刺困难和危险。

三、穿刺技术

(一) 第一个套管针穿刺

1. 常用穿刺方法

(1) 建立气腹后穿刺:套管针又称穿刺套管,由套管鞘和套管芯两部分组成,套管针的刺入是腹腔镜操作中最危险的过程。目前使用的套管针有可重复使用的和一次性使用的两种。初期生产的套管针可以永久重复使用,但是随着使用次数的增加和反复的清洗消毒,套管针的尖端变钝,在使用时术者必须增加穿刺压力才能将其置入腹腔,而过大的压力又常使术者失去控制能力。因此,使用钝头套管针较锋利套管针发生危险的可能性更大。将变钝的套管针重新打磨锋利的费用昂贵,浪费时间,而且必须由制造商操作。

与重复使用的套管针相比,一次性套管针价格昂贵,但是消毒非常严格,每次穿刺进入腹腔时尖端总是锋利的。从理论上讲,一次性套管针外附的塑料套管是为了保护腹腔内的器官免遭损伤,但在实际应用中仍有血管和肠管损伤的发生。美国食品药品监督管理局曾写信给一次性套管针制造商,指出与传统套管针相比,没有资料表明带有保护壳的套管针能够对肠管、血管或其他器官提供额外的保护,要求一次性套管针的制造商和销售人员删除有关一次性套管针保护壳的安全说明。

套管针的尖端呈棱锥形或圆锥形,棱锥形套管针是通过切割进入腹腔,而圆锥形套管针则是钝性扩张进入腹腔,故使用棱锥形套管针穿刺时只需要较小的用力即可进入腹腔。

在进行套管针穿刺以前,手术者必须检查套管针尖端是否锋利,特别是可重复使用的套管针。另外,皮肤的切口也必须足够大,以便在套管针进入时减少不必要的用力。

1) 穿刺方法:第 1 个套管针穿刺有两种基本方法:①左手上下抓起下腹壁,使上腹壁形成张力,套管针以直角对着皮肤切口而与垂直轴线形成 45°穿刺;②用左手按压上腹部并将空气挤压入盆腹腔内,造成短暂的盆腹腔内压力升高,套管针始终在腹中线上对准子宫的方向进行穿刺(图 21-0-3)。

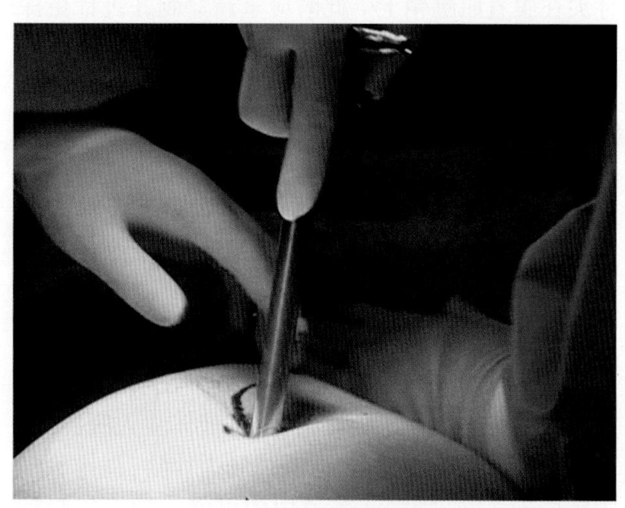

图 21-0-3 脐孔套管针穿刺

穿刺时术者左手可放在套管针旁作为引导,防止套管针一旦穿过筋膜平面进入过深。用旋转动作穿刺可以限制套管针的垂直力。用锋利、高质量的套管针可以更多地减少失控动作的危险。一次性套管针较安全,可以没有旋转动作而直接插入。然而,在所有情况下动作都应该是可控的,加于套管针的压力应持续增加直到穿过筋膜为止,一旦穿透腹膜,术者会发现阻力很小。

2) 确定套管针穿刺进入腹腔的依据是:①阻力明显消失:套管针在进入腹腔时首先遇到来自腹直肌腱鞘的阻力,然后是突破腹膜时的阻力,套管针进入腹膜腔后上述阻力消失;②“呼呼”声:当套管针进入腹腔后,腹腔内的气体通过套管针上的注气孔涌出,发出“呼呼”的声音,证明套管针已进入腹腔。

(2) 开放切口穿刺法(open access technique):早在1974年Harrith Hasson首先采用开放性腹腔镜技术,以减少套管针穿刺插入过程中对大血管的损伤。这种技术是垂直脐轮边缘做一个2~3cm的切口,用微型拉钩暴露及锐性切开腹直肌前筋膜,然后用张力缝合线分别在两边缝合,提拉缝线即提起了腹壁,直视下打开腹膜,将Hasson套管针(Hasson cannula)置入腹腔,以筋膜两边的张力线绕套管针打结,使腹腔内的空气不致外漏。待手术结束时将筋膜两边的缝合线相对打结,即可关闭腹腔。

开放性腹腔镜技术一般用于可疑腹壁粘连或腹壁较厚的患者,如果术者上臂力量较差,不能提起腹壁来置入套管针时也可采用这种技术。普外科医师也比较倾向于选择这种方法,因为操作安全,即使没有接受过有关手术安全性训练的医师也能够实施。

(3) 直接穿刺法:这种技术是在没有气腹形成的前提下,将套管针直接穿刺进入腹腔。其方法也是先在脐轮作一小切口,然后提起腹壁将套管针直接穿刺置入腹腔。在操作过程中必须注意皮肤切口的大小与穿刺套管针的外径相适应,并且保证套管针的尖端足够锋利。套管针进入后,先用腹腔镜放在套管针套管的入口处检查其前端是否进入腹腔内,这种方法可以节省气腹针穿刺验证和充气的时间。

套管针直接穿刺技术非常适合于实施大规模的腹腔镜绝育手术,由于经产妇的腹壁相对较薄较松,容易提起而直接穿刺进入套管针,因此在比较繁忙的门诊腹腔镜手术时可以明显地节省麻醉和手术时间。虽然没有进行肠管损伤的前瞻性比较研究,但这种方法造成肠管损伤的发生率与气腹形成后再行套管针穿刺者相同。

(4) 布巾钳提拉腹壁法:这种方法是用布巾钳提拉脐周皮肤,然后再穿刺进入气腹针和套管针。在操作时要求术者和助手分别提拉同侧的布巾钳,将腹壁提起,术者用另一只手进行穿刺。这种方法可能更适合于肥胖的患者,因为提起腹壁后,套管针几乎可以以垂直的方向进行穿刺,由腹壁最薄的脐轮部进入腹腔。

(5) Palmer点穿刺:对于有腹部手术史的患者,可以选择此点穿刺,因为该部位的粘连非常少见,而且左侧肋缘还可以阻止穿刺时的过度用力。

2. 特殊情况下的穿刺方法 在某些特殊及困难的情况下,需采取一些措施以安全有效地置入套管针。

(1) 病态肥胖患者:非正常肥胖患者的腹壁肥厚,脐轮深陷在皮肤表面下方2cm,甚至更多,当患者水平截石位时,脐孔恰在主动脉分叉下方。全麻有效后,用布巾钳提起脐轮部皮肤可使其改变位置,在提起的脐轮下做切口,布巾钳仍然垂直向上提起脐轮,气腹针垂直由脐轮部穿刺进入腹腔,然后进行充气,至少使腹腔内压达到20mmHg,确定腹膜腔是否具有张力,因为对于肥胖的患者需要较高的腹腔压力才能使肥厚的腹壁膨胀。此时,两把布巾钳抓提脐轮两侧的皮肤和筋膜,用标准的套管针垂直向下插入即可。

(2) 反复穿刺失败:重复无效的腹膜穿刺可切割与分离腹膜前组织,使之离开与腹膜的联系,使穿刺更加困难。此时应改变穿刺部位及方法,如Hasson开放式穿刺法或选用Palmer穿刺点重新穿刺。

(3) 过度消瘦患者:调查数据表明消瘦患者的气腹针或套管针穿刺也有较高的并发症发生,而且往往是非常严重的并发症——大血管损伤。由于极度消瘦患者的腹壁很薄,只需要很小的用力即可将气腹针或套管针穿刺置入腹腔,如果穿刺时插入太深很容易损伤腹膜后的大血管。文献表明,只要穿刺器械刺入大血管内,都会对其造成损伤,因此在实际操作中要注意以下几点:①只做一个表浅的皮肤切口,不要太深,因为皮下组织很薄,瘦小的经产妇尤为明显。切口太深不仅会伤及腹壁下的脏器,而且在注气过程中易出现漏气。②气腹针或套管针穿刺时必须与垂直轴线成45°方向。③如果气腹针刺入腹腔时非常容易,不要再向内推入过深。④在注气前进行悬滴试验。

(4) 既往手术史:医师对于以前曾经有过手术史的患者,总是难以决定“是进行腹腔镜手术好还是直接做开腹手术好?”可选用以下方法试行腹腔镜手术:①改变气腹针穿刺点,例如Palmer点或第9肋间隙;②在直视下置入腹腔镜,最好使用一种可视性套管针,医师能够看着套管针进入腹腔,这样可能减少对内脏的损伤;③常规的气腹针穿刺后,可通过检测以确定气腹是否形成,用装有生理盐水溶液的注射器连接脊髓穿刺针,贴近气腹针垂直刺入腹腔,由于穿刺针进入腹腔后CO_2气体将通过针孔缓慢溢出,注射器中可看到气泡连续溢出,如果穿刺针触及盆腹腔内的器官,要注意穿刺针的方向和深度并且停止操作，这样通过不同方向不同角度的穿刺检验，可以在腹壁上勾画出套管针安全进入的区域；④开放切口置入腹腔镜，方法与前面描述的相同；⑤如果担心第1个套管针穿刺可能对患者造成损伤或潜在危害时，为避免并发症的发生，最好先用5mm的套管针穿刺。

3. Visiport套管针和Optiview套管针穿刺 Visiport是光学套管针，透明的末端装有月牙形刀片，刀刃只切断刺入时与它接触的组织，每次术者拉动扳机即有剪切动作。配有光学视管的套管针插入皮肤开口内，通过推动套管针，压紧组织，拉动扳机时刀刃通过，依次切开脂肪、筋膜和腹膜。Optiview是与Visiport有相同性能但是没有刀刃的套管针，导引头呈透明圆锥形，配有两个塑料制成的斜面部分。术者将套管针插进皮肤切口内，在直视下施加旋转动作推力，分离各层组织，直至插入到达腹膜腔内。拔出管芯后在直视下注气。使用可视套管针需要学习所有该系统的知识，尤其有关组织识别的知识。一旦发现套管针通过了筋膜但其下方是一片模糊，需高度怀疑粘连，应在这一点处改变套管针的角度，尽力找到提示正常腹腔的透明区。

（二）辅助套管针穿刺

依据手术种类不同，可适当增加不同的套管针穿刺点，但是要记住在第1个套管针穿刺置入后，其他套管针必须在腹腔镜直视下穿刺进入，以避免腹腔内脏器的损伤。

1. 穿刺点定位 第1个套管针置入后，应使患者头低臀高位，以使肠管从盆腔内移向上腹部。一般第1个辅助穿刺点取耻骨上方外下象限。当手术比较复杂，需要更多的操作时，将其选在外上象限更为合适，尤其当手术需要足够大的操作空间，例如做已超出盆腔的较大的子宫或卵巢囊肿手术时。

2. 穿刺套管针的型号 在进行辅助穿刺点穿刺前，必须认真考虑手术中可能使用的器械及其型号，以及需要辅助穿刺套管的数量。一次性或可重复使用的套管针均可选用，如果在手术台上只有一个助手帮助，那么就不能设置4个以上的穿刺点。

下一步是选择套管针的尺寸。如果要用切割吻合器（Endo-GIA），就要求使用12mm套管。如果要用粉碎器取出较大标本，也需要使用10～12mm套管。然而，如果只用基本腹腔镜设备，如剪刀和抓钳等，则5mm套管针就足够了。

3. 穿刺方法 气腹形成套管针穿刺后，腹腔镜进入腹腔进行盆腹腔的观察，一般可以看到腹壁下血管，可以看到预穿刺点的腹壁下陷，从而完全避开血管。

（1）辅助套管针的穿刺方向应与皮肤垂直以通过腹壁的最短距离。

（2）当看见套管针尖端刺透腹壁时，调转套管针的方向朝着盆腔推进，以避开肠管、动脉或其他盆腔血管。

（3）撤回套管针芯并检查可能的肠损伤。

如果患者以前有腹部手术史，怀疑脐孔下方有肠管粘连，需检视第1套管针通路。可通过第2个套管用5mm光学视管观察第1个穿刺通路。也可以通过第1套管鞘内腹腔镜回撤检查，套管慢慢回撤检视可能的肠损伤。在看到腹膜后，再将套管重新放回腹腔。

（三）关闭穿刺切口

手术结束时关闭腹壁切口的最主要目的是避免切口疝并促使组织愈合。

1. 脐轮穿刺点 当脐轮穿刺点<10mm时，腹膜和筋膜可以不缝合。如果需要缝合，可用3-0的可吸收缝线，不必拆除缝线。如脐下穿刺点≥10mm，例如使用12mm的一次性套管针时，需要缝合筋膜以避免切口疝的发生。

2. 其他穿刺点 所有外下象限>7mm的切口要求精确地识别并闭合深部筋膜，以避免切口疝。一般5mm的穿刺口，深部筋膜可以留置不缝合。

3. 美观问题 5mm和3mm皮肤切口可作皮下缝合或用粘贴伤口敷料直接贴附。

四、缝合技术

腹腔镜手术缝合的目的在于结扎大的血管，扎紧蒂部，确切止血，尽可能地使组织恢复原解剖形态，达到与开腹手术同样的效果。腹腔镜手术时腹壁穿刺点位置固定，手术器械较长，限制了器械的移动，缝合时需要手眼协调来完成，很难掌握。成功缝合的关键点在于：①预先设计缝合器械进入的位置，以利于缝合，而不应妨碍之；②掌握一系列适用于不同情况的特有的腹腔镜缝合技术；③大量的培训和实践。

（一）推结器

腹腔镜手术缝合后体外打结时，推结器（knot pusher）好似医师加长的手指，将体外的结推入腹腔。1970年，Clark首先设计并应用推结器。早期且应用广泛的式样为末端开放式，直径4mm，以通过5mm套管（图21-0-4）。闭合式推结器（图21-0-5）

很少使用，但可避免缝线自器械末端滑出。现在临床常用的是有沟槽的推结器(图 21-0-6)，可有效避免缝线自推结器前端滑出，对于相对较大的滑结诸如 Roeder、Weston 或 Hutcheon 结等是最好的选择。

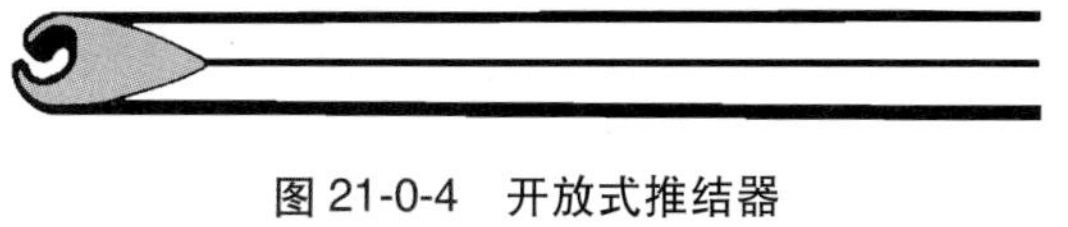

图 21-0-4　开放式推结器

图 21-0-5　闭合式推结器

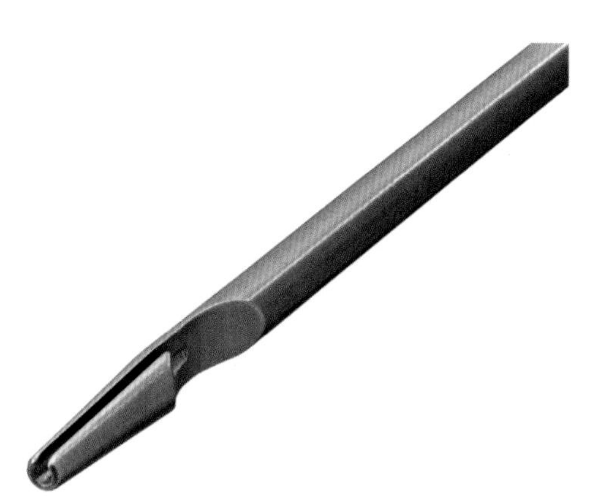

图 21-0-6　有沟槽的推结器

(二) 持针器

腹腔镜持针器(needle holder)多种多样，多数为 5mm 套管设计，也有用于 3mm 和 10mm 套管的。根据医师个人偏好选择手柄和钳嘴类型。

1. 手柄类型　有直型和弯型之分，各有其优缺点，重要的是根据医师的个人习惯，手柄有锁定装置，如弹簧或沟槽，便于持针(图 21-0-7、20-0-8)。

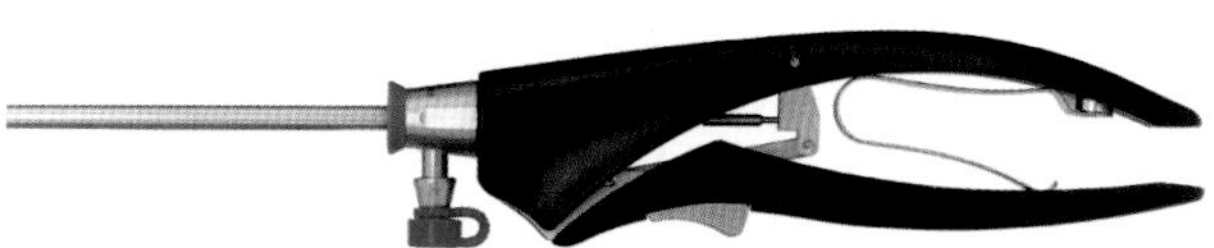

图 21-0-7　直型持针器手柄

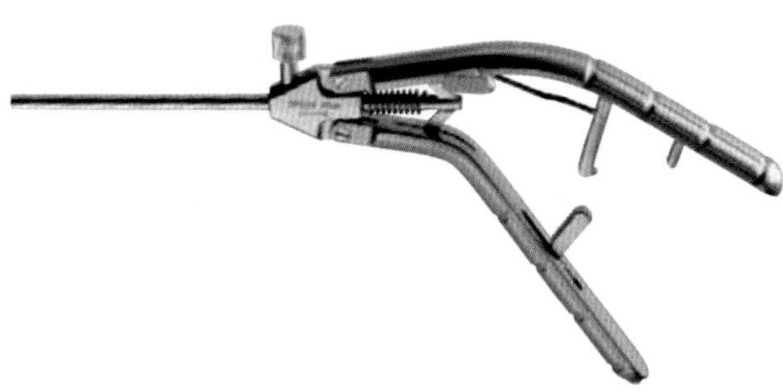

图 21-0-8　弯型持针器手柄

2. 钳嘴类型　持针器的钳嘴有多种类型，如直型、弯型、自动归位型等(图 21-0-9~21-0-11)。弯型钳嘴还可为左弯型或右弯型。自动归位型持针器具有钳夹缝针位置稳定、牢固，钳夹力强，缝合精确等优点(图 21-0-12)。

(三) 打结器

缝线穿过器械尖端的孔，当器械穿过组织时缝线随之穿入组织。这种器械主要用来缝合腹壁血管的损伤或关闭大穿刺点的筋膜。

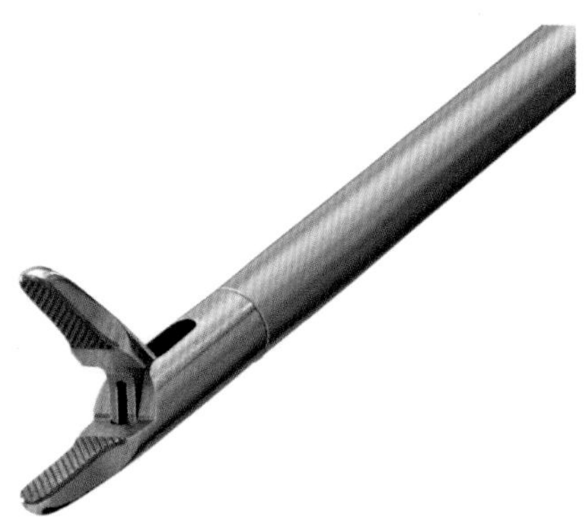

图 21-0-9　直型钳嘴持针器

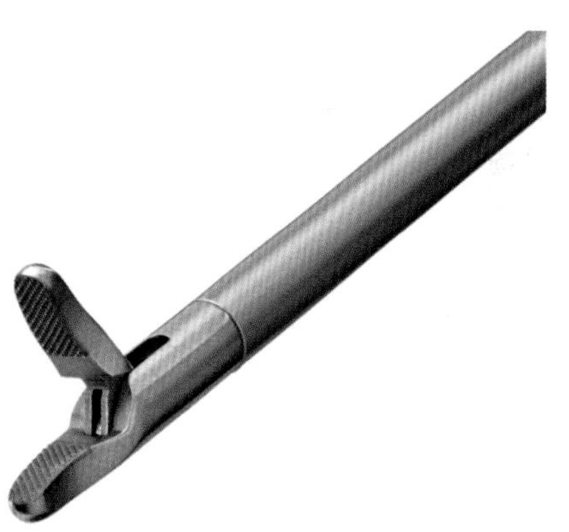

图 21-0-10　弯型钳嘴持针器

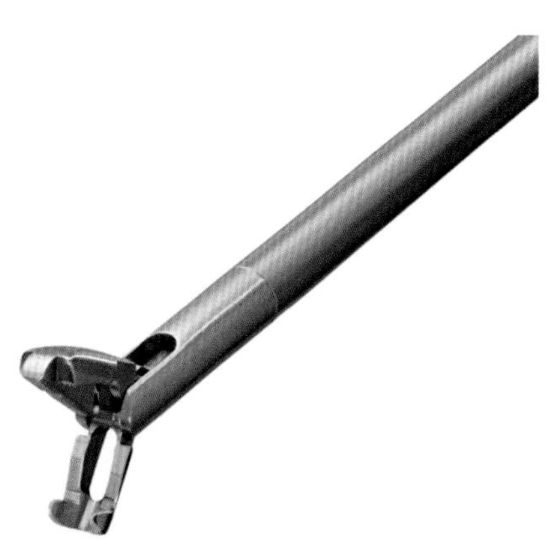

图 21-0-11　自动归位型钳嘴持针器

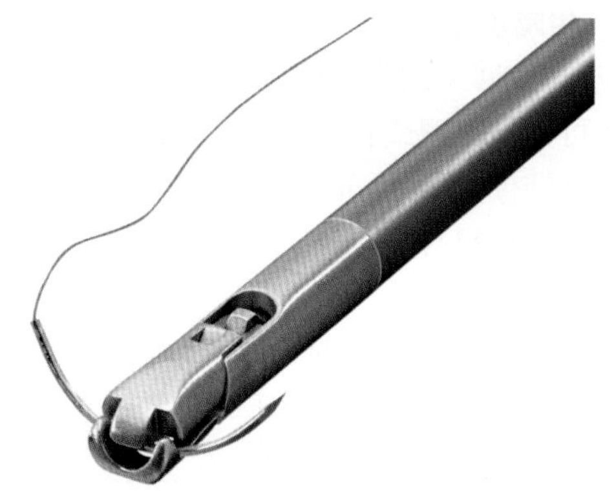

图 21-0-12　自动归位型钳嘴持针器

（四）线结

腹腔镜手术的线结包括两种基本结，即锁边结和滑结。锁边结可用于体内和体外打结，滑结仅适用于体外打结，然后应用各种推结器引入腹腔。

1. 单结　为基本手术结（图 21-0-13），一侧线头绕过另一线头形成线圈，开腹手术时经示指、腹腔镜手术时经弯钳或推结器拉紧。

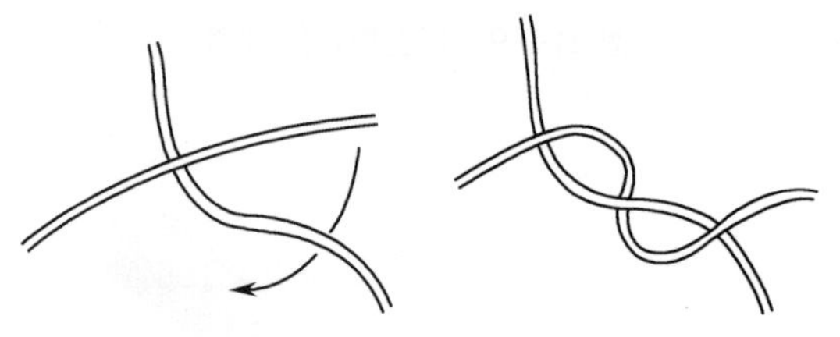

图 21-0-13　手法打单结

2. 方结　由一系列方向相反的单结组成（图 21-0-14），通常打 3 个单结来保证结的强度。

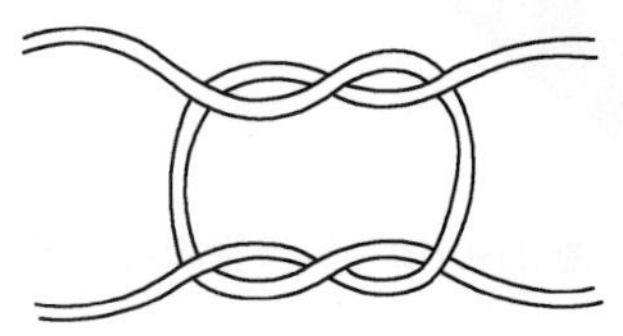

图 21-0-14　手法打方结

3. 外科结　此结以单结开始，第一根线以同一方向绕 2 次（图 21-0-15）来保证结的强度，然后以相反方向打一单结，最终形成方结。

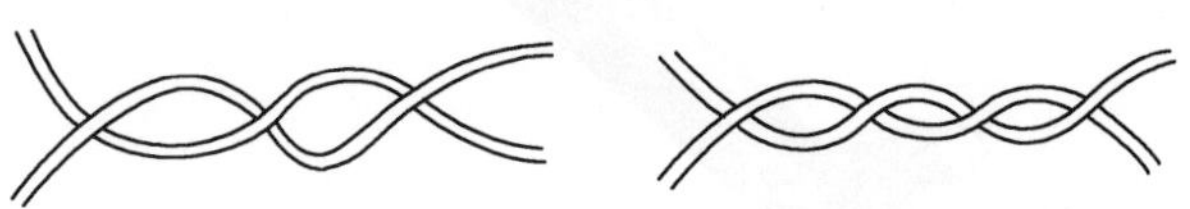

图 21-0-15　手法打外科结

4. Roeder 结　此结为腹腔镜手术最可靠的滑结，1986 年首次由 Semm 用于结扎血管。打结的线为肠线，遇湿后可胀大，应注意拉紧线结。体外打结后经推结器推入，每次加压大约 6～8 秒，使线结达到最大的强度（图 21-0-16）。

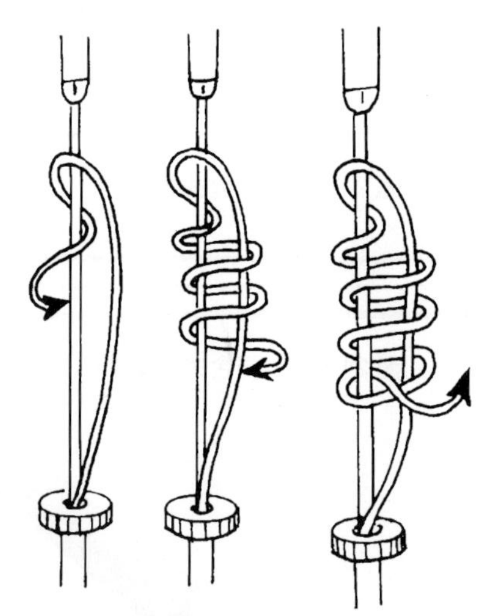

图 21-0-16　Roeder 结
首先打一单结，自短线头端环绕线圈三圈，最后环绕长线头端再打一单结

为进一步加强线结的强度，特别是缝线为编织线或单股细线时，在打紧滑结后，需再补一体内单结。

5. Weston 结　在缝线为编织线或单股细线时，Weston 结（图 21-0-17）比 Roeder 结更结实。同样，线结由推结器推入。

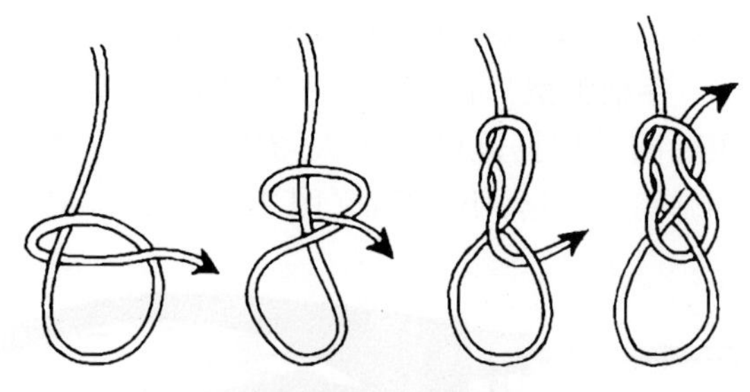

图 21-0-17　Weston 结
环绕长线端打一单结，形成一个线圈，沿相反方向旋转线圈形成另一线圈，将线头自此线圈上方送入，然后自前一线圈上方穿入后拉出

6. Hutchon 结　Hutchon 结为多个滑结后锁定，较 Roeder 结和 Weston 结更为牢固，需要特殊的推结器将结压至组织，一般由末端开放的细推结器推入。固定一端线头，另一线头环绕固定线三圈，于圈的顶端打一单结，圈的基底再打一单结（图 21-0-18），打结时注意方向正确。此结可以以任何预想的线圈长度打紧，适合于诸如 Burch 悬吊术类的手术。

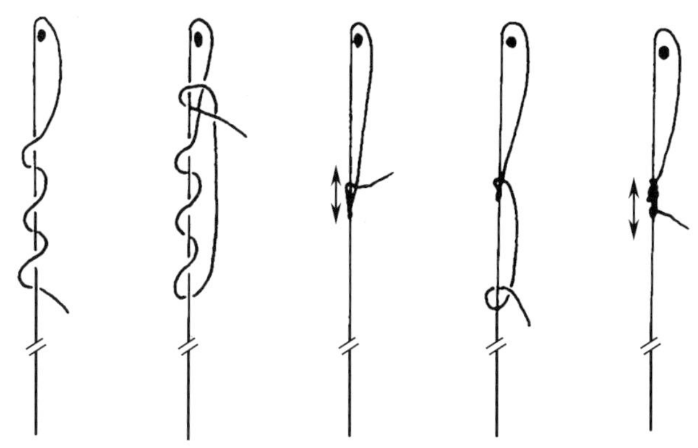

图 21-0-18　Hutchon 结

逆时针环绕线的一端，然后在结的上方打单结，此时结并不牢固，在此结下方再打一单结

（五）套圈

套圈于 1986 年由 Semm 首先应用于腹腔镜手术，适用于活动度大的蒂和血管，对于关闭开放的囊性结构同样有效。通过推结器将 Roeder 套圈结经套管推入腹腔，达到手法打结同样的效果。套管推入腹腔后，应用抓钳将蒂部拉入套圈，打紧线圈。放置套圈的要领为将线圈远端压向蒂部，然后缩回体外留置线头，线结自动推向下方。每次需加压 6~8 秒，然后剪断线结，撤出套圈。

（六）缝针和缝线的引入

若套管大小允许，针线可直接通过套管进入腹腔。如套管的大小与持针器和针的大小相匹配，可用持针器抓住缝线和针直接通过套管送入腹腔。直针和雪橇针可以很容易通过小的套管，但弯针仅可通过 10~12mm 的套管进入。带阀门的套管可限制缝线进入，而橡胶隔膜套管对于缝合相对较合适，可使针较容易进入而不损伤缝线。

较大的针可通过另一种方法进入腹腔（图 21-0-19），首先将套管自腹壁拔出，将持针器插入套管，钳夹缝线的尾端自套管拉出，然后持针器再次插入套管，抓住针的近端缝线。先将持针器和针自穿刺口导入腹腔，再将套管滑入。这样持针器即带着针线通过腹壁，可进行腹腔内缝合。缝合完毕后，针通过撤出的套管和持针器一起穿过腹壁，移出腹腔。此技术在 1992 年首先由 Reich 报道，可使任何大小的针通过 5mm 穿刺孔。

（七）体外打结

闭合式或开放式的推结器均可将线结引入腹腔，单结或外科结均可用闭合式推结器，但开放式推结器更为常用，应用闭合式推结器可连续打结，使打结与开腹手术一样迅速。对于滑结，则需要有沟槽

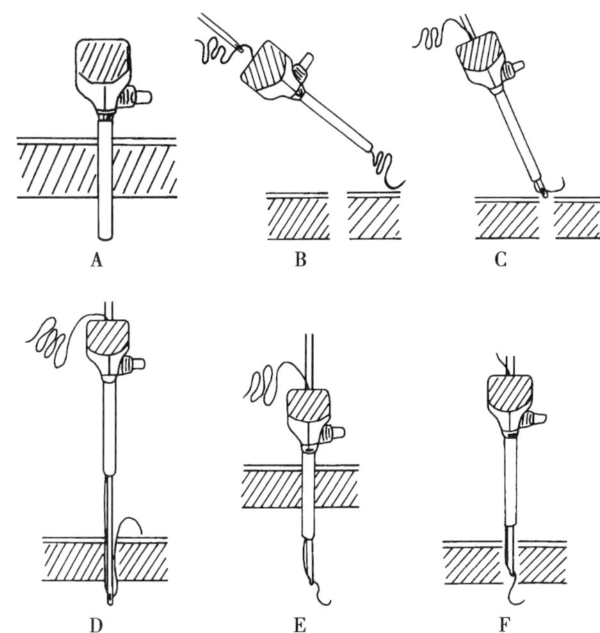

图 21-0-19　通过小的穿刺孔将弯针引入腹腔、拔出法

A. 将已安置好的套管鞘拔出；B. 用持针器将缝线导入套管鞘内；C. 持针器钳夹针的近端缝线；D. 将套管高悬，抓线的持针器通过穿刺孔进入腹腔；E. 再将套管顺持针器经穿刺孔滑入；F. 缝合完毕，抓线的持针器连同套管一起拔出

的推结器。缝线至少需要 75cm 长，短于此长度的缝线不利于节约手术时间。

（八）体内打结

体外打结时的扭矩力不利于精细组织的修复，而体内打结适于诸如膀胱和肠管修补术，也适用于显微外科手术如输卵管吻合术等。

体内打结时的准备工作至关重要，持针器的设计应合理，以适应钳夹、旋转的需要。分辨清长线头端和短线头端，短线存留 2~3cm，并置于醒目位置。持针器钳夹缝线长端，距缝合部位预留约 10cm 缝线，将其围绕辅助抓钳缠绕 1~2 圈，形成线圈。辅助抓钳于线圈内钳夹短线末端，退出线圈，与持针器分别钳夹缝线长、短端向相反方向牵拉，拉紧线结。第 2 个线结打法与第 1 个相似，只以相反方向缠绕抓钳形成线圈。与开腹手术一样，应常规打 3 个结以保证结的强度。

（九）倒刺缝线的应用

倒刺缝线（barbed suture）是一种无须打结的外科缝线，它的表面有倒钩。在缝合组织的同时，这些倒刺刺入组织内部并将其固定在适当的位置，从而减少了打结固定的步骤。2008 年开始应用于腹腔镜肌瘤切除术和子宫切除术。目前有两种类型

的倒刺缝线：双向缝线和单向缝线。双向缝线有2根针，缝合必须从切口的中间开始，一个方向使用一根针，另一个方向使用另一根针。单向缝线由一端的一根针和另一端的一个环组成，在第一次刺入组织后，缝线被插入到另一端的环中，然后继续缝合即可，无须打结。这两种类型的倒刺缝线的抗拉强度几乎都是相同的。近年来，倒刺缝线越来越多地应用于外科手术，特别是腹腔镜手术，它可以缩短手术时间，减少术中出血，提高手术效率。但是，这些倒刺缝线有可能意外附着于肠系膜或小肠上，因而可能导致术后肠梗阻，因此术中应注意最后缝线的剪切及包埋。

缝合技术是腹腔镜手术的一个重要部分，尽管一些新的手术技巧、手术器械逐渐应用于腹腔镜手术以克服微创手术操作的困难，我们仍可使用经历几个世纪的开腹手术技巧——缝合术，以减少昂贵的手术费用；与此同时，在遵循基本手术原则的基础上，逐渐在实践中探索更安全有效的新技术。还应不断开发更加利于手术操作的器械，如改变针持的式样，更新推结器或缝线材料，同时加强对手术医师的培训，使腹腔镜手术具有与开腹手术相同的效果。

（黄晓武）

参考文献

1. 李奇龙. 腹腔镜妇科手术新入路介绍——李黄点插入法. 中国实用妇科与产科杂志，2003，19(11)：701-702.
2. Hutchon JR. A new secure slip knot for use in laparoscopic surgery. Gynaecol Endosc，1997，6：27-29.
3. Reich H，Clark HC，Sekel L. A simple method for ligating in operative laparoscopy with straight and curved needles. Obstet Gynecol，1992，79：143-147.
4. Sutton C，Diammond MP. Endoscopic Surgery for Gynecologists. 2nd ed. London：WB Saunders，1998.
5. Tulandi T，Einarsson JI. The use of barbed suture for laparoscopic hysterectomy and myomectomy：a systematic review and meta-analysis. J Minim Invasive Gynecol，2014，21(2)：210-216.
6. Panchgar V，Shetti AN，Sunitha HB，et al. The Effectiveness of Intravenous Dexmedetomidine on Perioperative Hemodynamics，Analgesic Requirement，and Side Effects Profile in Patients Undergoing Laparoscopic Surgery Under General Anesthesia. Al-bang Maqalat Wa Abhat Fi Altahdir Waalinas，2017；11(1)：72-77.
7. Vora KS，Baranda U，Shah VR，et al. The effects of dexmedetomidine on attenuation of hemodynamic changes and there effects as adjuvant in anesthesia during laparoscopic surgeries. Saudi journal of anaesthesia，2015；9(4)：386-392.

第二十二章 诊断性腹腔镜

第1节 概 述

事实上，腹腔镜诊断是每一个腹腔镜手术的第一步探查过程，诊断性腹腔镜（diagnostic laparoscope）也包含着一些简单的手术操作，如输卵管通液等。在20世纪80年代初，我国开始了诊断性腹腔镜工作，限于当时的器械条件，腹腔镜技术被严格地限制在诊断用途。20世纪90年代初，手术性腹腔镜在中国快速推广发展，现在很多城市和医院已经非常好地开展了腹腔镜手术。本章节阐述诊断性腹腔镜手术的一些基本概念，如腹腔镜诊断的指征、某些疾病的腹腔镜所见和一些注意事项。

一、术前准备

腹腔镜手术是依赖仪器设备才能开展的手术，彻底了解器械和设备的性能，才能安全地操作，使患者得到最大的益处。目前，国内有些手术室为内镜手术配备了专职的器械员，为设备器械做专业的养护、清洗和消毒。手术医师有责任在手术之前检查所有的设备和器械，确保安全使用。术前应常规评估可能的手术范围，备好可能应用的手术器械。手术之前对所有设备进行调试，如光源、气腹机、摄录像系统和能源系统等。如果使用的气腹机是外接气罐，应提前核查气罐内的存气量。

与任何手术前的准备一样，腹腔镜手术前必须进行彻底的体格检查和实验室检查。与一般剖腹手术略有不同的是，除了一般的术前检查项目之外，检查的重点在于确定患者能否耐受CO_2气腹及必要时需要进行的全身麻醉，一定要进行呼吸及循环系统的检查评估。

腹腔镜需要在脐轮部位作穿刺，手术前需要作脐部清洁准备，避免手术后出现脐部感染。同样，手术前也要作阴道的清洁准备。

二、麻醉

腹腔镜的麻醉问题，已在本书第二十章重点介绍，这里不作赘述。诊断性腹腔镜大多数采用全身麻醉，少数门诊开展连续硬膜外麻醉下的诊断性腹腔镜。有条件的情况下，诊断性腹腔镜都应作好腹腔镜手术甚至中转开腹手术的准备，中途更改麻醉方式这一作法应尽量避免。单纯的诊断性腹腔镜在手术后6小时或24小时内即可出院。

三、体位

改良膀胱截石位应是腹腔镜的首选体位。所谓改良膀胱截石位，即将标准截石位时上抬的下肢往下垂，使得大腿与下腹在一个平面上。这个位置的好处是下垂的下肢不会阻碍经下腹穿刺进入盆腔的手术器械的运作。用专门的器械（足蹬）连接在手术床上，使患者的下肢能很自然地摆放在其内，如无足蹬，下肢支架上要放置软性的保护层，以免手术时间过长使得腘窝血管和神经受损。放置肩托，术中改头低臀高位时，协助固定维持体位。

四、腹腔镜操作技术

一般腹腔镜的操作顺序如下：

1. 预先测试设备与器械。
2. 清洁腹部与会阴，排空膀胱。
3. 建立气腹。
4. 做脐下第一穿刺。
5. 置腹腔镜。
6. 做辅助穿刺。
7. 腹腔镜探查。
8. 取出器械，关闭腹部穿刺点。

手术者穿上手术衣之后再次检查已消毒完毕的器械，如气腹针的弹簧是否性能正常，因为这直接影响到穿刺的安全，然后，将气腹针与气腹机相连，气腹机的流量调至1L/min，目的是测试气腹针的通畅度，正常情况下，气腹机的压力显示应在12mmHg左右。另外，要检查穿刺套筒的阀门，避免在手术过程中漏气影响手术进行。对于腹腔镜本身，重点是检查目镜与物镜是否清晰，为防腹腔镜进入腹腔后因受热而镜面起雾，可将防雾剂涂抹于物镜镜面或将镜子浸泡在温水中，水温与体温相仿即可。

腹腔镜手术时下腹部及会阴部区域的消毒范围与普通的下腹部和会阴-阴道手术相类似。关于阴毛处理问题，由于文化背景及生活习俗不同，不同国家的医师和患者对此所持态度也不同。事实上，剃去阴毛对患者有心理上的影响和生理上的不适，目前研究显示这部分毛发的存在不会增加手术后的感染。一般来说，耻骨部位的阴毛对下腹部手术的影响不大，而腹腔镜手术的穿刺点主要局限在下腹部，会阴-阴道部分只涉及放置举宫器及导尿（腹腔镜-阴道联合手术例外），可以不剃去阴毛，但有时需要在耻骨联合上方作辅助穿刺，可以剃去部分穿刺点部位周围的毛发。如果决定剃去毛发，最好在手术开始前即刻进行，因为过早备皮，局部渗出的血清反而是细菌滋生的良好培养基。关于阴毛的处理问题，不牵涉到任何原则问题，尽可仁者见仁，智者见智。

关于如何作气腹穿刺及各穿刺点的选择，详见第二十一章。

经第一穿刺口插入腹腔镜后，首先要观察位于脐部穿刺孔下方的大网膜及肠段有无因气腹针及第1穿刺套管针造成损伤所引起的出血。此时患者还处于平卧位，先作上腹部探查，重点探查部位是肝脏、胆囊、横膈和胃。探查完上腹部后，患者取头低15°~20°体位，进行下盆腔的探查，头低位的目的是让肠段向上腹部移动，以方便观察盆腔器官。一般来说，单靠体位尚不足以使肠段满意地移向上腹部，需要依靠举宫器和经辅助穿刺孔进入手术器械的帮助。探查盆腔时，先将镜子维持在一个较远的距离对盆腔脏器作全景观察，然后再依壁腹膜，子宫前壁、后壁，直肠子宫陷凹，双侧附件的顺序进行探查。子宫的移动和附件的暴露需要借助于举宫器和其他手术器械，单纯的腹腔镜诊断，也一定要作辅助穿刺，单纯使用举宫器是不够的。辅助穿刺孔一般1~2个即可，穿刺部位没有严格的规定，以方便操作为原则。如果需要后续的手术操作，根据具体情况增加1~2个穿刺孔。

探查完成后，所有的辅助穿刺套管应在腹腔镜的监视之下撤除，目的是观察有无穿刺部位出血，确认无上述部位出血后，开启主穿刺套管的阀门，调整患者的体位至水平位，术者用左手轻轻按压患者的下腹部以协助排出 CO_2，同时将腹腔镜退回到主穿刺套管之内，待腹腔内气体基本排尽之后，在摄像系统的监视下，将主穿刺套管缓缓地退出脐部穿刺孔。这样做的目的是能最大限度地避免大网膜或其他腹腔内脏器嵌顿在脐部穿刺孔。对小于5mm的腹部穿刺孔不必缝合，只需用弹性胶布拉合即可，对大于10mm的切口必须进行双层缝合以杜绝切口疝的形成。

五、某些特殊形式的腹腔镜

目前临床上大量开展的腹腔镜多为闭合式腹腔镜，即使用气腹针和套管针的盲穿来建立气腹和形成腹腔镜的通道，其优点为能迅速建立气腹，但当遇到有多次腹部手术史或曾有腹膜炎史而怀疑有盆腔粘连者，闭合式腹腔镜就有一定的危险，开放式腹腔镜即是对它的一个补充。两者的不同是闭合式直接以气腹针和套管针进行穿刺，而开放式则是以小切口方式先在脐孔下方作一通向腹腔的切口，然后用缝线沿腹膜作一荷包缝合，将一个特殊的头部钝圆的穿刺器插入腹腔后，抽紧腹膜缝线并固定于开放式穿刺套筒之上，最后进行充气，所以施行开放式腹腔镜时不需要气腹针。这种方法的优点是减少了因穿刺而造成损伤的可能性（但不是杜绝），缺点是比较费时，而且需要特殊的穿刺器械。

另两种特殊形式的腹腔镜手术是微型腹腔镜和无气腹腹腔镜，详见相关章节。

六、特殊体型患者的腹腔镜

对于过胖的患者，手术难度首先表现在穿刺上，即难以顺利地建立气腹，除了要预备较长的气腹针和套管针外，患者的体位也很重要，下肢要尽量展平，避免因下肢过度屈曲而造成下腹部起褶，人为地造成穿刺的困难。穿刺点首选脐部，此处是腹部最薄点，气腹针的穿刺方向也应尽量垂直以期获得最短的穿刺路径。必要时，经后穹窿穿刺建立气腹也是一个预备方案。

对于过瘦的患者，第一个套管针穿刺要警惕血管损伤的风险。前腹壁与主动脉之间的距离非常短，而且，由于筋膜较薄，对套管针的抵抗也较弱。脐部的皮肤切口不要过小，术者用左手尽量提起患者的腹壁，握持气腹针的右手倾向患者的头部，以避免刺入过深，穿刺的角度不要过于垂直，以25°~30°为宜。

目前，小儿腹腔镜手术在国内开展得还不多，儿童病例手术所表现出的困难与过瘦的患者大致相似，除了上述的解决方法之外，要使用特殊的腹腔镜器械，同时对注入的气体量要严格控制，一般来说，当腹腔镜插入后，将主穿刺套管的阀门关闭，不再进气，直到术者认为有必要需要额外的气体时才打开阀门。

七、腹腔镜诊断的适应证和禁忌证

诊断性腹腔镜的优点是能直视盆腔内脏器而获得精确的结果，具有其他诊断措施所不能比拟的优越性，但它是一种有创的检查手段，只有在无损伤检查手段无法获得满意结果时，才应考虑使用腹腔镜。

（一）适应证

1. 女性不孕症的诊断。
2. 急、慢性腹痛的诊断。
3. 子宫内膜异位症的诊断和分期。
4. 盆腔包块的诊断。
5. 复杂的子宫或生殖道畸形的诊断。

（二）禁忌证

腹腔镜检查术的禁忌证主要从患者情况、医院的设备和手术者的技术能力这几个方面考虑。

1. 相对禁忌证

（1）有腹部手术史和盆腔炎史：在这种情况下，肠段有可能与腹壁瘢痕粘连，如果曾因腹膜炎行剖腹手术或曾行肠切除及肠吻合术者，这类情况会更严重。对有回肠炎和结肠炎的患者也应提高警惕。

（2）过胖或过瘦的患者。

（3）宫内妊娠：由于宫内妊娠时不能使用举宫器，因此，宫体的大小直接影响到腹腔镜的视野。宫体越大，妨碍越大，另外，较大的宫体也易受到穿刺器械的伤害。一般说来，如果宫内妊娠>16周妊娠大小时，腹腔镜检查几乎没什么价值。

（4）较大的盆腔内肿块：较大的盆腔包块与大子宫情况相似，易受损伤和妨碍视野。另外，对于大盆腔包块是否有必要行腹腔镜诊断也是值得讨论的，除非手术者有信心，有能力在腹腔镜下切除之。

（5）器官异位或异常增大：当有此情况存在时，应慎重决定是否行腹腔镜检查。因为如异位的盆腔肾和因某些病理情况而造成的脾大，其肾脏和脾脏往往可能位于气腹针或套管针的穿刺路径上，造成损伤的可能性较大。

（6）既往盆腔结核的患者，腹腔镜检查的意义有限。

2. 绝对禁忌证

（1）严重的循环和呼吸系统疾病：当患者有严重的心肺疾患时，施行腹腔镜手术所表现出的危险主要由以下因素决定：①气腹造成的压力会压迫腔静脉系统而导致回心血量减少，最终结果是心脏功能的紊乱；②当患者处于头低臀高位时，由于盆腔内脏器倒向头侧，其重力和气腹的协力作用会造成横膈的上抬，横膈的上抬将减少呼吸的潮气量。二氧化碳在体内积聚而造成的高碳酸血症，导致心律失常。这类患者是否行腹腔镜检查术，由手术医师和麻醉师根据病情严重程度及手术时间的长短评估确定。

（2）大的腹部及横膈疝：气腹形成的压力会将腹腔内容物推向疝囊，因而可能会造成嵌顿性疝。当膈疝形成时，腹腔内容物进入胸腔，影响心肺功能。当然，准备在腹腔镜下行疝修补术者不属此列。

（3）原发性腹膜炎：当原发性腹膜炎伴肠梗阻时，由于肠段明显扩张，因而穿刺造成的肠穿孔可能性极大，这类患者宜剖腹手术。尽管有些外科医师在尝试腹腔镜下肠段切除，但这绝对不是妇科医师的工作范围。

（4）缺乏经验的手术者不要贸然开展这一手术。

第2节 腹腔镜在诊断不孕症中的应用

国际辅助生殖技术监督委员会（The International Committee Monitoring Assisted Reproductive Technologies，ICMART）和世界卫生组织（World Health Organization，WHO）将不孕症（infertility）定义为一种生殖系统疾病，即有规律的无保护性生活长达12个月或更长时间，未能实现临床妊娠则定义为不孕症。美国生殖医学会（American Society For Reproductive Medicine，ASRM）将大于35岁女性，病史、体格检查有下列情形之一：月经周期不规则病史（月经稀发或闭经）；已知或怀疑有子宫、输卵管或其他腹腔问题（如子宫内膜异位症或粘连）；已知或怀疑有男性不育问题；如尝试怀孕6个月而未受孕也可诊断为不孕。女性不孕症通常分为三大类：盆腔因素、排卵障碍和不明原因不孕。

不孕症是最常见的腹腔镜适应证，腹腔镜在不孕症中的主要作用是诊断和处理输卵管和腹腔因素造成的不孕，这些因素主要有炎症（包括结核）和子宫内膜异位症。腹腔镜诊断和输卵管通液可用于直接观察内生殖器和获知输卵管的通畅度，因此，被认为是最有效的证实附件区粘连和内膜异位症的工具。尽管在各种不孕症的诊断措施中，腹腔镜显得极有效和准确，但它绝不应该作为首选被采用，因为它是损伤性的检查手段，只有在其他无损伤检查手段不能提供充分信息的情况下，才考虑使用腹腔镜。目前得到大多数医师认可的对不孕症患者进行腹腔镜检查的指征：可疑子宫内膜异位症，IVF 失败，可疑盆腔粘连，B 超或 HSG 提示输卵管积水，多囊卵巢综合征（PCOS）。

腹腔镜多用于证实异常的子宫输卵管碘油造影，直接用腹腔镜来取代子宫输卵管碘油造影是有争议的，大量的研究提示两者之间有很好的相同性。如果子宫输卵管碘油造影提示正常时，腹腔镜发现异常的可能性仅 3%左右。子宫输卵管碘油造影的优点在于能发现子宫异常、宫腔内病灶、宫角堵塞、输卵管远端堵塞和了解输卵管管腔内的结构，这些因素与不孕症治疗的预后有密切关系。子宫输卵管碘油造影、宫腔镜和腹腔镜三者是相互补充的。

对于不孕症患者，腹腔镜应寻找和回答以下问题：盆腔内结构是否正常？输卵管是否通畅？卵巢是否有排卵迹象？是否有子宫内膜异位症？假如发现有输卵管问题，是应该在腹腔镜下手术还是经显微外科手术？或尝试助孕手段？

当腹腔镜进入腹腔后，首先探查整个腹腔，包括上腹部，如发现肝脏表面有粘连条索与前腹壁相连，那么，应怀疑曾患有腹膜炎症的可能。探查的重点是下腹部，特别要注意有无大网膜与腹膜之间的粘连，如果患者无手术史，也应该怀疑曾患盆腔炎的可能。然后，将患者的体位调至头低臀高位，以利于盆腔的观察。通过举宫器、拨棒和体位的综合作用，将肠段移向上腹部。在此要特别强调拨棒的作用，不使用拨棒而想要观察清楚直肠子宫陷凹、双侧输卵管伞端和卵巢对应腹膜侧陷凹几乎是不可能的。因此，建议所有的诊断性腹腔镜均要使用第 2 穿刺。第 2 穿刺可以作在耻骨联合之上，也可选在左或右下腹。

腹腔镜对盆腔的探查必须有系统地进行，首先以较远的距离对盆腔作一个总体上的观察，对盆腔结构有大概了解。然后，将腹腔镜向盆腔方向推进，使用举宫器将子宫移成后位，暴露子宫前壁和子宫膀胱腹膜反折，如有子宫内膜异位症，往往在此处发现内膜异位灶。观察完子宫前壁之后，将子宫缓缓移向前方，检查子宫体部和后壁，如有炎症和子宫内膜异位症时，子宫后壁经常会与肠段和附件相粘连。将子宫完全移成前位并推开肠段后，直肠子宫陷凹和双侧骶韧带呈现于术者眼前，一般情况下，每个人都会有腹腔液积聚在直肠子宫陷凹，其量随人而异。腹腔液的颜色一般是澄清的，但由于穿刺时会有少量出血被带入盆底，所以腹腔液往往呈淡血性。如果因腹腔液的量太多影响观察或因诊断的需要，需将腹腔液送检时，可用吸引管经第 2 穿刺套管进入吸净腹腔液。对不孕症患者，双侧骶韧带也是重要的观察目标，因为它是子宫内膜异位症最好发的部位之一。

检查完子宫之后，接下去要检查的便是双侧附件。将子宫保持在前位，用拨棒暴露一侧附件后再将子宫放回原处，因为前位的子宫有利于附件的暴露。对于卵巢，重点要观察其大小，有无滤泡和排卵斑，表面有无内膜异位灶或异位囊肿。如患者有排卵障碍，必要时可行卵巢活检术。行卵巢活检时，最好作两个下腹穿刺口，其中一把器械夹持卵巢固有韧带，使卵巢的位置固定，使用另一把活检钳或剪刀在卵巢的游离侧取组织送活检，卵巢如有出血，可使用电凝或其他手段止血。

对输卵管的观察是不孕症患者行腹腔镜检查极其重要的一个环节。对输卵管的系统性检查从伞端开始，用拨棒将伞端轻轻地提起，正常情况下，输卵管伞端是非常柔软和开放的，然后，检查自伞端向输卵管近端进行，重点是观察有无输卵管远端堵塞，伞端狭窄及输卵管近端有无梭形增大，后者往往是输卵管炎和内膜异位症的迹象。在完成对输卵管形态学上的观察后，输卵管染色通液术是对输卵管功能的一项重要检查项目。临床上大都使用亚甲蓝作为输卵管通液的染色剂。通液术的成功与否在很大程度上取决于所选用的举宫器，目前临床上可供选用的举宫器类型很多，其封闭宫颈的构造大致上分为两大类，一种是锥形的，另一种是气囊形的，其中后者封闭宫颈的效果最为满意，建议在进行输卵管通液时使用这种举宫器。通液也可用双腔通液管，头端球囊置于宫腔后注射生理盐水 3~5ml 固定，再从另一通道注入亚甲蓝液体。通液时，被注入的液体经宫角部、峡部、壶腹部向伞端流去，腹腔镜下以分离钳或拨棒暴露伞端，观察有无液体顺利地流出。输卵管通畅时，通液时输卵管的形态不会有明显的改变；如近端堵塞，宫角部会呈现出高张力状；如远端堵塞时，会观察到伞端闭锁及远端膨胀。当整个输卵管通而不畅时，输卵管呈现结节状增粗。

对于子宫输卵管碘油造影显示一切正常的病例，腹腔镜的作用在于确认输卵管是否正常及探查是否有附件旁粘连和子宫内膜异位症，这两类疾病是子宫输卵管碘油造影所不容易发现的。一般说来，如果子宫输卵管碘油造影术操作得很好的话，很少会遗漏宫腔内病灶，但如果手术医师有理由认为造影术有疑问时，可以腹腔镜、宫腔镜联合进行，这是目前国际上得到广泛认可的不孕症检查手段。

子宫输卵管造影术可提示附件旁粘连，但粘连的性质和严重程度只能通过腹腔镜来确诊，大部分的粘连可经腹腔镜分解。由于手术后粘连再形成的机会较少，腹腔镜下粘连分解术是目前治疗盆腔粘连最好的方法之一，但手术的难易程度根据粘连的严重程度会有很大的变化，它可以是最简单的手术，也可能会是最困难的手术。

子宫输卵管造影术提示输卵管通而不畅，或输卵管远端闭锁或输卵管积水，均是腹腔镜检查手术的指征。腹腔镜探查可以确认输卵管病变，评估输卵管积水的严重程度及探测任何其他盆腔内的病灶。输卵管远端的堵塞可以是部分的，也可以是全部的。当远端输卵管被全部堵塞时就被称作输卵管积水（图 22-2-1），输卵管积水一般充满清亮或淡黄稀薄的液体，腹腔镜检查时要特别观察输卵管膨胀的范围，管壁的厚度和软硬度，同时注意观察相伴随的其他盆腔内病变。目前，有医师认为，如果输卵管积水非常严重的话，由于输卵管黏膜已遭破坏，行输卵管造口术的意义不大，应直接寻求助孕手段。

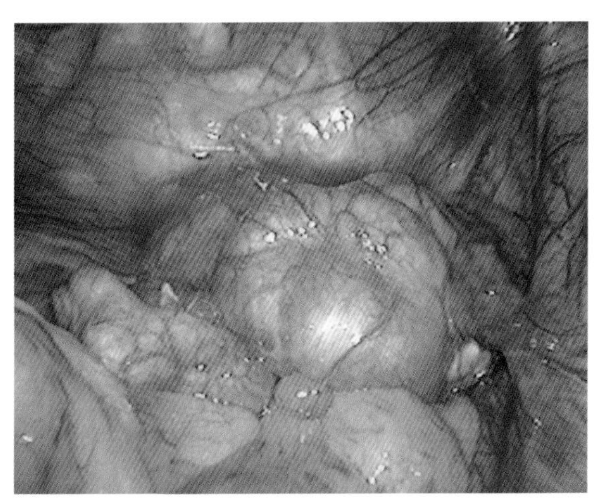

图 22-2-1　输卵管积水

当子宫输卵管造影提示输卵管宫角部堵塞或输卵管近端疾病时，腹腔镜的作用是通过输卵管通液明确诊断。当疾病存在时，由于通液的张力作用，输卵管局部会出现形态学上的改变，宫角部往往出现肿胀或输卵管呈现结节状。有人认为，输卵管近端堵塞有时是输卵管痉挛的结果，因此，通液时可将液体稍稍预热或在液体中加入一些局部麻醉药。

当存在盆腔炎症或子宫内膜异位症时，往往会出现盆腔或附件部位的粘连（图 22-2-2）。输卵管、卵巢会与阔韧带后叶或肠段相粘连，直接影响到卵巢和输卵管，特别是远端输卵管的观察，遇此情况时，首先应在腹腔镜下分离粘连（图 22-2-3），尽量完全恢复盆腔各器官解剖关系，充分暴露附件。如果术者的技术水平或当时的器械条件难以经腹腔镜下分离粘连时，应及时停止手术或改行剖腹手术。遇到不明原因的盆腔粘连时，要考虑到是否有盆腔结核的可能，确诊需要依靠病理标本中找到结核分枝杆菌，找到干酪样组织有助于诊断。

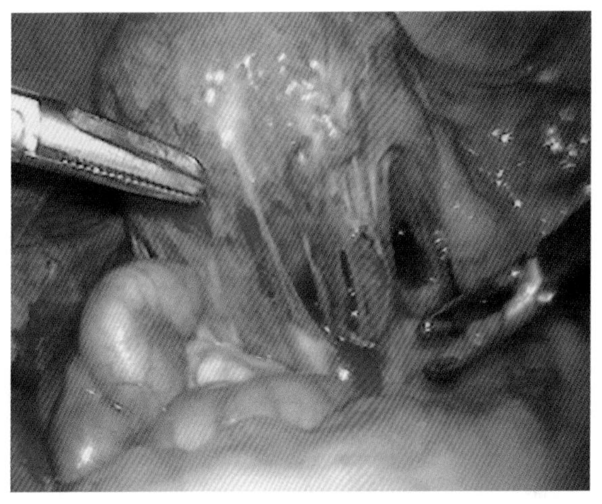

图 22-2-2　腹腔镜下子宫后壁与肠管及大网膜粘连

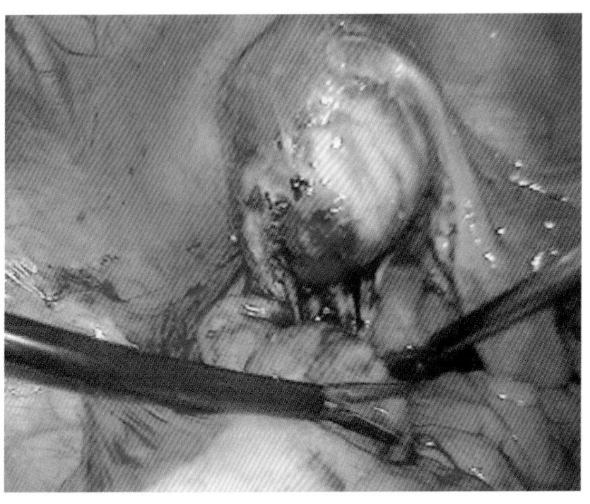

图 22-2-3　腹腔镜下分离粘连，游离子宫后壁

不孕症的腹腔镜检查可以在滤泡期或黄体期进行。如果怀疑有宫腔内疾病或有输卵管近端堵塞而

需行宫腔镜检查及输卵管通液时，最好能选在滤泡期，因为此时子宫的内膜较薄不易出血，宫腔镜下视野清晰，同时通液时避免了因子宫内膜厚亚甲蓝液经输卵管开口排出不畅。子宫内膜薄也不易造成子宫内膜逆流到盆腔，减少发生子宫内膜异位症的机会。

对怀疑有排卵障碍的患者，手术宜选择在黄体期进行，因为此时能观察到黄体和排卵斑，同时，也可在腹腔镜手术的同时行子宫内膜活检术，以证实有无排卵。

关于腹腔镜在不孕症中的诊断价值，近年一直有争论。在20世纪90年代，腹腔镜检查是不孕症女性各种常规诊断中的最后一个步骤。然而，随着辅助生殖技术（assisted reproductive technology，ART）的发展，不孕症的评估原则在改变，其视角从关注确切病因学的诊断，变为更有效、经济、微创的层面。不孕症处理原则的重点也从通过手术系统性地纠正不孕原因到通过ART更有效地达到生育目标。目前常规的不孕症评估是女性输卵管通畅试验（如HSG）和男性精液质量的检测。决定是否腹腔镜检查术更为保守。通常先进行ART治疗，如失败再考虑腹腔镜诊断。这样处理的好处是评估手段更微创，如ART成功，即可推迟盆腔疾病的手术治疗（如输卵管积水），但是缺点是忽略了可能导致不孕的原因，生殖中心通常会忽略腹腔镜的诊断价值。目前仍需要更多的RCT临床试验证实不孕症患者（尤其是不明原因不孕患者）腹腔镜诊断的价值。

宫腔镜腹腔镜检查+输卵管通液术见视频12。

视频12　宫腔镜腹腔镜检查+输卵管通液术

第3节　腹腔镜在诊断盆腔痛中的应用

盆腔痛为指征的腹腔镜检查作用主要是诊断并评估有无器质性病变。腹腔镜只是属于辅助检查的一种，而且是有损伤性的检查手段，因此，腹腔镜检查手术不是首选的诊断方法。

一、腹痛分类

在妇科范畴，腹痛主要是指下腹痛，可作以下简单的分类：

1. 以时间区分　①急性腹痛；②慢性腹痛（周期性，持续性）。

2. 在急性腹痛中，来源于生殖系统的原因　主要是：①与妊娠有关的：流产、异位妊娠；②与肿瘤有关的：卵巢囊肿扭转或破裂、子宫肌瘤变性或扭转；③与炎症有关的：急性盆腔炎；④其他：卵巢黄体破裂、卵巢过度刺激综合征、痛经和经血逆流等。

3. 非生殖系统的急性腹痛　主要由消化道、泌尿道或血管病变所引起，妇科医师对此应有所了解，在排除了本科室的疾病之后，可请相关科室会诊以帮助诊断。

首先仔细询问病史和认真查体，重点了解腹痛的性质（发作时间、发作特点、疼痛特征、程度和持续时间），腹痛与月经周期的关系及伴随症状。既往病史如盆腔炎、异位妊娠、助孕手术都有助于诊断。首先除外妊娠有关的疾病，是宫内妊娠流产还是异位妊娠？如果腹痛与妊娠无关，则要考虑是肿瘤引起的还是与盆腔炎有关。

二、腹腔镜在异位妊娠诊断中的作用

在与早期妊娠有关的腹痛中，由于超声技术的日益成熟，腹腔镜的诊断作用正在减少。通过超声检查已确定有宫内妊娠者，排除宫内妊娠流产后，如腹痛持续存在，有指征地进行腹腔镜检查。在这类患者中，宫内孕囊产生的β-hCG升高遮盖了异位孕囊在β-hCG分泌上的变化特点，β-hCG的检测不能反映出是否同时存在异位妊娠，腹腔镜检查可能确定是否有异位妊娠的同时存在。如临床已确诊腹腔活动性出血时，即使超声结果不明确，急诊腹腔镜探查手术为首选，术中探查异位妊娠的部位、妊娠包块的大小，术中出血情况，迅速做出手术决策。

异位妊娠患者的腹腔镜检查：置镜后，通常可见大网膜及肠段表面血染，道格拉斯陷凹可见或多或少的积血，大量出血时，积血甚至没过部分宫体。由

于采取头低位后部分盆腔积血会流向上腹部，如要精确地估算盆腔积血量，暂时不要调整体位。输卵管妊娠通常表现为输卵管妊娠部位或邻近管腔甚至全部输卵管增粗、充血，局部表面或伞端有凝血块附着。手术难点常常表现在太早期或病程太长的病例，太早期的病例其输卵管在形态学上的变化不明显，容易造成漏诊，而病程过长者往往附件区有严重粘连，难以发现病灶，给诊断和手术带来麻烦。

卵巢妊娠和宫角妊娠的局部形态变化明显，不易漏诊。由于卵巢和宫角组织血运丰富，手术处理时均可能快速大量的出血，需要熟练的手术医师主持手术。如果输卵管和卵巢均为正常表现，要考虑罕见的腹腔妊娠的可能。仔细地探查从骶凹直到横膈的整个盆腹腔。另外，当盆腹腔探查未能发现明显的病灶时，仔细检查盆腔的积血或凝血块，是否其中有妊娠组织，输卵管妊娠流产的病例可能手术时孕囊已经排出输卵管伞端。必要时患者改为头高脚底位，生理盐水冲洗上腹腔，使积血完全流到道格拉斯陷凹便于收集及检查。

三、腹腔镜在急性盆腔炎的诊断中的作用

急性盆腔炎是由病原体经生殖道逆行性感染所引起的一种盆腔感染性疾病，由于受一些因素的影响，它的发生率在不断地上升。国外有统计报告指出其好发年龄在 15～39 岁之间，也即生育年龄，发生率约为 1%。它的高危年龄为 15～24 岁，在此年龄群中，其发生率为 2%。

急性盆腔炎临床表现多样，轻至毫无症状，重到危及生命。在因不孕行腹腔镜检查确诊输卵管积水的患者中，超过半数的患者无急性盆腔炎病史。其典型症状是腹痛和发热，其他伴随症状有月经紊乱、尿路刺激症状、里急后重等。同时，腹膜受累及的程度也决定了腹部体征的程度，当腹膜受累严重时，腹壁紧张，妇科检查难以取得满意结果。

临床上对急性盆腔炎的辅助诊断主要是妇科检查，实验室检查，如血常规、血沉和阴道分泌物细菌学检查等。急性盆腔炎首选药物保守治疗，药物治疗无效，体温持续高热，腹痛无减轻，有必要进行腹腔镜诊断，确诊妇科急性炎症或阑尾炎，同时手术处理。

急性盆腔炎的典型腹腔镜下表现有：输卵管浆膜面充血，输卵管管壁水肿和稠厚的分泌物，输卵管卵巢包裹性包块。术中需要与急性阑尾炎、盆腔内血肿和盆腔子宫内膜异位症鉴别。腹腔镜探查时，常规采集炎性渗出液送细菌培养+药物敏感试验，作为术后抗感染药物治疗的药物选择依据。

四、腹腔镜在其他妇科急性腹痛诊断中的作用

除了异位妊娠和急性盆腔炎外，还有其他妇科方面的因素引起急性的腹痛，如卵巢囊肿的破裂或扭转，黄体破裂出血，子宫肌瘤的扭转或变性和卵巢过度刺激综合征等。卵巢黄体破裂与异位妊娠有相似之处，疼痛都是由于腹腔内有出血所引起的，但发病时间与月经周期有密切关系，通过仔细的病史询问和简单的实验室检查即可鉴别诊断。卵巢囊肿扭转和子宫肌瘤扭转在症状上也基本相似，病史、妇科检查和超声显像可鉴别这两种疾病。卵巢过度刺激综合征，一般有相关大剂量的促排卵药物服用史，超声检查会显示卵巢增大并伴随胸水和腹水。

因此，在急腹痛的诊断中，经过各种检查难以明确诊断，保守治疗无效时，用腹腔镜探查来确诊，确诊后即刻根据术中所见做出合理的手术决策完成手术。

五、腹腔镜在慢性腹痛诊断中的地位

慢性腹痛可以分为两大类：即疼痛的发作与月经周期有关的周期性慢性腹痛和与月经周期无关的非周期性慢性腹痛。其中周期性腹痛主要有月经中期疼痛和痛经，一般认为月经中期疼痛与妇女每个月的排卵有关，妇科检查和辅助手段不会有明显的阳性发现，诊断主要依靠病史和诊断性治疗，即如果使用抑制排卵的药物能达到缓解症状的目的，那么就说明该疾病与排卵有关，因此，在这类疾病的诊断中，腹腔镜检查的作用不大。

痛经可分为原发性痛经和继发性痛经，原发性痛经一般无明显的盆腔器官病变，而继发性痛经大多与盆腔器官疾病有关。痛经尽管不会危及生命，但对妇女的日常工作和生活有很大的影响，美国有统计显示在 1978 年因痛经而损失的工作小时达 14 亿小时，几乎相当于全美国每人放假一天。

原发痛经一般发生在初潮 2 年之内，疼痛多为绞痛性质，位于下腹部，可能放射至腰背部和大腿。疼痛的发作一般与月经同步，持续时间在 1～2 天之间。有一部分患者会有恶心、呕吐、腹泻、头痛和疲乏等症状，严重的病例甚至会晕厥。

原发痛经的诊断主要依靠病史，妇科体检一般没有阳性发现。目前对原发性痛经的治疗主要为对症处理或使用一些抑制排卵、抑制前列腺素合成的

药物。如果这些治疗不能缓解症状，就要考虑是否有器质性的原因，可考虑腹腔镜检查，特别是对有子宫内膜异位症家族史的患者。

继发痛经的症状往往出现在月经初潮后两年，大多与病理性状况有关，如子宫内膜异位症、子宫黏膜下肌瘤、宫腔粘连、宫颈狭窄、盆腔炎和盆腔粘连等。与原发痛经不同的是，继发性痛经在作妇科检查时经常会有阳性发现，因此，可根据体检的结果来决定采用何种辅助检查手段，如腹腔镜检查或宫腔镜检查，或腹腔镜+宫腔镜联合检查。

另外一种临床少见的慢性周期性腹痛是处女膜闭锁、宫颈发育不全、阴道闭锁等致月经血排出困难引起的，这种疾病通过妇科检查、超声检查或 MRI 可发现并作出诊断。

慢性非周期性腹痛可分为来源于生殖系统的和非生殖系统的，其中来源于生殖系统的主要是盆腔炎、盆腔粘连和子宫内膜异位症。

首先要作仔细的盆腔双合诊和三合诊。如有明显的盆腔内肿块，超声检查一般可以确认肿块的存在，除非有恶性肿瘤的证据或肿块非常大，腹腔镜检查可以作最后的确诊。子宫肌瘤和卵巢肿瘤一般是不会有疼痛的，除非发生肌瘤变性、囊肿扭转或破裂。当妇科检查发现有盆腔内固定结节时，可使用腹腔镜来确定此结节到底是子宫内膜异位灶、盆腔炎症结节还是恶性肿瘤的转移结节。

如果患者的主诉持续而严重，尽管妇科检查未发现明显的异常，也可用腹腔镜来探明盆腔和腹腔的情况。但有时症状与疾病的严重性是并不相关的，有些不孕症的患者毫无症状，但却有严重的盆腔粘连。同样的，主诉严重的患者或许盆腔内一切正常。腹腔镜是一个很好的诊断工具，最终的诊断要分析和综合其他检查结果、各种信息共同得出。

第 4 节 腹腔镜在诊断子宫内膜异位症中的应用

子宫内膜异位症(endometriosis，EMS)(简称内异症)，即子宫腔外发现子宫内膜腺体和间质，首先是 Sampson 在 1921 年发现的。尽管近 80 年来对其进行了多方面的研究，但直到今天，对它的病因，与盆腔疼痛、不孕的关系，最佳的治疗方法仍有争议。

一、症状及专科检查

疼痛是常见症状，主要表现为痛经，特别是对非类固醇抗炎药的抵抗和深部性交痛，有时表现为慢性腹痛、直肠痛或腰背部痛。但是在疼痛的程度和肉眼所见的病灶范围之间没有明显的关系。子宫内膜异位症引起不孕症的原因不明确，但不孕症患者中腹腔镜探查发现子宫内膜异位症的概率显著高于正常人群。

子宫内膜异位症可能会引起月经紊乱，如月经过多、经前淋漓不净，假如泌尿道和消化道有与月经周期相关的出血，应考虑到是否有这两个部位的内异症。膀胱和肠道功能异常亦可在内异症时发生。罕见的可见远处器官的累及，如肺部的 EMS 病灶导致月经周期相关的咳嗽咯血，鼻黏膜的 EMS 病灶导致月经周期相关的鼻出血。

子宫内膜异位症患者，体检可能是完全正常。典型的体征包括子宫后位、骶韧带、直肠子宫陷凹有触痛性结节和/或附件疼痛性包块，脐部、外阴部、阴道和宫颈存在有颜色的病灶，或在外阴缝合处，及以往有子宫手术史的腹部瘢痕处发现疼痛性结节。

二、实验室检查

CA125 可以出现在许多正常的组织如胸膜、心包、腹膜、输卵管、子宫内膜和宫颈，外周血可检查 CA125 水平。卵巢癌、妊娠、盆腔炎症和子宫内膜异位症患者均可升高。子宫内膜异位症患者中，月经血 CA125 的浓度比正常人高。

超声检查能探知大部分卵巢囊肿，但和 CT、MRI 一样，都不能探知是否有粘连或腹膜种植存在。最好的诊断依然是直视下的腹腔镜探查。

三、腹腔镜诊断子宫内膜异位症的作用

根据临床体检和血生化结果、影像检查，都不能明确诊断子宫内膜异位症，病理诊断是金标准。

(一) 指征

对不孕妇女，如果一般的检查提示没有异常，在经过一个治疗过程(4~6 个月)后仍未怀孕，就应该行腹腔镜检查，这个建议仅在不怀疑有内异症时采用。在怀疑内异症的病例中，根据个体情况，一般首选药物治疗，诊断性腹腔镜不是一线治疗方案。

如主诉之一是疼痛，必须分析症状，以确定腹腔镜是否需立即进行或是稍缓进行，如疼痛是即刻发作的并伴随其他症状，提示或存在其他异常盆腔内

发现，需立即行腹腔镜探查。在较年轻的妇女，特别是患有原发性痛经者，可先给前列腺素合成抑制剂或口服避孕药，如果3个月后症状无缓解，可腹腔镜探查盆腔内器官。

（二）探查时间

腹腔镜可以在月经周期的任何时间进行，假如临床怀疑内异症，手术最好在经期或经期前一天进行。在这个时候，内异症的病灶比较容易发现，并有可能观察到病灶出血。

（三）探查过程

必须借助拨棒、举宫器对盆腔进行彻底的探查。对每一部分的腹膜都应仔细检查，以免忽略小病灶。如果有较多量的盆腔液体出现在直肠子宫陷凹，必须用吸引管吸净，以更好地观察直肠子宫陷凹和宫骶韧带。外观正常但有粘连的卵巢必须进行分离，不要忽略探查卵巢对应的腹膜处。每一个病例必须探查阑尾。当腹腔镜的远端与腹膜表面接近时，由于腹腔镜的放大作用，可以发现非常细小的病灶。

（四）活检

对怀疑病灶进行活检能提供病理学诊断依据，作出正确的诊断，病理科医师必须确认标本中子宫内膜腺体和间质的存在。活检应该从安全区域提取，不要涉及重要结构，要使出血的危险降到最低。骶凹、宫骶韧带和卵巢表面都是较理想的活检区域。在有些情况下，获得足够的活检标本是很困难的，或所取得的标本不能反映出应有的病理表现，在这种情况下根据病灶的形态学表现可作出临床诊断。

（五）病灶的形态学表现

内异症病灶的外在表现会有很大变化，并可能与其他病灶混淆，如恶性疾病的转移灶，电烫或激光治疗后的碳化灶，缝线的残留灶和小的血管瘤。三种典型的外观变化是表浅的种植灶、卵巢子宫内膜异位囊肿和粘连。

1. 种植 种植是最常见也是最容易在盆腔的各个部分发现的病变，宫骶韧带、腹膜表面、直肠子宫陷凹、膀胱腹膜反折、卵巢白膜和盆腔侧面是最常见的种植部位。之所以在这些部位容易发现，原因可能是由于经血进入盆腔后的重力所致。种植灶同样可以在卵巢的表面和输卵管表面发现。由于在小部分病例阑尾也可能被累及，所以在内异症时必须探查阑尾。

最早期的病灶表现为透明水泡样外观，或略带粉红色，有时也可能表现为囊状。病程进展后，颜色会比较鲜艳。到后期则变成深紫色（图22-4-1）。种植灶可以是独个生长，也可能成丛生长，病灶的直径可在2~5mm之间。如果在经期或经前期行腹腔镜检查，有可能观察到病灶的出血（图22-4-2~22-4-6）。

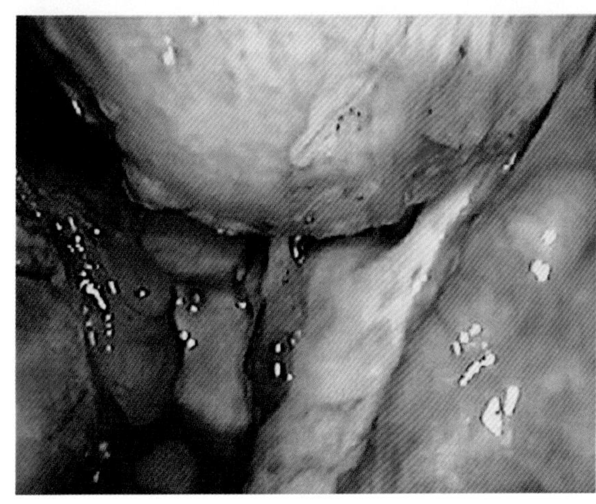

图22-4-1 腹腔镜子宫后壁紫蓝色子宫内膜异位病灶

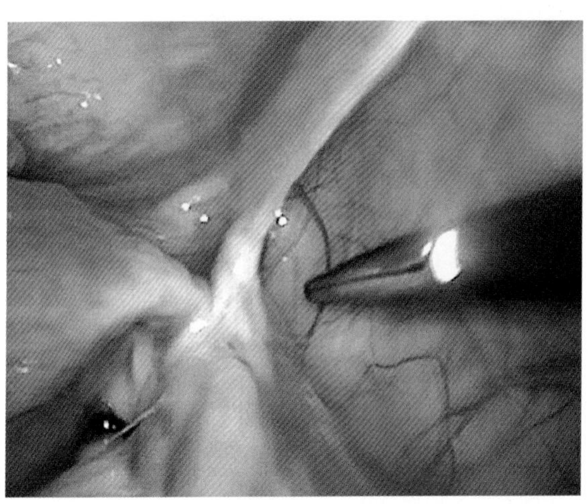

图22-4-2 腹腔镜右侧圆韧带及输卵管峡部间子宫内膜异位结节病灶

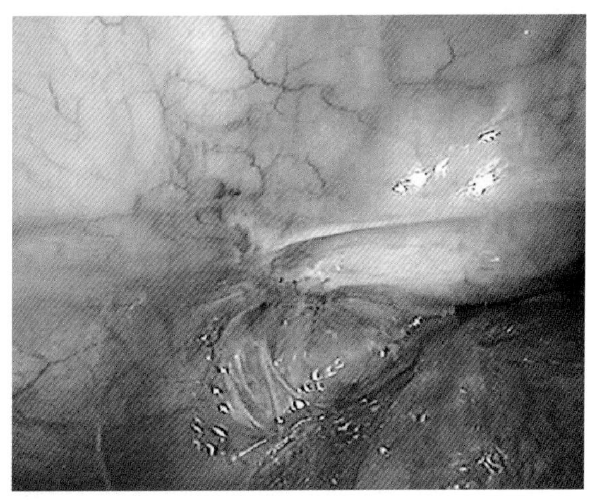

图22-4-3 腹腔镜左侧膀胱外腹膜棕色子宫内膜异位病灶

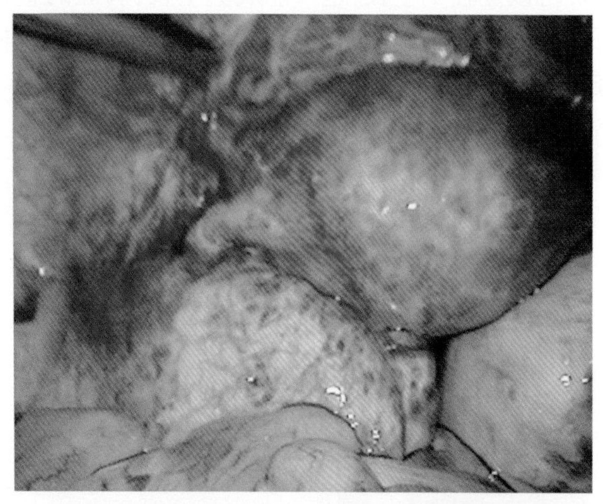

图 22-4-4 腹腔镜左侧盆壁腹膜及输卵管系膜外侧红色火焰状子宫内膜异位病灶

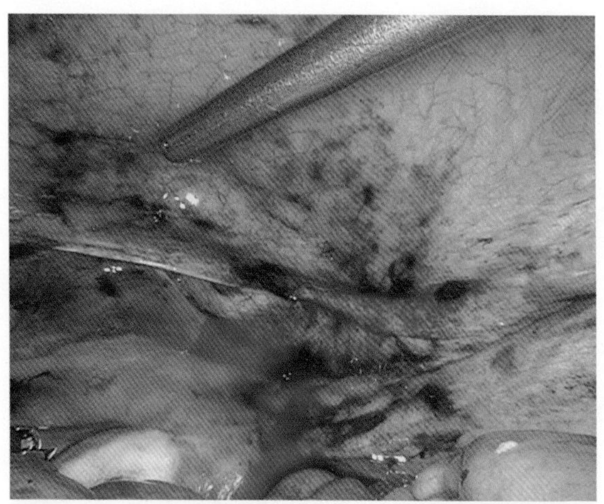

图 22-4-5 腹腔镜膀胱外腹膜及右侧盆壁腹膜表面棕黑色子宫内膜异位病灶

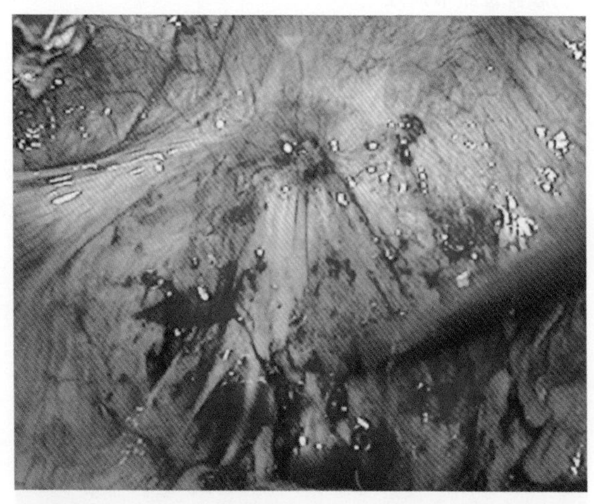

图 22-4-6 腹腔镜子宫后壁两侧骶韧带之间及右侧骶韧带上方水泡样子宫内膜异位病灶

当疾病发展到一定程度，输卵管、卵巢、圆韧带、宫骶韧带，甚至肠段浆膜和膀胱也会被累及，形成致密的盆腔粘连。卵巢与子宫、阔韧带后叶和盆壁粘连。用拨棒分离粘连的卵巢，在分离侧均会有内异症的证据伴随明显的腹膜炎症反应和出血。

2. 卵巢子宫内膜异位囊肿 卵巢的内异症可以变成囊性，导致囊肿形成（图 22-4-7）。卵巢子宫内膜异位囊肿的大小变化很大，可以超过 10cm 直径（图 22-4-8），受累的卵巢一般均与周围脏器相粘连，破裂时会导致急性腹痛。

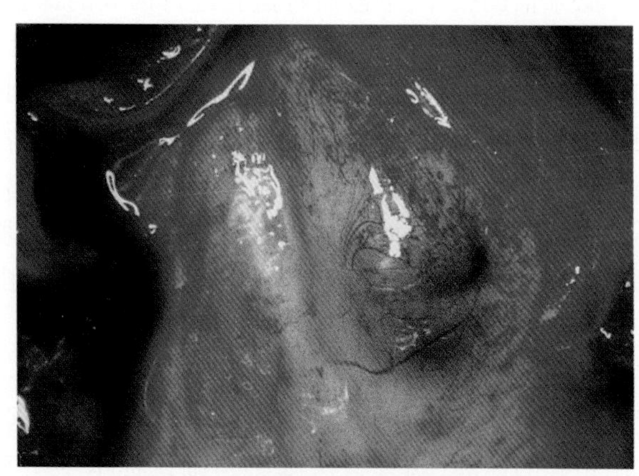

图 22-4-7 腹腔镜紫蓝色异位囊肿

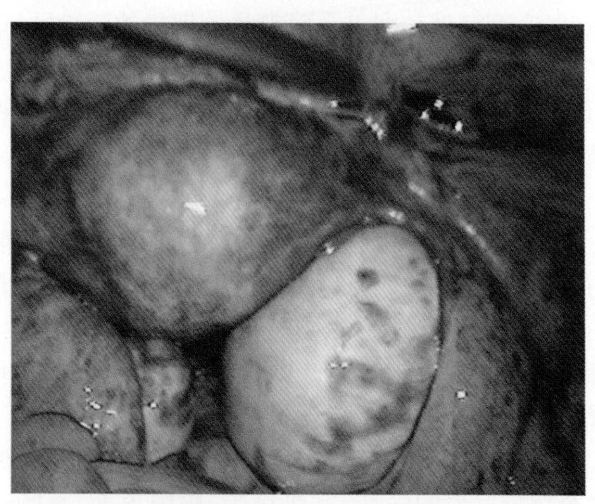

图 22-4-8 腹腔镜下右卵巢内膜样囊肿。直径 6cm，表面有棕黑色膜样组织

卵巢子宫内膜异位囊肿可为单侧或双侧，通常与道格拉斯陷凹、盆侧壁、子宫后壁或肠段粘连。双侧卵巢囊肿有时候在子宫后方粘连，是卵巢子宫内膜异位囊肿的典型表现，称之为“对吻征”。

子宫内膜异位症可以直接影响到输卵管，广泛的盆腔内播散可影响部分或全部输卵管，但输卵管在这种情况下有时仍能保持通畅。

3. 粘连　在比较严重的病例，直肠与子宫后壁、宫骶韧带粘连致密，部分或全部封闭道格拉斯陷凹，粘连可能会将整个附件包含在内，这种现象提示内异症往往与炎症反应相伴随。内异症的粘连特点是致密易出血，分解粘连有时非常困难，疑似内异症的病例进行腹腔镜诊断之前，应作肠道准备。

进行内异症的诊断时，疾病的严重程度一定要仔细记录并评分。目前最常用的评分系统是美国生育协会修订的腹腔镜诊断内异症评分系统（revised American Fertility Society classification system，rAFS 系统）。

4. 深部浸润型子宫内膜异位症（deep infiltrating endometriosis，DIE）　病灶侵犯腹膜后，最常见的为骶韧带组织，其他可浸润直肠、膀胱、输尿管、阴道。术前要评估邻近器官是否受累，完善泌尿系统超声、MRI，必要时做泌尿系造影检查。术前清洁肠道准备，术中仔细探查邻近器官组织。

第 5 节　腹腔镜在诊断盆腔肿块中的应用

目前临床上使用的一些影像学手段，如 CT、MRI 和超声检查等已能满足一般的需要，可以确定盆腔肿块的位置大小、良恶性倾向。对良性盆腔肿块来说，腹腔镜的作用不在于诊断，而在于检查后完成手术。

腹腔镜手术治疗恶性盆腔肿块是否有必要性和可行性有很大争议，但其在诊断上的作用则另当别论。妇科恶性肿瘤的治疗方式是多因素的结合，而且疾病的分期影响到治疗手段的选择和预后。因此，肿瘤的分期起着很大的作用，以往分期一般都通过剖腹途径进行，但现在这个过程已可用腹腔镜替代。

腹腔镜在妇科恶性肿瘤方面主要有 4 个作用：卵巢肿瘤的评估；子宫内膜癌，卵巢癌的诊断和分期；治疗后的随访；是否二次肿瘤细胞减灭手术。手术者必须同时具备丰富的肿瘤学知识和高超的腹腔镜技巧。

腹腔镜能提供放大的图像，对那些位于比较难以观察区域的病灶特别有帮助，如直肠子宫陷凹和横膈等。腹腔镜可以用最小的损伤来获取病理标本，治疗后的腹腔镜检查能帮助医师评估治疗效果。腹腔镜技术的进步已使腹腔镜下盆腔和腹主动脉旁淋巴结清扫成为可能。

一、套管针的置放

建立气腹后，10mm 腹腔镜经脐下切口进入，连接摄像系统。在观察肝脏表面、阑尾和内生殖器后，至少作两个 5mm 辅助穿刺。应尽快提取腹腔液，以免被血液污染。

辅助穿刺点的选择，目的是尽可能完全暴露手术野并在盆腔甚至腹腔各区域灵活操作。如诊断手术预计局限在盆腔，穿刺选择在左、右下腹；如需要在横膈下取标本时，切口可选择在上腹。卵巢癌的探查手术需要 4 个辅助穿刺点，在脐孔旁开 10mm 作两个 5mm 穿刺，探查盆腔和横膈，行主动脉旁淋巴结分期手术。

置放多少辅助穿刺套管及选择辅助穿刺套管的直径根据手术的需要而定，探查和手术步骤需要 5mm 直径的剪刀、拨棒、抓钳、冲洗-吸引装置和电凝钳，微小双极电凝钳可用于靠近输尿管、肠段和大血管的细微止血。12mm 套管可用于配合钛夹钳或吻合器的使用，这个套管随后也可用于取标本。

二、腹腔镜检查

安置举宫器，以便探查子宫后方及道格拉斯陷凹。患者头低脚高位，首先仔细探查盆腔，观察整个卵巢的表面，避免卵巢肿块破裂腹腔内种植；观察子宫表面、阔韧带、全部腹膜面及道格拉斯陷凹。当腹腔镜靠近腹膜时，能获得放大的图像，正常的腹膜表面光滑半透明，可见细致的微血管网络。腹膜增厚，局部发白、乳头状生长，或增粗的异型毛细血管均提示有恶性疾病存在的可能。主韧带、腹膜下的淋巴结可通过器械来触摸。

继续探查上腹部，主要是针对卵巢癌，探查的范围包括横膈表面、肝脏、大网膜、肠系膜、结肠、阑尾和小肠，顺序检查小肠及结肠，最后，将肠段稳定于左上腹部，探查覆盖在主动脉和腔静脉表面的腹膜，如需进行淋巴结摘除，则在此时进行。

三、卵巢肿瘤

附件包块是有争议的腹腔镜手术之一，争议的焦点在于如果卵巢癌，腹腔镜手术可能手术处理范围不够。术前必须仔细评估，CA125、超声检查是一线辅助检查，根据结果做增强 CT 或增强 MRI 检查。

病史、术前各项检查提示良性附件包块时首选腹腔镜探查+手术。术前评估提示附件区包块恶性可能大时，选择开腹探查手术为宜。

超声检查和 CA125 检测卵巢肿瘤的敏感性和特异性不够理想，腹腔镜在这方面是满意的诊断工具（图 22-5-1、22-5-2），有经验的医师，腹腔镜对于早期卵巢癌的诊断假阴性率<1%。

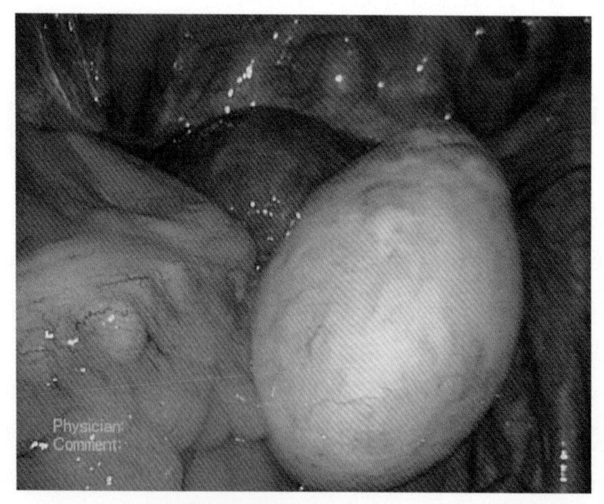

图 22-5-1　单侧良性浆液性囊腺瘤，腹腔镜右侧卵巢膨大，可见囊性肿物，直径约 6cm

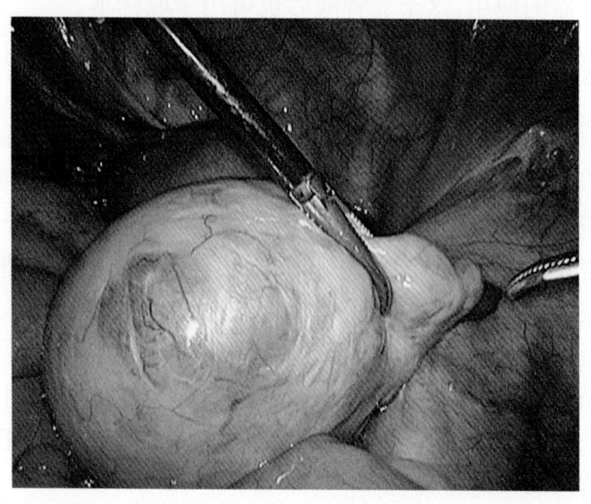

图 22-5-2　卵巢畸胎瘤，腹腔镜右侧卵巢囊性增大，直径约 7cm

另一方面，术前诊断卵巢肿瘤的假阳性结果并非罕见，这可能导致一些不必要的剖腹手术，腹腔镜用于决定是否有必要行剖腹手术或决定手术切口的形式，使患者从中受益。明显的恶性肿瘤手术必须经剖腹进行（纵切口），而明显的良性肿瘤则可经剖腹（耻上横切口）或腹腔镜进行。

如检查发现在卵巢的表面有乳头状或实质性肿瘤样结节生长，或者有可疑的腹膜转移灶时，就要怀疑有恶性的可能。当卵巢表面或腹膜正常时，卵巢癌的诊断并不能彻底排除，则须做卵巢活检。

当发现事先并没有怀疑的卵巢癌时，活检是有帮助的。目前主张做活检时使用剪刀而不是活检钳，原因是使用活检钳所取得的标本太小。但冷冻切片的诊断价值有时是有疑问的，此时，有 4 种选择，取决于是否有有经验的肿瘤医师，手术者腹腔镜的技术水平和从患者处得到准许的程度。

第 1 种选择是咨询富有肿瘤手术经验的医师，行剖腹根治性手术。第 2 种是行活检，避免囊肿破裂并等待石蜡切片，以决定进一步的治疗。第 3 种是施行附件切除术（腹腔镜或剖腹）以获取整个卵巢的病理诊断。第 4 种仅限于少数训练有素的医师，冷冻切片之后，行腹腔镜下手术，包括全子宫、双侧附件切除，盆腔或主动脉旁淋巴结摘除。

如选择腹腔镜入路，必须遵守无瘤原则，注意避免囊液外流，取标本时使用封闭的标本袋，避免接触腹壁，术后以灭菌蒸馏水彻底冲洗盆腔和穿刺侧的腹壁。

四、卵巢癌的分期

腹腔镜大多用来进行卵巢肿瘤的诊断，而晚期卵巢恶性肿瘤的手术治疗应该是剖腹手术。手术治疗详见相关章节。

首先吸取腹腔液或腹腔冲洗液做细胞学检查。继而观察：整个腹膜的表面，盆腹腔内各器官的表面有无种植，对任何怀疑的区域均应进行活检。腹腔镜探查横膈处腹膜比开腹手术容易。

腹腔镜下卵巢癌分期手术包括选择性的盆腔和主动脉旁淋巴结摘除术，增大的淋巴结可通过触摸或探查得到确认，但增大的淋巴结不一定都是恶性，必须经病理检查证实。淋巴结活检时，除非与大血管粘连，完整摘除有困难，一般不主张进行部分活检。对于难以摘除的淋巴结，可使用钛夹作标记，以利于以后的放射治疗。手术结束时，仔细止血，灭菌蒸馏水大量冲洗，注意冲洗各穿刺点，避免肿瘤细胞残留。

五、卵巢癌腹腔镜二探手术指征

经过手术+化学治疗后，辅助检查，包括 CT、CA125 提示腹腔内无残留癌灶，此时行腹腔镜二探检查是否有残留病灶；首次腹腔镜探查结果未进行手术的患者，经过化学疗程后，二探了解化学治疗的反应，评估是否再次手术；卵巢癌手术复发的患者，腹腔镜检查需联合多学科团队（multidisciplinary team,MDT)评估患者是否适合接受二次细胞减灭术以获得最优细胞减灭效果。

有前次手术史的患者再行腹腔镜手术有很大的风险,主要是腹腔内粘连或肠袢与腹壁粘连所致。进行第1个目镜套管针穿刺之前,必须用气腹针来试探脐下有无粘连,其他穿刺选择在无粘连部位。假如发现大的残留灶或因肿瘤原则定期手术难以进行时,腹腔镜诊断必须中止,中转开腹手术。

六、子宫内膜癌

肿瘤局限于子宫体(Ⅰ期),应施行腹腔镜分期手术。如因内科情况无法手术者选用放疗。其他期别子宫内膜癌手术详见相关章节。

(彭雪冰)

参考文献

1. Fritz MA. The modern infertility evaluation. Clin Obstet Gynecol,2012,55(3):692-705.
2. Hassa H,Aydin Y. The role of laparoscopy in the management of infertility. J Obstetrics and Gynaecology,2014,34:1-7.
3. Morgan RJ,Armstrong DK,Alvarez RD,et al. Ovarian Cancer,Version 1. 2016,NCCN Clinical Practice Guidelines in Oncology. J Natl Compr Canc Netw,2016,09,14 (9): 1134-1163.
4. Klash S,Stanley T,Steinman J,et al. SU-E-P-38: Comparison of Capri Applicator HDR Planning Methods to Meet the NCCN Uterine Neoplasm 2. 2015 Guidelines. Medical Physics,2015,42(6Part5):3235-3235.
5. Stevenson EL,Hershberger PE,Bergh PA. Evidence-Based Care for Couples With Infertility. J Obstet Gynecol Neonatal Nurs,2016,45(1):100-110.

第二十三章
腹腔镜输卵管手术

第1节 输卵管生殖手术的原则

不孕症是育龄女性常见疾病之一,是有规律性生活的育龄期女性在未避孕的情况下1年内未获得妊娠的疾病,其中输卵管性不孕占女性不孕的25%~35%,在女性不孕中居首位。输卵管生殖手术是治疗输卵管性不孕的重要方法,其不仅可以恢复输卵管的解剖功能、改善患者的盆腔疼痛和月经异常等症状,而且成功后患者有多次自然妊娠的机会,且不受多胎妊娠和卵巢过度刺激综合征等的影响。但并非所有的输卵管性不孕患者都适合做生殖手术,笔者根据自身多年的手术经验和体会,总结出以下7项输卵管生殖手术的基本原则。

一、手术适应证明确

所有的手术在术前一定要有明确的手术指征,这一点在输卵管显微外科手术中也不例外。目前治疗输卵管性不孕的另一重要手段是体外受精-胚胎移植(IVF-ET)技术,在这样一个IVF非常普遍而流行的时代,许多不孕患者都会考虑通过IVF辅助受孕,原因有以下几点:①IVF的成功率和妊娠率在不断提高;②IVF与输卵管手术相比,能够更快地受孕,更快地得到一个孩子;③人们内心认为"试管婴儿"技术是更"高大上"的、技术含金量更高的一种辅助生殖技术,而"手术"一词让人感觉更加老旧;④手术治疗通常是内科治疗失败或者是无法通过保守手段解决的问题才会选用的一种方法,就助孕方法来说,似乎建议患者进行IVF更加符合逻辑。正如上述这些可能的原因,一些妇产科医师认为不孕症输卵管手术已经过时了,他们会建议患者去做IVF,那么在IVF的时代,输卵管手术是否真的过时了呢?当然不是,否则我们就没有必要讨论输卵管显微外科手术的基本原则了。为什么要做输卵管手术?只有当手术能够带来比IVF更好的治疗效果和结局的时候,才会考虑做手术。如果手术的结局并不如IVF,那么做输卵管手术就没有必要了。

除此之外还有重要的一点是,输卵管手术除了疏通输卵管、增加患者术后的自然妊娠率以外,还可以提高IVF的成功率。例如,我们都知道输卵管积水的患者在做IVF的时候,活产率只有无积水患者的1/2左右。既往的研究也证实了这一点,在斯堪的纳维亚半岛进行的一个多中心前瞻性随机试验研究了输卵管积水与IVF的结局,发现在第1个IVF周期里,无论输卵管积水在B超下是否可以看到,IVF前切除积水输卵管后,患者的妊娠率可以达到36.6%,而没有进行输卵管切除的患者妊娠率只有23.9%。行输卵管切除者,活产率是没有切除者的近2倍(28.6% *vs.* 16.3%,$P=0.045$)。B超下可见的输卵管积水对IVF预后影响更大,2项meta分析表明,输卵管积水持续存在的情况下,IVF的妊娠率、着床率、活产率都会降低50%左右,同时自然流产率增高。这归因于积水对宫腔内胚胎的冲刷、子宫内膜容受性破坏和对胚胎的毒性作用。因此,对于有输卵管积水的患者,在IVF前进行输卵管手术来处理积水是非常必要的。

二、患者的甄选

选择恰当的患者进行手术,决定了手术的效果、结局的好坏以及并发症的多少。例如,输卵管远端病变的患者,如果在非专科医院进行输卵管远端造口术,术后的足月产率只有5%(2/40),这种情况就不应该给患者做手术,而应该建议患者去更专业、更有经验的医院做手术或者选择做IVF。在英国的谢菲尔德皇家哈莱姆教学医院,患者术后的宫内妊娠率为34%（33/97），活产率可达到29%（28/97），是非专科医院术后活产率的6倍。为什么同样是输卵管手术，患者的结局会有如此大的差别呢？原因在于手术医师能否准确判断术中输卵管的功能，这一点很重要，关系到患者术后的妊娠结局。根据Winston等的输卵管分级标准，如果输卵管功能被评为一级，术后足月产率为39%（22/56）；如果功能是二级，则足月产率为20%（20/99）；如果是三级，足月产率只有8%（6/75）。可见，输卵管功能的准确判断与患者术后妊娠结局关系密切。

优秀的外科医师知道如何去选择合适的患者，要成为一名优秀的外科医师，首先应该学会如何选择正确的患者，要知道什么样的患者能够有较好的预后。输卵管手术良好预后的指征有以下5点：①轻度或者无输卵管积水；②没有或者较轻的输卵管周围粘连；③输卵管管腔内部黏膜正常；④积水输卵管的壁较薄；⑤输卵管部分梗阻。术后结局不仅取决于输卵管伞端外部结构，而且与输卵管内部黏膜是否正常有关。输卵管炎症可导致管腔上皮损害和纤毛细胞破坏，且这种损害是不可逆的。纤毛细胞的丧失或损害同时可造成输卵管管腔内和伞端的粘连，有正常的黏膜皱褶且无严重的输卵管或卵巢周围粘连的患者术后80%以上能获得宫内妊娠。

输卵管镜可以帮助我们观察近端输卵管的黏膜结构，对没有输卵管镜的时候，我们可以用宫腔镜来代替。对于有输卵管积水的患者，可以用宫腔镜代替输卵管镜来观察输卵管内部黏膜情况，腹腔镜下结合宫腔镜的使用能直视输卵管远端1/3的管腔（图23-1-1），在腹腔镜的监视下，把宫腔镜自输卵管远端放入，可以观察到正常的黏膜组织呈粉色，纤毛可随液体摆动，没有粘连和纤维化，这样的黏膜结构提示了较好的预后（图23-1-2）。文献报道，轻微输卵管积水的患者腹腔镜下输卵管造口术后平均宫内妊娠率可达到39.5%。异常的管腔黏膜组织苍白，无正常的纤毛，可有严重的粘连，像蜂巢或蜘蛛网一样，甚至可以看到一些黄色的改变，这往往是巨噬细胞在黏膜下浸润的表现（图23-1-3）。异常的黏膜结构会使受精卵在运输过程中被挡在粘连带中，术后妊娠率很低，并有发生异位妊娠的风险，这时不应该做输卵管造口术，而应该切除病变的输卵管。另外，如果输卵管远端闭锁同时合并有近端堵塞，是否应该行输卵管重建手术？这要看远端的病变程度，如果输卵管伞端失去正常的形态、增厚且有粘连，即输卵管近端远端均有病变，这是输卵管重建手术的禁忌证，此时应该切除该侧输卵管。

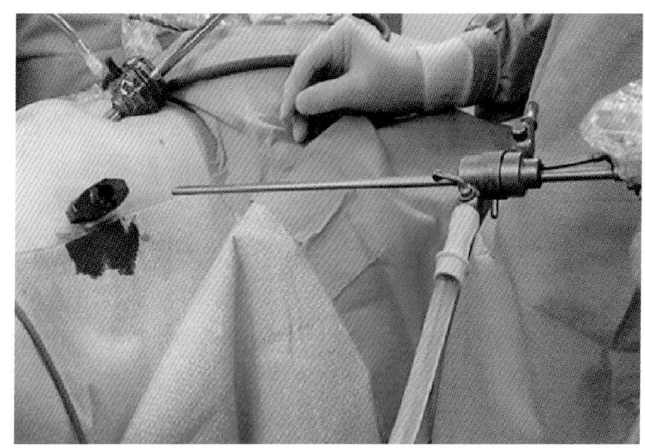

图23-1-1　宫腔镜代输卵管镜手术

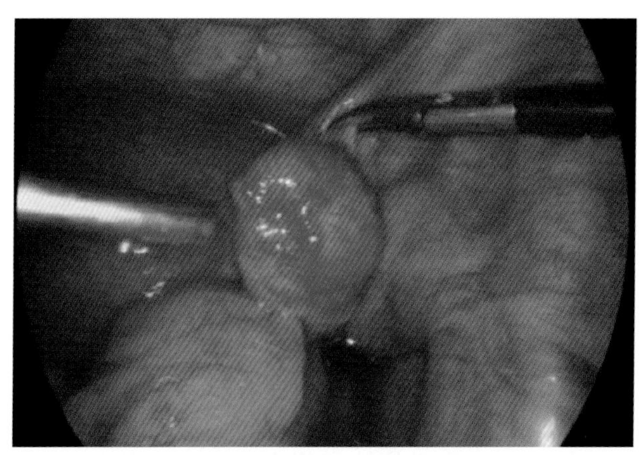

图23-1-2　腹腔镜监护下宫腔镜自输卵管远端置入

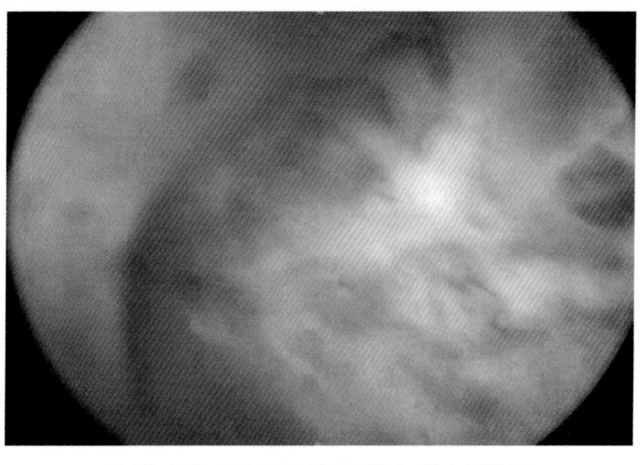

图23-1-3　宫腔镜下输卵管伞端内侧管壁

三、选择创伤最小的方法

针对输卵管近端梗阻，在复通手术之前应该进行输卵管通液。输卵管近端梗阻可由黏液栓或其他不定型物质造成，又或是子宫输卵管口的痉挛。有些经子宫输卵管造影(hysterosalpingogram,HSG)诊断的输卵管近端阻塞,可能是黏液栓阻塞,并不是真正的梗阻,只有盆腔感染性疾病或是子宫内膜异位症产生的纤维化造成的解剖学阻塞才是真正意义上的阻塞。在腹腔镜下亚甲蓝通液时可以用输卵管钳轻轻地提起该侧输卵管,这样可以清楚地看见是否有亚甲蓝液通过输卵管。大概有 1/3 的近端输卵管阻塞(proximal tubal occlusion)在 HSG 诊断时会出现假阳性的结果,实际上是输卵管近端的黏液栓而非真正的梗阻,该侧输卵管实际是通畅的,这时候,仅仅可以轻轻钳夹通畅侧输卵管,通过加压通液就可以将黏液栓冲开,而不必进行复通手术或梗阻部位的切除术。

如果钳夹对侧通液失败,证明近端确实梗阻,那么应该尝试进行输卵管插管介入复通术。2004 年英国国家卫生与临床优化研究所(National Institute for Health and Clinical Excellence,NICE)的指南中指出,对于近端输卵管阻塞患者可选择腹腔镜下输卵管吻合术和输卵管导丝介入术,由于后者有穿孔的风险,所以建议结合 X 线或宫腔镜进行。宫-腹腔镜联合下输卵管导丝介入复通术可以复通 50%~80% 近端阻塞的输卵管,如果导丝介入失败,则证实为真正的解剖学阻塞,其中 93%是结节性输卵管峡炎、慢性输卵管炎或闭塞性纤维化造成的,此时建议行近端输卵管切除吻合术。

切除病变节段的输卵管再进行输卵管端-端吻合,仍然要遵循最微创的原则来进行手术,可行微创外科手术。对于年龄较大的近端输卵管阻塞的患者,如果同时伴有男性不育的因素,应当首选 IVF。因此,输卵管近端阻塞的手术原则是用最简单的方法和最微创的手段来解除梗阻。

四、具备显微外科设备、器械

如果想做好显微外科手术,必须有好的器械。大部分综合性三甲医院都有自己的显微外科设备,包括眼科、耳鼻喉、普外科医师都会用到显微设备来进行精细手术,这些医院的资源我们可以相互借用。购买一套显微外科手术微器械非常便宜,谢菲尔德应用的器械已经使用了 20 多年,现在依然在使用中。

五、组织损伤最小化

如何减少组织损伤,应该做到以下几点:①轻微的电灼/电凝;②使用最低有效功率;③避免多余电灼/电凝;④轻柔地处理组织;⑤持续液体灌注防止组织干燥。

为什么要使用最低有效功率? 因为在使用常规器械进行电凝时,由于其头部相对较宽大,所以看不到明显的电灼损伤,但是,由于显微器械的尖端很细小,功率会集中在一个点,这会放大其对组织的损伤,因此功率应该选择常规器械的 1/3 左右。例如平时选择 30W 为有效功率时,此时应该选择 10W。使用显微器械切除多余的组织时出血相对较少,损伤也很小。另外,要注意一定不要用纱布去擦拭切缘或组织,会造成局部损伤,应该使用生理盐水进行局部冲洗。

六、精准的解剖重建

在近端输卵管阻塞或者输卵管绝育术后需要切除病变节段的时候,要做到准确、精细。切除病变节段后行端-端输卵管吻合术的原则:①使用剪刀切除堵塞部位(图 23-1-4),尽可能减少组织损伤,如果使用电灼会造成较大的损伤;②在输卵管的两个断端内插入一个导管,使两端准确对位(图 23-1-5);③双层显微缝合,选择 4 点、8 点、12 点三处进行缝合,先缝合肌层,再缝合浆膜层,最后在浆膜层再缝合一针,这是目前比较成熟的缝合方式。利用显微器械,如显微眼镜等来进行绝育后的输卵管复通,比传统方法的成功率高 20%左右。腹腔镜下输卵管吻合术的适应证为年龄<37 岁,残留输卵管≥4cm,即使是 40~45 岁的妇女,现有报道的累积宫内妊娠率也达到 41.7%~70.6%。因感染、子宫内膜异位症、异位妊娠造成输卵管无法修复的损伤,是腹腔镜下输卵管切除术的指征,输卵管积水患者在行 IVF 之前切

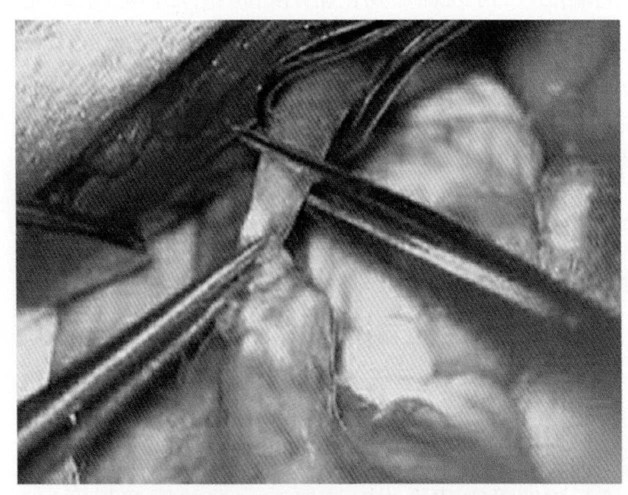

图 23-1-4　剪刀剪除堵塞部位输卵管管壁

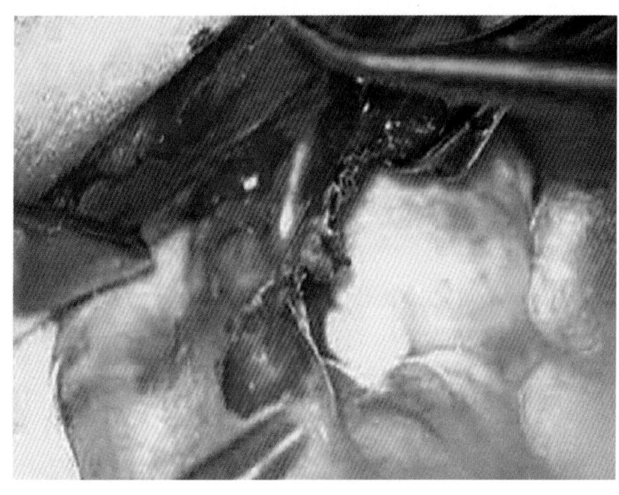

图 23-1-5　在输卵管的两个断端内插入一段不可吸收缝线作为指示，使两端准确对位

除患侧输卵管可提高妊娠率。手术中应该行完整的输卵管切除术，自输卵管的根部以及远离卵巢的位置进行切除。不完整的输卵管切除在后续的受孕过程中，包括采取辅助生殖技术，都可能增加异位妊娠的发生率。

七、避免手术并发症

输卵管手术的并发症包括出血、感染、器官损伤、异位妊娠等，为了在风险最小的情况下提高妊娠率，输卵管手术应该由腹腔镜等微创手术经验丰富的医师来完成。以下几点有助于避免输卵管手术并发症的发生：

1. 预防粘连形成　这在输卵管手术中尤为重要。一旦有粘连形成就很难疏通输卵管，手术中要注意正确的解剖界限。一名优秀的手术医师会更注重手术操作过程中的细节，会更加轻柔地处理组织，这比其他手术技巧更加重要，这一点笔者认为最为重要，注重操作细节可以有效减少粘连的发生。

2. 保护卵巢功能　切除输卵管是否会影响到该侧卵巢的血供？大概有 1/2 的文献认为切除输卵管会影响到卵巢的血供，这种影响体现在进行 IVF 时获卵数的减少。一项研究显示，异位妊娠行输卵管切除的患者同侧卵巢的窦卵泡个数和血供较前减少。但是另外 1/2 的文献认为切除输卵管不会影响到卵巢的功能，输卵管切除前后 IVF 所用的促性腺素的剂量和雌二醇峰值没有显著变化，不同周期间的获卵数目或胚胎质量差异无统计学意义。尽管有这些数据，输卵管切除术对卵巢血供的影响仍存在争议。哪种说法正确，这取决于做手术的医师，如果术者操作仔细小心，术中尽量靠近输卵管远离卵巢，那么对卵巢血供的影响非常小。另外，一定要完全地切除输卵管，不要留下过多的组织，手术时要尽可能地保护卵巢功能。

3. 避免脏器损伤　主要包括膀胱和肠道的损伤，手术中分离粘连的时候一定要轻柔小心。有这样一个案例，患者 32 岁，超声下可以看见巨大的输卵管积水，一次 IVF 失败史，腹腔镜手术时发现左侧输卵管与肠道和侧盆壁粘连非常严重，行输卵管切除术，术者经验丰富，手术持续 2 小时，但术后第 3 天发生了败血症、肠瘘，请外科医师行结肠造瘘，重症监护室观察 1 周。这个病例告诉我们即使是经验丰富的手术医师，输卵管重建手术也是非常具有挑战性的，术中能否做出正确的决策非常重要。输卵管远端肥厚的且与卵巢融为一体的血管性、广泛的致密粘连分解较困难，预后较差，推荐最好行 IVF。

对于输卵管积水的患者，如果输卵管和卵巢粘连非常严重无法进行输卵管切除术时，可以选择腹腔镜输卵管阻塞术，同样能提高积水患者的 IVF 妊娠率。目前常用腹腔镜下的双极电凝或机械堵塞。有研究表明电凝术可降低卵巢储备和窦卵泡数量，而机械堵塞无此影响，因此机械堵塞可能是近端堵塞术更好的选择。在输卵管近端放一个夹子夹闭输卵管，可以避免积水对胚胎的影响。这种近端输卵管封堵术有一些优势：①较输卵管切除术简单；②对卵巢血供影响小，IVF 过程中卵巢的反应较好。但是近端封堵术也有许多并发症，如可能会加重患者盆腔疼痛，增加反复感染和输卵管积脓的风险，日后可能会再次切除输卵管等。因此手术医师需要在这方面积累更多的经验，否则还不如行输卵管切除术，患者的预后会更好。

所有输卵管积水的患者在行 IVF 之前均应先行手术治疗，但并非都行输卵管切除或近端堵塞，而是首先应常规评价输卵管黏膜层的功能，优先选择输卵管造口术，修复积水的输卵管，只有当无法进行重建手术或 IVF 失败时才进行输卵管切除。在 IVF 前行输卵管造口术对于有积水和无积水的患者来说都是有益的，输卵管显微手术并未过时，其与 IVF 在治疗输卵管不孕方面互为补充。

在辅助生殖技术占据生殖医学主导地位的现在，生殖外科手术的作用一直未曾改变。对于 IVF 而言，生殖外科手术是重要的治疗补充，IVF 与生殖外科手术的有效结合才会使输卵管不孕症患者得到最合理、最完善的治疗。

（T. C. Li　肖　豫）

第 2 节 输卵管绝育术

一、输卵管绝育手术前的咨询

输卵管绝育术(tubal sterilization)是用于不再生育妇女永久性的避孕方法。一般情况下不能逆转，生育力不能恢复，如果一位女性不确定她是否还想再有生育要求，就不应该考虑输卵管绝育，此时有许多其他暂时的、可逆转的避孕方法可选择，例如屏障方法、各种激素方法和宫内避孕器。绝育手术之前，患者应该被告知有其他可恢复的避孕措施及该过程的不可逆性，同时患者也应该被告知输卵管绝育术的失败率，该手术并不总是成功的，失败率约为1∶200。当然，所有其他避孕方法也有失败率，不比输卵管绝育术低。

二、技术方法

Blundell 最早报道输卵管绝育术，为使 1 例严重骨盆狭窄的妇女避免妊娠造成的危险，对其实施了输卵管切断手术。1880 年，美国医师 Lungren 为 1 例骨盆狭窄患者剖宫产时，作了输卵管绝育术，以防止再次剖宫产的可能。此后各种输卵管绝育方法相继报道。至 1937 年美国医师 Anderson 首次建议在腹腔镜下进行绝育手术，由于当时受技术条件的限制，直到 1941 年 Power 和 Barnes 才进行了第 1 例腹腔镜绝育手术。1962 年和 1967 年，法国学者 Palmer 和美国学者 Steptoe 等先后报告了腹腔镜下应用高频电凝输卵管绝育手术，使这种手术方式在临床的应用大为普及。20 世纪 70 年代发生了几次不明原因的肠烧伤，Rioux 和 Kleppinger 将腹腔镜输卵管绝育手术由单极电凝法改进为双极电凝技术。1972 年，Lay 和 Yoon 又分别介绍了输卵管套圈机械性结扎输卵管的方法。同年，Hulka 和 Clemens 又发明了一种有弹性的塑料夹子(Hulka 夹)套夹输卵管达到绝育的目的。1974 年英国生产的硅橡皮钛夹(Filshie 夹)，已经成为腹腔镜下最常用的机械性输卵管堵塞方法。

目前常用的方法有经腹输卵管绝育术及腹腔镜行输卵管绝育术。经腹行输卵管结扎手术效果最好的手术方式为近端包埋法，其次为双折结扎切除法。手术采取局部麻醉或其他麻醉，不影响身体健康，而且一旦术后想再次妊娠，可以进行输卵管吻合术，复通成功率高。另一种为腹腔镜下绝育术，应用得较为广泛，可分为电凝绝育和机械绝育两类。输卵管电凝绝育术在腹腔镜直视下在离宫角 3cm 处的输卵管峡部，以无损伤钳抓住并提起输卵管，通电使组织成白色至少 3cm，并将其电凝的部分剪断(图 23-2-1、23-2-2)。输卵管 Fallope 环或输卵管近端使用 Filshie 夹也可应用于输卵管绝育术(图 23-2-3)，它们的临床效果相似。当使用 Fallope 环进行绝育术时，用腹腔镜抓钳将输卵管中段约 5cm 长的管壁提起，套于弹性环内。选择输卵管中段的原因是此部位输卵管活动度好，如果选择输卵管峡部，因为其活动度差则很难提拉足够的管壁套入弹性环内。相反，当用 Filshie 夹封闭输卵管时应选择输卵管峡部，距宫角约 1cm，因为这是输卵管最细的部位，绝育夹可以完全封闭管腔。而如果在输卵管中远段使用绝育夹，因为输卵管管壁直径较大，常无法完全封闭管腔。有时圆韧带被误认为输卵管近端而被绝育夹误夹，导致绝育手术失败。要避免这一错误必须先识别输卵管伞端，再回溯至其进入子宫的部位以确保绝育夹正确夹闭输卵管，而不是圆韧带。如果输卵管伞端被粘连组织包裹，在夹闭输卵管前需松解粘连，明确识别输卵管的解剖结构。

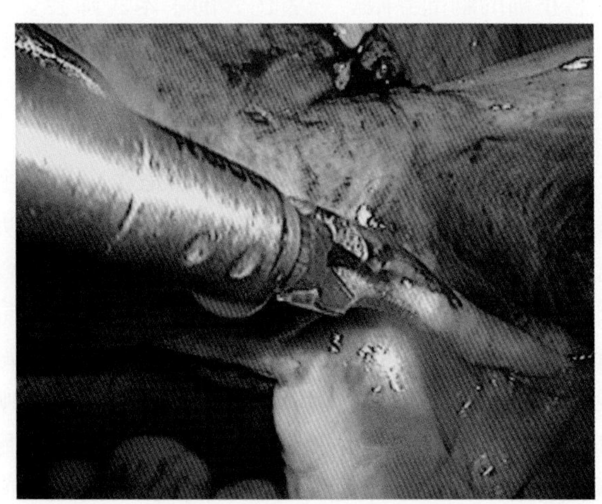

图 23-2-1 输卵管电凝绝育术，在腹腔镜直视下无损伤钳抓住并提起右侧输卵管峡部，通电使组织成白色

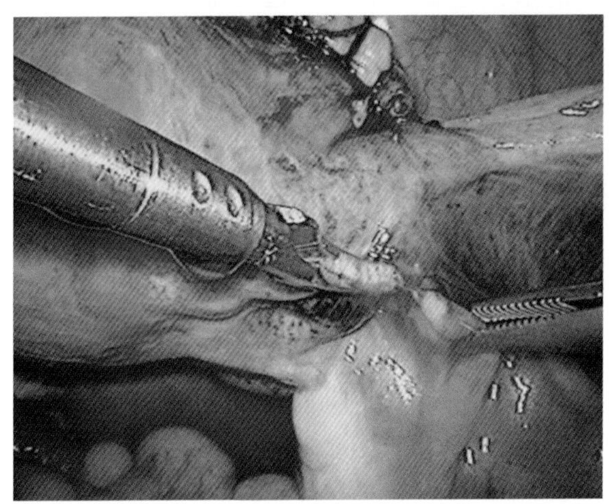

图 23-2-2　腹腔镜下电凝输卵管峡部后将其电凝的部分剪断

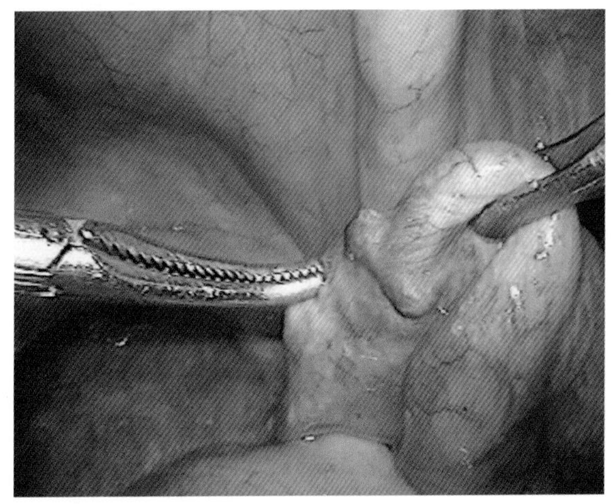

图 23-2-3　右侧输卵管峡部见陈旧 Filshie 节育夹

(一) 输卵管切除术

输卵管切除术(salpingectomy)是实现输卵管绝育的一种替代技术(图 23-2-4),因为它的不可逆性,过去很少使用。然而现在正受到越来越多的关注,因为目前已知的很大一部分原发性卵巢癌的来源是输卵管伞部。输卵管切除术的支持者认为,输卵管切除降低卵巢癌风险的同时达到永久避孕的目的。如果患者有卵巢癌家族史,或者在绝育手术时发现输卵管有明显病变,如输卵管积水,应着重考虑输卵管切除术。有学者认为当输卵管远端同时存在病变时仅闭锁输卵管近端容易发生感染、输卵管积脓和持续性腹痛,结果仍需要手术治疗,最后切除输卵管。

(二) 宫腔镜手术绝育

宫腔镜绝育术(hysteroscopic sterilization)也是可行的。阻塞输卵管的化学物质以奎纳克林应用最

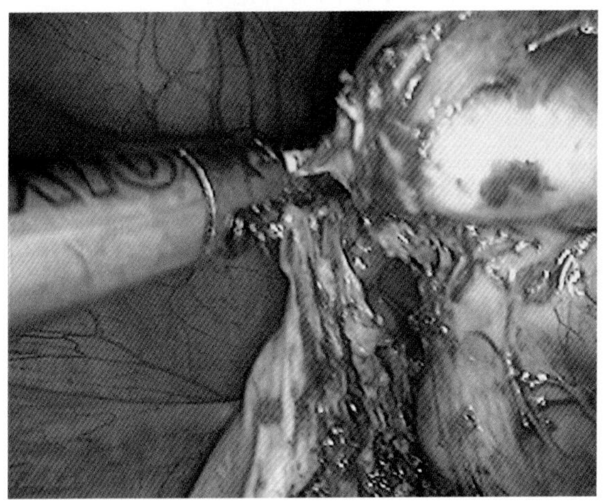

图 23-2-4　腹腔镜下输卵管切除术

为广泛,机械方法则以使用 Essure 金属植入体多见(图 23-2-5)。组成是柔软的不锈钢内芯包绕聚乙烯纤维,外套弹力镍钛合金螺旋圈。原理是植入输卵管后外层的镍钛合金圈膨胀紧贴输卵管壁,而聚乙烯纤维则可诱导周围输卵管壁的纤维组织增生,增生的纤维组织在 3 个月内可完全闭塞输卵管腔从而达到绝育的目的。Kerin 等进行的一项对 227 例妇女前瞻性、国际多中心合作研究表明,Essure 植入成功率为 88%,失败的原因包括输卵管狭窄、闭塞、痉挛、扭曲等解剖学原因以及植入物穿孔、放置不到位等原因。24 个月后随访结果表明 98% 的受者耐受性良好,36 个月随访无 1 例妊娠,但此项研究的局限在于随访时间短、缺乏同已有的其他绝育方法的对照。但此绝育方法部分金属凸入子宫腔可能会干扰着床,增加流产和早产率,此外,放置 Essure 的绝育方法也非常难以逆转。

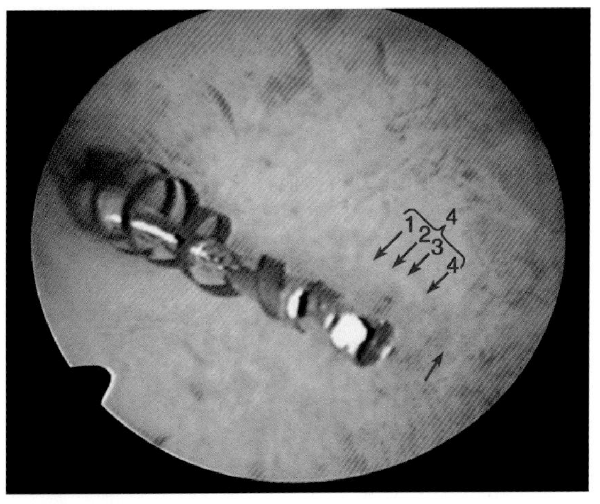

图 23-2-5　宫腔镜绝育术,右侧输卵管口置 Essure 金属植入体

（三）剖宫产手术同时行绝育术

有时女性在剖宫产的同时要求行输卵管绝育术。在这种情况下，因血运较为丰富，输卵管绝育术的失败率较平时稍高。因此有些妇科医师主张此时应修改传统的手术技术，输卵管两断端相距应为以前手术的2倍，大约1~2cm为宜，施行两端包埋法时，应包埋于阔韧带两侧，以减少复通率。另一种选择是将输卵管绝育术推迟到剖宫产术后六周或更长时间进行，使用传统的腹腔镜技术来行绝育术。

三、绝育手术的复通

输卵管绝育术通常是一种不可逆的避孕方法，仅适用于已生育且期望永久避孕的妇女。绝育后的输卵管外科复通术或替代选择——体外授精费用较高且成功率不高。美国的一项协作调查显示，输卵管绝育术后14年内累计要求复育的概率为14.3%，而绝育时年龄在18~24岁的妇女要求复育的概率则为40.4%。由于术后的后悔会造成长期的精神压力，因此绝育术后的可复性问题逐渐成为人们关注的热点。在这种情况下，要么选择输卵管的复通手术，要么选择体外受精（IVF）治疗。Essure根据其设计原理被认为是非可复性的输卵管避孕栓子，栓子的摘除需进行腹部手术。由于其中的金属成分，手术所用的电刀、射频、微波等均需避开栓子部位，因此Essure在可复性方面并无优势。据报道，显微外科输卵管的复通手术治疗Filshie夹或Fallope环绝育术的术后妊娠率为80%，远远高于IVF妊娠率，因此除非是Filshie夹或Fallope环绝育同时存在男性不育的因素（这种情况可考虑IVF），都应考虑复通手术。手术的原则及技巧详见本章第1节。

四、绝育手术的失败

输卵管绝育术术后仍有少数失败，失败率约占0.5%。失败多为技术性，错误的方法是失败的常见原因，会引起患者的不满甚至会造成法律诉讼。因此建议在手术过程中，如果手术存在不确定性，建议术后留一张照片作为记录。如果术中粘连较为严重，对手术效果不确定的话，建议术后行输卵管通畅度的检查如输卵管造影，以明确是否成功阻塞输卵管。

五、输卵管绝育手术的其他并发症

输卵管绝育术是一种简便、安全、高效的手术，偶可出现一些并发症，多与手术方式及术者的熟练程度有关，术时及近期并发症包括麻醉意外、脏器及血管损伤、出血、感染等；远期并发症较为少见，偶见慢性盆腔炎、肠粘连、月经异常、盆腔淤血症、宫外孕、切口后遗症等。Filshie夹脱离至道格拉斯陷凹或盆腔其他的地方非常罕见。以前人们曾经认为手术可能会造成月经过多，但现在逐渐认识到这是因为绝育术后女性停止服用口服避孕药，服药的停止造成了月经的改变，这与绝育手术本身并无相关性。

（T.C. Li 肖 豫）

第3节 输卵管吻合术

2004年英国国家卫生与临床优化研究所指南中指出，对于近端输卵管阻塞患者可选择腹腔镜下输卵管吻合术（laparoscopic tubal anastomosis）和输卵管导丝介入术（tubal catheterization），由于后者有穿孔的风险，所以建议结合X线或宫腔镜进行。宫-腹腔镜联合下输卵管导丝介入复通术可以复通50%~80%近端阻塞的输卵管，如果导丝介入失败，则证实为真正的解剖学阻塞，其中93%是结节性输卵管峡炎、慢性输卵管炎或闭塞性纤维化造成的，此时建议行近端输卵管切除吻合术。手术可以在导丝介入失败时同期手术，也可择日再行手术。输卵管吻合术是输卵管结扎术后实行的一种输卵管结构重建和功能恢复的手术，是将已结扎的输卵管的瘢痕组织切除后，将其两端缝合达到输卵管通畅的技术。目前报道的输卵管吻合术包括：腹腔镜下输卵管吻合术、输卵管显微吻合术和输卵管非显微吻合术。传统的输卵管吻合术为经腹手术。自引入显微外科技术后，输卵管吻合术的手术成功率和术后妊娠率都得到很大提高。显微外科手术可以精确地切除阻塞或病变部分，准确对合输卵管各层，减少了对组织的创伤，提高了手术的精确度，从而提高了术后输卵管通畅率与妊娠率。

一、腹腔镜输卵管吻合术

腹腔镜输卵管吻合术是采用腹腔镜微创技术吻合输卵管。腹腔镜有放大作用，可使手术部位图像更加清晰,减少了吻合手术的难度。且手术采用显微外科技术,组织损伤少,创面对合好,术后恢复快,盆腔粘连形成少,术后通畅率和妊娠率都很高,具有非常广阔的前景。

1. 手术步骤 腹腔镜输卵管吻合术手术时间一般选择月经干净后 3~7 天。手术步骤与显微外科手术方法基本相同,具体手术步骤如下:

(1) 检查双侧输卵管有无粘连,输卵管绝育或阻塞部位情况。若输卵管周围有粘连,须先进行粘连分解,游离输卵管(图 23-3-1)。为减少手术操作中出血,可先在手术部位的输卵管系膜内注射 1~2ml 的血管收缩剂,如垂体后叶素稀释液(图 23-3-2)。

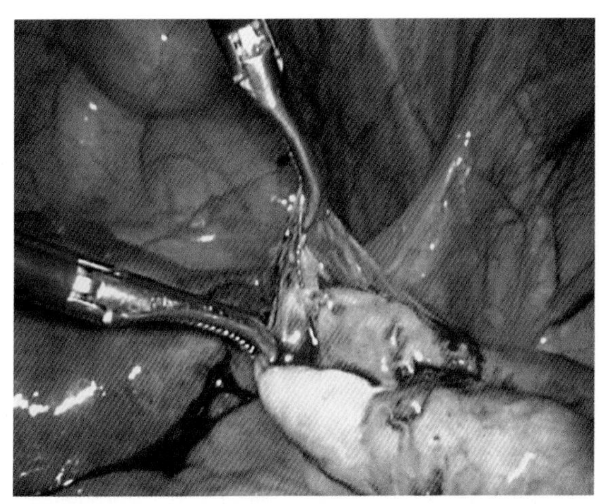

图 23-3-1 腹腔镜下分离粘连,游离右侧输卵管

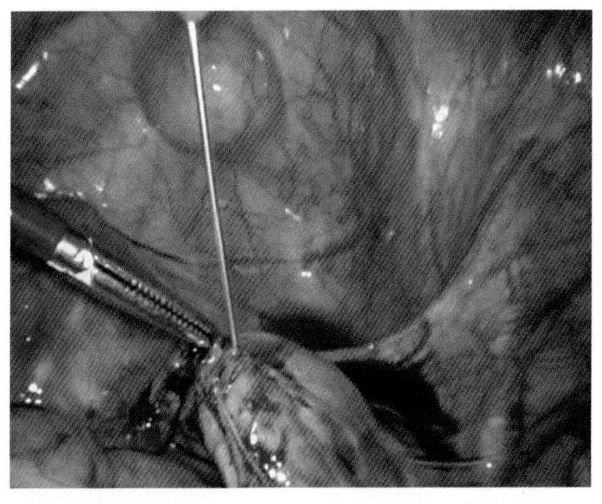

图 23-3-2 腹腔镜下于输卵管系膜内注射血管收缩剂

(2) 打开输卵管阻塞部位浆膜层,游离输卵管近侧断端。行输卵管亚甲蓝通液试验,使输卵管近端管腔膨胀,判断输卵管近端的通畅性。使用单极电针或锐性剪刀在阻塞部位近端以垂直方向横向切/剪断输卵管,注意不要伤及管腔下方的血管。仔细检查输卵管断面,应该切除有瘢痕的部位,如果壁内的输卵管仍是阻塞或不正常,应重复切除,直至输卵管断面有正常的管腔及黏膜皱襞(图 23-3-3、23-3-4)。

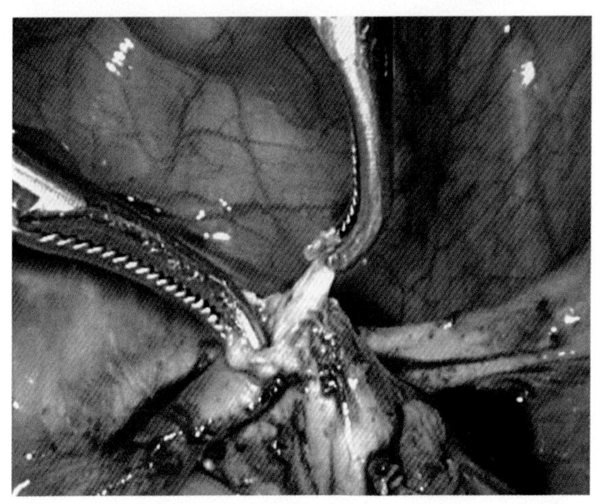

图 23-3-3 游离输卵管近侧断端

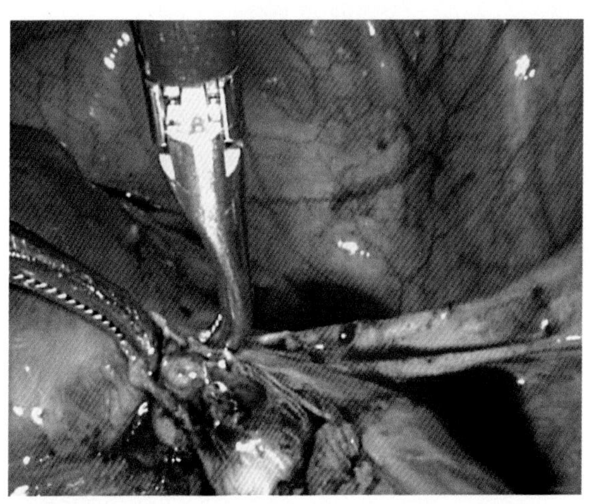

图 23-3-4 腹腔镜剪刀剪断输卵管近端管壁后,检查输卵管断面,可见蓝色液体流出

(3) 游离输卵管阻塞部位远侧断端,使用单极电针或锐性剪刀以垂直方向横向切/剪断输卵管(图 23-3-5、23-3-6)。用腹腔镜穿刺针对断端远侧输卵管行亚甲蓝通液术,判断其通畅性(图 23-3-7、23-3-8)。

(4) 将剪开的阻塞段输卵管自其下方的系膜上剪掉,切缘要尽量靠近输卵管,以避免损伤系膜内的血管(图 23-3-9)。然后按照开腹手术方法,可先缝合输卵管系膜,以使两侧断端接近、合拢,输卵管管腔准确对合。但是通常情况下输卵管系膜不必缝合(图 23-3-10)。

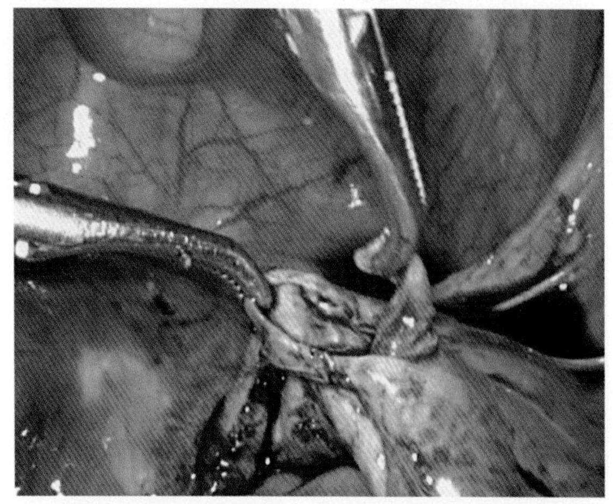

图 23-3-5 游离输卵管远侧断端

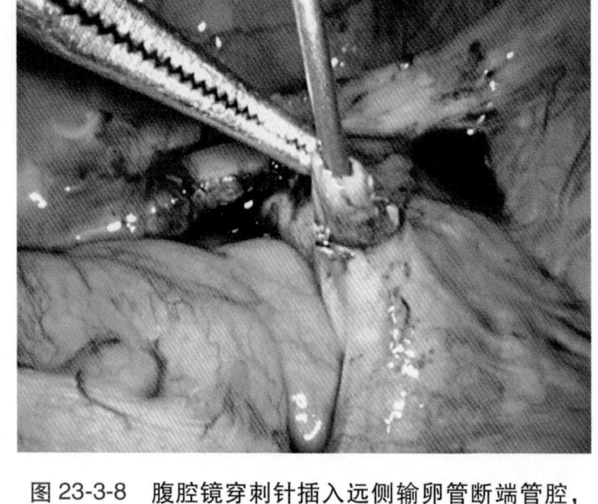

图 23-3-8 腹腔镜穿刺针插入远侧输卵管断端管腔，注射亚甲蓝稀释液体，观察输卵管远端的通畅度

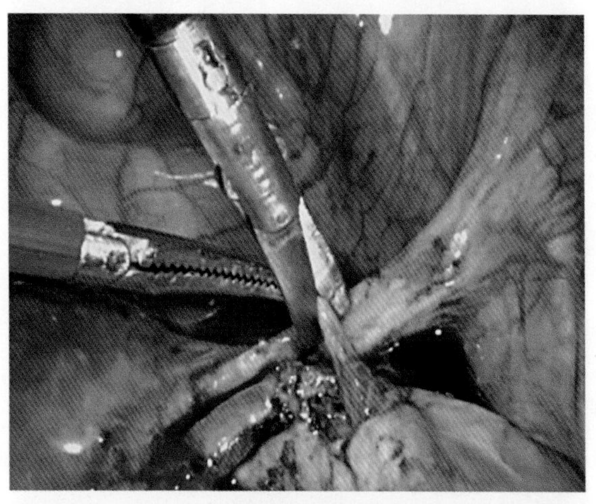

图 23-3-6 腹腔镜剪刀锐性剪断输卵管远端管壁

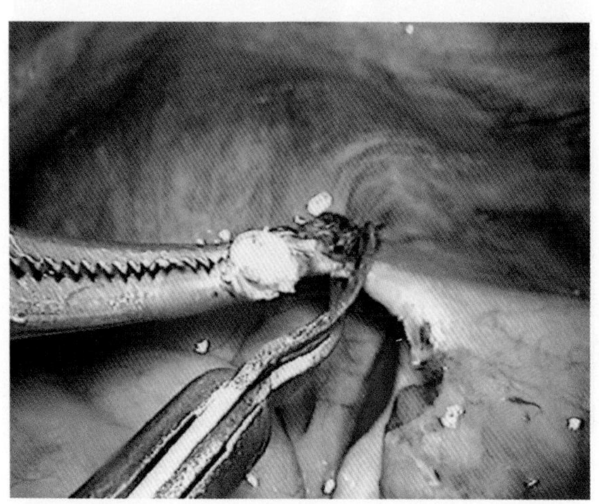

图 23-3-9 腹腔镜剪刀将阻塞段输卵管自其下方的系膜上剪除

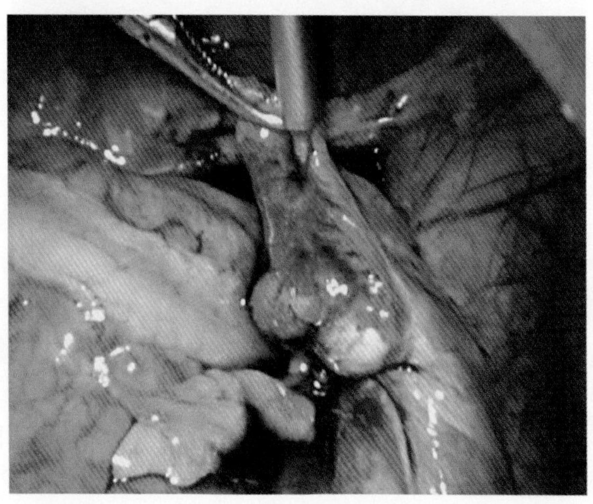

图 23-3-7 腹腔镜穿刺针插入右侧输卵管伞部，注射亚甲蓝稀释液体，观察输卵管远端的通畅度

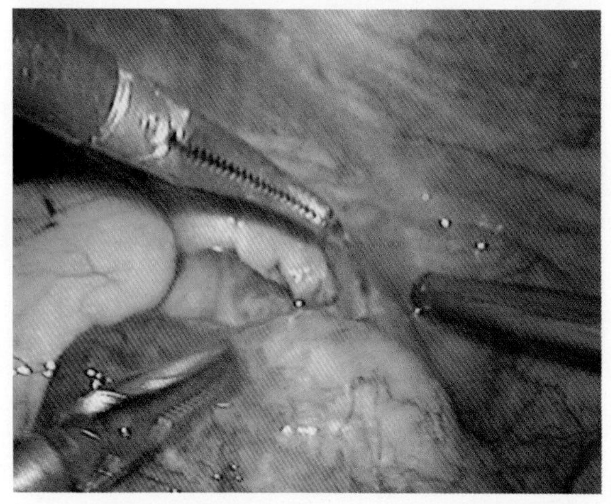

图 23-3-10 吻合前将近端和远端输卵管的断端相对，使其靠近

（5）输卵管黏膜外肌层的缝合一般以6点开始，以使断端准确对合。用6-0~8-0不可吸收缝线缝合黏膜外肌层3~4针（图23-3-11~23-3-16）。每一针缝线需打虚结留置（图23-3-17、23-3-18）。待所有黏膜外肌层的缝合完成后再依次拉紧线结并剪除多余缝线（图23-3-19、23-3-20）。

（6）最后间断缝合输卵管浆膜层，必要时缝合关闭输卵管系膜创口（图23-3-21~23-3-23）。缝合后即进行输卵管通畅度检查（图23-3-24）。

2. 手术原则　腹腔镜输卵管吻合手术应遵循显微外科手术原则，注意事项如下：

（1）手术操作应尽可能减少损伤，用无损伤器械牵拉组织，提拉组织时需轻柔。

（2）术中尽量少用双极电凝，对于输卵管断面及系膜内出血，可用针状电极电凝止血，但应尽量减少电凝操作，以避免对输卵管管壁的热损伤。

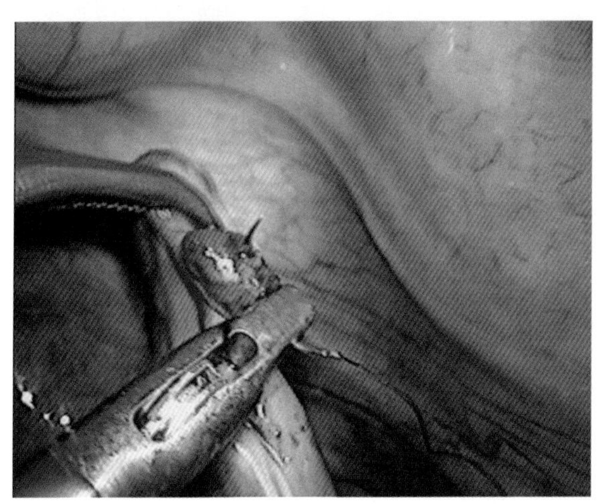

图23-3-11　腹腔镜下于管腔6点处缝合输卵管远侧断端黏膜外肌层

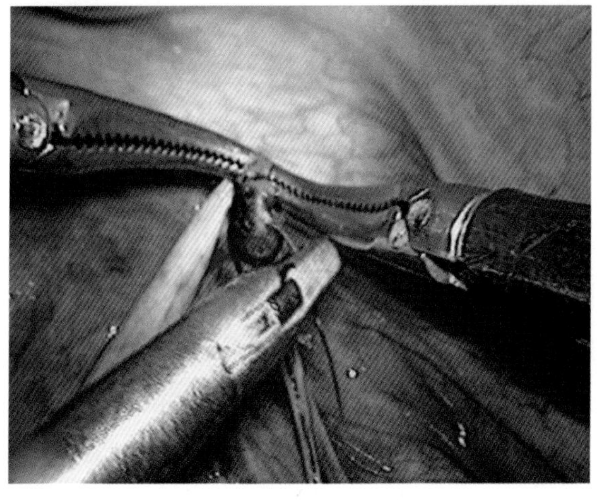

图23-3-12　腹腔镜下缝合输卵管近侧断端6点处黏膜外肌层

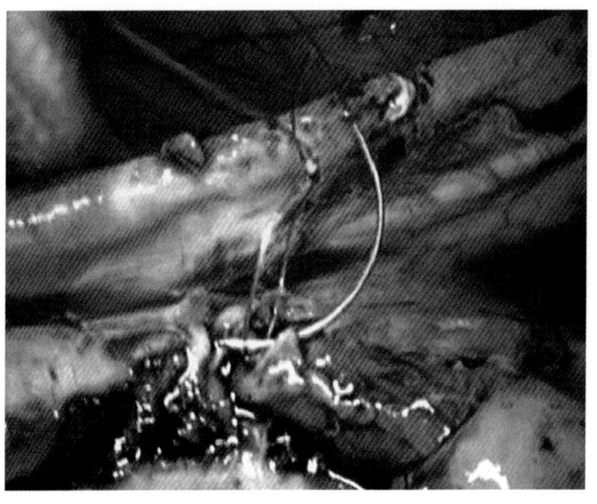

图23-3-13　腹腔镜下缝合输卵管远侧断端3点处黏膜外肌层

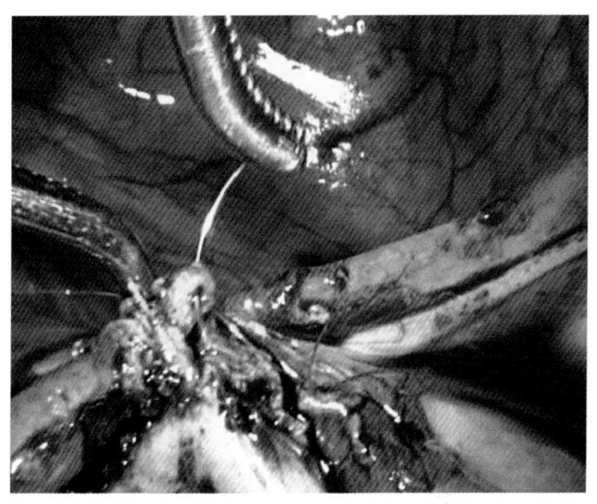

图23-3-14　腹腔镜下缝合输卵管近侧断端3点处黏膜外肌层

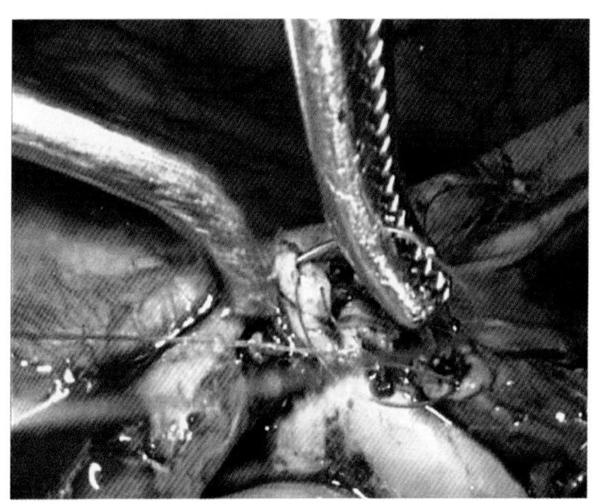

图23-3-15　腹腔镜下缝合输卵管近侧断端12点处黏膜外肌层

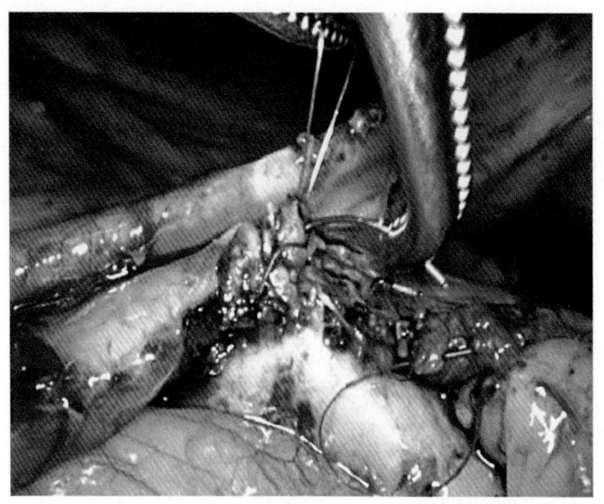

图 23-3-16　腹腔镜下缝合输卵管近侧断端 9 点处黏膜外肌层

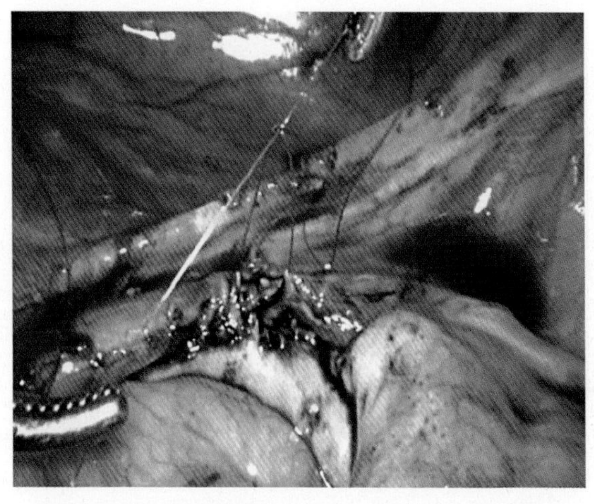

图 23-3-17　腹腔镜下缝合输卵管黏膜外肌层后打虚结

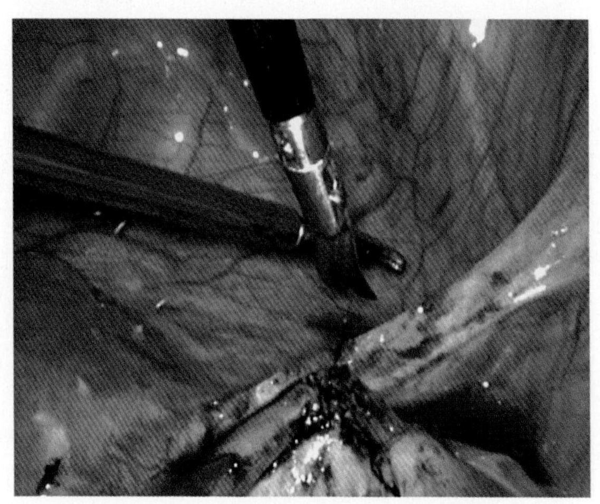

图 23-3-18　打虚结后剪除一侧多余尾线

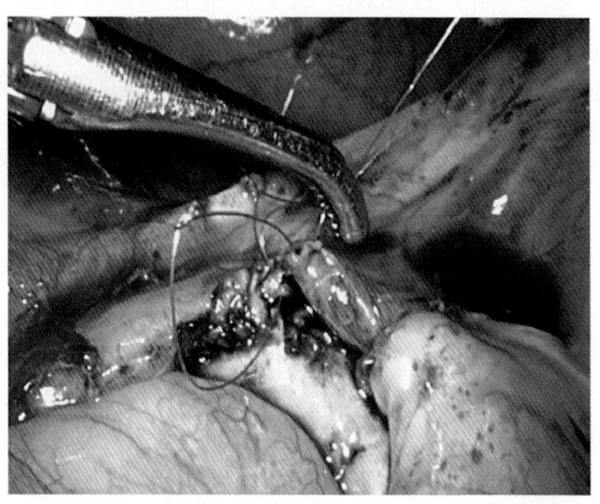

图 23-3-19　输卵管创面黏膜外肌层缝合结束后逐一拉紧线结

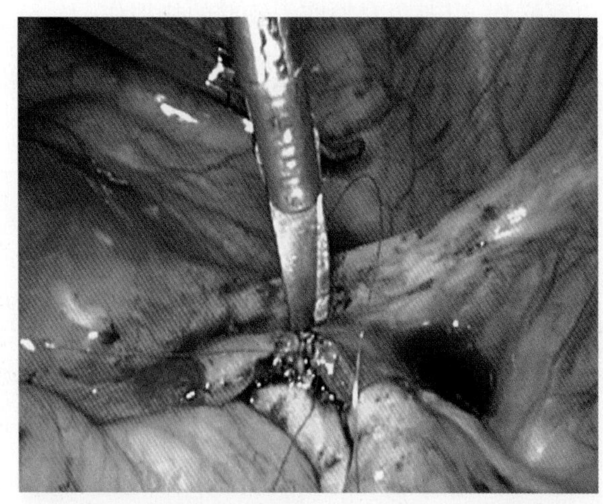

图 23-3-20　拉紧线结后剪除多余尾线

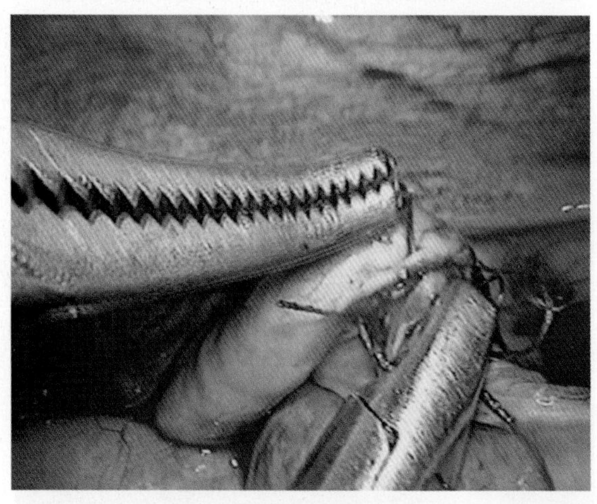

图 23-3-21　腹腔镜下缝合输卵管吻合端浆膜层（9 点处）

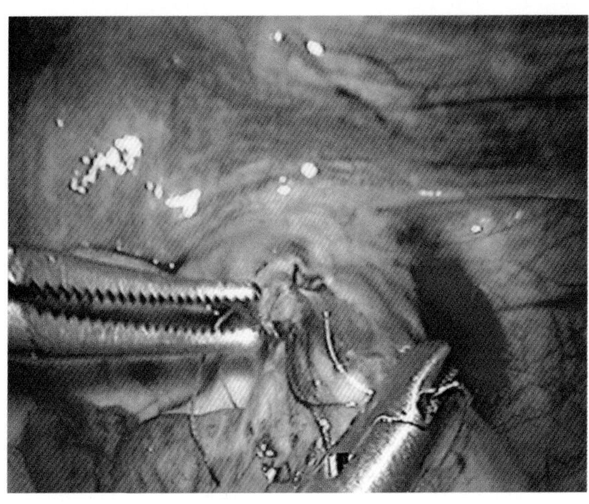

图 23-3-22　腹腔镜下缝合输卵管吻合端浆膜层（3点处）

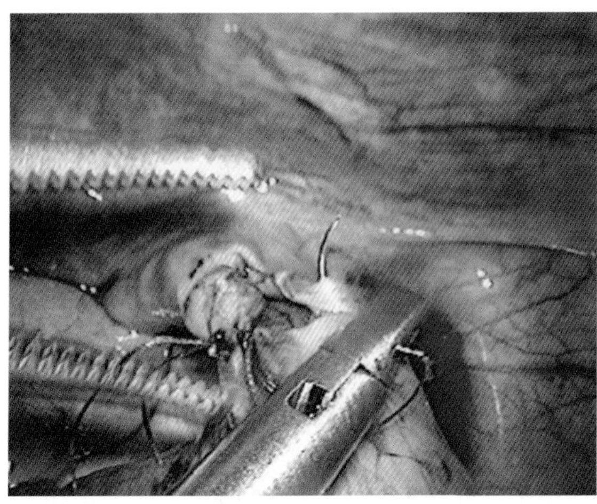

图 23-3-23　腹腔镜下缝合关闭输卵管吻合端系膜创口

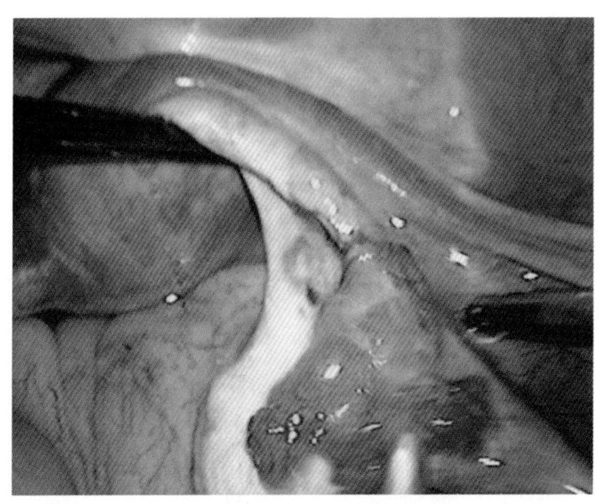

图 23-3-24　腹腔镜下右侧输卵管吻合后图像

（3）待吻合的输卵管两侧断面应有正常的输卵管黏膜。

（4）手术操作时不要切断或损伤输卵管系膜内的弓形血管，以免发生严重出血。

（5）输卵管远端部分可以通过伞端逆向通液使其管腔膨胀。

（6）用细针线缝合输卵管断缘，所有线结要打在管腔外面，缝线打结不宜过紧，以保证两端输卵管肌肉无张力对合为度。

（7）有学者采用腹腔镜下单点缝合，也有一定的成功率。

3. 术后效果　输卵管吻合术影响术后效果的因素有：

（1）选择适合的病例施行输卵管吻合术，是此术式成功的关键。文献报道，选择年龄较轻（<35~40岁）、输卵管绝育术后（如Filshie夹绝育）的患者施行吻合术，术后妊娠概率较大。而年龄大、输卵管充血、迂曲、粘连等慢性炎症的患者手术效果差。

（2）手术成功率还与吻合部位相关。输卵管峡-峡吻合术组织对合好，术后妊娠率最高。而输卵管其他部位的吻合管径不等粗，不易对合。且壶腹部受损时会妨碍精子和卵子相遇，影响受孕。

（3）在行输卵管吻合时，应避免切除过多的输卵管组织。文献报道，残留输卵管长度也是影响预后的因素。吻合后输卵管的长度应大于5~7cm。

（4）对于输卵管吻合术后是否应行输卵管通液术一直是学者们争论的问题。文献报道，吻合术后通液会增加感染概率、损伤输卵管黏膜，若通液压力过大会造成吻合口破裂或愈合不良。但是也有学者认为，早期通液可了解输卵管通畅情况，清除输卵管内残留血块、细胞碎屑、松解轻度粘连，但是通液时应严格无菌操作、控制通液的速度和压力，以免发生并发症。

二、输卵管显微吻合术

显微外科在绝育术后输卵管吻合术中的效果已被肯定，术中能清楚地分辨出吻合组织的层次，确保对合准确，减少组织损伤程度，提高吻合成功率。输卵管的吻合术应该遵循微创外科手术原则。显微外科输卵管吻合术的技术及结局在另外章节已经详述。

在Dubisson等人的一项研究中，输卵管吻合术后2年内累计宫内妊娠率为68%。小于36岁女性进行的双侧输卵管宫角处吻合术后的累积的宫内妊娠率均明显高于年长者。在另一项研究中，Ransom和Garcia报道显微外科子宫角峡部吻合术后宫内妊娠率为38%。这些结果都显示,显微外科输卵管吻合术在对输卵管近端阻塞的治疗中起重要作用。

三、输卵管非显微吻合术

开腹行输卵管吻合术具有手术简单、效果良好的优点,适合无法开展腹腔镜和微创外科的基层医院。手术时应注意以下问题:①年龄的选择:一般认为,自然生育力随年龄增加而下降,35岁以上受孕力渐降低。②输卵管吻合部位对复孕的影响:输卵管峡部阻塞吻合复孕率较高,输卵管壶腹部阻塞吻合复孕率较低。③输卵管损伤的程度,包括输卵管黏膜、管芯及浆膜层的损伤,有瘢痕形成或正常的生理蠕动障碍都可影响受孕。缝合前一定要将输卵管芯两端对齐,放正,避免输卵管发生扭曲;缝合时针距适当,以免吻合口处残留的缝合线及线结较多,形成较广泛的瘢痕,可造成吻合口处的狭窄,影响输卵管的蠕动而影响受孕;减少输卵管浆膜的损伤,尽量恢复正常血供。④术后输卵管长度与复孕的关系:吻合术后保留其一定长度是提高吻合术后宫内妊娠率的重要因素。卵细胞受精后随着发育的同时逐渐移向子宫,一般认为术后输卵管长<4cm,会因受精卵与子宫内膜发育不同步而使着床失败。

比较IVF-ET和输卵管吻合的术后妊娠率,对输卵管绝育术后要求再生育的患者来说,辅助生殖技术并不能达到比外科复通手术更好的结局,而且IVF-ET需要使用大量促排卵的药物及术后黄体支持药物,费用高,过程复杂,存在发生卵巢过度刺激综合征的风险,同时多胎妊娠发生率增高,因此,在解决近端输卵管梗阻的问题上,输卵管吻合术有着不可替代的作用。

(T.C. Li 肖 豫)

第4节 异位妊娠手术

若受精卵着床于正常子宫体腔以外的其他部位即异位妊娠(ectopic pregnancy),可危及生命,作为一种常见妇科急症,一直备受重视。异位妊娠绝大多数发生在输卵管,异位妊娠发病率约2%,其中95%为输卵管妊娠,偶尔发生在宫颈部或肌壁间,原发性腹腔妊娠罕见。1884年,Lawson Tait首先介绍用输卵管切除术治疗异位妊娠,从此使异位妊娠的死亡率大大降低,使手术成为治疗异位妊娠的主要手段。直到1953年,Stromm医师首先采用保留输卵管的手术方法治疗输卵管妊娠,使患者不仅能够获得治疗,而且能够保留病变的输卵管,保留其生育能力,这是输卵管妊娠治疗的又一次进步。随着内镜手术的开展,Bruhat(1977)和Semm(1979)分别报道使用腹腔镜手术行输卵管修补术及输卵管切除术治疗输卵管妊娠,使异位妊娠的治疗由创伤较大的剖腹手术向微创伤的腹腔镜手术转变,成为异位妊娠手术治疗的第三次突破。目前,超声检查,特别是阴道超声检查的使用,再结合血hCG检查,使许多异位妊娠患者能够在未发生腹腔内大出血的情况下得到诊断。腹腔镜手术则能够在及早、准确诊断异位妊娠的同时,选择最恰当的方法治疗异位妊娠,从而避免患者发生腹腔内大出血等严重后果,同时由于其创伤小,恢复快,使患者住院时间大大缩短,术后很快恢复正常生活及工作。因此,腹腔镜手术已作为诊治异位妊娠的主要手段。本章将重点介绍腹腔镜手术治疗异位妊娠的有关问题。

一、术前诊断及手术指征

由于宫外孕的早期诊断及治疗可明显减少对患者的损害,避免腹腔内大出血及输卵管的严重破坏,因此对怀疑宫外孕的患者应及早行腹腔镜检查(图23-4-1~23-4-7)以确诊。同时,由于腹腔镜手术仍是有创的诊断方法,并有一定风险。因此,应尽量选择恰当的患者接受腹腔镜手术。

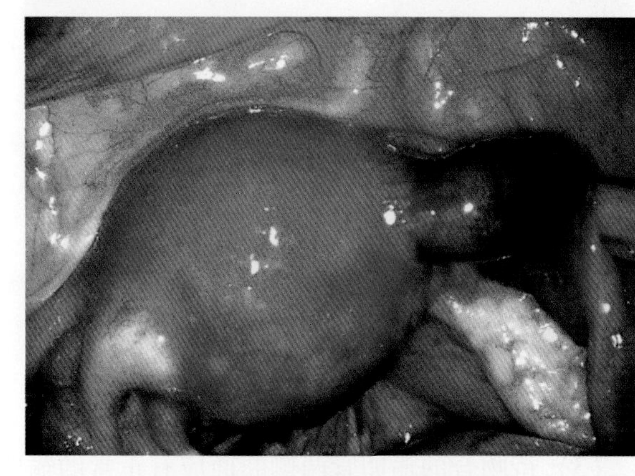

图23-4-1 输卵管峡部异位妊娠

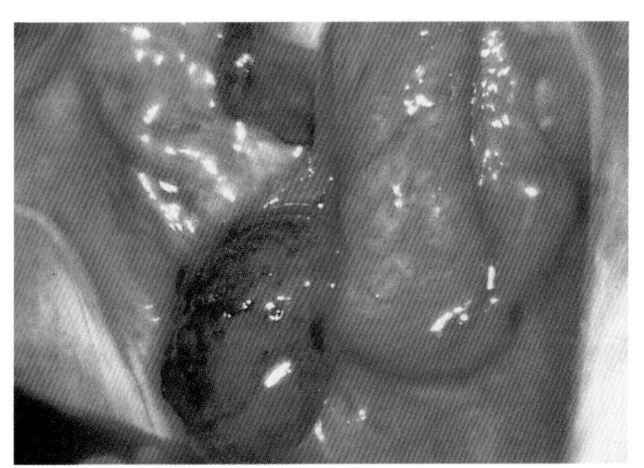

图 23-4-2　输卵管伞部异位妊娠

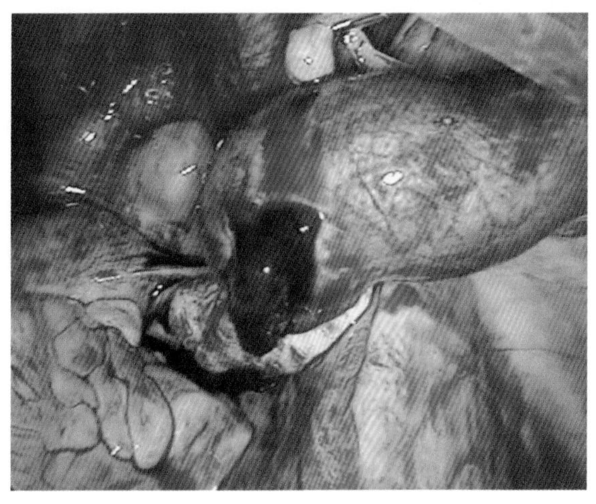

图 23-4-5　右侧输卵管壶腹部妊娠破裂

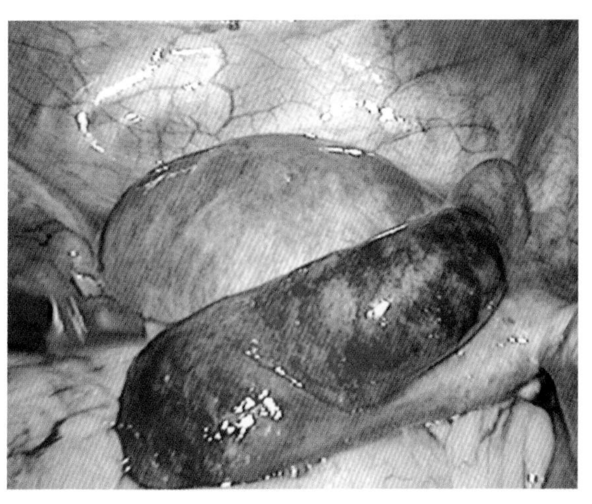

图 23-4-3　输卵管壶腹部异位妊娠

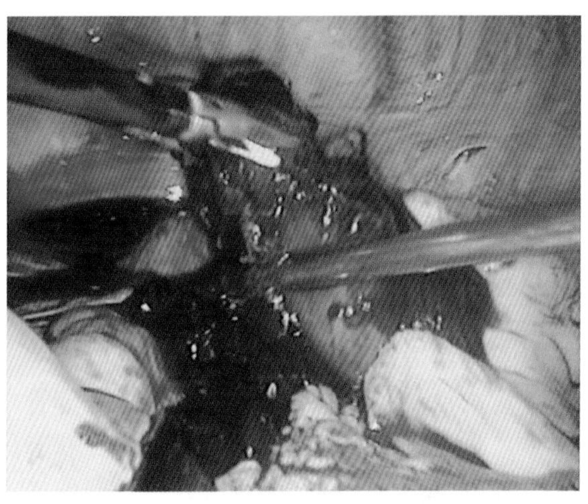

图 23-4-6　右侧输卵管伞部妊娠流产型，伞端凝血块包裹，盆腔暗红色游离积血块

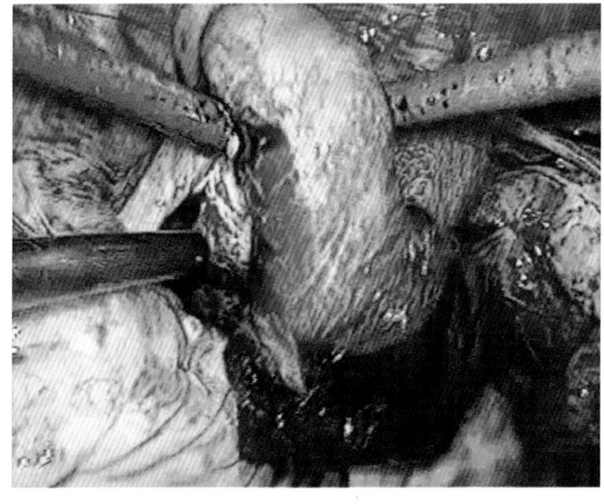

图 23-4-4　左侧输卵管壶腹部妊娠，伞端可见棕黑色陈旧血块

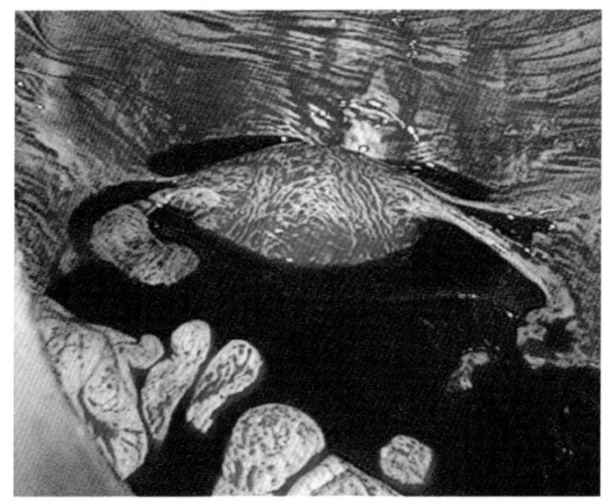

图 23-4-7　盆腔暗红色不凝血及血块，量约 250ml

（一）适应证

1. 对有异位妊娠高危因素患者，如慢性盆腔炎、不孕症、曾有过宫外孕、输卵管曾行过整形手术等，在妊娠早期及时行超声波检查，特别是阴道超声波检查，确定妊娠位于宫内或宫外。

2. 生育年龄妇女出现下腹疼痛或不规则阴道出血，应常规行血或尿 hCG 检查，对 hCG 呈阳性者，应进一步行超声，特别是阴道超声波检查。排除宫内妊娠后，如在宫旁发现半囊实性包块，或腹腔有积液，则可疑宫外孕，应尽早安排患者接受腹腔镜检查。

3. 对怀疑有腹腔内出血者，应及时行腹腔穿刺或后穹窿穿刺，如抽出不凝固的陈旧血液即可诊断，如此时尿 hCG 阳性，更可确诊为宫外孕，应及时行腹腔镜手术治疗。

4. 对于 hCG 反复阳性，刮宫无绒毛组织，刮宫后 hCG 仍为阳性，而不能确诊为妊娠滋养细胞肿瘤者，应行腹腔镜检查以排除宫外孕。

对宫外孕症状不明显，hCG 浓度不高的患者，不必立即行腹腔镜检查，而应追踪检查 hCG 浓度改变及重复超声波检查，以排除早期宫内妊娠。

（二）禁忌证

1. 绝对禁忌证

（1）盆腔严重粘连，不能暴露病变的输卵管。

（2）腹腔大量积血、患者处于严重休克状态。

2. 相对禁忌证　有妊娠包块大小及部位等，如间质部妊娠和妊娠包块较大者手术较困难，为相对禁忌证。之所以称为相对禁忌证，是因为这要根据手术医师的经验及手术技能而定。对一个医师来说不能用腹腔镜完成的手术，另一个医师可能很容易完成。

对于输卵管间质部妊娠，以往认为腹腔镜下治疗应慎重考虑，因易于出血，导致中转开腹，现在已经不是问题，关键是做此类手术应具备丰富的手术经验及良好的手术设备。

二、异位妊娠的腹腔镜手术治疗

随着腹腔镜手术器械的改进及腹腔镜手术医师经验的增加，以往经剖腹手术治疗宫外孕的各种手术方式均可在腹腔镜下完成，包括输卵管切除术、输卵管部分切除术、输卵管切开取胚胎及修补术、输卵管妊娠物挤出术。此外，还可经腹腔镜下局部注射甲氨蝶呤（MTX）杀死胚胎，以达到治疗目的。

选择输卵管切除还是保留输卵管的手术，需考虑以下各点：①患者的生育要求：未生育者应尽量保留输卵管；②病变输卵管的破坏程度：破坏严重者需切除；③对侧输卵管的状况：对侧输卵管正常者，可考虑切除病侧。

此外，对于不需要保留生育功能的患者，术前就应由患者及家人决定行输卵管切除术，因为这样手术彻底，不存在术后出血及持续性宫外孕的后患；对于需要保留生育功能的患者，则应行保留输卵管的手术，但术时如发现输卵管因病变而严重破坏，也应行输卵管切除术；如术时发现对侧输卵管因炎症等原因而严重破坏或已被切除，而患者仍需要保留生育功能，则应尽可能行保留输卵管的手术，有时腹腔镜下手术有困难，可考虑转为开腹行显微手术修补病变之输卵管。

三、手术器械及其应用

许多腹腔镜手术器械均可用于镜下输卵管手术。宫外孕手术时必须使用冲洗吸引器，以吸出腹腔内积血，暴露术野。一般情况下使用 5mm 吸管即可，如腹腔内有大量积血或血块，则用 10mm 吸管，可较快吸出腹腔内积血及血块，吸管不易阻塞。镜下手术时用于止血的方法主要有电凝、缝合、钛夹、热凝、套扎、激光、局部注射血管收缩剂等，应根据不同手术方式及可供使用的手术器械选择不同的止血方法。电凝、缝合常用于保留输卵管的手术，而套扎则用于输卵管切除术。激光，特别是 CO_2 激光，用于切开输卵管壁较好，但止血功能差。10mm 勺状钳常用于取出组织、绒毛及血块等。切除的输卵管可经 10mm 穿刺套管取出，组织块较大时，可先用剪刀剪碎后取出，也可放在腹腔镜专用的收集袋内取出。腹部小切口或后穹窿切开来取出输卵管组织的方法已极少应用。

四、手术方法

气腹成功后首先经脐部放入腹腔镜，确诊为输卵管妊娠并可行镜下手术后，在下腹两侧放入 5mm 穿刺套管，用于放入手术器械，一般情况下 3 个穿刺孔即可完成手术，如有必要，可在耻骨联合上方再放入一个穿刺套管。先吸净盆腔内积血，如遇盆腔粘连可先分离粘连，充分暴露病变输卵管，并观察对侧输卵管情况，以决定选择手术方式。手术结束时用大量生理盐水将盆腹腔彻底冲洗干净。

（一）输卵管切除术

如果患者不需要保留生育能力，或输卵管已严重破坏，应选择输卵管切除术。如果同侧输卵管曾有过一次妊娠，或该侧输卵管曾行过伞端造口术，也应行输卵管切除术。

输卵管切除术适用于无生育要求或输卵管妊娠破裂不易修补者。循证医学资料表明，如果对侧输卵管外观正常，切除患侧输卵管不会影响日后的正常妊娠，还可以降低持续性异位妊娠的发生率。

近年来，有报道采用经脐单切口腹腔镜输卵管切除术治疗异位妊娠，与传统腹腔镜输卵管切除术比较患者手术时间、术中出血量、术中术后并发症、住院时间等均无明显统计学差异，无术后并发症发生。

行输卵管电凝切除术时将举宫器放入宫腔，使子宫保持前倾位，充分暴露患侧输卵管，用一把抓钳提起输卵管伞端，自伞端开始用双极电凝钳靠近输卵管钳夹、电凝输卵管系膜，然后用剪刀剪断系膜（图 23-4-8、23-4-9）。这样逐步剪断系膜直至输卵管宫角部，切除患侧输卵管。靠近输卵管电凝系膜的目的是减少电凝对卵巢系膜及其血液供应的影响。也可使用一种带刀双极电凝钳，其优点是电凝组织后可立即下推刀片，将组织切断，不需反复更换手术器械，从而缩短手术时间。输卵管切除也可逆行进行。先钳夹切断输卵管峡部近宫角处，再逐步电凝切断输卵管系膜至输卵管伞端，逆行切除病变输卵管（图 23-4-10～23-4-12）。

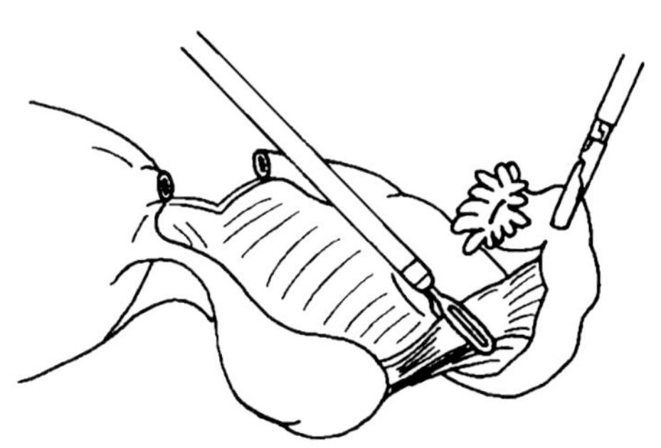

图 23-4-8　自输卵管伞端电凝输卵管系膜

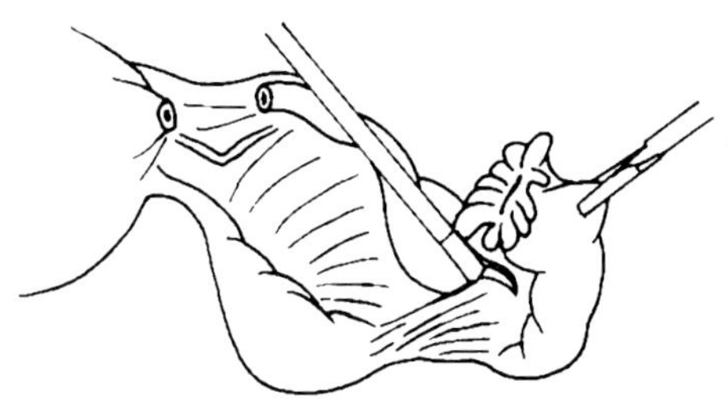

图 23-4-9　用剪刀剪断系膜

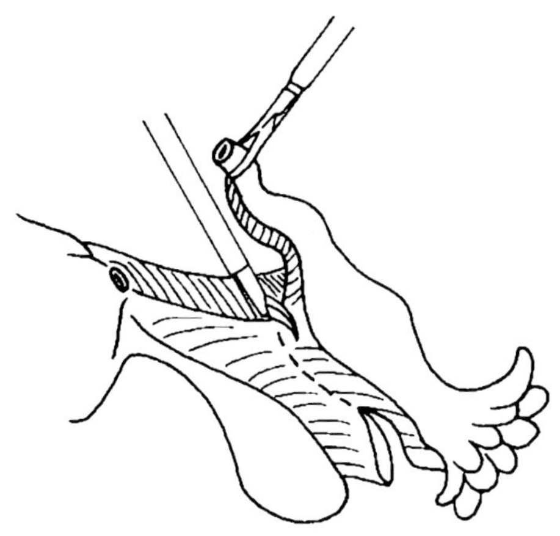

图 23-4-10　自输卵管峡部开始剪刀剪断系膜

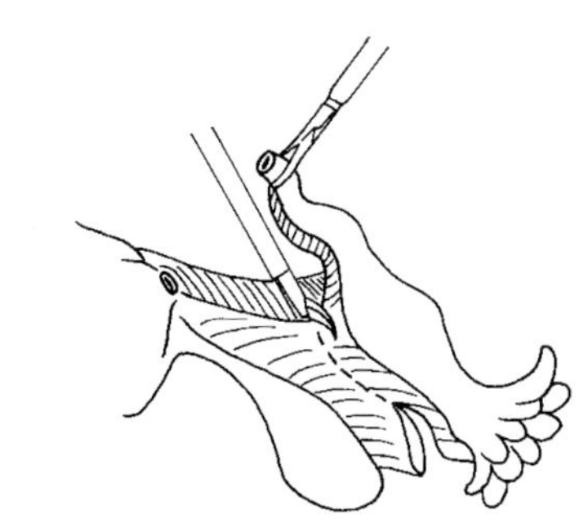

图 23-4-11　逐步用剪刀剪断系膜

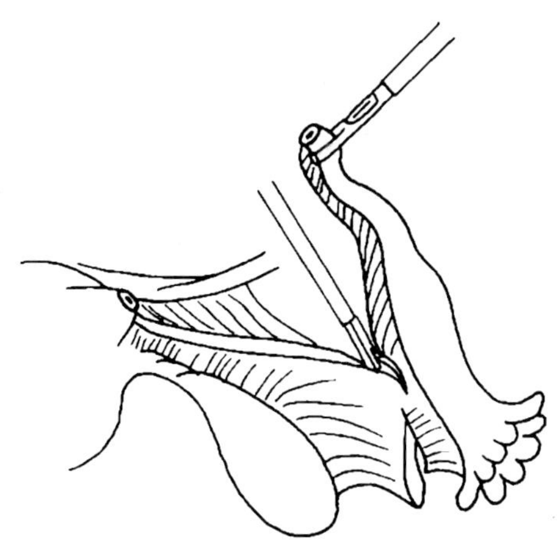

图 23-4-12　剪刀剪断系膜，切除患侧输卵管

单极电凝也可用于切除输卵管，术时使用单极电凝钳钳夹输卵管系膜，凝固组织后再使用电切切断，逐步切除输卵管。但是单极电凝凝固组织范围较大，术时产生较多烟雾为其不足之处。内凝钳也可用于输卵管切除，方法与使用双极电凝同。

（二）输卵管部分切除术或电凝术

输卵管部分切除术主要用于输卵管峡部或壶腹部妊娠破裂不能修补，而患者又不愿切除输卵管者。输卵管切开取胚胎及修补术失败者也可考虑输卵管部分切除术或电凝术。病灶切除后的输卵管剩余部分将来可以行输卵管吻合术以获得生育能力。

输卵管部分切除术是将输卵管妊娠部分切除，首先用双极电凝钳将妊娠部位两侧的输卵管电凝后剪断，用抓钳将病变部分提起，再电凝并剪断其系膜，从而将妊娠部分的输卵管切除（图 23-4-13～23-4-17）。

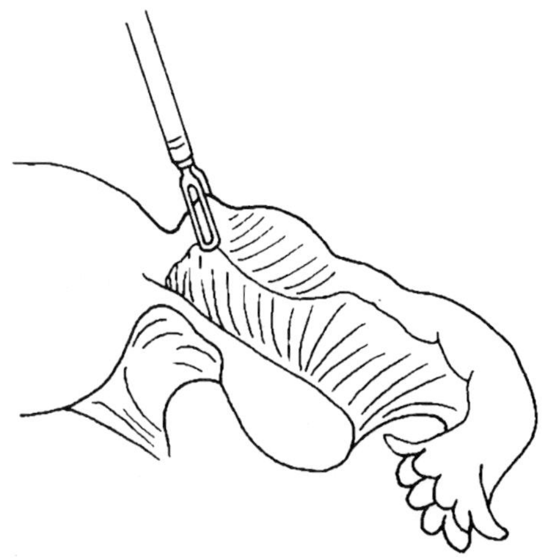

图 23-4-13 输卵管部分切除术，电凝妊娠部位近侧的输卵管

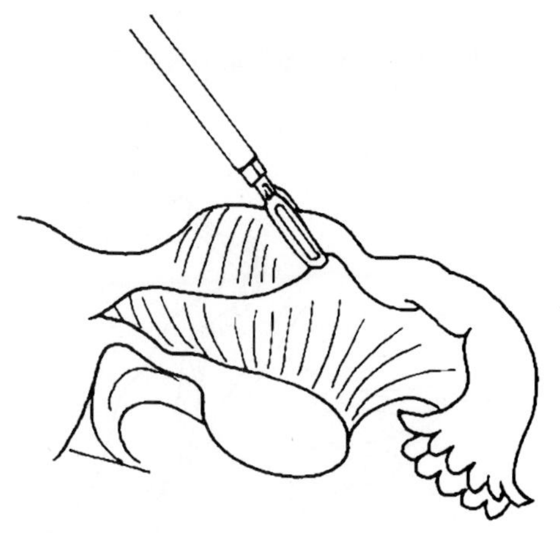

图 23-4-14 输卵管部分切除术，电凝妊娠部位远侧的输卵管

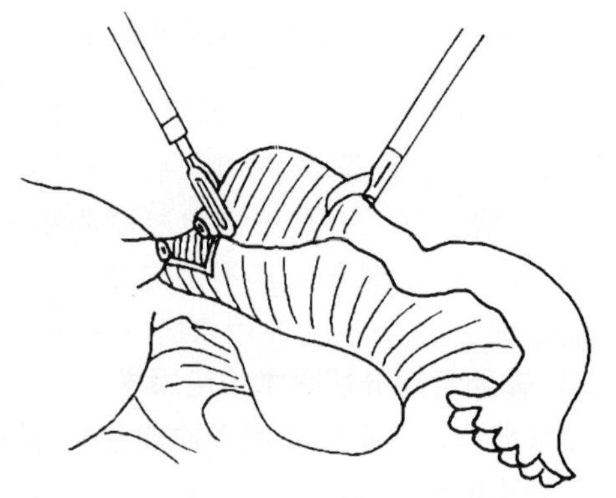

图 23-4-15 输卵管部分切除术，电凝妊娠部位两侧的输卵管后剪断

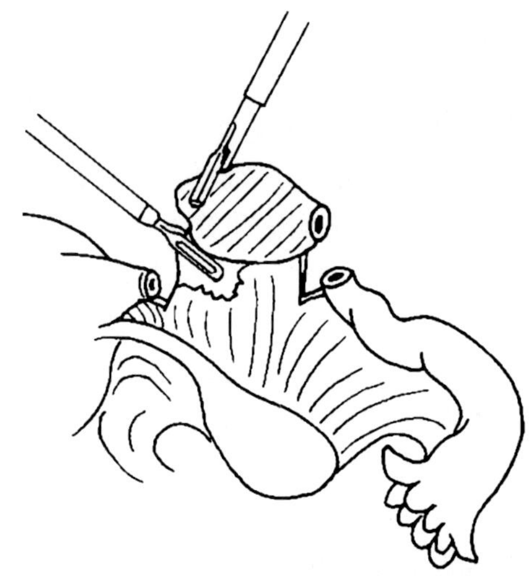

图 23-4-16 用抓钳将病变部分提起，再电凝并剪断其系膜

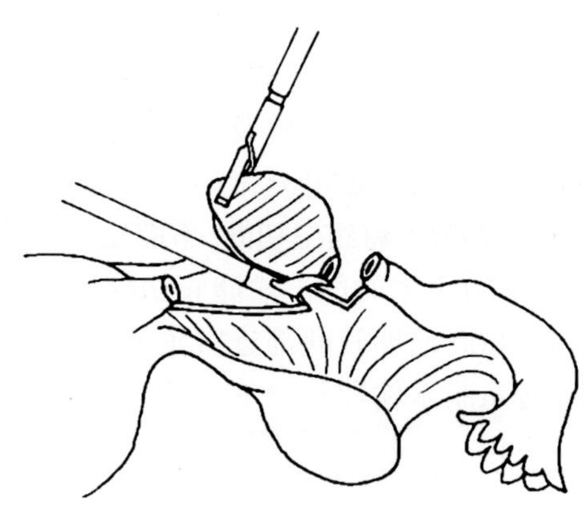

图 23-4-17 用抓钳将病变部分提起，再电凝并剪断其系膜，从而将妊娠部位的输卵管切除

如使用缝线结扎的方法行输卵管部分切除术，则先缝合结扎妊娠部位两端的输卵管，然后切断之。具体做法为先用抓钳提起该段输卵管，继而缝扎并切断系膜，切除病变部分输卵管。与电凝方法相比，缝线结扎的方法操作较困难，费时较长。

无论使用何种方法，在病变部分输卵管切除后均应仔细检查创面有无出血，如发现出血仍可用电凝或缝合止血。

切除的输卵管可送病理学检查。

输卵管妊娠部位电凝术与输卵管部分切除术相似，只是将病变部分使用电凝完全凝固而不切除。这种方法的缺点是无法取得组织行病理学检查。

由于输卵管切开取胚胎术及局部注射 MTX 的方法广泛使用且有效，因此输卵管部分切除术或电凝术目前很少使用。

（三）输卵管切开取胚胎及修补术

输卵管线形切开术（开窗术）是输卵管妊娠的保守性手术，选择适应证为：①患者希望保留输卵管，生命体征平稳；②输卵管壶腹部妊娠直径<6cm。

输卵管切开取胚胎及修补术主要用于需要保留生育能力的患者。有报道输卵管切开取胚胎及修补术后再次宫外孕的机会有所增加，但这种手术对需要保留生育能力的患者仍是合理的手术方式。

决定行输卵管切开取胚胎及修补术前，应向患者交代有关问题，如术后持续性宫外孕需再次手术或用药物治疗，手术后应定期检查血 hCG 浓度，直到正常为止。

输卵管壶腹部妊娠最适合行输卵管切开取胚胎及修补术，部分峡部妊娠也可行这种手术，无论妊娠部位是否破裂，只要病例选择恰当，均可使手术顺利完成。

在切开输卵管壁之前，首先在输卵管系膜处注射一些血管收缩剂（图 23-4-18），以减少输卵管充血程度。常用的血管收缩剂有 5% 血管加压素溶液、1/10 000 肾上腺素溶液或垂体后叶素溶液。注射血管收缩剂后常可见局部组织因缺血而变白。

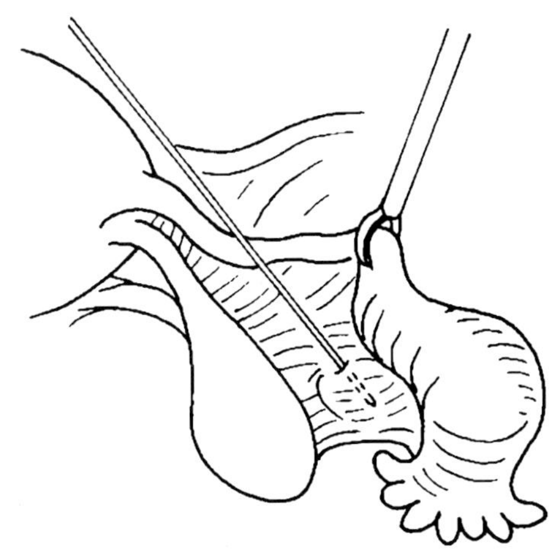

图 23-4-18　在输卵管系膜处注射血管收缩剂

用无损伤抓钳拨动输卵管，暴露要切开部位。切口部位应选在输卵管系膜对侧缘、妊娠包块最突出部分。一般应沿着输卵管长轴纵行切开（图 23-4-19），切口不必过长，以可顺利将管腔内绒毛及血块取出为限，切口过长可导致输卵管壁过多的血管损伤，出血量增多且不易止血。单极电针是切开输卵管最常用、最方便的手术器械，它在切开管壁的同时还有凝固组织和止血作用。剪刀及 CO_2 激光也可用于切开输卵管。

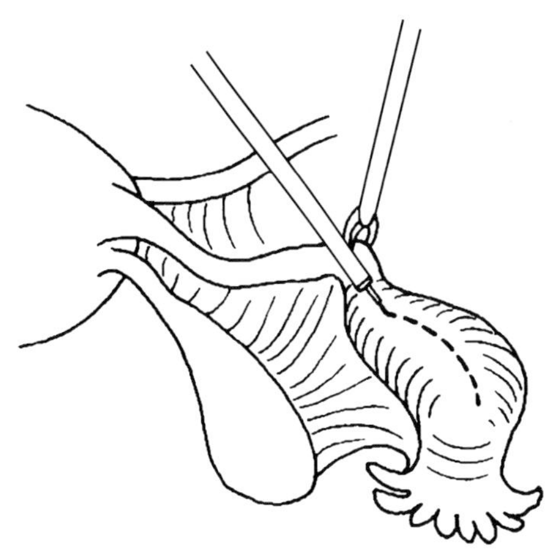

图 23-4-19　沿输卵管长轴纵行切开

管壁切开后即见管腔内血块及绒毛组织凸出于切口，要将管腔内的妊娠组织及血块取出，最好不用抓钳钳夹，这样容易将绒毛组织夹碎，增加组织残留机会，同时如钳夹损伤了输卵管黏膜，则导致管壁出血而不易止血。排出管腔妊娠组织及血块的最好方法是水压分离。具体操作方法如下：用一把无损伤抓钳将输卵管壁切口缘提起，将 5mm 冲洗吸引管沿管壁放入管腔，利用水压将绒毛及血块与管壁分离，并在水流的带动下，使绒毛及血块自切口完整排出。如绒毛及血块与管壁粘连较紧，水压不能完全分离，可用 5mm 抓钳轻轻牵拉取出（图 23-4-20），注意不可钳夹输卵管黏膜，以免引起出血。如果绒毛及血块较大，可用 10mm 吸管将其在切口处吸着，用另一把无损伤抓钳轻轻推动输卵管壁，使绒毛及血块排出。用生理盐水反复冲洗输卵管腔，以确定有无绒毛组织残留。绒毛及血块先放于直肠子宫陷凹处，待手术结束时取出。

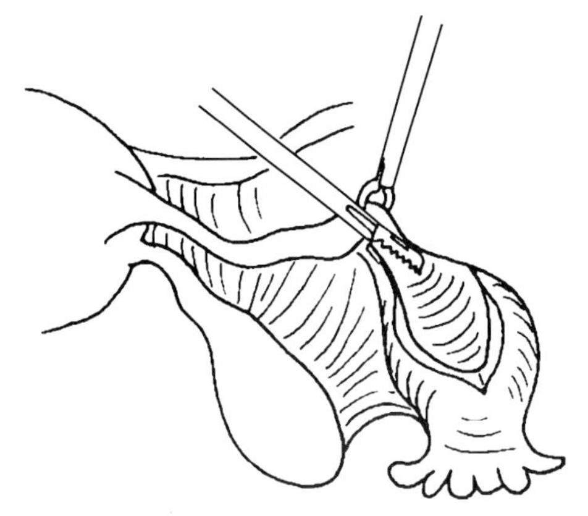

图 23-4-20　5mm 抓钳轻轻牵拉取出绒毛及血块

输卵管内绒毛及血块取出后管壁即塌陷，如无活动性出血，切口可自动对合并愈合，此种情况切口不需缝合（图 23-4-21）。输卵管切口不缝合有形成瘘管的机会，但可能性很小。如切口有活动性出血，常用止血方法有电凝和缝合两种，电凝止血虽简单，但对输卵管的破坏程度较大，有时整个管壁组织均凝固破坏。腹腔内缝合虽然操作较困难，但对输卵管的破坏小，使切口准确对合在一起，有利于切口愈合。同时，缝合还可以预防切口继发性出血，这主要是血管收缩剂作用消失后血管再次扩张出血，其可能性较小。有时管腔内有活动性出血，电凝无法止血时，可将切口缝合后，任血液积聚在管腔内，对管壁起压迫止血作用，管腔内的血块可待日后自行吸收。缝合方法为用 3-0～4-0 Dexon 或 vicryl 带针缝线，在输卵管切口间断缝合数针，使切口对合。绒毛及血块可用 10mm 勺状钳经 10mm 穿刺套管取出，并送病理检查。

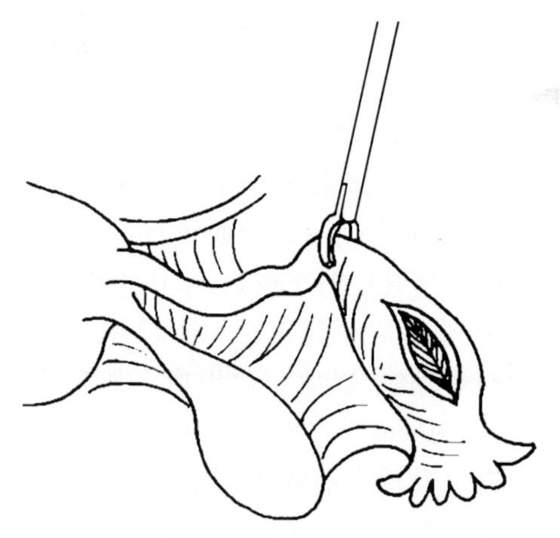

图 23-4-21 管壁塌陷，切口自动对合，不需缝合

（四）输卵管妊娠挤出术

输卵管妊娠挤出术主要用于输卵管伞部妊娠及近伞部的壶腹部妊娠。伞部妊娠常自然排出，即输卵管妊娠流产。如术时发现为伞部妊娠，可将妊娠组织用抓钳轻轻拉出，此时可将绒毛全部取出。水压分离有助于妊娠组织的取出。如果妊娠位于壶腹部近伞端，则不易将妊娠组织从伞端取出，可引起组织残留和出血，这种情况下可将输卵管伞部切开，取出妊娠组织并用电凝止血。易发生持续性异位妊娠，应慎用，术后密切监测血 hCG。

（五）腹腔镜下输卵管局部注射 MTX

腹腔镜下输卵管局部注射 MTX 用于以下两种情况：一种是不切开输卵管壁取出绒毛组织，直接将 MTX 注射到妊娠包块内；另一种是在行输卵管切开取胚胎后怀疑有绒毛残留，在将管壁缝合后向妊娠部位管腔内注射单剂量 MTX。前者可保持输卵管的完整性，对输卵管的损伤小，手术操作容易。但术后患者 hCG 降为正常的时间可长达 20～40 天，成功率仅有 83%。后者作为对输卵管切开取胚胎及修补术的一种补充治疗，比较难把握何种情况下需要使用。因此，笔者认为如果使用腹腔镜确诊为输卵管妊娠，即应行镜下手术（输卵管切除术或输卵管切开取胚胎及修补术）治疗，可使患者术后住院时间明显缩短，血 hCG 浓度迅速恢复正常。

注射方法是将单剂量 MTX（10～40mg）溶于 3～5ml 生理盐水或注射用水中，使用腹腔镜专用注射针头将药物注入，也可用 18 或 20 号腰穿针穿过腹壁，再刺入输卵管妊娠包块内注药。推药前应回抽注射器，避免针头进入血管。术后严密观察血 hCG 变化。

五、并发症

腹腔镜手术治疗输卵管妊娠，除腹腔镜手术本身并发症以外，还有其特有的并发症。主要包括以下两个方面：

（一）出血

腹腔镜手术治疗输卵管妊娠所引起的出血主要发生于保留输卵管的手术，如输卵管切开取胚及修补术，切开输卵管时出血多少与妊娠绒毛的活性有关，绒毛组织越新鲜，输卵管组织充血越明显，出血越多。术前超声检查有胎心搏动，血 hCG 浓度很高，提示绒毛活性高，术时可能遇到活跃出血。术时出血可通过缝合、电凝、内凝等方法止血，如果止血效果不理想，可转为输卵管切除术，一般情况下极少因不能止血而中转剖腹手术者。如术时止血不彻底，也有可能术后继续出血，甚至引起术后腹腔内大出血。如发生术后腹腔内出血，可重复腹腔镜手术或转为剖腹手术。此时切除输卵管是比较恰当的手术方式。

（二）持续性异位妊娠

输卵管线形切开术后，残留的滋养叶细胞可能继续生长，再次发生内出血引起腹痛等，称为持续性异位妊娠（persistent ectopic pregnancy，PEP）。因此，输卵管线形切开术后应密切监察 hCG 水平，如术后 hCG 不下降、术后 3 天 hCG 下降小于 20%或术后 2 周 hCG 下降<10%，即可诊断为 PEP，及时给予单次 MTX 治疗常可治愈，发现晚或再次出现多量内出血时往往需要再次手术。

六、手术治疗的预后

对于异位妊娠行输卵管切开与患侧输卵管切除相比较，哪种术式对患者以后自然妊娠影响更大？由于患者的生育力主要和年龄、不孕史及输卵管疾病史有关，因此，假如异位妊娠患者对侧输卵管外观正常，行患侧输卵管切除不会降低生育力；假如对侧输卵管外观明显异常，可以考虑行患侧输卵管开窗，虽然稍增加再次异位妊娠的发生率，但可能增加患者宫内妊娠的机会。Cheng X 等于 2016 年进行了系统性回顾和 meta 分析，作者共检索到 2 篇随机性对照性文章和 8 篇队列研究总计包含 1 229 例患者。队列研究表明，输卵管开窗患者日后的宫内孕率高于患侧输卵管切除者，但再次异位妊娠发生率也较高。然而，meta 分析得到不同的结果，输卵管切开与患侧输卵管切除两种方法不但日后宫内孕相似（RR = 1.04；95%置信区间：0.89～1.21；P = 0.61），再次异位妊娠发生率也接近（RR = 1.30；95%置信区间：0.72～2.38；P = 0.39）。

腹腔镜下输卵管开窗术创面一般不做缝合。有作者观察了缝合与不缝合的术后近、远期疗效。88 例输卵管妊娠患者随机分为观察组与对照组各 44 例，观察组以可吸收缝合线缝合切口，对照组不予缝合。结果观察组手术时间长于对照组，术中出血量低于对照组，术后 3 个月通畅率高于对照组，完全梗阻率低于对照组，差异均有统计学意义（均 P < 0.05）。观察组 3 个月完全通畅随访 1 年宫内受孕率高于对照组，再次异位妊娠发生率低于对照组，差异均有统计学意义（均 P<0.05）。因此，作者推荐行腹腔镜下输卵管开窗术时缝合创面。

以往认为异位妊娠行输卵管手术后再次腹腔镜检查意义不大。不过，我国学者通过对 216 例做输卵管开窗术有生育要求者行随机对照性研究，发现腹腔镜二探（second-look laparoscopy，SLL）分离粘连处理输卵管等病变对患者以后妊娠有益，与对照组相比宫内孕率明显提高（63.1% *vs*. 48.6%；P = 0.032），再次异位妊娠发生率下降（6.3% *vs*. 16.2%；P = 0.021）。对照组患者盆腔粘连严重者妊娠率明显低于粘连较轻者。结果提示，对异位妊娠行输卵管开窗者，若当时盆腔有广泛粘连则支持术后行腹腔镜二探，处理盆腔病变。该方面还需要积累更多的经验。

七、输卵管间质部妊娠

输卵管间质部（interstitial portion）是指输卵管潜行于子宫壁内的部分，直径约 0.5～1mm，长约 1cm，种植于此处的妊娠称为输卵管间质部妊娠（interstitial pregnancy，IP）。许多临床医师将 IP 看作是一种特殊类型的异位妊娠，因 IP 周围区域血管非常丰富，一旦破裂可出现致命性大出血，是孕产妇死亡原因之一。因此，早期诊断并及时处理这种特殊类型的异位妊娠对患者的预后至关重要。

（一）发病率及高危因素

自然妊娠中 IP 少见，其发生率约占异位妊娠的 2.56%～4.20%，IP 合并宫内孕的复合妊娠（interstitial heterotopic pregnancy，IHP）罕见。近年来，由于促排卵药的使用及辅助生殖技术的发展，国内外均发现，IP 和复合妊娠（heterotopic pregnancy，HP）的发生率明显上升，其中有少部分为 IHP。IP 的发生率在 IVF 胚胎移植周期为 0.4%（43/10 143），占妊娠的 0.8%（43/5 297），但是构成比却占所有异位妊娠的 35.5%。IP 的高危因素有输卵管病变、盆腔炎、盆腔炎病史、异位妊娠史、输卵管手术史、取消胚胎移植周期和冻融胚胎移植。HP 的高危因素还有流产和卵巢过度刺激综合征。

IVF/ICSI 后 IP 发生率增高可能与患者既往输卵管功能异常行输卵管相关手术有关，特别是输卵管切除或者输卵管近端阻断的患者。因此有相关高危因素的患者在 IVF/ICSI 治疗过程中可适当控制胚胎移植数目，加强移植妊娠后早期超声监测和宣教，有利于减少 IP 发生。对不孕合并输卵管积水的患者，行 IVF 之前医师常采用输卵管部分切除术，术后一旦发生异位妊娠几乎全部是 IP。那么，是否应该常规作输卵管间质部切除争议较大。国外有学者推荐做输卵管全切除术预防 IVF-ET 治疗后的 IP，不过，即使做了输卵管全切术后仍有发生孕期宫角破裂的报道。

（二）诊断

由于间质部有较厚的肌层，与其他部位的异位妊娠相比 IP 早期多无症状，易被忽视，发现后往往孕周偏大。如果胚胎发育良好，患者血 hCG 水平及血孕酮水平与宫内孕相似。晚期若破裂可出现大量腹腔内出血，导致患者休克甚至死亡。IP 诊断主要依靠超声检查和 MIR，多在孕 6.9～8.2 周得到诊断。也可以至妊娠中期或晚期以子宫破裂就诊。

1. 影像学诊断 正常宫内孕胚胎可以在子宫角处着床、生长，导致子宫形态不对称，称为宫角妊娠。不过，随着孕周增加，绝大多数宫角妊娠逐渐向宫内延伸生长，至孕中期时子宫形态已与正常妊娠无异。由于输卵管间质部与子宫角部解剖位置相邻，早期超声进行鉴别 IP 和宫角妊娠有一定困难。然而，两者临床处理截然不同，故早期准确诊断至关重要。

超声检查是临床最常用的影像学诊断方法。IP 与子宫角妊娠声像图均表现为妊娠囊或包块位于一侧子宫角部，或靠近子宫角部的附件区，两者主要鉴别点为宫角妊娠包块周边有完整的肌层包绕。

MRI 对软组织有很好的分辨能力，对包括 IP 的特殊部位异位妊娠具有较好的诊断价值，定位诊断正确率为 94.9%，定性诊断正确率为 82.1%，似乎均高于同期超声诊断。但不适于急诊广泛应用。

2. 宫腔镜和腹腔镜诊断　宫腔镜检查是鉴别 IP 和宫角妊娠的有效方法，宫腔镜下看到宫角处胚物即可诊断宫角妊娠，不过，不能除外 IHP 的可能。若看到正常宫角形态应考虑是 IP。

结合超声检查或宫腔镜检查结果，腹腔镜是诊断 IP 的最直接和最可靠的方法。传统上，临床医师以子宫圆韧带附着在宫角包块的内侧来诊断 IP（图 23-4-22）。宫腹腔镜联合检查是诊断 IP 的金标准。

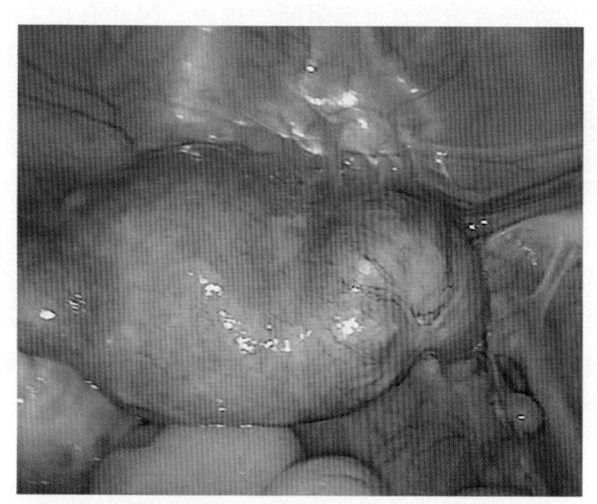

图 23-4-22　右侧输卵管间质部妊娠，圆韧带位于妊娠部位内侧

在临床诊断为输卵管间质部妊娠的患者中，偶尔经腹腔镜手术发现是妊娠滋养细胞肿瘤，虽然不常见，还是要保持警惕。

（三）IP 的手术治疗

多数 IP 需要手术治疗。对于靠近宫腔的Ⅰ型 IP 患者有作者尝试宫腹腔镜联合监视下吸引术，结果 10 例中 8 例成功，2 例穿孔。

IP 的主流术式有两种即宫角切除及缝合术（宫角楔形切除术）和宫角切开及缝合术，前者常同时切除患侧输卵管，是较为彻底的手术；后者保留了子宫和输卵管的形态完整性，是一种保守性手术，但是宫角切开及缝合术毕竟容易有滋养叶细胞残留，引起持续性异位妊娠。以往多采用开腹手术，现在腹腔镜手术已经成为主流，与开腹手术疗效相当，除微创外，还可能有出血少、手术时间短等优点。不过，腹腔镜手术治疗 IP 需要医师有丰富的经验，尤其是在妊娠已经破裂，腹腔内出血较多情况下能迅速找到出血点进行快速止血，还需要有良好的缝合技术。对 IHP 也可行腹腔镜手术切除患侧宫角，不过，难度增加。

业已证明，腹腔镜下行宫角切除及缝合术时，为减少出血，术中局部注射垂体后叶素可明显缩短手术时间、减少出血量，其疗效优于缩宫素。腹腔镜手术前先行双侧子宫动脉结扎临时阻断子宫血供，再行手术可缩短手术时间，减少出血量。国外也有用夹子临时阻断子宫和卵巢血供进行手术的成功报道。

另外，腹腔镜下行宫角切除还可以通过套圈套扎来完成。可以自制套圈，套住妊娠部位底部后收紧套圈阻断血供后再切开取胚，如果底部较宽可一边收紧一边切开清除胚物，最后扎紧再打结。我科多年来一直采取套圈套扎法治疗 IP，出血少，再次妊娠无孕产期子宫破裂。

（四）预后

腹腔镜下输卵管间质部切开取胚保守性手术后血 β-hCG 恢复正常时间平均为（14.2±4.6）天。

IHP 行腹腔镜手术切除患侧宫角后多数患者可以安全分娩，其流产率和活产率与正常宫内孕接近，个别患者术后因局部血肿而需终止妊娠。

小样本资料表明，IP 患者腹腔镜宫角切开及缝合术后，有生育要求者妊娠率为 71.4%，其中 2 例以后发生子宫破裂，1 例剖宫产术中发现宫角瘢痕处不全裂开。IP 术后发生孕期子宫破裂国外早有报道，近年来，国内报道明显增多，应引起重视。北京大学第一医院妇产科近年腹腔镜 IP 术后发生孕中期宫角破裂胎儿死亡 1 例，可能与腹腔镜手术中清除胚物后采用双极电凝止血，未缝合宫角有关。因此，除套圈法外，不管怎样清除 IP 胚物，宫角创面务必缝合。

八、小结

与开腹手术治疗宫外孕一样，腹腔镜手术治疗输卵管妊娠也可使用输卵管切除和保留输卵管的手术两种方法。然而，腹腔镜手术却有着开腹手术无法比拟的优点。它可以明显缩短住院时间、降低住院费用，对患者创伤小，使患者术后迅速恢复正常生活和工作。术后患者再次妊娠的可能性也与开腹手术一样。因此，腹腔镜手术是治疗异位妊娠的首选方法。

腹腔镜探查+左侧输卵管切除术见视频 13。

视频 13 腹腔镜探查+左侧输卵管切除术

（彭 超 周应芳）

参考文献

1. 蔡珠华，曹华妹，钱蓉蓉，等. 圆韧带位置和宫腹腔镜检查在诊断输卵管间质部妊娠的价值研究. 实用妇产科杂志，2014，30(1)：60-62.
2. 方必东，陈梅魁，姚庆东，等. MRI 对特殊部位异位妊娠的诊断价值. 中华医学杂志，2013，93(29)：2315-2317.
3. 胡子喻. 输卵管间质部妊娠的治疗研究进展. 山东医药，2014，32：102-104.
4. 钱蓉蓉，蔡珠华，林纪光，等. 经阴道三维超声在输卵管间质部妊娠临床治疗中的应用研究. 中国现代医师，2012，50(29)：95-96.
5. 施文银，陆叶青，王海莲，等. 血流阻断法在腹腔镜下输卵管间质部妊娠切开取胚术中的应用. 中国医师杂志，2015，17(2)：205-207.
6. 杨霞，林奕，郝丽娟. 胚胎移植术后宫内合并输卵管间质部妊娠五例. 中华内分泌外科杂志，2013，7(6)：523-524.
7. 周应芳. 腹腔镜套圈法治疗输卵管间质部妊娠. 中华临床医师杂志(电子版)，2009，3(1)：168.
8. 周应芳. 注重子宫微创手术技巧，预防妊娠期子宫破裂. 中华妇产科杂志，2016，51(11)：832-834.
9. Ahmad G，Watson AJ，Metwally M. Laparoscopy or laparotomy for distal tubal surgery? A meta-analysis. Hum Fertil，2007，10(1)：43-47.
10. Ai J，Zhang P，Jin L，et al. Fertility outcome analysis after modified laparoscopic microsurgical tubal anastomosis. Front Med，2011，5(3)：310-314.
11. Cameron NJ，Bhattacharya S，Bhattacharya S，et al. Cumulative live birth rates following miscarriage in an initial complete cycle of IVF：a retrospective cohort study of 112 549 women. Hum Reprod，2017，32(11)：2287-2297.
12. Daniilidis A，Balaouras D，Chitzios D，et al. Hydrosalpinx：Tubal surgery or in vitro fertilisation? An everlasting dilemma nowadays；a narrative review. J Obstet Gynaecol，2017，37(5)：550-556.
13. Deffieux X，Morin Surroca M，Faivre E，et al. Tubal anastomosis after tubal sterilization：a review. Arch Gynecol Obstet，2011，83(5)：1149-1158.
14. Dun EC，Nezhat CH. Tubal factor infertility：diagnosis and management in the era of assisted reproductive technology. Obstet Gynecol Clin North Am，2012，39(4)：551-566.
15. Feit H，Leibovitz Z，Kerner R，et al. Ovarian Pregnancy Following in Vitro Fertilization in a Woman After Bilateral Salpingectomy：A Case Report and Review of the Literature. J Minim Invasive Gynecol，2015，22(4)：675-677.
16. Gizzo S，Bertocco A，Saccardi C，et al. Female sterilization：update on clinical efficacy，side effects and contraindications. Minim Invasive Ther Allied Technol，2014，23(5)：261-270.
17. Gomel V. The place of reconstructive tubal surgery in the era of assisted reproductive techniques. Reprod Biomed Online，2015，31(6)：722-731.
18. Gunby J，Bissonnette F，Librach C，et al. IVF Directors Group of the Canadian Fertility and Andrology Society. Assisted reproductive technologies (ART) in Canada：2007 results from the Canadian ART Register. Fertil Steril，2011，5(2)：542-547.
19. Hirshfeld-Cytron J，Winter J. Laparoscopic tubal reanastomosis versus in vitro fertilization：cost-based decision analysis. Am J Obstet Gynecol，2013，209(1)：56. e1-6.

20. Huijgens AN,Lardenoije CM,Mertens HJ. Female sterilization and refertilization. Eur J Obstet Gynecol Reprod Biol,2014, 175:82-86.
21. Jeon JH,Hwang YI,Shin IH,et al. The Risk Factors and Pregnancy Outcomes of 48 Cases of Heterotopic Pregnancy from a Single Center. J Korean Med Sci,2016,31(7):1094-1099.
22. Karayalcin R,Ozcan S,Tokmak A,et al. Pregnancy outcome of laparoscopic tubal reanastomosis: retrospective results from a single clinical centre. J Int Med Res,2017,45(3):1245-1252.
23. Kim MJ,Jung YW,Cha JH,et al. Successful management of heterotopic cornual pregnancy with laparoscopic cornual resection. Eur J Obstet Gynecol Reprod Biol,2016,203:199-203.
24. Lee MH,Im SY,Kim MK,et al. Comparison of Laparoscopic Cornual Resection and Cornuotomy for Interstitial Pregnancy. J Minim Invasive Gynecol,2017,24(3):397-401.
25. Liao CY,Tse J,Sung SY,et al. Cornual wedge resection for interstitial pregnancy and postoperative outcome. Aust N Z J Obstet Gynaecol,2017,57(3):342-345.
26. Metwally M,Li TC. Reproductive surgery in assisted conception. Hong Kong:Springer,2015.
27. Mohamed AA,Yosef AH,James C,et al. Ovarian reserve after salpingectomy: a systematic review and meta-analysis. Acta Obstet Gynecol Scand,2017,96(7):795-803.
28. Moon HS,Joo BS,Park GS,et al. High pregnancy rate after microsurgical tubal reanastomosis by temporary loose parallel 4-quadrant sutures technique: a long long-term follow-up report on 961 cases. Hum Reprod,2012,27(6):1657-1662.
29. Okohue JE,Ikimalo JI. IVF Pregnancy and Delivery following Ultrasound Scan Guided Aspiration of a Left Hydrosalpinx—A Case Report. Niger Postgrad Med J,2015,22(2):123-125.
30. Said TH. Laparoscopic Management of Interstitial Ectopic Using Simple and Safe Technique: Case Series and Review of Literature. J Obstet Gynaecol India,2016,66(Suppl 1):482-487.
31. Sreshthaputra O,Sreshthaputra RA,Vutyavanich T. Factors affecting pregnancy rates after microsurgical reversal of tubal sterilization. J Reconstr Microsurg,2013,29(3):189-194.
32. Toledo KL,Audifred JR,Niebla D,et al. Outcomes After Laparoscopy Microsurgical Tubal Reanastomosis. J Minim Invasive Gynecol,2015,22(6S):198-199.
33. Tulandi T,Akkour K. Role of reproductive surgery in the era of assisted reproductive technology. Best Pract Res Clin Obstet Gynaecol,2012,26(6):747-755.
34. van de Water M,Bosteels J,De Sutter P,et al. Laparoscopic non-microsurgical tubal reanastomosis: A retrospective cohort study. Eur J Contracept Reprod Health Care,2015,20(3):193-200.
35. van Seeters JAH,Chua SJ,Mol BWJ,et al. Tubal anastomosis after previous sterilization: a systematic review. Hum Reprod Update,2017,23(3): 358-370.
36. Verkuyl DA. Guidelines on Opportunistic Salpingectomy and IVF. J Obstet Gynaecol Can,2017,39(12):1126.
37. Wang J,Huang D,Lin X,et al. Incidence of Interstitial Pregnancy After In Vitro Fertilization/Embryo Transfer and the Outcome of a Consecutive Series of 38 Cases Managed by LaparoscopicCornuostomy or Cornual Repair. J Minim Invasive Gynecol, 2016,23(5):739-747.
38. Wiegerinck MA,Roukema M,van Kessel PH,et al. Suture less re-anastomosis by laparoscopy versus microsurgical re-anastomosis by laparotomy for sterilization reversal: a matched cohort study. Hum Reprod,2005,20(8):2355-2358.
39. Xu B,Zhang Q,Zhao J,et al. Pregnancy outcome of in vitro fertilization after Essure and laparoscopic management ofhydrosalpinx: a systematic review and meta-analysis. Fertil Steril,2017,108(1):84-95.
40. Ye XP,Yang YZ,Sun XX. A retrospective analysis of the effect of salpingectomy on serum antiMüllerian hormone level andovarian reserve. Am J Obstet Gynecol,2015,212(1):53. e1-10.

第二十四章 腹腔镜卵巢囊肿手术

第1节　卵巢囊肿剥除术

卵巢良性肿物是女性生殖器官常见疾病之一，可发生于任何年龄，早期一般无临床症状，常于体检时偶然发现，卵巢子宫内膜异位囊肿可以出现痛经症状，肿物逐渐增大可出现腹胀、尿频等症状。卵巢良性肿物分为瘤样病变及卵巢肿瘤两大类，前者包括单纯性囊肿、黄素囊肿、卵泡囊肿、黄体囊肿、卵巢冠囊肿、卵巢子宫内膜异位囊肿以及炎性肿块等，赘生性肿物即卵巢良性肿瘤，包括良性卵巢上皮性肿瘤、生殖细胞肿瘤、性索间质肿瘤和非特异性组织肿瘤等。

卵巢肿物的处理常规是通过剖腹手术切除肿物而达到明确病理诊断和治疗的目的，随着电视腹腔镜技术在妇科疾病诊治中的应用发展，腹腔镜下完成卵巢良性肿物的诊断及治疗已经成为最佳选择。卵巢良性肿瘤多数可以行肿瘤剥除术，尤其以皮样囊肿为最佳适应证。对于生育年龄女性，可保留卵巢行囊肿剥除术。当单侧卵巢良性肿瘤剥除困难而对侧卵巢正常者，可行腹腔镜下患侧卵巢或患侧附件切除术。对于绝经期或绝经后患者，可行一侧或双侧附件切除手术。

一、卵巢肿瘤的术前评估

综合分析患者病史、症状、体征、辅助检查结果，全面评估患者健康状况，对卵巢肿物的良、恶性以及组织学类型做出尽可能准确的判断，明确腹腔镜手术的目的，制订适宜的治疗方案。

1. 症状与体征　卵巢囊肿早期多无症状，肿物逐渐长大时可出现腹胀和压迫症状，有不孕和痛经加重的病史考虑卵巢子宫内膜异位囊肿。妇科检查可以初步提供囊肿部位、大小、外形是否规则、质地、活动度等特征。

2. 血清肿瘤标志物　血清肿瘤标志物可以提示卵巢肿瘤的组织学类型。CA125 升高提示卵巢上皮性肿瘤可能性大，对浆液性肿瘤敏感性更高，CA199 升高则提示卵巢黏液性肿瘤或畸胎瘤可能性较大。

3. 经阴道盆腔彩超检查　是诊断卵巢囊肿比较可靠的方法，可以初步提示肿物的性质，多普勒超声观察卵巢肿瘤内部血流并测量 RI 值对提高卵巢癌的早期诊断有帮助。核磁共振（magnetic resonance imaging，MRI）可以提供肿物大小、部位和良恶性更可靠的信息。

4. 腹腔镜探查　腹腔镜探查可根据卵巢肿瘤的图像特征判断其良恶性，但依靠内镜图像诊断良性、交界性或恶性肿瘤比较困难，术中需行快速冷冻组织病理学检查协助诊断，最终明确诊断靠术后组织病理学检查。良性肿物镜下表现多为单侧，完全囊性或以囊性为主，表面光滑，无粘连，一般无腹水；而恶性肿瘤多为双侧，实性或以实性为主，可有粘连，形态不规则，表面可有丰富、粗大的血管，甚至破裂和种植结节，多伴腹水，也可以有腹腔广泛的种植和转移。

二、腹腔镜下卵巢囊肿剥除术的指征与禁忌证

（一）手术适应证

术前检查诊断为卵巢良性肿物的生育年龄女性。

（二）手术禁忌证

1. 绝对禁忌证

（1）严重内外科疾患不能耐受麻醉和腹腔镜手术者。

（2）严重盆腹腔粘连不能置镜者。

（3）生殖道感染急性期。

2. 相对禁忌证

（1）肿物实性或以实性为主，未排除恶性。

（2）肿物囊性，直径>15cm。

三、术前准备

（一）一般准备

1. 病情评估　仔细询问病史，综合分析病史、症状、体征和辅助检查结果，全面评估卵巢肿块的良恶性，对于已经明确诊断为良性的肿块，腹腔镜手术目的主要为治疗，对于未明确性质的卵巢肿块，腹腔镜手术的目的首先是明确诊断，其次是根据术中探查情况以及病理检查结果决定适宜的手术方案，不能排除卵巢恶性肿物的患者术前联系快速冷冻病理学检查，并按照卵巢恶性肿瘤的手术范围进行术前准备。

2. 术前检查　常规进行血常规、尿常规、血凝四项、阴道分泌物、肝肾功能、血清电解质、甲状腺功能、宫颈细胞学、心电图、胸片以及传染病相关检查。盆腔彩色超声检查，CA125、CA199、CEA、AFP、血hCG等肿瘤标志物的检查，女性激素 E_2、P、FSH、LH、T、PRL检测，必要时行盆腔CT或MRI检查，除外恶性。

3. 知情同意　术前详细将患者病情及诊疗计划告知患者及委托人，特别是腹腔镜手术的必要性、优缺点以及术中术后可能出现的各种并发症详细讲解清楚，以征得患者的理解与合作。

（二）手术前准备

1. 皮肤准备　术前一天按一般下腹部手术要求清洁和准备腹部皮肤，特别注意脐孔的清洁。

2. 肠道准备　术前下午四点开始予口服复方聚乙二醇电解质散剂2 000ml进行肠道准备，效果不理想可以再予甘油灌肠剂灌肠。

3. 阴道准备　术前晚、术晨使用0.1%苯扎溴铵（新洁而灭）或0.5%碘伏液进行阴道擦洗。

4. 麻醉方式　一般选择静脉全身麻醉，有合并症或特殊情况患者需麻醉师评估麻醉风险后采取相应的麻醉方式。

5. 体位　一般已婚女性采取膀胱截石位，便于阴道操作，必要时放置举宫器。

四、腹腔镜下卵巢囊肿剥除术

1. 穿刺孔的选择与人工气腹　置镜孔一般为10mm，可选择在脐孔或其上、下缘，也可以根据需要选在脐孔与剑突连线中点。气腹针穿刺进入腹腔后，充 CO_2 气体约3L，待腹腔内压力升至15mmHg后，用10mm套管针穿刺并置腹腔镜，也可以直接10mm套管针穿刺成功后充气形成气腹。置镜后于右下腹相当于麦氏点部位做第二穿刺孔（5mm套管针），左侧对应部位做第三穿刺孔（5mm或10mm套管针），必要时左侧腹部做第四穿刺孔（5mm套管针）。

2. 腹腔镜探查　置入腹腔镜后仔细探查盆腔情况、上下腹腔情况，盆腔脏器解剖关系，评估肿物性质。盆腹腔其他脏器有无累及。必要时行盆腹腔冲洗，取冲洗液送病理学检查（图24-1-1）。

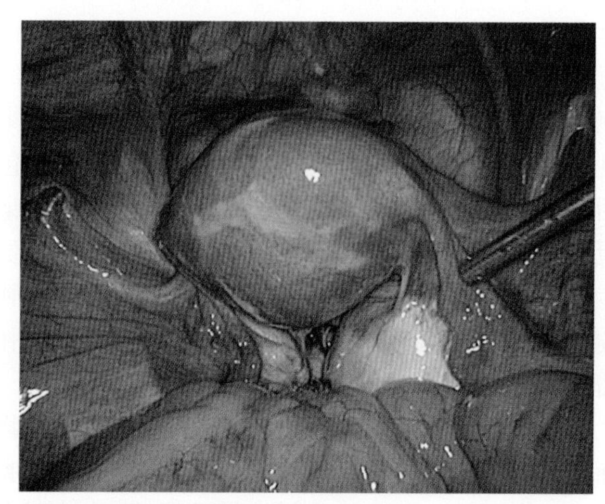

图24-1-1　探查盆腔

3. 暴露卵巢肿物　钳夹肿物侧卵巢固有韧带或骨盆漏斗韧带，旋转暴露卵巢囊肿表面（图24-1-2），选择切口部位，通常认为卵巢囊肿剥离时应该选择卵巢包膜最薄部位，但此位置卵巢囊肿与皮质间

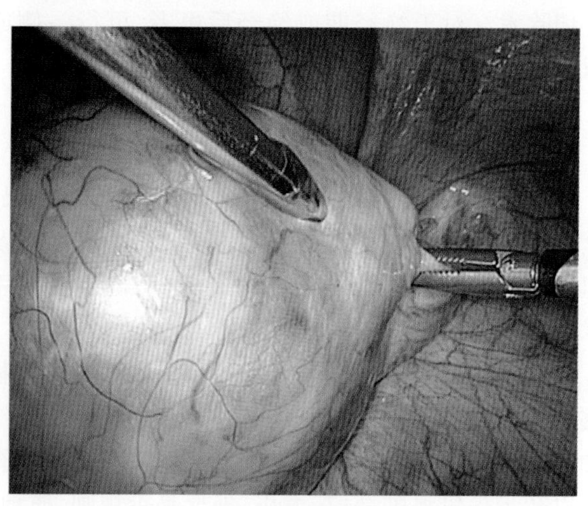

图24-1-2　钳夹固有韧带暴露卵巢

不易剥离，还容易造成囊肿破裂。可以选择在卵巢与囊肿交界远离卵巢门的部位，钳夹提起切口上缘，单极或双极配合剪刀打开卵巢组织的表面，剪刀锐性打开卵巢皮质与囊肿间隙，逐步扩大切口成半环状，达囊肿周径的1/2~2/3，暴露卵巢肿物（图24-1-3）。当囊肿巨大时，可先行穿刺吸出囊液，缩小囊肿体积，再行囊肿剥除术。

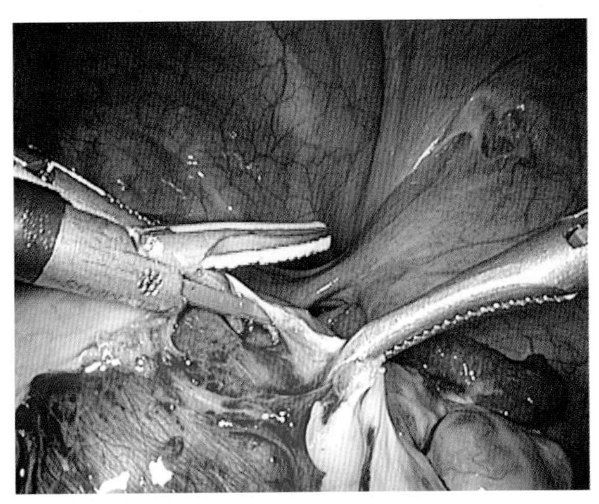

图24-1-3　扩大切口暴露卵巢肿物

4. 剥离肿物　暴露肿物后，一操作钳提起卵巢皮质，以卷地毯的方式剥离，另一操作钳以相反的方向轻压瘤体分离剥除囊肿，近囊肿基底处可电凝止血后剪断分离，避免用力撕脱导致出血，尤其是近卵巢门的地方。剥离囊肿时尽可能保留正常卵巢组织。若剥除囊肿过程中囊肿破裂，用吸引器吸引囊内容物，减少囊内容物在腹腔的播散。畸胎瘤尽量完整剥离，减少破裂后内容物污染腹腔，较大畸胎瘤剥离过程中容易破裂，可以先放置取物袋中，在袋内剥离，减少囊液及毛发等进入腹腔不易清理。

5. 卵巢创面处理　可以在剥离囊肿过程中边剥离边双极电凝止血，止血过程中生理盐水冲洗点对点止血，剥离后生理盐水冲洗再次检查出血点，创面大、出血活跃时忌长时间广泛电凝止血，可以缝合卵巢组织止血（图24-1-4）。

6. 取出囊肿　卵巢单纯囊肿和卵巢冠囊肿，可以在抽吸囊液后自5mm或10mm的套管针中直接取出，其他囊肿应置于收集袋中（图24-1-5），经10mm的套管针取出（图24-1-6、24-1-7），以免囊肿破裂后流入腹腔，增加并发症的机会。用齿钳钳夹囊肿放入取物袋内，吸净囊液后连同取物袋一并取出。取出囊肿时在腹腔镜监护下更安全，勿用暴力牵拉，以免将取物袋撕破，将标本残留在腹腔，或造成误夹腹腔内组织如肠管导致副损伤。若为畸胎瘤，其内容物如头发等可以钳夹取出，若遇坚硬组织如牙齿等，可以扩大切口取出，遇到大块质硬组织亦可以旋切器旋切取出；若内容物不慎溢入腹腔，用大量温生理盐水冲洗。取出囊肿剖视（图24-1-8），必要时送冷冻病理检测。

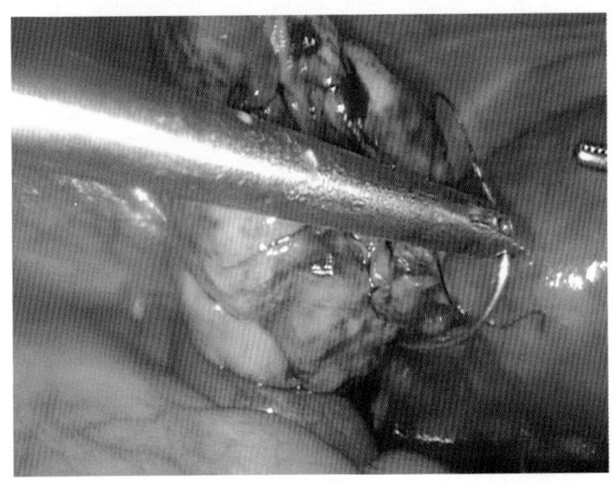

图24-1-4　缝合卵巢组织

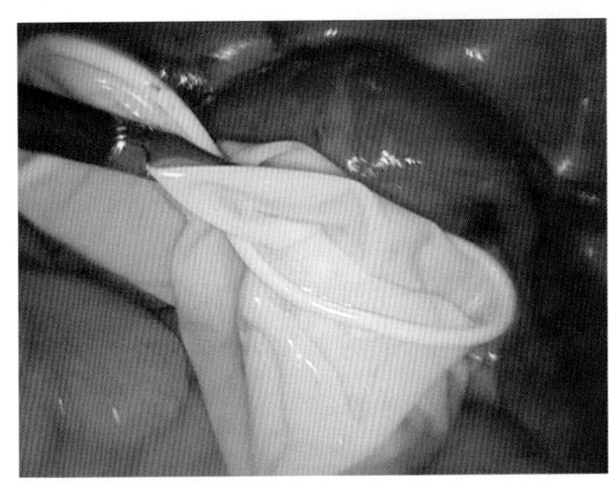

图24-1-5　囊肿放置于取物袋

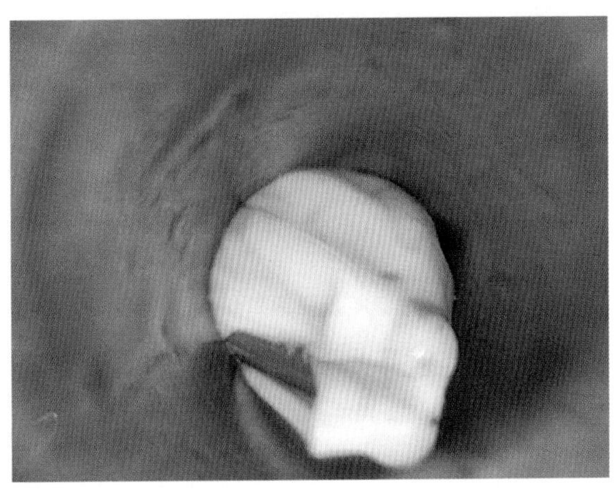

图24-1-6　取物袋自套管针取出

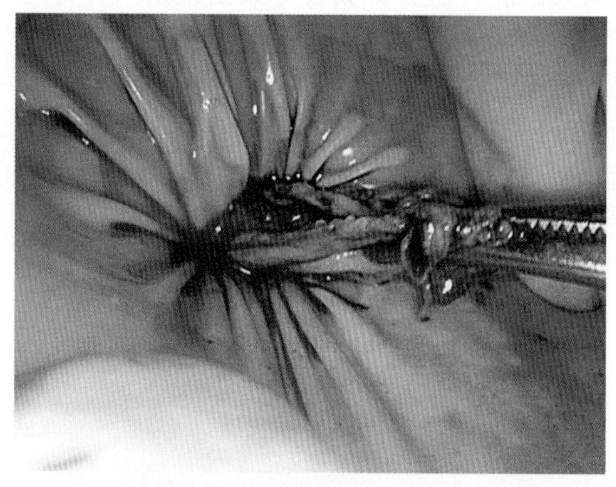

图 24-1-7　自取物袋中取出标本

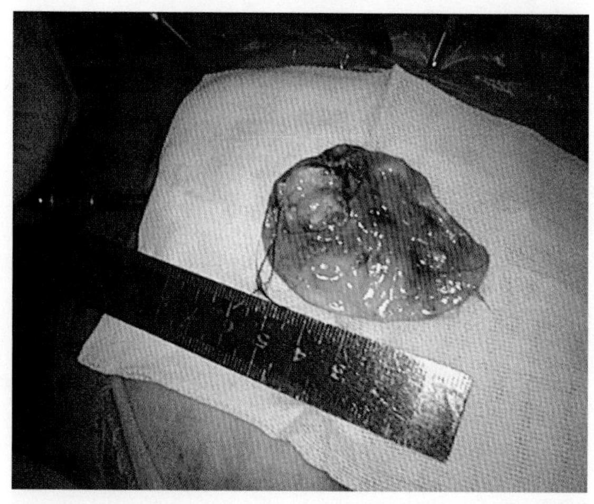

图 24-1-8　剖视卵巢肿物

7. 冲洗　生理盐水冲洗盆腹腔，检查手术创面并止血。

腹腔镜卵巢畸胎瘤剥除术见视频 14。

视频 14　腹腔镜卵巢畸胎瘤剥除术

五、腹腔镜下卵巢囊肿剥除术中注意事项及处理原则

1. 手术开始前先行腹腔镜探查，仔细检查盆腔包块，根据其大小、质地、色泽、活动度以及与周围脏器的关系评估其良恶性及手术难易度。

2. 必要时取腹水或盆腹腔冲洗液送细胞学检查。

3. 在未确定良恶性之前不要抽吸囊液，尽量完整剥除或切除囊肿。

4. 剥除囊肿取出后进行剖视，检查囊壁内侧，标本可疑送冷冻病理检查。

5. 对于明确为良性病变，囊肿较大或剥离困难者，可以先抽吸囊液，待囊肿缩小后再行剥离。

6. 卵巢畸胎瘤破裂，囊内容物可至盆腔内播散，诱发化学性腹膜炎，甚至形成腹膜肉芽肿和粘连。因此术中遇到畸胎瘤破裂，需进行彻底的盆腹腔冲洗。

7. 卵巢创面处理注意保护卵巢组织原则，生理盐水冲洗下点对点止血，对于创面大、出血活跃者建议缝合止血。

8. 腹腔镜下剥除囊肿置于取物袋中取出，以减少恶性细胞在穿刺部位种植可能。

9. 如术中诊断为恶性，应立即行腹腔镜或开腹手术，进行分期和治疗。

六、卵巢囊肿剥除术中卵巢功能的保护

腹腔镜卵巢囊肿剥除手术（laparoscopic ovarian cystectomy）是一种微创技术，但它仍会对卵巢造成损伤，影响术后卵巢功能，导致卵巢储备功能降低。腹腔镜下卵巢囊肿剥除手术对卵巢储备功能损坏的原因有以下 3 点：①卵巢囊肿剥除术中去除了部分正常卵巢组织；②卵巢囊肿剥除术囊肿剥除过程中撕拉囊肿壁时容易损伤卵巢门部供应卵巢血供的血管，同时炎症介导的正常组织破坏也会使卵巢储备功能下降；③卵巢囊肿剥除手术中的有创操作导致卵巢储备功能下降，双极电凝热损伤周围正常卵巢组织，并且其损伤的范围广。

腹腔镜卵巢囊肿剥除术中的止血方式对卵巢储备功能有影响。有学者认为腹腔镜手术使用电凝法不加重卵巢近期功能的损害。薛艳军等报道单极和双极电凝所造成的卵巢组织热损伤深度分别为（1.5±0.91）mm 和（1.42±0.61）mm，损伤的程度与使用的功率、作用时间及术者通过电极给予组织的压力有关。电热可损伤原始卵泡及颗粒细胞，使黄体细胞变性，显微镜下可见到卵细胞核破裂、染色质固缩、间质细胞变性、血管闭锁、细胞变性水肿。虽然缝合法可以避免对卵巢的热损伤，但过度缝合又可严重影响卵巢的血供。与镜下缝合相比，电凝法对

卵巢功能的损伤主要与两方面因素有关：①术中利用高温电流行电凝止血，可能导致止血区域细胞坏死、汽化、碳化等，如果长时间反复电凝止血，会造成组织不可逆性坏死，影响残余卵巢组织血供；②单极电凝期间高频电凝对电凝周围组织的影响也较大。缝合止血对卵巢储备功能的影响是由于缝合后卵巢缺血情况所致。通过术前、术后检测抗米勒管激素（AMH）、卵泡刺激素（FSH）、雌二醇（E_2）、窦状卵泡数（AFC）、卵巢动脉收缩期峰值血流速度（PSV）和黄体生成素（LH）的研究结果表明对于腹腔镜卵巢囊肿剥除术，不论用什么样的止血方式都会造成明显的卵巢储备功能下降，但电凝止血对卵巢储备功能的影响明显高于缝合组止血，且持续时间久，缝合止血在卵巢囊肿剥除术后是一种值得推广的止血措施。但目前所有研究都没有说明卵巢手术后卵巢储备功能的下降是暂时性的还是永久性的，所以还需要更长时间的随访追踪。

腹腔镜下卵巢囊肿剥除术保护卵巢功能的原则：

1. 合理选择手术切口，术中尽量在远离血管的区域选择手术切口，以减少对血管的损伤；如果出血，可于出血点行点状电凝止血。

2. 术中如采用电凝止血，应严格控制电凝功率及次数。

3. 正确分离囊壁、正常组织，避免正常卵巢组织黏附于囊肿上，造成卵巢组织缺失。

4. 缝合止血优于双极电凝止血，两种止血方法均优于单极电凝止血。

七、妊娠期卵巢囊肿的处理

妊娠期间有手术指征的卵巢囊肿如治疗不及时约13%~42%发生并发症，如疼痛、扭转、产道堵塞、破裂、感染以及出血等而需要急诊手术。而且妊娠期间卵巢恶性肿瘤的比例占2%~5%。因此，及时处理妊娠期间的卵巢囊肿十分必要。

（一）妊娠期间卵巢囊肿的手术指征

1. 任何6cm以上的卵巢囊肿，妊娠12周以后仍持续存在者应择期手术。

2. 怀疑卵巢囊肿扭转者，不论孕周大小均应急诊手术。

3. 中转开腹手术的指征为如果术中见卵巢囊肿较大，表面有异常血管；附件粘连严重，卵巢囊肿不活动，操作困难；术中出血多且止血困难；缺少手术经验等应及时中转开腹手术，以减少手术并发症如出血、手术损伤以及对子宫的刺激引起流产或早产等。

（二）手术操作的原则及要点

1. 基本原则 ①全麻及术中监护心电、呼吸，术中放置尿管并保留，不能放置举宫器；②气腹压力不宜高，以减少对胎盘血运的影响；③操作应轻柔，冲洗液最好加温至接近体温，以免减少对妊娠子宫的刺激；④尽量缩短手术时间。

2. 手术穿刺切口的选择 如在早孕期间手术，可按常规选择切口即脐周及下腹。孕中期后随着子宫增大，附件位置升高，选择常规切口有损伤子宫的危险，手术操作亦困难。故手术切口应选择相应较高的位置。如气针穿刺及第一套管针应选在脐和剑突之间，使穿刺处与子宫底部有一定的空间，以确保子宫不受损伤。辅助套管针则选在脐旁甚至更高的部位。

3. 手术操作的要点及注意事项 卵巢囊肿剔除或附件切除方法同非孕期手术，但术中要减少对子宫的刺激以及缩短手术时间。

（1）术中暴露子宫后方卵巢时，应以钝性器械将子宫轻轻推开，再暴露卵巢囊肿将它提出直肠子宫陷凹，再进行处理。

（2）术中冲洗应使用接近体温的温盐水，较少对子宫的刺激。

（3）术中可用双极电凝或超声刀操作，但不应使用单极。

（4）如卵巢囊肿为巧囊，可行巧囊穿刺术，仔细观察囊腔，如无乳头等异常发现，如果囊壁剥除困难可烧灼破坏囊内壁，不要强求囊壁完全剥除造成出血量多并延长手术时间。

（5）盆腔粘连可根据情况处理，如粘连较少或者不致密，可以分离，如果为内异症的致密粘连，分离困难者最好不分离。

（三）妊娠期间腹腔镜手术的注意事项

妊娠期间腹腔镜引起的并发症主要包括：增大子宫及盆腔外卵巢的穿刺损伤，以及由于CO_2气腹压力及CO_2吸收所致的心血管及呼吸功能改变。因此，手术中应注意以下几点：

1. 避免损伤 气针“盲穿”可引起子宫或卵巢损伤，为避免气针以及套管针损伤，穿刺点应选择较高位置如脐部与剑突之间（李-黄点）或左上腹（Palmer点），亦可采取开放式腹腔镜或在超声的引导下穿刺。穿刺时提高腹壁，以增加腹壁与子宫及卵巢之间的距离，而且妊娠期间腹腔镜手术不能放置举宫器。

2. 患者体位 左侧卧位可减小子宫对下腔静脉的压迫。

3. 腹腔内压力 应尽可能低，小于 12mmHg 较适宜，以减少腹压对下腔静脉的压力。

4. 正压给氧 术中应检测母亲潮气末 CO_2 量，以防止胎儿高碳酸血症及酸中毒，术中要连续正压给氧。

5. 宫缩抑制剂 术后如果子宫易激惹或有宫缩应予以宫缩抑制剂，但不必预防性给予。

6. 手术时机的选择 中孕期间，以妊娠 12～16 周为最佳时机，妊娠超过 26～28 周，由于增大的子宫影响术野的观察，手术操作会很困难。

（宋冬梅）

第 2 节 输卵管卵巢切除术

腹腔镜手术是 20 世纪科学技术发展与外科手术技术相融合的产物，使妇科手术发生了革命性的变化，其微创、安全，很大地改善了手术效果。腹腔镜手术治疗输卵管及卵巢的病变已普遍应用于临床。

腹腔镜输卵管卵巢切除术（laparoscopic salpingo-oophorectomy）需根据输卵管卵巢病变的性质、患者的年龄、有无生育要求等确定是否实施。若确诊为卵巢肿瘤，手术前需行肿瘤的良恶性评估，以制订合理的手术方案。评估方法包括：血肿瘤标志物、彩色多普勒超声检测肿瘤囊实性及血流等、囊肿生长速度、是否为双侧卵巢肿瘤、边界是否清楚及其活动度、核磁共振检查等。

一、腹腔镜输卵管卵巢切除术手术适应证

1. 绝经过渡期或绝经后妇女卵巢良性肿瘤。
2. 年轻、要求保留生育功能的 Ⅰ 期卵巢交界性或恶性肿瘤患者。
3. 无正常卵巢组织、无法实施剥离术的实性卵巢肿瘤。
4. 症状严重并经保守治疗无效的附件炎，或已经形成输卵管卵巢囊肿。
5. 症状严重并经保守治疗无效的残余卵巢综合征。
6. 预防性卵巢切除。“遗传性卵巢癌综合征”家族成员是发生卵巢癌的高危人群，与 *BRCA* 基因突变密切相关，对于无生育要求、*BRCA* 基因突变者，建议行预防性卵巢切除术。

二、腹腔镜输卵管卵巢切除术手术方法

术前准备同本章第 1 节。术时患者取改良式膀胱截石位，选择全身麻醉，常规置镜后，先检查盆腹腔，明确病变部位及范围。对恶性或可疑恶性卵巢肿瘤患者，先留取盆腔冲洗液 200ml，送病理细胞学检查。有盆腔粘连者先分离粘连，充分暴露病变侧卵巢及输卵管，认清同侧输尿管走向。靠近卵巢门处钳夹骨盆漏斗韧带，靠近输卵管及卵巢用双极或超声刀等器械依次电凝、切断骨盆漏斗韧带、输卵管系膜、卵巢固有韧带及输卵管根部（图 24-2-1～24-2-6）。完整切除输卵管卵巢后，检查创面无出血，用收集袋收集标本后取出腹腔，注意不要让卵巢肿瘤破裂而残留于盆腹腔。术毕，生理盐水充分冲洗盆腔，检查盆腹腔无活动性出血后，结束手术。

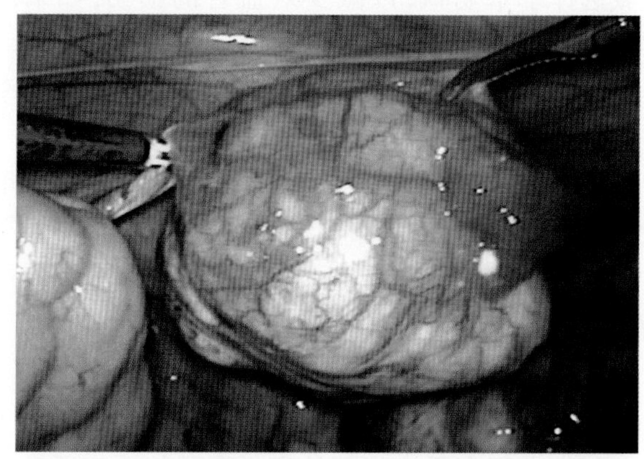

图 24-2-1 提出左附件，暴露并电凝骨盆漏斗韧带

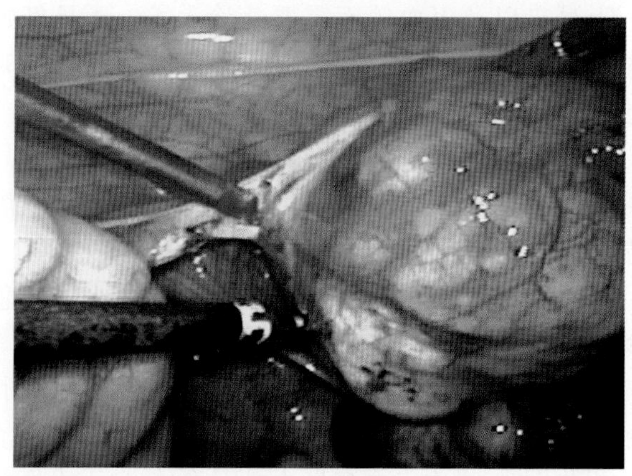

图 24-2-2 剪断骨盆漏斗韧带

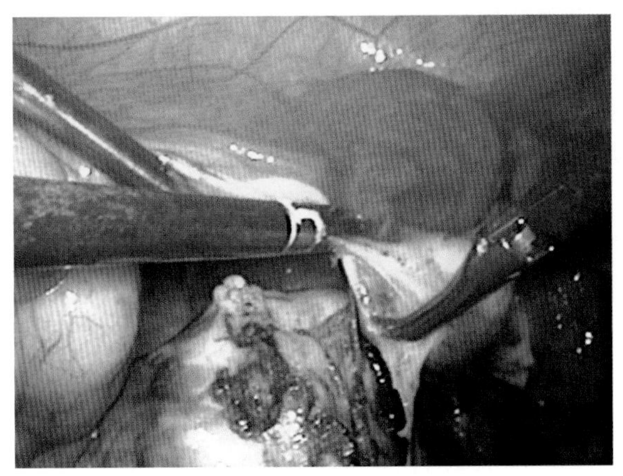

图 24-2-3　**电凝并剪断输卵管系膜**

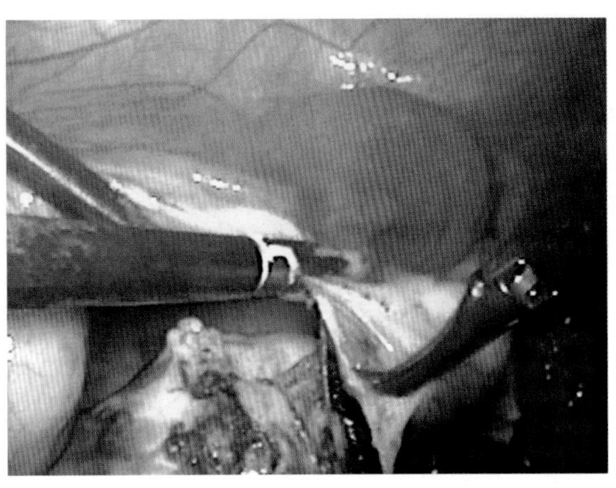

图 24-2-5　**电凝并剪断输卵管峡部**

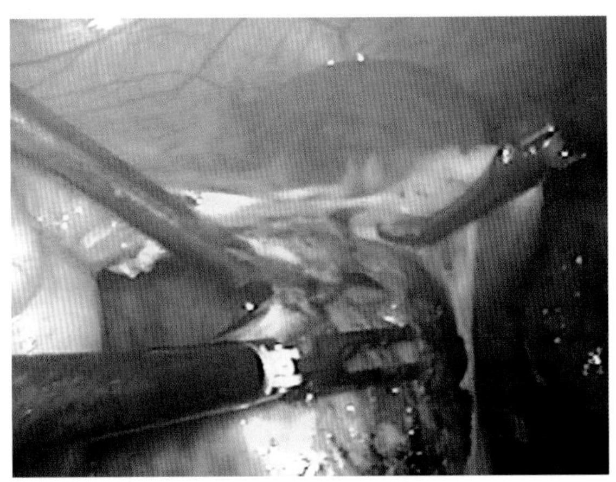

图 24-2-4　**电凝并剪断卵巢固有韧带**

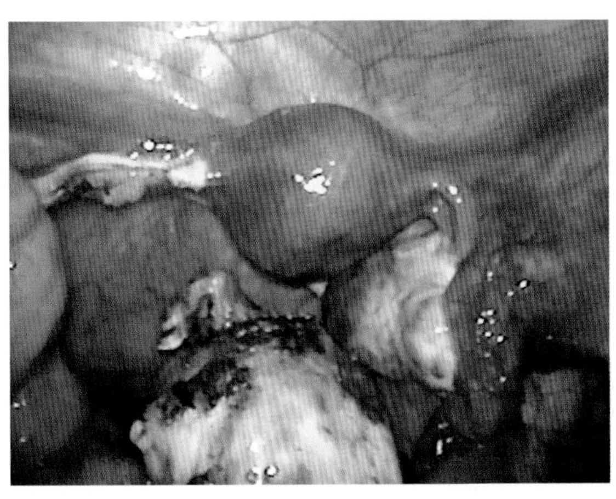

图 24-2-6　**切除左输卵管卵巢**

三、注意事项

1. 因手术时卵巢肿瘤性质不明，需切除后病理检查确诊，所以术中尽量不要使肿瘤破裂而污染盆腹腔。术毕将较大囊肿放入收集袋中后，先用穿刺针抽吸出囊液，再取出肿瘤。对于实性且较大的卵巢肿瘤，无法自穿刺孔取出，可放入术前准备好的较大收集袋中，用旋切器旋切取出。

2. 若盆腔粘连严重，分离后组织创面较大，建议术毕留置腹腔引流管，留置24小时，引流液不多时取出。

3. 术后一般不使用预防性抗生素，若因盆腔炎性疾病而手术者，术后酌情应用抗生素治疗。

4. 依据术后病理诊断，确定是否进一步治疗。

（刘玉环）

第3节　卵巢部分切除术

一、卵巢部分切除术

卵巢部分切除术最早应用于多囊卵巢综合征（PCOS）的患者，当药物促排卵治疗无效时，行卵巢楔形切除术，以达到降低雄激素、促进排卵的目的，是20世纪60年代前后常规外科治疗手段。1967年，Palmer等最先报道了腹腔镜下卵巢组织楔形切除术，由于手术后有效作用时间较短、手术创面较大，还有可能造成盆腔粘连、慢性盆腔痛及不孕症等并发症，现在这种手术已被放弃。多囊卵巢综合征的手术治疗方法已改为腹腔镜下双侧卵巢打孔术，一般每侧卵巢打4~8个孔，既达到了促排卵的目的，又减少了卵巢附近发生粘连的概率，更有利于PCOS患者成功妊娠。

对于年轻、要求保留生育功能的Ⅰa期交界性或恶性卵巢肿瘤患者，腹腔镜下切除病变卵巢后，常需剖视及活检对侧卵巢，以排除肿瘤可能。卵巢活检最好使用腹腔镜剪刀从卵巢上剪取部分组成，然后用缝合方法进行创面止血，减少电切或电凝方法对组织的破坏。术毕严格止血，减少术后盆腔粘连的发生。

二、残余卵巢综合征

残余卵巢综合征（residual ovarian syndrome，ROS）是指因良性病变行全子宫或次全子宫切除术，术时保留一侧或双侧卵巢，术后出现盆腔肿块、盆腔疼痛、性交痛等一系列的症候群。Pastore 报道 ROS 的发病率为 2.85%，发病时间为术后 4 个月至 26 年。桑震宇等报道 ROS 的发病率为 0.5%~12.4%，发病时间最短为术后 5 个月。该病容易被临床医师忽视或误诊误治。

1. 病因 残余卵巢综合征的发生可能与下列原因有关：

（1）盆腔粘连：手术后的盆腔粘连可导致卵巢周围炎症及被膜增厚，形成多发性滤泡囊肿、出血性闭锁卵泡、黄体囊肿及子宫内膜异位囊肿等。由于卵巢被膜增厚，囊液无法溢出，积聚在卵巢内形成囊肿，相邻的组织器官形成纤维结缔组织，导致结构异常，当改变体位或活动时，由于粘连牵拉可导致盆腔疼痛、性交痛。

（2）子宫切除术后卵巢血供下降、功能失调：残留卵巢易发生卵泡生长发育障碍及排卵功能障碍，可致术后卵巢瘤样病变。性交痛或性交后疼痛的患者，在行妇科检查时可以在阴道残端触及卵巢囊性肿块，粘连固定，可有触痛。这可能是由于子宫切除术中缝合盆腔腹膜过紧而将卵巢牵扯到阴道断端，或术后卵巢脱垂到直肠子宫陷凹所致。

（3）因子宫内膜异位症行子宫切除手术的患者，因腹腔液中含有大量炎性细胞因子，可介导炎性反应，手术后更易导致盆腔纤维化和粘连形成，加重卵巢功能障碍，导致盆腔肿物形成、盆腔疼痛发生。

2. 治疗

（1）药物治疗：口服避孕药、促性腺激素释放激素激动剂（GnRH-a）及孕激素均有一定的治疗作用。

（2）腹腔镜手术治疗：当药物治疗无效时，可行腹腔镜手术，包括附件切除术、盆腔粘连分离术等。若切除残留卵巢，应切除完全。若患者年轻，卵巢外观正常，粘连较轻，应尽量保留，术后积极抗感染治疗。Salim 等报道了 32 例 ROS 患者，进行腹腔镜手术后 77%的患者症状明显改善。

3. 预防

（1）手术中尽量避免损伤保留的卵巢，并尽量保留同一侧输卵管。因为输卵管系膜的血管和神经一旦损伤，可出现不同程度的卵巢功能紊乱。保留的卵巢尽量避免钳夹。在需要切除部分卵巢时，要避开卵巢门作楔形切除。剥离面和切除面要严密止血，保持创面光滑。

（2）术后预防感染、防止粘连发生。遇有盆腔感染、有潜在感染因素、术中渗血多、创面广时，术毕应盆腔留置引流管，24~48 小时后拔除。术后鼓励患者早期下床活动，减少手术创面与大网膜、肠管及盆壁的粘连。

总之，临床中应加强对残余卵巢综合征的认识，预防其发生。在因子宫良性病变行子宫切除术时，对卵巢的处理要综合考虑。根据患者的年龄、术中卵巢情况制订个性化方案。术前与患者及家属说明卵巢去留的利弊，达成一致意见。

（刘玉环）

第 4 节 卵巢打孔治疗多囊卵巢综合征

多囊卵巢综合征（polycystic ovary syndrome，PCOS）是育龄妇女最常见的内分泌紊乱性疾病，主要以闭经或月经稀发、不孕和肥胖为临床特征，通常伴有痤疮、多毛等体征，以及卵巢排卵障碍和多囊性增大，并且可出现胰岛素抵抗或高胰岛素血症、高脂血症等代谢紊乱，是无排卵性不孕的主要原因。

多囊卵巢综合征的确切病因尚不明确，目前比较一致的观点是它属于内分泌和代谢疾病。治疗多囊卵巢综合征的目的主要是纠正内分泌紊乱，减少高雌激素状态对机体的影响，治疗高雄激素血症及其引起的多毛症，矫正无排卵性不孕以及上述症状形成的征候群。腹腔镜治疗 PCOS 主要是诱导排卵，提高妊娠率。

一、卵巢打孔治疗多囊卵巢综合征的指征

并非所有的多囊卵巢患者都需选择外科手术治疗多囊卵巢综合征。有时单纯降低体重已可使肥胖

患者恢复自然排卵。氯米芬是治疗 PCOS 的首选药物。2009 年，笔者曾做前瞻性随机对照研究，比较氯米芬和腹腔镜下卵巢打孔治疗多囊卵巢综合征患者的排卵率的改变，结果发现，应用氯米芬的患者排卵率明显高于卵巢打孔的患者。但患者对氯米芬的反应因人而异，部分患者可造成卵巢过度刺激，部分患者可对氯米芬治疗无反应。总的来说，氯米芬治疗后患者排卵率约 80%，妊娠率约 40%。治疗 PCOS 的第二线药物是促性腺激素，例如果纳芬（Gonal-F，注射用重组人促卵泡激素）、HMG（human menopausal gonadotropin，人绝经期促性腺激素）用于对氯米芬治疗无反应的患者，这种药物比较昂贵，需要在内分泌和超声监护下使用。该药的主要副作用是导致多胎妊娠增加及卵巢过度刺激综合征（ovarian hyperstimulation syndrome，OHSS），治疗后妊娠率在 30%～55%之间。在使用促性腺激素促排卵治疗时加用 GnRH-a 对垂体进行降调节，可以增加妊娠率，降低流产率。但药物所致的卵巢过度刺激仍是一个难以解决的问题。

对于药物治疗无效，随诊条件差，不能做促性腺激素治疗监测的患者，或者有排卵障碍的不孕症患者，因其他疾病行腹腔镜检查时发现卵巢皮质增厚，类似多囊卵巢变化，尚没有实验室检查异常者，可选择手术治疗。

二、腹腔镜下卵巢打孔治疗多囊卵巢综合征的有效性

与药物治疗、卵巢楔形切除术相比，腹腔镜下卵巢打孔术（laparoscopic ovarian drilling，LOD）治疗 PCOS 可获得满意的排卵率和妊娠率，且这种效果能持续相当长的时间，而药物治疗患者的临床症状及激素改变是暂时的。从这点来看，LOD 更优于前者。Nether 对 206 例 PCOS 行 LOD 并术后观察随访 6 年，发现术后激素水平变化可持续 72 个月。

近年来，促性腺激素特别是卵泡刺激素（FSH）、GnRH-a 在治疗 PCOS 上应用广泛，但花费昂贵，且多胎妊娠及 OHSS 发生率高。有报道对 PCOS 患者以 HMG+hCG 诱发排卵后 OHSS 发生率为 71.6%，多胎妊娠率为 33%。与其相比，LOD 费用低，术后多胎妊娠、流产、OHSS 发生率低。此外，LOD 增加了卵巢组织对诱发排卵药物的敏感性，提高药物诱发排卵妊娠率，降低 OHSS 发生率。Rimington MR 将 50 例接受促排卵治疗失败或因高度 OHSS 危险而放弃的 PCOS 患者随机分为两组，一组促排卵前使用降调，另一组用药前行 LOD，结论是降调组中因发生 OHSS 而放弃的患者明显多于 LOD 组，且中至重度 OHSS 的患者也多于后组，两组的妊娠率和流产率无明显差别；Colacurci 将两组 PCOS 患者行 IVF 的刺激周期参数及妊娠率进行比较，A 组用药前行 LOD，B 组患者直接用药，所有患者采用相同的卵巢刺激方案，结论是 A 组患者的妊娠明显高于 B 组；Fahri 对 43 名 PCOS 患者行 LOD，比较手术前后药物诱发排卵情况，认为术后患者的总妊娠率、排卵率均有明显提高，且在 FSH 诱导周期中，每日有效诱导剂量明显减少，在 HMG 诱导周期中，药物总量、每日有效诱导剂量及诱导时间均较术前明显下降。

三、卵巢打孔的优点

（一）减少多胎妊娠

1969 年，Goldfarb 和 Ganford 指出用促性腺激素治疗后多胎妊娠发生率明显增加。1989 年，Kovacs 报道多胎妊娠发生率为 20%。自此以后，在医学文献上屡有报道有关促性腺激素价钱昂贵、卵巢过度刺激症状以及在使用中需要严格监护的问题。Kovass 等指出，使用促性腺激素激动剂对垂体进行降调节，抑制内源性促性腺激素分泌，再用外源性促性腺激素促排卵治疗，对 PCOS 患者作用不大，不能预防多胎妊娠发生。2004 年，Bayram N 等将对氯米芬抵抗的患者 168 例分成了 2 组，1 组 83 例进行了 LOD，另一组 85 例应用 rFSH 促排卵，结果显示 2 组患者术后的妊娠率没有差别，而多胎妊娠，rFSH 组显著高于 LOD 组，作者认为 LOD 可获得与 rFSH 相同的排卵率及妊娠率，但却大大降低了多胎妊娠的发生概率。在 NICE 指南中指出，对氯米芬没有反应的多囊卵巢综合征患者应提供 LOD，因为它与促性腺激素治疗一样有效，并且与增加多胎妊娠风险无关。

（二）更具成本效益

从患者花费的角度来讲，LOD 可使患者花费更少。笔者在英国设菲尔德皇家哈勒姆郡医院工作的时候，曾做过一项调查研究，比较腹腔镜下卵巢打孔及促性腺激素对多囊卵巢患者的治疗费用，治疗成功的患者选择手术的平均花费大约是 2 000 英镑，而接受促性腺激素治疗的平均花费大约是 4 000 英镑，远远高于手术。2004 年，Farquhar 和 Wely 等也有相似的报道，从治疗到妊娠足月，卵巢打孔的患者花费约 21 095 美元，应用激素治疗的患者花费约 28 744 美元；因接受促性腺激素治疗患者的多胎率增多，分

娩时的花费也相对增高，打孔患者的分娩时花费约11 301美元，而促性腺激素治疗的患者分娩时花费是14 489美元，每胎的妊娠花费LOD组要低22%~33%。

（三）消除过度刺激

卵巢过度刺激综合征（ovarian hyperstimulation syndrome，OHSS）是促排卵治疗过程中出现的一种医源性并发症，严重者可发生腹水、胸水、血液浓缩、血栓形成、肝肾功能损害等，危及患者生命。OHSS的发生率为23.3%，其中重度OHSS的发生率低于2%。其发生与患者所用促超排卵药物的种类、剂量、治疗方案、疗程长短及患者对超排卵药物的反应性有关。使用外源性促性腺激素和人绒毛膜促性腺激素hCG是OHSS发生的基础。

卵巢打孔破坏未成熟卵泡，使卵泡液流出，同时破坏卵巢间质和卵泡内膜细胞，卵巢分泌的雄激素水平下降，解除了高雄激素浓度对颗粒细胞的抑制作用，从而促进优势卵泡的生长和成熟；同时卵巢打孔降低了外周组织将雄激素芳香化为雌酮的浓度，雌激素水平降低，恢复了对下丘脑、垂体的正常反馈，使LH/FSH比值恢复正常，从而恢复正常的排卵功能。所以，卵巢打孔从机制上不会造成卵巢的过度刺激。

（四）附加价值：腹腔镜检查

我们都知道，腹腔镜技术在诊断女性不孕方面的快速、准确，融诊断和治疗为一体的优点是传统诊断方法无法比拟的。在患者决定行LOD的同时，通过腹腔镜探查，可以发现患者的其他盆腔病变，例如盆腔炎、子宫内膜异位症等，同时还可行输卵管通畅度的检查。

（五）长期利益

相较于药物的促排卵治疗，LOD的效果是长期的，可明显地改善月经周期，持续促排卵，使患者进一步地获得受孕的机会。2011年，Nahuis MJ等对168例氯米芬抵抗的患者随机分成2组，发现经过2种不同方法的治疗，8~12年之后，LOD组生二胎的概率是61%，rFSH生二胎的概率是40%；LOD组54%的患者恢复正常月经，而rFSH组仅36%恢复正常月经。

四、腹腔镜卵巢打孔技术

LOD是应用腹腔镜技术在卵巢皮质上多处打孔，从而诱导排卵、提高妊娠率的手术（图24-4-1），但手术中卵巢打孔，每侧卵巢需打孔几个呢？2002年，笔者和Amer SA等人在英国设菲尔德皇家哈勒姆郡医院针对多囊卵巢打孔术进行了一项回顾性的研究。161例多囊卵巢综合征的患者根据每侧卵巢的打孔个数进行了腹腔镜下卵巢打孔术，第一组每侧卵巢打孔2个，第二组每侧卵巢打孔3个，第三组每侧卵巢打孔4个，第四组每侧卵巢打孔5个，第五组每侧卵巢打孔6个，第六组每侧卵巢打孔7~10个；结果显示：与其他各组相比，第一组排卵率、受孕率和月经恢复率均显著降低，其他各组的成功率无显著性差异。因此3~4个打孔是比较合适的，而7个或更多的打孔，有可能会导致过度地破坏卵巢却没有任何改善的结果。2003年，我们又进行了前瞻性的研究，这项前瞻性研究的目的是探索腹腔镜卵巢打孔治疗多囊卵巢综合征所需的最佳的热能量，30名氯米芬抵抗的多囊卵巢综合征患者接受了LOD，分为10组（每组3人）。四组12人每侧卵巢打孔4个，三组9人每侧卵巢打孔3个，两组6人每侧卵巢打孔2个，一组3人每侧卵巢打孔1个；排卵率分别是67%、44%、33%和33%；妊娠率分别是67%、56%、17%和0%；只有每侧打孔3或4个的患者血清中游离雄激素的水平有下降。因此建议腹腔镜下卵巢打孔需用针状电极（针长8mm，直径2mm），采用单极电凝，每侧打孔4个，每孔持续5秒钟。

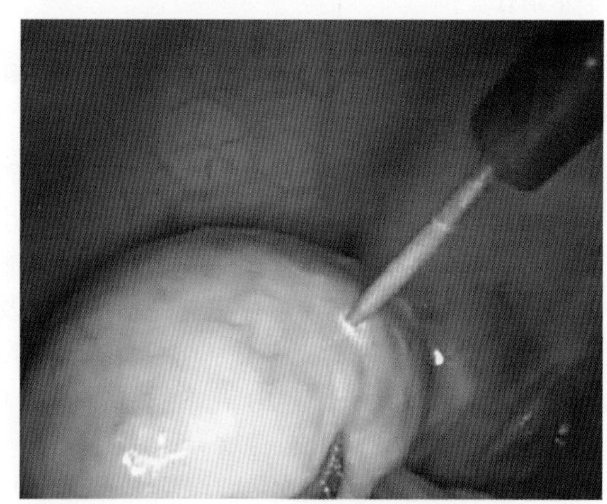

图24-4-1 腹腔镜多囊卵巢打孔术

五、患者的选择

手术患者的选择对术者来说是十分重要的，选择适当的手术患者将进一步提高LOD治疗的结果。手术前促黄体生成素水平（LH）高，预示术后有较好的治疗效果。与LH水平相比，促黄体生成素/促卵泡生成素（LH/FSH）比值对治疗效果无预测作用。游离雄激素水平的降低，打孔后排卵率和妊娠率都明显升高。有研究证实体型瘦的患者术后有较高的排卵率,BMI 指数≤34 的女性打孔后的排卵率和妊娠率明显高于 BMI>34 的女性。吸烟明显影响手术治疗效果。Naether 报告 104 例卵巢打孔患者术后妊娠率为 70%,其中不吸烟夫妇为 94%,男性吸烟的夫妇妊娠率为 53%,女性吸烟的夫妇妊娠率为 45%,双方都吸烟者妊娠率只有 27%。笔者 1998 年研究发现,选择合适的患者行腹腔镜下卵巢打孔术,术后的妊娠率可高达 80%。

六、手术的安全性

腹腔镜下卵巢打孔手术是非常安全的。最主要的并发症是卵巢的粘连及卵巢功能的损伤,但选择正确的操作,发生概率非常小。笔者在谢菲尔德时曾做过研究,250 例打孔的患者,没有 1 例发生卵巢功能的衰退,即便有粘连的发生,也是非常轻微的粘连。我们于 2002 年曾研究发现,打孔术后 9 年的患者,116 例中无 1 例发生卵巢功能早衰。针对引起卵巢粘连,我们 1996 年研究发现,1/3 的患者即使发生粘连,也是非常微小的,对术后的妊娠并没有产生不利的影响;术后应用防粘连膜并没有明显的效果。

七、二次手术

对于首次手术有效,现在需再次手术的患者,术后疗效是令人满意的。2003 年笔者研究显示,对于二次手术的患者,前次手术效果良好的患者再次手术的排卵率为 83%,妊娠率为 75%;而前次手术效果差的患者再次手术的排卵率为 25%,妊娠率为 29%。总体来说,再次手术的排卵率为 60%,妊娠率为 53%。因此,对于有需求再次手术的患者,可以考虑二次腹腔镜下卵巢打孔术。

(T. C. Li　肖　豫)

参考文献

1. 冷金花. 腹腔镜手术的热点问题讨论. 现代妇产科进展,2004,13(2):81-91.
2. 王丹丹,杨清. 腹腔镜卵巢子宫内膜异位囊肿两种剥除方法对卵巢储备功能的影响. 中国医科大学学报,2013,42(6):561-563.
3. 夏恩兰. 妇科腹腔镜手术操作及实例精选演示. 2 版. 沈阳:辽宁科学技术出版社,2017.
4. 肖超,肖雪,鄂琪敏,等. 腹腔镜下卵巢囊肿剥除术中电凝止血与缝合止血对卵巢储备功能影响的 Meta 分析. 实用妇产科杂志,2015,31(8):618-622.
5. Abu Hashim H, Foda O, Ghayaty E, et al. Laparoscopic ovarian diathermy after clomiphene failure in polycystic ovary syndrome: is it worthwhile? A randomized controlled trial. Arch Gynecol Obstet, 2011, 284(5):1303-1309.
6. Abuelghar WM, Bayoumy HA, Ellaithy MI, et al. Women with clomiphene citrate resistant polycystic ovarian disease: predictors of spontaneous ovulation after laparoscopic ovarian drilling. Eur J Obstet Gynecol Reprod Biol, 2014, 175:178-185.
7. Amer SA, Banu Z, Li TC, et al. Long-term follow-up of patients with polycystic ovary syndrome after laparoscopic ovarian drilling: endocrine and ultrasonographic outcomes. Hum Reprod, 2002, 17(11):2851-2857.
8. Amer SA, Li TC, Cooke ID. A prospective dose-finding study of the amount of thermal energy required for laparoscopic ovarian diathermy. Hum Reprod, 2003, 18(8):1693-1698.
9. Amer SA, Li TC, Cooke ID. Laparoscopic ovarian diathermy in women with polycystic ovarian syndrome: a retrospective study on the influence of the amount of energy used on the outcome. Hum Reprod, 2002, 17(4):1046-1051.
10. Amer SA, Li TC, Cooke ID. Repeated laparoscopic ovarian diathermy is effective in women with anovulatory infertility due to polycystic ovary syndrome. Fertil Steril, 2003, 79(5):1211-1215.
11. Broer SL, Mol BW, Hendriks D, et al. The role of antiMüllerian hormone in prediction of outcome after IVF: comparison with the antral follicle count. Fertil Steril, 2009, 91(3):705-714.
12. Chun S, Cho HJ, Ji YI. Comparison of early postoperative decline of serum antiMüllerian hormone levels after unilateral laparoscopic ovarian cystectomy between patients categorized according to histologic diagnosis. Taiwan J Obstet Gynecol, 2016, 55(5):641-645.
13. Eftekhar M, Deghani Firoozabadi R, Khani P, et al. Effect of Laparoscopic Ovarian Drilling on Outcomes of In Vitro Fertilization in Clomiphene-Resistant Women with Polycystic Ovary Syndrome. Int J Fertil Steril, 2016, 10(1):42-47.
14. Eltabbakh GH, Charboneau AM, Eltabbakh NG. Laparoscopic surgery for large benign ovarian cysts. Gynecol Oncol, 2008, 108(1):72-76.
15. Fedele L, Bianchi S, Zanconato G, et al. Bipolar electrocoagulation versus suture of solitary ovary after laparoscopic excision of ovarian endometriomas. J Am Assoc Gynecol Laparosc, 2004, 11(3):344-347.

16. Howard FM. Surgical treatment of endometriosis. Obstet Gynecol Clin North Am,2011,38(4):677-686.
17. Kavallaris A,Mytas S,Chalvatzas N,et al. Seven years'experience in laparoscopic dissection of intact ovarian dermoid cysts. Acta Obstet Gynecol Scand, 2010,89(3):390-392.
18. Khoufache K,Michaud N,Harir N,et al. Anomalies in the inflammatory response in endometriosis and possible consequences: a review. Minerva Endocrinol,2012,37(1):75-92.
19. Leng JH,Lang JH,Zhang JJ,et al. Role of laparoscopy in the diagnosis and treatment of adnexal masses. Chin Med J (Engl), 2006,119(3):202-206.
20. Leung SW,Yuen PM. Ovarian fibroma: a review on the clinical characteristics,diagnostic difficulties,and management options of 23 cases. Gynecol Obstet Invest,2006,62(1):1-6.
21. Li CZ,Liu B,Wen ZQ,et al. The impact of electrocoagulation on ovarian reserve after laparoscopic excision of ovarian cysts: a prospective clinical study of 191 patients. See comment in PubMed Commons below. Fertil Steril, 2009,92(4):1428-1435.
22. Li TC,Saravelos H,Chow MS,et al. Factors affecting the outcome of laparoscopic ovarian drilling for polycystic ovarian syndrome in women with anovulatory infertility. Br J Obstet Gynaecol,1998,105(3):338-344.
23. Luz R,Barros J,Aguiar A,et al. Short and Long-Term Efficacy of Laparoscopic Ovarian Diathermy in Women with Polycystic Ovary Syndrome. Acta Med Port,2016,29(7-8):441-448.
24. Melo AS,Ferriani RA,Navarro PA. Treatment of infertility in women with polycystic ovary syndrome: approach to clinical practice. Clinics (Sao Paulo),2015,70(11):765-769.
25. Mohamed ML,Nouh AA,El-Behery MM,et al. Effect on ovarian reserve of laparoscopic bipolar electrocoagulation versus laparotomic hemostatic sutures during unilateral ovarian cystectomy. Int J Gynaecol Obstet,2011,114(1):69-72.
26. Moorman PG,Myers ER,Schildkraut JM,et al. Effect of hysterectomy with ovarian preservation on ovarian function. Obstet Gynecol,2011,118(6):1271-1279.
27. Nahuis MJ,Kose N,Bayram N,et al. Long-term outcomes in women with polycystic ovary syndrome initially randomized to receive laparoscopic electrocautery of the ovaries or ovulation induction with gonadotrophins. Hum Reprod,2011,26(7):1899-1904.
28. Ozaki R,Kumakiri J,Tinelli A,et al. Evaluation of factors predicting diminished ovarian reserve before and after laparoscopic cystectomy for ovarian endometriomas: a prospective cohort study. J Ovarian Res, 2016,9(1):37.
29. Pantasri T,Norman RJ. The effects of being overweight and obese on female reproduction: a review. Gynecol Endocrinol,2014, 30(2):90-94.
30. Pastore M,Manci N,Marchetti C,et al. Late aortic lymphocele and residual ovary syndrome after gynecological surgery. World J Surg Oncol,2007,5:146.
31. Perales-Puchalt A,Legro RS. Ovulation induction in women with polycystic ovary syndrome. Steroids,2013,78(8):767-772.
32. Salim R,Gray G,Chappatte OA. The feasibility and efficacy of laparoscopic oophorectomy in the management of pelvic pain after hysterectomy. J Obstet Gynaecol,2007,27(7):718-720.
33. Smorgick N,Barel O,Halperin R,et al. Laparoscopic removal of adnexal cysts: is it possible to decrease inadvertent intraoperative rupture rate? Am J Obstet Gynecol,2009,200(3):237.
34. Takashima A,Takeshita N,Otaka K,et al. Effects of bipolar electrocoagulation versus suture after laparoscopic excision of ovarian endometrioma on the ovarian reserve and outcome of in vitro fertilization. J Obstet Gynaecol Res,2013,39(7):1246-1252.
35. Thessaloniki ESHRE/ASRM-Sponsored PCOS Consensus Workshop Group. Consensus on infertility treatment related to polycystic ovary syndrome. Hum Reprod,2008,23(3):462-477.
36. Tinelli R,Malzoni M,Cosentino F,et al. Feasibility,safety,and efficacy of conservative laparoscopic treatment of borderline ovarian tumors. Fertil Steril,2009,92(2):736-741.
37. Wang S,Alvero R. Racial and ethnic differences in physiology and clinical symptoms of polycystic ovary syndrome. Semin Reprod Med,2013,31(5):365-369.
38. Yanamandra NK,Gundabattula SR. Outcome of ovarian drilling in women with polycystic ovary syndrome. J Clin Diagn Res, 2015,9(2):QC01-QC03.
39. Yazbek J,Helmy S,Ben-Nagi J,et al. Value of preoperative ultrasound examination in the selection of women with adnexal masses for laparoscopic surgery. Ultrasound Obstet Gynecol,2007,30(6):883-888.
40. Zhang CH,Wu L,Li PQ. Clinical study of the impact on ovarian reserve by different hemostasis methods in laparoscopic cystectomy for ovarian endometrioma. Taiwan J Obstet Gynecol,2016,55(4):507-511.

第二十五章 腹腔镜子宫手术

第1节　子宫腺肌病手术

子宫内膜侵入子宫肌层达一个高倍视野以上称为子宫腺肌病(adenomyosis)。子宫腺肌病发病率较高,已成为妇科常见病,因而受到人们的重视。以往认为它是内在性的内异症,现认为是一种独立的疾病。子宫腺肌病病理特点为子宫内膜及腺体侵入子宫肌层。子宫内膜和内膜下肌层属于"古子宫"古肌层范畴,外肌层属于新子宫新肌层。比内异症更直观,子宫腺肌病的主要病生理就在古肌层,因此也是"古子宫"疾病。本病约20%~50%合并内异症,约30%合并子宫肌瘤,合并盆腔粘连也很常见。

一、子宫腺肌病的诊断

痛经和月经过多是子宫腺肌病的主要症状,少数患者有不孕。查体子宫增大,多为均匀性,较硬,一般不超过12周妊娠大小,否则可能合并子宫肌瘤。若为子宫腺肌瘤,也可表现为非对称性增大。根据症状和体征可做出初步诊断,依靠辅助检查可进一步明确诊断。

超声检查是协助诊断子宫腺肌病最常用的方法,也是首选的方法,但是诊断的准确性与技术人员的培训和个人技术有很大的关系。阴道超声较腹部超声诊断准确性高,子宫肌层内的小囊样回声是最特异的诊断指标,如果不合并子宫肌瘤,阴道超声诊断子宫腺肌病的准确性甚至可以和核磁共振(MRI)媲美。

MRI是国内外公认诊断子宫腺肌病最可靠的非创伤性方法,但因价格昂贵,仅在依靠其他非创伤性诊断方法仍不能诊断,而影响手术治疗的决策时才做。

宫腔镜检查子宫腔增大,有时可见异常腺体开口,并可除外子宫内膜病变。腹腔镜检查见子宫均匀增大,前后径更明显,子宫较硬,外观灰白或暗紫色,有时浆膜面突出紫蓝色结节。

子宫腺肌病患者血CA125水平明显升高,阳性率达80%,而子宫肌瘤CA125阳性率仅为20%,腺肌病患者CA125水平和子宫大小呈正相关,子宫越大,CA125水平越高。

子宫腺肌病诊断的金标准仍然是病理学诊断。

二、治疗

应视患者症状、年龄及有无生育要求而定。对年龄较大且无生育要求者一般采用子宫切除术,可达到根除。但对年轻有生育要求者显然不妥,此时,可试用药物治疗或保守性手术治疗等。

(一)子宫切除术

是主要的治疗方法,也是唯一循证医学证实有效的方法,可以根治痛经或(和)月经过多。

1. **手术指征**　适用于年龄较大、无生育要求者。

2. **手术步骤**　参见子宫肌瘤子宫切除术。

3. **手术注意事项**　腹腔镜子宫切除术是最佳手术方式,单纯子宫腺肌病子宫多<12周妊娠大小,可直接进行手术治疗。若子宫>12周妊娠大小;合并有内异症或卵巢子宫内膜异位囊肿;或多次手术史估计有明显粘连者:会明显增加手术难度,建议使用GnRH-a术前预处理2~3针后行腹腔镜子宫切除术。虽然有研究表明腺肌病的子宫10%病变可累及宫颈,但也有研究表明腺肌病主要见于子宫体部,罕见于宫颈部位,只要保证切除全部子宫下段,仍可考虑行子宫次全切除术。子宫腺肌病合并重度内异症时子宫切除的难度明显增加,容易损伤输尿管,应引起注意,但是,仅仅为了减少损伤机会而改做子宫次全切除术会导致异位病灶残留,也不可取。

(二)保守性手术

主要有子宫腺肌病病灶挖除术、子宫内膜去除术和介入治疗。还有腹腔镜下子宫动脉阻断术和病灶消融术（使用电、射频和超声等能量）。近年来报道增多，但这些手术的效果均有待于循证医学研究证实。

1. 子宫腺肌病病灶挖除术　子宫腺肌病病灶与正常子宫肌层并无明确界限，且往往病变范围广泛，因而术中判断病变准确界限并完整挖除存在难度。有不同的病灶挖除手术方式报道，但原则上要尽可能完整切除腺肌病病灶，并重建子宫肌层。

（1）单纯子宫腺肌病病灶挖除术：单纯病灶挖除术类似于子宫肌瘤剔除术，在尽量去除子宫腺肌病病灶后，根据瘤腔大小，单层或双侧连续缝合关闭瘤腔和浆肌层。

1）手术指征：适用于年轻、要求保留生育功能的患者。可以明显地改善症状、增加妊娠机会。子宫腺肌瘤一般能挖除干净，可以明显地改善症状、增加妊娠机会。对局限型子宫腺肌病可以切除大部分病灶，缓解症状。虽然弥漫型子宫腺肌病做病灶大部切除术后妊娠率较低，仍有一定的治疗价值。

2）手术步骤：切除病灶前在手术部位注射稀释的垂体后叶素盐水（6U 溶于 50ml 生理盐水中）可明显减少出血（图 25-1-1）。使用单极电钩或超声刀在病灶突出处做横梭形切口，对有生育要求者，最好只是在切开浆膜及浅肌层时用单极电钩（图 25-1-2）或超声刀，之后用钩剪将病灶大部分切除（图 25-1-3、25-1-4）。伤口至少缝合两层或用产科缝合子宫用的大针单层缝合（图 25-1-5），将缝线拉紧后用弯钳贴近子宫夹住缝线（图 25-1-6），穿透宫腔时需要缝合内膜，单独缝合或（和）深肌层一起缝合（图 25-1-7）。术毕子宫创面使用防粘连药物，后陷凹放置引流管引流。切除标本送病理检查。

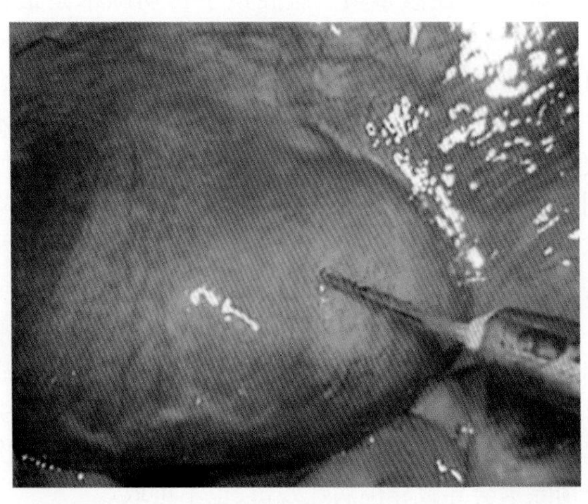

图 25-1-1　**注射稀释的垂体后叶素盐水（6U 溶于 50ml 生理盐水中）**

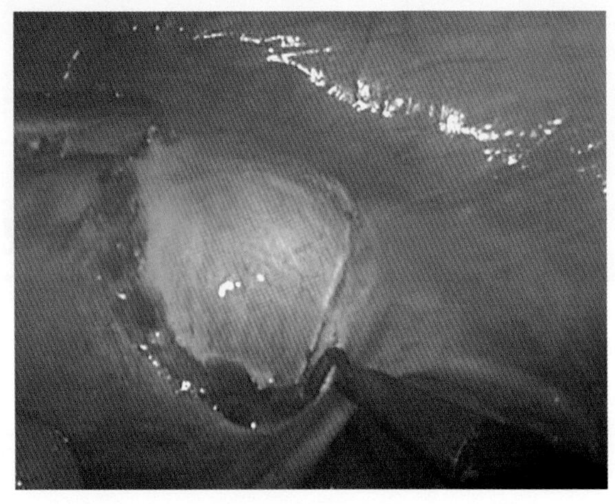

图 25-1-2　**单极电钩做梭形切口，切开浆膜及浅肌层**

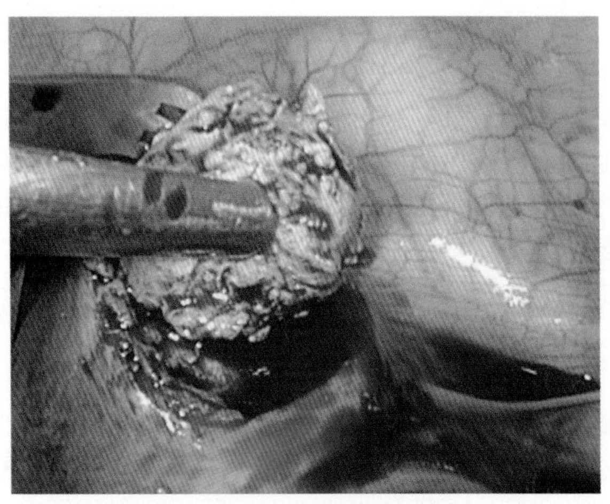

图 25-1-3　**钳夹牵拉病灶**

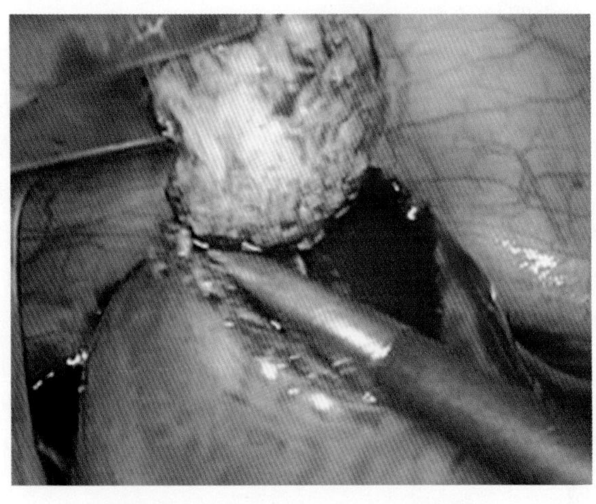

图 25-1-4　**钩剪将病灶大部分切除**

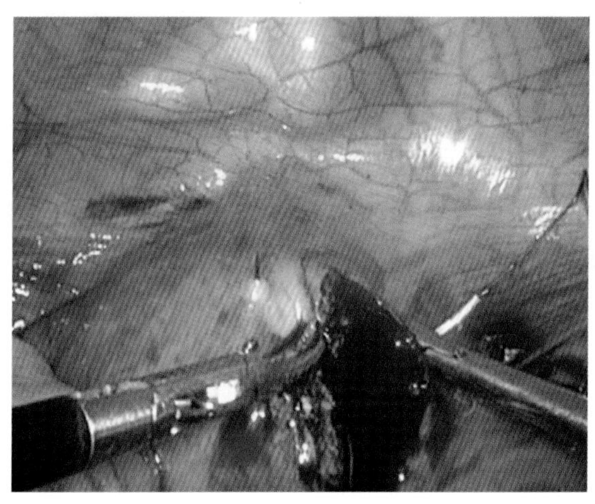

图 25-1-5 腹腔镜下缝合子宫创面

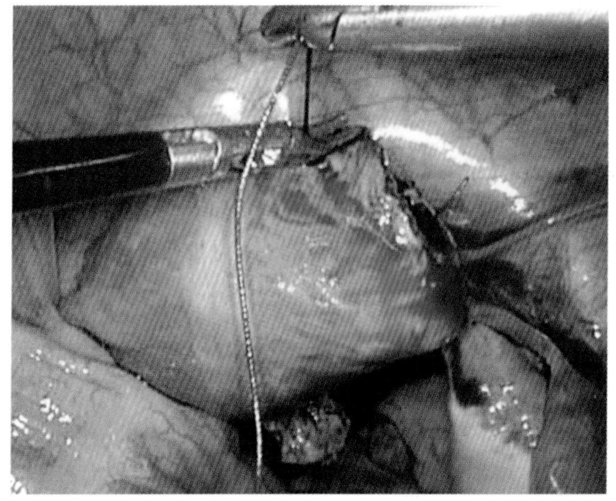

图 25-1-6 将缝线拉紧后用弯钳贴近子宫夹住缝线

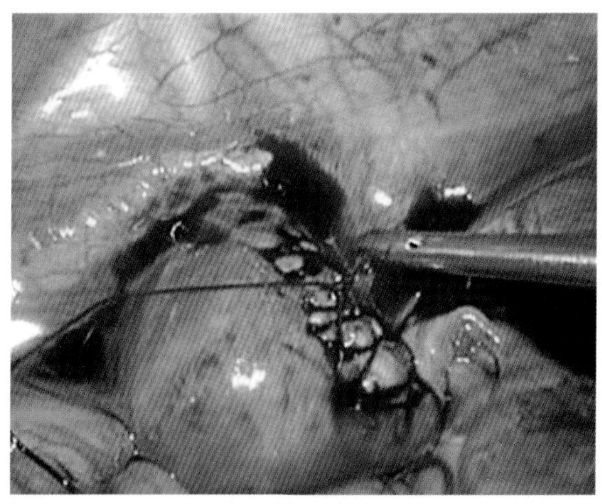

图 25-1-7 缝合后子宫

3）手术注意事项：①术前使用 GnRH-a 治疗：局限型子宫腺肌病或腺肌瘤，术中常见界限不清，或明显较大，不易切除干净。挖出病灶后周围肌肉仍较硬，缝合困难。因此，尽可能多切除较硬的腺肌病病灶有利于做良好的缝合。我们的体会，直径7cm 以上的病灶腹腔镜挖除后不易做到良好的缝合，建议选择开腹手术。如果患者要求做腹腔镜手术，建议术前使用 GnRH-a 治疗 3 个月，以缩小病灶利于手术。②注意缝合方法和技术：近年来，时有腹腔镜下子宫腺肌病病灶挖除术后妊娠子宫破裂的病例发生，甚至导致产妇死亡。因此，对年轻有生育要求者，应该特别注重少使用电凝剥离或止血，提高子宫缝合技术，保证创面良好愈合。孙爱军等报道的手术方式为，双极电凝病灶表面浆膜层后，单极电钩切开病灶并将其尽可能完整切除，“U”形缝合肌层，关闭瘤腔，最后“8”字缝合对合浆肌层。有作者建议挖除病灶后可将包绕病灶的肌层折叠缝合，可增加子宫切口处的肌层厚度，似乎有利于预防孕期瘢痕子宫破裂。③合并内异症的处理：子宫腺肌病病灶多位于后壁，合并有巧克力囊肿或后陷凹封闭时，需要先分离粘连，剥除巧克力囊肿，开放后陷凹才能安全地做病灶挖除术，这种情况下缝合难度会有所增加。术前使用 GnRH-a 治疗 3 个月，减轻盆腔充血，缩小病灶可能利于手术。对无生育要求者，做病灶挖除术同时还可以考虑做子宫神经去除术、骶前神经切除术或子宫动脉阻断术试图增加疗效。④术后药物治疗：包括巩固治疗和复发的药物治疗。

内异症治疗相似，子宫腺肌病病灶挖除术后使用 GnRH-a 6 个月，可降低患者疼痛复发率。中国台湾省 Wang 等报道 165 例有症状的子宫腺肌病患者，其中 51 例仅做手术治疗，114 例术后给予 6 个月的 GnRH-a 治疗，随访 2 年，症状复发率前者为 49.0%（25/51），而后者较低为 28.1%（32/114）。我国内地医师也报道类似结果。中国台湾省另有报道，与不用药相比，术后使用 GnRH-a 3 个月疗效并无进一步提高，不过，由于样本量较小，有待于继续积累经验。子宫内膜去除术后宫腔即刻放置曼月乐虽然不能提高对痛经的疗效，但是，可进一步减少月经量。

4）局限型子宫腺肌病或腺肌瘤需要与恶性肿瘤鉴别：一些子宫恶性肿瘤比如低度恶性子宫内膜间质肉瘤有类似子宫腺肌病的临床特征，可能误诊为腺肌病行病灶挖除术，要注意鉴别，使用粉碎器取出切除的组织时注意取净碎块，之后彻底冲洗盆腔。

（2）不对称切除：Nishida 等报道了开腹病灶不

对称切除术。术中从一侧宫底切开至对侧输卵管间质部，随后在该侧宫体向宫颈内口处对角不对称切开，横行切开宫腔，切除病灶，浆膜下、黏膜下保留0.5cm肌层，随后关闭宫腔，并用对侧浆肌层覆盖起始侧子宫。术后痛经、月经过多症状得到缓解，CA125水平下降。

1）三瓣法：Osada等报道了该法，适用于病灶范围广泛患者。取耻上横切口，宫颈放置止血带后，自宫底部沿正中弧形切开子宫直至宫腔，示指指引下尽可能切除腺肌病病灶及肌层，浆膜下及黏膜下各保留厚1cm的肌层，最后重建子宫，间断缝合两侧黏膜后，将切开的子宫一侧前后壁浆肌层对合间断缝合，然后将对侧浆肌层覆盖于该侧浆肌层组织，重叠缝合。缝合过程中确保缝线不互相重叠，以预防术后妊娠过程中出现子宫破裂。该术式为开腹手术，在示指指引下能够更准确地判断病灶边界，且重建后的子宫肌层有足够的厚度，减少子宫破裂的发生概率。

2）双瓣法：在三瓣法基础上，黄琼施等进行改良，开腹或腹腔镜下进行“双瓣法”病灶挖除。首先于宫底部切开肌层直至宫腔，然后沿前后壁正中切开直达宫颈内口水平，避免切开宫腔，随后缝合内膜，并使用双瓣法缝合肌层及浆膜层。术后无论是否进行GnRH-a辅助治疗，血清CA125水平、子宫大小、月经量和痛经程度均显著下降。但报道中无术后再妊娠的患者，对于妊娠的影响及子宫破裂的风险，仍需远期观察。Jang-Kew Kim等也报道了双瓣法手术，腹腔镜探查后，取耻上横切口，自宫底部垂直切开子宫壁至宫腔，下达宫颈上方，切除病灶，浆膜下、黏膜下保留0.5~1cm肌层，缝合内膜，关闭一侧浆肌层，并将浆膜面剥离以利于紧密愈合，随后将对侧浆肌层覆盖缝合。

3）H形挖除：Fujishita等报道了一种横向H形病灶挖除术。术中放置止血带，纵行切开肌层，在该切口上下两端各横行切开，切口形似横向的“H”。切除病灶后，单层或双层缝合关闭瘤腔，必要时间断缝合以加固，最后间断缝合H形切口。H形切口提供了较大的空间，能够更充分切除病灶、方便止血与手术操作。6名接受了该术式的患者中，1名患者自然受孕后剖宫产顺利分娩。

4）U形子宫切除成形术：也称子宫体马蹄形切除术是从宫底正中纵行剖开子宫至宫颈上方，切除肌内病变组织，行子宫成形。此术式成形后的子宫肌层薄弱，宫腔狭小变形，对生育的影响几乎等于子宫切除术。

2. 腹腔镜下子宫动脉阻断术　中国台湾省Wang CJ等报道通过腹腔镜行子宫动脉阻断术治疗20例有症状的子宫腺肌病患者，术后6个月子宫体积缩小0.4%~74.0%，16例月经过多中13例出血得到控制，5例出血量恢复至正常或较前减少；16例痛经者12例缓解，6例无须再用止痛药。但有9例患者术后出现非周期性腹痛，其中3例随后做了子宫切除术。由于疼痛不能得到完全缓解，多数患者对手术效果并不满意，目前较少使用。

（彭　超　周应芳）

第2节　子宫肌瘤手术

一、概述

子宫肌瘤是女性生殖器中最常见的一种良性肿瘤，多见于30~50岁妇女。以宫体部肌瘤多见，少数为宫颈肌瘤。以肌壁间肌瘤为最常见，其次为浆膜下肌瘤和黏膜下肌瘤。

子宫肌瘤较小时多无症状，肌瘤生长到一定程度时，可出现如下症状和体征：

1. 阴道流血　月经量增多、经期延长为最常见症状，主要为肌壁间肌瘤的表现；黏膜下肌瘤表现为不规则阴道流血、月经量过多、经期延长。通常月经周期无明显变化。可继发贫血。

2. 腹部包块　下腹触及实质性包块，不规则，质硬，特别是在清晨膀胱充盈时包块更为明显。

3. 压迫症状　肌瘤增大时常可压迫周围邻近器官而产生压迫症状，尤多见于子宫下段及宫颈部肌瘤，以及子宫侧方肌瘤。压迫膀胱则产生尿频、尿急，甚至尿潴留；压迫直肠产生排便困难；压迫输尿管可引起肾盂积水和输尿管扩张。

有的子宫肌瘤患者可出现下腹坠胀、腰背酸痛。浆膜下肌瘤蒂扭转时可出现急腹痛。

二、手术治疗

子宫肌瘤患者如无症状，可以观察随访，如有症状，应积极处理，临床治疗方法包括药物治疗、物理治疗和手术治疗。手术治疗是子宫肌瘤的主要治疗方法，疗效肯定。

1. 手术适应证

（1）月经量过多，继发贫血。

（2）有压迫症状。

（3）肌瘤引起不孕症。

（4）肌瘤生长迅速，可疑恶变。

2. 手术方式

（1）肌瘤切除术：年轻未婚或未生育，希望保留生育功能的患者，可作肌瘤切除。根据肌瘤部位、大小及数量，以及患者情况，可选择开腹、经阴道途径或腹腔镜下手术切除肌瘤（图 25-2-1A～C）。黏膜下肌瘤可在宫腔镜下作肌瘤切除术。

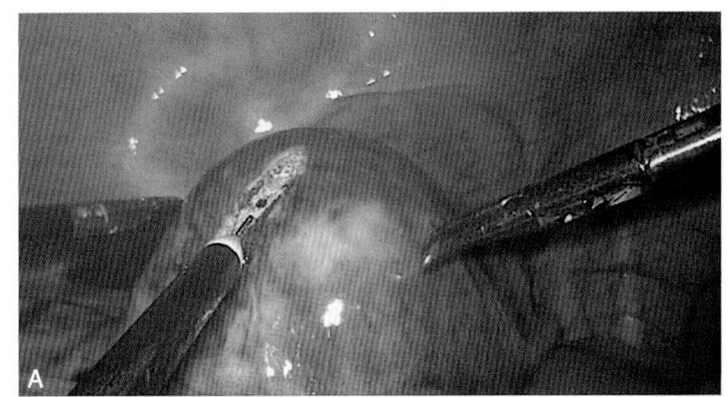

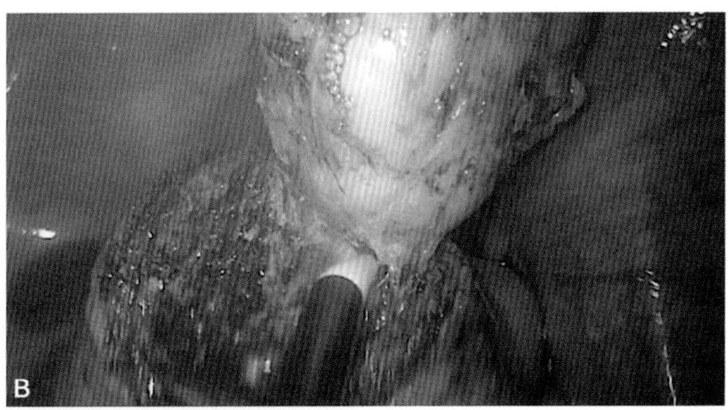

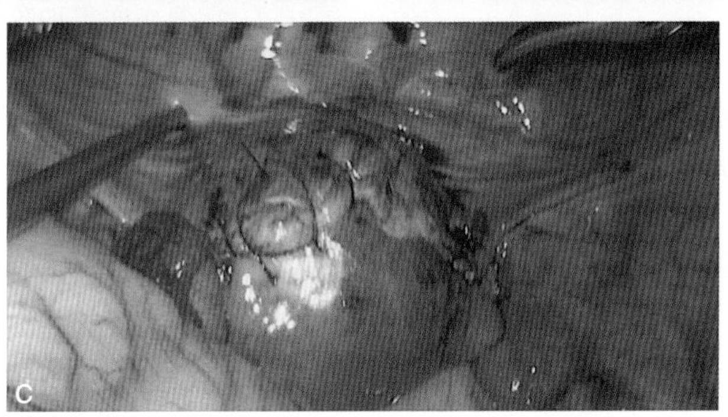

图 25-2-1　腹腔镜子宫肌瘤（肌壁间）切除术

A. 切开肌瘤表面肌层；B. 剔除肌瘤；C. 缝合子宫创面

（2）子宫切除术：凡肌瘤较大，症状明显，经药物治疗无效，不需保留生育功能，或疑有恶变者，可行子宫次全切除或子宫全切术。若决定行次全子宫切除术，术前应详细检查宫颈除外宫颈癌或癌前病变；月经不规则者，术前应行分段刮宫，病理学检查除外子宫内膜病变。双侧卵巢正常者应考虑保留。若患者已绝经，可考虑同时作双侧附件切除术，如患者不愿切除，也可保留卵巢，但建议切除双侧输卵管。

3. 手术注意问题

（1）术前充分准备：子宫肌瘤患者术前应充分准备，全面检查，特别注意以下几点：①子宫肌瘤是常见病，多发于生育年龄妇女，因此，术前充分评估病情，制订个体化治疗方案，并与患者及家属充分沟通，特别是保留子宫的多发肌瘤，术后再发可能。②除外子宫肉瘤可能：术前根据病史，了解肌瘤增长速度，根据妇科检查，了解肌瘤软硬度，可借助辅助检查如彩色多普勒超声，了解肌瘤血流信号及阻力指数、肌瘤回声、边界等，必要时可检测外周血肿瘤标志物如 CA125 等。根据以上检查，高度可疑子宫肉瘤者，应进行胸部 CT、盆腔 MRI，甚至全身 PET-CT 检查。③术前除外内外科合并症：术前检查，了解有无合并血液系统疾病、免疫系统疾病、腹部手术史等。如有贫血，应及时纠正。

（2）术中注意剖视标本：子宫肌瘤有一定的恶变率，术前很难诊断，因此，术中应及时剖视肌瘤标本，检查肌瘤颜色、软硬度及糟脆情况，剖面漩涡结构是否消失，可疑恶变者，应送快速病理检查。

（3）术中取出标本：子宫肌瘤多为良性肿瘤，但可以盆腹腔种植，极少数患者可发生恶变，因此，如果腹腔镜手术切除肌瘤，需要粉碎肌瘤取出时，一定要注意避免肌瘤碎屑散落盆腹腔，术中充分冲洗检查，建议最好在腹腔内，在标本取出袋中旋切肌瘤。可疑肌瘤为恶性时，应开腹手术，完整切除肿瘤，也可完整切除肌瘤后，切开阴道后穹窿，将肌瘤取出。

（4）术后随访：子宫肌瘤如果行肌瘤切除术，术后有可能肌瘤再发，需要定期随访。如果肌瘤是特殊类型，如富于细胞型、恶性潜能未定型及细胞不典型增生型，应定期访查，发现问题，及时处理。

腹腔镜子宫肌瘤切除术见视频15。

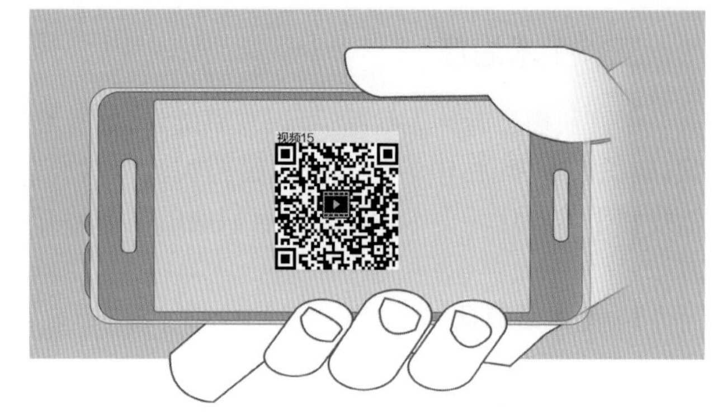

视频 15 腹腔镜子宫肌瘤切除术

（王建六 张 果）

第3节 腹腔镜下子宫切除术

是指在腹腔镜辅助下切除子宫体或全部子宫，分别称为子宫次全切除术（图25-3-1）和全子宫切除术（图25-3-2）。

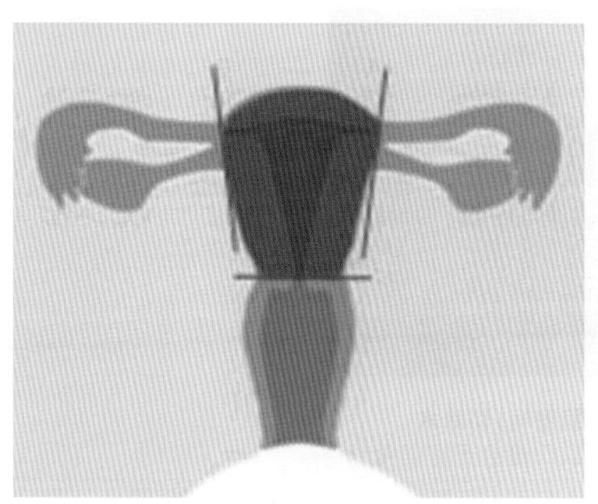

图 25-3-1 子宫次全切除术示意图

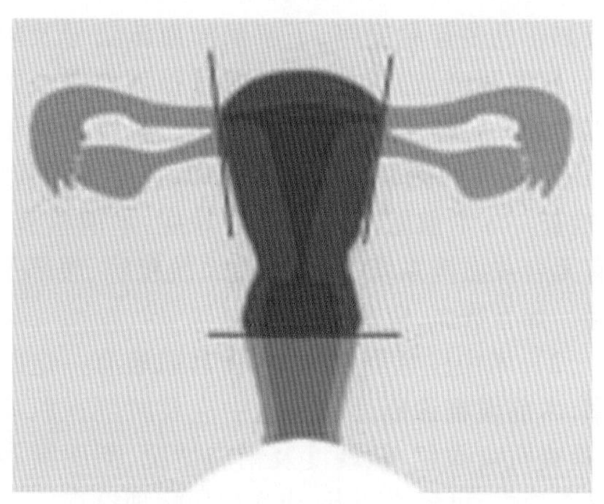

图 25-3-2 全子宫切除术示意图

一、适应证

1. 子宫良性病变不能保留子宫者。
2. 宫颈病变需切除全子宫者。
3. 子宫内膜病变、卵巢病变需切除子宫者。
4. 滋养细胞肿瘤需要切除子宫者。

二、禁忌证

1. 全身情况差，不能耐受手术者。
2. 合并严重内、外科疾病不宜手术者。
3. 有腹腔镜手术禁忌者，如膈疝、严重腹腔粘连等。

三、腹腔镜下全子宫切除术

1. 手术操作要点及技巧

（1）处理子宫圆韧带和卵巢固有韧带：对于需保留卵巢者，举宫器向一侧推举子宫，同时于靠近子宫角处20mm处展开的圆韧带，于距子宫角20mm处或中段电凝切断圆韧带（图25-3-3）。之后在距离子宫角约20mm处电凝输卵管，并切断输卵管。然后于距子宫角约10mm处电凝卵巢固有韧带（图25-3-4）。分离阔韧带中段，应用双极电凝钳脱水，再用剪刀剪断，或用超声刀切断韧带和组织，如遇到韧带增厚变硬，特别是子宫内膜异位症时，应充分电凝增厚的组织，如电凝不充分则可能发生出血而影响手术操作，并且进行切割时应贴近卵巢侧。

（2）打开膀胱子宫腹膜反折，下推膀胱：自圆韧

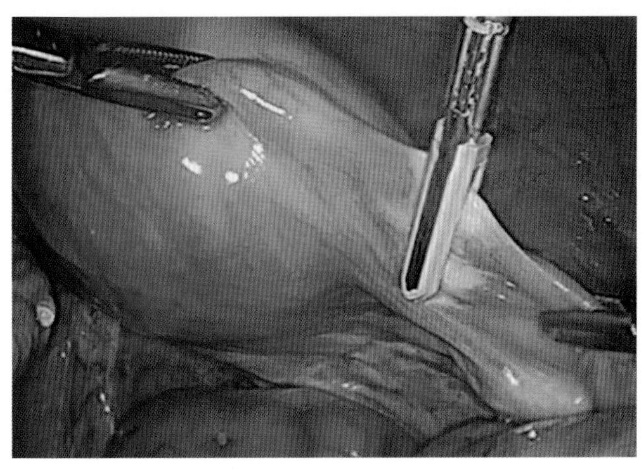

图 25-3-3　处理子宫圆韧带

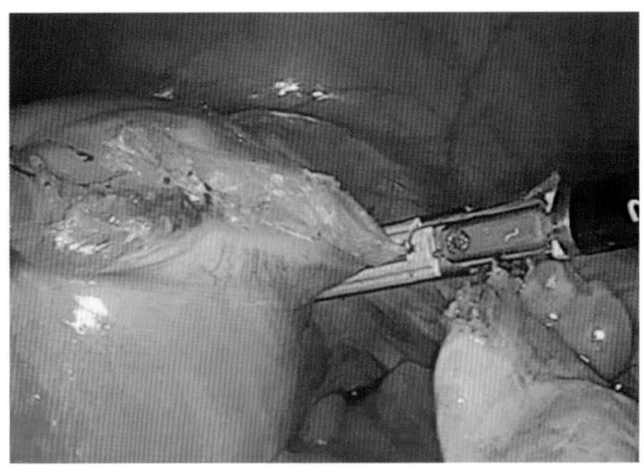

图 25-3-4　处理卵巢固有韧带

带断端向子宫颈方向切割阔韧带至膀胱子宫腹膜交界下方约 5mm 处，用抓钳钳夹膀胱反折腹膜并向前腹壁提拉，同时运用举宫器向头端推顶子宫、宫颈与阴道上段连接处，沿举宫杯边缘下推膀胱，下推至宫颈外口下方约 20mm 处。如遇出血可采用双极电凝止血，在使用超声刀时缓慢切割可以达到很好的止血效果。

（3）处理子宫血管：如合并有子宫肌瘤且较大者，则在处理韧带和分离子宫膀胱反折之前先阻断子宫动脉，具体方法是于距离子宫颈体交界处旁开 20mm，子宫骶韧带上方约 15mm 处打开阔韧带后叶，分离结缔组织，暴露子宫动脉，采用双极电凝脱水的方式阻断子宫动脉，也可以选择钛夹或生物夹以及直接缝合结扎的方式。如无合并子宫肌瘤，则可以在处理完子宫圆韧带、阔韧带和卵巢固有韧带后，再分离子宫颈体交界旁开 20mm，暴露子宫动脉，同样进行血运阻断，其中以双极电凝最简便、效果好。这种技术有效且损伤小。最大的危险为可能发生电热损伤输尿管。

应遵以下原则以避免输尿管损伤：①应在前、后外侧切割子宫血管。②选择子宫动脉上行支进行电凝。③尽量能缩短电凝时间，短时间、反复电凝优于长时间、持续电凝。同时助手在关键时刻从阴道向头端推举子宫，使子宫血管远离输尿管。④在游离暴露子宫动脉的过程中尽可能将子宫动脉进行充分的游离，若同时能将邻近的输尿管暴露并推离子宫动脉是避免输尿管损伤最确切的措施。

（4）处理主韧带及骶韧带：在行筋膜外全子宫切除时需要切割这组韧带，双极电凝加单极电切分离韧带有效，但用超声刀进行切割则更为安全有效。之前应分离直肠及膀胱，分离直肠侧窝，先处理骶韧带再处理同侧主韧带，更利于安全。

（5）切开穹窿、去除子宫：①腹腔镜辅助阴式子宫切除：用阴道拉钩扩张阴道，暴露前后穹窿及子宫颈，用宫颈钳或组织钳钳夹子宫颈前唇并往外牵拉子宫颈，于距子宫颈口约 10~20mm 处依次切开前后左右穹窿（图 25-3-5），子宫离体；②腹腔镜下子宫切除术：暴露穹窿，简单的方法为用一裹湿纱布的长钳撑开穹窿，利于辨认正确的解剖结构并进行切割，更多采用举宫杯，在举宫杯上缘处切开前穹窿，然后依次切开侧穹窿和后穹窿，子宫离体。子宫次全切除术者不需要切开穹窿或子宫颈。

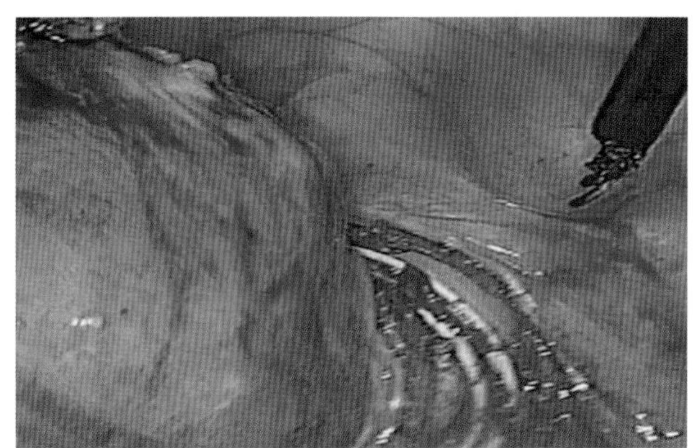

图 25-3-5　切开穹窿，暴露举宫杯上缘，环切阴道穹窿

（6）关闭阴道和子宫颈残端：根据医师的经验和临床情况，选择做腹腔镜或阴式缝合来完成阴道穹窿的关闭。若在腔镜下缝合不甚熟练，一般采用阴道式阴道残端缝合法，用 2-0 带针线水平褥式缝合。若在腹腔镜下关闭，应使用 0 号或 2-0 号带针

可吸收线缝合,缝合方法可行间断缝合,间断“8”字缝合,连续扣锁缝合等。连续贯穿缝合对阴道止血效果好(图 25-3-6)。

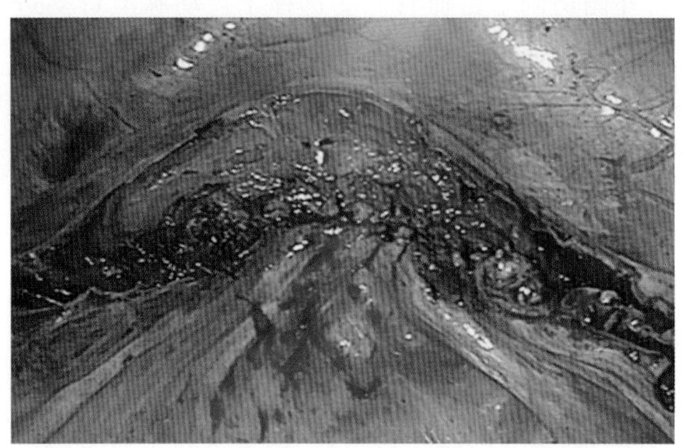

图 25-3-6　关闭阴道断端

(7) 检查盆腹腔:关闭穹窿后,再用腹腔镜来检查盆腔,充分冲洗并吸出血块和碎屑,冲洗有助于发现一些小的出血,应用双极电凝来进一步止血,必要时,缝合止血。检查输尿管的活动情况,蠕动正常加上无扩张才能排除输尿管损伤,仅有蠕动并不确认。对术中冲洗液多、手术创面较大的病例,原则上推荐术毕留置盆腔引流管。

2. 腹腔镜子宫切除术围手术期管理　腹腔镜在妇科手术中应用越来越广,子宫切除术几乎均可在腹腔镜下完成,因此,围手术期管理非常重要。

(1) 术前评估:腹腔镜手术有体位要求,术中通常使用 CO_2 气腹,因此,要评估病情,确定手术途径和方式,准备好手术相关器械和设备。全面检查有无腹腔镜禁忌证。

(2) 术中操作规范细致:腹腔镜手术与开腹手术有很大不同,通常使用电外科器械,因此,要注意热辐射损伤的可能。同时在操作过程中,注意避免操作器械物理性损伤。

(3) 术后管理:手术后加强监护,如 CO_2 气腹,特殊体位对心、肺、脑等功能的影响以及能量器械所致特殊并发症等。术后观察是否存在 CO_2 皮下气肿、气腹导致呼吸性酸中毒等,并观察套管针穿刺部位以及手术操作部位有无隐匿性血管损伤,造成出现皮下、腹膜血肿或腹腔渗血,观察能量器械造成输尿管、膀胱以及肠管损伤相关的并发症的相关症状,术后可能会出现大量阴道排液、腹膜炎、感染性肠梗阻,及时发现,及时处理。

腹腔镜全子宫切除术见视频 16。

视频 16　腹腔镜全子宫切除术

(王建六　张　果)

参 考 文 献

1. 楚蔚昕,葛伟平,张萍,等. 腹腔镜子宫腺肌病病灶切除联合 GnRH-a 治疗的对比研究. 中国微创外科杂志,2015,15(10):897-900.
2. Camran Nezhat. 妇科腹腔镜手术治疗原则与技巧. 2 版. 崔恒,王秋生,主译. 北京:人民卫生出版社,2002.
3. 黄琼施,黄秀峰,张晶,等. 改良双瓣法病灶切除术在弥漫性子宫腺肌病中的应用分析. 实用妇产科杂志,2014,30(8):605-608.
4. 李晓川,郎景和. 古子宫与子宫内膜异位症. 中华妇产科杂志,2011,46(3):219-221.
5. 彭超,周应芳. 子宫腺肌病的基础研究进展. 妇产与遗传电子版,2012,2(1):7-11.
6. 王建六,漆洪波. 妇产科学. 3 版. 北京:人民卫生出版社,2012.
7. 王建六. 子宫内膜癌. 2 版. 北京:北京大学医学出版社,2017.
8. 杨秀丽,周应芳,廖秦平. 腹腔镜下子宫腺肌病病灶部分挖除及宫骶韧带切断术治疗子宫腺肌病疼痛研究. 中国妇幼保健杂志,2007,22(16):2382-2384.
9. 周应芳,吴北生,李辉,等. CA125 测定对子宫肌腺症的诊断价值. 中华妇产科杂志,1996,31(10):590-593.
10. 周应芳. 腹腔镜下子宫腺肌病病灶挖除术. 中华临床医师杂志(电子版),2009,3(1):167.
11. 周应芳. 全面认识子宫腺肌病. 中华妇产科杂志,2013,48(4):291-294.

12. 周应芳. 注重子宫微创手术技巧,预防妊娠期子宫破裂. 中华妇产科杂志,2016,51(11):1832-834.
13. 周应芳. 子宫腺肌病的非手术治疗. 中国医师杂志,2015,17(4):491-493.
14. 周应芳. 子宫腺肌病药物治疗原则及注意事项. 中国实用妇科与产科杂志,2017,33(2):843-846.
15. Chong GO, Lee YH, Hong DG, et al. Long-Term Efficacy of Laparoscopic or Robotic Adenomyomectomy with or without Medical Treatment for Severely Symptomatic Adenomyosis. Gynecol Obstet Invest, 2016, 81(4):346-352.
16. Fujishita A, Masuzaki H, Khan KN, et al. Modified reduction surgery for adenomyosis. A preliminary report of the transverse H incision technique. Gynecol obstet invest, 2004, 57(3): 132-138.
17. Kim JK, Shin CS, Ko YB, et al. Laparoscopic assisted adenomyomectomy using double flap method. Obstet Gynecol Sci, 2014, 57(2):128-135.
18. Nishida M, Takano K, Arai Y, et al. Conservative surgical management for diffuse uterine adenomyosis. Fertility and sterility, 2010, 94(2):715-719.
19. Osada H, Silber S, Kakinuma T, et al. Surgical procedure to conserve the uterus for future pregnancy in patients suffering from massive adenomyosis. Reprod Biomed Online, 2011, 22:94-99.
20. Sun AJ, Luo M, Wang W, et al. Characteristics and efficacy of modified adenomyomectomy in the treatment of uterine adenomyoma. Chinese medical journal, 2011, 124(9):1322-1326.
21. Wang CJ, Yen CF, Lee CL, et al. Laparoscopic uterine artery ligation for treatment of symptomatic adenomyosis. J Am Assoc Gynecol Laparosc, 2002, 9(3):293-296.
22. Wang PH, Liu WM, Fuh JL, et al. Comparison of surgery alone and combined surgical-medical treatment in the management of symptomatic uterine adenomyoma. Fertil Steril, 2009, 92:876-885.
23. Zheng J, Xia E, Li TC, et al. Comparison of combined transcervical resection of the endometrium and levonorgestrel-containing intrauterine system treatment versuslevonorgestrel-containing intrauterine system treatment alone in women with adenomyosis: a prospective clinical trial. J Reprod Med, 2013, 58(7-8):285-290.

第二十六章 子宫内膜异位症的腹腔镜治疗

一、概述

1885 年，Von Recklinghuasen 首次命名 endometriosis（子宫内膜异位症，简称内异症）。1919 年，著名病理学家 Thomas Cullen 对盆腔内异症做了详尽的描述，并指出这些病变“具有非同寻常的重要意义”。1921～1925 年间，John Sampson 发表了一系列天才的研究成果，包括至今仍占内异症发病机制主导地位的经血逆流学说等，开创了现代内异症研究的先河。130 年过去了，对于内异症的认识和研究已经取得了突飞猛进的发展，在全球范围内形成内异症热潮。尤其近 30 年来，腹腔镜技术的广泛普及和应用，对于内异症的临床治疗和管理取得了巨大的成绩。同时，内异症病因复杂、治疗困难、手术风险高、反复复发、合并难治性盆腔痛、不孕等问题日益凸显。内异症作为“现代病”已经成为妇产科的重要问题和妇产科医师面临的严峻挑战。

内异症是指具有生长功能的子宫内膜上皮和间质出现在子宫腔以外的部位，可生长、浸润、反复出血，形成结节及包块。主要症状是疼痛和不孕，是妇科最常见良性病之一，近年来发病率呈明显上升趋势。在育龄妇女中发病率约为 10%，约 50%不孕妇女与该病有关，而伴有慢性盆腔痛的妇女中发病率高达 50%～70%。据世界子宫内膜异位症协会（World Endometriosis Society，WES）2014 年统计，全球发病人数超过 2 亿人。其导致的疼痛和不孕严重影响患者健康和生活质量。估计在全球范围内，内异症患者产生的直接医疗费用超过 700 亿美元，除手术费、药费、疾病检测和医师访视等费用外，该病导致的生产效率下降和劳动力损失甚至超过医疗费用的 2 倍。此外，内异症患者合并或发生某些内科疾病的风险高于正常人群，包括自身免疫性疾病、非霍奇金淋巴瘤、哮喘和特应性疾病等；发生卵巢癌、乳腺癌、子宫内膜癌等恶性肿瘤风险增高；甚至绝经后发生心血管疾病风险亦高于正常人群。人们越来越深刻地认识到，内异症是影响女性一生的慢性病，其产生的社会经济影响实际被严重低估了。

内异症是雌激素依赖性疾病，与妇科其他常见良性疾病不同之处在于，该病累及部位广泛、形态多样、病变复杂，在人群中表现高度异质性，又具有类似恶性肿瘤的生物学行为，如局部浸润、远处生长、易复发等，甚至有恶变潜能，这些特点决定了内异症治疗的复杂性和艰巨性。2007 年中华医学会妇产科学分会子宫内膜异位症协作组制定的《子宫内膜异位症的诊断与治疗规范》，首次提出 28 字方针，并在《子宫内膜异位症的诊治指南（2015 年版）》中被再次重申，具有高度临床指导意义。明确指出内异症治疗目的在于：减灭和消除病灶，缓解和解除疼痛，改善和促进生育，减少和避免复发。治疗措施要遵循规范化与个体化的原则。治疗方法包括手术治疗、药物治疗、生殖辅助治疗、介入治疗等。遗憾的是，虽然手段多样，现阶段治疗效果远未达到临床期许。目前多主张尽可能通过一次手术将病灶切除干净，最大化药物治疗延缓和预防复发，避免重复的外科手术。

腹腔镜技术在内异症诊断和治疗中占有重要地位。可以在明确诊断的同时，进行准确的临床分期并给予恰当的治疗。与传统的开腹手术相比较，腹腔镜手术可减轻术后疼痛，减少粘连，手术瘢痕小，住院时间短，患者可在术后短期内恢复正常生活和工作，在各级医院已广泛普及。尤其近年来，随着腹腔镜先进设备不断更新，临床经验不断积累，大部分复杂内异症手术可在腹腔镜下完成。目前公认，腹腔镜是诊断内异症的金标准，首选的治疗手段。本章节将重点阐述腹腔镜手术在各类内异症治疗中的作用和价值，主要包括卵巢子宫内膜异位囊肿、深部浸润型内异症（deep infiltrating endometriosis，DIE）、肠道和泌尿系统内异症及内异症合并不孕的手术治疗等。

二、子宫内膜异位症主要病理类型、临床表现和诊断

1. 内异症主要临床病理类型　内异症病变广泛，形态多样，主要病变部位在盆腔，亦可累及盆腔外部位并引起相应的症状。主要临床病理分型包括：

（1）腹膜型子宫内膜异位症（peritoneal endometriosis）：是指发生在盆腹腔腹膜的各种内异症病灶，主要包括红色病变（早期病变）、蓝色病变（典型病变）及白色病变（陈旧病变）等（图 26-0-1、26-0-2）。

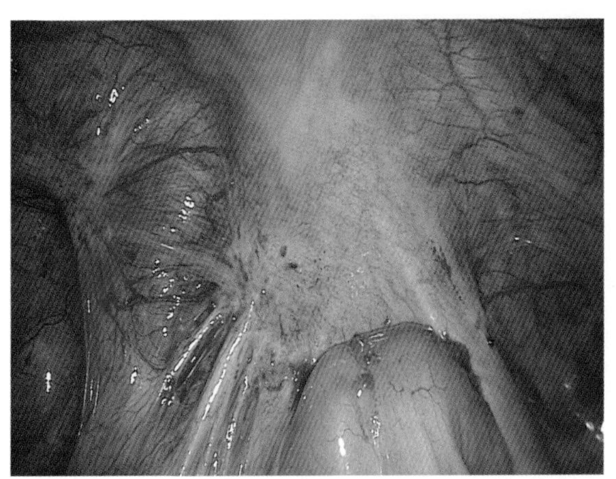

图 26-0-1　腹膜型子宫内膜异位症——蓝色病变（典型病变）

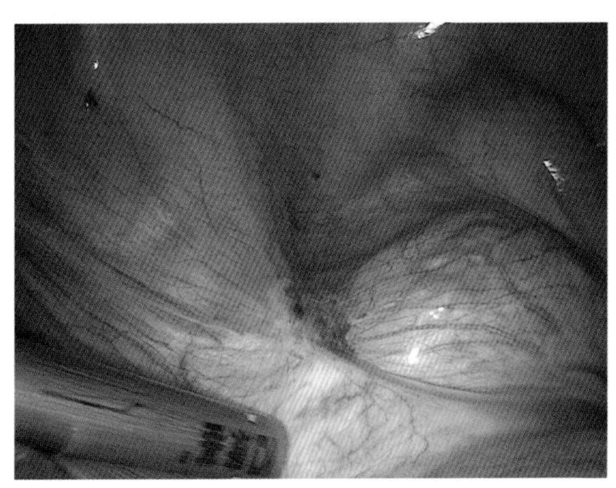

图 26-0-2　腹膜型子宫内膜异位症——蓝色病变（典型病变）

（2）卵巢型子宫内膜异位症（ovarian endometriosis）：又称卵巢子宫内膜异位囊肿或巧克力囊肿。异位病灶种植于卵巢表浅或深部，反复出血纤维化形成大小不等的囊肿。囊肿壁可与卵巢皮质粘连紧密，或形成多房腔。亦可与盆侧壁和周围组织广泛粘连，手术不易剥离（图 26-0-3、26-0-4）。

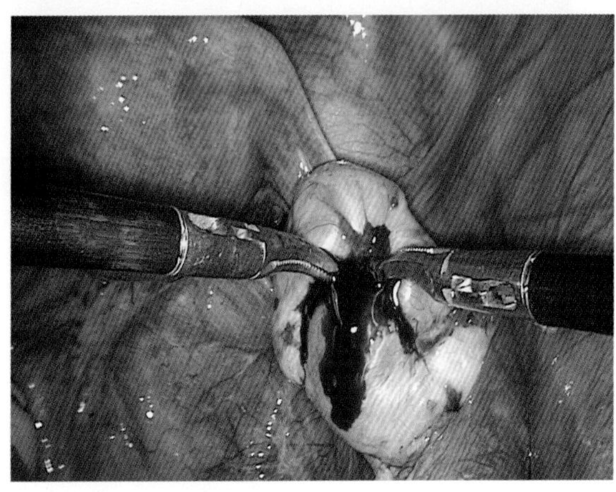

图 26-0-3　卵巢型子宫内膜异位症。异位病灶种植于卵巢表浅

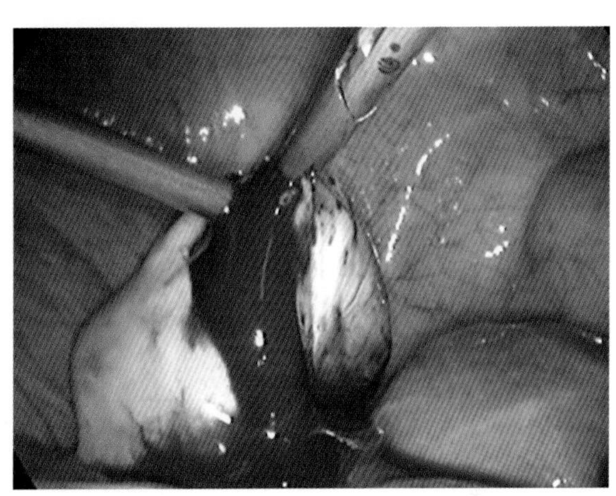

图 26-0-4　卵巢型子宫内膜异位症。异位病灶种植于卵巢深部

（3）深部浸润型内异症（DIE）：病灶浸润深度≥5mm，常累及子宫骶韧带、直肠子宫陷凹、阴道后穹窿、阴道直肠隔、直肠、结肠、膀胱、输尿管等部位（图 26-0-5A～C）。

（4）其他部位内异症：内异症病灶可在其他部位种植形成瘢痕，如腹壁或会阴切口；亦可发生于远处器官如肺、胸膜等，形成少见内异症。

2. 临床表现　临床表现主要包括：①疼痛：约80%的内异症患者有不同程度的盆腔疼痛，常是就诊的主要原因。典型症状为继发性痛经，并渐进性加重，亦可表现为非经期盆腔痛、性交痛以及排便痛等；卵巢巧克力囊肿破裂可引起急腹症。②不孕：约50%内异症患者合并不孕。③盆腔包块：约 17%～44%的患者合并。④月经异常。

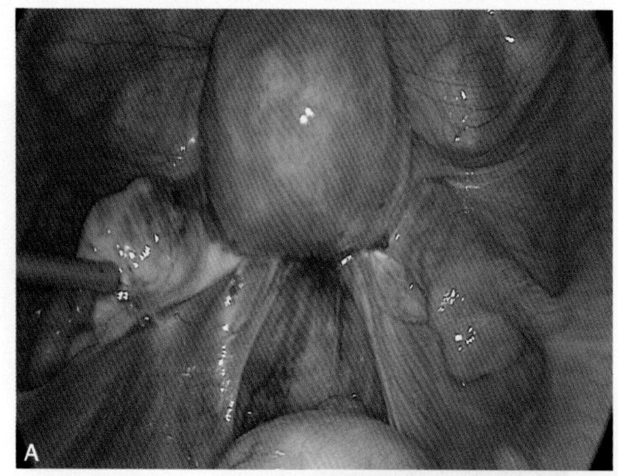

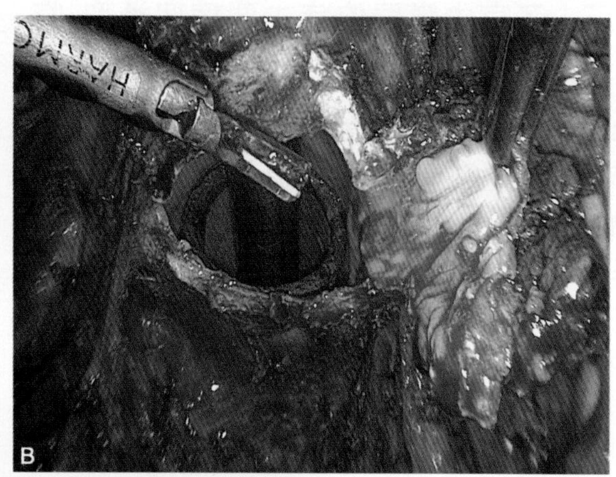

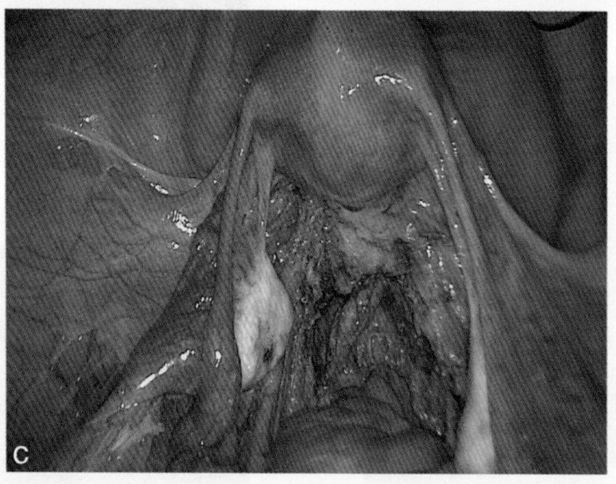

图 26-0-5

A. 深部浸润型子宫内膜异位症（DIE），累及直肠子宫陷凹和骶韧带；B. 深部浸润型子宫内膜异位症（DIE），腹腔镜下切除阴道直肠隔 DIE；C. 深部浸润型子宫内膜异位症（DIE），DIE 病灶切除后盆腔所见

特殊部位的内异症则在相应部位引起不同症状，并常伴有周期性变化，也可合并盆腔内异症的临床表现。如消化道内异症可表现为大便次数增多或便秘、便血、排便痛等；泌尿道内异症可有尿频、尿痛、血尿及腰痛。值得注意的是，输尿管内异症常发病隐匿，可发生输尿管扩张或肾积水，甚至出现肾萎缩、肾功能丧失。呼吸道内异症可表现为经期咯血及气胸等。

3. 内异症的诊断　根据临床表现、体格检查、辅助检查（B 超、盆腔核磁共振检查和血清 CA125 检测等）可作出临床诊断。腹腔镜检查是目前诊断内异症的通用方法。

三、子宫内膜异位症主要手术方式和术前准备

内异症手术治疗的目的在于切除病灶，恢复正常解剖。应结合患者年龄、生育要求、症状的严重程度、病变范围、既往治疗史，并尊重患者的意愿，选择合适的手术方式，实施个体化的治疗。

1. 内异症手术方式　主要包括 4 类：

（1）保守性手术：保留生育功能，尽量去除肉眼可见的病灶，剔除卵巢内异症囊肿以及分离粘连。适合年轻或者需要保留生育功能者。

（2）半根治手术：切除子宫和病灶，保留卵巢。适合无生育要求但希望保留卵巢内分泌功能者。

（3）根治手术：切除全子宫和双附件及所有肉眼可见的病灶。适合年龄较大、无生育要求、症状重或者多种治疗无效者。

（4）辅助性手术：如宫骶韧带切除术（LUNA）、骶前神经切除术（PSN）。由于手术的治疗效果不够理想，以及手术的风险，目前已经不再是治疗内异症相关疼痛的主要术式。

2. 术前准备

（1）充分的术前准备及术前评估。

（2）和患者及家属充分的交流、对病情的告知和解释，尤其对于 DIE 病例、复发病例、既往有过盆腔手术史的患者充分告知手术的风险，手术损伤特别是泌尿系统以及肠道损伤的可能性。签署知情同

意书。

（3）对 DIE 患者，术前应行影像学检查和评估，包括 B 超和核磁共振。应做好充分的肠道准备。必要时行肠镜检查，除外肠道本身的病变。可疑有宫旁深部浸润病灶时，建议术前常规行泌尿系检查，明确有无输尿管梗阻、输尿管和肾积水及积水的程度、有无肾功能受损。必要时放置输尿管支架。

（4）对于复杂内异症病例，强调多学科联合诊治。必要时请泌尿外科和普通外科协助完成治疗。

以下分别就腹腔镜手术治疗卵巢子宫内膜异位囊肿、内异症疼痛和内异症不孕进行阐述。

四、卵巢子宫内膜异位囊肿的腹腔镜治疗

卵巢是内异症最常累及的器官。异位内膜在卵巢皮质内生长、周期性出血、纤维化，形成单个或多个囊肿，即卵巢子宫内膜异位囊肿（endometrioma）。囊肿大小不一，大者直径可达 10～20cm 以上。其内含暗褐色、似巧克力样糊状陈旧血性液体，又称卵巢巧克力囊肿（ovarian chocolate cyst）。

卵巢巧克力囊肿多发生于年轻女性，双侧卵巢受累达 50%，同时有 30%～50% 患者合并不孕症。手术在去除病灶、改善生育的同时，还需处理合并的其他类型的盆腔异位病灶。施术者既要考虑彻底清除病灶，防止复发，又要尽可能保留正常卵巢组织，保护生殖内分泌功能。卵巢巧克力囊肿虽是妇科最常实施的手术之一，但因其形成的特殊性、对卵巢储备和生育力的影响，尤其当合并有严重盆腔痛和 DIE 时，手术难度大，极具挑战性。对于合并不孕或有生育要求患者，还需进行后续生育管理。因此，手术者既需要具备精湛的腹腔镜手术操作技能，又要有强烈的生殖保护观念，必要时需要和生殖医师联合制定不孕症诊疗策略。卵巢巧克力囊肿手术看似简单，但困惑点和争议点良多，一直是内异症领域的重要话题。

1. 卵巢巧克力囊肿形成的特殊性　卵巢巧克力囊肿因其形成的特殊性导致手术的困难。囊肿常以卵巢门为顶点粘连于盆壁。囊肿内反复出血、破裂、局部组织增生、纤维化形成，从而使囊肿壁与卵巢皮质之间层次不清，分离困难，易于损伤卵巢；而近卵巢表面的囊壁易反复破裂，破裂的囊内容物刺激盆底腹膜发生炎性反应和纤维化，导致囊肿与子宫、阔韧带、骶韧带、侧盆壁、乙状结肠等紧密粘连，使卵巢固定于盆腔内，活动差。粘连是巧克力囊肿的突出特征。在进行卵巢巧克力囊肿剥除过程中，粘连和层次不清增加了手术操作难度，容易造成卵巢剥离面和盆壁剥离面的广泛渗血，使得手术视野模糊。也会因剥离困难，反复出血，增加术中电凝止血的机会。而双极电凝造成的热损伤一方面可能导致卵巢储备功能降低，同时增加邻近器官如输尿管、肠管损伤的风险。也容易使病灶剥离不完全或者小的病灶残留，增加复发的机会。

2. 卵巢巧克力囊肿和腹腔镜手术对卵巢储备的影响　多数研究认为，卵巢巧克力囊肿本身影响卵巢功能，双侧发生时更明显；而腹腔镜手术中，正常组织的误剥离或损伤，可能会影响到卵巢储备（ovarian reserve），即存留卵泡的数量和质量，进而影响生殖能力和内分泌功能。腹腔镜下热能器械使用不当会加重不良影响，反复多次手术和双侧卵巢均有病变时，对卵巢的不良影响尤甚。对于卵巢巧克力囊肿患者造成的医源性卵巢损伤，甚至卵巢早衰、闭经，近年来已引起高度关注。如何改进手术方式，加强卵巢保护，是近年来探讨的重要话题。

3. 术前评估和诊疗计划的制订　由于卵巢巧克力囊肿多发生于年轻女性，常合并有盆腔痛、不孕，术后面临后续生育管理，以及长期药物治疗预防复发等问题，尤其当合并有严重盆腔痛和 DIE 时，手术极具挑战性。全面准确的术前评估和病情告知非常重要。

术前须对患者全面评估，告知卵巢巧克力囊肿的特殊性，对卵巢功能和生育能力的影响。对于年轻女性，建议术前常规行妇科内分泌检查和抗米勒管激素（anti-Müllerian hormone，AMH）测定，评估卵巢储备功能。可疑合并有盆腔深部浸润 DIE 病灶时，术前常规行泌尿系检查，明确有无输尿管和肾积水及积水的程度等。应结合患者年龄、婚育状况、生育要求、有无合并不孕、疼痛严重程度、病程长短、复发与否、绝经与否等因素综合评定，确定手术方式和手术时机。对于合并不孕的患者，建议行不孕症相关检查，行宫腹腔镜联合检查和手术，去除病灶的同时，查找不孕原因，必要时和生殖医师联合确定治疗方案。

因腹腔镜下囊肿剔除术能够更好地缓解疼痛症状，且复发率低，术后妊娠率高，故为年轻患者首选手术方式，同时强调卵巢保护。对于未婚或暂无生育计划的年轻女性，手术的目标是保护卵巢，去除病灶，术后给予药物治疗预防复发；有生育要求者，手术的目的则是优先生育，切除病灶；而对于已完成生

育计划、病程长、尤其接近围绝经期的女性，手术应当以切除卵巢预防恶变为目标。

4. 卵巢巧克力囊肿剔除术手术步骤、注意事项及术后管理

（1）手术步骤：腹腔镜置镜后先探查盆腹腔，明确卵巢巧克力囊肿诊断，探查时注意直肠子宫陷凹有无粘连封闭，卵巢巧克力囊肿与乙状结肠及直肠前壁有无粘连，有无合并的其他类型的病变如腹膜型内异症及 DIE 等。盆腹腔腹膜有无种植转移性结节，以及有无血性腹水等，排除卵巢恶性肿瘤后行卵巢囊肿剥除术。

笔者曾在 2014 年第 12 次世界子宫内膜异位症大会（World Congress on Endometriosis，WCE）作大会发言，报告稀释的垂体后叶素水分离法用于卵巢巧克力囊肿剔除术，并探讨术前、术后卵巢功能的变化，该术式或有助于卵巢储备保护。具体操作如下：

首先，钝性加锐性分离卵巢巧克力囊肿与周围组织、器官之粘连，基本恢复正常盆腔解剖结构。分离过程中常常发生巧克力囊肿包膜破裂。扩大破裂口，或剪开囊肿，吸净囊内液，反复冲洗囊腔及盆腹腔。垂体后叶素稀释后备用（6U＋0.9%生理盐水 60ml，1∶200）。以一长穿刺针经穿刺套管入腹腔，腹腔外接注射器。穿刺针于囊壁内侧面进针，先将少量稀释的垂体后叶素以皮下注射方式于囊肿壁与卵巢皮质之间注入，注入后囊壁隆起，确认囊壁间隙水垫形成后继之注入稀释的垂体后叶素 60ml，如遇囊肿过大垂体后叶素量不足部分可以生理盐水补充，使囊肿壁与卵巢皮质之间形成一膨大的水囊状分离界面。自囊壁破口处辨认异位内膜囊壁与正常卵巢组织之分界，以撕拉式手法分离囊壁与正常卵巢组织。如遇粘连紧密，分离困难处，可以边切除囊肿边分离。遇有活跃出血处可用双极电凝点状止血。检查无残留，完全剥除囊肿后，标本放入取物袋中自腹壁切口取出送冷冻病理。将剩余正常卵巢组织用 2-0 可吸收线缝合使呈卵巢状。盆腔内如同时存在其他类型的内异症如腹膜型或 DIE 等，应尽可能通过一次手术切除。观察创面无渗血，生理盐水冲洗盆腹腔，创面放置防粘连材料。术毕放置腹腔引流管。

（2）卵巢巧克力囊肿手术注意事项：

1）注重卵巢功能的保护。卵巢巧克力囊肿形成过程中反复出血和组织纤维化导致正常卵巢组织与囊肿壁之间边界不清，使得手术中分离困难，容易造成正常卵巢组织的误剥离，从而损伤卵巢功能。报道中采用的血管紧张素注射法（vasopressin injection technique，VIT）、稀释的垂体后叶素水分离法等技术，有助于术者辨认正常卵巢组织与囊肿壁之分界，剥离层次清晰，使囊肿剥除术安全又容易，同时利用药物血管收缩作用，使手术视野清晰利于手术操作。

2）尽可能减少腹腔镜下热能器械对卵巢造成的热损伤。减少双极电凝止血次数，遇有活跃出血处可用双极电凝点状止血或缝合止血。剥除囊肿后，笔者主张将剩余正常卵巢组织缝合成型，此举有助于确切止血，并恢复卵巢在盆腔内正常解剖位置和功能。

3）当巧克力囊肿广泛粘连固定于盆腔内，甚至合并 DIE 时，需辨认清楚盆腔内解剖结构，小心勿伤及输尿管、肠管等重要器官。良好的外科分离粘连技术，胆大心细，方可完成复杂巧克力囊肿手术。

4）强调初次手术的彻底性，尽可能恢复盆腔解剖，切净盆腔内病灶，减少复发。尤其当巧克力囊肿为多房时，要逐一小心寻找隐匿的小囊肿，尽可能切净，将反复手术的风险降至最低。

5）对于巧克力囊肿复发病例的处理，应当慎之又慎。尤其当年轻女性未生育，卵巢储备功能降低时，妇科医师、生殖医师应积极联合诊疗，本着优先生育的目标，制订个体化的治疗方案。B 超导引下穿刺囊肿抽吸、囊肿烧灼等术式，亦可成为备选手术方式。

6）由于巧克力囊肿好发于年轻女性，复发风险高，手术后的管理非常重要。对于有生育要求的女性，应结合病史和术中情况，进行内异症生育指数（endometriosis fertility index，EFI）评分，确定进一步诊疗计划，进行生育相关指导和处理，必要时采取生殖辅助手段助孕。暂时没有生育计划者，进行药物治疗，预防复发。药物的选择参照年龄、手术中所见、症状严重程度及复发风险等因素，严重者可选择 GnRH-a 类制剂联合口服避孕药/地诺孕素/曼月乐等序贯治疗。

五、子宫内膜异位症相关疼痛的腹腔镜治疗

子宫内膜异位症相关疼痛（endometriosis-associated pain）是内异症患者就诊的主要原因。约 80%以上的患者述及不同程度的慢性盆腔痛。典型症状为继发性痛经，并渐进性加重，亦可表现为非经期盆腔痛、性交痛以及排便痛等；盆腔内有深部浸润型子

宫内膜异位症（DIE）侵及时，可伴随严重的慢性盆腔痛。当累及肠管时，可表现为排便痛、腹泻与便秘交替甚至便血等；累及泌尿系统时可有尿频、尿痛、血尿及腰痛等症状。疼痛在人群中表现高度的异质性。疼痛严重程度可能与盆腔病变不相符。疼痛影响女性的健康和生活质量，并会导致生产效率严重受损。长期的疼痛折磨亦可能使女性出现精神抑郁等心理问题。疼痛的治疗包括药物治疗和手术治疗。药物治疗是治疗内异症盆腔痛的重要手段。但往往是暂时性的，用药期间，疼痛可能一定程度缓解，一旦停药一段时间，症状会反复出现或疾病进展。对于严重内异症所致的盆腔痛，药物治疗可能效果差，甚至无效。通过手术切除病灶，分离粘连，恢复盆腔解剖，术后辅以药物治疗，是治疗疼痛的重要手段。

对于盆腔腹膜较轻微的内异症病灶，可以直接切除，亦可采用电凝烧灼病灶、激光汽化等处理，亦可在烧灼后完整切除病灶。而对于严重的内异症，则需要高超的腹腔镜手术技能和临床经验，良好的团队协作。本章节重点阐述腹腔镜下 DIE 手术、肠管内异症手术和泌尿系内异症手术。

1. 深部浸润型子宫内膜异位症（DIE）的手术治疗　DIE 是指腹膜下出现子宫内膜种植、纤维化形成和肌组织增生，病灶浸润深度≥5mm。累及部位包括子宫骶韧带、阴道直肠隔、直肠子宫陷凹、输尿管、直肠、乙状结肠、膀胱等。DIE 患者疼痛的严重程度、慢性盆腔痛、性交痛、肛门坠胀以及大便痛的发生率均显著高于非 DIE 内异症患者，保守治疗效果差。亦有部分患者出现诊断困难、延迟诊断等问题，病程迁延数年方得以明确诊断，精神上、心理上带来巨大痛苦。由于 DIE 病灶浸润深，盆腔粘连重，手术风险高，一直是内异症临床治疗和妇科腹腔镜手术的难点，尚无统一的临床分型和治疗规范。

（1）DIE 病变特点：DIE 病灶在盆腔内分布广泛，可导致盆腔内严重粘连，组织间隙不清，直肠子宫陷凹完全封闭，手术难度大。病灶浸润范围广，可侵及盆腔内各个器官的结缔组织，形成明显的纤维瘢痕性结节，病灶周围腹膜也因炎症反应而增厚，甚至冰冻骨盆。而且，由于严重的盆腔粘连，盆腔器官解剖位置改变，正常形态难以辨认，大大增加了脏器损伤的风险。因此，充分的术前检查和评估（详见前述内异症手术术前评估），包括团队技术力量的评估，患者进行详细的病情告知及手术风险解释，非常重要。而术中胆大心细，良好的团队协作，包括必要时胃肠外科、泌尿外科的协助，均为保障 DIE 手术成功的重要条件。

（2）DIE 术前准备和腹腔镜手术治疗：可疑盆腔 DIE 时，应行仔细的三合诊检查、盆腔超声检查或盆腔核磁共振检查，尽可能准确术前评估。可疑深部结节累及肠道者，术前行严格的肠道准备。泌尿系统超声检查提示输尿管积水者，术前行输尿管插管。对于盆腔粘连极重、病灶大、累及肠管深等时，可考虑术前给予促性腺激素释放激素激动剂（GnRH-a）3.75mg 注射，每 4 周 1 次，共 2~3 次。

由于 DIE 往往合并盆腔内多种形态的内异症病变，因此，一次 DIE 手术可能包括多种手术方式，如盆腔粘连松解、卵巢巧克力囊肿剔除、DIE 病灶切除和腹膜内异症病灶烧灼等。对于宫骶韧带内异症病灶结节大、周围瘢痕粘连重、输尿管可能牵拉移位的患者，术中为减少输尿管损伤，应行输尿管解剖，辨认输尿管走行方向后再切除病灶；对于穹窿部位 DIE 患者，应切除阴道直肠隔病灶并打开阴道穹窿，力求完全切除病灶；对于直肠型和泌尿系 DIE 患者，应综合病变累及的范围和深度、患者年龄、症状严重程度、患者意愿等因素，决定处理方式（详见前述肠道和泌尿系内异症）。

（3）DIE 腹腔镜治疗效果：腹腔镜下未见残留异位病灶、触诊未触及结节为完全切净；腹腔镜下可见残留病灶或者腹腔镜未见病灶残留但三合诊仍可触及结节者为未切净。

手术切净程度是唯一影响 DIE 患者术后疼痛缓解时间的因素。戴毅、冷金花等报道完全切净的患者中位疼痛缓解时间为 56 个月，未达到完全切净的患者为 25 个月。理想的 DIE 手术对疼痛缓解效果更好。但需要综合考量的是，DIE 手术风险大，手术并发症严重，对于术者的经验和团队技术力量要求高。长期以来，对于 DIE 手术范围，是否应该像对待恶性肿瘤一样，力求完全切除干净病灶，一直存在争议。一些学者主张积极的手术切除，包括病变累及肠道的节段性切除和吻合术等，认为彻底切净病灶是缓解疼痛减少复发的最好策略。也有学者认为内异症系良性病变，尤其 DIE 在盆腔内常多灶性多中心性发生，病灶是否切净无法作为判定 DIE 手术成功与否的标准。即使是腹腔镜技术娴熟的术者，手术并发症仍可达 10%，而手术导致的副损伤可能会大大影响患者生活质量。另一方面，相对保守性的手术联合术后药物治疗，也可以获得较满意的疼痛缓解效果。因此，近年来手术范围趋向保守的观点亦逐渐受到重视。但手术究竟应该切除到什么程度，对于疼痛的缓解和复发的影响究竟怎样，目前还缺乏大样本量的前瞻性研究。

2. 肠道内异症的腹腔镜手术治疗 肠道内异症指子宫内膜腺体和间质浸润肠壁至少达到浆膜下脂肪组织或靠近神经血管分支，严重者内异症病灶可累及肠壁整个浆肌层甚至穿透肠黏膜。当病灶仅位于肠管浆膜层应称为“腹膜内异症”而非“肠道内异症”。

（1）肠道内异症临床表现和诊断：肠道内异症往往与 DIE 同时存在。临床表现主要包括痛经、性交痛和慢性盆腔痛，部分患者合并不孕。当异位病灶明显累及肠壁时，会表现经期肛门坠胀感和里急后重感，排便疼痛，腹泻、便秘、腹胀，少数患者表现月经期便血。严重患者由于肠腔狭窄可以引起急性和慢性肠梗阻。

体格检查时，位于直肠阴道隔并累及肠道的内异症病灶，行肛门指检时会触及明显直肠前壁触痛结节。部分患者在阴道后穹窿可见紫蓝色结节或红色息肉样结节，与肠壁病灶融为一体。少数肠道内异症也可同时合并一侧或双侧输尿管，引起输尿管扩张和肾盂积水。

肠道内异症以乙状结肠和直肠交界处最常见。详细的体格检查、经阴道超声、直肠内镜超声、核磁共振成像（MRI）、直肠气钡双重造影、多层螺旋 CT 等有助于明确诊断。

（2）肠道异位症的腹腔镜手术：肠道内异症的治疗应根据症状严重程度和病灶大小，制订个体化的治疗方案。如患者未述明显疼痛不适，可不予处理；如症状严重影响生活质量，则应及时采取药物或手术治疗。药物治疗虽然可以暂时控制症状，但不能使患者长期获益。腹腔镜手术、根治性内异症病灶切除包括肠道子宫内膜异位症病灶切除，是治疗的有效方法。

肠道内异症是盆腔内异症的一部分，绝大多数情况下非孤立存在，而常与盆腔 DIE、直肠阴道隔内异症、输尿管内异症、卵巢巧克力囊肿甚至子宫腺肌病并存（图 26-0-6AB、26-0-7）。通过完备的术前评估，基本可以判定病灶累及的范围。术前应制订详细的手术方案，做好充分肠道准备，清洁灌肠，以备修补或吻合肠管。多学科联合，包括胃肠外科和泌尿外科医师的术中协助，会大大有助于手术的顺利进行，减少并发症的发生。力求手术时最大限度切除所有病灶，以期达到缓解症状、预防复发的目的。

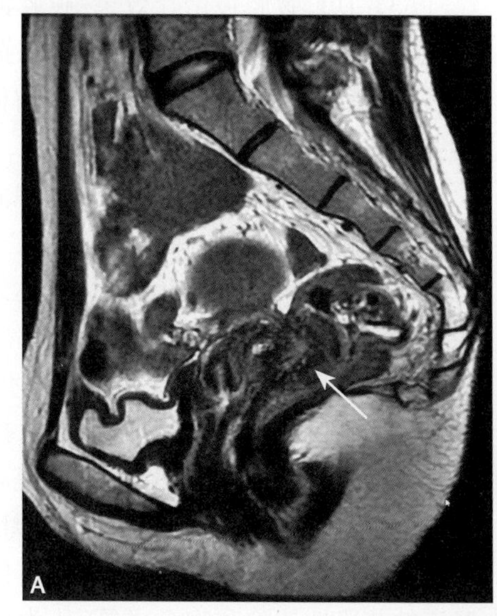

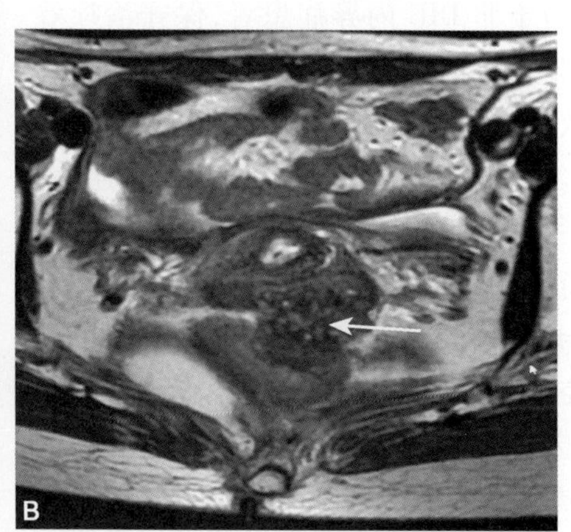

图 26-0-6

A. 盆腔 MRI：直肠子宫陷凹见不规则病变，边界不清，可见强化，病变与子宫直肠分界不清（箭头所指处）；B. 盆腔 MRI：直肠子宫陷凹见不规则病变，边界不清，可见强化，病变与子宫直肠分界不清（箭头所指处）

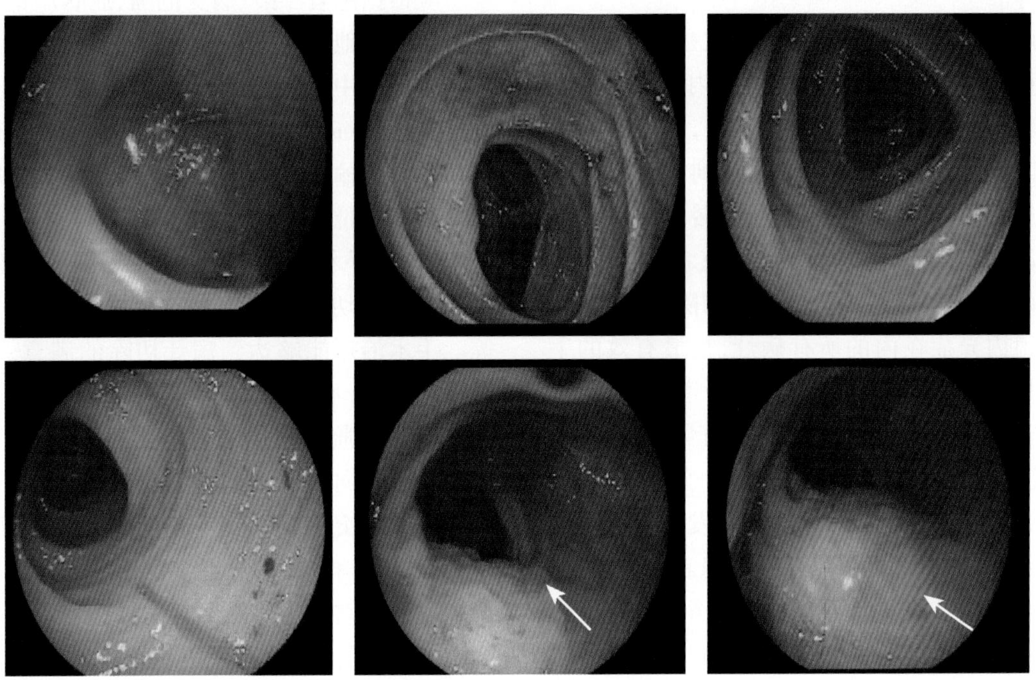

图 26-0-7　肠镜检查：直肠距肛门 10~5cm 处可见扁平隆起性病变（箭头所指处）。占 1/3 肠腔，表面不平，活检质地较韧。病理证实为子宫内膜异位症

肠道内异症的切除方式主要包括 3 种：①肠壁表面病灶切除术：适用于病灶直径 1cm 以下，浸润肠壁浅表的病灶。切除位于肠壁浆膜层或浅表浆肌层的病灶，手术可用超声刀和剪刀切除，不建议用电凝切除，以避免热损伤。②肠壁病灶蝶形切除术：适用于病灶<2cm、肠壁全层浸润但病灶少于所处肠道周径 1/3 的患者。病灶可使用剪刀或超声刀锐性切除病灶肠壁全层，也可使用肠吻合器经直肠将病灶切除。这两种方法术后发生肠瘘、吻合口狭窄和愈合不良的风险都很小。③节段性肠切除吻合术：适用于单个病灶直径≥2cm，浸润>50%肠壁，或多个病灶同时存在者。

（3）肠道子宫内膜异位症的手术技巧：肠道子宫内膜异位症多位于直肠子宫陷凹的直乙状结肠交界处，病灶往往累及阴道直肠隔、后穹窿阴道壁、一侧或双侧主韧带或子宫骶骨韧带等多个部位，导致盆腔解剖严重变异，正常的组织间隙消失，分离困难。此类病灶的切除主要是要先将肠管与阴道壁病灶分离，然后切除不同部位的病灶。具体手术技巧如下：

1）受累肠管的游离：首先分离乙状结肠及直肠系膜，将肠管后壁游离，再分离骶韧带与直肠侧壁的间隙，最后将病灶锐性分开，病灶分别留在肠壁上及阴道壁和子宫骶主韧带上。

2）游离输尿管，必要时切断子宫动脉，解剖部分输尿管隧道，推开输尿管，暴露位于骶主韧带上的子宫内膜异位症病灶。

3）靠近病灶切除骶主韧带上的子宫内膜异位症病灶，注意子宫深静脉及其他宫旁血管的彻底止血，有时病灶沿骶主韧带向盆壁延伸，累及盆壁肌肉，仍需要彻底切除。

4）如果阴道后穹窿有病灶存在，在推开肠管后切除阴道壁病灶非常容易，阴道切口可用于将肠管病灶自阴道拖出并切除。

5）肠管游离后，根据肠壁病灶的大小决定行肠壁蝶形切除或肠管节段性切除。前者可使用超声刀将病灶之肠壁切除，局部穿孔的肠管可缝合修补，也可以使用直线切割吻合器闭合肠壁穿孔部位。

6）肠管节段性切除：裸化病灶远端肠管，用切割吻合器切断肠管，自阴道将病灶段肠管拖出，切除病灶，放置肠管吻合器的底钉座（蘑菇头），然后将肠管回纳入腹腔。经肛门放入肠管吻合器，吻合肠管。注气试验检查肠管吻合口无漏气，完成肠道病灶切除。

（4）有关手术的安全性和手术并发症问题：手术并发症的发生率取决于病灶大小及组织切除的范围，病灶越小，切除范围越小，手术越安全。并发症有输尿管损伤、肠吻合口瘘、肠管狭窄、盆腔脓肿、直

肠阴道瘘等。

肠道内异症手术复杂而困难，并发症较多，同时也不是妇科医师的手术范围，因此，行内异症手术时是否切除肠道病灶仍存在争议。但是，由于药物治疗效果有限，通过切除双侧卵巢来达到治疗目的更不为育龄妇女所接受，而手术不彻底缓解症状效果不佳、复发率高，因此，越来越多的研究者认为，对于症状严重的肠道内异症，根治性病灶切除，也就是切除包括肠道内异症在内的所有病灶，是最有效的手段。手术切除全部内异症病灶包括肠道的病灶，可以显著改善疼痛、胃肠道症状和生存质量，降低复发率，并且能够改善生育预后。

当然，肠道内异症手术难度大，并发症发生风险高。所以，对于所有选择手术治疗的患者，均应充分告知其手术风险及并发症可能。手术医师也应由受过专门训练和有丰富经验的胃肠外科和泌尿外科医师共同参与，以期降低手术并发症，达到最佳治疗效果。

3. 泌尿系统内异症的腹腔镜手术治疗　泌尿系统内异症发病率约为6%。其中膀胱占80%～84%，其次是输尿管(15%)、肾(4%)、尿道(2%)。泌尿系统内异症发病机制不清，可能同时存在内膜种植或子宫腺肌病直接浸润等多个因素。膀胱内异症与输尿管内异症之间也没有必然联系，发病机制可能不同。临床观察发现输尿管内异症常伴有同侧卵巢巧克力囊肿和盆腔DIE。

患者在表现盆腔疼痛等妇科症状的同时，多伴有严重的泌尿系统症状。大多数患者因急性尿道综合征的症状就诊，例如尿频、尿道灼热感、尿急、尿痛、排尿困难、耻骨上区疼痛不适等，月经期症状尤其明显。这些症状的出现是因为病灶累及了三角区和顶部。由于病灶较少累及膀胱黏膜，故血尿并不常见。月经期血尿更少见。另有约20%的患者因盆腔痛或不孕症就诊而偶然被发现。

在泌尿系统内异症中，经阴道超声及盆腔核磁共振扫描是有效的工具，膀胱镜检查、输尿管镜检查也有一定诊断价值。腹腔镜检查是诊断的主要手段。治疗原则以手术为主、药物为辅，药物治疗仅适用于小部分患者，手术的目的是去除病灶、消除症状、解除梗阻、保护肾功能、预防复发。对于泌尿系统内异症治疗强调多学科合作，尤其是泌尿外科医师和妇科医师的联合。

应根据患者年龄、病变范围、症状严重程度以及是否合并其他部位的内异症病变等决定手术方式。膀胱内异症中，如病变仅累及膀胱浆膜层，且病灶最大直径<0.5cm，单纯电烧灼即可，否则应行部分膀胱切除术。输尿管内异症手术，应根据输尿管狭窄的类型和部位，以及对侧输尿管是否受累、肾功能情况等选择，手术方式包括输尿管周围粘连松解术、输尿管狭窄段切除并端-端吻合术、输尿管膀胱再植术等。手术治疗能够达到病灶切除的满意效果，且患者预后较好，不易复发。

(1) 膀胱内异症的手术技巧：膀胱内异症多由膀胱浆膜层向肌层浸润，甚至向膀胱黏膜下生长并向膀胱腔内突出，病灶多位于膀胱腹膜反折处，特别是曾经有剖宫产史的患者多位于此。病灶与子宫前壁下段及子宫颈为邻。术时先将病变部分膀胱壁完全游离，然后沿病灶边缘切开膀胱壁全层，完整切除病灶。膀胱的修补首先用2-0或3-0可吸收缝线全层连续缝合膀胱壁，再连续内翻缝合膀胱浆肌层即可。术后停留尿管10～14天。术时注意勿损伤输尿管的膀胱开口处。术前放置输尿管支架有利于辨认病灶与输尿管的关系，减少输尿管损伤。如果一侧输尿管开口处受累，则需要切除此处病灶，游离输尿管，然后分别行膀胱修补术和输尿管膀胱种植术。

(2) 输尿管内异症的手术技巧：输尿管内异症多位于盆腔段，以输尿管与子宫动脉交叉处多见，并与骶主韧带的病灶融为一团。在切除输尿管内异症病灶时，往往需要同时将骶主韧带的病灶一并切除。将子宫动脉近髂内动脉处切断，解剖部分输尿管隧道是游离病灶段输尿管的关键。一般来说，病灶累及并导致狭窄部分的输尿管多数在2cm之内，且靠近输尿管进入膀胱处，这使得多数输尿管内异症病灶切除后，输尿管的缺损不是太多，既能够进行输尿管吻合，又能够进行输尿管膀胱种植，以重建输尿管膀胱的通畅度，解除输尿管梗阻。

1) 输尿管膀胱吻合术：游离输尿管后，首先经膀胱镜放入输尿管支架(双J管)，然后用4-0可吸收缝线间断缝合输尿管断端6～8针，完成输尿管吻合。如果吻合口接近膀胱壁，则在吻合完成后将吻合口近端的输尿管壁与膀胱壁脂肪或腹膜组织缝合数针，以减轻吻合口张力。输尿管吻合多用于吻合口两侧输尿管直径相近的患者。如果两侧直径相差太大，则不宜进行输尿管吻合术，此时输尿管膀胱种植术则是最佳的选择。输尿管支架一般在术后3个月经膀胱镜取出。

2）输尿管膀胱种植术：在进行输尿管膀胱种植术时，首先要将输尿管充分游离，以保证输尿管膀胱吻合口无张力。通常要将输尿管游离至平腹主动脉分叉水平比较恰当。减少吻合口张力的另一个方法则是将膀胱自前腹壁完全游离，并固定于病变侧腰大肌及其腹膜上。在完成以上两个步骤后，将输尿管先缝合固定于充盈的膀胱表面，然后用超声刀将膀胱壁切开，将带输尿管支架的输尿管断端送入膀胱腔，用4-0可吸收缝线缝合输尿管浆肌层和膀胱壁全层数针，完成输尿管膀胱种植术。术后留置导尿管3周取出。输尿管支架管则在术后3个月经膀胱镜取出。术后保持导尿管通畅是手术成功的关键。

六、内异症相关不孕的腹腔镜手术治疗

内异症与不孕密切相关，内异症相关不孕（endometriosis-associated infertility）也是困扰育龄期女性的重要问题。据统计，内异症在妇女中的发病率为7%～10%，约50%的内异症患者合并不孕，而不孕女性中20%～50%是内异症所致。另有一些不明原因的不孕症，经腹腔镜探查后往往发现和内异症有关。

1. 内异症合并不孕的原因　由于内异症特殊的病理生理学机制，其导致的不孕常常是对生育过程的“全方位”干扰，从排卵、受精，到受精卵着床、发育。

（1）盆腹腔微环境改变。研究发现，腹腔液中促炎症因子及血管生成因子释放增加，免疫淋巴和巨噬细胞功能障碍，影响精卵结合和运送。

（2）免疫功能异常导致子宫内膜抗体增加，破坏了宫腔内环境，影响子宫内膜容受性和胚胎植入，并引起子宫异常收缩。

（3）内异症还导致卵巢功能异常，发生排卵障碍、黄体功能不良，卵巢储备功能降低，尤其有手术史可能加剧对卵巢储备的不良影响。

（4）中重度内异症导致盆腔内粘连，会破坏输卵管的形态与功能，影响受精卵的运输。

2. 内异症不孕的治疗原则　对于内异症合并不孕患者首先按照不孕的诊疗路径进行全面的不孕症检查，如男方精液常规检查，女方基础激素水平测定、卵巢储备功能测定、B超监测卵泡发育和子宫内膜的厚度，及输卵管通畅度检查等，排除其他不孕因素。综合夫妻双方情况、年龄、不孕年限、盆腔内异症严重程度、生育意愿等因素，全面分析，选择手术、药物还是直接生殖辅助治疗。

3. 内异症不孕的腹腔镜手术治疗　腹腔镜是内异症不孕首选的检查和治疗手段。通过腹腔镜检查，可以探查盆腹腔内情况，评估内异症类型、进行临床分期和内异症生育指数（endometriosis fertility index，EFI）评分。检查的同时可切除病灶，缓解疼痛等症状，并可根据EFI评分评估不孕的预后，给予患者生育指导，制订后续的生育诊疗计划。

手术选择在月经干净后3～7天进行，建议同时行宫腹腔镜检查和输卵管通液检查。宫腔镜用于观察子宫腔形态，内膜的色泽和厚度，双侧输卵管开口，是否有宫腔粘连、畸形、息肉、黏膜下肌瘤等病变。腹腔镜检查，可与腹腔镜手术同时进行，用于盆腔情况的检查诊断，并可清除腹腔液，改善盆腔内环境。直视下观察子宫和卵巢的大小和形态、输卵管形态、盆腔粘连严重程度，输卵管通液试验可检测输卵管是否通畅。

因内异症不孕可发生于内异症各个期别，可能合并各种形态的内异症病灶，如盆腔腹膜型、卵巢巧克力囊肿，也可能合并DIE，甚至肠道泌尿系内异症等（图26-0-8AB），因此，内异症不孕手术也可能同时包括多种手术方式如腹膜病灶烧灼或切除、卵巢巧克力囊肿剔除、复杂的盆腔粘连松解术、DIE病灶切除等。手术中需要特别注意的是，在松解粘连、切除病灶、恢复正常盆腔解剖的同时，对于输卵管形态和卵巢储备功能的保护至关重要。遇到因盆腔解剖失常所致输卵管扭曲或伞端粘连时，要进行精细的手术操作，恢复卵巢与输卵管的正常解剖和形态。而卵巢巧克力囊肿剥除术时尤其注意卵巢功能保护，有关手术操作要点和注意事项详见前述卵巢巧克力囊肿的腹腔镜治疗。

4. 腹腔镜手术治疗内异症不孕的效果　多数研究认为，对于Ⅰ/Ⅱ期内异症合并不孕，腹腔镜手术能够显著提高术后妊娠率；但手术对于Ⅲ/Ⅳ期患者生育力的影响，目前尚缺少循证医学证据。临床观察发现与Ⅰ/Ⅱ期患者相比较，Ⅲ/Ⅳ期患者术后妊娠率明显降低。单纯手术切除病灶可能并不能完全恢复患者的生育能力，故许多学者主张尽可能在病变早期进行腹腔镜检查，可能更有利于不孕症的治疗。

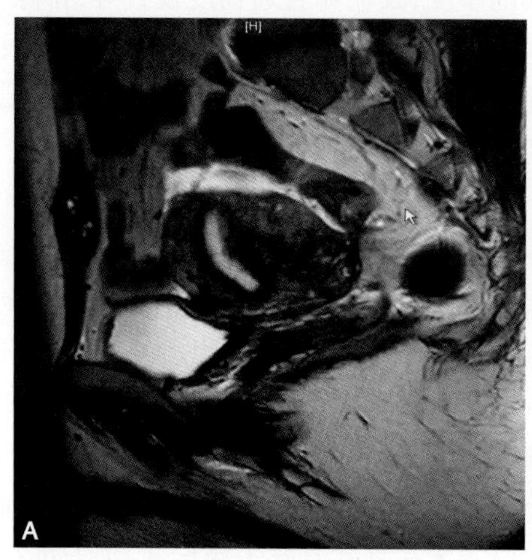

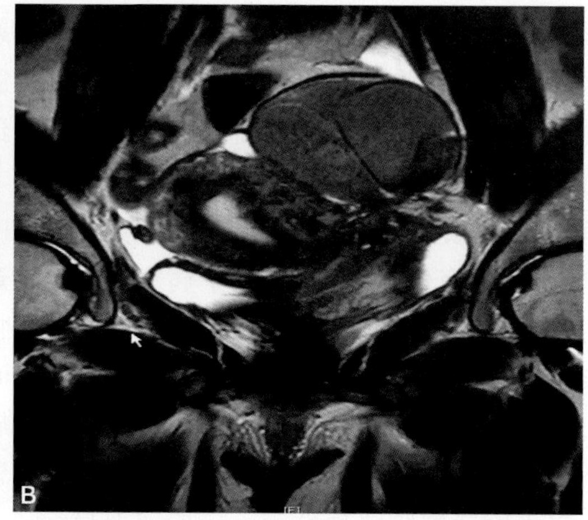

图 26-0-8

A. 子宫内膜异位症合并不孕患者盆腔 MRI 图像，该例患者盆腔同时存在卵巢巧克力囊肿、子宫腺肌病、直肠子宫陷凹 DIE 及膀胱 DIE 等多种形态的内异症；B. 子宫内膜异位症合并不孕患者盆腔 MRI 图像，该例患者盆腔同时存在卵巢巧克力囊肿、子宫腺肌病、直肠子宫陷凹 DIE 及膀胱 DIE 等多种形态的内异症

卵巢子宫内膜异位囊肿好发于年轻女性，常合并不孕，应充分评估病变本身对卵巢的影响以及手术可能带来的益处和弊端，决定采取手术治疗还是直接生殖辅助手段助孕。对于双侧巧克力囊肿，应特别注意术中的卵巢保护。对于复发性囊肿，不建议反复手术；研究显示，再次手术后妊娠率仅为初治的 1/2，故建议首选囊肿穿刺术及辅助生殖技术治疗。如果疼痛症状严重、囊肿逐渐增大、穿刺无效或无法穿刺或者辅助生殖技术治疗反复失败者，应行手术治疗，但应向患者讲明，手术不能明显改善术后妊娠率。

有关 DIE 手术对妊娠的影响意见不一。有学者认为，DIE 手术不能提高妊娠率，故对疼痛症状不明显的 DIE 合并不孕患者，主张首选体外受精-胚胎移植（IVF-ET），手术仅作为 IVF-ET 失败的二线治疗方法。但对于盆腔疼痛严重的 DIE 合并不孕者，多主张积极手术，因为一个理想的 DIE 手术在希望改善生育的同时，能够达到切除病灶、恢复盆腔解剖、缓解疼痛的治疗目的。

近年来，妇科医师和内镜医师的生育保护观念日益增强，在力争通过腹腔镜手术努力切除病灶、缓解症状的同时，更多医师开始关注复杂内异症手术后患者的生育问题，努力探索腹腔镜手术对严重内异症患者妊娠结局的影响。卵巢储备功能受到影响、AMH 水平低的重度内异症患者，是否仍可以通过手术提高其自然妊娠率？Stochino-Loi 等对 180 例Ⅲ/Ⅳ期内异症包括 DIE 患者行腹腔镜治疗，观察术后妊娠情况。结果发现，妊娠结局与手术前进行初次 IVF 后预期的结果相当。这一结果支持通过腹腔镜手术治疗严重内异症患者，并认为内异症症状严重和 AMH 水平低的女性仍可以考虑手术治疗。有望通过手术努力恢复自然受孕能力，可作为生殖辅助技术的替代方案，并可弥补 AMH 低患者对超促排卵治疗反应差这一缺陷。而 Roman 团队报告了因症状性肠道 DIE 而接受直肠乙状结肠切除术女性的不孕、妊娠率和结局，评估有症状肠道 DIE 患者术后妊娠结果发现 332 例患者中，113 例（58%）患者妊娠，其中 72 例自然妊娠（64%），41 例 IVF 妊娠（36%），认为腹腔镜下节段性肠切除术治疗有症状肠道 DIE 安全有效，并可提高妊娠率。当然，现阶段对于重度内异症合并不孕患者的手术治疗效果尚缺乏一致的意见，应在腔镜医师整体提高手术操作水平的同时，强化生育保护的理念，并加强与生殖医师联合诊疗，从而在手术缓解症状的基础上，提高妊娠率和活产率。

5. 内异症不孕患者腹腔镜手术后的生育评估与管理 目前的手术分期沿用的是 1996 年第 3 次修订的美国生殖医学学会内异症分期（r-AFS），与生育结局的相关性较差。内异症生育指数（EFI）是目前唯一能够评估和预测内异症患者生育力的简便可靠的评估系统，它在 r-AFS 分期系统基础上，结合患者年龄、不孕年限、既往生育情况、手术中盆腔情况，尤其输卵管及其伞端结构及卵巢功能等指标，进行量化评分，能够具体地评估患者的生育能力（图 26-0-9）。在 2017 年第 13 次世界子宫内膜异位症大会

(2017WCE)上，Adamson 总结了在欧洲、中东和亚洲等的 9 个国家进行的 14 项研究，通过共计 2 751 例患者对 EFI 进行了外部验证，认为 EFI 是可靠的评分系统，是指导术后生育管理和咨询的有效工具。推荐在全球范围使用 EFI。根据 EFI 进行生育指导和咨询、严格术后管理，对于严重内异症合并不孕患者，推荐采用手术后及时进行不孕症治疗和辅助生殖技术的诊疗策略。

术后最低功能(LF)评分量表

评分	描述		左	右
4 =	正常	输卵管	□	□
3 =	轻度功能障碍			
2 =	中度功能障碍	输卵管伞端	□	□
1 =	重度功能障碍			
0 =	缺失或者无功能	卵巢	□	□

左侧和右侧最低分数合计为LF评分。如一侧卵巢缺失，按另侧卵巢最低分数*2计入LF评分

最低分数 □(左) + □(右) = □(LF评分)

子宫内膜异位症生育指数(EFI)

既往病史因素			手术因素		
因素	描述	分数	因素	描述	分数
年龄			LF评分	□	
	≤35岁	2		7~8(高分)	3
	36~39岁	1		4~6(中等分)	2
	≥40岁	0		1~3(低分)	0
不孕年限			AFS子宫内膜异位症评分		
	≤3年	2		病灶分数<16	1
	>3年	0		病灶分数≥16	0
妊娠史			AFS总评分		
	有	1		<71	1
	无	0		≥71	0
病史因素总分		□	手术因素总分		□

EFI=病史因素总分+手术因素总分：□(病史) + □(手术) = □(EFI评分)

图 26-0-9　EFI 评分图表

（姚书忠　徐　冰）

参 考 文 献

1. 戴毅，冷金花，郎景和，等. 后盆腔深部浸润型子宫内膜异位症的临床病理特点及腹腔镜治疗效果. 中华妇产科杂志，2010，45(2)：93-98.
2. 华克勤. 泌尿系子宫内膜异位症诊断及治疗. 中国实用妇科与产科杂志，2013，1：17-19.
3. 江楠，岳倩，段玉英，等. 垂体后叶素水分离法在腹腔镜下卵巢子宫内膜异位囊肿剥除术中的应用及对卵巢功能的影响. 现代妇产科进展，2013，22(7)：581-583.
4. 郎景和. 子宫内膜异位症研究的深入和发展. 中华妇产科杂志，2010，4：241-242.
5. 姚书忠，梁炎春. 肠道子宫内膜异位症诊断及治疗. 中国实用妇科与产科杂志，2013，1：14-16.

6. 中华医学会妇产科学分会子宫内膜异位症协作组. 子宫内膜异位症的诊断与治疗规范(2007 年). 中华妇产科杂志, 2007,9:645-648.

7. 中华医学会妇产科学分会子宫内膜异位症协作组. 子宫内膜异位症的诊治指南(2015 年). 中华妇产科杂志,2015,3: 161-169.

8. Bianchi PH, Pereira RM, Zanatta A, et al. Extensive excision of deep infiltrative endometriosis before in vitro fertilization significantly improves pregnancy rates. J Minim Invasive Gynecol, 2009, 16: 174-180.

9. Dunselman GA, Vermeulen N, Becker C, et al. ESHRE guideline: management of women with endometriosis. Human Reproduction, 2014, 29(3): 400-412.

10. Jacobson TZ, Duffy JM, Barlow D, et al. Laparoscopic surgery for subfertility associated with endometriosis. Cochrane Database Syst Rev, 2010, 20(1): CD001398.

11. Kavallaris A, Chalvatzas N, Hornemann A, et al. 94 months follow-up after laparoscopic assisted vaginal resection of septum rectovaginale and rectosigmoid in women with deep infiltrating endometriosis. Arch Gynecol Obstet, 2011, 283(5): 1059-1064.

12. Meuleman C, Tomassetti C, D'Hoore A, et al. Clinical outcome after CO_2 laser laparoscopic radical excision of endometriosis with colorectal wall invasion combined with laparoscopic segmental bowel resection and reanastomosis. Hum Reprod, 2011, 26(9): 2336-2343.

13. Meuleman C, Tomassetti C, D'Hoore A, et al. Surgical treatment of deeply infiltrating endometriosis with colorectal involvement. Hum Reprod Update, 2011, 17: 311-326.

14. Nnoaham KE, Hummelshoj L, Webster P, et al. World Endometriosis Research Foundation Global Study of Women's Health consortium. Impact of endometriosis on quality of life and work productivity: a multicenter study across ten countries. Fertil Steril, 2011, 96: 366-373, e368.

15. Paolo V, Paola V, Edgardo S, et al. Endometriosis: pathogenesis and treatment. Nature Reviews Endocrinology, 2014, 10(5): 261-275.

16. Papaleo E, Ottolina J, Vigano P, et al. Deep pelvic endometriosis negatively affects ovarian reserve and the number of oocytes retrieved for in vitro fertilization. Acta Obstet Gynecol Scand, 2011, 90: 878-884.

17. Stochino-Loi E, Darwish B, Mircea O, et al. Does preoperative antimüllerian hormone level influence postoperative pregnancy rate in women undergoing surgery for severe endometriosis? Fertil Steril, 2017, 107(3): 707-713.

18. The Practice Committee of the American Society for Reproductive Medicine American Society for Reproductive Medicine. Treatment of pelvic pain associated with endometriosis: a committee opinion. Fertility and Sterility, 2014, 101(4): 927-935.

19. Xu B, Zhi Y, Fu F, et al. Hydrodissection with diluted pituitrin for laparoscopic cystectomy of ovarian endometrioma: a technique to reduce damage to ovarian reserve. The 12th World Congress on Endometriosis, 2014, M4-2: 27.

第二十七章
生殖道脱垂与压力性尿失禁的腹腔镜治疗

第1节　子宫/阴道骶骨固定术

1962年，Lane报道了经腹骶骨阴道固定术（abdominal sacrocolpopexy）治疗阴道穹窿膨出，之后这种术式就在临床逐渐应用起来。其后逐渐发展出保留子宫的骶骨固定术并于1998年出现了腹腔镜骶骨固定术。

一、适应证与禁忌证

（一）适应证

1. 阴道穹窿症状性中度和重度膨出患者。
2. 子宫症状性中度和重度脱垂患者。
3. 中盆腔缺陷其他盆底重建术后失败者。

年轻、性生活活跃者更适合采用该术式。

（二）禁忌证

1. 阴道长度不够的患者。
2. 阴道炎、阴道溃疡等生殖道急性感染者。
3. 严重内科合并症不能耐受手术者。

二、手术步骤

1. 患者取膀胱截石位，常规腹腔镜操作，分别于脐部、右侧脐旁以及双侧下腹行四切口进套管针。

2. 膀胱反折腹膜处注射副肾盐水后弧形剪开膀胱腹膜反折，分离膀胱宫颈（阴道残端）间隙4cm×3.5cm，完全暴露宫颈（阴道残端前壁）。

3. 将患者向左侧倾斜30°，充分暴露骶前间隙，于右侧直肠旁骶骨前剪开后腹膜，沿右侧骶韧带向下打开达双侧骶韧带附着处，分离宫颈（阴道）直肠间隙约4cm×3.5cm。沿右侧分离的后腹膜用1-0可吸收线连续缝合并从右侧腹壁穿出，提拉暴露骶骨S_1前面的骶骨棘间韧带。分离暴露时注意骶前区的骶中动静脉和输尿管及肠管，防止损伤。

4. 将聚乙烯15cm×10cm网片剪成10cm×3.5cm和3cm×3.5cm条状网片。用1-0不可吸收缝线分2排将10cm×3.5cm的网片中央部分横向缝于宫颈（阴道残端）前壁共6针，分别于两侧阔韧带无血管区打洞，将两侧网片从前往后经阔韧带穿出。用1-0不可吸收缝线分3排将3cm×3.5cm网片一端纵向缝合在宫颈（阴道残端）后壁共6针，一排为宫颈（后穹窿）筋膜，另一排为双侧宫骶韧带及筋膜，并将从阔韧带穿出的网片缝于此网片上（图27-1-1）。

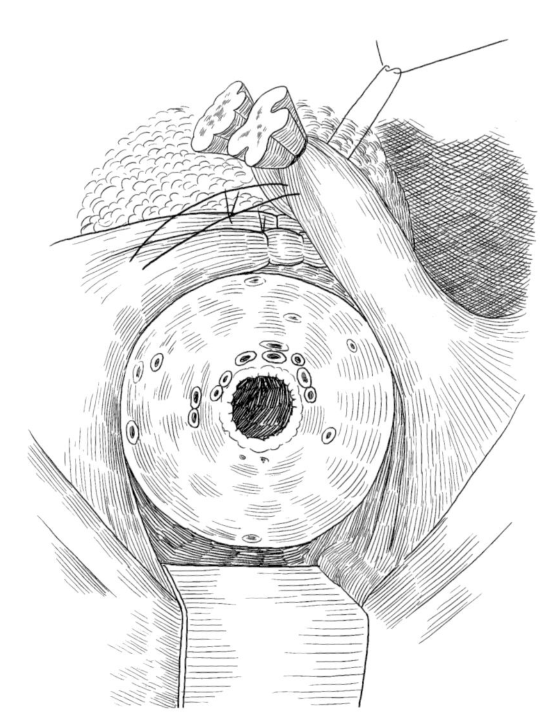

图27-1-1　应用网片的骶骨阴道固定术

5. 上举子宫（阴道残端）以了解其与骶骨的距离。用1-0不可吸收缝线在S_1水平间断缝合骶骨前纵韧带3针。用不可吸收线将网片下端和双侧骶韧带中央缝合3针。

6. 1-0 可吸收线连续缝合关闭后腹膜至网片与宫骶韧带附着处，同法关闭膀胱腹膜反折，将网片完全留置于腹膜后。

7. 术中了解阴道残端上提位置，调整网片使阴道保持轻微的张力，保证子宫颈（阴道残端）距处女膜在 9cm 以上即可，但不致过度牵拉阴道顶端。

三、疗效

该手术方式具有效果持久且成功率高的特点。78%～100% 的患者术后无阴道穹窿膨出，58%～100%的病例术后无任何类型的脱垂和膨出。因盆腔脏器脱垂和压力性尿失禁的中位再次手术率分别为 4.4%（0～18.2%）和 4.9%（1.2%～30.9%）。对于同时行后穹窿修补或阴道旁修补能否降低失败率尚无定论。

松弛状态下平均阴道长度为 8cm（5～10cm），阴道顺应性好。由于该术式能较好地恢复阴道轴向和保持阴道长度，从而可以保留性交功能。性交困难的发生率由术前的 38%下降为 17%。

骶骨固定术可应用自体移植物和合成网片。关于两者的疗效，有作者比较了同种筋膜移植物和聚丙烯网片行骶骨阴道固定术的疗效，发现聚丙烯组和筋膜组的治愈率分别为 91%和 68%（$P=0.007$）；术后 1 年两组的 Aa、C 点和 POP-Q 分期均有显著性差异，提示聚丙烯网片比筋膜效果更确切。

对于不同路径的骶骨固定术的疗效尚无定论，3 项随机对照研究中有 2 项显示经腹途径优于经阴途径，另外 1 项显示两种途径疗效相当。提示经腹途径疗效可能较经阴途径更确切。

北京协和医院的尸体解剖和文献资料都显示 S_1 和 S_2 这两个节段骶椎的前纵韧带牵拉力大于 S_3 和 S_4 节段。因此建议选择 S_1 和 S_2 作为固定的目标位置以加强缝合力量、减少出血。将网片剪成“人”字形同时缝合固定阴道前后壁也避免了因阴道壁组织薄弱而发生撕脱而引起复发。

四、并发症处理和预防

（一）近期并发症

尚无严重的术中并发症，如肠道、膀胱、大血管损伤的报道。

1. 出血 主要发生在骶前血管，由于此区域血管交通支丰富，因此止血较困难。局部压迫可能暂时止血，但去除压迫后常常再次发生出血，并且压迫可能进一步损伤小静脉。最初可试行缝合、银夹夹闭、烧灼或骨蜡等方法止血。如果这些方法无法有效止血时，可以应用无菌的不锈钢止血钉止血。手术应在充分分离的情况下选择无血管进行穿刺缝合以避免引起大出血。

2. 肠道和泌尿系损伤 与本术式关系最为密切的结构包括：右侧输尿管和乙状结肠，术中应注意辨识清楚两者走行并将其游离后拉向侧方以避免损伤。

（二）远期并发症

1. 术后新发压力性尿失禁 发生率从 8%到 60%不等，可能与术前脱垂的脏器压迫梗阻手术解除有关。

2. 尿潴留 有作者报道在经腹骶骨阴道固定术术后有 4%的患者出现尿潴留，可能与阴道上抬后尿道位置改变有关。术中应注意避免缝合时牵拉过紧造成术后尿潴留。半数以上的患者短期留置尿管后可以逐渐恢复自主排尿，但是对于始终无法自主排尿的患者，就需要考虑手术治疗。

3. 网片侵蚀 发生率约为 3.4%～7.6%。网片的侵蚀与是否同时行子宫切除术有关，经腹骶骨阴道固定术同时行子宫切除的患者比不切除子宫的患者暴露网片侵蚀的风险增加，因此行经腹骶骨阴道固定术时是否同时行子宫切除术需要充分向患者交代，需要慎重决定。

应充分缝合网片表面的阴道壁，分离阴道壁不应过薄，减少血肿及感染的发生，以减少网片侵蚀的发生。对于雌激素替代的患者由于同时切除子宫网片侵蚀发生率增高，因此同时行子宫切除要谨慎。

4. 肠梗阻 小肠梗阻需要手术治疗的约为 1.1%；肠梗阻约为 3.6%。从手术至小肠梗阻发生的中位间隔时间从 11 天到 5.3 年（1 个月～20 年以上）不等。如将补片剪成“人”字形分别用于固定阴道前后壁时，需要注意补片的双臂不应交叉，以避免肠管陷入后形成肠梗阻。腹膜包埋补片也可降低小肠梗阻的发生，可能与腹膜化后纤维瘢痕挛缩、粘连形成少有关。

5. 阴道后疝 即肠管经道格拉斯陷凹疝出，可能与手术抬高了阴道前壁使阴道后壁张力降低有关。应用不可吸收缝线、更为细致的改良 Halban 后穹窿成形术可能预防补片下阴道后疝的形成。

6. 便秘　经腹骶骨阴道固定术后有9%的患者出现了便秘。这可能与补片压迫肠管、阴道位置上抬后肠道角度改变有关。

7. 其他　罕见的并发症包括：臀肌坏死性肌筋膜炎、腰骶脊椎关节盘炎。

（梁　硕　朱　兰）

第2节　腹腔镜高位宫骶韧带悬吊术

高位骶韧带悬吊术（high uterosacral ligament suspension，HUS）是将阴道穹窿悬吊于缝合、固定后的骶韧带上治疗中盆腔缺陷的方法，它是在McCall提出的后穹窿成形术的基础上，并经Mayo改良逐渐发展而成。研究结果显示，子宫骶韧带是经久坚牢的，即使在重度盆腔器官脱垂的患者仍然可以再利用。McCall后穹窿成形术于1957年第1次报道，其基本术式是经阴道在中线部位折叠缝合两侧骶韧带及其间的腹膜，此后又经Mayo改良，在缝合骶韧带后，将阴道穹窿悬吊于其上。HUS在此基础上技术、方法上有了多种变异和改良，其改良之处在于宫骶韧带缝合的部位、方式，是否同时缝合腹膜、关闭道格拉斯陷凹以及如何悬吊穹窿上。

一、适应证与禁忌证

（一）适应证

1. 子宫或阴道穹窿脱垂。
2. 直肠子宫陷凹疝。

（二）禁忌证

1. 宫骶韧带松弛薄弱者。
2. 泌尿系炎症和生殖道炎症急性期。
3. 合并内科疾患，其情况不允许手术者，如严重心脏病、活动性肺结核等。

二、手术方法

高位子宫骶韧带悬吊术可经开腹、腹腔镜或阴道途径来完成。“高位”是指在坐骨棘水平缝合高度缝合骶韧带，因此可将穹窿悬吊得更高和保留更深的阴道。

具体手术方法如下：

1. 切除子宫者　可采用经阴道、开腹、腹腔镜途径。

对于子宫或穹窿脱垂，重要的手术步骤是悬吊、固定和修补阴道顶端，但无论将顶端悬吊于什么部位，重新建立前后阴道壁筋膜在顶端的连续性都至关重要，由此可防止以后的肠膨出。

（1）若有直肠子宫陷凹疝，先予以处理，可封闭直肠子宫陷凹来解决肠膨出。

（2）每侧宫骶韧带对折缝合2~3针，并悬吊于坐骨棘水平。

（3）拉近缝合耻骨宫颈筋膜和直肠筋膜。

（4）用不可吸收缝线将缝合之筋膜悬吊在子宫骶韧带上，从而悬吊脱垂之阴道，以恢复阴道的正常位置及功能。

2. 保留子宫者　通常采用腹腔镜途径（图27-2-1）：

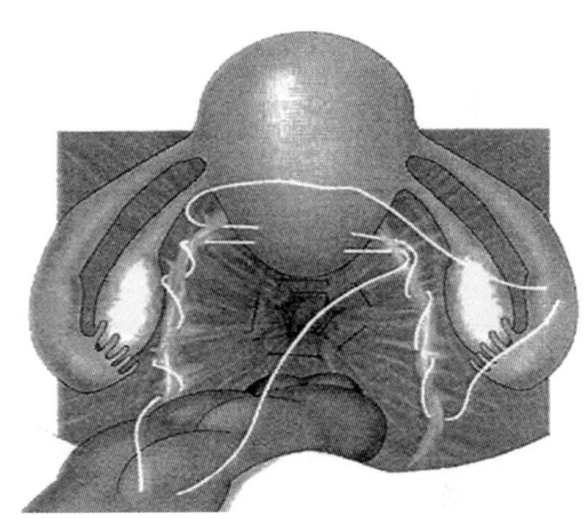

图27-2-1　保留子宫的高位子宫骶韧带悬吊术

（1）在坐骨棘中点1.5~2cm处，不可吸收缝线将宫骶韧带对折缝合2~3针，然后拉紧。

（2）用不可吸收缝线将宫骶韧带悬吊至宫颈周围环后侧。

（3）同时修复其他盆底部位特异性缺陷。

（4）对完成生育并且宫颈延长者，如同时行宫颈截除术，可更好地达到修复目的。

三、手术效果

既往的研究结果显示，子宫骶韧带是经久坚牢的，即使在重度盆腔器官脱垂的患者仍然可以再利用，这个观点也证实这些结构并没有薄弱而只是在特殊部位发生断裂。现在有些学者认为这个手术操作实际上也进行了筋膜重建，重建的筋膜起自阴道前壁，并和阴道后壁相连续，达到重建支持组织的目的，因此这个手术不仅能够悬吊阴道，而且能解除道格拉斯陷凹疝，可以有效防止肠膨出复发。

高位子宫骶韧带悬吊手术的具体操作可以多种多样，有学者认为适当改变手术某些细节可纠正任何类型的不同程度的脱垂。与之相比，骶棘韧带固定术并不适合所有的脱垂，而更适合阴道后壁较大缺陷者。

腹腔镜途径的优势在于输尿管和宫骶韧带的位置在经阴道手术中只能靠术者的触诊来判定，而在腹腔镜下位置就可以一目了然。

这种手术方法到目前为止，文献报告数量有限，42个月的成功率在69%~91%之间，并发症为4.1%。一个202名患者的经阴道子宫骶韧带悬吊术的研究显示，手术效果满意率为89%，复发需再次手术率为5.5%。

有项研究分析了16例经阴道和11例经腹腔镜高位子宫骶韧带悬吊手术的临床效果，结果经阴道手术组术后36个月治愈率为69%，而腹腔镜手术术后42个月的治愈率为91%。

保留子宫的高位子宫骶韧带悬吊术旨在解剖复位、缓解症状的同时保留生育功能。其12个月的主观成功率为81%，客观成功率为79%，宫颈或子宫脱垂复发需再次手术率为16%。有文献报道经该手术后患者均能完成足月妊娠，以剖宫产结束分娩，术后无子宫脱垂复发。

四、并发症及处理

术中并发症有输尿管损伤、梗阻，文献报道在1.0%~10.9%，因骶韧带悬吊须达坐骨棘水平，输尿管损伤的机会增加，有学者认为术中应常规实行膀胱镜来检查输尿管通畅程度，若有可疑时应即刻注射5ml 靛胭脂观察。也有学者认为在宫骶韧带缝合前，将盆腔边缘至宫颈水平的输尿管游离出来可以避免输尿管的扭曲梗阻。

术中并发症也有肠缝合损伤的文献报道，约为0.5%。

其他术中的并发症有骨盆侧壁血肿、盆腔脓肿等，都很少见。

术后并发症包括有缝线侵蚀、括约肌功能不全、性交困难、臀部疼痛、肛提肌疼痛、阴道缩短，但都不会留下持久后遗症。

（梁 硕 朱 兰）

第3节 腹腔镜后路骶棘韧带悬吊术

早在1958年，德国 Sederl 医师首次描述了骶棘韧带固定术（sacrospinous ligament fixation，SSLF），该术式适用于中盆腔脏器或阴道穹窿脱垂的患者，其手术路径为经阴道手术，一直沿用至今。2000年，中国台湾长庚医院的李奇龙医师首先报道了腹腔镜腹膜外路径骶棘韧带悬吊术治疗12例阴道穹窿脱垂的患者取得良好效果。此后，腹腔镜骶棘韧带悬吊术（laparoscopic sacrospinous ligament suspension，LSLS）得到广泛应用。2016年底，熊光武医师及其团队在分析了经阴道骶棘韧带固定术（SSLF）和腹腔镜骶棘韧带悬吊术利弊的基础上，通过改变手术路径而创立了一种新的腹腔镜骶棘韧带悬吊术式——腹腔镜后路骶棘韧带悬吊术（laparoscopic posterior approach sacrospinous ligament suspension，LPASLS）。

一、骶棘韧带解剖

骶棘韧带位于两侧盆侧壁后部，是连接坐骨棘和骶尾骨侧方、质地坚实的韧带，长度为（52.3±4.2）mm；呈梯形，连接坐骨棘（sacrococcyx）侧宽约1cm，距离坐骨棘2.5cm处的宽度为（12.0±2.1）mm，骶尾骨侧方附着部宽约2cm；内侧面有尾骨肌覆盖，后外侧为骶结节韧带和两韧带及坐骨棘之间形成的坐骨小孔；坐骨小孔内有阴部神经管穿过，内含阴部内动脉和静脉以及阴部神经，在骶棘韧带上、下缘，阴部神经最内界与坐骨棘的距离分别是（23.4±3.6）mm 和（15.7±1.3）mm；骶棘韧带外侧半和坐骨棘后外侧有骶丛神经及臀下动静脉自阴部神经管后外侧方出骨盆进入臀部，臀下动静脉在骶棘韧带上缘处距离坐骨棘（15.7±5.6）mm。骶棘韧带后方有静脉丛围绕。

在骶棘韧带固定术或悬吊术中，推荐在骶棘韧带内侧段、距离坐骨棘至少2.5cm、靠近韧带下缘处缝合骶棘韧带（图27-3-1），宽度约5mm，深度约1mm，可避免损伤韧带后方和上缘的血管和神经。如果经腹部缝合，其内侧面尾骨肌不建议剥离，可连同尾骨肌一起，缝合深度可增加至3~4mm。

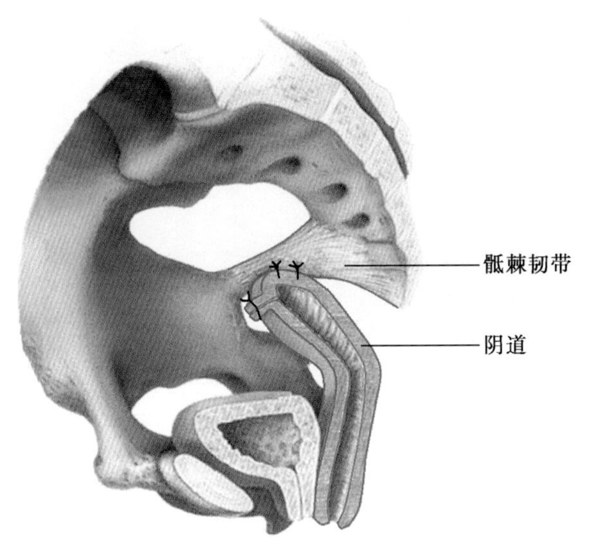

图 27-3-1　阴道固定于骶棘韧带示意图

二、手术适应证

LPASLS 仅适用于单纯的子宫脱垂和子宫切除术后阴道穹窿脱垂的患者。对于合并阴道前后壁膨出以及压力性尿失禁的患者，可在进行相应的矫治手术（如阴道前后壁修补术、会阴肌缝术、TVT 或 TVT-O 等）之后进行骶棘韧带悬吊术，或者选择骶前悬吊术、全盆底重建术等其他术式。

三、麻醉方式

LPASLS 需要使用腹腔镜技术，推荐实施气管内插管全身麻醉为佳。

四、术前准备

LPASLS 术前准备同普通妇科手术，包括备皮、交叉配血或合血、知情同意、预防性抗生素准备等，术前阴道局部清洁消毒在需经阴道操作的盆底重建手术尤其重要，有助于减少术后感染而影响切口愈合，对于年龄较大、绝经时间较长、阴道黏膜较薄的患者，推荐术前局部或全身使用雌激素制剂，以增加阴道黏膜厚度、韧性以及抗感染能力，降低术后切口愈合不良概率；阴道黏膜损伤、感染、溃疡或糜烂者应待其治愈后再行手术。术前晚清洁灌肠。导尿管推荐术中消毒铺巾后留置。

此外，盆腔脏器脱垂大多见于老年女性患者，可同时合并不同程度的阴道前后壁膨出、尿失禁等，还有不同程度的内科或外科合并症，术前需要全面检查评估其对整个手术和麻醉的承受能力。对于术中可能同时进行的其他手术以及并发症尚需做出充分估计，同时做好所需药物、设备器材等的准备工作，以免准备不足而影响术中使用，延长手术和麻醉时间。

术前的知情同意和知情同意书的签署非常重要。知情同意过程中，除了交代清楚手术的目的、方法、途径、相应的并发症及其防治之外，还需根据每位患者的具体情况确定最佳术式和备选术式，以及保守治疗方法，并做出特别交代和提醒，以便于患者和家属做出恰当的选择。

五、手术步骤及注意事项

（一）手术步骤

1. 麻醉成功后取膀胱截石位，常规消毒铺巾后留置导尿管。

2. 建立气腹，脐部套管针穿刺置入腹腔镜，头低脚高位暴露盆腔脏器。

3. 腹腔镜监视下穿刺置入操作套管针，分离可能影响手术操作的所有盆腹腔粘连，恢复正常解剖结构和位置关系。

4. 经阴道安放举宫杯，按常规步骤切除子宫±双侧附件，0 号可吸收线连续全层缝合关闭阴道残端并锁套双侧子宫血管断端（参见相关章节），不关闭膀胱腹膜反折；子宫已经切除的阴道穹窿脱垂者，用纱布球顶举阴道穹窿，打开膀胱腹膜反折，下推膀胱 1～2cm（图 27-3-2、27-3-3）；检查创面，双极电凝止血至无活动性出血；合并阴道前后壁膨出以及压力性尿失禁者，经阴道完成阴道前后壁修补术、会阴肌缝术、TVT 或 TVT-O 等。

5. 看清输尿管盆段走行，选择右侧骶韧带内侧，沿直肠旁沟纵行打开后腹膜长约 8cm（图 27-3-4），向后下深面逐层钝锐结合分离疏松组织，暴露骶

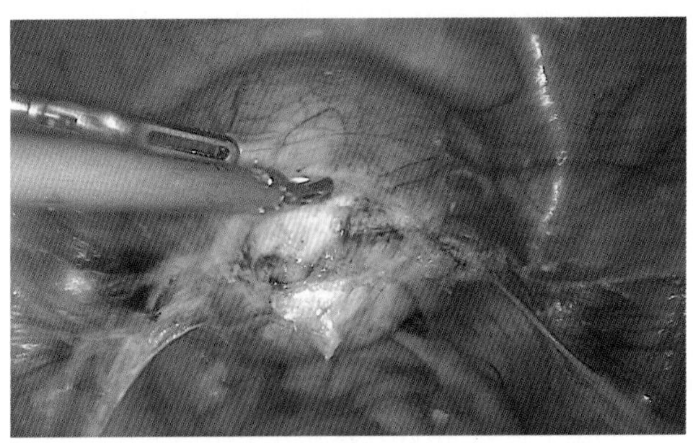

图 27-3-2　打开膀胱腹膜反折

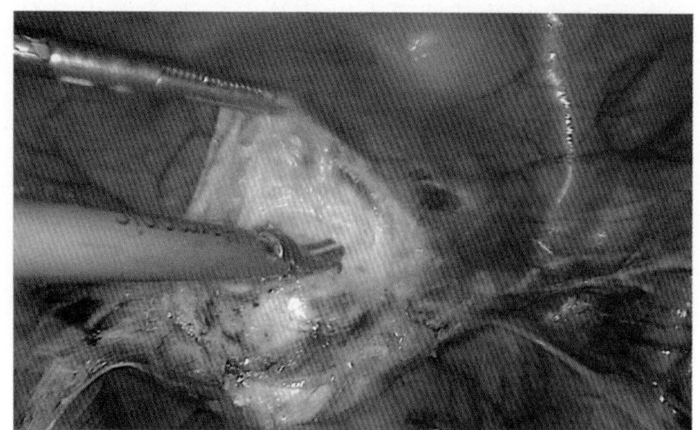

图 27-3-3　下推膀胱 1~2cm

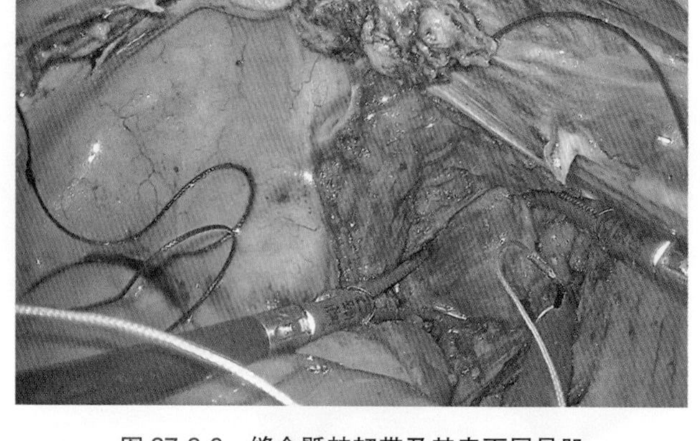

图 27-3-6　缝合骶棘韧带及其表面尾骨肌

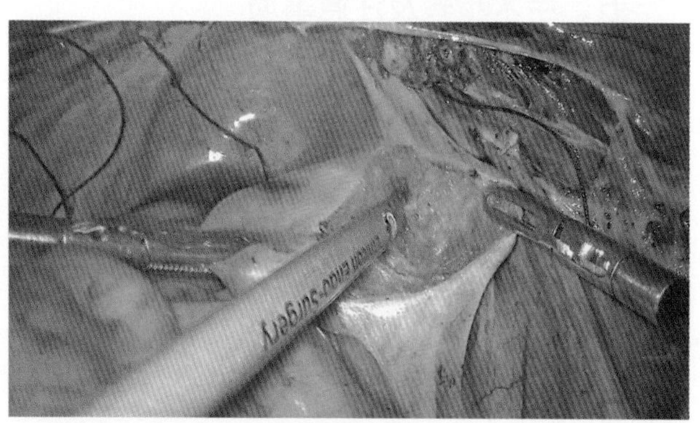

图 27-3-4　沿直肠旁沟打开后腹膜

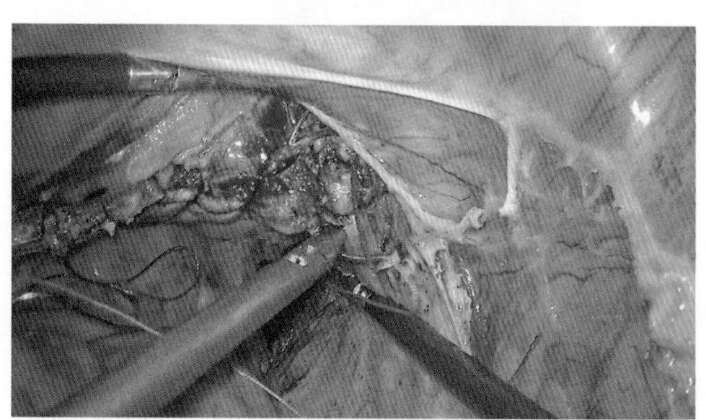

图 27-3-7　穿过阴道顶端侧角前后壁缝合阴道残端

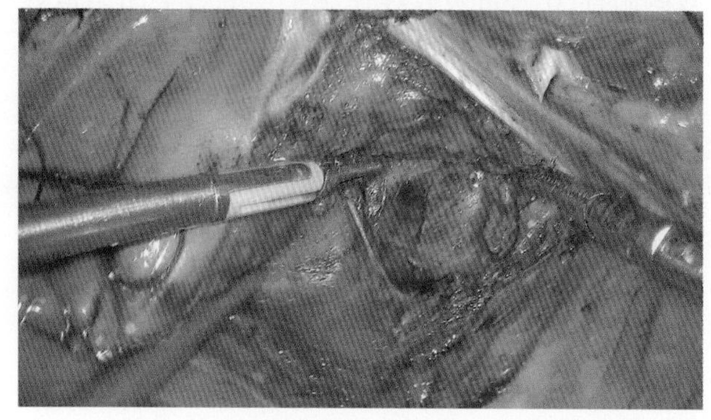

图 27-3-5　暴露骶棘韧带内侧段及其表面尾骨肌

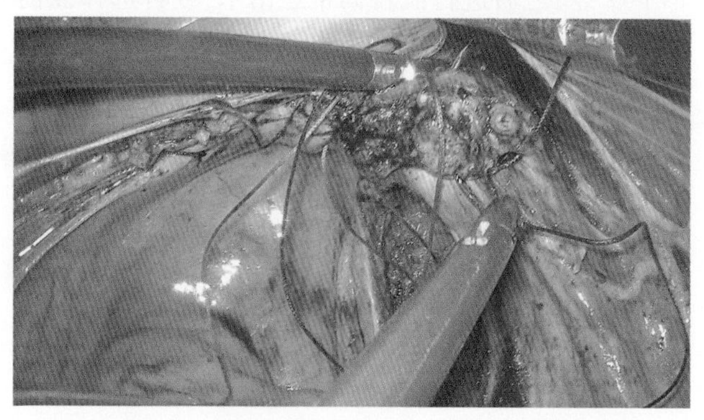

图 27-3-8　皱缩缝合阴道残端、关闭膀胱反折腹膜

棘韧带内侧段及其表面尾骨肌（图 27-3-5），助手从阴道触摸坐骨棘，寻找和指示骶棘韧带，术者于腹腔镜下左手用鸭嘴钳轻轻钳夹牵拉骶棘韧带内侧段及其表面尾骨肌，进一步确认骶棘韧带。

6. 距骶尾骨侧缘 10mm，于骶棘韧带内侧段中分进针，下缘出针，用 0 号缝线不可吸收线间断缝合骶棘韧带及其表面尾骨肌（第一针），深度控制在 3~4mm（图 27-3-6）。

7. 助手用卵圆钳夹纱布团伸入阴道，上举右侧穹窿和阴道顶端，用 0 号缝线在关闭阴道残端的可吸收线上方进针、穿过阴道顶端侧角前后壁（图 27-3-7）。

8. 重复 6~7 步骤在第一针内侧、与第一针平行，缝合第二针，两针间距 5~6mm。

9. 用关闭阴道残端的可吸收线缝合阴道顶端中分和两侧角，并关闭膀胱反折腹膜，拉紧皱缩阴道顶端并打结（图 27-3-8）。

10. 上举阴道残端，牵拉第一针缝线，使阴道顶端至距离骶棘韧带 1. 5~2cm 处，打结，将阴道残端悬吊于骶棘韧带（图 27-3-9）；同法打结悬吊第二针。

11. 继续使用卵圆钳夹纱布团，将阴道残端抬

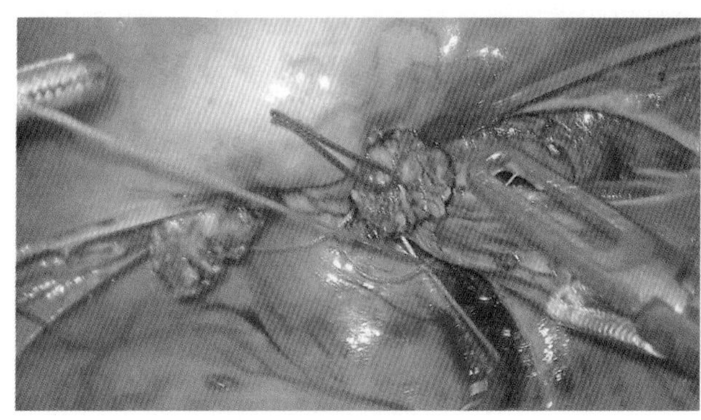

图 27-3-9　收紧悬吊线，打结

高再放松，检查阴道顶端活动度为 1～2cm；消毒阴道，检查阴道残端及阴道前后壁无膨出、出血；同时修补阴道前后壁或 TVT、TVT-O 等抗尿失禁手术者，按要求填塞阴道；3-0 号可吸收线连续缝合关闭直肠侧沟腹膜（图 27-3-10）。

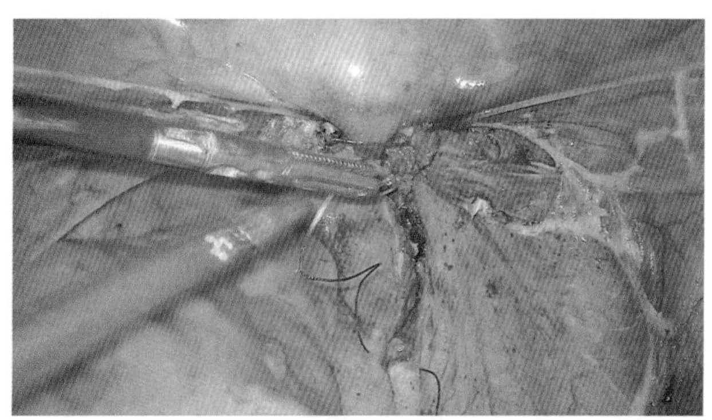

图 27-3-10　关闭直肠侧沟腹膜

12. 冲洗盆腹腔，安放盆腔引流管，撤除腹腔镜和操作孔套管针，0 号可吸收线缝合关闭脐部 10mm 切口。

（二）术中注意事项及处理

对于不保留子宫和附件者或合并阴道前后壁膨出、压力性尿失禁者，应先完成子宫附件切除以及阴道前后壁修补术、会阴肌缝术、TVT 或 TVT-O 等矫治手术之后再实施骶棘韧带悬吊术，以免悬吊后阴道上提而无法实施矫治手术。术后按时取出阴道填塞物，防止感染。

子宫已切除，术后发生阴道穹窿脱垂者，需事先打开膀胱腹膜反折、向下推开膀胱，防止缝合阴道残端时损伤膀胱；但在推开膀胱过程中可能因膀胱底部与阴道残端粘连而损伤，需特别注意预防。可考虑膀胱内灌注亚甲蓝液，在膀胱底与阴道顶端交界处上方打开腹膜并向两侧延伸，然后在两侧寻找膀胱阴道间隙，在间隙中逐次分离解剖下推膀胱。

分离直肠旁沟疏松组织时注意距直肠侧壁 1cm，并避开直肠中动脉或严密止血；暴露骶棘韧带内侧段及其表面尾骨肌时尽可能看清韧带和尾骨肌上下缘以及骶尾骨侧缘；避开骶棘韧带上缘血管缝合骶棘韧带，控制进针深度，避免过深所致骶棘韧带后方的静脉血管丛损伤出血。一旦缝合进针过深引起出血，直接将缝合线打结即可止血。缝合骶棘韧带后，可牵拉缝线测试缝合牢固程度，以免缝合过浅致骶棘韧带撕裂而手术失败，怀疑缝合过浅时，不能抽出缝线以免针眼出血，可原位置进出针、增加深度再缝一针。

收紧悬吊缝合线时，注意上举阴道顶端，并保证阴道顶端有 1～2cm 活动度，防止悬吊线张力过大，致使缝线割裂骶棘韧带或阴道顶端而致手术失败，以及术后骶尾部疼痛。

本术式推荐仅悬吊一侧，悬吊右侧的操作相对方便，但要求关闭膀胱腹膜反折时缝合阴道顶端中分及两侧角，将阴道顶端皱缩一并悬吊于右侧。此外，也可同时将阴道顶端左侧角悬吊于左侧骶棘韧带。

直肠侧沟腹膜必须关闭，防止术后肠管、大网膜等进入打开的间隙而致内疝形成。止血彻底者，无须安放盆腔引流管。

LPASLS 术中几乎不涉及膀胱和输尿管损伤的问题，除非切除子宫、下推膀胱和修补阴道前壁时可能损伤膀胱或输尿管。术中发现损伤应及时修补，或安放输尿管支架等，术后保留导尿管至少 1 周，输尿管支架可于 1 个月后拔除。

六、术后处理

同时切除子宫或修补阴道前、后壁者，按全子宫切除、阴道前后壁修补术后常规护理，根据阴道前后壁修补及术中具体情况，酌情保留尿管 2～5 天；创面较大或经阴道手术操作者应适当加强抗生素治疗；拔除尿管后观察排尿情况，必要时测定残余尿或再次留置尿管。

术后按时取出阴道填塞物，观察阴道出血情况。正常情况下，同时切除子宫或修补阴道前后壁者 2 个月内可有淡血性分泌物。若阴道出血量多，应及时扩开阴道，寻找出血部位，酌情填塞、电凝或缝合止血。

膀胱损伤修补者，术后留置导尿一周以上方可拔除导尿管。安插输尿管支架者，可于术后 1 个月以后经膀胱镜拔除。

术后还需观察骶尾部疼痛症状，其发生率较高，但无须特别处理，可在3~4天自行缓解。

七、并发症

目前观察到的LPASLS的特有并发症包括：①术中缝合骶棘韧带时损伤后方静脉丛出血，与缝合进针过深有关。一旦出现此种出血，直接将缝合线打结即可止血。②术后骶尾部疼痛，与分离、显露、缝合骶棘韧带所致创伤性炎症，以及不适应悬吊线牵拉有关。其发生概率较高，但无须特别处理，3~4天后即可自行缓解。

八、术前检查评估与决策

LPASLS简便、快捷、安全，但仅适合中盆腔脏器脱垂患者。然而，盆腔脏器脱垂大多见于老年女性患者，除了同时合并不同程度的阴道前后壁膨出、尿失禁等而需要同时手术矫治外，还可有不同程度的内科或外科合并症。因此，术前需要全面检查评估患者对整个手术和麻醉的承受能力，同时还需要对于存在的盆腔脏器脱垂全面分析，选择不同的手术方式和路径组合，并对术中可能同时进行的其他手术以及并发症做出充分评估。

1. 手术承受力评估　盆腔脏器脱垂患者大多年老、体弱，有不同程度的内科和外科合并症，影响患者对手术和麻醉的承受能力者。对于合并其他疾病者需要针对合并症进行相应检查，并结合手术方式和路径评估手术风险，以减少围手术期可能发生的并发症；对于无法承受手术者，建议采用盆底功能康复、子宫托等保守治疗方法。

2. 手术决策　LPASLS是一种新的手术路径，虽然简便、快捷、安全，但仅适合中盆腔脏器脱垂患者。目前临床应用数据有限，其适用于何种严重程度的盆底疾病还需进一步观察。对于合并阴道前后壁膨出、尿失禁的患者，可以联合经阴道修补和抗压力性尿失禁的TVT或TVT-O手术；若合并阴道旁缺陷和压力性尿失禁者，则推荐选择腹腔镜前路骶棘韧带悬吊术，术中可同时实施Burch手术和阴道旁修补术。

此外，术者所具备的经验、技术和设备器材，也是影响手术决策的重要方面，需特别注意。

九、术式评价

骶棘韧带位于盆腔后半部，位置恒定，粗壮有力，是阴道残端悬吊的有效附着点。骶棘韧带悬吊术是将阴道顶端悬吊于骶棘韧带，同时将阴道上段提高至肛提肌板以上，治疗阴道穹窿和子宫脱垂短期有效率达90%以上，即使在4年后其有效率仍维持在80%左右。骶棘韧带悬吊术可作为子宫切除术的一种辅助手段以防止术后发生阴道穹窿膨出。

由于骶棘韧带位于盆腔后外侧壁，位置较深，经阴道行骶棘韧带悬吊暴露困难，需要特殊的缝合器械，主要靠术者触摸来引导分离暴露和缝合，容易损伤坐骨神经和阴部内血管、骶丛、臀部血管而出现大出血。有文献报道，经阴道骶棘韧带固定术有约4.3%的患者需要输血，坐骨神经损伤率约为3%，发热的患者高达10%。

随着腹腔镜技术的发展，腹腔镜盆底重建手术逐步得到开展，与经阴道骶棘韧带固定术相比，腹腔镜骶棘韧带悬吊术保留了开放耻骨后术式暴露好、直视下缝合、不易损伤坐骨神经、止血容易、术后阴道内无伤口等优点，同时手术创伤小，患者痛苦少，术后恢复快，可接受性强。若病情需要，术中可同时行Burch悬吊和阴道旁悬吊。然而，该术式通过分离耻骨后间隙暴露骶棘韧带，选择前部腹膜外途径，打开腹膜的位置选择在耻骨联合上1~2cm，腹膜打开后用钳子钝性分离耻骨后间隙、阴道旁间隙，向后分离至坐骨棘处，暴露闭孔神经和血管，触及坐骨棘，明确坐骨棘后，用分离钳向后内侧方钝性分离，清楚暴露骶棘韧带，而后分别缝合两侧的骶棘韧带和阴道残端侧壁。手术剥离面广，步骤较繁琐，术中易损伤膀胱、输尿管，且术中将阴道残端侧壁的一侧或两侧分别悬吊于同侧骶棘韧带，阴道侧壁较薄者，容易引起阴道壁撕脱、缝线穿透阴道壁、缝线裸露引起感染等，若术中缝合两侧骶棘韧带，手术时间较长。

LPASLS经直肠侧沟分离腹膜和疏松组织暴露骶棘韧带，其手术路径短，手术时间短，打开骶前侧方的后腹膜暴露骶棘韧带，只需缝合一侧的骶棘韧带内侧段和阴道顶端即可达到很好的疗效。术中可直视下检查和确定韧带和阴道顶端缝合的牢靠程度，有利于确保悬吊效果；检查阴道顶端活动度，尽可能恢复阴道顶端正常的解剖位置，保证悬吊的阴道顶端有一定的活动度，可避免患者术后出现因过度牵拉引起的臀部疼痛不适感、性交疼痛和缝线割裂组织而致悬吊失败。该术式术后阴道轴向改变小，仅向右偏5°~15°、向后偏5°~10°。该术式入路途径避开了盆腔内血管和神经的丰富区域，术中发生大出血和神经损伤的概率较小。我们观察的病例中,9 例患者均在腹腔镜下顺利完成手术,术中缝合骶棘韧带时有 1 例发生韧带后方静脉丛损伤出血,立即打结后出血即停止,无 1 例发生大出血;9 例患者中,除 5 例术后出现骶尾部疼痛不适感均在 3~4 天后自行缓解外,无外阴感觉异常和下肢感觉及肌张力异常出现。此外,该术式疗效较好,随访 5(1~8)个月,主观、客观治愈率均为 100%,未发现复发患者。

LPASLS 有两个要点:一是骶棘韧带分离暴露;二是缝合悬吊。骶棘韧带表面被尾骨肌覆盖,从坐骨棘向后延伸到骶尾骨侧缘,虽然位置较深,靠近盆腔后外侧壁,但通过改变入路途径,使术中暴露骶棘韧带更容易、更快捷。于直肠旁沟直接打开腹膜,逐步暴露骶棘韧带,剥离面相对小了很多,而且此处为疏松组织,避开了盆腔主要的血管和神经区域,少有大出血和神经损伤。

缝合骶棘韧带是关键,其缝合深度及宽度必须合适。缝合过浅,可能造成强度不够,容易发生韧带撕裂而导致手术失败;缝合过深容易损伤深部的血管和神经。我们的体会是缝针穿过骶棘韧带下缘的 1/2 宽度即可,缝针穿过后可提拉缝线,查看韧带缝合部位的宽度和厚度,测试缝线能否从骶棘韧带上撕脱,以确定缝合的牢靠程度。缝合阴道顶端时,深度必须足够,需穿过阴道前壁和后壁全层,缝合就更为牢固、不易撕脱;然而,切忌缝线从关闭阴道残端的可吸收线下方穿过,以防缝线暴露和感染。缝线的张力必须适度,张力过小则达不到悬吊的效果;张力过大,不仅可能引起缝线割裂阴道或韧带组织而致悬吊失败,而且可能发生术后疼痛或性交疼痛,严重影响患者的生活质量,尤其是性生活质量。我们术中拉紧缝线时即检查确定阴道顶端活动度,以 1~2cm 为宜。

由此可见,腹腔镜后路骶棘韧带悬吊术具有简便、安全、悬吊牢靠的优势,是合并中盆腔脏器脱垂者的又一选择,但需扩大样本和长期随访加以证实。对于需要保留子宫的患者,US-LPASLS 术式尚需经一步探索。

（熊光武）

第 4 节　压力性尿失禁的腹腔镜治疗

压力性尿失禁(stress urinary incontinence,SUI)手术方法有 150 余种,目前分为三类:耻骨后尿道悬吊术(retropubic urethropexy)、悬吊带术(pubovaginal sling)和膀胱颈旁填充剂注射。经过实践检验,1997 年美国泌尿外科学会(American Urological Association,AUA)对女性 SUI 治疗的临床规范上提出:耻骨后尿道悬吊术和悬吊带术是手术治疗女性 SUI 的有效方法。

一、耻骨后膀胱尿道悬吊术

治疗压力性尿失禁的现代耻骨后手术始于 1949 年,这一年 Marshall、Machetti 和 Krantz 描述了他们给一名男性前列腺切除术后尿失禁患者实施的尿道悬吊技术。此后出现了各种改良术式,所有术式遵循 2 个基本原则,仅在应用上有所差别:①经下腹部作切口或腹腔镜辅助暴露 Retzius 间隙;②将尿道或膀胱周围的盆内筋膜固定到前盆腔的支持结构上。MMK 手术将尿道周围筋膜固定于耻骨联合后骨膜或耻骨联合软骨。Burch 阴道悬吊术将膀胱颈水平筋膜固定于髂耻韧带(Cooper 韧带),也可用其他组织,如封孔筋膜、耻骨筋膜的弓状缘、直肠筋膜附着处和耻骨支骨膜。缝合 Cooper 韧带的 Burch 更具优势,故临床应用最多。所有手术的目的都是纠正解剖上尿道和膀胱颈的过度活动。初次实施该手术治疗压力性尿失禁的长期有效率在 70%~90%之间。

二、Burch 手术适应证与禁忌证

1. 适应证　中、重度解剖型压力性尿失禁。

2. 禁忌证

（1）尿道内括约肌障碍引起的压力性尿失禁。

（2）未完成发育的患者。

（3）妊娠患者。

（4）计划要怀孕的患者。

三、Burch 手术步骤

Burch 手术步骤(改良的 Marshall-Marchetti-Krantz 术式,1961):

1. 充分暴露耻骨后间隙,在尿道膀胱交接处和膀胱颈底部(膀胱三角)外侧的阴道前壁至同侧的髂耻韧带-库柏(Cooper)韧带。

2. 用延迟吸收或不吸收缝线缝合膀胱颈旁 1cm 外阴道筋膜组织和同侧的 Cooper 韧带(图 27-4-1),每侧共缝 2~3 针,注意缝线不能穿透阴道黏膜层,

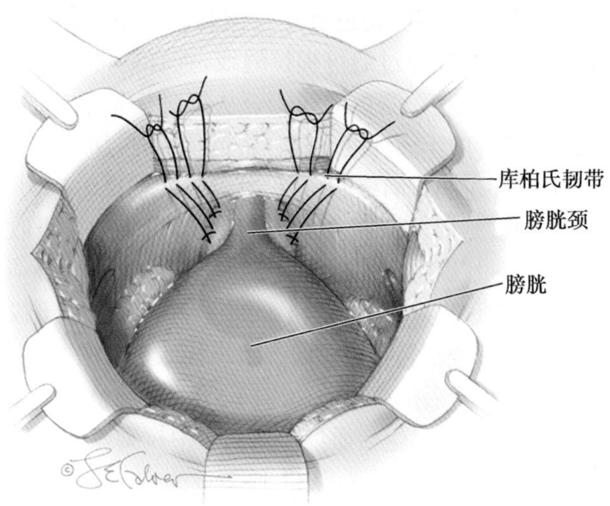

图 27-4-1　Burch 示意图

打结的松紧以抬高尿道膀胱连接处且不能阻塞膀胱出口为度。一般主张使膀胱颈上抬 2cm 左右。

Vancaillie 和 Schuessler 于 1991 年首次报道 Burch 手术在腹腔镜下完成，腹腔镜途径下 Burch 手术逐渐替代了传统的开腹手术方法。

腹腔镜 Burch 手术优点：①不需要腹部切开；②手术视野清晰，组织放大使剥离更加精细，术后并发症如伤口感染、耻骨后血肿及逼尿肌不稳定等减少，术后恢复快；③住院时间短；④同时可行其他妇科手术，解决其他妇科疾患；⑤无须自付昂贵吊带费用（中国），无异物存留体内。

腹腔镜下 Burch 手术缺点：①操作技术要求高，需较长的学习期；②手术时间长；③老年妇女全身一般状况差者，不能耐受较长时间的麻醉和特殊体位。

四、手术效果

术后一年治愈率为 90%左右，与开腹治愈率基本相似。腹腔镜下 Burch 手术在技术上的改进有用 U 形针替代固定缝线，也可用 U 形钉将一块 Prolence 网固定在 Cooper 韧带和膀胱颈旁阴道组织，但实践证明这些改良并不显示明显优势。腹腔镜进耻骨后间隙的路径除腹膜内进入外，还有腹膜外路径。腹膜外路径采用钝性分离或一次性处理的气囊膨胀系统来完成，腹膜外路径的优点包括能使用区域麻醉和患者可采取仰卧位、在腹腔内明显粘连的情况下能不受阻碍地进入耻骨后间隙、套管部位形成疝的危险性低、手术时间缩短、手术后疼痛减轻。但一次性使用机械设备费用较高。治愈率与腹腔镜腹膜内路径相似。

五、Burch 手术并发症、处理和预防

所有压力性尿失禁手术后最常见的不良事件（通常分别为 5%～10%）有泌尿道感染、治疗失败、术后新发逼尿肌过度活动、排空功能紊乱、生殖道脱垂及膀胱穿孔。少见事件（通常分别为 2%～5%）包括失血过多、伤口感染、疼痛、神经损伤及切口疝，窦道和瘘罕见。

（一）术后排尿障碍

术后排尿障碍是悬吊带术治疗压力性尿失禁手术最常见并发症之一，多数症状较轻，仅表现为术后排尿费劲、需用力、抬高臀部排出或分次排尽，无残余尿。症状较重患者可出现慢性尿潴留、排尿不尽、充溢性尿失禁、逼尿肌不稳定和终日尿湿等，有的行尿道扩张术后内括约肌损伤，完全性尿失禁。对于术后排尿困难的患者处理：轻度术后排尿障碍常为术中膀胱尿道水肿、痉挛、感染等引起；有的可能为术前原存在轻微逼尿肌功能减弱，这些排尿障碍症状多为短暂性，经 1 个月左右多可恢复，不需特殊处理，可予消炎、解痉药以及物理疗法、盆腔电刺激等对症治疗。如术前存在排尿不尽、排尿中断、延迟，甚至尿潴留等病史，体检中存在外阴阴道萎缩，术后易发生排尿障碍。SUI 术前进行尿动力学检查十分重要，尤其是尿流率、充盈期逼尿肌活动、逼尿肌压力和残余尿测定均涉及手术预后的评估。术前存在逼尿肌不稳定、逼尿肌压力过高、尿流率减弱（<25ml/s）、残余尿阳性（>80ml）者术后易发生排尿障碍，选择抗尿失禁手术要慎重，应注意术中悬吊不可过紧。有时在膀胱过度充盈、尿量减少和抑制排尿的情况下，也可能出现尿流率降低，应注意区别。逼尿肌压力过高提示出口梗阻。英国皇家妇产科学会（Royal College of Obstetricians and Gynaecologists，RCOG）、国际尿控协会（International Continence Society，ICS）均明确提出，存在排尿障碍和逼尿肌不稳定者，在决定手术前必须进行尿动力学检查。对已存在排尿障碍的患者除详尽了解病史、进行体检和尿动力学检查外，病历中应一一记录，术前充分谈话，签署知情同意书，使患者对术后可能发生的问题有充分思想准备。高度危险患者可进行膀胱训练、盆腔生物反馈和电刺激治疗等必要的术前准备，甚至要包括学会自我导尿等，以备术后万一。

（二）术后尿潴留

术后发生尿潴留者，推荐进行耻骨上膀胱造瘘引流，有利于减轻尿道水肿，缩短从导尿到脱

离尿管的时间，也便于观察排尿功能是否恢复及残余尿的评估。有报道可使用胆碱能受体激动剂，如卡巴胆碱、乌拉胆碱、溴斯地明等，可能增加逼尿肌收缩，改善尿潴留。严重术后排尿困难、尿潴留，经保守治疗无效者，可缝线或吊带松解术，方法有吊带部分剪开延长术、完全剪断术、尿道周围瘢痕和粘连松解术。有的经松解术后尿失禁复发，但有的吊带完全剪断，术后尿失禁并不复发，可能已形成的瘢痕也有一定治疗作用。松解术前应先进行膀胱镜和尿道镜检查，明确梗阻原因和梗阻狭窄部位。

（三）逼尿肌不稳定

逼尿肌不稳定是术后复发常见原因，发生率约为5%～20%。最早在1979年被报道，多认为是由于膀胱颈部压力升高或逼尿肌神经功能异常所致；有的系缝合线或吊带材料的刺激引起，如果术前没有进行尿动力学检查，则很难判断逼尿肌不稳定是术前就存在的还是术后发生的。对于术后发生的尿失禁，除了应进行膀胱测压等检查，还应考虑膀胱镜检查，了解膀胱颈位置和运动情况，除外膀胱异物。静脉泌尿系造影可观察是否有异物刺激；尿常规检查和培养可明确是否存在尿路感染。有少数复发是因为尿道不稳定，多由耻骨后出血、血肿、血肿机化、纤维化等，导致尿道壁僵直和括约肌关闭不全。此外，肥胖、慢性咳嗽、酒精、吸烟等影响也可能导致逼尿肌不稳定，应仔细询问病史和检查，进行个体化评估并做出治疗决策。此外，手术医师的经验和技巧也很重要，通常应当由经过培训且具有一定经验的医师进行操作，培训中最好有手把手地指导实践的环节，再开始独立进行操作，是减少并发症，保证手术成功的条件。

（四）Burch 手术并发症

除手术本身的并发症如出血、耻骨后血肿、耻骨炎、膀胱输尿管损伤、膀胱颈过度矫正而引起输尿管扭曲或尿道受压和逼尿肌不稳定外，腹腔镜下 Burch 术并发症还有套管部位比较大的筋膜缺损可引起的肠管嵌顿。但腹腔镜下 Burch 术的最常见并发症为膀胱损伤。Cooper 等的 113 例腹腔镜下 Burch 术中有 10 例膀胱损伤，发生率为 8.85%。这 10 例既往均有下腹部手术史，分离膀胱颈周围组织时发生膀胱损伤。膀胱损伤可开腹进行修补，也在腹腔镜下完成修补，因损伤多发生膀胱前壁和侧壁，腹腔镜下操作并不困难，多能完成修补。一种阴道照明器（vaginal transillumination），对腹腔镜下的操作起指示作用，可以清晰地分辨盆底和膀胱颈与周围组织界限，利于分离和缝针及预防损伤。腹腔镜下 Burch 术的并发症与腹腔镜技术密切相关，该术式的开展须有良好的腹腔镜技术。另外，腹部手术史是并发症高危因素。

（仝佳丽　朱　兰）

参 考 文 献

1. 成星函，程蕾，张继梅，等. 腹腔镜后路骶棘韧带悬吊术治疗盆腔器官脱垂. 中国微创外科杂志，2017，17（12）：1094-1096.
2. 徐惠成，王丹，王延洲，等. 腹腔镜下骶棘韧带固定术治疗子宫阴道残端脱垂疗效分析. 中国实用妇科与产科杂志，2007，23（4）：278-280.
3. 张庆霞，郎景和，朱兰，等. 成年女性骶棘韧带区的临床应用解剖研究. 生殖医学杂志，2009，18（4）：349-353.
4. 张庆霞，郎景和，朱兰，等. 坐骨棘筋膜固定术的临床解剖学研究. 中华妇产科杂志，2009，44（5）：350-353.
5. 朱兰，郎景和，李艳，等. 阴道无张力尿道中段悬吊术治疗压力性尿失禁临床效果分析. 中国实用妇科与产科杂志，2005，21（3）：169-171.
6. 朱兰，郎景和，王宏，等. 腹腔镜下 Burch 术治疗解剖型压力性尿失禁 52 例分析. 实用妇产科杂志，2007，23（7）：434-436.
7. Aronson MP，Aronson PK，Howard AE，et al. Low risk of ureteral obstruction with"deep"（dorsal posterior）uterosacral ligament suture placement for transvaginal apical suspension. Am J Obstet Gynecol，2005，192（5）：1530-1536.
8. Baqué P，Karimdjee B，Iannelli A，et al. Anatomy of the presacral venous plexus：implications for rectal surgery. Surg Radiol Anat，2004，26（5）：355-358.
9. Brubaker L，Cundiff GW，Fine P，et al. Abdominal sacrocolpopexy with burch colposuspension to reduce urinary stress incontinence. New Engl J Med，2006，354（15）：15-17.
10. Carey MP，Slack MC. Transvaginal sacrospinous colpopexy for vault and marked uterovaginal prolapse. BJ Obstet Gynecol，1994，101：536-540.

11. Cruikshank SH, Muniz M. Outcomes study: a comparison of cure rates in 695 patients undergoing sacrospinous ligament fixation alone and with other site specific procedures—a 16-year study. Am J Obstet Gynecol, 2003, 188(6): 1905-1915.

12. De Tayrac R. A prospective randomized trial comparing TVT and transobturator suburethral tape for surgical treatment of SUI. Am J of Obstet Gyecol, 2004, 190(3): 602-608.

13. Hardiman PJ, Drutz HP. Sacrospinous vault suspension and abdominal colposacropexy: success rates and complications. Am J Obstet Gynecol, 1996, 175(3Ptl): 612-616.

14. Hoffman MS, Harris MS, Bouis PJ. Sacrospinous colpopexy in the management of uterovaginal prolapse. J Reprod Med, 1996, 41: 299-303.

15. Karram M, Goldwasser S, Kleeman S, et al. High uterosacral vaginal vault suspension with fascial reconstruction for vaginal repair of enterocele and vaginal vault prolapse. Am J Obstet Gynecol, 2001, 185(6): 1339-1342.

16. Lee CL, Wang CJ, Yen CF, et al. Laparoscopic extraperitoneal sacrospinous suspension for vaginal vault prolapse. Chang Gung Med J, 2000, 23(2): 87-91.

17. Maher CF, Qatawney Am, Dwyer PL, et al. Abdominal sacral colpopexy or vaginal sacrospinous colpopexy for vaginal vault prolapse: a prospective randomized study. Am J Obstet Gynecol, 2004, 190(1): 20-26.

18. Rackley RR, Abdelmalak JB, Tchetgen MB, et al. TVT and percutaneous vaginal tape sling procedures. Tech Urol, 2001, 7(2): 90-100.

19. Sederl J. Surgery in prolapse of a blind-end vagina. Geburtshilfe Frauenheilkd, 1958, 18(6): 824-828.

20. Silva WA, Pauls RN, Segal JL, et al. Uterosacral ligament vault suspension: five-year outcomes. Obstet Gynecol, 2006, 108(2): 255-263.

21. Ulmsten U, Henriksson L, Johnson P, et al. An ambulatory surgical procedure under local anesthesia for treatment of female urinary incontinence. Int Urogynecol J, 1996, 7(2): 81-86.

22. Wieslander CK, Rahn DD, McIntire DD, et al. Vascular anatomy of the presacral space in unembalmed female cadavers. Am J Obstet Gynecol, 2006, 195(6): 1736-1741.

第二十八章
腹腔镜阑尾切除术

一、优势

腹腔镜阑尾切除术（laparoscopic appendectomy，LA）的优势有：

1. 可以全方位地探查腹腔。这是开腹阑尾切除术（open appendectomy，OA）无法做到的，术野良好，特别是对于难以明确诊断的患者，不仅可以处理阑尾，还能探查其他病变。

2. 切口感染的发生率较低，LA 取出阑尾、腹腔冲洗器械均不与腹壁切口直接接触，能够有效避免 OA 引起的切口感染，特别适合于穿孔性阑尾炎或腹腔脓液较多患者。

3. 患者在术后出现肠粘连可能性要比 OA 低。腹腔镜手术后出现粘连并因此造成腹痛以及肠梗阻的情况要明显低于开腹手术方式。

4. 腹壁组织的损伤较小，患者在术后切口的疼痛轻微，患者能够在术后 12 小时下床活动，胃肠功能恢复时间短，住院时间较短。

二、手术适应证

只要无手术禁忌证，多数阑尾炎患者均可采用 LA。与 OA 相比，以下情况更适合 LA：

1. 肥胖患者，OA 需大切口，阑尾位置深，阑尾显露困难，LA 腹壁切口小，显露清楚，损伤轻，不易污染切口，切口感染及腹壁脂肪液化坏死的发生率明显降低。

2. 糖尿病患者合并急性阑尾炎，OA 切口感染率高，LA 可减少切口感染率。

3. 急腹症伴有腹膜炎体征患者需急诊手术但阑尾炎诊断不清时，经腹腔镜探查，可以明确诊断。

4. 老年患者阑尾炎易穿孔，回盲部肿瘤发病率增加，应用腹腔镜可较方便地处理腹腔及盆腔的脓液，同时也可明确诊断回盲部的肿瘤。

5. 育龄妇女阑尾炎误诊率高，如采用 OA，在探查阑尾正常后，再探查其他器官病变往往需扩大切口，增加手术创伤，腹腔镜手术可以对全腹腔进行探查并作相应的手术处理。

6. 腹膜炎症状重，估计腹腔内脓液较多的患者，腹腔镜阑尾切除后可以彻底冲洗盆、腹腔，减少盆腔、腹腔脓肿的发生。

7. LA 创伤小，瘢痕不易察觉，对美容有要求者可选择 LA。

三、操作方法

1. 麻醉　全身麻醉或者连续硬膜外麻醉。

2. 套管针放置和腹腔探查　于脐下缘作 10mm 切口，进气腹针，建立气腹，腹内压力维持在 12～14mmHg 水平，穿刺置入 10mm 套管针，放置腹腔镜，探查腹腔，排除胃肠道穿孔、出血等急腹症及其他病变，明确诊断。取头高足低体位，左侧倾斜 10°～20°。根据腹腔情况决定主、副操作孔位置：多选择耻骨联合中点略偏左作为主操作孔，直径 10mm，右侧锁骨中线脐水平作为副操作孔，直径 5mm，从各孔分别置入分离钳、无损伤抓钳、超声刀或电钩等手术配套器械（图 28-0-1）。进一步探查腹腔，在发现阑尾之后采用抓钳提起阑尾（图 28-0-2～28-0-11）。

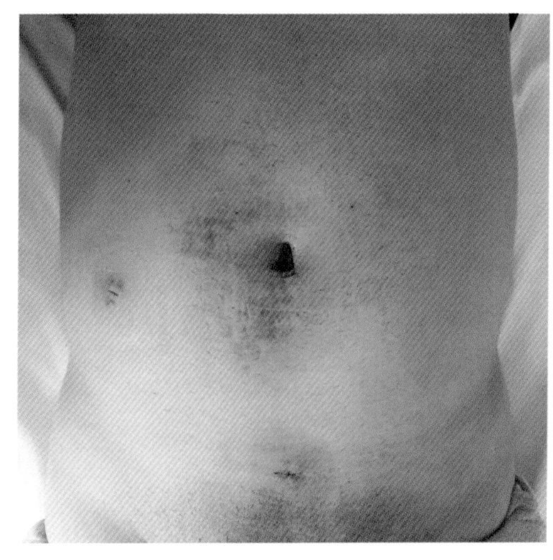

图 28-0-1　套管针位置

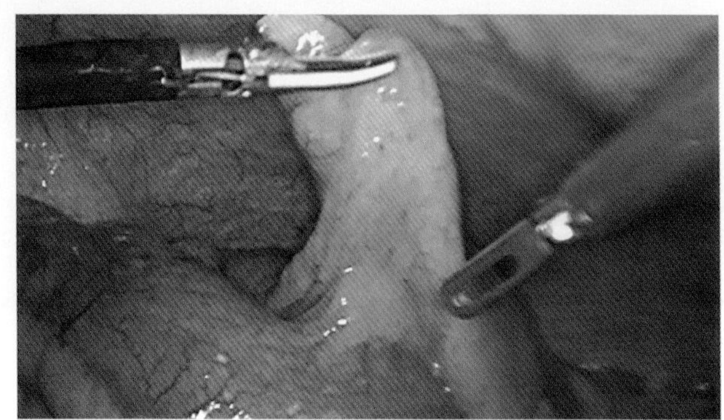

图 28-0-2　提起阑尾及系膜，准备处理阑尾系膜

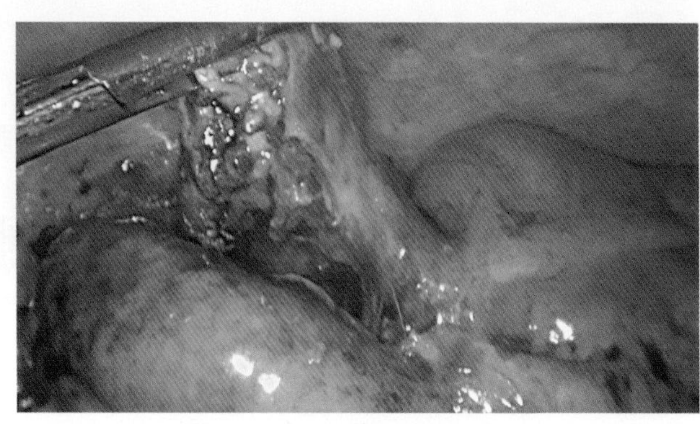

图 28-0-6　阑尾远端坏疽

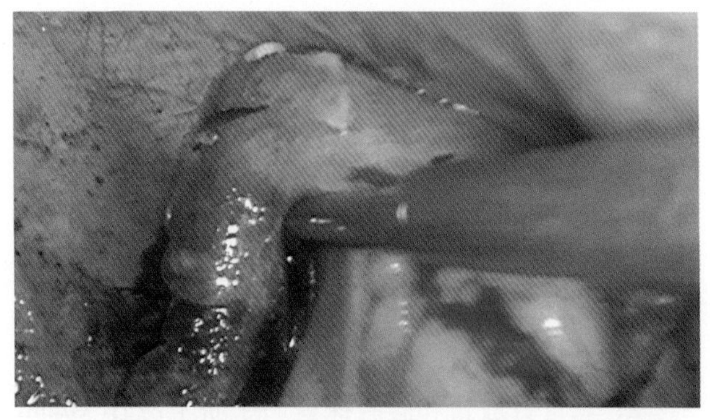

图 28-0-3　若阑尾钻入腹膜，从腹膜后分离出化脓的阑尾

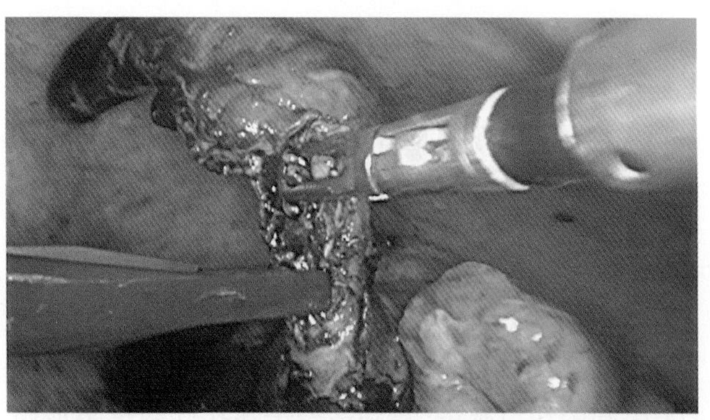

图 28-0-7　准备在坏疽近端、阑尾根部上可吸收夹

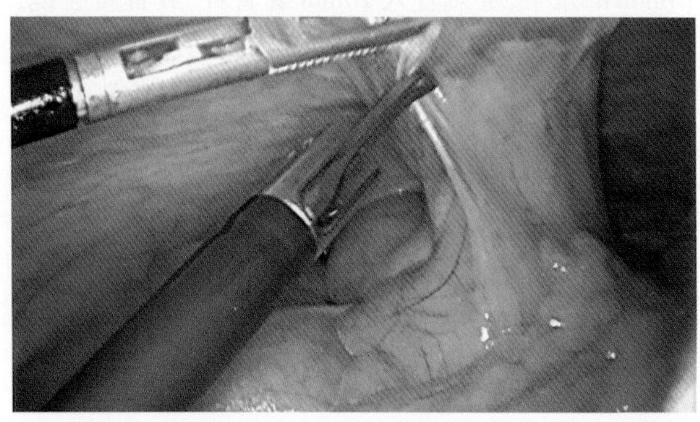

图 28-0-4　阑尾周围的回盲部有明显粘连，超声刀分离

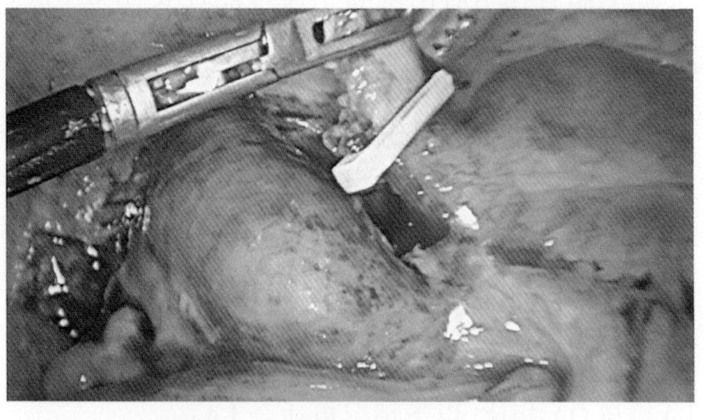

图 28-0-8　阑尾靠近根部已经坏疽

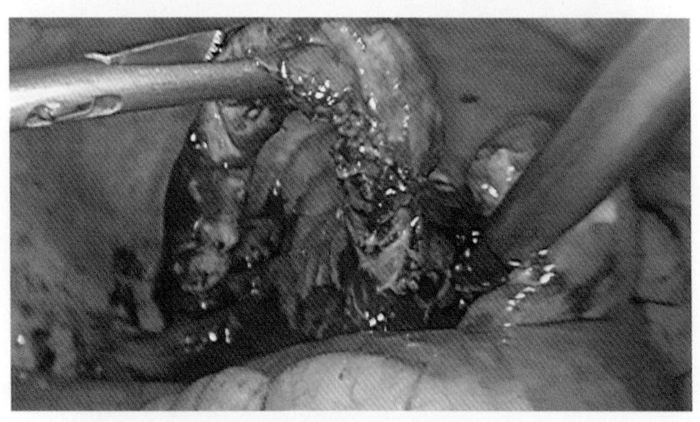

图 28-0-5　阑尾接近根部坏疽穿孔

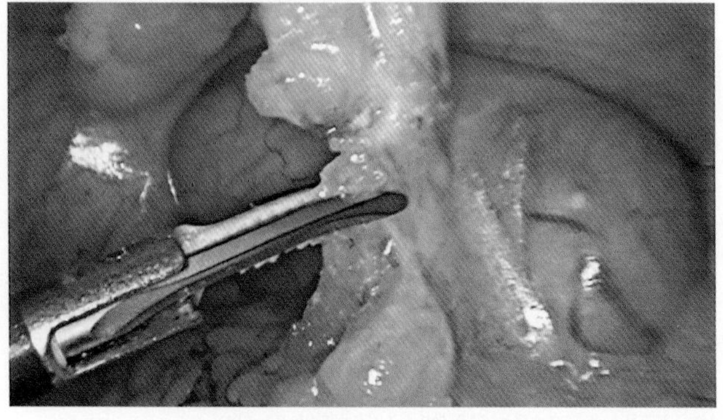

图 28-0-9　超声刀切断阑尾系膜

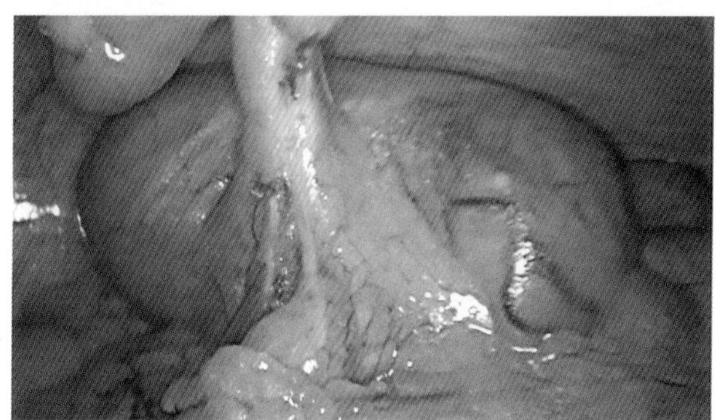
图 28-0-10　**阑尾根部处理完毕**

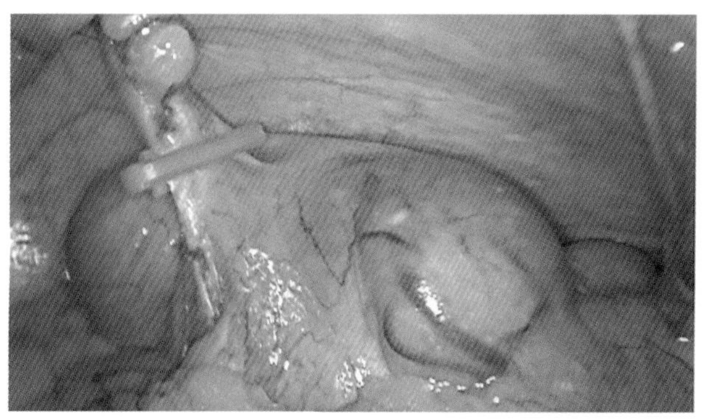
图 28-0-11　**阑尾根部上可吸收夹**

3. 阑尾系膜切断　应用超声刀或电钩自阑尾尖端开始切断阑尾系膜直至阑尾根部。如果在处理系膜过程中遇有小血管出血，可以采用可吸收夹夹闭（图 28-0-12、28-0-13）。

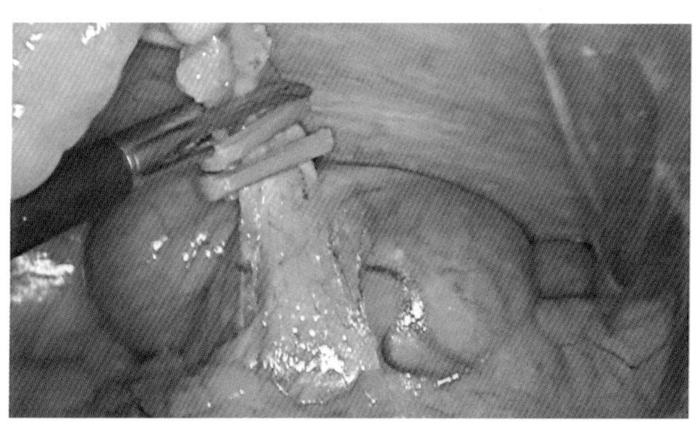
图 28-0-12　**超声刀切断阑尾根部**

4. 阑尾根部处理　可以应用可吸收夹钳夹阑尾根部，应用超声刀将其切断，残端黏膜应用超声刀或电钩进行电凝处理（图 28-0-14）。如患者阑尾根部出现严重水肿使用 3-0 可吸收缝线缝扎。

5. 将切断的阑尾放入标本取出袋取出　使用吸引器将体内的积液与积脓吸出，10mm 戳孔缝合皮下组织，5mm 戳孔无须缝合皮下组织，各切口均采用

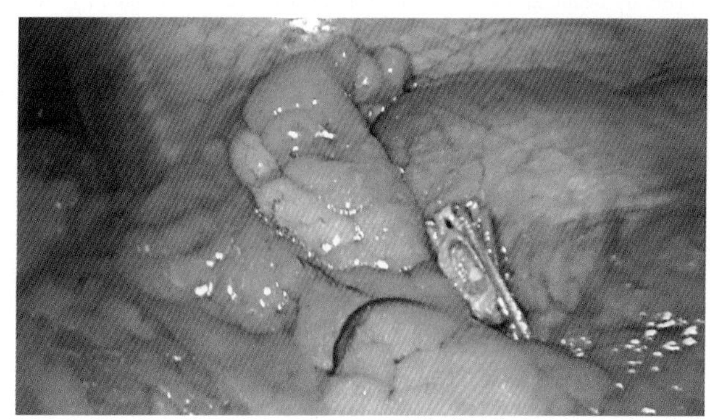
图 28-0-13　**阑尾根部已经切断**

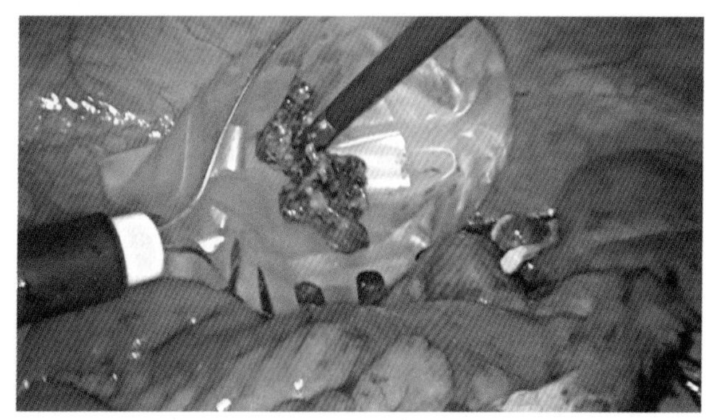
图 28-0-14　**切断的阑尾装入取物袋**

钉皮器钉合皮肤即可。

四、LA 常见并发症

1. 气腹并发症　这是所有腹腔镜手术共有的，包括皮下气肿、气体栓塞、高碳酸血症、酸中毒、肩部疼痛、腹腔内脏缺血及下肢深静脉血栓形成等，但发生气腹并发症的概率较小。

2. 穿刺并发症　这也是腹腔镜手术共有，多发生于 LA 的初期，在建立气腹和套管针时，由于腹腔内粘连或用力过于粗暴而致腹腔内脏或血管损伤。

3. 腹腔内操作性损伤　在显露阑尾和分离、结扎阑尾系膜时器械操作不当而致阑尾周围器官损伤。

4. 感染并发症　包括切口感染及腹腔脓肿，文献报告 LA 切口感染在 1%以内，盆腔及腹腔脓肿发生的概率也较低。

5. 阑尾残端瘘　是 LA 较严重的并发症，多系阑尾根部坏疽后术中处理不当所致。文献报道，如阑尾根部处理得当，残端瘘发生率约为 0. 16%。

6. 切口疝　LA 并发切口疝者较少。

7. 腹腔内出血　是 LA 较严重的并发症，多为

阑尾系膜血管钛夹钳闭不牢、结扎线滑脱、血管回缩或切口出血流入腹腔内所致。

8. 肠梗阻 LA术后并发肠梗阻极少。

五、中转开腹

早期认为，中转开腹指征包括：①阑尾根部坏死穿孔，阑尾残端无法进行可靠处理；②阑尾与邻近肠管或其他脏器粘连严重，解剖关系不清；③腹膜外位或盲肠壁内异位阑尾，解剖困难；④阑尾恶性肿瘤；⑤出现了严重的副损伤，如损伤邻近肠管；⑥阑尾周围脓肿形成；⑦阑尾动脉出血难以控制。随着双极电凝、超声刀、LigaSure、内镜、摄像系统的开发应用及手术技术的提高，LA操作相对简单，手术时间缩短，并发症减少，中转开腹率也逐渐下降。经验丰富的腹腔镜医师可完成镜下修补阑尾根部穿孔、缝合止血，分离阑尾周围脓肿、粘连，缝合损伤肠管等操作，避免血管损伤出血，甚至可完成阑尾肿瘤的腹腔镜下右半结肠切除术，降低中转开腹率。无论如何，适时中转开腹取决于术者的外科判断、经验及能力，这是保证患者安全、手术成功的措施。

（石 岩 骆成玉）

参考文献

1. 杨齐，骆成玉. 腹腔镜对慢性不明原因腹痛的诊断与治疗价值. 中国微创外科杂志，2017，17（8）：695-697.
2. 戎祯祥，剧永乐，陈小伍. 穿孔性阑尾炎行腹腔镜与开腹手术的疗效对比分析. 中国实用外科杂志，2004，24（9）：560-561.
3. 中华医学会外科学分会腹腔镜与内镜外科学组. 腹腔镜阑尾切除术常规. 腹腔镜外科杂志，2006，11（4）：359-360.
4. Pokala N，Sadhasivam S，Kiran RP，et al. Complicated appendicitis—is the laparoscopic approach appropriate? A comparative study with the open approach：outcome in a community hospital setting. Am Surg，2007，73（8）：737-741.
5. Yau KK，Siu WT，Tang CN，et al. Laparoscopic versus open appendectomy for complicated appendicitis. J Am Coll Surg，2007，205（1）：60-65.

第二十九章 腹腔镜子宫动脉阻断术

随着妇科腹腔镜手术技术的广泛应用，特别是在腹腔镜子宫肌壁手术中，由于子宫动脉较粗大、动脉压力大且持续供血，子宫创面出血可能显著增加，如何减少术中出血量是众多妇科临床医师广泛关心的问题。减少子宫创面出血的方法归纳起来有三类：宫缩剂、子宫动脉栓塞和子宫动脉阻断。其中子宫动脉阻断因其操作简单、效果确实、无副作用、不增加患者经济负担而常被采用。

一、子宫动脉的解剖

子宫动脉自髂内动脉前干发出，直径 3~5mm，通常为第一脏支（图 29-0-1）。子宫动脉发出后，起始部无同名静脉伴行、无分支且相对平直，向内下方走行过程中逐渐迂曲，在距宫颈 2cm 左右处跨过输尿管上方，分出输尿管支供应隧道部输尿管；然后水平向内至宫颈侧方，在子宫峡部水平分为上行支（宫体支）和下行支（宫颈支）；上行支沿子宫侧壁外侧阔韧带内迂曲上行至宫角侧方与卵巢动脉分支吻合交通，途中发出许多分支进入子宫前后壁肌层；下行支紧贴子宫颈向下走行，与阴部内动脉上行支吻合，途中发出细小分支进入宫颈肌层和阴道壁。两侧子宫动脉分支在子宫体、宫颈和阴道上段前后壁内相互吻合交通。除主干部分外，子宫动脉的各分支周围都有相互吻合交通呈网状的静脉丛交织伴行。

根据子宫动脉的走行、吻合支丰富和周围静脉丛呈网状交织分布的特点，子宫动脉阻断通常选择子宫动脉主干部位而非上、下行分支。即使完全阻断子宫动脉主干，也不能完全消除子宫的血液供应，只能明显降低子宫动脉分支压力和血流速度，以减少术中出血量；而来自卵巢动脉、阴部内动脉以及对侧子宫动脉的侧支循环逐步开放，保证了术后子宫创面愈合过程中的血液供应，不至于因局部缺血而影响愈合。

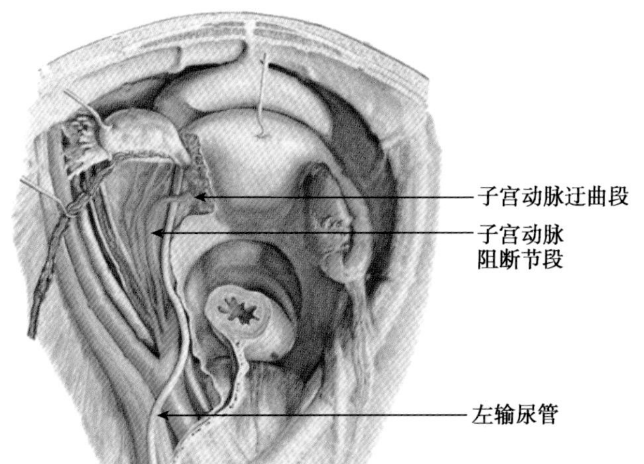

图 29-0-1　子宫动脉走行示意图

二、手术适应证

腹腔镜子宫动脉阻断术（laparoscopic uterine artery occlusion，LUAO）通常不单独作为子宫疾病的治疗手段，而常常是作为子宫肌壁疾病腹腔镜手术治疗过程中的一种减少术中出血的辅助措施而存在，如腹腔镜子宫肌瘤剔除术、腹腔镜子宫腺肌瘤挖除术、腹腔镜剖宫产瘢痕妊娠切除修补术、腹腔镜囊性子宫腺肌病切除术等，开腹手术或经阴道手术无须采用本术式阻断子宫动脉。

三、麻醉方式

与拟行的子宫手术相同，腹腔镜手术者通常采用全身麻醉。

四、术前准备

由于腹腔镜子宫动脉阻断术是作为子宫肌壁疾病腹腔镜手术治疗的辅助措施或手术操作的一部分，术前准备即是相应疾病的术前准备，而无须为该手术操作单独或特别术前准备；但在术前谈话或交代病情时需向患者或家属说明其意义、价值和可能减少子宫血流的弊端；有再生育要求者，推荐选择临时性阻断术。

五、手术步骤

子宫动脉主干位于盆侧壁间隙，位置较深，需要打开阔韧带方可暴露和充分游离，然后采用夹闭、缝扎和凝固闭合等方式完成永久性阻断，也可采用血管夹（“哈巴狗”）临时性夹闭或缝线结扎，术毕去除血管夹或拆除结扎线。显露子宫动脉主干的入路根据阔韧带切口位置分为前路、侧路和后路三种。

（一）腹腔镜子宫动脉阻断术（后路）

1. 体位选择膀胱截石位，消毒铺巾后留置导尿管。

2. 建立气腹，脐部套管针穿刺置入腹腔镜，头低脚高位暴露盆腔脏器，腹腔镜监视下穿刺置入操作套管针。

3. 经阴道安放简易举宫器操纵子宫，分离可能影响手术操作的所有盆腹腔粘连，恢复正常解剖结构和位置关系。

4. 上举子宫，操纵子宫摆向对侧和前方，将同侧附件翻向阔韧带前方，显露阔韧带后叶，寻找并看清输尿管走行（图 29-0-2）。

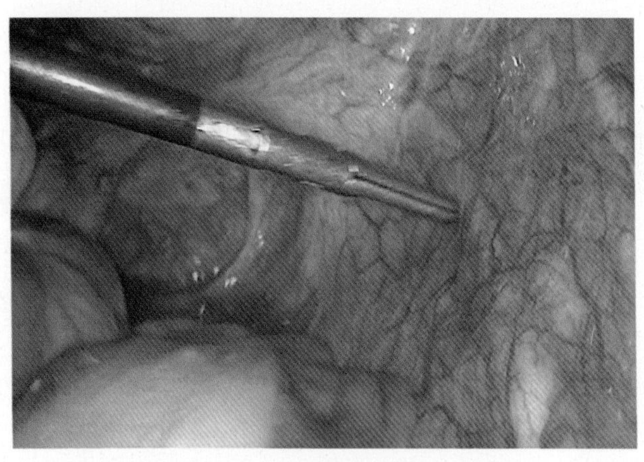

图 29-0-2 阔韧带后叶区左侧输尿管走行

5. 距离输尿管 1cm、在输尿管外侧、沿输尿管走行方向打开阔韧带后叶 3～4cm 至距离子宫 2～3cm 处（图 29-0-3）。

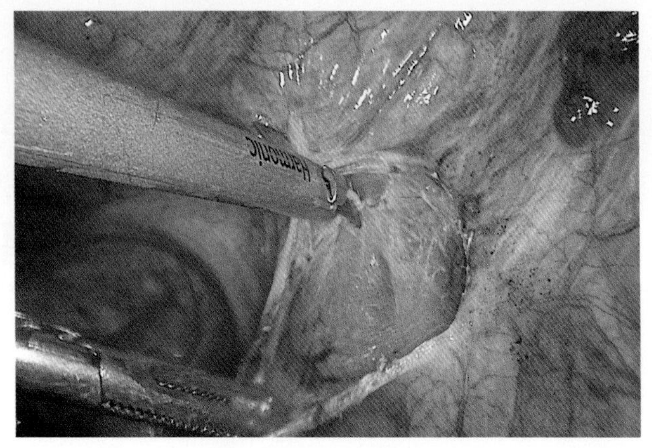

图 29-0-3 打开阔韧带后叶

6. 向内侧牵拉腹膜切缘及输尿管，沿切口方向分离输尿管与盆侧壁间隙至输尿管隧道外口附近，寻找输尿管自后下向外上方走行的搏动、迂曲的子宫动脉主干；充分游离子宫动脉周围组织，并向近端继续显露和游离子宫动脉主干起始部（图 29-0-4）。

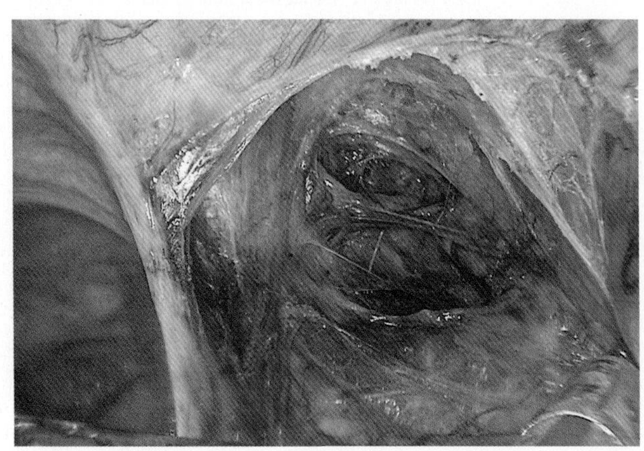

图 29-0-4 游离子宫动脉主干

7. 辨认输尿管走行，靠近子宫动脉起始部、尽可能远离输尿管双极电凝彻底闭合子宫动脉主干，或缝线结扎，或血管夹夹闭（图 29-0-5）。

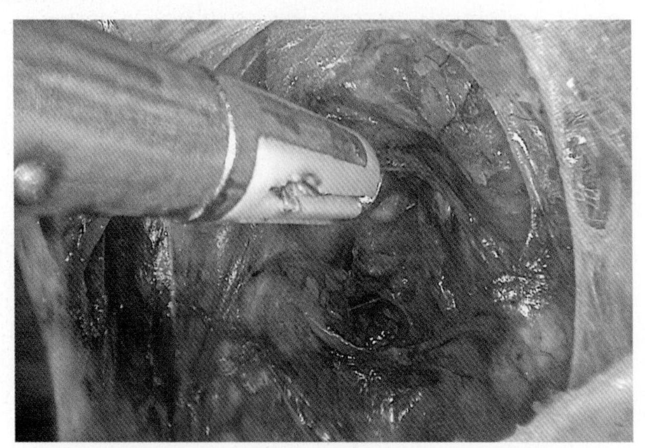

图 29-0-5 双极电凝闭合子宫动脉主干

8. 继续主要手术操作。

9. 临时阻断者，在主要手术操作结束后，拆除结扎线或血管夹。

（二）腹腔镜子宫动脉阻断术（侧路）

1. 体位选择膀胱截石位，消毒铺巾后留置导尿管。

2. 建立气腹，脐部套管针穿刺置入腹腔镜，头低脚高位暴露盆腔脏器，腹腔镜监视下穿刺置入操作套管针。

3. 经阴道安放简易举宫器操纵子宫，分离可能影响手术操作的所有盆腹腔粘连，恢复正常解剖结构和位置关系。

4. 上举子宫，操纵子宫摆向对侧，于骨盆漏斗韧带、圆韧带、髂外血管组成的三角区内无血管部，沿髂外血管走行方向纵行打开腹膜6～7cm（图29-0-6）。

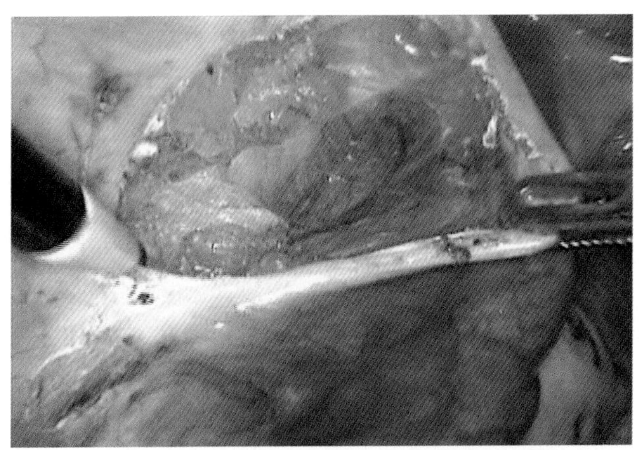

图29-0-6　沿髂外血管走行方向纵行打开腹膜

5. 向后向下分离阔韧带前后叶与盆侧壁之间疏松组织间隙，显露髂内动脉前干和终支、子宫动脉主干以及内侧附着于腹膜的输尿管（图29-0-7）。

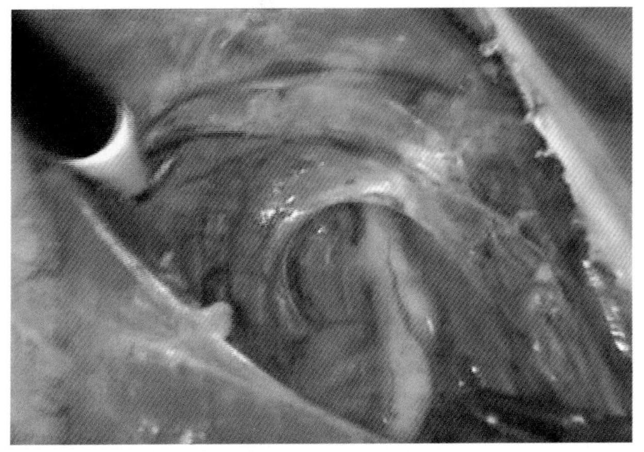

图29-0-7　显露髂内动脉前干终支、子宫动脉主干和输尿管

6. 向内侧拉开阔韧带后叶及输尿管，分离输尿管与髂内动脉前干之间的疏松组织间隙，找出子宫动脉起始部并向下内侧充分游离2～3cm（图29-0-8）。

7. 辨认输尿管走行，靠近子宫动脉起始部、尽

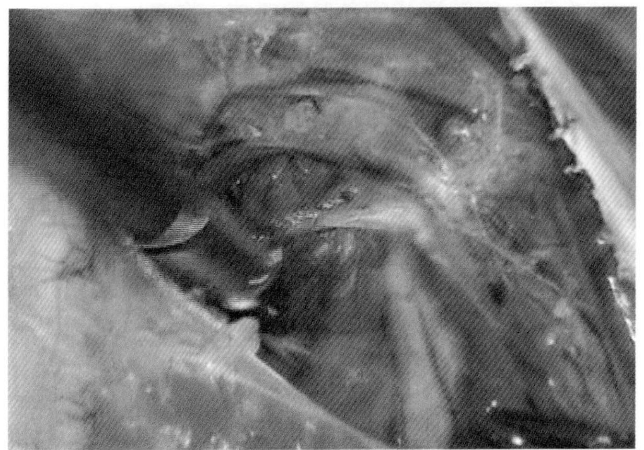

图29-0-8　充分游离子宫动脉主干

可能远离输尿管双极电凝彻底闭合子宫动脉主干（图29-0-9），或缝线结扎，或血管夹夹闭，3-0可吸收线连续缝合关闭后腹膜（图29-0-10）。

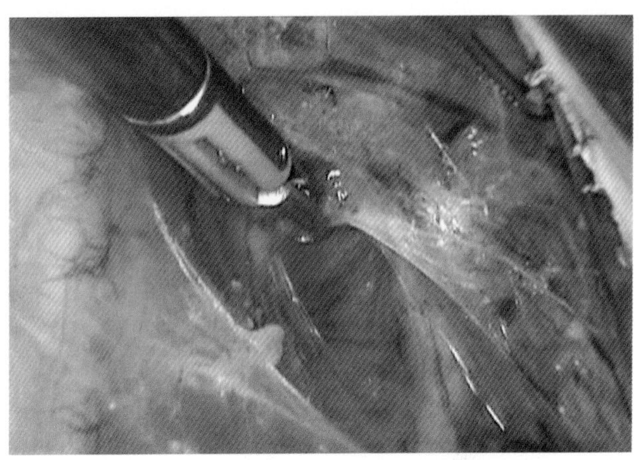

图29-0-9　双极电凝彻底闭合子宫动脉主干

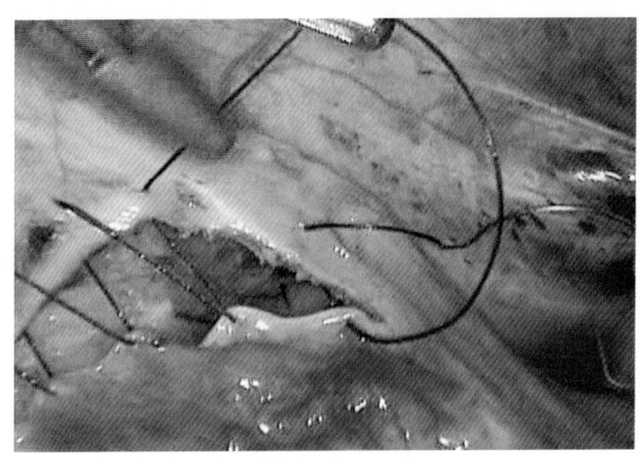

图29-0-10　连续缝合关闭后腹膜

8. 继续主要手术操作。

9. 临时阻断者，在主要手术操作结束后，拆除结扎线或血管夹，然后再关闭后腹膜。

（三）腹腔镜子宫动脉阻断术（前路）

1. 体位选择膀胱截石位，消毒铺巾后留置导尿管。

2. 建立气腹，脐部套管针穿刺置入腹腔镜，头低脚高位暴露盆腔脏器，腹腔镜监视下穿刺置入操作套管针。

3. 经阴道安放简易举宫器操纵子宫，分离可能影响手术操作的所有盆腹腔粘连，恢复正常解剖结构和位置关系。

4. 上举子宫，操纵子宫摆向对侧并向后，显露阔韧带前叶并看清膀胱，于子宫峡部侧方横行打开阔韧带前叶 5~6cm（图 29-0-11），或于子宫动脉搏动处表面打开腹膜，显露迂曲子宫动脉主干（图 29-0-12）。

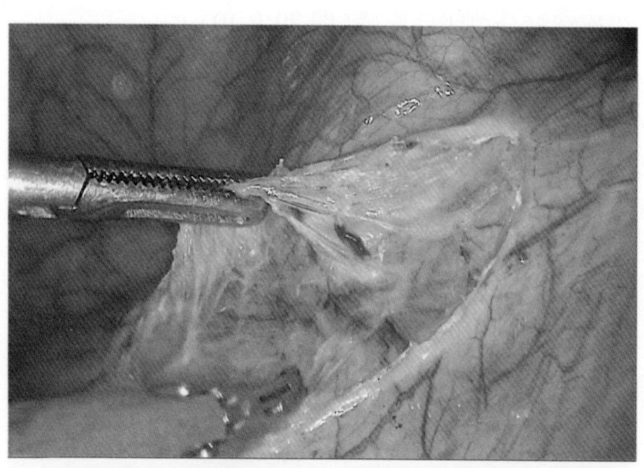

图 29-0-11 打开阔韧带前叶

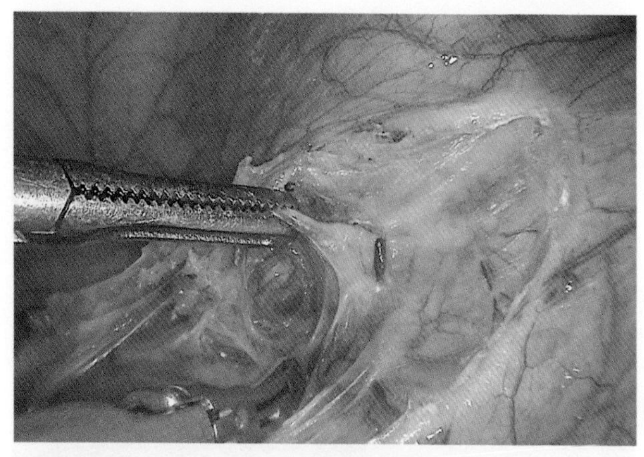

图 29-0-12 显露子宫动脉主干

5. 充分游离裸化子宫动脉主干（图 29-0-13），依据血管迂曲和走行方向确定其为子宫动脉主干。

6. 向前方挑起子宫动脉，靠近子宫双极电凝彻底闭合子宫动脉（图 29-0-14），或缝线结扎，或血管夹夹闭。

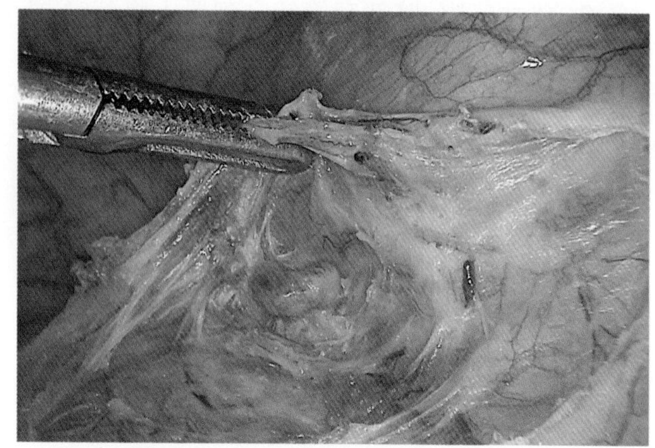

图 29-0-13 充分游离裸化子宫动脉主干

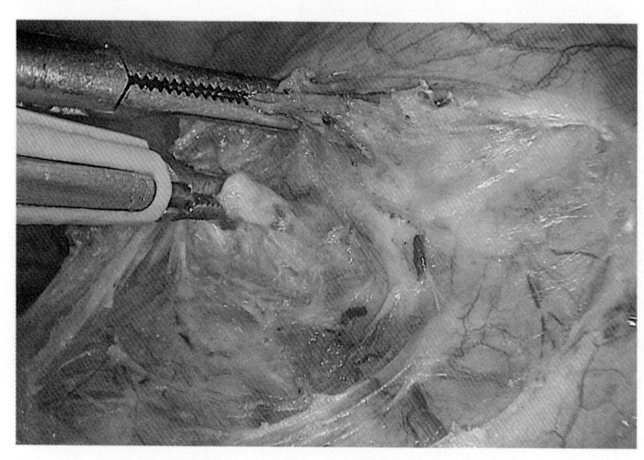

图 29-0-14 双极电凝闭合子宫动脉

7. 继续主要手术操作。

8. 临时阻断者，在主要手术操作结束后，拆除结扎线或血管夹。

（四）术中注意事项及处理

1. **辨认输尿管** 由于显露、游离和闭合子宫动脉的操作都是在输尿管附近，辨认和看清楚输尿管尤其重要，特别是使用能量器械时，一定要看清并远离输尿管，保证输尿管鞘膜和血管不受损伤。

2. **显露子宫动脉** 不管是采用哪一种入路，都需要显露尽可能长度的子宫动脉，以便寻找到其起始部而远离输尿管阻断。其中以后路和侧入路显露子宫动脉更多更长。

3. **关闭后腹膜** 对于前路和后路因分离深度有限，术后发生内疝概率低，腹膜关闭与否均可。但侧入路分离较深，为避免术后肠管进入分离间隙而嵌顿，建议都关闭腹膜切口，并有助于附件恢复正常位置。

4. **防止出血及输尿管损伤** 前路手术操作很难显露输尿管，容易发生意想不到的出血或输尿管损伤，建议经验丰富者选用。

六、术后处理

腹腔镜子宫动脉阻断术后无须特殊处理，其他同主要手术。

七、并发症

1. 输尿管损伤 前已述及，显露、游离和闭合子宫动脉主干的操作都离输尿管很近，应尽可能采取措施使输尿管远离操作区，远离能量器械，避免术野模糊。特别是前路操作中，输尿管并未暴露，无法判断输尿管位置和走行。一旦发生可疑损伤，应安放输尿管支架；若有明确的输尿管切口或断裂，则需要安放支架后缝合修补切口或吻合。

2. 内疝形成 前路和后路分离腹膜下组织相对较表浅，术后发生腹腔脏器嵌顿可能性极小，是否关闭腹膜切口因术者而异；而侧入路分离较深，术后发生腹腔脏器进入分离间隙形成内疝的可能性较大，因此结束手术时应缝合关闭后腹膜。

八、术前检查评估与决策

腹腔镜子宫动脉阻断术本身无须特别的术前评估和决策，只是在主要手术中是否需要阻断子宫动脉，应根据术者的习惯、经验、技术能力而定。通常而言，对于子宫体积显著增大、子宫周边操作空间狭小的患者，分离和显露子宫动脉主干比较困难，可考虑选取其他的减少术中出血量的方法。

九、术式评价

腹腔镜子宫动脉阻断术本身并不能独立用于子宫疾病的治疗，但作为子宫疾病腹腔镜手术治疗的辅助措施或手术操作的一部分是完全可行的。根据子宫动脉的走行、吻合支丰富和周围静脉丛呈网状交织分布的特点，子宫动脉阻断通常选择子宫动脉主干部位而非上、下行分支。

子宫动脉主干阻断的操作并不复杂，但需要有相应的解剖学知识和手术经验、技巧。术中阻断子宫动脉主干，可显著降低子宫动脉分支血流速度和压力，达到减少术中出血量的目的。子宫动脉主干永久性阻断后，来自卵巢动脉、阴部内动脉、抑或对侧子宫动脉的侧支循环逐步开放，保证了子宫创面愈合过程中的血液供应，不至于因局部缺血而影响愈合。若采用临时性阻断，子宫动脉供血于术毕即可完全恢复正常。

子宫动脉上行支的分支密集、位置不固定，有相互吻合交通呈网状的同名静脉伴行，裸化游离上行支时易伤及其进入子宫壁的细小分支和静脉网，也无法判断输尿管位置，从而导致出血且止血困难，输尿管损伤概率大。阻断双侧子宫动脉上行支通常选择在子宫峡部水平上方 1cm 打开阔韧带无血管区，将乳胶管等弹性条带穿过两侧阔韧带孔洞，拉紧后在峡部前方或后方打结，形成环状套扎，以压瘪子宫动脉上行支，静脉回流也同时受阻。此法为可复性的，但需 15 分钟松解一次，以防止子宫体部缺血时间过长和静脉淤血所致组织再灌注损伤。若阻断单侧子宫动脉上行支，可选择在子宫峡部水平上方 1cm 穿过阔韧带无血管区和子宫侧壁，连同周围静脉丛一起进行永久性缝扎；术毕虽可拆除缝扎线，恢复供血和静脉回流，但针眼出血发生概率大，加之无法判断输尿管位置，电凝止血困难或不彻底而需再次更大范围缝扎止血。永久性阻断子宫动脉上行支后，其侧支循环仅来自同侧卵巢动脉和对侧宫体部吻合支，一旦这些吻合支缺如或较少，侧支循环建立不良，则可导致供血区域局部缺血，影响创面愈合。

子宫动脉下行支深埋于宫颈及其周围组织中，与宫颈和阴道上段周围静脉丛交织，与输尿管紧贴，在膀胱宫颈阴道韧带后叶中下行，显露十分困难，更不用说裸化游离。

减少子宫手术术中出血量的其他方法中，宫缩剂较为常用。然而，各种宫缩剂都有其作用时效、强度、敏感性和副作用。缩宫素因非孕期子宫肌层对其敏感性差，作用强度较弱、持续时间很短而较少采用。垂体后叶素对非孕期子宫作用强、敏感性好、持续时间相对较长而选用较多，但仍不适合于创面开敞时间较长的子宫手术；高浓度的垂体后叶素可使全身小动脉痉挛收缩，可引起血压升高、冠脉收缩等不良事件；临床使用时需要稀释后缓慢注射，切忌原液注射，以防止一过性血液高浓度所致血管强烈收缩。此外，垂体后叶素还有不同程度的抗利尿作用，大剂量使用可造成水潴留、稀释性低钠血症等；因此，使用垂体后叶素应总量控制，术后应密切观察患者生命体征，监测电解质水平，注意患者不适主诉。

术前子宫动脉栓塞也是控制术中出血量非常好的措施之一，但其需要在放射影像引导和监护下完成，长时间或多频次放射性暴露不利于操作者和患者健康，特别是患者卵巢功能可能受到影响，卵巢组织对放射线敏感，累计照射剂量超过 7Gy 即可使卵巢功能完全衰竭；子宫动脉栓塞需要超选择性插入到子宫动脉主干，注入栓塞剂后被栓塞的血管再通可能小、细小分支栓塞后极易导致子宫肌层和内膜组织缺血，引起术后子宫创面愈合不良和子宫内膜功能障碍，严重者可致子宫肌层和内膜组织坏死、宫腔粘连和子宫性闭经等；子宫动脉栓塞还有可能栓塞子宫以外的其他部位而致各种并发症，如臀部肌肉疼痛、坏死，卵巢功能障碍，膀胱、输尿管壁坏死，尿瘘等；此外，子宫动脉栓塞的总费用远高于单纯手术治疗费用，其中耗材费用占主要部分。

（熊光武）

参考文献

1. 何爱琴，陈曾燕，张玉泉. 腹腔镜下子宫肌瘤剥除术中先行子宫动脉阻断可行性研究. 实用妇产科杂志，2008，7：417-419.
2. Alborzi S，Ghannadan E，Alborzi S，et al. A comparison of combined laparoscopic uterine artery ligation and myomectomy versus laparoscopic myomectomy in treatment of symptomatic myoma. Fertil Steril，2009，92(2)：742-747.
3. Cheng Z，Yang W，Dai H，et al. Laparoscopic uterine artery occlusion combined with myomectomy for uterine myomas. J Minim Invasive Gynecol，2008，15(3)：346-349.
4. Kang L，Gong J，Cheng Z，et al. Clinical application and midterm results of laparoscopic partial resection of symptomatic adenomyosis combined with uterine artery occlusion. J Minim Invasive Gynecol，2009，16(2)：169-173.
5. Liu L，Li Y，Xu H，et al. Laparoscopic transient uterine artery occlusion and myomectomy for symptomatic uterine myoma. Fertil Steril，2011，95(1)：254-258.

第三十章 腹腔镜与生殖道恶性肿瘤

第1节 腹腔镜手术在生殖道恶性肿瘤中的应用

腹腔镜技术发展到今天已经有110余年的历史，从20世纪70年代开始，国内外已逐步应用腹腔镜治疗妇科良性疾病。1975年，Tarasconi最早报道了腹腔镜下一侧附件切除术；1988年，Harry Reich报道了第一例腹腔镜下全子宫切除术，腹腔镜技术初步应用于妇科良性疾病的诊治中。由于当时技术水平和设备条件的限制，想要通过腹腔镜完成广泛性子宫切除及淋巴结清扫等手术还具有相当大的难度，因而恶性肿瘤一直被列为腹腔镜妇科手术的禁忌证。随着腹腔镜技术和设备的不断发展，特别是电外科器械的发展，使腹腔镜手术治疗妇科恶性肿瘤成为可能。1989年，Querleu和FarrR Nezhat开始在腹腔镜下行盆腔淋巴清扫术；1992年，Dargent报道了腹腔镜下盆腔淋巴清扫+腹腔镜辅助经阴道子宫广泛性切除术；同年，美国学者Nezhat报道了首例腹腔镜下广泛性子宫切除术+盆腔淋巴结切除术；1993年，Childers等报道了早期子宫内膜癌腹腔镜分期手术；1994年，Querleu等报道了腹腔镜下早期卵巢上皮性癌分期手术。此后，腹腔镜在妇科恶性肿瘤治疗中的报道越来越多，其应用的范围也越来越广泛。近年妇科恶性肿瘤的腹腔镜手术发展更加迅速，治疗领域也不断拓宽。腹腔镜手术具有切口小、视野清晰、术中出血少、住院时间短、恢复快等优势，这使得患者能够更早地进行放化疗等辅助治疗，提高了治疗效率。腹腔镜手术使越来越多的妇科肿瘤患者受益，在妇科肿瘤治疗中占据越来越重要的地位。随着越来越多的循证医学证据证明腹腔镜手术在妇科肿瘤的安全性和有效性，腹腔镜手术已成为妇科肿瘤手术发展的趋势。

目前传统腹腔镜已经非常普及，机器人辅助的腹腔镜手术的治疗经验日渐增多，其清晰的三维视野、灵活的机器臂操作和更短的学习曲线使其在部分发达国家的肿瘤中心占据腹腔镜手术的主导地位，单孔腹腔镜手术（LESS）取得一定的发展，以美观程度更高的优势在妇科肿瘤手术中开始占有一席之地。

一、腹腔镜手术在宫颈癌中的应用

宫颈癌是妇科常见恶性肿瘤，在我国该病居女性生殖道恶性肿瘤的第一位，近年来随着宫颈癌筛查技术的进步以及宫颈癌普查的深入开展，宫颈癌年轻化趋势越来越明显。手术和放疗是其主要治疗手段，传统的开腹宫颈癌根治术创伤大、术后恢复慢，随着腹腔镜器械如超声刀、双极电凝等手术器械的临床应用，使腹腔镜手术的安全性明显提高，腹腔镜手术技能的熟练和改善，使得腹腔镜应用于宫颈癌的分期诊断和手术治疗逐渐成熟。

（一）宫颈癌的腹腔镜手术适应证

宫颈癌手术治疗的目的是切除宫颈原发病灶及周围累及或可能累及的组织，对于年轻患者可保留卵巢及阴道功能。宫颈癌的主要转移方式为局部浸润，对于不同期别的患者，子宫及宫旁组织切除的范围有一定差异，目前根据手术切除范围有两种分型体系，一种为传统的Piver分型，另一种为QM分型。两种分型系统都将宫旁、阴道旁组织切除范围作为主要关注点，只是QM分型体系将骶韧带、主韧带、膀胱宫颈韧带切除范围更加具体化，将保留膀胱自主神经增加到手术分级中。腹腔镜手术治疗主要适用于早期宫颈癌（FIGO临床分期在ⅡA期以内的患者），对无淋巴脉管间隙浸润的ⅠA1期宫颈癌，可行腹腔镜筋膜外子宫切除术；对ⅠA1期伴淋巴脉管间隙浸润和ⅠA2期宫颈癌，可行改良广泛性子宫切除术(PiverⅡ型)+盆腔淋巴结切除术±腹主动脉旁淋巴结取样;对于ⅠB1期和ⅡA1期,标准的手术方法是广泛性子宫切除术(PiverⅡ型或Ⅲ型子宫切除术)和盆腔淋巴清扫术;对于ⅠB2期及ⅡA2期,可行腹腔镜广泛性子宫切除术(Piver Ⅲ型)+盆腔淋巴结切除术±主动脉旁淋巴结取样,手术前可采用先期化疗或放射治疗,待肿瘤缩小后再行手术治疗。

(二)腹腔镜下广泛性子宫切除术

1989年,Daniel Dargent和Denis Querleu相继报道了腹腔镜下盆腔淋巴结切除手术,开创了腹腔镜下手术治疗妇科恶性肿瘤的历史先河。1992年,Dargent报道了腹腔镜辅助的经阴道广泛子宫切除术和盆腔淋巴结清扫术;同年,Nezhat等率先报道了第一例完全在腹腔镜下完成的广泛子宫切除术加盆腔淋巴结清扫术。此后该技术在临床中逐渐应用,近年来腹腔镜下广泛性子宫切除用于治疗早期宫颈癌有了很大进步,目前已经有大量腹腔镜下广泛性子宫切除的总结性报道和对比研究,结果肯定了腹腔镜对早期宫颈癌治疗的有效性及安全性,相对于开腹手术,腹腔镜手术显示出住院时间短、术后并发症发生率低、出血少、恢复快等优势,大量研究也显示两种术式的5年生存率、术后病理宫旁组织切除宽度、淋巴结切除数目无明显差异。Kong等对比研究了腹腔镜下广泛子宫切除术与开腹广泛子宫切除术治疗FIGO分期为ⅠB和ⅡA期的宫颈癌患者资料发现,两者平均手术时间相近(246分钟和254分钟),但前者术中平均出血量(449ml和558ml)、术后胃肠功能恢复时间(1.8天和2.2天)、术后平均住院时间(1.48天和18.0天)均少于后者。

(三)腹腔镜保留神经的广泛性子宫切除术

广泛性子宫切除术可以导致盆腔自主神经损伤,从而出现下尿道或膀胱功能障碍、肛门或直肠功能障碍、外阴或阴道功能障碍等术后并发症,严重影响患者的生活质量。为了解决这一临床问题,1921年日本学者Okabayashi提出在宫颈癌术中通过保护盆腔神经来改善患者膀胱功能的设想,1961年Kobayashi完成第一台宫颈癌手术中保留神经的手术,他在广泛性子宫切除术中将主韧带分为上半部柔软的血管部和下半部坚韧的神经部,通过切除血管部保留神经部达到保留主韧带内的神经,术后在一定程度上减少了膀胱功能障碍的发生率,为腹腔镜下保留神经的广泛性子宫切除术的发展奠定了基础,标志着宫颈癌的手术治疗从完全的创伤性手术发展到保留功能的手术。1988年,日本学者Sakamoto首次报道了该术式,并命名为"Tokyo术式",随后各国学者对这一术式进行了更加详细的研究,1991年将该术式命名为保留神经的广泛性子宫切除术(nerve-sparing radical hysterectomy,NSRH),随即被广大学者所接受。

盆腔自主神经是由腹下神经、盆腔内脏神经、盆丛以及盆丛分支所组成的一个较大的、立体神经网络,具有交感和副交感功能,支配膀胱、直肠、外阴阴道等器官。采用解剖盆腔自主神经结构的NSRH术式(systematic nerve-sparing radical hysterectomy,SNSRH),术中在处理主韧带、宫骶韧带、深层膀胱宫颈韧带及阴道旁组织时,分别对盆腔内脏神经(pelvic splanchnic nerves,PSN)、腹下神经(hypogastric nerve,HN)、下腹下神经丛(inferior hypogastric plexus,IHP)及其膀胱支(bladder branch,BB)进行解剖分离。理论上讲,腹腔镜由于术中的放大效果,能更清晰地显示解剖结构,更有效地减少损伤的发生,在NSRH中应当有更明显的优势。回顾性研究及荟萃分析表明,对于早期宫颈癌患者,与腹腔镜RH相比,腹腔镜NSRH在不降低治疗效果的前提下不同程度地提高了患者的生命质量,但手术是否影响宫颈癌的远期疗效,尚需前瞻性、多中心临床研究的探究。

(四)腹腔镜下广泛性宫颈切除术

由于腹腔镜技术的进步,使一些在过去必须行广泛性子宫切除术的早期宫颈癌的女性有了新的选择。根治性宫颈切除术(radical trachelectomy,RT)可联合腹腔镜下盆腔淋巴结清扫术而达到宫颈癌治疗目的,属于保留生育功能的手术。根治性宫颈切除加盆腔淋巴结清扫术最早是在1994年由法国学者Dargent描述,术中先行腹腔镜下盆腔淋巴结清扫术,然后将切除的淋巴结送术中冷冻病检,病理结果若为阳性,则改行腹腔镜广泛子宫切除术,病理结果若为阴性,则行阴式宫颈切除术,切除阴道壁上段1/3、80%的宫颈及近端部分主韧带。最早出现的是阴式根治性宫颈切除加腹腔镜盆腔淋巴结清扫,由于阴式手术难度大,可能存在宫旁切除不足,随后1997年Smith等在传统的广泛子宫颈切除术的基础上加以改进,在行盆腔淋巴结切除的同时,行广泛的宫颈及宫旁组织切除,也就是经腹根治性宫颈切除(abdominal radical trachelectomy,ART)加盆腔淋巴结清扫术,ART缺点是腹部切口大,创伤大,出血多,输血率高,术后住院时间长。近年来,随着腹腔镜技术的不断进步,经腹腔镜根治性宫颈切除(laparoscopic radical trachelectomy, LRT）加盆腔淋巴结清扫术成为可能。综合文献报道及各家经验总结，目前腹腔镜下广泛子宫颈切除术的手术适应证包括：①年轻患者，有生育要求；②有受孕能力；③国际妇产科联盟（FIGO）分期ⅠA2～ⅠB1，病变<2cm；④阴道镜检查宫颈管内受累有限；⑤无淋巴结转移证据；⑥无淋巴血管间隙侵犯；⑦患者充分认识和理解手术的利弊。Speiser 等前瞻性研究了 212 例 RT 及腹腔镜盆腔淋巴结清扫的早期宫颈癌患者，术后随访发现成功妊娠 60 例，其中足月妊娠 27 例，28～36 周早产胎儿成活 15 例，早产胎儿死亡 3 例，自然流产 8 例，异位妊娠 1 例，认为 RT 联合腹腔镜盆腔淋巴结清扫术可有效保留生育功能，早产是主要并发症。Lanowska 等对 225 例 RVT 及腹腔镜盆腔淋巴结清扫的患者术后平均随访 37 个月，有 8 例患者复发，4 例死亡，5 年无复发率和总生存率分别为 94.14%、97.4%，证实了 RT 联合腹腔镜盆腔淋巴结清扫术的安全及有效，是要求保留生育功能的年轻早期宫颈癌患者的首选术式。但需要注意的是广泛性宫颈切除可导致宫颈黏液栓缺乏，宫颈机能不全，进而导致胎膜早破、早产等不良妊娠结局，宫颈环扎可能有部分补救作用。

（五）腹腔镜淋巴结切除术

宫颈癌最重要的预后因素之一是淋巴结状态。切除盆腔和主动脉旁淋巴结是分期手术的重要组成部分，淋巴结切除可以通过经腹膜或腹膜后的途径完成。采用腹腔镜切除盆腔淋巴结更容易抵达盆腔较深的闭孔区域和盆底并可以放大局部的视野，有利于找对间隙，发现小血管，减少出血。研究表明腹腔镜下切除的盆腔淋巴结数目并不比开腹手术少，也不影响淋巴结切除的有效性和彻底性。相比开腹手术，腹腔镜下盆腔淋巴结切除术有利于术后的恢复，可根据需要尽早接受放化疗。血管损伤是腹腔镜下切除盆腔淋巴结的严重并发症，术中如出现较大血管的出血，切不可盲目钳夹致情况恶化，需根据情况快速控制止血，必要时中转开腹。

二、腹腔镜手术在子宫内膜癌中的应用

子宫内膜癌为女性生殖系统三大恶性肿瘤之一，近年来子宫内膜癌在世界范围内的发病率均有上升趋势，在国内子宫内膜癌的发病率位于宫颈癌之后，位列第二，而在许多欧美国家，子宫内膜癌的发病率在妇科恶性肿瘤中居首位。

手术病理分期是子宫内膜癌病情评估最为客观的方法，也是指导术后治疗和评估预后的重要依据。腹腔镜下全子宫切除+双侧附件切除+腹膜后淋巴清扫术广泛应用于早期子宫内膜癌的分期手术，其安全性和手术结局已被充分评估。来自美国妇科肿瘤学组（gynecologic oncology group, GOG）的随机对照研究收集了 2 616 例子宫内膜癌患者，其中 1 696 例患者行腹腔镜手术，920 例患者行开腹手术，以评价腹腔镜下子宫内膜癌分期手术的安全性和患者的术后生活质量，中转开腹率为 25.8%（434/1 682），中转开腹的主要原因是暴露困难。体重指数（BMI）高，年龄>63 岁和肿瘤转移是中转开腹的高危因素。腹腔镜手术比开腹手术时间长（204 分钟 *vs.* 130 分钟，$P<0.001$），术中并发症发生率（8% *vs.* 10%，$P=0.106$）和 5 年生存率（均为 89.9%，HR＝1.14，95%置信区间：0.92～1.46）与开腹手术比较差异无统计学意义，两组术后需要辅助治疗的比例（31% *vs.* 30.9%，$P=0.607$）以及复发的部位（$P=0.470$）差异均无统计学意义。但腹腔镜手术住院 2 天以上患者比例（52% *vs.* 94%，$P<0.0001$）和术后不良反应发生率（14% *vs.* 21%，$P<0.0001$）均较开腹手术降低，术后早期生存质量较好。此项研究提示腹腔镜手术与开腹手术相比，在具有相似的手术结果基础上，有住院时间短、术后并发症少、出血少等优势。

子宫内膜癌腹腔镜全面分期手术除遵循传统开腹手术的原则外，还有一些需特别注意的问题：①子宫内膜腺癌常常伴有肥胖、糖尿病、高血压等，腹腔镜手术难度会增大，不仅麻醉、气腹建立的难度加大，肥胖本身带来的术中、术后并发症也相应增加；②腹腔镜手术操作过程中肿瘤播散问题，在放置举宫器和经阴道取出手术标本时，要特别注意防止子宫穿孔和肿瘤组织污染手术创面，以免术后切口种植和转移；③术中精细操作，正确合理地选用和使用手术器械，避免损伤大血管、神经、输尿管等结构。

三、腹腔镜手术在卵巢癌中的应用

卵巢癌是一种恶性程度极高的妇科肿瘤，死亡率居妇科恶性肿瘤首位，手术联合化疗是卵巢癌治疗的标准方法，晚期患者常需要在分期术或肿瘤细胞减灭术后接受联合化疗。首次手术对卵巢癌患者至关重要，精准的手术分期是卵巢癌治疗的关键，初治手术的规范性和彻底性对卵巢癌患者有极为重要的意义，因为术后肿瘤残留体积是影响患者预后的重要因素。在卵巢癌的治疗中，由于大多数患者诊

断时已处于晚期,手术治疗多选择传统的开腹途径,腹腔镜在其中的应用一直存在争议,其应用远比子宫内膜癌和宫颈癌进展缓慢。

1990 年,Reich 首次报道了腹腔镜下卵巢癌全面分期手术,之后越来越多的学者开始尝试将腹腔镜手术用于早期卵巢癌患者的治疗。腹腔镜有放大作用并且可以贴近组织,容易发现一些盆腹腔深处和上腹部如横膈、胃底、肝等脏器表面的微小转移灶,从而有利于有效分期;腹腔镜也可以在直视下做较大范围的腹腔内冲洗,提高了腹腔冲洗液的阳性率。近年来不断有学者通过临床研究评价了在卵巢癌的诊断和治疗中使用腹腔镜的可行性,其中已有研究得出了支持使用腹腔镜的结论。但这些报道多为回顾性研究或病例报告,例如 Nezhat 等报道的 36 例患者,显示腹腔镜手术出血少、术后肠道功能恢复快、住院时间短,同时腹腔镜良好的视觉效果为全面探查盆腹腔提供了优势。

但对手术相关肿瘤破裂的顾虑限制了腹腔镜在早期卵巢癌中的应用,腹腔镜下卵巢癌手术,更易使肿瘤破裂,人为提高了肿瘤分期。另外,用腹腔镜对卵巢癌患者进行治疗时,穿刺口发生肿瘤转移的风险也不容忽视。

《NCCN 卵巢癌、输卵管癌和原发性腹膜癌临床实践指南》手术原则中对卵巢癌手术的方法和范围进行了细致描述:①选择下腹正中纵切口,留取腹水或腹腔冲洗液行细胞学检查;②腹膜表面进行全面视诊,尽可能切除所有肉眼可见病灶,最好使术后残留肿瘤直径<1cm,对所有可能潜藏转移的腹膜组织或粘连组织进行活检,如没有明显可见的腹膜病灶,则进行随机活检,活检至少包括以下部位:双侧盆腔、双侧结肠旁沟、膈下;③术中应切除子宫、双侧附件、大网膜,如果患者需要保留生育功能,在符合适应证的前提下可保留子宫和双侧附件;④分期术需要进行系统性盆腔和腹主动脉旁淋巴结切除术,细胞减灭术时则切除肿大淋巴结。在 2015 年的 NCCN 指南中,也加入了对于卵巢癌腹腔镜手术的建议,认为有经验的肿瘤医师对于严格选择的早期卵巢癌患者,可以采用腹腔镜进行全面分期手术甚至肿瘤细胞减灭术。

在腹腔镜下完成早期卵巢癌的手术应该像开腹手术一样,完成全面分期,但这对手术医师的技术水平有很高的要求。另外,大部分上皮性卵巢癌诊断于晚期,肿瘤包块大,盆腔粘连,腹腔镜手术难以完成。所以,患者的选择非常重要,总结文献报道认为腹腔镜在卵巢癌诊治中的应用适用于以下几种情况:①早期卵巢癌并且肿瘤较小的分期手术;②卵巢癌的再分期手术;③可疑卵巢癌的盆腔肿瘤的鉴别诊断;④晚期卵巢癌评估是否可开腹做满意的肿瘤细胞减灭术,作为新辅助化疗病例选择的依据;⑤孤立复发可切除的肿瘤。

四、腹腔镜在其他少见妇科肿瘤中的应用

(一)阴道癌的腹腔镜广泛阴道旁组织切除术

原发性阴道癌是一种少见的妇科恶性肿瘤,因病例稀少至今仍缺乏非常明确的治疗规范,治疗应强调个体化,方案的选择主要取决于患者年龄、肿瘤部位、临床分期。治疗以手术和放疗为主,辅以化疗。总体上,阴道上段癌的治疗参照宫颈癌,阴道下段癌参考外阴癌。对病灶位于阴道上段的Ⅰ期患者,可行广泛全子宫、部分阴道及双侧盆腔淋巴结切除术,阴道切缘距病灶至少 1cm。若已切除子宫,行阴道上端广泛切除加盆腔淋巴结切除。对病灶位于阴道下段的Ⅰ期患者,可行阴道大部分切除及腹股沟淋巴结清扫术,必要时切除部分外阴和尿道,并行阴道重建术。

因阴道与膀胱和直肠组织间隔仅 0.5cm,使外科手术较困难。手术的关键在于熟悉盆腔解剖,准确暴露阴道前后的膀胱阴道间隙和直肠阴道间隙,以及两侧的膀胱旁间隙、直肠旁间隙和阴道旁间隙,然后游离输尿管,切断骶主韧带。

根治性手术创伤大且严重影响女性的生理功能,使得阴道癌手术治疗应用受限。但手术治疗能提供准确的病理组织标本,且可避免放疗带来的阴道缩窄硬化等副作用。近年来阴道癌术后阴道重建技术有了很大的进步。常用的阴道重建方法包括腹膜代阴道、乙状结肠代阴道及各种带血管蒂皮瓣移植等,随着腹腔镜技术的发展,腹腔镜手术越来越多地用于妇科恶性肿瘤,具有创伤小、恢复快等优点。近年来腹腔镜下阴道癌根治术及阴道重建手术开始运用于临床,其手术时间和术后住院时间均较开放手术时间短,且术中出血量少。Li 等报道了腹腔镜下行广泛阴道旁组织切除术和部分阴道切除加盆腔淋巴结切除术治疗阴道癌取得了满意的临床效果,出血量、手术时间和术后住院时间均较开腹手术减少或缩短。特别是对于全阴道切除的患者,腹腔镜下手术有更大的优势。梁海燕等报道了腹腔镜下阴道、宫旁广泛切除和阴道重建的相关技术,包括腹腔

镜下腹膜代阴道和腹腔镜下乙状结肠代阴道重建术，发现腹腔镜下阴道癌根治及阴道功能重建术是一种可行的手术技术，其创伤小，且伴随腹腔镜技术的普及和提高，为阴道癌的手术治疗提供更多更好的选择。

（二）外阴癌的腹腔镜腹股沟淋巴结切除术

外阴癌发病率相对较低，以鳞癌最为多见，主要发生于绝经后妇女。外阴鳞癌的转移以腹股沟淋巴转移为主，其标准的手术方式为：外阴广泛或局部广泛切除术联合腹股沟淋巴结清扫术，必要时加行盆腔淋巴结清扫术。传统手术切除腹股沟区淋巴结时由于皮肤切口大，皮下组织切除彻底，手术后皮肤血供受影响，常发生腹股沟区切口愈合不良等并发症，严重影响患者术后生存质量。近年来，随着微创技术在妇科的广泛应用，腹腔镜下腹股沟淋巴结清扫术的切口小，在腹腔镜镜头下能更好地显示解剖结构，损伤小、出血少，术后并发症少，可明显促进术后患者的恢复，但腹腔镜下切除腹股沟浅淋巴结难度较大，主要是手术视野的暴露不足。

腹腔镜下腹股沟淋巴结清扫术可经下肢通路或经下腹部通路。经下肢通路在行腹股沟深淋巴结及克氏淋巴结操作时更易暴露解剖，且不易损伤大隐静脉等，但若需要进行双侧腹股沟淋巴结清扫则需双下肢均进行皮下隧道的创建，延长手术时间，增加患者的创伤，如需行盆腔淋巴结清扫，则需增加腹部切口。经下腹部皮下通路的腹股沟淋巴结清扫术具有创伤小、患者痛苦少、住院时间短等微创优势，但下腹部有瘢痕、肥胖时操作困难。陈高文等对上述两种手术方式进行研究比较发现近期影响差异无统计学意义，经下肢通路在腹股沟深淋巴结的清扫术中解剖更易暴露，经下腹部皮下通路在需进行盆腔淋巴结清扫时更方便操作。

五、机器人手术系统在妇科恶性肿瘤中的应用

美国食品药品监督管理局（Food and Drug Administration，FDA）于 2005 年批准达芬奇机器人手术系统应用于妇科手术，2008 年 7 月，达芬奇机器人手术系统通过了中国国家食品药品监督管理总局（China Food and Drug Administration，CFDA）的认证并开始在国内应用。机器人手术在妇科手术领域得到了迅速发展，不仅应用于子宫肌瘤、盆底手术等妇科良性病变，在妇科恶性肿瘤中的应用也较为广泛。机器人手术系统具有手术视野图像清晰稳定，机械手小、灵活且无震颤等优点，使得手术更加精细。此外，还能够减轻术者疲劳，进行远程遥控。

Kim TH 等比较了机器人手术和传统腹腔镜手术在宫颈癌根治术中的临床疗效，其研究纳入了 23 例机器人宫颈癌根治术和 69 例传统腹腔镜宫颈癌根治术患者，结果显示机器人宫颈癌根治术较传统腹腔镜宫颈癌根治术的术中出血量减少（200ml *vs*. 350ml，$P=0.036$），但手术时间较长（317 分钟 *vs*. 236 分钟，$P<0.001$）。机器人宫颈癌根治术和传统腹腔镜宫颈癌根治术的术中、术后并发症分别为 4.3%和 1.45%，差别无统计学意义；两者的术后复发率分别为 8.7%和 10.1%，3 年无病生存率分别为 91.3%和 89.9%，均无明显统计学差异。Maenpaa 等进行了一项随机对照（RCT）研究，纳入了 101 名子宫内膜癌患者，将其分为机器人组和传统腹腔镜组接受全子宫双附件切除+盆腔淋巴结清扫术，研究表明机器人组的手术时间（139 分钟）明显少于传统腹腔镜组（170 分钟）（$P<0.001$），传统腹腔镜组有 5 例中转开腹，机器人组无中转开腹；传统腹腔镜组有 4 例（8%）术中并发症和 5 例（10%）术后并发症发生，机器人组无（0）术中并发症和 11 例（22%）术后并发症发生。近年来还有许多回顾性研究对比机器人手术、腹腔镜手术及开腹手术，显示 3 种术式在淋巴结切除数量、宫旁切除范围等方面无明显差异。美国国家综合癌症网络（National Comprehensive Cancer Network，NCCN）指南也指出通过机器人腹腔镜手术来完成子宫内膜癌分期术、宫颈癌根治术和宫颈广泛切除术是可行的。但目前机器人腹腔镜手术仍缺乏前瞻性研究、远期安全性及并发症的数据，且维护费用高，仍不能大范围推广。

六、单孔腹腔镜手术在妇科恶性肿瘤中的应用

单孔腹腔镜手术（laparo-endoscopic single-site surgery，LESS）在妇科领域里除了具有减轻术后疼痛、促进术后康复的优势外，更由于其减少或隐蔽手术瘢痕，满足了女性对美容的需求。但 LESS 在掌握上有一定的难度，尤其是应对复杂手术时，手术器械需要有合适的角度才可能操作，单孔器械比较拥挤，所以需要特殊的器材。Boruta 等对 22 例宫颈癌患者施行单孔腹腔镜下广泛性全子宫切除+盆腔淋巴结清扫术，平均年龄为 46 岁，平均体重指数（BMI）为 23.3kg/m^2，平均切除淋巴结 22 枚，仅 1 例出现术中并发症，无二次手术。Corrado 等对 50 例子宫内

膜癌患者采用 LESS 手术进行了回顾性研究。平均年龄为 45 岁(39~84 岁),平均体重指数(BMI)为 21.8kg/m^2(19~48kg/m^2),患者平均失血量为 90ml(10~300ml),平均手术时间为 100 分钟(50~240 分钟),平均住院时间为 3 天,平均切除淋巴结 14 枚(5~20 枚),无术中并发症,平均随诊 36 个月,无复发病例,认为 LESS 治疗早期子宫内膜癌是安全可行的。单孔腹腔镜手术(LESS)也有其局限及难点:手术器械及光学系统相互干扰,所有器械均由一个切口进入腹腔,同轴操纵使操作精准度下降,镜头与手术器械相互干扰,画面立体感、稳定性差。

综上所述,腹腔镜手术在妇科恶性肿瘤诊治中作用越来越大,腹腔镜手术也显示了术中出血量少、微创、切口美观、恢复快和术后住院时间短等优点。目前,腹腔镜手术用于治疗子宫内膜癌、宫颈癌的临床效果与开腹手术相近,当然对于远期预后的评价仍然需要进一步的随机对照研究来证实。对于卵巢癌的腹腔镜手术治疗仍有争议,其适应证的最终确定应该由更大的样本量和更多的临床研究加以证实。另外,在开展腹腔镜手术时要注重选择患者,腹腔镜手术只是一种手术途径,一位成熟的妇科肿瘤医师应该根据患者、疾病以及个人的技术特点选择适合的手术方式。随着器械的进步以及手术技术的提高,相信腹腔镜手术在女性生殖道恶性肿瘤治疗中的应用前景将更加广阔。

(薛　翔　公丕军)

第 2 节　腹腔镜盆腔和腹主动脉旁淋巴结切除术及能源器械应用技巧

自 20 世纪 90 年代以来,腹腔镜技术逐渐应用到妇科恶性肿瘤的手术当中,1990 年 Rich 报道了 1 例早期卵巢癌的腹腔镜下全面分期手术;1992 年 Childers 等报道了 2 例子宫内膜癌的全面分期手术;2000 年 Dargent 报道了腹腔镜联合阴式手术在早期宫颈癌保留生育功能的手术。至此,腹腔镜技术介入妇科恶性肿瘤的治疗全面展开。

对于设备依赖性技术的腹腔镜手术来讲,能量设备在手术中的地位至关重要,国内外开展该类手术的伊始使用的能量设备都是超声刀,超声刀在这类手术的应用中显示了它独有的优点,而我们则经历了从使用普通电刀到超声刀的过程,各有其优缺点,尤其是在盆腔淋巴结和腹主动脉旁淋巴结切除术中,下面分别予以介绍。

一、普通电刀在淋巴结切除术中的应用

(一) 单极高频电流发生器(电刀)的工作原理

给人体组织加热以达到止血目的的方法由来已久,而使用电加热来止血则始于 20 世纪 20 年代。首先在 1881 年,莫顿(William T. G. Morton)通过实验证实,当交流电频率>100kHz 时,电流穿过人体不会导致肌肉抽搐或死亡。在此基础上,1923 年,德国工程师爱尔博(Christian Otto Erbe)研发了世界上第一台高频电流发生器 Erbotherm 900HC,可产生稳定且安全的组织切割和凝固电流,使之成为现代电刀的基本模式至今未变。

中华人民共和国国家标准(GB)9706.4 将小于 200kHz 的交流电称为低频电流,大于 200kHz 的交流电称为高频电流。国际电工委员会规定医用电外科设备的电流频率不低于 300kHz,但过高的频率也会导致辐射风险,一般将频率设定在 0.3~5MHz,此类高频电流仅对人体组织产生热效应而无电击危险。

高频电刀的工作原理是将 220V/50Hz 的低压低频电流通过高频电流发生器将其转变为高压高频电流,电压高于 1 000V,频率在 0.3~5MHz。高频电刀输出的电流分为电切电流和电凝电流,两者有所区别,电切电流为高电流低电压的连续正弦波,从焦耳定律公式 $Q=I^2Rt$ 可以看出,此种电流可使组织温度瞬间升高,达到 100~200℃,使细胞内的水分沸腾汽化,导致细胞破碎,组织被切开。而电凝电流为高电压低电流的间断正弦波,由于在单位时间内流经组织的能量较少,因此其使组织的温度升高控制在 100℃以内,这个温度使细胞内的水分蒸发,组织变干变硬,以达到止血的目的。从焦耳定律公式可以看出,电压的高低无关能量的输出,电凝电流中的高电压主要起到无钳口压力凝血时的点凝作用,例如在使用电刀笔止血时。更高的电压则可产生喷凝效果,用于浅表出血。

第一代电刀均采用火花塞式放电技术和接地式回路设计,此类电刀虽然有较高的能量输出,但却存在一个致命的缺陷,即回路电流有可能找到一个更快捷的非预期的回路进行回流,然而这个回路有可能导致患者意外灼伤。随着晶体管的发明,第二代

的电刀得以产生，晶体管电刀可以使电流流动于刀笔与负极板之间，大大减少非预期的电流回路对患者的灼伤风险。但其仍然存在患者与负极板之间因接触不良而导致的意外灼伤，且这种灼伤深在，又难以愈合。第三代电刀利用负极板安全实时检测系统连续监测患者与负极板之间的接触质量，有效避免了负极板接触面的灼伤问题。第四代电刀更加智能化，电凝更加有力，并可根据组织凝结的程度自动停止，避免或减少组织炭化和侧向热损伤。

（二）单极电刀在盆腔及腹主动脉旁淋巴结切除术中的应用技巧

盆腔及腹主动脉旁淋巴结切除术（pelvic and paraaortic lymphadenectomy）属于妇科的高难手术，整个手术过程都在大血管的周围进行，容易导致大血管损伤的术中并发症。既往淋巴结切除的内镜手术都是使用超声刀，自 2006 年始我们尝试使用单极电钩进行盆腔及腹主动脉旁淋巴结的切除，取得了意想不到的效果。应用单极电钩进行盆腔及腹主动脉旁淋巴结切除术，除了熟悉解剖外，更重要的是要充分了解电外科的工作原理，尤其是电切电流和电凝电流的不同之处。我们的经验是术中最好使用电凝电流，而不使用电切电流，这是因为电钩本身的外露金属很少，与组织的接触面积也就很小，电切电流瞬间流过的能量极大，单极电钩一旦不小心碰触到大血管就有可能导致血管损伤，而电凝电流瞬间流过的能量相对较少，即便单极电钩碰触到大血管，如果血管没有很大的张力，一般只能凝固血管壁，而不至于将血管切开。

1. 器械及电流设定　单极电钩的外露金属端总长不易超过 8mm，直径在 1mm，外露金属端与绝缘杆之间要有至少 10mm 的过渡，此过渡要以锥形的绝缘层包裹，远端细、近端粗，以白色尼龙为好，这样的钩端设计在镜下非常醒目又不遮挡视线，而且接近电钩金属部分的绝缘层较厚，不易被高温损坏导致电钩外露金属部分过多，这样的电钩以国产居多。

电凝电流的设定一般为 50～70W，以电压较高的喷凝为好，总之要大功率短时间与组织接触，避免小功率长时间凝切（即以电凝模式完成切割），后者会使电凝的力量增加，电切的力量减少，热传导变远，组织不易被切断，过度的牵拉还会造成血管损伤。

2. 手术步骤

（1）盆腔淋巴结切除术：“两区、两界、三层、六结构”。“两区”即在进行淋巴结切除术时，首先要找到髂内动脉前干，以髂内动脉前干为界将手术野分为两个区，内侧区行子宫切除术，外侧区行淋巴结切除术；“两界”即找出所要切除的盆腔淋巴结的上下两个界，上界位于两侧髂总动脉的起始部，下界位于两侧的腹股沟深淋巴结；“三层”是指盆腔淋巴结切除的过程分三层，前层是髂总动脉组和髂外动脉组淋巴结，中层是髂内动脉组淋巴结，后层是闭孔组淋巴结；“六结构”是指盆腔淋巴结切除术后，从外向内应清楚看到生殖股神经、髂外动脉、髂外静脉、闭孔神经、髂内动脉前干和输尿管六个解剖结构。

以单极电钩电凝电流的形式打开右侧髂总动脉前的腹膜（图 30-2-1），切和钩相结合沿髂总动脉、髂外动脉向下继续切开后腹膜至腹股沟淋巴结处（下界）（图 30-2-2），此间小心绕过输尿管和卵巢骨盆漏斗韧带，挑起卵巢骨盆漏斗韧带（图 30-2-3），双极电凝后电钩钩断。自圆韧带即将进入腹股沟处将其凝断（图 30-2-4），打开阔韧带前后叶（图 30-2-5）。

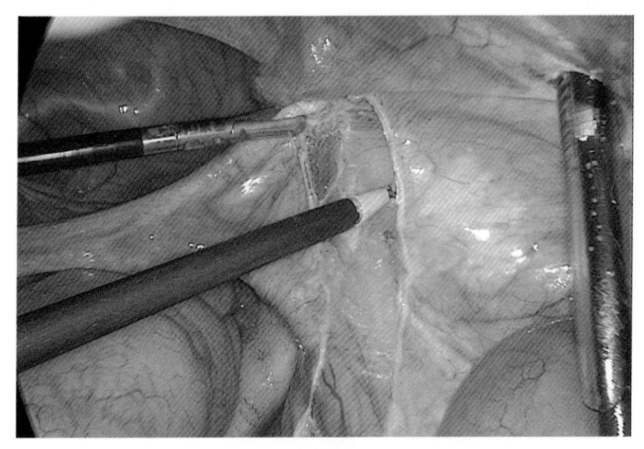

图 30-2-1　打开右侧髂总动脉前的腹膜

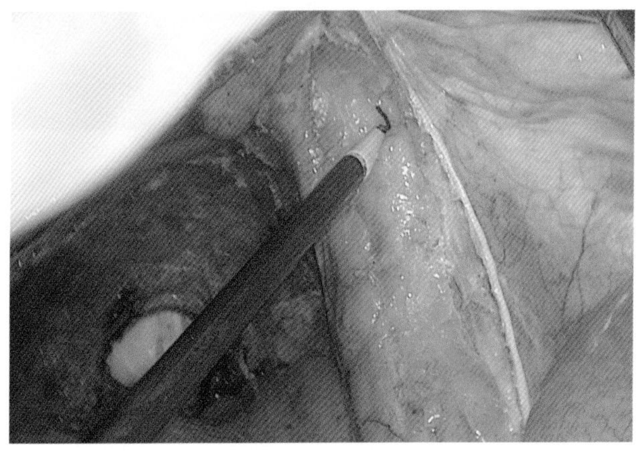

图 30-2-2　后腹膜至腹股沟淋巴结处（下界）

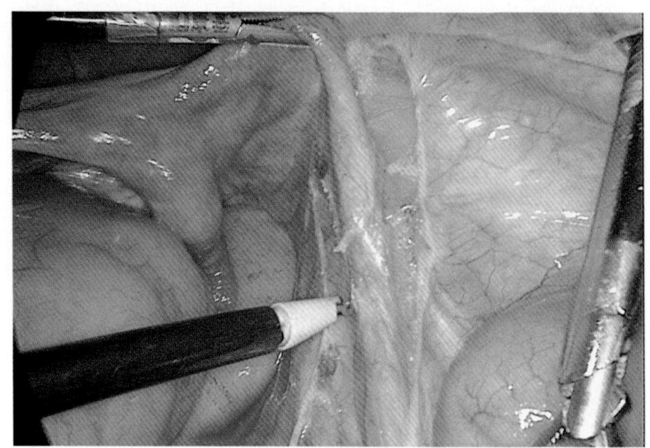

图 30-2-3 卵巢骨盆漏斗韧带

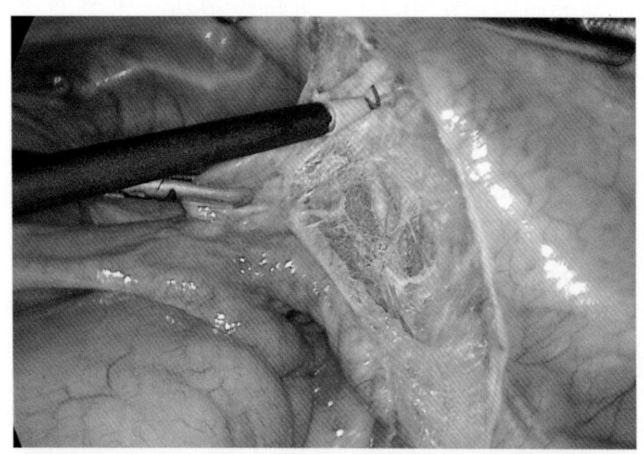

图 30-2-4 圆韧带即将进入腹股沟处将其凝断

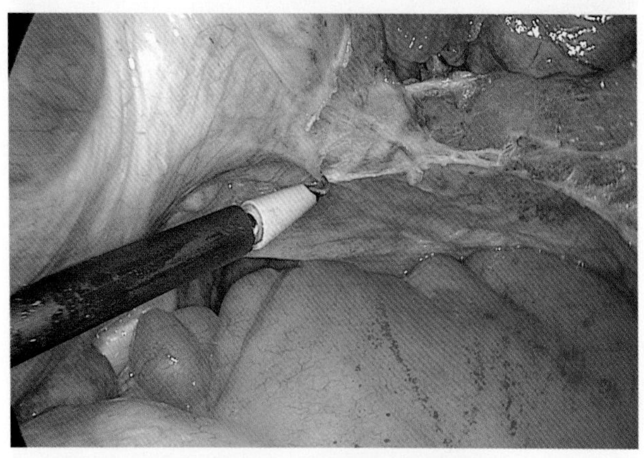

图 30-2-5 打开阔韧带前后叶

找到髂内动脉前干(图 30-2-6),沿其外侧向深层以单极电钩钝锐性分离,显露闭孔内肌和侧盆壁,暴露出膀胱侧间隙和闭孔间隙并将其贯通(图 30-2-7)。

自髂总动脉从腹主动脉分叉处起始(上界)(图 30-2-8)向下游离右侧髂总静脉前及外侧的淋巴结,从右侧输尿管后方穿过勿断,以保证淋巴结切除的

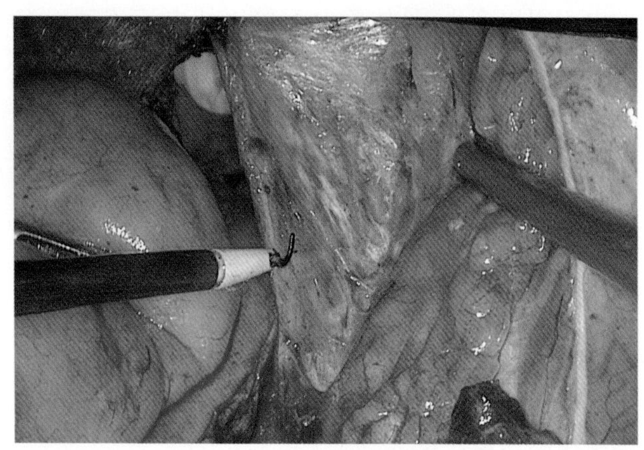

图 30-2-6 髂内动脉前干

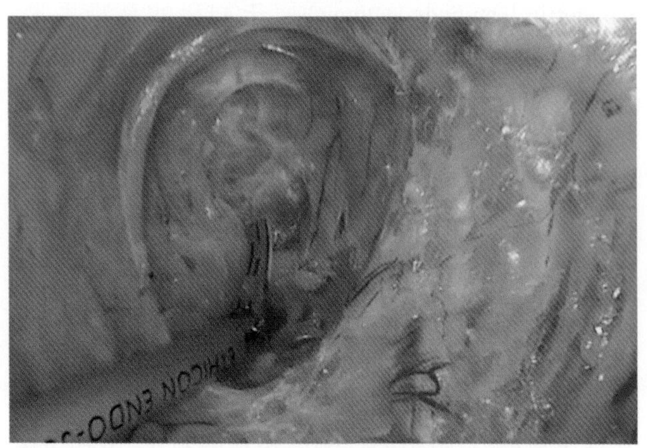

图 30-2-7 膀胱侧间隙和闭孔间隙并将其贯通

完整性(图 30-2-9)。继续向下沿髂外动脉的外侧切除髂外动脉组的淋巴结(前层淋巴结),至最下端的腹股沟深淋巴结(下界)(图 30-2-10),然后自下而上切除髂外静脉表面与髂内动脉之间的髂内动脉组淋巴结(中层淋巴结)(图 30-2-11),至髂总动脉分出髂内外动脉处终止(图 30-2-12)。而后向下折返,在闭孔神经的周围切除闭孔神经组淋巴结(后层淋巴结)(图 30-2-13)。左侧同右侧操作,至此,盆腔淋巴结全部切除完毕。这一阶段的手术技巧是单极电钩以钩为主,不能有切割的动作。钩端金属部位可以碰触到血管壁,但电钩的作用力一定是在淋巴结或淋巴管上,而不能是血管壁上,以避免血管的损伤。另外,在切除闭孔神经周围的淋巴结时,钩子的金属部要尽可能地远离神经,每次钩住的组织要少,手握钩子的力度要轻,电凝时间要短,以避免直接电刺激神经,以及神经受到刺激引起的肌肉抽动将电钩挑到血管壁上而造成血管损伤。

(2) 腹主动脉旁淋巴结切除术:“五个路标”。腹主动脉旁淋巴结切除术是淋巴结切除术中难度较

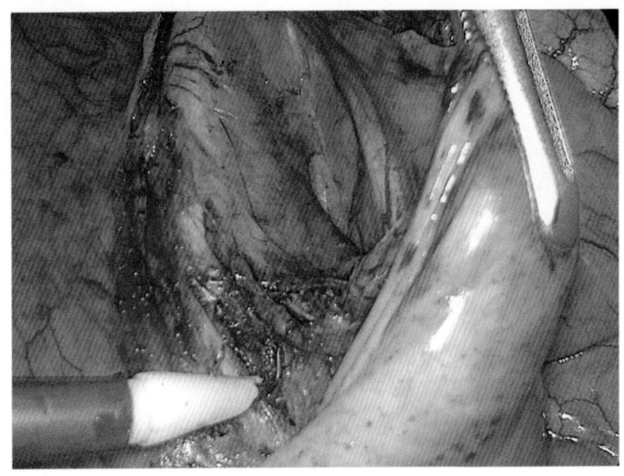

图 30-2-8　髂总动脉从腹主动脉分叉处起始

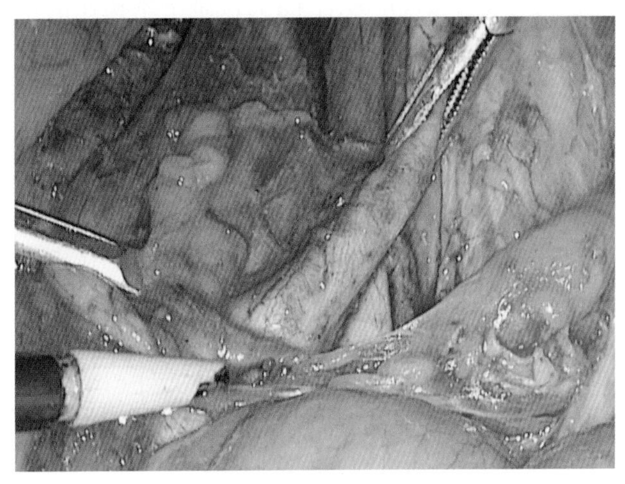

图 30-2-11　髂内动脉组淋巴结(中层淋巴结)

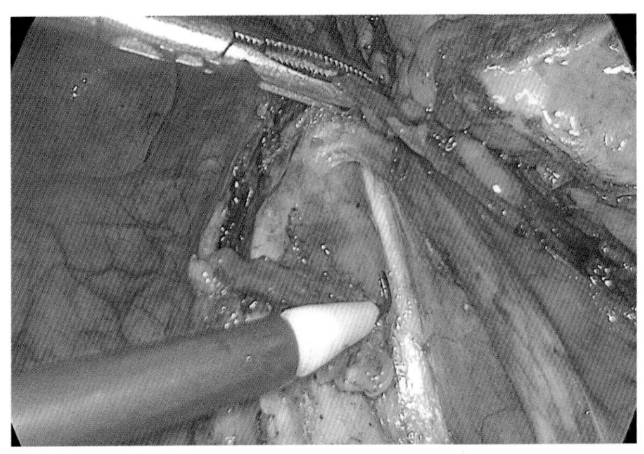

图 30-2-9　右侧输尿管后方穿过勿断

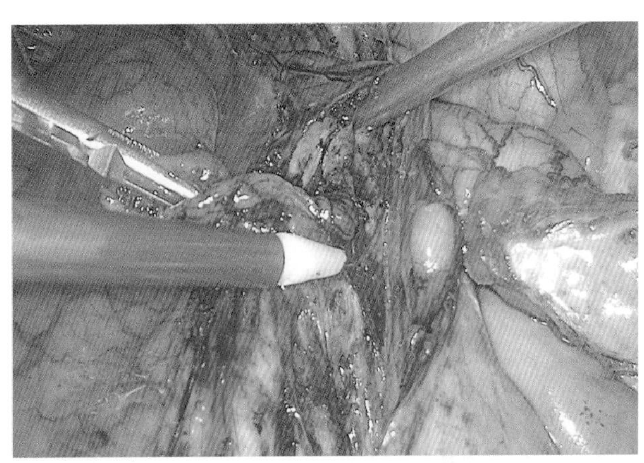

图 30-2-12　髂总动脉分出髂内外动脉处终止

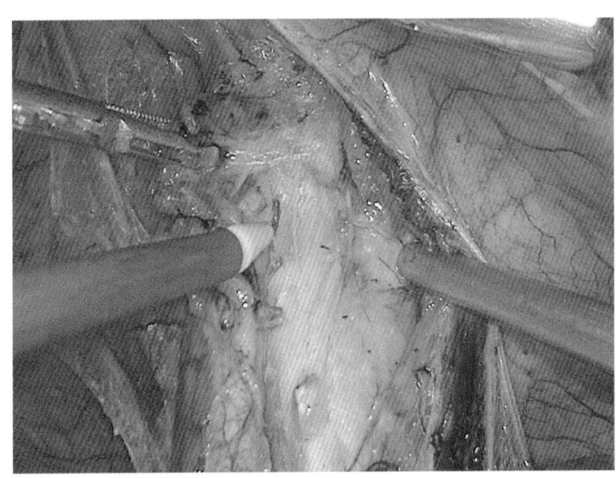

图 30-2-10　腹股沟深淋巴结(下界)

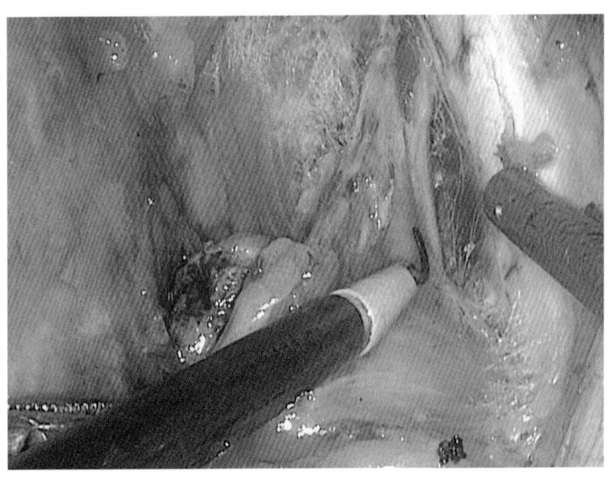

图 30-2-13　闭孔神经组淋巴结(后层淋巴结)

高的手术方式，首先是需要在非常粗大的血管上进行操作，尤其是下腔静脉，犹如在血管壁上“跳舞”，稍有闪失就会酿成严重后果；其次是手术操作的角度不如盆腔淋巴结切除时更顺手；再有就是我们对腹主动脉旁周围的解剖不如盆腔清楚，因此也增加了手术的难度。所以要做好腹主动脉旁淋巴结的切除术，除了要深刻理解单极电凝的工作原理以及单极电钩的使用技巧外，熟悉掌握腹主动脉自下而上“沿途”的“路标”至关重要。我们的经验是在进行肾血管水平（B 水平）的腹主动脉旁淋巴结切除术时，“沿途”有五个重要的“路标”需要熟识。最下端即腹主动脉分出左右髂总动脉的分叉处（图 30-2-14），它是腹主动脉旁淋巴结切除术的起始点（路标 1），向上走行 2~3cm 可以见到自腹主动脉偏左侧分出的肠系膜下动脉（路标 2）（图 30-2-15），此标志系腹主动脉旁淋巴结切除术的“A”水平，单极电钩进行的腹主动脉旁淋巴结切除术一般只能清扫到此，我们的经验也是如此，再向上清扫是有困难和危险的，因为此时电钩的金属端距离腹壁穿刺孔太远，操作不够稳定，而且单极电钩对组织的切割是需要一定张力的，操作的不稳定性加上对组织施加的力量，一旦失控就会对周围的脏器造成损伤。因此我们建议使用单极电钩进行的腹主动脉旁淋巴结切除术以清扫到肠系膜下动脉水平（A 水平）为宜。

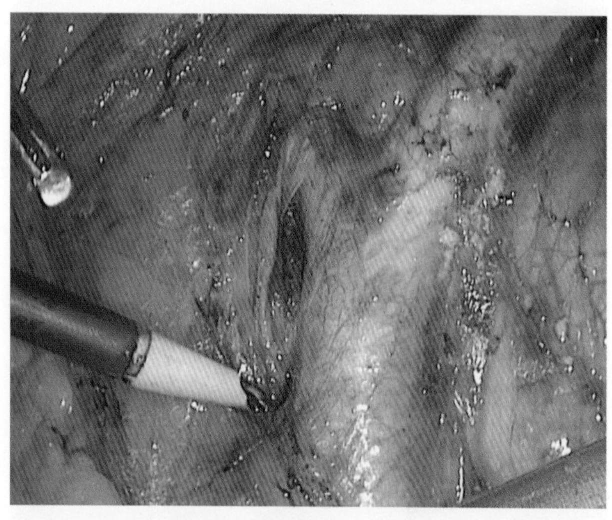

图 30-2-14 腹主动脉分出左右髂总动脉的分叉处

（三）单极电刀在妇科手术中副损伤的防治

1. 电路原因引起的副损伤 单极电刀依靠贴在人体表面上的负极板构成回路，因此，负极板粘贴是否妥当关乎电刀使用的安全性，也是单极电刀因电路问题引起副损伤最常见的原因。负极板应粘贴在肌肉厚实、平坦、宽阔的人体表面，如臀部、大腿或小腿腓肠肌上以利于电荷回流。贴好的负极板的连接线应位于负极板的最下端，而不能位于负极板的最上端，否则连接线的重量会逐渐将负极板从人体表面揭下来，减少电荷回流的面积而导致负极板处发热引起灼伤。

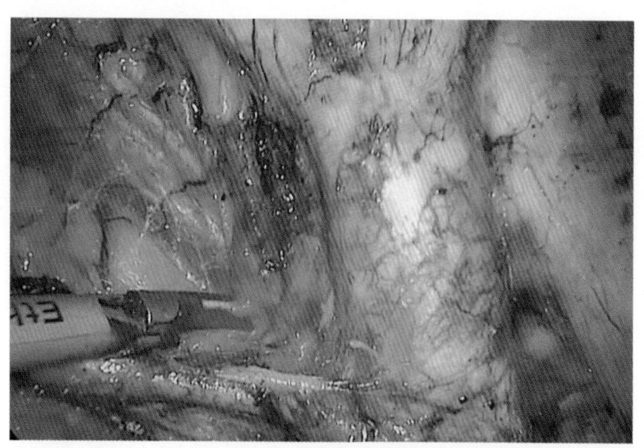

图 30-2-15 肠系膜下动脉

手术器械绝缘皮的损坏会灼伤脏器，最常见的是肠管。手术器械与穿刺套管末端经常接触的部分有时会被磨破而发生短路，表现为每次脚踏开关接通电源时都会伴有腹壁的抽动，此时要停下来认真检查手术器械是否有破损，以免手术器械裸露金属的部分会灼伤肠管。

间接电耦合也是副损伤的原因之一。所谓间接电耦合就是单极电刀线在起固定作用的金属血管钳上缠绕或缠绕过多，而且，如果这把血管钳钳夹在潮湿的敷料上，这把血管钳就会感应到单极电刀线上的电流而灼伤体表。

2. 操作原因引起的副损伤 单极电刀在操作过程中引起的副损伤多见于血管和输尿管，其次是膀胱和肠管。对于血管的损伤主要见于电钩直接切割和过度牵拉引起的损伤，而其他三者更多见于热损伤。

由于输尿管的热损伤比较常见且常常在术后才能发现，处理起来很被动，这里重点谈一谈。输尿管长约 30cm，沿途供应其血运的动脉不下十支，比如腹主动脉的分支、肾动脉的分支、肠系膜下动脉的分支、卵巢动脉的分支、子宫动脉的分支、膀胱上动脉的分支等，这些动脉是输尿管的一级供血血管，并且在输尿管的筋膜内相互连接形成网状吻合，这些网状吻合是输尿管的二级供血血管，也是最为重要的供血血管，一旦输尿管上的某一支或多支一级供血血管被切断，这段输尿管的供血可借助网状吻合从其上一段或下一段的一级供血血管上获得。但如果某段输尿管上位于其筋膜内的网状血管被破坏掉，就只剩下输尿管肌层表面上的毛细血管了，输尿管肌层只从这些毛细血管上获得的血运是非常有限的，就会逐渐造成输尿管的缺血性坏死，导致日后的输尿管瘘。因此可见在术中保护输尿管的筋膜层是至关重要的。

高频电刀作为重要的能量设备在妇科内镜手术中应用极为普遍，身为其中功能之一的单极电凝有其多种不同的用法，深刻理解单极电凝的工作原理和不同的使用方法，对开展多种术式会有极大的帮助。

二、超声刀在淋巴结切除术中的应用

（一）能量设备

目前腹腔镜下盆腔及腹主动脉旁淋巴结切除术使用的能量器械首推超声刀，超声刀一改电能变热能的电外科设备模式，由机械能转换成热能，因此除了直接的热播散以外，没有任何其他的附加电损伤，比如直接耦合、间接耦合以及负极板故障等。虽然超声刀的局部温度高于电刀，但是超声刀的侧向热传导却小于电刀，这是由于超声刀只有单一的直接侧向热播散，而电刀除了直接的侧向热播散以外还有电流的侧向漂移，而电流的侧向漂移产生的热传导远大于直接热传导。超声刀的工作原理是位于刀头的主动叶前后 55.5kHz 的往复振动，夹持组织在被动叶上摩擦切割，之所以说是摩擦，是因为超声刀的主动叶刀刃很钝，它不会瞬间就将组织切断，同时在反复的切磋摩擦过程中产生热，使组织脱水变干变硬，因此超声刀的切割和止血过程是同时进行的，因此针对切割速度和止血程度的不同要求，需要对输出功率、组织张力和手柄握持力度做出不同的调节，输出功率越大、组织张力越高、手柄握持越紧，切割速度就越快，止血程度也就越差，反之止血程度也就越好。目前普遍使用的二代超声刀采用了自适应组织技术（adaptive tissue technology，ATT），使得切割速度提高 21%，侧向热播散降低 23%。良好的止血效果、快速的切割速度以及极低的侧向热播散效果，使得超声刀几乎可以贯穿腹腔镜子宫内膜癌手术的全程使用。

（二）手术技巧

盆腔和/或腹主动脉旁淋巴结切除术：盆腔和腹主动脉旁淋巴结与大血管之间为疏松的结缔组织，如果没有良好的使用单极电钩的基础，建议使用超声刀来切除淋巴结，这样切除的淋巴结数量多、手术野干净而且安全。盆腔淋巴结的切除比较容易，需要注意的是超声刀的刀头要始终与大血管保持尽可能小的角度，钳夹的组织要少，要在充分切断组织后再抬起刀头，不能一边切一边挑，这样最容易导致大静脉上的小血管被拉断而导致出血，这是非常实用的超声刀技巧。盆腔淋巴结切除术在前面使用单极电钩的手术中已经予以介绍，这里就不再赘述。

腹主动脉旁淋巴结的切除更具挑战性，更适合使用超声刀来完成，尤其是肾血管水平的腹主动脉旁淋巴结切除术。因为此处淋巴结贴附的血管更为粗大，操作的角度也不如在盆腔有更好的舒适度。切除此组淋巴结的流程是先由下至上打开腹主动脉以及下腔静脉前面的腹膜和疏松组织，而后再由上而下切除淋巴结。先切除腹主动脉右侧以及下腔静脉前面的淋巴结，后切除腹主动脉左侧的淋巴结。自下而上打开动静脉前面的腹膜和疏松组织时，要清楚血管上的各个标志以避免损伤。起点是腹主动脉分出左右髂总动脉的分叉处（图 30-2-14），向上约 2~3cm 偏腹主动脉的左侧有向左走行的肠系膜下动脉（图 30-2-15）；由此向上约 2cm 偏腹主动脉的右侧有不易察觉的向右走行的右侧卵巢动脉（图 30-2-16），此动脉较细小，往往在打开腹主动脉前面的筋膜时即被切断而未发现；在此动脉上约 1cm 可以看到由下腔静脉分出的右侧卵巢静脉（图 30-2-17），直径约为 4mm，在此水平横在腹主动脉和下腔静脉前面的是十二指肠水平部（图 30-2-18），在挑起十二指肠水平部切除淋巴结时要特别注意保护十二指肠，不能使用尖头的手术钳挑起，以免损伤；在这个水平上 2~3cm 即可见到在腹主动脉前面横跨过的左侧肾静脉（图 30-2-19），右侧肾静脉位置比左侧稍高（图 30-2-20），见到这两根肾静脉其中的任何一根即可开始切除腹主动脉旁淋巴结。腹主动脉旁右侧淋巴结大部分位于下腔静脉的前面，静脉壁比较薄弱，在使用超声刀操作过程中特别要注意不能撕扯，要“安静”地切断淋巴结与下腔静脉之间的疏松组织，不能有在切断前挑的动作。左侧的腹主动脉旁淋巴结切除较右侧困难，使用超声刀会有更大的优势。如果想切下完整连续的整块淋巴结，就需要先将位于腹主动脉左侧的肠系膜下动脉充分游离出来（图 30-2-21），这样由上而下切除淋巴结时才不至于受肠系膜下动脉的阻挡。同时要注意与淋巴结伴行的左侧卵巢静脉（图 30-2-22）和左侧输尿管（图 30-2-23），要让助手向外侧推开这两个结构。同样要遵循少钳夹组织的原则，循序渐进。

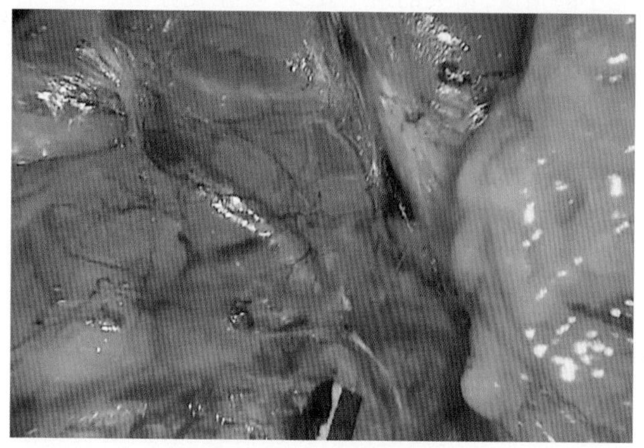

图 30-2-16　右侧卵巢动脉

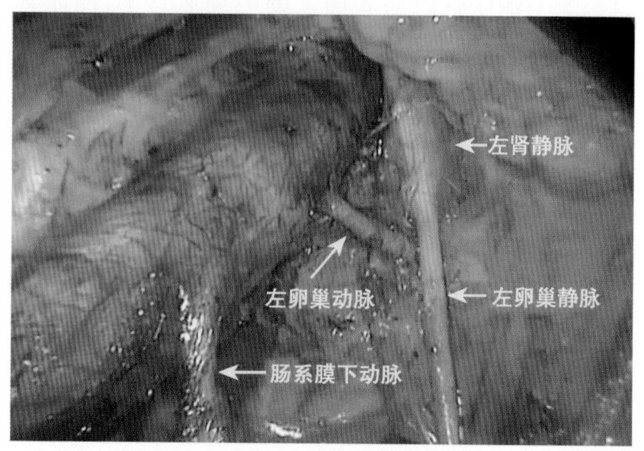

图 30-2-19　左侧肾静脉

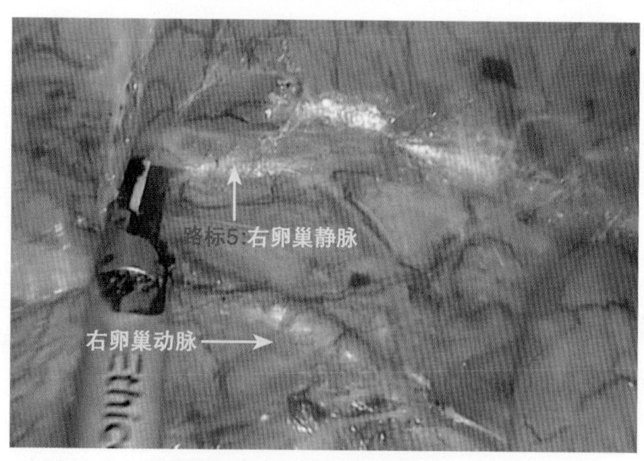

图 30-2-17　右侧卵巢静脉

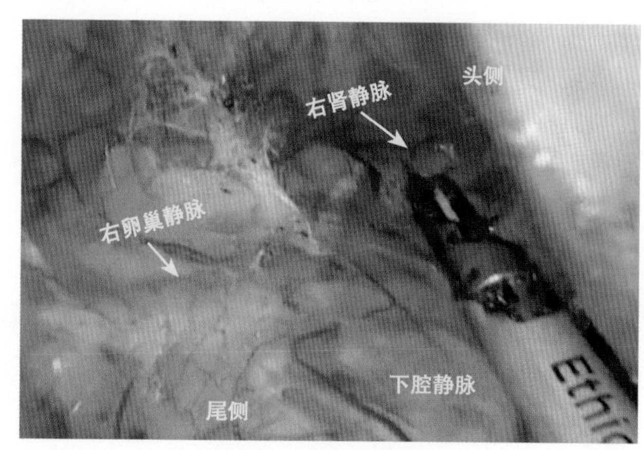

图 30-2-20　右侧肾静脉

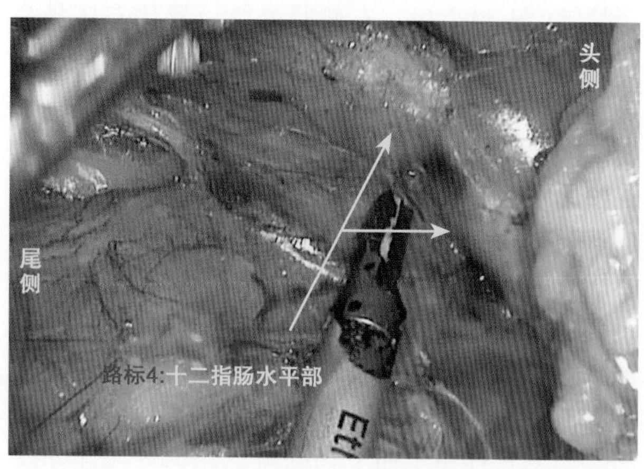

图 30-2-18　十二指肠水平部

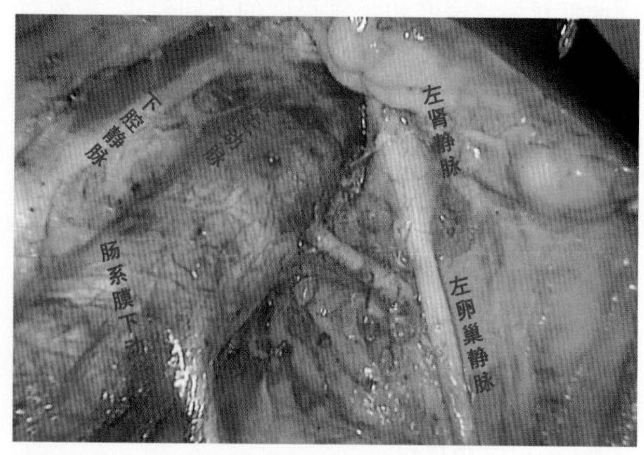

图 30-2-21　肠系膜下动脉充分游离

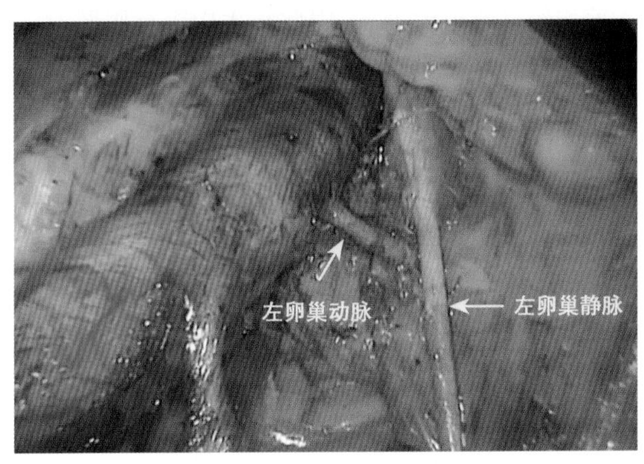

图 30-2-22　左侧卵巢静脉

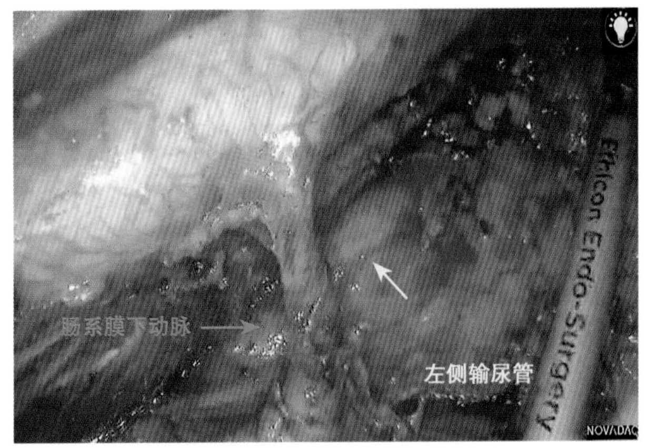

图 30-2-23　左侧输尿管

（三）术中并发症的处理

1. 血管损伤　由于淋巴结切除术的主要操作均紧贴大血管，因此血管损伤是此类手术最常见的损伤，以髂静脉损伤最为多见，下腔静脉次之，左侧卵巢静脉也是常见的损伤血管之一，且由于左卵巢静脉的损伤大多见于较高的位置，又紧邻左侧输尿管，往往需要中转开腹解决。此类手术动脉损伤较少。

（1）损伤的时间：手术刚一开始损伤的往往是腹膜后大动、静脉，如腹主动脉或下腔静脉，尤其是两者的分叉处，即在第一个套管穿刺器盲穿腹壁时，此时的损伤最为严重，由于看不到损伤的部位和损伤的情况，因此也最容不得犹豫或有侥幸心理，一旦出现血压骤然下降，较瘦的患者还可看到穿刺部位的腹部隆起，此时不要试图使用腹腔镜观察损伤情况，应立即在最短的时间内切开腹壁，压住血肿的最高点，同时迅速打开后腹膜，找到出血点。如果是动脉损伤，伤及的往往是腹主动脉或邻近腹主动脉的左右髂总动脉，压力较高，最好请血管外科的大夫进行修补，因为阻断大动脉的专业性较强，不是一般的妇科大夫能够应付的。如果是静脉损伤往往是下腔静脉或其附近的右侧髂总静脉，由于静脉的压力比较低，在充分游离静脉后可以比较容易地进行阻断缝合。由于是穿刺器导致的损伤，破口都不会较大，在紧急情况下任何种类的缝线都可以进行缝合。

手术进行中造成的损伤可发生在手术涉及的任何部位，此时的损伤由于是发生在手术进行当中，止血可以比较及时，从我们的经验来看多数可经腹腔镜完成修补，缝合以“8”字缝合为好，其缝合覆盖面积大，不易割裂血管壁；在静脉张力不太大的部位甚至可用双极电凝来完成止血，但需要经验，不能大块地钳夹和长时间地电凝；对于下腔静脉的出血，如果不敢缝合，在破口处覆盖较厚的止血材料，然后缝合后腹膜对止血材料进行固定和加压也是一种不错的止血方法，其他位置的出血由于没有相应合适的腹膜对止血材料进行固定和加压，多数情况下无法使用。

（2）损伤的部位：手术涉及的任何位置都有可能被损伤，以邻近左右髂总静脉汇合部位上 2cm 处，下腔静脉的前面（此处有一小静脉分出，容易被拽断）（图 30-2-24），位于第五腰椎前面、左右髂总动脉之间的左侧髂总静脉（图 30-2-25），左右髂外静脉的末端，以及髂内静脉起始端周围的所谓“狼窝”等部位都是比较多见的损伤部位。除下腔静脉前面的损伤可以使用止血材料覆盖止血以外，其他部位的出血多数需要缝合止血，相对于下腔静脉的损伤来讲缝合比较容易。“狼窝”部位的缝合止血要特别注意出血部位附近的由梨状肌下孔穿出盆腔的坐骨神经，不能在没有看清坐骨神经的情况下进行盲目的电凝和缝合，避免损伤坐骨神经。

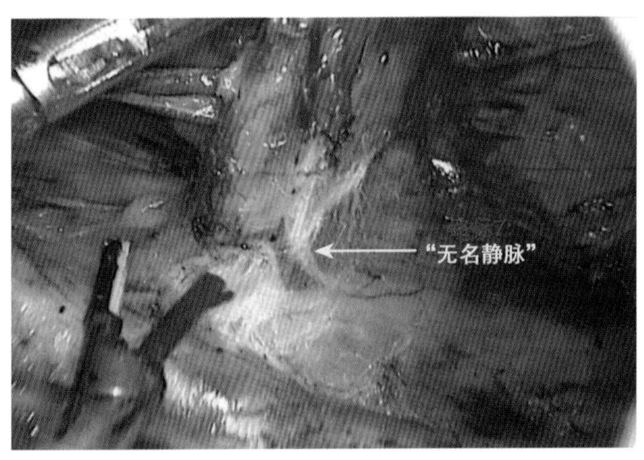

图 30-2-24　无名静脉

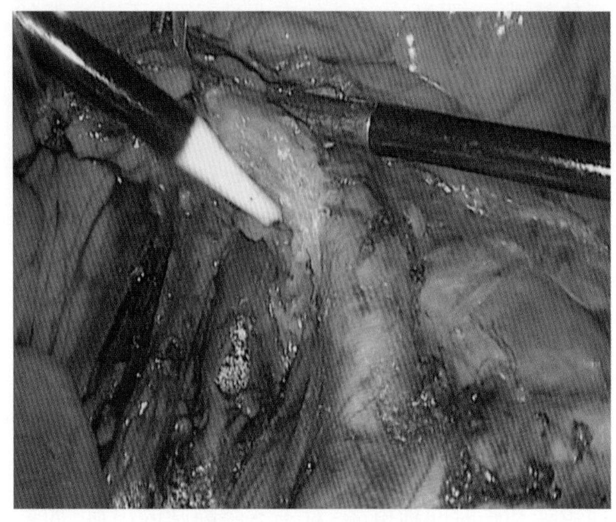

图 30-2-25 左侧髂总静脉

2. 输尿管损伤 输尿管损伤的位置多见于输尿管跨过髂动脉的附近和即将进入膀胱前的 2cm 附近，损伤的形式有术中直接的机械性损伤和由于热损伤导致的术后慢性缺血性坏死，如果后者未能在术中及时发现，将造成患者的二次非预期手术。术中发生的轻微损伤，均可通过术中经膀胱镜置入"DJ"管来解决，或在置入"DJ"管的基础上稍加修补，尽可能避免输尿管的端-端吻合，以避免输尿管狭窄，庆幸的是，在内膜癌分期手术当中横断损伤输尿管中下段的机会比较少，避免了输尿管的端-端吻合。多数损伤发生在进行筋膜外子宫切除时输尿管的末端，及时正确判断此处是否存在损伤可以避免术后的非预期二次手术。术后阴道一旦出现输尿管末端瘘应立即行腹腔镜下的输尿管膀胱植入术，不用等待输尿管损伤部位水肿的消退，因为输尿管膀胱植入术是将输尿管断端插入新鲜切开的膀胱内，将膀胱壁与输尿管侧壁缝合在一起，不存在器官之间的端-端吻合，血运比较好，易于愈合，因此不必等待输尿管瘘口处水肿的消退。在泌尿外科大夫的指导下妇科肿瘤大夫完成这种手术是没有问题的。

3. 肠管损伤 晚期卵巢癌不主张由腹腔镜来完成，除了不易达到满意的减灭术以外，损伤肠管的机会也比较多，在根治性子宫切除术时有可能遇到，在内膜癌手术中比较少见，由于妇科恶性肿瘤手术术前均经过肠道的准备，因此在术中进行腹腔镜下的肠道修补术是可行的，使用可吸收线间断缝合两层，术后放置盆腔引流管。在复杂的子宫内膜异位症和困难的子宫切除术中由于粘连较重，因此肠管的损伤比较多见，术毕要仔细检查肠管是否有破损或损伤变薄的地方，及时修补，并放置引流管，术后密切观察引流液和体温变化，一旦体温升高和引流液有粪臭味要立即开腹探查。

4. 膀胱损伤 术中发生的膀胱损伤较大的破口比较容易发现，小破口不易被发现，如果术中或手术即将结束时发现尿液引流袋有气体胀满，应仔细检查膀胱，发现破口。术中发现的损伤均可经过简单的连续缝合进行修补，需要注意的是缝合时避开输尿管开口，缝合结束后进行膀胱充水试验，观察缝合处是否有漏液，必要时膀胱镜检查双侧输尿管开口处喷尿情况。

处理上较为被动的损伤依然是热损伤导致的术后缺血性坏死，这种损伤由于膀胱肌壁的水肿短期内不能修补，需要留置导尿管至少 3 个月后方可修补。采用的方法多为经阴道的修补术，即"向心修补法"，对原有的破口不做切除，围绕原有破口的外约 4~5mm 用镰状刀片切开一圆形切口至黏膜下层，对折缝合内圈组织的边缘，然后再缝合外圈组织的边缘并将内圈组织覆盖。此种缝合的优点在于内外两圈缝合的都是新鲜组织，而且没有切除破口周边的组织导致破口扩大，也没有损伤输尿管开口之虞。

腹腔镜下盆腔及腹主动脉旁淋巴结切除术在国内开展的近 20 年的时间中积累了大量的经验和教训，腹腔镜下淋巴结等切除显示了它除无须开腹以外独有的特点，出血少、切净率高、便于教学、节省术者体力等，以至于其成为子宫内膜癌首选的手术方式。但在其普及的过程中也出现了诸多的问题，例如并发症的增加，主要原因在于培训体系不够健全，对能量器械的原理不清楚，只从表面上模仿使用，这些都有待加以改进。尽管如此，腹腔镜下淋巴结等切除为妇科恶性肿瘤等手术治疗提供了前所未有的支持。

（康 山）

第 3 节　腹腔镜与子宫内膜癌

一、概述

子宫内膜癌是发生于子宫内膜的一组上皮性恶性肿瘤,以来源于子宫内膜腺体的腺癌最为常见。发病率约占女性生殖系统恶性肿瘤的 20%~30%,并随预期寿命的延长而增加。在北美和欧洲,子宫内膜癌是最常见的女性生殖道肿瘤,是位列乳腺癌、肺癌和结直肠癌之后的第四个最常见的女性肿瘤;在中国,子宫内膜癌也是仅次于宫颈癌的第二大常见妇科肿瘤。早期子宫内膜癌治疗预后较好,5 年生存率为 80%~85%。目前子宫内膜癌的治疗原则是以手术为主,辅以放疗、化疗和内分泌治疗的综合治疗(表 30-3-1)。随着微创技术发展及手术器械改进,腹腔镜手术已成为目前子宫内膜癌手术治疗的首选方式。

表 30-3-1　子宫内膜癌手术病理分期(FIGO 2009)

FIGO 分期	描述
Ⅰ①	肿瘤局限于子宫体
ⅠA①	无肌层浸润或浸润肌层深度<1/2
ⅠB①	浸润肌层深度≥1/2
Ⅱ①	肿瘤浸润宫颈间质,但未超出子宫外②
Ⅲ①	局部和/或区域的扩散
ⅢA①	肿瘤侵犯子宫浆膜层和/或附件③
ⅢB①	阴道和/或宫旁受累③
ⅢC①	盆腔和/或腹主动脉旁淋巴结转移③
ⅢC1①	盆腔淋巴结阳性
ⅢC2①	主动脉旁淋巴结阳性和/或盆腔淋巴结阳性
Ⅳ①	肿瘤侵犯膀胱和/或直肠黏膜,和/或远处转移
ⅣA①	肿瘤侵犯膀胱和/或直肠黏膜
ⅣB①	远处转移,包括腹腔内和/或腹股沟淋巴结转移

注:①任何 G1、G2 或 G3;②累及宫颈管腺体分为Ⅰ期而不是Ⅱ期;③腹水细胞学阳性必须单独报告,不改变分期

二、子宫内膜癌的病理类型

Ⅰ型:子宫内膜样腺癌,占 80%~90%。该类型子宫内膜癌的发生与长期、无孕激素对抗的高雌激素刺激关系密切,早期转移较少,对孕激素治疗敏感,肿瘤预后较好。

Ⅱ型:非子宫内膜样癌组织类型,包括浆液性、透明细胞、未分化、小细胞、癌肉瘤等。该类型子宫内膜癌的发生与雌激素关系不密切,而主要与基因异常关系密切,恶性程度高,早期即可发生淋巴结或远处转移,预后较差。

三、子宫内膜癌分化程度

子宫内膜癌肿瘤细胞分化程度分为高、中、低分化,即 G1、G2、G3 三个级别,少数可能为未分化或去分化。肿瘤分化越差,恶性程度就越高,发生浸润和早期转移的概率就越大,预后就越差。

四、子宫内膜癌预后不良的高危因素

根据 2015 年国际妇产科联盟(International Federation of Gynecology and Obstetrics,FIGO)妇癌报告,子宫内膜癌患者预后不良的高危因素有以下 5 项:G3 级肿瘤(分化差)、肌层浸润>50%、淋巴脉管间隙浸润、非子宫内膜样癌组织类型、宫颈间质浸润。

五、术前检查和术前准备

子宫内膜癌与其他妇科肿瘤相似,绝大多数都需要手术治疗,且腹腔镜手术较开腹手术有较大优势,术前需要全面了解患者病情、合并症状态、肿瘤初步分期,并结合病史做好相应的检查和准备工作方能保证手术治疗效果和围手术期安全。

(一)术前化验和检查排查手术禁忌

术前常规的化验和检查包括:血液、尿液甚至粪便常规检测,血型鉴定、肝肾功能、血糖、血脂、甲状腺功能、术前免疫八项(包括乙肝两对半、丙肝、HIV 和梅毒血清学)、凝血功能、宫颈脱落细胞学、HPV 检测(必要时)、心电图、胸片、女性内生殖器超声检查等。子宫内膜癌患者还应常规进行上皮性肿瘤标志物(包括 HE4、CA125、CA199、CA153、CEA 等)检测,肝、胆、胰、脾、腹膜后淋巴结、双肾、输尿管和膀胱等脏器超声检查、盆腔 MRI,必要时腹部或全身 PET/CT 检查;下肢深静脉超声检查有助于了解是否存在静脉曲张、血流缓慢、术后血栓形成的可能性;

此外还应检测女性激素水平，了解术后出现低雌激素症状的可能性。对于存在合并症者，还需要有针对性地进行相应脏器功能和可能并发症发生概率的检查和评估，如心脏超声检查、动态心电图和血压监测、肺功能检查和血气分析、静息状态血氧饱和度、头颅 CTA 或 MRA、脑电图、颈部超声检查等。此外，手术相关人员必须对患者进行全身查体和妇科检查。对于存在的问题需要预先会诊处理或纠正，确定无明确禁忌证后方可安排手术。

（二）手术时间选择

施行手术时间选择在月经干净后 3~7 天为宜。月经干净后 1 天即可住院进行必要的术前准备，如阴道准备、肠道准备等。子宫内膜癌患者常有不规则出血，必要时药物或刮宫止血，以便尽早安排手术。

（三）阴道准备

术前阴道局部清洁消毒在子宫内膜癌患者腹腔镜手术中相对重要，因为术中需要经阴道安放举宫器和取出切除的组织标本等多种操作，逆行感染概率较大，局部彻底清洁消毒有助于减少术后创面感染而影响阴道残端切口愈合。术前通常采用稀碘伏溶液或 1∶5 000 高锰酸钾溶液等消毒制剂阴道灌洗，每天 1 次，连续 3 天；有出血者可改用碘伏溶液擦洗阴道，每天 2 次。达到清洁阴道、防止经阴道手术操作引起的逆行感染的目的。

（四）肠道准备

子宫内膜癌患者手术范围广，需要清扫腹主动脉旁淋巴结至肾静脉水平，部分患者还需要切除大网膜、转移病灶等，术前肠道准备需要非常充分，要求不能有肠管内粪便、积气等，以免影响手术操作，同时也为术中可能发生的胃肠道损伤或病变切除后的及时修补创造条件；特别是采用腹腔镜手术，对肠道准备要求更高，尤其需要消除气管插管所致胃内积气，必要时安放胃管并减压。术前肠道准备中，过去采用的口服抗生素（链霉素或庆大霉素、红霉素、甲硝唑三联或二联）3~5 天，现在已很少使用；但术前一天口服洗肠液和术日晨起的肥皂水清洁灌肠可以有效清除肠道粪便和积气，仍在广泛采用；术前不常规安放胃管，但术中发现胃内积气明显、影响手术暴露和操作者，需要留置胃管，抽出胃内气体。

（五）术前充分的知情同意

术前的知情同意过程和知情同意书的签署尤其重要。术前知情同意的内容包括本次手术目的、方法、途径、手术的利与弊、术中术后可能的并发症和后遗症以及相应的防治方法和措施、术后进一步治疗的可能性和治疗方法及利弊、可供选择的替代治疗方法及其利弊等。此外，还需根据每位患者的具体情况做出特别交代和提醒，特别是合并症的纠正和对策，以便于患者做出恰当或其顺意的抉择。有时候，非手术疗法可能更适合某些特别的患者，尤其是高龄体弱、合并症多或无法纠正使手术治疗的利大于弊者。对于患者及其亲属提出的所有问题，原则上都应耐心细致地一一解释清楚，并给患方足够的思考和讨论时间，在得到患者夫妻双方乃至亲属充分知情同意后方可签署手术知情同意书；有多位亲属参与决策者，可请他们一起来参加知情同意过程，以免逐个给每一位亲属解释相关事宜而浪费医师的时间和精力。对于手术风险极高且不得不手术者，必须报请医务管理部门批准，并请医务管理部门相关人员参与知情同意过程，甚至录像存档。

（六）术前 24 小时内的准备

手术前 24 小时内需要完成的准备工作包括：签署知情同意书、腹部及会阴皮肤准备、脐部清洁、药物皮试、必要时交叉配血或合血、预防性抗生素准备、继续阴道冲洗或擦洗、口服洗肠液等。还有洗澡、头发、指甲等个人卫生清理、衣物穿戴等基本要求，需要向患者交代清楚并督导执行。饮食控制需要谨慎，目前已不主张术前禁食或流质饮食，而是主张正常饮食，术前一晚入睡后至手术前不再进食即可。必需的治疗药物仍需坚持，但注意尽可能少量饮水服药，必要时改舌下含服、静脉或肌注药物治疗。

需要特别注意的是，手术前 24 小时内，管床医师及其主治医师应该对患者的病历书写、体格检查、化验检查结果以及合并症相关的治疗措施进行梳理。术前讨论可以提前或在手术前 24 小时内完成，主刀医师必须参加，其他参与手术的医师也都应参加；讨论过程中，应制订好手术方案，对术中可能发生的问题和对策以及需要使用的器械、设备、材料等进行梳理，并在手术前 24 小时内或更早提交相关材料给手术室以便做好充分准备。

手术当天晨起肥皂水清洁灌肠，除开腹手术需术前 30 分钟留置导尿管外，腹腔镜手术者建议术中消毒铺巾后留置导尿管。

六、手术决策

1. 手术适应证 子宫内膜癌的治疗原则是以

手术为主,辅以放疗、化疗和内分泌治疗的综合治疗。因此,凡能耐受手术的子宫内膜癌病例,均应首选手术治疗,以确定手术-病理分期、肿瘤类型、分化程度和预后不良的高危因素。

2. 术前评估

(1)子宫内膜癌肿瘤学及其高危因素评估:术前需得到明确的组织学诊断、明确肿瘤细胞分化程度,并结合CA125、CA199、HE4等肿瘤标志物水平,以及妇科超声检查、盆腔MRI、腹部或全身PET/CT等影像学检查结果,明确子宫大小、病灶大小、子宫肌层浸润深度、宫颈黏膜或间质受累情况、盆腔及腹主动脉旁淋巴结是否增大转移、子宫外转移病灶的部位、范围、大小、与周围器官或组织的关系,初步判定肿瘤分期和存在高危因素,以确定手术具体的路径和范围。虽然子宫内膜癌患者首选腹腔镜手术,但对于子宫过大,若采用腹腔镜手术存在操作空间狭小或无法按照肿瘤手术学无瘤原则的要求完成手术,抑或可能造成严重致死性并发症者,应考虑开腹手术或改用非手术疗法。然而,对于肥胖患者,腹腔镜手术较开腹手术更具优势。

(2)手术耐受性评估:子宫内膜癌手术的范围广、暴露难、时间长、麻醉风险高,术前应结合患者年龄,充分评估患者心、肺、肝、肾、胰、脑、甲状腺等脏器功能状态。合并高血压、糖尿病、高脂血症、肥胖、脂肪肝、血栓性疾病、脑梗历史、冠心病、心脏支架术后、凝血功能障碍或高凝等疾病的患者,应术前请相关科室会诊处理,改善或稳定患者合并症状态,充分评估患者是否能够耐受腹腔镜手术。明确有否手术禁忌证,禁忌证是否能够尽快纠正,或能否承受姑息性手术。若患者年龄太大、身体虚弱或因合并症等无法承受手术者,可选择放疗、化疗以及内分泌治疗;能承受较短时间手术者,可选择姑息性手术;一般情况良好,能承受手术者,可行手术治疗。微创化是现代临床医学的重要观念和原则,达芬奇机器人辅助腹腔镜手术、单孔腹腔镜技术在妇科领域的应用进一步丰富和发展了腹腔镜手术治疗的途径和选择。以上各种方式的腹腔镜手术应根据具体医疗单位、地区医疗水平及医师技术和设备条件选择,腹腔内的手术范围、步骤大致相同。

3. 麻醉方式　子宫内膜癌患者腹腔镜手术的麻醉方式建议采用全身麻醉。

4. 手术范围　子宫内膜癌的手术,根据手术目的的不同分为两大类:分期手术(staging surgery)和肿瘤细胞减灭术(cytoreductive surgery,CRS)。分期手术的主要目的是切除所有可能发生转移或浸润的器官或组织,以获得病理确认其最终手术-病理分期以及是否存在各种高危因素,指导术后补充治疗;适用于临床疑似FIGO Ⅰ~Ⅱ期患者;现有的研究表明,子宫内膜癌分期手术非常适合采用腹腔镜途径,其较开腹手术具有相当的肿瘤学分期效果,同时还具有非常好的微创优势,特别是肥胖患者。肿瘤细胞减灭术的目的是最大限度地减少肿瘤负荷,为后续治疗创造条件,除了切除所有可能发生转移或浸润的器官或组织外,还需要切除其他所有肉眼可见的或影像学检查证实的转移性肿瘤组织;适用于临床考虑FIGO Ⅲ~Ⅳ期的晚期子宫内膜癌患者;是否采用腹腔镜途径,因晚期子宫内膜癌较少见,尚无一致性意见。

(1)分期手术:子宫内膜癌分期手术因术前分期和肿瘤细胞学类型不同而各不相同。①FIGO Ⅰ期、Ⅰ型子宫内膜癌患者的分期手术范围包括:筋膜外全子宫切除、双侧附件切除、盆腔及左肾静脉水平以下的腹主动脉旁淋巴结切除。该部分患者中,局限于子宫内膜的高分化癌且强烈要求保留卵巢的年轻患者可以考虑保留卵巢。②FIGO Ⅰ期、Ⅱ型子宫内膜癌患者的手术范围包括:在筋膜外全子宫切除、双侧附件切除、盆腔及左肾静脉水平以下的腹主动脉旁淋巴结切除基础上,需加做大网膜切除术(omentectomy)。③FIGO Ⅱ期患者,手术切除的器官和组织与FIGO Ⅰ期相似,但子宫切除时宫颈旁组织切除范围存在争议。根据NCCN 2017子宫体肿瘤诊治指南推荐,可选择筋膜外全子宫切除或次广泛子宫切除(Q-M分类法B型)。

(2)肿瘤细胞减灭术:子宫内膜癌肿瘤细胞减灭术的手术范围包括全子宫切除、双侧附件切除、盆腔及腹主动脉旁肿大或肿瘤转移的淋巴结切除、大网膜切除,以及最大限度的转移瘤切除。手术原则是彻底切除肿瘤原发灶和所有转移灶,努力达到切净或理想的肿瘤细胞减灭术,以期提高术后化疗、放疗、激素治疗以及靶向治疗的疗效。

七、手术步骤

(一)腹腔镜分期手术

具体操作步骤如下:

1. 患者体位　通常采用大腿低平或大腿位置可调节的膀胱截石位,有利于腹腔镜手术时腹主动脉旁淋巴结切除操作。患者臀部应超出手术床缘5~10cm,方便经阴道手术操作和举宫。

2. 消毒铺巾　消毒范围上界达乳晕下缘，两侧达腋中线或腋后线，下界达大腿中下 1/3 交界处；会阴部消毒范围与经阴道手术相同，同时还要进行阴道消毒。铺巾时需要露出脐部及整个下腹部，两侧界达左右锁骨中线；外阴手术野同刮宫手术，需要露出尿道口和阴道口，肛门部需遮盖；阴阜区可用一条横行窄带遮盖以分隔腹部和阴部手术野。

3. 留置导尿管　铺巾完毕后按常规留置气囊导尿管并保持引流通畅，尿管插入 10~15cm 以上方可囊内注入生理盐水，避免气囊在尿道内时注水膨胀致尿道损伤，注入量 10ml 即可，注入过多可能影响举宫或下推膀胱等操作。

4. 进入腹腔　巾钳钳夹脐部下缘两侧提起，纵行切开皮肤 10mm，气腹针穿刺成功后注入二氧化碳至气腹压力达到 13~14mmHg，10mm 套管针垂直于腹壁穿刺（观察孔）进入腹腔，置入腹腔镜，在腹腔镜监视下切开皮肤、穿刺置入其他的 5mm 操作孔套管针。

5. 腹腔探查　置入腹腔镜和操作器械，采取头低臀高位，全面探查腹腔内腹膜、横膈、肝、胆、脾、胃、肠、网膜、阑尾、子宫、附件情况，分离粘连（图 30-3-1），明确有无肉眼可见转移病灶，初步确定手术分期，从而确定是进行分期手术还是肿瘤细胞减灭术。

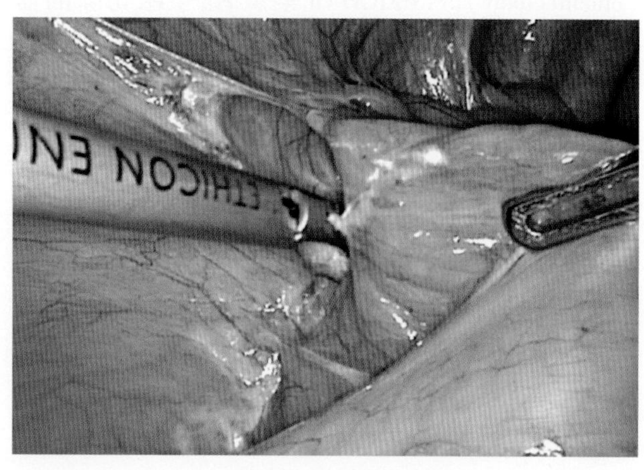

图 30-3-1　粘连分离

6. 安放举宫器　经阴道放置举宫器以操纵子宫，放置过程中注意宫腔方向和宫颈管紧张度，避免宫颈撕裂出血和子宫穿孔。

7. 腹腔冲洗液留取　生理盐水冲洗腹腔、盆腔腹膜及子宫、卵巢和输卵管表面，抽取直肠窝内冲洗液（图 30-3-2）100ml 送细胞学检查。

8. 阻断输卵管　操纵子宫，显露和提起输卵管，于输卵管峡部距离宫角约 1cm 处或靠近子宫角部，双极电凝凝闭阻断（图 30-3-3）。

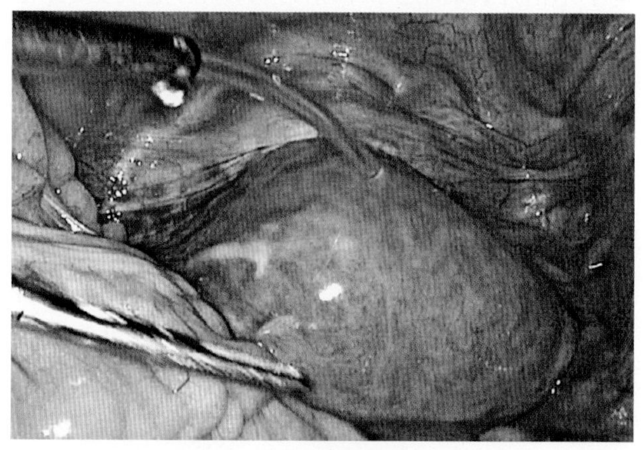

图 30-3-2　留取腹腔冲洗液

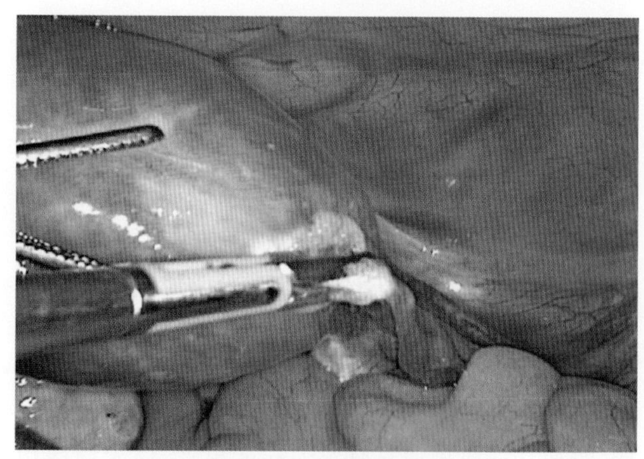

图 30-3-3　阻断输卵管

9. 腹主动脉旁和髂总淋巴结清扫　采用最大限度头低位，将小肠及大网膜向上腹部推开，看清楚右侧输尿管走行，沿右侧髂总动脉表面纵行打开后腹膜（图 30-3-4），远端达髂总动脉分叉处以下水平，暴露右侧髂总动脉及腹主动脉分叉，然后继续向上打开后腹膜，沿腹主动脉前方直达十二指肠悬韧带根部水平；助手拉开或挑起后腹膜成帐篷状，分离腹膜后间隙直至看清右侧输尿管与腰大肌，显露腹主动脉、下腔静脉、右侧髂总动静脉前方和右侧以及右侧输尿管走行和卵巢动静脉起始部（图 30-3-5）；于右侧髂总动脉近端起始部前方打开动脉鞘，向上沿腹主动脉前方解剖分离动脉鞘至左肾静脉下方水平；分离下腔静脉下段与前方淋巴结脂肪组织之间的间隙，沿此间隙向上分离切除下腔静脉前方及其与腹主动脉之间的淋巴结和脂肪组织，直至左肾静脉下方水平（图 30-3-6）；向右侧翻起淋巴结和脂肪组织，显露下腔静脉右侧，看清右侧输尿管和卵巢动静脉走行，紧贴下腔静脉右侧壁自上而下切除右侧腹主动脉旁和髂总淋巴结和脂肪组织（图 30-3-7），经输尿管和卵巢血管与腰大肌之间的间隙放置于右侧髂窝内（图 30-3-8）。寻找肠系膜下动脉起始部（图 30-3-9），分离显露腹主动脉下段左侧间隙，向下沿髂总动脉前方打开后腹膜至左侧髂总动脉分叉以下水平，并向外侧推开，显露左侧髂总动脉外侧间隙，看清楚左侧输尿管中段和卵巢血管并向外侧推开，直至看清左侧腰大肌（图 30-3-10）；在肠系膜下动脉起始部向上分离显露腹主动脉左侧间隙，看清楚并向外侧推开左侧输尿管和卵巢血管，直至看清左侧腰大肌及左侧肾静脉（图 30-3-11）；贴近腹主动脉左侧壁，在左侧肾静脉下方切断并向下逐步分离切除淋巴结和脂肪组织（图 30-3-12），包括切除左侧髂总淋巴结，直至左侧髂总动脉分叉以下水平（图 30-3-13）。将切除的左侧腹主动脉旁和髂总淋巴结和脂肪组织经左侧输尿管和卵巢血管与腰大肌之间的间隙放置于左侧髂窝内。

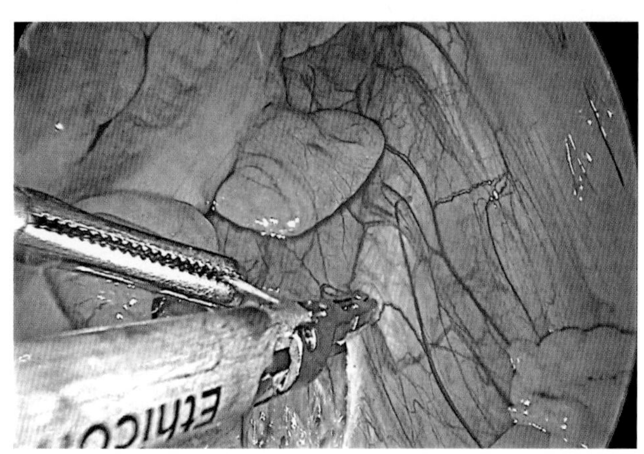

图 30-3-4　打开后腹膜

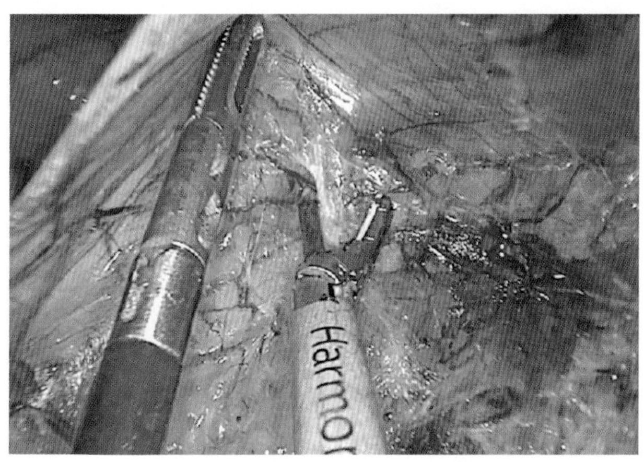

图 30-3-5　显露右侧输尿管和卵巢动静脉起始部

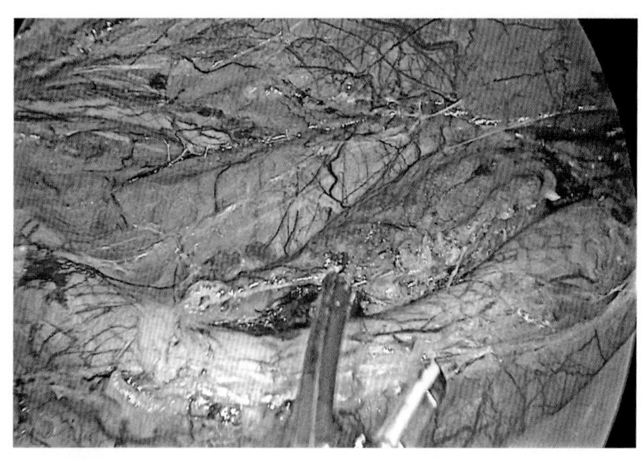

图 30-3-6　显露腹主动脉前方及右侧至肾静脉水平

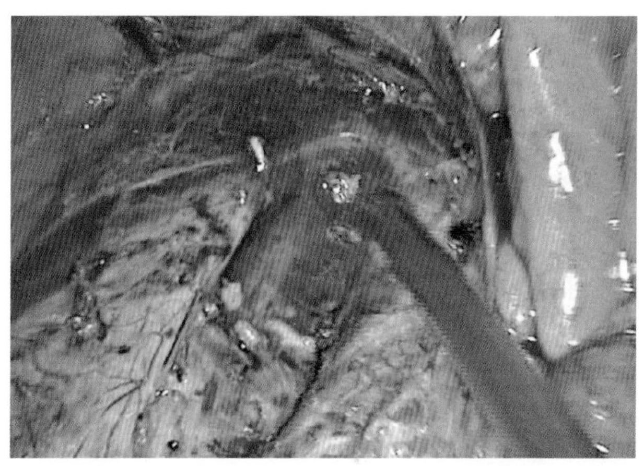

图 30-3-7　腹主动脉前方及右侧淋巴结切除后

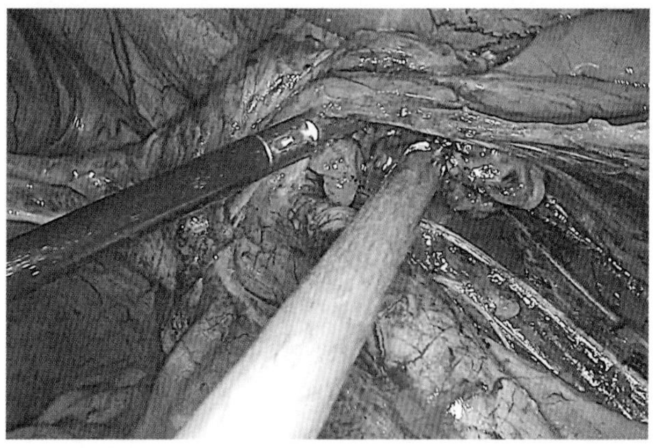

图 30-3-8　腹主动脉前方及右侧淋巴结放置于右髂窝腹膜后

10. 骶前淋巴结切除　在腹主动脉分叉处下方，沿两侧髂总动脉内侧打开动脉鞘，分离左侧髂总静脉与前方淋巴结和脂肪组织间隙，逐步向下向两侧分离该间隙，直至骶骨岬前方，切断该处下方的淋巴结、脂肪组织和腹膜（图 30-3-14、30-3-15）。

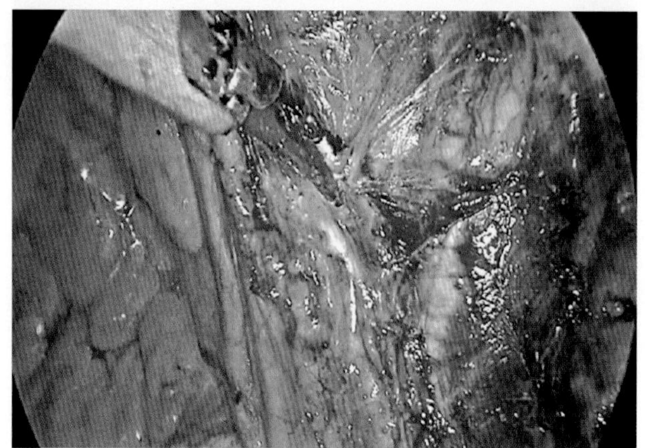

图 30-3-9　显露肠系膜下动脉起始部

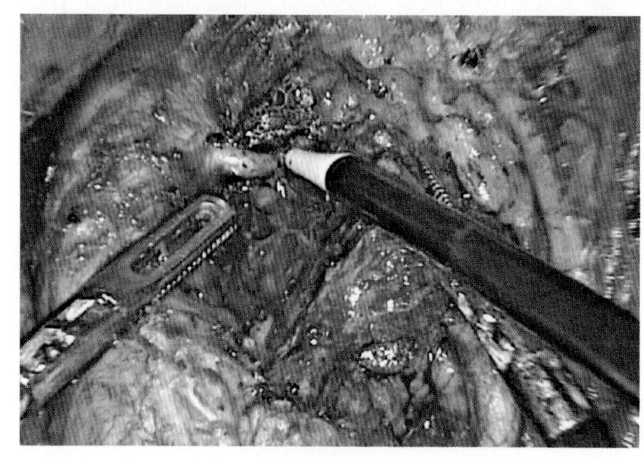

图 30-3-12　腹主动脉左侧淋巴结切除

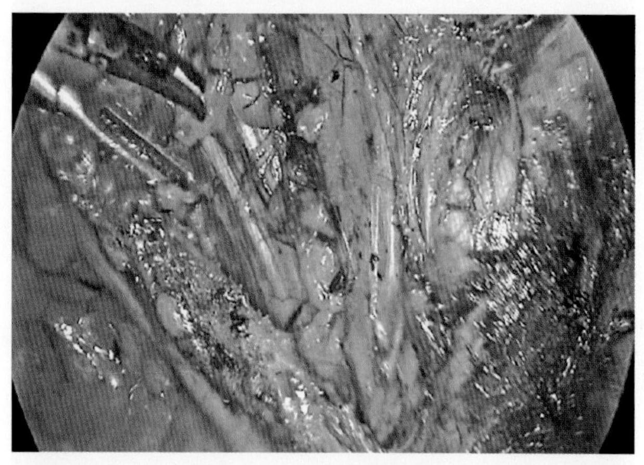

图 30-3-10　显露腹主动脉下段左侧及左侧髂总动脉外侧间隙

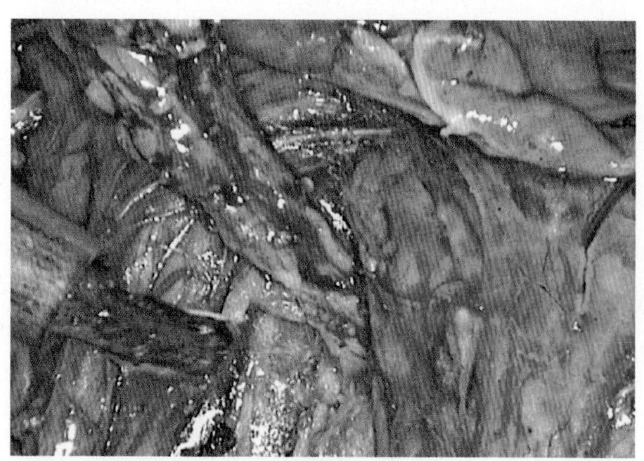

图 30-3-13　左侧髂总淋巴结切除

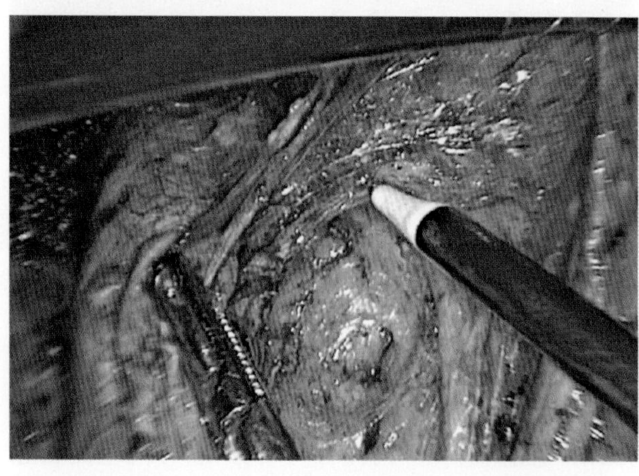

图 30-3-11　显露腹主动脉左侧间隙和左侧肾静脉

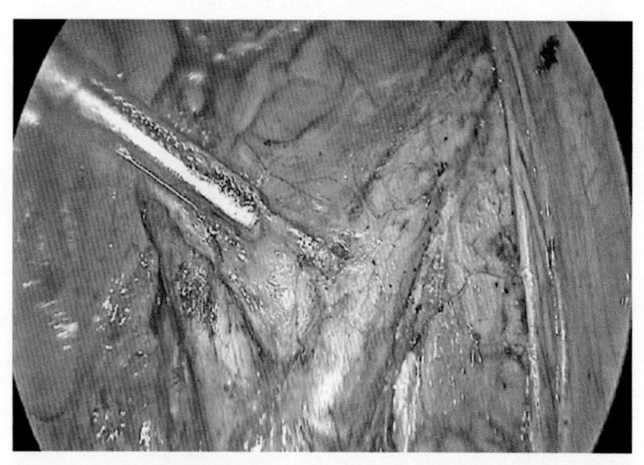

图 30-3-14　骶前淋巴结切除

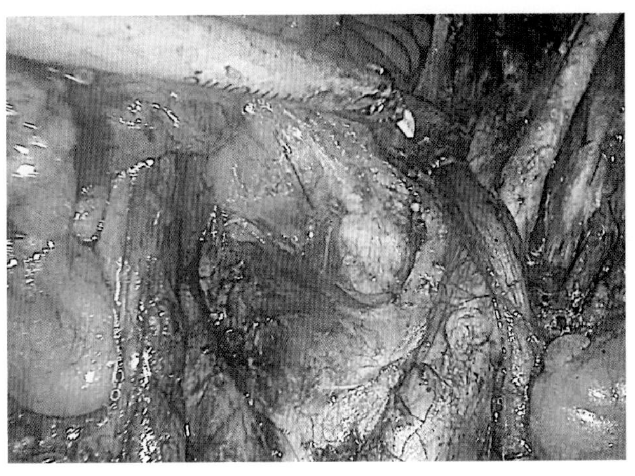

图 30-3-15　骶前淋巴结切除完毕

11. 卵巢血管高位结扎　提起卵巢血管，靠近回盲部处打开漏斗韧带表面腹膜，沿此处至腹股沟管内口处连线，在髂外血管外侧 1~2cm 打开腹膜，分离腹膜后间隙，将腹膜向内侧翻起，看清输尿管走行，距输尿管 1cm 处向远端打开阔韧带后叶腹膜至子宫侧方，向近端充分游离卵巢血管至髂总动脉中段水平或更上方，保留输尿管表面带状腹膜，辨识输尿管后，结扎、塑料夹夹闭或双极电凝闭合漏斗韧带血管并切断（图 30-3-16）。

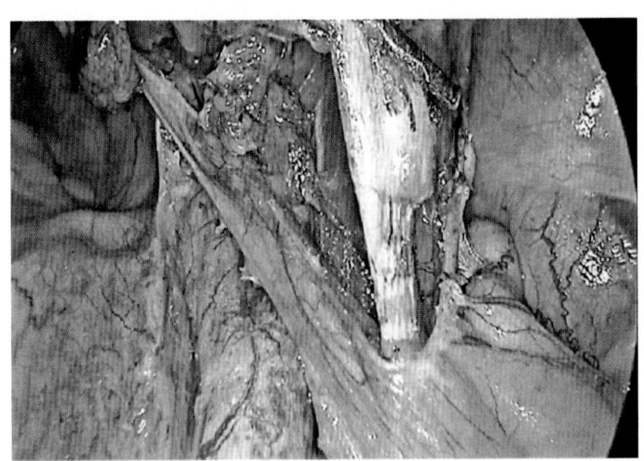

图 30-3-16　高位凝固闭合并切断卵巢血管（骨盆漏斗韧带）

12. 子宫动脉主干阻断　将子宫举向对侧，钳夹并向内侧牵拉输尿管附着处侧方腹膜切缘，充分解剖输尿管与髂内动脉之间的疏松组织间隙，看清子宫动脉起始部及跨输尿管处，在距髂内动脉 1cm 处，双极电凝闭合阻断子宫动脉（图 30-3-17）。

13. 圆韧带及阔韧带的处理　充分解剖阔韧带前后叶与盆侧壁疏松组织间隙，在圆韧带进入腹股沟管内口处双极电凝闭合后横断（图 30-3-18），向内侧牵拉圆韧带断端，沿此切开处至子宫峡部连线切开阔韧带前叶（图 30-3-19），并继续打开膀胱子宫反折腹膜至对侧。同样的方法处理对侧卵巢血管、子宫动脉主干、圆韧带和阔韧带。

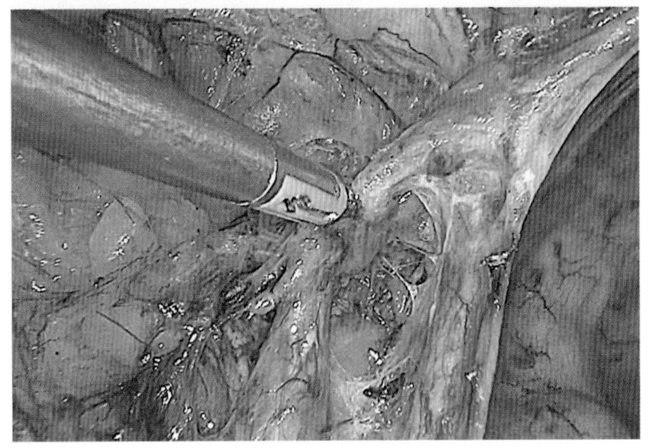

图 30-3-17　闭合子宫动脉主干

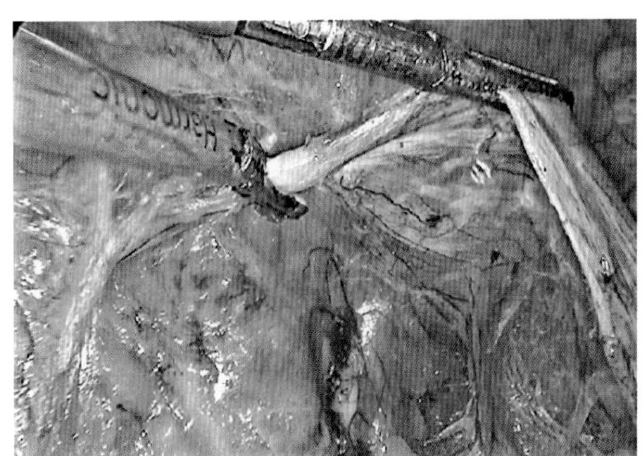

图 30-3-18　切断圆韧带

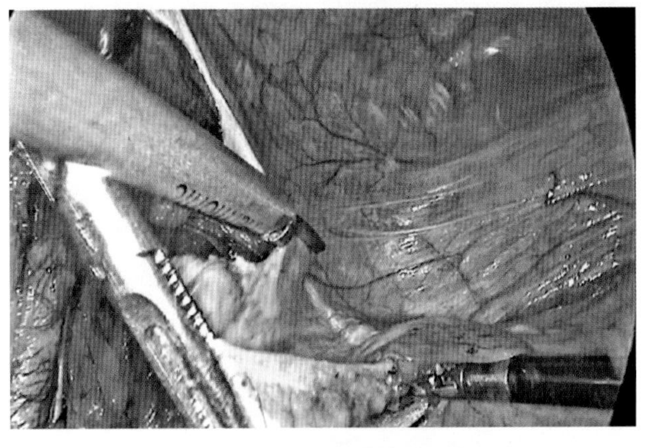

图 30-3-19　打开阔韧带前叶

14. 下推膀胱　充分上举子宫，钳夹提起膀胱子宫腹膜反折，分离膀胱宫颈、阴道间隙，直至阴道穹窿（举宫杯口）下 1cm，向两侧扩展至近子宫动静脉处（图 30-3-20）。

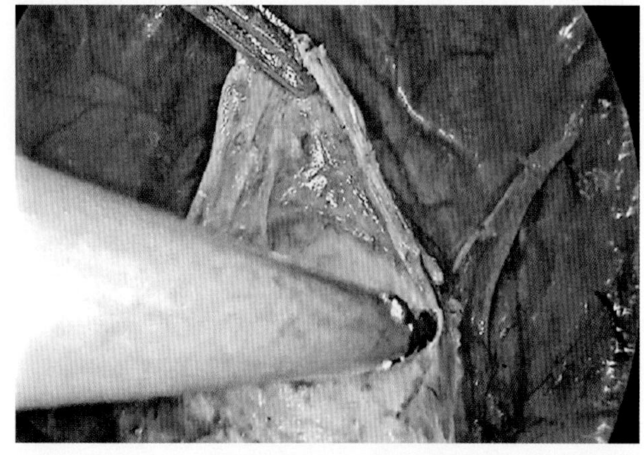

图 30-3-20 下推膀胱

15. 子宫动静脉和主韧带的处理 将子宫举向对侧，分离子宫峡部侧方疏松组织，显露子宫动脉升支及子宫静脉，在子宫峡部水平双极电凝子宫动静脉，充分凝固闭合后切断（图 30-3-21、30-3-22）。沿此切口向下，于子宫颈筋膜外侧分次凝固切断主韧带和骶韧带直至阴道穹窿（举宫杯口外缘）（图 30-3-23）。

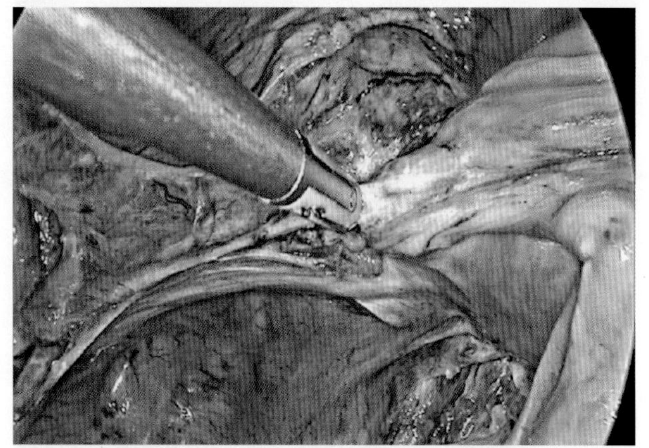

图 30-3-21 双极电凝闭合子宫动静脉

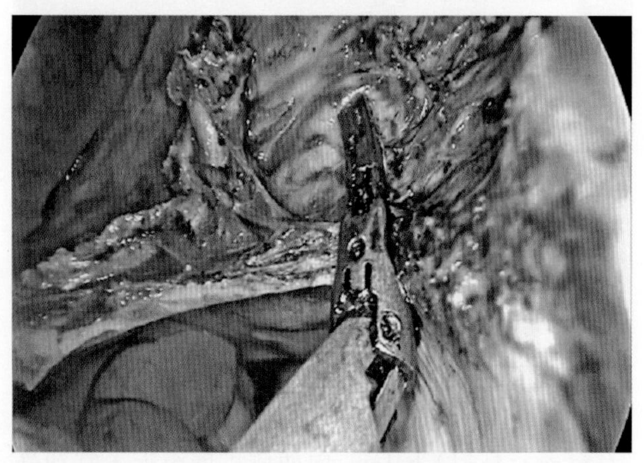

图 30-3-22 切断子宫动静脉

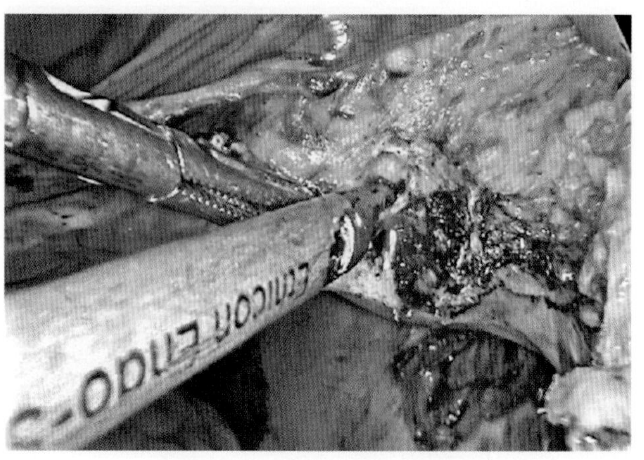

图 30-3-23 切断主韧带

16. 切开阴道穹窿、取出子宫和双侧附件 以举宫器杯沿作为切割指示点，采用单极电钩凝切，环形切开阴道穹窿（图 30-3-24）。子宫和双侧附件即可从阴道取出。取出子宫和双侧附件后，用装填纱布的手套或医用塑料袋堵塞阴道，以防止腹腔二氧化碳气体经阴道逸出而失去气腹（图 30-3-25）。双极电凝阴道、子宫动静脉和主韧带断端活动性出血点。

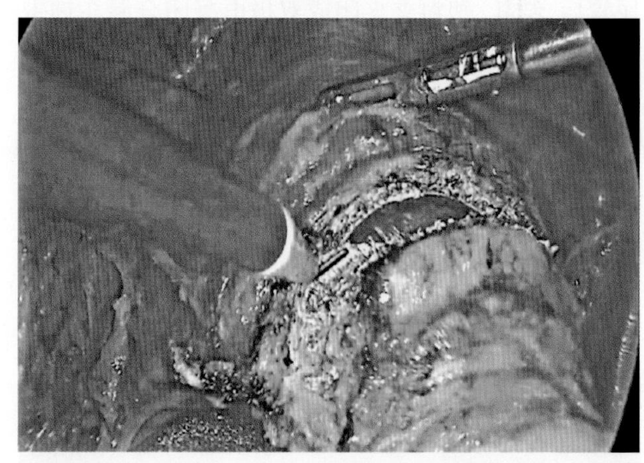

图 30-3-24 环形切开阴道穹窿

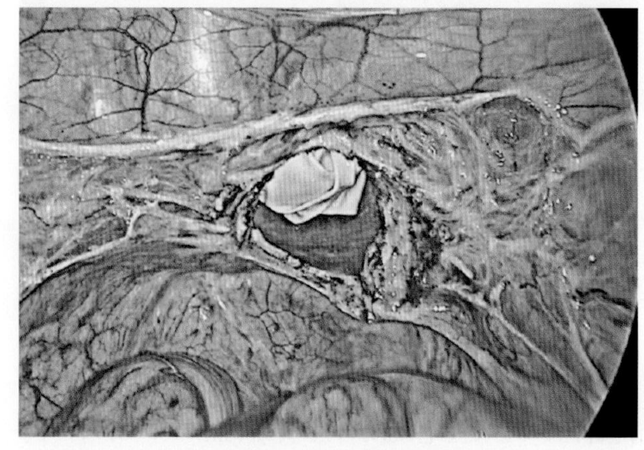

图 30-3-25 堵塞阴道

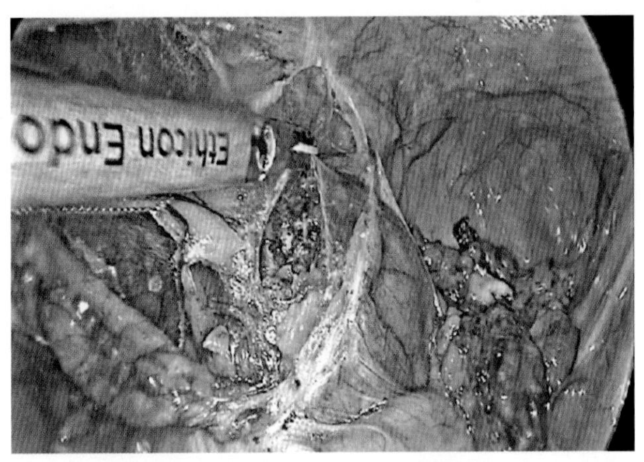

图 30-3-26 切开淋巴脂肪组织表面筋膜

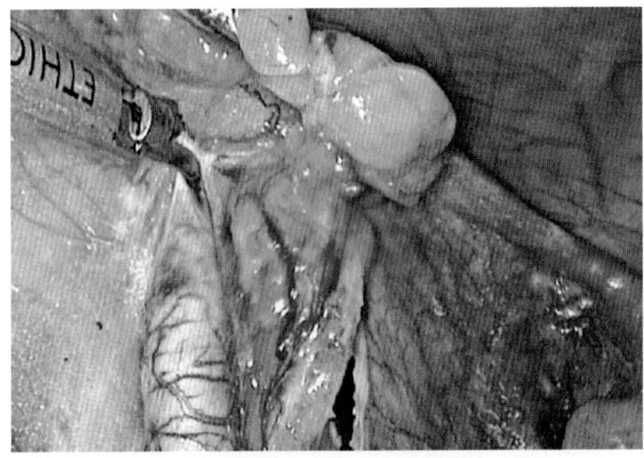

图 30-3-27 切开髂外动脉鞘

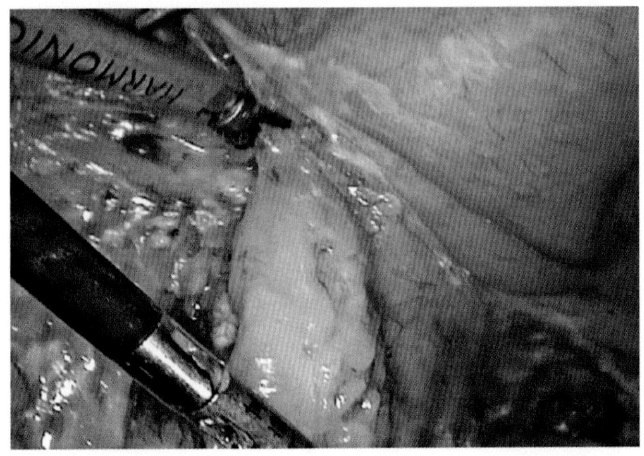

图 30-3-28 切断腹股沟深淋巴结远端淋巴管

17. **盆腔淋巴结切除** 切开放置于髂窝内的腹主动脉旁和髂总淋巴结和脂肪组织表面筋膜(图 30-3-26),将淋巴结和脂肪组织翻向内侧并提起,沿髂窝腹膜切缘切开腰大肌表面脂肪组织直达腹股沟韧带后方;向内侧牵拉提起髂外血管近端表面的淋巴结和脂肪组织,显露髂外动脉鞘并切开(图 30-3-27),直至看清旋髂深静脉,在旋髂深静脉浅面分离腹股沟深淋巴结(又称为髂外淋巴结远组),切断淋巴结远端淋巴管(图 30-3-28),向内侧及近端牵拉淋巴组织,分离切断髂外静脉鞘直至髂内外动脉分叉处(图 30-3-29)。向外侧拉开髂外动静脉血管,显露闭孔窝,贴近髂外静脉内侧缘,由近至远端分次切开髂外静脉内侧鞘膜组织至腰大肌表面(图 30-3-30),分离盆侧壁间隙至闭孔处,沿耻骨梳韧带内侧切断闭孔淋巴结远端淋巴管(图 30-3-31)。向外侧翻开淋巴结和脂肪组织,自髂内动脉起始部向远端寻找髂内动脉终支——闭锁脐动脉,向内侧牵拉,逐次分离其外侧间隙(图 30-3-32),显露髂内静脉及其属支,在髂内外静脉分叉处,小心分离切割脂肪和纤维组织,显露银白色闭孔神经近端(图 30-3-33);向外侧拨开闭孔神经,在髂内静脉及其属支浅面向远端逐次分离切断纤维脂肪组织、淋巴结和髂内动静脉细小分支或属支至闭孔处,完成淋巴结和脂肪组织切除(图 30-3-34)。同样方法切除对侧盆腔淋巴结。将连接在一起的同侧腹主动脉旁和盆腔淋巴结及脂肪组织(装入或不装入标本袋内)经阴道取出。

18. **大网膜切除**(仅适用于Ⅱ型子宫内膜癌患者) 患者取平卧位,于左侧锁骨中线或腋前线肋缘下新建 5mm 操作穿刺孔(图 30-3-35),向上翻开大网膜,显露横结肠中段和网膜囊后壁,距离横结肠 1~2cm 切开网膜囊后壁(图 30-3-36),先向右切开部分网膜囊后壁右侧,然后向左侧继续逐次切开至结肠脾曲(图 30-3-37);折返向上,距离胃壁 1~2cm 切除胃底区域网膜组织(图 30-3-38),然后从左至右,距离胃大弯 1~2cm 切除网膜囊前壁(图 30-3-39),注意尽可能保护胃网膜动脉弓;然后一并向右,距离胃壁和横结肠 1~2cm,逐次切除大网膜至结肠肝曲(图 30-3-40、30-3-41),折返向下,直至切除全部

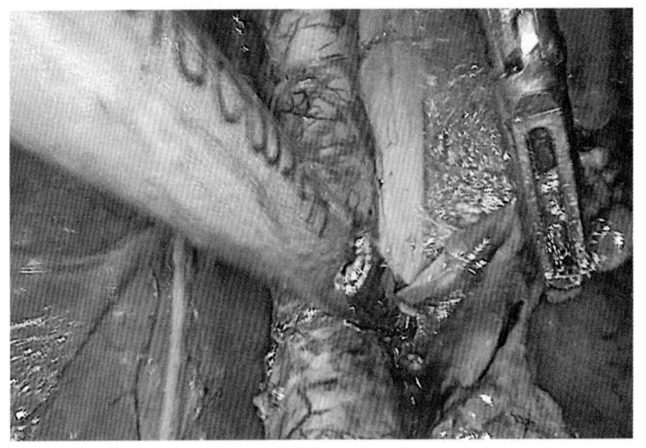

图 30-3-29 分离切断髂外静脉鞘

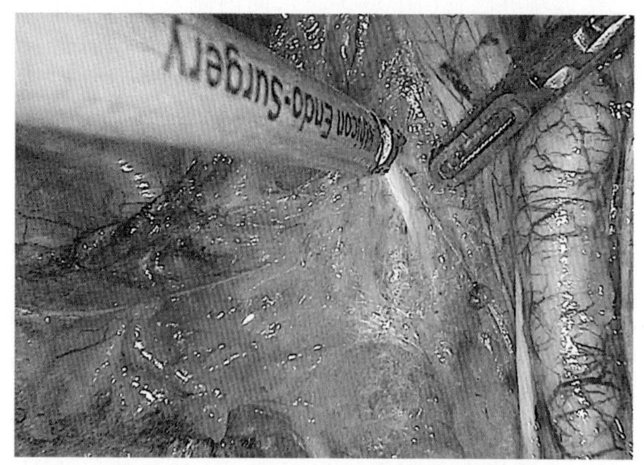

图 30-3-30　切开髂外静脉内侧鞘膜组织

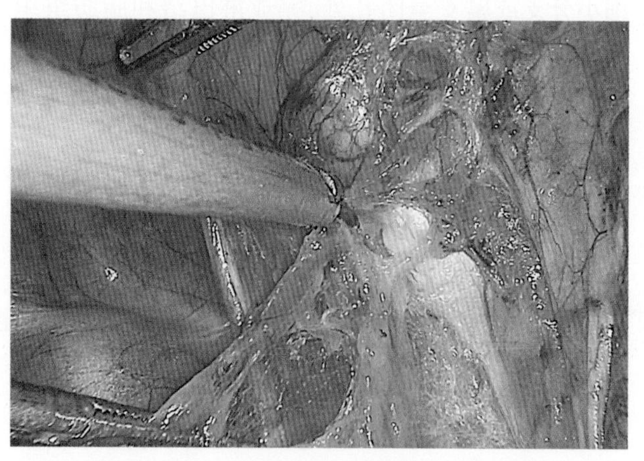

图 30-3-31　切断闭孔淋巴结远端淋巴管

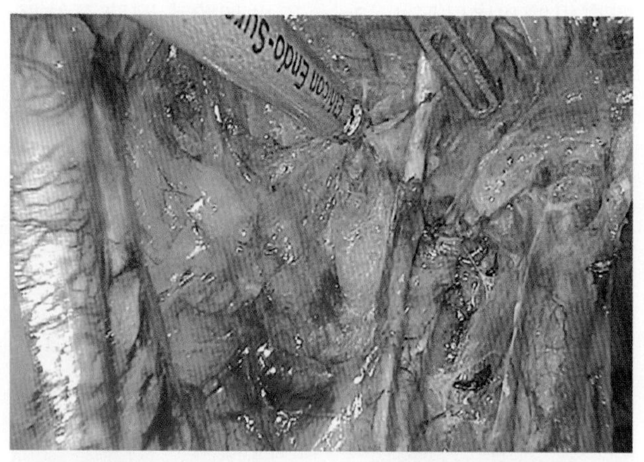

图 30-3-32　分离显露髂内动脉及外侧间隙

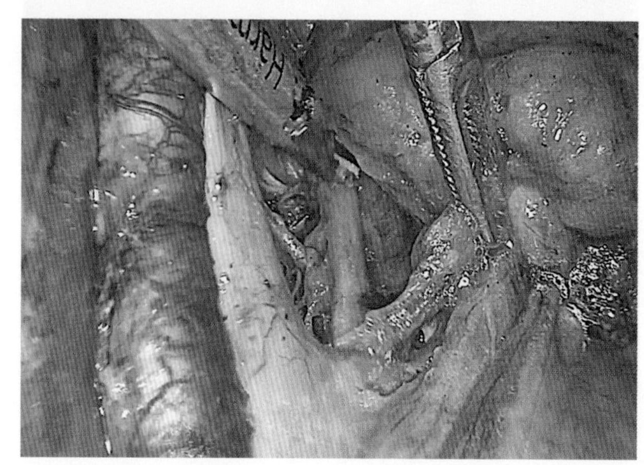

图 30-3-33　显露银白色闭孔神经近端

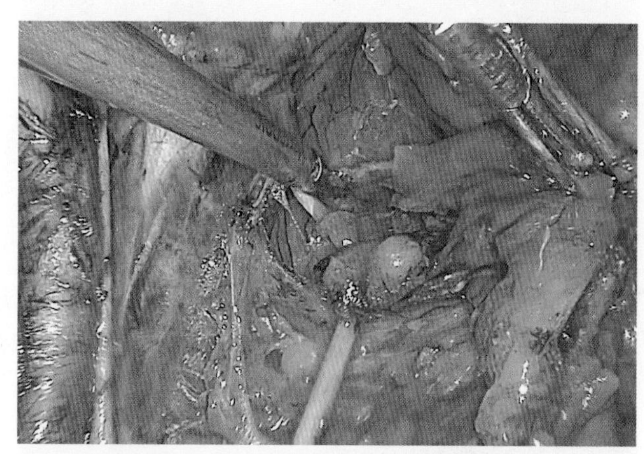

图 30-3-34　切除淋巴结和脂肪组织

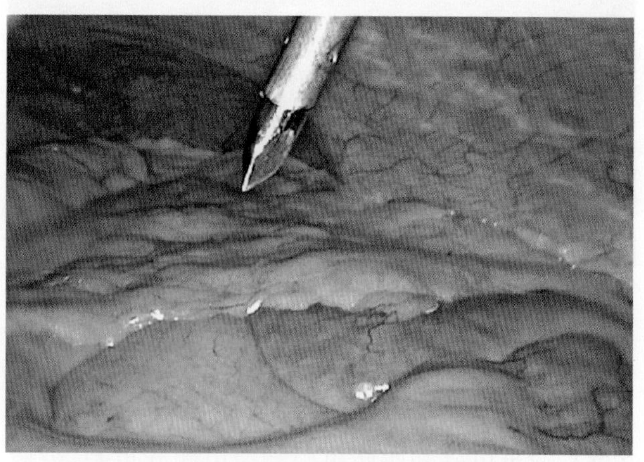

图 30-3-35　新建肋缘下 5mm 操作孔

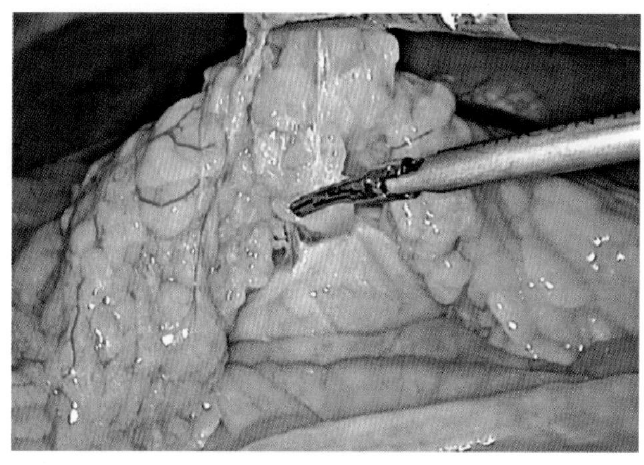
图 30-3-36　切开网膜囊后壁

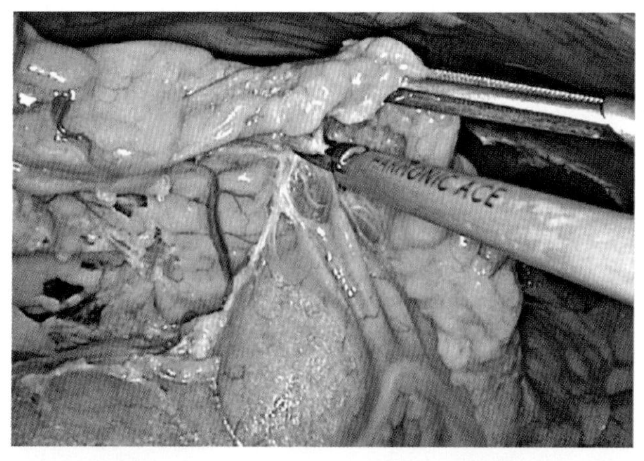
图 30-3-37　切开网膜囊后壁至结肠脾曲

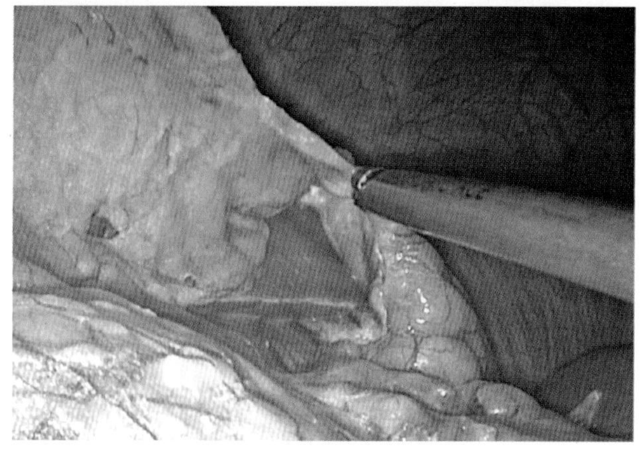
图 30-3-38　切除胃底网膜组织

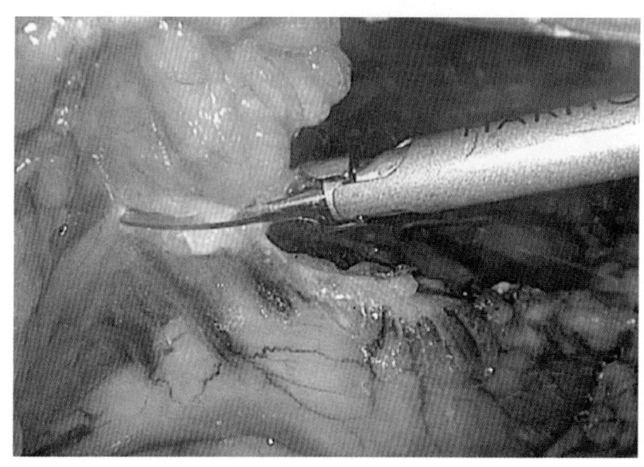
图 30-3-39　沿胃大弯切除网膜组织

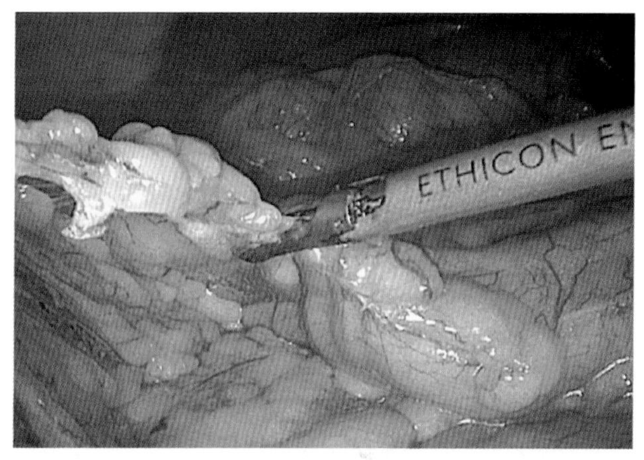

图 30-3-40　切除横结肠右侧段大网膜囊后壁

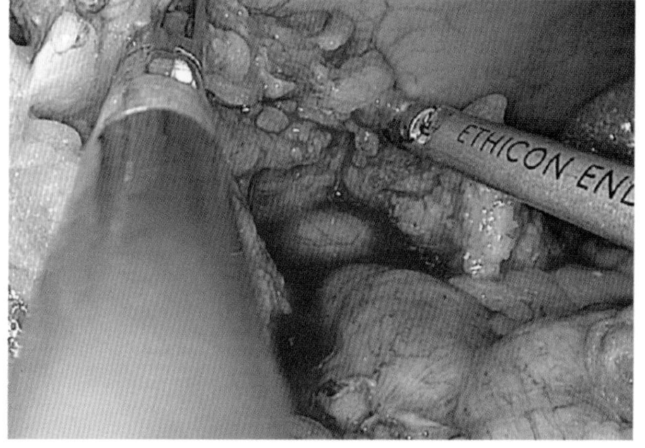

图 30-3-41　切除大网膜至结肠肝曲

大网膜组织(图 30-3-42)。变体位为头低臀高位,将大网膜(装入或不装入标本袋内)自阴道取出。

19. 关闭阴道残端　0 号可吸收线“8”字缝扎右侧阴道侧角、主骶韧带和子宫血管断端(图 30-3-43),打结;连续缝合关闭阴道残端至左侧,同法缝扎左侧阴道侧角、主骶韧带和子宫血管断端;按左侧阴道侧角—膀胱腹膜反折—阴道顶中段—膀胱腹膜反折—右侧阴道侧角—膀胱腹膜反折顺序缝合,拉拢打结,关闭腹膜并悬吊两侧主骶韧带(图 30-3-44、30-3-45)。

20. 冲洗腹腔、直肠陷凹　留置引流管自左下腹穿刺口引出。腹腔内注入 500~1 000ml 生理盐

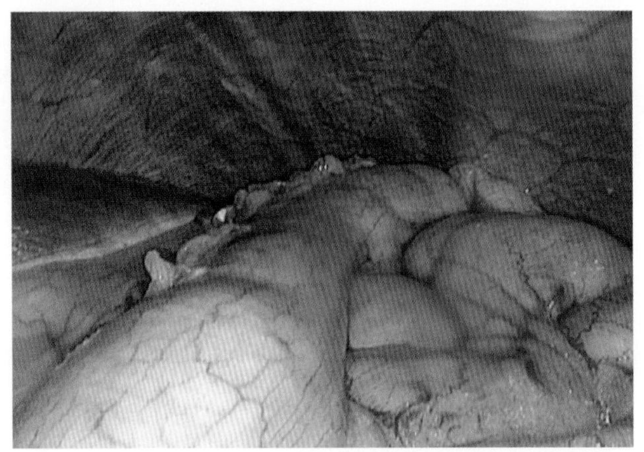

图 30-3-42　大网膜组织切除完毕

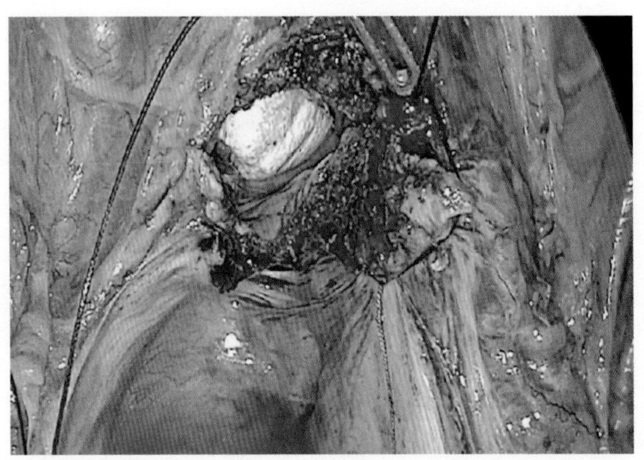

图 30-3-43　阴道侧角、主骶韧带和子宫血管断端缝合

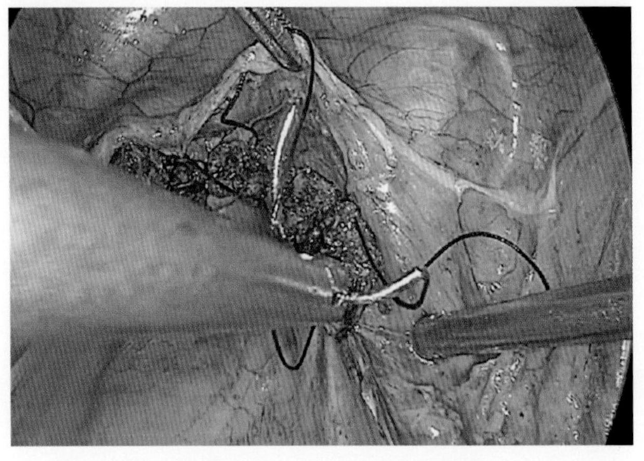

图 30-3-44　悬吊两侧主骶韧带

水，排净腹腔内二氧化碳气体，缝合关闭 10mm 以上切口，结束手术。

拟行广泛子宫切除者，输尿管、宫颈旁主骶韧带处理参照 Q-M 分类法 B 型广泛子宫切除术。操作步骤与前述第 14~16 步骤（全子宫切除术）有差别。

21. 下推膀胱　充分上举子宫，钳夹提起膀胱子宫腹膜反折，分离膀胱宫颈、阴道间隙，直至阴道穹窿（举宫杯口）下 2~3cm，向两侧扩展至近膀胱宫颈韧带内侧（图 30-3-46）。

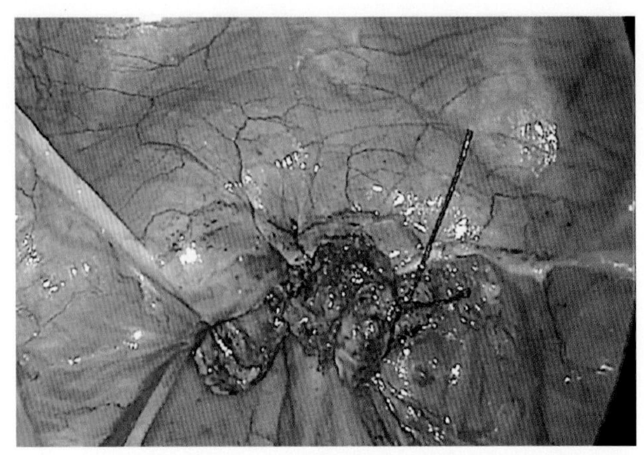

图 30-3-45　阴道残端缝合关闭完毕

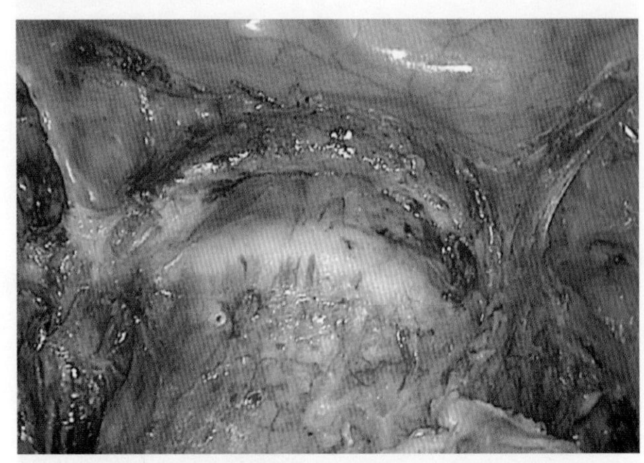

图 30-3-46　下推膀胱至阴道穹窿（举宫杯口）下 2cm 余

22. 切断骶韧带，推开直肠　充分前举子宫，显露直肠子宫陷凹和双侧骶韧带，看清输尿管走行及隧道入口，向外侧推开输尿管。距离宫颈 2cm，切开骶韧带表面腹膜和骶韧带浅部（无血管部）至近阴道壁处（图 30-3-47）；沿此切开部位横向内侧打开直肠子宫陷凹反折腹膜，分离直肠阴道间隙，推开直肠（图 30-3-48）。

23. 打开输尿管隧道　将子宫举向对侧，提夹阔韧带后叶，距离宫颈 2~3cm 处向外侧推开输尿管，显露输尿管隧道入口及子宫动脉主干，在输尿管外侧切断子宫动脉主干并向上向内侧牵拉，将输尿管拨向前外侧，显露输尿管与主韧带之间间隙，上提膀胱宫颈韧带，逐次分离横断，直至向外侧推开输尿管 1cm（图 30-3-49~30-3-52）。

24. 切断主韧带和阴道旁组织　输尿管钳夹持

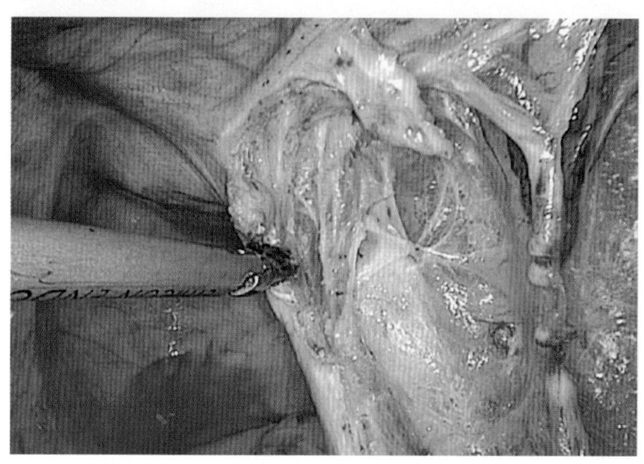

图 30-3-47　切断骶韧带浅部(无血管部)

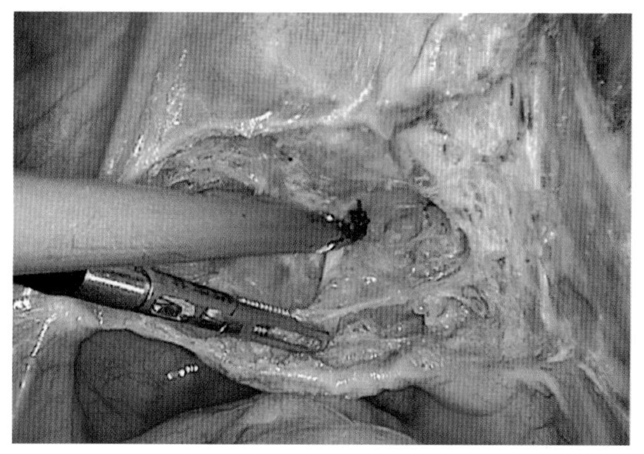

图 30-3-48　推开直肠

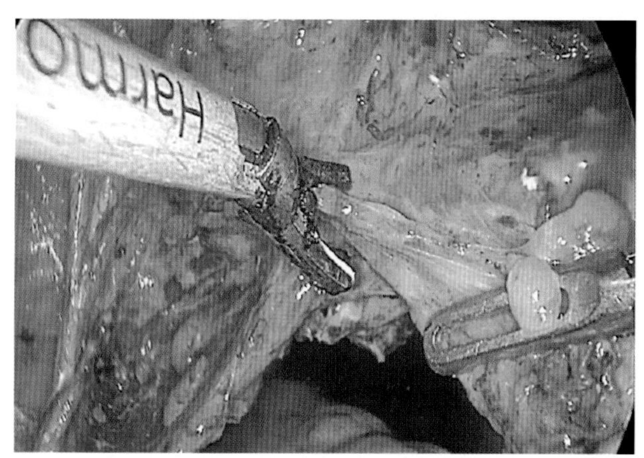

图 30-3-49　打开输尿管隧道(一)

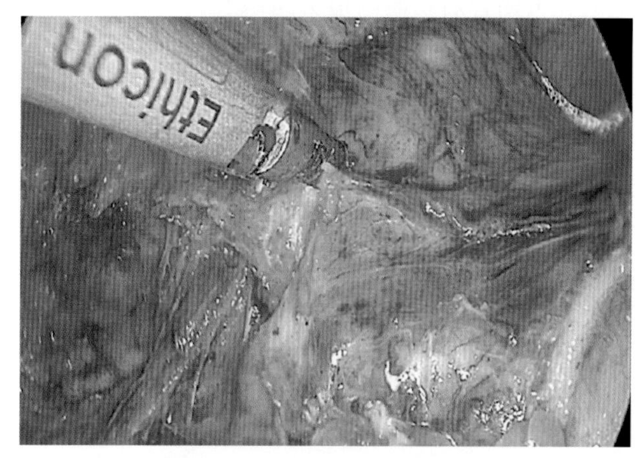

图 30-3-50　打开输尿管隧道(二)

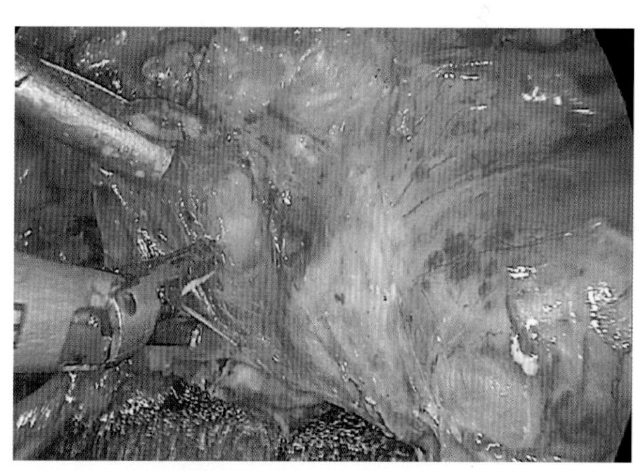

图 30-3-51　打开输尿管隧道(三)

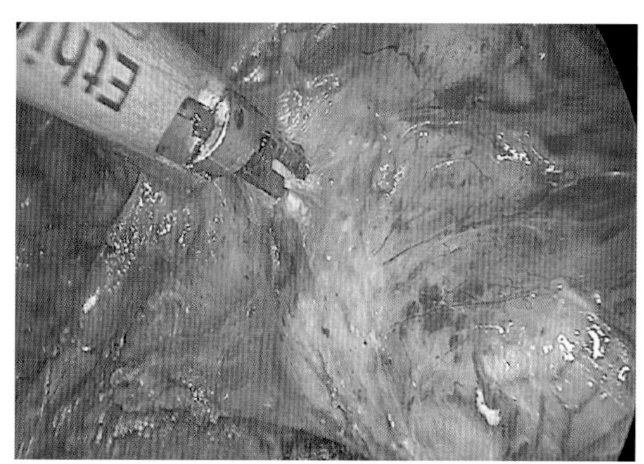

图 30-3-52　打开输尿管隧道(四)

输尿管隧道段向前外侧牵开，沿输尿管床走行双极电凝充分闭合子宫深静脉后切断，转横向内侧双极电凝充分闭合后切断阴道旁组织及其内静脉丛（图30-3-53、30-3-54）。同法处理对侧输尿管隧道、主骶韧带和阴道旁组织。

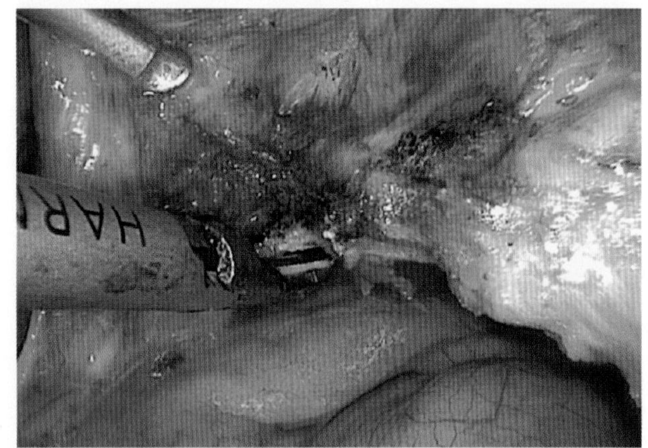

图 30-3-53　切断主韧带

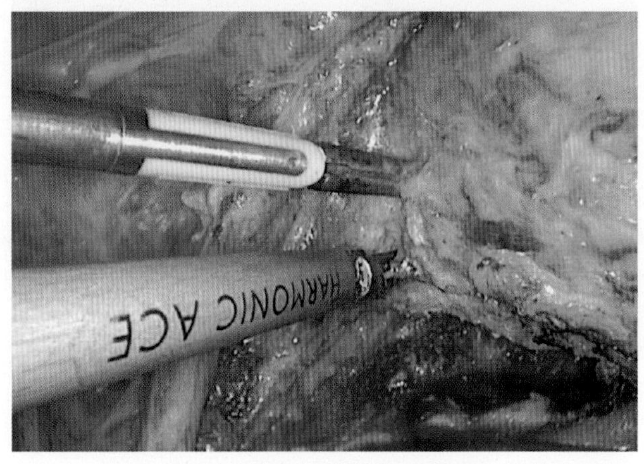

图 30-3-54　凝切阴道旁组织

25. 环切阴道　在举宫杯沿下 2cm 处，单极电钩环形凝切，切开阴道壁（图 30-3-55），经阴道取出子宫和双侧附件。取出子宫和双侧附件后，用装填纱布的手套或医用塑料袋堵塞阴道，双极电凝阴道和主韧带断端活动性出血点。

（二）肿瘤细胞减灭术

子宫内膜癌肿瘤细胞减灭术是在切除全子宫、双侧附件、盆腔及腹主动脉旁淋巴结以及大网膜的基础上，最大限度切除各种转移瘤。晚期子宫内膜癌相对少见，其转移瘤与卵巢癌的种植转移不同，肿瘤种植和浸润同步发生。转移瘤多位于腹腔内各脏器或组织表面，个别也可侵犯脏器实质。各脏器转移瘤的切除（参见卵巢癌肿瘤细胞减灭术）与该部

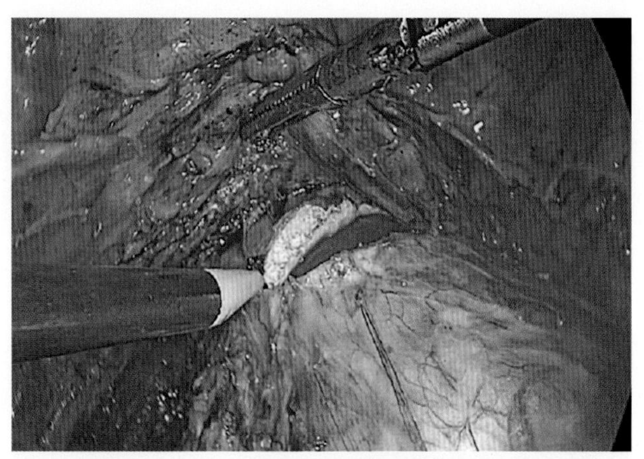

图 30-3-55　单极电钩环形凝切阴道壁

位原发肿瘤病灶的切除不同，通常是局部切除，需要完整切除转移瘤及其周围宽度 0.5～1cm 的受累脏器正常组织，然后根据需要进行脏器修补或创面止血。其中，阑尾和脾脏转移者无法实施局部切除，应考虑整个脏器切除。虽然切净肉眼可见转移瘤是肿瘤细胞减灭术的最高目标，但若转移瘤不能完整切除，或完整切除可能带来危及生命的严重并发症者，应考虑病灶包膜内切除，从而达到最大限度减小肿瘤负荷，尽可能使术后最大残存肿瘤直径<1cm。

八、手术技巧及并发症防治

1. 穿刺孔位置设置　因术者及其团队的习惯而异。可选择四孔法、五孔法或李-黄点。

基本的设置是四孔法（图 30-3-56）：脐部下缘为 10mm 观察孔；第一操作穿刺孔位于左侧髂前上棘内上 1～2cm；第二操作穿刺孔位于第一操作穿刺孔与观察孔连线的中垂线上（图 30-3-57），要求其与已有的第一操作穿刺孔与脐部观察孔等距离，且>5cm，并依据术者操作习惯和手术需要以及避开腹壁下动脉位置进一步调整；第三操作穿刺孔通常为第一助手所使用，建议定位于右下腹麦氏点。

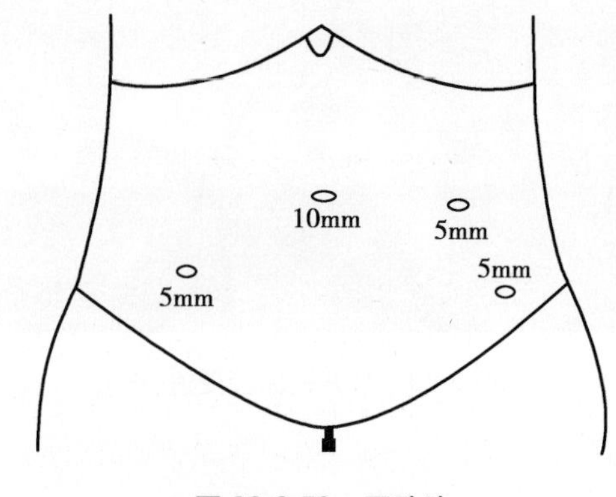

图 30-3-56　四孔法

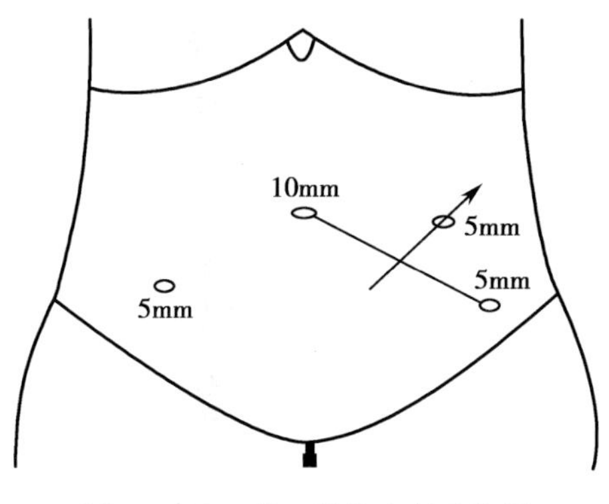

图 30-3-57 第二操作穿刺孔位置

若手术需要第一助手双手操作，可与左下腹相同的操作孔设置，即五孔法（图 30-3-58）。

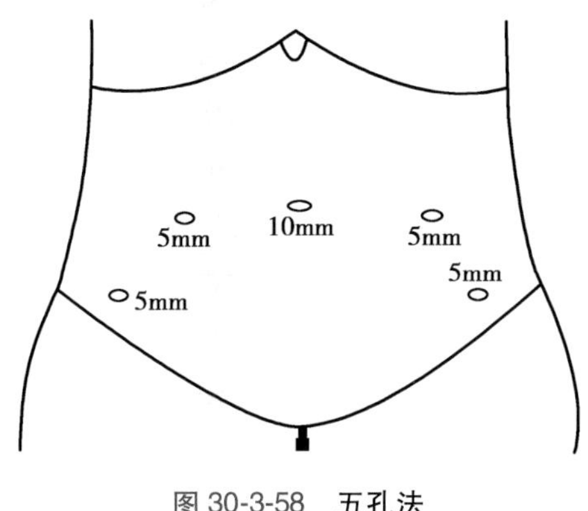

图 30-3-58 五孔法

若术者习惯或为了方便手术操作，也可将观察孔位置上移至李-黄点或更高位置，同时也将操作孔位置作相应的调整（图 30-3-59）。

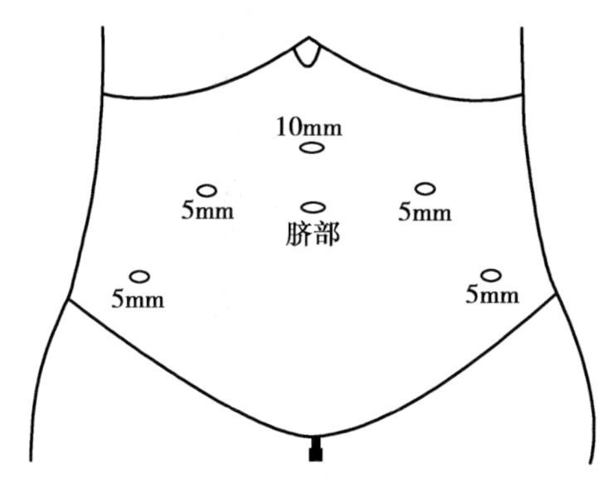

图 30-3-59 李-黄点（剑突与脐连线中点或脐上 3～5cm）

对于需实施上腹部手术且现有穿刺孔操作不便者，可以考虑在上腹部增加 1～2 个 5mm 操作穿刺孔，既有利于保证手术质量，又可使手术操作更为方便、快捷，缩短手术时间。具体穿刺部位的选择因术者团队的习惯而异，但需避开腹壁血管和神经，防止血管损伤出血或术后血肿形成，以及神经损伤所致术后疼痛。

2. 举宫器的选择和使用 术前经阴道放置举宫器，有助于术中操纵子宫、显露子宫前后左右各个部位，特别是粘连严重者，有利于良好地分离子宫周围各脏器粘连、恢复正常解剖位置关系，可极大地降低因粘连所致解剖关系不清而产生的各种手术并发症。杯状举宫器的使用对于子宫切除患者，特别是子宫内膜癌患者，具有非常重要的意义。其操纵杆顶端的锥形螺旋旋转进入宫颈管，有助于封堵宫颈管，防止手术操作过程中宫腔内肿瘤细胞或组织外溢；举宫杯罩住宫颈、杯口紧贴阴道穹窿，宫腔内肿瘤细胞和组织即使从宫颈外口溢出也只可能留存于举宫杯内而不至于污染阴道；此外，举宫杯还可作为下推膀胱和直肠、分离切除宫旁及阴道旁组织、打开输尿管隧道游离输尿管、切开阴道或阴道穹窿的解剖指示点或标志，可有效降低输尿管、膀胱以及直肠损伤风险。沿举宫杯杯口或侧壁电凝、切开阴道穹窿或阴道壁，可保证宫颈筋膜能够完整切除、阴道切口整齐易于缝合和愈合良好。

安放举宫器时需注意避免子宫穿孔。子宫穿孔的原因有：①操纵杆芯进入宫腔方向不正确；②宫颈管扩张度不够；③遇到阻力时强行进入；④操纵杆芯进入宫腔过深穿透宫底；⑤暴力举宫。安放举宫器时还应选择合适大小的举宫杯，要求举宫杯能够顺利通过阴道口放入阴道内，完全罩住宫颈和紧贴阴道穹窿。过大的杯无法放入阴道，过小的杯无法罩住宫颈和紧贴穹窿而无法起到指示点或解剖标志的作用。阴道口缩窄者可考虑正中切开部分缩窄环，创面出血者可电凝止血，必要时在手术结束时缝合修补。

3. 淋巴结清扫技巧 淋巴结均包埋于血管周围神经纤维和脂肪组织内，而且各淋巴结还有细小血管与附近动静脉相联系，各静脉还可能有异常属支。因此，在清扫淋巴结时，应注意控制牵拉力量适度，做到“提而不撕、撕而不断”。力量过大可能导致进出淋巴结的细小血管和相连的大静脉壁撕裂，特别是大静脉管壁撕裂，极易引起大量出血。一旦发生大静脉裂口出血，应立即压迫止血，然后用吸引器抽吸血液，显露破口，根据破口大小、出血程度和术者或协助修补的血管外科医师技术水平决定镜下修补还是开腹修补。对于进出淋巴结的细小血管，可采取“从地方到中央”的方式逐步分离，看清细小血管后再尽可能靠近淋巴结一侧采用超声刀等能量器械凝固闭合后切断。在清扫腹主动脉旁和髂总淋巴结时，需看清输尿管走行，在输尿管鞘膜外分离，避免输尿管损伤，同时也要保护好输尿管滋养血管，避免输尿管血供受损而坏死。清扫淋巴结过程中，应牢记解剖位置，时刻保持术野和头脑清晰，每行一步都应明确即将离断的具体组织、需要保护的组织和器官，看清楚切割部位及其周围解剖位置关系后方能离断或切割。清扫髂外淋巴结时应注意保护外侧的生殖股神经；清扫腹股沟深（髂外远组）淋巴结时应特别注意旋髂深静脉跨过髂外动脉远端；清扫闭孔淋巴结时应常规先显露闭孔神经，并警惕汇入髂外静脉的一根或多根异常闭孔静脉或无名静脉。生殖股神经损伤后很难修复，主要表现为腹股沟区下方小片区域皮肤痛温觉障碍，只需告诉患者避免局部烫伤即可。闭孔神经切断者可充分游离其近侧段后端-端吻合，术后大多恢复良好，少有大腿内收肌群功能障碍者。清扫闭孔窝淋巴结不宜过深，防止损伤髂内静脉及其属支以及更深面的骶丛神经。髂内静脉或其属支损伤出血时，可一边抽吸一边查找，直至看清楚静脉破口和深面的神经丛，然后再用双极电凝闭合或缝扎止血，切忌盲目钳夹、缝扎或电凝。此外，术者应熟悉能量器械的作用原理，掌握使用技巧和可能引起的副损伤，避免清扫淋巴结过程中能量器械对需要保护的血管、神经和输尿管的电流损伤或热损伤。

肿瘤转移的淋巴结切除需要慎重，一方面淋巴结增大可致解剖位置关系发生变化，另一方面肿瘤突破淋巴结包膜浸润周围脂肪组织、筋膜乃至浸润或包裹血管神经，形成致密、坚硬、粘连、固定的实性包块。切除这样的淋巴结非常困难，应首先确认其与邻近血管和神经的关系，耐心寻找淋巴结与血管、神经以及其他组织之间的间隙，逐次分离解剖，完整切除肿瘤转移的淋巴结。切忌强行分离、切割、撕扯和牵拉，防止神经血管损伤、断裂。必要时可考虑在淋巴结包膜内切除减瘤，抑或放弃手术、术后全身化疗联合局部放疗也不失为一种好的选择。

系统性淋巴结清扫后，由于淋巴通路切断而致回流障碍，患者术后可能出现盆腔淋巴囊肿以及下肢和外阴淋巴肿。盆腔淋巴囊肿发生率各家报道不一，约为10%～30%或者更高。系统性盆腔淋巴结清扫术后盆腔两侧淋巴结清扫区域可出现边界不清、固定不活动、有或没有轻微压痛的质硬包块，超声检查为规则或不规则暗区，少数病例暗区内可有丝、网状结构。这样的包块可以是淋巴囊肿，也可以是局部粘连包裹性积液，大多无任何自觉症状或仅有轻微不适感，多在超声检查时发现。不管是淋巴囊肿，还是包裹性积液，都可采用大黄+芒硝粉末局部热敷而使其逐渐消散，效果良好；切忌囊肿穿刺引流，不仅引流效果不佳，而且还容易发生感染。合并感染者，包块局部可有肿胀、触痛明显，需强力抗感染治疗，同时局部大黄+芒硝粉末外敷。个别巨大的淋巴囊肿，可压迫盆腔静脉系统致下肢静脉回流障碍而使凹陷性水肿或血栓形成，也可压迫输尿管致输尿管上段扩张积水。淋巴囊肿压迫致下肢静脉回流障碍而产生凹陷性水肿者，超声检查排除深静脉血栓形成后，可抬高患侧肢体、促进静脉回流即可；若有深静脉血栓形成，则需下肢制动和使用低分子肝素、华法林等抗凝治疗，切忌挤压肢体而致血栓脱落，从而继发肺栓塞，必要时可安放下腔静脉静脉滤网预防继发性肺栓塞。淋巴囊肿压迫致输尿管上段扩张积水者，可安放输尿管支架引流，安放支架失败且输尿管肾盂扩张积水逐渐加重者可考虑经皮肾造瘘，待解除输尿管梗阻后撤除造瘘管。巨大淋巴囊肿的局部处理仍以局部外敷促进消散吸收为主，其中部分患者可因效果不佳、包块持续或增大、压迫症状持久或日益严重而需要处理，包括囊肿穿刺引流（引流管直径应≥3mm），经腹部分离、切开、造口等。

系统性盆腔淋巴结切除术后因淋巴侧支循环建立而少有下肢和外阴淋巴肿发生。下肢和外阴淋巴肿为非凹陷性，一旦发生，则少有自行消退者，通常首先出现在大腿根部，而后逐渐向远端发展。轻者可观察；重者可采用抬高患肢、穿弹力袜、体外反搏等方式促进回流和阻止其进一步发展；保守治疗无效或逐渐加重者，则需要考虑外科手术治疗，将下肢主淋巴管与大隐静脉吻合而改善其回流路径。

4. 大网膜切除 大网膜切除方法、路径和先后顺序因术者习惯不同而不同。超声刀是大网膜切除的首选能量器械，切除大网膜时最好是在无血管区切割，并与结肠、胃底、胃大弯和脾脏等脏器保持1～2cm距离，尤其注意避免高温刀头接触这些空腔脏器引起热损伤以及切割伤。发生损伤者，需酌情局部包埋缝合修补，必要时需要修剪后缝合修补，以避免术后坏死穿孔和肠瘘的发生；血管粗大时可采用超声刀慢切挡，保证血管断端凝固闭合效果。牵拉大网膜显露切割部位时尽量轻柔，避免局部撕裂出血，尤其是脾脏包膜和脾门区血管撕裂。血管撕裂或断端出血可用超声刀或双极电凝凝固闭合止血，但脾脏包膜或脾门区血管撕裂或切割损伤，则需要由有经验的医师处理，必要时需切除脾脏和防治术后胰瘘、血小板升高所致并发症。大网膜无肉眼转移病灶者，除少数粘连者外，大多解剖关系正常，很少引起结肠中动脉损伤。结肠中动脉与其他血管吻合支较少，一旦损伤切忌结扎或闭合，通常建议吻合或修补，防止缺血致横结肠坏死；无法修复时，可在闭合血管后观察肠管供血情况，酌情切除可能坏死肠段，端-端吻合重建肠管。

5. 输尿管保护　与其他妇科肿瘤手术一样，子宫内膜癌手术中输尿管的保护贯穿于手术的始终。在清扫腹主动脉旁和髂总淋巴结、高位切断卵巢血管、游离闭合子宫动脉主干以及峡部水平处理子宫动静脉时，都需要分离解剖和看清楚输尿管走行，特别是在次广泛子宫切除打开输尿管隧道过程中需要解剖游离输尿管。因此，保护好输尿管是术者的重要任务之一。

做好输尿管的保护需做到以下几点：①必须掌握好输尿管相关解剖知识，如解剖结构、血液供应和走行路径等；②要有时刻保护输尿管的良好意识；③具备辨认输尿管蠕动的技巧，必要时重复检查辨认；④远离输尿管分离切割周围组织、腹膜，尽可能避免使用单极电切割，防止电流损伤；⑤在鞘膜外分离解剖游离输尿管，保留输尿管各滋养血管；⑥避免高温能量器械或电器械直接接触输尿管及其鞘膜；⑦使用输尿管钳夹持、提拉输尿管，避免过度牵拉；⑧输尿管壁或邻近组织出血，应尽可能避免使用能量器械（特别是单极电凝）止血，建议局部冲洗、看清楚出血点后夹闭、超声刀闭合或缝扎止血。能做到以上几点，输尿管就基本能够得到很好的保护。然而在实际工作中，输尿管的损伤时有发生；术中一旦怀疑输尿管受损可能，即应安放输尿管支架，防止术后输尿管瘘；发现输尿管损伤时，应及时缝合修复、安放输尿管支架，并保证膀胱引流通畅。

6. 大子宫的处理　此处所讲的子宫大与小，是相对于阴道的宽窄而言的，即子宫是否能够完整地从阴道取出是子宫内膜癌患者腹腔镜手术的关键。因为子宫内膜癌病灶位于宫腔，即使能够完整切除子宫，但不能完整地从相对较窄的阴道取出而需要粉碎取出的话，则可能导致宫腔内肿瘤组织或细胞溢出而在盆腔、阴道残端等部位种植，是违反无瘤原则的。

对于大多数子宫内膜癌患者来讲，其子宫大小大多在稍增大、正常大小、小于正常或萎缩状态，腹腔镜手术切除子宫简单方便，在阴道宽度正常者，均可完整取出子宫；但相对于绝经多年后阴道萎缩变窄或其他原因引起的阴道缩窄而言，则可能属于大子宫而无法完整取出；少数子宫体积显著增大者，即使阴道宽度正常，也无法完整取出。对于这类子宫无法完整经阴道取出者，可在完整切除子宫后装袋，经阴道在标本袋内粉碎子宫而取出。

对于子宫体积增大特别明显的患者，过大的子宫占据盆腹腔空间，从而可能影响腹腔镜手术视野和宫旁操作空间。术前需对患者子宫大小、活动度、周边间隙综合评估。对于其中不适合腹腔镜手术者应考虑改为开腹手术；对于可行腹腔镜手术者，术者团队应根据自己的习惯、技术储备、子宫的大小和活动度以及宫旁操作空间等，适当调整穿刺孔位置、患者体位和麻醉深度，选用合适的手术平台、操作器械和助手，有利于手术的顺利完成。可先高位离断骨盆漏斗韧带及圆韧带，增加子宫活动度，扩大宫旁操作空间，有利于宫旁血管和主骶韧带的处理。

7. 减灭术技巧　虽说晚期子宫内膜癌已经广泛扩散转移，但仍然需要避免因钳夹、提拉、分离、切割等操作引起术中肿瘤挫裂、破裂等导致的进一步扩散转移。因此，建议在距离肿瘤至少 0.5~1cm 或更远的正常组织处切开，沿着肿瘤的包膜外采用“包饺子”“卷地毯”的方式进行分离解剖，最终完整切除肿瘤。切下的肿瘤组织需立即装入标本袋内一并自阴道取出，避免遗失在盆腹腔内。脏器转移瘤通常在局部切除后修补重建或创面止血。阑尾和脾脏转移者应整个切除。转移瘤不能完整切除者，应最大限度地减小肿瘤负荷，使残存肿瘤最大直径<1cm。转移瘤切除可能带来危及生命的严重并发症者，应考虑放弃手术，术后选用化疗、局部放疗、激素治疗，乃至靶向治疗等方法，延长患者生存时间和改善生活质量。术中肿瘤破裂者，应及时清理溢出的液体和肿瘤组织，液体或小块组织可用吸引器直接抽吸清理，大块组织则需要放入标本袋内，术毕一并取出。

8. 其他　本章节介绍的手术顺序是先清扫腹主动脉旁淋巴结，然后切除子宫附件，清扫盆腔淋巴结，切除大网膜，最后关闭阴道。其主要原因在于，清扫腹主动脉旁淋巴结时需要较好的头低臀高位，该体位时，患者膈肌上抬明显，气道阻力升高明显，对患者心肺功能影响较大，不宜长期坚持该体位。随着手术时间延长，患者身体状况、承受能力可能逐渐降低。因此，我们选择患者身体状况较好的手术开始时段实施体位要求较高的腹主动脉旁淋巴结清扫过程，清扫结束后即可上抬头部，以减轻膈肌上抬，降低气道阻力，减轻患者心肺负担，更有助于手术安全顺利完成。

九、术后处理

1. **一般处理**　常规监测生命体征，监测尿量和颜色，观察腹腔以及其他各种管道引流量和性质，注意腹部内出血或感染体征。监测血象、血红蛋白和血清电解质变化，必要时监测血气、血糖、血压等。

2. 预防或抗感染治疗。

3. **饮食管理**　术后6小时后即可进食汤水等流质，术后第一天即可进食粥等半流质食物并辅助患者下床活动，以促进胃肠功能恢复。术中胃肠道损伤修补者，应酌情推后进食水时间，同时抑制胃肠道分泌，补充静脉营养和必要的营养素。

4. **血栓管理**　术后48小时内，无禁忌证者可予下肢静脉泵治疗，促进下肢血液回流和预防血栓形成；48小时后建议低分子肝素预防性抗凝治疗。

5. 合并症监测和继续治疗。

6. 必要的对症支持治疗。

内膜癌-腹腔镜全子宫及双附件切除+盆腔和腹主动脉旁淋巴结切除术见视频17。

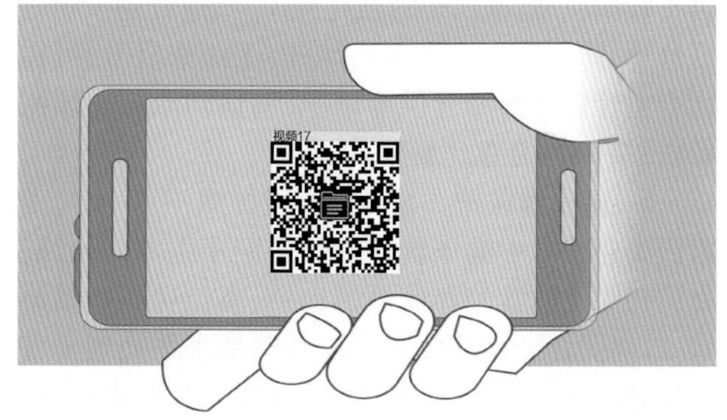

视频17　内膜癌-腹腔镜全子宫及双附件切除+盆腔和腹主动脉旁淋巴结切除术

（熊光武）

第4节　腹腔镜宫颈癌手术

宫颈癌是女性生殖系统中最常见的恶性肿瘤，按照临床常用的美国国家综合癌症网络（National Comprehensive Cancer Network，NCCN）及国际妇产科联盟（International Federation of Gynecology and Obstetrics，FIGO）的指南，宫颈癌各期均可以采用放射治疗，但是，早期患者特别是在中国还是以手术为主。经腹广泛性子宫切除和盆腔淋巴结切除术（radical hysterectomy and pelvic lymphadenectomy）一直是治疗早期宫颈癌的标准术式。20世纪90年代以来，随着腹腔镜设备和器械的改进和发展，以及医师腔镜下操作技术的不断熟练，腹腔镜技术逐渐应用于妇科恶性肿瘤的手术治疗。自1992年美国医师Nezhat首次实施了腹腔镜辅助广泛性子宫切除和盆腔淋巴结清扫术以来，临床研究表明，腹腔镜手术无论从技术操作还是从肿瘤根治原则上都适用于包括早期宫颈癌在内的大多数妇科恶性肿瘤的治疗，腹腔镜手术肿瘤的治疗效果与传统的开腹手术相比无显著性差异，与传统开腹手术相比，该技术具有创伤小、出血少、术后疼痛轻、肠道功能恢复快、住院时间短等微创优势，已经逐渐成为宫颈癌手术治疗的主流趋势。

一、宫颈癌腹腔镜手术适应证

腹腔镜下宫颈癌根治术的目的和开腹手术一样，都是按照肿瘤手术原则尽可能地切除病灶，因此，手术适应证也是同开腹手术。近几年，按照NCCN指南：早期宫颈癌的手术治疗按照有无生育要求分为不同的手术方式，对于没有生育要求患者，按照FIGO（2009年分期）ⅠA1期患者行筋膜外全子宫切除术；ⅠA2期患者行次广泛全子宫切除+盆腔淋巴结清扫术；ⅠB1～ⅡA1期行广泛子宫切除术+盆腔淋巴结清扫术±腹主动脉旁淋巴结活检术，属于Ⅰ类证据；ⅠB2～ⅡA2期的患者也可行根治性手术治疗，但是属于Ⅱ类证据。对于有生育要求的ⅠA1期脉管受侵，ⅠA2期、ⅠB1期的早期宫颈癌可行广泛宫颈切除，以保留生育功能。

此外，由于腹腔镜技术的优势，近年来在宫颈癌治疗方面有一些新的适应证的研究。对于晚期宫颈癌治疗原则是同步放化疗，放疗之前行腹腔镜下腹主动脉旁淋巴结活检明确淋巴结转移范围，以指导确定放疗范围成为腹腔镜技术应用于临床研究的新领域。有资料显示，晚期宫颈癌患者中12%～25%有腹主动脉旁淋巴结转移，而各种影像学检查包括

CT、MRI、PET-CT在内，评估假阴性率达10%~28%。还有研究显示，盆腔淋巴结阳性者中有20%~25%合并腹主动脉旁淋巴结转移，而此时PET-CT检查结果却为阴性。因此治疗前使用腹腔镜评估腹主动脉旁淋巴结情况可以指导放疗野制定，并可减少该区域的放疗剂量。另外，对于年轻的晚期宫颈癌患者，可行腹腔镜下卵巢移位/悬吊术，避免宫颈癌根治性放疗影响卵巢功能，提高生活质量。

需要指出的是，虽然也有文献报道，ⅡB期宫颈癌患者也可用腹腔镜完成手术，甚至也有用腹腔镜为ⅢA期宫颈癌患者行腹腔镜下Ⅳ型根治术的报道，但手术难度大，并发症多，不宜推广。毕竟腹腔镜只是一项手术技术，是一种手术途径，它不应改变肿瘤的治疗原则，所以在选择做腹腔镜下宫颈癌手术时，手术适应证不应大于开腹手术，甚至在合并一些内科疾病，限制手术体位时，会限制腹腔镜的施行。

二、宫颈癌腹腔镜手术原则及分类

近年来以腹腔镜手术为代表的微创外科技术得到了长足发展，但是应该明确腹腔镜手术只是手术技术的改进和创新，因此，妇科恶性肿瘤的腹腔镜手术首先必须遵循传统开腹手术的肿瘤根治术原则，包括：①强调肿瘤及周围组织的整块切除；②肿瘤操作的无瘤技术；③足够的切缘；④彻底的淋巴结清扫。

宫颈癌手术治疗的目的是切除子宫颈原发病灶及周围亚临床病灶。其原则是既要彻底清除病灶，又要防止盲目地扩大手术范围，尽量减少手术并发症，提高患者生活质量。在临床上，有两种宫颈癌的手术分类方法，较早的手术分类是1974年Piver、Rutledge、Smith提的Piver分型，根据病灶浸润深度、病灶大小、宫旁浸润情况等将宫颈癌手术分为5种类型，分别称为Piver Ⅰ型、Ⅱ型、Ⅲ型、Ⅳ型和Ⅴ型。随着对宫颈癌疾病认识的深入，手术解剖技巧的提高以及新技术的出现，发现Piver手术分型存在一些问题。目前临床上多采用2008年由Querleu和Morrow提出的基于解剖的根治性子宫切除的分类方法——Q-M分期，其优点在于不同根治类型的宫旁切除范围不同，统一了相关术语，并运用解剖学标志来分类宫旁切除范围，并且包含了保留神经的根治性子宫切除术，该分类方法可以应用于保留生育功能的宫颈癌手术，并适用于开腹、经阴道及腹腔镜或机器人手术。本章主要介绍Q-M分型中的C型手术（对应于Piver手术分型的Ⅲ型）。

三、腹腔镜下宫颈癌腹腔镜手术优势

对于医师而言，由于腹腔镜技术的视觉优势，使妇科恶性肿瘤手术的操作更精准，达到更好的治疗效果。该技术不仅可将手术视野放大4~6倍，而且具有“内窥”效果，即通过术野切换能使“隐蔽”的解剖得到很好展现。此外，光学视管的可移动性和可变性带来灵活的视角，能够显示深部、隐蔽的区域，同时为操作提供适宜的术野亮度，明显提高操作的准确性。因此，腹腔镜下间隙解剖更加精确，盆腔的各级血管、神经显示得更加清楚，从而可以实施更精准的妇科各种手术，使得越来越多医师接受微创的手术理念，并不断发展腹腔镜的技术优势。

对于患者而言，由于腹腔镜手术入路的微创化以及操作的精细化，对患者的创伤更小，患者恢复更快。在腹腔镜下可以更好地显露盆腔解剖结构而利于手术操作；操作的精细化可以减少术中组织损伤和炎性反应、减少术中出血量、减少术后麻醉剂用量，利于术后恢复、缩短住院日期和康复时间；手术切口小，术后疼痛轻微；这些微创优势，减少了患者术中、术后的各项花费，使其具有更好的卫生经济学意义。

四、宫颈癌腹腔镜手术步骤

（一）腹腔镜下盆腔淋巴结及腹主动脉旁淋巴结清扫术

1. 盆、腹腔淋巴结清扫术在宫颈癌手术治疗中的临床意义 腹腔镜下盆腹腔淋巴结清扫术（laparoscopic pelvic and paraaortic lymphadenectomy），是宫颈癌手术的重要组成部分。淋巴转移是宫颈癌转移的重要途径之一，是影响宫颈癌预后的重要独立危险因素。临床上判断恶性肿瘤手术是否成功的两个标准：①是否完全切除了病变组织以及病灶周围足够多的正常组织；②是否完全切除了相应区域的淋巴结。文献报道，宫颈癌淋巴结转移率随着FIGO临床分期升高而增高，ⅠA1期患者仅有1%盆腔淋巴结转移率，ⅠA2~ⅠB期可达到7%~17%，ⅡA~ⅡB则高达10%~30%，因此盆腔淋巴结切除是手术治疗宫颈癌的重要部分，属于治疗范畴和性质。2008年Q-M分类方法根据解剖关系将淋巴结切除分为4级：1级为髂内和髂外淋巴结切除；2级为髂内、髂外、髂总及骶前淋巴结切除；3级为2级加主动脉旁淋巴结切除（肠系膜下动脉水平下）；4级为3级加肾静脉水平下腹主动脉旁淋巴结切除。一般来说，宫颈癌手术的淋巴结清扫主要是系统性盆腔淋巴结切除，其范围包括沿盆腔血管切除髂总、髂内、髂外、闭孔、宫旁、腹股沟深淋巴结及其周围的脂肪组织，肠系膜下动脉水平以下的腹主动脉旁淋巴结和骶前淋巴结必要时也需要切除。按照 2009 年以后的 NCCN 指南，宫颈癌ⅠB2～ⅡA2（局部晚期）的患者做广泛子宫切除时行腹主动脉旁淋巴和盆腔淋巴结清扫术。除此之外，如果术前或术中发现/怀疑盆腔和腹主淋巴结肿大有转移可能，以及病理类型是小细胞内分泌癌、基底细胞癌等特殊类型的宫颈癌时，也需要清扫腹主动脉旁淋巴结。对于宫颈癌来说，腹主动脉旁淋巴结切除不同于子宫内膜癌和卵巢癌的腹主动脉旁淋巴切除，是低位腹主动脉旁淋巴结清扫术，即只需要清扫肠系膜下动脉以下的腹主动脉旁淋巴结，包括主动脉旁左侧淋巴结、主动脉和下腔静脉之间淋巴结，以及下腔静脉表面和右侧下腔静脉旁淋巴结。

2. 盆、腹腔淋巴结清扫术的技巧及手术要点 按照组织的解剖和间隙，系统性完整切除淋巴结是完成淋巴结清扫术的关键。淋巴结清扫的要点——解剖、锐性、间隙、完整。近年来，随着腹腔镜在妇科肿瘤中的广泛应用，腹腔镜具有手术视野放大、多角度及深入间隙等优点，使得腹膜后血管、神经、间隙及淋巴结的结构显示得越来越清晰，淋巴结切除更完整、更彻底，甚至在一些细节上突破了开腹手术的观念，比如：腹腔镜手术强调闭孔神经下方的淋巴结要彻底切除，髂总静脉后深淋巴结也要切除等。

无论开腹还是腹腔镜下盆腹腔淋巴结清扫术，操作都是在较大的动静脉周围进行，都存在可能遇到血管及其属支解剖变异、形态复杂等情况，如果术中对血管解剖不清晰、判断不准确易造成血管损伤。一旦发生大血管的损伤，会出现危及患者生命、令人“崩溃”的并发症，所以盆腹腔淋巴结切除术是妇科肿瘤手术中风险较大、难度较高的技术操作之一。开展此类手术的妇科肿瘤医师，除了需要培养一些操作理念，如：“提而不撕、拨而不断”“动脉夹、静脉挡”“能挡能夹、不提不撕”之外，还必须熟悉盆腔的解剖及动静脉常见的各种变异。在淋巴结清扫术中始终遵循“解剖、锐性、间隙、完整”的手术操作理念。

（1）解剖：腹腔镜盆腔淋巴结清扫术的技术关键与传统开腹淋巴结清扫术基本相同，要做到盆腔淋巴结“规范”彻底的清扫，必须要清晰地显露出一些解剖标志，比如：打好“三条线”——解剖出输尿管、髂内动脉前干/脐动脉和髂外动脉，其目的是为了清楚地显露出侧盆腔的主要解剖结构。显露出“两张脸”——髂总静脉和旋髂深静脉，这样做的目的是为了完整清扫髂总静脉表面淋巴结和腹股沟深淋巴结（其实属于髂外淋巴结）。暴露出“四个壁”——耻骨支、闭孔内肌、髂内动脉和闭孔神经，是为了完整清扫闭孔区域的淋巴结。只有做到这些解剖结构的显露，才能完整、规范地清扫盆腔淋巴结，最后显出“五个手指”——输尿管、髂内动脉前干/脐动脉、髂外静脉、髂外动脉、闭孔神经。

（2）锐性：是指淋巴结的清扫用能量器械（比如超声刀）进行锐性分离、切割。传统的开腹手术中，淋巴结的清扫有“撕拉式”为主的钝性操作手法。但是，腹腔镜技术的操作是通过 2～3 把器械完成，淋巴结清除是在大血管周围进行，特别是在静脉表面撕拉淋巴结，容易引起淋巴结的交通支，甚至大静脉的损伤。腹腔镜下的淋巴结清扫要避免撕、扯等钝性操作习惯，应该充分利用腹腔镜的视觉优势，看清淋巴结和血管之间的间隙，用超声刀或双极等离子电切系统（PK 刀）等能量器械锐性切割，而且用这种带能量的器械可以很好地闭合小的血管及淋巴管，明显减少手术后的淋巴漏和淋巴囊肿的形成。

（3）间隙：是指清扫淋巴结需打开血管鞘和血管壁之间的间隙，做鞘内清扫。由于腹腔镜下视野放大的优势，使得对血管鞘和血管壁之间间隙的判断和入路选择更为准确，特别是在腹主动脉、下腔静脉和髂总血管周围进行淋巴结清扫时，需要清楚地打开血管鞘，暴露出淋巴和血管壁之间的间隙，才能使淋巴结的清扫彻底、安全。另外，间隙的概念还强调要把动静脉之间的间隙、腰大肌与髂外血管之间的间隙都要解剖出来，才能把血管周围各组淋巴清扫彻底。

（4）完整：是指将整个盆腔淋巴结和腹主动脉周围淋巴结完全清扫。按照肿瘤手术无瘤原则的要求，完整地清扫淋巴结不仅包括清扫血管表面、侧方以及后方的全部淋巴结，还包括连接淋巴结的淋巴管以及淋巴结周围的脂肪组织均不能遗漏。除此之外，完整清扫淋巴结的理念还指，由于腹腔镜手术能更容易地抵达位置相对较深的闭孔及盆底深部，可以清扫开腹手术所不能切除的盆腔淋巴结，其中包括闭孔神经下方的淋巴结。

3. 盆腹腔淋巴结清扫术的关键步骤和技术

（1）腹主动脉旁淋巴结清扫术（肠系膜下动脉

水平）：在宫颈癌的淋巴结清扫手术中，对于局部晚期（ⅠB2 和ⅡA2）、特殊病理类型、术前或术中发现/怀疑淋巴结肿大有转移可能的患者，需要做到 3 级淋巴结切除。主要切除的肠系膜下动脉水平以下的腹主动脉及腔静脉周围淋巴结，包括 5~6 组淋巴结：腹主动脉左侧及腹主动脉前淋巴结、腹主动脉后淋巴结、腹主动脉与腔静脉间淋巴结、腔静脉前及腔静脉右侧淋巴结、腔静脉后淋巴结。

清扫腹主动脉旁淋巴结时，首先以左右髂总动脉分叉处为解剖标志，沿着腹主动脉表面剪开腹膜，直到腹主动脉左侧发出的肠系膜下动脉水平，然后向左右侧暴露出双侧输尿管。由腹主动脉、左侧输尿管、右侧输尿管构成腹主动脉旁淋巴结清扫的“三条线”。一般应先清扫下腔静脉表面和外侧的淋巴结（图 30-4-1、30-4-2），然后再切除腹主动脉和下腔静脉之间淋巴结及腹主动脉左侧的淋巴结（图 30-4-3、30-4-4）。

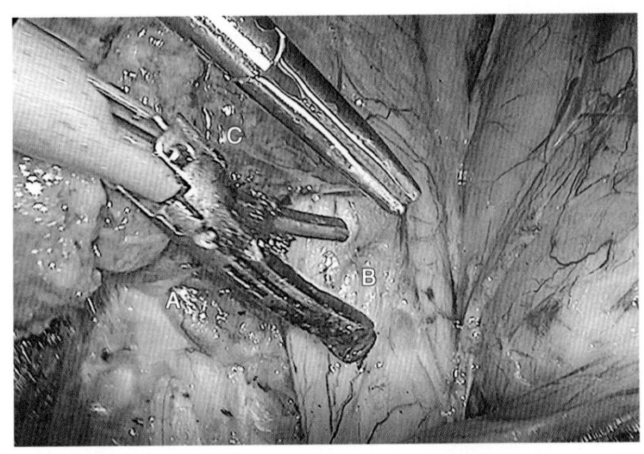

图 30-4-1　下腔静脉表面淋巴结
A. 腰静脉；B. 下腔静脉；C. 淋巴结

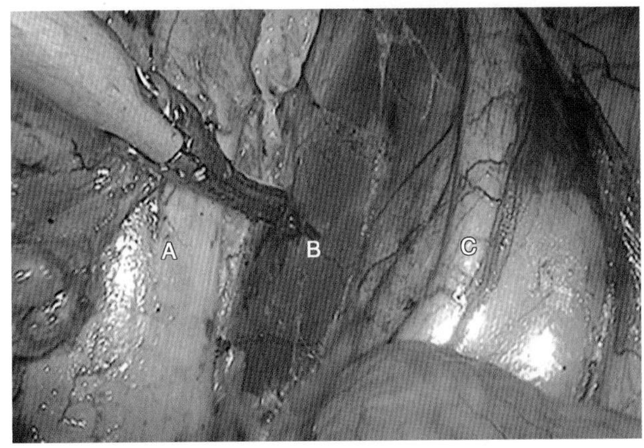

图 30-4-2　下腔静脉外侧淋巴结
A. 下腔静脉；B. 腰大肌；C. 输尿管

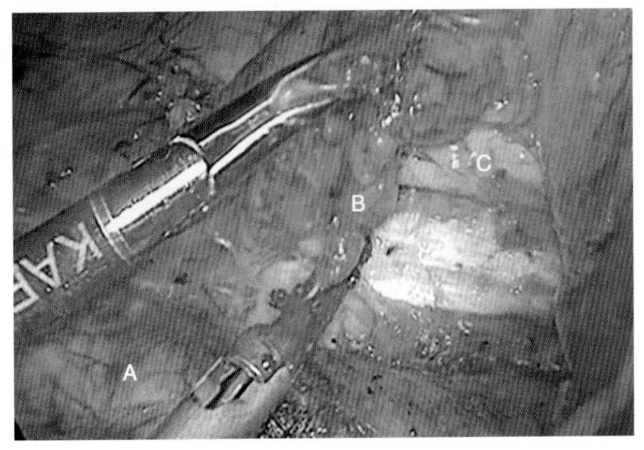

图 30-4-3　腹主动脉和下腔静脉间淋巴结
A. 腹主动脉；B. 淋巴结；C. 下腔静脉

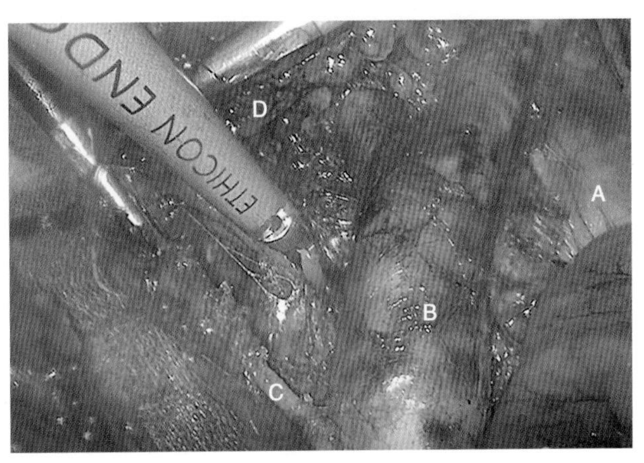

图 30-4-4　腹主动脉左侧淋巴结
A. 下腔静脉；B. 腹主动脉；C. 肠系膜下动脉；D. 淋巴结

（2）盆腔淋巴结清扫术：盆腔淋巴结包括髂总淋巴结、髂外淋巴结、髂内淋巴结、腹股沟深淋巴结、闭孔淋巴结、骶淋巴结、髂间淋巴结。完整、彻底的清扫盆腔淋巴结，需显露出一些解剖标志，总结为“一个耳朵”“两张脸”“三条线”“四个结构”“五个手指”。具体步骤要点如下：

1）首先显露出“三条线”：即锐性打开输尿管表面腹膜（图 30-4-5）、打开髂总动脉及髂外动脉（图 30-4-6）、游离出髂内动脉前干及脐动脉（图 30-4-7），显露出输尿管、髂内动脉前干及脐动脉、髂外动脉。其中在游离髂内动脉时就是将髂内淋巴结拢向闭孔窝的过程。显露“三条线”是盆腔淋巴结清扫程序化操作及安全的保障（图 30-4-8）。

2）清扫髂总淋巴结、髂外淋巴结和腹股沟淋巴结，露出“两张脸”、划好“一个耳朵”：清扫髂总淋巴结时，需要将输尿管完全游离（图 30-4-9），用无损伤的输尿管钳将输尿管向内侧或外侧牵拉，在清扫髂总动脉外侧淋巴结时要显露出髂总静脉——“第一

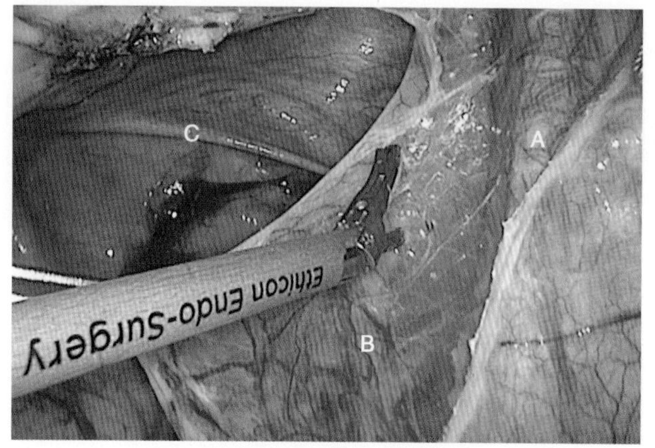

图 30-4-5 打开输尿管表面腹膜
A. 髂外动脉；B. 输尿管；C. 骶韧带

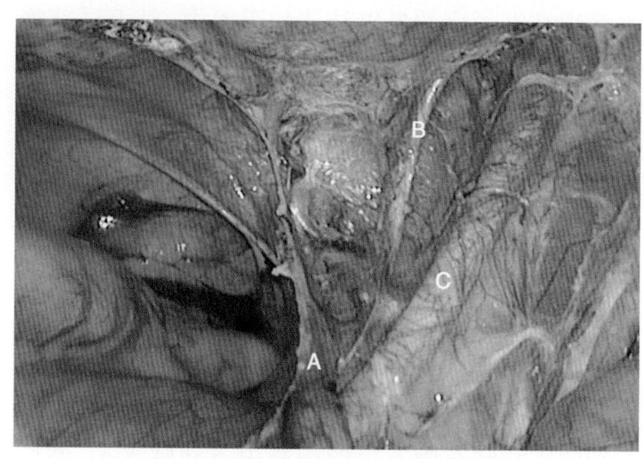

图 30-4-8 显露"三条线"
A. 输尿管；B. 脐动脉；C. 髂外动脉

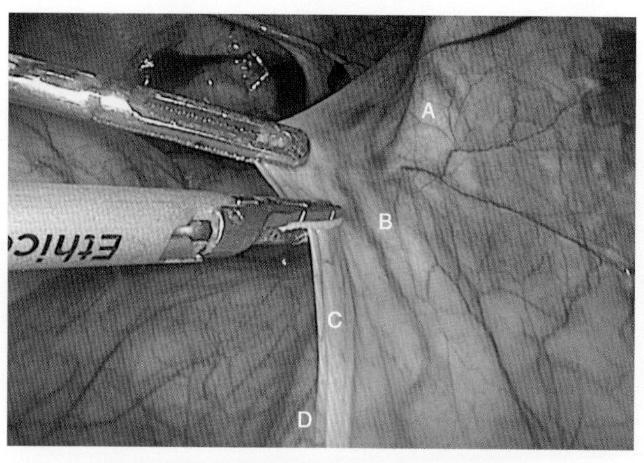

图 30-4-6 打开髂总及髂外动脉表面腹膜
A. 髂外动脉；B. 输尿管；C. 腹膜；D. 髂总动脉

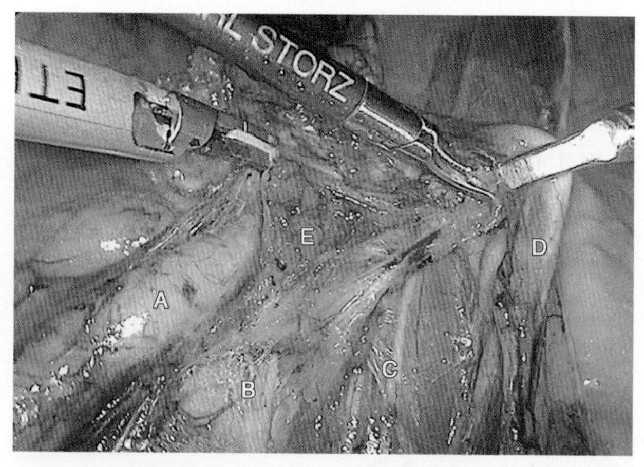

图 30-4-9 将输尿管完全游离
A. 髂总动脉；B. 髂总静脉；C. 生殖股神经；D. 输尿管；E. 淋巴结

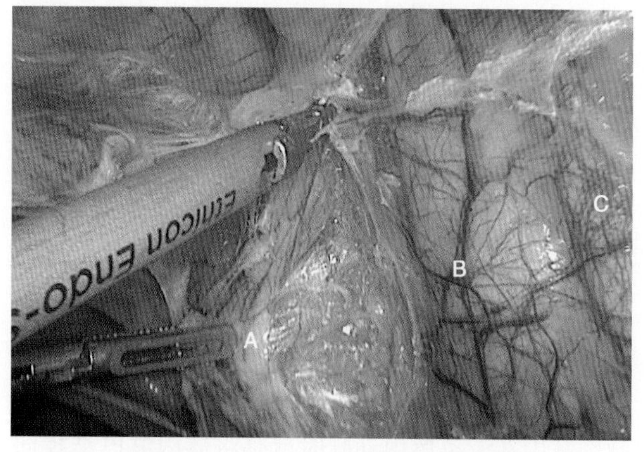

图 30-4-7 游离出髂内动脉前干/脐动脉
A. 脐动脉；B. 髂外静脉；C. 髂外动脉

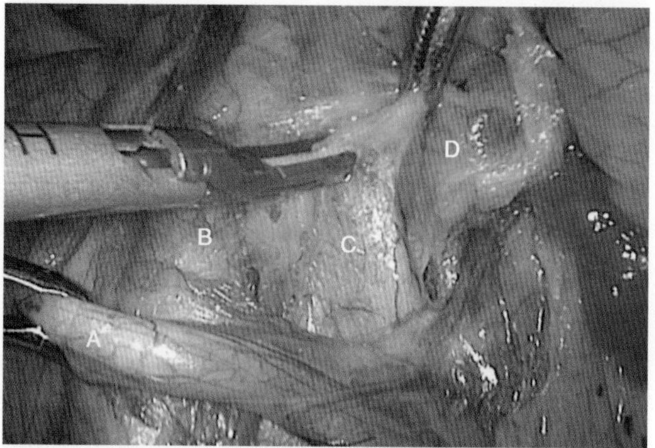

图 30-4-10 显露髂总静脉（第一张脸）
A. 输尿管；B. 髂总动脉；C. 髂总静脉；D. 淋巴结

张脸"（图 30-4-10），清扫髂总静脉表面淋巴结需要注意小静脉（图 30-4-11），还应该清扫髂总动脉内侧淋巴结，髂总静脉后方的深淋巴结（图 30-4-12），注意避免损伤骶髂关节血管（图 30-4-13）。清扫髂外动脉淋巴结，需要打开动脉鞘（图 30-4-14），沿着腰大肌和髂外动脉之间的沟完整地把髂外动脉淋巴结（外侧组）清扫（图 30-4-15）。清扫"腹股沟深淋巴结"时（其实它不是真正意义的腹股沟深淋巴结，应属于髂外动脉下端淋巴结），沿该淋巴结周围的间隙，像划"一个耳朵"完整清扫淋巴及脂肪组织（图

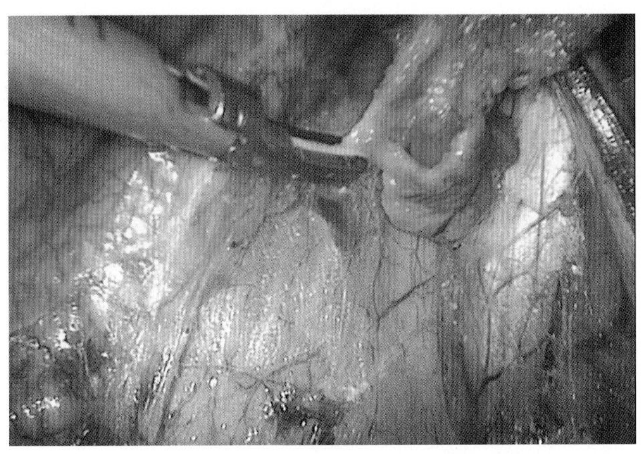

图 30-4-11　避免损伤髂总静脉表面小静脉

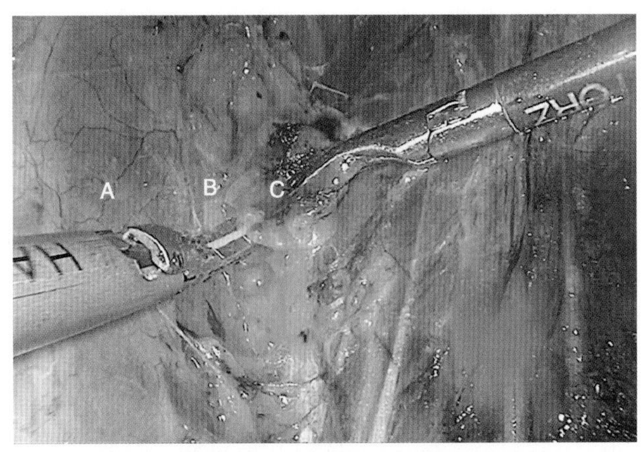

图 30-4-12　清扫髂总静脉外后方深淋巴结
A. 髂外静脉；B. 髂内静脉；C. 髂总深淋巴结

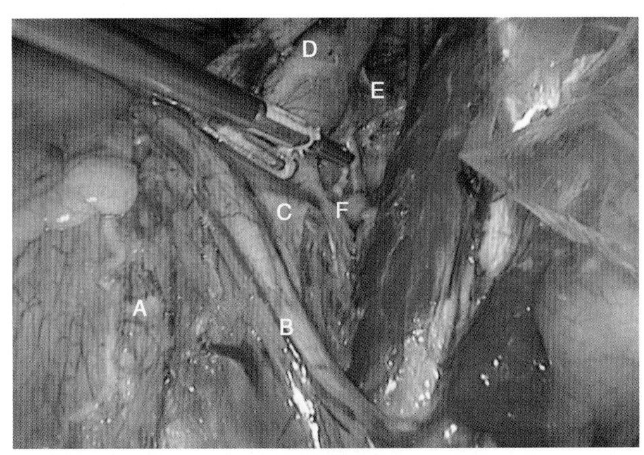

图 30-4-13　避免损伤骶髂关节血管
A. 髂总动脉；B. 输尿管；C. 髂总静脉；D. 髂外静脉；E. 髂内静脉；F. 小静脉属支

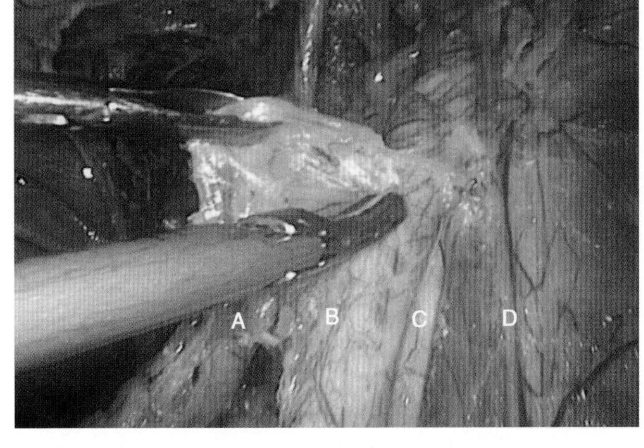

图 30-4-14　打开髂外动脉血管鞘
A. 髂内动脉；B. 髂外动脉；C. 髂外静脉；D. 生殖股神经

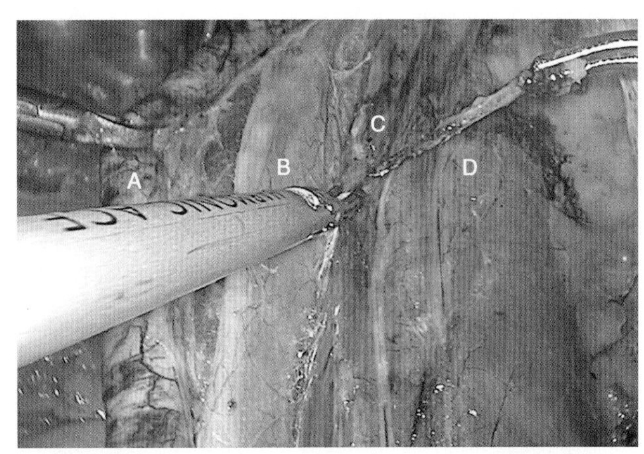

图 30-4-15　清扫髂外血管与腰大肌间隙淋巴结(外侧组)
A. 髂外动脉；B. 髂外静脉；C. 淋巴结；D. 腰大肌

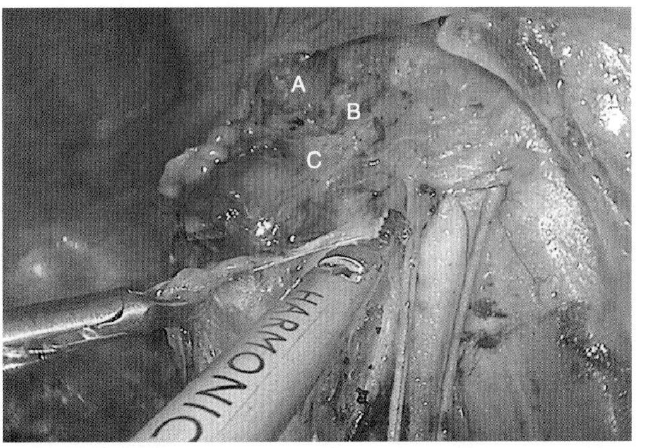

图 30-4-16　清扫右腹股沟淋巴结(“划耳朵”)
A. 髂外静脉；B. 旋髂深静脉；C. 淋巴结

30-4-16)，下方可以显露出旋髂深静脉——“第二张脸”，因为“腹股沟深淋巴结”就“坐”在旋髂深静脉上(图 30-4-17)，然后再沿着髂外静脉把髂外血管内侧的淋巴结完整剥离下来(图 30-4-18)。

3）清扫闭孔区域的淋巴结和髂内淋巴结：清扫好闭孔区域淋巴结对于盆腔淋巴清扫术非常重要，需要显露出“四个结构”：上边的骨性标志——耻骨梳(图 30-4-19)，外侧面的闭孔内肌(图 30-4-20)，下方的闭孔神经及闭孔血管(图 30-4-21)以及内侧面

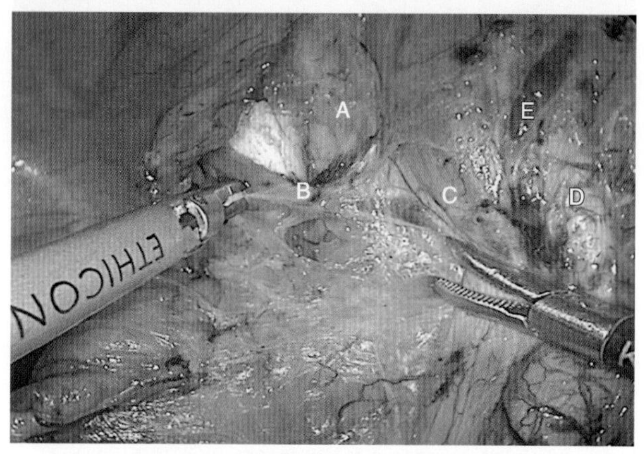

图 30-4-17 显露旋髂深静脉(右侧)
A. 耻骨梳;B. 副闭孔静脉;C. 髂外静脉;D. 髂外动脉;E. 旋髂深静脉

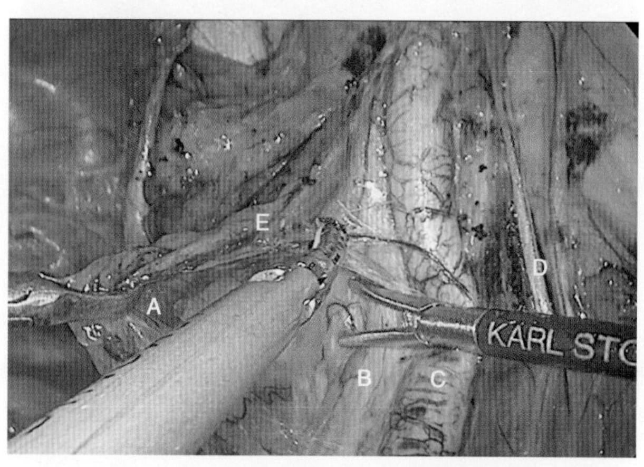

图 30-4-18 沿髂外静脉内侧清扫髂外淋巴结
A. 髂内动脉;B. 髂外静脉;C. 髂外动脉;D. 生殖股神经;E. 淋巴结

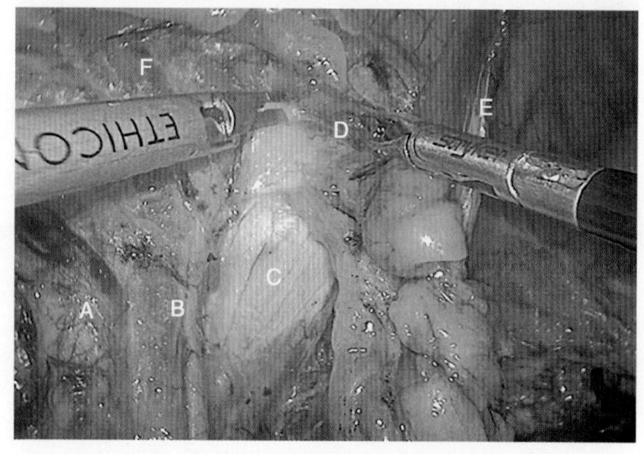

图 30-4-19 显露耻骨梳(右侧)
A. 髂外动脉;B. 旋髂深静脉;C. 耻骨梳;D. 淋巴结;E. 脐动脉

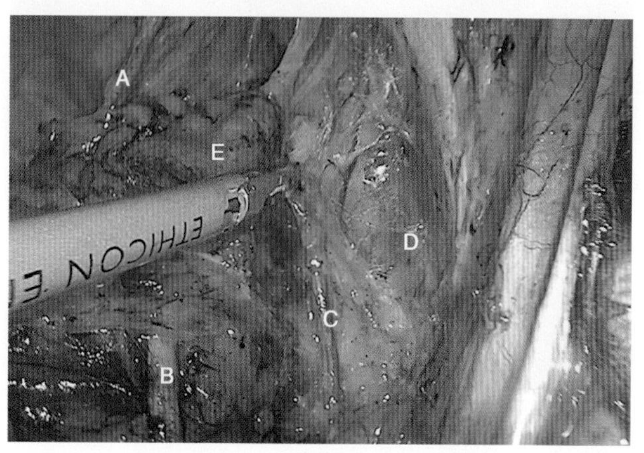

图 30-4-20 显露闭孔内肌(右侧)
A. 髂内动脉;B. 闭孔神经;C. 闭孔动脉;D. 闭孔内肌;E. 淋巴结

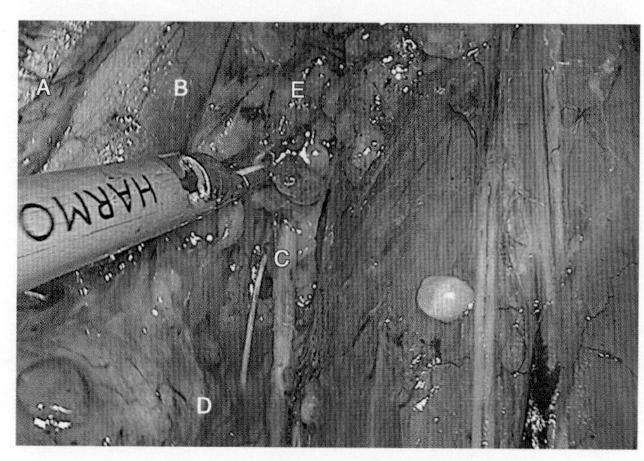

图 30-4-21 沿腰大肌分离显露闭孔神经
A. 髂外动脉;B. 髂外静脉;C. 闭孔神经;D. 髂内静脉;E. 淋巴结

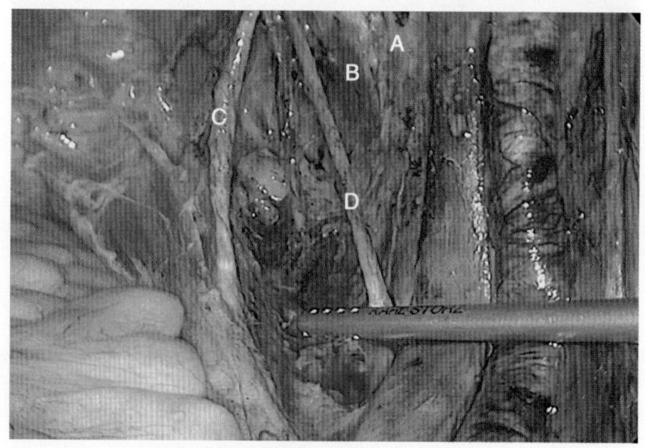

图 30-4-22 显露髂内动脉及脐动脉
A. 耻骨梳;B. 闭孔内肌;C. 脐动脉;D. 闭孔神经

的髂内动脉(图 30-4-22)。在清扫此区域淋巴结时,有几个解剖学上的淋巴结归属概念需要注意:髂外静脉以内,脐动脉以外,闭孔神经以上的淋巴结属于髂外淋巴结;耻骨梳表面的这枚淋巴结属于髂外淋巴结,它是连接"柯氏"淋巴结的第一枚盆腔淋巴结;真正的闭孔淋巴结是在闭孔神经以下,沿着闭孔血管分布的 1~3 枚淋巴结,清扫此区域淋巴结需要注意闭孔神经下方的闭孔动静脉,而且静脉常呈网状(图 30-4-23),开腹手术时,此区域被形象称为"狼窝"。在清扫闭孔淋巴结时,不仅要避免损伤闭孔神经,更应该避免损伤闭孔神经下方的腰骶干(图 30-4-24)。若腰骶干神经损伤后出现的症状比闭孔神经损伤更严重。

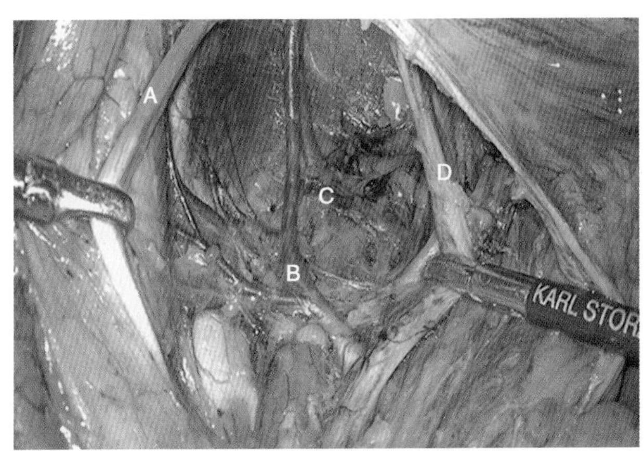

图 30-4-23　闭孔神经下方闭孔动静脉
A. 闭孔神经;B. 闭孔动脉;C. 闭孔静脉;D. 脐静脉

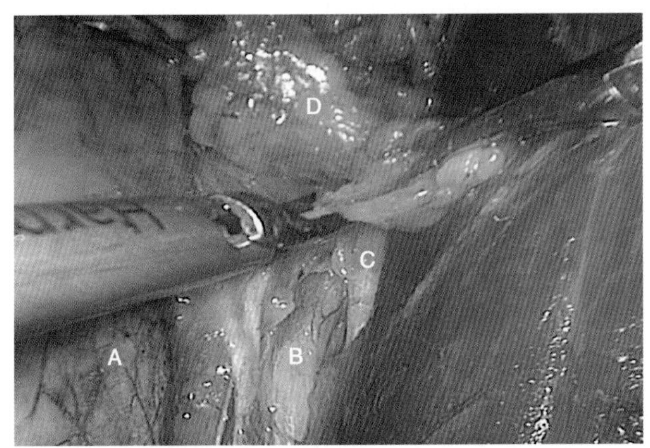

图 30-4-24　显露腰骶干神经(右侧)
A. 髂外静脉(右侧);B. 腰骶干神经(右侧);C. 闭孔神经;D. 淋巴结

4) 骶淋巴结:是骶前区域淋巴结的一组淋巴结,一般是 1~4 枚,尽管宫颈癌骶淋巴结转移率并不高,但是,从理论上说,它收纳子宫体下部、子宫颈、阴道上部淋巴结,应该常规清扫,特别是术中探查发现骶韧带受侵或骶前淋巴结肿大,则更需切除该三角区域全部淋巴结(图 30-4-25)。

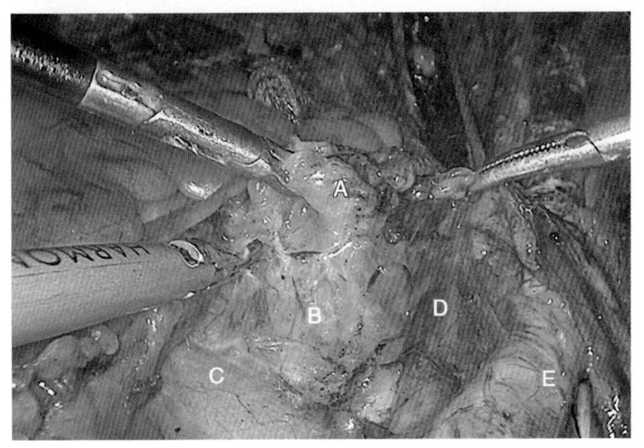

图 30-4-25　清扫骶前区域淋巴结
A. 淋巴结;B. 骶岬;C. 左侧髂总静脉;D. 右侧髂总静脉;E. 右侧髂总动脉

5) 显露出盆腔结构:盆腔淋巴结完整清扫后应该清晰显示出输尿管、髂内动脉前干/脐动脉、闭孔神经、髂外静脉、髂外动脉——"五个手指"(图 30-4-26)。

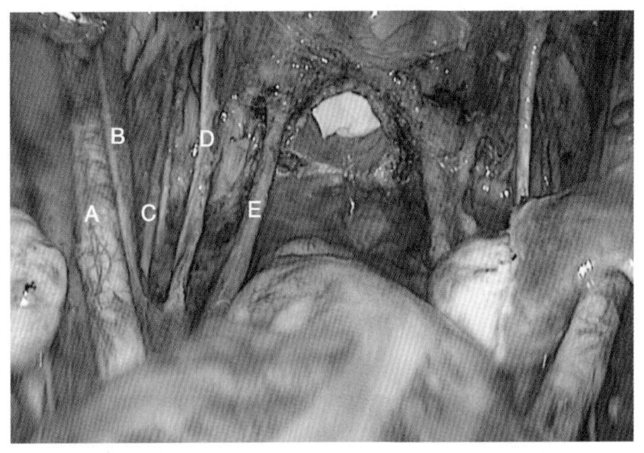

图 30-4-26　清扫后盆腔各级髂血管(五个手指)
A. 髂外动脉;B. 髂外静脉;C. 闭孔神经;D. 脐动脉;E. 输尿管

6) 彻底检查:手术结束前要彻底检查创面有无出血,特别是腹主动脉周围(图 30-4-27)以及骶前区域清扫区(图 30-4-28)。甚至应该把手术时的头低脚高位改为水平位以检查下腔静脉和髂外静脉有无出血,因为腹腔镜手术的头低脚高的特殊体位,使得盆、腹腔静脉处于非充盈状态,小的破口有时不易发现,所以需要将患者恢复平卧位后,检查创面有无出血。清扫的腹主及盆腔淋巴结标本应是整块地从阴道断端取出（图 30-4-29、30-4-30），并剪开后分装送病理检查。

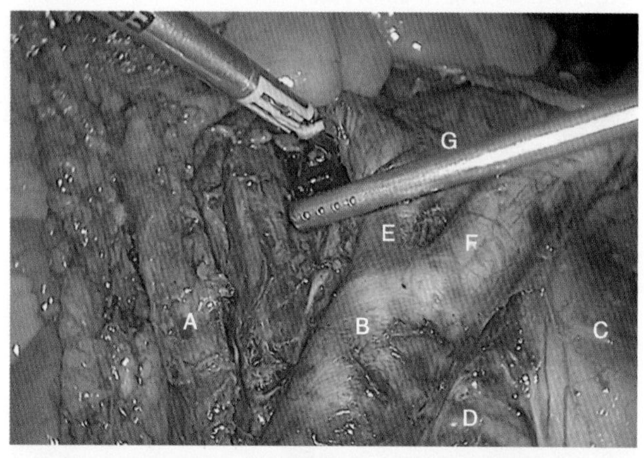

图 30-4-27　检查腹主区域淋巴结清扫区

A. 肠系膜下动脉；B. 腹主动脉；C. 下腔静脉；D. 腰静脉；E. 髂总动脉（左侧）；F. 髂总动脉（右侧）；G. 髂总静脉（左侧）

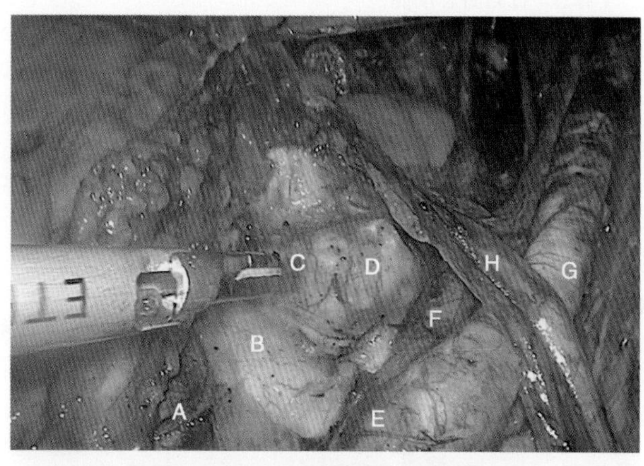

图 30-4-28　检查骶前淋巴结清扫区域

A. 髂总动脉（左侧）；B. 髂总静脉（左侧）；C. 骶正中静脉；D. 骶岬；E. 髂总动脉（右侧）；F. 髂内动脉（右侧）；G. 髂外动脉（右侧）；H. 输尿管（右侧）

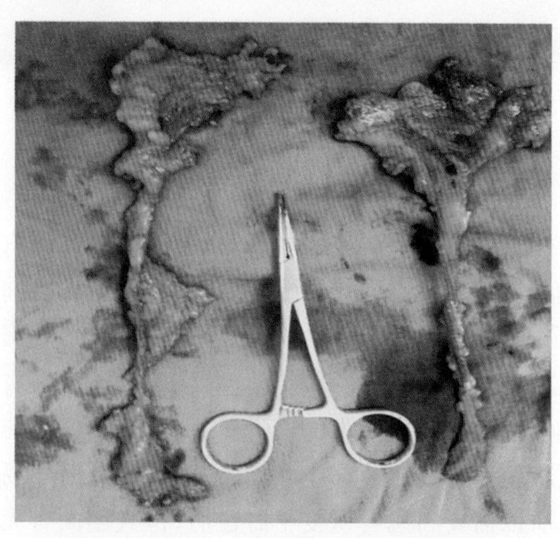

图 30-4-29　腹主及盆腔淋巴结完整标本

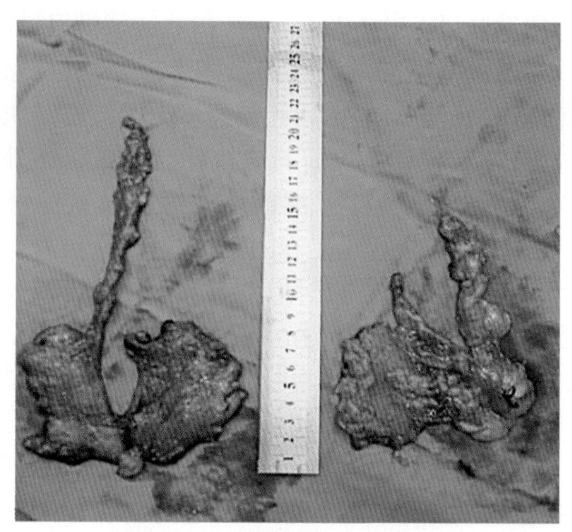

图 30-4-30　盆腔淋巴结完整标本

（二）腹腔镜下广泛全子宫切除术

腹腔镜下广泛全子宫切除术（laparoscopic radical hysterectomy）是指在腹腔镜下完成根治性子宫切除的全过程。虽然手术的基本步骤基本同开腹手术，但是腹腔镜手术有以下几个要点：①注重盆腔的解剖结构；②注重手术视野的干净，争取做到无血手术；③合理使用手术器械，除常规手术常用的单、双极之外，主要使用超声刀，而且最好是 5mm 的超声刀，因为它的刀头有一定的弯度，便于“直视”下进行手术操作。

1. 腹部穿刺孔的选择　常用的腹部穿刺孔多为 4 孔，即脐部为第一个穿刺孔（10mm）放入镜头，助手在患者右下腹打一切口，主刀者在左侧打两个切口。如果患者的脐耻之间较短或者为了方便清扫腹主动脉旁淋巴结时，可以在脐上 3～4cm 打第一个套管针，其余切口相应上移即可。

2. 放置举宫器　腹腔镜下做子宫的手术一般都需要放置举宫器，在做广泛子宫切除术时，为了容易暴露出膀胱阴道间隙和阴道直肠间隙，最好在手术开始时选择放置杯式举宫器。按照“不要挤压肿瘤”的无瘤原则，举宫器上的宫腔杆最好不要带螺旋头，只需要一个平的宫颈托就可以，甚至有时候，由于宫颈口的肿瘤造成放置举宫器困难，也可以用抓钳夹住宫底，提着子宫进行广泛全子宫切除。

3. 圆韧带及卵巢血管的处理　用超声刀可以直接从近盆壁侧切断圆韧带（图 30-4-31），打开阔韧带前叶，根据是否保留附件/卵巢，从卵巢固有韧带或者卵巢骨盆漏斗韧带处理血管（图 30-4-32），并打开阔韧带后叶或侧腹膜，暴露出腹膜后的组织结构。一般来说，广泛全子宫切除多是在盆腔淋巴清扫完

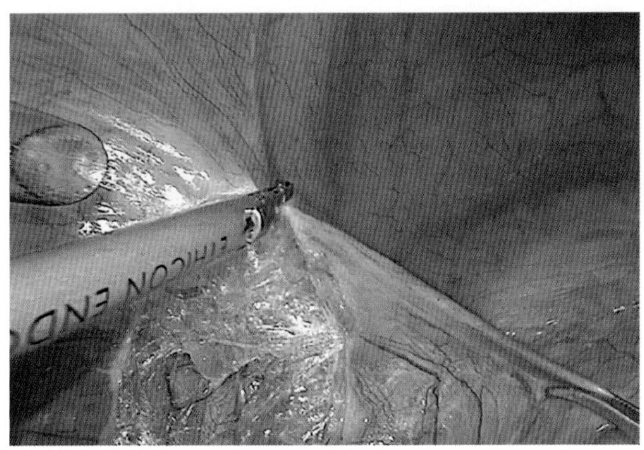

图 30-4-31　切断圆韧带(左侧)

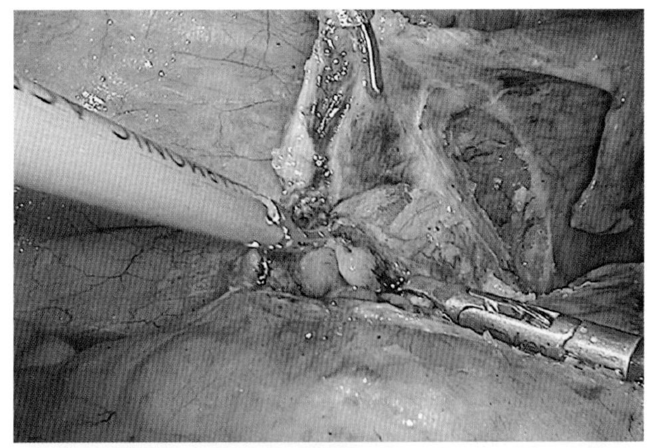

图 30-4-32　切断卵巢骨盆漏斗血管(左侧)

成之后进行,此处步骤可以省略。

4. 打开阴道直肠间隙　助手将子宫尽量向前、向上举,于子宫直肠腹膜反折处打开腹膜(图 30-4-33),用超声刀以锐性手法为主,充分解剖出阴道和直肠之间的潜在间隙(图 30-4-34),下推直肠达宫颈下 3~4cm。

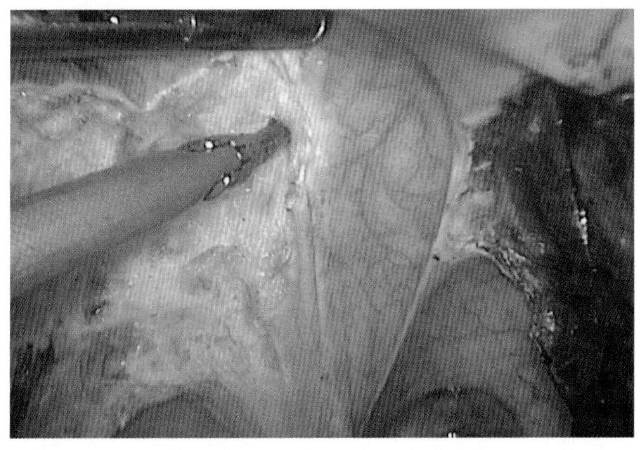

图 30-4-33　切开子宫直肠反折腹膜

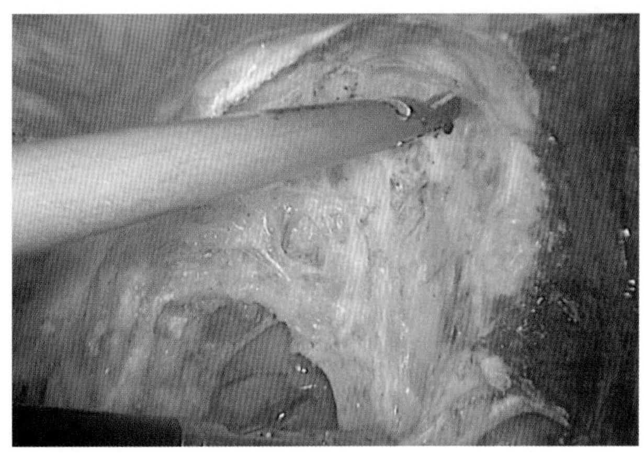

图 30-4-34　充分解剖出直肠阴道间隙

5. 处理子宫骶骨韧带　用超声刀分离宫骶韧带外侧间隙,由于左侧宫骶韧带内侧有直肠壁附着的可能,故建议要有意识地将直肠从左侧宫骶韧带上分离下来(图 30-4-35)。分离钳将输尿管向外推开,用超声刀距子宫颈 3cm 处切断宫骶韧带。如果做保留神经的 C1 型手术,在处理此韧带时,还需有意识地注意保留腹下神经丛(图 30-4-36)。

6. 打开膀胱反折腹膜、下推膀胱,暴露膀胱阴道侧窝　打开膀胱腹膜反折后(图 30-4-37),用超声刀锐性分离膀胱与阴道间的疏松组织,直达子宫颈外口水平下 3~4cm(图 30-4-38)。为了输尿管游离的方便,解剖出膀胱阴道侧间隙(也称为第四间隙)(图 30-4-39),此间隙解剖充分,是以可以看到输尿管入膀胱和阴道旁静脉丛为标志,需要注意损伤阴道旁静脉丛(图 30-4-40)。

7. 暴露膀胱侧窝、直肠侧窝　用超声刀钝性加锐性从第一支膀胱上动脉和子宫动脉之间分离出膀胱侧窝,将此窝暴露得尽量充分,可以清楚地看到膀

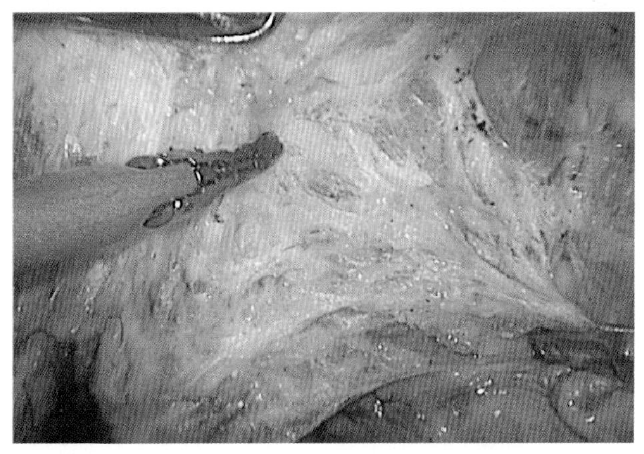

图 30-4-35　注意分离直肠与左侧宫骶韧带

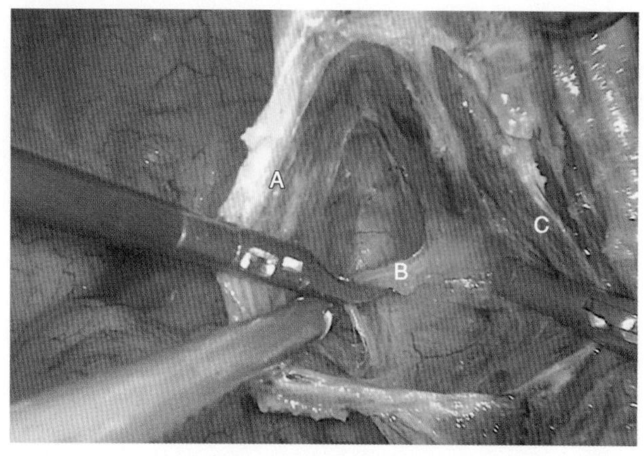

图 30-4-36　保留腹下神经丛

A. 骶韧带；B. 腹下神经丛；C. 输尿管

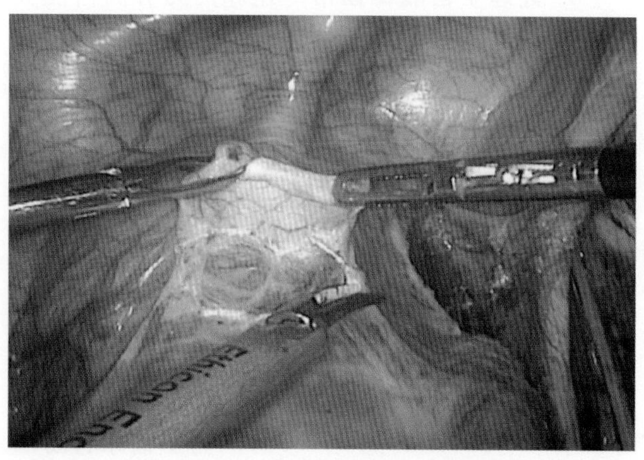

图 30-4-37　切开膀胱反折腹膜

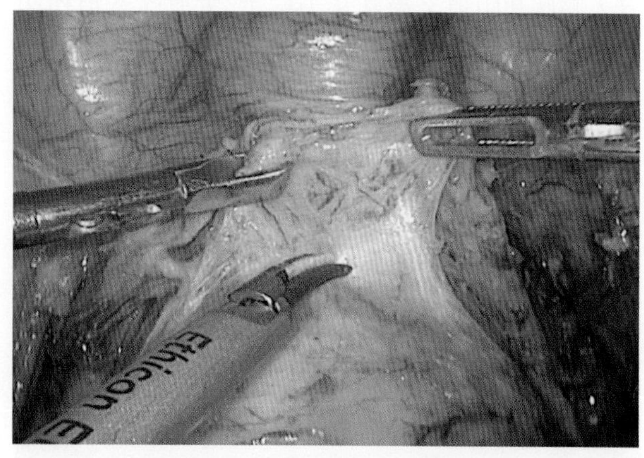

图 30-4-38　充分下推膀胱

胱侧窝的四周解剖结构，即内侧为膀胱侧壁，外侧为膀胱上动脉，前方为耻骨的一部分，后方为子宫动脉和部分主韧带（图 30-4-41）。用超声刀从子宫动脉和输尿管之间钝性结合锐性分离出直肠侧窝，可以清楚看

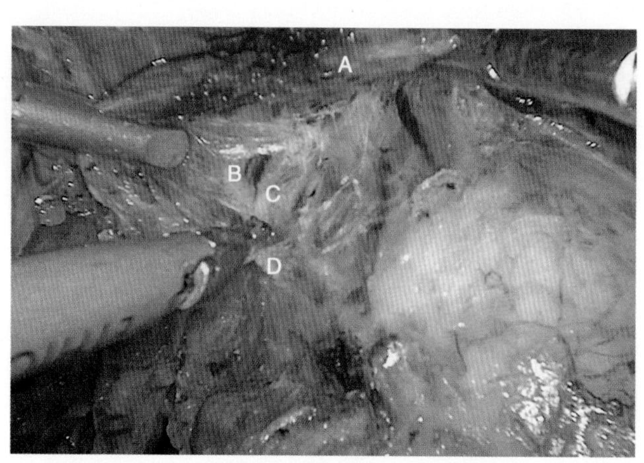

图 30-4-39　暴露膀胱阴道侧间隙（第四间隙）

A. 膀胱；B. 输尿管；C. 第四间隙；D. 膀胱宫颈韧带

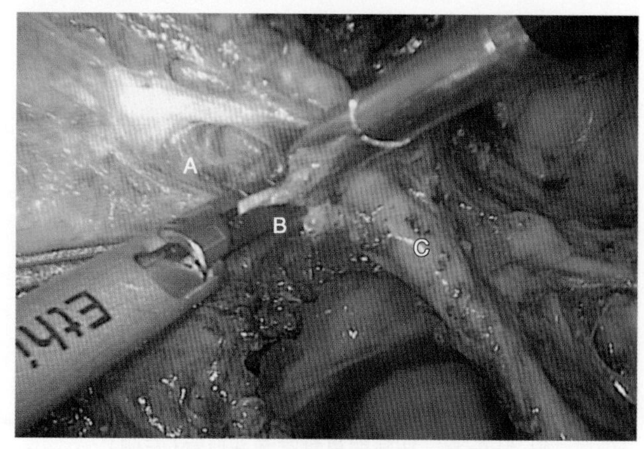

图 30-4-40　避免损伤阴道旁静脉丛

A. 膀胱阴道旁静脉丛；B. 膀胱宫颈韧带；C. 输尿管

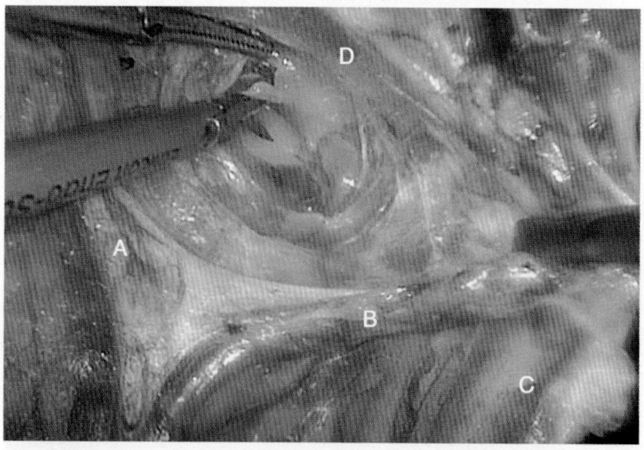

图 30-4-41　暴露膀胱侧间隙

A. 脐动脉；B. 子宫动脉；C. 输尿管；D. 膀胱侧壁

到直肠侧窝的解剖结构，即内侧为输尿管、直肠侧壁及宫骶韧带的外侧，外侧为髂内动脉的起始部，前方为子宫动脉和部分主韧带，后方为盆底的一部分（图 30-4-42）。子宫周围这四个间隙左右成对，上下呈“镜像”。

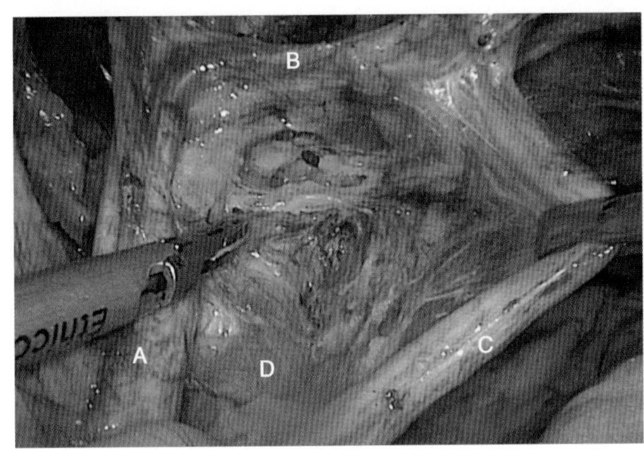

图 30-4-42　暴露直肠侧间隙
A. 髂内动脉；B. 子宫动脉；C. 输尿管；D. 髂内静脉

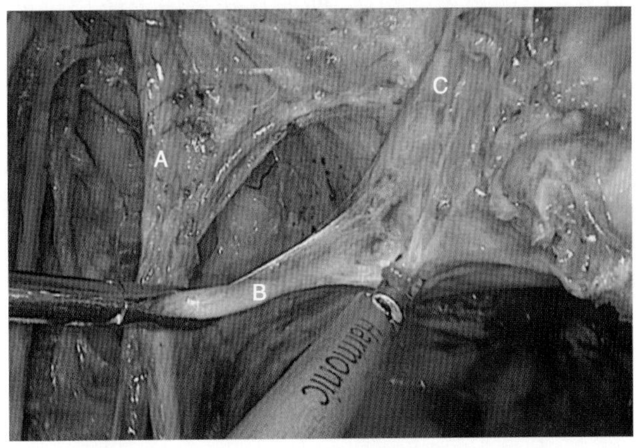

图 30-4-44　将切断子宫动脉端向子宫侧牵拉
A. 脐动脉；B. 输尿管；C. 上翻的子宫动脉

8. 处理子宫动脉　在子宫动脉从髂内动脉起始处电凝、切断（图 30-4-43），提起子宫动脉断端向子宫侧牵拉（图 30-4-44）。需要注意的是，子宫浅静脉多与子宫动脉伴行，并和子宫动脉行走在输尿管的同侧上方，而子宫深静脉在主韧带的更深层面，在近宫颈处，子宫动脉和子宫深静脉之间穿行的是输尿管。子宫动脉游离到近宫颈处，会有 2~3 支子宫血管到输尿管的营养支，可以仔细分离并用超声刀切断，切勿损伤输尿管的鞘膜（图 30-4-45、30-4-46）。

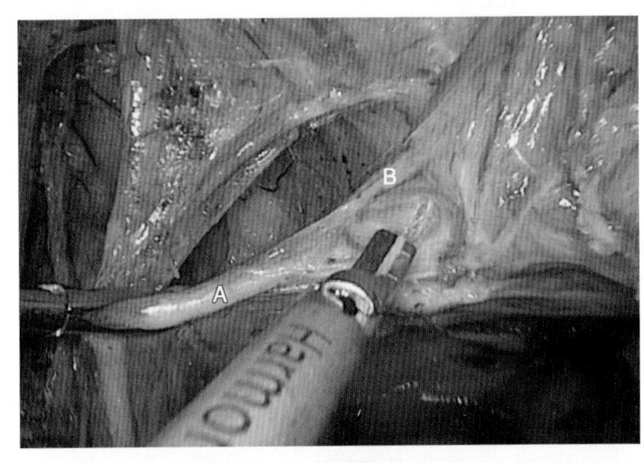

图 30-4-45　分离切断输尿管的营养支
A. 输尿管；B. 输尿管营养支

9. 切断膀胱宫颈韧带、游离输尿管　膀胱宫颈韧带还有“膀胱宫颈阴道韧带”等其他的称谓，此韧带是由膀胱外筋膜起源的一束韧带和宫颈外筋膜阴道上端外筋膜起源的一束韧带，汇合而成。中间有输尿管穿行，也以此为界，将输尿管上方的韧带称为膀胱宫颈韧带前叶（长约 2cm），输尿管下方的韧带称为膀胱宫颈韧带后叶（3~4cm）。此处操作的要点是，提起并上翻子宫动脉后沿输尿管的走行，钝性分离看清楚输尿管的走行（也可理解为隧道），用超声刀切断膀胱宫颈韧带前叶（图 30-4-47），再切断输尿

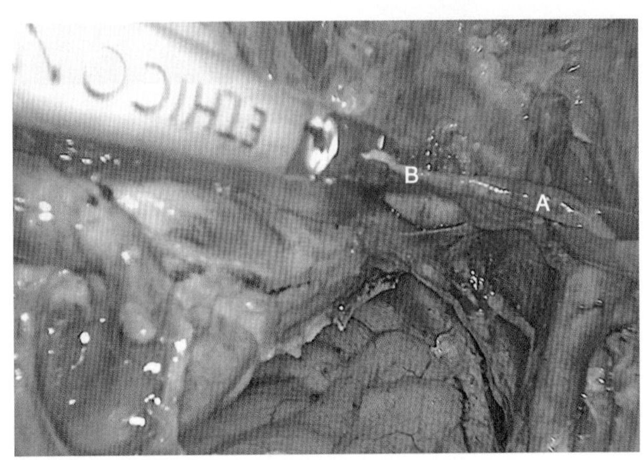

图 30-4-46　处理子宫动脉到输尿管营养支
A. 输尿管；B. 输尿管营养支

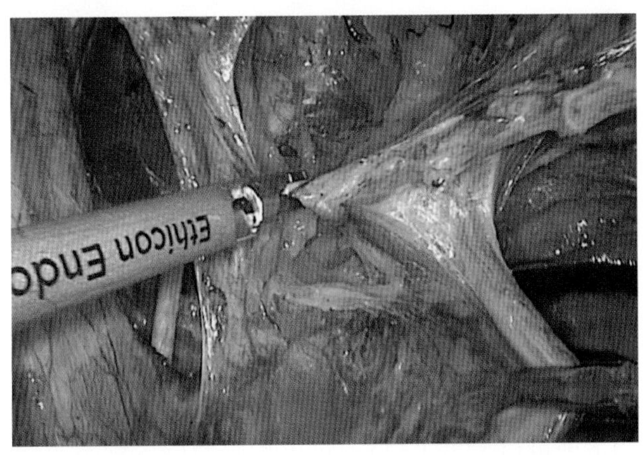

图 30-4-43　从子宫动脉起始部切断子宫动脉

管后方的膀胱宫颈韧带后叶（图 30-4-48）。只有切断该韧带才能将膀胱阴道间隙和膀胱侧间隙相通，使膀胱侧角、输尿管和阴道前壁完全分离。在打输尿管隧道时，提起输尿管的钳子最好换成无损伤的输尿管钳，因为弯分离钳在钳夹输尿管时，由于力度

的关系可能损伤输尿管，即便是注意钳夹输尿管的系膜，也容易误伤输尿管营养血管而增加输尿管瘘的危险。另外，在打输尿管隧道时要在其鞘外钝性分离，不损伤输尿管本身的外膜。

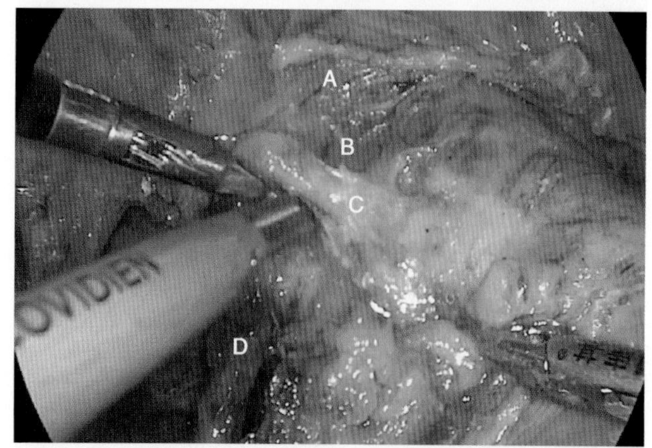

图 30-4-47 切断宫颈膀胱韧带前叶
A. 膀胱；B. 第四间隙；C. 膀胱宫颈韧带前；D. 输尿管

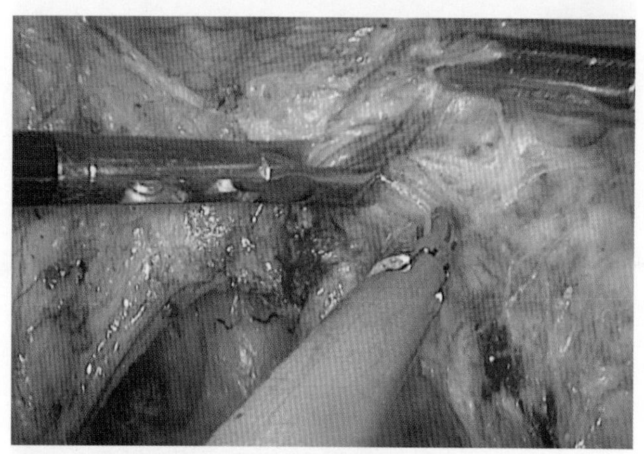

图 30-4-48 切断膀胱宫颈韧带后叶

10. 切断主韧带和阴道旁组织 助手将子宫摆向右前方，用弯分离钳将输尿管拨向外侧，可以清楚看到膀胱侧窝的前外侧为盆壁，后方为主韧带，内侧为膀胱。根据期别、病灶大小、宫旁受侵的程度，切除不同长度的主韧带。按照 Q-M 手术分型的标准，沿输尿管走行下方切断主韧带为 B 型广泛全子宫切除（图 30-4-49），贴近盆壁血管、切断子宫深静脉的宫旁组织是 C 型（相对应的 Piver Ⅲ手术）的广泛性子宫切除术（图 30-4-50）。由于主韧带里有丰富的静脉，最好先用双极电凝主韧带后再切断，也可采用先缝扎再电凝的方法，使止血效果更彻底。在处理主韧带及阴道旁组织时，如果是行保留神经的 C1 型手术，需要有意识地注意保留子宫深静脉下的盆腔内脏神经及腹下神经丛（图 30-4-51）。

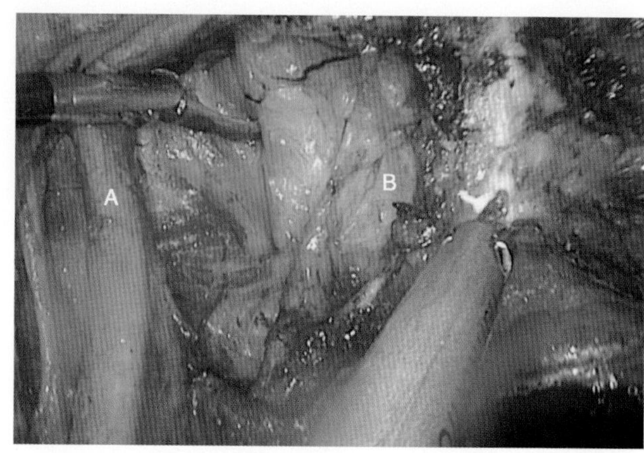

图 30-4-49 切断主韧带和阴道旁组织（B 型）
A. 输尿管；B. 子宫深静脉

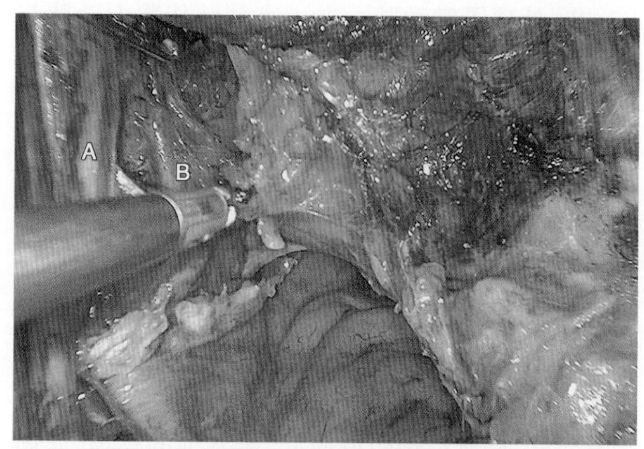

图 30-4-50 切断主韧带和阴道旁组织（C 型）
A. 输尿管；B. 子宫深静脉

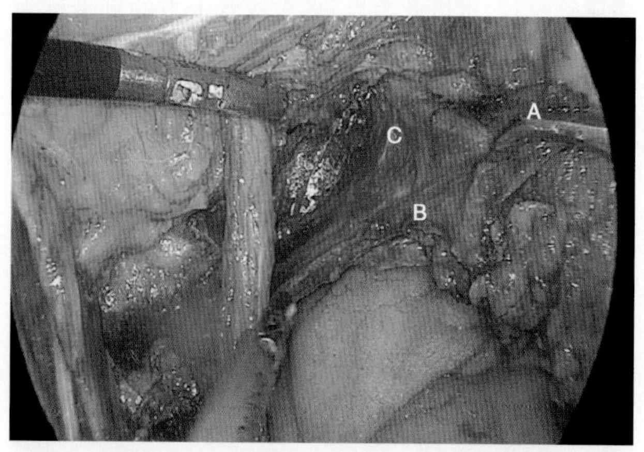

图 30-4-51 子宫深静脉下方的盆腔内脏神经
A. 子宫深静脉断端；B. 盆丛子宫支；C. 盆丛膀胱支

11. 切开阴道 根据阴道受侵的程度切除一定阴道长度，与 Piver 手术分型比较，Q-M 手术分类要求阴道不如前者长，只需要在病灶下 15~20mm 环切阴道即可（图 30-4-52）。可以在腹腔镜下完全将阴道切断，也可以在腹腔镜下将阴道的前壁、左右侧壁切开后，从阴道将子宫翻出来，从阴道将阴道后壁切断，特别是宫颈局部肿瘤较大者，按照无瘤原则，将子宫翻到阴道内可以把宫颈的肿瘤避免暴露在盆腔，切下的标本一定要检查切除阴道和韧带及宫旁的范围是否达到要求，如果不够长度可以及时补切（图 30-4-53、30-4-54）。广泛全子宫标本从阴道取出后缝合阴道断端有两种方式，一种是腹腔镜下缝合，多是在阴道切除 3cm 的情况下可以进行，对于阴道切除长于 3cm 者，镜下缝合就显得较困难；另外一种是从阴道内缝合，切除阴道 3cm 以上者采取这种方式较方便。

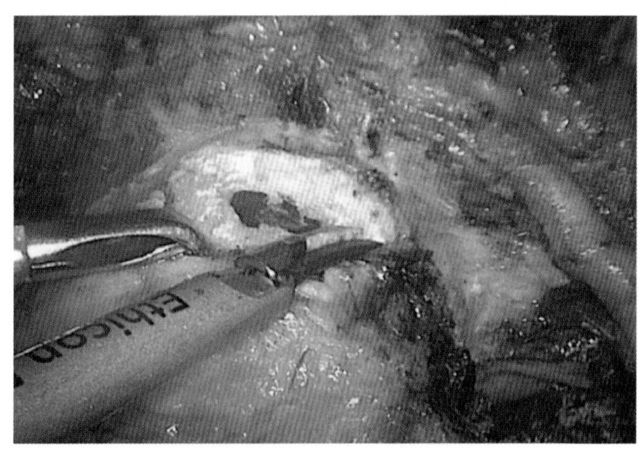

图 30-4-52　环切阴道壁

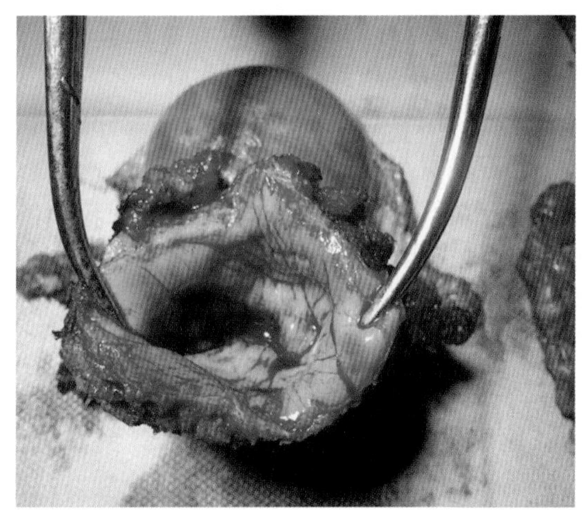

图 30-4-53　展示广泛全子宫切除标本的阴道

12. **彻底止血**　手术结束之前，需要对盆腔内手术视野内的断端、脏器进行彻底的检查。首先检查盆底各断端、卵巢骨盆漏斗血管或卵巢固有韧带血管有无出血，对怀疑直肠有小的损伤者，可采取盆腔注水后直肠充气的办法进行检查。可以在阴道中间放置“T”管引流，也可以放置腹壁硅胶引流管。

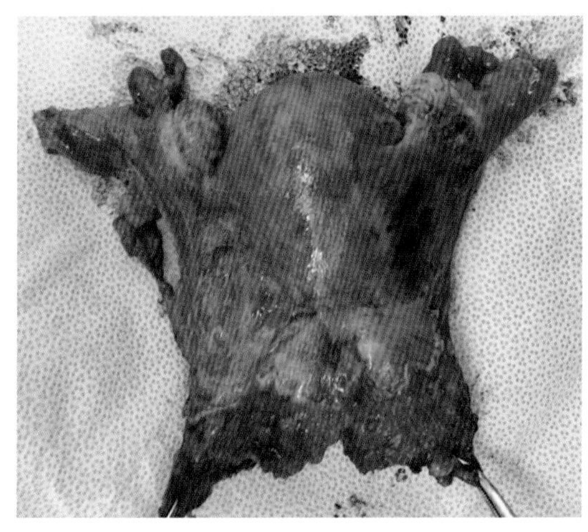

图 30-4-54　展示广泛全子宫切除标本的宫旁

五、腹腔镜宫颈癌手术彻底性的评价

（一）淋巴结清扫彻底性

在早期宫颈癌中约有 7%～15%患者存在淋巴结转移，淋巴结切除数量是评估手术彻底性的重要指标之一。早在 2005 年 Zakashansky 等研究了腹腔镜下淋巴结清扫术的有效性和彻底性，研究者先用腹腔镜行盆腔和/或腹主动脉旁淋巴结清扫，之后开腹再次补充切除腹膜后淋巴结，病理结果表明，将近 100%的腹膜后淋巴结能够通过腹腔镜手术完全切除，开腹手术虽然仍可补充切除部分淋巴结，但均为无肿瘤转移的阴性淋巴结。

随着腹腔镜在宫颈癌手术治疗中的应用，累积的病例数越来越多，近年涌现出了多项 meta 研究。美国 Moris 等人于 2017 年发表的一项 meta 分析，荟萃了 2007～2016 年期间的 17 项研究，共计 1 676 例宫颈癌手术患者，其中 837 例接受了机器人手术，406 例接受了传统腹腔镜手术，433 例接受了开腹手术。所有研究均报告了淋巴结切除的情况。其中一篇结果显示腹腔镜切除淋巴结数量显著多于开腹手术，其他多篇研究显示腹腔镜切除淋巴数量与开腹手术无显著差异，4 篇文献显示机器人手术切除淋巴结数量显著多于开腹手术（平均 33.8 枚和 23.3 枚）。三组患者中所切除淋巴结阳性率组间无差异，切除淋巴结相关并发症也无差异。梁志清等于 2015 年发表的一项 meta 分析，纳入了 2014 年 12 月之前发表的 12 项文献，包括 754 例腹腔镜手术和 785 例开腹手术，结果显示两组切除淋巴结数量无显著差异。上述临床研究数据显示，腹腔镜下盆腔淋巴结切除数量可达到甚至超过开腹手术，术后阳性淋巴结数量无差异，达到彻底清扫盆腔淋巴结的目的。

尽管文献报道腹腔镜手术切除淋巴结数量与开腹手术无差异，但腹腔镜的放大作用及充分暴露组织器官狭窄空间等优势，切除淋巴结数量应多于开腹手术。患者肿瘤期别、主刀医师的经验技术及术中对于肿瘤侵犯范围的判断和病理取材方法均为影响淋巴结检出数量的重要因素，有研究显示细致取材较常规取材能检出更多数量的淋巴结。

（二）宫旁组织、阴道切除的彻底性

宫旁组织和阴道切除长度是评估根治性子宫切除术手术范围是否足够的指标之一。虽然宫旁组织切除长度并非是影响预后的直接因素，但癌组织与手术切缘的距离则是评估肿瘤切除彻底性的重要参数。

Frumovitz 等比较了腹腔镜和开腹手术对宫旁组织和阴道切除长度的影响。两组患者年龄、肥胖程度、一般状况、肿瘤体积、组织学类型、浸润深度、手术边缘、血管间隙受累、盆腔淋巴结转移方面均无显著性差异，组间均衡可比。术后两组患者病理学检查提示宫旁残留、阴道残端率等方面均无显著性差异。韩国的一项配对研究（配对因素包括患者年龄、BMI、FIGO 分期、肿瘤大小等）显示，腹腔镜手术切除阴道长度、宫旁组织长度与开腹组无显著差异，术后肿瘤间质浸润、阴道肿瘤残留、淋巴结转移等组间无差异。John 等的一项研究显示，机器人腹腔镜手术切除宫旁组织的长度略长于开腹手术（4.1cm *vs*. 3.7cm），但差异无统计学意义。术后切缘阳性率组间无差异。

以上临床研究结果显示，在宫颈癌手术治疗中，腹腔镜手术和机器人手术可以达到开腹手术淋巴结切除数量的要求，在宫旁切除范围与淋巴结清扫彻底性方面可以达到甚至超过开腹手术。腹腔镜下广泛子宫切除及盆腹腔淋巴结切除是彻底且安全可行的。

应该指出的是，腹腔镜下行宫旁组织和阴道切除较开腹手术更为容易，此时应避免切除过多宫旁组织及阴道长度，减少手术相关并发症发生，并利于保留年轻患者术后阴道长度。根据 Q-M 手术分型的要求，对于穹窿无受侵者，应该切除 15~20mm 长度的阴道；对于有阴道受侵者，应该在距病灶下 20mm 处切断阴道。

六、腹腔镜下宫颈癌根治术并发症的预防及处理

术后并发症发生率是评价手术途径安全性的重要指标之一。腹腔镜下施行广泛全子宫切除术及盆腹腔淋巴结清除术，是腹腔镜下操作难度较大、风险较高的手术。该手术涉及大血管周围的淋巴结清扫、输尿管的解剖和游离、膀胱及直肠的分离等操作，术中、术后容易出现以下并发症：

（一）血管损伤

在行腹腔镜下淋巴结清扫时，最易损伤和出血主要有下列部位：

1. 下腔静脉损伤 在清扫下腔静脉周围淋巴结时，由于牵拉可以导致淋巴结到下腔静脉的细小静脉属支破裂，或者直接将下腔静脉撕破，如处理不及时可能危及患者生命，所以要求在处理下腔静脉和淋巴结之间的小静脉时一定要留有一定距离，最好双极电凝彻底凝固后再锐性切断，避免钝性撕拉淋巴结。

2. 髂总静脉及分叉部位损伤 在清扫髂总静脉表面的淋巴结时，也经常遇到小静脉的出血，处理不当会将髂总静脉剪破或撕裂；左侧髂总静脉的部位较深，操作较困难，而且静脉壁极薄，在暴露不清楚的情况下也容易损伤；髂内、外静脉分叉处被称为“虎口”，也是容易撕破出血的部位。

3. 闭孔静脉丛损伤 闭孔静脉丛位于闭孔区的深部，闭孔神经的下方，在清除该部位的淋巴组织时，有可能损伤闭孔静脉丛，一旦损伤可以用双极电凝止血。

4. 旋髂深静脉的损伤 该静脉是旋跨在髂外动脉上，腹股沟深淋巴结正好在此血管之上，要想完整清扫腹股沟深淋巴结必须暴露出旋髂深静脉，操作不当也容易引起损伤出血。

另外，由于腹腔镜下宫颈癌手术时间较长，特殊的头低脚高位，需要注意预防术后血栓的风险；术中减少对静脉壁的钳夹，避免损伤静脉内膜，降低血栓形成风险。

（二）泌尿系统损伤

1. 膀胱损伤 广泛全子宫切除术，要求将膀胱推至宫颈外口下 3cm 以上，须找准膀胱和宫颈及阴道之间的间隙进行分离，如有剖宫产史、放疗史或肿瘤侵犯宫颈全层，在处理此间隙时易发生膀胱损伤。遇到间隙消失、粘连较紧时，不得强行分离，结构层次不清楚时，可以做膀胱充盈实验，帮助确定膀胱和阴道之间的界限。对于不慎撕破或切开膀胱者，可以行腹腔镜下修补术，手术后留置尿管不应少于 14 天。且加强尿管和拔除尿管后的排尿管理，以免导致膀胱阴道瘘。

2. 输尿管的损伤 输尿管的损伤分为两种：

①直接损伤：主要原因是在手术时直接损伤引起，包括剪断、误扎、电灼伤等。在处理卵巢骨盆漏斗韧带及打开输尿管隧道时容易损伤。在分离切断膀胱宫颈韧带发生出血时，盲目电凝止血往往也会误伤输尿管。输尿管的直接损伤多在术中可以发现，视具体情况行输尿管膀胱移植术或输尿管端-端吻合术，并置双J形输尿管支架，术后保留1～3个月拔除。②间接性损伤：多为在输尿管周围操作时，超声刀、双极等能量器械的侧向热辐射误灼输尿管所致，术中难以发现，多在术后10～20天出现，虽然小的瘘孔可自行愈合，但大多数需要放置双J管或再次手术处理。需要提醒的是，如在手术中发现输尿管血供不良时，可以在手术结束时经膀胱镜置入双J管预防输尿管瘘及输尿管狭窄。

（三）肠道损伤

一般发生在直肠受侵造成直肠间隙消失、腹腔或腹膜粘连严重时，因此如遇有粘连严重情况，及时中转开腹是明智的选择；如果选择在腹腔镜下进行肠管粘连的分离，最好使用剪刀而不要使用单极电钩或超声刀；使用杯式举宫器将阴道撑起来，分离直肠阴道间隙时也能较好地预防损伤直肠前壁。如一旦发生肠道损伤，1～2cm以下小的裂口可以在腹腔镜下修补缝合，如裂口较大或缝合困难者，则应开腹进行修补，以免发生肠瘘。

七、术后生存率及复发率分析

术后生存率和复发率是评价手术对预后影响的重要指标，也是患者获益最大化的指标。Chi等回顾分析了10年中1 400例接受腹腔镜手术的宫颈癌患者，结果显示Ⅰ期患者5年生存率达94%以上，ⅡA期患者达87.6%，与开腹手术患者比较差异无显著性。韩国Dong的一项配对研究显示：对于ⅠA2～ⅡA期宫颈癌患者，腹腔镜和开腹术后5年无进展生存期（progression-free survival，PFS）分别为55.1%和33.3%，差异无统计学意义（$P=0.391$），并且和术者是否具备腹腔镜手术经验无显著相关性。Ying Long的一项meta分析荟萃了17项国内外研究，对比腹腔镜和开腹行保留神经宫颈癌根治术的疗效，结果显示5年PFS（腹腔镜组78.9% *vs.* 开腹组79.8%，$P=0.519$）和5年总生存率（overall survival，OS）（腹腔镜组90.8% *vs.* 开腹组84.1%，$P=0.192$），组间无显著差异。GOG的一项研究显示，对于晚期宫颈癌患者，在接受放疗前通过腹腔镜手术评估腹主动脉旁淋巴结转移情况，有助于提高患者预后。研究纳入555例晚期宫颈癌患者，术前采用腹腔镜手术评估腹主动脉旁淋巴结转移情况，即进行手术分期，并据此制定放疗野行同步放化疗，其四年总OS为54%，PFS为49%；而采用传统临床分期制定放疗野的130例患者，其四年OS为40%，PFS为36%，组间差异具有统计学意义。

腹腔镜手术经过20余年的探索和发展，作为治疗妇科恶性肿瘤的一种全新的手术方式，已经显示出良好的应用前景。腹腔镜手术代表了妇科恶性肿瘤微创治疗的发展趋势。虽然尚有许多技术问题有待解决和完善，在理论上亦有许多需要研究和探索的问题，但腹腔镜手术以其特有的优势和治疗效果，在许多方面正改变妇科肿瘤医师部分传统的治疗方法和理念。

最后，需要特别指出的是，并不是任何妇产科医师都能胜任这种风险较大的腹腔镜下宫颈癌根治手术，这一手术并不取决于腹腔镜手术的技术，而是取决于手术者对盆腔解剖的熟悉程度。要想胜任腹腔镜下宫颈癌根治手术，必须要达到以下几个要求：①妇科肿瘤医师或接受了完整的妇科肿瘤手术培训的妇科医师，本身必须能够胜任妇科肿瘤的各项开腹手术；②必须是接受了完整的妇科腹腔镜常规手术培训，很好地掌握了腹腔镜手术的各项操作技巧，并且自己已经独立完成了一定数量的、三级以上的腹腔镜手术；③必须能胜任妇科手术中各种补救措施，主要指血管修补、膀胱、输尿管、肠管等重要脏器损伤的修补。

宫颈癌-腹腔镜广泛子宫切除+双侧输卵管切除+盆腔淋巴结清扫术见视频18。

视频18　宫颈癌-腹腔镜广泛子宫切除+双侧输卵管切除+盆腔淋巴结清扫术

（刘开江）

第5节 腹腔镜在卵巢癌中的应用

卵巢恶性肿瘤是妇科三大恶性肿瘤之一,也是预后较差的肿瘤,死亡率居妇科恶性肿瘤首位。

卵巢组织成分复杂,是全身各脏器原发肿瘤类型最多的器官,也是胃肠道恶性肿瘤、乳腺癌、子宫内膜癌等转移常见部位。在卵巢癌中,体腔上皮来源的肿瘤占原发性卵巢肿瘤的50%~70%,其恶性类型占卵巢恶性肿瘤的85%~90%。来源于卵巢表面的生发上皮,而生发上皮来自原始的体腔上皮,具有分化为各种米勒上皮的潜能。若向输卵管上皮分化,形成浆液性肿瘤;向宫颈黏膜分化,形成黏液性肿瘤;向子宫内膜分化,形成子宫内膜样肿瘤。生殖细胞肿瘤占卵巢肿瘤的20%~40%。生殖细胞来源于生殖腺以外的内胚叶组织,在其发生、移行及发育过程中,均可发生变异而形成肿瘤。生殖细胞有发生所有组织的功能。未分化者为无性细胞瘤,胚胎多能者为胚胎癌,向胚胎结构分化为畸胎瘤,向胚外结构分化为内胚窦瘤、绒毛膜癌。特异性性索间质肿瘤约占卵巢肿瘤的5%。性索间质来源于原始体腔的间叶组织,可向男女两性分化。性索向上皮分化形成颗粒细胞瘤或支持细胞瘤;向间质分化形成卵泡膜细胞瘤或间质细胞瘤。此类肿瘤常有内分泌功能,故又称功能性卵巢肿瘤。转移性肿瘤占卵巢肿瘤的5%~10%。其原发部位常为胃肠道、乳腺及生殖器官。

卵巢癌以直接蔓延和腹腔种植为主要转移途径,即使外观局限的肿瘤,也可通过蔓延及播种扩散广泛种植于腹膜、大网膜、肠系膜、膈肌等部位。此外,淋巴转移也是重要的转移途径之一,而血行转移很少。淋巴转移途径有:①沿卵巢血管经卵巢淋巴管转移至腹主动脉旁淋巴结;②沿卵巢门淋巴管转移至髂内和髂外淋巴结,经髂总至腹主动脉旁淋巴结;③沿圆韧带转移至髂外及腹股沟淋巴结。

由于卵巢癌早期原发病灶小,居于盆腔内,发病隐匿,早期患者常无症状,往往在妇科检查时偶被发现,或待肿瘤生长到一定大小,超出盆腔以外腹部可扪及时,或出现并发症时才被患者发现,待到就医时,往往已属晚期。

卵巢癌的症状和体征可因肿瘤的性质、大小、发生时期、有无继发性或并发症而不同。卵巢癌常见的症状有:①下腹不适或盆腔下坠,可伴胃食欲缺乏、恶心、胃部不适等胃肠道症状。②腹部膨胀感,卵巢癌即使临床早期也可以出现腹水,或肿瘤生长超出盆腔在腹部可以摸到肿块。③压迫症:肿块伴腹水者,除有腹胀外还可引起压迫症状,如横膈抬高可引起呼吸困难,不能平卧,心悸;由于腹内压增加,影响下肢静脉回流,可引起腹壁及下肢水肿;肿瘤压迫膀胱、直肠,可有排尿困难、肛门坠胀及大便改变等症状。④疼痛:卵巢恶性肿瘤极少引起疼痛,如发生肿瘤破裂、出血和/或感染,或由于浸润,压迫邻近脏器,可引起腹痛、腰痛等。⑤由于肿瘤的迅速生长,患者会营养不良及体力消耗,会呈贫血、消瘦及形成恶病质的体征。⑥月经紊乱及内分泌症状:肿瘤间质成分产生激素或肿瘤破坏双侧卵巢,可导致月经紊乱或阴道流血;功能性卵巢恶性肿瘤如颗粒细胞瘤,可产生过多的雌激素,而引起性早熟;睾丸母细胞瘤可产生过多的雄激素而引起男性化的表现,临床上会出现不规则阴道流血或绝经后阴道流血,阴道流血除与卵巢恶性肿瘤本身有关外,还常伴有子宫内膜病变如子宫内膜增生过长或子宫内膜癌。⑦因转移所产生的相应症状:如肺转移而产生干咳、咯血、胸水及呼吸困难;骨转移可产生转移灶局部的剧烈疼痛,局部有明显压痛点;肠道转移者可有大便变形、便血,严重者因发生不可逆的肠梗阻而死亡。

早期卵巢癌诊断困难,多数患者为妇科检查或体检时发现卵巢肿瘤。晚期卵巢癌因有腹水、腹胀、疼痛等症状,较易诊断。对发现卵巢有肿瘤的患者,应做一些辅助检查以明确是否为卵巢恶性肿瘤。目前常用的辅助检查有:①超声检查:B超显像可测知肿块的部位、大小、形态及性质。②放射学诊断:钡餐造影或钡剂灌肠、空气对比造影可了解消化道有无肿瘤;CT检查可对盆腔肿瘤进行定位和定性,并可了解肝、肺及腹膜后淋巴结有无转移;盆腔淋巴结造影可判断卵巢肿瘤有无淋巴道转移。③细胞学检查:经腹或后穹窿穿刺抽取腹水进行细胞学检查。④肿瘤标志物检查:胚胎性癌、内胚窦癌患者中甲胎蛋白(AFP)浓度高,β-hCG测定对原发性卵巢绒癌及卵巢生殖细胞中混有绒癌成分者有诊断价值;癌抗原CA125放射免疫测定对上皮性癌有较高的诊断意义;乳酸脱氢酶(LDH)测定有助于无性细胞瘤的诊断。⑤腹腔镜检查:可直接观察肿瘤来源和大体情况,以及整个盆腹腔及横膈,以判定病变范围和期别,并可吸取腹水进行细胞学检查,或取可疑组织做病理检查。⑥剖腹探查:青春期前发现卵巢增大;绝经后仍能扪及卵巢;育龄妇女有卵巢囊性肿瘤,直径>6cm,观察 3~6 个月不缩小或有增大;实性肿瘤直径>4cm;孕早期发现卵巢肿块,孕 4 个月仍不缩小,均是剖腹探查指征。由于最近腹腔镜技术越来越得到普及,腹腔镜下探查术逐渐替代了剖腹探查术。

一、解剖

卵巢的外侧端通过骨盆漏斗韧带与盆壁相连,内侧通过固有韧带与子宫相连。漏斗韧带内有卵巢动静脉,卵巢动脉从主动脉前壁发出(左侧可来自左肾动脉),发出处位于肾动脉水平下方。卵巢静脉在右侧回流至下腔静脉,左侧回流至左肾静脉。卵巢动静脉在腹膜后腔伴行一段后到达卵巢上端,沿卵巢系膜表面走行并和子宫动脉上行支相吻合。卵巢动脉沿卵巢门走行时发出许多分支经输卵管系膜分布至输卵管。

卵巢恶性肿瘤,特别是卵巢上皮性肿瘤脱落或游离的癌细胞很容易出现于腹腔内,发生种植转移,并可通过横膈的淋巴管从腹腔转移至胸腔。卵巢恶性肿瘤在腹腔内种植转移可累及所有腹膜、肠系膜、肠管浆膜及其他脏器的腹膜。而在腹水或腹腔液流通和积蓄的部位是卵巢癌种植转移的高发部位,如横膈、结肠旁沟、肠系膜以及直肠子宫陷凹,这些部位是手术时必须重点注意的部位。

淋巴转移是卵巢恶性肿瘤转移的重要途径,其转移与淋巴引流相关,卵巢的淋巴引流主要有三条途径:①上行路线:从卵巢门走出多条集合淋巴管,沿骨盆漏斗韧带上行注入腰淋巴结和腹主动脉淋巴。②下行路线:卵巢一部分集合淋巴管沿阔韧带走向盆壁,进入髂内、髂外、髂间及髂总淋巴结。③沿圆韧带引流至髂外尾部及腹股沟淋巴结。在三种引流途径中前两种是主要的引流途径,且同时并存,也是淋巴转移的主要途径,而后一种引流途径少见。因此在卵巢癌手术切除淋巴结时应同时切除盆腔淋巴结和腹主动脉旁淋巴结。

大网膜是连于胃大弯和横结肠之间的双层腹膜结构,覆盖于空、回肠和横结肠前方,其左缘与胃脾韧带相连续。胃前、后壁的脏腹膜自胃大弯和十二指肠上部向下延续构成了大网膜的前叶,下垂至横结肠时,不完全地贴附于横结肠的表面,这一段大网膜前叶又另称为胃结肠韧带,大网膜前叶继续下垂一段后,向后反折向上则形成了大网膜的后叶,向后上连于横结肠并叠合成为横结肠的系膜。大网膜前、后叶间的腔隙是网膜囊的下部,随着年龄的增长,大网膜前后两叶常粘连,致使其间的网膜囊下部消失。大网膜前叶或后叶的两层腹膜间含有许多血管分支,胃大弯下约 1cm 处可见胃网膜左、右血管,它们分别向胃及大网膜发出分支,形成胃大弯动脉弓。活体状态下,大网膜的下垂部分常可移动位置,当腹膜腔内有炎症时,常由于大网膜的粘连、包绕而限制了炎症的扩散。

二、手术适应证和禁忌证

(一) 手术适应证

卵巢癌的治疗原则是以手术治疗为主,辅以化疗、放疗和其他综合治疗。手术是治疗卵巢癌的主要治疗方法,而首次手术最为重要。除有明确手术禁忌证者,只要是明确或怀疑是卵巢癌均应及早手术,手术方式应根据患者的生育要求、一般情况、肿瘤类型和分期等而定。根据分期类别和患者一般情况,手术方式有保守性手术、全面分期手术、肿瘤细胞减灭术、中间性肿瘤细胞减灭术、再次肿瘤细胞减灭术和姑息性手术。

对有生育要求的Ⅰ期性索间质肿瘤以及生殖细胞肿瘤患者可行保守性手术,而对上皮性肿瘤,国际妇产科联盟(FIGO)2003 年推荐只有符合以下条件才可以实施保留生育功能的手术:

(1) 应按规范通过分期手术进行评估;

(2) 术中证实为单侧卵巢受累,且包膜完整;

(3) 对侧卵巢外观正常(不需行剖检术)。

只有符合以上条件,方可实施保守性手术。而国内推荐的指征是非常严格和谨慎的,一般认为必须具备以下条件方可实施保守性手术:

(1) 患者年轻,渴望生育;

(2) ⅠA 期;

(3) 细胞分化好(G1);

(4) 对侧卵巢外观正常或活检阴性;

(5) 腹水细胞学阴性;

(6) “高危区域”(直肠子宫陷凹、结肠侧沟、肠系膜、大网膜和腹膜后淋巴结)探查或活检均阴性;

(7) 有随诊条件;

(8) 完成生育后根据情况再行子宫和对侧卵巢切除术。

保守性手术除切除患侧附件，应同时进行全面分期，对侧卵巢行不行活检目前尚有一定争议，多数学者主张对对侧卵巢行卵巢活检术（ovarian biopsy）。全面分期手术适用于Ⅰ和Ⅱ期卵巢癌患者，切除范围包括全子宫和双附件、大网膜、盆腔和腹主动脉旁淋巴结。肿瘤细胞减灭术适用于Ⅲ和Ⅳ期患者，手术时切除一切尽可能切除的病灶，使每个残留病灶最大直径<2cm。中间性肿瘤细胞减灭术适用于不能立即手术，或无法达到肿瘤细胞减灭术的患者，先进行一段时间的化疗，使病灶缩小后再进行肿瘤细胞减灭术。再次肿瘤细胞减灭术是指经过手术的患者未能达到满意程度，化疗几个疗程后再行肿瘤细胞减灭术，或肿瘤复发者再行细胞减灭术。

目前对卵巢恶性肿瘤多采用开腹行全面分期手术和肿瘤细胞减灭术，手术创伤大，术后恢复慢。随着腹腔镜技术和设备的发展，一些学者逐渐开展了卵巢恶性肿瘤的腹腔镜手术。1994 年，Querleu 和 Leblanc 认为随着微创手术技巧的提高，在全腹腔镜下对卵巢癌手术分期是可行的。Tozzi 等对 FIGO Ⅰa~Ⅰb 期卵巢癌患者进行了腹腔镜全面分期手术（laparoscopic comprehensive staging surgery），手术范围包括一侧卵巢或双侧输卵管、卵巢切除、子宫切除、盆腔淋巴结切除、腹主动脉旁淋巴切除、高位结扎骨盆漏斗韧带、阑尾切除术和大网膜切除。此后多位学者开展了腹腔镜下卵巢癌手术的研究，结果显示腹腔镜手术组与开腹手术组生存结果无差异，资料提示早期卵巢癌患者进行腹腔镜手术分期是安全和可行的。

目前腹腔镜治疗卵巢癌主要用于以下方面：

（1）年轻有明确适应证患者行保守性手术；

（2）对卵巢癌患者进行全面分期手术或肿瘤细胞减灭术；

（3）晚期卵巢癌患者进行腹腔镜检查，以评估能否进行满意的肿瘤细胞减灭术；

（4）腹腔镜下二探术。

（二）手术禁忌证

1. 绝对禁忌证

（1）患者为卵巢癌晚期，全身衰竭，不能耐受手术。

（2）严重心血管、肺、肝、肾等疾病。

2. 相对禁忌证

（1）既往有腹部手术史，腹腔粘连严重者。

（2）过度肥胖或过度消瘦者，过度肥胖者手术视野暴露困难，特别是切除大网膜和腹主动脉旁淋巴结时，而过度消瘦者容易发生皮下气肿，导致酸碱平衡紊乱。

（3）肿瘤巨大者，肿瘤巨大时腹腔镜手术容易造成肿瘤破裂，人为加重肿瘤的分期，导致预后下降。

三、术前准备

术前口服包括口服甲硝唑、链霉素或庆大霉素等抗生素进行肠道准备 2~3 天，术前 2~3 天开始用 1∶5 000 高锰酸钾或碘伏等消毒溶液冲洗阴道进行阴道准备。术前 3 天开始流质饮食。完善血尿常规、凝血三项、肝肾功能、乙肝六项、输血前 ICT 等化验检查。检查胸部 X 线平片和肝胆胰脾 B 超以初步辨别肿瘤是否有转移，行心电图检查，年老者进行肺功能检查以评估心肺功能能否承受手术。术前 1 天服用缓泻剂，手术前日晚和术晨清洁灌肠，排净积存的粪便残渣，减轻术中和术后腹胀。术晨做好阴道消毒、填塞，在宫颈涂龙胆紫溶液。由于卵巢癌手术较大，术前需确定血型，做好交叉配血以备术中使用。对于怀疑有肠道侵犯的患者术前应留置胃管。

1. 手术时机　术前对于未进行过手术而已明确是卵巢癌的患者在一般情况允许的情况下应及早进行全面分期手术或肿瘤细胞减灭术。术前不明确而术中冷冻切片病理检查确诊为卵巢癌的患者应立即进行全面分期手术。术前和术中均未明确诊断而术后病理检查明确为卵巢癌的患者在腹部伤口愈合、患者一般情况改善后进行手术，但这时腹腔内往往充血、粘连比较严重，手术难度较大，也可在进行几个疗程的化疗后再进行全面分期手术或肿瘤细胞减灭术。再次肿瘤细胞减灭术应选择在患者一般情况改善、肿瘤得到控制、术前充分评估能达到肿瘤细胞减灭术的要求时进行。

2. 手术条件及手术器械

（1）患者的全身情况能耐受手术和麻醉。

（2）手术医师有熟练的腹腔镜手术技术。

（3）术前准备充分、发生严重术中和术后并发症的可能小。

（4）应具备的器械：腹腔镜全套设备、超声切割刀、双极电凝钳、腹腔镜常规操作器械（分离钳、持针器等）。

3. 麻醉、体位和穿刺孔的选择

（1）麻醉方式：采用气管内插管静脉复合麻醉。

（2）体位：膀胱截石位，手术中切除全子宫、双附件和盆腔淋巴结时采取头低臀高位，切除大网膜时采用头高臀低位。

（3）穿刺孔的选择：在脐部上缘或下缘取 1cm 切口用于置入腹腔镜，在右下腹麦氏点取 0.5cm 大小切口用于助手操作，分别在左下腹麦氏点相应位置和腹直肌外侧缘平脐处取 0.5cm 和 1cm 大小切口用于术者操作（图 30-5-1）。切除大网膜时在剑突和脐部中线水平左锁骨中线处取 0.5cm 切口用于术者操作。

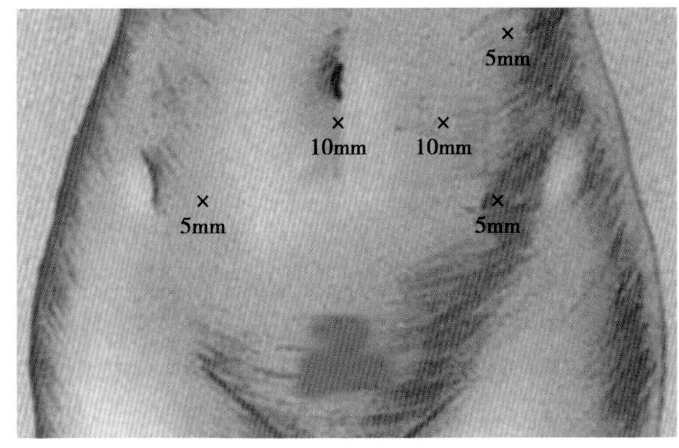

图 30-5-1　腹腔镜穿刺孔的选择

四、手术步骤

（一）保守性手术

1. 常规建立气腹，按前述穿刺孔选择部位置入穿刺器。

2. 高位结扎卵巢动静脉，切除患侧附件。用超声刀在骨盆漏斗韧带内侧切开后腹膜，钝性分离暴露髂内、髂外和髂总血管以及输尿管，游离卵巢动静脉，在髂外血管水平以上用双极电凝卵巢血管后，用超声刀或剪刀离断血管。双极电凝卵巢固有韧带，离断。

3. 置入无菌标本袋，将切除的患侧附件全部置入标本袋，提取标本袋至穿刺口处，稍扩大穿刺口，提拉标本袋，在标本袋内将标本逐一取出，取标本过程中切记不要让标本污染穿刺口以免穿刺口发生肿瘤种植。

4. 将标本送快速冷冻检查明确肿瘤性质及类型（术前已明确者无须这一步）。

5. 如快速冷冻切片明确是恶性肿瘤，则根据肿瘤细胞类型和级别以及患者的情况决定是否行保守性手术。

6. 取腹水做细胞学检查，如无腹水则用 100～200ml 生理盐水从上而下冲洗膈下、结肠旁沟、直肠子宫陷凹等处，回收冲洗液做细胞学检查。

7. 探查整个腹膜及盆腹腔脏器，从膀胱腹膜反折、直肠子宫陷凹开始检查包膜是否完整，对可疑部位进行活检。

8. 切除结肠下网膜，参照全面分期手术进行。

9. 切除盆腔和腹主动脉旁淋巴结切除术，参照全面分期手术进行。

10. 对是否应常规活检或楔形切除对侧肉眼正常的卵巢，目前仍有争议。支持常规活检者认为对侧卵巢发生镜下转移的风险达 12%，故建议常规行对侧卵巢活检。由于卵巢活检可能导致残留卵巢与腹膜的粘连，甚或导致卵巢功能衰竭，从而引起不孕。另有研究报道，Ⅰ期卵巢上皮性癌患者发生对侧卵巢隐匿性转移的概率约为 2.5%（3/118），且均是ⅠC 期或低分化患者，而ⅠA 期的高或中分化患者则几乎不累及对侧卵巢，故也有作者认为除非对侧卵巢有可疑病变，否则不建议常规活检。对术前阴道超声未提示卵巢回声异常，术中肉眼观正常的对侧卵巢，FIGO 不建议术中活检。

（二）全面分期手术

1. 常规建立气腹，按前述穿刺孔选择部位置入穿刺器。

2. 腹腔镜置入后先检查有无腹水，腹水的量、颜色、性质，并取腹水做细胞学检查。如无腹水则用 100～200ml 生理盐水从上而下冲洗膈下、结肠旁沟、直肠子宫陷凹等处，回收冲洗液做细胞学检查。

3. 探查盆腹腔，检查卵巢肿瘤是原发还是继发、双侧还是单侧、实性还是囊性、肿瘤包膜是否完整、有无破裂以及与周围的关系。检查输卵管、子宫直肠、膀胱等有无浸润。仔细检查高危区域，如横膈、大网膜、腹膜、肠系膜等，在可疑区域，包括粘连区、结节等部位取活检。

4. 高位结扎卵巢动静脉，切除双侧附件。用超声刀在骨盆漏斗韧带内侧切开后腹膜，钝性分离暴露髂内、髂外和髂总血管以及输尿管，游离卵巢动静脉，在髂外血管水平以上用双极电凝卵巢血管后，用超声刀或剪刀离断血管（图 30-5-2、30-5-3）。

5. 将子宫举向一侧，将卵巢血管断端上提，用超声刀沿着卵巢血管下缘切开阔韧带前叶至圆韧带，在距子宫附着点 2cm 处用超声刀慢切离断圆韧带，继续向前打开阔韧带前叶至宫颈内口处（图 30-5-4）。

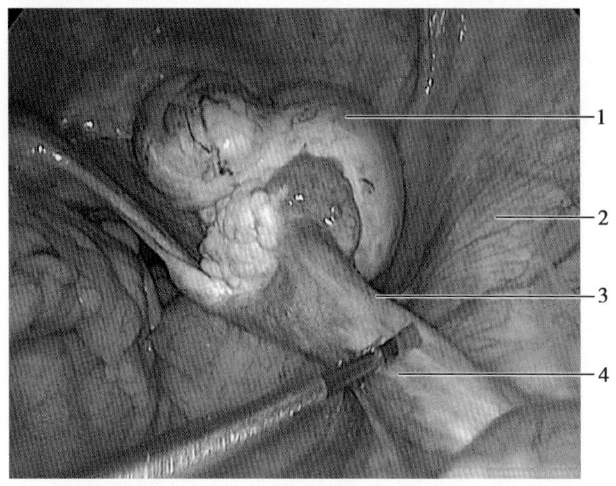

图 30-5-2　腹腔镜下结扎卵巢血管

1. 右侧卵巢；2. 右侧髂外动脉；3. 右侧卵巢动脉；4. 右侧卵巢静脉

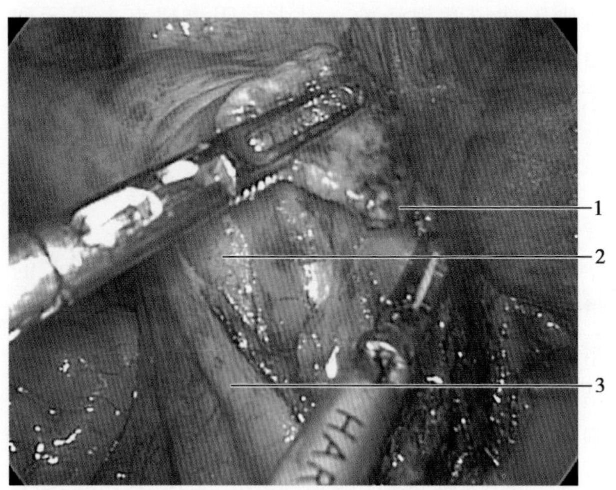

图 30-5-3　腹腔镜下离断卵巢血管

1. 右侧卵巢血管；2. 右侧髂外动脉；3. 右侧输尿管

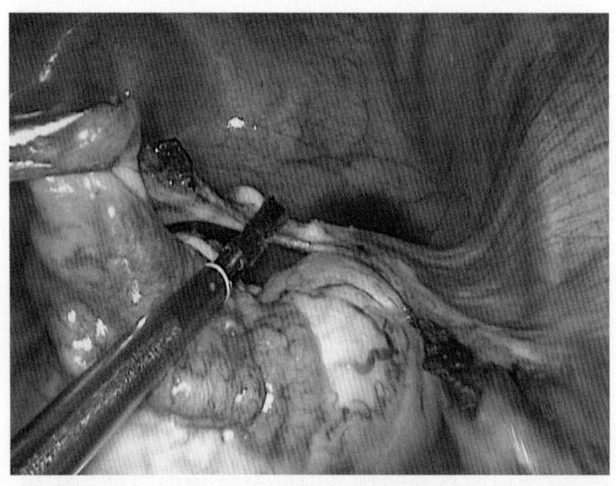
图 30-5-4　离断圆韧带

6. 无损伤钳提起膀胱子宫反折腹膜，在中间皱褶处用超声刀切开腹膜，并向两侧做弧形切开，与两侧阔韧带腹膜切口相连（图 30-5-5）。也可从一侧剪开的阔韧带腹膜开始切开，直至与另一侧腹膜切口相连。

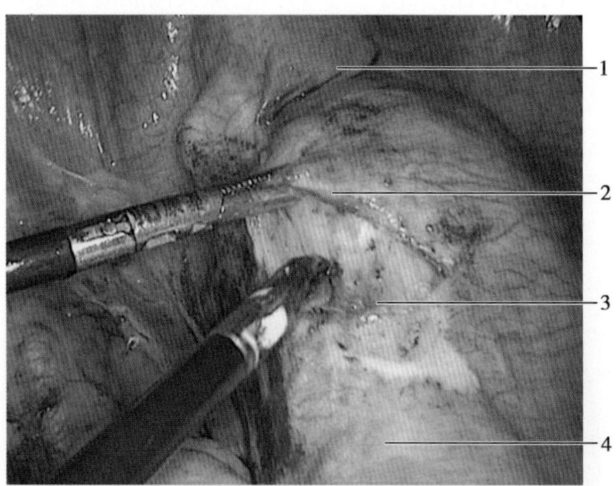

图 30-5-5　打开膀胱反折腹膜

1. 膀胱；2. 膀胱腹膜反折；3. 子宫颈；4. 子宫体

7. 无损伤钳上提附着在膀胱上的反折腹膜，用弯分离钳下推膀胱反折腹膜，直至杯状举宫器的杯缘，即将膀胱推至阴道穹窿以下，使膀胱自子宫下段及宫颈前壁分离（图 30-5-6）。如有出血用双极电凝止血，尽量避免使用单极电凝止血，如止血困难、有可能电损伤膀胱时应缝合止血。

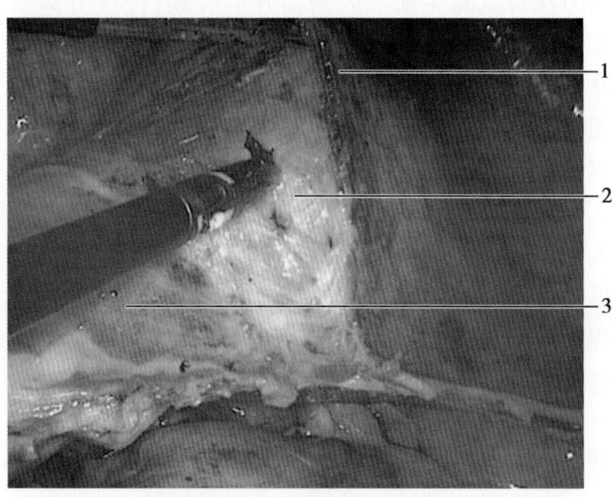

图 30-5-6　下推膀胱反折腹膜

1. 宫颈；2. 膀胱腹膜反折；3. 子宫体

8. 从骨盆漏斗韧带断端处下缘向同侧宫骶韧带方向用超声刀剪开后腹膜。前举子宫，使两侧子宫骶骨韧带暴露。紧贴子宫颈用超声刀慢切离断两侧宫骶韧带，剪开两侧宫骶韧带间腹膜。

9. 双极电凝宫旁结缔组织，剪断，或用超声刀直接切断宫旁结缔组织，在宫颈内口水平紧贴宫颈，双极电凝阻断子宫血管后剪断。紧贴宫颈双极电凝主韧带后用超声刀或剪刀离断，直至杯状举宫器的上缘（图 30-5-7）。

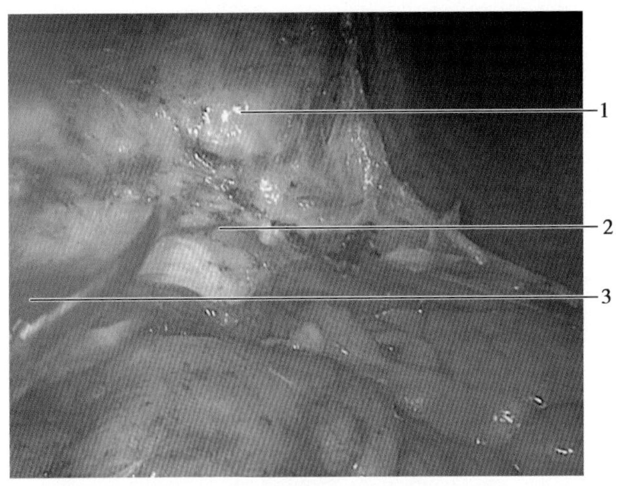

图 30-5-7　离断主韧带和宫骶韧带

1. 宫颈；2. 主韧带和骶韧带；3. 子宫体

10. 处理完双极子宫血管和骶主韧带后，用电凝钩或超声刀沿着杯状举宫器上缘，即阴道穹窿部切开穹窿，将子宫切下（图 30-5-8）。

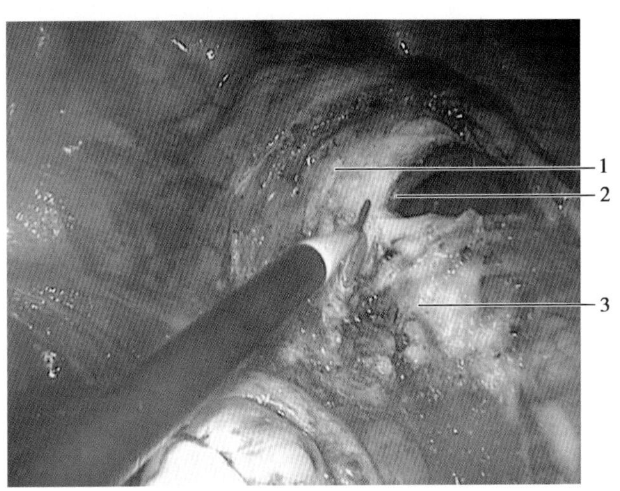

图 30-5-8　切开穹窿，切除子宫

1. 阴道；2. 杯状举宫器；3. 宫颈

11. 辨清输尿管后用超声刀剪开髂外动脉血管鞘，沿髂外血管切除髂外淋巴结（图 30-5-9）。游离髂外静脉，于其内侧顶端切除腹股沟深淋巴结（图 30-5-10）。轻轻牵拉髂外血管，暴露闭孔淋巴结组织、血管和神经，切除闭孔淋巴结。于髂内外动脉分叉处切开髂内动脉血管鞘，切除髂内淋巴结（图 30-5-11）。将输尿管推向外侧，暴露髂总动脉，切除其周围淋巴结（图 30-5-12）。将切除的淋巴结分别用标本袋取出。

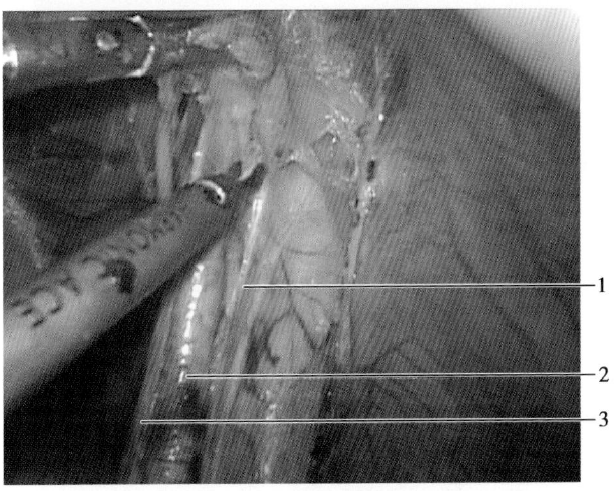

图 30-5-9　切除髂外淋巴结

1. 生殖股神经；2. 髂外动脉；3. 髂外静脉

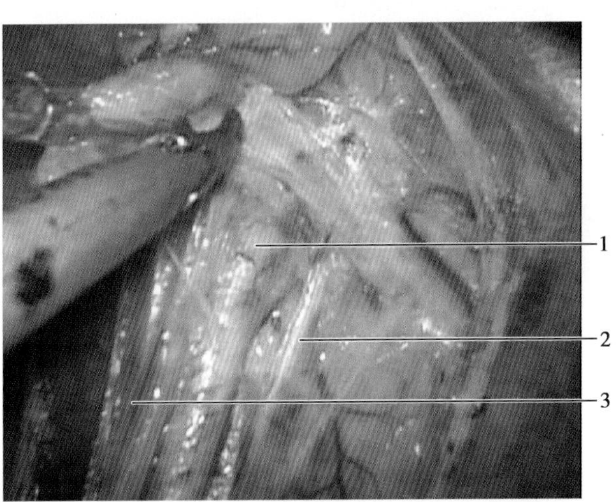

图 30-5-10　切除腹股沟深淋巴结

1. 髂外动脉；2. 生殖股神经；3. 髂外静脉

12. 在腹主动脉分叉处用超声刀沿着腹主动脉走行切开后腹膜，暴露双侧髂总动脉、腹主动脉分叉及腹主动脉，直至十二指肠横部下缘。切开血管鞘，切除腹主动脉旁淋巴结，上至肾血管水平（图 30-5-13）。

13. 将患者体位由头低臀高位改成头高臀低位。在剑突和脐部中线水平左锁骨中线处取 0.5cm 切口，置入 0.5cm 穿刺器。助手用分离钳钳夹横结肠处大网膜，上提，辨清胃、横结肠、大网膜和胃大弯动脉弓。超声刀在胃大弯动脉弓外侧切开部分大网膜进入小网膜囊。沿着胃大弯（在胃大弯动脉弓内

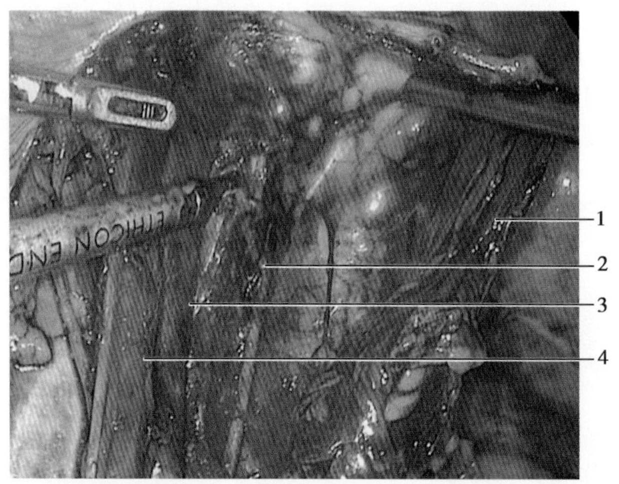

图 30-5-11　切除闭孔和髂内淋巴结
1. 闭锁脐动脉；2. 闭孔神经；3. 髂外静脉；4. 髂外动脉

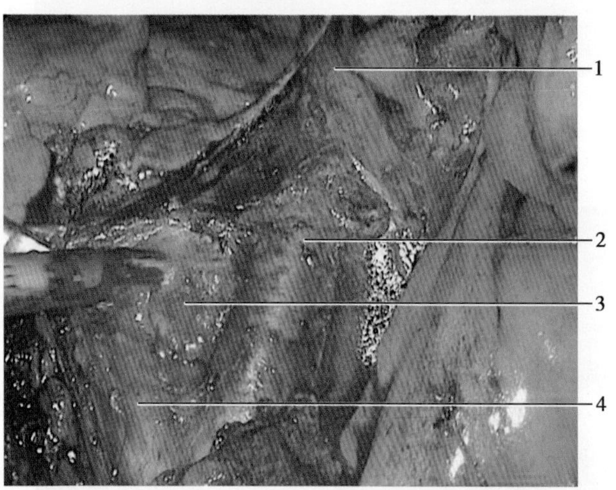

图 30-5-12　切除髂总动脉旁淋巴结
1. 右侧输尿管；2. 右侧髂总动脉；3. 髂总动脉旁淋巴结；4. 左侧髂总动脉

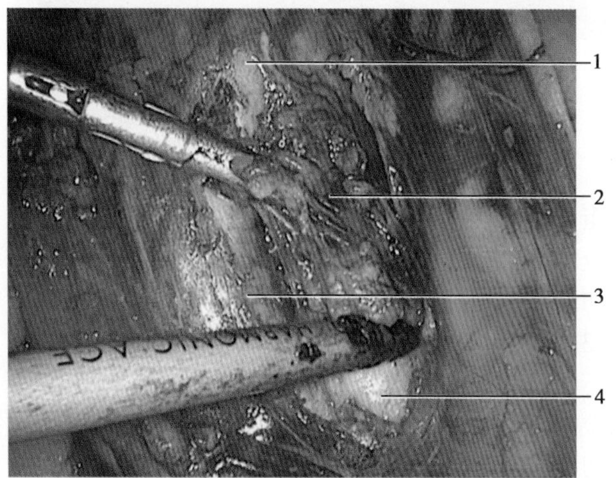

图 30-5-13　切除腹主动脉旁淋巴结
1. 髂外动脉（右侧）；2. 腹主动脉旁淋巴结；3. 腹主动脉；4. 下腔静脉

或弓外均可以），用超声刀慢切切除大网膜前叶，两侧分别达脾曲和肝曲，即胃左右动脉起始处，遇到大的血管用双极电凝止血（图 30-5-14～30-5-16）。

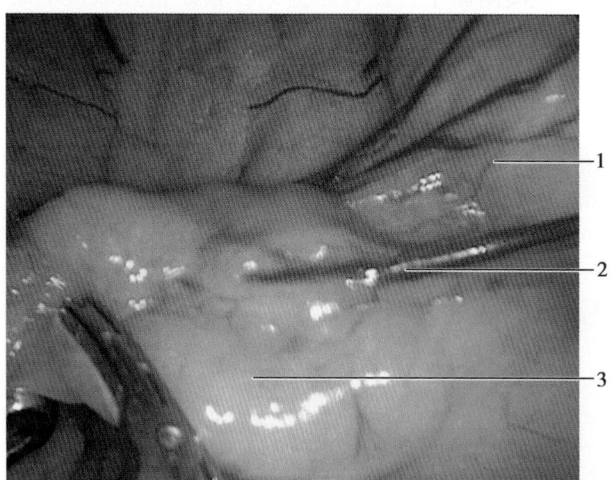

图 30-5-14　切除大网膜（胃大弯动脉弓外侧切开）
1. 胃；2. 胃大弯血管弓；3. 大网膜

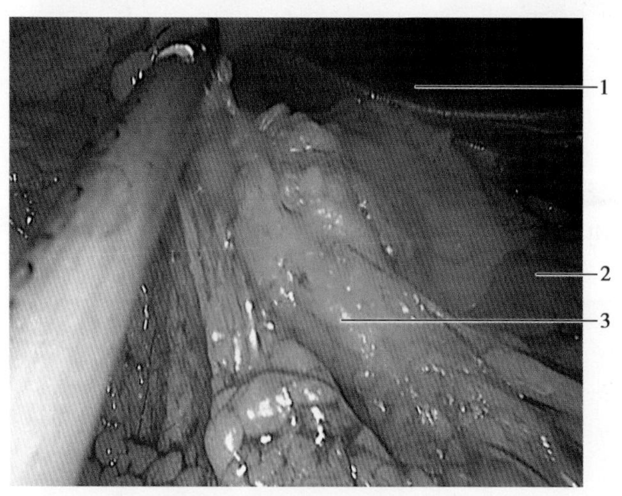

图 30-5-15　切除大网膜（肝曲）
1. 肝脏；2. 胃；3. 大网膜

14. 助手将离断的大网膜前叶下拉，暴露横结肠，在横结肠中部距横结肠约 0.5cm 处用超声刀切开大网膜后叶一切口，助手钳夹切口处大网膜，暴露切口和横结肠。用超声刀沿着横结肠逐步切断大网膜后叶，两侧分别达脾曲和肝曲。在脾曲处大网膜后叶往往与脾脏有粘连，切除时紧贴脾脏离断大网膜（图 30-5-17～30-5-23）。将离断的大网膜置于直肠窝。

15. 暴露阑尾，双极电凝阑尾系膜后逐步离断至阑尾根部。4 号丝线在阑尾根部 0.5cm 处结扎，在结扎线远端剪断阑尾，断端用双极电凝破坏黏膜（图 30-5-24、30-5-25）。用 3-0 可吸收线在距阑尾根

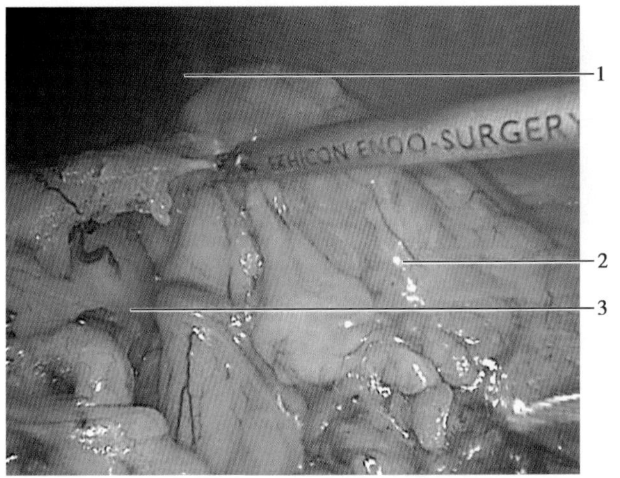

图 30-5-16　**切除大网膜（脾曲）**
1. 脾脏；2. 大网膜；3. 胃大弯

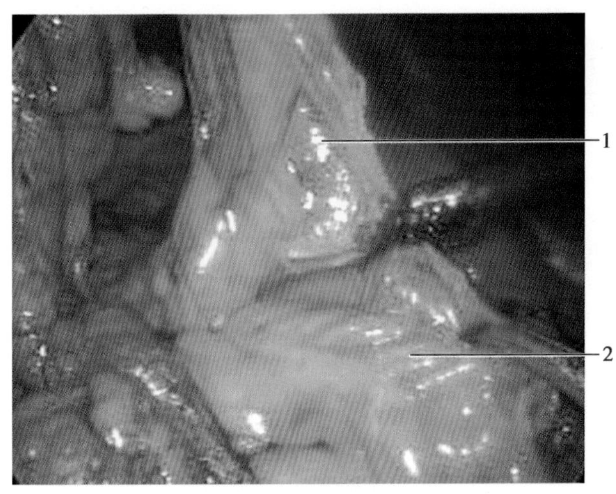

图 30-5-19　**切除大网膜**
1. 大网膜；2. 横结肠

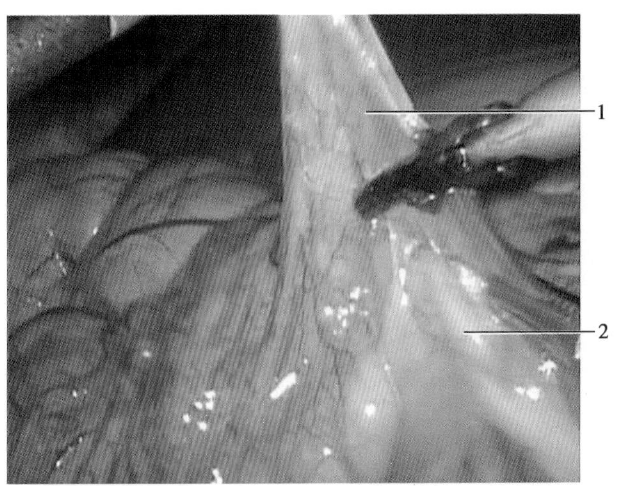

图 30-5-17　**切除大网膜**
1. 大网膜；2. 横结肠

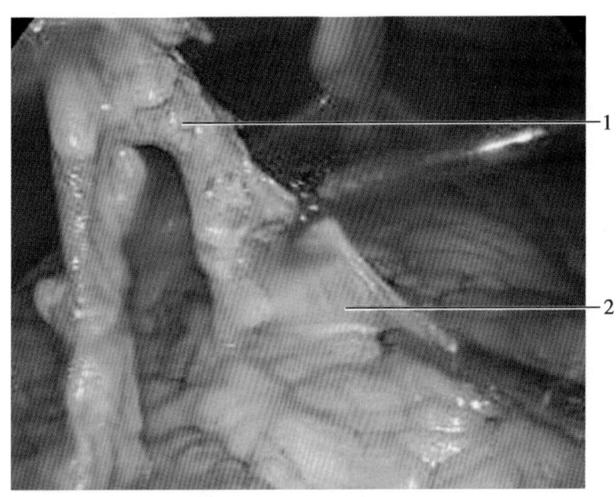

图 30-5-20　**切除大网膜**
1. 大网膜；2. 横结肠

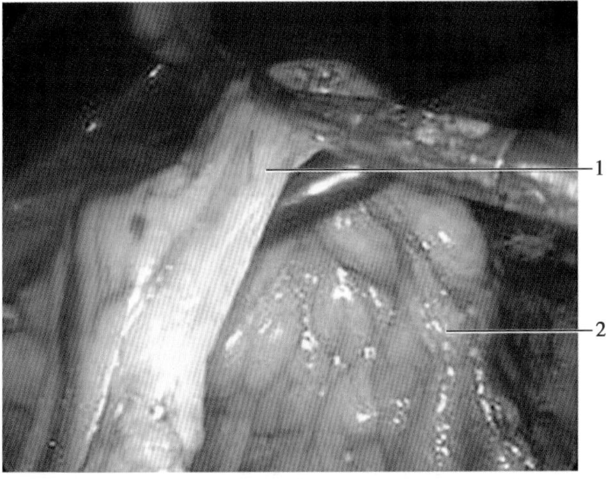

图 30-5-18　**切除大网膜**
1. 大网膜；2. 横结肠

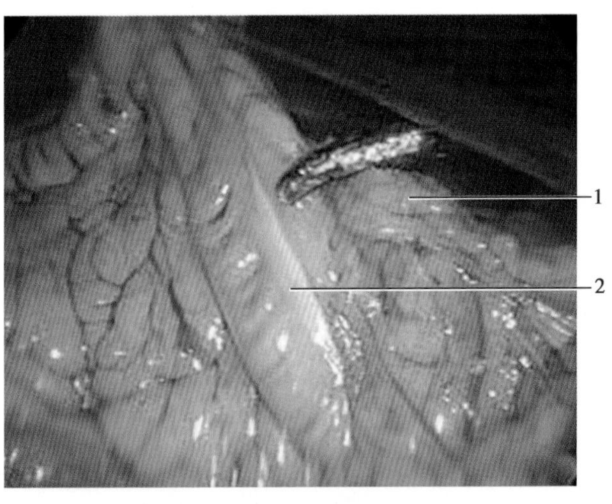

图 30-5-21　**切除大网膜**
1. 大网膜；2. 横结肠

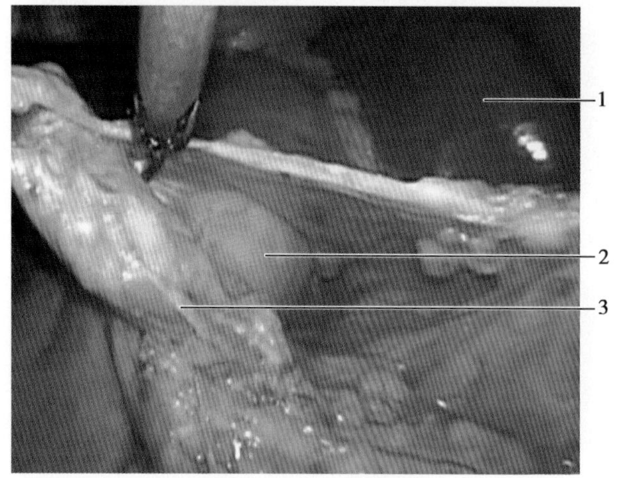

图 30-5-22 **切除大网膜**
1. 脾脏;2. 胃;3. 大网膜

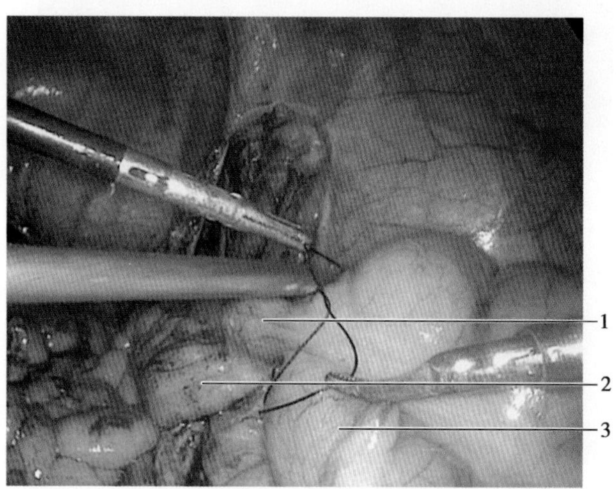

图 30-5-25 **结扎阑尾根部**
1. 阑尾;2. 阑尾系膜;3. 回盲部

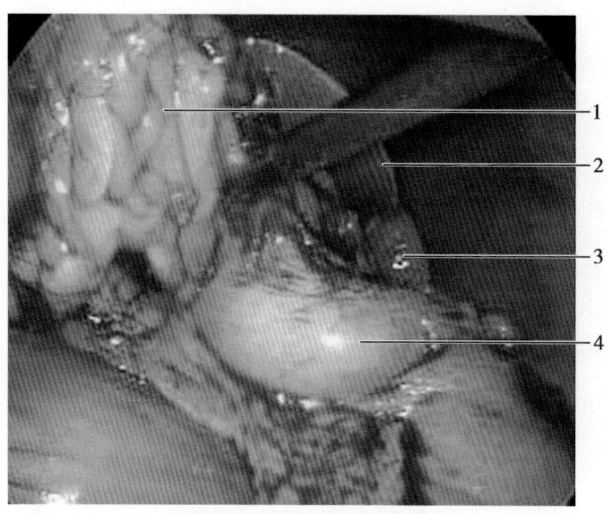

图 30-5-23 **切除大网膜**
1. 大网膜;2 肝脏;3. 脾脏;4. 横结肠

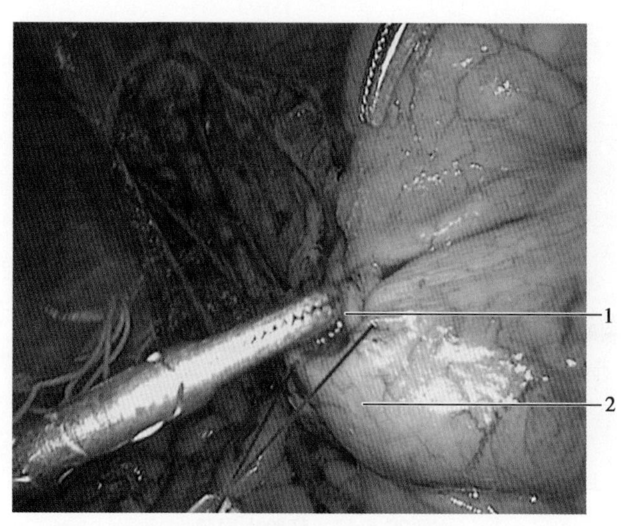

图 30-5-26 **荷包缝合包埋阑尾残端**
1. 阑尾残端;2. 回盲部

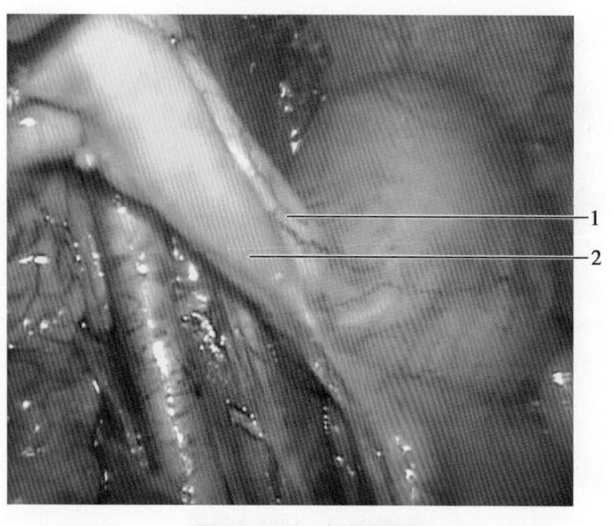

图 30-5-24 **切除阑尾**
1. 阑尾;2. 阑尾系膜

部 0.5cm 处做一荷包缝合,将阑尾残端包于盲肠壁内,切除的阑尾置入标本袋内取出(图 30-5-26)。

16. 紧贴肿瘤病灶底部,切除腹壁和肠管上的肿瘤病灶,必要时可切除部分腹膜或肠壁。

17. 用 3-0 以上可吸收线间断或连续缝合肠壁破口。

18. 如肿瘤侵犯肠壁严重或造成肠梗阻,需切除部分肠壁。用超声刀离断需切除肠管的肠系膜,游离肠管。稍扩大穿刺口将需切除部分肠管拉出穿刺口外,在体外进行肠切除吻合。

19. 将切除的子宫、附件、大网膜自阴道取出,生理盐水冲洗腹腔。2-0 可吸收线在腹腔镜下或阴式连续缝合阴道断端(图 30-5-27)。

20. 检查盆腹腔,彻底止血。在直肠窝放置一

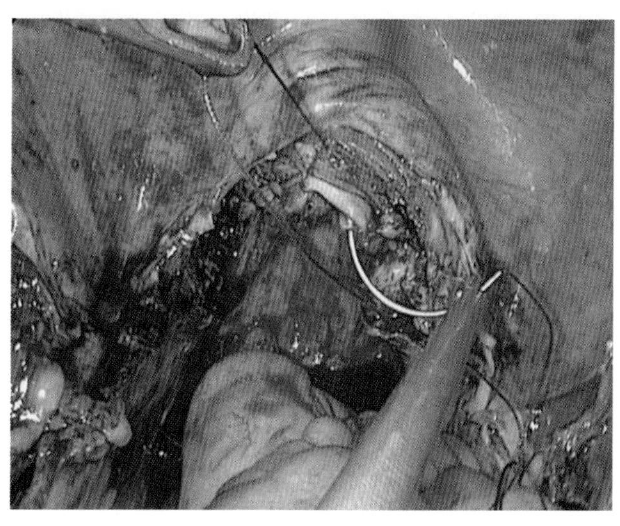

图 30-5-27　缝合阴道断端

血浆引流管,自下腹部穿刺口引出。

21. 缝合腹壁伤口。

五、手术中要点及注意事项

1. 卵巢癌手术时必须取腹水或腹腔冲洗液做细胞学检查,进行准确分期,以利术中判断和术后进一步治疗,改善手术疗效,提高术后的生存率。

2. 手术需高位结扎卵巢血管,在高位结扎卵巢血管时需避免损伤输尿管,在辨清输尿管后再电凝切断卵巢血管,如肿瘤已累及后腹膜,应将输尿管游离后再离断输尿管。

3. 盆腔淋巴结切除按髂总、髂外、腹股沟深、闭孔、髂内的顺序进行。切除淋巴结时应紧贴血管,应用超声刀将血管周围的脂肪组织一并切除,注意避免损伤血管主干和伴行的神经,有分支时可用双极电凝后切断。切除髂总和髂内淋巴结时应将输尿管向外侧或内侧拉开。淋巴切除时尽量用超声刀或用双极电凝后剪断,使淋巴管断端闭合,减少术后淋巴囊肿的形成。

4. 切除腹主动脉旁淋巴结时后腹膜切开应足够大,以利于充分暴露。切除淋巴结时需注意避免损伤肠系膜下动脉、肾血管、胰腺、十二指肠等器官。

5. 大网膜切除术是腹腔镜卵巢癌手术的难点,大网膜应高位切除,即切除大网膜至胃底,因此有可能损伤脾胃韧带和其内的血管,最好采用双极电凝后超声刀切断以达到彻底止血的效果。

6. 应尽可能切除所有可见的病灶,包括肠壁上的病灶,必要时需切除部分肠管。切除肠管时可在腹腔镜下离断肠系膜,游离肠管后将需切除肠管提出穿刺口外进行切除吻合,吻合后再放回腹腔。这样不会污染腹腔,而且在直视下切除吻合更可靠,术后不易发生肠瘘。

7. 进行保守性手术时,应将切除的所有标本和腹腔冲洗液送快速病理检查,如腹腔冲洗液细胞学阳性或切除的标本有转移,应慎重考虑保守性手术,原则上应放弃保守性手术,改为全面分期手术。

六、术后处理及重点观察内容

1. 严密监测生命体征,谨防腹腔内出血。

2. 术后抗感染治疗 5~7 天。

3. 术后一般需禁食至少 6 小时,后逐渐给予流质饮食、半流质饮食,最后过渡到正常饮食。行肠道修补或肠切除吻合者,术后需安放胃管,行持续胃肠减压,直至肛门排气、胃肠道功能恢复后再逐渐进食。

4. 仔细观察腹腔引流管是否通畅,引流液的颜色、量、有无异味,如无异常于术后 24~48 小时拔除引流管。

5. 如无膀胱损伤,导尿管于术后 48 小时即可拔除,如有膀胱损伤需放置至术后 1 周再拔除。

6. 注意维持水电酸碱平衡。

7. 适时进行化疗。

七、常见并发症及处理

(一) 术中常见并发症及处理

1. 术中出血　由于盆腔脏器血供丰富,卵巢恶性肿瘤及其转移病灶常常与盆腔和腹膜后血管紧密粘连,出血是卵巢恶性肿瘤术中常见的并发症。手术时尽量采用超声刀切除可明显减少出血。术中如有明显的血管分支应先用双极电凝后再离断。离断血管分支时应在距离主干 0.5cm 以上处,以免血管回缩造成止血困难。对于小的血管分支或创面渗血,可用双极电凝止血,或置入一小纱布条压迫止血。大的血管损伤出血应缝合止血,缝合时选用 3-0 以上的可吸收线或血管缝合线。

2. 泌尿系统损伤

(1) 膀胱损伤:卵巢恶性肿瘤腹腔镜下手术膀胱损伤较少见,主要见于有剖宫产史和肿瘤侵犯膀胱的患者。术中如发现膀胱损伤可行腹腔镜下膀胱修补术,用 2-0 或 3-0 可吸收线缝合,先连续或间断缝合全层,完全关闭破口后再间断浆肌层缝合加固。缝合完毕后用亚甲蓝液灌注膀胱观察破口是否完全缝合。术后留置尿管 1 周以上。如膀胱损伤部位在输尿管开口处，应在输尿管放置双“J”管后再进行修补，以免缝合膀胱破口时将输尿管开口关闭，人为导致输尿管梗阻。

（2）输尿管损伤：输尿管直接损伤主要是由于切断、电烧伤等引起。术中发现输尿管损伤可行输尿管吻合术，吻合时先在输尿管内放置双“J”管，双“J”管的放置是输尿管吻合的难点所在。双“J”管可从输尿管破损处置入或在膀胱镜下从输尿管开口处置入。双“J”管置入后用3-0以上可吸收线将输尿管两断端间断缝合3~4针。术后延长尿管留置时间。于术后1~3个月在膀胱镜下拔除双“J”管。

3. 肠道损伤 一般发生于腹腔内有粘连或肿瘤侵犯肠壁时。发生肠道损伤时，如伤口小可在腹腔镜下进行修补，用可吸收线分层缝合肠壁。如伤口大，腹腔镜下修补困难，可将穿刺器切口扩大，将肠管拉出腹腔进行修补。如拉出困难，应开腹进行修补。术后需放置胃管，行胃肠减压，禁食至肛门排气、胃肠道功能恢复后再逐渐进食。

（二）手术后常见并发症

1. 输尿管瘘 多由于电损伤引起，一般发生于术后1~2周左右。一旦出现输尿管瘘应即行输尿管镜检查，在输尿管镜下放置双“J”管，如双“J”管能顺利置入，多数患者能愈合，3~6个月后拔除双“J”管即可。如双“J”管不能置入，则需行肾造瘘，以免发生肾积水、肾衰竭。在造瘘后3~6个月再进行手术。

2. 肠瘘 肠瘘也多由于电损伤引起。如肠瘘引起弥漫性腹膜炎，应立即剖腹探查，行肠瘘修补术或肠造瘘。如无弥漫性腹膜炎、漏出液从腹部伤口或阴道残端流出，可予胃肠减压、禁食、高价静脉营养，多数瘘口能愈合，如经上述处理后不能愈合，需行肠修补术或肠造瘘术。

3. 淋巴囊肿 盆腔淋巴囊肿是盆腔淋巴清扫术的并发症。多形成于术后5~8天，最迟发生于术后第2个月，一般在术后复查B超时首次发现。由于手术创伤大，术中造成淋巴管断裂，大量淋巴液外溢，或淋巴管通路被阻断引起局部淋巴管内淋巴液积聚，以及手术创伤渗液，积聚于组织腹膜外间隙继而形成淋巴囊肿。绝大多数盆腔淋巴囊肿可通过淋巴液吸收自行消失。临床上一般无症状，囊肿较大时能发现盆腔肿块，严重时可引起下肢静脉回流障碍、下肢水肿、输尿管梗阻。淋巴囊肿无感染者可不予处理，术后3~5个月可被吸收。若于术后1年以上经超声检查发现淋巴囊肿，应在超声引导下取囊壁活检，病理检验，明确性质。国外也报道采用局部注射硬化剂和腹腔镜下切除来治疗持续性或纤维化的囊肿，取得较好疗效。

八、术式评价

腹腔镜下卵巢癌全面分期手术或肿瘤细胞减灭术是难度极大的手术，也是目前争议较大的腹腔镜手术，既往多数妇科肿瘤学者认为腹腔镜手术会加速卵巢恶性肿瘤的复发和转移，并有可能导致穿刺口肿瘤种植。但最新一些研究认为，卵巢癌腹腔镜手术的5年生存率与开腹手术相似，而穿刺口种植的发生率极低，因此腹腔镜技术治疗卵巢癌最近逐渐得到开展。腹腔镜下卵巢癌手术要求手术者必须有娴熟的腹腔镜技术、丰富的妇科恶性肿瘤手术技巧。手术中应尽量避免肿瘤包膜破裂以免人为增加肿瘤的分期。对于分期晚、手术困难的肿瘤细胞减灭术，即使开腹手术难度也很大，腹腔镜手术难度更大，因此术前应进行全面评估，合理选择病例，以减少术中和术后并发症的发生。尽管目前穿刺口种植转移的报道很少，但仍有种植转移的报道，因此对卵巢癌进行腹腔镜手术应慎重，如有条件最好选择无气腹腹腔镜技术，避免二氧化碳气腹可能对肿瘤复发和穿刺口种植的影响。在取标本时应首先将标本置入标本袋内，将标本袋拉至穿刺口后再从标本袋中取出标本，避免标本接触穿刺口。

卵巢癌-腹腔镜子宫和双附件切除+盆腔淋巴结清扫+腹主动脉旁淋巴结摘除+大网膜切除术见视频19。

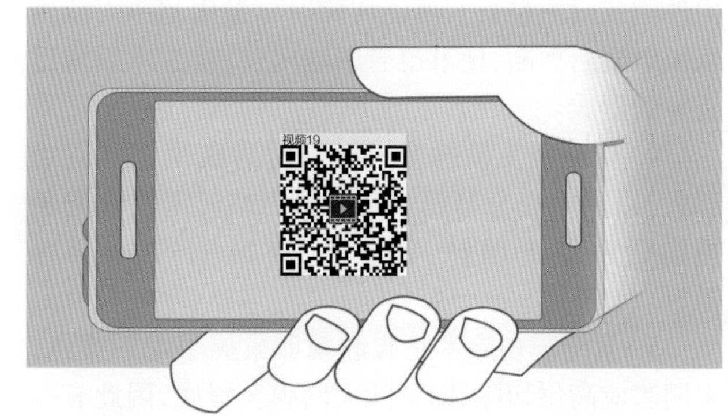

视频19 卵巢癌-腹腔镜子宫和双附件切除+盆腔淋巴结清扫+腹主动脉旁淋巴结摘除+大网膜切除术

（梁志清）

第6节　外阴癌根治术

一、外阴癌

（一）概述

外阴癌是罕见的妇科恶性肿瘤，约占女性生殖道恶性肿瘤的3%~5%，占女性恶性肿瘤的1%，其发病率为(1~2)/100 000。因为外阴部位特殊而且毗邻众多重要器官，淋巴状态与预后密切相关，所以外阴癌的治疗尤为强调治疗手段的个体化（Individualized treatment），特别是手术方式的选择。

外阴癌分期主要采用2009年的FIGO分期（表30-6-1），其中肿块大小、淋巴受累情况及数目与患者生存率密切相关。Hacker等报道外阴癌Ⅰ、Ⅱ、Ⅲ和Ⅳ期的5年生存率分别为90.4%、77.1%、51.3%和18%，外阴癌淋巴转移的发生率在Ⅰ、Ⅱ、Ⅲ和Ⅳ期呈现递增趋势，分别为10.7%、26.2%、64.2%和88.9%。由此可见，一个合理且有助于提高患者生存率的手术方案应该包括广泛外阴切除术（radical vulvectomy，RV）和腹股沟淋巴结清扫术（inguinal lymphadenectomy，IL）。

表30-6-1　外阴癌FIGO分期（2009年）

分期	定　义
Ⅰ期	肿瘤局限于外阴
ⅠA	病灶≤2cm，局限于外阴或会阴；间质浸润深度≤1mm[a]，无淋巴结转移
ⅠB	病灶>2cm或间质浸润深度>1mm[a]，局限于外阴或会阴且无淋巴结转移
Ⅱ期	病灶无论大小，侵犯邻近会阴结构（尿道下1/3段、阴道下1/3段、肛门），无淋巴转移
Ⅲ期	无论病灶大小和是否侵犯邻近会阴结构（尿道下1/3段、阴道下1/3段、肛门），但有腹股沟淋巴受累
ⅢA	（1）1枚淋巴结转移（≥5mm）或 （2）1~2枚淋巴结转移（<5mm）
ⅢB	（1）2枚或更多的淋巴结转移（≥5mm）或 （2）3枚或更多的淋巴结转移（<5mm）
ⅢC	淋巴结受累并出现囊外转移
Ⅳ期	肿瘤侵犯邻近器官（上2/3段尿道和阴道）或远处组织肿瘤侵犯以下任一部位
ⅣA	（1）上段尿道和/或上段阴道的黏膜、膀胱黏膜、直肠黏膜或肿瘤固定于骨盆，或 （2）受累的腹股沟淋巴结固定或溃疡形成
ⅣB	包括盆腔淋巴结转移在内的任何远处转移

注：[a] 浸润深度为肿瘤从最浅表真皮乳头层的上皮-间质交界处至最深浸润点的距离

数据引自：Pecorelli S. Revised FIGO staging for carcinoma of the vulva cervix，and endometrium. Int J Gynecol Obstet，2009，105：103-104.

开放性腹股沟淋巴结清扫术（open inguinal lymphadenectomy，OIL）联合广泛外阴切除术作为传统的外阴癌术式已经沿用了七十余年。美国F. J. Taussig于1940年率先报道了“三切口”的广泛外阴切除术及腹股沟淋巴清扫术，随后英国Way等于1948年报道了“蝴蝶形”的广泛外阴切除术及腹股沟淋巴清扫术。但是，这两种OIL术式由于手术创面巨大的缺点，所带来的术后并发症发生率高达85%。

无论是采用独立三切口或者蝴蝶型切口进行外阴癌手术，由于其手术创面巨大，存在不少的弊端：①腹股沟区域的术口较长，破坏术野皮肤血供和阻断皮下淋巴回流，容易导致术口皮肤感染、愈合不良甚至坏死（图30-6-1）；②术中肉眼难以发现并及时闭合细小的淋巴管断端，可导致淋巴液渗漏，术后形成腹股沟区域淋巴囊肿；③为了应对术后切口皮肤坏死导致股血管外露的并发症，术中游离缝匠肌的近端再缝合至腹股沟韧带中点作为股血管表面覆盖物，扩大手术范围；④术后切口瘢痕增生挛缩，造成患者迈步、下肢外展及下蹲困难，严重影响生活质量；⑤手术切口长导致皮下神经破坏严重，术后皮肤感觉从明显疼痛逐步进展到麻木冰冷；⑥OPL 手术并发症多、术后恢复时间长，延长住院时间。上述情况不仅加重患者及家属的心理负担，而且增加医疗经济成本。

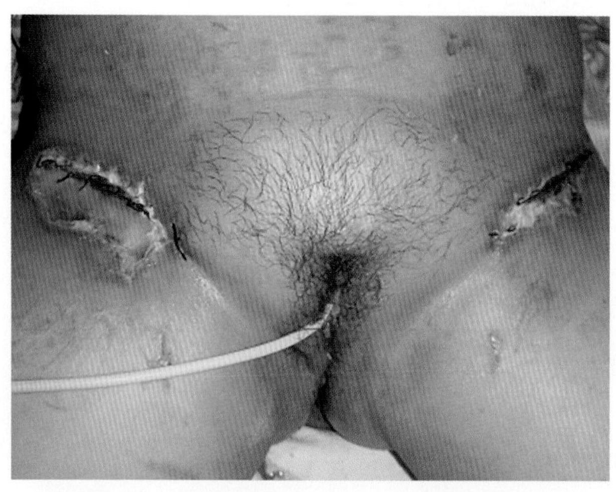

图 30-6-1　开放性腹股沟淋巴结清扫术后的皮肤切口感染

在外阴癌治疗历史的长河中，治疗理念的更替，特别是手术切口的改良可谓百家争鸣、精彩纷呈。

（二）治疗理念的更新

外阴癌根治术往往是 RV 和 IL 两种术式并举，但由于其外阴和腹股沟区域的创面巨大，并发症居高不下。因此，探索哪些早期病例可以免行 IL 的研究应运而生。Hackel 等报道了早期病例（Ⅰ期单侧型、病灶直径<2cm 和间质浸润<1mm）的可以只行 RV。其术后生存率与加行 IL 的对照组无明显差异。

近年来，腹腔镜腹股沟淋巴结清扫术（video endoscopic inguinal lymphadenectomy，VEIL）和前哨淋巴结检测技术（sentinel lymph nodes，SLN）的应用使得外阴癌治疗更趋于微创。尤其是前者的问世，使得外阴癌术后皮肤愈合不良的并发症显著降低。

二、外阴切除术

（一）分类

1. 局部广泛切除术　癌灶切除的深度达泌尿生殖膈的浅筋膜层，需在外阴皮肤自然状态下使用标记笔画线定位以确保手术切缘距离癌灶≥1cm（图 30-6-2）。

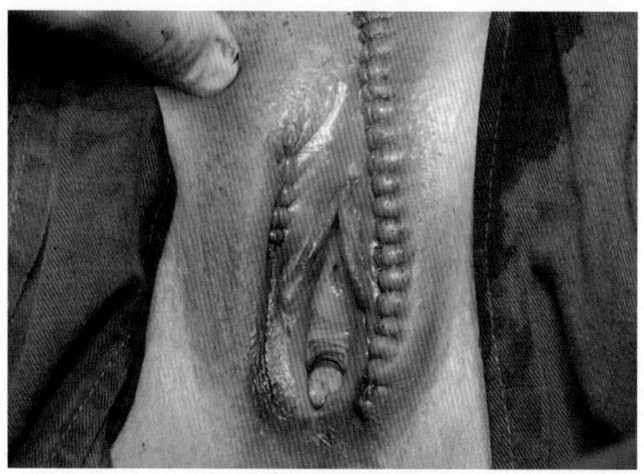

图 30-6-2　局部广泛外阴切除术后

2. 单纯外阴切除术　外阴旁开切除距离 1cm，多适用于 Paget 病或广泛的 VINⅢ病变。

3. 广泛外阴切除术　外阴旁开切除距离≥2cm，需要进行皮瓣转移覆盖外阴术野者。

4. 改良广泛外阴切除术　外阴旁开切除距离<2cm，一般不需要进行外阴皮瓣转移者，分为：①单侧广泛外阴切除术；②前部广泛外阴切除术（可保留会阴联合体）；③后部广泛外阴切除术（可保留阴蒂）（图 30-6-3）。

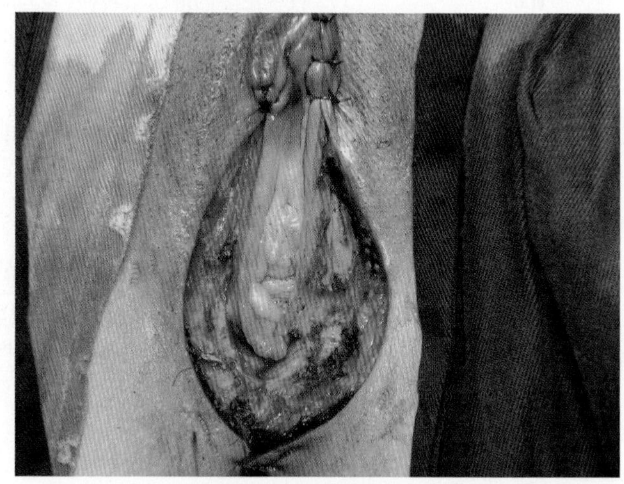

图 30-6-3　保留阴蒂的后部改良广泛外阴切除术

5. 外阴廓清术（vulvar exenteration，VET）　外阴旁开切除距离≥2cm，包括切除尿道、阴道、膀胱和/或肛门者（图 30-6-4），且需要进行外阴皮瓣转移覆盖者。

（二）适应证

各类外阴切除手术的适应证详见表 30-6-2。

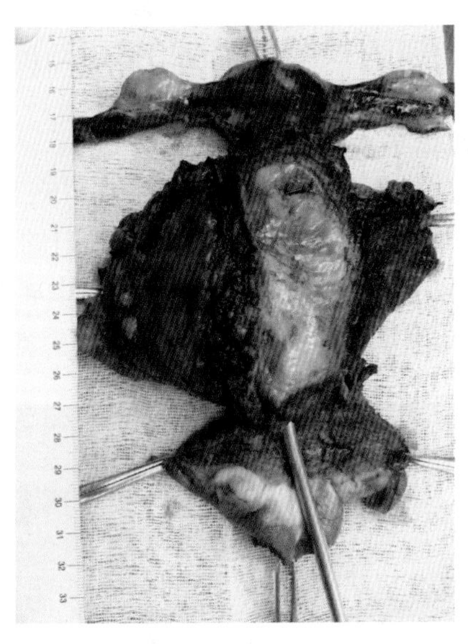

图 30-6-4　外阴廓清术联合前盆腔廓清术的标本

（三）禁忌证

1. 营养状况较差者和血糖控制欠佳者　外阴切除术是范围较大的手术，患者营养状态较差或血糖控制欠佳的患者容易出现外阴切口或皮瓣的皮肤愈合不良、感染甚至坏死，严重时危及生命。

2. 外阴病灶感染未控制者　外阴感染容易导致术中出血增多、缝合困难，术中切缘快速病理评估准确率下降；容易导致术后切口愈合不良，增加二次清创缝合的概率。

3. 合并重要脏器病变，不能耐受全麻手术者　血压异常波动、脑卒中进展期、肾功能严重受损、肝功能严重受损、心功能严重受损、甲亢未控制者。

4. 合并下肢血栓形成者　外阴癌根治术需采用膀胱截石位进行，术后外阴及腹股沟加压包扎，增加下肢静脉血栓形成及脱落的风险。

表 30-6-2　基于病灶大小、浸润深度和病灶位置的治疗方案

病灶大小/cm	浸润深度/mm	病灶位置	外阴手术	腹股沟淋巴结清扫或前哨淋巴结评估[a,b]
ⅠA	≤1	单侧型[c]或中线型	局部广泛切除	—
	>1	单侧型		患侧
ⅠA	>1	中央型	局部广泛切除	双侧
ⅠB	—	单侧型	局部广泛切除	患侧
		中央型	改良广泛外阴切除术	双侧
Ⅱ 病灶无论大小，只要侵犯了邻近的会阴结构（尿道下 1/3 段、阴道下 1/3 段和肛门）	—	—	改良广泛外阴切除术[d] 和/或术后[e] 选择性放化疗	双侧[f]
Ⅲ 病灶无论大小，但有淋巴结转移	—	—	广泛外阴切除术和术后新辅助放化疗[g]	双侧[f]
ⅣA 病灶广泛，侵犯尿道和阴道的中上段、肛门	—	—	新辅助放化疗和盆腔廓清术联合外阴廓清术[h]	双侧[f]
ⅣB 病灶侵犯膀胱、直肠或骨盆、远处转移	—	—	新辅助放化疗	—

注：[a] 在需要进行腹股沟淋巴结清扫的病例中，前哨淋巴结活检可以考虑作为替代的手术方案；[b] 如果单侧腹股沟淋巴结阳性需要加行对侧腹股沟淋巴结清扫术；[c] 距离中线距离>1cm；[d] 改良广泛外阴切除术（包括单侧广泛外阴切除术、前部或后部改良广泛外阴切除术）；[e] 不推荐术前进行放疗；[f] 首选 VEIL-H 术式；[g] 可以考虑放化疗作为主要的治疗方案或对有局部复发高危因素的病例术后追加放疗，例如Ⅳ期、切缘阳性或阴性距离较小的和阳性淋巴结数目较多者；[h] 术前需先行全身核素扫描排除重要脏器受累及骨转移，且患者及家属有强烈要求手术的愿望

5. ⅣB 期患者　有远处转移的外阴癌患者以保守治疗为主，手术治疗效果差。

6. 免疫抑制状态的患者　器官移植术后口服抗免疫排斥药物患者及艾滋病患者免疫力低下，容易出现严重术后感染的并发症，危及生命。

7. 不具备进行外阴皮瓣转移缝合技术的医疗团队　预计术中外阴缺损较大，需进行皮瓣转移缝合才能关闭外阴皮肤缺损区的患者，应交由手术经验丰富、有整形科医师参与的医疗团队治疗。

（四）术前准备

1. 术前多学科会诊控制基础疾病　术前阴道冲洗和肠道准备 3 天，清洁外阴和脐部，术前 8 小时禁食、禁饮并灌肠，外阴部备皮。

2. 麻醉及手术体位　患者经气管插管静脉复合全麻后，先摆仰卧分腿外旋位（两腿之间角度约 30°～40°）。于腰骶部垫一大小为 25cm×20cm×4cm 的棉垫，以抬高腹股沟区域。待完成 IL 后再摆膀胱截石位以便改行 RV（图 30-6-5）。

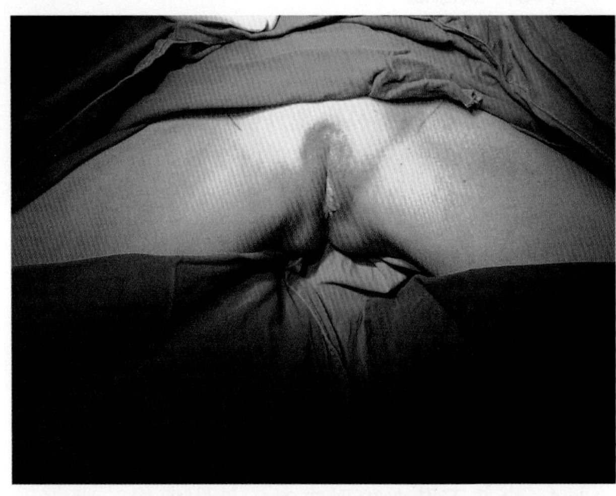

图 30-6-5 仰卧分腿外旋位（两腿之间角度约 30°）。于腰骶部垫一小的棉垫抬高腰骶部以消除腹股沟的皮肤皱褶

（五）手术步骤

1. 基本原则

（1）外阴切除术要求阴性切缘要≥1cm。

（2）对术野以外的可疑病灶要进行活检以明确病变性质，从而明确手术范围。

（3）外阴切除特别是广泛外阴切除的范围应该以能否最终可以通过皮瓣转移关闭皮肤缺损区域为底线。

（4）应使用超声刀进行皮下脂肪束的切割与闭合，有助于减少术后渗出。

（5）需用可吸收线过底缝合关闭皮下无效腔。

（6）手术创面较大时应留置引流。

2. 具体手术步骤

（1）在外阴皮肤自然舒展的状态下，描绘外阴切除的轮廓范围（外环）和外阴近阴道口的切缘所在（内环）（图 30-6-6），确保切缘距离病灶≥1cm 或以上，具体范围详见表 30-6-3。

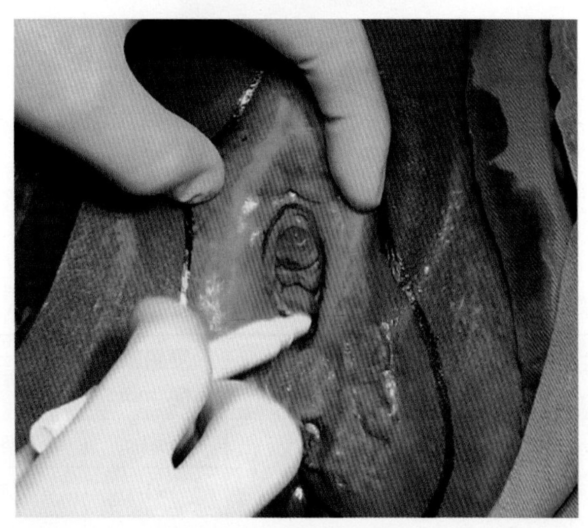

图 30-6-6 描绘外阴切除范围的外缘（外环）和毗邻阴道口的内侧切缘（内环）

表 30-6-3 基于病灶部位和大小的手术范围

病灶部位	距中线距离/cm	病灶大小/cm	外阴切除范围	腹股沟淋巴结清扫或前哨淋巴评估[a,b]
单侧型	>1	≤2	局部广泛切除	—
		>2		患侧
	≤1	≤2	改良广泛外阴切除	单侧或双侧未明确
		>2	改良广泛外阴切除	患侧
双侧型	>1	—	广泛外阴切除术	双侧
中线型				
前联合型	≤1	—	改良广泛外阴切除[a]	双侧
后联合型			改良广泛外阴切除[b]	双侧
联合型			广泛外阴切除术	双侧[c]
弥漫型	—	≥6cm	广泛外阴切除术	双侧[c]
复合型Ⅰ[d]（图 30-6-7A、B）	—	—	广泛外阴切除术或外阴廓清术	双侧[e]
复合型Ⅱ[f]（图 30-6-8）	—	—	广泛外阴切除术联合腹腔镜手术和/或阴道手术	双侧[e]

注：[a] 手术阴性切缘≥1cm 时可保留会阴；
[b] 手术阴性切缘≥1cm 时可保留阴蒂；
[c] Paget 病和弥漫性外阴隆突性肉瘤变无须进行腹股沟淋巴结清扫术；
[d] 侵犯以下任何一个器官［尿道、阴道、肛门、膀胱和/或直肠的黏膜］或放疗后出现大面积皮肤溃烂者；
[e] 首选 VEIL-H 术式；
[f] 或合并子宫脱垂、阴道脱垂、CIN 等需进行联合手术者

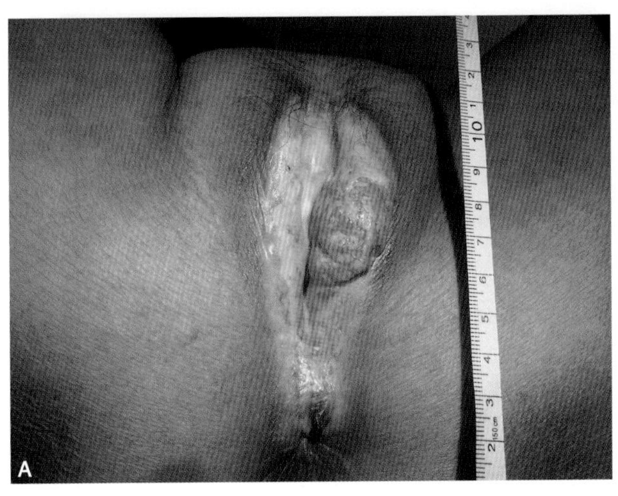
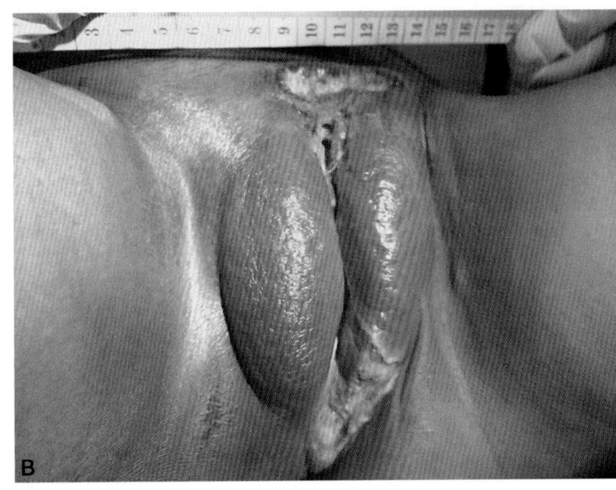

图 30-6-7　复合型Ⅰ的病例
A. 癌灶累计尿道上段及阴道中段；B. 外阴放疗后外阴及会阴大面积溃烂

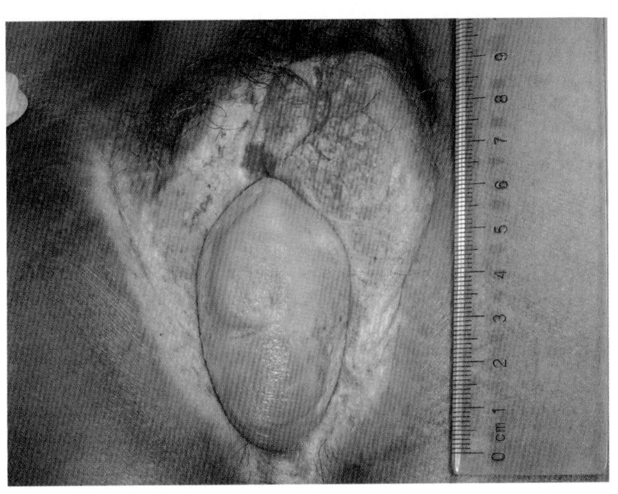

图 30-6-8　复合型Ⅱ的患者
合并子宫脱垂的Ⅲ期外阴癌患者，需要加行盆腔联合手术

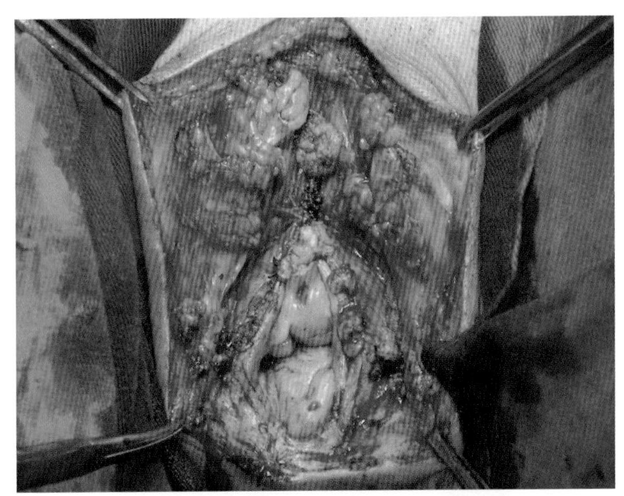

图 30-6-9　广泛外阴切除的深度达到泌尿生殖膈的筋膜层

（2）冷刀切透外阴皮肤真皮层后，使用超声刀切割外阴皮下脂肪束、小血管分支，直达泌尿生殖膈的筋膜层（图 30-6-9）。

（3）切除阴蒂脚后需进行缝扎止血。

（4）切开“内环”，即外阴阴道开口处时注意保持≥1cm 的肉眼阴性切缘距离。

（5）如切除受累的尿道口组织，则需要分离阴道前壁和尿道的下段间隙，并于阴道前壁下段游离面中部行一切口，将尿道游离的下段间断缝合至阴道前壁开口处，实现尿道下段移位成形。

（6）如外阴前部或后部皮肤缺损范围较大，则需设计、游离和转移周边的皮瓣进行术野覆盖（图 30-6-10）。

（7）丝线缝合外阴皮缘，缝合过程中务必注意观察皮缘对接后的张力，如张力过大则需进行皮瓣转移，切勿忽视此步骤，否则将导致切缘缝合张力过大，导致术野皮肤坏死。

（8）外阴创面较大者，应留置引流装置，充分引流皮下渗液，提高切缘皮肤愈合的概率。

（六）手术效果及并发症

毫无疑问，RV 是一项创面很大的“残忍”手术。患者的预后与手术方案设计、手术技巧、术后护理和患者配合度密切相关。

RV 术后短期内存在切口愈合不良、感染甚至是皮肤坏死。长期并发症则多见切缘瘢痕增生、挛缩（图 30-6-11）和外阴疼痛及外阴局部复发等并发症。

（七）讨论

尽管 RV 是一项残忍的手术，但是术者依然可

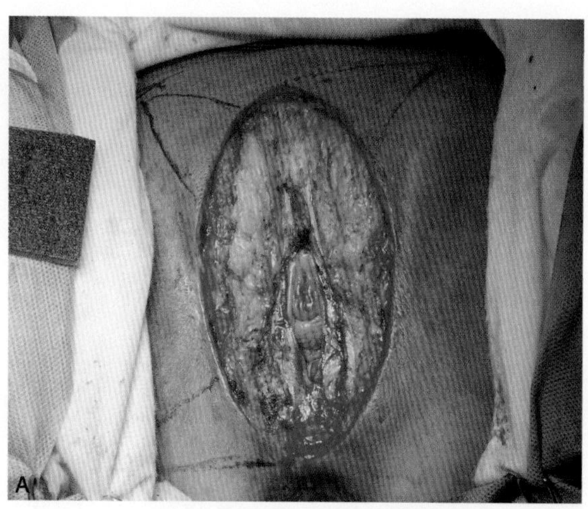

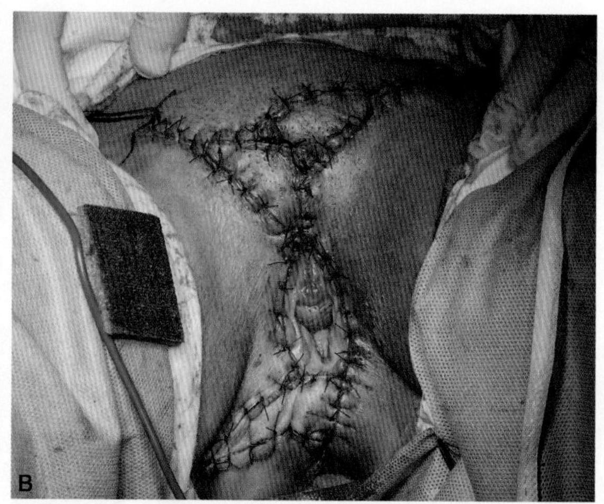

图 30-6-10 设计并缝合外阴皮瓣以覆盖外阴术野

A. 针对广泛外阴切除术野的风筝皮瓣构图；B. 游离外阴风筝皮瓣以覆盖外阴缺损部位

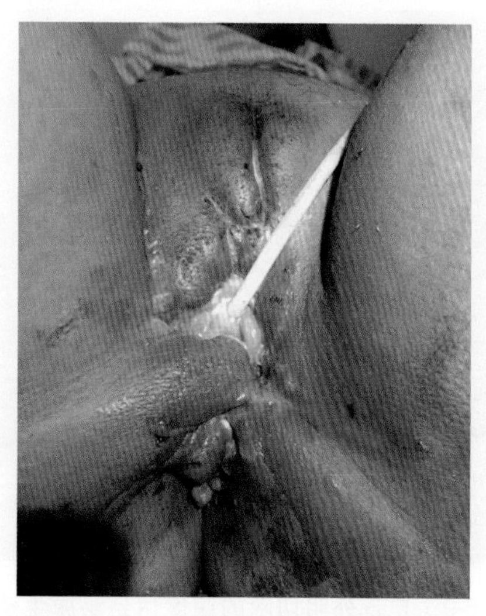

图 30-6-11 广泛外阴切除术后瘢痕形成

以施展“微创”的理念，主要体现在以下方面：

1. 根据经验判断和结合病灶切缘的快速病理结果，控制手术范围。

2. 充分利用先进的手术器械和缝线，例如超声刀、Ligasure 血管闭合系统（ligasure vessel sealing system）和抗菌微乔可吸收缝线（vicryl）；及时闭合细小淋巴管的开口以减少术后淋巴液渗漏，减少丝线缝合后成为残留异物的刺激。

3. 重视外阴切缘皮肤减张处理，这是手术成功的又一关键所在。术者要掌握皮瓣转移的设计要点、熟悉皮瓣血供和手术技巧。

4. 注重术后监测和切口护理，做到勤于观察、便后消毒、引流积液和适时锻炼的术后康复计划，协助患者早日康复。

三、腹股沟淋巴清扫术

近 20 年来，外阴癌手术微创治疗理念创新最耀眼之处是 VEIL 和 SLN 的问世。

（一）VEIL 手术分类

VEIL 目前有 3 种术式：

1. 经下肢皮下通路的腹腔镜腹股沟淋巴结清扫术（video endoscopic inguinal lymphadenectomy via the limb subcutaneous approach，VEIL-L）。

2. 经下腹部皮下通路的腹腔镜腹股沟淋巴结清扫术（video endoscopic inguinal lymphadenectomy via the hypogastric subcutaneous approach，VEIL-H）。

3. VEIL-L 与 VEIL-H 的联合术式。

（二）适应证

1. VEIL-L 适应证

（1）向心性肥胖者。

（2）中晚期孕妇合并外阴癌者。

（3）下肢关节活动明显受限者。

（4）下腹部存在陈旧性手术瘢痕（阑尾手术、斜疝修补术等术后瘢痕）或创伤后形成大面积瘢痕（例如腹部烧伤愈后）。

（5）无须进行盆腹腔联合手术者。

（6）对腹部皮肤外观要求较高者。

2. VEIL-H 适应证

（1）局部晚期病灶或复合型病灶，预计进行盆腹腔联合手术可能性较大者。

（2）体型适中者。

（3）要求进行单孔腹腔镜手术者。

（三）禁忌证

1. 心肺功能较差，不能耐受全麻和 CO_2 气体灌注者。

2. 腹股沟区域淋巴结与皮肤粘连致密或破溃者。

3. 腹股沟区域癌灶复发者。

（四）术前准备

VEIL 术前准备内容详见“外阴切除术”的术前准备部分。

（五）手术步骤

1. 基本原则

（1）创造正确的前工作间隙。

（2）保留并骨骼化大隐静脉。

（3）清扫腹股沟韧带前方的淋巴脂肪组织。

（4）显露卵圆窝内侧结构但不能骨骼化股动静脉。

（5）使用超声刀进行闭合切割，避免采用皮下溶脂技术去显露术野。

（6）大隐静脉属支可不予保留。

（7）对可疑的淋巴结、股深淋巴结及克氏淋巴结需送快速病理检查。

（8）每侧腹股沟淋巴结清扫不应少于 8 枚淋巴。

2. 具体手术步骤

（1）VEIL-L 具体手术步骤：

1）下肢 3 枚套管针的布局：①手术开始前标记下肢 3 个套管针布局和股三角解剖标志（腹股沟韧带、缝匠肌、长收肌、股三角顶点及卵圆窝）（图 30-6-12）；②于股三角顶点下方约 5~6cm 处行一 10mm 的皮肤切口，将 10mm 的套管针朝腹股沟韧带方向置入皮下间隙；③导入 30° 腹腔镜后，维持 12~14mmHg 的 CO_2 灌注压，利用腹腔镜向头侧钝性扩大皮下间隙，上达腹股沟韧带下缘、外至缝匠肌内缘体表投影处，内到长收肌外缘体表投影处；④在腹腔镜的监视下，于股三角顶点水平向两侧旁开约 5cm 处，置入两个 5mm 套管针于皮下间隙，导入超声刀和抓钳等器械（图 30-6-13）。下调 CO_2 灌注压力在 8~10mmHg。

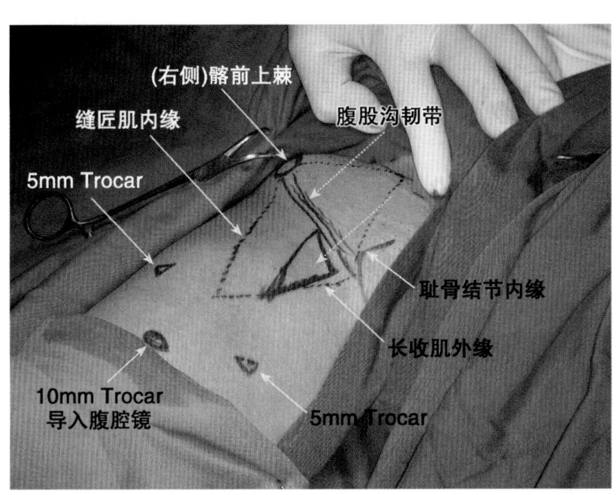

图 30-6-12　VEIL-L 术前标记股三角解剖界限和 3 枚套管针的布局

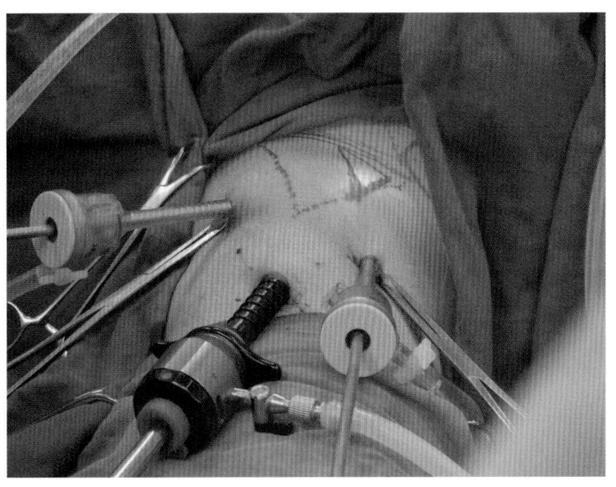

图 30-6-13　VEIL-L 术中器械布局

2）腹股沟浅淋巴结清扫术（superficial inguinal lymphadenectomy，SIL）：①在阔筋膜前方，利用超声刀沿术前体表标记的缝匠肌内缘及长收肌外缘的投影线，向头侧分离腹股沟皮下淋巴脂肪组织，创造皮下工作间隙；由于该间隙位于阔筋膜前方，我们称之为前工作间隙（anterior working space，AWS）（图 30-6-14）。②获得良好的 AWS 后，超声刀自股

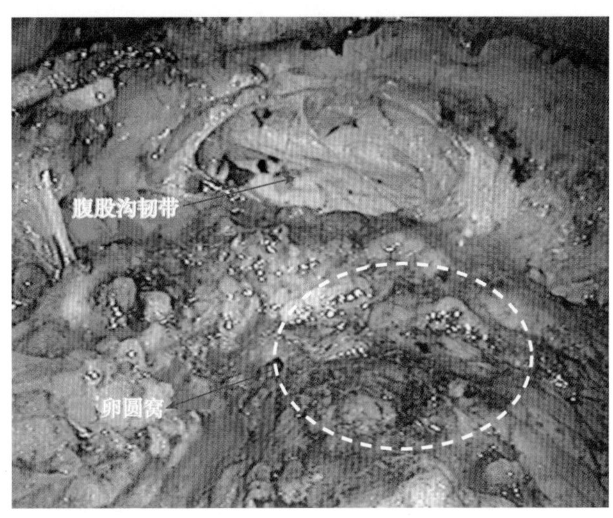

图 30-6-14　VEIL-L 术中显露前工作间隙（AWS）与腹股沟韧带

三角顶点起分离淋巴组织，由股三角周边向卵圆窝中央“聚拢式”分离淋巴脂肪组织。③分离腹股沟浅淋巴过程中，先于股三角外围闭合切断阴部外动静脉、旋髂浅动静脉和腹壁浅动静脉的外周部，再于隐静脉裂孔处（大隐静脉根部）切断上述血管的根部。④同步逆行分离大隐静脉周围的淋巴脂肪组织至隐静脉裂孔处。⑤最后，于卵圆窝和大隐静脉根部处整块切断腹股沟浅淋巴结组织。⑥至此，腹股沟浅淋巴组织清扫完毕，保留大隐静脉，切除的腹股沟浅淋巴组织经 10mm 套管针取出送快速病理检查。

3）腹股沟深淋巴结清扫术（deep inguinal lymphadenectomy，DIL）：①超声刀于股三角顶端开始沿股动静脉长轴向头侧切开阔筋膜，直达卵圆窝上方；提起阔筋膜两侧切缘，分离其后方组织间隙，清扫位于股静脉内侧、长收肌外缘、腹股沟韧带下方和股动静脉前方 180°平面的腹股沟深淋巴组织（图 30-6-15）。②将清扫腹股沟深淋巴组织经 10mm 的套管针取出送快速冷冻病理检查。③于大腿内侧 5mm 操作孔处置入真空引流管，缝合手术切口，弹力绷带加压包扎术野消除皮下无效腔。

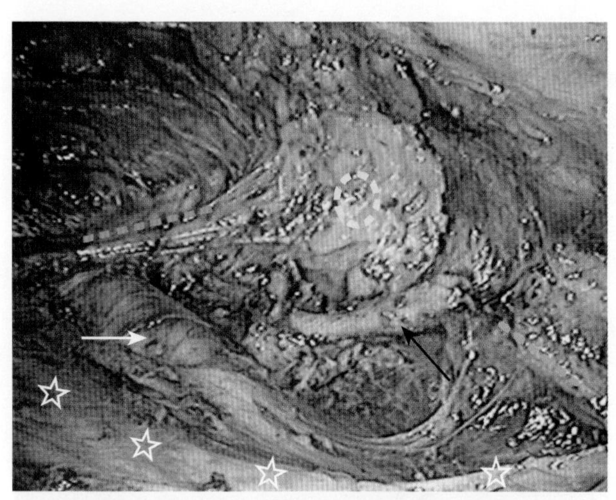

图 30-6-15　VEIL-L 术后（右侧腹股沟）
蓝色虚线为腹股沟韧带；白色星号为缝匠肌；绿色虚线为长收肌；白色箭头为股动脉；黑色箭头为大隐静脉；黄色圆圈为耻骨结节

（2）VEIL-H 具体手术步骤：

1）下腹部 4 枚套管针的布局：①于脐轮下缘行一 10mm 横切口后，将 10mm 套管针朝腹股沟韧带方向置入皮下间隙；②导入腹腔镜后钝性扩大分离皮下间隙，使之外至髂前上棘内缘、内达脐耻连线中点及下到腹股沟韧带上方；③腹腔镜监视下，于髂前上棘内侧和脐耻连线中点处各置入一 5mm 套管针，以导入超声刀或其他手术器械（图 30-6-16）。

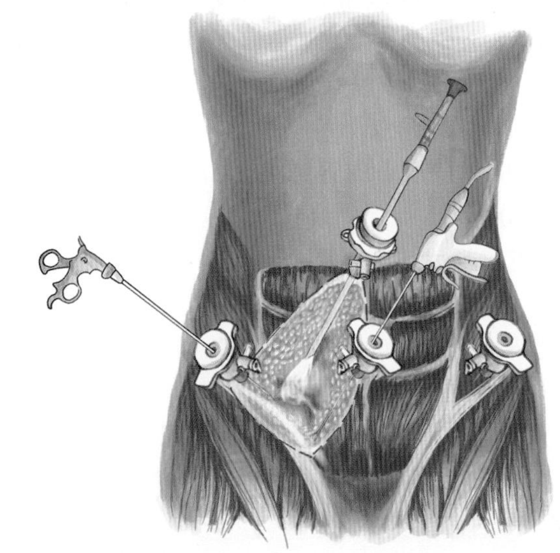

图 30-6-16　VEIL-H 的 4 枚套管针布局

2）SIL：①使用超声刀自腹外斜肌腱膜表面起，沿长收肌和缝匠肌体表投影线，由上往下、整体推进式地分离腹股沟浅淋巴组织；②由外周向卵圆窝聚拢式地分离浅淋巴组织，闭合并切断阴部外动静脉、旋髂浅动静脉和腹壁浅动静脉及淋巴管，保留大隐静脉；③于股三角顶点处整块切断浅淋巴组织，经 10mm 套管针取出送快速病理检查，至此 SIL 清扫完毕。

3）DIL：①于隐静脉裂孔下方沿股血管长轴切开阔筋膜后，切除位于阔筋膜后方、腹股沟韧带下方、股静脉内侧和长收肌外缘的腹股沟深淋巴结组织，术中注意保留股深静脉及股动脉的深部分支血管，并仔细电凝止血；②将腹股沟深淋巴组织经 10mm 套管针取出送快速病理检查，于髂前上棘内侧的 5mm 的穿刺点置入负压空引流管；③缝合皮肤切口后，绷带加压包扎两侧大腿股三角区域以消除皮下无效腔。

（六）术后处理

1. 术后下肢并拢制动 24 小时，予以抗感染等对症治疗。

2. 准确记录两侧腹股沟的引流液量、皮温、颜色、感觉和足背动脉搏动强度等，观察并记录术后的并发症。

3. 术后 3 天，只要引流液不多于 100ml/d，且无发热等感染征象，可拔除腹股沟负压引流管，予以加压包扎股三角区域。

（七）手术效果及并发症

本中心的逾 70 例 VEIL（图 30-6-17）的临床研究表明，无论是施行 VEIL-L 还是 VEIL-H 均可显著降低术后腹股沟皮肤切缘愈合不良、感染、下肢淋巴水肿等并发症。

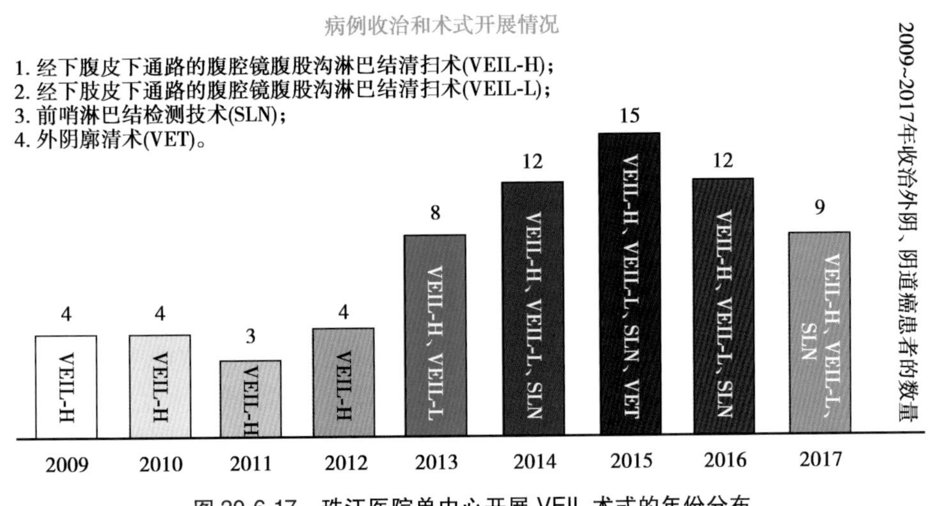

图 30-6-17　珠江医院单中心开展 VEIL 术式的年份分布

（八）讨论

1. VEILs 两种术式的治疗效果　近年来，随着外科手术微创技术的发展，外阴癌腹股沟淋巴结清扫也可以在腹腔镜下完成。1996 年，法国妇科学者 Dargent 和同事首次报道了 VEIL-L 术式在外阴癌及阴道癌治疗中的手术技巧及临床效果。其后，部分泌尿外科学者报道了 VEIL-L 术式用于治疗阴茎癌和睾丸癌等。VEIL-H 术式则见于妇科外阴癌的治疗。根据我们临床研究和观察，两种术式在技术操作及治疗效果方面各有优势。

VEIL-L 术式采用下肢皮下通路，每侧采用 3 个操作孔的布局，手术入路短，皮下工作间隙相对较小，容易建立，创面较小，术后创面渗出少，引流液少；腹股沟深淋巴容易暴露，清扫相对容易；但该术式套管针穿刺点较多，每侧至少 3 个；如股深淋巴结受累，需清扫盆腔淋巴或合并盆腔疾病需同时进行盆腹腔手术时，则需要于下腹部增加新的穿刺点，而且还要改变手术体位，不方便后续手术操作。

而 VEIL-H 通路则具有“一种通路解决两种甚至多种手术”的优势，既可以利用该通路清扫腹股沟浅深淋巴结，又可以利用该通路进行盆腔手术操作；但该通路也有不足之处：手术入路较长，经脐轮切缘或者“李-黄点”导入腹腔镜后皮下潜行至腹股沟韧带上方区域所形成皮下隧道过长，技术难度大，初学者容易误伤腹直肌甚至误入盆腹腔内；手术创面偏大，术后引流液略多；清扫股深淋巴时，暴露相对困难，尤其是切除克氏淋巴较 VEIL-L 术式困难些。因此，两种术式在外阴癌的治疗上各有利弊，临床应用时可根据患者具体情况做不同的术式选择。

对于下腹部近腹股沟区域有外伤瘢痕形成或陈旧性手术瘢痕者（如阑尾手术或腹股沟疝手术瘢痕等）可采用 VEIL-L 通路，以避免 VEIL-H 术中的建立皮下隧道带来的困难，本研究中部分患者一侧腹股沟淋巴结清扫采用 VEIL-L 术式正是基于此原因。

2. 手术操作要点及注意事项

（1）VEIL-H 术式建立 AWS 时应避免误入腹直肌层、盆腔或穿透腹股沟皮瓣，注意保留至少 1cm 的皮瓣厚度；VEIL-L 建立 AWS 时会先遇到大隐静脉的远端部分，注意避免损伤。

（2）建立 AWS 后，将 CO_2 灌注压维持在 8～10mmHg，避免气体扩散形成躯干和颈项部的皮下气肿。

（3）将其中一个 5mm 的套管针接入吸引管，调节充气与吸气达到动态平衡，消除凝切组织产生的烟雾，维持良好的术野。

（4）在 VEILs 的 SIL 步骤中，应逐步推进，仔细辨认和闭合淋巴管断端，对于粗大的淋巴管应该精细分离后闭合切断，预防淋巴渗漏导致的术后淋巴囊肿。

（5）大隐静脉的属支可不予保留，这并不影响患者的预后。

（6）进行 SIL 时，需注意有无副大隐静脉的存在，有的话应予以保留。

（7）进行 DIL 时，可在股静脉内前方沿股静脉长轴切开筛筋膜板及阔筋膜，预防股血管及股神经的损伤。

（8）在 VEIL-H 的 DIL 步骤中，切除位于股韧带后下方与股动静脉根部之间的克氏淋巴结时，术者应注意预防旋髂血管和股血管的损伤及保持安全的操作距离，避免能量器械对股血管和股神经的损伤。

（9）股深淋巴结位于股动静脉前 180°平面的前方，因此行 DIL 时无须完全“骨骼化”股动静脉，以免损伤股血管的深部分支，影响髋部和大腿外侧的血供。

（10）考虑 VEIL 术式可以更多地保留皮瓣区的血供，术后皮肤感染坏死率较低，因此 DIL 后不需常规截断缝匠肌近端并缝合于腹股沟韧带处以覆盖保护股动静脉及神经。

（11）术毕，VEIL-H 侧可于髂前上棘内侧的操作孔置入真空引流管，避免在股三角顶点新增切口；VEIL-L 的引流管则可大腿内侧穿刺孔置入。

（12）术毕，绷带加压包扎腹股沟区域消除无效腔时，注意包扎后绷带与皮肤之间能容纳两指，避免下肢血供回流障碍。

（13）术后密切比较观察两侧足背动脉搏动情况及下肢皮温差异，必要时复查 D-二聚体和下肢血管彩超，排除下肢深静脉栓塞。

（14）下肢引流管连续 2 天的引流液<50ml/d 或更少时应予拔除。

（15）术后 14 天指导患者开展轻度的抬腿、下蹲和外展下肢的动作，进行肌群的功能锻炼，提高术后生活质量。

四、前哨淋巴结检测技术（SLN）

SLN 技术的问世有望使外阴癌根治术更臻于微创，但是前哨淋巴结的假阴性率和敏感度一直是有待深入研究的领域。随着越来越多外阴癌术中采用 SLN 的研究结果报道，SLN 的肿瘤治疗安全性得到了确认。荷兰格罗宁根大学开展的一项 SLN 在早期外阴癌的前瞻性研究报道了在 SLN 阴性未施行 IL 的 259 例患者中，术后复发率达 2. 3%。

（一）适应证

1. 癌灶<4cm。
2. 单发型病灶。
3. 分期≤Ⅱ期，无高度可疑转移的淋巴。
4. 随访可靠者。
5. 手术须由至少开展过 10 例外阴癌手术的医疗团队开展。

（二）禁忌证

1. 病灶≥4cm。
2. 多发病灶或弥漫分布。
3. 分期≥Ⅲ期，有高度可疑被完全侵犯的淋巴。
4. 恶性黑色素瘤。
5. 术前腹股沟区域接受过放疗的患者。
6. 随访不可靠者。
7. 无传统外阴癌手术的医疗团队。

（三）术前准备

1. 对外阴感染合并腹股沟淋巴结肿痛的患者先行抗感染治疗。
2. 对可疑肿大淋巴结进行临床触诊定位和标记。
3. 术前超声、CT 或 MRI 检查大腿和盆腔部位，了解可疑淋巴结的部位、数目、特征和周边血管的关系。

（四）手术步骤

南方医科大学珠江医院主要采用纳米炭混悬注射液作为前哨淋巴结示踪剂。

1. 基本原则

（1）找准肿瘤与正常组织交界处进针。

（2）多点均匀注射。

（3）注意避免渗漏引起正常组织污染，导致皮肤着色难以消除。

（4）勿与其他液体混合后注射。

（5）术毕，由术者亲自挑选可疑的 SLN 送快速病理检查（图 30-6-18），挑选过程中勿挤压淋巴结，避免病理检查结果出现囊外扩散的假象。

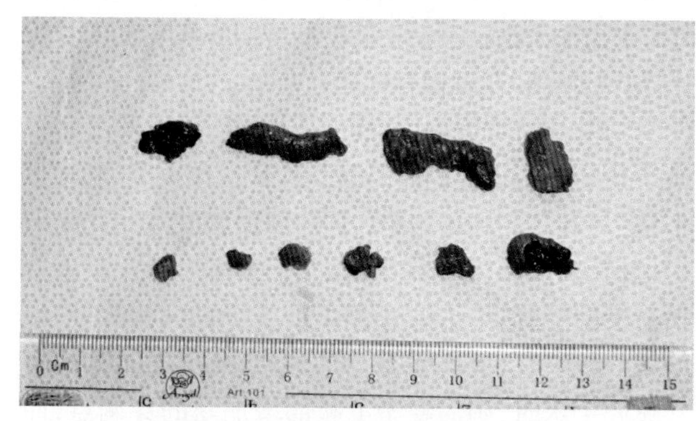

图 30-6-18　SLN 术后挑选的着色前哨淋巴结

2. 具体手术步骤

（1）先行置好 VEIL 手术所需的套管针并创造良好的 AWS。

（2）充分显露外阴癌灶全貌及其周围正常组织。

（3）辨识肿瘤与正常组织的交界后，取纳米炭混悬注射液 1ml（50mg），用皮试针头在肿瘤外缘进行 4～6 个分布点的真皮层下注射，每个点注射 0. 1～0. 3ml，缓慢推注，约 3 分钟注射完毕。

（4）随即开展腹腔镜下腹股沟前哨淋巴结的

探查。

（5）先探寻脂肪丛中黑染的淋巴管，再沿着淋巴管寻找黑染的淋巴结。

（6）完整切除黑染淋巴结及周围脂肪纤维组织送快速病理检查。

（7）如快速病理提示 SLN 阳性，则行腹股沟广泛淋巴清扫+盆腔淋巴清扫或术后追加盆腔放疗。

（五）手术效果及并发症

本中心开展 10 例外阴癌根治术联合 SLN 技术，暂未发现 SLN 假阴性的病例，也没发现 SLN 转移的病例，随访超过 1 年未见复发。鉴于本中心开展 SLN 病例较少，其肿瘤治疗效果和安全性有待进一步扩大样本量进行深入研究。

10 例 SLN 的外阴癌患者术后平均随访超过 1 年期间，未见明显的手术并发症发生及肿瘤复发。这与国内外报道效果接近。

五、展望

主流的观点认为外阴癌是一种少见的妇科恶性肿瘤。但是，由于我国人口基数大、疾病谱广，实际上外阴癌患者总数并不少。但由于我国在外阴癌的临床和基础研究起步较晚，未能像荷兰、美国和英国进行多中心大样本的联合研究，以致主流的肿瘤分期指南中并没有来自中国的大数据，确实是一种遗憾。

展望未来，我们国家应充分发挥病例基数大的优势，联合多中心力量，在外阴癌的微创治疗领域，特别是 VEIL 手术病例积累、肿瘤治疗效果随访、放疗剂量优化、化疗方案的探索、淋巴回流途径重建和组胚起源界限确定等方面深入研究，争取早日制定科学合理的中国外阴癌分期与治疗指南。

外阴癌-腹腔镜辅助晚期外阴癌根治术见视频 20。

视频 20　外阴癌-腹腔镜辅助晚期外阴癌根治术

（王沂峰　陈高文）

参考文献

1. 陈高文，王沂峰，王颖，等. 两种皮下通路腹腔镜腹股沟淋巴结清扫术在外阴癌治疗中的对比观察. 中华医学杂志，2014，94（1）：39-42.
2. 陈高文，王颖，彭冬先，等. 经下肢皮下通路的腹腔镜腹股沟淋巴结切除术在外阴癌治疗中的应用. 实用妇产科杂志，2016，32（6）：431-435.
3. 崔曾营，王沂峰，陈高文，等. 腹腔镜下腹股沟淋巴清扫术在外阴癌手术治疗中的应用. 中华医学杂志，2013，93（21）：1653-1656.
4. 耿小平，郭莉，刘斌. 电外科技术的发展与应用. 北京：人民军医出版社，2015.
5. 徐丛剑，华克勤. 实用妇产科学. 4 版，北京：人民卫生出版社，2018.
6. 李春颖，彭萍，熊巍，等. 1269 例早期宫颈癌患者手术途径及卫生经济学初步分析. 癌症进展，2016，8：764-765，769.
7. 梁海燕，凌斌. 阴道癌腹腔镜广泛宫旁切除与阴道重建. 实用妇产科杂志，2012，28（12）：1006-1008.
8. 齐金红，袁勇. 达芬奇机器人与腹腔镜手术治疗早期子宫内膜癌的对比分析. 中华腔镜外科杂志（电子版），2016，9（6）：366-372.
9. 孙雨欣，刘开江. 早期宫颈癌保留生育功能的研究进展. 国际生殖健康/计划生育杂志，2017，36（3）：226-229.
10. 汪军坚，王春兰，张婉平，等. 腹腔镜手术治疗宫颈癌患者术后生活质量分析. 中国内镜杂志，2016，22（6）：31-34.
11. 王悦，崔恒. 妇科恶性肿瘤的腹腔镜治疗. 中华临床医师杂志（电子版），2012，6（21）：6666-6669.
12. 徐惠成，王延洲，李宇迪，等. 腹腔镜下腹股沟淋巴清扫术在外阴癌中的应用技巧及可行性. 中国实用妇科与产科杂志，2011，27（4）：283-285.
13. 张震宇. 宫颈癌腹腔镜手术治疗原则. 中国实用妇科与产科杂志，2017，33（1）：10-13.
14. 周晖，刘昀昀，林仲秋.《2017 NCCN 宫颈癌临床实践指南》解读. 中国实用妇科与产科杂志，2017，33（1）：100-107.
15. Anagnostopoulos A，Mitra S，Decruze B，et al. Safety and Cost Considerations during the Introduction Period of Laparoscopic Radical Hysterectomy. Obstet Gynecol Int，2017，2017：2103763.
16. Bogani G，Borghi C，Leone Roberti Maggiore U，et al. Minimally Invasive Surgical Staging in Early-stage Ovarian Carcinoma：A Systematic Review and Meta-analysis. J Minim Invasive Gynecol，2017，24（4）：552-562.

17. Boruta DM, Fagotti A, Bradford LS, et al. Laparoendoscopic single-site radical hysterectomy with pelvic lymphadenectomy: Initial multi-institutional experience for treatment of invasive cervical cancer. J Minim Invasive Gynecol, 2014, 21(3): 394-398.
18. Campos LS, Limberger LF, Stein AT, et al. Postoperative pain and perioperative outcomes after laparoscopic radical hysterectomy and abdominal radical hysterectomy in patients with early cervical cancer: a randomised controlled trial. Trials, 2013, 14: 293.
19. Cao T, Feng Y, Huang Q, et al. Prognostic and Safety Roles in Laparoscopic Versus Abdominal Radical Hysterectomy in Cervical Cancer: A Meta-analysis. JLaparoendosc Adv Surg Tech A, 2015, 25(12): 990-998.
20. Corrado G, Cutillo G, Pomati G, et al. Single-access laparoscopic approach in the surgical treatment of endometrial cancer: A single-institution experience and review of literature. J Minim Access Surg, 2016, 12(4): 360-365.
21. Falcetta FS, Lawrie TA, Medeiros LR, et al. Laparoscopy versus laparotomy for FIGO stage I ovarian cancer. Cochrane Database Syst Rev, 2016, 13; 10: CD005344.
22. Huicheng X, Dan W, Yanzhou W, et al. Endoscopic inguinal lymphadenectomy with a novel abdominal approach to vulvar cancer: description of technique and surgical outcome. J Minim Invasive Gynecol, 2011, 18(5): 644-650.
23. Kavallaris A, ygouris D, Dafopoulos A, et al. Nerve sparing radical hysterectomy in early stage cervical cancer. Latest developments and review of the literature. Eur J Gynaecol Oncol, 2015, 36(1): 5-9.
24. Kim TH, Choi CH, Choi JK, et al. Robotic versus laparoscopic radical hysterectomy in cervical cancer patients: a matched-case comparative study. Int J Gynecol Cancer, 2014, 24(8): 1466-1473.
25. Kong TW, Chang SJ, Lee J, et al. Comparison of laparoscopic versus abdominal radical hysterectomy for FIGO stage IB and IIA cervical cancer with tumor diameter of 3 cm or greater. Int J Gynecol Cancer, 2014, 24(2): 280-288.
26. Kyo S, Kato T, Nakayama K, et al. Current concepts and practical techniques of nerve-sparing laparoscopic radical hysterectomy. Eur J Obstet Gynecol Reprod Biol, 2016, 207: 80-88.
27. Lanowska M, Mangler M, Spek A, et al. Radical vaginal trachelectomy (RVT) combined with laparoscopic lymphadenectomy: prospective study of 225 patients with early-stage cervical cancer. Int J Gynecol Cancer, 2011, 21(8): 1458-1464.
28. Li Y, Chen Y, Xu H, et al. Laparoscopic nerve-sparing radical vaginectomy in patients with vaginal carcinoma: surgical technique and operative outcomes. J Minim Invasive Gynecol, 2012, 19(5): 593-597.
29. Lim YK, Chia YN, Yam KL. Total laparoscopic Wertheim's radical hysterectomy versus Wertheim's radical abdominal hysterectomy in the management of stage I cervical cancer in Singapore: a pilot study. Singapore Med J, 2013, 54(12): 683-688.
30. Liu Z, Li X, Tao Y, et al. Clinical efficacy and safety of laparoscopic nerve-sparing radical hysterectomy for locally advanced cervical cancer. Int JSurg, 2016, 25: 54-58.
31. Long Y, Yao DS, Pan XW, et al. Clinical efficacy and safety of nerve-sparing radical hysterectomy for cervical cancer: a systematic review and meta-analysis. PLoS One, 2014, 9(4): e94116.
32. Maaike HM Oonk, Ate GJ van der Zee, Paul S. Sentinel Node Biopsy—Does It Help in the Management of Vulvar Cancer? // Jonathan AL, Carien LC, Michael AQ. Controversies in the Management of Gynecological Cancers. London: Springer, 2014.
33. Maenpaa MM, Nieminen K, Tomas EI, et al. Robotic-assisted vs. traditional laparoscopic surgery for endometrial cancer: a randomized controlled trial. Am J Obstet Gynecol, 2016, 215(5): 588.
34. Martinelli F, Ditto A, Bogani G, et al. Laparoscopy compared with laparotomy for debulking ovarian cancer after neoadjuvant chemotherapy. Obstet Gynecol, 2017, 130(2): 469-470.
35. Park DA, Yun JE, Kim SW, et al. Surgical and clinical safety and effectiveness of robot-assisted laparoscopic hysterectomy compared to conventional laparoscopy and laparotomy for cervical cancer: A systematic review and meta-analysis. Eur J Surg Oncol, 2017, 43(6): 994-1002.
36. Raspagliesi F, Bogani G, Martinelli F, et al. 3D vision improves outcomes in early cervical cancer treated with laparoscopic type B radical hysterectomy and pelvic lymphadenectomy. Tumori, 2017, 103(1): 76-80.
37. Rimbach S, Neis K, Solomayer E, et al. Current and Future Status of Laparoscopy in Gynecologic Oncology. Geburtshilfe Frauenheilkd, 2014, 74(9): 852-859.
38. Rizou N, Moris D, Pikoulis E, et al. Minimally Invasive Lymphadenectomy in Uterine Cervical Cancer: A Systematic Review. Anticancer Res, 2017, 37(1): 335-342.
39. Wang YF, Chen GW, Weng HN, et al. Surgical technique of video endoscopic inguinal lymphadenectomy via a hypogastric subcutaneous approach. Chin Med J, 2013, 126(16): 3181-3183.
40. Zhao Y, Hang B, Xiong GW, et al. Laparoscopic radical hysterectomy in early stage cervical cancer: a systematic review and meta-analysis. J Laparoendosc Adv Surg Tech A, 2017, 27(11): 1132-1144.

第三十一章 妇科单孔腹腔镜手术

一、定义及概述

从单孔腹腔镜手术的定义来说，原则上只要是满足单孔道多通路的手术，均可称为单孔腹腔镜手术。

纵观腹腔镜发展的历史，不难看出，人们在追求扩大手术指征、完成更难更复杂手术的同时，又要保持甚至提高腹腔镜的微创优势，这应该是单孔腹腔镜手术发展的原动力。过去二十年该手术领域的飞速发展，进一步证明了腹腔镜手术对患者来说带来的诸多益处，如减小切口的大小、更少的疼痛和创伤、更少的并发症、更短的住院时间、更快地恢复和更好的美容效果。为了贯彻微创的理念，提高腹腔镜手术的优势，单孔腹腔镜手术应运而生。

实际上单孔腹腔镜根据入路的不同，可分为经脐单孔腹腔镜手术和经自然腔道内镜手术（natural orifice transluminal endoscopic surgery，NOTES）；脐是人类先天残留的伤疤，通过这个自然瘢痕使手术几乎不留瘢痕，这种方法也被称为经胚胎性自然腔道内镜手术（embryonic-natural orifice transluminal endoscopic surgery，E-NOTES），目前被广泛使用。自然腔道的内镜手术（NOTES），是通过口腔、肛门、阴道或尿道，和内脏的穿孔，进入腹腔。经脐单孔腹腔镜手术（laparo-endoscopic single-site surgery，LESS）是微创手术的一种，在微创的理念上优于传统腹腔镜手术，逊于经自然腔道的内镜手术（NOTES）。在现阶段已经可以完成大部分妇科手术，从其符合手术微创化的发展趋势和体现美容化的人文宗旨来看，其在妇科手术领域必将占有重要的地位。

妇产科医师最早实施单孔腹腔镜手术，早在1969年，Clifford Wheeless使用带偏移目镜的腹腔镜，在一个1cm的孔道完成输卵管绝育术。随着器械和技术的发展，单孔腹腔镜在许多妇科手术中得到应用，包括卵巢囊肿剔除术、输卵管切除术、附件包块切除术、子宫肌瘤剔除术、全子宫切除术、盆腔粘连分解术、盆腔和腹主动脉旁淋巴结清扫术、早期内膜癌分期术、宫颈癌根治术等。普通外科、泌尿外科中许多手术也应用了单孔腹腔镜。另外，单孔腹腔镜经脐入路也为妇科手术同时行阑尾或胆囊切除提供了方便。

二、单孔腹腔镜妇科手术适应证

1. 妇科良性肿瘤手术

（1）附件手术：①输卵管异位妊娠手术：输卵管切除或开窗术（图31-0-1、30-0-2）；②绝育手术：输卵管结扎或切除术（图31-0-3）；③卵巢：卵巢囊肿剔除术、附件切除术、卵巢打孔和取卵术（图31-0-4~31-0-6）。

（2）子宫手术：①子宫肌瘤剔除术（图31-0-7）；②子宫切除术：腹腔镜下全子宫切除术、腹腔镜辅助下阴式子宫切除术、次全子宫切除术（图31-0-8）。

2. 妇科恶性肿瘤手术

（1）盆腔和/或腹主动脉旁淋巴结活检或清扫术（图31-0-9）。

（2）子宫内膜癌分期术（图31-0-10）。

（3）根治性子宫切除术（图31-0-11）。

3. 盆腔粘连分解术（图31-0-12）。

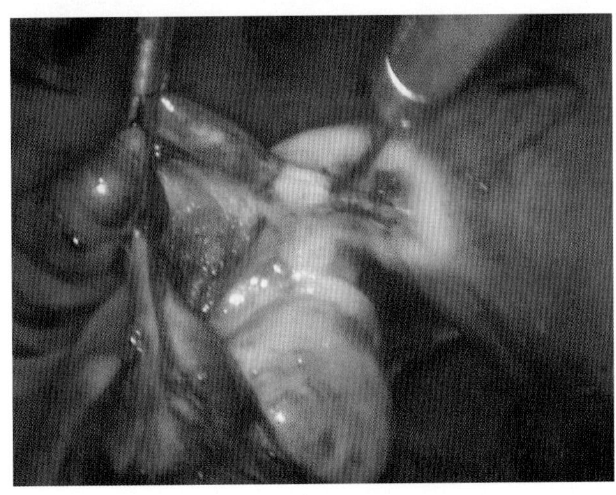

图31-0-1 异位妊娠输卵管切除术

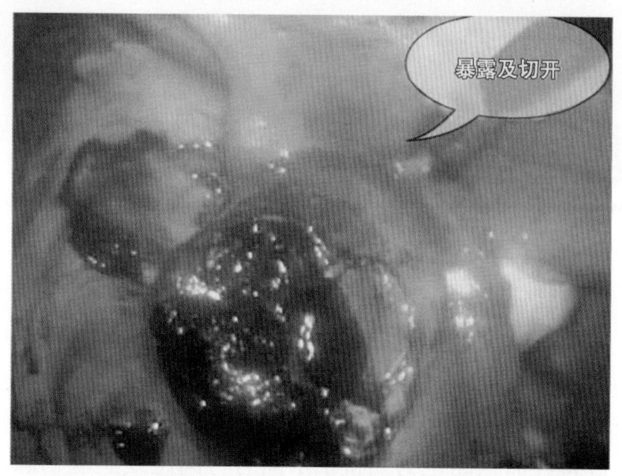

图 31-0-2　异位妊娠输卵管开窗术

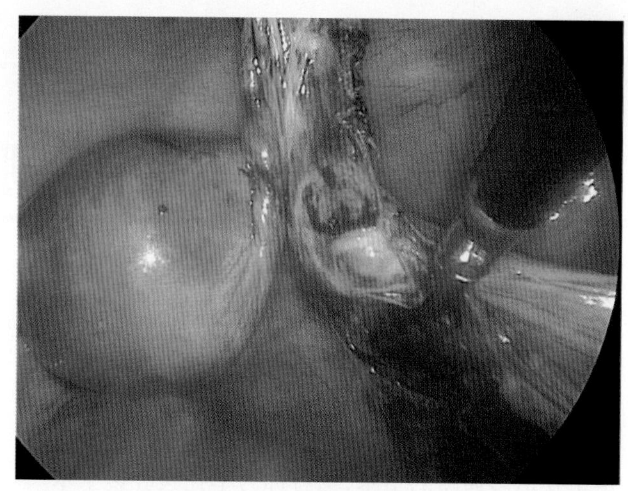
图 31-0-5　附件切除术

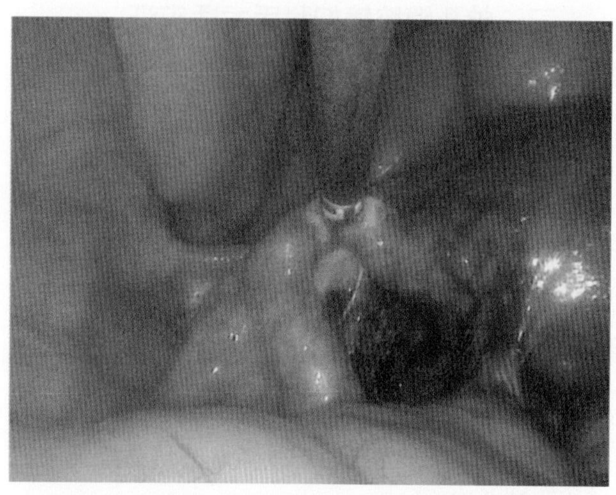
图 31-0-3　异位妊娠输卵管绝育术

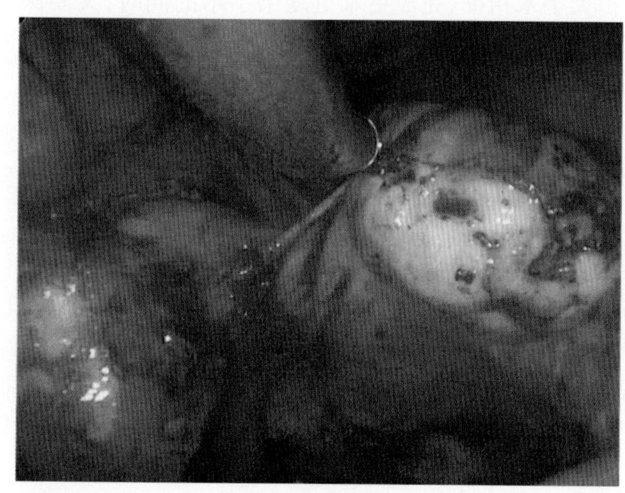
图 31-0-6　卵巢打孔术

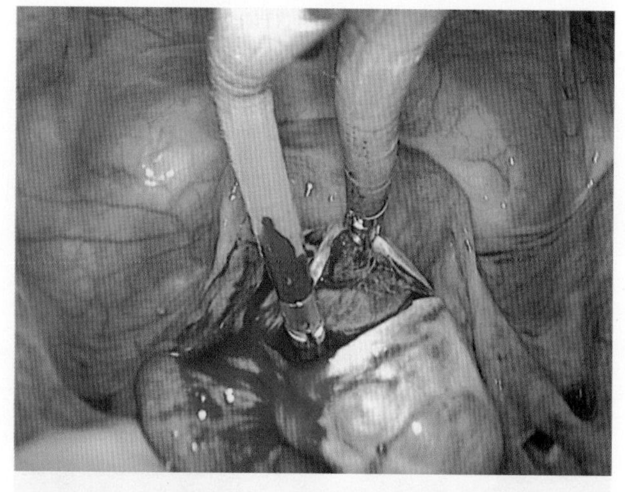
图 31-0-4　卵巢囊肿剔除术

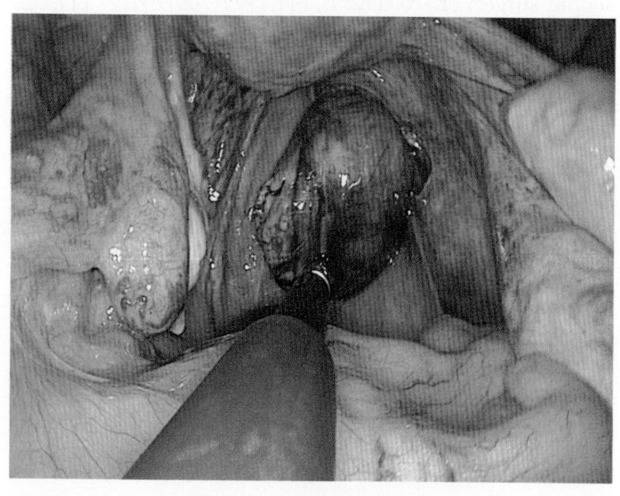
图 31-0-7　子宫肌瘤剔除术

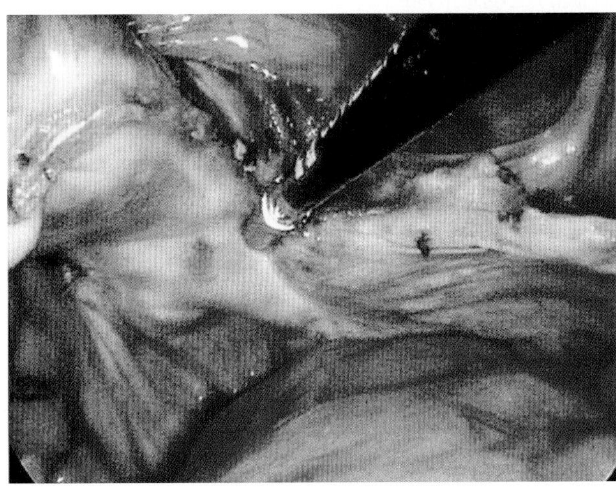

图 31-0-8　全子宫切除术

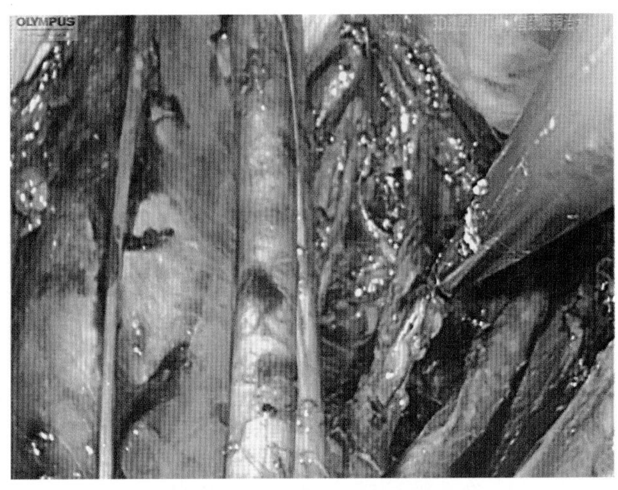

图 31-0-9　左闭孔淋巴结清扫术

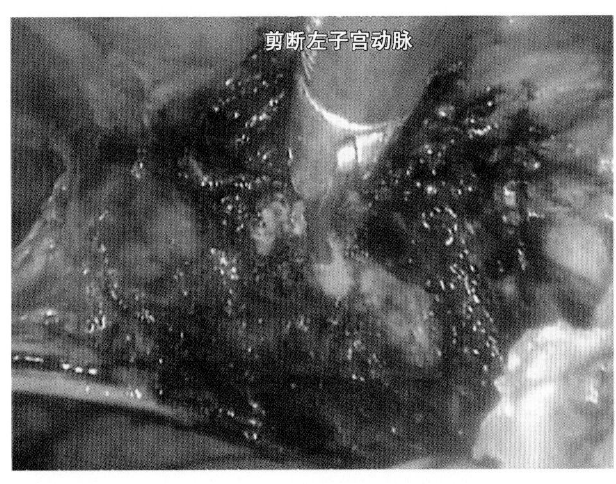

图 31-0-10　子宫内膜癌分期术

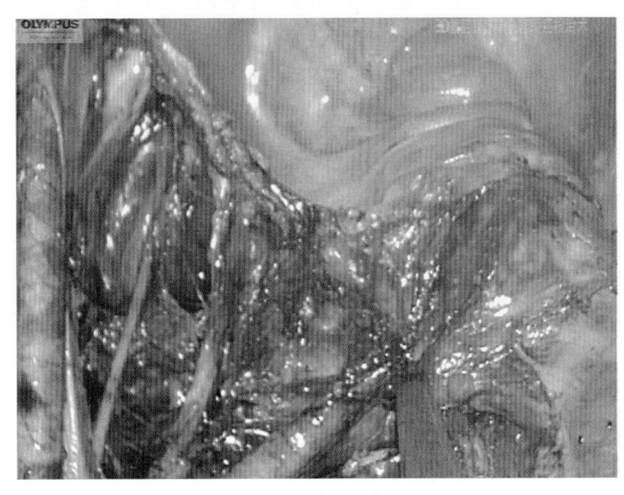

图 31-0-11　根治性子宫切除术(解剖左侧输尿管隧道)

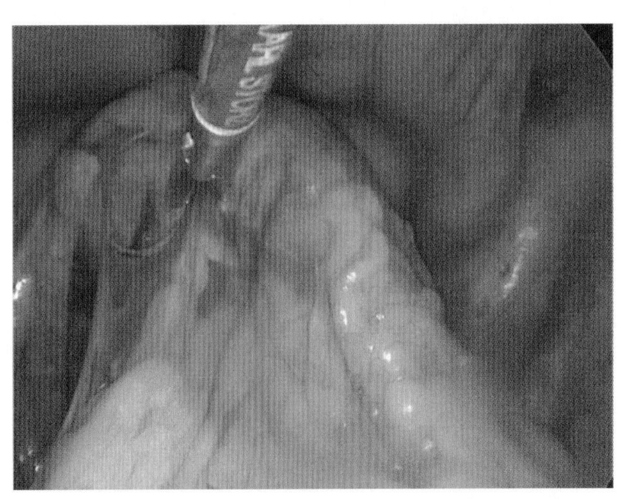

图 31-0-12　盆腔粘连分解术

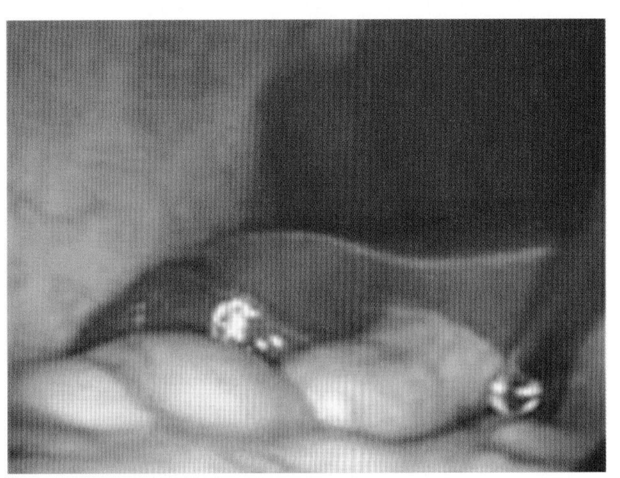

图 31-0-13　胆囊切除术

4. **盆腔器官脱垂手术** 阴道骶骨固定术。

5. **妇科手术联合其他外科手术** 阑尾或胆囊切除联合子宫或附件手术(图 31-0-13)。

三、单孔腹腔镜手术禁忌证

禁忌证是相对的,包括粘连严重,如严重的子宫内膜异位症或严重的盆腹腔粘连,与传统腹腔镜类似,在这样的病例中,操作空间小和操作困难可能会妨碍单孔腹腔镜手术的实施,亦会提高中转开腹的可能,有多次腹部手术史或术中发现手术部分粘连严重者,或需要多孔才能完成的手术。在单孔腹腔镜全子宫切除术中,子宫体积大小可能成为一个限制因素,曾有报告认为子宫重量<500g 可在单孔腹腔镜下切除,随后单孔腹腔镜下大子宫切除的报告陆续出现,目前文献报告的单孔腹腔镜下完成全子宫切除最大重量为 868g,但随着子宫体积增大,中转为开腹手术或多孔腹腔镜手术的概率增大。另外,对于晚期恶性肿瘤,由于肿瘤侵及多部位,单孔腹腔镜下行肿瘤细胞减灭术操作困难,目前暂列为禁忌证。还有,全身身体情况不能耐受麻醉者、巨大盆腔肿物者、凝血功能障碍者、腹腔严重感染者、脐部发育异常者等情况,亦应列为禁忌证。

单孔腹腔镜手术是微创手术的创新,目前认为在妇科手术中,其可行性和安全性较传统腹腔镜无明显差异,但在美容效果和术后疼痛方面,单孔腹腔镜较传统多孔腹腔镜可能具有优势。在单孔腹腔镜成为标准术式之前,仍需要长期随机对照试验,以对比短期和长期获益。

手术医师需注意的是,无论采用何种手术方式,手术的目标和原则是不变的。手术是否能够在单孔腹腔镜下完成,既取决于外科医师的能力和技巧,也需要有合适的器械和光源设备。手术医师需要充分评估患者的病情、自身的技巧以及是否有得力的器械,以便选择最适合的手术方式。

四、妇科单孔腹腔镜的最常用入路方式

从单孔腹腔镜手术的定义来说,原则上只要是满足单孔道多通路的手术,均可称为单孔腹腔镜手术,但在妇科手术领域,几乎全部采用经脐的入路方式。

(一) 经脐的入路方式具有如下优点

1. 脐是人类先天所具有的伤疤,在此切口不再增添瘢痕,有利于美容。

2. 脐位于腹腔中部,通过影像设备观察盆腔和腹腔均方便。

3. 脐相对于腹壁其他部位更薄,更有利于操作器械的运动灵活性。

4. 脐相对于腹壁其他部位更薄,腹膜前脂肪很少,更容易进入腹腔。

5. 脐是人类先天所具有的瘢痕,相对于腹壁其他部位血管更少,在此切口出血更少。

(二) 脐部的解剖

众所周知,脐部的形成是胎儿出生后,脐带内原有的卵黄管、脐尿管、脐带动静脉等闭锁,脐带脱落根部形成的瘢痕。

脐位于腹前正中线上,在左右髂前上棘连线与腹前正中线交叉点的头侧;由于脐中央部为无弹力的瘢痕组织,周边逐渐延伸为正常腹壁组织,所以形成特征性的凹陷。

脐部的体表神经由胸 10 神经节段支配。覆盖的皮肤和皮下组织无特殊,只是筋膜层是腹白线,由左右腹直肌前后鞘融合而成,仅有一层。脐部血液供应是由腹壁下动静脉的分支来完成的,在腹前正中线处已是终末分支,血液供应并不丰富。

脐部的外形在婴幼儿期是圆形漏斗状,随着人的成长,身高增长的比例大,腹壁的支持组织也随之向纵轴延伸,一般会形成纵长形脐(图 31-0-14);过于肥胖的人(如 BMI>40),腹部脂肪堆积,形成横向推力,表现为横长形脐(图 31-0-15)。

(三) 脐部手术切口的操作

如前所述,应该说经脐的入路方式是最适合妇科手术领域的。

(四) 单孔腹腔镜手术的脐部准备

由于脐部是单孔腹腔镜手术的唯一入路,避免感染尤为重要;一般人的脐部是凹陷的,平时清洁不

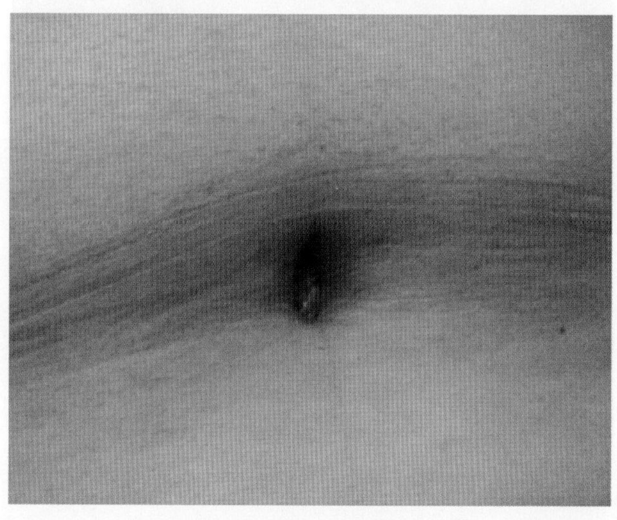

图 31-0-14 纵长形脐

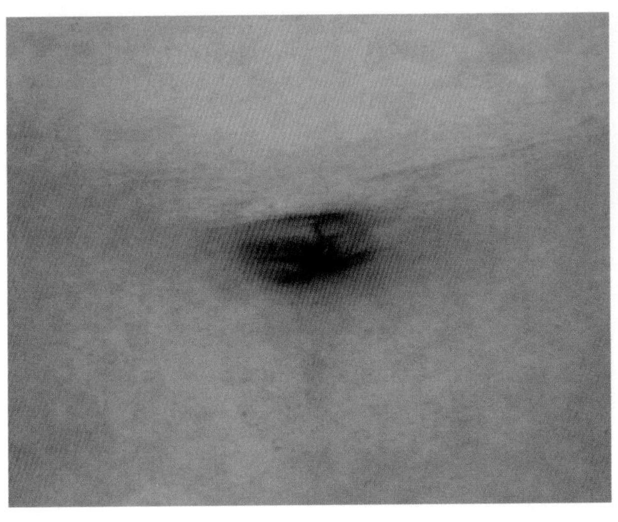

图 31-0-15　横长形脐

彻底，积存有陈旧的皮脂垢，应在术前清除干净，预防脐部切口感染。

1. 术前的准备　术前 12 小时，患者取仰平卧位，橄榄油或者汽油 1ml 滴入脐部，留置 2 分钟，再用棉签轻拭，除去皮脂垢，然后肥皂水清洗之。

2. 术中的准备　患者体位多采用膀胱截石位（图 31-0-16）。具体要求：①置腿架和肩托；②有体位调节功能的手术床；③Trendelenburg 体位；④患者臀部超出手术床边缘 2cm，大腿与手术台角度为 15°，两膝距离 60cm；⑤消毒、穿刺和缝合皮肤时水平位；⑥术中头低臀高 15°。

3. 手术野皮肤消毒　消毒具体要求：①采用络合碘分段二次消毒法；②消毒阴道；③消毒会阴及大腿上 1/2 皮肤；④消毒双侧腋中线内及乳头下区域皮肤；⑤铺无菌巾（图 31-0-17~31-0-19）。

（五）单孔腹腔镜手术的脐部皮肤的切开

作为单孔腹腔镜手术的入路，脐部皮肤的切开方式，大致有三种形状：

1. 纵行切口　以脐部瘢痕的中心点开始，向头侧和会阴侧纵向切开，根据置入的单孔平台的需要

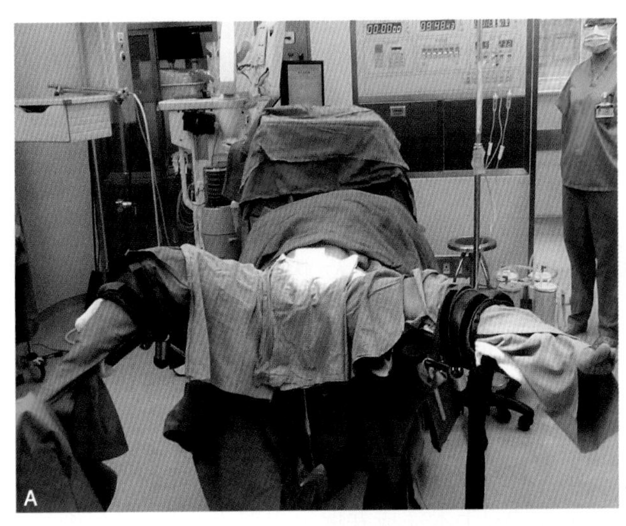

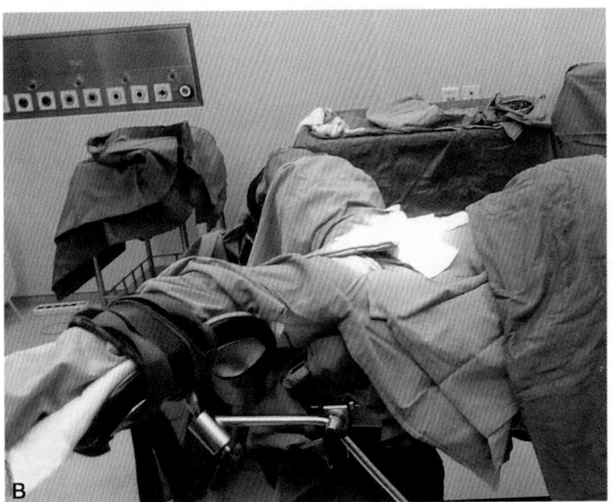

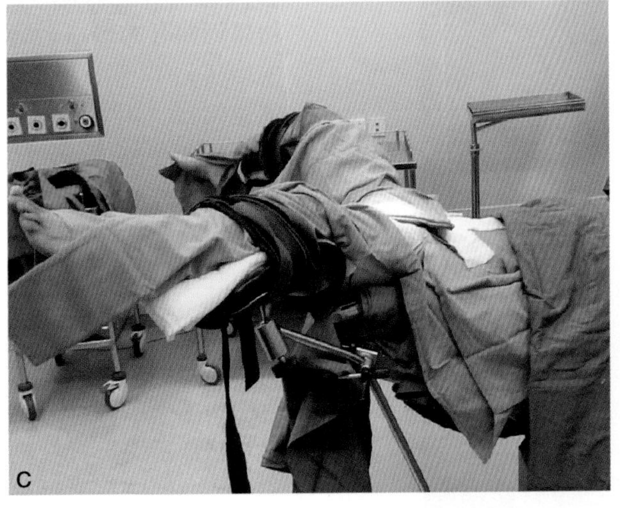

图 31-0-16　膀胱截石位
A. 准备体位；B. 开始体位；C. 术中体位

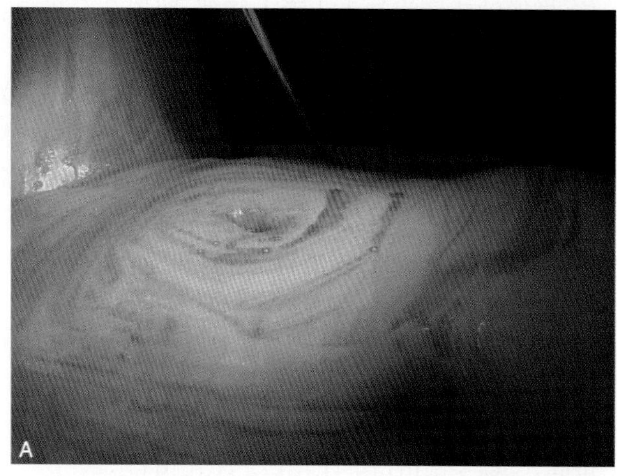
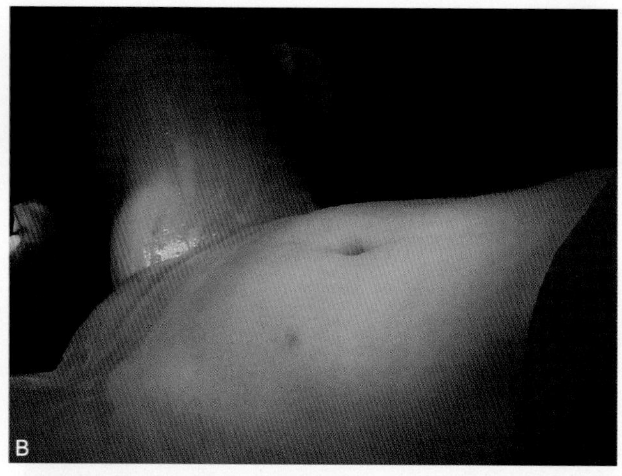

图 31-0-17　手术野皮肤消毒
A. 消毒腹部皮肤；B. 消毒会阴和阴道

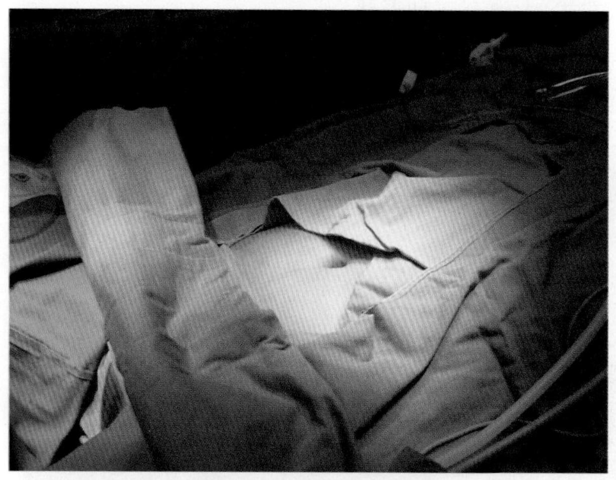

图 31-0-18　铺巾

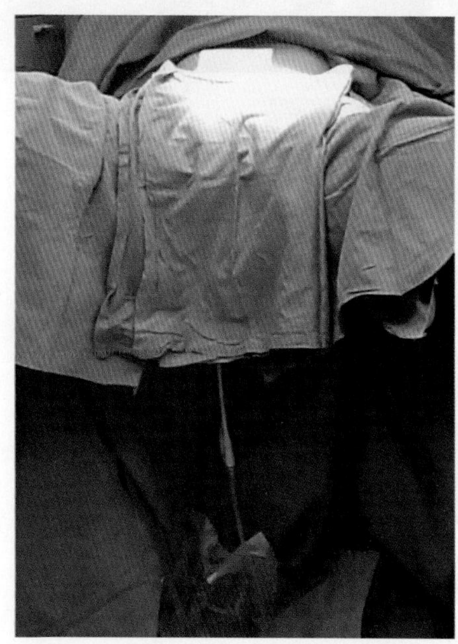

图 31-0-19　置导尿管

选择切口长度（图 31-0-20、30-0-21）。

2.“Ω”形切口　沿脐轮弧形切开皮肤，根据手术需要选择开口向头侧和会阴侧，根据置入的单孔平台的需要选择切口长度。

3.“Y”形切口　自脐部瘢痕的中心点开始，三叉切开，切口长约 0.8cm，分开角度约 120°。

（六）单孔腹腔镜手术的脐部皮肤的缝合

根据脐部的解剖学特点，其中心部分为胚胎残留的瘢痕组织，相对薄弱，血液供应少，而且与脐轮周边的腹壁厚度相差大，因此缝合时需要特殊的技巧和精细的操作。

作为原则，有以下 3 点注意：

（1）保证腹壁筋膜确实关闭。

（2）脐部皮肤对合完整。

（3）脐部接近原有凹陷形态的成型。

首先，手术完成并取出入路平台后，要仔细检查切口创面有无出血，认真止血。为了保证腹壁筋膜的确实关闭，建议采用不可吸收缝线，单独连续缝合筋膜切口，在实际操作过程中，由于皮肤切口较小，筋膜位置较深，使用鼠齿钳钳夹并上提筋膜，更加容易暴露切缘，使用曲度大的“鱼钩形”针更容易缝合（图 31-0-22）。

其次，使用可吸收缝线皮内法缝合脐部皮肤，可使其对合完整；特别要注意的是，脐部的缝合不同于一般的腹部皮肤的平整缝合，而是要还原成脐部原有的凹陷形态，为此，建议在缝合脐部中心皮肤（也就是脐部最深点）时，向深部皮下组织缝入，形成脐部中心的凹陷。通过外科整形的缝合方法，外观上还原了脐部原有的凹陷形态，从精神上为女性患者带来满意的、理想的感受（图 31-0-23）。

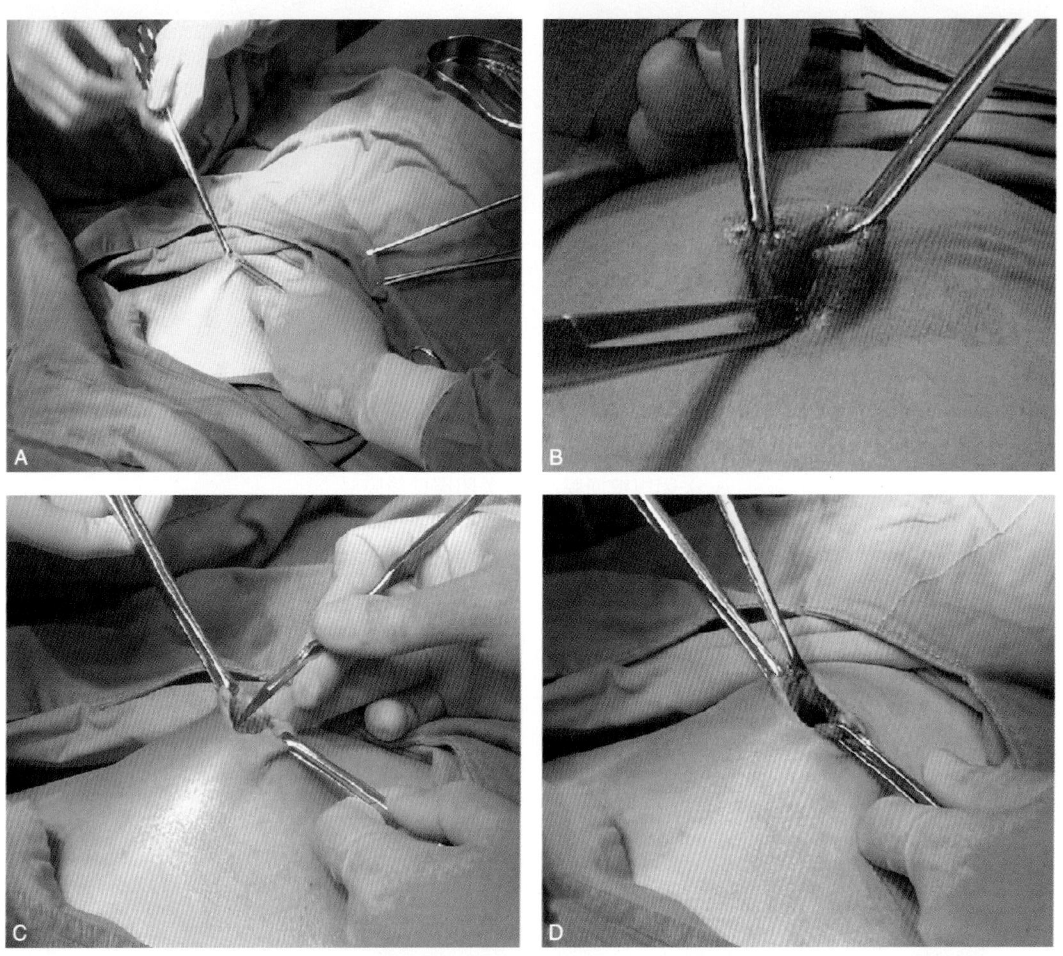

图 31-0-20　脐部皮肤切开——纵行切口
A. 提起腹部皮肤；B. 纵向切开脐部皮肤；C. 纵向切开脐部下腹膜；D. 进入腹腔

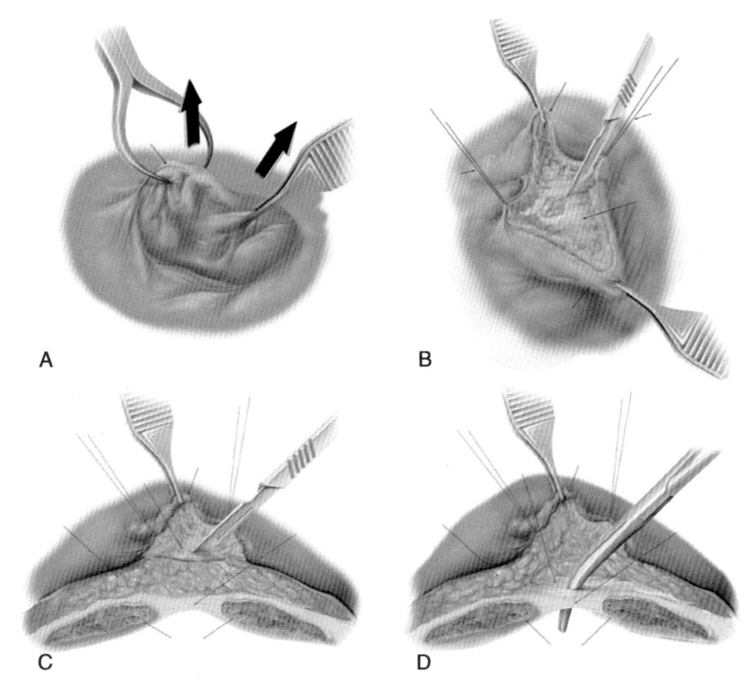

图 31-0-21　脐部皮肤切开——纵行切口（示意图）
A. 提起脐部皮肤；B. 纵向切开脐部皮肤；C. 纵向切开脐部下腹膜；D. 进入腹腔

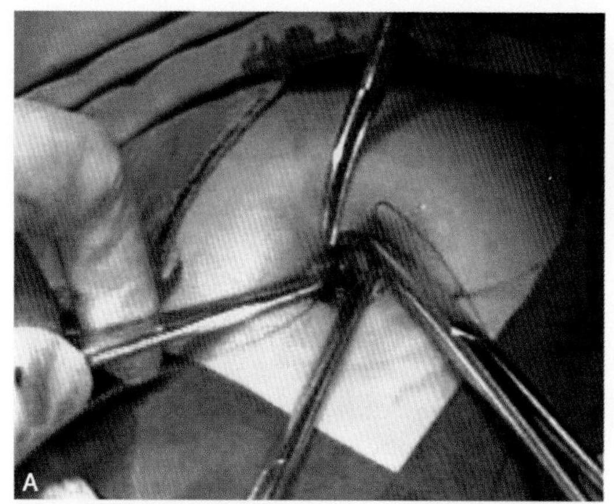
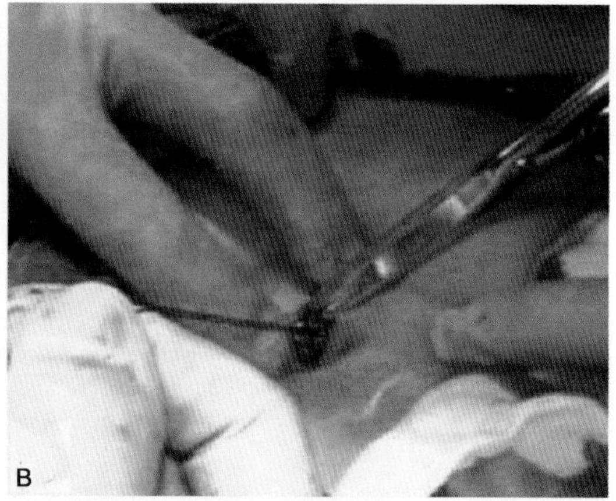

图 31-0-22　脐部的缝合
A. 关闭腹壁筋膜层；B. 关闭腹壁筋膜层

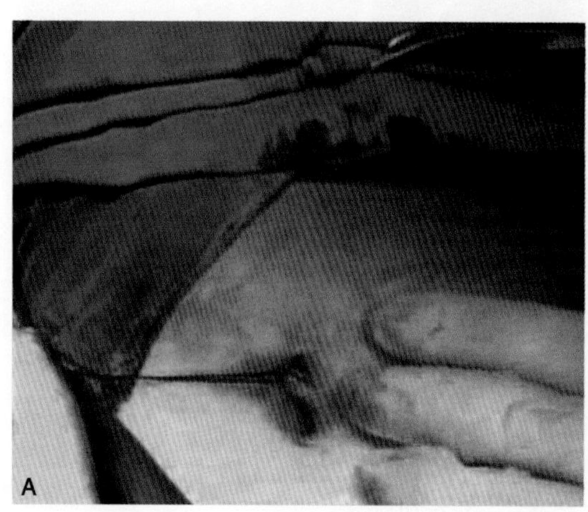
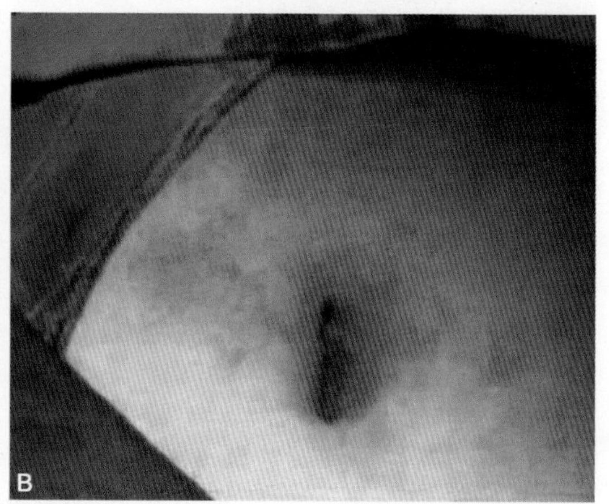

图 31-0-23　脐部的缝合
A. 缝合脐部皮肤；B. 缝合脐部皮肤

（七）单孔腹腔镜手术脐部的入路平台

1. 单孔腹腔镜手术经脐部切口的入路系统评价　目前，在世界各地，众多的外科医师依照各自的手术经验，在探索各种入路平台，其中不乏创新的思路和技术。

依照外科手术原理，单孔腹腔镜手术经脐部切口的入路平台，大致可以归纳为三类方法：

（1）使用传统腹腔镜经脐入路：依然使用传统腹腔镜的经脐的套管针通道，在腹腔镜上增加了沿着主轴的侧槽通路，可以通过专用的手术操作器械，如分离钳、剪刀、单极电凝切器、输卵管套环器等，用来完成相对较简单的手术，此方法已广泛应用到妇产科的输卵管绝育手术（图 31-0-24）。

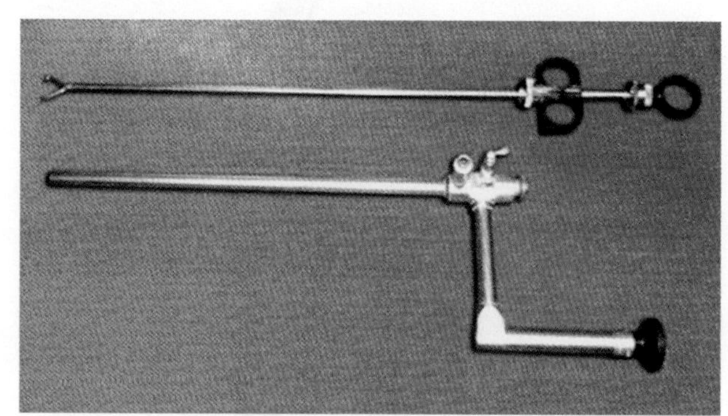

图 31-0-24　增加侧槽通路的腹腔镜

（2）皮肤单一切口配合多个筋膜切口：此种方法的基本原理是，皮肤为单一切口，而通过此切口分别穿过筋膜，插入多个 5～10mm 的套管针进入腹腔（图 31-0-25）。此种方法的优点是可以使用传统的套管针，不需要增加设备，缺点是各筋膜切口之间的桥梁被削减，可能导致筋膜减弱，也导致术中漏气，气腹形成不良。

（3）单孔腹腔镜手术的专用入路平台：医疗商用设备厂商开发了多种单孔腹腔镜手术的专用入路平台，并获得临床使用许可证，在临床上得以广泛应

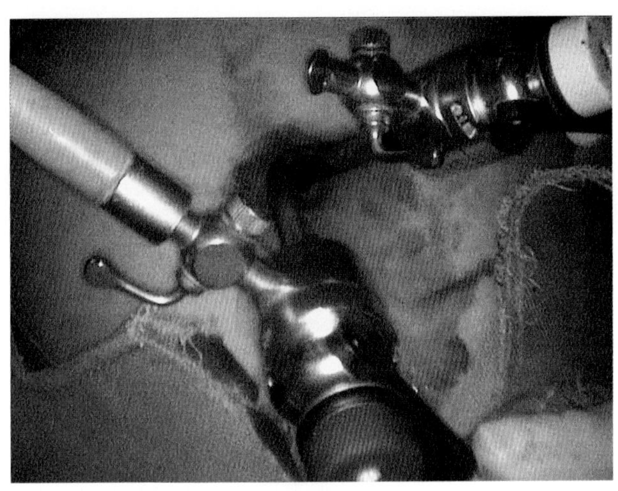

图 31-0-25　皮肤单一切口配合多个筋膜切口

用；基本是通过单一平台有多个通道进入腹腔。

2. 单孔腹腔镜手术的专用入路平台　传统腹腔镜入路平台的置入技术主要包括有 Hasson 开放法和应用气腹针的闭合气腹技术，其中套管有直接套管穿刺、保护性套管穿刺、快速膨胀变形套管穿刺和光学套管穿刺等。无论采用何种方法，入路置入的安全性、可靠性、便捷性对腹腔镜手术的成功至关重要。对于单孔腹腔镜手术的入路平台来说，基本的要求也是如此，但是还要增加减少操作器械拥挤、减轻碰撞、提供操作空间和操作潜力等要求。现在已经有很多不同的单孔入路平台技术用于临床实践，接下来将对专门为单孔腹腔镜手术设计的商品入路平台进行简要的介绍和评价。

（1）HangT Port™ 系列：是北京航天卡迪技术开发研究所系列产品，主要分为五种：旋转经脐通路、旋转经阴道通路、旋转经肛通路、旋转大通道和仿手套款。主体组成部分是可以拆卸的基座部和带有内外环装置的腹壁保护套管，基底座带有 4～5 个凝胶阀（2 个 12mm，2～3 个 5mm 的凝胶阀），器械通过该通道进入腹腔（图 31-0-26～31-0-28）。

使用时，其中经脐、经阴道和经肛通路需建立 15～40mm 的切口。仿手套款需建立 20～45mm 切口，大通道款需建立 40～70mm 切口。可适应经脐手术、经阴道手术、经肛手术以及达芬奇机器人手术。

基座部可以拆卸，因此可在手术过程中取出组织和小器官。此外，两种的基座部均有两个鲁尔（Luer）接口可用来进气和排烟，并使保护套与腹壁内外紧密扣合（图 31-0-29）。

手术操作应用特点：①基底座孔盖 360°旋转设计，可向任意方向调整器械角度，方便操作；②通道为硬性及柔性结合，便于手术中移动器械和相关组件，减少器械相互干扰；③器械通道口的凝胶阀能很好地保持气腹的气密性；④切口保护套可调节长度，使用中通过翻卷保护套以适应不同腹壁厚度；⑤可反复灵活安装、拆卸基底座，以利于取出较大肌瘤等

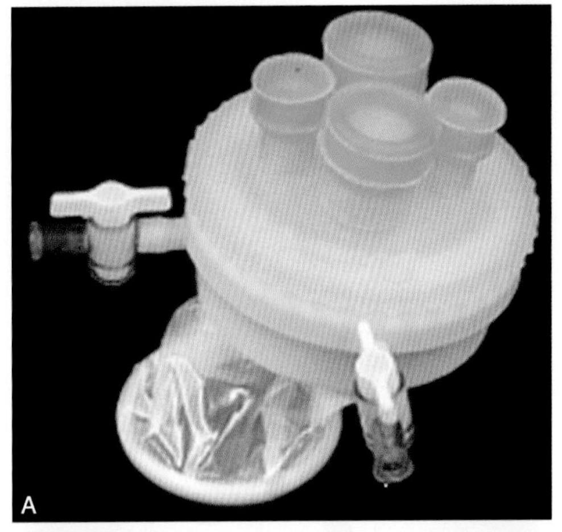

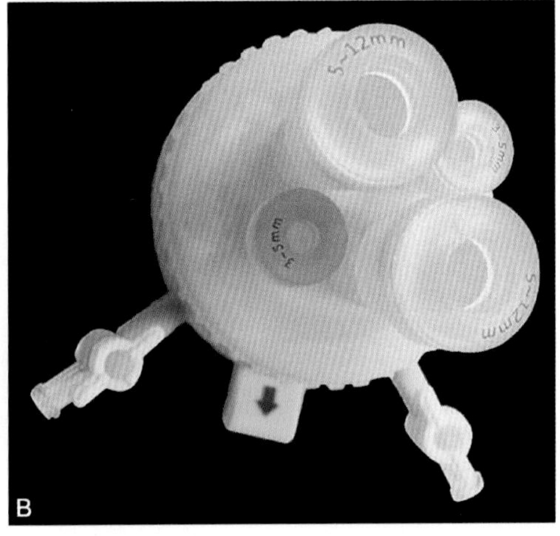

图 31-0-26　HangT Port（四通道）
A. HangT Port（四通道）；B. HangT Port（四通道，截面）

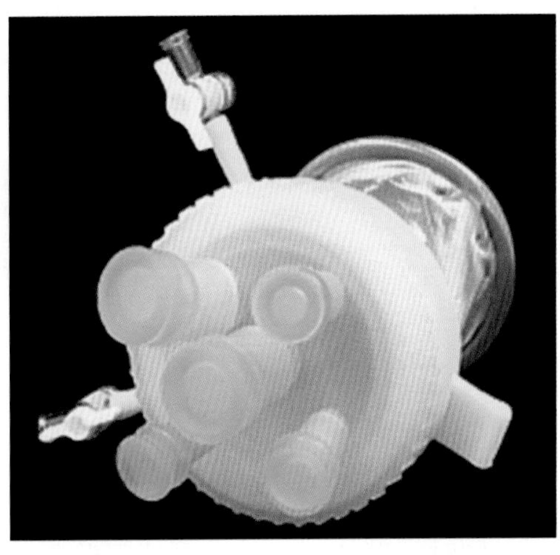

图 31-0-27　HangT Port（五通道）

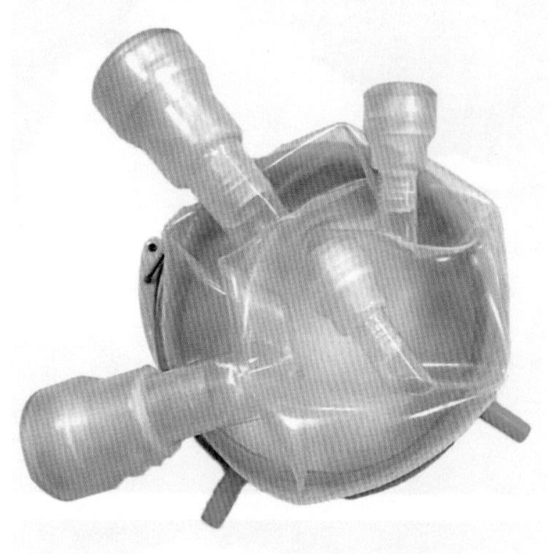

图 31-0-28 HangT Port(手套款)

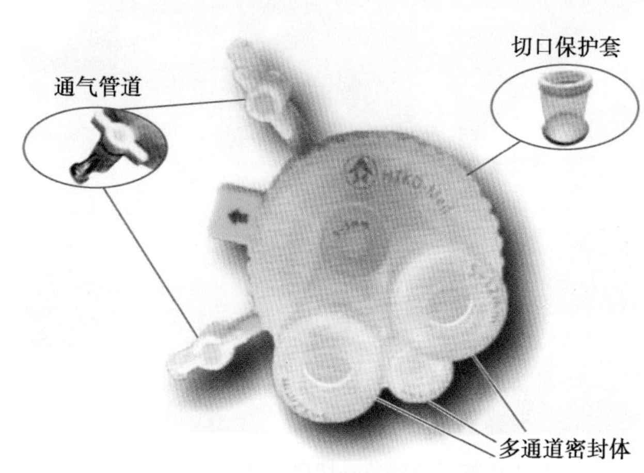

图 31-0-29 HangT Port(组件)

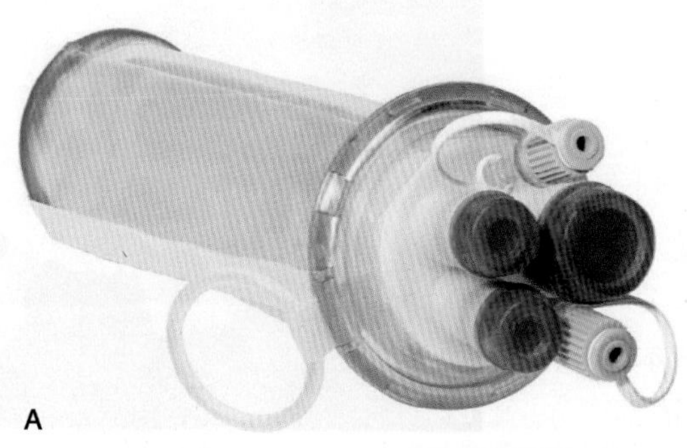

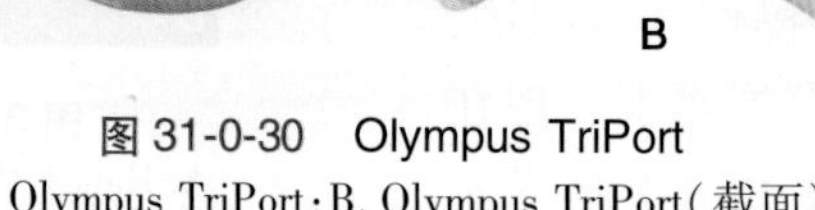

图 31-0-30 Olympus TriPort
A. Olympus TriPort;B. Olympus TriPort(截面)

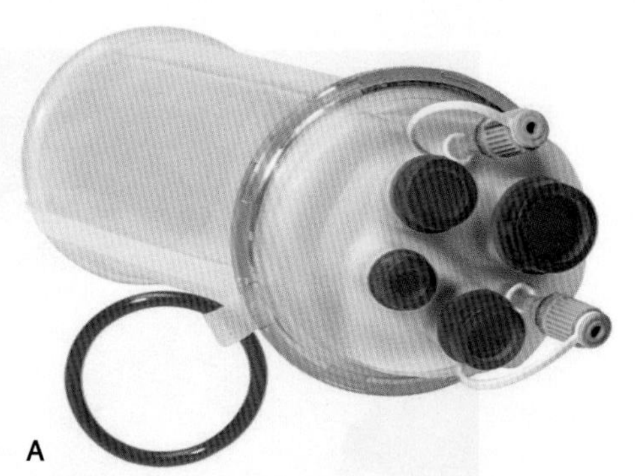

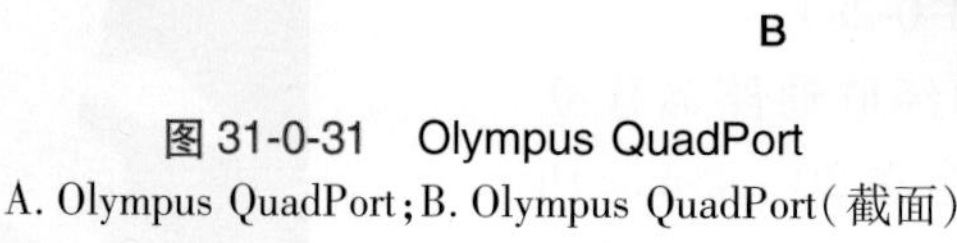

图 31-0-31 Olympus QuadPort
A. Olympus QuadPort;B. Olympus QuadPort(截面)

较大标本,同时腹壁切口保护套可使腹壁免受标本污染。

(2) TriPort™/QuadPort™ 系列:是 Olympus 公司产品,主体组成部分是可以拆卸的基座部和带有内外环装置的收缩套管(图 31-0-30、31-0-31)。

TriPort 的基座部带有 3 个凝胶阀(1 个 12mm、2 个 5mm 的凝胶阀),器械通过该通道进入腹腔,使用时仅需建立 12~25mm 的切口。而 QuadPort 的基座部则带有 4 个凝胶阀(1 个 5mm、2 个 12mm 和 1 个 15mm 的凝胶阀),使用时需建立 25~60mm 的长切口,通常为 30mm。穿刺器的基座部可以拆卸,因此可在手术过程中取出组织和小器官。同时,器械通道口的凝胶阀能很好地保持气腹的气密性。此外,两种的基座部均有两个鲁尔(Luer)接口可用来进气和排烟。

TriPort 和 QuadPort 带有内外环装置的收缩套管可以保持腹壁切口开放，套管和器械通道由弹性材料制成，便于在手术过程中移动器械和相关组件。内环上的移除环用于手术结束后拉出穿刺器。

TriPort 和 QuadPort 的置入需要借助导引器，导引器由手柄、拇指开关、导引器本体和注射推杆组成，作用是携带内环，穿过皮肤和筋膜切口，将内环推入腹腔内，内环张开固定到位。

两种穿刺器均适用于厚达 10cm 的腹壁。这两种穿刺器可满足绝大多数 LESS 手术的需要，TriPort 主要用于标准腹腔镜手术，QuadPort 则适用于更加复杂的手术，或取出较大的器官。

手术操作应用特点：①置入相对便捷、安全；②基本可保持理想的气腹状态；③可以拆卸的基座部易于在手术过程中取出组织和较小器官；④适用于 10cm 以内的各种腹壁厚度；⑤凝胶阀门在反复抽插及过度操作时有损伤和漏气的可能；⑥通道的凝胶阀门需要使用润滑剂。

（3）X-cone/EndoCone/S-Port 系列：是 Karl Storz 公司产品，主体组成部分是可以拆卸单孔腹腔镜外科手术钢性和膜性入路平台，封盖部分为可拆卸的塑胶盖和金属卡口盖（图 31-0-32）。

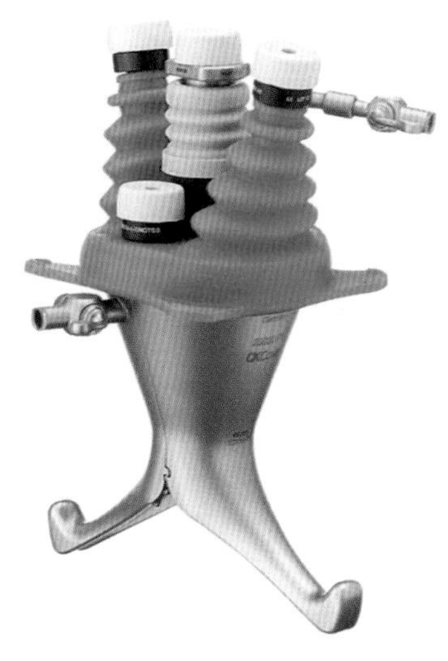

图 31-0-32　X-cone

X-cone 由两个金属部分组成，在腹壁和腹腔内形成“X”状支撑，在腹壁外被塑胶盖连接在一起并形成有效密封，塑胶盖内有 3 个供器械插入的通道，其中 2 个直径 5mm 通道排列在外围，1 个更大的 12mm 通道在平台当中，所有通道均有防漏气装置。

EndoCone 平台呈沙漏形，远端（沙漏体最小直径处）体壁上呈单螺纹形状，近端（沙漏体最大直径处）体壁可拆卸，其上有供器械插入的 8 个通道（图 31-0-33）。其中 6 个通道排列在平台外围表面，2 个更大的 12mm 通道在平台当中，所有通道均有防漏气装置。整个体壁采用卡口方式固定，当需从腹内取出大的标本时可方便地拆卸体壁，利于大标本的取出。还有一个通道和鲁尔（Luer）接口阀门一起用于气腹，选择合适的阀门径向位置还可以减少器械间的冲突程度，腹壁间形成有效密封时该螺纹部也提供了一个运动支撑处。

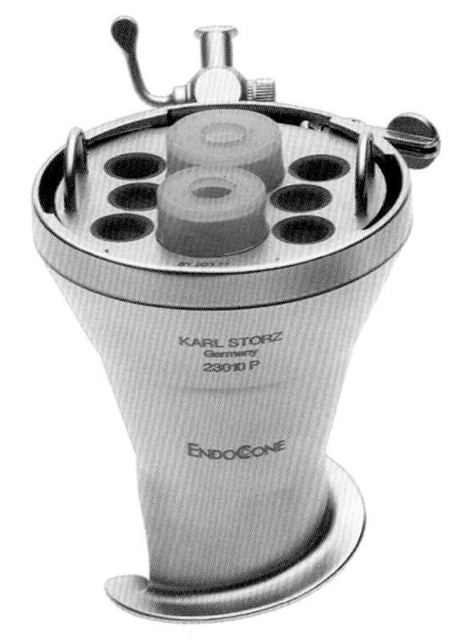

图 31-0-33　EndoCone

S-Port 是一款创新模块化产品。它延续了原有 X-cone 与 EndoCone 平台部分的设计，使原先的使用者无须学习即可掌握新产品的使用，并可根据手术需要及操作习惯，灵活搭配相应的平台进行手术（图 31-0-34）。在入路部分，S-Port 采用软体伤口保护

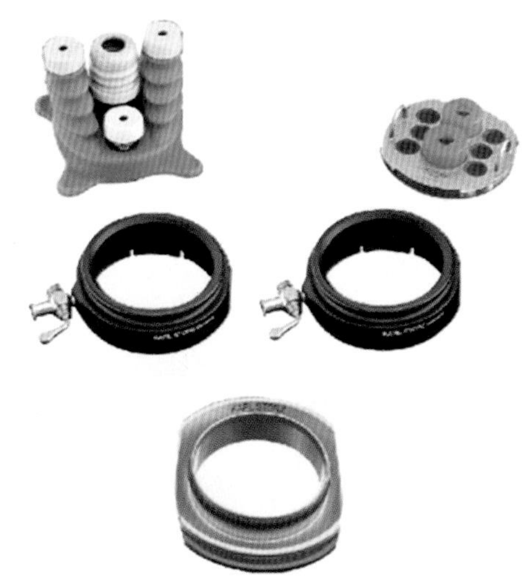

图 31-0-34　S-Port

器,从而可以根据手术需要决定切口大小,且不受患者腹壁厚度限制(图 31-0-35)。软体伤口保护器的另一精妙之处在于其为手术器械提供了最大的体内活动度。

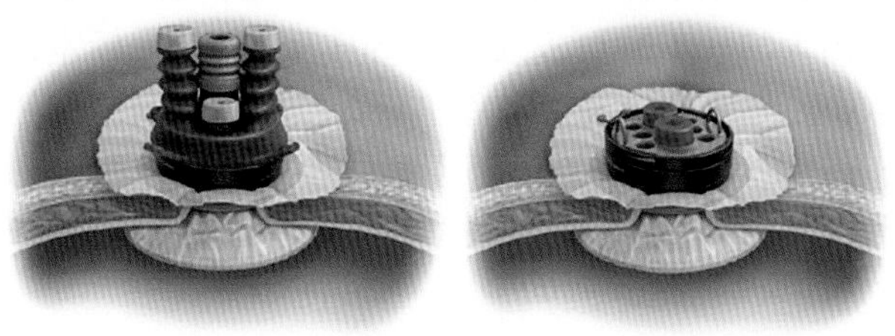

图 31-0-35 S-Port 及软体伤口保护器

临床应用特点:①可以同时放置多至 8 个操作器械;②可以使用特定的弯曲操作器械;③置入便捷、安全;④能够保持理想的气腹状态;⑤可以拆卸的基座部易于在手术过程中取出组织和小器官;⑥适用于 10cm 以内的各种腹壁厚度;⑦凝胶阀门在反复抽插及过度操作时有损伤和漏气的可能;⑧通道的凝胶阀门需要使用润滑剂。

(4) SILS™ Port 系列:是 Covidien llc 公司旗下注册的腔镜下多通路器械装置商标产品,该系统由经 FDA 批准的 SILS™ Port 多通路平台本身和一系列钳口可以旋转角度的关节器械组成,包括分离钳、抓钳、剪刀和镜下自动缝合器等(图 31-0-36、31-0-37)。SILS™ Port 主体组成部分是一种聚合物(弹性热塑性橡胶材料)平台,配备有一个单独的气腹通道和不同直径的套管。SILS™ Port 主体组成部分是一种聚合物平台,配备有不同直径的套管。

SILS™ Port 多通路平台本身是一种单孔腹腔镜外科手术专用的哑铃形状的弹性聚合物平台,适用于直径 2.0~2.5cm 长的脐部切口,置入后可插入 3 个 5mm 套管或 2 个 5mm、1 个 12mm 套管或 2 个

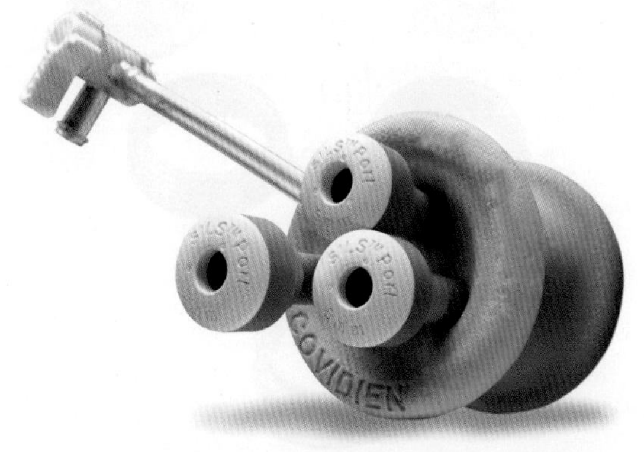

图 31-0-36 SILS™ Port

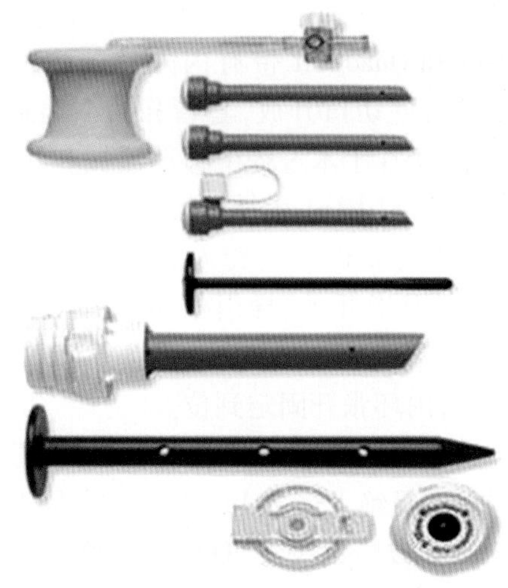

图 31-0-37 SILS™ Port 及配件

5mm、1 个 15mm 套管。

共有 3 种规格可供选择:①SILSPT5:1 个多通路平台、3 个 5mm 套管、1 个 5mm 套管的安全穿刺芯;②SILSPT12:1 个多通路平台、3 个 5mm 套管、1 个 5mm 套管的安全穿刺芯、1 个 12mm 套管的安全穿刺芯;③SILSPT15:1 个多通路平台、3 个 5mm 套管、1 个 5mm 套管的安全穿刺芯、1 个 15mm 套管的安全穿刺芯,1 个 5mm、15mm 套管封闭帽。

临床上有医师将单独的气腹通道取出,置入 1 个 5mm 的套管(由于 3 个 5mm 套管中有一个带有独立的"鲁尔"阀门可以注气)以获得 4 通路的效果。

置入方法:采用脐部的皮肤开放切口,长约 2.0~2.5cm,Hasson 开放法,形成 2.0~2.5cm 孔道,置入前请先将平台充分润滑,需要借助长止血钳或小卵圆钳,夹持哑铃形状的弹性聚合物平台的一端,导引进入腹腔(图 31-0-38、31-0-39)。然后将安全穿

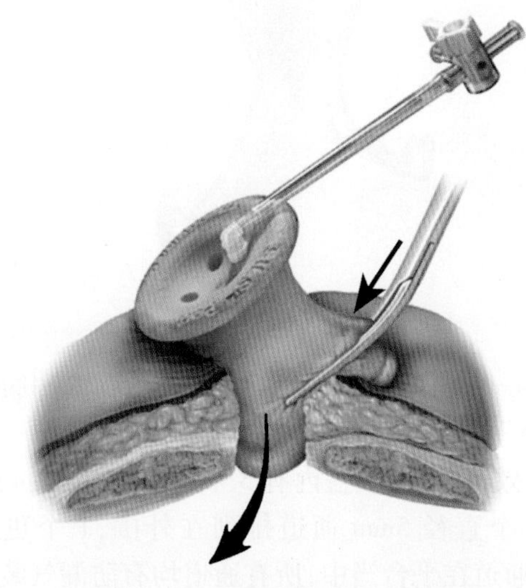

图 31-0-38 导引弹性聚合物平台

刺芯置入套管，旋转并下推，确保顺利插入并通过弹性聚合物平台进入腹腔（图 31-0-40）。套管置入的顺序需由大至小（如先置入 12mm 后置入 5mm）。套管置入完成后，可以注气，完成气腹的建立。

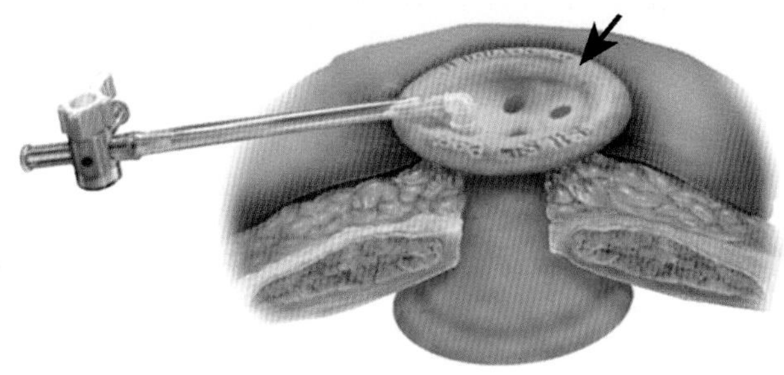

图 31-0-39　弹性聚合物平台进入腹腔

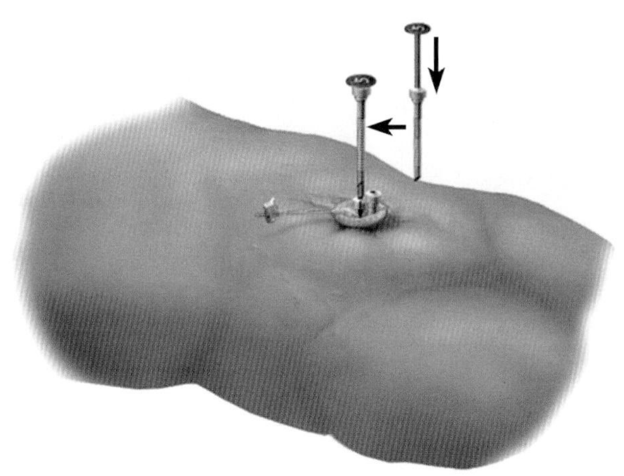

图 31-0-40　置入安全穿刺芯的套管通过平台

临床应用特点：①可以同时放置多至 3 个操作器械；②置入便捷、安全；③尚能够保持理想的气腹状态；④套管可耐受反复抽插及过度操作；⑤是一次性使用的设备；⑥在手术过程中取出组织和小器官需要取出平台；⑦只适用于中等厚度的腹壁。

（5）GelPort®系统：是 Applied Medical 公司产品，主体组成部分是可以拆卸的凝胶密封盖和双环切口保护器，密封盖和保护器通过一个简易门闩的方式连接起来（图 31-0-41）。

GelPort 单孔腹腔镜入路系统的凝胶密封盖 GelSeal®是和双环切口保护器 Alexis®配合使用的，其卡口部大约直径 10cm，和外环密切扣紧，既可以拆卸，又可以避免漏气。密封膜部实际上确定了套管的位置，该位置同样也是器械的运动支点，可以随意插入 4 个不同型号（5mm，10mm，12mm）的套管通过凝胶进入腹腔，并能保持密封状态，让医师在不影响气腹的情况下按需更换器械，且不会影响视觉的

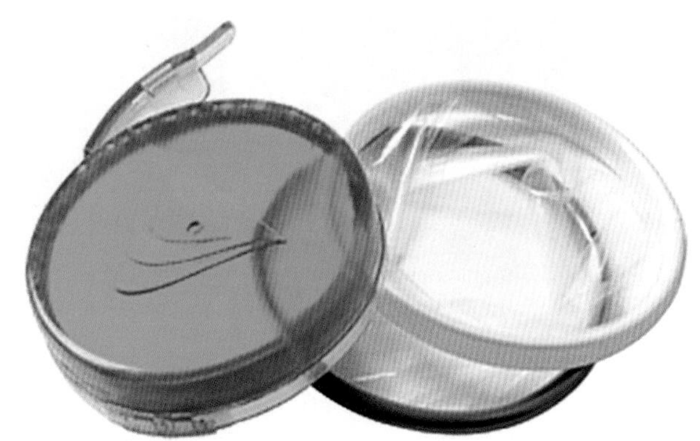

图 31-0-41　GelPort 单孔入路平台

连续性。

双环切口保护器 Alexis®是内、外双环结构的支撑套管装置，双环的直径大约 10cm，内环弹性较大，置于腹腔内，外环环体为扁棱柱状，弹性较小，可以外卷调整套管长度；支撑套管由弹性材料制成，可以防止腹壁切口回缩，保持腹壁切口开放，以利于套管针和器械的进入，并方便取出组织和小器官。

GelPort 的置入方法，首先需要采用脐部的皮肤开放切口，长约 2～3cm，提起腹壁后逐层切开筋膜和腹膜，进入腹腔，并扩张形成 2～3cm 孔道，借助挤压使内环呈临时“闭合状”推入腹腔内，张开固定到位。利用外环的扁棱柱状环体，调整套管长度并压紧腹壁。然后将密封盖 GelSeal®和外环密切扣紧。

临床应用特点：①可以同时放置多至 4 个操作器械；②可以使用直的和弯曲的操作器械；③置入便捷、安全；④能够保持理想的气腹状态；⑤可以拆卸的密封盖 GelSeal®易于在手术过程中取出组织和小器官；⑥适用于 10cm 以内的各种腹壁厚度；⑦凝胶阀门在反复抽插及过度操作时有损伤和漏气的可能；⑧通道的凝胶阀门需要使用润滑剂；⑨过于肥胖的患者可能皮肤和筋膜之间的孔道狭窄。

（6）AirSeal™系统：是 SurgiQuest 公司实验产品，虽然目前尚未进入临床应用阶段，但由于 AirSeal™ 采用的是全新的气体动力学的设计，代表着一种新的腹腔入路技术，特别在此介绍。

AirSeal™ 采用的并不是传统的阀门或气缸垫片结构技术，而是利用高压气体从密封接口处出去，在套管进口处形成看不见的气帘以起到密封的作用。优点是多个器械可以自由、方便地进出其通道，互相无干扰，且操作时不会发生碰撞，能形成医师想要的操作三角。AirSeal™ 平台另一个特征是其器械通道形状是长轴为 21mm 的椭圆形，该设计使得器械在最小的切口内获得最大的运动范围。该平台采用实

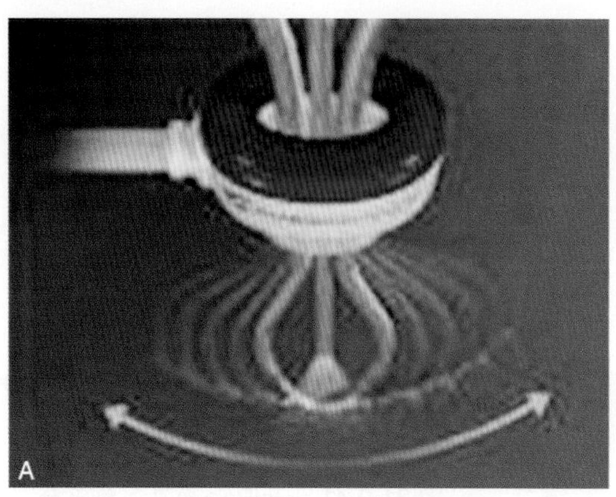
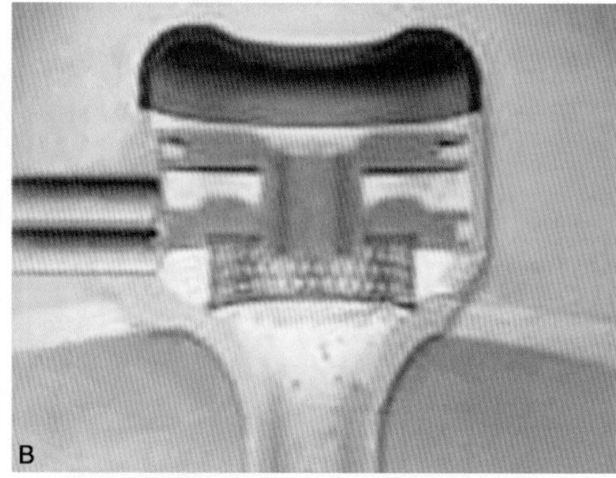

图 31-0-42　AirSeal 单孔入路平台

时压力感应技术来保证气腹的稳定性，采用连续循环和过滤的腹内气体保持手术视野的清晰度（图 31-0-42）。

目前 AirSeal™ 平台还处于动物实验阶段，但已经成功完成了动物的乙状结肠切除和再吻合手术。可以预见，这种技术必将更多地应用于腹腔镜外科手术，尤其是单孔腹腔镜手术。

五、单孔腹腔镜手术的优势

单孔腹腔镜与常规的三孔、四孔腔镜手术相比，除了具有基本治疗作用之外，最大的优势在于腹壁创伤小，术后疼痛轻，手术瘢痕隐蔽不易发现，美容效果满意等优势。因此，单孔腹腔镜手术符合目前尽可能减少侵入创伤的微创理念，相关单孔腹腔镜手术的优点归纳为以下几个方面：

（一）疼痛减少

由于单孔手术中切口数量减少，术后疼痛明显减轻。Yim GW 等人在单孔腹腔镜子宫切除术与传统四孔腹腔镜全子宫切除术之间进行效果比较，单孔组手术后的疼痛评分，6 小时和 24 小时后均低于传统四孔组；单孔手术在身体一侧或在脐部做切口，降低了多切口对身体的损伤，患者的不适疼痛感明显减轻（图 31-0-43、31-0-44）。

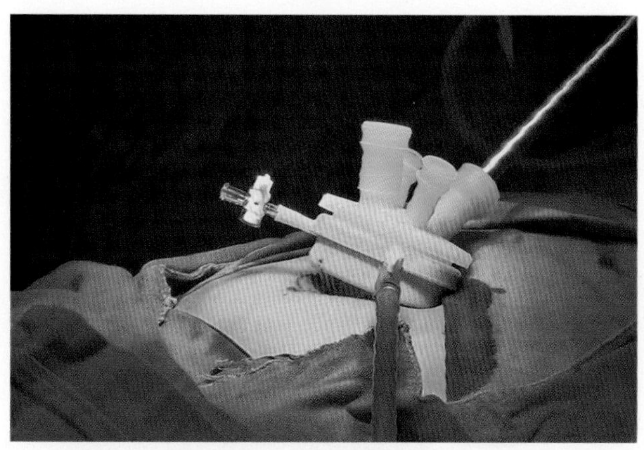

图 31-0-43　单一孔道

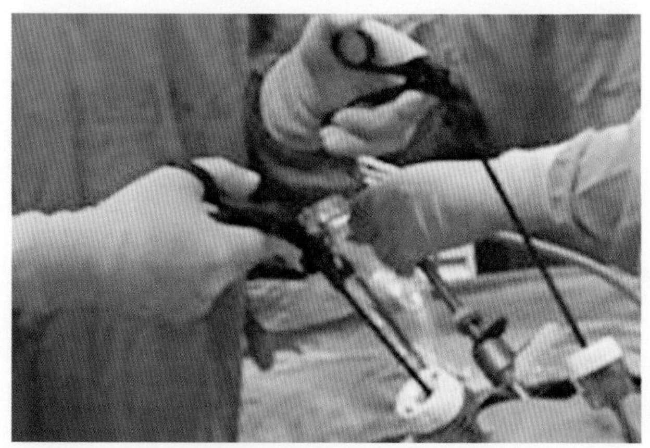

图 31-0-44　多个孔道

Van 等探讨经脐单孔腹腔镜（LESS）辅助阴式子宫切除术的可行性、安全性及临床价值中认为术后疼痛程度单孔组明显低于常规组，Surico D 等对四孔法腹腔镜妇科良性肿瘤切除术和胆囊切除术与接受 LESS 的患者进行随机对照研究，他们观察到无论妇科良性肿瘤切除术还是胆囊切除术 LESS 在术后 6 小时和 24 小时内，疼痛均较四孔法腹腔镜手术减轻。而 LUNG 等人采用随机单孔和四孔的方法进行子宫切除术的前瞻性研究中发现单孔进入并没有表现出任何术后疼痛减少，因此，单孔腹腔镜术后疼痛是否减轻，尚有待进一步大样本证明。

（二）美容效果

经脐单孔腹腔镜手术，是通过脐单孔进入。因脐部切口易被脐孔皱襞掩盖，更具有美观性，并且减少了腹壁肌肉穿透损伤，更具有安全性。同时，脐部血供良好，切口易缝合，愈合好，不易感染，切口疝发生率低；脐部切口瘢痕不明显，且隐蔽，术后疼痛更轻和术后康复更快，实现了微创与美容的结合。

进入腹腔可通过垂直脐部皮肤切口或倒 Ω 围绕脐的切口。毫无疑问，单孔腹腔镜手术最大的优点是术后腹壁基本无可见手术瘢痕。脐部的自然形态和大小以及有无脐疝、脐部肿物等合并症，是达到良好美观效果的关键。为了使脐部单孔穿刺切口完全置于脐内，需注意脐部的自然形态和大小以及有无脐疝、脐部肿物等合并症，保存脐部的完整性，既可达到良好的美观效果，又可充分体现单孔腹腔镜的美观优势。同时瘢痕不应该延长出脐环，也不能损害脐部的自然形态，并可通过整形观念对脐部进行适当的重建。偶有病例中出现脐部皮肤色素沉着的问题，但它会随时间消退。单孔腹腔镜手术的美观效果，更体现在瘢痕体质的患者中，即便在单孔腹腔镜手术后脐部切口形成明显的瘢痕，也将会被巧妙地隐匿于脐环内。由于有经验的术者可以使脐部瘢痕很隐蔽，因此 LESS 方法几乎可被称为“无瘢痕”手术(图 31-0-45～31-0-47)。

从术者的角度，对手术方法的选择将取决于实施手术技术难度、并发症处理，完成手术操作时间以及患者满意度。对于患者而言，除了手术结果，术后疼痛、并发症、切口美观度等也是非常重要的。很多研究人员研究了患者对传统的多孔腹腔镜和单孔腹腔镜手术的满意度。1996 年，Currie I 等人发表的一项调查，提示患者有选择传统切口的倾向；Goebel K 等人对在妇科手术患者对腹部切口美容偏好进行研究，发现大部分人最优先选择的是 LESS 小切口。目前尚无足够的证据表明对于患者单孔腹腔镜切口被优先选择于多孔腹腔镜切口。

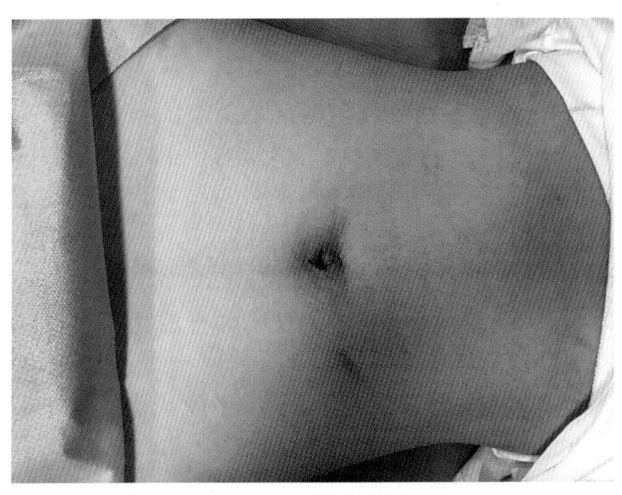

图 31-0-45　单孔腹腔镜术后 6 周

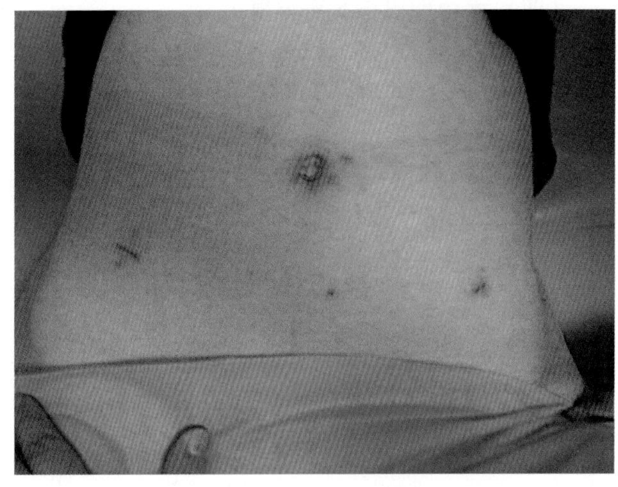

图 31-0-46　三孔腹腔镜术后 6 周

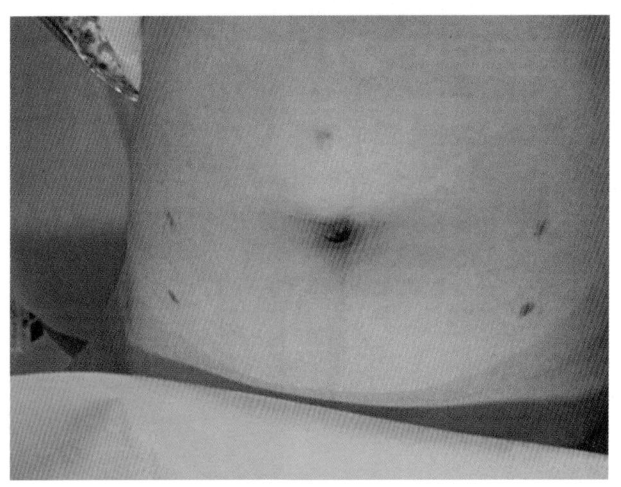

图 31-0-47　五孔腹腔镜术后 6 周

（三）减少套管针孔并发症

单孔腹腔镜手术切口数量减少，能大大降低切口疝和切口感染、出血等并发症的发生率。传统腹腔镜直视下第二套管针插入，血管损伤并发症较多见。由于脐部本身缺乏重要的血管和神经，因此单孔腹腔镜手术可明显减少局部切口血管和软组织损伤等并发症。同时，由于切口数量少，穿刺部位疝的发病率明显降低，虽然脐疝可能会增加，但可通过以下几个方式预防脐疝发生：①脐部切口可在保持头低脚高位进行缝合；②需缝合筋膜层，加固脐部抗张力；③手术结束麻醉苏醒过程中如患者出现剧烈呕吐需加压按住腹部各切口，防止腹压骤增导致腹腔内脏器嵌顿；④术后观察患者胃肠道恢复情况，如有腹痛、腹胀、呕吐频繁者不可忽视，需积极查明原因，警惕部分切口疝。

（四）术中取出标本更容易

由于整合了多通路为单一孔道，脐部切口的直径可达2.2cm，再加上脐部皮肤的弹性扩张，使得术中取出标本变得容易，而且可以一定程度地避免挤压，造成部分脱落残留，这在输卵管妊娠的输卵管切除术中尤为重要（图31-0-48A～C）。

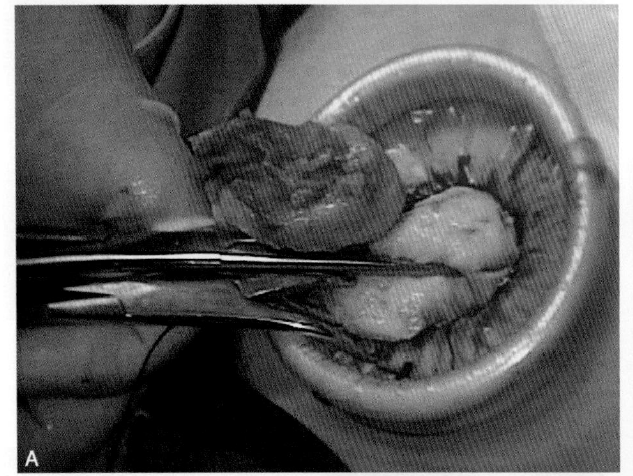
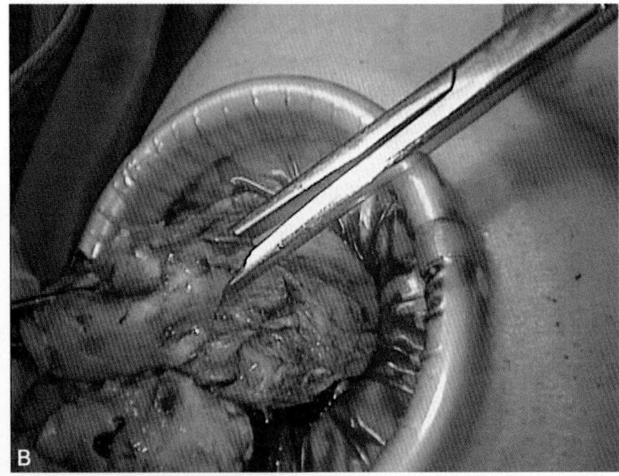
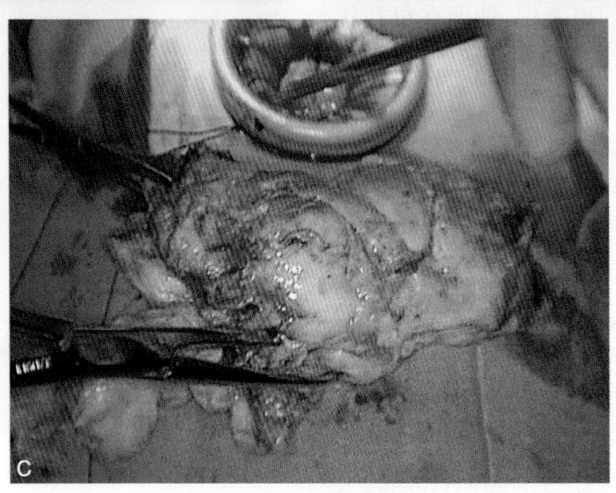

图31-0-48
A.取出子宫肌瘤标本；B.取出子宫肌瘤标本；C.取出子宫肌瘤标本

总之，单孔腹腔镜手术虽不能取代常规腹腔镜手术而成为主流，但因其自身的微创性，可作为常规腹腔镜手术的补充。随着技术的进步，器械设备的成熟，在临床研究发展的基础上，单孔腹腔镜手术必将在腹腔良性病变和早期肿瘤的治疗中占有一席之位。

六、单孔腹腔镜手术操作特有的技术难点及解决办法

（一）传统腹腔镜手术三角区的丧失

与传统腹腔镜相比，传统腹腔镜中依靠套管针空间位置不同形成的“手术三角”区域消失。单孔腹腔镜均采用单一孔道多通路的方式进入腹腔，套管针几乎处于同一个平面区域的多通路内（图31-0-49、31-0-50）。这就要求在手术中通过器械之间的纵向“深度”创造三维手术操作区域。

解决方案：

1. 使用弯曲状或带有活动关节的器械 单孔腹腔镜采用操作端及/或手柄端弯曲的S形器械进行操作，依靠旋转外部手柄的带动腹腔内操作端的旋转，通过远离或靠近操作“轴线”，形成器械间的夹角及距离，进行手术操作（图31-0-51～31-0-55）。

2. 弯曲状器械和直器械的联合应用 直器械在腹腔内的运动轨迹近似于“线性”运动，曲状器械则沿着特定的弧形轨迹运动，由于曲状器械操作手柄和腹腔内操作端的旋转幅度不同，初学者双手同时操作曲状器械的难度较大，可混合使用传统直器械和曲状器械降低手术难度（图31-0-56）。

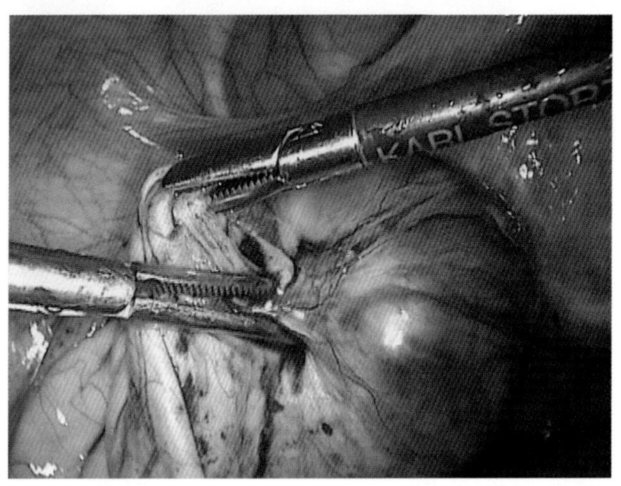

图 31-0-49　传统腹腔镜中的“手术三角”区

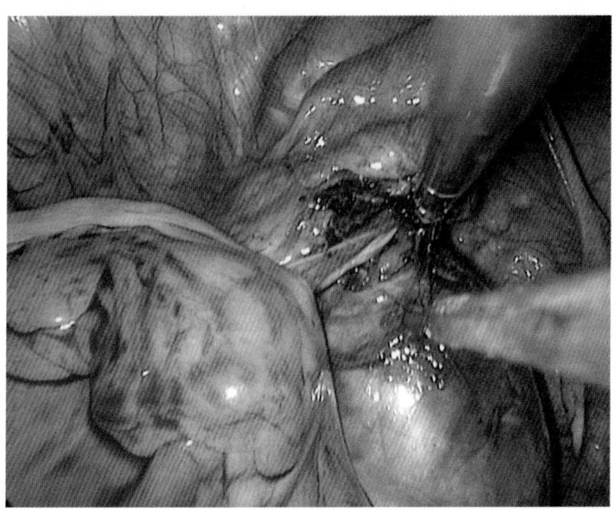

图 31-0-50　单孔腹腔镜中器械同向操作

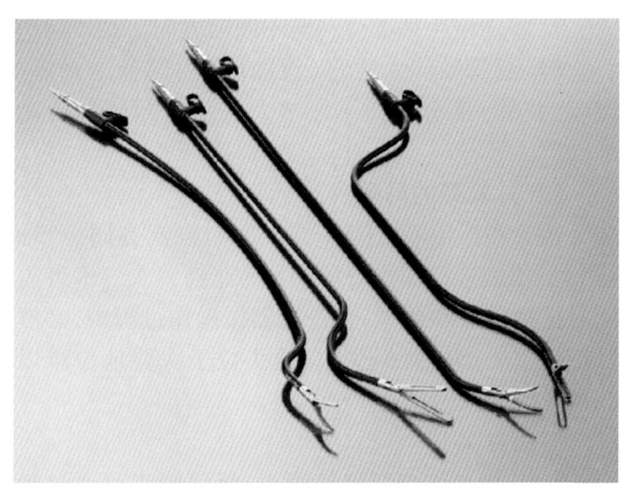

图 31-0-51　弯曲状器械

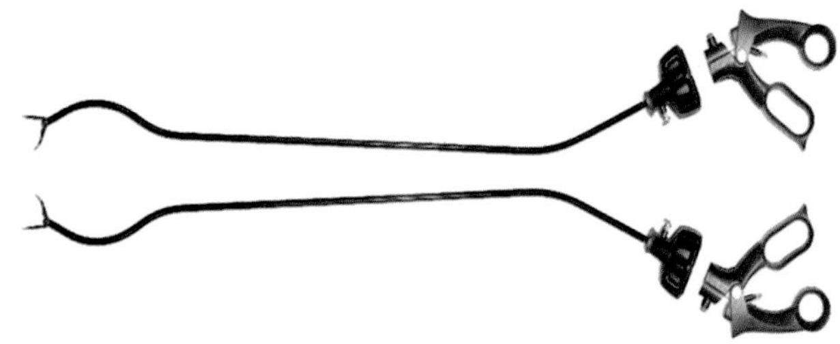

图 31-0-52　弯曲状器械

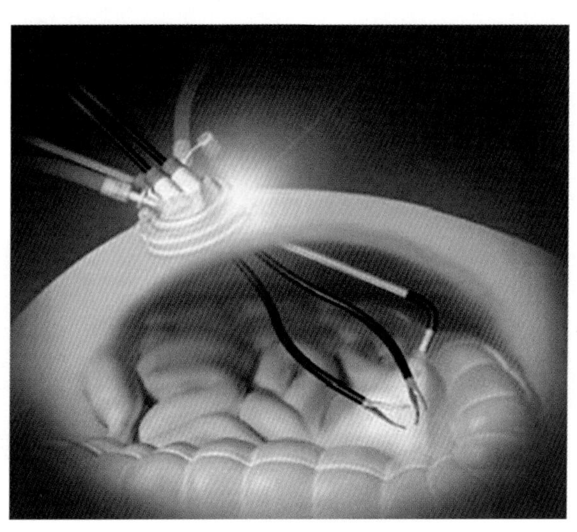

图 31-0-53　应用弯曲状器械

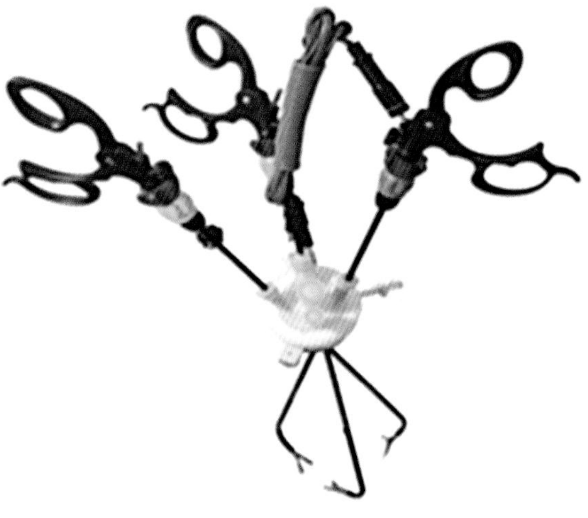

图 31-0-54　带有活动关节的器械

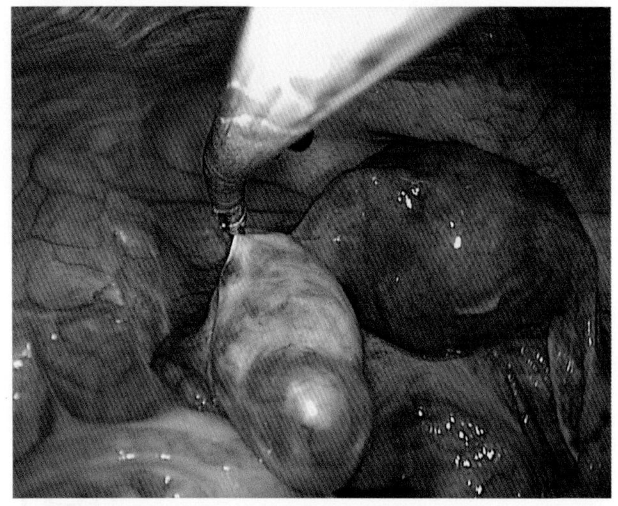

图 31-0-55 带有活动关节的器械

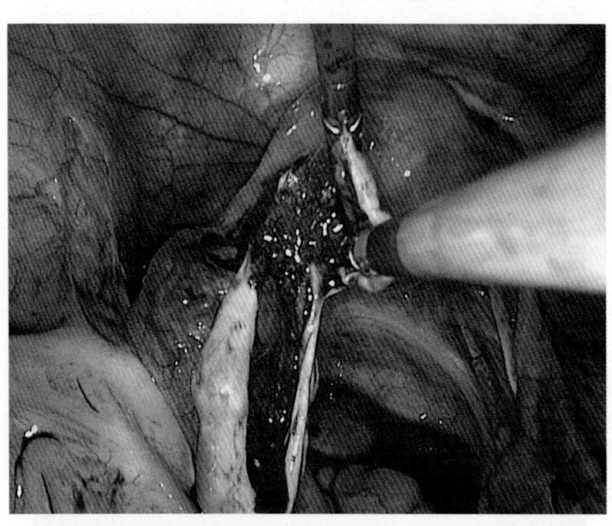

图 31-0-56 弯曲状器械和直器械的联合应用

（二）操作器械的相互干扰

在单孔腹腔镜手术中，由于经由单一孔道多通路进入腹腔，套管针及器械间距近，手术操作空间狭小。器械为S形，在腹腔内外均形成一定的角度，尤其是在同时把持两柄或以上器械操作时，容易相互交叉、遮挡，增加手术操作难度（图 31-0-57）。单一曲度器械的转动范围约 180°左右。

解决方案（图 31-0-58）：

1. 使用加长器械，增大腹腔内器械的活动范围。

2. 使用长短器械联合，在操作“轴线”上增大手术操作空间。

3. 使用细镜（5mm），减少镜头占据的空间。

4. 使用优质光缆及高亮光源，保持良好的视野。

5. 使用单一孔道多通路，减少套管针之间的相互干扰。

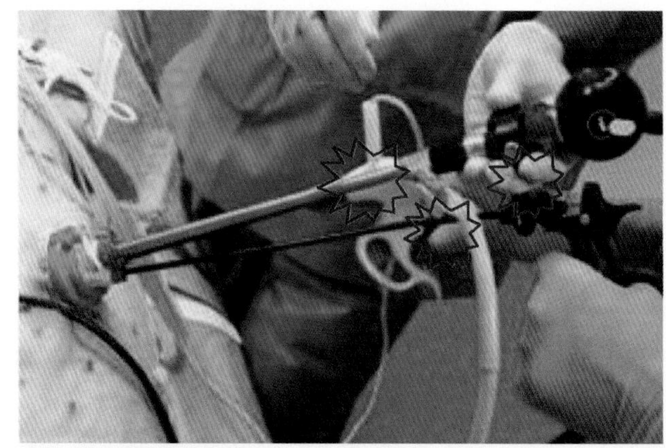

图 31-0-57 手术器械冲突增加

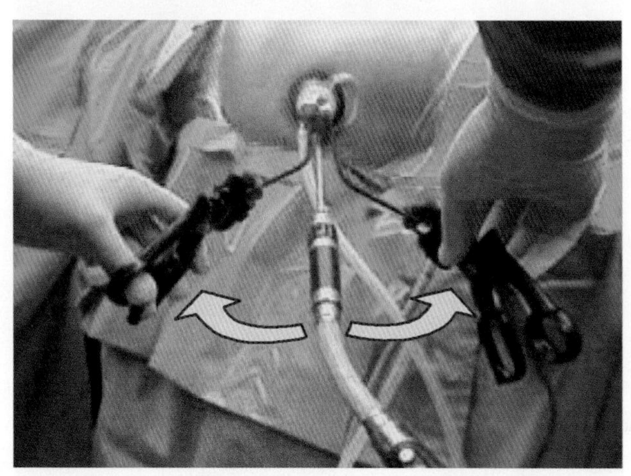

图 31-0-58 手术器械冲突减少

6. 术者尽可能同时把持镜头和器械手柄，减少操作手柄端的交叉、阻挡。

7. 合理调整器械手柄交叉角度。

8. 非主要器械尽量远离操作区域。

9. 将器械手柄部分转至不同的方向。

10. 套管针伸入通路（腹腔内）内部分尽量短，外（腹腔外）部分尽量多。增大腹腔内器械的活动范围。

（三）视野的局限

镜头和器械经由同一端口进入腹腔，在同一“轴线”上，器械进行操作过程中容易遮挡镜头。术者需同时把持镜头和器械，在进行器械操作过程中，必然以把持主要操作器械为主，镜头位于次要地位难以获得较好的视野位置。

解决方案：

1. 使用 5mm 30°超长镜头，斜面镜头可通过镜头的旋转调整视野角度，避免器械遮挡视野（图 31-0-59）。但要保持镜头的旋转角度，必要时需要助手

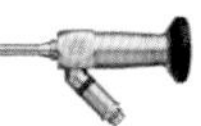

图 31-0-59 5mm 30°超长镜头

辅助或相应的体外固定装置。

2. 使用5mm可弯曲镜头，将可弯曲镜头弯至非操作区域，防止遮挡视野和干扰手术操作(图 31-0-60)。同样需要相应的辅助或固定装置。

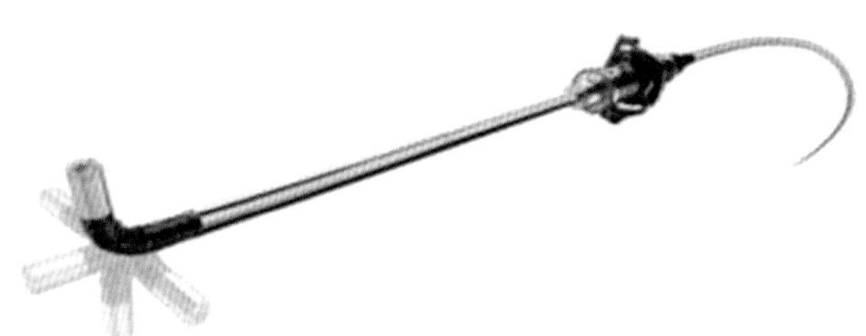

图 31-0-60 5mm 可弯曲镜头

(四) 特殊的学习曲线

1. 需要高难度的手术技巧 解决方案：

(1) 尝试单孔腹腔镜前需要有深厚的多孔腹腔镜手术基础，而多孔腹腔镜手术又依赖于开腹手术和阴式手术的经验。具备良好的镜下空间感和术中突发情况的应急处理能力。

(2) 反复进行模拟器的操作练习。

(3) 必要时应及时转为传统腹腔镜手术或增加辅助孔。

2. 患者相关限制因素 包括患者的一般状态、依从性及过度肥胖等因素。患者因素与手术的成功与否密切相关。相关研究表明，合并内科合并症如：高血压、糖尿病、血液系统疾病、慢性阻塞性肺疾病等患者即使行一般的手术风险也大大高于正常患者。尤其腹腔镜手术又具有其特殊性，需要人工气腹，对于患者的心肺功能评估尤为重要。此外，对于过度肥胖的患者，不但在进入腹腔时增加手术难度，术中在相同的气腹压力下，由于腹壁更厚，更加难以取得到良好的手术空间。术后也更容易形成穿刺口疝。对于术中有可能转为传统腹腔镜或开腹手术的患者，术前应充分交代中转术式的风险。获得患者的认可和同意，方可尝试挑战更复杂的手术。

解决方案：

(1) 严格把握手术适应证和禁忌证。

(2) 充分而良好的术前医患沟通。

七、总结

与传统腹腔镜相比，单孔腹腔镜手术对于操作者的技术和熟练程度要求较高，难度较大，要求术者不但要有良好的传统腹腔镜手术基础和镜下空间感，并需要能够熟练地掌握单孔腹腔镜特有的曲状器械的使用(或与传统器械的混合使用)。在选取患者时更应该严格把握手术适应证和禁忌证。充分的术前沟通，取得患者的充分配合。单孔腹腔镜手术的学习曲线较为特殊，既要求一定的腹腔镜手术基础，又需要长期、反复的练习，增强手术技巧和熟练程度，以期待取得更好的微创和美容效果。

(孙大为 张俊吉)

参考文献

1. 程小丽，宋成利. 单孔腹腔镜手术器械研究的最新进展. 中国组织工程研究与临床康复，2011，15(25)：4669-4674.
2. 卢一平. 单孔腹腔镜技术在泌尿外科应用的现状及展望. 国际外科学会杂志，2010，37(5)：293-296.
3. 孙大为. 单孔腹腔镜手术在妇科的应用探讨. 中华腔镜外科杂志(电子版)，2013，6(1)：5-8.
4. 孙大为. 正确认识单孔腹腔镜手术在妇科的应用. 中华腔镜外科杂志(电子版)，2012，5(4)：1-4.
5. Autorino R，Brandao LF，Sankari B，et al. Laparoendoscopic single-site (LESS) vs. laparoscopic living-donor nephrectomy：a systematic review and meta-analysis. BJU Int，2015，115(2)：206-215.
6. Coscarella G，Di Lorenzo N，Gacek I. The Radius Surgical System：Preliminary experience with new laparoscopic device. Minim Invasive Ther Allied Technol，2005，14：332-333.
7. Craig S，Patrick PYJ，Stuart H. Laparoendoscopic Single-Site Surgery In Gynaecology. Obstetrics and Gynaecology Clinics of North America，2011，38(4)：741-755.
8. Di Lorenzo N，Camperchioli I，Gaspari AL. Radius surgical system and conventional laparoscopic instruments in abdominal surgery：Application，learning curve and ergonomy. Surg Oncol，2007，16：69-72.
9. Dutta S. Early experience with single-incision laparoscopic surgery：Eliminating the scar from abdominal operations. J Pediatr Surg，2009，44(9)：1741-1745.
10. Gunderson CC，Knight J，Ybanez-Morano J，et al. The Risk of Umbilical Hernia and Other Complications with Laparoendoscopic Single-Site Surgery. J Minim Invasive Gynecol，2012，19(1)：40-45.

11 . Kim TJ, Shin SJ, Kim TH, et al. Multi-institution, Prospective, Randomized Trial to Compare the Success Rates of Single-port Versus Multiport Laparoscopic Hysterectomy for the Treatment of Uterine Myoma or Adenomyosis. J Minim Invasive Gynecol, 2015, 22(5):785-791.
12. Lee YY, Kim TJ, Kim CJ, et al. Single-port access laparoscopic-assisted vaginal hysterectomy: a novel method with a wound retractor and a glove. J Minim Invasive Gynecol, 2009, 16(4):450-453.
13. Navarra G, Pozza E, Occhionorelli S, et al. One-wound laparoscopic cholecystectomy. Br J Surg, 1997, 84(5):695.
14. Pelosi MA, Pelosi MA 3rd. Laparoscopic hysterectomy with bilateral salpingo-oophorectomy using a single umbilical puncture. N J Med, 1991, 88(10):721-726.
15. Rao PP, Rao PP, Bhagwat S. Single-incision laparoscopic surgery-current status and controversies. J Minim Access Surg, 2011, 7(1):6-16.
16. Rettenmaier MA, Abaid LN, Erwin MR, et al. A Retrospective Review of the GelPort Systemin Single-Port Access Pelvic Surgery. J Minim Invasive Gynecol, 2009, 16(6):743-747.
17. Song T, Lee Y, Kim ML, et al. Single-port access total laparoscopic hysterectomy for large uterus. Gynecol Obstet Invest, 2013, 75(1):16-20.
18. Tacchino R, Greco F, Matera D. Single-incision laparoscopic cholecystectomy: surgery without a visible scar. Surg Endosc, 2009, 23(4):896-899.
19. Tsai AY, Selzer DJ. Single-Port Laparoscopic Surgery. Adv Surg, 2010, 44:1-27.
20. Uppal S, Frumovitz M, Escobar P, et al. Laparoendoscopic single-site surgery in gynecology: review of literature and available technology. J Minim Invasive Gynecol, 2011, 18(1):12-23.

第三十二章 经阴道水腹腔镜

经阴道注水腹腔镜(transvaginal hydrolaparoscopy,THL)是采用穿刺套管经阴道后穹窿穿刺进入盆腔,以生理性液体(生理盐水、林格液)作为盆腔膨胀介质,借助微型内镜与器械,进行诊断与治疗的微创内镜技术。THL是自然腔道内镜手术(natural orifice transluminal endoscopic surgery,NOTES),具有评价准确、微创、患者耐受性好等优点。同时,由于THL膨胀介质为生理盐水,盆腔脏器漂浮在液体中,更易于发现纤细、薄层的盆腔粘连,尤其适用于发现输卵管伞端的轻微粘连。THL除了作为不孕症患者有效的检查手段,还可在检查的同时完成简单的手术治疗,包括盆腔粘连松解、卵巢打孔、子宫内膜异位病灶清除等,对于不孕症患者的检查与治疗独具优势。

一、简介

近年来,随着社会经济的发展,女性不断推迟生育年龄、社会压力增大、环境污染、性传播疾病增加等原因,不孕症的发生率呈上升趋势。根据人群抽样调查,不孕症约占生育年龄夫妇的10%~15%。常见的女性不孕病因包括子宫内膜异位症、输卵管因素、多囊卵巢综合征、盆腔慢性炎症等。临床常用子宫输卵管碘油造影(hysterosalpingography,HSG)评价输卵管通畅性,但其敏感性、特异性较低。腹腔镜和宫腔镜联合检查可以更加准确评估不孕病因,并同时进行手术治疗。经腹气腹腹腔镜用于不孕症检查时,约有41%~70%的患者盆腔无阳性发现或仅有轻微病变。同时,气腹腹腔镜检查需要气管插管全身麻醉,增加医疗费用及手术风险。

二、适应证与禁忌证

1. THL的适应证 ①原因不明的原发或继发不孕症,超声未发现明确的盆腔病变,无盆腔手术史;②慢性盆腔痛的定位检查;③子宫输卵管造影(HSG)/四维子宫输卵管超声造影(4D-HyCoSy)提示输卵管近端阻塞、不全梗阻、上举及轻度积水;④HSG/4D-HyCoSy提示输卵管通畅,自然周期或促排卵6个周期未妊娠;⑤多囊卵巢综合征行腹腔镜卵巢打孔术;⑥早期或较小的腹膜型或卵巢型子宫内膜异位。

2. THL的禁忌证 ①由于各种原因造成的Douglas窝的堵塞,包括过度后倾固定的子宫、子宫肌瘤、子宫内膜异位症等;②可疑盆腔中重度粘连;③盆腔急性感染、腹腔内积血;④合并其他全身或生殖器官疾病,不适宜手术者。

相对禁忌证包括:①阴道上段狭窄;②肥胖[体重指数(BMI)>45kg/m^2];③子宫后倾但不固定。

三、基本操作

1. 术前准备

(1)病史:术前详细询问病史,特别注意是否有盆腔手术史。

(2)查体:妇科双合诊、三合诊检查及阴道和腹部超声检查,重点评估盆腔占位性病变及直肠子宫陷凹。

(3)辅助检查:血常规、尿常规、凝血功能、心电图及乙肝、丙肝、艾滋病及梅毒相关血清学检查。阴道分泌物检查。

(4)手术时机:患者于月经干净3天后至下次月经前7天,排除妊娠。

(5)术前准备:如局部麻醉,术前2小时禁食水,术前排空膀胱和大便,必要时术前0.5小时肌注阿托品0.5mg,地西泮10mg。需要静脉麻醉者,常规术前准备,禁食水6小时。

2. 手术过程

(1)体位和准备:膀胱截石位,可予局部麻醉、静脉麻醉、硬膜外或椎管内麻醉。先行宫腔镜检查,后将小球囊双腔的 Foley 导管经宫颈插入宫腔，向球囊注入 1～2ml 液体，备通液检查用（图 32-0-1）。

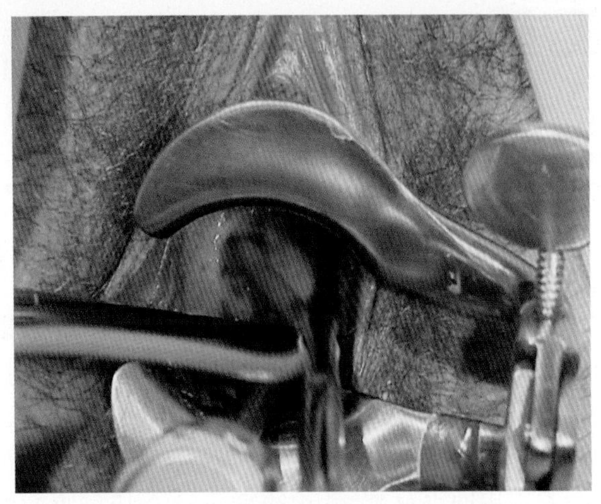

图 32-0-1　宫腔内留置球囊导尿管

（2）阴道后穹窿穿刺：宫颈钳钳夹宫颈后唇，充分暴露阴道后穹窿，选择宫颈后唇下方 10～15mm 处后穹窿正中穿刺（图 32-0-2～32-0-4）。穿刺部位以 2%利多卡因注射液局部浸润麻醉，穿刺针长设定 10～15mm，弹射穿刺针，稍用力向前旋入外鞘，有落空感或腹部超声监视下见穿刺针和穿刺针鞘已进入盆腔（图 32-0-5），穿刺成功后缓慢退出 Veress 穿刺针，固定好穿刺针鞘置镜检查，确认内镜在盆腔内，开始持续注入预热生理盐水约 200ml。

（3）腹腔镜检查术：置入微型腹腔镜，首先定位子宫后壁，沿子宫后壁、子宫角顺序检查左侧、右侧两侧卵巢固有韧带、卵巢，再沿子宫角检查左侧、右侧两侧整条输卵管，检查左侧、右侧两侧盆壁及子宫骶韧带。探查后行亚甲蓝通液检查。在子宫插管连

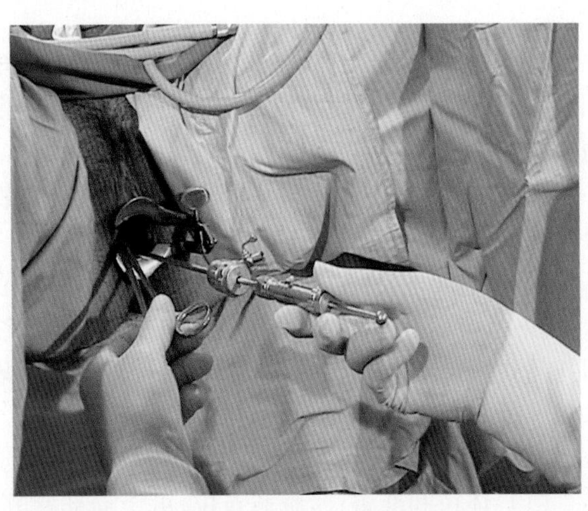

图 32-0-2　THL 穿刺前准备

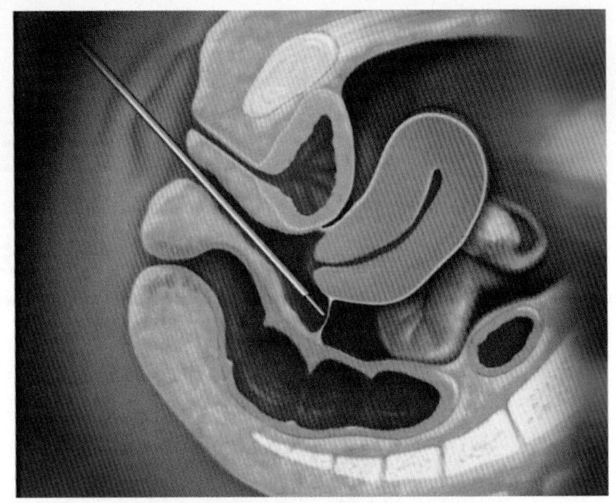

图 32-0-3　THL 穿刺位置示意图

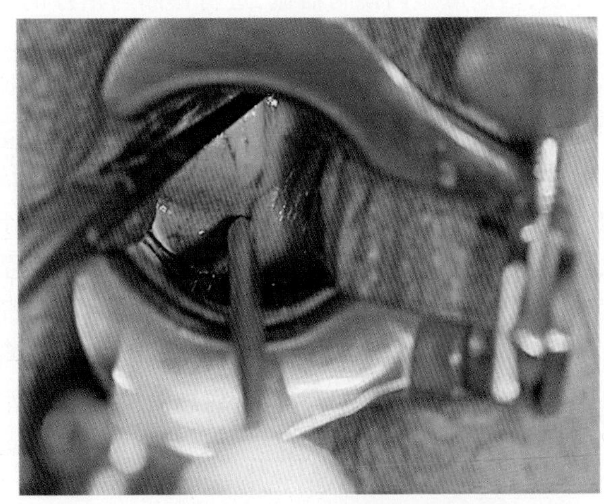

图 32-0-4　THL 穿刺位置

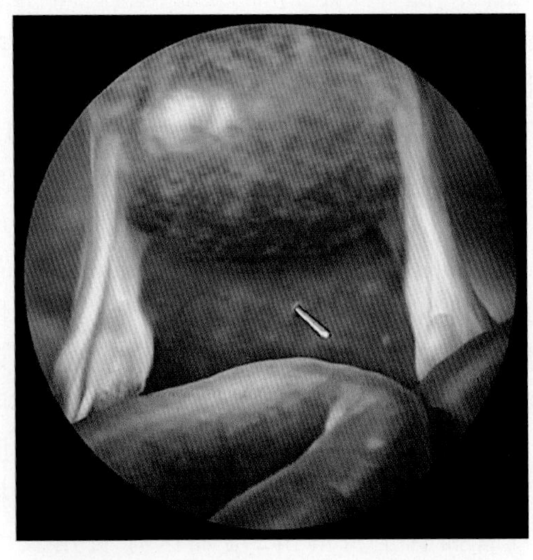

图 32-0-5　腹腔镜下见 THL 穿刺位置

接注射器，缓慢推注 20ml 亚甲蓝液，分别观察双侧输卵管伞端，若输卵管通畅可见亚甲蓝自伞端流出（图 32-0-6～32-0-10）。

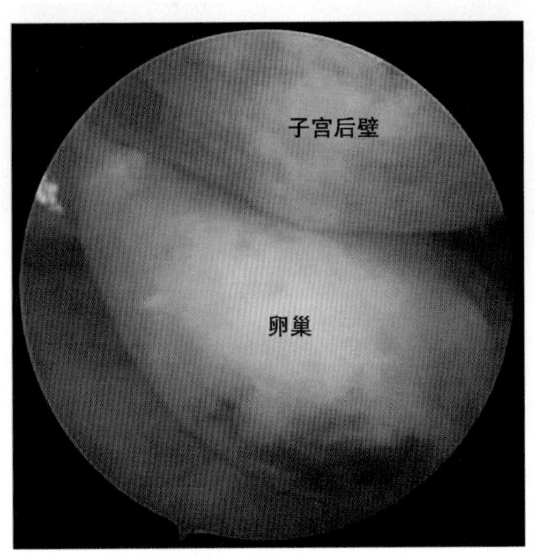

图 32-0-6　THL 观察子宫和卵巢

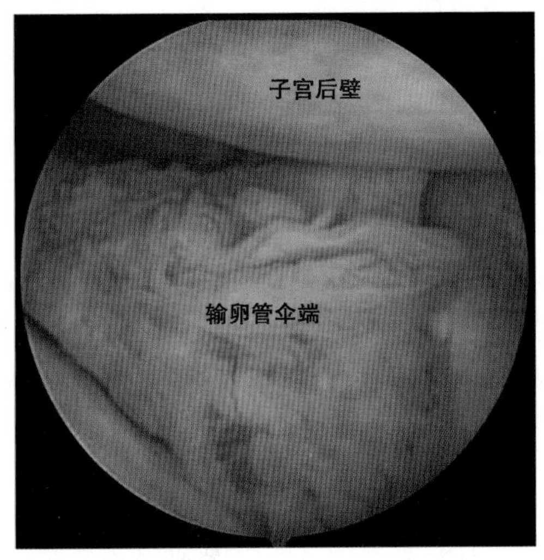

图 32-0-7　THL 观察输卵管伞端

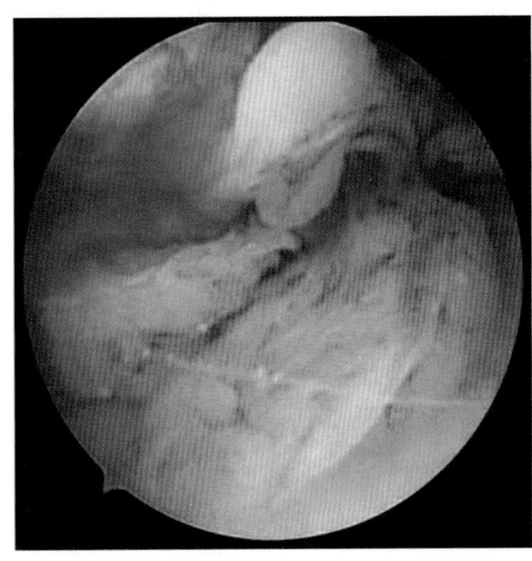

图 32-0-8　THL 见输卵管伞端亚甲蓝流出

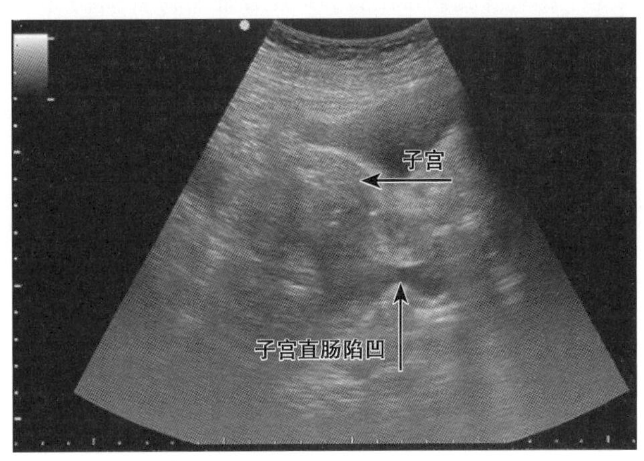

图 32-0-9　经腹超声观察子宫、后陷凹情况

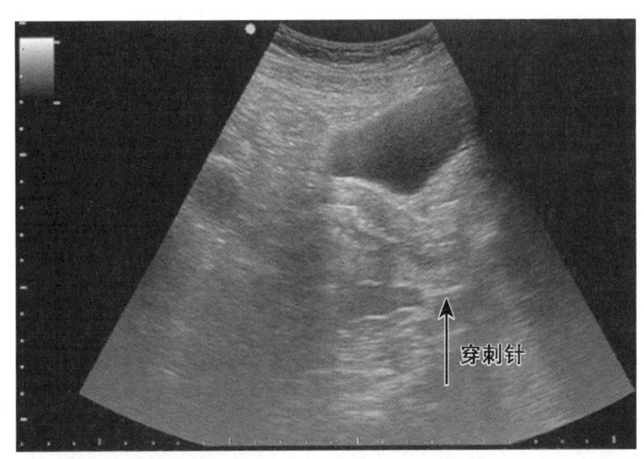

图 32-0-10　穿刺针在阴道后穹窿

如果行手术治疗，置换成带手术通道的外鞘，手术通道可放入 5Fr 剪刀、双极电针、微型钳。可同时行输卵管镜检查，观察输卵管远端部分，可探查输卵管伞端及壶腹部黏膜情况。手术结束液体通过套管鞘排出，穿刺点无须缝合。

3. 术后指导　THL 联合宫腔镜检查术后观察 2 小时即可离院，口服抗生素预防感染 3~5 天。

4. 手术护理　手术护理包括术前、术后心理干预和护理。THL 是近年来新开展的手术，患者和家属对手术方式和术后效果不了解，容易产生紧张、忧虑和恐惧情绪，因此护理人员必须加强与患者的沟通，让患者了解 THL 和宫腔镜手术的基本情况、手术过程，消除患者的紧张情绪，与医护人员能够很好地配合。

四、超声引导腹腔镜穿刺

经阴道注水腹腔镜的并发症主要发生在后穹窿的穿刺时。盲穿穿刺方向偏差可导致穿刺针进入后腹膜，或从宫骶韧带出针，增加出血及肠管损伤等并发症的发生率，同时穿刺部位不理想也影响全面的检查和手术的操作。我们改良了进针时腹部超声的监测和引导，使手术安全性大大提高。

具体操作如下：

1. 膀胱充盈（尿或生理盐水）至显示部分宫体。腹部超声纵向切，显示宫颈、子宫内膜线。宫腔镜检查后直肠子宫陷凹可见少量液体（无回声区）（图32-0-9）。

2. 穿刺点选择仍同前。穿刺鞘的尖端试探穿刺点时，在超声显示下可见组织很薄，只有一层阴道黏膜（图32-0-10）。宫颈钳提举子宫，子宫活动，直肠前的腹膜线显示清晰，观察子宫后方有无其他组织粘连，若为后位子宫，可用举宫器举宫以助显示直肠子宫陷凹的积液区，降低损伤风险（图32-0-11）。

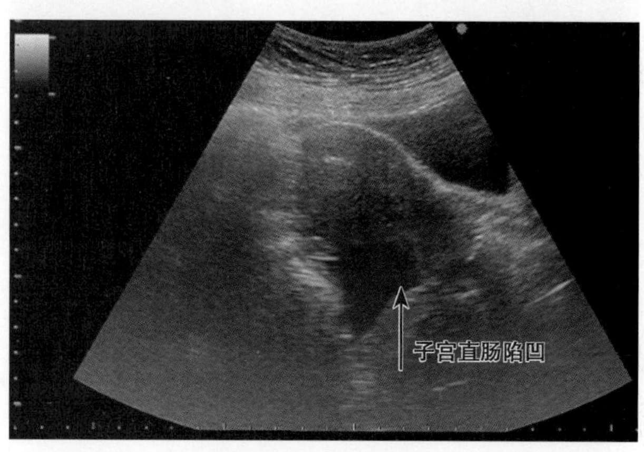

图32-0-11　后位子宫时用举宫器将子宫举向前位

3. 确认子宫后方无其他组织后，弹射穿刺针，见针进入直肠子宫陷凹内（图32-0-12），稍用力向前旋入外鞘，回退穿刺针，同时继续旋转外鞘进入盆腔。因外鞘中空，在超声下显示两条强回声（图32-0-13）。以下操作同上。

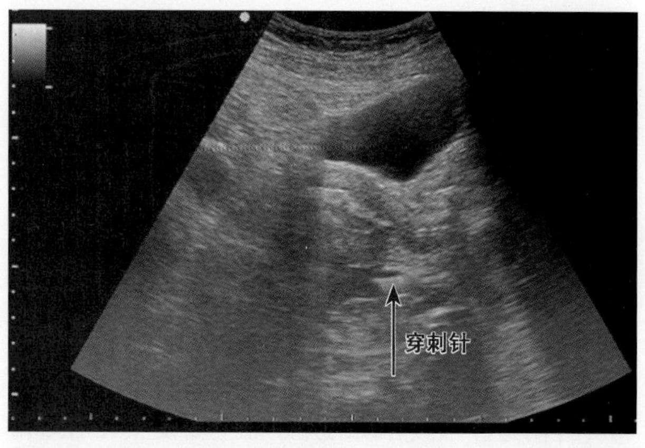

图32-0-12　穿刺针进入 Douglas 窝

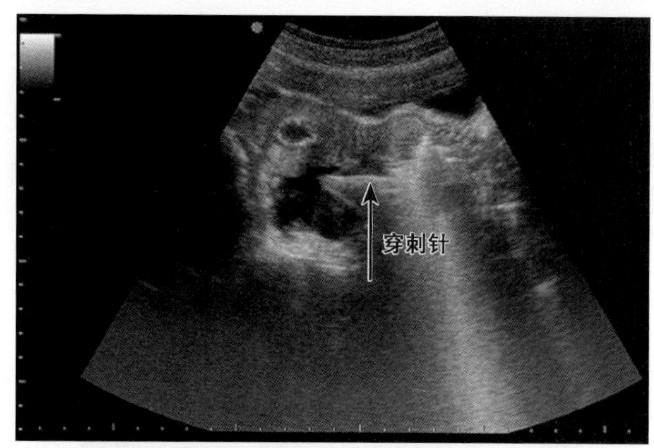

图32-0-13　穿刺针突破膀胱腹膜反折，经阴道注水，腹腔镜镜鞘进入盆腔

五、经阴道水腹腔镜的临床应用

（一）THL 探查术

研究显示，对于不明原因不孕患者，随机双盲行经腹气腹腹腔镜或 THL 检查，THL 可发现更多的微小、轻度的子宫内膜异位病灶和卵巢粘连，主要表现为薄膜状、微血管化、不连续的微小粘连。THL 和经腹腹腔镜检查符合率可达81.8%。THL 检查结果正常患者中，18.2%在经腹腹腔镜探查中有病理表现。另一项研究中，92例患者先后行生育镜（包括 THL、宫腔镜和输卵管镜）和腹腔镜检查，生育镜的敏感度和阴性预测值与腹腔镜相近（86% *vs.* 87%和64% *vs.* 67%），同时，该项研究预测约93%的患者在经 THL 检查后可免去做腹腔镜的必要。

对于 HSG 提示异常的患者，通常需要通过腹腔镜检查确诊。研究发现 HSG 诊断的输卵管梗阻中仅有37%在 THL 中被证实。THL 和 HSG 诊断输卵管积水的敏感度和特异度相似且可接近100%。而 THL 可更有效地发现输卵管周围扩张和粘连。因此，THL 可作为 HSG 异常的部分不孕患者的常规检查方法。

（二）THL 多囊卵巢打孔术

THL 可通过双极电针或激光进行卵巢打孔术（图32-0-14~32-0-16），术后临床妊娠率与气腹腹腔镜相似。研究发现91%患者 THL 卵巢打孔术后可恢复自然排卵周期，妊娠率为60%，39.7%患者受孕可单纯归因于卵巢打孔，平均受孕时间为3.9个月。Gordts 等研究39例氯米芬抵抗的 PCOS 患者，门诊行 THL，5Fr 双极电针在两侧卵巢各打10~15个直径0.2mm 孔（70W，10~15秒），术后临床妊娠率为76%，其中16例患者恢复自然排卵，13例自然受孕或经人工授精治疗后受孕。

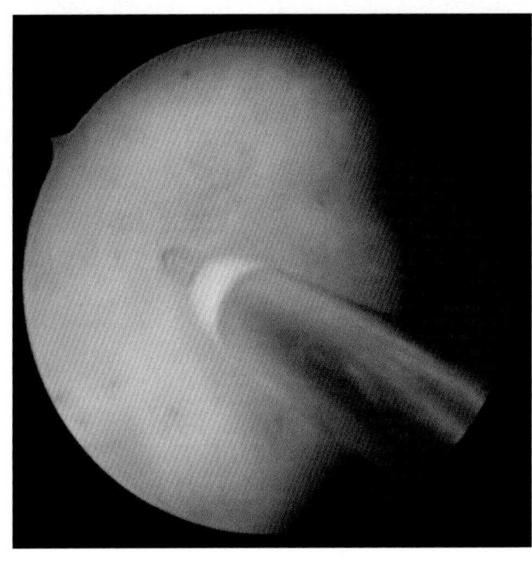
图 32-0-14　THL 双极卵巢打孔

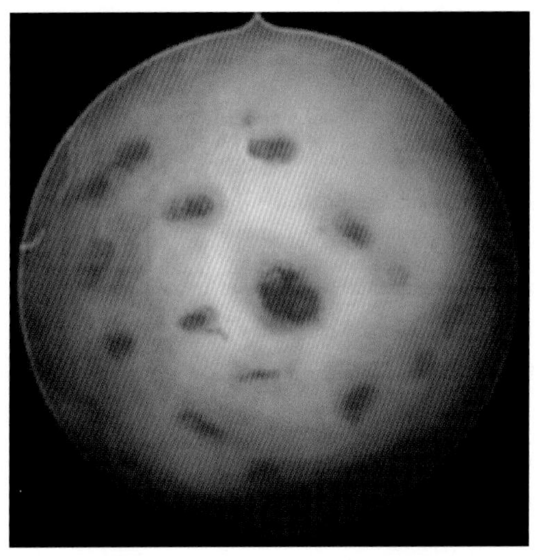
图 32-0-15　THL 打孔术后卵巢

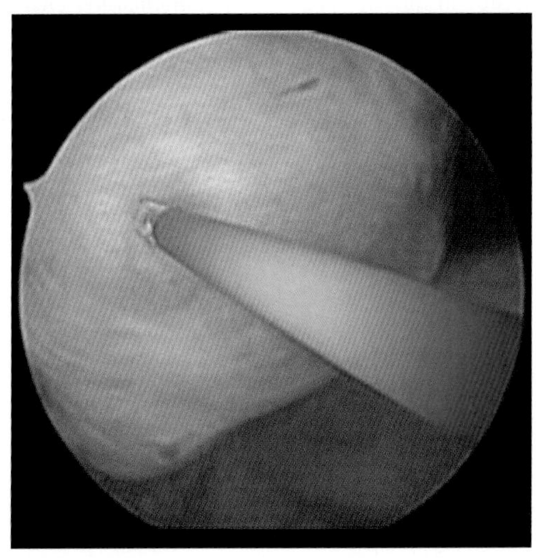
图 32-0-16　THL 激光卵巢打孔术

THL 卵巢打孔术主要应用双极电针，其打孔数目、使用功率、作用时间尚无明确定论。离体研究发现气腹腹腔镜常用的单极电凝（40W，3 秒）所造成的卵巢损毁体积是 5Fr 双极电针（70W，15 秒）造成的损毁体积的 7 倍。Shibahara 等在 THL 下使用 Nd：YAG 和钬激光卵巢打孔术治疗 7 例 PCOS 患者，术后血清 LH、睾酮水平较术前明显降低。术后 6 例患者恢复自发排卵，4 例临床妊娠。

（三）THL 治疗子宫内膜异位症

THL 相较于经腹腹腔镜是敏感度更高的探查微小的卵巢病灶的方法。液体作为膨胀介质用来保持器官的漂浮，可观察到腹膜及卵巢的早期子宫内膜异位病灶如漂浮的膜状粘连及新生血管（图 32-0-17）。其次，经阴道腹腔镜的视轴是沿着输卵管-卵巢长轴，不需要多余的操作即可近距离观察到卵巢凹陷，避免因牵拉卵巢而引起子宫内膜异位囊肿破裂。液体膨胀介质可产生清晰的、对比鲜明的视野，以观察不同平面卵巢表面裂隙及其血管化，并可完成精细的囊肿剥离及凝血。

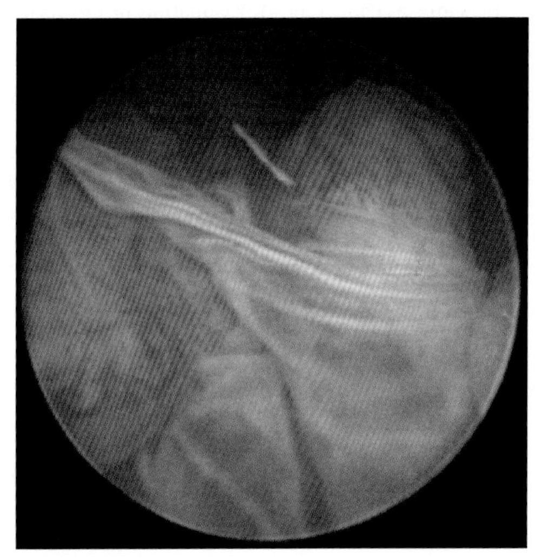
图 32-0-17　输卵管周围膜状粘连

六、经阴道腹腔镜安全性评估

肠管损伤是 THL 最严重的并发症，发生率约为 0.35%～0.65%，80%以上的肠管损伤发生在腹膜外的直肠，仅少数情况损伤盆腔内的直肠和乙状结肠。大部分的肠管损伤发生在穿刺置镜时，且在术中即可发现，术中置镜发现盆腔结构异常、黄色漂浮粪便残渣等情况即可考虑诊断肠管穿孔。穿刺针所造成的肠管损伤直径一般为 2～6mm，且不伴有肠内容物的外溢，90%以上可以通过期待治疗获得痊愈。阴道超声下 THL 穿刺是避免手术并发症的有效手段，研究表明，经腹超声引导下腹腔镜穿刺与无超声引导下穿刺组比较，肠道损伤的发生率降低，同时对于后倾的子宫可以减少子宫后壁损伤，提高穿刺成功率，并可通过后穹窿积液情况判断穿刺可行性。THL 并发症还包括：①穿刺失败，失败率<10%；②子宫后壁损伤，发生率为 0.02%～1.8%，主要发生在后位子宫；③穿刺部位损伤出血及术后感染等，发生率极低。

THL 作为经自然腔道的微创手术方式，因其创伤小、手术时间短，可门诊推广应用，尤其适用于盆腔轻度病变和不明原因不孕症的患者。但由于 THL 视野及手术操作空间局限，目前仅可完成部分简单的盆腔手术和卵巢打孔术，更多的临床应用及术式尚待进一步探索和实践。

（马彩虹　张馨雨）

参考文献

1. Brosens I, Gordts S, Campo R. Transvaginal hydrolaparoscopy but not standard laparoscopy reveals subtle endometriotic adhesions of the ovary. Fertil Steril, 2001, 75(5): 1009-1012.
2. Campo R, Gordts S, Rombauts L, et al. Diagnostic accuracy of transvaginal hydrolaparoscopy in infertility. Fertil Steril, 1999, 71(6): 1157-1160.
3. Fernandez H, Alby JD, Gervaise A, et al. Operative transvaginal hydrolaparoscopy for treatment of polycystic ovary syndrome: a new minimally invasive surgery. Fertil Steril, 2001, 75(3): 607-611.
4. Gordts S, Campo R, Bogers JP, et al. Transvaginal laparoscopy: A minimally invasive approach to obtain brush cytology of the Fallopian tube. Eur J Obstet Gynecol Reprod Biol, 2017, 212: 80-84
5. Gordts S, Gordts S, Puttemans P, et al. Transvaginal hydrolaparoscopy in the treatment of polycystic ovary syndrome. Fertil Steril, 2009, 91(6): 2520-2526.
6. Ma CH, Yang S, Qiao J, et al. Evaluation of the tissue damage of porcine ovaries after bipolar drilling under transvaginal hydrolaparoscopy—an in vitro experiment. Gynecol Endocrinol, 2010, 26(7): 549-553.
7. Shibahara H, Hirano Y, Kikuchi K, et al. Postoperative endocrine alterations and clinical outcome of infertile women with polycystic ovary syndrome after transvaginal hydrolaparoscopic ovarian drilling. Fertil Steril, 2006, 85(1): 244-246.
8. Shibahara H, Shimada K, Kikuchi K, et al. Major complications and outcome of diagnostic and operative transvaginal hydrolaparoscopy. J Obstet Gynaecol Res, 2007, 33(5): 705-709.
9. Watrelot A, Nisolle M, Chelli H, et al. Is laparoscopy still the gold standard in infertility assessment? A comparison of fertiloscopy versus laparoscopy in infertility. Results of an international multicentre prospective trial: the 'FLY' (Fertiloscopy-LaparoscopY) study. Hum Reprod, 2003, 18(4): 834-839.
10. Watrelot A. Place of transvaginal fertiloscopy in the management of tubal factor disease. Reprod Biomed Online, 2007, 15(4): 389-395.
11. Yang R, Ma C, Qiao J, et al. The usefulness of transvaginal hydrolaparoscopy in infertile women with abnormal hysterosalpingogram results but with no obvious pelvic pathology. Eur J Obstet Gynecol Reprod Biol, 2011, 155(1): 41-43.

第三十三章 无气腹腹腔镜技术

一、概况

现在腹腔镜手术已广泛应用于临床，但由于二氧化碳气腹的并发症及操作技术上的问题，特别是对合并有心肺疾病不能耐受气腹的患者，其应用受到一定的限制。无气腹腹腔镜(gasless laparoscopy)是对气腹腹腔镜的一项重要革新和完善，业已发展成为现代腹腔镜外科领域的一个重要分支。

二、无气腹腹腔镜进展

国外无气腹装置的研制开始于20世纪90年代初。最初用于提拉腹壁辅助气腹暴露实施低压气腹手术的非气腹装置，有"T"把式提拉器、螺旋状提拉器、"衣架"式提拉器、三叶形腹壁提拉器、"W"形腹壁提拉器等。1993年，日本东京医科大学井坂惠一首次将该腹腔镜技术应用于妇科，并首创了腹壁皮下单点悬吊式腹腔镜技术，该方法选择脐下正中腹白线处作为钢丝穿入的部位，此处血管少、损伤少，操作简单，而且能在腹腔内产生良好的手术视野。

三、无气腹腹腔镜手术的临床应用价值

1. 气腹腹腔镜手术对患者心肺功能、腹内脏器血流灌注有一定影响，在较长时间的手术及气腹压力过高时，可引起皮下及纵隔气肿、高碳酸血症、空气栓塞，由腹腔向胸腔的压迫有时还可引起心肺功能障碍，对于老年人，尤其是有心肺血管疾患的患者，可导致严重的危害，也会增加手术与麻醉的危险，甚至因此而成为手术禁忌证。而无气腹腹腔镜手术没有气腹所产生的上述风险，故其优于气腹手术。

2. 常规的妇科腹腔镜手术野的暴露主要依赖CO_2气腹，气腹状态下进行手术的操作必须处于密闭状态，而无气腹手术可将附件提至套管针孔外，手指可进入腹腔触摸子宫附件，用普通外科器械进行剥离缝合操作，电凝刀可直接进入腹腔内电凝止血，用普通吸引器即可边抽边手术，不影响术野，即使肥胖患者术野也很清晰，并可随时排出电切、电凝组织时产生的烟雾，仍然保持手术野的清晰，故尤其适用于子宫切除等应用电凝电切较多的手术。而且根据手术情况随时提拉腹壁，并综合了腹腔镜手术与开腹手术的优点，达到了优势互补。

3. 对于盆腔有粘连的病例辅以低压气腹操作，充分体现了腹腔镜手术的灵活性，对于粘连甚者，辅以低压气腹，暴露更佳，完成粘连松解后再放空CO_2，改为无气腹状态下操作，这样有利于缩短手术时间。气腹压力低，仅为短时间使用，患者亦无明显气腹不适感。

4. 因无气腹操作不影响患者呼吸，故不需气管插管全麻，硬膜外麻醉即可，且不需加用强化药，术中麻醉管理较全麻简单，患者术中无任何不适，术后亦无两肋及肩胛部刺痛感。

5. 对于妊娠期合并卵巢囊肿患者妊娠期需要手术时，可采取无气腹腹腔镜手术。避免了CO_2气腹环境对子宫胎盘血流供应的影响，以及电外科器械对胎儿的危害。

四、无气腹腹腔镜的不足

只有充分认识无气腹腹腔镜手术的局限性(如腹腔周边暴露欠佳、手术难度加大、需额外购置、不能替代气腹机等)，才能客观、科学地评价其作为常规(气腹)腹腔镜手术的补充价值，进而发挥其独特的优越性，如消除或减轻气腹并发症、扩大手术适应证等。

1. 无气腹手术较气腹手术形成的手术空间相对较小，腹腔周边暴露欠佳，无气压作用，肠管拨开有时困难，会影响术野。为克服此弊病，我们通常采用脐轮上缘切口，尤其对估计到操作会有困难的手术，这样进镜口高，距离盆腔脏器相对远一些，使盆

腔脏器暴露更清晰，有时需在腹壁另打一个孔，置入器械拨开肠管。

2. 无论使用克氏针还是电动液压机械臂，悬吊装置本身的悬吊棒和横杆对手术的操作有一定的影响。

五、无气腹腹腔镜在妇科手术中的应用

与气腹腹腔镜手术一样，无气腹腹腔镜在妇科临床应用的手术范围广，可用于不孕症检查、附件手术、粘连松解术、子宫肌瘤剔除术、腹腔镜辅助阴式子宫切除术、次全及全子宫切除术、广泛性全子宫切除术及盆腔淋巴结摘除术等，但对于较大的子宫肌瘤的剔除和妊娠期患者，无气腹手术可能更有优势。

1. 子宫肌瘤剔除术 最有价值的无气腹手术是子宫肌瘤剔除术。无气腹手术适合于较大肌瘤及多发肌瘤的剔除。一般认为直径>8cm的肌瘤为气腹腹腔镜手术的相对禁忌证，因为肌瘤过大，则子宫切口较大，且在腹腔镜下缝合较开腹手术困难，所以手术时间及出血量明显增加，同时增加了中转开腹的概率，尤其是对于有妊娠要求的患者。而无气腹则能像开腹手术一样进行缝合、打结等操作，能实施开腹手术的医师均可完成此手术操作。肌瘤残留复发是腹腔镜手术的又一个难点问题，其主要发生于气腹腹腔镜，主要原因是气腹腹腔镜失去了手的触摸，深部的肌壁间肌瘤和位于肌壁间的小肌瘤易被残留。无气腹腹腔镜下手术者可将手指通过操作孔触摸子宫，及时发现深埋于肌层的肌瘤，通过此方法可发现B超或MRI没有诊断的肌瘤，从而可减少术后复发率，尤其是多发肌瘤。

2. 全子宫切除术 无气腹腹腔镜技术无密闭的操作空间，故随时可自然排烟，使术野清晰，即使有时需快速排烟，用普通吸引器即可边抽吸边手术，不影响手术操作，故尤其适用于子宫切除等应用电凝电切较多的手术；无气腹腹腔镜手术还可以通过保护套将纱布送入腹腔擦拭术野。无气腹腹腔镜手术时可以使普通外科器械灵活地、多角度地进行剥离、缝合等操作，不仅血管钳可频繁出入腹腔钳夹组织，电凝刀也可直接进入腹腔内止血，进行关键步骤时甚至可以将多个手术器械同时进入腹腔操作。当缝合结扎时，可以用普通持针器，在体外打结后送入体内，或手指直接伸入盆腔打结，达到与开腹手术同样的效果。这不仅减少对腹腔镜专用器械的依赖性，也降低手术操作的难度，尤其是对于开腹操作熟练而刚开始学习腹腔镜操作的医师。处理子宫血管或突然出血，既可以电凝，也可以缝扎，操作简单而快捷，有利于减少术中出血。

3. 附件手术 腹腔镜在良性附件疾病手术中的应用较为广泛，如卵巢囊肿剥除、附件切除、输卵管妊娠切除等。无气腹腹腔镜可取得与气腹腹腔镜相同的效果，在一些手术中甚至能体现其独特优势。常规腹腔镜下的手术虽然简单，但是较大标本取出较难，无气腹腹腔镜下的附件手术解决了取标本难的问题。气腹腹腔镜下行畸胎瘤手术有一定困难，其术中瘤体破裂仍为手术难点之一。气腹腹腔镜下卵巢成熟性畸胎瘤剔除术时肿瘤易破裂，使油脂、毛发流入盆腔腹腔，导致严重的化学性腹膜炎，甚至腹腔肉芽形成。气腹腹腔镜时瘤体大影响视野，操作不慎容易造成瘤体破裂，并且将瘤体取出腹腔也极为困难，可能使瘤内容物流入腹腔。而无气腹腹腔镜可将瘤体拉至下腹部切口处，在体外刺破瘤体抽吸瘤体内容物，避免瘤液流入腹腔。即使腹腔有粘连，可小心分离粘连后将瘤体拉出再行刺破。吸净瘤体内容物后，术者可将卵巢整体拉出腹壁外，用普通外科手术器械精细操作，对于刚开展腔镜手术技术并不够熟练但有丰富开腹手术经验的术者来说，缝合、保留卵巢功能、止血都比较方便，体现了无气腹腹腔镜手术优势。异位妊娠腹腔内大出血时，腹腔镜吸引器不能及时吸出大量血块使术野清晰，而无气腹腹腔镜可放入普通吸引器头，可以很快吸出血块，尽快控制出血部位，缩短手术时间。

4. 妊娠合并卵巢良性肿瘤 目前认为，CO_2气腹环境会对子宫胎盘血液供应有影响，那是由于CO_2气腹使腹内压增加，减少静脉回流及心输出量，导致子宫胎盘血流减少，且在气腹腹腔镜手术中，气腹形成后，在其压力作用下，CO_2可通过脏、壁腹膜弥散入血，使血气发生变化，使$PaCO_2$升高，出现较高的呼气末$PaCO_2$、气道峰值，即使气腹压力降低后，仍有患者血气分析结果不正常，表现为高碳酸血症或酸中毒。同时，母体静脉回流及心输出量减少可使母体产生低氧血症，造成胎儿酸碱平衡紊乱，出现酸中毒及缺氧等，有可能危及胎儿的生命。国内外众多学者通过研究表示，无气腹腹腔镜手术对患者的体液内环境影响小，患者的肺换气功能和酸碱平衡调节都处于非常稳定的状态，保证了胎儿和孕妇的安全。气腹腹腔镜手术中使用电切、电凝等电器械时，单极电流在器械与人体间形成回路，可能对胎儿产生不良影响，双极电凝止血所产生的烟雾含有CO，可与血红蛋白结合形成碳氧血红蛋白，从而减少红细胞携氧量。如果足够量的CO聚集在孕妇

腹部，从理论上讲，供给胎儿的氧含量将受到影响，导致胎儿缺氧，出现胎儿窘迫。而无气腹腹腔镜将卵巢肿瘤提到下腹切口外，可应用普通外科手术器械进行缝合、结扎、止血等操作，避免了使用电凝、电切等操作，同时避免了有害气体的释放，有效地杜绝了有害气体对胎儿产生的不良影响，保证了胎儿的健康。同时无气腹腹腔镜在手术操作上可应用普通外科手术器械，故可明显缩短手术时间，孕妇使用麻醉药品的量也相应减少，且无气腹腹腔镜可使用腰硬联合麻醉，较全麻对胎儿更安全。如术中不慎有少许卵巢良性肿瘤的内容物漏到腹腔内，可能会导致化学性腹膜炎，刺激子宫，引起宫缩，造成流产和早产等，在无气腹腹腔镜手术中，可以通过保护套将湿纱布送入腹腔轻轻擦拭，避免了反复多次的腹腔冲洗对子宫的刺激，最大限度地减少了手术对妊娠子宫的刺激，降低了并发症的发生。

注意：

（1）手术时机：目前认为腹腔镜手术治疗妊娠合并卵巢肿瘤患者，在妊娠 12～16 周进行最为适宜，此时胚胎已处于稳定期，生理性囊肿消失，子宫膨大不明显，镜下操作空间相对大，能减少误伤。因此，建议手术时机选择在妊娠 12～16 周左右，穿刺进镜和操作较为容易和安全。

（2）预防穿刺损伤：常取下腹正中腹壁小切口，约 2cm 余，放置保护套（图 33-0-1、33-0-2），将患侧卵巢经保护套提至腹壁外，再进行操作，此方法避免了对子宫及肠管的损伤。

（3）所有操作应在腹腔镜直视下进行：避免对子宫的误伤和刺激，同时避免对宫颈进行器械操作，以保证胎儿的安全。

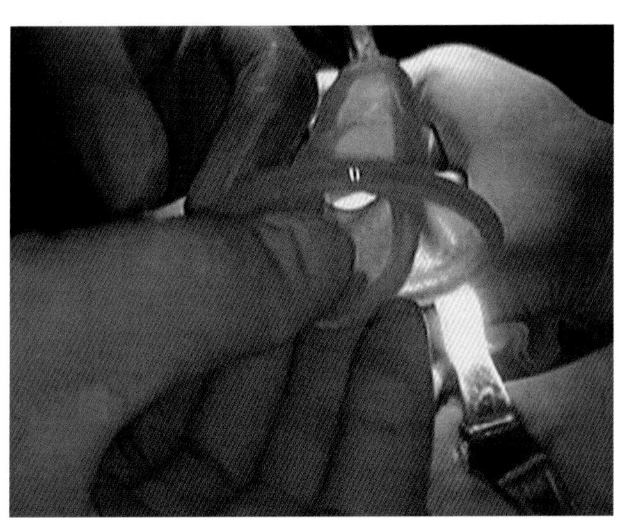

图 33-0-1　切口保护套

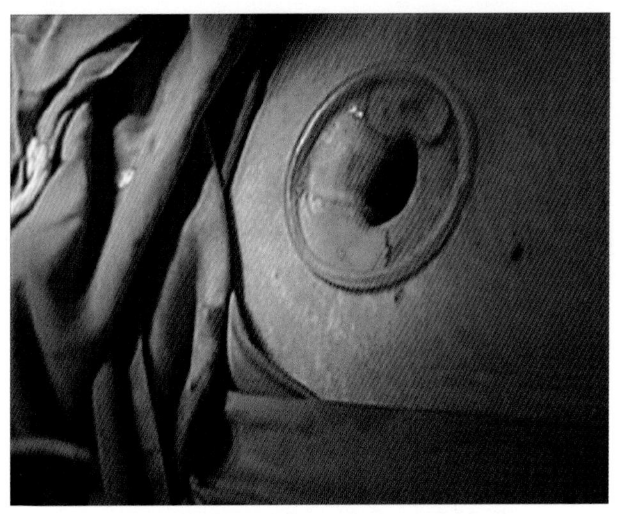

图 33-0-2　切口保护套置于下腹腹壁切口

5. 恶性肿瘤（卵巢癌、宫颈癌、子宫内膜癌）**手术**　有研究认为气腹有一定的肿瘤细胞转移和播散的风险，而无气腹则可避免此风险。在行淋巴结清扫等精细操作时，无气腹腹腔镜亦可提供较清晰的手术视野，且淋巴结清扫时可能渗血较多，气腹腹腔镜下止血困难，而无气腹腹腔镜可放入纱布压迫止血。

6. 乙状结肠代阴道手术　临床上常用于先天性无阴道患者及性别认同障碍患者。无气腹腹腔镜手术可以应用普通外科器械进行手术操作，相对气腹腹腔镜手术而言麻醉简单，术中出血少，经济、省时、操作简单。

六、无气腹腹腔镜操作方法

腰硬联合麻醉后，患者取仰卧位。在脐轮上或下缘取弧形小切口 1cm 余，无气腹操作鞘置入，以克氏针在下腹部纵穿皮下，间径为 10cm，助手提起腹壁，向上固定于装置，形成腹腔内一定空间，暴露盆腔脏器，此时取头低臀高位，然后镜下通过穿入下腹两侧的套管针，进器械操作（图 33-0-3、33-0-4）。

1. 悬吊钢丝的刺入　不锈钢穿刺针直径为 2mm，钢丝刺入皮下的长短要根据患者脐耻之间的距离及悬吊的位置来确定。在耻骨联合上 4cm 左右处沿腹白线向脐下方向刺入钢针，钢针经皮下于脐下 2cm 处穿出。

2. 钢针抓手的悬吊　悬吊棒固定在患者的左侧展开，其横杆横跨过腹白线，然后将钢针抓手的吊链挂在悬吊棒横杆的挂钩上将腹壁悬吊起。并可通过卷链器调节腹壁吊起的高度。

3. 操作孔的建立　腹壁悬吊完成后建立下腹两侧操作孔，在腹腔镜指示下于髂前上棘与脐孔连

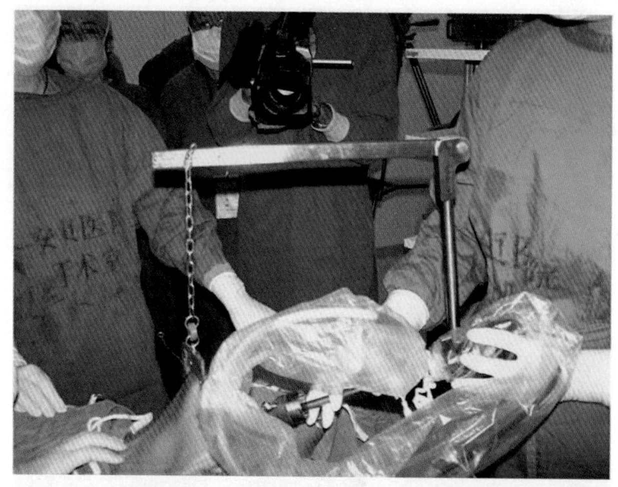

图 33-0-3 腹壁悬吊完成后放置腹腔镜

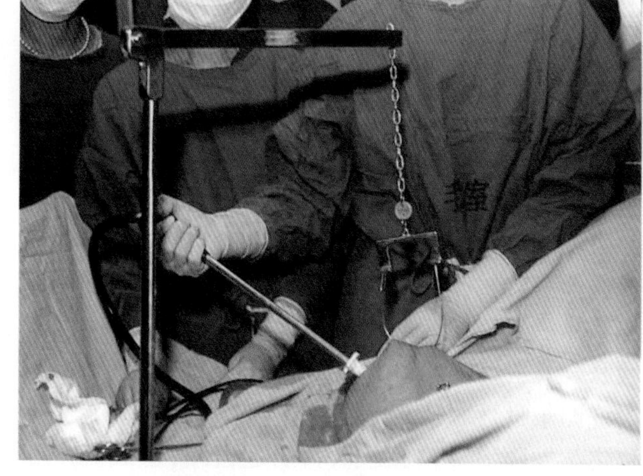

图 33-0-4 无气腹腹腔镜手术

线的中外 1/3 处寻找无血管区将皮肤切开 1.0～1.5cm。在腹腔镜监视下置入操作鞘入腹，腹腔操作孔完成。若为肌瘤剔除或畸胎瘤手术，操作口也可改为 2cm 余腹壁小切口，在下腹正中，置切口保护套。

（李 斌）

参考文献

1. 董晓瑜，崔恒．无气腹腹腔镜在妇科的应用研究进展. 中国妇产科临床杂志，2009，10(3)：232-234.
2. 李斌，欧阳克勇，刘陶. 应用无气腹腹腔镜行妇科手术. 中华妇产科杂志，2000，35(6)：372.
3. 李斌. 无气腹腹腔镜在妇科手术中的应用. 中国微创外科杂志，2010，10(1)：16-17，20.
4. 夏恩兰，冯力民. 无气腹腹腔镜的发展和在妇产科的临床应用. 中国微创外科杂志，2008，14(10)：870-873.
5. 夏恩兰，冯力民. 无气腹腹腔镜在妇产科的临床应用. 国际妇产科学杂志，2008，35(2)：82-85.
6. Damiani A，Melgrati L，Marziali M，et al. Laparoscopic myomectomy for very large myomas using an isobaric(gasless) technique. JSLS，2005，9(4)：434-438.
7. Sesti F，Melgrati L，Damiani A，et al. Isobaric(gasless) laparoscopic uterine myomectomy. An overview. Eur J Obstet Gynecol Reprod Biol，2006，129(1)：9-14.
8. Takeda A，Imoto S，Mori M，et al. Isobaric laparoendoscopic single-site assisted extracorporeal cystectomy in treatment of selected adnexal tumors：initial experience and technique. J Minim Invasive Gynecol，2010，17(6)：766-770.
9. Wang JJ，Yang F，Gao T，et al. Gasless Laparoscopy versus Conventional Laparoscopy in Uterine Myomectomy：a Single-centre Randomized Trial. J Int Med Res，2011，39(1)：172-178.

第三十四章 腹腔镜宫颈环扎术

第 1 节 宫颈机能不全概述

宫颈机能不全(cervical incompetence,CIC)指宫颈解剖或功能缺陷,导致妊娠中晚期宫颈管缩短、宫颈口扩张,伴有羊膜囊膨出或破裂,是引起反复中期妊娠流产及早产的主要病因,也是新生儿死亡的一个重要原因。宫颈机能不全患者宫颈扩张和展平通常无痛和无宫缩,且在不伴有出血的情况下发生,发生率约为全部妊娠的 0.1%~2.0%。20%~25%妊娠中期流产的原因为宫颈机能不全;宫颈机能不全患者早产率高出非宫颈机能不全者 3.3 倍,占全部早产的 8%~9%,占自发性早产的 40%~50%,占胎膜早破的 20%~30%;早产儿的出生严重影响人口质量和健康素质,反复的中期流产和早产也给孕妇及家庭造成很大的伤害。

本节就宫颈组织结构与宫颈机能、宫颈机能不全的诊断及治疗方法进行阐述。

一、宫颈组织结构与宫颈机能

宫颈是动态变化的组织结构,是胎儿与阴道之间的屏障,妊娠期宫颈的组织成分发生一系列变化,引起宫颈软化、成熟、延展,这些过程被称为宫颈重塑(cervical remodeling);近年,有关宫颈组织结构的研究有了进一步发展。深入了解宫颈组织结构,便于我们理解宫颈因素所导致的早产或妊娠中期流产的相关机制。

(一) 宫颈的组织结构

1. 宫颈的大体结构 宫颈是位于子宫体下段的柱状结构,正常成年人非妊娠期宫颈长约 25mm,前后径约为 20~25mm,横断面直径为 25~30mm,因年龄、产次、月经不同时期而略有不同。宫体与宫颈之间最狭窄的部分称子宫峡部,宽 7~9mm,在非妊娠期长约 10mm,其上端因解剖学上较狭窄,称为解剖学内口;其下端因黏膜组织在此处由宫腔内膜转变为宫颈黏膜,称为组织学内口。峡部子宫壁由黏膜、肌层和外膜组成。峡部内膜与子宫体部内膜相延续,但子宫体内膜移行至峡部突然变薄,此部内膜有轻度周期性变化,缺少螺旋动脉,月经周期不脱落。峡部的外膜即纤维膜,环绕于峡部肌层的周围,并由主韧带、宫骶韧带和耻骨子宫筋膜附着,加强峡部的功能,使峡部极为稳固而坚实地封闭子宫腔。子宫峡部在产科方面有特别重要的意义,妊娠中期以后,子宫峡部逐渐伸展、变长、变薄,内腔由上而下呈漏斗形扩张,形成子宫下段,构成宫腔部分;临产时扩张得更长,由数毫米伸展至 7~10cm。

峡部是由平滑肌和有弹性纤维的结缔组织组成。近期研究显示宫颈内口处(峡部)平滑肌细胞含量(约占 50%~60%)明显多于宫颈外口(约占 10%),这些平滑肌细胞有以下特点:①通常围绕宫颈管,起到类似于括约肌的功能(图 34-1-1);②表达收缩相关蛋白(如缝隙连接),子宫体部及子宫颈平

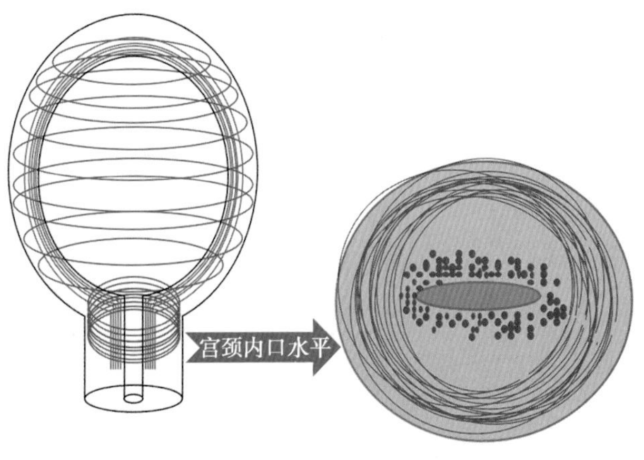

图 34-1-1 宫颈内口平滑肌细胞明显多于宫颈外口,围绕宫颈管,起到类似括约肌的功能

滑肌细胞间通过平滑肌细胞的缝隙连接来联系；③如给予外源性催产素，可以像子宫体部平滑肌细胞一样收缩，并可以将子宫体平滑肌的收缩向下传导。此外，围绕宫颈间质的一层上皮细胞，形成其与外部阴道环境的活性通道及交通，增加了其复杂性。宫颈结构的不均质性意味着宫颈内口、外口的功能不同。

2. 宫颈组织学　既往研究认为宫颈组织相对均匀，主要由细胞外基质/胶原蛋白（占 90%）以及微小细胞成分（10%~15%，包括成纤维细胞、平滑肌细胞、腺细胞、血管细胞、免疫细胞）构成，结构和生理上与宫体不同。

（1）宫颈上皮：宫颈管由分泌黏液的单层柱状上皮覆盖，与阴道鳞状上皮相连形成鳞柱交界，宫颈柱状上皮呈细长形，彼此连接紧密，底层及中层细胞内可见圆形和椭圆形细胞核。宫颈缺乏腺体结构，宫颈柱状上皮形成腺窝样结构分泌黏液，储存精子。

（2）基质：宫颈上皮下基质成分的研究较明确，宫颈组织细胞外基质主要由蛋白质（大部分是胶原蛋白，以及一部分弹性蛋白）和糖蛋白（如透明质酸和核心蛋白聚糖）组成，作为宫颈的支架，决定宫颈的强度和弹性。

宫颈的硬度由胶原组织决定（70%的Ⅰ型胶原和 30%的Ⅲ型胶原），构成宫颈细胞外基质的主要蛋白成分；胶原占宫颈基质基本物质的 80%，研究认为胶原纤维的方向性决定了其在妊娠时的支持能力，环绕宫颈内口的环形纤维阻止宫颈扩张，纵向纤维与宫颈延展相关。

在 20 世纪 70 年代，有研究认为宫颈细胞外基质中的胶原蛋白网分 3 个不同区域（图 34-1-2）：内层和外层包含大部分胶原纤维，平行于宫颈管；中层包含的胶原纤维环绕与宫颈管平行的内层及外层胶原纤维（理论上防止宫颈扩张时宫颈与宫体撕裂），

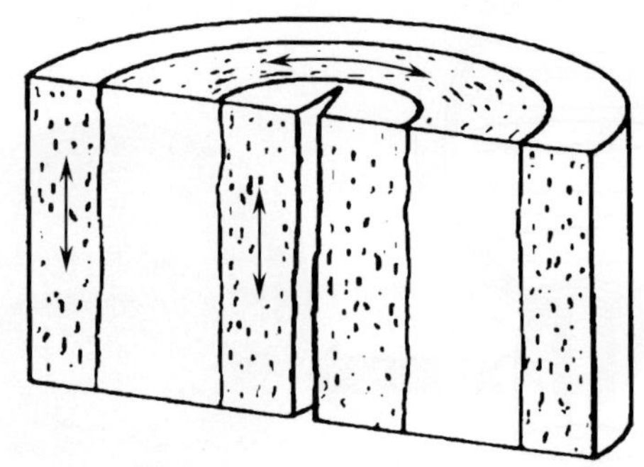

图 34-1-2　宫颈细胞外基质胶原蛋白网 3 个不同区域，内层和外层胶原纤维平行于宫颈管，与宫颈延展相关，中层的胶原纤维环绕宫颈管

胶原组织相对均匀。而近年的研究发现宫颈胶原蛋白网具有高度非均质性，交织区胶原蛋白沿宫颈内口向宫颈外口逐步变化，此外，胶原蛋白网（组织）的强度取决于每个胶原纤维之间的交联程度以及胶原蛋白的类型，宫颈内口的胶原蛋白交联程度与宫颈外口有显著差异。

弹力蛋白仅是宫颈基质中很少的一部分，大多数弹力蛋白纤维分布于血管壁，仅少数散在分布于基质。研究发现，应用特殊染色技术或生化方法可以发现更多的弹力蛋白，弹力蛋白占 0.9%~1.6%；弹力蛋白来源于宫颈外口，片状向宫颈内口延伸；在内口水平，弹力蛋白稀疏，多出现在平滑肌细胞聚集的相应位置。弹力蛋白被认为在妊娠过程中及妊娠后对宫颈重塑起到重要作用。

3. 宫颈的功能

（1）宫颈周期性变化与宫颈结构：宫颈在月经周期解剖结构及生理功能会发生变化，以促进或阻止精子的进入，保证子宫内膜的脱落。应用改良的造影技术及之后的核磁共振成像（MRI）研究发现：宫颈内口的直径会发生周期性变化，卵泡期宫颈内口直径较分泌期宽大，卵泡期宫颈的整体长度和宽度是最大的，卵泡期宫颈管直径平均为 4.5mm，而分泌期为 3.8mm；另一研究发现黄体期宫颈内口严密闭合而月经期即松弛。应用“直接造影法”观察宫腔内注入碘油的保留时间发现：卵泡期为 1~3 小时，黄体期为 4~8 小时，在月经前 2 天仅保留 30 分钟，这提示颈体交界部在月经周期不同时期有宽窄不同的变化。

（2）宫颈黏液的产生及分泌：人类宫颈主要分泌宫颈黏液，在雌、孕激素的调节下由宫颈柱状上皮产生和分泌，排卵期宫颈黏液呈拉丝状，黏性均一，利于精子上行、存储及存活。排卵及妊娠后，黄体分泌孕酮，宫颈黏液黏稠，不利于精子和微生物上行进入宫腔。

（二）妊娠期、分娩期宫颈组织的变化

妊娠期宫颈的作用是维持和保护胎儿，保持闭合及足够的长度，宫颈黏液栓阻止下生殖道微生物的上行。宫颈内口水平保持足够的张力，减少胎膜及妊娠物向宫颈管下移，一旦下移会引起这一屏障的缩短和黏液栓消退。经阴道超声检查发现，妊娠期宫颈长度大多为 30~40mm，如“钟形”；宫颈长度 <20mm 容易发生早产。正常妊娠时，妊娠 14~28 周内宫颈长度变化不大，妊娠 28~32 周宫颈长度可逐渐缩短。

通过 MRI 及三维超声对妊娠期宫颈的三维变化的研究发现：随妊娠孕周增加，宫颈管及宫颈基质增加大约 1/3，提示由于胶原溶解，基质的张力下降，胶原网松弛。临床通常用宫颈软化（softening）、缩短（shortening）、隧道（funneling）、消退（effacing）、扩张（dilating）等名词来描述宫颈在妊娠期间的形态变化，这些变化统称为宫颈重塑。宫颈重塑是妊娠期宫颈进行性改变和复原的合成名词，是宫颈内在组织成分发生变化继而引起的解剖结构变化，包括 4 个重叠阶段，即持续进行的宫颈软化过程，临产前宫颈显著软化、容受性增加的加速阶段（宫颈成熟），分娩前宫颈扩张活跃期，以及产后恢复期。因为很难从妊娠女性中获得标本，因而对于宫颈重塑的研究主要在啮齿类动物、大鼠模型中进行。妊娠早期宫颈重塑即开始，早在 19 世纪，血、尿妊娠试验尚未问世，最早在妊娠 6 周时，医师们就可以根据妇科检查发现宫颈变软来协助判断妊娠与否。在啮齿类动物中，宫颈软化期的特征是胶原蛋白溶解度增加（胶原蛋白交联减少），胶原蛋白交联形成酶减少；在宫颈软化早期，成熟与非成熟交联胶原蛋白的比值减少，即成熟交联胶原蛋白减少，非成熟胶原蛋白增加，使得组织顺应性增加。除了胶原蛋白交联的变化，宫颈软化可能需要其他基质细胞蛋白改变，从而调节胶原蛋白形成及细胞与基质间的相互作用（如血小板反应蛋白 2、细胞黏合素 C）。这些阶段使宫颈顺应性增加，容易扩张，完成胎儿分娩。

紧随宫颈软化之后的便是宫颈成熟，宫颈成熟过程是一个复杂的过程，目前并不完全明了。研究表明，宫颈成熟阶段的特点包括：①胶原纤维直径和纤维间距增加以及从直纤维变为波状纤维；②透明质酸合成增加，增加组织水合作用，使组织依从性增加；③免疫细胞激活或聚集，释放基质金属蛋白酶（matrix metalloproteinase，MMP）。研究表明，在小鼠中，透明质酸和成熟的免疫细胞激活是宫颈成熟过程中必不可少的，但孕妇体内激素水平的波动对宫颈重构的影响仍未明确。

尽管人类和啮齿类动物的许多生化过程是相似的，但是人是两足动物，啮齿动物是四足动物，重力对宫颈的作用是不同的；而且物种的生殖解剖不同（人类只有 1 个子宫，啮齿类有 2 个），使得啮齿类动物的研究结果与人类不尽相同，到目前为止，学者们仍然不能完全理解人类宫颈重塑的生理机制。

分娩期，分娩的启动由胎儿及胎盘内分泌信号控制，引起一系列细胞因子、前列腺素、缩宫素的炎症级联反应。子宫收缩，胎膜或先露向下的压力使原本软化的宫颈进一步延展、扩张，宫颈内口水平的肌纤维松弛成为子宫下段的一部分，在足月妊娠分娩过程中，宫颈变化从一个 T 形（长/宫颈关闭）到 Y 形，然后 V 形，然后 U 形，最终宫颈完全扩张使得胎儿娩出，产后宫颈组织逐渐缩复。这些过程是各种酶作用后引起的胶原排列和结构变化的结果。

二、宫颈机能不全与妊娠中期流产、早产

如前所述，妊娠期间宫颈逐渐软化，至分娩期成熟。妊娠中、晚期宫颈成熟可能有以下原因：

（一）先天性发育异常导致宫颈发育不良

主要由于构成宫颈的胶原纤维减少（正常妇女的宫颈活检标本中检测出胶原蛋白的含量显著高于先天性宫颈发育不良的妇女），或者宫颈胶原纤维的比例失调，即宫颈中可溶性胶原的含量高于正常孕妇，导致宫颈机能不全。先天性宫颈发育不良常表现为初次妊娠即发生自发性早产或妊娠中期无痛性羊膜囊凸出导致流产。

子宫先天性发育畸形可能合并宫颈组织结构先天发育异常。Chifan M 等对 316 例子宫畸形患者在妊娠 16~20 周进行超声检查，发现 49 例（15.3%）合并宫颈机能不全，其中子宫纵隔 30 例（9.5%），双角子宫 11 例（3.4%），单角子宫 8 例（2.5%）。此外，妊娠期服用己烯雌酚的孕妇，己烯雌酚通过胎盘达胎儿体内，可导致女婴子宫发育畸形，形成 T 型子宫，同时可能影响宫颈胶原纤维的构成，导致宫颈机能不全。

（二）宫颈手术、宫颈裂伤引起的宫颈机能不全

1. 宫颈锥切术　宫颈锥切术是治疗宫颈上皮内瘤变（cervical intraepithelial neoplasia，CIN）的治疗方法，手术切除或破坏了部分宫颈组织后，可导致妊娠后宫颈的机械支撑作用减弱、宫颈弹性不足；再生宫颈组织中胶原的不同组成成分比例改变影响宫颈的功能；此外，因锥切术后宫颈黏液分泌减少，宫颈的防御能力受到损害，病原微生物侵入而引起感染的可能性增大。研究发现宫颈锥切的深度越大、范围越广、创面越大，对宫颈机能的影响越大，锥切后宫颈长度<15mm，早产概率明显增加；宫颈电圈环切术（loop electrosurgical excision procedure，LEEP）切除的宫颈组织深度>1.2cm、体积>6cm^3 时，早产率明显增加。

2. 前次分娩时急产、第二产程延长、妊娠中期引产引起宫颈组织损伤　前次分娩时急产、第二产

程延长、妊娠中期引产都可能引起宫颈组织的损伤，甚至发生宫颈裂伤，引起宫颈机能不全，再次妊娠时发生中期妊娠流产或早产。既往有第二产程延长的孕妇发生宫颈机能不全的概率是既往没有以上病史孕妇的25倍，既往有急产史的孕妇发生宫颈机能不全的概率是正常孕妇的7倍。值得注意的是宫口开大5cm以上后进行剖宫产时，子宫下段切口位置低，有可能造成以后宫颈机能不全，建议胎头下降宫口开大剖宫产时下段切口的位置稍高为宜。

3. 扩宫导致宫颈裂伤　各种宫腔操作时，粗暴的扩宫可能导致宫颈裂伤，相对于负压吸宫术，钳刮术对宫颈的机械创伤更大，宫颈发生损伤—炎症反应—修复再生等过程，纤维的断裂、细胞的增生可能影响宫颈内口括约肌的功能，导致宫颈机能不全。有研究表明既往有早孕期刮宫史的孕妇宫颈机能不全发生率是正常孕妇的5倍。对于宫腔镜电切手术，通常宫口要扩至10号以上，但由于手术前有宫颈预处理（宫颈海藻棒、宫颈扩张棒或米索前列醇、卡孕栓等，详见第九章第1节），因扩张宫颈所致的宫颈裂伤机会不多，通常不必担心扩宫后引起宫颈机能不全的问题。

（三）宫内感染

正常的宫颈管有一定长度，宫颈管内的黏液栓是阻止病原微生物上行感染的屏障，当宫颈解剖结构受损或先天发育异常引起“宫颈机能不全”，妊娠期宫颈缩短，抵制感染的功能下降，宫颈及阴道穹窿部的微生物上行，产生蛋白水解酶，水解宫颈口附近胎膜的细胞外物质，使组织张力降低，胶原纤维Ⅲ减少，胎膜脆性增加；细菌产生的内毒素也有诱导产生前列腺素的作用，前列腺素增加导致子宫收缩；在宫内压力增强、局部张力降低、脆性增加的情况下，发生胎膜早破，或者引起绒毛膜羊膜炎，最终导致妊娠中期流产或早产。

（四）孕激素活性受限

研究发现孕酮治疗可逆转妊娠宫颈的容受性，而服用17α-羟孕酮对临床诊断宫颈机能不全的患者妊娠结局有帮助，因此认为宫颈机能不全可能与孕激素活性受限有关。

三、宫颈机能不全——一种“产科综合征”

胎儿自发性早产或妊娠中期流产的3个基本要素是宫颈重建/成熟、蜕膜活化以及子宫收缩。一个患者可能同时存在多种病因，到目前为止，这些因素间相互作用的方式或任何潜在的分子机制都未完全阐明。人类及动物的研究表明，妊娠后宫颈便开始软化，并且在分娩前扩张完全。对比正常和病理性宫颈重建研究发现：足月分娩时，宫颈缩短同时伴随宫颈延展，胎头逐渐下降，初期宫颈外口无扩张；而宫颈内口机能不全引起早产或中期流产时，首先是羊膜囊突入宫颈管上段，然后引起宫颈缩短，最终羊膜囊脱出宫颈外口，此时宫颈无明显延展。

此外，宫颈承受宫腔内压力和重力、生长中的羊膜囊对子宫的牵张力，属于静态负荷；胎膜与子宫下段间粘连紧密，胎膜硬度高时，张力分布于胎膜和宫颈，当粘连破坏或胎膜硬度降低，宫颈承受张力增加。宫颈的三维几何学和子宫宫颈间角度对宫颈内口的负荷分布及张力形式是非常重要的。

尽管子宫收缩对宫颈的变化非常重要，但临床实践发现很多有频繁宫缩的患者宫颈并没有缩短，相反，宫缩并不明显时宫颈已开始缩短的现象也非常常见；相关的机制目前并不清楚。因此，越来越多的学者认为宫颈机能不全与先兆子痫、小于胎龄儿、胎死宫内、胎膜早破相似，被认为是一种“产科综合征”，而不是一种单一的疾病。到目前为止，对于宫颈机能不全，还有很多我们尚未发现的机制，需要进行进一步的深入研究。

四、宫颈机能不全的诊断

对于宫颈机能不全目前仍缺乏客观和明确的诊断标准，目前的诊断主要是基于病史的诊断和基于妊娠中期宫颈长度缩短等超声标志进行的诊断。

（一）基于病史的诊断

通常，宫颈机能不全在以下一些情况下诊断：①妊娠中期、晚期出现无痛性宫颈扩张，继发流产或早产；②妊娠20周左右时，胎儿的常规排畸超声检查偶然发现羊膜囊脱出、宫颈扩张，高度可疑宫颈机能不全；③患者既往有无痛性羊膜囊脱出、妊娠中期流产或早产的相关病史，再次妊娠进行超声连续监测时，发现宫颈缩短、扩张或羊膜囊脱至宫颈管（宫颈“隧道”形成）；④反复妊娠中期无痛性宫颈扩张，羊膜囊脱出，继发妊娠中期流产、早产，排除子宫畸形或妊娠期感染等情况。

因此，病史在诊断中是非常重要的，中期流产或早产史伴随无痛性宫颈扩张和羊膜囊膨出，之后胎儿娩出，高度提示宫颈机能不全。在一些病例中，中期流产和早产还合并有其他原因，如感染（绒毛膜羊膜炎）和过度的子宫收缩（子宫的其他病理状况），在这种情况下，诊断会受到影响。

文献报道的非妊娠期的有关宫颈机能不全的试验性诊断方法，例如：子宫输卵管造影术（HSG），宫颈球囊牵引试验，Hegar 扩张棒来评估宫颈机能，球囊回弹试验和宫颈扩张分级计算宫颈阻力指数，超声测量宫颈内口水平的颈管宽度>0.6cm 等方法，由于没有任何一种方法经过严格的科学研究验证，因此都不能用作诊断宫颈机能不全的标准，至少不是单一的高危因素。

（二）基于超声的诊断

妊娠期宫颈长度逐渐缩短，妊娠中期宫颈长度的测定对预测早产或中期流产的发生有一定的价值。Heath 等研究发现：对低危患者在妊娠 23 周进行宫颈长度测定，发现宫颈长 60mm、30mm、15mm、5mm，妊娠 26 周前发生流产的概率为 0.2%、0.8%、4.0%、78%。对于低危患者，妊娠中期宫颈长度<25mm 的妇女多数可以维持至足月分娩，27%的妇女在妊娠 37 周前分娩，<18%的妇女在妊娠 35 周前分娩；对于中期妊娠宫颈长度<15mm 的妇女，大约 50%在妊娠 33 周前分娩。临床上通常对短宫颈的定义为：对于既往有自发性早产或无痛性羊膜囊脱出妊娠中期流产史的高危患者，妊娠 24 周前，经阴道超声测定宫颈长度<25mm 被认为是短宫颈。需要注意的是：无单胎妊娠早产病史或中期流产病史，偶尔一次测得宫颈长度较短，不能诊断。

在妊娠足月分娩过程中，超声检查发现：一部分产妇第一产程宫颈缩短、延展伴胎头逐渐下降，而无外口扩张；另一部分产妇（50%以上）羊膜囊逐渐凸入宫颈内口水平以下，称为宫颈“隧道”（funneling）形成（图 34-1-3），宫颈出现从一个 T 形（长/宫颈关闭）到 Y 形，然后 V 形，然后 U 形的变化（图 34-1-4），最终宫颈完全扩张使得胎儿娩出，产后宫颈组织逐渐缩复。一个前瞻性的观察研究发现：宫颈“隧道”的出现比 Bishop 评分、宫颈长度变化更能预测宫颈的软化。如果在妊娠中期超声检查发现宫颈

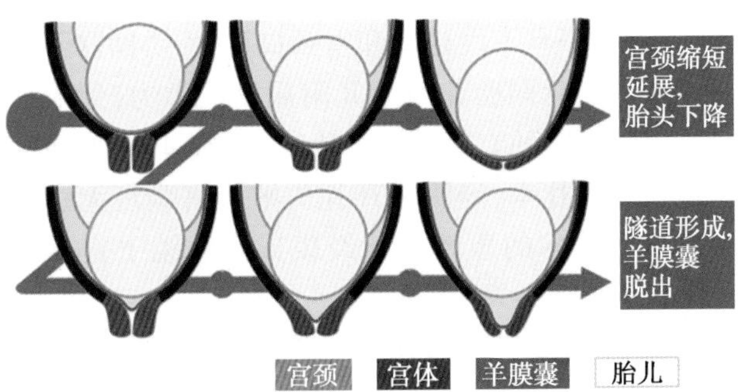

图 34-1-3　足月分娩产程中宫颈变化的两种不同形式

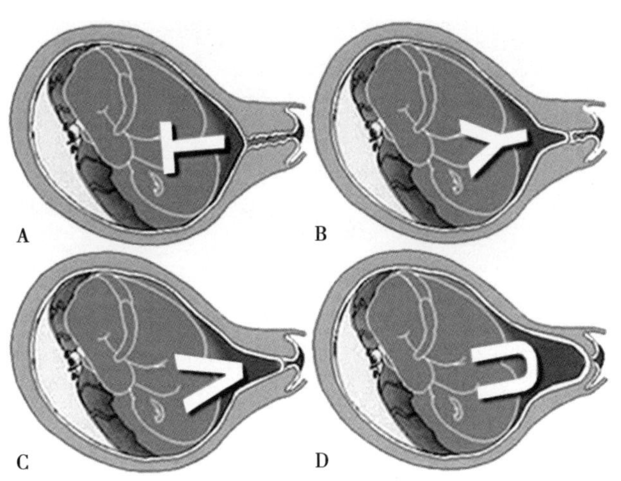

图 34-1-4　不同程度的宫颈漏斗示意图。随羊膜囊脱入宫颈管的程度不同，形成宫颈隧道

A. T 形，宫颈内口关闭状态；B. Y 形，羊膜囊部分凸入宫颈管，宫颈仍有一定有效长度；C. V 形，羊膜囊部分突入宫颈管，宫颈有效长度缩短；D. U 形，羊膜囊进一步凸入宫颈管，接近宫颈外口

“隧道”形成（宫颈内口扩张），通常是病理情况引起的宫颈形态的异常改变，羊膜囊进入宫颈内口，宫颈提早缩短，早产的风险升高，但需要注意的是中期妊娠时出现“隧道”并不必然引起早产和中期流产。对于既往有自发性早产或妊娠中期流产病史的高危患者，如果在妊娠中期超声检查发现宫颈“隧道”形成（宫颈内口扩张宽度>5mm）对早产的预测价值更高，而 U 形隧道形成较 V 形隧道早产的风险更高。

因此，对于既往有无痛性羊膜囊脱出发生妊娠中期流产或有早产史的单胎妊娠患者，妊娠 24 周前超声检查发现宫颈长度<25mm，或出现“隧道”时，可诊断为宫颈机能不全，建议进行预防性宫颈环扎术。

经阴道超声检查不受母体肥胖、宫颈位置、胎儿影像的影响，可重复性强，因此宫颈长度的测定要通过经阴道超声来测定。临床上测得的宫颈长度是闭合宫颈部的长度，测量时需注意：①患者需排空膀胱；②探头表面覆清洁保护套；③探头插入阴道时动作要轻柔；④探头放置在前穹窿，轻柔移动探头，获得整个宫颈的矢状位图像；⑤将图像放大至画面占满 2/3 屏幕；⑥宫颈内口、外口清晰，测定内口至外口的距离（图 34-1-5），或者测定漏斗末端距外口的距离（有效长度）（图 34-1-6）；⑦重复测量 2 次，选择 3 次测定值中最短值作为宫颈测量的长度。为保证妊娠期宫颈长度测量的准确性，很多国家要求必须经过专门培训或认证的医师才可以进行测量。

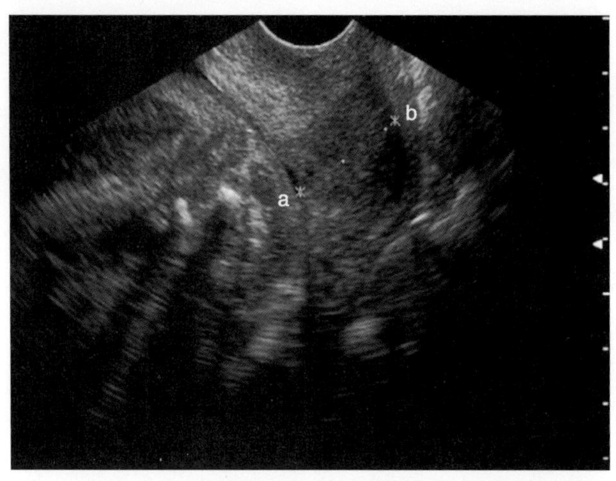

图 34-1-5 经阴道超声宫颈长度测量，a 代表宫颈内口，b 代表宫颈外口，宫颈内口至外口距离即宫颈长度

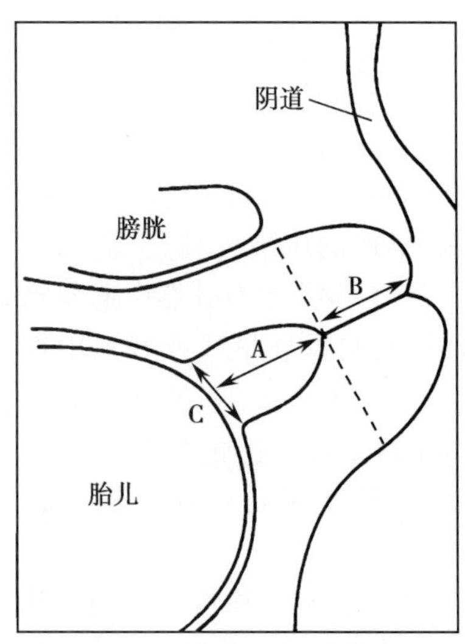

图 34-1-6 宫颈有效长度测定图示

A. 内口至隧道基底距离；B. 隧道基底至宫颈外口距离（宫颈有效长度）；C. 宫颈内口水平

五、宫颈机能不全的治疗

（一）非手术治疗

1. 生活方式及药物治疗 多年来对因宫颈机能不全所致复发性妊娠中期流产和早产的处理是以保守治疗为主，其主要手段有：绝对卧床休息、减少活动、避免性生活、禁止吸烟、应用宫缩抑制剂及抗生素。目前常用的宫缩抑制剂有沙丁胺醇（主要应用于妊娠 20 周之前）、盐酸利托君（主要应用于妊娠 20 周之后）、硫酸镁、吲哚美辛、间苯三酚、硝苯地平，近年又有阿托西班等，还可给予孕酮类药物。非手术治疗可以降低宫颈机能不全患者早产的风险，但存在较高的失败率。

2. 宫颈托 宫颈托（cervical pessary）是一个软的有弹性的硅酮材料的装置，最早文献报道始于 1959 年，是预防宫颈因素导致早产的一种保守治疗方法，不需要麻醉和手术，徒手放置即可完成，在欧洲使用相对较多。放置宫颈托的前提条件是无宫缩、无阴道炎症、无阴道出血、胎膜完整并胎儿无畸形，宫颈托通常在妊娠 34~36 周时取出，如有胎膜早破、宫缩、阴道出血或明显不适时需及时取出。有宫缩、胎膜早破、孕妇发热、CRP 升高、WBC>$15×10^9$/L、阴道异常排液和出血时禁忌使用。

宫颈托通过改变宫颈管的方向，缓解妊娠子宫对宫颈内口的直接压力，用于预防宫颈机能不全导致的晚期流产和早产。但对于宫颈托预防早产的作用效果报道不一。2012 年发表的来自西班牙的随机对照的研究结果显示宫颈托可以用于短宫颈单胎孕妇预防早产，共 385 例孕妇，妊娠 20~23 周宫颈长度<25mm，随机分成期待组和宫颈托组，结果为宫颈托组 34 周前的早产率为 6%，而期待组为 27%，宫颈托组早产率显著低于期待组。另有来自中国香港的资料显示宫颈托对于单纯短宫颈孕妇预防早产的效果并不显著，他们从 4 438 例孕妇中筛选出 203 例宫颈管长度<25mm 的孕妇，其中 108 例同意并参加了研究，结果显示宫颈托组并未降低 34 周前的早产率。对于宫颈托是否可以预防双胎妊娠的早产概率，目前的随机对照研究结果尚无定论，一些研究发现对于未选择的双胎妊娠病例或宫颈长度<25mm 的双胎妊娠，宫颈托对于预防早产并无益处，而另一些研究认为宫颈托可以降低双胎妊娠早产概率，因此，宫颈托并不作为预防双胎妊娠早产的常规推荐方法。

目前，对于高风险患者选择性放置宫颈托的潜在受益证据是有限的，还需要更多的随机对照的研究来得出科学的结论。

（二）宫颈环扎术

宫颈环扎术治疗目的是尽可能地加强宫颈管的张力，阻止子宫下段延伸和宫颈口扩张，协助宫颈内口承担妊娠后期胎儿及胎儿附属物的重力，是治疗宫颈机能不全的有效方法。传统的宫颈环扎术为经阴道宫颈环扎术，经阴道环扎失败或宫颈短无法行经阴道环扎术的患者可行经腹或腹腔镜下宫颈环扎术。

1. 经阴道宫颈环扎术 传统的经阴道宫颈环扎术（transvaginal cervical cerclage，TVCC）是 1955 年由 Shirodkar 首先提出的，1957 年由 McDonald 改良。

Shirodkar 术式要求缝合位置尽量靠近宫颈内口水平，手术时需游离和上推膀胱，打开后穹窿，于子宫主韧带上方近宫颈内口水平缝合并扎紧，为高位环扎。McDonald 术式经阴道环扎不游离膀胱、不打开后穹窿，经阴道用缝合线直接环扎宫颈阴道连接处并扎紧。研究发现 Shirodkar 术式与 McDonald 术式手术后临床效果并无统计学差异，McDonald 术式较 Shirodkar 术式简单，不需要特殊设备和培训，临床医师易于掌握，近 50 多年来应用十分广泛，期间不断有医师对其经典术式进行改良，演变出了多种术式，如 U 形缝扎、荷包缝合、梅花缝合、双 U 形加固缝合、双重宫颈环扎法等多种术式。采用的缝合材料有单 7 号或 10 号丝线、双 7 号或 10 号丝线、1-0 医用涤纶编织线、7 号或 10 号医用涤纶编织线、聚丙烯环扎带和 3 根 10 号丝线编织成线带等。手术的麻醉也有局部麻醉、区域麻醉、全身麻醉和无麻醉等不同方法。

Deffieux 等在 2011 年报道了阴式宫颈峡部环扎术，手术时需游离和上推膀胱，打开后穹窿，进入直肠子宫陷凹，暴露骶韧带，自后向前用聚丙烯线缝扎在宫颈峡部，手术相对传统 TVCC 困难，需由有经验的医师来完成。由于环扎在宫颈峡部，需行剖宫产终止妊娠。2017 年，Neveu 对既往 McDonald 术式失败的宫颈机能不全的患者采用 Deffieux 的方法在早孕期施术，29 例患者超过 24 周的活产率为 96.3%。

经阴道宫颈环扎术因施术时间及患者状态不同，可分为预防性环扎、治疗性环扎及营救性环扎。预防性环扎一般在妊娠 13~16 周之间进行，手术指征包括既往有妊娠中期无痛性羊膜囊脱出流产史，且术前确认胎儿存活且无畸形存在。妊娠前经阴道预防性环扎的报道少见。治疗性环扎主要适用于妊娠中期超声检查发现宫颈管缩短（长度<25mm）、宫颈内口漏斗形成的孕妇。营救性宫颈环扎是宫颈已经扩张，胎膜膨出，早产在即患者的抢救措施。许多临床研究均表明经阴道宫颈环扎术较保守治疗效果好，预防性宫颈环扎手术成功率在 81%~86%，营救性宫颈环扎成功率为 50%~59%。

在 2017 年，Sperling JD 等总结了美国、英国、加拿大 3 个国家关于宫颈环扎手术指南，宫颈环扎术的适应证包括以下两种情况：①根据病史进行的预防性环扎术：美国的指南认为≥1 次的无痛性宫颈扩张引起的孕中期流产，排除妊娠中期宫缩、胎盘早剥感染、破膜等明确的病理因素或既往孕中期由于无痛性宫颈扩张曾行环扎术；英国及加拿大的指南认为≥3 次妊娠中期流产或早产史。②根据妊娠中期宫颈长度和宫颈缩短等超声标志决定是否进行宫颈环扎术，三个国家的指南均认为：既往有自发性早产或妊娠中期流产病史，本次妊娠为单胎妊娠，妊娠 24 周前超声测量宫颈长度<25mm，可进行宫颈环扎术。三个国家的指南中均提出：对于既往无早产史，宫颈长度<25mm、子宫畸形、宫颈 LEEP 或锥切手术后、多胎妊娠，并不建议常规进行预防性宫颈环扎术，而是通过判断是否符合上述适应证来决定是否进行环扎术。

2. 经腹宫颈环扎术　很多研究发现：传统的经阴道环扎术，即使是高位经阴道宫颈环扎术，也很难缝扎到宫颈内口水平，而是缝扎在宫颈的中上段（图 34-1-7），不能很好地支持宫颈承受的张力，因此经阴道环扎术仍有一定的失败率。

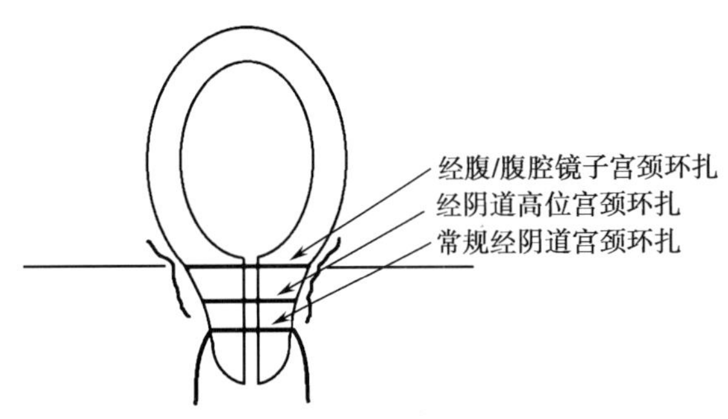

图 34-1-7　不同类型宫颈环扎术环扎带的位置

1965 年，Benson 等首次报道了经腹宫颈峡部环扎术（transabdominal cervicoisthmic cerclage，TCIC），也称经腹宫颈环扎术（transabdominal cerclage，TAC）。TCIC 的环扎部位在主韧带和宫骶韧带上方，能确保环扎带位于子宫颈内口水平，减少经阴道环扎术导致的绒毛膜羊膜炎的并发症，用于治疗既往经阴道环扎失败或宫颈短无法进行经阴道环扎术的宫颈机能不全患者。随着腹腔镜技术的迅速发展，腹腔镜外科技术越来越多地替代了传统的妇科开腹手术。

1998 年，美国 Scibetta 等首次报道了预防性腹腔镜宫颈环扎术（laparoscopic transabdominal cervicoisthmic cerclage，LTCC），腹腔镜下宫颈环扎术可以在妊娠前及早期妊娠时进行，这种方法创伤小、恢复快，并发症少，效果与开腹宫颈环扎术相同，甚至优于开腹手术，已成为替代开腹宫颈环扎术的有效方法。Moawad 等对 1 116 例开腹宫颈环扎术（26 个研究）、728 例腹腔镜环扎术（15 个研究）的妊娠结局进行系统综述，发现去除早期流产后，腹腔镜环扎术组的新生儿存活率(96.5%)明显高于开腹手术组(90.8%)，腹腔镜环扎术组超过妊娠34周分娩的概率高于开腹手术组(82.9% *vs.* 76%；$P<0.01$)。

Bolla等比较经阴道环扎术和腹腔镜环扎术后环扎带距宫颈外口的距离，有显著差异[经腹腔镜环扎(31.5±8.8)mm *vs.* 经阴道环扎(13.5±4.9)mm；$P<0.0001$]，术前两组宫颈长度无差异，至妊娠33周，经阴道环扎术后患者宫颈长度较术前明显缩短[术前(26.6±7)mm *vs.* 33周时为(13.2±7)mm，$P<0.0001$]，腹腔镜环扎术后宫颈长度无明显变化。提示开腹或腹腔镜环扎术环扎位置位于宫颈内口水平，可以更好地支持妊娠。

与开腹宫颈环扎术相同，腹腔镜宫颈环扎术的主要缺点是患者需要选择性剖宫产终止妊娠，如果孕中期发现胎儿畸形、胎死宫内或胎膜早破，可以通过腹腔镜或小切口开腹手术拆除环扎带，之后经阴道分娩，一旦妊娠中期突然出现宫缩频繁，有子宫破裂的风险，则需要紧急剖宫产终止妊娠。Shaltout等报道一种新型的手术方法，即在腹腔镜下在宫颈内口水平穿过宫颈组织由前向后进针，出针后再由宫颈后壁进针，在阴道后穹窿处出针，在阴道内扎紧打结，终止妊娠前可以在阴道内拆除环扎带，给患者阴道分娩的机会，报道的15例患者，术后12例足月妊娠经阴道分娩，2例因胎儿臀位行剖宫产术终止妊娠。这一方法报道的病例数较少，还需要大样本的资料证实其有效性和优势。

本章第2节、第3节将介绍腹腔镜宫颈环扎术手术方法及相关注意事项。

第2节　妊娠前腹腔镜宫颈环扎术

如前所述，腹腔镜下宫颈环扎术(LTCC)已成为替代开腹宫颈环扎术的有效方法，通常选择计划妊娠前实施手术。手术时机一般在计划妊娠前2~3个月，月经后3~5天，此时子宫颈组织较为松软，易于手术。妊娠前子宫体积小，放置子宫摇摆器或杯状举宫器后利于暴露穿刺点，便于手术操作，术中出血风险低于妊娠后手术。

一、适应证

1. 反复中期妊娠无痛性羊膜囊脱出继而流产，至少一次经阴道环扎失败史。

2. 无其他原因导致的孕中期流产史；有明确的宫颈损伤史，例如宫颈切除术后、宫颈过短或严重的宫颈裂伤(特别是延伸至阴道穹窿的裂伤)、宫颈瘢痕坚硬，由于解剖局限性，经阴道环扎术困难者。

3. 保留生育功能的根治性宫颈切除术后。

二、禁忌证

1. 绝对禁忌证

(1) 心、肝、肾衰竭的急性期不能耐受麻醉及手术者。

(2) 生殖道感染的急性期。

(3) 严重盆、腹腔粘连影响人工气腹形成或不能置镜者。

2. 相对禁忌证

(1) 既往妊娠中期流产或早产有明确的其他原因，例如绒毛膜羊膜炎、胎膜早破、持续阴道出血、可致死的胎儿缺陷或畸形、宫缩频繁等。

(2) 既往子宫手术史，例如剖宫产史、子宫肌瘤剔除术、子宫腺肌病灶切除术，晚期流产或早产不可避免，宫缩频繁时，如延迟拆除环扎线，瘢痕子宫破裂的风险增加。

(3) 子宫腺肌病，严重的盆腔子宫内膜异位症导致子宫粘连固定无法暴露穿刺点时。

随着医师手术经验的积累，腹腔镜手术的适应证范围逐渐扩大，但应充分术前评估，权衡手术利弊，充分与患者沟通可能发生的术中并发症和术后妊娠期的风险。

三、术前评估

1. 是否符合腹腔镜环扎术的适应证，排除手术禁忌证。

2. 评估是否存在其他引起妊娠中期流产的原因。

行三维超声或核磁共振检查、行宫腔镜检查评估子宫形态，排除先天性子宫畸形；对于复发性流产患者，应排除抗磷脂综合征(antiphospholipid syndrome，APS)、易栓症，进行抗心磷脂抗体、β_2微球蛋白、V因子Leiden突变等检查。行阴道上段涂片筛查细菌性阴道病(bacterial vaginosis,BV)。

四、环扎带、器械与使用

(一) 环扎带

最常用的环扎带为聚丙烯宫颈环扎带(Mersilene),宽度为5mm,长约30cm,环扎带两端各连接弯针,也有使用5股聚酯不可吸收缝合线(ETHIBOND EXCEL)(图34-2-1);双股1号聚酰胺单丝线的报道。

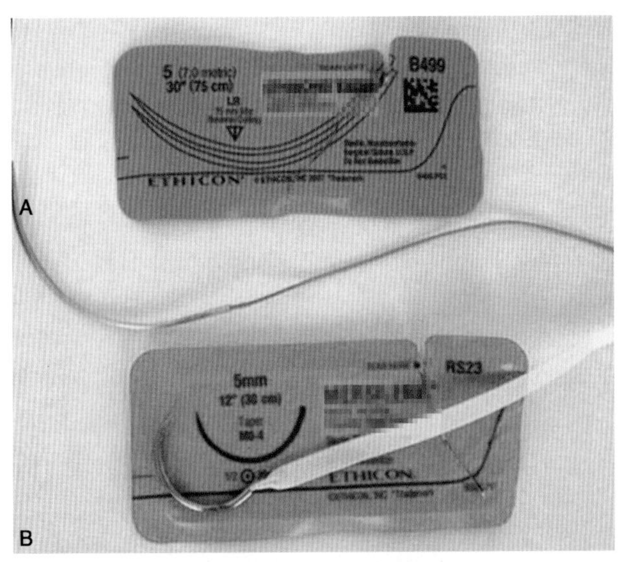

图34-2-1　宫颈环扎带

A. 5股聚酯不可吸收缝合线(ETHIBOND EXCEL);B. 聚丙烯宫颈环扎带(Mersilene)

术前小心将与环扎带相连的弯针掰成直针,自左侧腹5mm穿刺套管引入盆腔。

(二) 子宫摇摆器或杯状举宫器

1. 子宫摇摆器　使用子宫摇摆器举宫(图34-2-2),需选择适合宫腔长度的举宫头。举宫头过短,难以调整宫体的方向,过长有可能导致子宫穿孔。一般选择小于宫腔长度1cm的举宫头。选择后入路穿刺时,将子宫体调整为前倾位,宫颈固定器显露于道格拉斯陷凹,腹腔镜下可见较狭窄的宫体、宫颈交界处(即子宫峡部)和适于穿刺的位点(图34-2-3)。选择前入路穿刺时,将子宫体调整为水平位,向患者头端顶举,腹腔镜下即可见隆起的宫颈、狭窄的子宫峡部和适于穿刺的位点。

2. 杯状举宫器　放置杯状举宫器(图34-2-4)时,需注意宫腔内探棒长度小于探宫腔深度约1~1.5cm,减少向上用力顶举时子宫穿孔的机会;并根据宫颈的直径选择合适的举宫杯,以举宫杯恰好扣住宫颈为最佳,上推举宫杯举起子宫;充分暴露宫体

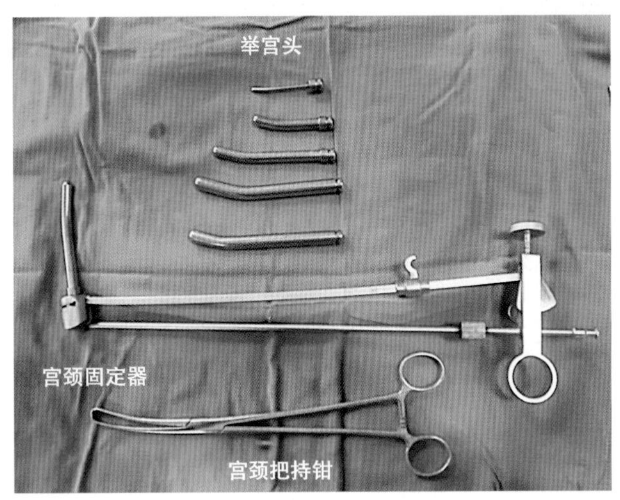

图34-2-2　子宫摇摆器

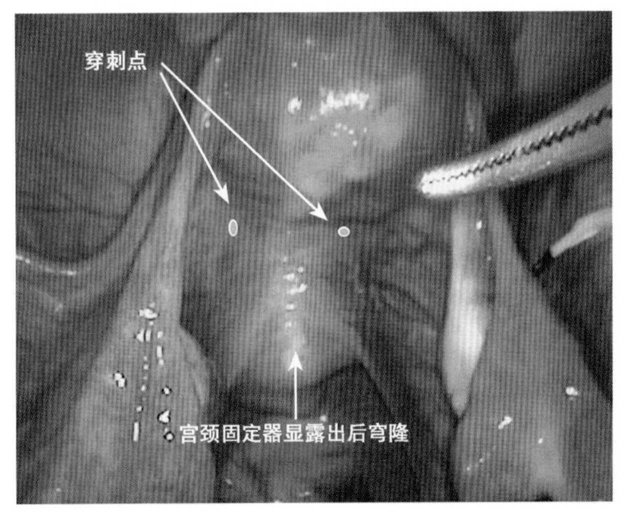

图34-2-3　腹腔镜监视下调整子宫为前位,子宫摇摆器的宫颈固定器显露已经放置在后穹窿处,显露于道格拉斯陷凹

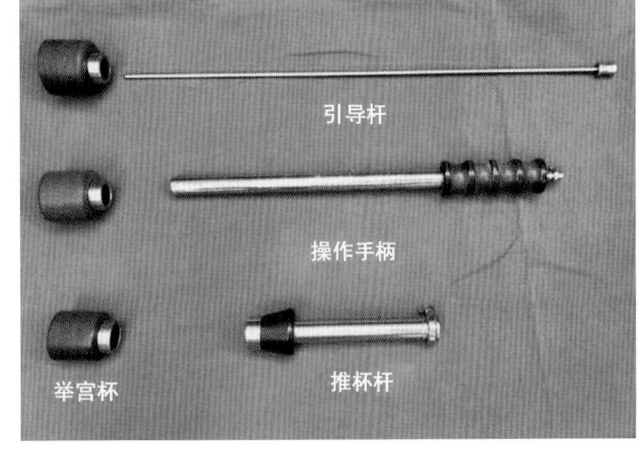

图34-2-4　杯状举宫器及不同直径的举宫杯

与宫颈连接处(子宫峡部),宫颈与峡部连接处位于举宫杯上缘。举宫杯的顶举使宫体和宫颈连接部即子宫峡部解剖清晰显示,准确定位宫颈峡部穿刺点的位置,直接进行穿刺,而不必打开膀胱反折腹膜及分离宫旁组织。

五、手术方法

患者取改良截石位,采取气管插管或喉罩静脉吸入复合麻醉。常规放置导尿管排空膀胱,传统腹腔镜 4 孔法穿刺,3 个辅助穿刺点,即 2 个侧腹部 5mm 穿刺口,1 个耻骨上 10mm 穿刺口。置入腹腔镜,气腹压力设置为 12 ~ 15mmHg (1mmHg = 0.133kPa),探查盆腔。

腹腔镜宫颈环扎术刚开展初期,医师担心增加损伤膀胱、血管的机会,多选择下推膀胱,分离宫颈旁间隙后,显露子宫两侧血管区后再进行穿刺。随着腹腔镜环扎手术技巧的提高,特别是杯状举宫器的应用,直接穿刺法(“极简式”腹腔镜环扎术)更为简便、实用。下面分别介绍这两种方法的要点:

(一) 分离宫颈旁间隙法

1. 横向打开子宫膀胱反折腹膜,稍下推膀胱,向两侧延长切口,显露耻骨宫颈筋膜和子宫血管(图 34-2-5、34-2-6)。采用钝性分离与锐性分离相结合的方法,在子宫峡部水平一侧与子宫血管中间打开通道,于骶韧带内上方打开阔韧带后叶,弯钳贴近宫颈穿过前面已经分离好的子宫峡部两侧与子宫血管之间通道,由前向后穿出阔韧带后叶的孔隙(图 34-2-7)。

2. 剪除与宫颈环扎带相连接的弯针,将环扎带引入盆腔。腹腔镜弯钳于子宫后方抓住环扎带的一端

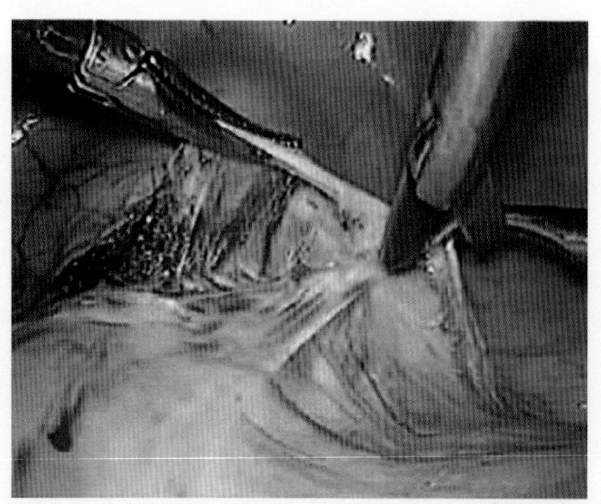

图 34-2-5　打开子宫膀胱反折腹膜,稍下推膀胱,向两侧延长切口,显露耻骨宫颈筋膜和子宫血管

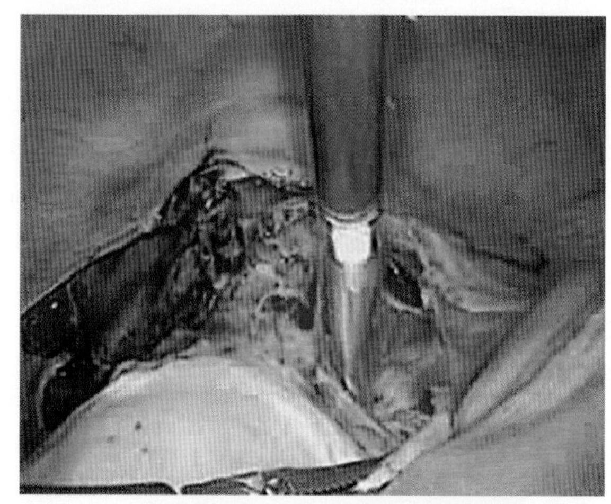

图 34-2-6　向两侧延长切口,显露耻骨宫颈筋膜和子宫血管

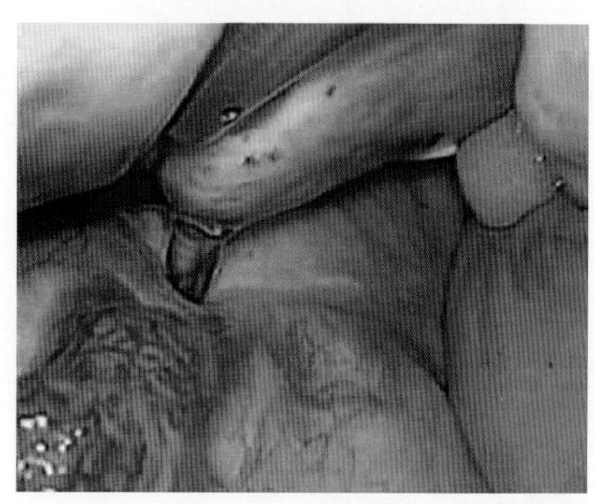

图 34-2-7　弯钳贴近宫颈右侧穿过子宫峡部与子宫血管之间通道,由前向后穿出阔韧带后叶的孔隙

穿过通道退回子宫前方(图 34-2-8、34-2-9)。同法处理对侧(图 34-2-10、34-2-11)。也可将抓钳由后向前穿入峡部与子宫血管间通道,于子宫前方抓住环扎带一端退回子宫后方;也有报道用 Deschamps 穿刺针由前向后穿刺,再将环扎带套在穿刺针上,分别从两侧由后向前拉出的方法。也可将 Mersilene 环扎带弯针掰成直针,引入腹腔,腹腔镜下下推膀胱、分离宫颈旁间隙后,避开血管、紧贴宫颈直接穿刺 Mersilene 环扎带。

3. 牵拉环扎带,将环扎带调整平顺置于子宫下段子宫颈峡部水平(图 34-2-12、34-2-13)。环扎带在子宫峡部前方或后方拉紧,打外科结 2 个,然后剪除多余环扎带,残留环扎带长度约 3 ~ 4cm(图 34-2-14 ~ 34-2-17)。

4. 连续缝合关闭膀胱子宫反折腹膜缺损(图 34-2-18、34-2-19)。冲洗盆腔,检查子宫前后创面出血点(图 34-2-20、34-2-21),必要时双极电凝止血。

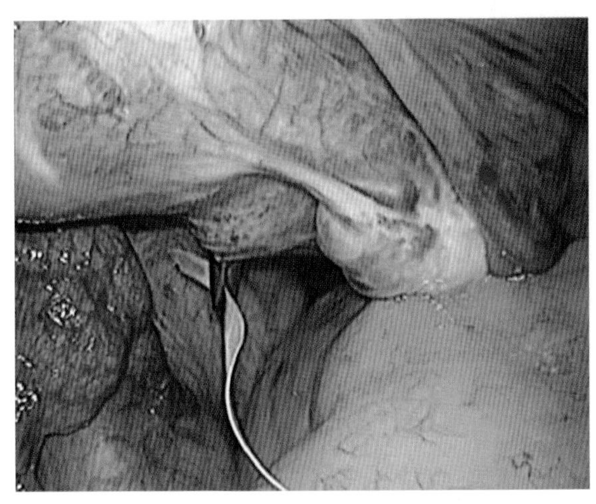

图 34-2-8 弯钳于子宫右后方抓住环扎带的一端

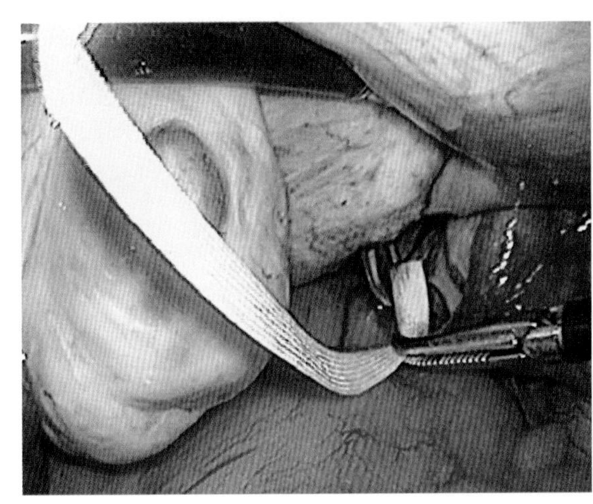

图 34-2-11 弯钳于子宫左后方抓住环扎带的一端

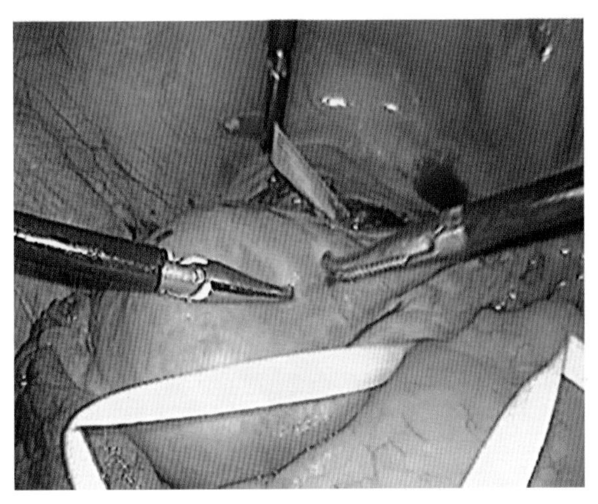

图 34-2-9 弯钳穿过通道退回子宫前方

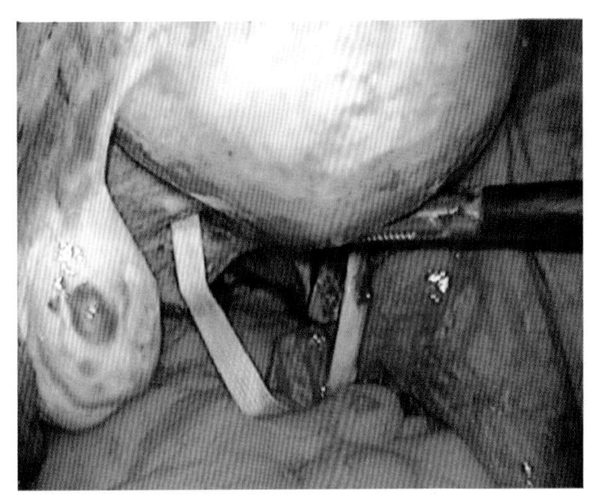

图 34-2-12 牵拉收紧环扎带

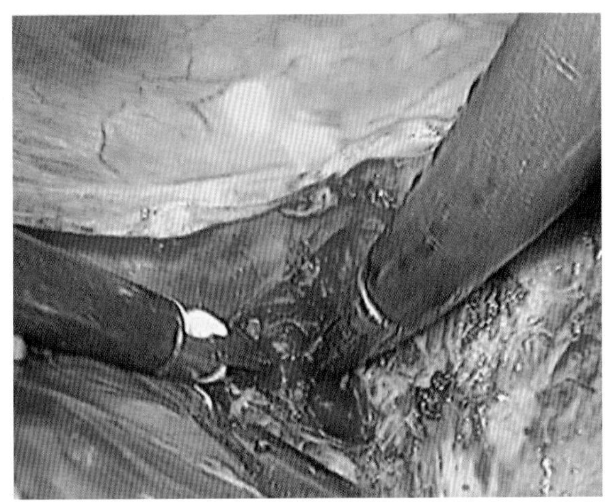

图 34-2-10 弯钳贴近宫颈左侧穿过子宫峡部与子宫血管之间通道，由前向后穿出阔韧带后叶的孔隙

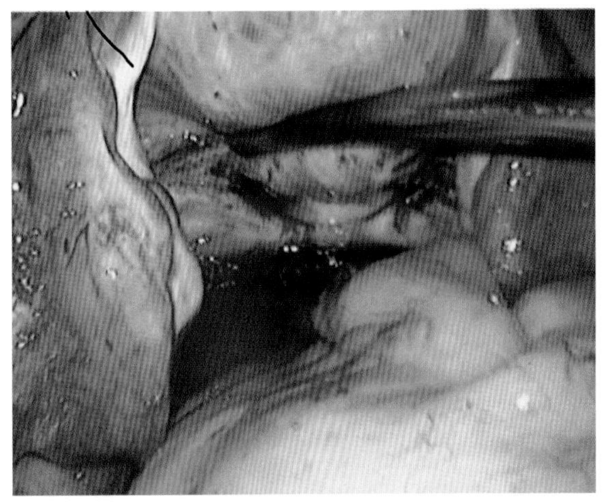

图 34-2-13 将环扎带调整平顺置于子宫下段子宫颈峡部水平

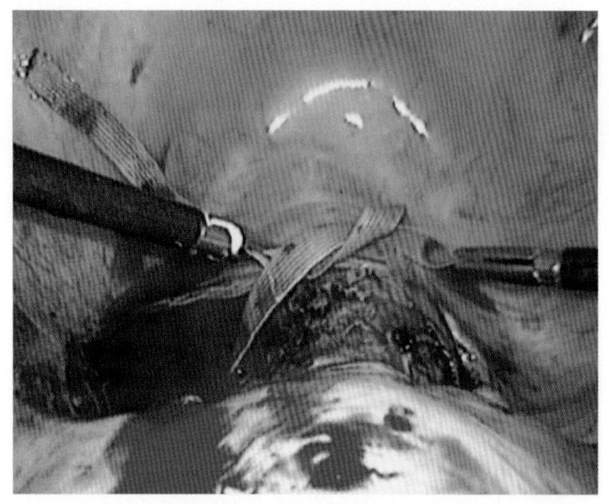
图 34-2-14 环扎带在子宫峡部前方拉紧，打外科结

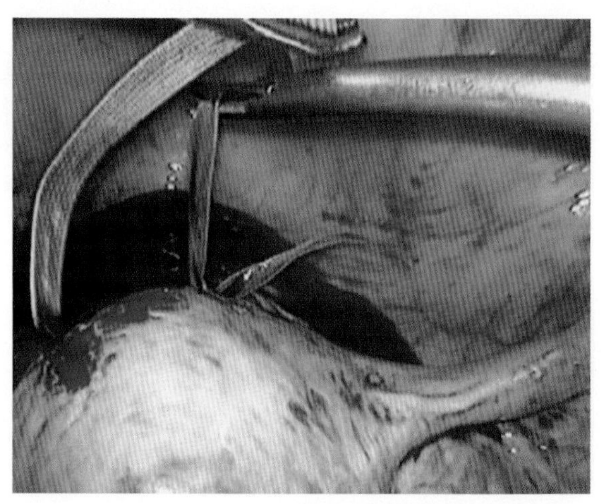
图 34-2-17 剪除多余环扎带

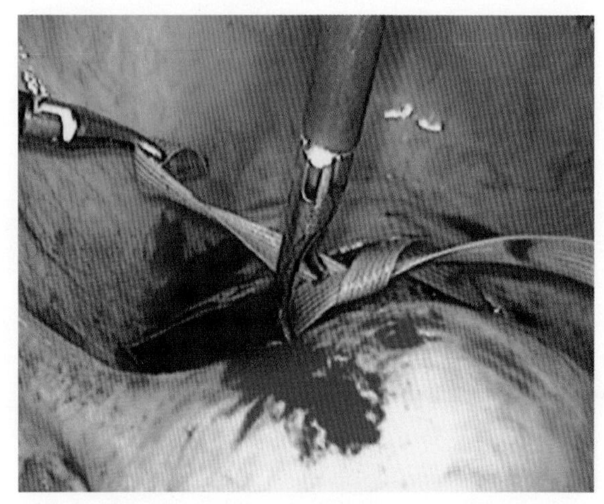
图 34-2-15 环扎带在子宫峡部前方打外科结

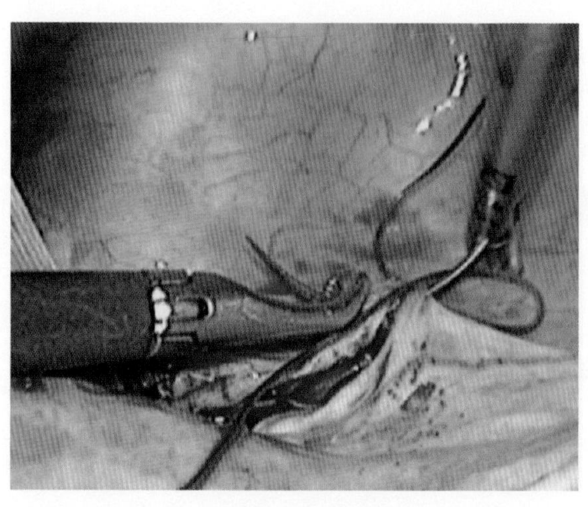
图 34-2-18 连续缝合关闭膀胱子宫反折腹膜

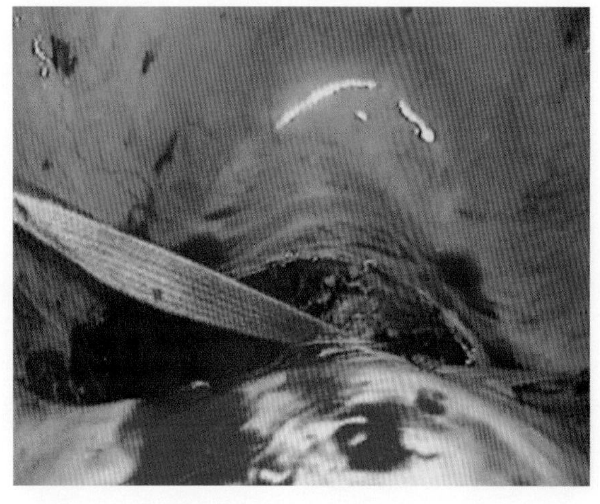
图 34-2-16 环扎带在子宫峡部前方打外科结 2 个

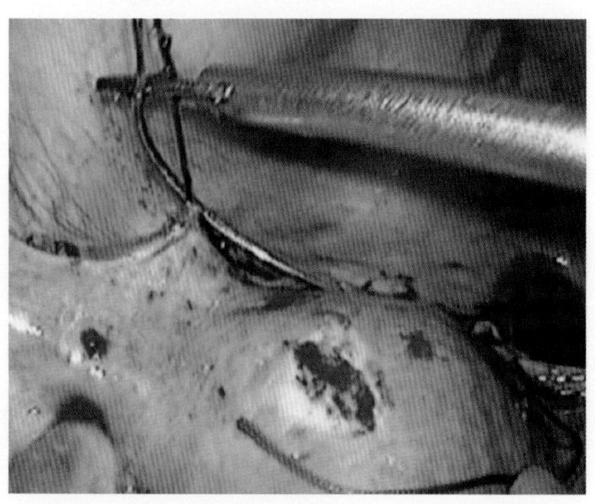
图 34-2-19 连续缝合关闭膀胱子宫反折腹膜

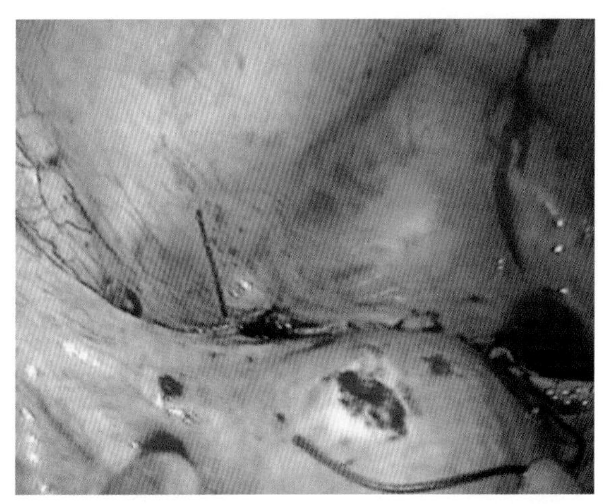

图 34-2-20　检查子宫前壁创面

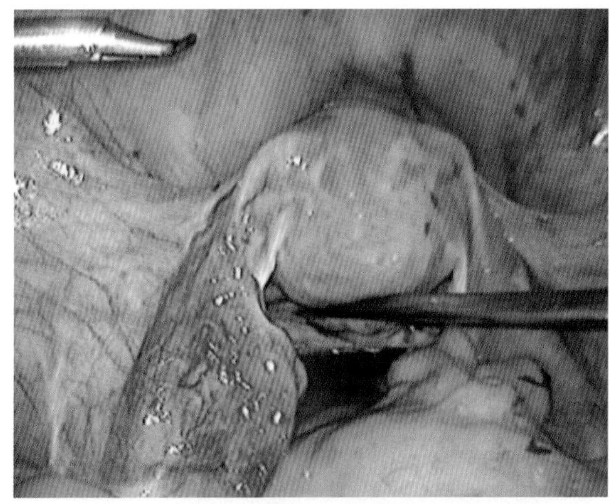

图 34-2-21　检查子宫后壁创面，环扎带位于宫颈内口水平

（二）“极简式”宫颈环扎术

此种方法不打开膀胱反折腹膜，不分离子宫血管，于宫颈内口水平紧贴宫颈在宫颈旁间隙穿刺，手术方法简便，易于掌握，因而被称为“极简式”手术。可以自前向后穿刺（前入路穿刺方法），亦可以由后向前穿刺（后入路穿刺方法），手术之所以能顺利完成，是在子宫摇摆器或杯状举宫器的帮助下准确判断穿刺点。推荐使用后入路穿刺方法，由后向前穿刺，结打在子宫峡部前方，以便于产科医师进行剖宫产时，容易找到环扎带并予以拆除，若结打在后方，特别是盆腔严重粘连时，不易找到环扎带，造成拆除困难。

如果使用杯状举宫器，放置举宫器需注意宫腔内探棒长度小于探宫腔深度约 1.5cm，根据宫颈的直径选择举宫杯型号，以举宫杯恰好扣住宫颈为最佳，上推举宫器举起子宫；充分暴露宫体与宫颈连接处（子宫峡部），穿刺点则位于子宫颈体交界相当于举宫杯上缘处，术者通过弯钳触及杯缘，可很容易找到（图 34-2-22）。

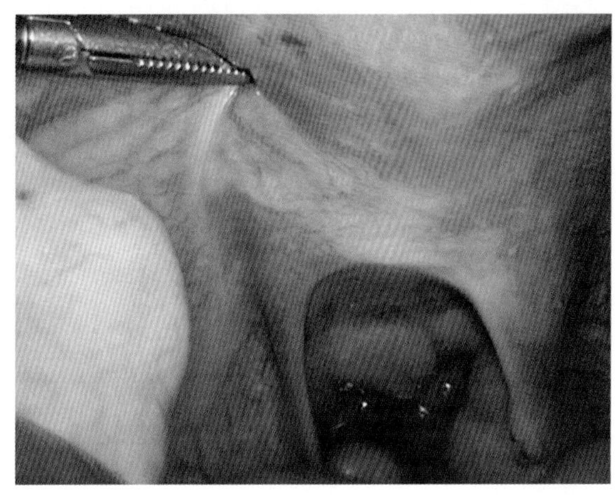

图 34-2-22　杯状举宫器举宫，穿刺点则位于子宫颈体交界相当于举宫杯上缘处（左侧穿刺点在弯钳指示处，右侧穿刺点在红色圆圈指示处）

如使用子宫摇摆器，放置举宫器时选择短于宫腔深度的举宫头，利用举宫器将宫体用力向患者头端顶起，选择后入路穿刺时，将子宫调整为前倾位，宫颈固定器显露于道格拉斯陷凹，能明显识别狭窄的子宫峡部，紧贴其两侧即为穿刺点（图 34-2-23）。选择前入路穿刺时，将子宫体调整为水平位，向患者头端顶举，腹腔镜下即可见隆起的宫颈、狭窄的子宫峡部和适于穿刺的位点。

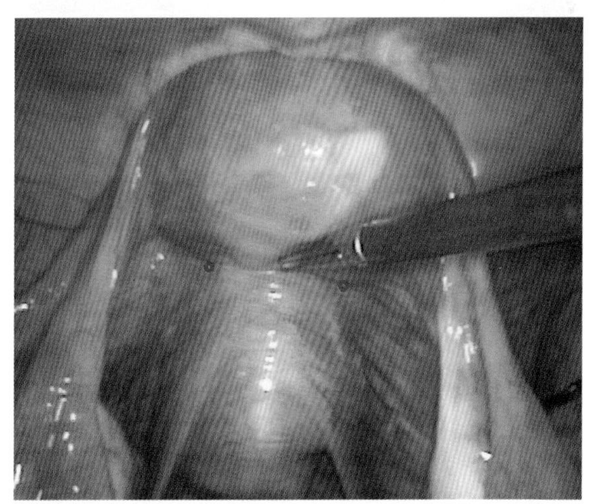

图 34-2-23　子宫摇摆器举宫，穿刺点位于宫体与宫颈交界侧方浅凹陷处（红色圆圈指示处）

1. 前入路穿刺方法

（1）将与环扎带相连的弯针掰成直针，将环扎带引入盆腔。

（2）顶举子宫时将子宫调整为水平位，确定子宫峡部两侧宫颈内口水平为穿刺部位，将环扎带直针贴近宫颈自子宫前方垂直刺入宫颈旁间隙（图 34-2-24、34-2-25）。小心调整子宫为前屈位，在子宫后方检查直针穿出部位（图 34-2-26）。调整穿刺方向，直至穿刺针贴近宫颈于骶韧带外上方穿出，拉出直针及环扎带（图 34-2-27）。同法处理另一侧（图 34-2-28～34-2-30）。

（3）剪除与宫颈环扎带相连接的弯针（图 34-2-31）并取出。将环扎带调整平顺置于子宫前方宫颈内口水平（图 34-2-32）。取出举宫器，将环扎带在子宫后方峡部水平拉紧，打 2 个外科结，修剪多余环扎带（图 34-2-33、34-2-34）。

（4）检查子宫前后穿刺部位有无出血，必要时双极电凝出血点（图 34-2-35）。

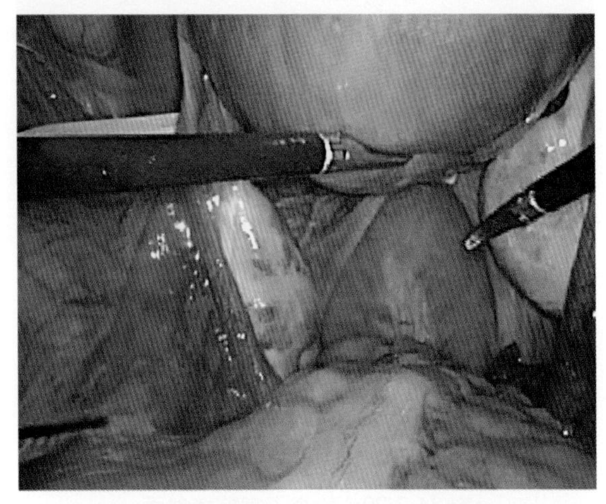

图 34-2-26 穿刺针于子宫峡部右后方穿出

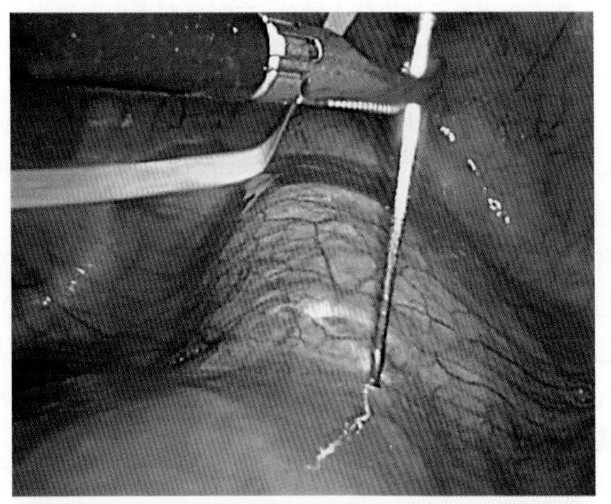

图 34-2-24 杯状举宫器边缘与子宫体右侧交界处，选择穿刺点

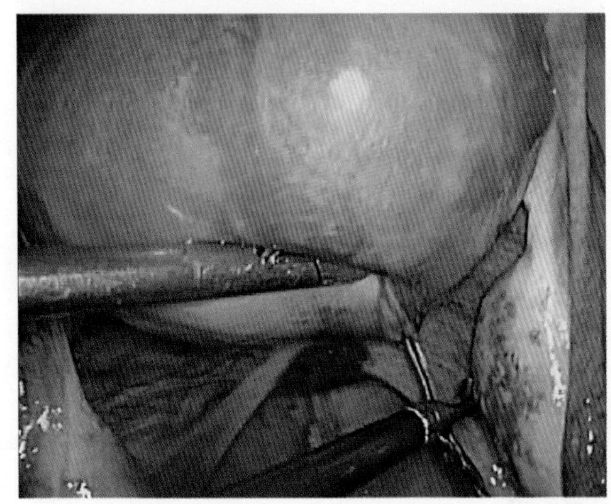

图 34-2-27 穿刺针于子宫峡部右后方穿出，牵拉环扎带

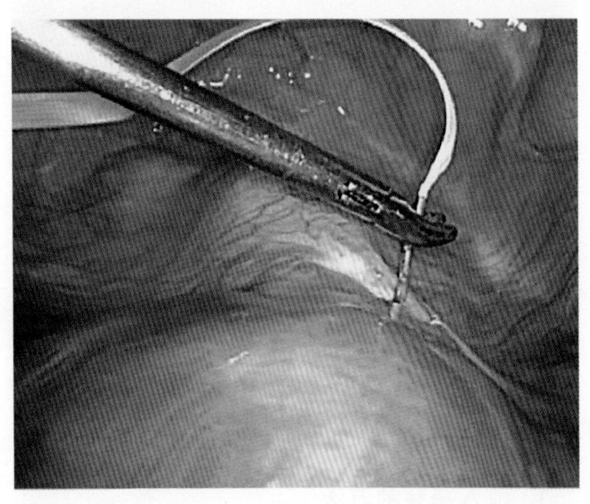

图 34-2-25 于杯状举宫器边缘与宫体交界处，自前向后穿刺

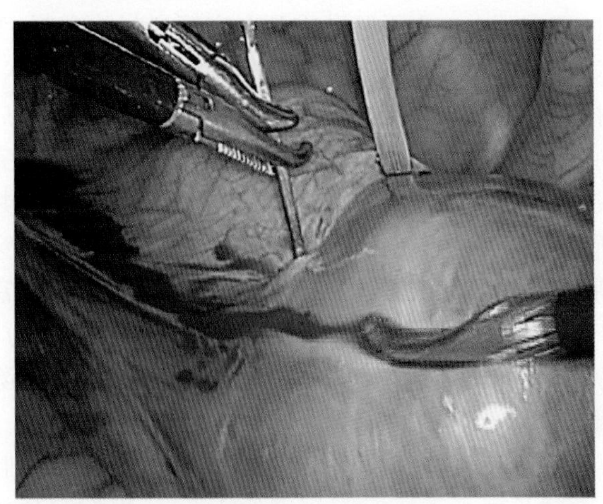

图 34-2-28 杯状举宫器边缘与子宫体左侧交界处，选择穿刺点

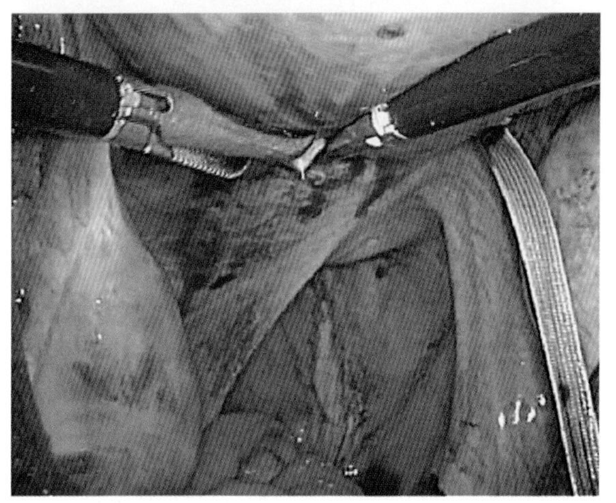

图 34-2-29 穿刺针于子宫峡部左后方穿出

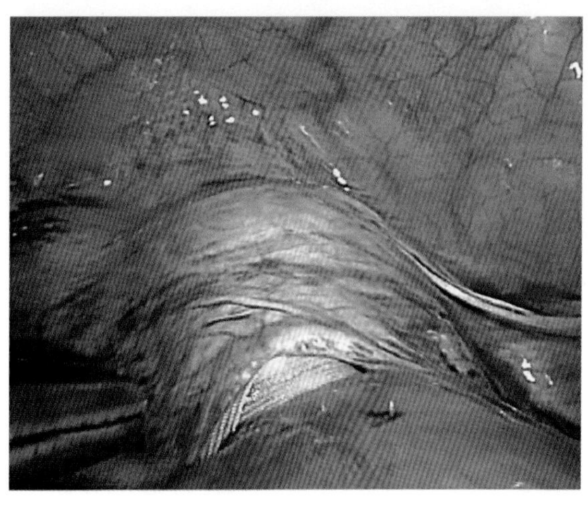

图 34-2-32 调整拉紧环扎带

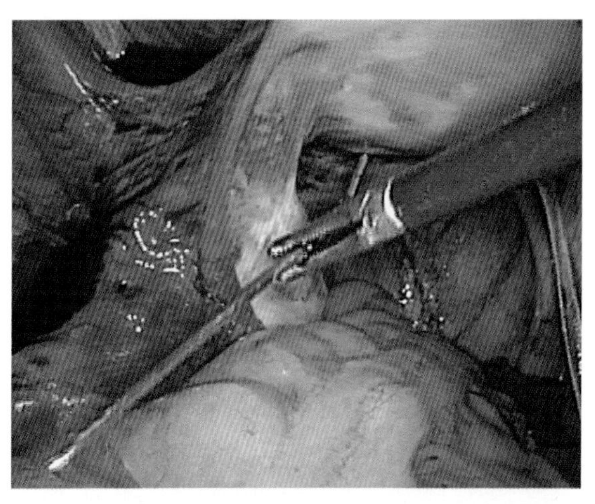

图 34-2-30 穿刺针于子宫峡部左后方穿出后，牵拉环扎带

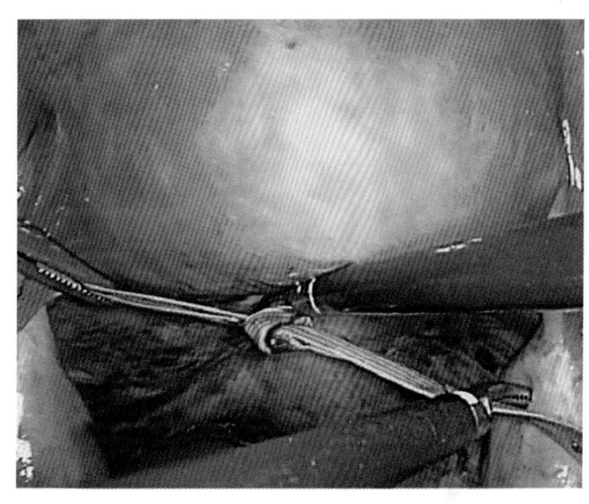

图 34-2-33 于子宫后方内口水平打结

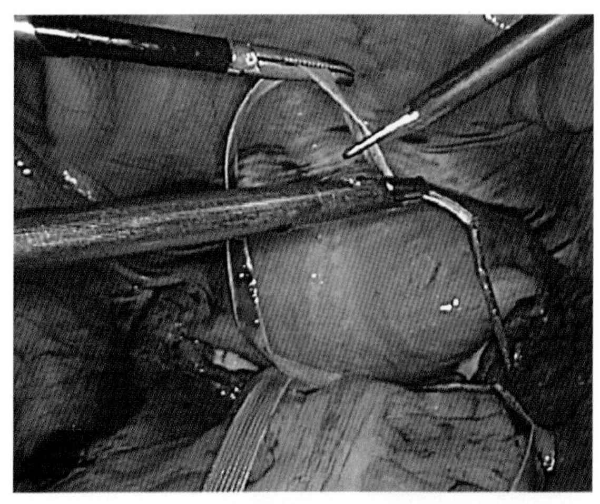

图 34-2-31 剪除与宫颈环扎带相连接的弯针

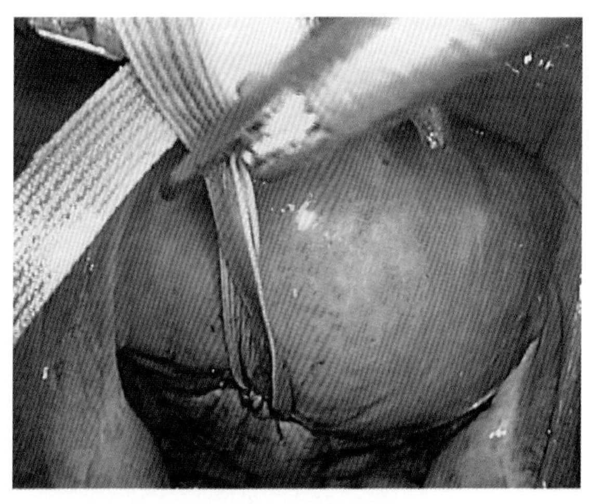

图 34-2-34 剪掉多余环扎带

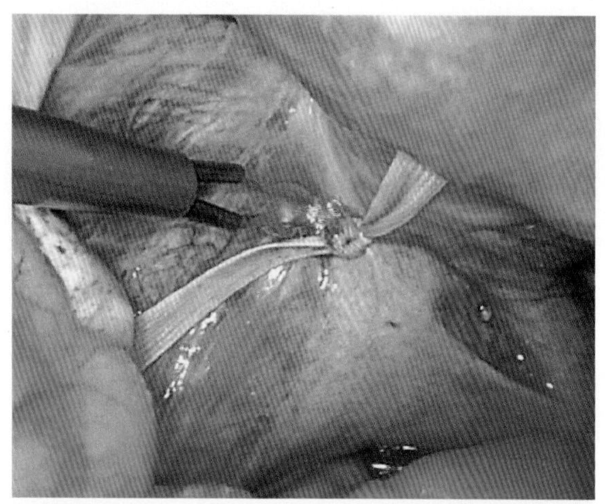

图 34-2-35　环扎带位于宫颈内口水平后方，双极电凝止血

2. 后入路穿刺方法

（1）将与环扎带相连的弯针掰成直针，将环扎带引入盆腔。

（2）牵拉宫颈，放置杯状举宫器（或子宫摇摆器），将杯状举宫器小心置入宫颈管及宫腔（图 34-2-36）。引导杆置入宫腔后，去掉窥器及宫颈把持钳，上推举宫杯至阴道穹窿部，并保证宫颈全部进入举宫杯内（图 34-2-37）。不需要打开膀胱反折腹膜及下推膀胱，不分离宫旁血管，子宫摇摆器调整子宫为前位（图 34-2-38），确定子宫峡部两侧骶韧带内上方为穿刺点，将环扎带直针贴近宫颈自子宫后方垂直刺入宫颈旁间隙，如使用杯状举宫器，于骶韧带外上方 1.5cm 水平（相当于举宫杯上缘水平），自后向前穿刺（图 34-2-39）。穿刺针贴近宫颈自后向前穿出，注意控制穿刺针至宫颈旁显露针尖，不应穿出过多，否则可能损伤膀胱。始终用力顶举并慢慢调整子宫

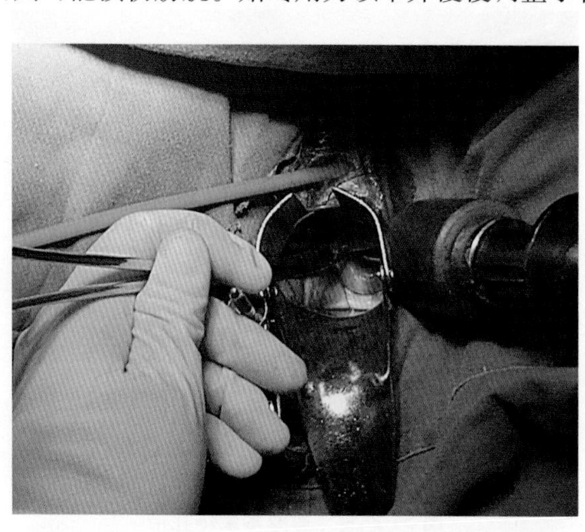

图 34-2-36　牵拉宫颈，放置杯状举宫器，将引导杆小心置入宫颈管及宫腔

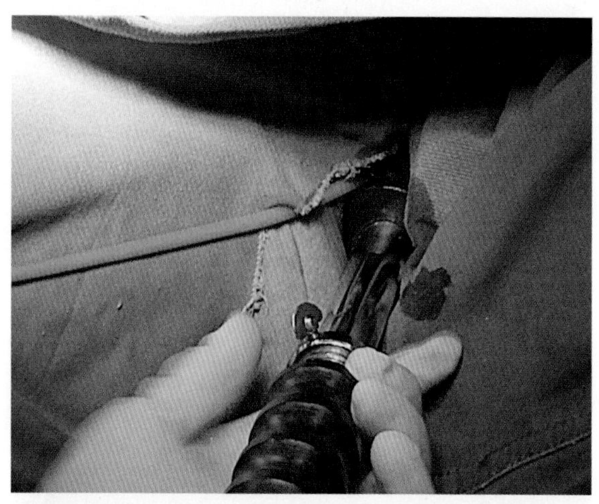

图 34-2-37　引导杆置入宫腔后，去掉窥器及宫颈把持钳，上推举宫杯至阴道穹窿部，并保证宫颈全部进入举宫杯内

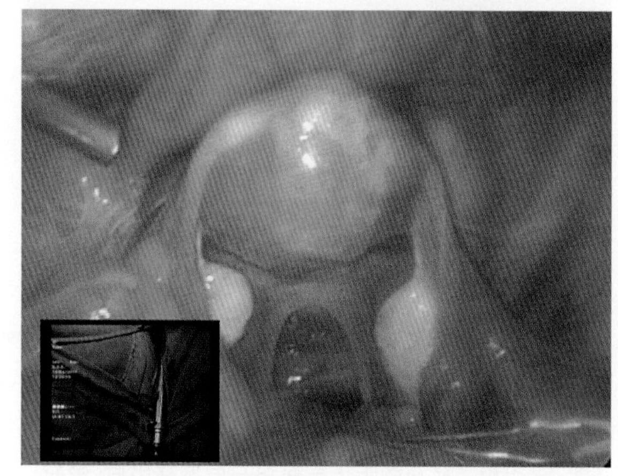

图 34-2-38　举宫杯顶举子宫体至前倾位

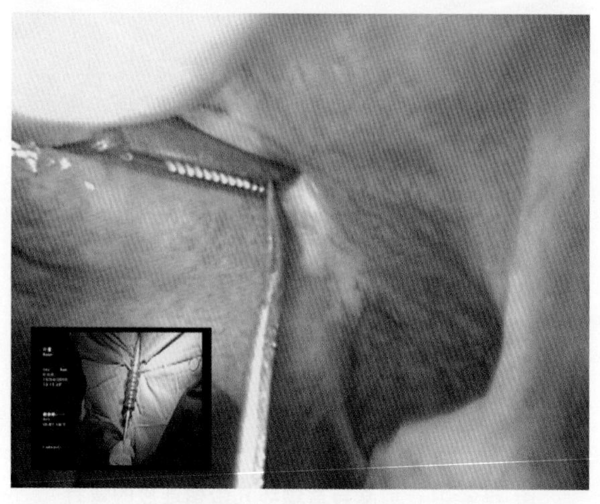

图 34-2-39　于右侧举宫杯缘与宫体交界部，尽可能避开血管，自后向前穿刺

为水平位，于子宫前方检查直针穿出部位（图 34-2-40），调整穿刺方向，拉出直针及环扎带。同法处理另一侧（图 34-2-41、34-2-42）。

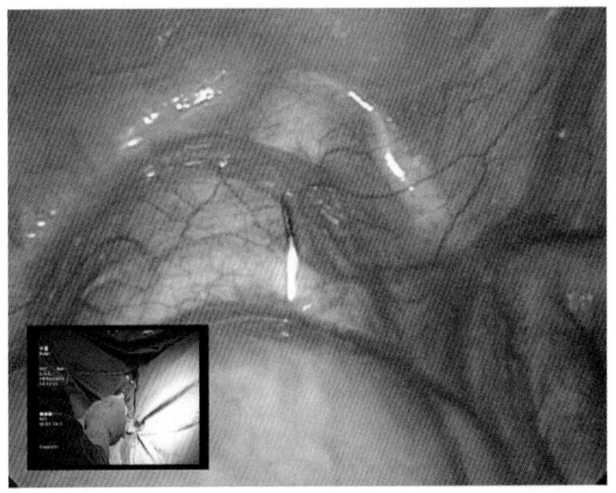

图 34-2-40　于右侧自后向前穿刺，调整子宫至水平位，于阔韧带前叶穿出

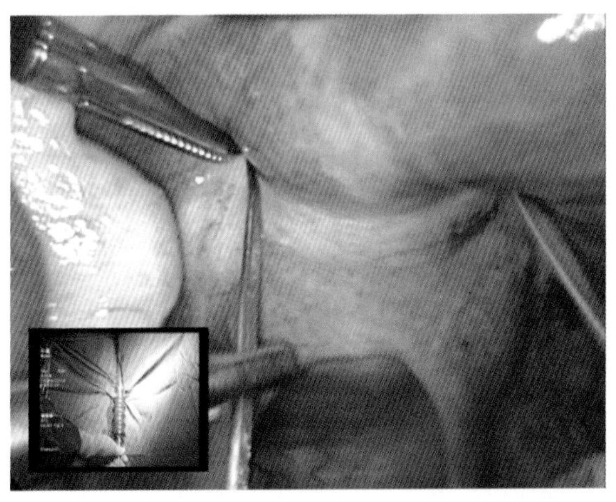

图 34-2-41　调整宫体为前位，于左侧举宫杯缘与宫体交界部，尽可能避开血管，自后向前穿刺

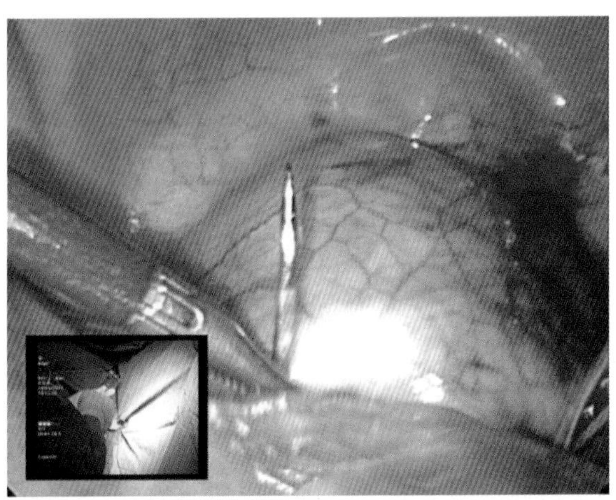

图 34-2-42　于左侧穿刺点自后向前穿刺，调整子宫至水平位，于阔韧带前叶穿出

（3）剪除与宫颈环扎带相连接的弯针并取出，牵拉调整环扎带，然后将子宫调整为前屈位，仔细检查是否有肠管（图 34-2-43）及网膜或输卵管误扎入环扎带内（图 34-2-44），或环扎带套扎在宫体部（图 34-2-45），确认没有组织误扎后，再将子宫调整为水

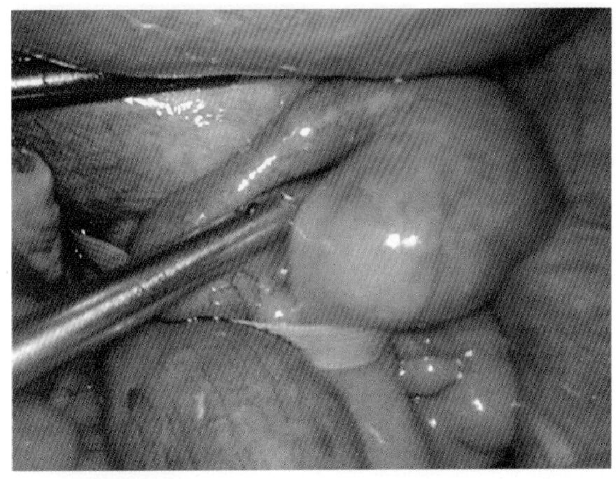

图 34-2-43　环扎带套扎部分肠管

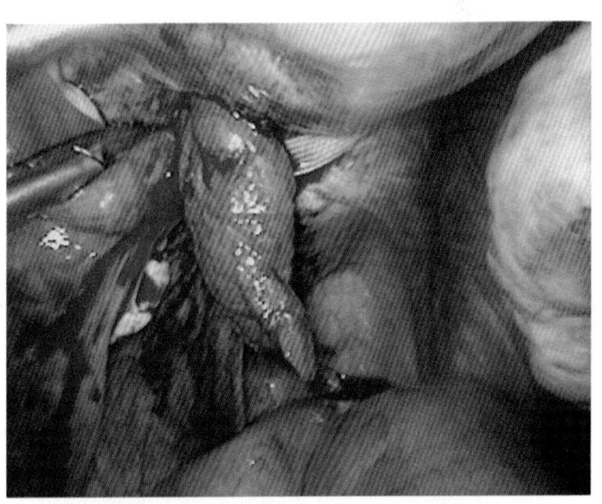

图 34-2-44　左侧输卵管套入环扎带内

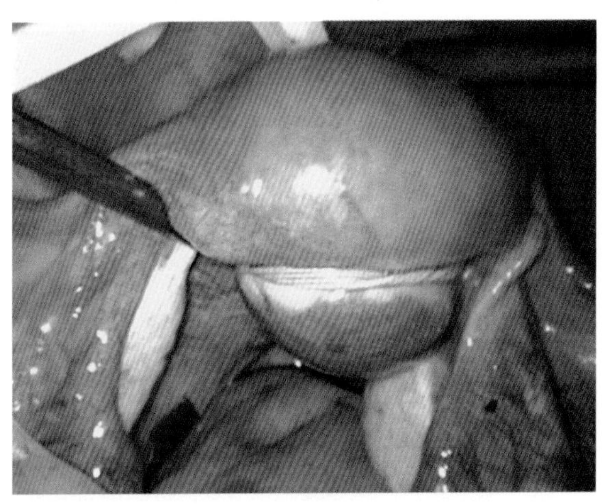

图 34-2-45　环扎带套扎在子宫体

平位，取出举宫器，拉紧环扎带（图 34-2-46），打 2 个外科结（图 34-2-47），修剪多余环扎带。

（4）检查子宫前后穿刺部位有无出血，必要时双极电凝出血点。术毕可行宫腔镜检查，检查环扎带是否穿入宫颈管（图 34-2-48）。

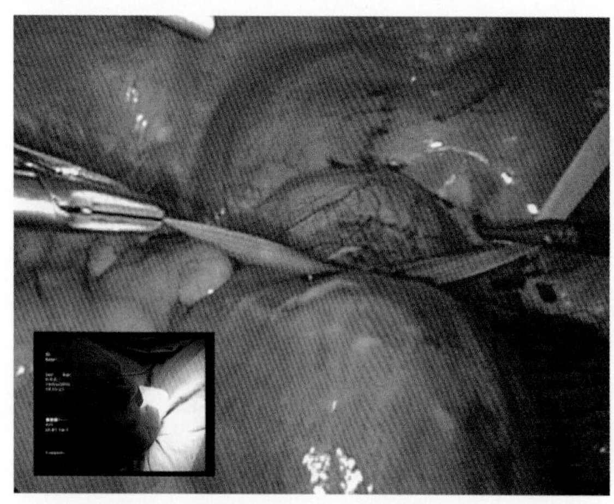

图 34-2-46 调整宫体为水平位，拉紧环扎带后打结，此时取出杯状举宫器

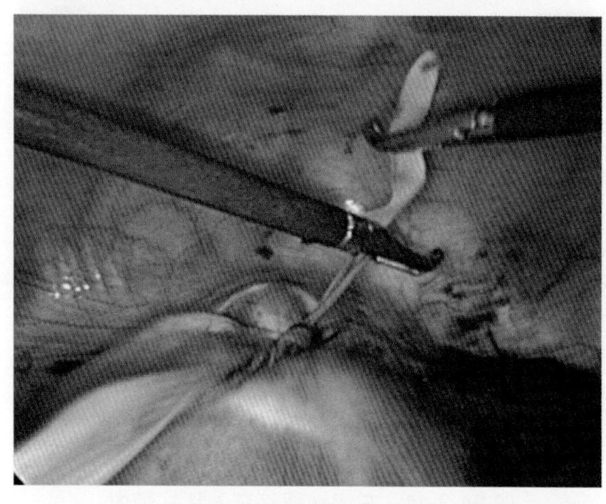

图 34-2-47 于子宫内口水平前方打紧 2 个外科结

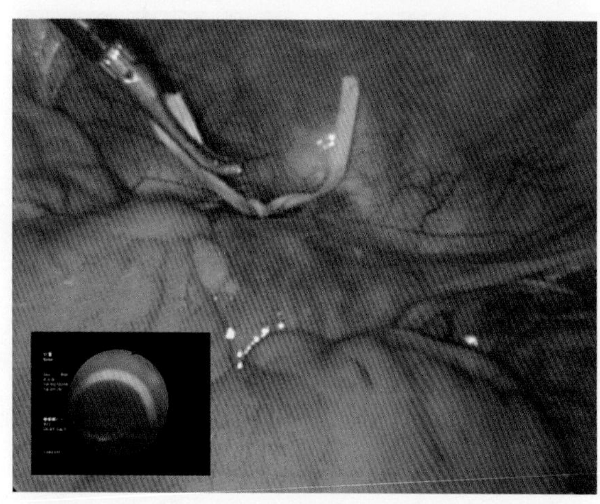

图 34-2-48 术毕行宫腔镜检查，检查环扎带是否穿入宫颈管

腹腔镜宫颈环扎手术时通常仅放置 1 根环扎带，目前没有循证医学证据表明放置 2 个以上的环扎带术后效果优于 1 根环扎带。首都医科大学附属复兴医院随访资料表明，对于既往经阴道环扎失败的宫颈机能不全的患者，孕前极简式腹腔镜环扎术（1 根 Mersilene 环扎带），术后活产率达 96.4%。

极简式腹腔镜宫颈环扎术见视频 21。

视频 21 极简式腹腔镜宫颈环扎术

（三）宫颈癌保留生育根治性宫颈切除术后环扎术

Dargent 等于 1980 年首次提出根治性宫颈切除术（radical trachelectomy，RT）手术的概念，并于 1994 年报道，为年轻、要求保留生育功能的早期宫颈癌患者提供一种安全、有效的治疗，并相继有患者术后妊娠分娩的报道。根据手术路径的不同，RT 手术方式分为：腹腔镜辅助阴式根治性宫颈切除术（laparoscopic vaginal radical trachelectomy，LVRT）、经腹根治性宫颈切除术（abdominal radical trachelectomy，ART）、腹腔镜根治性宫颈切除术（laparoscopic radical trachelectomy，LRT）。

Dargent 等建议在宫颈峡部下 5mm 处切除宫颈，但由于残余宫颈较少，导致术后妊娠的患者孕中期流产率和早产率偏高，Park 等回顾性分析了 55 例行 LRT 患者的术后生育情况，术后 18 例患者尝试妊娠，流产率为 28.6%，早产率为 60%，胎儿活产率为 71.4%；LVRT 术后流产率为 24%，早产率为 24.7%，胎儿活产率为 68.9%；辅助生殖技术流产率为 24%，早产率为 38.7%，胎儿活产率为 70.1%；提示 RT 术后妊娠流产率及早产率均明显高于普通人群。为预防 RT 术后发生妊娠中期流产或早产，进行 RT 手术时，子宫体与阴道断端缝合完成后，再用不可吸收性缝合线进行子宫峡部环扎术；也有患者选择在 RT 术后，准备妊娠前行腹腔镜下子宫峡部环扎术，此时可能存在盆腔粘连，手术相对困难。预防性子宫峡部环扎术提供机械性的支持，可以明显减少中期流产及早产的风险。

六、环扎带位置评估

腹腔镜下宫颈环扎术，环扎带应位于宫颈内口水平，评价环扎带位置是否准确，有以下两种方法：

（一）环扎完成后立即进行宫腔镜检查

宫腔镜检查可以检查环扎带是否穿刺进入宫颈管，如穿入宫颈管，应拆除并重新穿刺；可通过透光试验（腹腔镜下光源调暗，宫腔镜光源调亮，并将宫腔镜放置在内口水平），环扎带如果恰好位于透光处，提示环扎带位于宫颈内口水平（图 34-2-49），这种方法仅适用于孕前环扎。

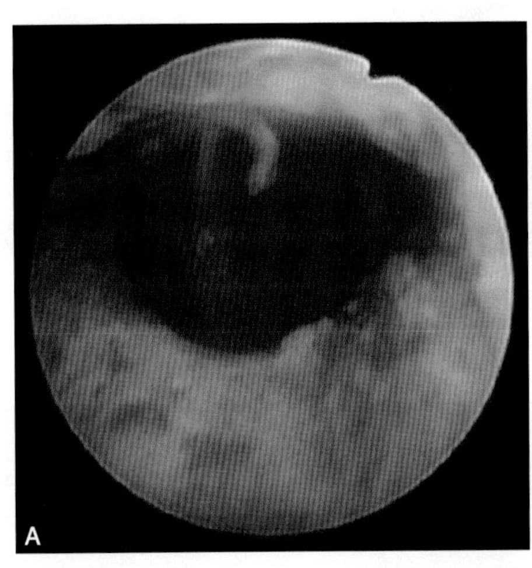

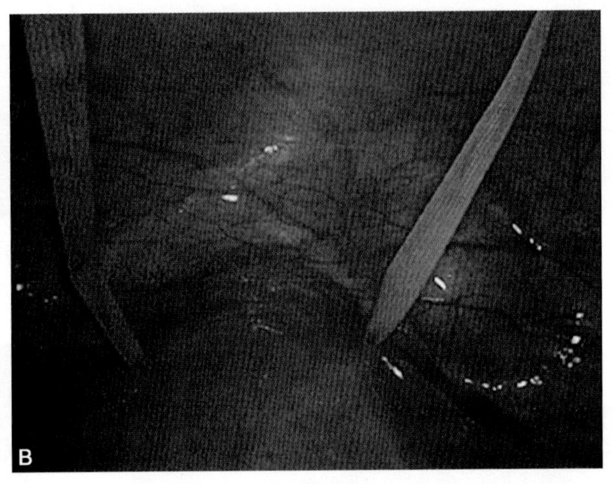

图 34-2-49　透光试验

A. 宫腔镜光学视管置于宫颈内口水平做透光试验；B. 腹腔镜下透光试验提示环扎带位于宫颈内口水平

（二）术后应用超声检查判断环扎带的位置

二维超声可以在纵切面上，宫颈内口水平上方及下方见强回声光点（图 34-2-50）；通过三维超声成像，可以在冠状面观察宫颈内口水平环扎带的位置，并可测量环扎带周径（图 34-2-51）。

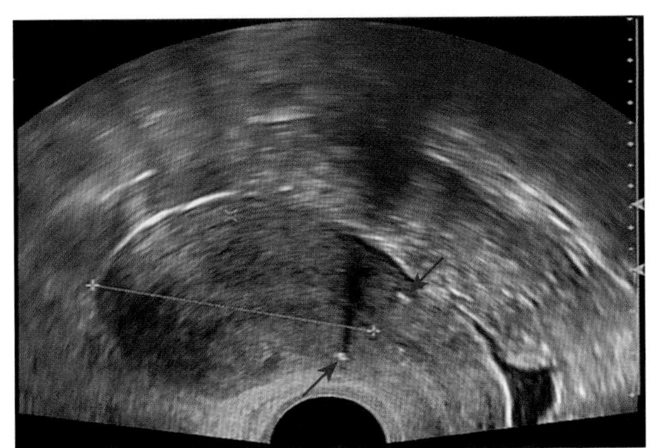

图 34-2-50　二维经阴道超声检查，环扎带位置（红色箭头所指强回声光点）恰好位于宫颈内口水平

七、腹腔镜环扎术并发症

腹腔镜宫颈环扎术与开腹宫颈环扎术的手术成功率（76%～100%）相似，腹腔镜手术后疼痛和粘连机会较开腹宫颈环扎术明显减少，且术后恢复快、住院时间短。2014～2016 年 7 篇有关 LTCC 报道中，共计 312 例病例，仅有 3 例并发症，平均发生率为 1%（0～2%）。

（一）近期并发症

1. 子宫旁血管出血　腹腔镜环扎术穿刺点邻近子宫血管区，穿刺过程损伤血管可引起不同程度的出血，如损伤小血管，迅速拉紧环扎带，打结后多能止血，如仍有少量活动性出血，可应用双极电凝止血，通常是有效的；如损伤较大的血管，可能引起较多量出血，此时双极电凝效果不好，需用分离钳钳夹出血区，可吸收线缝合止血（图 34-2-52～34-2-54）。推荐使用杯状举宫器向上顶举子宫体，可以清楚显示膀胱、子宫血管、宫颈阴道连接处和子宫峡部，尽可能在血管内侧，紧贴宫颈穿刺，可预防穿刺引起的出血。

2. 副损伤：

（1）子宫穿孔：由于举宫器用力顶举，宫腔内引导杆或举宫头可能引起子宫穿孔（图 34-2-55），预防穿孔的方法为：放置引导杆或举宫头前，探针探及宫腔的方向及深度，子宫摇摆器的举宫头应选择钝头直径较粗者，将宫腔内举宫头长度设定小于宫腔深度 1～1. 5cm 左右，尤其曾经经产、宫颈管明显松弛

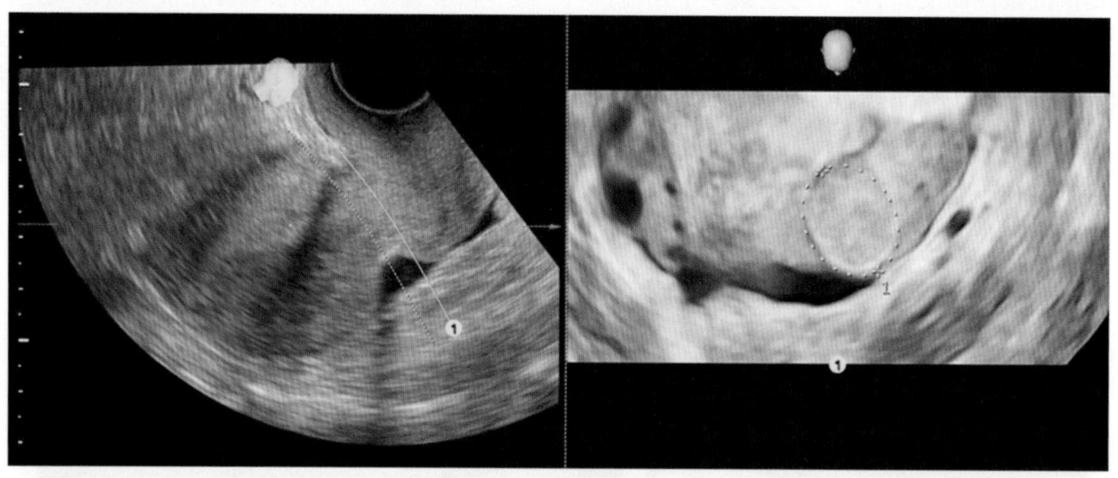

图 34-2-51　3D 超声冠状面成像提示环扎带位置恰好位于宫颈内口水平,并可测量环扎带的径线

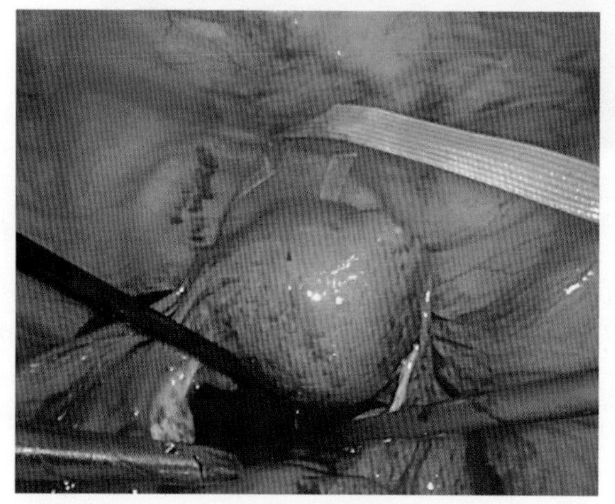

图 34-2-52　穿刺损伤左侧子宫血管

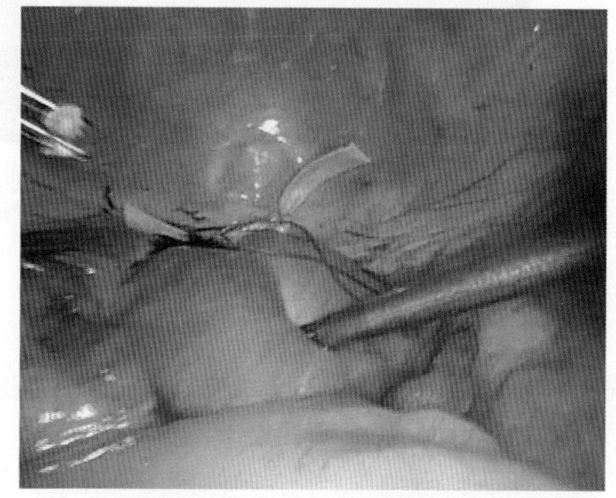

图 34-2-54　缝合止血后

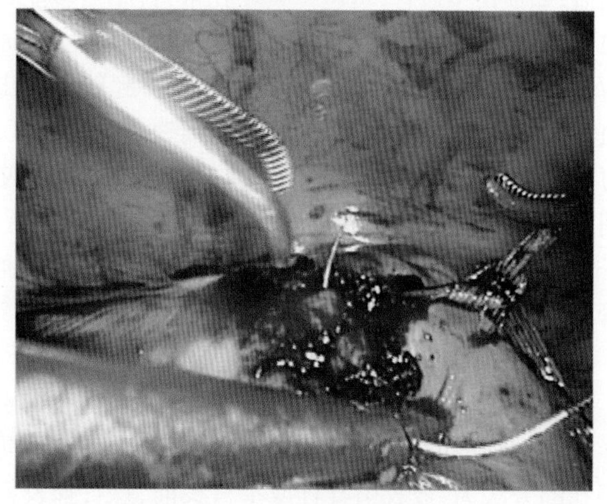

图 34-2-53　缝合左侧子宫血管止血

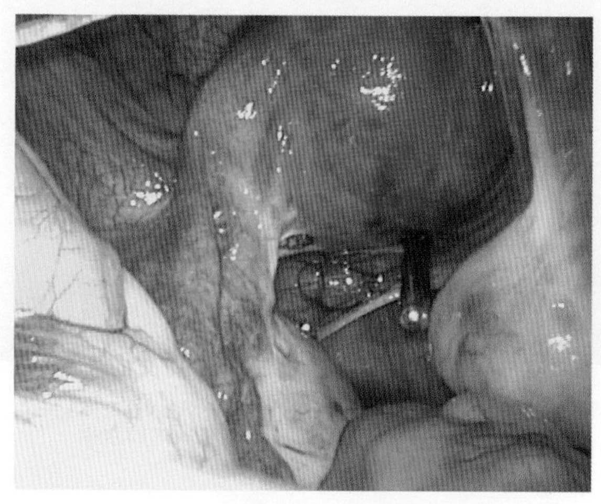

图 34-2-55　杯状举宫器引导杆致子宫穿孔

的患者，举宫头会进入宫颈管，举宫头长度的设定更要短一些，以免子宫穿孔。放置时轻柔操作；杯状举宫器顶举子宫时主要依靠推动举宫杯而不是推动引导杆。

（2）膀胱损伤：后入路穿刺时，穿刺针可能损伤膀胱表面或肌层小血管，术中会出现血尿（图 34-2-56A），膀胱镜检查发现通常创面小（图 34-2-56B），不需缝合处理，术后保留尿管 2 周即可。有时可能损伤到膀胱表面粗大血管，引起较多量出血，则建议缝合止血，必要时术中行膀胱镜检查。需要注意的是：如使用双极电凝止血可能导致膀胱组织电热损伤（图 34-2-57AB），预防的办法是：穿刺时出针不应过长，操纵杯状举宫器的助手移动子宫体时动作应缓慢轻柔，可减少膀胱损伤的机会。

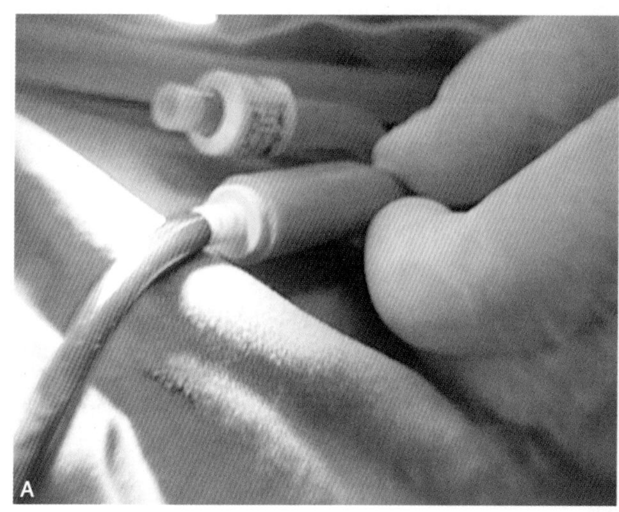

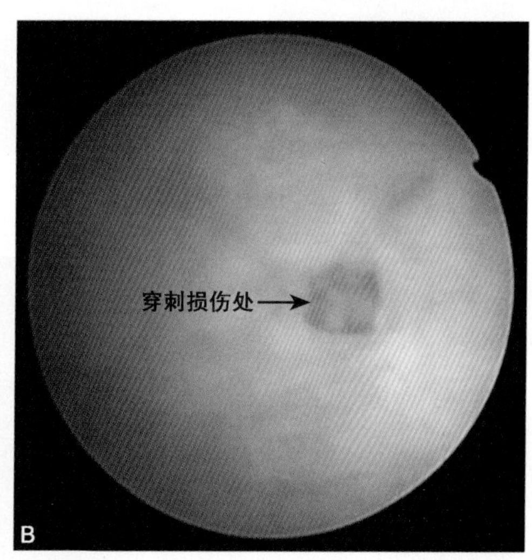

图 34-2-56　穿刺致膀胱损伤
A. 术中见血尿；B. 膀胱镜下见膀胱前壁损伤处（箭头所指处）

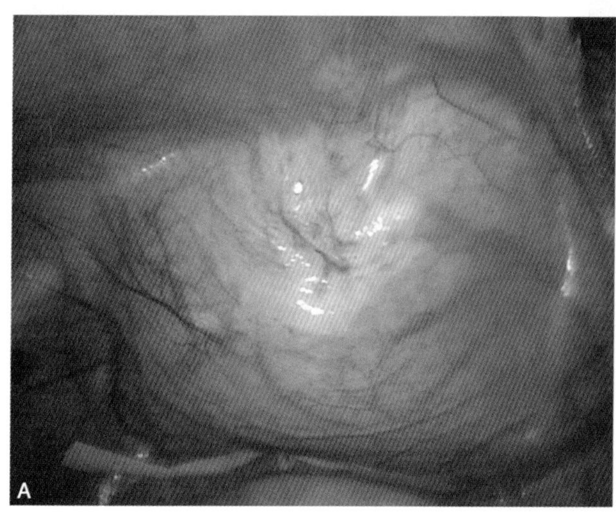

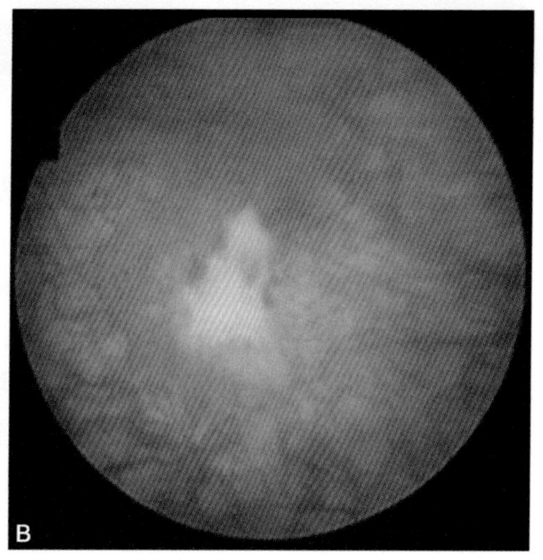

图 34-2-57　膀胱表面血管穿刺针损伤
A. 损伤后双极电凝止血；B. 电凝后膀胱镜下见电凝损伤

（3）环扎带位置过低或过高：这是开展腹腔镜环扎手术初期容易出现的并发症。环扎带穿刺位置过低时，可能将一侧或双侧输尿管结扎（图 34-2-58），术后患者会出现腰痛，不能缓解，静脉肾盂造影检查可明确诊断，需及时再次手术取出环扎带，然后重新放置环扎带。

环扎带位置高于宫颈内口水平（图 34-2-59），尽管目前并没有相关妊娠结局的报道，但宫颈内口水平应是环扎最佳的位置。建议使用杯状举宫器，此时子宫峡部解剖标志清晰，可避免穿刺过低或过高。

（二）远期并发症

1. 环扎带侵蚀、移位　环扎带是不可吸收材料，因此有向周围脏器侵蚀的机会。妇科盆底修复手术网片侵蚀的风险为 15%～19%，进行骶前阴道

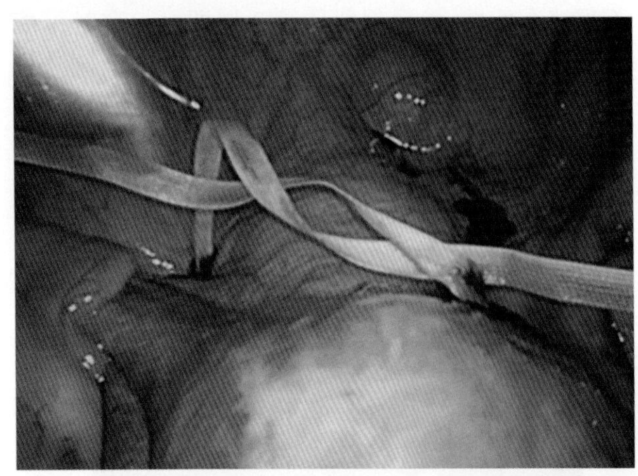

图 34-2-58 左侧环扎带位置过低

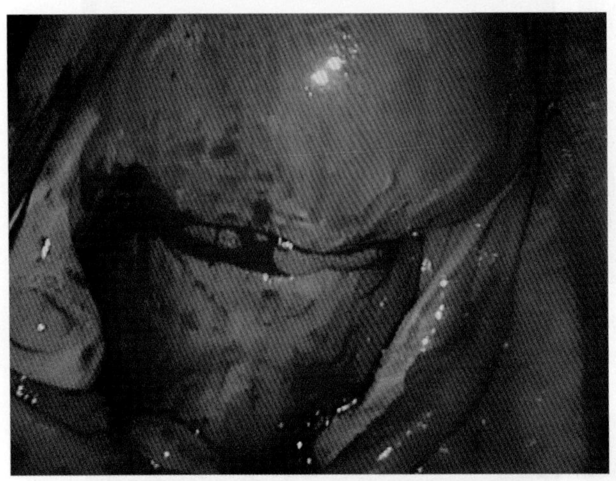

图 34-2-59 环扎带位置过高

悬吊术网片侵蚀的发生率为 4%~8%，环扎带发生侵蚀的概率未知，目前仅见个案报道。

无论 Shirodkar 式还是 McDonald 式经阴道环扎术后，均有环扎带侵蚀入膀胱的报道。2011 年，Ruan 等报道一例行经阴道环扎病例，术后 10 年反复泌尿系感染、血尿，膀胱镜检查发现环扎带移位于膀胱，2cm 的膀胱结石粘贴在环扎带上，后经膀胱镜取出。2013 年，Madueke-Laveaux 等报道一例使用 Mersilene 环扎带 Shirodkar 式经阴道环扎术后 13 年，诊断膀胱阴道瘘的患者，为产时环扎带未取干净，残留环扎带侵蚀组织导致膀胱阴道瘘。Cordoba 等报道一例 30 岁、G_8P_6 的患者，第一次妊娠因宫颈机能不全早产，以后的 5 次妊娠通过 Shirodkar 式经阴道环扎获得足月妊娠，第 7 次妊娠 McDonald 经阴道环扎获得足月妊娠，第 8 次妊娠在孕 13 周行 McDonald 阴道环扎术，术后出现腹痛，17 周时出现间断性尿失禁，妊娠 24 周行三维超声检查时发现部分环扎带侵蚀进入膀胱后壁，妊娠 37 周行膀胱镜手术拆除环扎带，膀胱阴道瘘口直径约 5mm，保留尿管保守治疗期待膀胱阴道瘘口闭合，妊娠 38 周经阴道分娩，产后 2 个月仍有漏尿的症状，阴式手术修补瘘口。

Park 报道一例开腹宫颈环扎术后患者，妊娠 35 周出现产兆行剖宫产术，术中发现约 1/3 的环扎带迁移到宫颈管内，未取出环扎带，2 年后再次妊娠，于妊娠 33 周出现产兆行剖宫产术，推测早产的原因与环扎带移位至宫颈管有关。Hawkins 报道了一例腹腔镜环扎术后 7 年环扎带（5 股聚酯编织缝线）侵蚀的病例，患者手术后妊娠 2 次，均行足月剖宫产，末次剖宫产后 3 年，因阴道异常分泌物，下腹坠胀感就诊，检查发现环扎带侵蚀进入阴道后穹窿，随后环扎带位置出现脓肿，经抗生素治疗后，行腹腔镜手术取出环扎带，并引流脓液治疗。姚书忠曾报道 4 例腹腔镜环扎术后发生 Mersilene 环扎带侵蚀切割宫颈的情况，4 例患者分别在妊娠 26、29、31、32 周经阴道娩出胎儿，妊娠 29 周以上的胎儿均存活，分析认为是环扎带慢性切割宫颈峡部肌壁，移向宫颈一侧，而被切断的宫颈肌壁再次愈合，依然保持宫颈管的完整性，使得胎儿能够经阴道分娩而未造成梗阻性子宫破裂，而造成这种切割的原因尚需进一步研究，可能与环扎过紧、反复宫缩或环扎带太靠近宫颈管黏膜有关。

环扎带可以在腹腔内放置多久尚无定论，理论上讲妊娠后腹腔内压力转移至环扎带，会增加侵蚀的概率，特别是术时穿刺针穿入宫颈组织，接近宫颈管时，环扎带移位侵入宫颈管的概率增加，环扎带移位可能继发感染，甚至造成妊娠中期流产或早产，一旦发现，应及早取出，通常通过腹腔镜手术取出，如有生育要求，可同时再次放置环扎带（图 34-2-60A~D）。因此建议患者完成生育后，应及早取出环扎带，以减少这一并发症的发生。

2. 妊娠期子宫破裂 腹腔镜环扎术后妊娠期如有频繁宫缩，不能控制，可发生梗阻性难产，如未及时拆除环扎带或及时剖宫产，有子宫破裂的风险，特别是合并瘢痕子宫的情况时，风险更高。

2013 年，Martin 等报道一例有剖宫产史的单角子宫患者，于妊娠期行开腹宫颈环扎术，术后妊娠 31 周时出现宫缩，继而发生子宫破裂。2016 年，罗文斌等报道一例腹腔镜环扎术后妊娠患者，于妊娠 30 周$^{+5}$

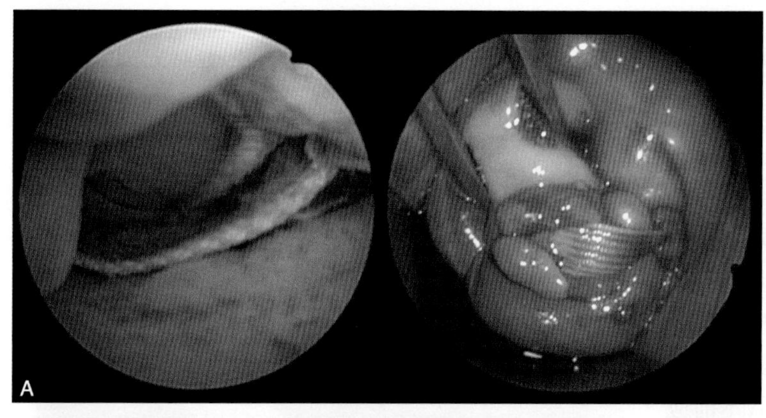
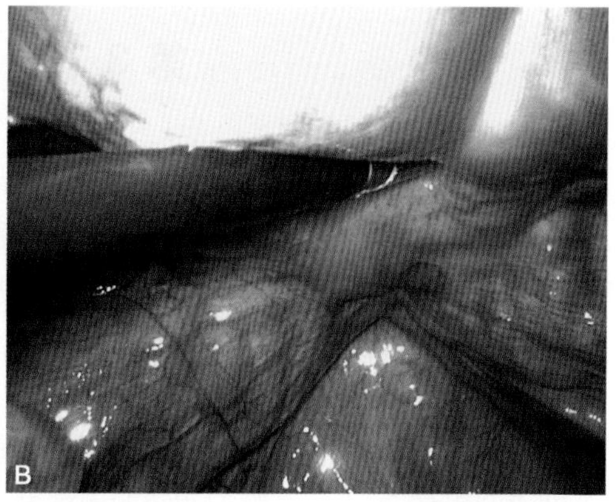
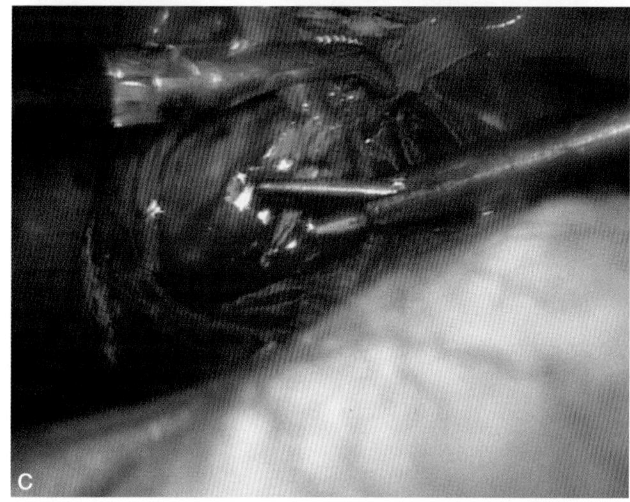
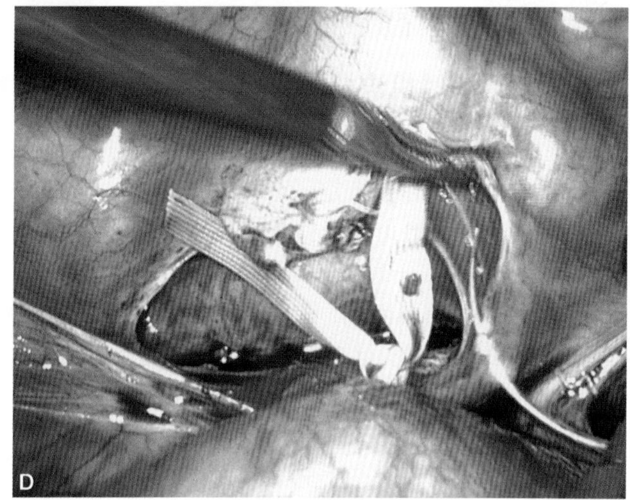

图 34-2-60　环扎术后 4 年，术后 2 年剖宫产 1 次，保留环扎带，剖宫产术后 2 年发现环扎带移位

A. 宫腔镜检查见环扎带移位至宫颈左后方；B. 腹腔镜下宫颈内口水平后方未见环扎带；C. 腹腔镜下宫颈内口水平前方游离环扎带并剪断，取出环扎带；D. 腹腔镜下重新放置环扎带

时出现宫缩，并逐渐加重，虽连续给予安宝抑制宫缩治疗仍未能减轻，家属原因导致未能及时拆除环扎带，以致发生梗阻性难产和子宫破裂。徐亚玲等报道一例腹腔镜环扎术后妊娠先兆子宫破裂，患者 LTCC 术后 3 年，在孕 36 周开始自觉宫缩、胎动时耻骨联合上有疼痛感，孕 36 周$^{+5}$ 胎动时疼痛感增加，孕 37 周$^{+4}$ 胎动时疼痛感加重且触诊子宫下段轻压痛，遂行剖宫产终止妊娠。剖宫产术中探查盆腔可见子宫粉红色，稍右旋，下段菲薄，长约 7cm，宽 12cm，透过浆膜层可见宫腔内羊水成分及胎发，似有随时破裂的风险，以左枕前位娩出一男活婴。

首都医科大学附属复兴医院产科曾收治一位外院行孕前 LTCC 的患者，环扎 2 根带子，妊娠 24 周开始出现宫缩，妊娠 28 周开始出现频繁宫缩，先后 2 次收入院抑制宫缩、保胎治疗，妊娠 31 周建议其剖宫产，患者拒绝，妊娠 32 周宫缩不能控制，紧急行剖宫产，术中发现自发性子宫破裂，所幸胎儿存活。

因此，对于妊娠期频繁宫缩，药物不能控制的患者，应小心妊娠子宫破裂的风险。妊娠中期有抑制不住的宫缩时，应给予及时评估，拆除环扎带（线），给患者经阴道分娩的机会或紧急剖宫取胎终止妊娠；妊娠晚期如出现频繁宫缩，及时给予剖宫产终止妊娠。于妊娠足月后应行选择性剖宫产，如有产兆需即刻行剖宫产，避免发生环扎带嵌入子宫体，导致子宫下段的裂伤，剧烈宫缩导致子宫破裂。

第3节　妊娠期腹腔镜宫颈环扎术

妊娠期腹腔镜下宫颈环扎术的适应证与非妊娠期腹腔镜宫颈环扎术相同，由于妊娠期子宫增大、柔软，解剖位置辨认困难，宫旁血运丰富，造成手术难度增加，风险增加，且全麻和手术操作对胚胎可能有潜在影响。目前，腹腔镜下宫颈环扎术推荐在非妊娠期进行，但对于一些不孕症患者，特别是进行辅助生殖技术助孕的患者，会选择妊娠后再进行环扎手术，术前应与患者充分沟通手术及麻醉的风险，知情同意后手术。

一、手术时机选择

妊娠期开腹宫颈环扎手术通常选择在14周后进行，此时胎儿相对稳定，且颈后透明带（nuchal translucency，NT）胎儿排畸检查已完成，但对于妊娠10周以上的子宫，子宫增大，质软，宫旁血运更加丰富，腹腔镜手术相对困难，术中风险高；妊娠12周以上，子宫体占满盆腔，且右倾明显，腹腔镜穿刺点暴露更加困难。因此，腹腔镜下妊娠期宫颈环扎术通常选择在妊娠8~10周进行，术前进行超声检查提示有胎心，患者无先兆流产迹象，手术需与患者及家属充分沟通后进行，需告知如果妊娠期排畸检查发现胎儿畸形，需拆除环扎带后进行引产；此外，由于多胎妊娠者早产及中期流产的风险高，宫颈机能不全的患者接受辅助生殖技术时，建议尽量单胚胎移植，对于多胎妊娠患者建议减胎治疗。

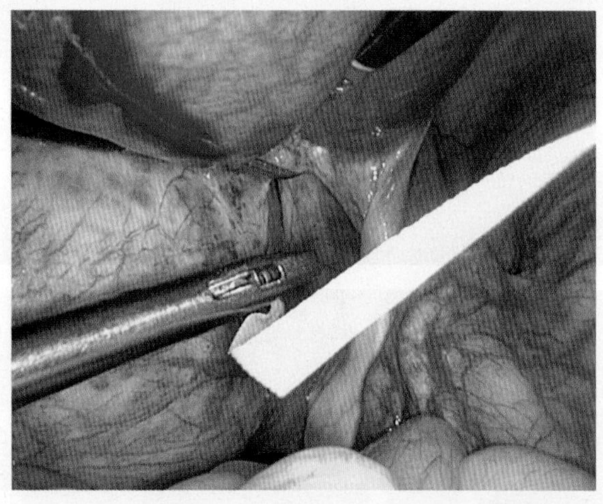

图34-3-1　妊娠9周，子宫峡部水平后方右侧穿刺进针

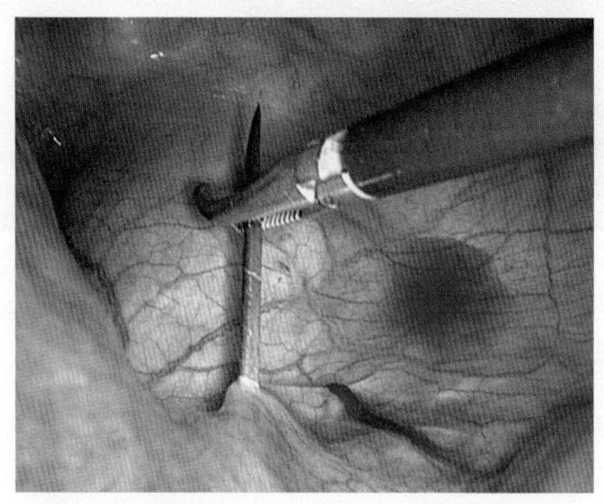

图34-3-2　妊娠9周，子宫峡部水平后方右侧穿刺进针，前方出针

二、手术方法

妊娠期腹腔镜下宫颈环扎术手术方法与非妊娠期腹腔镜宫颈环扎术手术步骤基本相同，具体手术操作步骤见本章第2节所述。不同之处在于：由于妊娠期宫腔内不能放置举宫头或引导杆，子宫位置不能很好地控制；且妊娠子宫增大，质软，血运丰富，术时需使用无损伤钳小心拨动子宫，以暴露穿刺点，操作必须更加轻柔，以免损伤子宫肌壁。手术中最大的困难在于暴露穿刺点，利用去掉引导杆的杯状举宫器，选择恰好扣住宫颈的举宫杯，建议后入穿刺法，无损伤钳帮助拨动子宫为前位，举宫杯用力向上托起宫颈，帮助暴露宫体与宫颈连接处（子宫峡部），穿刺点基本位于举宫杯缘内上方，确定右侧穿刺点，自后向前穿刺，穿刺针贴近宫颈自后向前穿出（图34-3-1、34-3-2）；确定左侧穿刺点，另一穿刺针自后向前穿刺，穿刺针贴近宫颈自后向前穿出（图34-3-3、34-3-4），

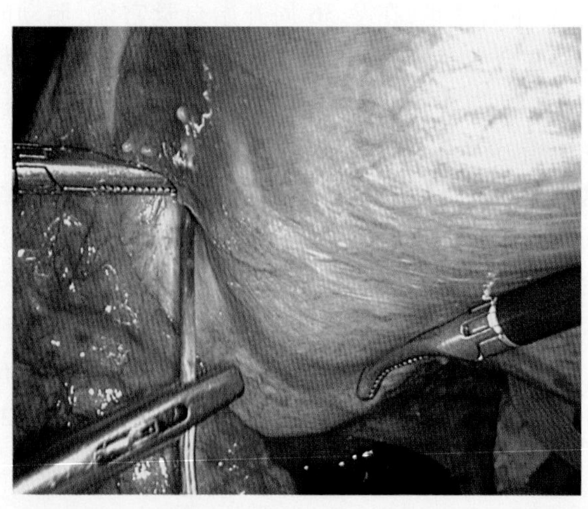

图34-3-3　妊娠9周，子宫峡部水平后方左侧穿刺进针

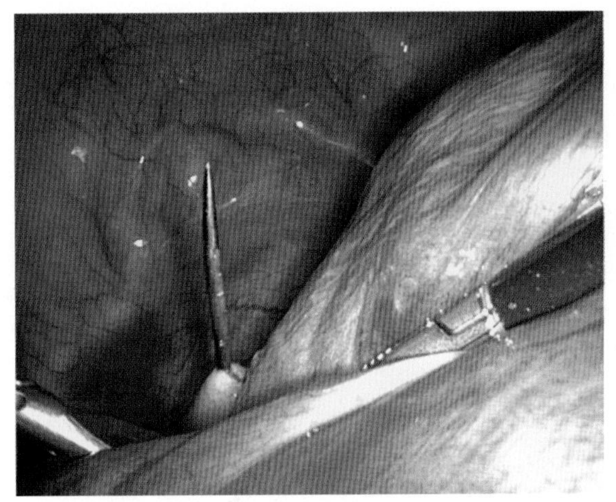

图 34-3-4　妊娠 9 周，子宫峡部水平后方左侧穿刺进针，前方出针

然后将环扎带调整平顺，在子宫前方宫颈内口水平拉紧，打结前再次将子宫调整为前屈位，仔细检查，确认没有肠管等组织误扎入环扎带内，再将子宫调整为水平位，打 2 个外科结（图 34-3-5、34-3-6），剪刀修剪多余环扎带，术毕（图 34-3-7）。孕周在 8～9 周时，手术操作相对不困难，由于举宫杯的向上顶举，膀胱相对远离穿刺点，因此手术时不需打开子宫膀胱反折腹膜，不用分离宫颈旁间隙，方法简单、有效。

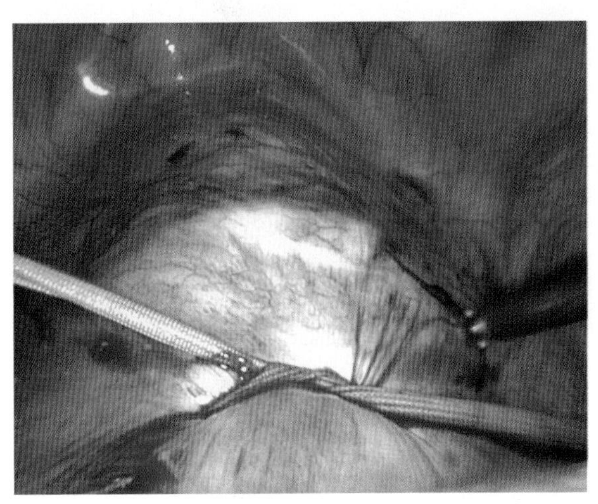

图 34-3-5　于子宫峡部前方打结

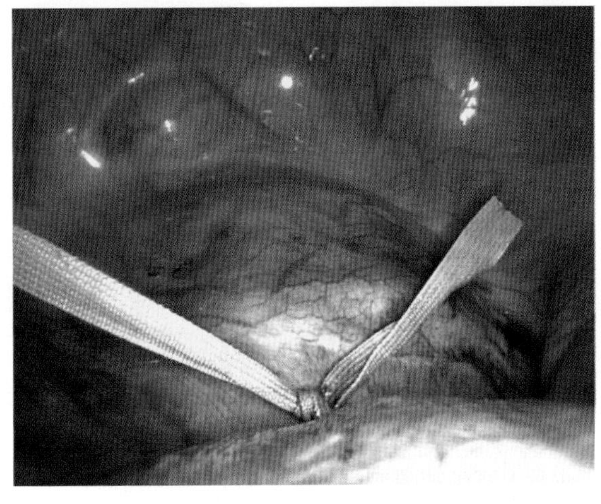

图 34-3-6　于子宫峡部前方打结完成

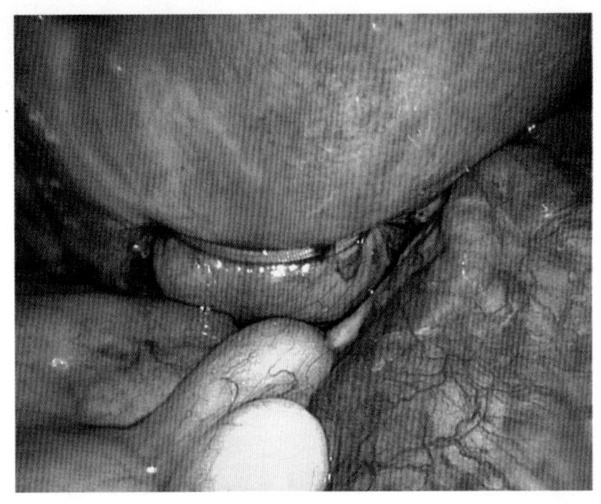

图 34-3-7　子宫峡部后方环扎带位于宫颈峡部水平

当妊娠超过 10 周时，子宫增大，变软，明显右倾，占据盆腔（图 34-3-8），应用后入穿刺方法时右侧穿刺点暴露困难，建议右侧穿刺时选择前入路穿刺法。杯状举宫器水平向患者头端顶举宫颈，杯缘与子宫交界处即为子宫峡部水平，确定穿刺点，将环扎带直针贴近宫颈自子宫前方垂直刺入宫颈旁间隙（图 34-3-9、34-3-10），如穿刺间隙正确，穿刺时应无阻力，然后以无损伤钳小心拨动子宫体，在子宫后方检查直针穿出部位，如果位置不合适，再次穿刺，注意出针不要过长，避免穿刺损伤肠管，如位置合适，则拉出直针及环扎带；随后将举宫杯向前上方顶举子宫，助手以无损伤钳尽量抬起子宫，暴露举

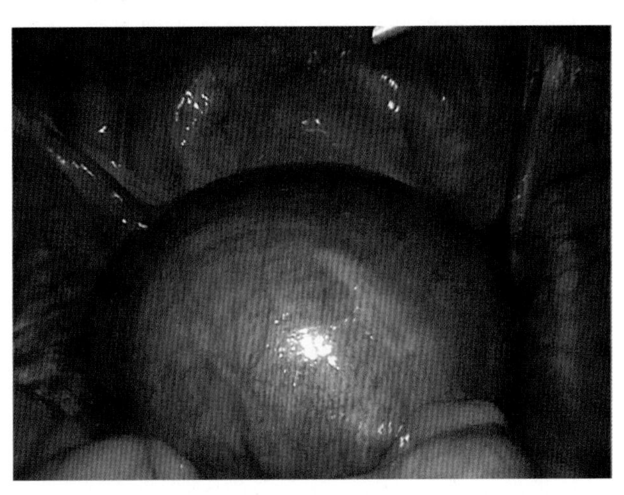

图 34-3-8　妊娠 12 周，子宫增大饱满占据盆腔

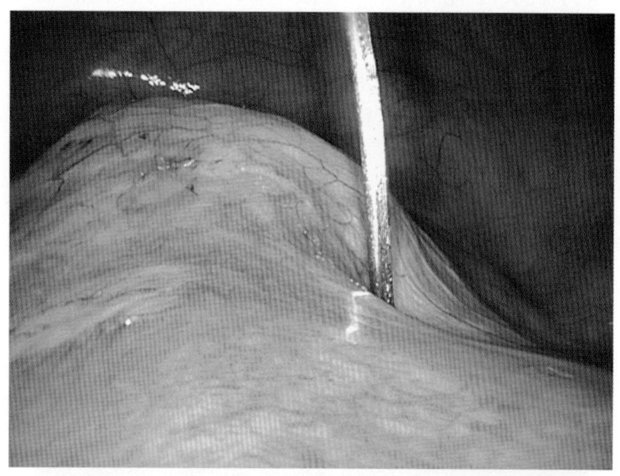
图 34-3-9　妊娠 12 周，杯状举宫器顶举子宫，右侧由前入路穿刺，穿刺点位于举宫杯边缘与宫体交界处

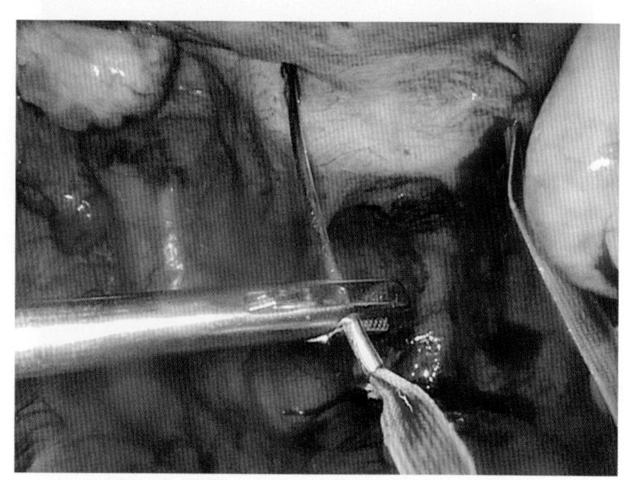
图 34-3-11　妊娠 12 周，杯状举宫器顶举子宫，左侧由后入路穿刺

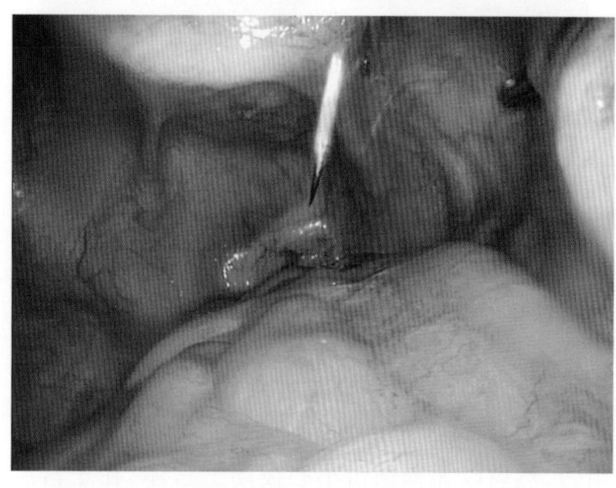
图 34-3-10　妊娠 12 周，杯状举宫器顶举子宫，右侧由前入路穿刺，于子宫后方穿出

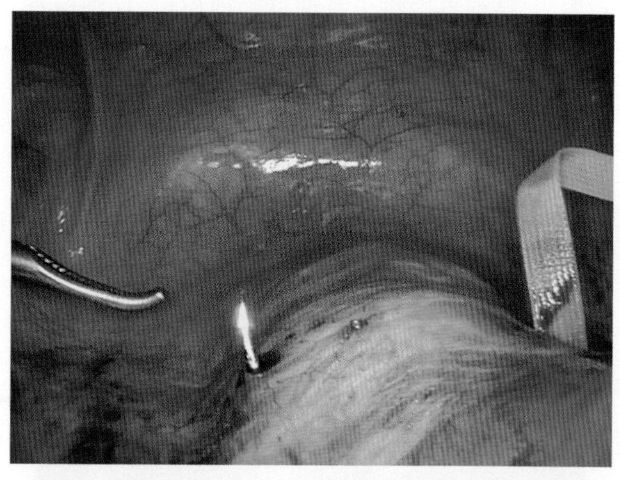
图 34-3-12　妊娠 12 周，杯状举宫器顶举子宫，左侧由后入路穿刺，穿刺针由前方穿出

宫杯与左侧子宫峡部交界处，确定穿刺点，将由右侧拉出的直针自后向前穿刺（后入路穿刺法），举宫杯顶举并慢慢调整为水平向患者头端顶举，于阔韧带前方检查直针穿出部位（图 34-3-11、34-3-12），调整牵拉环扎带，将针剪掉取出（图 34-3-13、34-3-14），于子宫前方峡部水平拉紧打结后，剪除多余环扎带（图 34-3-15、34-3-16），检查无出血，术毕（图 34-3-17、34-3-18）。如果左侧后入路穿刺法穿刺点暴露困难，则按照本节前面所述右侧前入路穿刺法，左侧也自前向后进行穿刺，调整环扎带在子宫后方峡部水平拉紧打结，环扎带位于宫颈内口水平（图 34-3-19、34-3-20）。建议尽量在子宫前方打结，便于产科医师进行剖宫产时更容易发现并拆除环扎带。

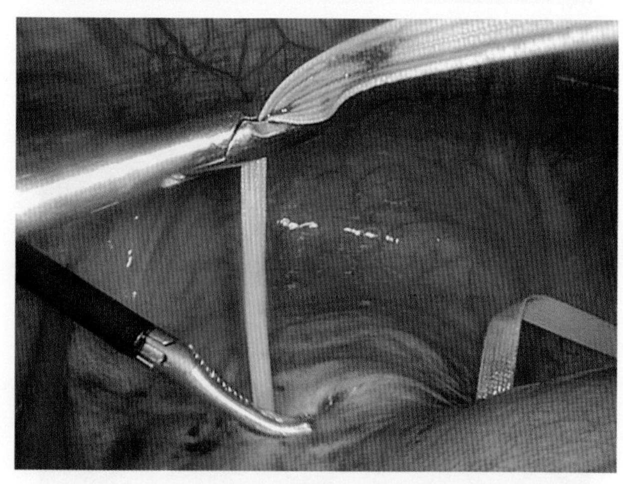
图 34-3-13　妊娠 12 周，杯状举宫器顶举子宫，左侧由后入路穿刺，穿刺针由前方穿出拉紧环扎带

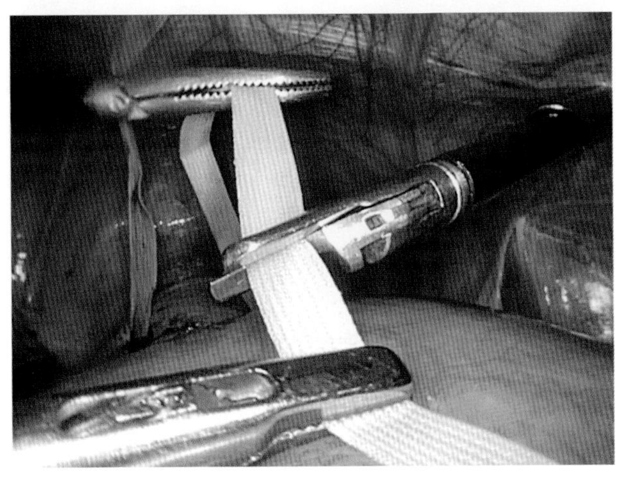
图 34-3-14　妊娠 12 周，杯状举宫器顶举子宫，剪断环扎带

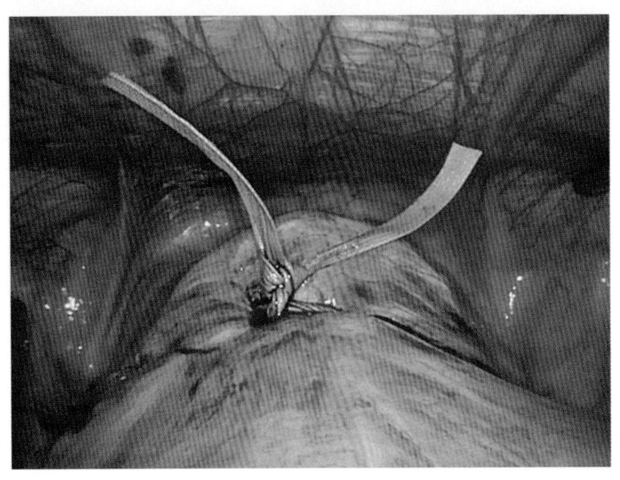
图 34-3-17　妊娠 12 周，环扎带位于宫颈内口水平前方

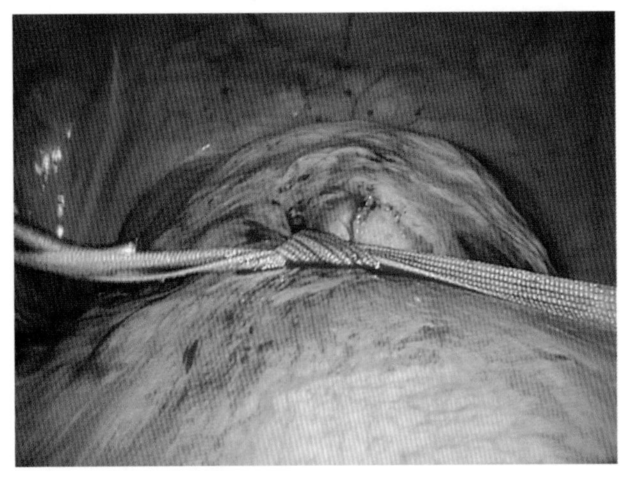
图 34-3-15　妊娠 12 周，在宫颈内口水平前方打结

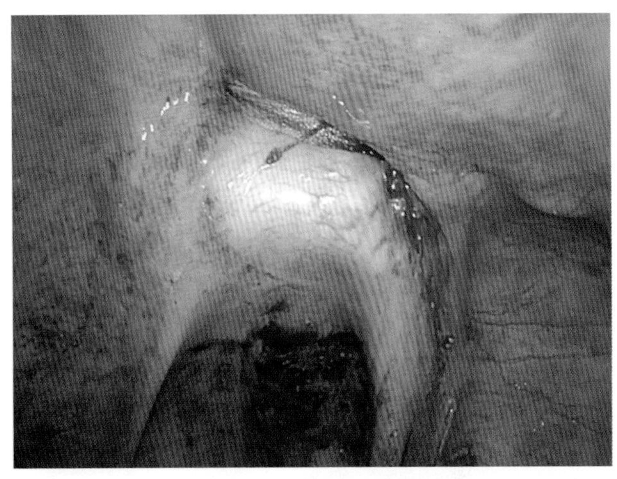
图 34-3-18　妊娠 12 周，环扎带位于宫颈内口水平后面观

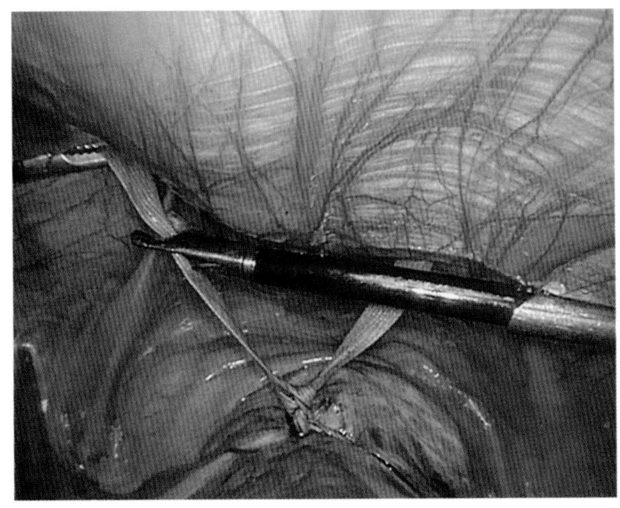
图 34-3-16　妊娠 12 周，打结完成后，剪除多余环扎带

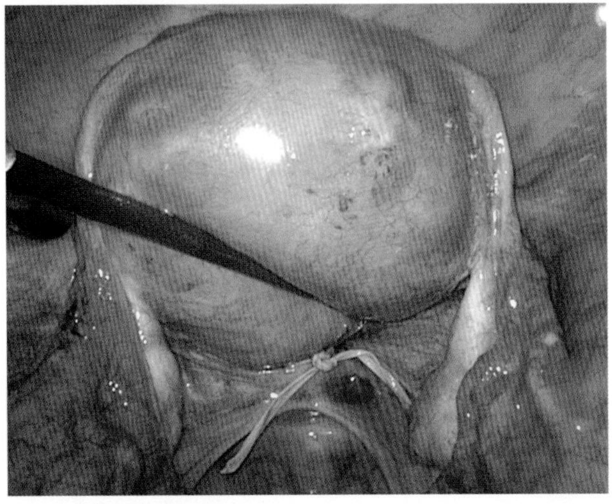
图 34-3-19　妊娠 8 周，前入路法，打结在宫颈内口水平后方

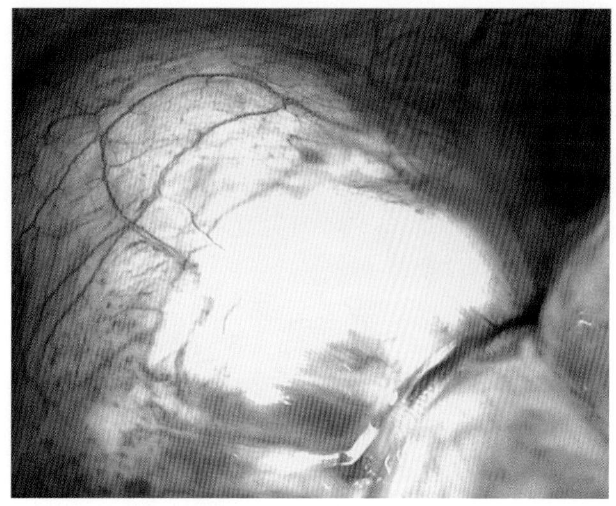

图 34-3-20 妊娠 8 周，前入路法，环扎带位于宫颈内口水平（前面观）

首都医科大学附属复兴医院宫腔镜中心的一项回顾性研究，对 2013 年 7 月～2016 年 1 月因宫颈机能不全伴有孕中期流产史的早孕期患者，使用杯状举宫器行腹腔镜下宫颈环扎术 20 例，于孕 7～10 周行腹腔镜子宫峡部环扎术（图 34-3-21～34-3-24）。

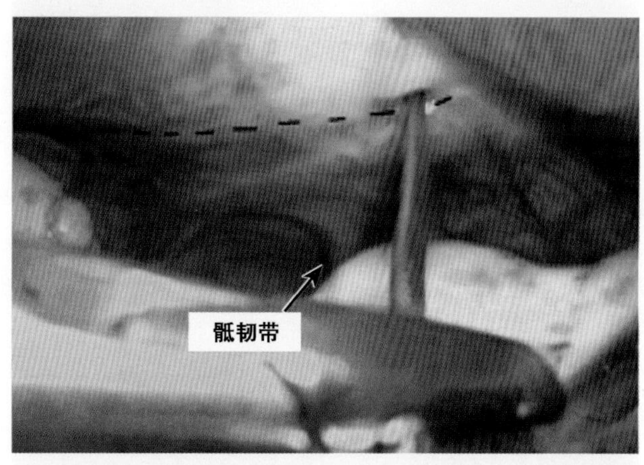

图 34-3-21 妊娠 8 周，右侧后入路后方穿刺点

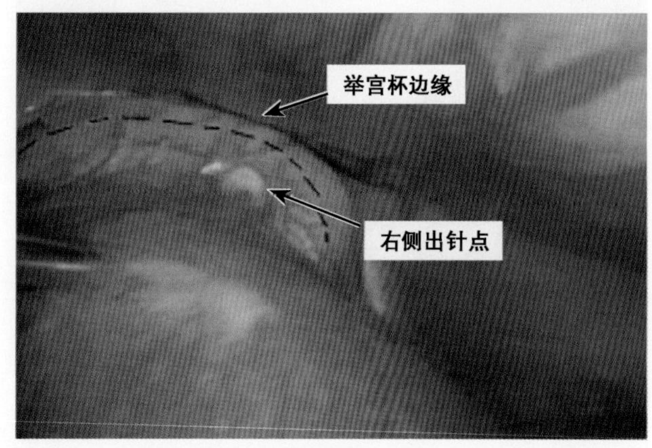

图 34-3-22 妊娠 8 周，右侧后入路穿刺自前方穿出

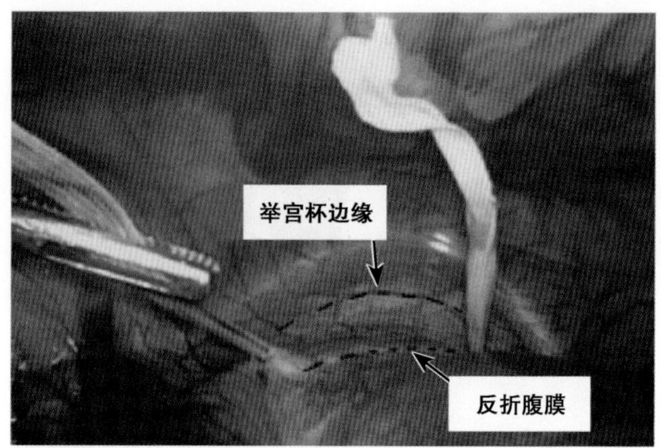

图 34-3-23 举宫杯暴露膀胱与反折腹膜，宫颈旁环扎带

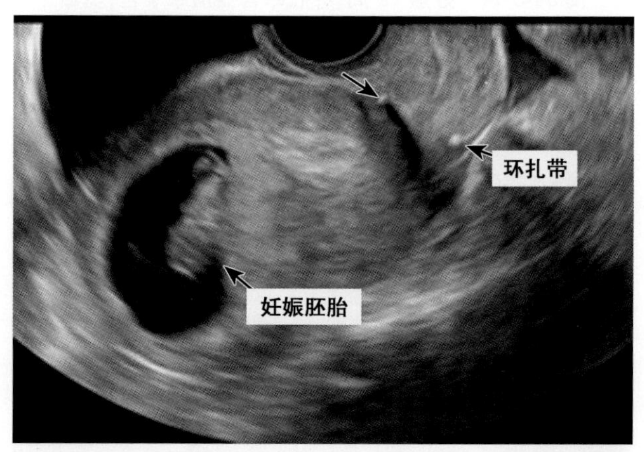

图 34-3-24 妊娠 8 周，腹腔镜宫颈环扎术后超声

平均手术时间（59.2±21.7）分钟（24～110 分钟）。出血量（17.5±21.7）ml（5～100ml）。18 例（1 例双胎）于孕 35～39 周均剖宫产分娩，活产率为 90%（18/20），获活婴 19 例，平均分娩孕周（37.5±1.3）周，新生儿体质量平均（3 348.8±407.4）g。2 例术后胎儿停止发育，原因不明，其中 1 例为试管移植后双胎妊娠。使用杯状举宫器早孕期进行腹腔镜下宫颈环扎术的方法微创、有效、易于掌握，妊娠结局良好，是先天或手术造成宫颈过短、宫颈裂伤没有条件进行经阴道环扎的患者可选择的方法，考虑到孕期宫颈环扎的高风险性，推荐有经验的医师和团队完成此类手术。

三、妊娠期腹腔镜下宫颈环扎术的麻醉选择

目前，妊娠期腹腔镜下宫颈环扎术一般多在妊娠 8～10 周进行，既往的临床研究发现妊娠 12 周前进行手术的孕妇早产率为 35%，胎儿神经管缺陷的概率增加，因此手术前需要与患者及家属充分沟通。

（一）麻醉方式的选择

妊娠期腹腔镜下宫颈环扎术手术时间相对短，通常应用喉罩支持通气的全麻。喉罩的优点是创伤小，放置简单，患者耐受性好，尤其适合短小微创手术。也可采用硬膜外麻醉，由于气腹形成可能刺激膈肌，引起孕妇的不适，可以同时静脉给予镇静药物，减轻不适感。

（二）麻醉药物的致畸性和安全性

麻醉药物对胚胎的发育有潜在的风险，这与给药浓度、方式和胚胎发育时期有关。非甾体类抗炎药物可影响前列腺素化的内环境并导致胚胎丢失，应避免使用；氧化亚氮和巴比妥类药物在动物实验中发现有致畸性，而在人类孕妇身上使用未见致畸倾向，故存在争议；咪达唑仑、芬太尼、舒芬太尼和瑞芬太尼、肌松药（罗库溴铵、阿曲库铵、维库溴铵等）、异氟醚、七氟醚、地氟醚目前认为无致畸性。尽可能应用对胎儿影响最小的药物。

（三）麻醉中的监测与管理

对于孕妇来说，术中必须保证充分氧和，严重的母体低氧会引起子宫胎盘血管收缩，降低子宫胎盘血流灌注，而导致胎儿乏氧、酸中毒和死亡；母体高碳酸血症直接引起胎儿呼吸性酸中毒，严重的呼吸性酸中毒可以引起胎儿心肌抑制；也可引起子宫动脉血管收缩而降低子宫血流。低碳酸血症也会降低子宫胎盘血流灌注，同时使母体的血红蛋白解离曲线左移。术中应常规监测心电图（ECG）、脉搏血氧饱和度（SpO_2）、无创血压（NIBP）、呼气末二氧化碳分压（$PetCO_2$），应维持 $PetCO_2$ 在 32～35mmHg 之间，避免过度通气或通气不足。

第 4 节 腹腔镜宫颈环扎术后患者妊娠期管理

宫颈机能不全的患者，特别是反复多次中期流产的患者，精神高度紧张，甚至处于焦虑状态，因此医护人员应尽可能给予鼓励和心理安慰，减轻紧张情绪，通常腹腔镜环扎术后患者妊娠后不必要卧床休息。由于宫颈机能不全的患者可能同时存在其他引起中期流产的病因，例如感染、子宫高反应、易栓症等。因此，应重视腹腔镜环扎术后患者妊娠后的管理，以进一步提高活产率。

一、妊娠后预防中期流产、早产的风险

（一）重视阴道感染的筛查与治疗

感染是引起早产或中期流产的重要原因之一，病原微生物感染后可致前列腺素合成增加，诱发宫缩，诱导产生蛋白水解酶降解胎膜细胞外基质，降低胎膜组织张力强度；减少宫颈黏液，削弱宫颈黏液屏障作用，引起胎膜早破，导致中期流产或早产。对于宫颈机能不全患者，如果既往有未足月胎膜早破病史或既往病理证实绒毛膜羊膜炎，建议妊娠期积极进行生殖道感染筛查及防治，提高活产率。

对于阴道感染高风险的患者，妊娠后应定期进行阴道拭子检查，可于妊娠 14 周后每隔 2 周进行阴道分泌物检查以排除感染。如果拭子显示阳性结果，应根据细菌培养和药敏试验来选择合适的抗生素治疗。特别是要筛查细菌性阴道病（bacterial vaginosis，BV），如果检查发现 BV，应使用抗生素治疗，从孕 12 周（2%氯林可霉素阴道乳膏，经阴道夜间连续使用 7 晚，每 28 天治疗 1 次）至妊娠 32 周。甲硝唑属于 B 类药物，妊娠期对胎儿影响小，从理论上说甲硝唑栓可用于妊娠期细菌性阴道病的治疗。

（二）孕激素的治疗

孕激素对于妊娠的维持，有非常重要的作用。可以抑制免疫系统及淋巴细胞增殖和活性，抑制子宫平滑肌的活动。在妊娠晚期孕酮抑制前列腺素刺激因子的生成及子宫肌层收缩相关蛋白（如离子通道、催产素及前列腺素受体、质子泵）的表达，维持子宫静止状态；孕酮同样调控宫颈细胞因子、前列腺素及炎性介质的表达抑制宫颈成熟过程。

近年来，动物实验、体外实验及临床随机对照试验证明，孕激素治疗（包括孕酮及人工合成孕激素）能减少早产风险。美国妇产科医师学会（The American College of Obstetricians and Gynecologists，ACOG）推荐单胎妊娠孕妇经阴道超声发现宫颈长度<15mm，美国食品药品监督管理局（Food and Drug Administration，FDA）推荐自发性早产史的孕妇，母胎医学学会（The Society for Maternal-Fetal Medicine，SMFM）推荐孕中期经阴道超声提示宫颈长度<20mm 无早产史的单胎妊娠孕妇，给予孕激素治疗以降低早产的发生率。对于宫颈机能不全的患者，特别是在以下 3 种情况：①患者曾经历过失败的环扎；②有合并其他的子宫病理状况，如子宫腺肌病或子宫肌瘤；③既

往妊娠过多的不规则无痛性子宫收缩，建议给予孕激素的治疗。

由于口服用药存在肝脏首过效应，消化道副作用大，且生物利用度有限，不推荐孕激素口服用药作为预防早产的常规途径。肌肉给药起效快、避开肝脏的首过效应，但长期注射可引起局部疼痛、肿胀、荨麻疹、瘙痒甚至产生感染等副作用，不宜作为长期治疗的给药途径。阴道给药避免肝脏首过效应，在局部组织药物吸收快，宫颈水平药物浓度稳定，生物利用度高，临床作为预防早产给药的推荐给药途径，但是需注意操作时的无菌环境，避免生殖道感染。

目前公认的预防早产的孕激素主要有17α-羟基孕酮己酸（17P）肌内注射制剂、黄体酮阴道凝胶制剂、微粒化黄体酮胶囊。通常首选阴道给药，妊娠12周后，每天给予微粒化黄体酮制剂（100mg/d或200mg/d），或者黄体酮阴道凝胶（90mg/d），持续至妊娠28周以后。或在妊娠16~36周，给予17α-羟基孕酮己酸（250mg/周，肌内注射）。

目前无证据显示孕激素治疗对孕妇及胎儿有损伤的作用，但有文献报道长期用药组母亲妊娠期糖尿病、妊娠期肝内胆汁淤积症等发生率升高。孕激素用药时机多在12周以后，对胎儿畸形发生的影响报道较少，但远期影响有待观察。

（三）预防有可能存在的子宫高反应性

部分宫颈机能不全患者同时存在子宫高反应，可根据具体情况，由产科医师给予抑制宫缩药物。常用的药物有：β_2肾上腺素受体激动剂（利托君）、钙通道阻滞剂（硝苯地平）、缩宫素受体拮抗剂（阿托西班）、前列腺素合成酶抑制剂（吲哚美辛）等，前3类药物对于胎儿相对安全。β_2肾上腺素受体激动剂对于胎儿相对安全，但可能引起潜在的严重母体副作用。前列腺素合成酶抑制剂对胎儿和新生儿有潜在的严重副作用，但母亲不良反应轻微。阿托西班和硝苯地平功效相似，阿托西班在母胎两方面均比硝苯地平更安全，但价格昂贵。硫酸镁对早期早产儿的神经保护作用已经得到肯定，但是长期大量硫酸镁宫内暴露，可能导致胎儿及新生儿骨质减少和骨折，所以，不推荐用于抑制宫缩的维持治疗。这些药物可阻止或抑制子宫收缩，延迟分娩，防止即刻早产，为完成促胎肺成熟治疗以及转运孕妇到有早产儿抢救条件的医院分娩赢得时间，但不能可靠地减少或预防早产。

（四）易栓症和抗磷脂综合征

对反复中期流产患者应进行易栓症和抗磷脂综合征的筛查，发现阳性应给予相应的治疗。

1. 易栓症 易栓症（thrombophilia）是指存在抗凝蛋白、凝血因子、纤溶蛋白等遗传性或获得性缺陷，或者存在获得性危险因素而具有高血栓栓塞倾向。在遗传性易栓症中，凝血因子Ⅴ Leiden（*FⅤL*）突变是最常见的，其次为凝血酶原基因（*PGM*）突变、蛋白S（PS）缺乏、蛋白C（PC）缺乏和抗凝血酶缺陷，其他还包括异常纤维蛋白原血症、异常纤溶酶原血症、组织型纤溶酶原活化物（t-PA）缺乏、纤溶酶原活化、高同型半胱氨酸血症等。获得性易栓症是由于存在获得性危险因素，如手术创伤、制动、口服避孕药、母体免疫性疾病、恶性肿瘤及某些内科合并症等，所引起凝血因子、抗凝蛋白、纤溶蛋白的后天性异常，导致血栓栓塞易于发生的一组疾病或状态。

易栓症可致胎盘微血栓形成、引起胎盘功能不良，影响胚胎发育。Robertson等对7 167例早期流产和4 038例晚期流产的患者进行研究发现，遗传性和获得性易栓症与不良的妊娠结局具有相关性。对反复中期流产的宫颈机能不全患者，也应进行易栓症相关的筛查，由于汉族人群罕有*FVL*突变、*PGM*突变，因此不推荐在国内筛查；推荐筛查抗凝血酶、蛋白S缺乏和蛋白C缺乏。如患者存在易栓症，可给予小剂量阿司匹林（75mg）或小剂量阿司匹林与低分子肝素联合应用。

2. 抗磷脂综合征 抗磷脂综合征（antiphospholipidantibody syndrome，APS）是以各种血栓症状，复发性流产、血小板减少等为临床症状和其抗心磷脂抗体（ACA）、狼疮抗凝因子（LA）等抗磷脂抗体（APA）阳性为特征的自身免疫性疾病。APA阳性患者血栓形成的发生率为30%~40%，既可发生于动脉，也可发生于静脉，但以静脉为主，占70%左右。APA阳性患者发生静脉血栓的危险性比正常人高约10倍。APA还可能通过影响血小板活性、凝血或抗凝机制和血管内皮细胞功能而导致血液高凝状态，形成多发性胎盘血栓、梗死和螺旋动脉血管病变，导致胎盘功能不足，复发性流产、胎死宫内、早产和胎儿生长受限是APA相关的常见并发症。应对反复中期流产患者进行ACA、LA、微球蛋白检查，筛查有无APS，如存在，给予治疗，治疗方案同易栓症。

二、妊娠早期、中期需终止妊娠时处理

由于环扎带有一定的弹性，妊娠后宫颈变软，环扎术后妊娠早期胚胎停育，扩宫至8.5号棒并不困难，环扎带不会影响负压吸宫手术。

如果孕妇在妊娠中期出现频繁宫缩不能控制，紧急情况下需行剖宫取胎术，以避免子宫破裂。妊娠中期检查时发现胎儿畸形，或妊娠中期发生胎死宫内或胎膜早破，需要终止妊娠时，要先拆除环扎带，之后胎儿经阴道分娩。如孕周<20 周，无明显宫缩时，通常可以行腹腔镜下环扎带拆除术，尽管极简式腹腔镜环扎术时，未将环扎带包埋于子宫膀胱反折腹膜，拆除环扎带时会发现环扎带表面膜样粘连或已腹膜化（图 34-4-1、34-4-2），需用单极电钩或超声刀分离粘连或打开反折腹膜，显露环扎带后，牵拉环扎带结（图 34-4-3），剪刀剪断环扎带后，小心牵拉并抽出环扎带其余部分，可吸收线缝合腹膜（图 34-4-4、34-4-5）。妊娠 20～24 周，子宫高度超过脐孔，调整第一穿刺孔至脐孔与剑突中间，妊娠>24 周，则建议开腹拆除环扎带，通常在耻骨联合上做横切口，长约 4cm。

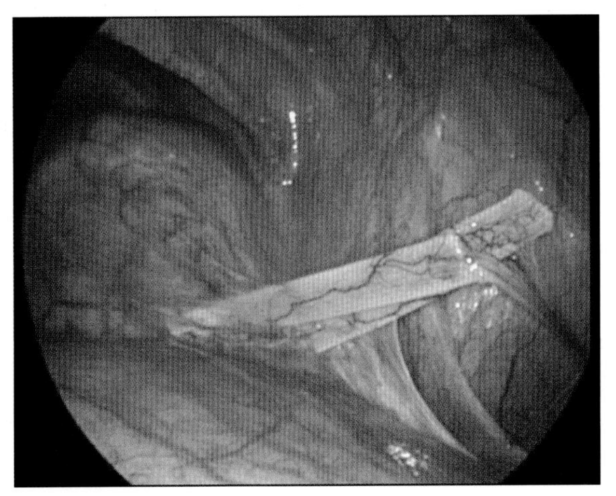

图 34-4-1　妊娠 18 周，子宫右旋，环扎带打结处偏在右侧，并被膀胱子宫反折腹膜包裹

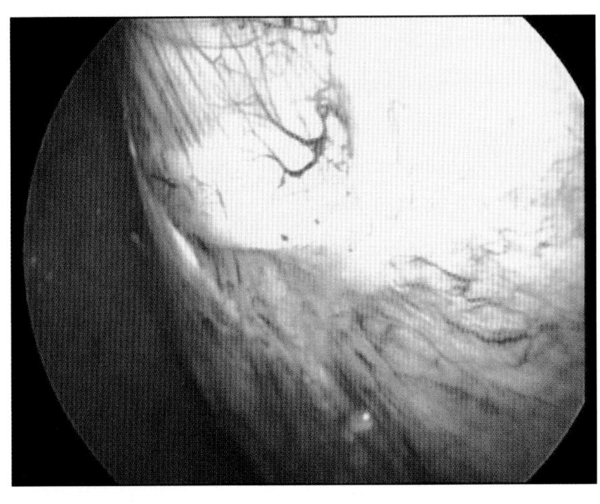

图 34-4-2　子宫峡部后方，环扎带表面腹膜化

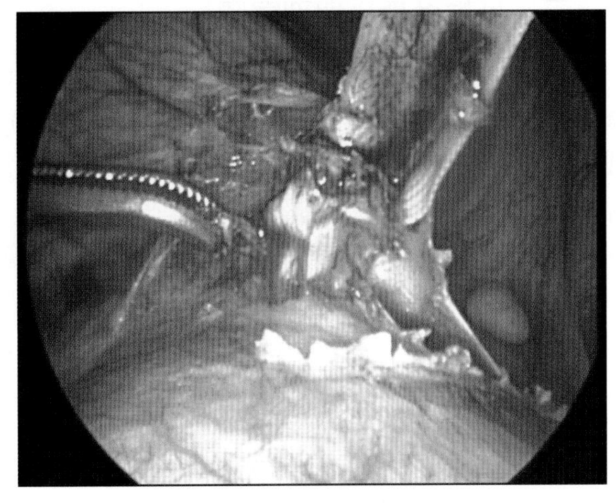

图 34-4-3　分离粘连，打开环扎带表面腹膜，牵拉环扎带打结处

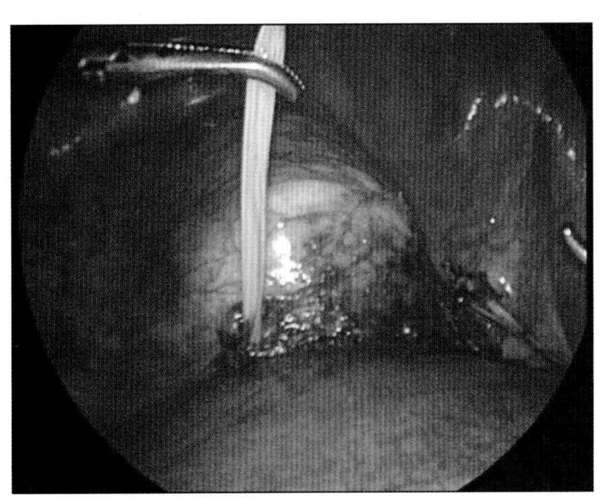

图 34-4-4　剪断环扎带后，牵拉取出

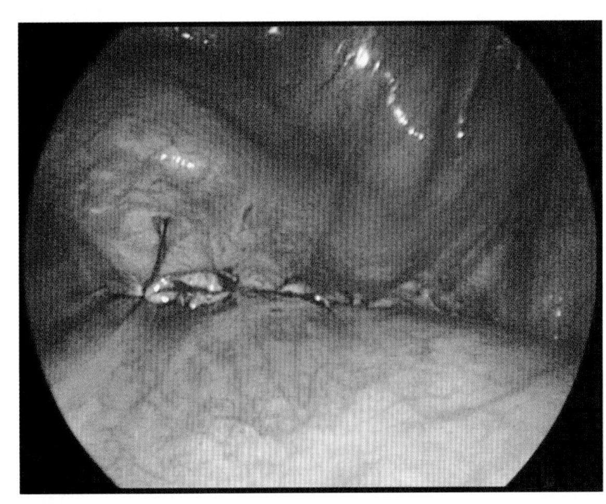

图 34-4-5　缝合关闭膀胱反折腹膜

三、妊娠晚期择期剖宫产

腹腔镜下宫颈环扎术后，于妊娠晚期行选择性剖宫产，如有产兆即刻行剖宫产，避免发生宫颈裂伤或子宫破裂，增加产妇发病率。如无产兆、孕妇无合并症、胎儿无异常，可选择38周后剖宫产。

如无生育要求，可在剖宫产术中拆除环扎带，娩出胎儿、胎盘及其附属物后，常规缝合子宫下段切口，子宫收缩后，如果环扎带结位于宫颈峡部前方，则在子宫下段剖宫产切口下方寻找到环扎带打结处（图34-4-6），通常环扎带周围会有一些膜样粘连，有时埋入膀胱腹膜反折处，需分离膜样粘连带或打开膀胱反折腹膜，稍游离环扎带，剪断环扎带，顺一个方向小心抽出环扎带。如果环扎带结位于宫颈峡部后方，需在子宫后方峡部找到打结处，剪断环扎带，顺一个方向小心抽出环扎带，或者在子宫前方峡部找到环扎带，适当游离，剪断后，由后方牵拉取出。

对于有继续妊娠要求的患者可保留环扎带。对大多数患者来说，保留环扎带尚未见明显的不良反应，当患者有反复盆腔炎症、慢性盆腔痛时可考虑腹腔镜手术取出。经腹或腹腔镜下环扎的患者一次环扎可妊娠1次以上，有经腹环扎术后成功足月妊娠分娩3次的报道。保留环扎带的患者，如果不计划再次妊娠，应尽早行腹腔镜手术拆除环扎带，减少环扎移位或侵蚀的机会。

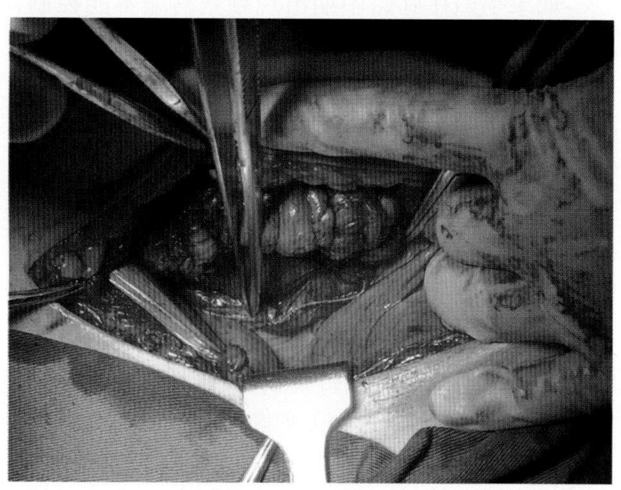

图34-4-6　环扎带结位于剖宫产切口下方（镊子所指处）

（黄晓武　马　宁　夏恩兰）

参考文献

1. 罗文斌，罗晓青，张羡，等．腹腔镜子宫颈环扎术后妊娠晚期自发性子宫破裂一例及文献复习．中华妇产科杂志，2016，51（5）：371-372.
2. 夏恩兰．宫颈环扎术并发症．国际妇产科学杂志，2016，43（06）：618-622.
3. 夏恩兰．宫颈锥切及根治性宫颈切除术后宫颈环扎问题．国际生殖健康/计划生育杂志，2017，36（03）：181-184.
4. 夏恩兰．重视宫颈机能不全的防治．中国实用妇科与产科杂志，2014，30（2）：81-84.
5. 徐亚玲，常颖，陈叙．孕前腹腔镜下宫颈环扎术后单胎足月分娩一例报告．国际妇产科学杂志，2016，43（1）：53-54.
6. 姚书忠．宫颈机能不全诊治过程中存在的争议和思考．中国实用妇科与产科杂志，2017，33（01）：31-35.
7. Berghella V，Palacio M，Ness A，et al. Cervical length screening for prevention of preterm birth in singleton pregnancy with threatened preterm labor：systematic review and meta-analysis of randomized controlled trials using individual patient-level data. Ultrasound Obstet Gynecol，2017，49（3）：322-329.
8. Boelig RC，Berghella V. Current options for mechanical prevention of preterm birth. Semin Perinatol，2017，41（8）：452-460.
9. Bolla D，Gasparri ML，Badir S，et al. Cervical length after cerclage：comparison between laparoscopic and vaginal approach. Arch Gynecol Obstet，2017，295（4）：885-890.
10. Cordoba Munoz MI，Acevedo-Alvarez M，Monteagudo A，et al. Three-dimensional sonographic virtual cystoscopy for diagnosis of cervical cerclage erosion into the bladder. Ultrasound Obstet Gynecol，2013，42（4）：487-489.
11. Frey HA，Klebanoff MA. The epidemiology，etiology，and costs of preterm birth. Semin Fetal Neonatal Med，2016，21（2）：68-73.
12. James PN，Elizabeth AB，James DP，et al. The structure and function of the cervix during pregnancy. Translational Research in Anatomy，2016，2（3）：1-7.
13. Mancuso MS，Szychowski JM，Owen J，et al. Cervical funneling：effect on gestational length and ultrasound-indicated cerclage in high-risk women. Am J Obstet Gynecol，2010，203：259：1-5.
14. Martin JM，Moore ES，Foster TL，et al. Transabdominal cerclage placement in patients with prior uterine incisions：risk of scar disruption. J Obstet Gynaecol，2013，33（7）：682-684.

15. Moawad GN, Tyan P, Bracke T, et al. Systematic Review of Transabdominal Cerclage Placed via Laparoscopy for the Prevention of Preterm Birth. J Minim Invasive Gynecol, 2018, 25(2): 277-286.

16. Neveu ME, Fernandez H, Deffieux X, et al. Fertility and pregnancy outcomes after transvaginal cervico-isthmic cerclage. Eur J Obstet Gynecol Reprod Biol, 2017, 218: 21-26.

17. Park MI, Hoh JK. Translocation of a cerclage band into the endocervical canal after preconception transabdominal cervico-isthmic cerclage. J Obstet Gynaecol Res, 2010, 36(1): 209-212.

18. Shaltout MF, Maged AM, Elsherbini MM, et al. Laparoscopic transabdominal cerclage: new approach. J Matern Fetal Neonatal Med, 2017, 30(5): 600-604.

19. Sperling JD, Dahlke JD, Gonzalez JM. Cerclage Use: A Review of 3 National Guidelines. Obstet Gynecol Surv, 2017, 72(4): 235-241.

20. Vink J, Mourad M. The pathophysiology of human premature cervical remodeling resulting in spontaneous preterm birth: Where are we now? Semin Perinatol, 2017, 41(7): 427-437.

第三十五章 妇科机器人辅助腹腔镜手术

一、概述

外科手术借由伤口进入腹部、胸部或脑部来做身体内部器官的矫正，挽救了相当多的生命，这是近代医学的一大进步。但外科手术是不断发展的。以妇产科为例，第一代手术必须借由开腹手术来完成，虽然病灶清除了，但却容易因为伤口大而留下许多的合并症。第二代微径手术（minimal access）的手术方式，可以借由小的切口来进行较大的手术，是妇科手术的一大突破，但在技术上是相当的困难。第三代手术是机器人辅助外科手术系统（robot-assisted surgical system），借着机器手臂的协助让一些在腹腔镜下所难以进行的手术可以进行，因此是人类医学领域上的一大进步（图 35-0-1）。而下一代的治疗应该就是自然孔道，也就是没有表体伤口的手术以及癌症预防的手术，将形成疾患后再做手术的治疗方式，改成避免疾病的形成，这将会成为新的流行。

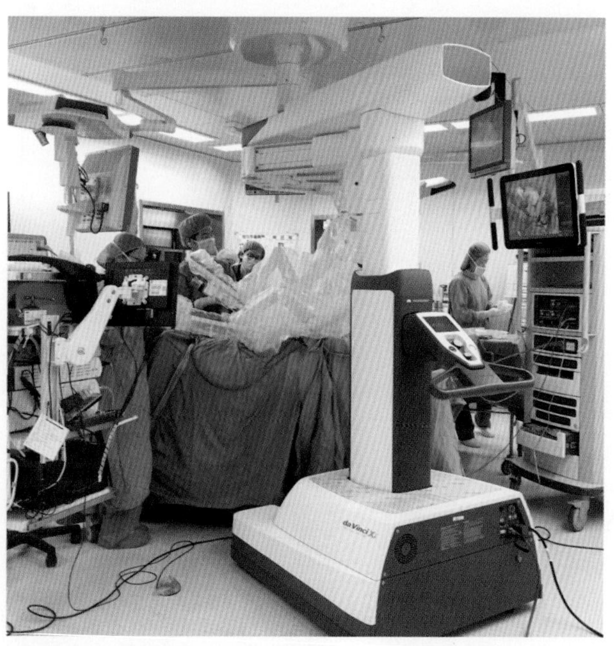

图 35-0-1　达芬奇系统架设完成

目前机器人辅助手术已发展到第四代，第三代机器人辅助外科手术系统发展相当的成熟且具有代表性，它利用最新的科技克服许多人体的极限，例如，可以同时有第二代微创手术的好处——伤口小、出血少、恢复快的优点之外，又可以转动至 360°，并仿造人手的动作。机器人手臂的发展其实是美国国家航空航天局（National Aeronautics and Space Administration，NASA）为了在太空中若有航天员需要治疗，为达成在外太空中进行手术所研发的方式，突破许多过去微创所碰上的一些困难，可以在三度空间里进行仿真手腕的手术，以达到很好的治疗效果，其手术最主要是利用一个 8cm 和几个 5cm 伤口放入类似腹腔镜的长器械来进行治疗。

二、机器人辅助腹腔镜手术的优点

机器人辅助腹腔镜手术的优点：第一是经由高分辨率的立体手术影像，透过小的伤口让医师可以精准地进行手术；第二，仿真手腕的机械设计，可以达到人手的灵巧及准确性；第三，可以排除人手的颤动，并可调整应用的强度和距离，因此可进入到人手不容易触及的狭小空间；第四，仿照医师手部的动作，经由放大影像可以精准地完成微细的手术；第五，医师采用坐姿的方式进行手术，节省医师体力上的耗损。因此，达芬奇机器人手术系统（Da Vinci Surgical System）和传统开腹手术相比，机器人手术伤口较小，不易留下瘢痕，疼痛感较小；而传统手术伤口较大，会留下瘢痕，且疼痛感也较大（表 35-0-1）。机器人伤口感染风险较低，失血量较少，手术的时间相近，住院时间与腹腔镜类似，影像的放大可以达到十倍数。在立体影像上，因距离、方位判断准确，可以避免伤害到血管及神经，而将组织功能完整保存。因此，具有住院天数少、伤口疼痛少、出血少、恢复快的优点。

表 35-0-1　达芬奇机器人手术系统与传统手术的比较

项目	达芬奇机器人手术系统	传统手术(开腹)
伤口	较小,不易留瘢痕(数个 0.5~0.8cm 的伤口)	较大,易留瘢痕(一条 10~20cm 的伤口)
感染风险	较低	较高(因伤口面积大易感染)
疼痛感	较小	较大
失血量	微量(放大的视野有助于止血)	出血量较大
输血量	少	输血概率较高
手术时间	平均手术时间较传统手术短	需进行开腹、关腹缝合,较花时间
住院天数	住院天数少,最快 1~3 天(与腹腔镜类似)	依不同手术而定,1~2 周
影像辨识	10 倍数 3D 影像	无,肉眼观察
安全性	可避免误伤血管及神经,保护良好组织,执行传统手术或内视镜手术无法执行的手术	直接打开皮肤、肌肉进入腹腔进行手术,风险较大
并发症	并发症风险低	较易有并发症
预后效果	较传统手术更好	较差

三、妇科机器人辅助腹腔镜手术的应用

目前妇科机器人辅助腹腔镜手术的适应证包括子宫切除术、子宫肌瘤切除术、骶骨阴道固定术、卵巢囊肿切除术、输卵管吻合术、卵巢切除手术、子宫内膜异位切除术。在恶性肿瘤方面包括子宫内膜癌分期手术、宫颈癌根治手术及卵巢癌肿瘤细胞减灭术。

四、机器人辅助腹腔镜手术的成长

机器人手术系统因为有 3D 的立体视野提供高解析的影像,仿真手腕的手术器械可以有 360°灵巧的操作,能在狭小空间内运行自如。在止血上、缝合上有相当的准确性,因此 2005 年推出后逐渐受到各国医师的青睐。在 2009 年的时候,每年大概有 20 万例的机器人辅助手术,到 2015 年的时候已经增加到 61 万例,增加了 2 倍以上。至 2016 年大约有 75 万 3 千例达芬奇手术,较 2015 年增长显著。

2016 年期间,使用达芬奇手臂做前列腺切除术约有 10 万 9 千例,子宫切除术约有 24 万 6 千余例,其他妇科手术约有 18 万 6 千余例。各科广泛地使用达芬奇手术系统,使其每年大概有 8%~11%的增长幅度,其中以妇产科的增长最为惊人(表 35-0-2)。

至 2016 年止,在美国有 2 563 台达芬奇,在欧洲有 665 台达芬奇,在亚洲有 502 台,其他各洲有 189 台达芬奇设备正在使用。在亚洲,达芬奇的使用量以日本、韩国和中国最多(图 35-0-2、35-0-3)。达芬奇手术在妇产科应用较多,最主要是因为利用达芬奇手术做子宫切除比起传统开腹的效果更好,且可以系统性地分析子宫内膜癌,发现使用机器人手臂做手术即使得到的结果相当,但也可以减少出血量,虽然有比较长的手术时间,但患者的合并症减少。更重要的是美国妇科肿瘤学会(Society of Gynecologic Oncology,SGO)报告过,对很多医院是否用微创的方式来做治疗进行探讨,在 2006 年的时候子宫内膜癌手术采用微创方式的只有 5.6%、宫颈癌是 0,但是在达芬奇机器人手臂引入之后,各医院在做微创手术的量上有明显的增加,子宫内膜癌有 49.2%、宫颈癌有 50%是利用微创的方式进行。更重要的是,临床医师在进入微创手术领域前须接受 12 个月的训练,训练结束后高达 92%的医师可进入到妇科肿瘤微创手术的领域,可以做的治疗包括子宫、卵巢、输卵管、骨盆淋巴、主动脉淋巴、大网膜的切除。可见机器人辅助手术的训练应该加入到医师的培训课程中去。

机器人辅助手术具有微创手术的特点:①较少的侵入性;②最适当的治疗;③短的学习过程;④可亲性(可利用性)高;⑤更好的手术结果;⑥最大限度地保留功能。机器人辅助手术的学习曲线是非常短的,符合微创治疗的原则;而最不符合的是它的普及性,因为此类设备费用高,以后仍然需要扩大生产降低费用才能够普及。机器人手臂手术预后和腹腔镜手术是接近的,因此机器人手臂手术取代绝大部分的传统开腹手术是相当可行的,可以减少学习曲线,可以增加患者的舒适度,因此达芬奇机器人手臂的治疗将成为未来医学发展的趋势之一。

表 35-0-2 达芬奇机器人手术系统在各科的应用

学科	手术名称
一般及消化系外科	大肠直肠切除手术
	全胃切除术
	胃绕道手术
	肝癌切除手术
	脾脏切除手术
	胰脏尾部切除术
	胰十二指肠切除术(Whipple 手术)
	胰脏十二指肠多重器官手术
	低前位乙状结肠直肠切除术
	胆总管重建术
	肥胖手术
耳鼻喉科	甲状腺切除手术
	咽喉癌手术
	腮腺切除术
	舌根切除术
	喉切除术
心脏血管外科	冠状动脉搭桥术
	二尖瓣置换术
	心房中隔缺损修补术
	心室中隔缺损修复术
	心脏肿瘤切除术
	心脏黏液肿瘤切除术
	动脉导管未闭结扎术
胸腔外科	食管切除术
	食管重建术
	内乳动脉截取术
	肺叶切除术
	肺动脉修复术
	肺脏切除术
	胸腺切除术
	纵隔腔手术
	抗逆流手术
	横膈疝气手术
泌尿外科	前列腺全切除手术
	肾脏局部切除术
	肾脏全切除手术
	膀胱切除术
	膀胱重建手术
	膀胱局部切除手术
	膀胱扩大及肠道吻合重建手术
	肾上腺切除术
	肾盂重建手术
	肾输尿管切除术
妇产科	妇科肿瘤手术
	子宫全切除术
	卵巢切除术
	卵巢肿瘤切除手术
	骨盆腔重建手术
	子宫肌瘤切除术
	骨盆阴道/子宫固定术
	子宫内膜异位病灶切除术
	输卵管吻合术

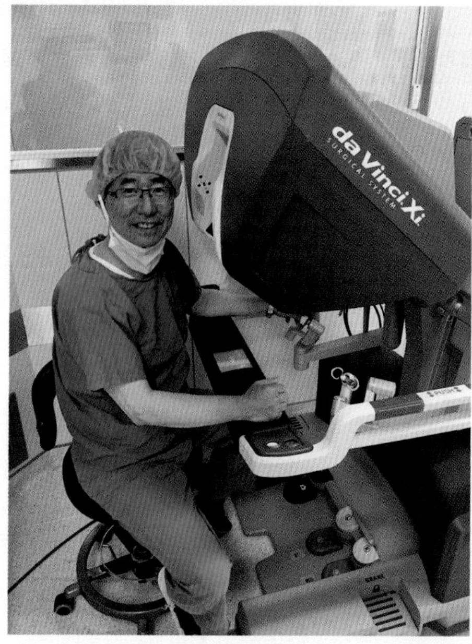

图 35-0-2 李医师与达芬奇手术系统操控台

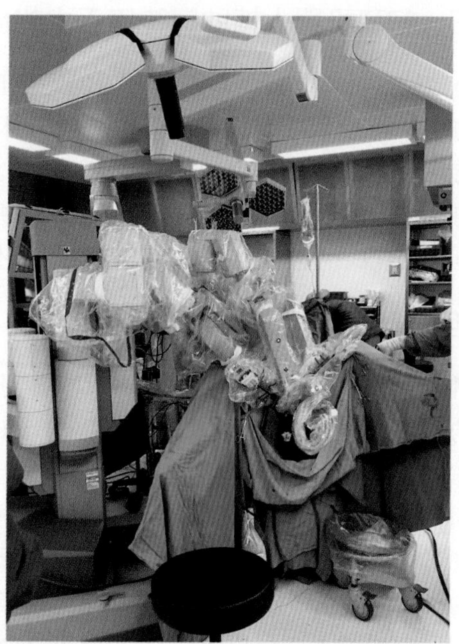

图 35-0-3 利用达芬奇手术系统执行自然孔道手术之现况

（李奇龙）

参 考 文 献

1. Anger JT, Mueller ER, Tarnay C, et al. Robotic compared with laparoscopic sacrocolpopexy: a randomized controlled trial. Obstet Gynecol, 2014, 123(1): 5-12.
2. Backes FJ, Rosen M, Liang M, et al. Robotic Hysterectomy for Endometrial Cancer in Obese Patients With Comorbidities: Evaluating Postoperative Complications. Int J Gynecol Cancer, 2015, 25(7): 1271-1276.
3. El Hachem L, Acholonu UC Jr, Nezhat FR. Postoperative pain and recovery after conventional laparoscopy compared with robotically assisted laparoscopy. Obstet Gynecol, 2013, 121(3): 547-553.
4. Hoogendam JP, Verheijen RHM, Wegner I, et al. Oncological outcome and long-term complications in robot-assisted radical surgery for early stage cervical cancer: an observational cohort study. BJOG, 2014, 121(12): 1538-1545.
5. Hsiao SM, Lin HH, Peng FS, et al. Comparison of robot-assisted laparoscopic myomectomy and traditional laparoscopic myomectomy. J Obstet Gynaecol Res, 2013, 39(5): 1024-1029.
6. Iavazzo C, Papadopoulou EK, Gkegkes ID. Cost assessment of robotics in gynecologic surgery: a systematic review. J Obstet Gynaecol Res, 2014, 40(11): 2125-2134.
7. Kristensen SE, Mosgaard BJ, Rosendahl M, et al. Robot-assisted surgery in gynecological oncology: current status and controversies on patient benefits, cost and surgeon conditions-a systematic review. Acta Obstet Gynecol Scand, 2017, 96(3): 274-285.
8. Kunit T, Janetschek G. Laparoscopic and robotic postchemotherapy retroperitoneal lymph node dissection. Curr Opin Urol, 2014, 24(2): 162-167.
9. Leitao MM Jr, Bartashnik A, Wagner I, et al. Cost-effectiveness analysis of robotically assisted laparoscopy for newly diagnosed uterine cancers. Obstet Gynecol, 2014, 123(5): 1031-1037.
10. Nezhat C, Modest AM, King LP. The role of the robot in treating urinary tract endometriosis. Curr Opin Obstet Gynecol, 2013, 25(4): 308-311.
11. Nezhat FR, Finger TN, Vetere P, et al. Comparison of perioperative outcomes and complication rates between conventional versus robotic-assisted laparoscopy in the evaluation and management of early, advanced, and recurrent stage ovarian, fallopian tube, and primary peritoneal cancer. Int J Gynecol Cancer, 2014, 24(3): 600-607.
12. Rosero EB, Kho KA, Joshi GP, et al. Comparison of robotic and laparoscopic hysterectomy for benign gynecologic disease. Obstet Gynecol, 2013, 122(4): 778-786.
13. Smorgick N, As-Sanie S. The benefits and challenges of robotic-assisted hysterectomy. Curr Opin Obstet Gynecol, 2014, 26(4): 290-294.
14. Woelk JL, Borah BJ, Trabuco EC, et al. Cost differences among robotic, vaginal, and abdominal hysterectomy. Obstet Gynecol, 2014, 123(2 Pt 1): 255-262.
15. Woelk JL, Casiano ER, Weaver AL, et al. The learning curve of robotic hysterectomy. Obstet Gynecol, 2013, 121(1): 87-95.
16. Wright JD, Kostolias A, Ananth CV, et al. Comparative effectiveness of robotically assisted compared with laparoscopic adnexal surgery for benign gynecologic disease. Obstet Gynecol, 2014, 124(5): 886-896.

第三十六章 剖宫产瘢痕妊娠手术

剖宫产瘢痕妊娠(cesarean scar pregnancy,CSP)是指妊娠囊种植于子宫剖宫产切口瘢痕处并发育,是剖宫产术的远期并发症之一,也是特殊的异位妊娠之一。1978 年,Larsen 报道了世界首例 CSP,其发病率为 1/(1 800~2 216),在既往剖宫产史妇女中的发生率为 1.15%,在既往剖宫产史发生异位妊娠的妇女中约占 6.1%。随着剖宫产率的上升,CSP 发生率呈上升趋势。CSP 与剖宫产切口愈合不良或缺陷密切相关,发生破裂或手术治疗中大出血风险极高。其诊治原则是:早期发现、去除病灶、修复缺陷、防止出血。

CSP 的治疗首选为手术,药物杀胚起效慢、效果欠佳,常作为术前准备或术后补救治疗措施使用。CSP 的手术治疗方法众多,归纳起来有三类:病灶清除术、瘢痕切除修补术和子宫切除术,同时还需要积极采取措施预防术中或术后大出血。手术的具体方式、途径和预防大出血的措施需根据医师技术特长、设备条件和患者病情等因素个体化决定。

一、CSP 的生理和解剖特点

CSP 顾名思义,位于子宫下段前壁剖宫产横切口瘢痕处,而且与切口愈合不良或存在愈合缺陷密切相关。瘢痕的上方是子宫体下部肌层组织,下方是子宫颈组织,前方为膀胱底部,后方是子宫下段后壁,两侧是子宫动脉上、下行支分叉处,以及上、下行支的分支和粗大的单根或多根伴行静脉,再向两侧即是子宫动脉跨过输尿管处。由于剖宫产后瘢痕收缩和粘连的缘故,以及妊娠后局部不断膨大,输尿管位置变异很大,可能位置正常,也可能非常靠近子宫峡部肌壁;膀胱底部与瘢痕之间也可能粘连紧密、难以分离推开。

剖宫产切口愈合不良者,瘢痕厚度均明显小于邻近的子宫体部和宫颈肌层厚度,且瘢痕厚度因人而异,同一个体瘢痕各个部位厚度也不尽相同;因而瘢痕组织可能非常薄,或有小裂隙存在,超声检查或宫腔镜检查可见局部不同深度和宽度的内陷或憩室形成(图 36-0-1~36-0-3);瘢痕部位子宫内膜通常发育不良或缺如;或因内陷处经血积存等原因而发生炎症性改变,局部趋化因子增多,从而促进胚胎在此黏附种植。

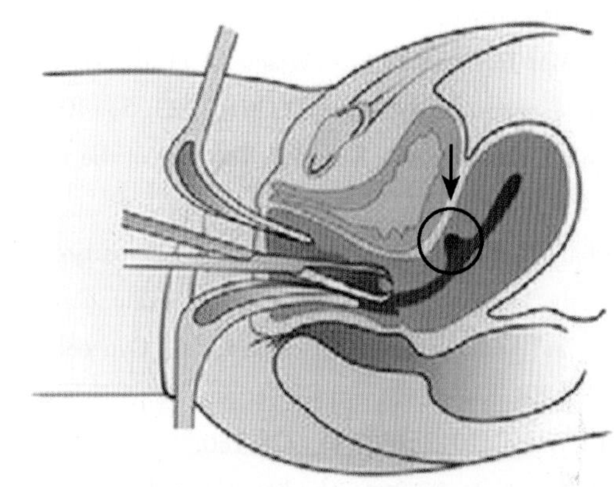

图 36-0-1　剖宫产切口瘢痕憩室示意图

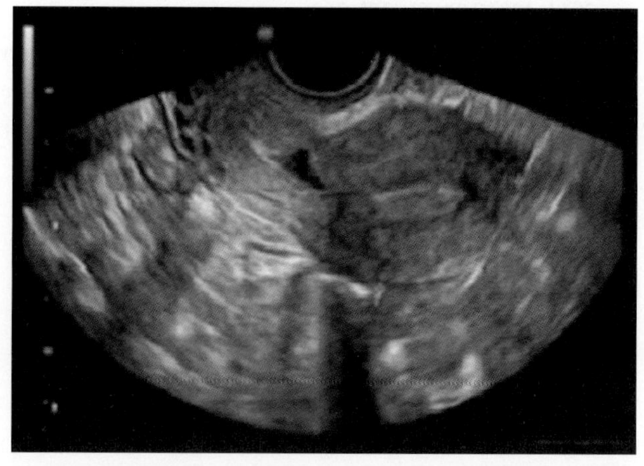

图 36-0-2　剖宫产切口瘢痕憩室超声表现

受精卵在子宫内膜缺陷或缺损的瘢痕处种植后,底蜕膜缺失或蜕膜化不足,滋养细胞直接侵入瘢痕或肌层组织,绒毛与瘢痕或肌层粘连植入,甚至穿

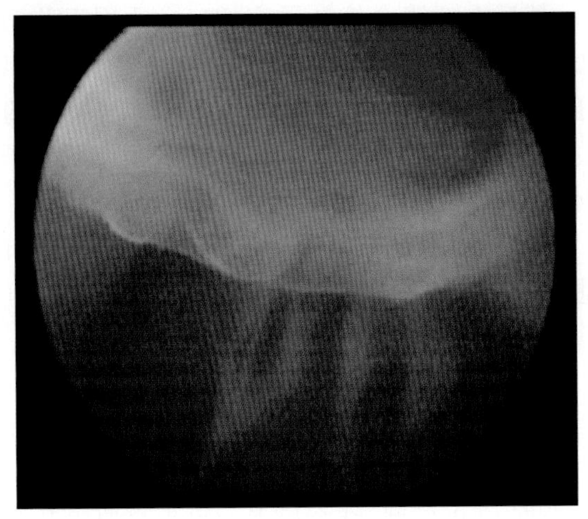

图 36-0-3　剖宫产切口瘢痕憩室宫腔镜下表现

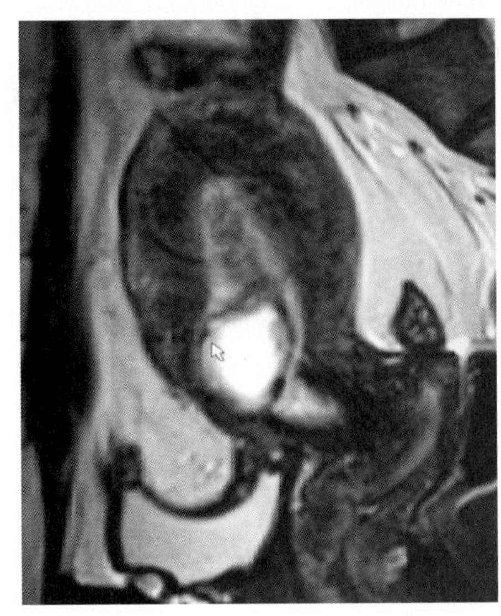

图 36-0-4　Ⅰ型 CSP

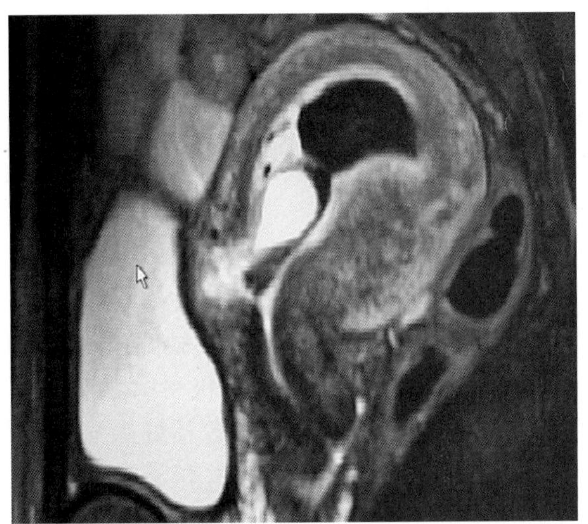

图 36-0-5　Ⅱ型 CSP

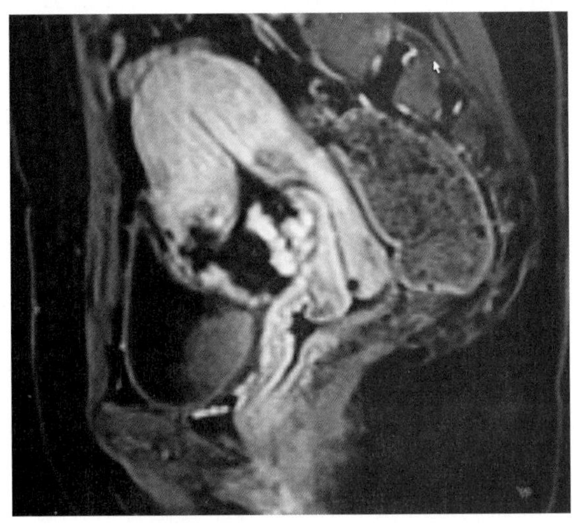

图 36-0-6　Ⅲ型 CSP

透子宫瘢痕或肌层、浆膜层，累及和穿透膀胱肌壁，子宫破裂和术中分离过程中大量出血的概率大大增加。CSP 患者由于妊娠的需要，局部血供日渐丰富、血管粗大且相互吻合交通，附近还有位置变异很大的输尿管穿过，若未能或无法有效阻断血供，术前破裂、术中剥离或切除创面大量出血不可避免。CSP 患者子宫下段切口瘢痕本身非常薄弱，肌纤维极少，再加上绒毛的侵蚀和破坏，其收缩挤压肌壁间血管的能力近乎缺失，致使局部机械挤压止血机制欠缺，当胚胎与宫壁分离时血窦开放而出血不止。此外，CSP 的临床表现与普通流产、异位妊娠相似，易致误诊和漏诊，致使延误治疗或采取了错误的治疗措施，大出血风险增加。由此可见，无论是手术治疗前，还是手术治疗中，CSP 患者大出血风险都是极高的。

Vial 等于 2000 年根据妊娠囊植入子宫瘢痕处的程度和妊娠囊的生长方向分为内生型和外生型。内生型是指绒毛种植在子宫瘢痕处，妊娠囊的生长不断向宫腔发展。外生型是指绒毛种植在子宫瘢痕处并不断向宫壁发展，可能在妊娠期引起子宫穿孔破裂出血。这种分型方法缺乏临床治疗可依赖性定量指标和数据，实用性差。

中华医学会妇产科学分会计划生育学组发布的《剖宫产术后子宫瘢痕妊娠诊治专家共识(2016)》推荐，根据超声检查显示的着床于子宫前壁瘢痕处的妊娠囊的生长方向以及子宫前壁妊娠囊与膀胱间子宫肌层的厚度分为三型(图 36-0-4~36-0-6)，并且认为，此分型方法有利于临床的实际操作：

Ⅰ型：①妊娠囊部分着床于子宫瘢痕处，部分或大部分位于宫腔内，少数甚或达宫底部宫腔；②妊娠囊明显变形、拉长、下端成锐角；③妊娠囊与膀胱间子宫肌层变薄，厚度>3mm；④彩色多普勒超声(color

Doppler flow imaging，CDFI）：瘢痕处见滋养层血流信号（低阻血流）。

Ⅱ型：①妊娠囊部分着床于子宫瘢痕处，部分或大部分位于宫腔内，少数甚或达宫底部宫腔；②妊娠囊明显变形、拉长、下端成锐角；③妊娠囊与膀胱间子宫肌层变薄，厚度≤3mm；④CDFI：瘢痕处见滋养层血流信号（低阻血流）。

Ⅲ型：①妊娠囊完全着床于子宫瘢痕处肌层并向膀胱方向外凸；②宫腔及子宫颈管内空虚；③妊娠囊与膀胱之间子宫肌层明显变薄，甚或缺失，厚度≤3mm；④CDFI：瘢痕处见滋养层血流信号（低阻血流）。

Ⅲ型中还有1种特殊超声表现的CSP，即包块型，其声像图的特点：①位于子宫下段瘢痕处的混合回声（呈囊实性）包块，有时呈类实性；包块向膀胱方向隆起。②包块与膀胱间子宫肌层明显变薄，甚或缺失。③CDFI：包块周边见较丰富的血流信号，可为低阻血流，少数也可仅见少许血流信号或无血流信号。包块型多见于CSP流产后（如药物流产后或负压吸引术后）子宫瘢痕处妊娠物残留并出血所致。

二、手术适应证

CSP作为一种特殊类型的异位妊娠，一旦确诊，应尽早手术清除妊娠物，修复存在缺陷的剖宫产切口瘢痕，防止再次CSP；同时要积极采取措施防止术中和术后大出血。CSP的手术包括妊娠病灶清除术、妊娠病灶及瘢痕切除修补术和子宫切除术三大类。

妊娠病灶清除术是在B超引导或腹腔镜监视下，采用传统的钳夹吸刮等清宫手段或宫腔镜手术清除妊娠病灶的过程；适用于生命体征平稳、孕周<8周的Ⅰ型CSP；Ⅱ型和Ⅲ型CSP患者中无再生育要求者，可在术前杀胚或子宫动脉栓塞后实施妊娠病灶清除术。妊娠病灶清除术中，发现局部穿孔者应及时经阴道、开腹或腹腔镜手术缝合修补；创面局部出血者可使用宫缩剂、宫腔镜电凝或局部球囊压迫等方法止血；创面出血广泛、使用宫缩剂、宫腔镜电凝或局部球囊压迫等常规方法难以止血者，或病灶清除不彻底而残留者，可选择妊娠病灶及瘢痕切除修补术；无再生育要求、病灶清除彻底的创面广泛出血者也可选择瘢痕局部皱缩缝合术止血。

妊娠病灶及瘢痕切除修补术可选择经阴道、经腹腔镜或开腹手术途径，切除愈合缺陷的剖宫产切口瘢痕和妊娠病灶，同时清理宫腔和宫颈管妊娠残留物，然后重新缝合修补子宫切口。适用于Ⅱ型和Ⅲ型CSP患者，特别是Ⅲ型中的包块型CSP患者；对于有再生育要求并希望同时修补子宫缺损的患者，推荐采用瘢痕切除修补术，术中先阻断两侧子宫动脉主干以减少术中出血量。

子宫切除术是在紧急情况下为挽救患者生命，且患者无再生育要求时的选择，可选择经阴道、开腹或腹腔镜途径。

预计术中出血量较大时，除术前药物杀胚外，可考虑术前行子宫动脉栓塞术，或术中阻断子宫动脉主干，以减少术中出血量。

根据CSP分型，结合患者的再生育要求和hCG水平，CSP手术治疗方式推荐按图36-0-7流程选择。

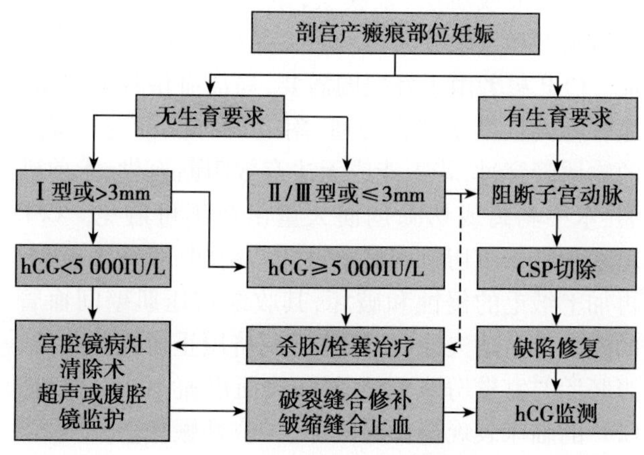

图36-0-7 CSP治疗选择流程

三、麻醉方式

由于CSP手术可有多种方式选择，对麻醉的要求也各不相同，气管内插管全身麻醉适合所有的手术方式，特别是生命体征不稳定者。B超引导下的妊娠病灶清除术还可采用无痛技术或腰麻和硬膜外麻醉联合；经阴道或开腹途径的妊娠病灶及瘢痕切除修补术和子宫切除术均可采用腰麻和硬膜外联合麻醉；对于术中需使用腹腔镜手术者，推荐实施气管内插管全身麻醉。

四、术前准备

术前准备同普通妇科手术，包括备皮、交叉配血或合血、知情同意、预防性抗生素准备等，术前阴道局部清洁消毒在CSP手术治疗中相对重要，有助于减少术后感染而影响切口愈合。除开腹手术需术前留置导尿管外，其他途径手术建议术中消毒铺巾后留置导尿管。术中使用宫腔镜手术者，术前需做软化宫颈准备。此外，对于术中可能的并发症需作出充分估计，同时做好并发症处置所需药物、设备器材等的准备工作，以免准备不足而影响术中临时急用。

CSP 患者手术过程中和术后极易发生大出血，术前应酌情采用药物杀胚和子宫动脉栓塞等措施。生命体征平稳、无内出血或阴道出血不多者可考虑术前 MTX 联合米非司酮杀胚治疗，待 hCG 明显下降、胚胎活性降低后再行手术；病灶巨大、瘢痕薄弱、血流丰富需尽早手术治疗且无再生育要求者可考虑术前子宫动脉栓塞术；术中还可以临时或永久性阻断子宫动脉，以减少术中创面出血量。

术前的知情同意准备以及签署知情同意书非常重要。知情同意过程中，除了交代清楚 CSP 手术的目的、方法、途径、相应的并发症及其防治之外，还需根据每个患者的具体情况确定最佳术式和备选术式，并做出特别交代和提醒，以便于患者做出恰当的抉择。

五、手术步骤

CSP 患者 B 超引导下的妊娠病灶清除术、经阴道或开腹途径的妊娠病灶及瘢痕切除修补术和子宫切除术都不是内镜手术，本章节不再赘述。需要使用腹腔镜和/或宫腔镜进行的 CSP 手术包括：宫腔镜妊娠病灶清除术、腹腔镜子宫下段瘢痕破裂修补术、腹腔镜子宫下段瘢痕皱缩缝合术、腹腔镜妊娠病灶及瘢痕切除修补术、腹腔镜子宫切除术、腹腔镜子宫动脉阻断术。其中，腹腔镜子宫切除术和腹腔镜子宫动脉阻断术另有章节阐述，本章节不再叙述。

（一）宫腔镜妊娠病灶清除术

1. 手术步骤

（1）麻醉成功后取膀胱截石位，常规消毒铺巾后导尿或留置导尿管。

（2）窥器扩开阴道、暴露宫颈，再次碘伏消毒后钳夹宫颈 9 点组织，探查宫腔方向，扩宫棒由细到粗逐步扩张宫颈至 10 号。

（3）经宫颈置入电切宫腔镜，在 B 超引导下，探查了解宫腔情况，明确妊娠病灶的位置、大小、出血情况（图 36-0-8、36-0-9）。

（4）回退宫腔镜至宫颈管内 CSP 部位下缘，在妊娠囊及其周围组织与瘢痕组织交界处，采用环状电极向上逐次推开妊娠囊及其周围组织，使之与瘢痕组织逐步分离，直至完全剥离（图 36-0-10、36-0-11）。

（5）彻底清理创面出血点，局部电凝止血（图 36-0-12），必要时换用球状电极，切忌电凝过深致子宫穿孔，甚至损伤膀胱。

（6）退出宫腔镜，结束手术。

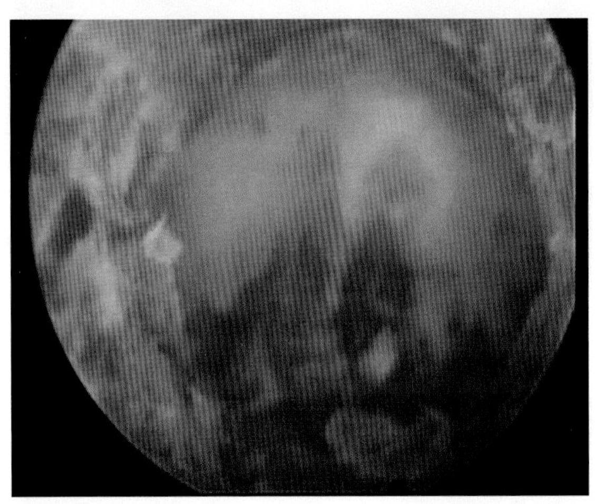

图 36-0-8　CSP 时宫腔空虚

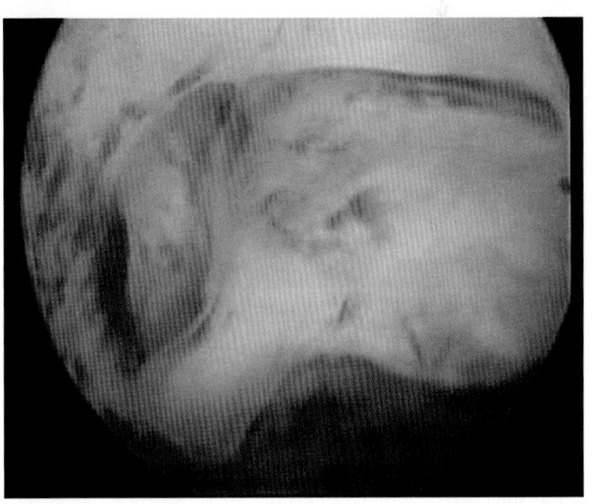

图 36-0-9　CSP 患者妊娠囊位于子宫下段瘢痕凹陷处

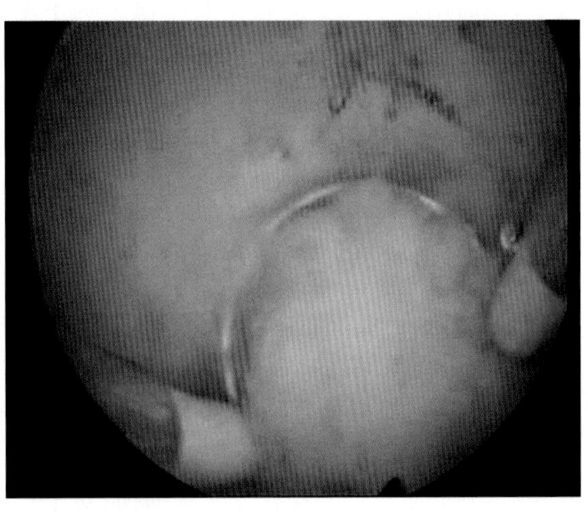

图 36-0-10　环状电极向上推开妊娠囊

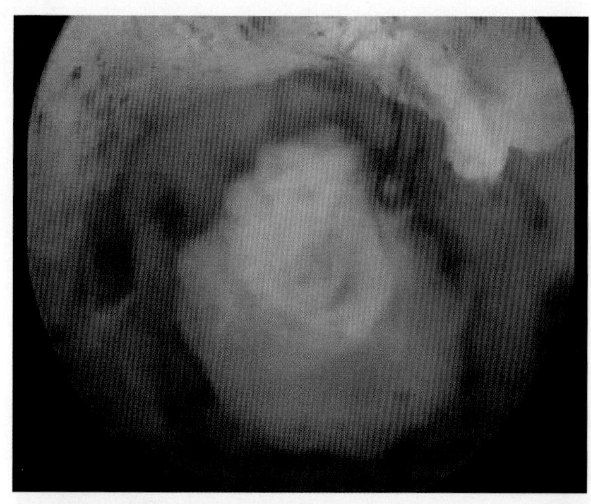

图 36-0-11　妊娠囊与瘢痕组织完全分离

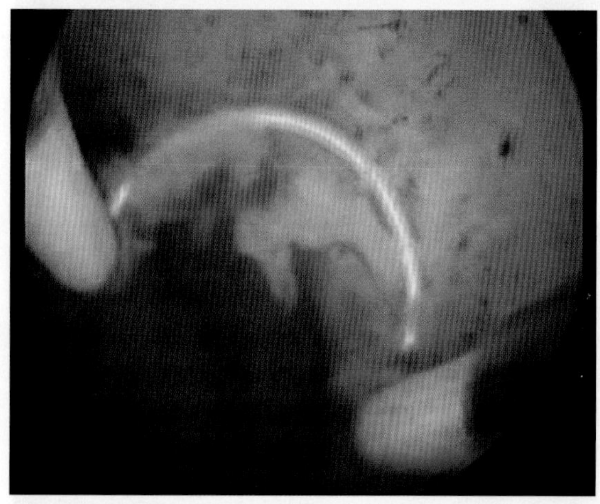

图 36-0-12　创面出血点电凝止血

2. 术中注意事项及处理

（1）保持术野清晰：采用宫腔镜妊娠病灶清除术的Ⅰ型 CSP，孕周相对较小，妊娠囊少有剥离和周围血块聚集，在逐次推开剥离妊娠囊及其周围组织过程中，创面出血点较少。若创面出血影响手术视野和操作，可酌情电凝止血，并及时促进膨宫液循环，保持术野清晰；对于较大的妊娠囊，特别是在周围有出血和血块聚集成块，遮挡手术野时，可一边剥离，一边部分电切割取出，或钳夹取出，有助于保持术野清晰。

（2）子宫穿孔和膀胱损伤：Ⅰ型 CSP 患者，瘢痕或肌层厚度>3mm，局部外凸甚少，术中局部穿孔损伤概率较小。对于瘢痕或肌层厚度≤3mm、局部外凸畸形明显的Ⅱ型和Ⅲ型 CSP，术前应特别查看和牢记 CSP 处瘢痕或肌壁的厚度，避免过度电凝止血或瘢痕切割，防止局部穿孔及膀胱损伤；对于局部瘢痕或肌层薄弱者，可在腹腔镜监视下手术，必要时打开膀胱子宫腹膜反折，推开膀胱；发现穿孔或怀疑凝固过深而可能穿孔者，应及时实施腹腔镜子宫下段瘢痕破裂修补术，推开膀胱，修剪破口，缝合修补；同时要检查有无膀胱破裂或损伤，并给予相应的缝合处理。

（3）创面出血不止：Ⅰ型 CSP 患者，术中、术后创面出血较少见，发生创面出血者，可使用宫缩剂和局部球囊压迫止血。Ⅱ型和Ⅲ型 CSP 患者，由于局部瘢痕或肌层薄弱、外凸畸形明显，宫腔镜妊娠病灶清除术中容易发生创面血窦开放而大出血，特别是术前未行子宫动脉栓塞，或术中子宫动脉主干阻断者。对于此类患者，无论是宫缩剂，还是局部电凝，乃至局部球囊压迫都难以止血，其中妊娠病灶已彻底清除且无再生育要求者采用腹腔镜子宫下段瘢痕皱缩缝合术即可达到止血目的；同时存在妊娠病灶清除不彻底者，推荐腹腔镜妊娠病灶及瘢痕切除修补术。

（二）腹腔镜子宫下段瘢痕破裂修补术

1. 手术步骤

（1）麻醉成功后取膀胱截石位，常规消毒铺巾后留置导尿管。

（2）建立气腹，脐部套管针穿刺置入腹腔镜，头低脚高位暴露盆腔脏器。

（3）腹腔镜监视下穿刺置入操作套管针，分离可能影响手术操作的所有盆腹腔粘连，恢复正常解剖结构和位置关系。

（4）经阴道安放简易举宫器，上举子宫，打开膀胱子宫腹膜反折，分离并下推膀胱至看清正常宫颈上部，显露破裂口位置。

（5）钳夹或吸引器吸刮去除残留的妊娠组织及血凝块，单极电刀切割或剪刀剪切修整破裂口边缘组织，至切缘厚度>3mm。

（6）0 号可吸收线连续或“8”字全层缝合关闭破裂口。

（7）宫腔镜检查确认创面无活动性出血。

（8）经腹腔镜用 3-0 可吸收线连续缝合关闭膀胱子宫反折腹膜。

（9）冲洗盆腹腔，安放盆腔引流管，撤除腹腔镜和操作孔套管针，0 号可吸收线缝合关闭脐部 10mm 切口。

2. 术中注意事项及处理　瘢痕破裂修补术通常是清宫或宫腔镜妊娠病灶清除术中发生子宫瘢痕部位破裂穿孔的补救治疗措施，适用于破裂口附近以外的部位妊娠病灶清除完全彻底，且创面无活动性出血的无再生育要求患者；对于妊娠病灶清除彻底的无再生育要求患者，若创面仍有活动性出血，推荐瘢痕皱缩缝合止血；对于有再生育要求患者，推荐妊娠病灶及瘢痕切除修补术。本术式的关键点在于推开膀胱，显露破裂口及其周围组织，膀胱与剖宫产瘢痕粘连紧密者，分离过程中易损伤膀胱肌壁及其血管，引起出血、浆肌层损伤，甚至导致膀胱破裂，需注意预防和及时止血、修补。

修剪破裂口至边缘厚度>3mm，同时还需注意清理干净残留的妊娠病灶和机化的凝血块，有助于改善破裂口修补后的愈合。术毕是否安放引流管，酌情而定。

（三）腹腔镜子宫下段瘢痕皱缩缝合术

1. 手术步骤

（1）麻醉成功后取膀胱截石位，常规消毒铺巾后留置导尿管。

（2）建立气腹，脐部套管针穿刺置入腹腔镜，头低脚高位暴露盆腔脏器。

（3）腹腔镜监视下穿刺置入操作套管针，分离可能影响手术操作的所有盆腹腔粘连，恢复正常解剖结构和位置关系。

（4）经阴道安放简易举宫器，上举子宫，打开膀胱子宫腹膜反折，分离并下推膀胱至看清正常宫颈上部，显露整个外凸瘢痕或子宫肌壁组织位置（图36-0-13）。

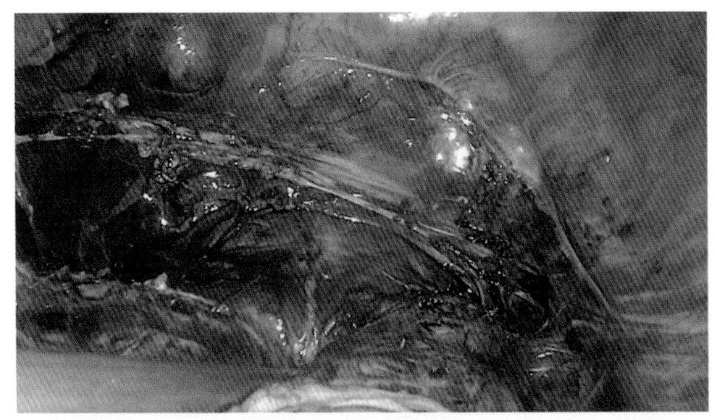

图 36-0-13　打开膀胱子宫腹膜反折，分离并下推膀胱至看清正常宫颈上部

（5）用0号可吸收线全层“8”字缝合凸出部一侧角，打结固定缝合线（图36-0-14）。

（6）连续全层皱缩缝合外凸瘢痕或子宫肌壁组织至对侧，打结（图36-0-15）；连续垂直褥式浆肌层内翻缝合包埋一层，同时或单独缝合关闭膀胱子宫反折腹膜，至本侧打结（图36-0-16）。

（7）宫腔镜检查确认创面无活动性出血。

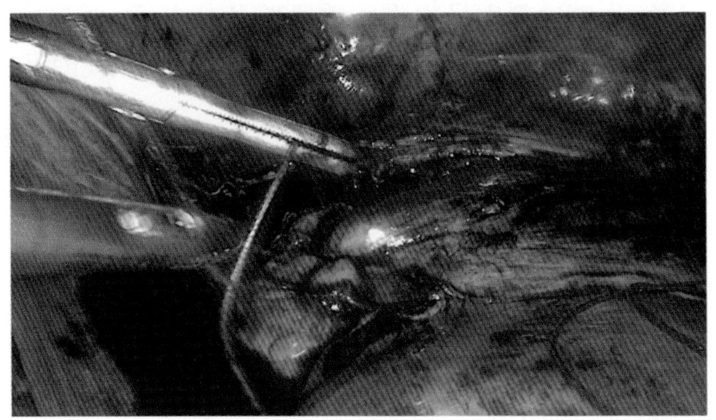

图 36-0-14　“8”字缝合凸出部左侧角

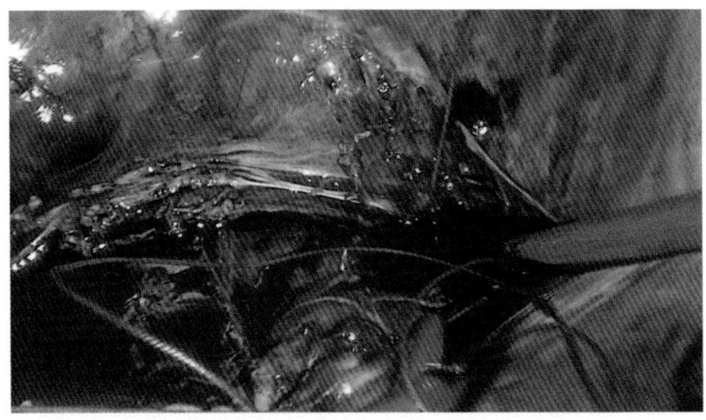

图 36-0-15　连续全层皱缩缝合外凸瘢痕或子宫肌壁组织

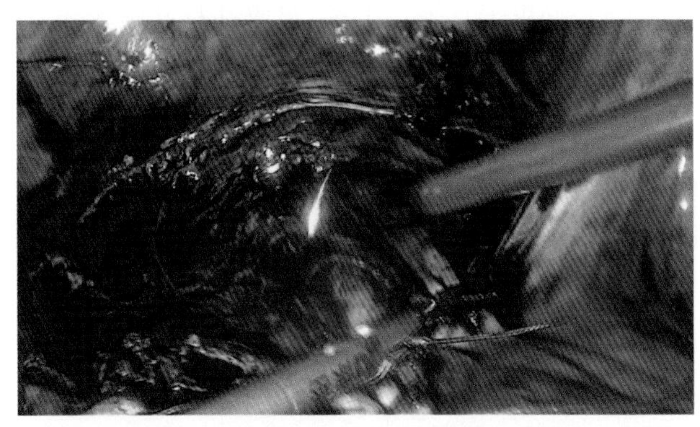

图 36-0-16　垂直褥式浆肌层内翻缝合包埋

（8）冲洗盆腹腔，安放盆腔引流管，撤除腹腔镜和操作孔套管针，用0号可吸收线缝合关闭脐部10mm切口。

2. 术中注意事项及处理　子宫下段瘢痕皱缩缝合术通常是清宫或宫腔镜妊娠病灶清除术中发生子宫瘢痕创面出血不止的补救治疗措施，适用于妊娠病灶清除完全彻底，创面活动性出血不止、常规方法难以止血的无再生育要求患者。对于有再生育要求患者，或妊娠病灶清除不彻底者，推荐妊娠病灶及瘢痕切除修补术。

本术式的关键点仍然是推开膀胱，显露外凸瘢痕或子宫肌壁组织全貌，膀胱与剖宫产瘢痕粘连紧密者，分离过程中易损伤膀胱肌壁及其血管，引起出血、浆肌层损伤甚至膀胱破裂，需注意预防和及时止血、修补。

皱缩缝合时，每缝合一针均需多次穿透外凸的瘢痕或子宫肌壁组织全层，以及上方正常子宫肌层和下方的正常宫颈组织，并拉紧缝合线，以能够有效皱缩无收缩力的瘢痕或子宫肌壁组织，挤压其内血管，达到止血目的。术毕是否安放盆腔引流管，酌情而定。

（四）腹腔镜妊娠病灶及瘢痕切除修补术

1. 手术步骤

（1）麻醉成功后取膀胱截石位，常规消毒铺巾后留置导尿管。

（2）建立气腹，脐部套管针穿刺置入腹腔镜，头低脚高位暴露盆腔脏器。

（3）腹腔镜监视下穿刺置入操作套管针，分离可能影响手术操作的所有盆腹腔粘连，恢复正常解剖结构和位置关系。

（4）经阴道安放简易举宫器，上举子宫，经后路或侧入路显露子宫动脉主干，缝线结扎或血管夹夹闭或双极电凝闭合子宫动脉主干（参见第二十九章）。

（5）操纵子宫平位上举，显露并打开膀胱子宫腹膜反折，分离并下推膀胱至看清正常宫颈上部，显露整个外凸瘢痕或子宫肌壁组织位置（图 36-0-17）。

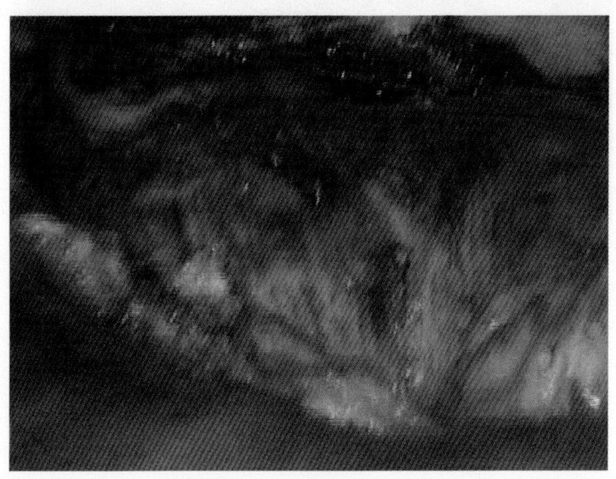

图 36-0-17　显露整个外凸瘢痕或子宫肌壁组织位置

（6）于外凸部表面、距离正常子宫肌壁和宫颈组织 5mm，单极电刀环形或梭形切除外凸瘢痕及其周围薄弱的子宫肌壁组织，至切缘厚度 ≥5mm（图 36-0-18、36-0-19）；切下的瘢痕组织、子宫肌壁组织、妊娠病灶和血凝块等经宫颈管分次钳夹取出，或装袋经腹部切口取出。

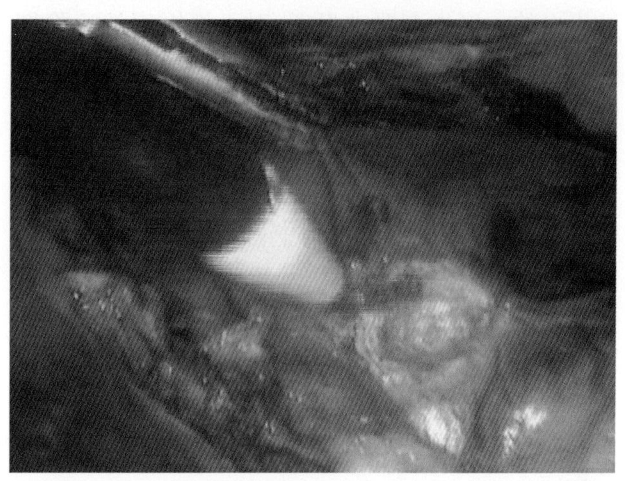

图 36-0-18　单极电切外凸瘢痕及其周围子宫肌壁组织

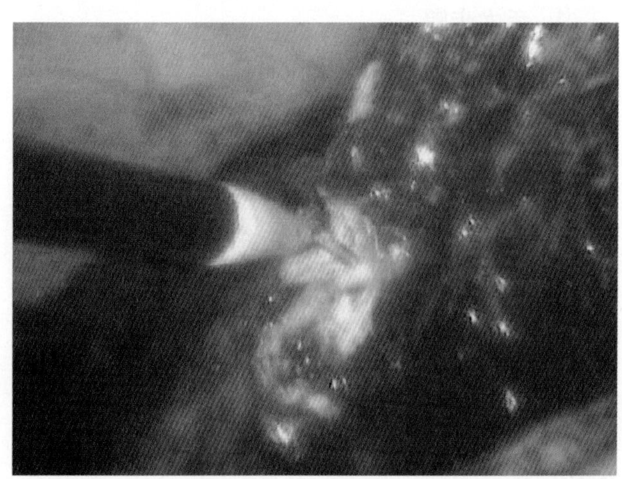

图 36-0-19　切缘厚度 ≥5mm

（7）钳夹或吸引器吸刮清理宫腔及创面残留的妊娠组织及血凝块（图 36-0-20）。

（8）用 0 号可吸收线全层“8”字或间断缝合切口一侧角，打结固定缝线（图 36-0-21）。

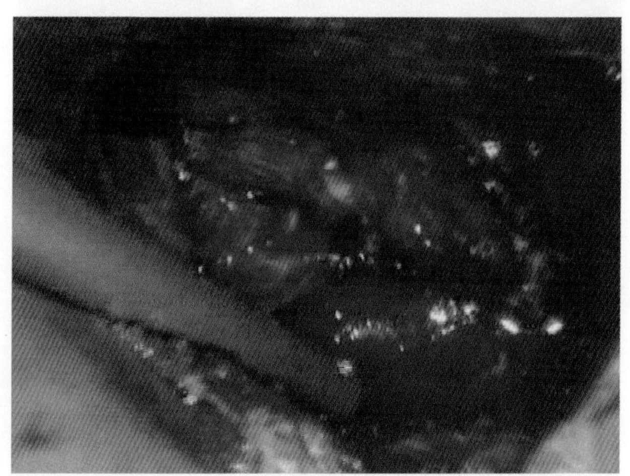

图 36-0-20　吸引器吸刮清理宫腔及创面

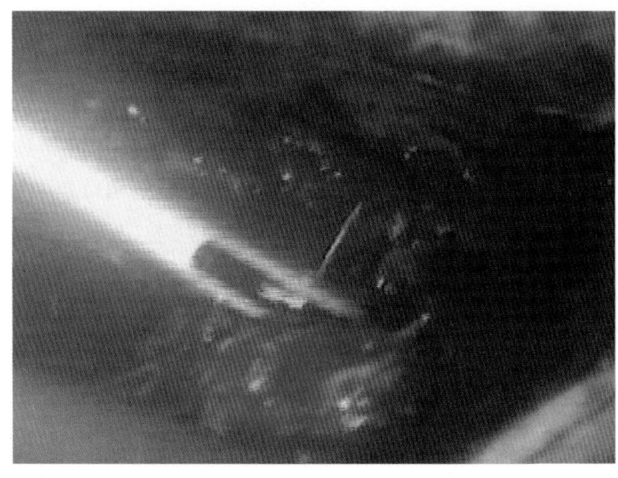

图 36-0-21　"8"字或间断缝合切口右侧角

（9）连续全层缝合子宫肌壁和宫颈组织，针距5mm，边距5～8mm，关闭子宫切口至对侧，打结（图36-0-22）；连续垂直或水平褥式（针距5～8mm）浆肌层内翻缝合包埋一层，同时关闭膀胱子宫反折腹膜，至本侧打结（图36-0-23）。

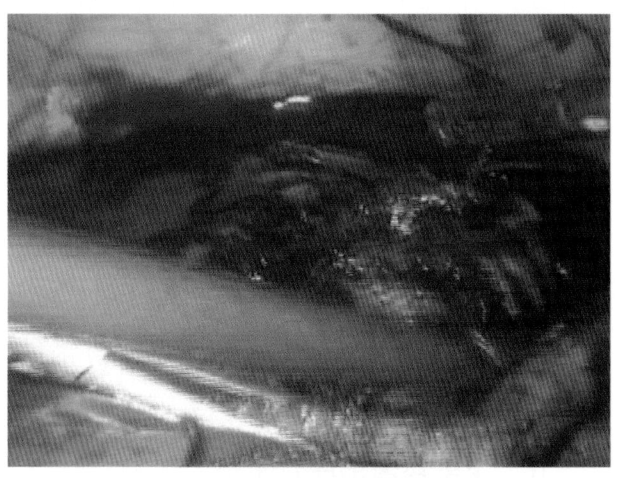

图 36-0-22　连续全层缝合子宫肌壁和宫颈组织

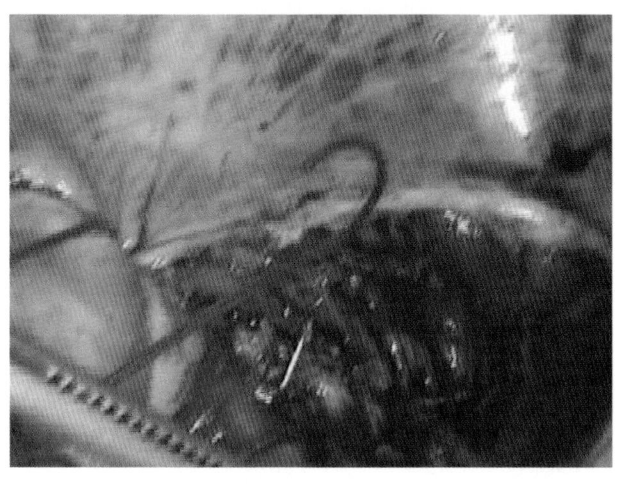

图 36-0-23　浆肌层内翻缝合包埋并关闭膀胱子宫反折腹膜

（10）宫腔镜检查确认创面无活动性出血、局部平滑无凹陷。

（11）冲洗盆腹腔，安放盆腔引流管，撤除腹腔镜和操作孔套管针，用0号可吸收线缝合关闭脐部10mm切口。

2. 术中注意事项及处理　妊娠病灶及瘢痕切除修补术适用于所有Ⅱ型和Ⅲ型CSP患者，以及孕周>8周的Ⅰ型CSP患者。特别是对有生育要求的患者，推荐采用本术式。

本术式因术中可以事先阻断子宫动脉主干以减少术中出血量，所以无须术前子宫动脉栓塞，特别是有再生育要求的患者。阻断子宫动脉主干后，子宫血管内压力降低、切口创面出血速度减缓，但因侧支循环丰富，出血仍会较多，需要助手时刻不停地冲洗抽吸术野血液，保持术野清晰。阻断子宫动脉主干相关注意事项参见本书有关章节。

CSP患者至少有一次或一次以上剖宫产历史，膀胱与剖宫产瘢痕之间存在不同程度的粘连。本术式需要完全彻底切除剖宫产瘢痕、薄弱的子宫肌壁组织、妊娠病灶，必须推开膀胱，显露整个外凸的瘢痕或子宫肌壁组织全貌。下推膀胱过程中极易损伤膀胱肌壁及其血管，引起出血、浆肌层损伤甚至膀胱破裂，需小心谨慎，注意预防，并及时止血和修补膀胱。

切除病灶和瘢痕组织时，应靠近正常子宫肌壁和宫颈组织切开，保证切缘肌层厚度≥5mm，方能保证薄弱的瘢痕和子宫肌壁组织全部彻底切除；切割组织尽量采用冷刀或单极电刀，避免使用超声刀，以防止创面缺血而致术后切口愈合不良；缝合关闭子宫切口，应摒弃新式剖宫产切口的单层缝合法，坚持按照剖宫产切口传统的双层缝合关闭方法，即第一层必须全层连续缝合，第二层内翻包埋缝合，保证针距和边距匀称，拉线松紧适度，达到对合良好，平整无凹陷；最大限度降低术后切口愈合不良概率，避免再次瘢痕缺陷和发生CSP。

切除瘢痕和缝合切口时，一定要看清两侧子宫血管和变异较大的输尿管位置，防止子宫动静脉损伤出血和输尿管电损伤或缝扎阻断，特别是子宫血管损伤后创面出血量大时，不能盲目缝扎止血，及时抽吸冲洗清理术野、保证术野清晰显得尤为重要，有助于看清出血点和输尿管位置、走行，避免缝扎血管时损伤输尿管；必要时打开阔韧带，显露输尿管及其走行。若条件允许，可事先插上输尿管红外显示管，方便术中辨认和看清输尿管位置和走行。一旦怀疑输尿管损伤，应及时安插输尿管支架，有明显破口者应酌情缝合修补，防止术后输尿管瘘的发生。术毕是否安放盆腔引流管，酌情而定。

六、术后处理

术后观察阴道出血情况，若阴道出血多，可使用宫缩剂，或选择放置球囊局部压迫止血，囊内注水不宜过多，以出血停止为宜。

膀胱损伤修补者，术后留置导尿 1 周以上方可拔除导尿管。安插输尿管支架者，可于术后 1 个月以后经膀胱镜拔除。

CSP 术后应每周监测 hCG 变化，对于单纯妊娠病灶清除者尤为重要。当 hCG 下降缓慢或维持某一水平时，应考虑妊娠病灶清除不彻底或滋养细胞残留可能，必要时可影像学检查，了解是否还有较大妊娠病灶残留，是否有必要再次清理病灶。对于无明确病灶残留者，可给予甲氨蝶呤（methotrexate，MTX）联合米非司酮杀胚治疗，必要时重复用药，直至 hCG 恢复正常。

七、并发症

宫腔镜妊娠病灶清除术推荐采用顺推法剥离妊娠病灶，偶有因切割和电凝引起局部穿孔和膀胱损伤的，多见于Ⅱ型和Ⅲ型 CSP。此外，绒毛或滋养细胞可能侵蚀植入瘢痕或肌壁组织，或侵入瘢痕组织中的小裂隙，以及瘢痕凹陷深浅不一、创面不平滑等因素，可导致妊娠病灶清除不够彻底而部分残留。

腹腔镜子宫下段瘢痕破裂修补、皱缩缝合、妊娠病灶及瘢痕切除修补术，以及子宫切除术的常见并发症多为分离膀胱宫颈间隙下推膀胱时损伤膀胱；粘连致密时，可于分离膀胱前在膀胱内灌注 60ml 稀释的亚甲蓝溶液以辅助及时发现膀胱穿孔；术后迟发性膀胱损伤多与电热损伤有关，常出现在术后 1 周左右。术中需仔细操作，疑似损伤者应仔细检查，早期发现损伤并及时修补。

CSP 术中输尿管损伤发生概率较低，多见于腹腔镜下妊娠病灶及瘢痕切除修补术及子宫切除术中，可能与剖宫产术后瘢痕挛缩致输尿管向子宫肌壁靠近有关。常见于术中子宫血管分离切断或损伤出血时盲目电凝或缝扎，导致靠近子宫侧壁的输尿管电凝或缝扎性损伤。必要时打开阔韧带，显露输尿管及其走行，再处理子宫血管出血。若条件允许，可事先插上输尿管红外显示管，以方便术中辨认和看清输尿管位置和走行。一旦怀疑或发现输尿管损伤，应及时安插输尿管支架，有明显破口者应酌情缝合修补，防止术后输尿管瘘的发生。

关于远期并发症，无论采用何种手术方式或路径，CSP 术后都可能存在切口局部愈合不良而导致的剖宫产瘢痕憩室（cesarean scar defect，CSD）、再次 CSP、再次妊娠或分娩期子宫破裂的问题。

CSP 患者本身就有 CSD，单纯妊娠病灶清除术后 CSD 也仍然继续存在，即使手术切除妊娠病灶及瘢痕并修补术后，局部愈合不良导致 CSD 者也时有发生。CSP 术后 CSD 继续存在或再次发生者也多无症状，少数月经淋漓不净者，应考虑行超声或 MRI 检查确诊，并根据患者需要酌情使用药物治疗或手术修复。

CSP 术后再次妊娠者，多数为正常宫内妊娠，其中绝大多数都能平安度过妊娠和分娩期，只有极少数可能发生子宫瘢痕部位破裂这一危及母儿生命的严重并发症。子宫瘢痕部位破裂，在理论上与术后 CSD 局部肌层组织仍然薄弱、妊娠期子宫肌层牵张以及分娩期宫缩牵拉关系密切，且易发于 CSD 并未切除修复以及妊娠病灶及瘢痕切除修补术后 CSD 再发者，但局部修复良好者仍然有发生子宫破裂的可能。

此外，CSP 术后妊娠者有可能再次发生 CSP，特别是术后 CSD 仍然存在或再发生者，虽然发生概率相对较低，但后果很严重，应积极避孕预防。CSP 患者术后再次妊娠后即应尽早超声检查，了解胚胎着床位置，排除再次 CSP 的可能性；孕期应定期超声监测瘢痕部位厚度变化，早期发现局部薄弱，为产科处理提供依据。

八、术前检查评估与决策

对于每个 CSP 患者个体而言，因其孕周、CSP 类型、是否有再生育要求、胚胎活性以及出血情况各不相同，其手术治疗目的、手术医师技术专长和设备条件、手术局部和盆腔状况以及合并症等也不尽相同，所采用的手术方式和路径、麻醉方式也各不相同，术前需全面评估，包括手术承受力以及手术方式和路径两个方面。

（一）手术承受力评估

CSP 患者大多年轻，身体状况良好，少有内科合并症影响手术者。对于合并其他疾病者需要针对合并症进行相应检查，并结合手术方式和路径评估手术风险，以减少围手术期可能发生的并发症；对于无法承受手术者，建议采用药物杀胚治疗，并密切监视

CSP 局部变化。

（二）手术决策

CSP 手术治疗的目的包括去除病灶、修复缺陷，以避免继续妊娠期间破裂出血和降低术后再次妊娠期间子宫破裂的风险，这是决定手术方式的重要依据。

对于无再生育要求、单纯为了去除病灶者，通常考虑术前子宫动脉栓塞或药物杀胚降低胚胎活性后，采用简便价廉的 B 超引导进行清宫手术或去除妊娠病灶和防止局部破裂出血。清宫手术和宫腔镜妊娠病灶清除术中可能发生局部穿孔或前方膀胱等邻近脏器损伤，以及发生术后滋养细胞残留可能；且因术前就存在的 CSD 并未修复，术后再次妊娠时可能再次 CSP，即使术后再次妊娠是宫内正常位置妊娠，随着妊娠的发展，薄弱的 CSD 拉长变薄，有发生妊娠期间或分娩期子宫破裂的风险。

对于需要再次妊娠或局部瘢痕或肌层非常薄弱（<3mm）者，推荐采用经阴道、开腹或腹腔镜等途径手术，切除 CSP 和瘢痕组织并修补。此类手术虽然能够很好地去除 CSP，修复缺陷，降低术后再次 CSP 概率和妊娠期子宫破裂的风险，但仍有切口愈合不良的可能，从而导致术后再发 CSD；而且，由于此类患者不宜术前子宫动脉栓塞而采取术中阻断子宫动脉主干，侧支循环建立迅速，术中出血概率高、出血相对较多、手术创伤较大、手术时间相对较长，对患者手术承受力的要求也相对增高。

手术医师的技术专长和设备条件、盆腔局部状况是决定手术路径的重要基础。开腹手术可以切除妊娠病灶和瘢痕组织，修复局部缺陷，改善术后再次妊娠结局，但术后粘连重，可能降低术后妊娠概率。宫腔镜、腹腔镜和经阴道手术则需要术者有相应的技术储备和能力，并具备相应的手术设备条件，方可得心应手开展。特别是经阴道手术，除了需要术者经过专门经阴道手术培训外，还要求子宫活动度较好。对于子宫与腹前壁之间以及子宫与周围其他脏器之间粘连严重者，子宫无法下拉，经阴道手术切除妊娠病灶和瘢痕组织、修复局部缺陷困难重重。这类患者可选择开腹或经腹腔镜手术，也可以用腹腔镜手术分离粘连后再经阴道手术。

此外，对于存在合并症的患者，除了评估合并症对围手术期安全的影响外，还应对该合并症对未来妊娠期母婴安全以及分娩后母体健康状况可能造成的影响做出评估。对于可以再妊娠者，应就妊娠期合并症的处理作出相应建议；对于不宜再妊娠者，建议术中行输卵管结扎或术后采用其他办法严格避孕。

九、术式评价

传统清宫手术属于盲操作，即使有 B 超引导或采用在宫腔镜直视下清除妊娠病灶，也都很难避免滋养细胞残留、局部穿孔和膀胱损伤、创面出血不止等并发症。对于孕周较小、瘢痕或肌壁组织较厚（>3mm）、局部凹陷较浅、表面较平滑者，上述并发症发生概率大大降低。无论清宫还是宫腔镜妊娠病灶清除术，都只清除了妊娠病灶，局部瘢痕缺陷仍然存在、并未修复，因而不适合有再次生育要求的患者。清宫或宫腔镜妊娠病灶清除术前为了减少术中出血量而实施的子宫动脉栓塞，其可能导致瘢痕部位以外组织的血管栓塞，引起术后子宫切口愈合不良和子宫内膜功能障碍，严重者可致子宫肌层和子宫内膜坏死、宫腔粘连、子宫性闭经、卵巢功能障碍等，影响患者再次受孕和妊娠过程，因而不推荐用于有再次生育要求的患者。

腹腔镜子宫下段瘢痕破裂修补术并非 CSP 治疗的常规术式，其仅能作为清宫或宫腔镜妊娠病灶清除术中发生子宫瘢痕部位薄弱处破裂穿孔的补救治疗措施之一而存在，仅适用于妊娠病灶清除彻底、创面无活动性出血的患者。术中一定注意推开膀胱、清理残留妊娠病灶、修剪破裂口边缘，减少术后局部愈合不良概率。同样，腹腔镜子宫下段瘢痕皱缩缝合术也仅仅是清宫或宫腔镜妊娠病灶清除术中发生子宫瘢痕创面出血不止的补救治疗措施，仅适用于妊娠病灶清除完全彻底、创面活动性出血不止、常规方法难以止血的无再生育要求患者。不适用于有再生育要求或妊娠病灶清除不彻底的患者。缝合时必须包含瘢痕上方正常子宫肌层和下方的正常宫颈组织并拉紧，方能保证止血效果。

腹腔镜妊娠病灶及瘢痕切除修补术适用于所有的 CSP 患者，而不仅仅是Ⅱ型、Ⅲ型以及孕周>8 周的Ⅰ型 CSP 患者。本术式首先是具备了腹腔镜手术微创的特点，其次是既可以彻底地去除妊娠病灶，又能够很好地修复子宫切口瘢痕缺陷，还可在术中切除病灶前阻断子宫动脉主干，避免了术前子宫动脉栓塞对术后切口愈合和对卵巢、子宫肌层、子宫内膜等脏器功能的不良影响，也省去了高昂的栓塞费用。因而是 CSP 患者首选的腹腔镜手术治疗方式，特别是对于有生育要求的患者，推荐采用本术式。本术式要求术者及其团队具备较好的腹腔镜手术操作技巧和配合默契：阻断子宫动脉主干过程中应避免输尿管损伤；缝合修补子宫切口要求对合良好和较高的缝合技巧，拉线应松紧适度以免影响切口愈合，还要注意防止子宫两侧血管和输尿管损伤；子宫动脉主干阻断后创面出血仍会较多，要求助手及时冲洗抽吸，保持术野清晰。

经阴道和开腹手术途径也都能很好地完成子宫下段瘢痕破裂修补术、子宫下段瘢痕皱缩缝合术、妊娠病灶及瘢痕切除修补术以及子宫切除术等CSP相关手术。经阴道途径手术，也是CSP微创治疗的方式之一，术前无须栓塞子宫动脉，术中也不需要阻断子宫动脉主干，即可保持创面出血少、术野清晰，裸眼直视下切除病灶、缝合修补子宫切口更为直接、可靠。但因操作空间狭小，膀胱与子宫切口瘢痕部位的粘连分离困难，除了需要术者经过专门经阴道手术培训和练习适应过程外，还要求子宫活动度较好。对于子宫与腹前壁之间、子宫与周围其他脏器之间粘连严重者，子宫无法下拉，经阴道手术困难重重，可考虑经腹腔镜分离粘连后经阴道手术。开腹手术适合能够开展剖宫产术的任何级别的医院和任何层次的医师。然而，开腹手术腹壁切口大，术后疼痛重；子宫下段瘢痕位置深，操作困难；对盆腹腔脏器干扰大，术后粘连重，术后妊娠概率可能降低。在当今微创诊治技术全面发展的时代已少有采用。

药物杀胚也是CSP治疗的一种手段，仅适用于生命体征平稳、血常规及肝肾功能基本正常、不愿意或不适合手术治疗的CSP患者，其治疗成功率在71%～83%；孕周越小，β-hCG水平越低，成功率越高。然而，即使采用疗效最佳的MTX联合米非司酮方案，其仍然起效缓慢，治疗总时间长，治疗期间随时可能发生妊娠物自瘢痕处剥离所致的严重子宫出血，还有治疗失败的可能，需较长时间住院观察和监测血β-hCG及包块变化，以确定疗效。应用MTX等药物保守治疗的CSP患者，在血β-hCG下降至50U/L或正常后，应积极手术清除妊娠物，以缩短治疗时间，减少大出血的风险。单纯药物治疗不作为CSP的首选治疗方案，而通常作为Ⅱ型和Ⅲ型CSP患者妊娠物清除手术前的预处理，以阻止妊娠的进一步发展，降低术中出血的风险；手术治疗后血β-hCG水平下降缓慢或再次升高、不适合再次手术的患者，可采用MTX等药物补救治疗。

（熊光武）

参考文献

1. 李源，向阳，万希润，等. 包块型剖宫产术后子宫瘢痕妊娠39例临床分析. 中华妇产科杂志，2014，49（1）：10-13.
2. 刘真真，戴晴，王铭，等. 包块型剖宫产瘢痕妊娠临床及超声特征分析. 中国医学影像技术，2013，29（6）：1006-1010.
3. 袁岩，戴晴，蔡胜，等. 超声在剖宫产瘢痕妊娠诊断的诊断价值. 中华超声影像学杂志，2010，19（4）：321-324.
4. 中华医学会妇产科学分会计划生育学组. 剖宫产术后子宫瘢痕妊娠诊治专家共识（2016）. 中华妇产科杂志，2016，51（8）：568-572.
5. ACOG Practice Bulletin No. 94：Medical management of ectopic pregnancy. Obstet Gynecol，2008，111（6）：1479-1485.
6. Jurkovic D，Hillaby K，Woelfer B，et al. First-trimester diagnosis and management of pregnancies implanted into the lower uterine segment Cesarean section scar. Ultrasound Obstet Gynecol，2003，21（3）：220-227.
7. Larsen JV，Solomon MH. Pregnancy in a uterine scar sacculus—an unusual cause of postabortal haemorrhage. A case report. S Afr Med J，1978，28，53（4）：142-143.
8. Liu S，Sun J，Cai B，et al. Management of Cesarean Scar Pregnancy Using Ultrasound-Guided Dilation and Curettage. J Minim Invasive Gynecol，2016，23（5）：707-711.
9. Vial Y，Petignat P，Hohlfeld P. Pregnancy in a cesarean scar. Ultrasound Obstet Gynecol，2000，16（6）：592-593.
10. Wang M，Yang Z，Li Y，et al. Conservative management of cesarean scar pregnancies：a prospective randomized controlled trial at a single center. Int J Clin Exp Med，2015，15，8（10）：18972-18980.

第三十七章 剖宫产瘢痕憩室手术

近年来，剖宫产率持续上升，剖宫产切口局部愈合不良而导致的剖宫产瘢痕憩室（cesarean scar diverticulum，CSD）越来越多，是剖宫产术后严重危害妇女健康的远期并发症，可导致经期延长、阴道淋漓出血、不孕等，甚至可能导致剖宫产瘢痕部位妊娠（CSP）。CSD 的治疗方法有激素治疗以及手术治疗，手术方式和途径需根据医师技术特长和患者个体化决定。

一、解剖与发病机制

CSD 是指剖宫产术后，由于切口愈合缺陷，子宫切口处出现一个与宫腔相通的凹陷或憩室（图 36-0-1）。

CSD 发生的病因及机制不同的研究报道结果不同，归纳病因和影响因素主要有 4 个方面：缝合技术失当、子宫下段的形成不足或切口位置不当、切口愈合过程异常以及其他多方面因素。相对危险因素有 3 个：子宫肌层单层缝合、多次剖宫产术和子宫后屈。

二、手术适应证

1. CSD 伴有阴道不规则出血、痛经，药物治疗无效或停药后症状复发的患者。
2. CSD 合并缺陷部位积血的不孕患者。
3. CSD 局部肌层薄弱（<3mm）拟再妊娠者。

三、麻醉方式

全身麻醉适合所有手术方式和路径的患者，椎管内局部阻滞麻醉适合开腹手术、宫腔镜手术和经阴道手术者，术中需要使用腹腔镜技术者尽可能采用全身麻醉。

四、术前准备

术前准备同普通妇科手术，包括备皮、交叉配血或合血、知情同意、预防性抗生素准备等，术前阴道局部清洁消毒在 CSD 修复中相对重要，有助于减少术后感染而影响切口愈合。除开腹手术需术前留置导尿管外，其他途径手术建议术中消毒铺巾后留置导尿管。采用宫腔镜手术者，术前需做软化宫颈准备。

术前的知情同意和知情同意书的签署非常重要。在知情同意过程中，除了交代清楚 CSD 手术目的、方法、途径、相应的并发症及其防治之外，还需根据每个患者的具体情况做出特别交代和提醒，以便于患者做出恰当的抉择。有时候，非手术疗法可能更适合某些特别的患者。

五、手术步骤

（本书为内镜手术，故略去开腹和经阴道手术操作步骤。）

（一）腹腔镜 CSD 切除修补术

1. 操作步骤

（1）体位选择膀胱截石位，消毒铺巾后留置导尿管。

（2）建立气腹，脐部套管针穿刺置入腹腔镜，头低脚高位暴露盆腔脏器。

（3）腹腔镜监视下穿刺置入操作套管针，分离可能影响手术操作的所有盆腹腔粘连，恢复正常解剖结构和位置关系。

（4）经阴道安放简易举宫器，腹腔镜监视下打开膀胱子宫腹膜反折，分离并下推膀胱至阴道前穹窿，显露 CSD 薄弱位置（图 37-0-1A）。

（5）单极电刀分别切开 CSD 上方和下方肌层组织，横梭形切除薄弱处全部瘢痕组织和 2~3mm 肌层组织（图 37-0-1B）。

（6）用可吸收线连续全层缝合子宫峡部肌层，关闭子宫切口（图 37-0-1C）。

（7）宫腔镜检查确认 CSD 切除修补满意、局部平滑无凹陷。

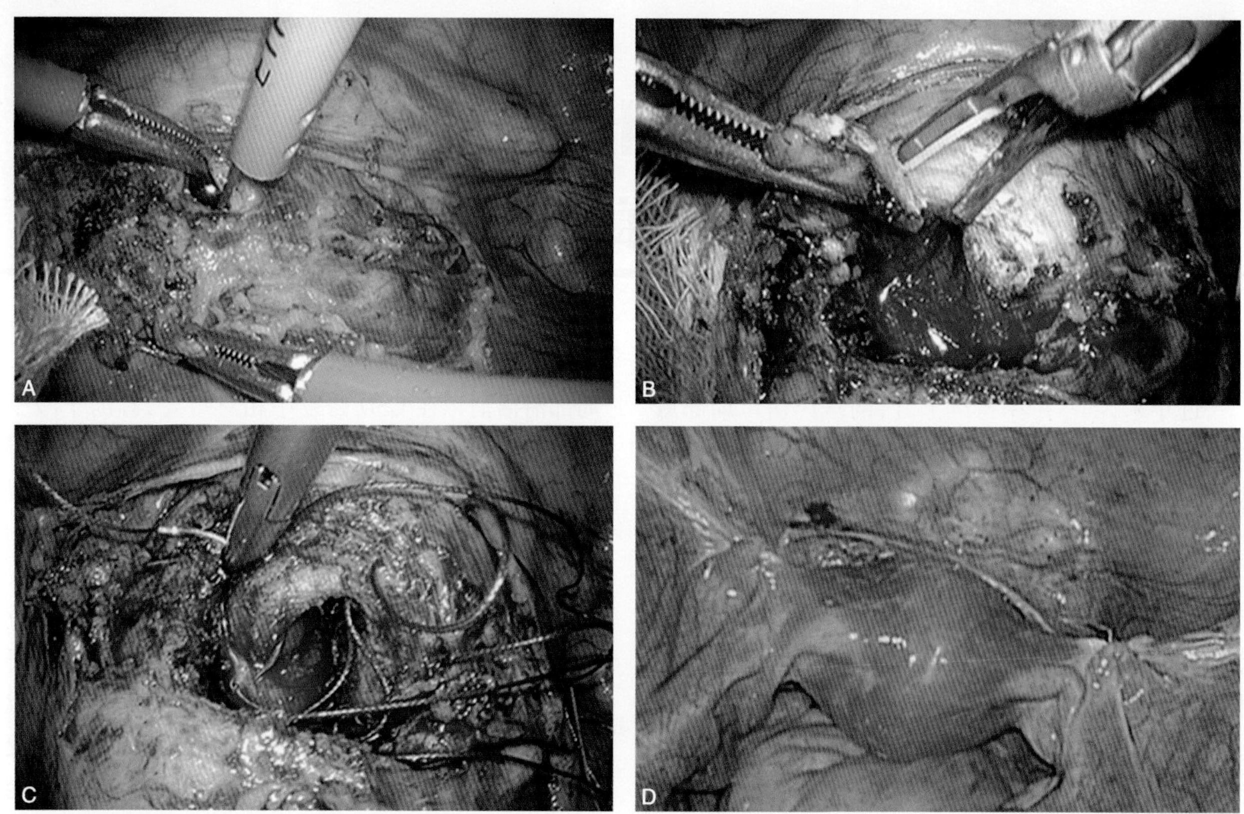

图 37-0-1　A~D 腹腔镜 CSD 切除修补术
（本图片由马迎春教授提供）

（8）经腹腔镜连续垂直褥式缝合包埋一层并关闭膀胱子宫反折腹膜（图 37-0-1D）。

2. 术中注意事项及处理

（1）盆腹腔粘连分离：剖宫产术后盆腹腔各脏器之间、大网膜和各脏器与腹壁之间可形成各种形形色色的粘连，彻底分离这些粘连、恢复正常解剖位置关系，方能显露和看清 CSD，特别是子宫前壁、下段与腹前壁和膀胱顶之间的粘连，应特别注意在界限处仔细分离，防止膀胱顶部损伤。

剖宫产术后膀胱底部与子宫下段瘢痕处粘连较为常见。可于粘连处腹膜下注入水垫，扩大膀胱底部与子宫颈部及下段瘢痕之间间隙，有助于能量器械切割分离时对膀胱底部保护；对于粘连致密者，可先于粘连区域两侧分离和推开膀胱底部，逐步向粘连处会合，充分看清粘连部位，然后贴近宫颈或瘢痕组织切割，必要时可切开宫颈或瘢痕组织浅层，从而达到保护膀胱、推开膀胱底部的目的。术中一旦发现或怀疑膀胱损伤，应选择亚甲蓝膀胱灌注检查确定膀胱损伤部位、创口大小，并及时修补；术后留置导尿 2 周。对于能量器械造成的膀胱损伤，即使是浆肌层损伤，也应缝合修补或加强，防止术后继发性膀胱瘘的发生。

（2）CSD 位置和范围不明确：腹腔镜手术中由于缺乏触感，确定 CSD 的位置和范围是一大难题。切除范围过大，则增加缝合修补的难度和出血量，延长手术时间；切除范围过小，遗留部分瘢痕组织，则可能缝合修补不彻底，伤口愈合仍然不良。术中可联合宫腔镜检查进行透光实验，确定 CSD 瘢痕憩室的大小、位置，充分显示 CSD 薄弱部位的区域和范围并做好标记，以利于 CSD 的彻底切除。

（3）CSD 切除：切除 CSD 时，瘢痕上下方切口平面应垂直于宫颈或子宫纵轴，或分别向上或向下偏斜 15°，由外向内切割宫颈或子宫肌壁全层，使上下切缘形成横断面或斜向外上的斜面（图 37-0-2），有助于完整切除 CSD 和瘢痕组织，避免缝合修补后仍然存在局部凹陷。切除 CSD 通常采用冷刀或单极电刀切割，除非有活动性血管断端大量出血，应尽可能避免创面过度凝固止血，避免影响术后伤口愈合。此外，在 CSD 两端切割时，需注意看清楚两侧子宫血管升支，避免损伤出血而影响手术野；一旦出现，应及时钳夹，看清周围组织关系后再行凝固或“8”字缝扎止血。

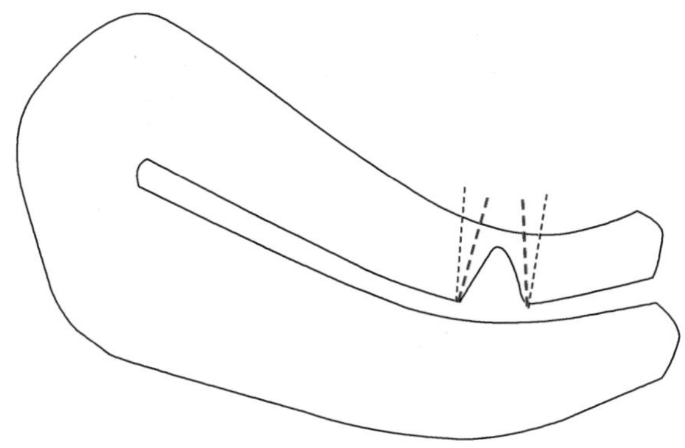

图 37-0-2　CSD 瘢痕组织切除示意图

红色虚线为常规切除线，蓝色虚线为偏斜 15°切除线

（二）宫腔镜 CSD 病灶去除成形术（图 37-0-3）

1. 操作步骤

（1）体位选择膀胱截石位，消毒铺巾后导尿或留置导尿管。

（2）窥器扩开阴道、暴露宫颈，再次使用 0.5% 碘伏溶液消毒后钳夹宫颈 9 点钟位置的组织，探查宫腔方向，用扩宫棒由细到粗逐步扩张宫颈至所需大小，通常扩宫至 10 号。

（3）经宫颈置入宫腔镜电切镜，探查了解宫腔情况，明确切口憩室的位置、大小及出血灶情况（图 37-0-4、37-0-5）。

（4）在 B 超引导下，采用环形电极电切 CSD 上下缘游离瓣至斜坡状（图 37-0-6、37-0-7），切除/烧灼憩室凹陷处具有功能的子宫内膜、表浅血管和出血血管（图 37-0-8、37-0-9）。

（5）彻底清理创面出血点，电凝止血（图 37-0-10、37-0-11），必要时换用球状电极，切忌电凝过深致子宫穿孔甚至损伤膀胱。

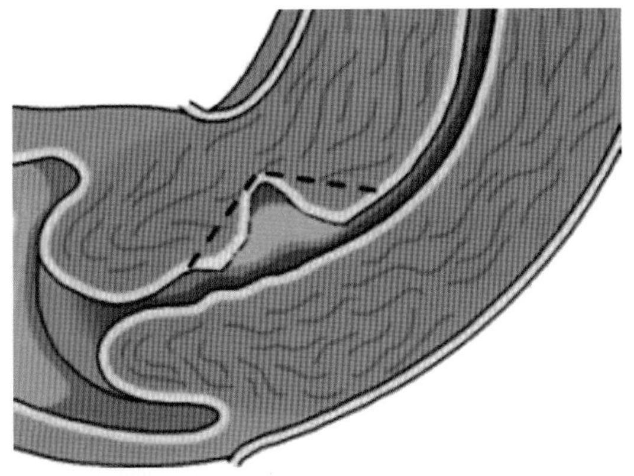

图 37-0-3　CSD 病灶去除成形术示意图

［图片引自：Vervoort AJ, Van der Voet LF, Witmer M, et al. The HysNiche trial: hysteroscopic resection of uterine caesarean scar defect (niche) in patients with abnormal bleeding, a randomised controlled trial. BMC Womens Health, 2015, 12(15): 103.］

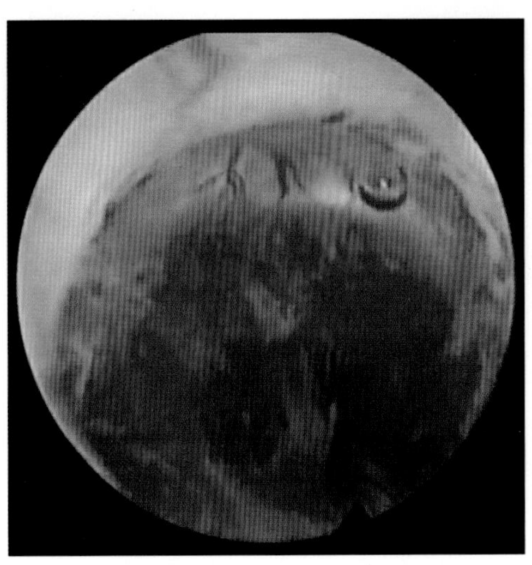

图 37-0-4　CSD 及出血病灶

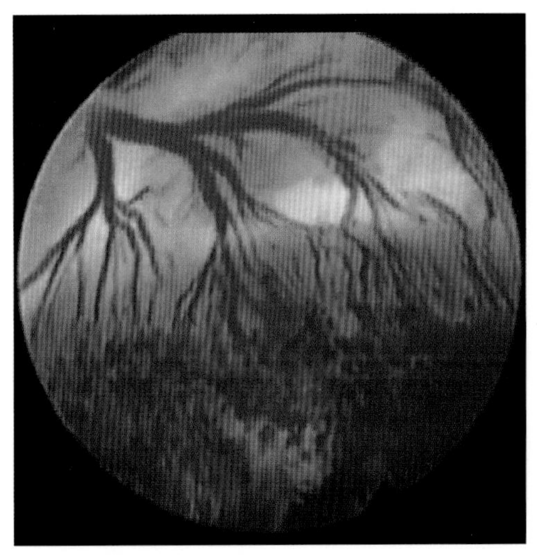

图 37-0-5　CSD 出血区血管纹

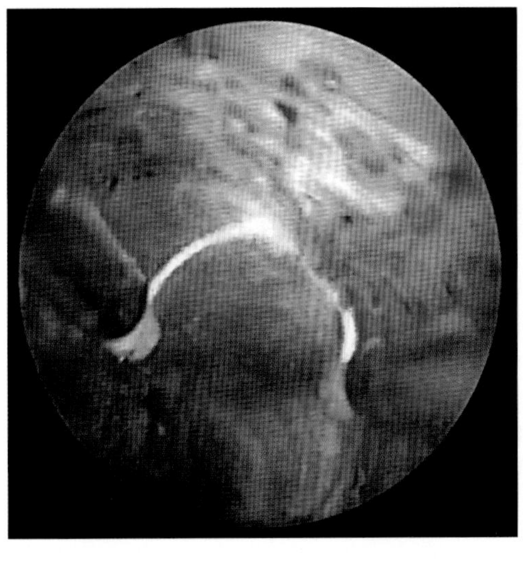

图 37-0-6　CSD 下斜坡切除修整

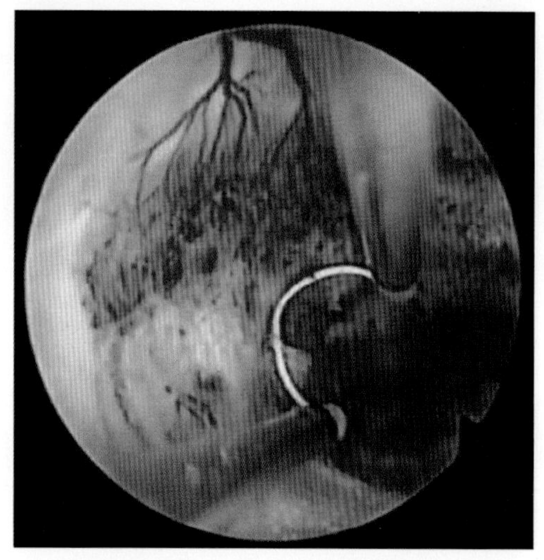

图 37-0-7 CSD 上斜坡切除修整

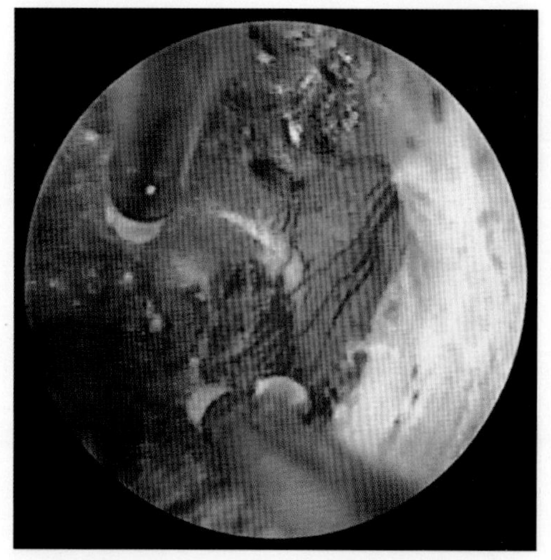

图 37-0-8 CSD 内细小血管切除

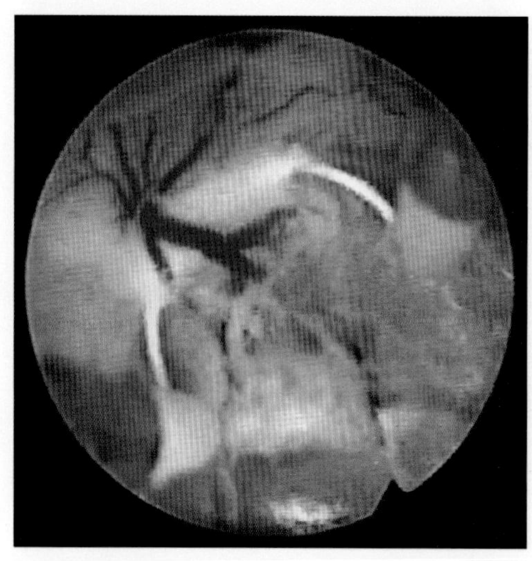

图 37-0-9 CSD 内血管根部切除

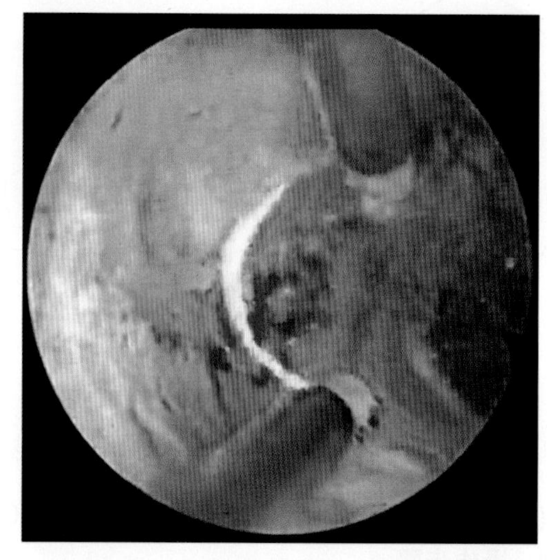

图 37-0-10 清理创面出血点并电凝止血

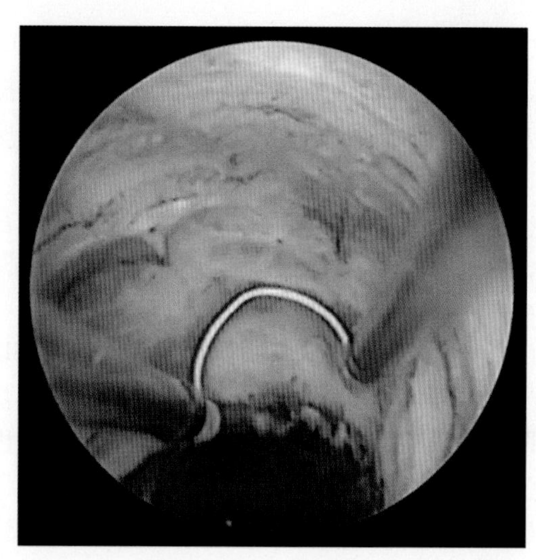

图 37-0-11 术毕创面

（图 37-0-4～37-0-11 由首都医科大学附属复兴医院宫腔镜中心郑杰提供）

2. 术中注意事项及处理

（1）子宫穿孔和膀胱损伤：术前应特别查看和牢记 CSD 缺陷处肌壁的厚度，避免过度切割和电凝，防止局部穿孔及膀胱损伤；对于局部薄弱者，可在腹腔镜监视下手术，必要时打开膀胱子宫腹膜反折，推开膀胱；发现穿孔或怀疑凝固过深而可能穿孔者，应及时腹腔镜手术修剪破口或切除 CSD 修补。

（2）宫颈机能不全：切除游离瓣时切除过深、过宽，可能导致宫颈损伤、局部薄弱或宫颈机能不全，特别是对于希望再妊娠者，可在超声引导下逐次薄层切除，以不阻碍经血流出为度。

（3）其他：侧壁缺损者需注意预防伤及子宫血管。若术中发现侧壁缺损，特别是凹陷较深者，可在宫腔镜手术开始前经腹腔镜分离推开膀胱并向两侧延展，看清楚子宫血管升支，必要时予以游离推开。输尿管损伤者少见，但需警惕。

六、术后处理

术后观察阴道出血情况，若阴道出血多，可选择放置球囊局部压迫止血，囊内注水不宜过多，以出血停止为宜。部分专家建议，术后可宫腔内留置 14 号 Foley 导管 1 周，气囊内注入 0.9%氯化钠液 4～5ml，预防宫颈管粘连；但其实际价值尚待评估或证实。

七、并发症

宫腔镜 CSD 病灶去除整形术可因过度切割和电凝而引起局部穿孔和膀胱损伤，多见于残存肌层的厚度<2～3mm 的局部薄弱者。腹腔镜 CSD 切除修补术常见并发症多为分离膀胱宫颈间隙时损伤膀胱；粘连致密时，可于分离膀胱前在膀胱内灌注 60ml 稀释的亚甲蓝溶液以辅助及时发现膀胱穿孔；术后迟发性膀胱损伤多与电热损伤有关，常出现在术后数日。术中需仔细操作，疑似损伤者应仔细检查，早期发现损伤并及时修补。

关于远期并发症，无论采用何种手术方式或路径，CSD 术后都可能存在复发、CSP、妊娠或分娩期子宫破裂的问题。CSD 复发多见于 CSD 病灶切除整形术后；虽然术后大多数患者症状完全缓解，但仍有不少患者症状改善效果并不理想或症状缓解一段时间后再次出现，其原因可能与该术式本身并未彻底切除 CSD 或下斜坡切除修整不足而致局部积血和感染以及局部修复过程中子宫内膜和/或血管长入等因素有关；即使是 CSD 局部切除修补术，术后仍有可能 CSD 复发，原因是局部缺陷切除不够彻底或术后切口愈合不良。可见，CSD 术后复发与手术者的技术水平和术后局部修复过程都有关系，虽然通过提高手术技术水平可以减少 CSD 复发，但并不能消除其本身修复过程所致的复发。

CSD 术后妊娠者，绝大多数为正常宫内妊娠，其中绝大多数都能平安度过妊娠和分娩期，只有极少数可能发生子宫瘢痕部位破裂这一危及母儿生命的严重并发症。子宫瘢痕部位破裂，在理论上与 CSD 术后局部肌层组织仍然薄弱、妊娠期子宫肌层牵张以及分娩期宫缩牵拉关系密切，且易发于 CSD 并未切除以及切除修补术后 CSD 复发者，但局部修复良好者仍然有发生子宫破裂的可能。此外，CSD 术后妊娠者有可能发生 CSP，特别是术后 CSD 仍然存在或复发者，虽然发生概率相对较低，但后果很严重，应积极避孕预防。CSD 术后患者妊娠后即应早期检查了解胚胎着床位置，排除 CSP 的可能性；孕期应定期超声监测瘢痕部位厚度变化，早期发现局部薄弱，为产科处理提供依据。

八、术前检查评估与决策

对于每个 CSD 患者个体而言，因其手术治疗目的、手术医师技术专长和设备条件、手术局部和盆腔状况以及合并症等的不同，所采用的手术方式和路径、麻醉方式也各不相同，术前需全面评估，包括手术承受力以及手术方式和路径两个方面。

（一）手术决策

CSD 手术治疗的目的包括改善出血症状、促进妊娠和降低再次妊娠期间子宫破裂的风险，这是决定手术方式的重要依据。对于单纯为了改善出血症状和促进妊娠者，通常考虑简便价廉的宫腔镜手术，去除出血病灶和阻碍经血排出的解剖异常，很少需要 CSD 切除修补，除非局部肌层非常薄弱（<3mm）。单纯宫腔镜手术可能导致局部穿孔或前方膀胱等邻近脏器损伤。对于需要再次妊娠且局部肌层非常薄弱（<3mm）者，通常采用经阴道、开腹或腹腔镜等途径手术，切除 CSD 并修补。此类手术虽然能够很好地去除 CSD，降低术后妊娠期子宫破裂的风险，但仍有切口愈合不良的可能，从而导致术后再发 CSD；而且，由于手术创伤较大、时间相对较长，对患者手术承受力的要求也相对增高。

（二）手术承受力评估

CSD 患者大多年轻，身体状况良好，少有内科合并症影响手术者。对于无法承受手术者，建议采用非手术疗法。

九、术式评价

剖宫产子宫切口憩室的术式可选择腹腔镜手术、宫腔镜手术、经阴道手术、开腹手术以及各种手术路径联合协同等。文献报道各种术式效率不一。赵倩等比较了腹腔镜手术与经阴道手术治疗 CSD 的疗效及安全性后发现，腹腔镜手术及经阴道手术对 CSD 的治疗各有优势；两组患者的有效率、再孕率等无明显差异，随访期内均无复发及并发症发生；经阴道手术的手术时间和治疗费用明显比腹腔镜手术有优势，但其住院时间和术后阴道出血时间较长，术后感染率高。蔡喆等回顾分析了 100 例 CSD 病例，其中腹腔镜手术及经阴道手术各 50 例，结果发现,腹腔镜手术组手术时间、术中出血量、住院时间、再孕率、伤口愈合情况、症状改善率、并发症率和复发率均显著优于经阴道手术。Wang 等报道,宫腔镜手术治疗的 CSD 患者仅有 59.6%(34/57)术后症状明显改善。袁静等对比了宫腔镜手术及腹腔镜手术治疗 CSD 的疗效,两种手术治疗的总有效率为 85%(23/27),其中宫腔镜治疗有效率为 7/8,腹腔镜手术有效率为 16/19。van der Voet 等系统复习 12 项有关 CSD 治疗的研究,其中 8 项研究共 384 例采用宫腔镜手术,1 项研究 13 例采用腹腔镜手术,2 项研究 4 例采用腹腔镜辅助经阴道切除修补,1 项研究 11 例口服避孕药,症状改善总有效率从 87%到 100%,其中宫腔镜术后有效率为 92%~100%,腹腔镜及经阴道手术有效率为 100%。从现有文献看,治疗 CSD 的手术方式和途径较多,手术疗效与患者个体差异、术式、相应设备以及术者手术操作等多方面相关。具体采用哪种治疗方法应根据子宫切口憩室的大小、类型,患者的临床症状、个体需求,医疗设备条件以及术者实际水平等多因素进行权衡,治疗效果仍需要长期的观察研究和随访。

(熊光武)

参考文献

1. 蔡喆. 宫腹腔镜联合手术治疗子宫切口憩室效果分析. 中国现代手术学杂志,2015,19(1):53-56.
2. 徐丛剑,华克勤. 实用妇产科学. 4 版. 北京:人民卫生出版社,2018.
3. 袁静,段华,郭银树. 宫腔镜联合 B 超检查诊断并联合腹腔镜治疗剖宫产术后子宫切口憩室. 中华妇产科杂志,2015,50(4):274-277.
4. 赵倩,秦玲,边爱平,等. 宫腹腔镜联合手术与阴式手术治疗剖宫产术后子宫切口憩室的疗效比较. 中国妇产科临床杂志,2014,2:138-140.
5. Bij de Vaate AJ,van der Voet LF,Naji O,et al. Prevalence,potential risk factors for development and symptoms related to the presence of uterine niches following cesarean section:systematic review. Ultrasound Obstet Gynecol,2014,43(4):372-382.
6. van der Voet LF,Vervoort AJ,Veersema S,et al. Minimally invasive therapy for gynaecological symptoms related to a niche in the caesarean scar:a systematic review. BJOG,2014,121(2):145-156.
7. Vervoort AJ,Van der Voet LF,Witmer M,et al. The HysNiche trial:hysteroscopic resection of uterine caesarean scar defect (niche) in patients with abnormal bleeding,a randomised controlled trial. BMC Womens Health,2015,12(15):103.
8. Wang CJ,Huang HJ,Chao A,et a1. Chanllenges in the transvaginal management of abnormal uterine bleeding secondary to cesarean section scar defect. Eur J Obstet Gynecol Reprod Bio,2011,154(2):218-222.

第三十八章 外阴阴道畸形

女性外阴阴道畸形多是因先天性生殖器官发育异常所致，在胚胎时期由于某些内源性因素如生殖细胞染色体不分离、嵌合体、核型异常或外源性因素如孕期使用激素药物等影响，导致原始性腺及生殖道的发育异常。常见的生殖器官发育异常有：①正常管道发育受阻，如处女膜闭锁、阴道横隔、阴道闭锁、宫颈闭锁等；②副中肾管发育不全，如无子宫、无阴道、始基子宫、单角子宫等子宫阴道发育异常；③副中肾管融合障碍所致，如双子宫、双角子宫、鞍状子宫、纵隔子宫及阴道纵隔等。

一、外阴畸形

（一）处女膜发育畸形

1. 分类

（1）筛状处女膜：处女膜呈筛状或处女膜孔过小，导致经血引流不畅，经期淋漓延长，或性交困难。诊断较易，可做处女膜切除即可。

（2）坚韧处女膜：坚韧处女膜多为环状，处女膜孔经血引流通畅，多因性交插入困难而就诊。检查时手指插入处女膜孔有环状紧缩感，坚韧而肥厚，难以突破。可在麻醉下于2、4、8、10点钟处切开处女膜至基底部，然后扩张阴道。如仍呈环状紧缩圈，则应将处女膜基底部之坚韧组织全部切除，然后用可吸收线间断缝合创面。术后可涂以雌激素软膏及扩张阴道口约20~30天。

（3）处女膜闭锁：处女膜闭锁系胚胎28周时副中肾管与泌尿生殖窦之间的隔膜未消退所致，可形成处女膜闭锁或无孔处女膜。

2. 临床表现　青春期前无症状，青春期后第二性征发育正常，但无月经初潮。可有周期性下腹痛且逐渐加重，有时伴有尿频、排尿困难或便秘。

查体时阴道前庭饱满膨隆，呈紫蓝色，未见有阴道口，也见不到处女膜（图38-0-1、38-0-2）。但也有处女膜闭锁肥厚者，前庭并不饱满也无紫蓝色（图38-0-3）。肛查时前方可触及囊性包块，张力大或有触痛。经血潴留过多时，包块可上延至盆腔，在下腹甚至可扪及子宫及包块。

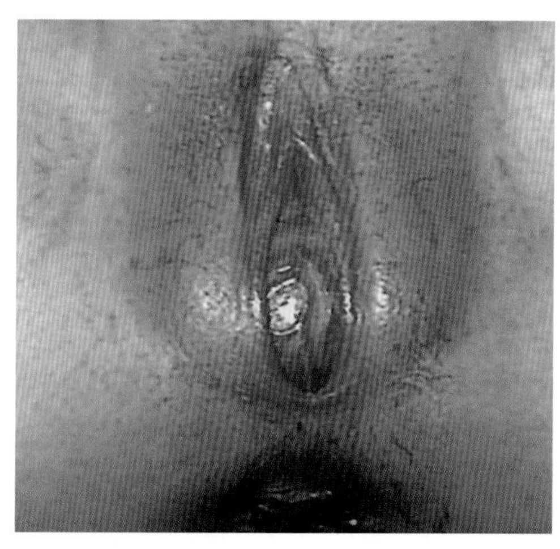

图38-0-1　处女膜闭锁

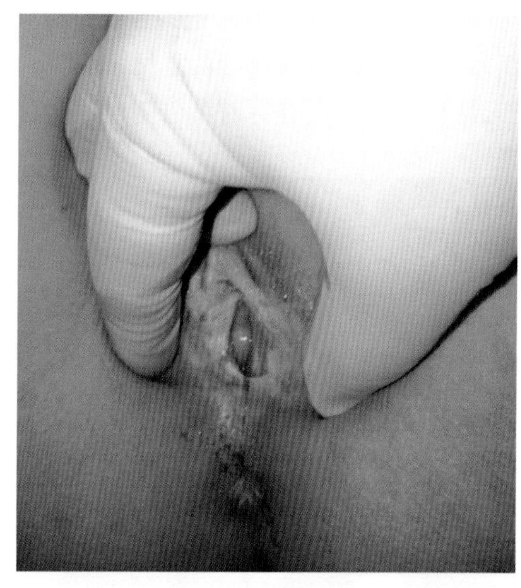

图38-0-2　处女膜闭锁合并外阴白斑

3. 诊断　根据临床表现诊断较容易，可于阴道前庭膨隆处中心穿刺，可抽到黑色或褐色陈旧性血

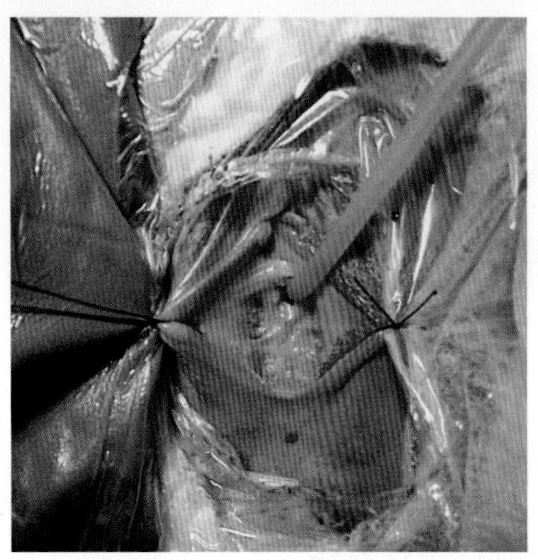

图 38-0-3 处女膜肥厚之闭锁

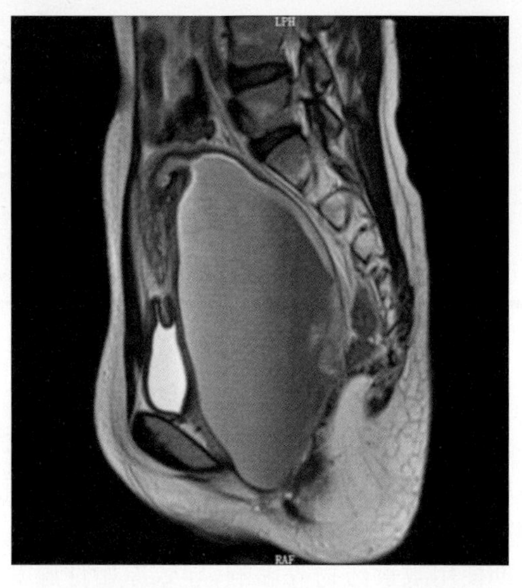

图 38-0-5 处女膜闭锁的 MRI 图像

液，即可确诊（图 38-0-4）。但应与阴道闭锁及阴道横隔鉴别。阴道闭锁前庭无紫蓝色膨隆，肛查包块位置较高。阴道横隔前庭可见处女膜及阴道口，阴道有一定深度。必要时行 B 超及 MRI 检查可协助诊断（图 38-0-5）。

4. 治疗 一经确诊应及时作切开引流术，在麻醉下于前庭膨隆处做“十”字或“×”形切开，彻底引流陈旧性积血（图 38-0-6、38-0-7）。术后应 B 超探查盆腔子宫及输卵管情况，如包块未消或子宫输卵管积血较多时，必要时可考虑做宫腹腔镜联合探查术，以保护子宫输卵管的生育功能。

（二）雄激素影响的外阴发育异常

女性外阴男性化多系外生殖器在发育分化过程中受到大量雄激素的影响所致，常见于真性两性畸形、先天性肾上腺皮质增生以及孕期使用雄激素作

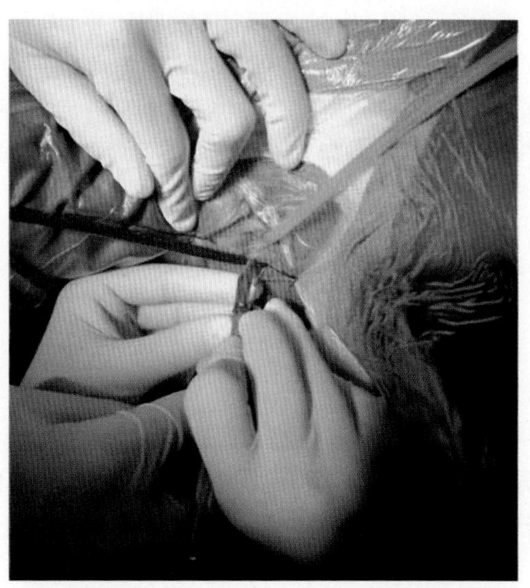

图 38-0-6 切开处女膜引流经血

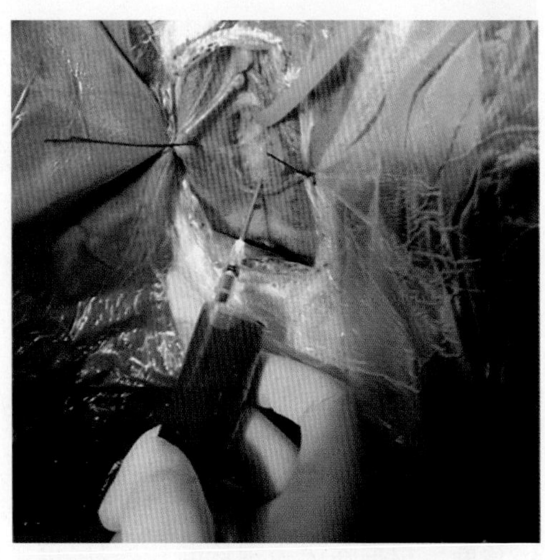

图 38-0-4 穿刺处女膜可抽出陈旧性血

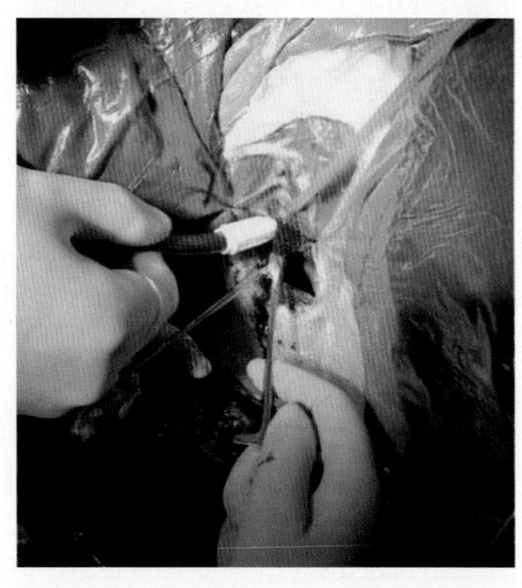

图 38-0-7 扩大处女膜切口吸净陈旧经血

用的药物治疗等。其中最常见的是阴蒂肥大和大阴唇融合，此常见于先天性肾上腺皮质增生症（图 38-0-8、38-0-9）。

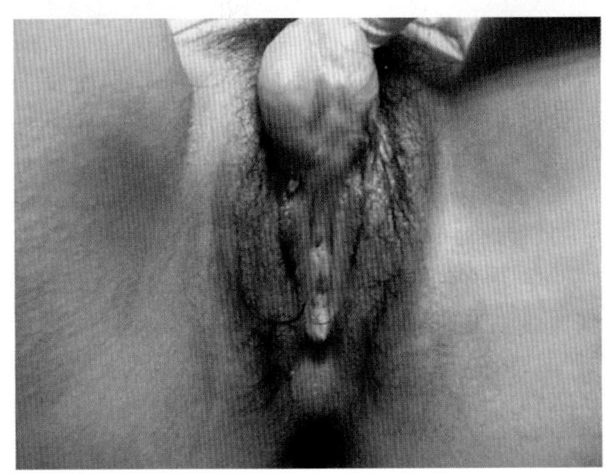

图 38-0-8　阴蒂肥大

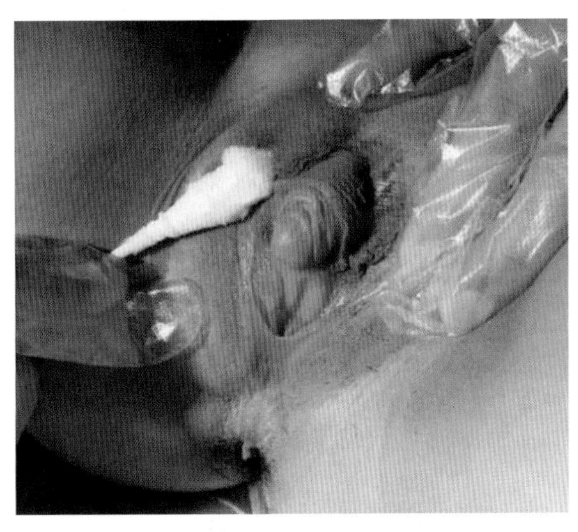

图 38-0-9　阴蒂似小阴茎，阴唇后联合覆盖阴道口

（三）婴幼儿阴唇炎性粘连

多发生在 2 岁以下的婴幼儿，表现为大小阴唇融合成一片，完全遮蔽阴道口，仅剩一尿道口排尿，酷似先天性的外阴闭锁（图 38-0-10），故家长往往以此而就诊。其病因是因为婴幼儿较肥胖，大阴唇将小阴唇和阴道口遮蔽，家长在清洁洗涤外阴时未将大阴唇分开清洗，阴道分泌物及尿液长期留滞其中，造成外阴阴道炎，然后造成炎性粘连，这种粘连是假性的膜状粘连。一经诊断可用棉签将大小阴唇向外逐一分离粘连，直到见到阴道口，用碘伏消毒创面后，局部涂以消炎软膏即可（图 38-0-11）。

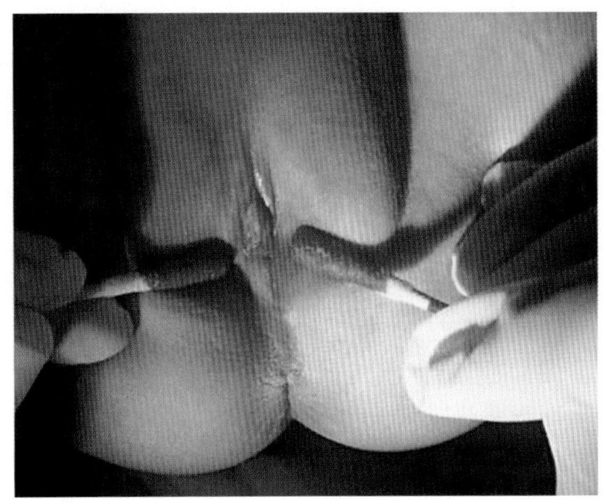

图 38-0-10　婴幼儿外阴粘连闭锁

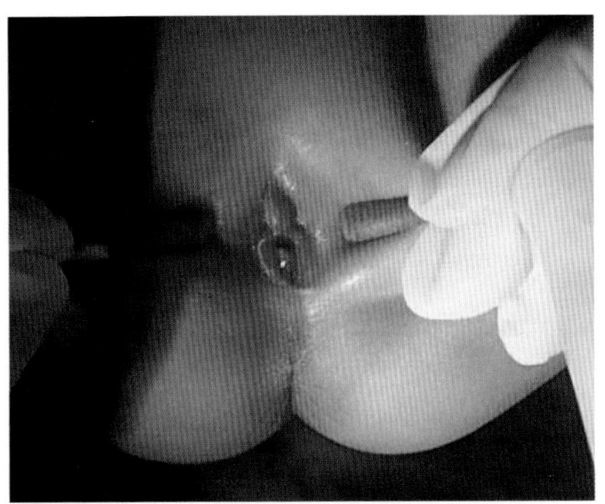

图 38-0-11　用棉签轻轻分离大小阴唇粘连

二、阴道畸形

（一）先天性无阴道症

先天性无阴道症（vaginal agenesis）常合并无子宫或仅有始基子宫，偶伴有功能性子宫，一般输卵管、卵巢发育正常，故第二性征为正常女性表现，核型为 46，XX，也称为 MRKH 综合征（Mayer-Rokitansky-Kuster-Hauser syndrome），简称 MRKH，系最先描述本病的四位作者名字第一个字母组成。其发生率为 1/5 000～1/4 000。中国作为一个人口大国，估计全国有此类患者在 15 万人左右，而大部分又分布在农村，故常不被人知。天津市中心妇产科医院 1986～1996 年 11 年中收治先天性无阴道患者 109 例，占同期妇科住院患者的 0.59%，深圳市罗湖区人民医院在 2001 年 1 月～2009 年 12 月近 9 年中收治先天性无阴道患者 276 例，占同期妇科住院患者的 0.92%。

1. 症状

(1) 原发性闭经：先天性无阴道症在幼年时无症状，大多是在青春期因原发性闭经就诊时而被发现。

(2) 性交困难：少数患者结婚后，发现性交困难而就诊。也有一些患者，通过长期性交的顶压作用，而形成一个阴道穴，甚至可过正常的夫妻生活，这种情况多见于农村，类似于顶压法阴道成形术。

(3) 周期性腹痛：有少数患者有功能性子宫，为一实性圆球状子宫，无宫颈及宫腔，但随着月经周期可有规律地周期性腹痛，有些腹痛很剧烈，影响生活与工作，应及时将子宫切除。有时可形成盆腔子宫内膜异位症，如巧克力囊肿。

2. 体征

(1) 凡先天性无阴道综合征(MRKH)患者的女性第二性征发育均正常。

(2) 无阴道：外阴发育正常，阴道前庭处有时可见处女膜，而阴道闭锁(图 38-0-12)。但用手指轻压前庭，均有不同程度的凹陷，称之为前庭凹陷。浅的 1~2cm，深的可达 4~5cm，甚至更深。

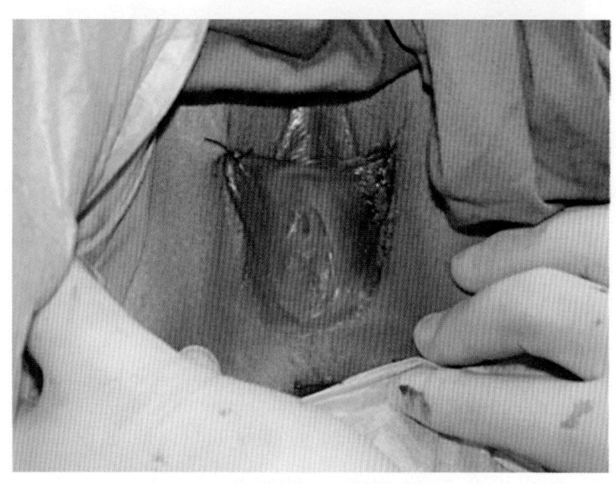

图 38-0-12 先天性无阴道症外阴图

(3) 卵巢及子宫：卵巢发育正常，故卵巢功能正常，第二性征正常。子宫大多为始基子宫，一般约蚕豆大小，位于双侧输卵管的前端。少数向中线融合，在膀胱顶部后方形成一个纤维性小结节，有时又称为痕迹子宫，呈纤维条索状(图 38-0-13)。个别始基子宫也可发生子宫肌瘤。

(4) 伴随其他器官畸形：有少数先天性无阴道患者伴有泌尿系统发育异常。常见的为一侧肾脏缺如，或异位肾，肾脏在盆腔中。另有患者伴有脊柱畸形，常见为骶骨第一节腰椎化、脊柱裂、骶椎隐性裂、

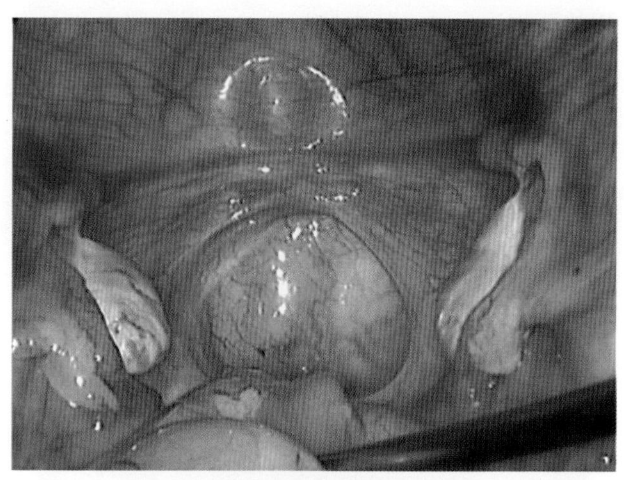

图 38-0-13 先天性无阴道症盆腔图

椎体融合等。如有第二性征及外生殖器异常者，应考虑染色体异常或两性畸形。

3. 诊断 本病诊断不难，除病史体征外，还可借助其他辅助检查。

(1) 妇科检查：前庭凹陷检查法(或称前庭压迹深度)：除观看外阴形态发育外，应戴手套，示指涂抹液状石蜡后，轻轻顶压阴道前庭，逐渐压深，以确定前庭凹陷的深度(图 38-0-14~38-0-16)。有些凹陷深达 5~6cm 以上，此对决定选择手术方式有意义。

(2) 肛查：确定有否子宫，子宫大小以及有否触痛。绝大多数肛查为子宫缺如，而在盆壁两侧的始基子宫难以触及，有时在膀胱顶后方的痕迹子宫可能触及结节性小包块。触到增大的子宫且压痛，多是功能性子宫。

(3) B 超检查：是最重要、最简便的辅助检查，可确定有否阴道气线、子宫大小、卵巢大小，以及肾

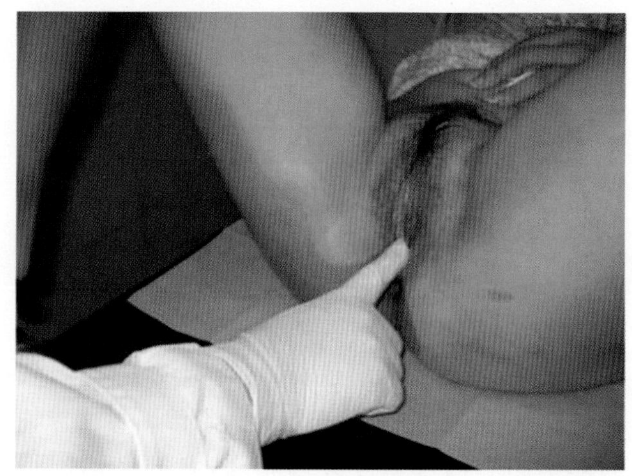

图 38-0-14 前庭凹陷检查法
示指轻压前庭(示指应涂抹润滑剂，否则检查不准确)

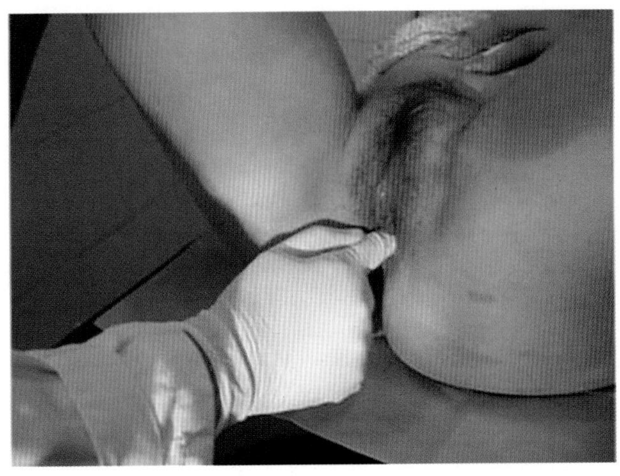

图 38-0-15　压至最深处以拇指作标记

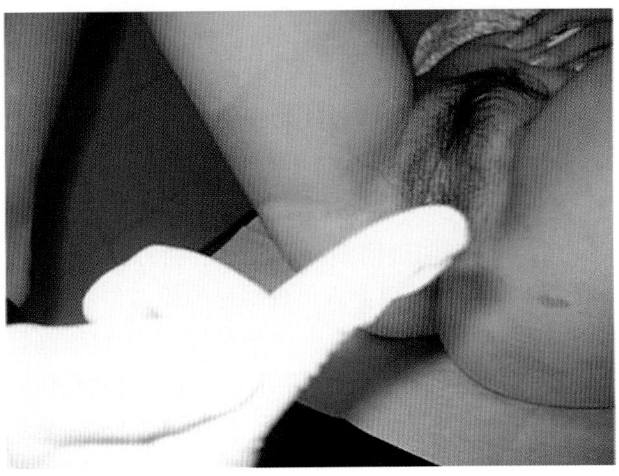

图 38-0-16　指尖至拇指距离为前庭凹陷深度

脏存在及位置。

(4) 其他检查:少数患者需做放射造影或 CT、MRI 等检查,以便明确泌尿系或骨骼脊柱等方面的畸形。

4. 治疗　先天性无阴道(MRKH)患者少数人可以采用顶压法。绝大多数应作阴道成形术,一般以 18 岁成年后手术为宜,对于有功能性子宫造成有周期性腹痛者,则应尽快手术切除功能性始基子宫。阴道成形术方法很多,请参阅第三十九章腹腔镜辅助阴道成形术。

目前,有许多医师对先天性无阴道患者求医时告之“结婚前 2~3 个月手术”是不恰当的。试想,一个没有阴道的女人能心安理得地和男性谈恋爱吗?这会造成患者的心理障碍,不敢和男性接触,产生自卑自闭的情绪,而远离社会和人群。有些医师主要是担心没有性生活会使人工阴道萎缩,其实这种担忧是多余的,一个成功的人工阴道是不会萎缩的,即使没有结婚,亦可用阴道模具进行扩张阴道,可得到异曲同工的效果。

本病的手术治疗将采用第三十九章介绍的罗湖二式手术方法。

(二) 阴道闭锁

阴道闭锁(vaginal atresia)是指阴道完全或部分闭锁,并伴有功能正常的子宫。阴道是由尿生殖窦的窦阴道球及融合的副中肾管发育形成的。阴道的上 1/3~4/5 部分管腔由阴道子宫始基形成,而下 1/5~2/3 部分管腔由窦阴道球分化而来。阴道闭锁与 MRHK 不同,阴道闭锁是由尿生殖窦发育异常所致,而子宫发育多正常,有些可合并宫颈发育异常。而 MRHK 是由于副中肾管发育异常所致,表现为阴道及子宫均缺如。MRHK 的发病率约为 1/5 000~1/4 000,而阴道闭锁仅占其中的 7%~8%,故在临床中更为少见。

1. 分型　根据北京协和医院的分类法,依阴道闭锁的解剖学特点将其分为两型:

Ⅰ型:阴道下段闭锁,有发育正常的阴道上段、宫颈及子宫。笔者认为此型在临床上还可分为低位阴道闭锁和高位阴道闭锁,在手术治疗上难度大不相同,前者容易而后者较困难,手术方法可有所不同(图 38-0-17)。

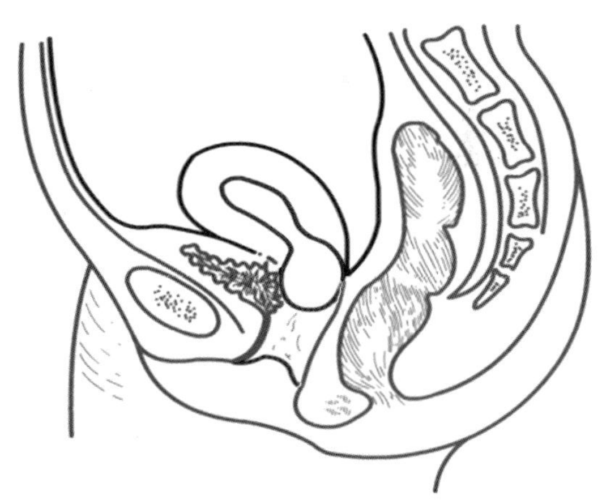

图 38-0-17　阴道闭锁Ⅰ型示意图

Ⅱ型:阴道完全闭锁,多合并宫颈发育异常,完全或部分闭锁,子宫体发育正常或有畸形,但子宫内膜有功能(图 38-0-18)。

2. 症状　主要表现为原发性闭经、周期性腹痛、盆腔包块。但Ⅰ型和Ⅱ型在症状表现上有所区别,这主要和子宫内膜的功能有关。

Ⅰ型阴道闭锁患者因子宫正常,内膜发育好,故内膜功能也好,早期出现血经及经血潴留,表现为阴

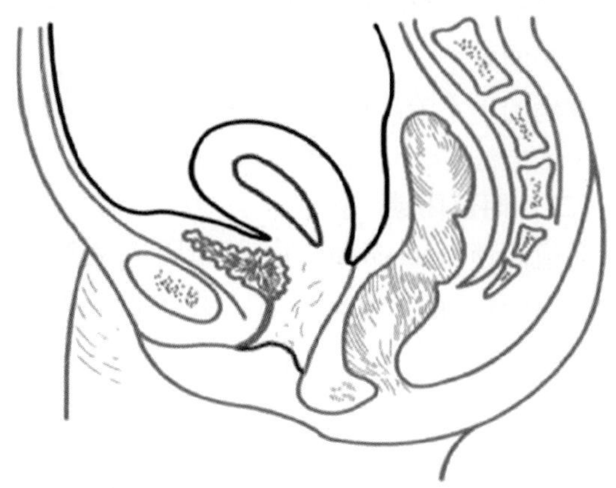

图 38-0-18　阴道闭锁Ⅱ型示意图

道上段扩张积血形成巨大血肿，甚至导致宫颈宫腔及盆腔积血。肛查时肿块位置较低，多位于直肠前方。由于症状出现早，腹痛严重，包块明显，就诊也早（10~14 岁），同时手术方法较容易，故预后较好。

Ⅱ型阴道闭锁患者子宫发育及内膜功能均较差，故症状出现较晚，腹痛相对较轻，包块不明显，故就诊年龄偏大（14~16 岁或更大）。同时，由于阴道完全闭锁，故经血易经输卵管反流至盆腔，形成输卵管积血及盆腔积血，以致形成盆腔子宫内膜异位症。

3. 诊断

（1）原发性闭经及周期性腹痛，部分病例有盆腔包块。

（2）B 超与核磁共振是重要的辅助诊断方法，对有功能的始基子宫 MRHK 有鉴别诊断作用，特别是核磁共振在鉴别Ⅰ型阴道闭锁（图 38-0-19）与Ⅱ型阴道闭锁（图 38-0-20）方面至关重要，同时对手术方法选择与预后估计均很重要。

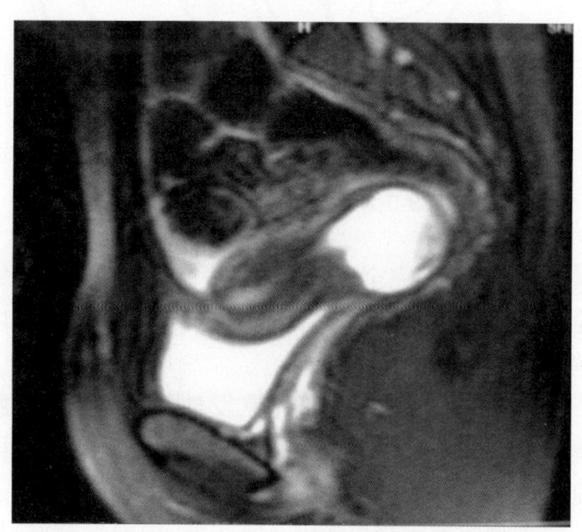

图 38-0-19　阴道闭锁Ⅰ型 MRI 影像

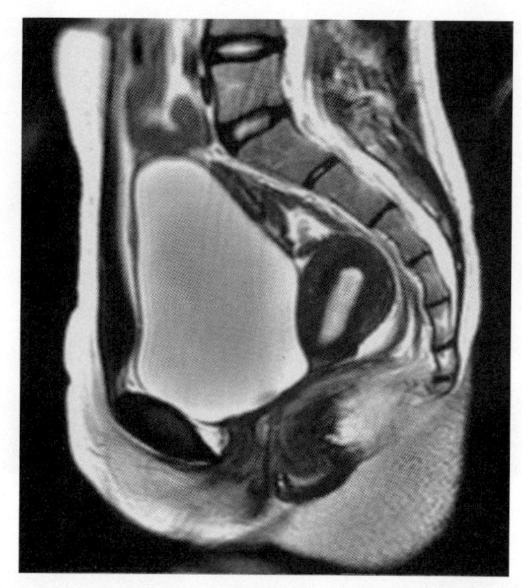

图 38-0-20　阴道闭锁Ⅱ型 MRI 影像

4. 治疗　多因周期性腹痛而就诊，手术是唯一的治疗方法，故一旦确诊应尽快择期手术，而不同的分型手术方法也不一样。

（1）Ⅰ型阴道闭锁：本型闭锁的特点是有明显的阴道梗阻，在梗阻上方出现明显的积血包块，手术即为打通梗阻引流积血。由于梗阻部位的解剖特点，其前方为尿道与膀胱，后方为直肠。因此在切开梗阻部位时应避免损伤这些器官，就必须正确掌握切开的方向。越是梗阻部分长、积血包块高的病例，方向越难掌握，反之梗阻部分短、血肿包块大而低的病例，切开方向易掌握，手术也较容易（图 38-0-21）。为了使积血包块大而明显，一般多选择在经期时手术。其方法为：

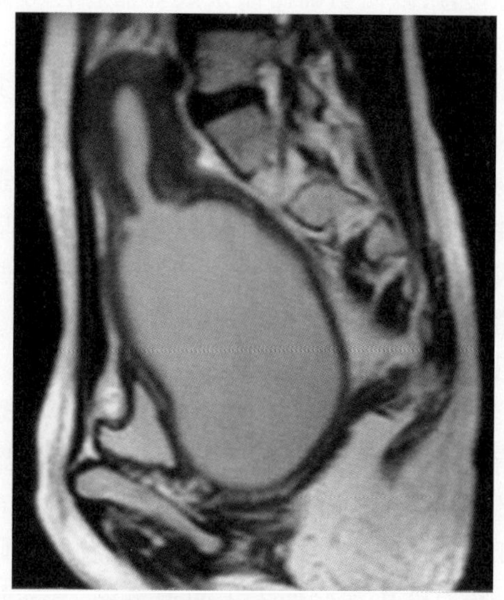

图 38-0-21　阴道闭锁Ⅰ型血肿大而低，手术切开容易

1）穿刺：选用硬膜外麻醉用穿刺针，接10ml注射器于前庭正中刺入，术者示指伸入肛门指引针尖穿刺前进方向，选择包块最明显突出部分刺入囊腔，然后回抽针芯，如无内容物吸出，可边退边吸，直到抽到黑褐色内容物为止，然后固定针位（图38-0-22）。

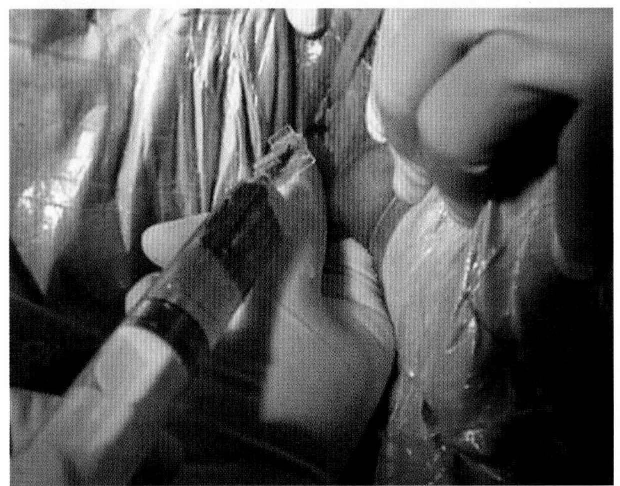

图38-0-22　穿刺血肿，回抽有血

2）切开：以尖形刀片沿穿刺针刺入，可见黑褐色内容物溢出，再以中弯钳顺势插入，扩大切口，可见大量黑褐色内容物涌出，换成吸引头伸入腔内反复冲洗抽吸（图38-0-23）。

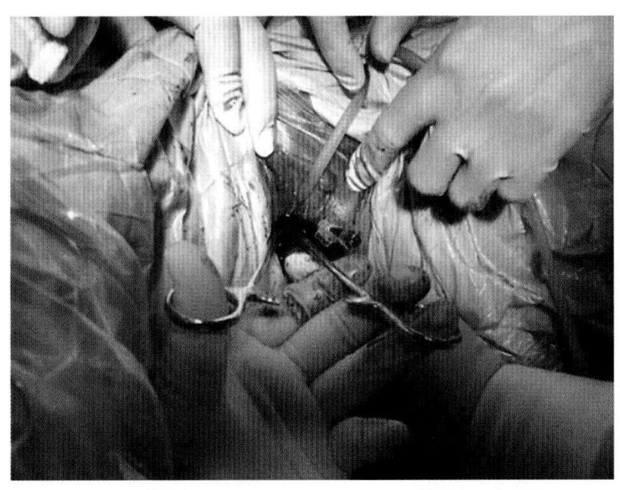

图38-0-23　切开血肿，扩大通道

3）扩张：以手指或弯钳伸入扩大切口及下段闭锁的阴道。

4）缝合：以鼠齿钳钳夹切开的囊腔边缘，与阴道口黏膜作上下左右间断对合缝合（图38-0-24），如囊腔较高，上段阴道黏膜难以拉下对合缝合，则不缝也可以，可置入阴道模具，缝合阴道口一针，以免模具脱出。

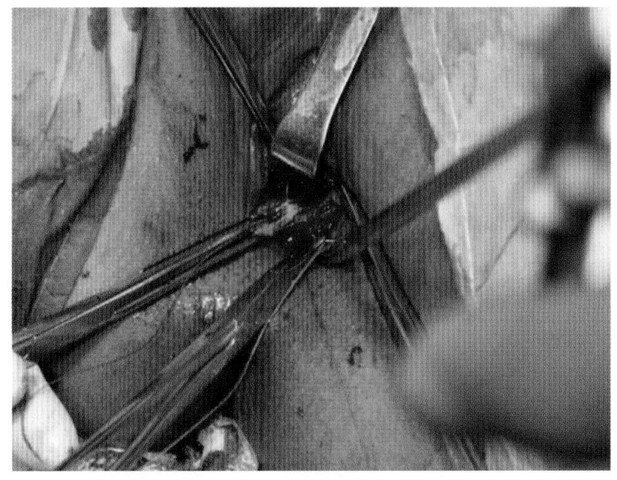

图38-0-24　缝合阴道下段黏膜与阴道口

（2）Ⅱ型阴道闭锁：《中华妇产科杂志》在2015年9月第50卷第9期第648～651页发布了我国专家对女性生殖器官畸形统一命名和定义的共识，从“各型子宫颈发育异常”的分类示意图（图38-0-25）中看出，仅有C类具有宫颈、宫颈管和宫颈黏膜，这种类型要打通并不困难。而其他类型宫颈均呈纤维化结缔组织，既无宫腔也无宫颈内膜，因此，众多国内外专家和学者企图以各种导管支架以打通宫颈管通道，但大都以失败而告终，最后经反复手术后只好切除子宫，成为一世界难题。

笔者在实践中对此改变了一种思维，不是企图去打通宫颈的通道，而是切除宫颈另辟蹊径，创造了“罗湖三式”以解决这一世界难题。具体手术方法请见第三十九章。

（三）阴道横隔

阴道横隔（transverse vaginal septum）是阴道中出现一个或数个横隔，以一个为常见，可位于阴道内任何部位，但以上1/3段为多见（图38-0-26）。横隔可分为有孔横隔或无孔横隔，以此作为分型的依据。部分横隔还可伴有宫颈闭锁、子宫发育不良以及泌尿、骨骼等系统的多发畸形。根据横隔之有无孔可分为：不完全性阴道横隔和完全性阴道横隔。

1. 症状

（1）不完全性阴道横隔：若横隔位于阴道上段，患者几无症状，不影响性生活及月经血排出。若孔较小，经血排出不畅，可表现为经期延长淋漓不尽。若横隔位于阴道下段，可表现性交阴茎受阻。也可出现原发性不孕。分娩时可出现胎先露下降受阻。

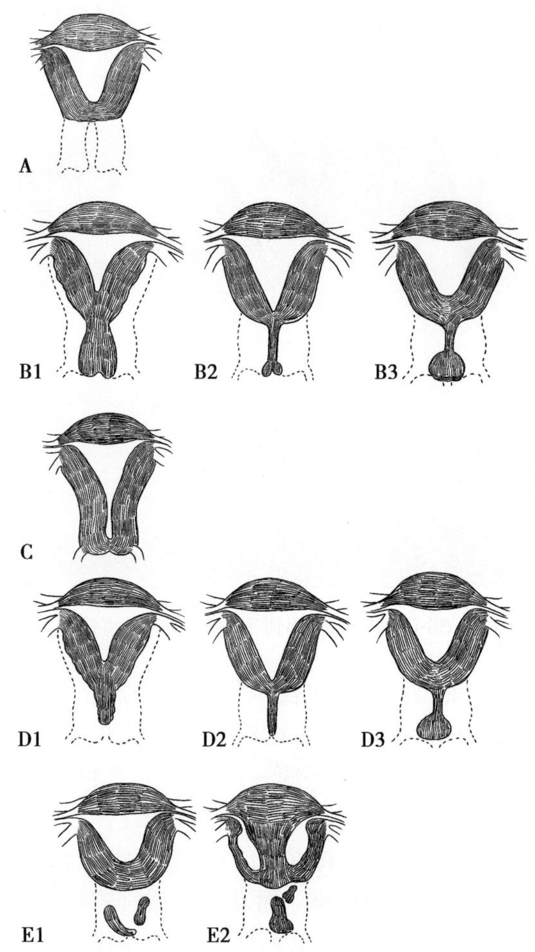

图 38-0-25 各型子宫颈发育异常的图示

［图片引自：中华医学会妇产科学分会. 关于女性生殖器官畸形统一命名和定义的中国专家共识. 中华妇产科杂志，2015，50（9）：648-651］

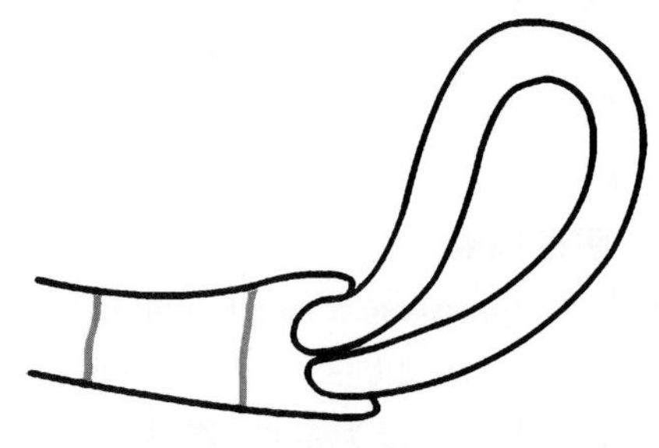

图 38-0-26 阴道横隔示意图

（2）完全性阴道横隔：患者青春期前一般无症状，青春期后表现为原发性闭经伴有周期性下腹痛而求医，并因经血潴留出现盆腔包块，甚或出现大小便排便困难。如未及时治疗可引起生殖道上行感染和盆腔子宫内膜异位症。

2. 体征 妇查发现阴道较短浅，其顶端可见有一小孔（图 38-0-27），有时可见有经血或分泌物流出，未见宫颈。若未见小孔者，则可感觉其顶端有囊性包块。肛查可能触及宫颈或囊性包块（经血潴留）。

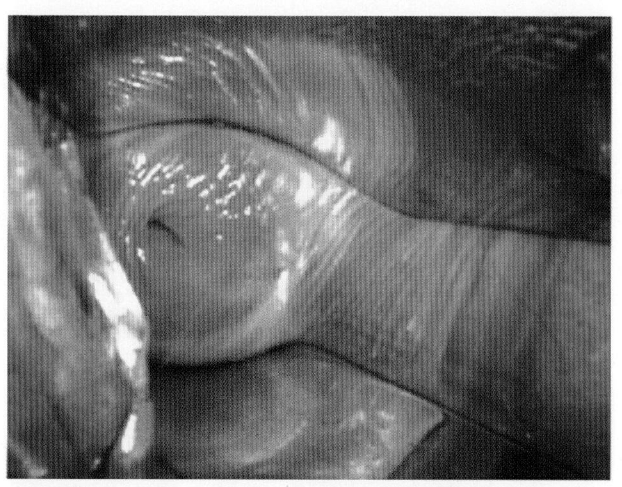

图 38-0-27 高位有孔阴道横隔

3. 诊断 本病诊断不困难，除了症状与体征外，B 超、CT 及 MRI 均可清楚显示阴道横隔位置、经血潴留情况以及子宫输卵管的情况。同时还可了解有否其他系统的畸形。

4. 治疗

（1）不完全性阴道横隔：位置高、孔大经血无潴留且不影响性生活者可暂不处理。但婚后发现者应予以切除，以免影响胎儿娩出。若分娩时才发现胎先露压迫横隔时，如横隔薄则应切除，如太厚不利切除，则应采取剖宫产。

非孕期不完全性阴道横隔切除可选择月经干净后进行。其方法是在麻醉下显露横隔，用弯形刀（12 号）伸入中心孔分别切开 3 点及 9 点处（图 38-0-28），纵切横缝（图 38-0-29）。切开处阴道应能通过二横指，如不够宽大，还可同法切开 12 点和 6 点处，但此两处位于尿道与直肠部位，故应掌握切口深度，以免切通直肠与尿道。

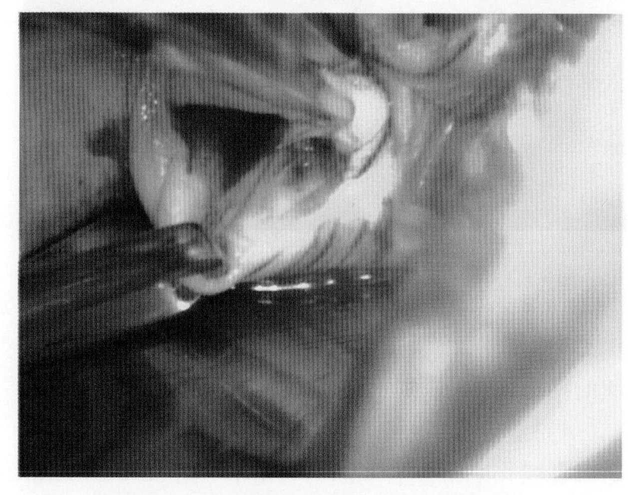

图 38-0-28 在横隔 3 点及 9 点处切开横隔

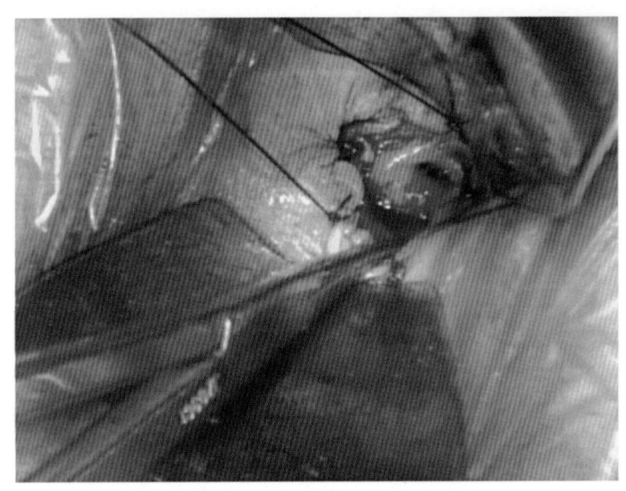

图 38-0-29　纵切横缝横隔切口显露宫颈

（2）完全性阴道横隔：青春期本型多出现梗阻上段经血潴留，因此切开方法同阴道闭锁Ⅰ型。只是切开后应检查横隔厚度。原则上应切除横隔基底部，然后将上下黏膜对合缝合，覆盖创面。如该段不够宽大，则可用相应粗细之阴道扩张棒扩张。

（四）阴道斜隔

阴道斜隔因其解剖、症状及体征的复杂性，故又称之为阴道斜隔综合征（oblique vaginal septum syndrome，OVSS）。其特指是双子宫（图 38-0-30）、双宫颈、双阴道且一侧阴道又完全或不完全闭锁的特殊先天性畸形。在闭锁阴道侧常伴有该侧泌尿系畸形，以肾缺如为多见。另一特点是其阴道斜隔为两面均覆盖着阴道上皮的膜状组织，其起源于两侧宫颈之间，然后斜行附着于一侧阴道壁，遮盖该侧宫颈，隔与宫颈之间形成一空间，称之为“隔后腔”。在胚胎发育中，当一侧中肾管发育不全时亦影响同侧副中肾管的发育，斜隔可能是副中肾管向下延伸

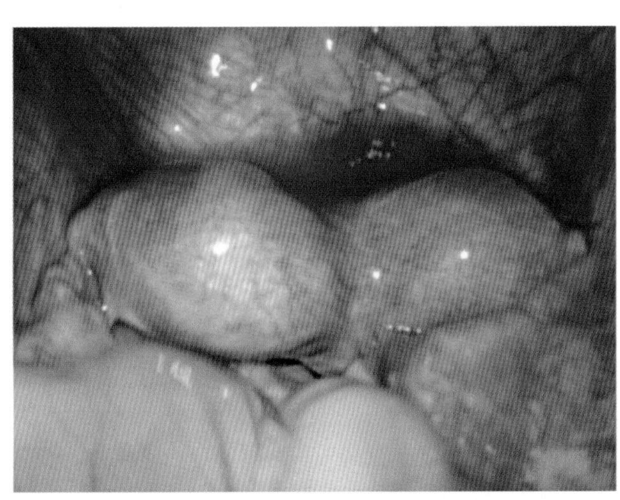

图 38-0-30　阴道斜隔腹腔镜下显示为双子宫

未达到泌尿生殖窦而形成一盲端。因此，凡影响中肾管的发育时，其同侧副中肾管则也将受到影响，从而造成该系列的泌尿生殖道的多发畸形。

1. 分型

（1）Ⅰ型：无孔斜隔型：一侧阴道完全闭锁，隔后的宫颈被完全包围，双子宫与双阴道间无任何通道相通。其隔后腔可形成积血，表现为阴道包块（图 38-0-31）。

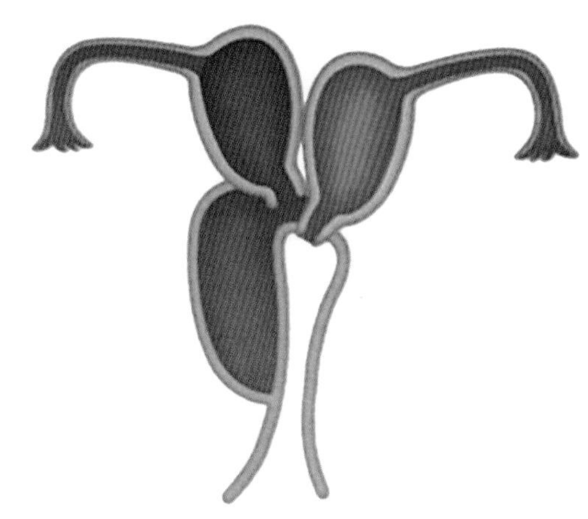

图 38-0-31　Ⅰ型阴道无孔斜隔

（2）Ⅱ型：有孔斜隔型：一侧阴道不完全闭锁，隔上有小孔与另侧阴道相通，故经血可经小孔排出，但可致引流不畅，表现为月经淋漓不尽（图 38-0-32）。

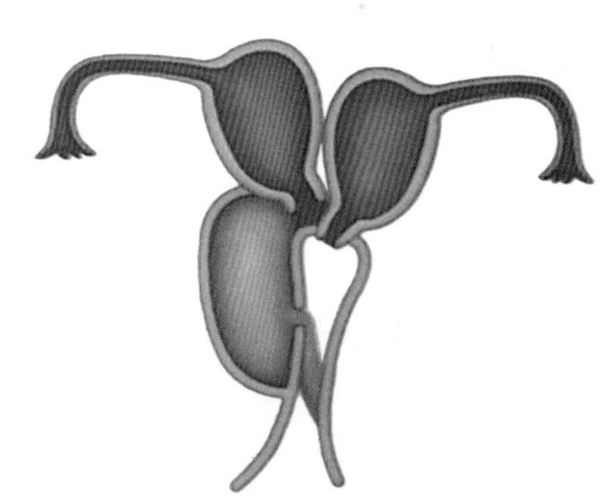

图 38-0-32　Ⅱ型阴道有孔斜隔

（3）Ⅲ型：无孔斜隔合并宫颈瘘管型：一侧阴道完全闭锁，在两侧宫颈之间或隔后腔与对侧宫颈之间有一小瘘管，患侧的经血可经瘘管从对侧宫颈流出，但亦可因引流不畅而致月经淋漓不尽（图 38-0-33）。

2. 症状　分型不同其症状表现也不一样。Ⅰ型表现为月经来潮后的痛经和阴道内包块。Ⅱ型和

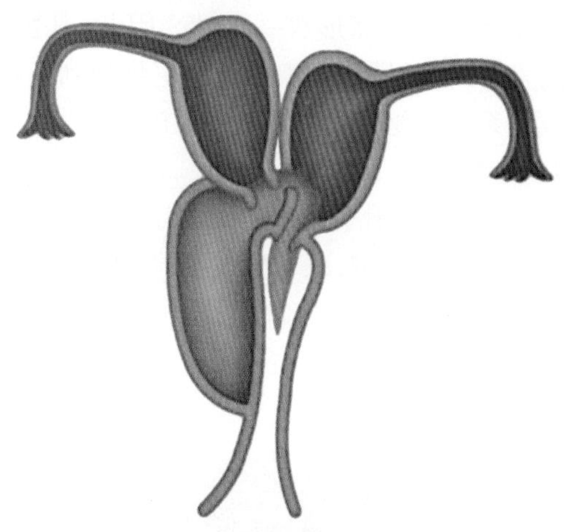
图 38-0-33　Ⅲ型阴道瘘孔型斜隔

Ⅲ型主要表现为月经淋漓不尽及阴道异常分泌物。对有症状者，一旦确诊即应行阴道斜隔切除术。

3. 治疗　斜隔的治疗就是及时的手术治疗，手术切除斜隔一方面可迅速消除症状，同时可最大可能地保留生育能力。可减少子宫内膜异位症、盆腔感染、盆腔粘连的发生。

手术方法：手术选择月经期为好，这时隔后腔积血较多，阴道为肿块明显且张力大，易于定位手术。

（1）隔后腔准确定位：显露阴道肿块后，在最突出部位穿刺抽吸，抽出陈旧性血液或内容物后，固定穿刺针，顺针头切开隔膜达隔后腔，吸净冲洗隔后腔（图 38-0-34），尽量多地切除斜隔膜（图 38-0-35）。但不要过度牵拉隔膜，以免误切误剪膀胱、尿道或直肠。确保引流通畅后，用可吸收缝线连续或间断缝合隔膜创面，减少出血（图 38-0-36）。

（2）若为有孔斜隔则可切开小孔，尽量切除斜隔以利引流。

（3）对于Ⅲ型斜隔或隔后腔不易定位切开者，

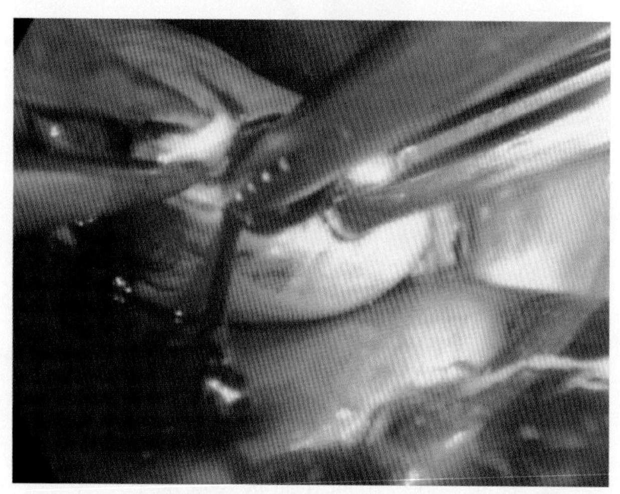
图 38-0-34　切开包块吸净内容物

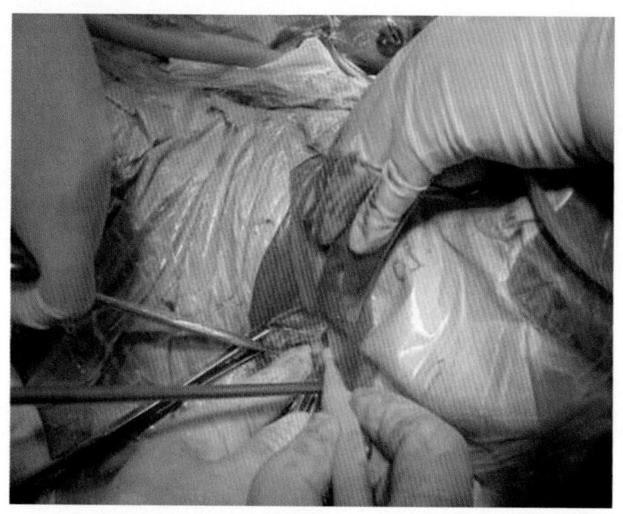
图 38-0-35　尽可能多地切除斜隔组织

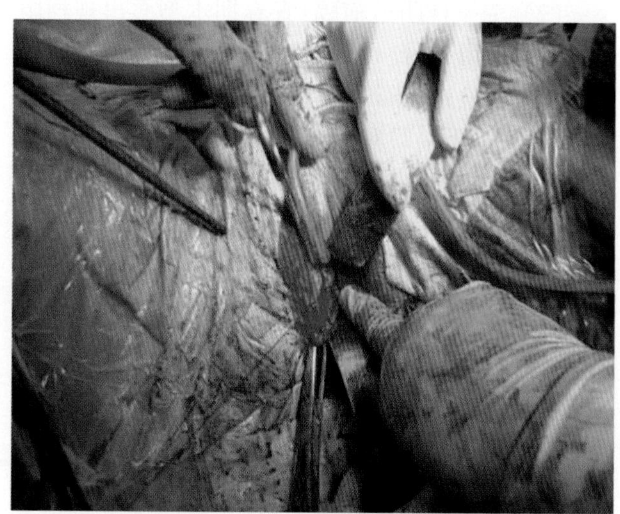
图 38-0-36　缝合斜隔的创面

笔者的经验是在腹腔镜协助下，切开患侧子宫腔，以直钳或吸引器至宫腔插入经宫颈管达隔后腔，定位后切除斜隔，效果很好。避免了盲目多处切开口造成损伤和出血过多。同时又了解了盆腔情况，顺便处理并发症等，对保留青少年的生育功能多有裨益。

（4）患侧子宫不必切除，双侧子宫均有妊娠之可能。

（五）阴道纵隔

阴道中有一纵行隔膜将阴道分为左右两个通道，谓之阴道纵隔（longitudinal vaginal septum）。乃是胚胎时期副中肾管下段会合时融合障碍所致，若中隔未消失即形成完全性阴道纵隔，若中隔未完全消失即形成不完全性阴道纵隔。

1. 分型　阴道纵隔又可分为双子宫、双宫颈的阴道纵隔，以及完全子宫纵隔的阴道纵隔类型（图 38-0-37～38-0-39）。也可根据纵隔的完整性分为完

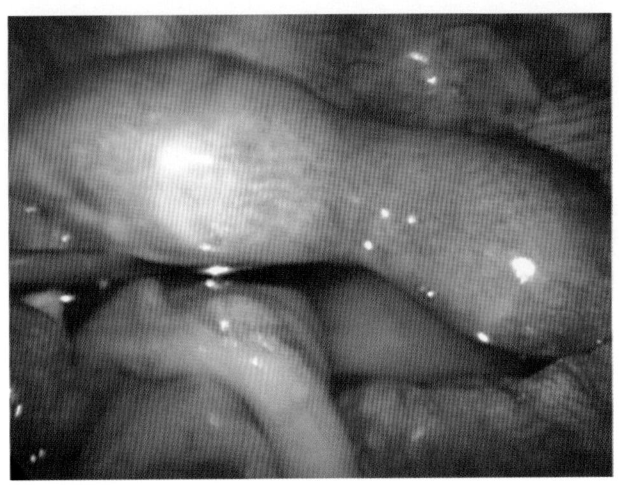

图 38-0-37　双子宫双阴道阴道纵隔盆腔图

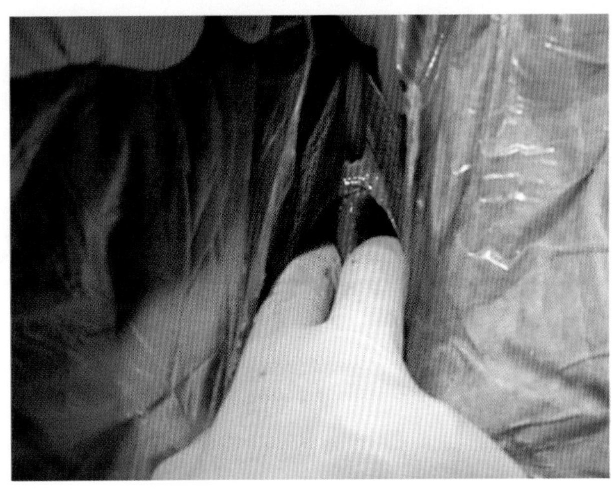

图 38-0-39　阴道纵隔

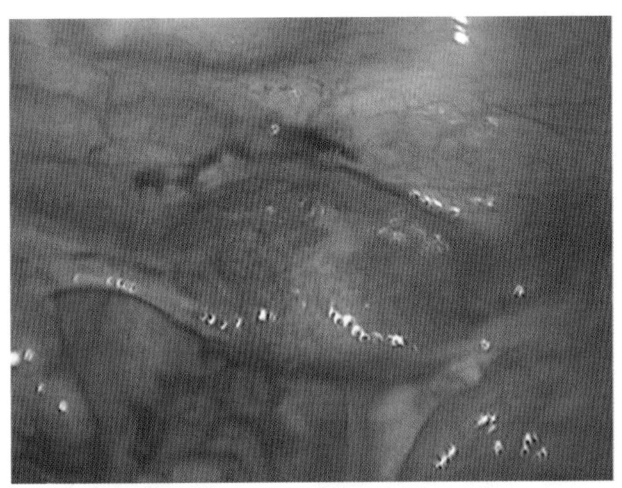

图 38-0-38　完全子宫纵隔阴道纵隔盆腔图

全性阴道纵隔和不完全性阴道纵隔。

2. 症状　大多数阴道纵隔患者却无症状，如若纵隔偏向一侧致阴道排经不畅时，可有经血潴留症状。也可出现性交困难、不孕或分娩困难等症状。故根据症状或妇科检查即可确诊。

3. 治疗　如无症状可不治疗。如妨碍性交或经血排出，可行纵隔切除术，阻碍分娩时应立即行纵隔切开或切除术。

（罗光楠）

参考文献

1. 罗光楠. 妇科腹腔镜手术学图谱. 北京：人民军医出版社，2005.
2. 罗光楠. 阴道成形术. 北京：人民军医出版社，2009.
3. 石一复. 外阴阴道疾病. 北京：人民卫生出版社，2005.
4. 谢幸，孔北华，段涛. 妇产科学. 9 版. 北京：人民卫生出版社，2018.
5. 谢志红. 女性生殖系统发育异常诊断治疗学. 合肥：时代出版传媒股份有限公司，安徽科学技术出版社，2013.
6. 中华医学会妇产科学分会. 关于女性生殖器官畸形统一命名和定义的中国专家共识. 中华妇产科杂志，2015，50(9)：648-651.
7. 朱兰，Felix Wong，郎景和. 女性生殖器官发育异常的微创手术及图谱. 北京：人民卫生出版社，2010.
8. Kaufman RH，Faro S，Brown D. Benign Diseases of the Vulva and Vagina. 5th ed. 外阴阴道良性疾病. 5 版. 吴瑞芳，主译. 北京：人民军医出版社，2010.

第三十九章 腹腔镜辅助阴道成形术

郎景和院士在罗光楠主编的《阴道成形术》的序言中写道“阴道成形术数十种,一方面说明人们的探索不止,另一方面也说明这些方法不尽如人意。”近百年来,众多临床学者和医师创造了数十种阴道成形术,但都各有优劣。笔者三十余年来,特别近十几年来,在实践中逐渐创造出“罗湖系列阴道成形术”(简称“罗湖术式”),特介绍给读者,望能试用,并批评指正。

“罗湖术式”是笔者于 2001 年 11 月独创的一种腹腔镜辅助腹膜阴道成形术(laparoscopic assisted peritoneum vaginoplasty)的手术方法,经广东省医学情报研究所检索,为世界首创,故以我院院名和地域名命名为“罗湖术式”。罗湖术式包括罗湖一式和罗湖二式,从 2001 年 11 月以来,主要做罗湖一式;自 2007 年 11 月以后,在罗湖一式的基础上,逐渐衍变成罗湖二式。与一式比较,手术更简单,损伤更小,操作更方便,效果更好,故逐渐代替了一式。

罗湖二式还可作为阴道延长术,治疗完全型雄激素不敏感综合征。阴道闭锁二型宫颈切除+罗湖二式子宫吻合术,形成新的术式——罗湖三式。

治疗高位阴道闭锁一型和复发闭锁患者,又新创了罗湖四式。后来对双侧有宫腔的始基子宫进行融合术+罗湖二式与融合子宫吻合外形成为罗湖五式。历时 16 年形成了完整的罗湖系列术式。

这是中国土生土长的手术方法。

一、术前准备

1. **肠道准备** 术前 2~3 天肠道准备,少渣饮食,口服肠道抗菌药,手术前夜及手术清晨清洁灌肠,以备万一本手术方式不能完成时,可立即改乙状结肠或回肠阴道成形术。

2. **特殊器材**

(1) 准备一套“罗湖式”阴道扩张棒(手术中用),一共 6 根,长约 20~25cm。直径由小到大分别为:1 号 2.2cm;2 号 2.5cm;3 号 2.8cm;4 号 3.0cm;5 号 3.3cm;6 号 3.5cm。头端呈钝圆锥形(图 39-0-1)。

(2) 1 根 0 号不可吸收缝合线(Prolene)。

(3) 1 根腔外打结器。

(4) 配制水压液:生理盐水 200~300ml+肾上腺素 1mg。

(5) 自制一次性阴道模具:取 5ml 注射器外套,剪去尾翼,外包凡士林纱布,约大拇指粗细,外套 3 层避孕套,4 号丝线结扎套尾,剪除多余避孕套,留线尾即成(图 39-0-2)。

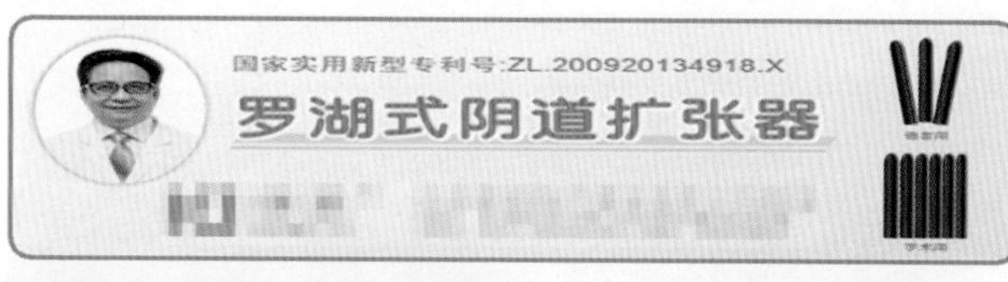

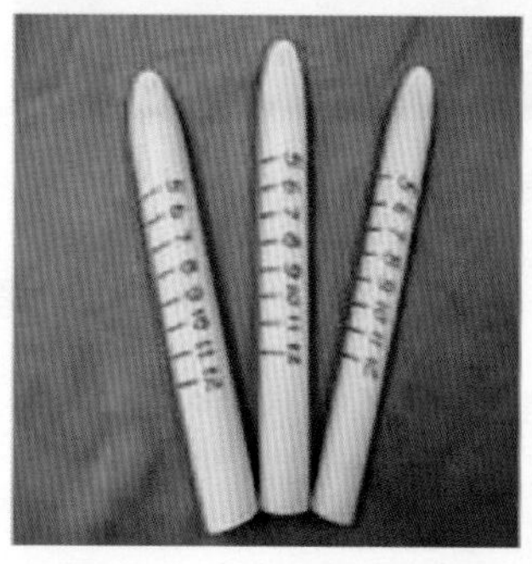

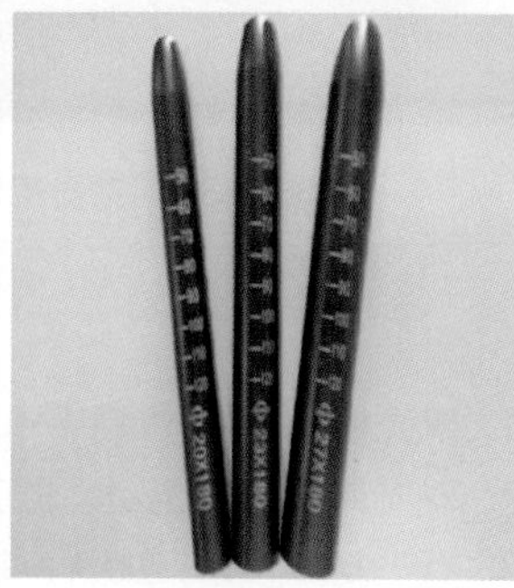

图 39-0-1 罗氏阴道扩张棒

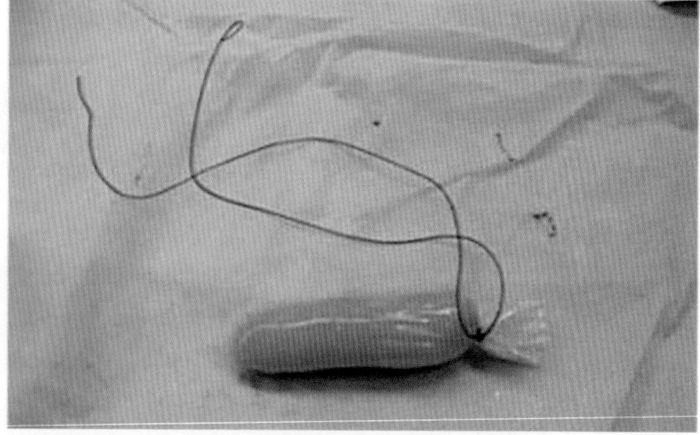

图 39-0-2 自制一次性阴道模具

二、麻醉

均采用气管插管全麻。

三、体位

均为膀胱截石头低臀高位。

四、罗湖系列手术方法

（一）罗湖一式

1. 适应证 MRKH 综合征（Mayer-Rokitanskyl-Kuster-Hauser syndrome）阴道成形。

2. 手术方法

（1）罗湖一式手术方法示意图（图 39-0-3～39-0-10）。

（2）罗湖一式手术实例图（图 39-0-11～39-0-17）。

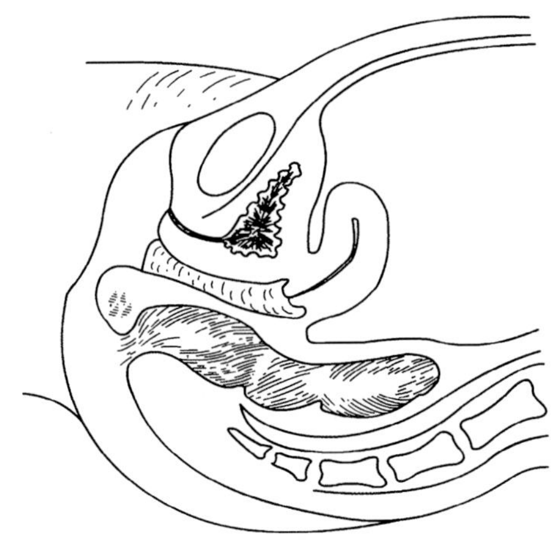

图 39-0-3 正常女性盆腔矢状面图

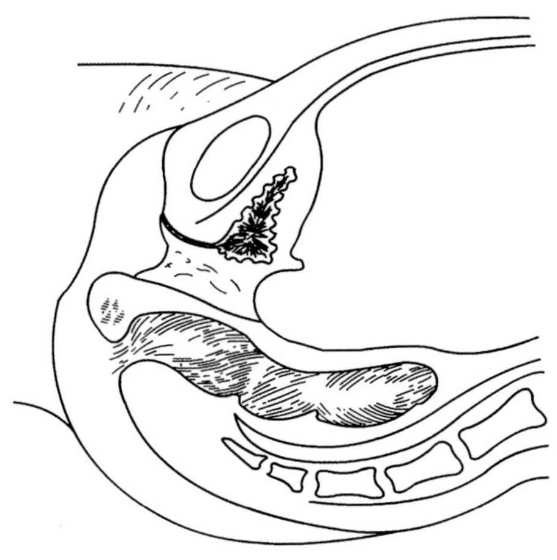

图 39-0-4 先天性无阴道无子宫患者盆腔矢状面图

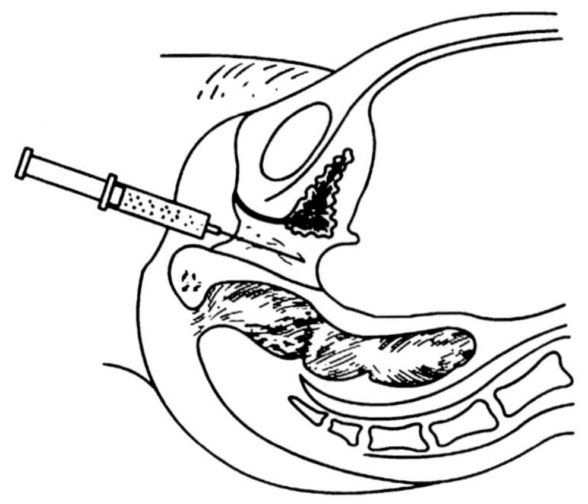

图 39-0-5 于膀胱直肠间隙及盆底腹膜外注射水垫

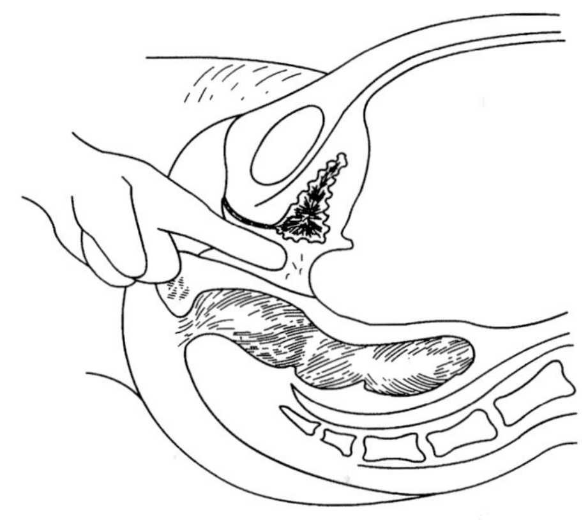

图 39-0-6 打通阴道隧道

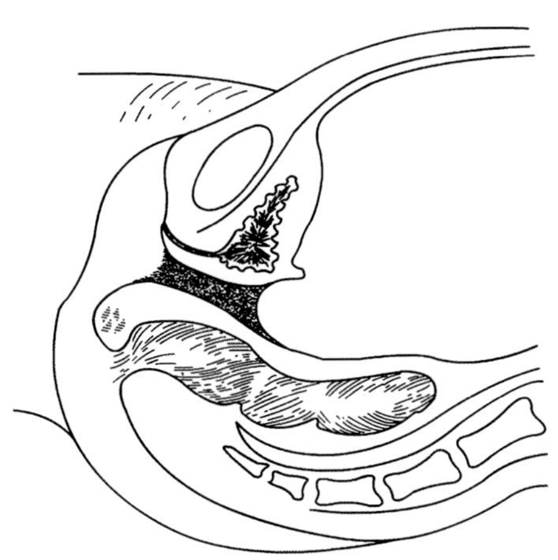

图 39-0-7 隧道腔穴已打好

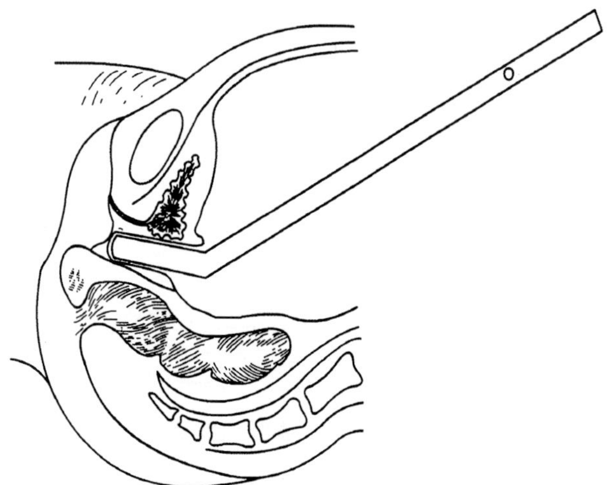

图 39-0-8　腹膜推进棒自脐部进入腹腔将盆底腹膜推向隧道口，将棒头腹膜与阴道口黏膜缝合

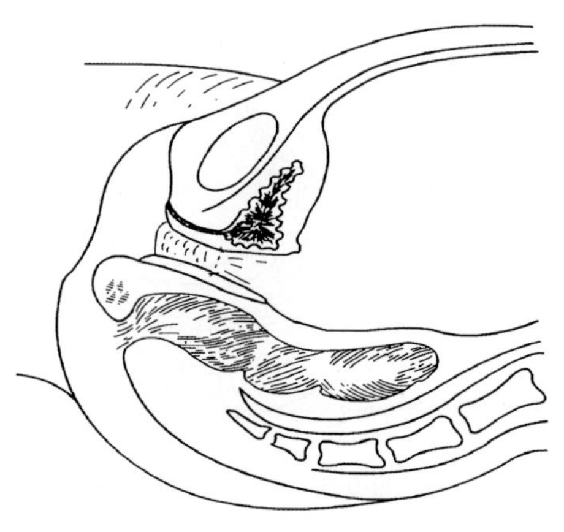

图 39-0-9　切开棒头腹膜，将棒拉出，腹膜已完全覆盖阴道隧道，形成新阴道

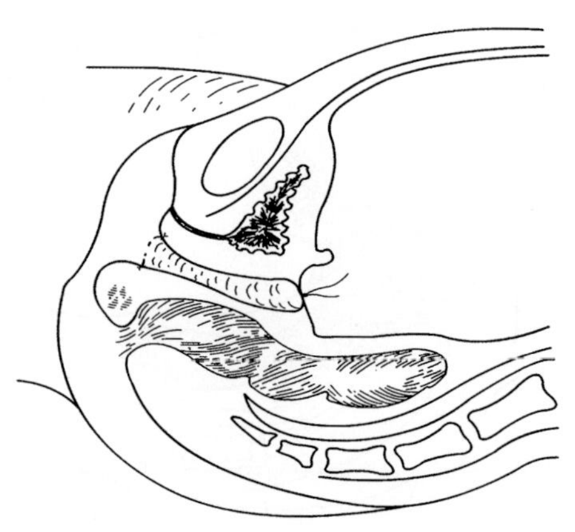

图 39-0-10　关闭盆底，腹膜阴道已完成

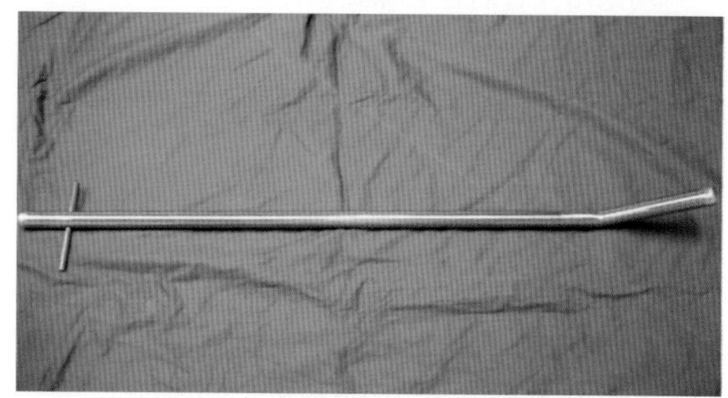

图 39-0-11　自行设计的罗氏腹膜推进棒

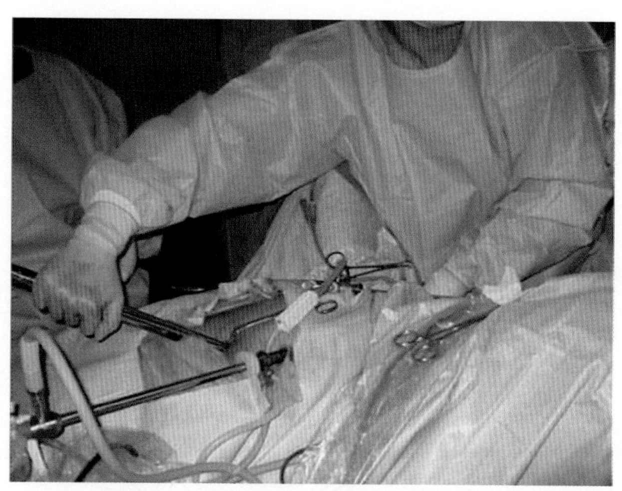

图 39-0-12　腹膜推进棒自脐部进入腹腔

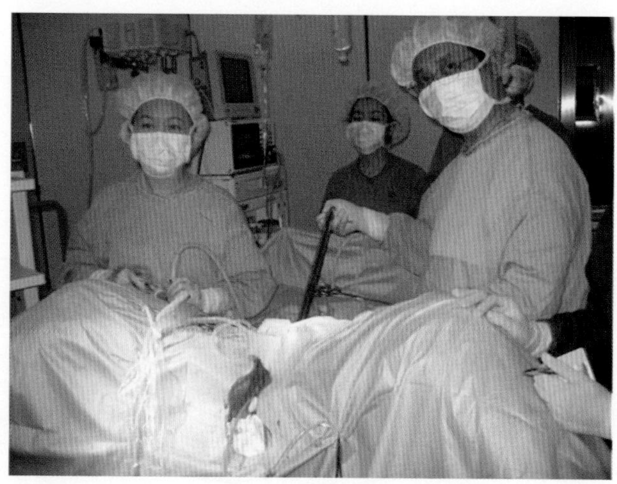

图 39-0-13　将盆底腹膜推向隧道口

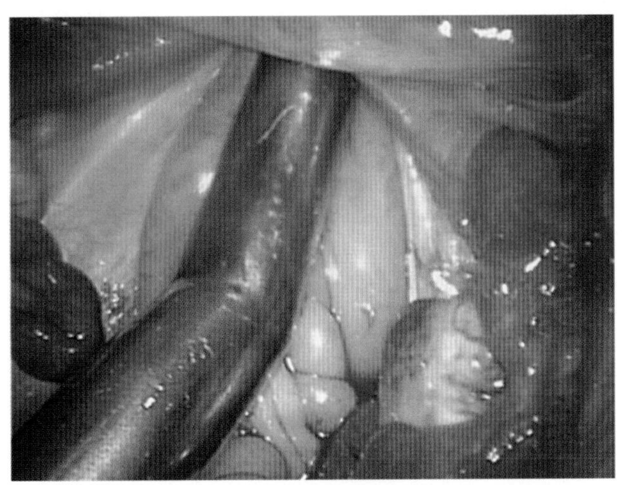

图 39-0-14　罗氏腹膜推进棒将盆底腹膜推向隧道口

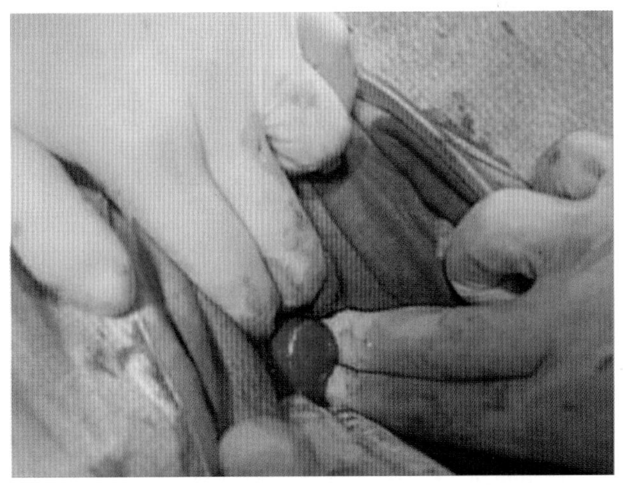

图 39-0-15　罗氏腹膜推进棒将盆底腹膜从隧道口推出

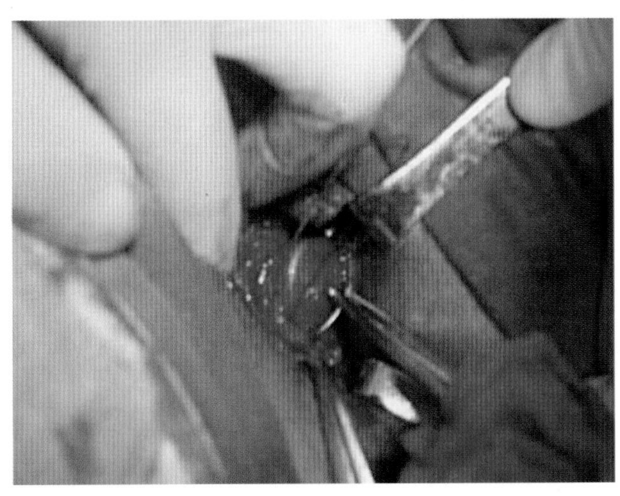

图 39-0-16　将棒头腹膜与阴道口黏膜缝合

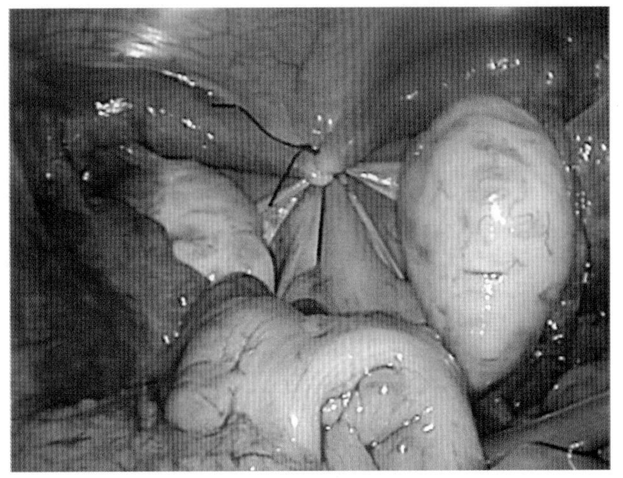

图 39-0-17　切开棒头腹膜，将棒拉出，腹膜已完全覆盖阴道隧道，形成新阴道，关闭盆底，腹膜阴道已完成

（二）罗湖二式

1. 适应证　MRKH 患者的阴道成形，完全性先天性雄激素不敏感综合征及其他患者需要阴道延长者。

2. 手术方法

（1）罗湖二式手术方法示意图（图 39-0-18～39-0-22）。

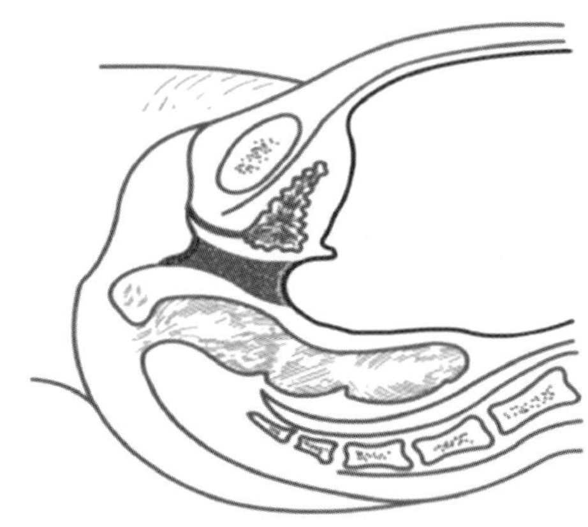

图 39-0-18　水压游离道格拉斯陷凹腹膜及打通阴道隧道

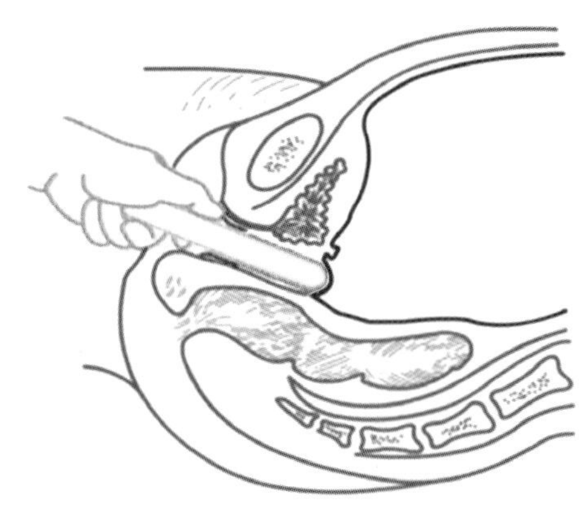

图 39-0-19　阴道扩张棒将道格拉斯陷凹游离之腹膜顶起

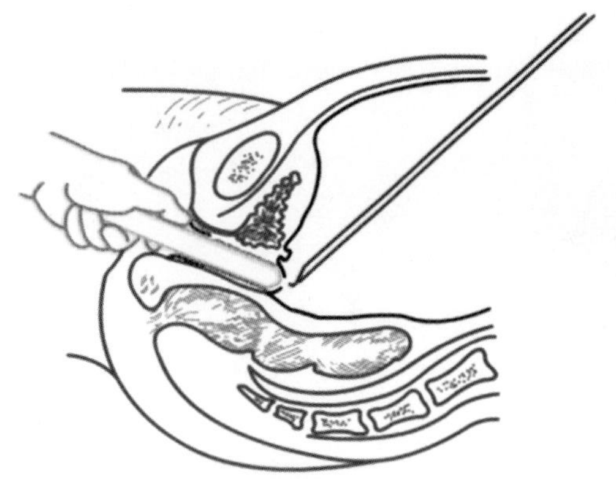
图 39-0-20　单极电钩将腹膜切开

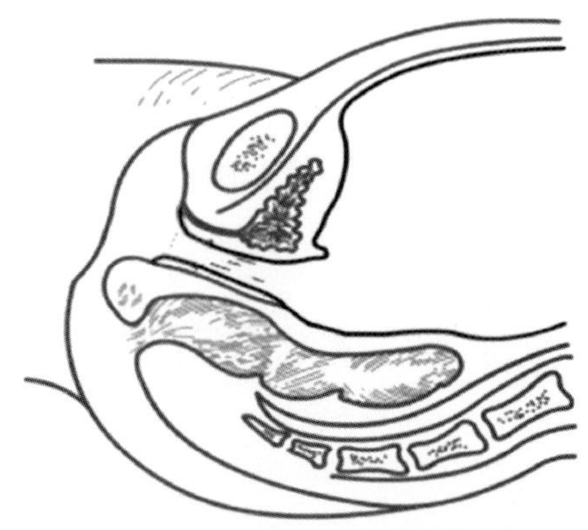
图 39-0-21　将腹膜与阴道前庭黏膜对接缝合

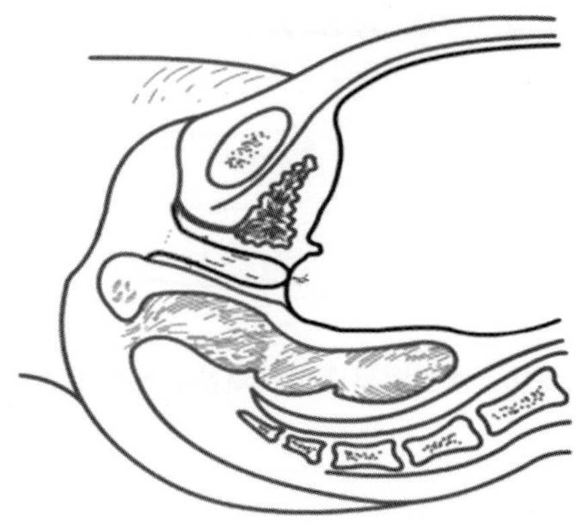
图 39-0-22　关闭盆底

（2）罗湖二式手术方法实例图（图 39-0-23 ~ 39-0-48）。

3. **术后处理**

（1）补液抗感染治疗。

（2）外阴及会阴部以消毒液（0.1%碘伏溶液）抹洗，每天 2 次。

（3）术后 2~3 天拔除留置导尿管。

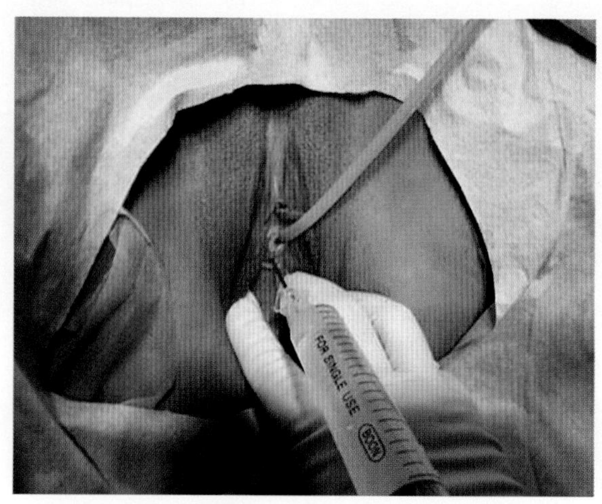

图 39-0-23　用硬膜外穿刺针自前庭中央刺入

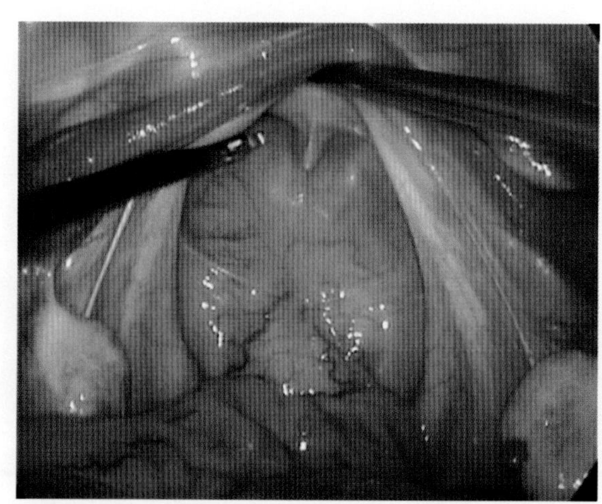
图 39-0-24　针尖刺入达到膀胱直肠间隙盆底腹膜外，可见针尖但不刺破腹膜

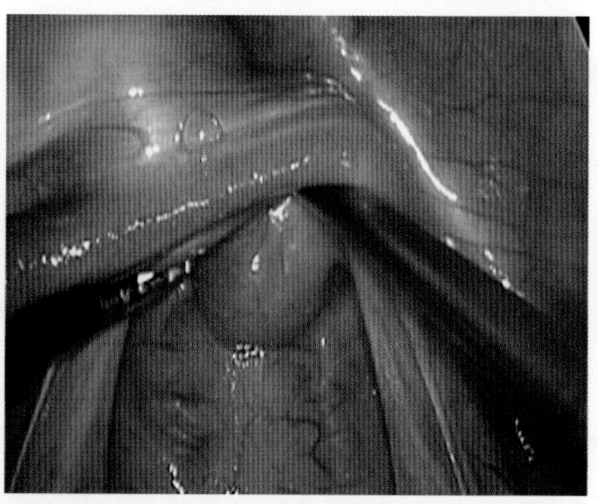
图 39-0-25　注入含有垂体后叶及肾上腺素的液体形成白色水泡

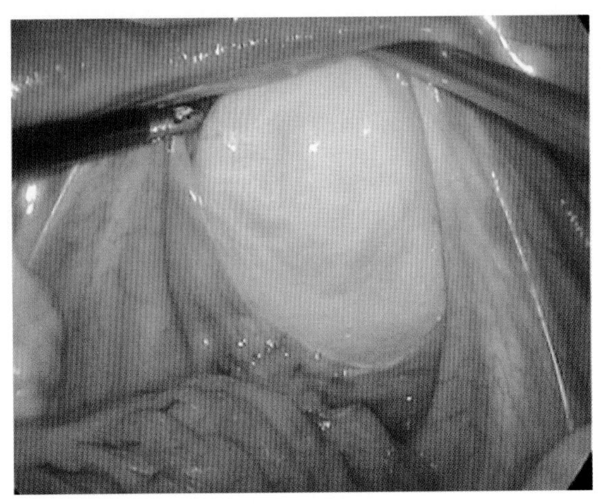
图 39-0-26　白色水泡达到双侧骶韧带

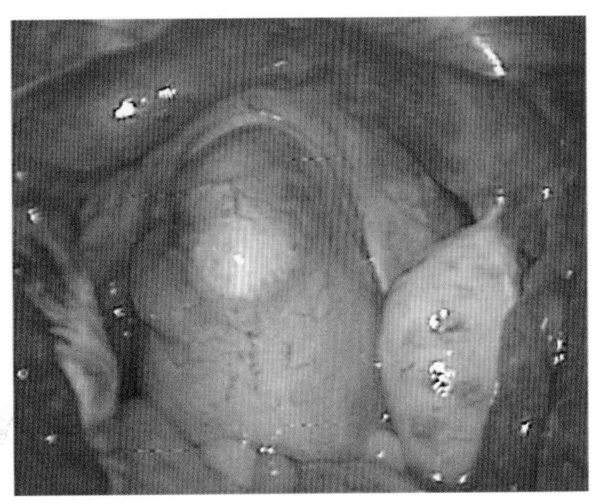
图 39-0-29　扩张棒头将盆底腹膜顶起

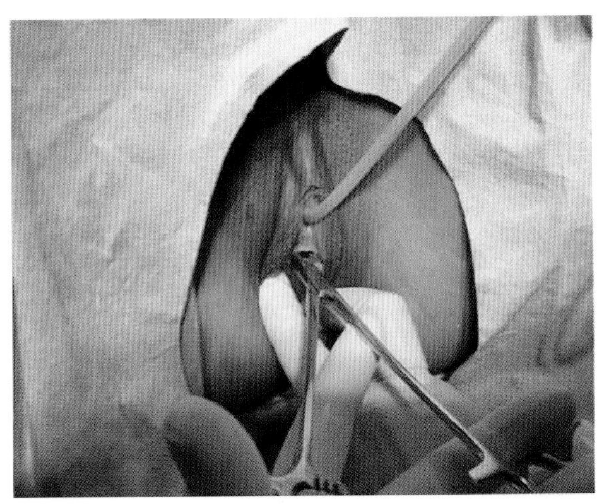
图 39-0-27　平行尿道刺入 3cm 后大弯钳张开分离

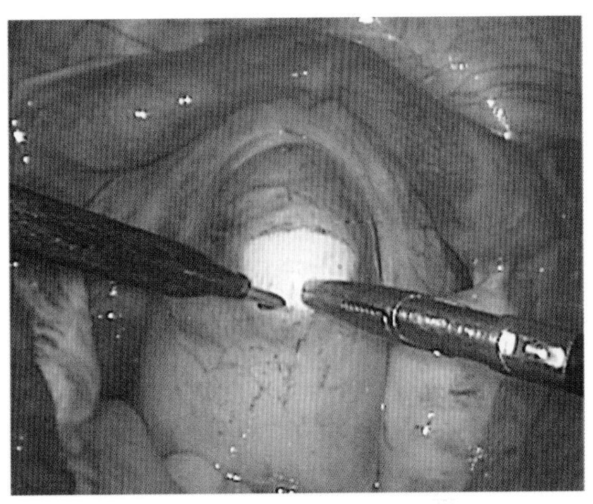
图 39-0-30　电刀将棒头的腹膜切开

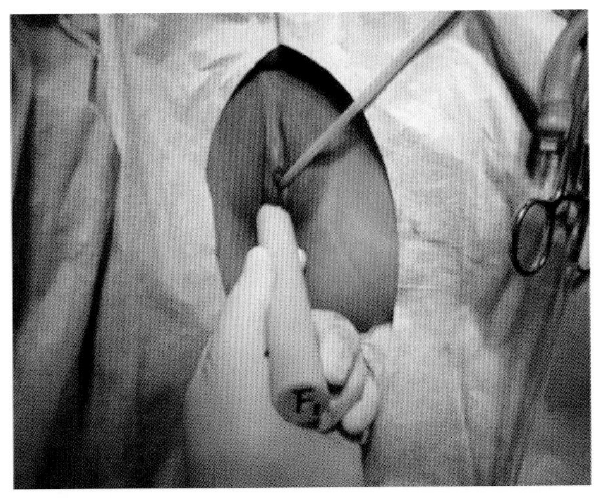
图 39-0-28　用最小号 1 号扩张棒插入阴道隧道

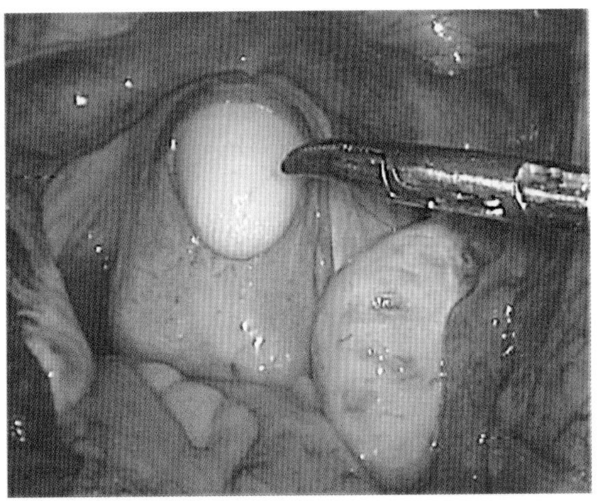
图 39-0-31　棒头伸入扩大切口

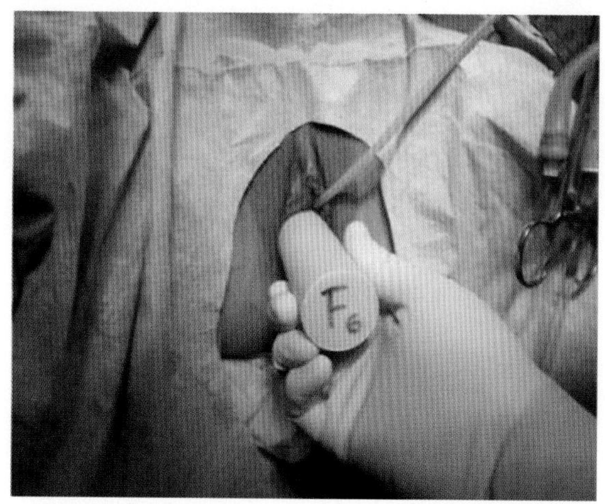

图 39-0-32　更换大一号的扩张棒,从 1 号到 6 号

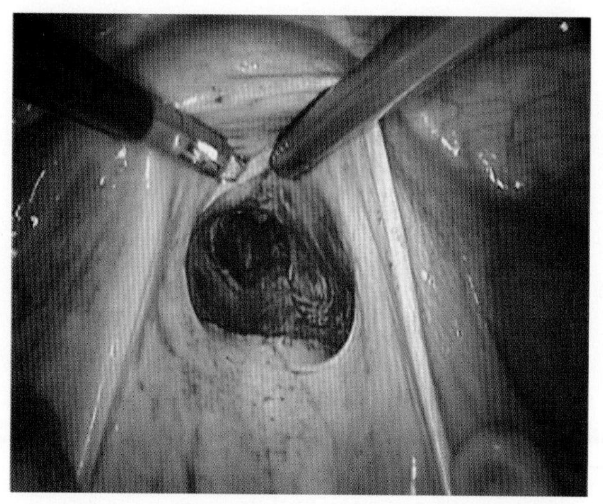

图 39-0-33　阴道隧道已打好(道格拉斯陷凹)

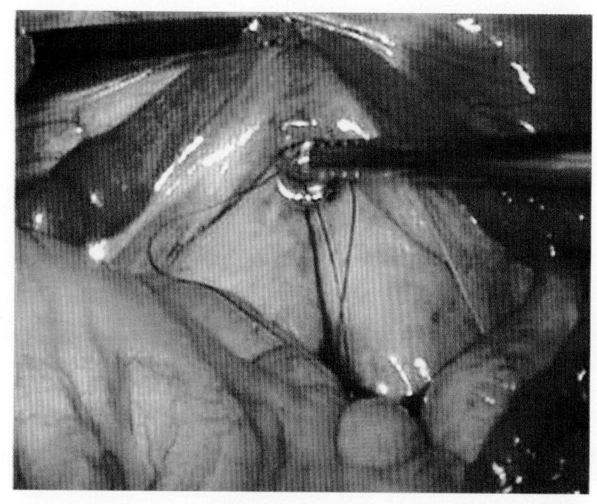

图 39-0-34　用卵圆钳经隧道将缝针送入盆腔,线尾留在外面

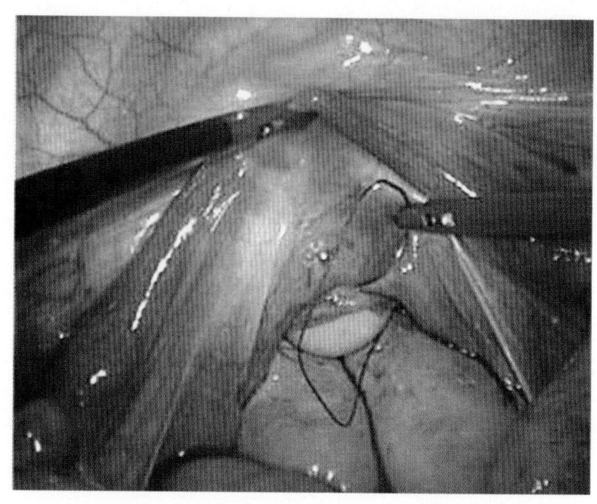

图 39-0-35　缝合腹膜前缘 12 点处

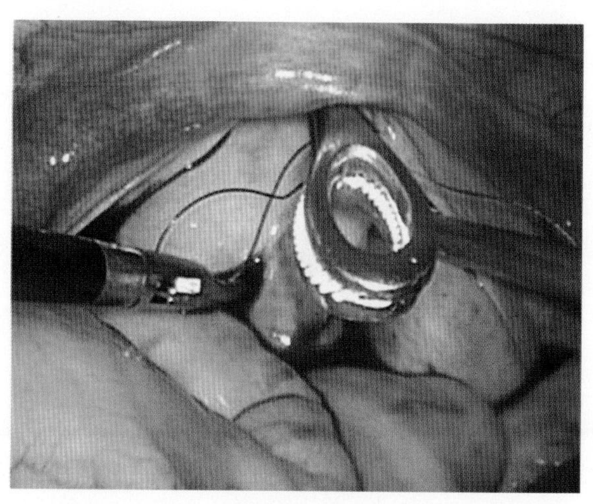

图 39-0-36　用卵圆钳经隧道将缝针拉出阴道

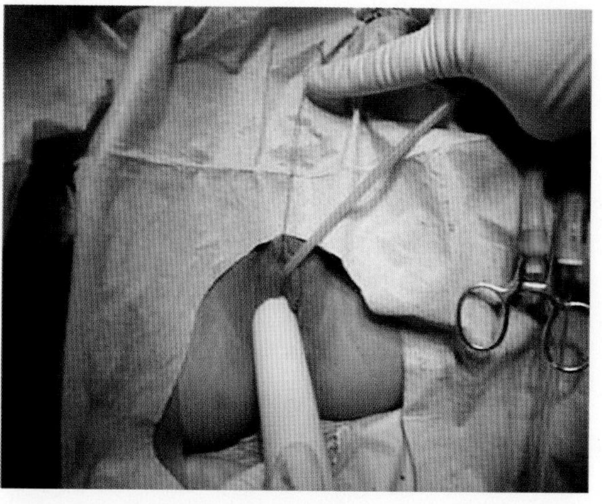

图 39-0-37　缝合固定在相应的 12 点处

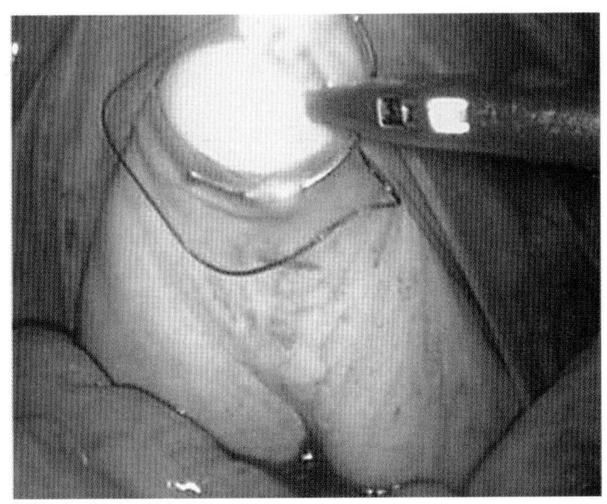

图 39-0-38　缝合下缘 6 点处

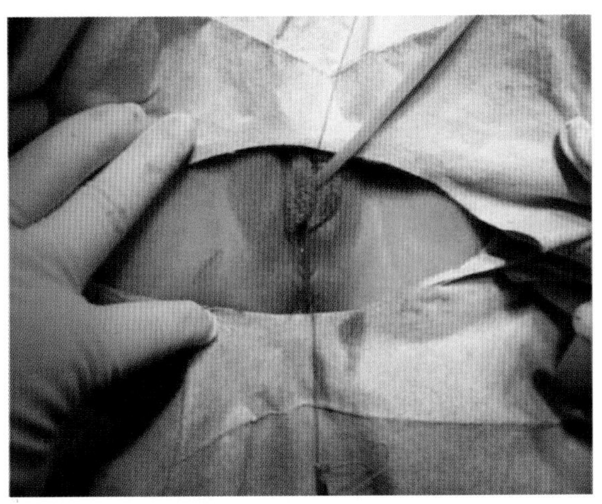

图 39-0-39　牵出线固定在相应 6 点处

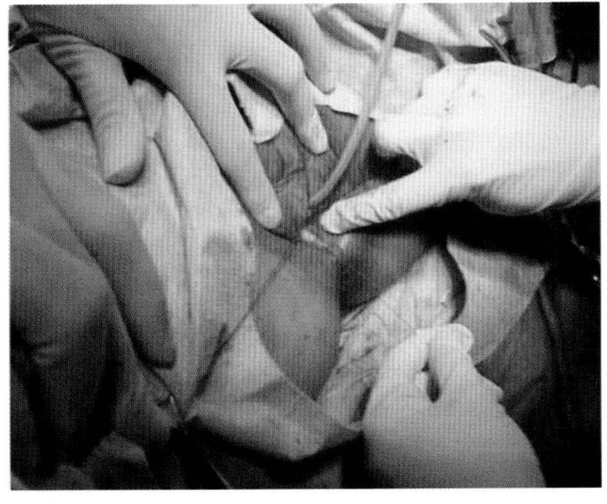

图 39-0-40　上下左右相对应四点缝合后腹膜被拉下覆盖阴道创面

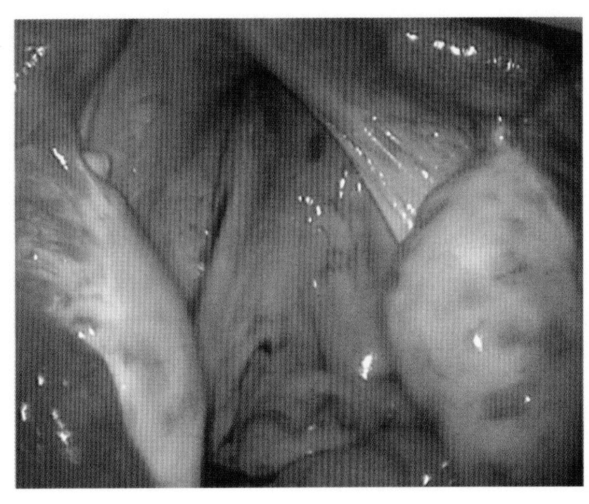

图 39-0-41　盆底腹膜被拉下后形成的阴道隧道（道格拉斯陷凹）

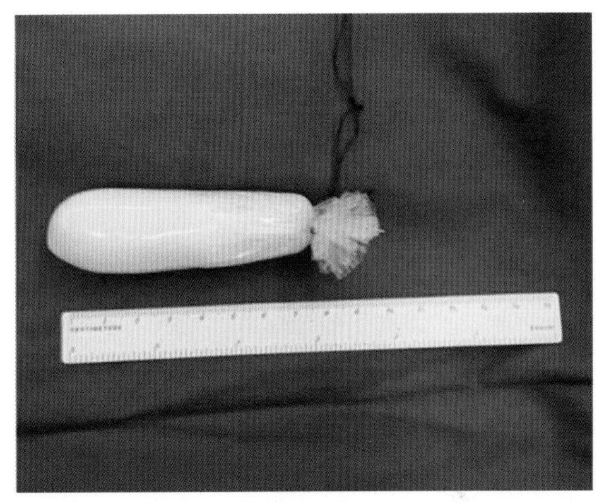

图 39-0-42　用 5ml 注射器外包凡士林纱布再套以避孕套，制成的阴道模具

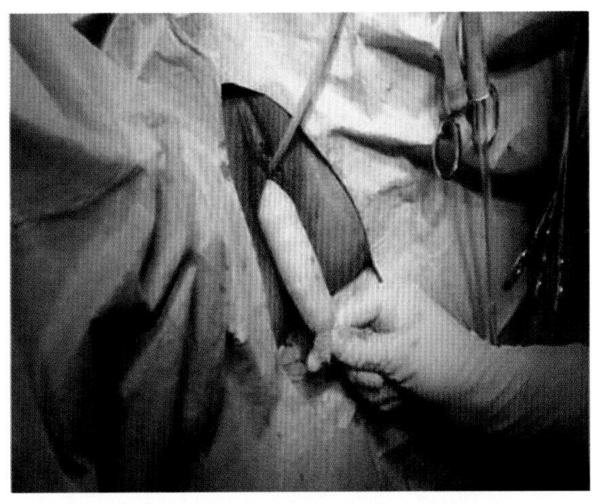

图 39-0-43　将阴道模具塞入阴道

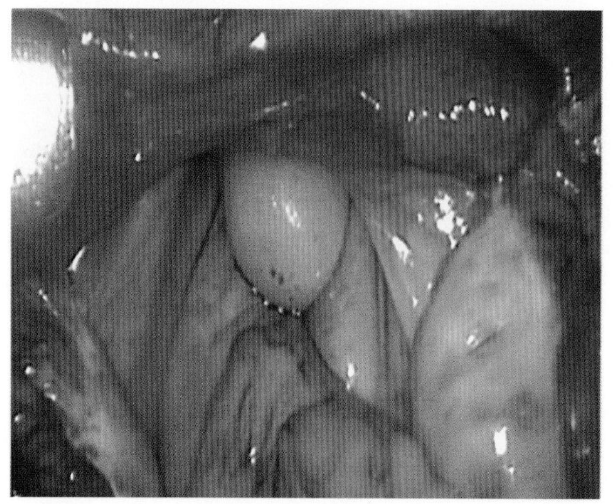

图 39-0-44 阴道模具尖端达到盆腔索状带水平

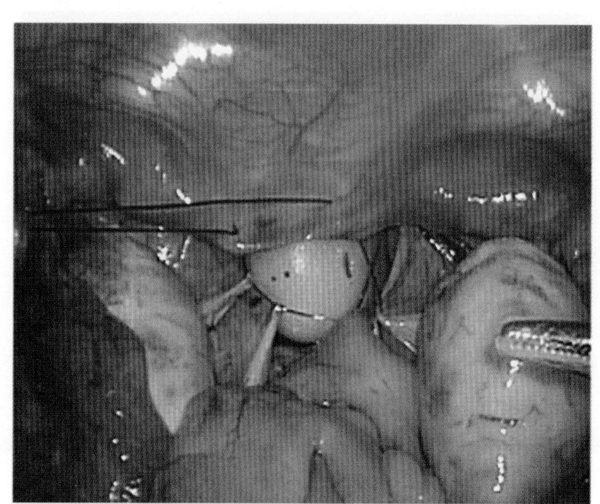

图 39-0-45 荷包缝线从左下套管中引出

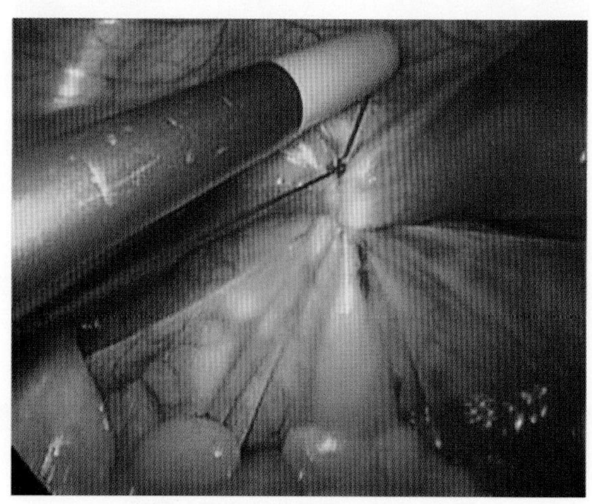

图 39-0-46 做腔外打结

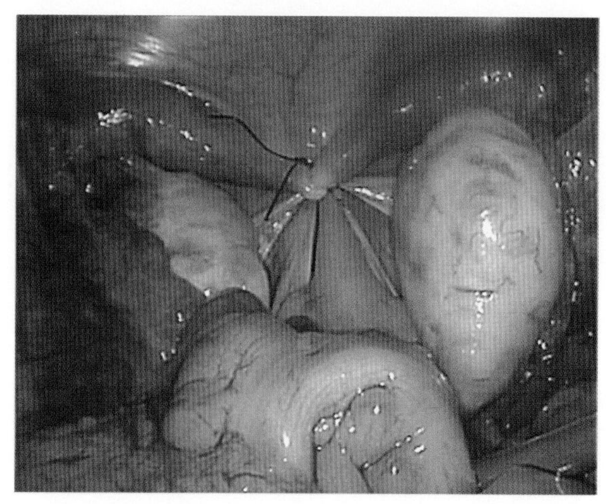

图 39-0-47 关闭盆底

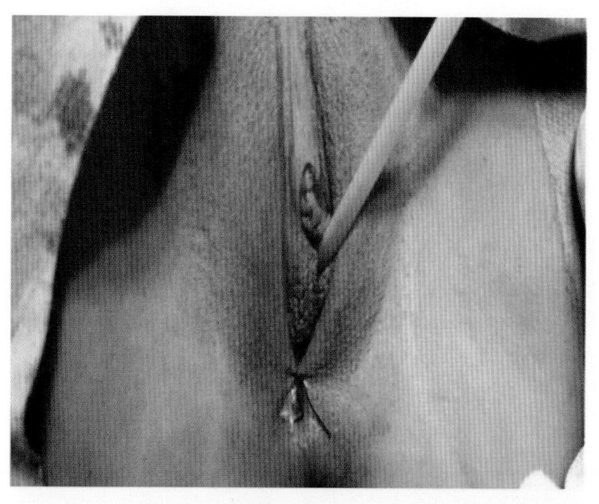

图 39-0-48 缝合阴道口,结束手术

(4) 术后第 5 天取出阴道内模具,然后以导尿管插入阴道,以 0.1%的碘伏冲洗阴道 3 天,此后每天用“罗湖式”阴道扩张棒(患者用)(图 39-0-49)做阴道扩张,每天 1 次,每次 5~10 分钟,先用小号扩张,数天后根据阴道的松紧逐步改为中号,一般很少用大号(图 39-0-50、39-0-51)。应教会患者自己扩张(图 39-0-52)。患者即可出院,术后 1 个月即可过性生活。有规律性生活后,可不必再用模具扩张。长期无性生活者,可逐渐酌情减少扩张次数,如一周扩 1~2 次亦可。

4. 罗湖术式的创新之处

(1) 罗湖术式的解剖生理基础:①特殊的解剖关系:利用道格拉斯陷凹很小范围的腹膜,最大限度地减少了创伤;②腹膜的生理特点:腹膜再生修复能力强,抗感染能力强,无排斥反应,故代阴道成功率高,是最理想的修复材料。

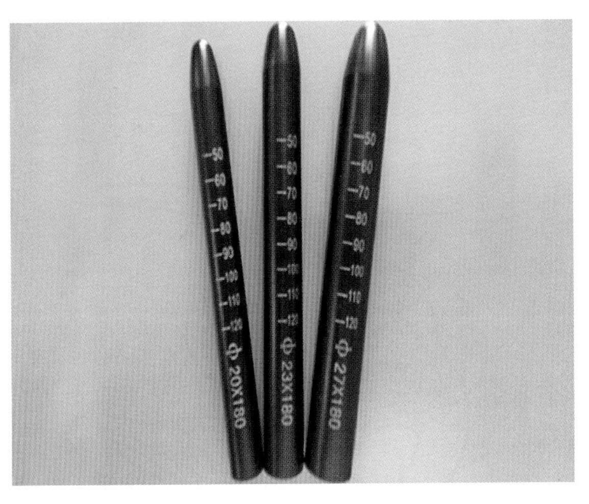

图 39-0-49　患者用罗氏阴道扩张棒

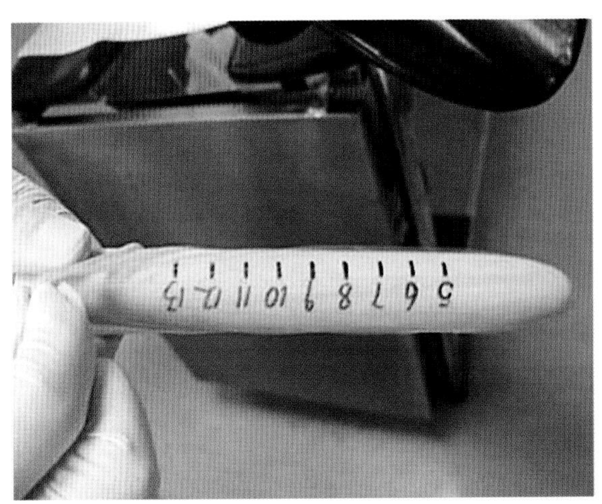

图 39-0-50　将避孕套套在扩张棒上，棒头涂抹润滑剂

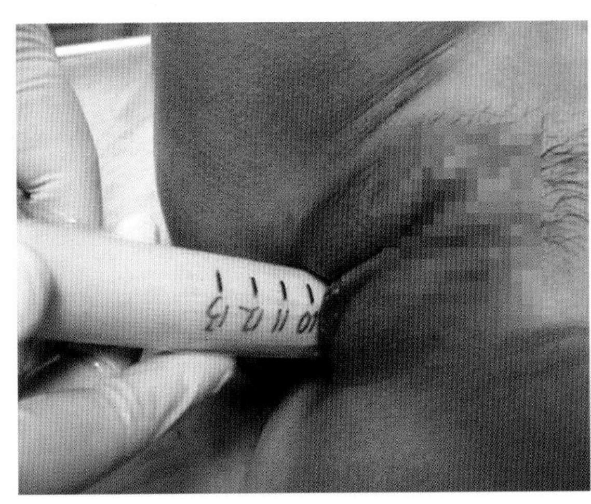

图 39-0-51　将棒插入阴道前后抽动顶压阴道

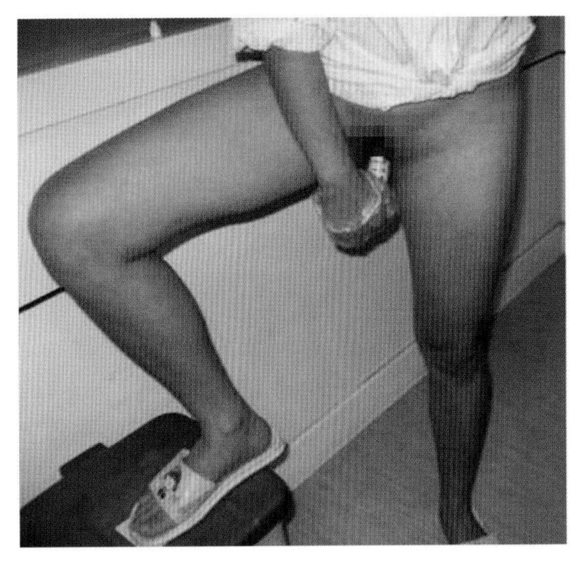

图 39-0-52　训练患者自己扩张

（2）手术技巧的创新：①水压推开直肠是手术成功和避免直肠前壁损伤的关键；②利用阴道扩张棒扩张阴道隧道，既减少出血，又避免损伤直肠、膀胱。

（3）手术时机的选择：一般观点：结婚前 2～3 个月手术。罗湖术式观点：18 岁性成熟后即应手术，否则将影响患者的性心理和性格发展，不利于患者恋爱与结婚。

（4）术后阴道不带模：罗湖术式术后分期：①阴道形成期：术后 5～8 天；②瘢痕挛缩期：术后 8～20 天；③瘢痕软化期：术后 20 天～3 个月；④阴道成熟期：术后 3～6 个月。

瘢痕挛缩期是术后处理的关键，变被动戴模为主动模具扩张，既减轻了术后患者长期阴道戴模的痛苦，又有效地扩张了阴道。

（三）罗湖三式

1. 适应证　阴道闭锁二型即伴有宫颈发育异常者（图 39-0-53、39-0-54）。

2. 示意图　罗湖三式手术方法（图 39-0-55～39-0-57）。

3. 实例图　罗湖三式手术方法（图 39-0-58～39-0-64）。

4. 术后处理　基本同罗湖二式；6 个月后可拔除宫腔引流管（图 39-0-65）。

5. 手术效果

（1）14 例术后观察最长 2 年，最短 2 个月，14 例术后 1 个月均来月经，周期性腹痛消失。

（2）妊娠情况尚待观察和统计。

（3）例数尚不多，手术方法将不断改进成熟。

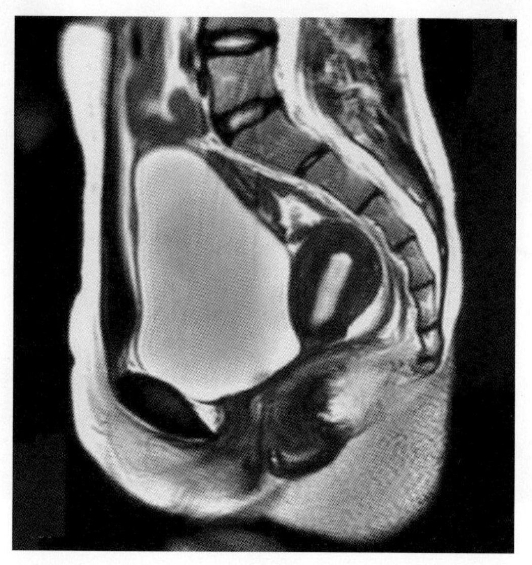

图 39-0-53 MRI 显示宫腔积血宫颈闭锁及阴道闭锁

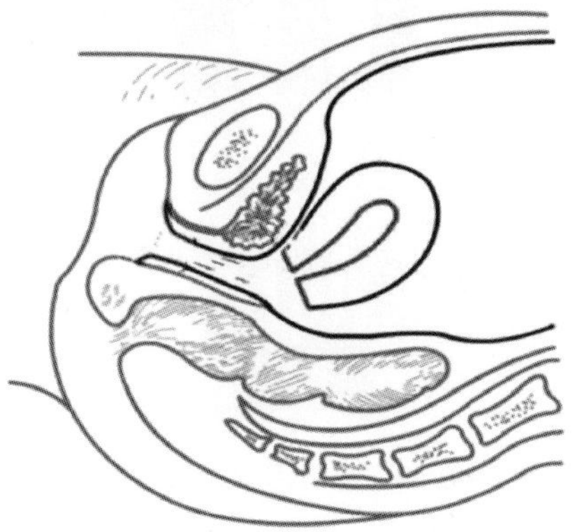

图 39-0-56 行罗湖二式阴道成形术

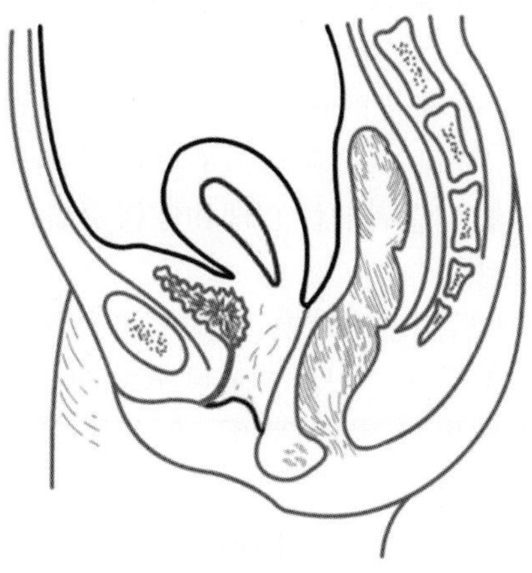

图 39-0-54 阴道闭锁宫颈闭锁示意图

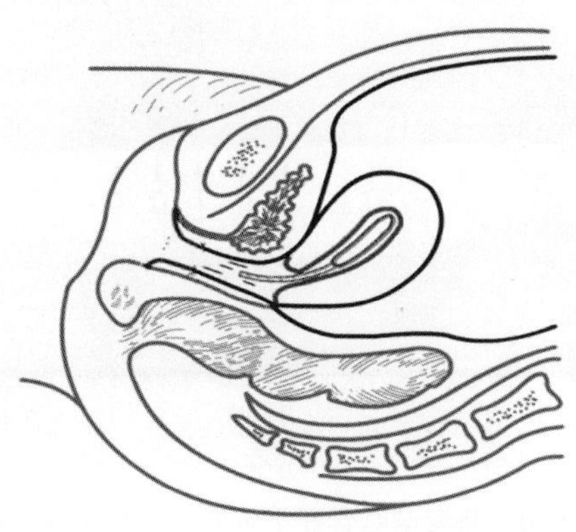

图 39-0-57 行子宫阴道吻合术，宫腔内置支架管引流

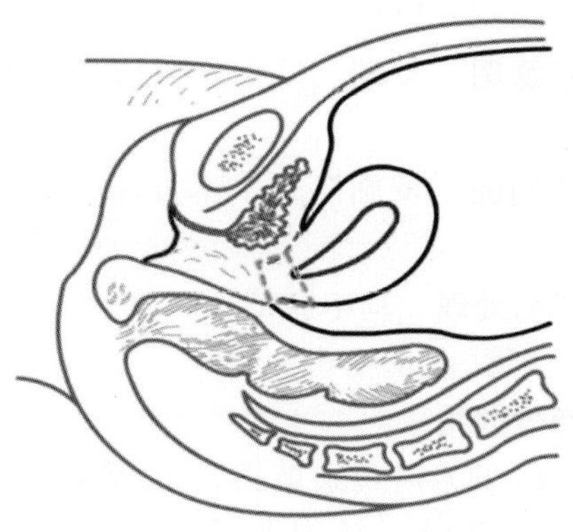

图 39-0-55 切除闭锁之宫颈

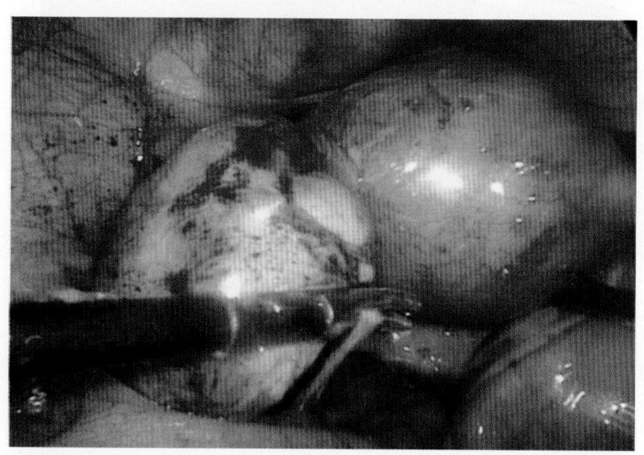

图 39-0-58 腹腔镜下见子宫（右）积血饱满，左输卵管积血

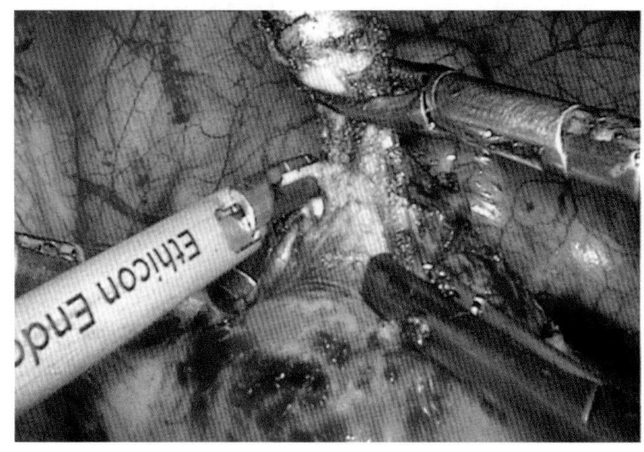

图 39-0-59　游离显露宫颈

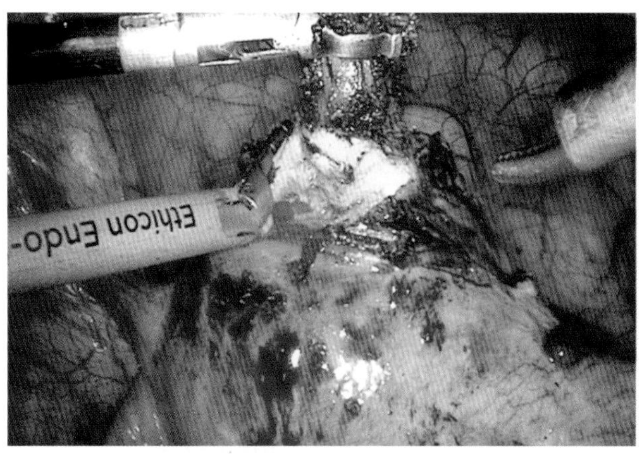

图 39-0-60　切除宫颈

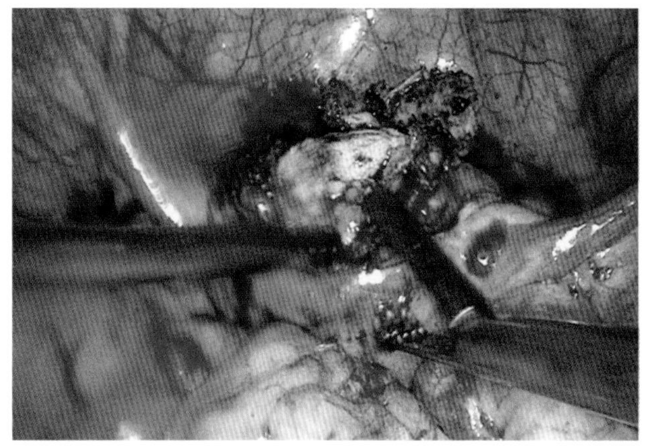

图 39-0-61　显露宫腔

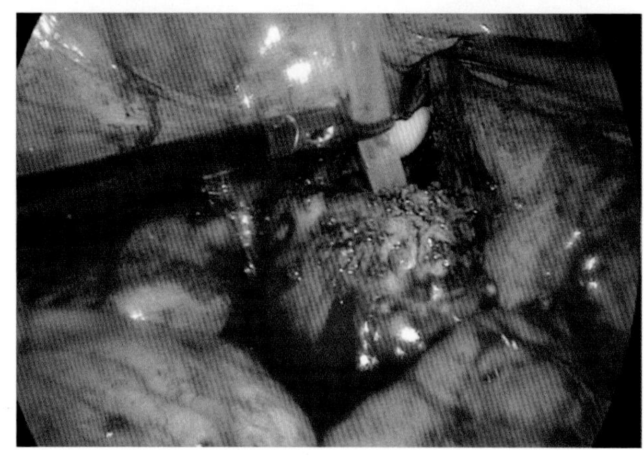

图 39-0-62　宫腔内置入蕈形引流管

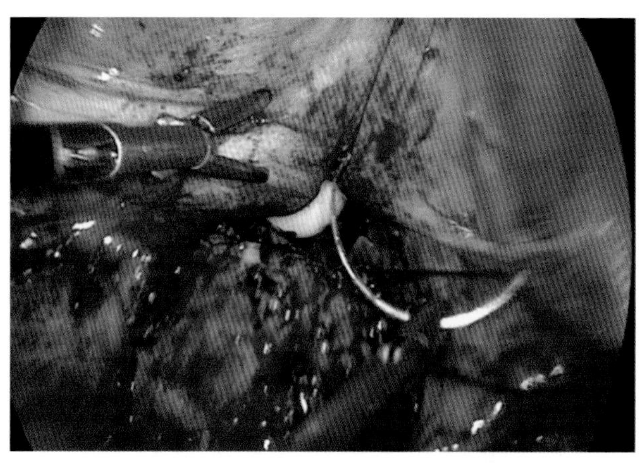

图 39-0-63　与罗湖二式阴道与子宫吻合缝合

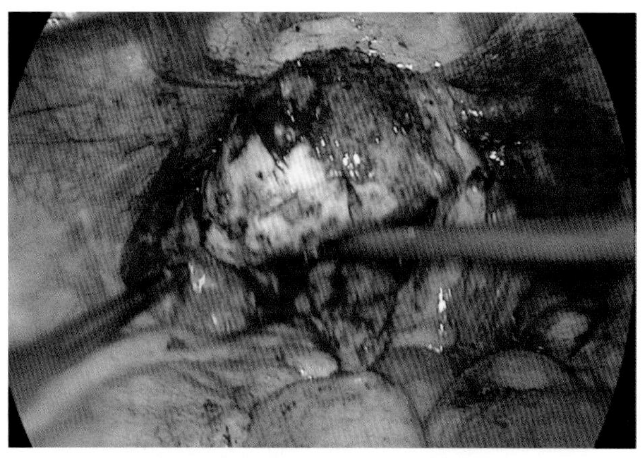

图 39-0-64　阴道子宫吻合缝合完成

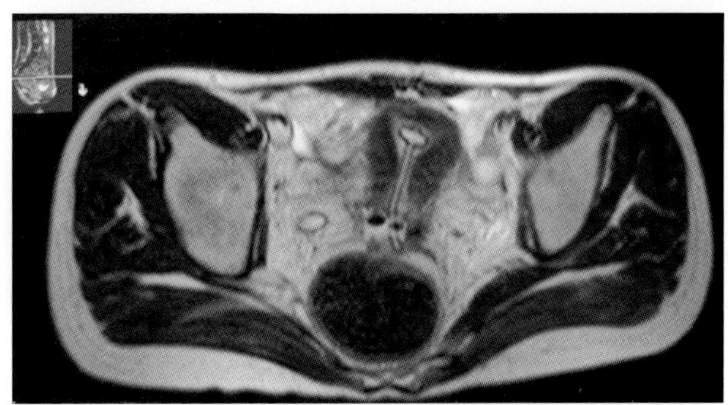

图 39-0-65　MRI 显示宫腔内的蕈形引流管连接阴道

(四) 罗湖四式

1. 适应证

(1) 一型阴道闭锁高位型(图 39-0-66、39-0-67)。

(2) 一型阴道闭锁术后复发型(图 39-0-68)。

2. 示意图　罗湖四式手术方法(图 39-0-69、39-0-70)。

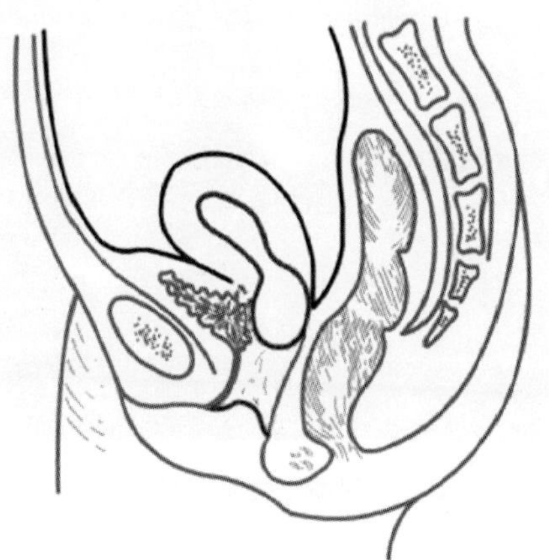

图 39-0-66　高位血肿示意图

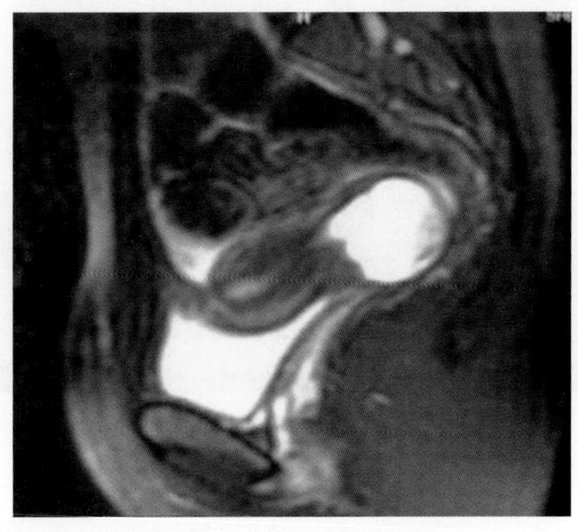

图 39-0-67　高位血肿 MRI 图示

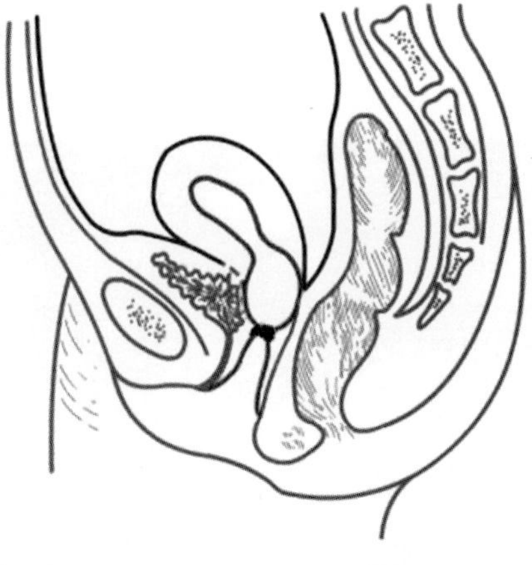

图 39-0-68　阴道中上段狭窄闭锁

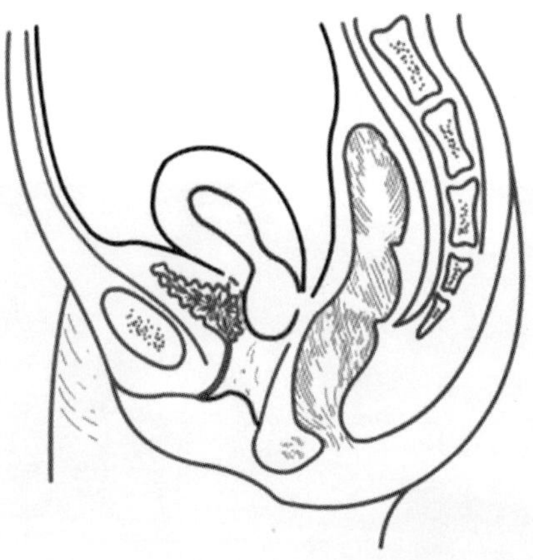

图 39-0-69　腹腔镜下切开阴道后穹窿

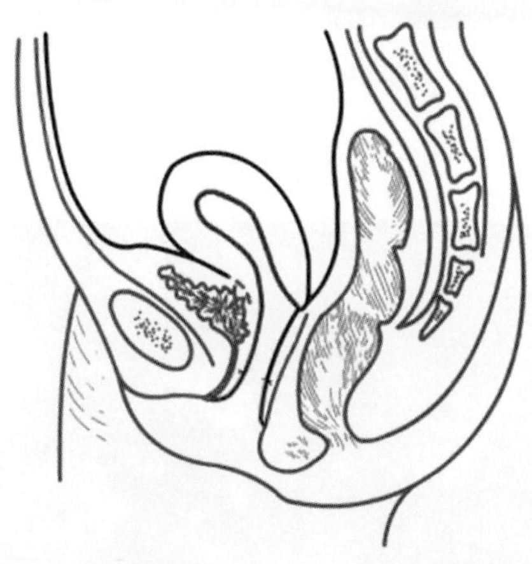

图 39-0-70　游离阴道黏膜拉下作阴道前壁，直肠前壁拉下作阴道后壁

3. 实例图　罗湖四式手术方法腹腔镜下在阴道后穹窿最膨隆处用单极灼开，可见陈旧性积血涌出(图 39-0-71～39-0-73)，吸净积血并冲洗盆腔，扩大后穹窿切口，自切口处分离下端阴道黏膜(图 39-0-74)，然后自阴道前庭打通阴道隧道(图 39-0-75)，将

游离之阴道黏膜下拉覆盖阴道隧道前壁（图 39-0-76），与阴道前庭结膜缘 12 点钟处缝合。再将直肠前壁浆膜覆盖阴道隧道后壁并与前庭黏膜缘 6 点处缝合。内置阴道模具。缝合阴道后穹切口（图 39-0-77～39-0-79），手术结束。

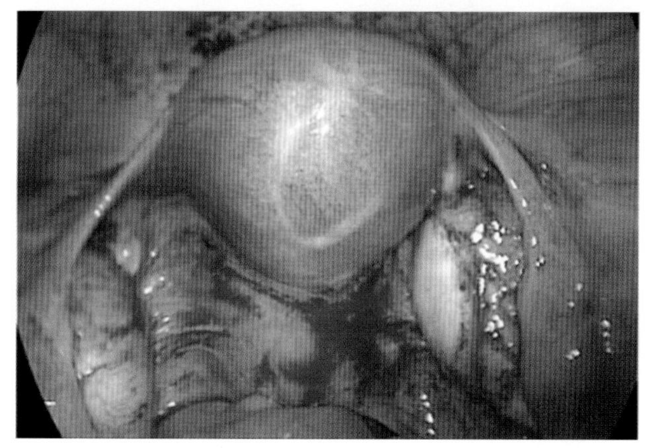

图 39-0-71 积血的子宫

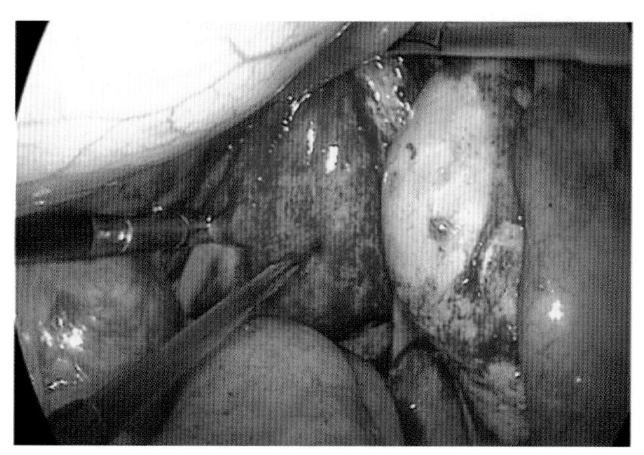

图 39-0-72 单极灼开后穹窿

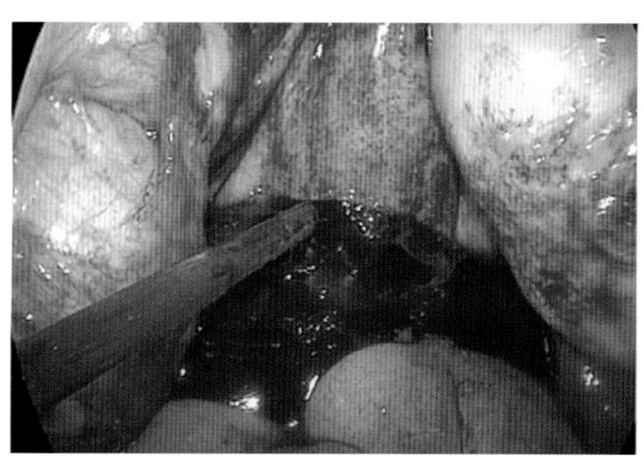

图 39-0-73 陈旧性积血涌出

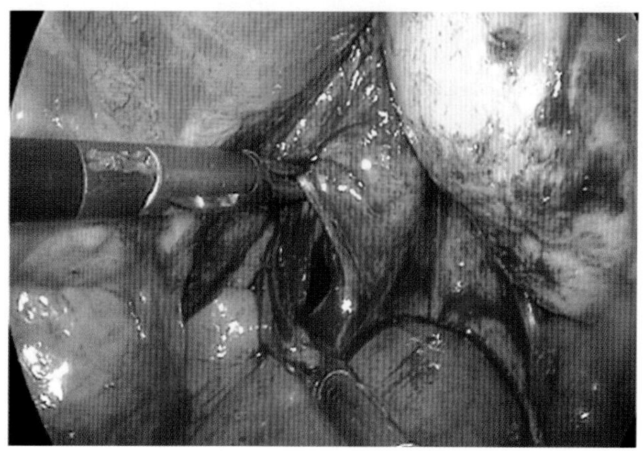

图 39-0-74 扩大后穹窿切口

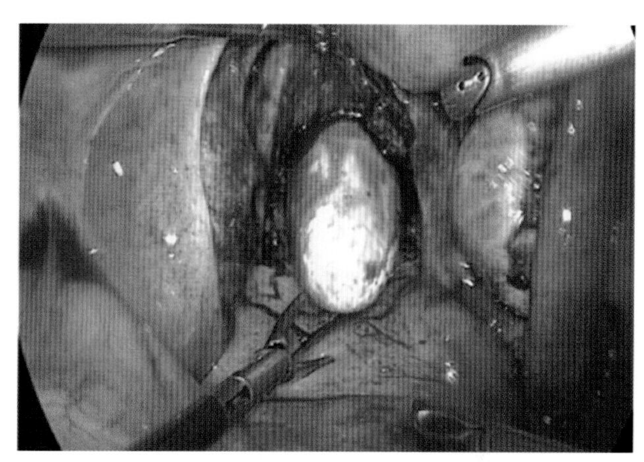

图 39-0-75 打通阴道隧道

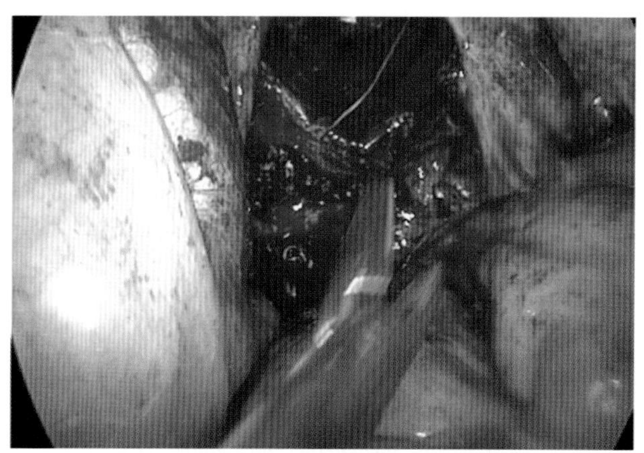

图 39-0-76 分离后穹窿阴道黏膜

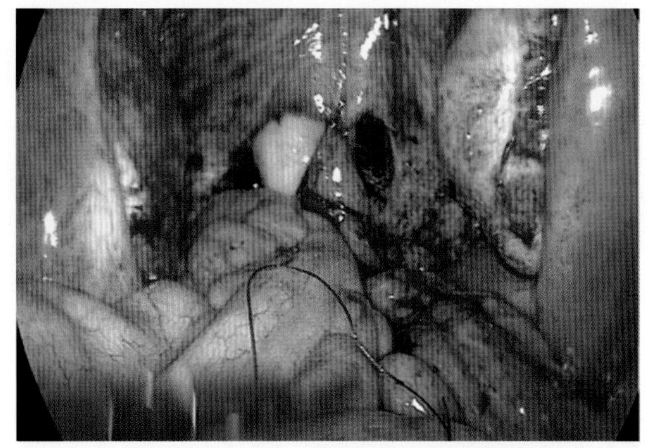

图 39-0-77 缝合后穹窿切口

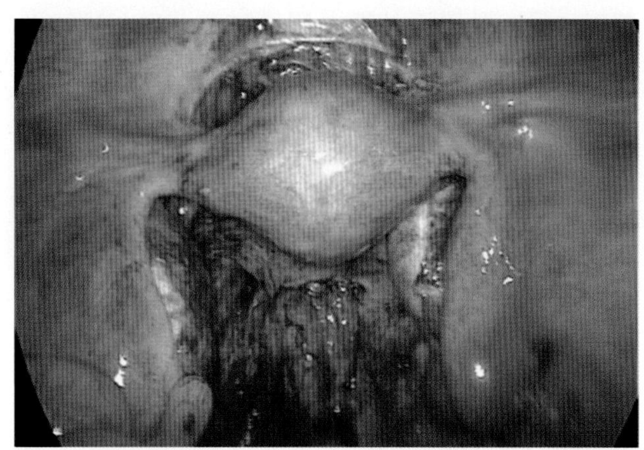

图 39-0-78 术毕盆腔图

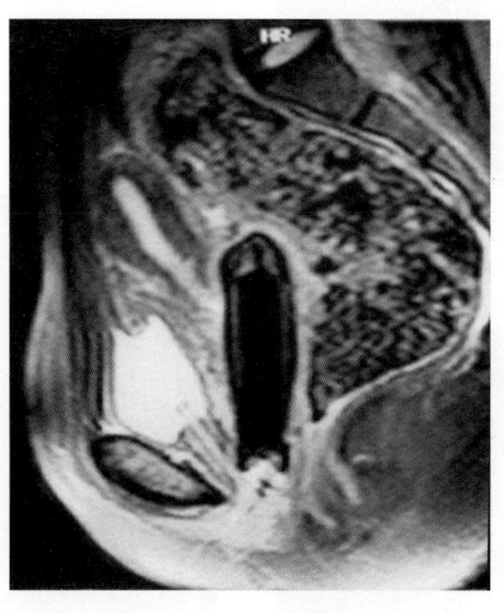

图 39-0-79 术后 MRI 图

（罗光楠）

参考文献

1. 李宝艳，罗光楠. 腹腔镜腹膜阴道成形术（罗湖二式）手术方法和临床结局介绍. 中国计划生育和妇产科，2013，5(5)：21-22.
2. 廖莳，杜敏，许可可，等. 腹腔镜腹膜阴道成形术的临床研究. 中国临床医学，2005，12(5)：873-875.
3. 廖莳，杜敏，许可可，等. 腹腔镜下腹膜阴道成形术. 中华妇产科杂志，2003，38(5)：312-213.
4. 廖莳，周明，林坚，等. 腹腔镜腹膜阴道成形术与乙状结肠阴道成形术的对比研究. 中国微创外科杂志，2005，5(1)：65-66，70.
5. 罗光楠. 妇科腹腔镜手术学图谱. 北京：人民军医出版社，2005.
6. 罗光楠. 乙状结肠回肠人工阴道成形术(7 例报告). 中国现代医学杂志，1995，5(增刊)：42.
7. 罗光楠. 阴道成形术. 北京：人民军医出版社，2009.
8. 秦成路，杜敏，张可，等. 罗湖三式治疗先天性阴道闭锁合并宫颈闭锁 1 例报告. 中国微创外科杂志，2016，1(16)：75-78.
9. 秦成路，罗光楠. 先天性宫颈闭锁手术治疗的方法介绍. 实用妇产科杂志，2015，31(2)：93-95.
10. 许可可，杜敏，廖莳，等. 腹腔镜腹膜阴道成形术（罗湖术式）43 例临床分析. 中国妇幼保健，2006，21(7)：1001-1003.
11. 许可可，廖莳，杜敏，等. 腹腔镜辅助腹膜阴道成形术 1 例报告. 中国内镜杂志，2004，10(1)：112.
12. 朱兰，Felix Wong，郎景和. 女性生殖器官发育异常的微创手术及图谱. 北京：人民卫生出版社，2010.
13. Huang Z, Liu P, Luo G. Comparison of improved laparoscopic peritoneal vaginoplasty and gasless laparoscopic ileal vaginoplasty in treatment of androgen insensitivity syndrome. Arch Gynecol Obstet, 2014, 290(4): 691-696.
14. Pan HX, Luo GN. Phenotypic and clinical aspects of Mayer-Rokitansky-Kuster-Hauser syndrome in a Chinese population: an analysis of 594 patients. Fertil Steril, 2016, 106(5): 1190-1194.
15. Qin C, Luo G, Du M, et al. The clinical application of laparoscope-assisted peritoneal vaginoplasty for the treatment of congenital absence of vagina. Int J Gynaecol Obstet, 2016, 133(3): 320-324.
16. Zhu L, Wong F, Lang J. Atlas of surgical correction of female genital malformation. New York: Springer, 2015.

第四十章 腹腔镜手术并发症

要手术就会有并发症，医师最惧怕的是手术副作用发生。传统手术可能会出现预料不到的并发症，但最常见的还是肠管、膀胱、输尿管、血管、神经等脏器损伤。腹腔镜手术除了包含传统手术的并发症外，还有看不见的热损伤。由于这种看得见、摸不着的手术创伤少、出血少、恢复快而深受患者欢迎，于是腹腔镜手术“遍地开花”，并发症也层出不穷，有些并发症治愈了，有些患者却留下了后遗症，如果处理不好，微创手术可以造成巨创甚至危及生命。有人说，医学的发展，都是以患者的鲜血甚至是生命为代价的，话虽如此，假如严格掌握适应证，假如镜下注意操作细节，假如……，并发症是可以减少的，甚至是可以避免的。

其实，只要能够防止或减少并发症发生，开展妇科手术选择腹腔镜是最理想的方法。预防腹腔镜手术并发症发生的因素错综复杂，设备、技巧、悟性、责任心等，环环相扣。减少手术并发症发生，关键是对细节的处理，细节决定成败，细节决定并发症发生率的高低。预防术后并发症重要的是术中能够发现并发症。不管术中发生多严重的并发症，只要处理好，哪怕中转开腹，如果没有危及患者的健康及生命，患者和家属都会理解。术后出现哪怕是预料中的并发症，患者及家属都会觉得医师没有尽职尽责，就会有意见，甚至是医疗纠纷。以为多做就有经验、多做就可以预防并发症的观点是不明智的。只做不动脑，永远是个手术匠，边做边思考，终会成为医学艺术家，终能避免并发症发生。

妇科腹腔镜手术开展已经二十年了，医师们对处理并发症也已积累了丰富的经验。作为手术医师，不仅仅把自己变成一个医学专家，更应该努力去追求成为一个医学艺术家，只有这样，才能减少甚至可以避免手术并发症。

第 1 节 泌尿系统损伤

一、泌尿系统损伤的发生率

泌尿系统由肾、输尿管、膀胱及尿道四部分组成，输尿管、膀胱位于盆腔内，妇科腹腔镜手术全都在盆腔内进行，手术过程出现盆腔粘连或输尿管移位时极容易导致损伤。

腹腔镜手术引起泌尿系统损伤（urinary system injury）主要是膀胱及输尿管，发生率约为 0.1%～0.2%。随着腹腔镜手术指征越来越广、手术方式多样化、手术范围越来越大，其手术并发症也随之增多，泌尿系统损伤的发生率也会增高。1973 年美国妇科腹腔镜医师协会（American Association of Gynecologic Laparoscopists，AAGL）并发症委员会的第一次年会报告，回顾了 1972 年腹腔镜手术 2 182 例中并发症 82 例，发生率为 0.68%。1991 年 AAGL 调查腹腔镜手术比 1988 年增加了 1.5 倍，泌尿系损伤也增加了 1.5 倍。早期腹腔镜下子宫切除手术（LTH）泌尿系统损伤最常见，随着手术技术不断熟练，泌尿系统损伤发生率逐渐下降。1989～1999 年共做 LTH 1 674 例，其中 1989～1995 年和 1996～1999 年（手术近期）泌尿系统损伤分别从 2.2%下降至 0.9%。

1. 膀胱损伤 膀胱损伤（bladder injury）包括膀胱撕裂伤，腹腔内、外穿孔，发生率高低不一。Gilmour 等综合 1966～1998 年 22 篇妇科手术下尿路损伤的报道，膀胱损伤率为 0.02%～1.95%（平均为 0.26%）。Mark 等报道腹腔镜手术膀胱损伤发生率为 1.53%（1/65）。国内张晓薇等报道 1993 年 1 月～1999 年 1 月膀胱损伤发生率为 0.37%（1/270）。

陈萍报道 1994 年 9 月~2000 年 12 月膀胱损伤发生率为 0. 13%(4/2 965)。罗剑儒等回顾分析 1 860 例妇科腹腔镜手术患者的临床资料以及并发症的相关情况发现膀胱损伤有 4 例(0. 22%)。华克勤等报道 1995 年 1 月~2002 年 2 月因不同原因行腹腔镜手术 4 150 例,发生膀胱贯穿伤 1 例。喇端端等报道 2003 年 1 月~2005 年 2 月行腹腔镜手术 2 684 例,膀胱损伤 2 例。

2. 输尿管损伤 相对于膀胱损伤而言发生率比较少。文献有关妇科手术输尿管损伤(ureteral injury)的发生率报道不一,多与不同时代及开展的手术种类有关,且与术者的经验密切相关。从 20 世纪 90 年代以后,随着腹腔镜手术范围不断扩大,特别是开展妇科肿瘤手术后,输尿管损伤的发生也随之增多,而且损伤程度也比较严重。Lambaudie 等报道 1991~1998 年在子宫切除术中,输尿管损伤发生率为 0. 06%(1/1 604)。Mac-Cordick 等报道 1992~1996 年在妇科腹腔镜较大手术中输尿管损伤率为 0. 19%。Rard 等报道输尿管损伤率为 3. 8%。北京协和医院报道 1990~2001 年中输尿管损伤率为 0. 09%(11/12 849)。王红等报道腹腔镜手术输尿管损伤发生率为 0. 54%(5/922)。张萍等报道妇科腹腔镜手术共发生输尿管损伤发生率为 0. 19%(5/92 552)。刘朝晖等报道腹腔镜手术输尿管损伤发生率为 0. 31%(2/651)。喇端端等报道 2003 年 1 月~2005 年 2 月腹腔镜手术输尿管损伤发生率为 0. 07%(2/2 684)。华克勤等报道 1995 年 1 月~2002 年 2 月因不同原因行腹腔镜手术 4 150 例发生右侧输尿管误伤、术后 27 天发生右侧输尿管漏各 1 例。

二、膀胱损伤

(一) 膀胱损伤的原因

1. 镜下对膀胱生理解剖不熟悉 一般正常成年人膀胱容量约 300~500ml,最大容量可达 800ml。新生儿的膀胱容量约为成人的 1/10。膀胱空虚时呈三棱锥体形,分为膀胱尖、膀胱底、膀胱体、膀胱颈、膀胱上面和膀胱的两个外侧面。膀胱尖朝向前上方,是上面和两侧下外侧面的会合点,连接脐正中韧带,此韧带为胚胎早期脐尿管的遗迹。膀胱底位于后下方,呈三角形,相当两侧输尿管末端和尿道内口间的区域,尖和底之间为膀胱体。膀胱颈是膀胱的最下部,也是膀胱较固定的部分,膀胱颈的下端有尿道内口、通尿道。成人膀胱位于小骨盆腔的前部。膀胱底与子宫颈和阴道上 1/3 部毗邻,空虚时,膀胱尖不超过耻骨联合的上缘,膀胱充盈时呈卵圆形,膀胱尖可上升至耻骨联合以上,这时腹前壁折向膀胱的腹膜也随之上移,反折线可达耻骨联合以上 2cm,此时在耻骨联合上缘进行穿刺,必将刺破膀胱。但是,即使膀胱充盈,其外界不会超越脐侧韧带。因此,无论任何时候,选择脐侧韧带外侧穿刺绝对不会损伤膀胱(图 40-1-1、40-1-2)。

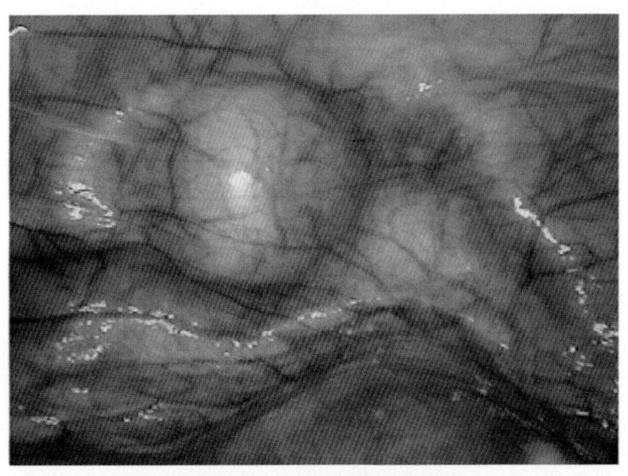

图 40-1-1 插导尿管后的膀胱

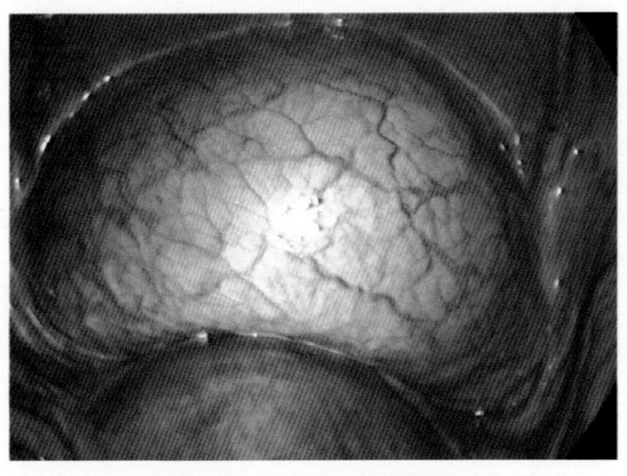

图 40-1-2 镜下充盈的膀胱

2. 套管针(trocar)损伤膀胱 妇科腹腔镜手术一般都以脐孔作为主穿刺套管,穿刺前都先从脐孔使用 Veress 针穿刺人工气腹。膀胱位于盆腔内,充盈时膀胱尖也只可以上升至耻骨联合以上,而且,妇科腹腔镜手术术前都已常规插导尿管,所以 Veress 针穿刺损伤膀胱几乎是不可能发生的。主套管穿刺一般也不会损伤膀胱,但进行耻骨联合上辅助套管穿刺时,如果穿刺点选择在耻骨联合上正中,当遇到矮小的患者、儿童或部分青少年患者,由于她们脐耻之间的距离较小,穿刺时容易损伤膀胱。患者曾有下腹部妇科手术史者，特别是剖宫产史，由于粘连导致膀胱上移，选择耻骨联合上正中穿刺就极容易刺破膀胱（图 40-1-3、40-1-4）。张晓薇等报告了 1 例腹腔镜下输卵管开窗胚胎取出术，术后用长弯钳钳夹引流管经耻骨联合上 2cm、腹正中线右旁开 3.5cm 的辅助穿刺孔送进腹腔，操作过程中损伤膀胱。笔者在早期开展腹腔镜手术时基本都是选择耻骨联合上正中作为辅助套管穿刺点，因此连续造成两例患者膀胱贯通性刺破伤，第一例选择中转开腹修补膀胱，第二例腹腔镜下修补腹腔内破损的膀胱浆膜层，然后置导尿管 7～10 天，两例患者都愈合良好。为了避免再次损伤膀胱，耻骨联合上穿刺点都选择在耻联上 2 横指、腹正中线旁开 2cm，腹腔镜直视下脐侧韧带外侧进针，再也没有出现膀胱损伤。

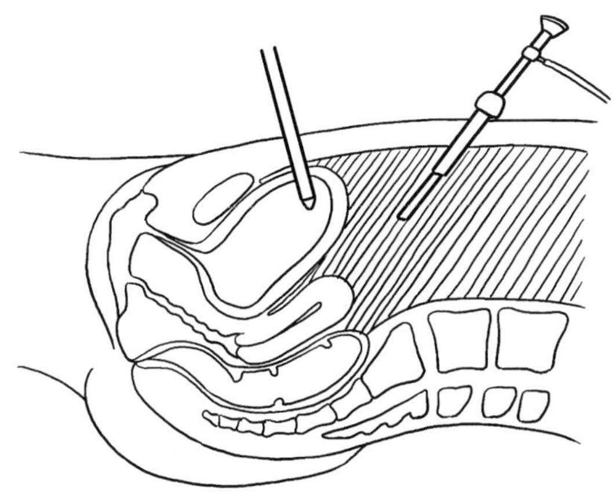

图 40-1-3　耻联上损伤膀胱示意图

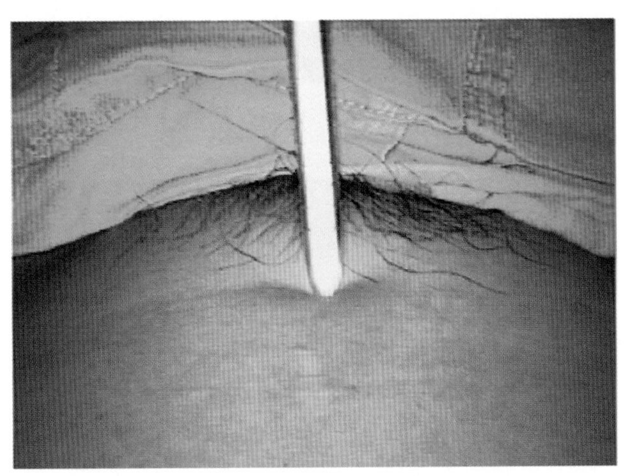

图 40-1-4　耻联上正中穿刺点

3. 分离膀胱腹膜反折引起的损伤　腹腔镜全子宫切除及广泛全子宫切除在推离膀胱至宫颈外口的过程中，如果没有上举子宫，膀胱底就会靠近腹膜反折，剪开反折时极容易斜向膀胱，造成损伤（图 40-1-5、40-1-6）。广泛全子宫切除处理膀胱宫颈韧带过于靠近膀胱，或 LAVH 切开宫颈前方黏膜时切口选择过高等都有可能造成膀胱损伤。特别是在有炎症或曾经手术时将会出现膀胱底与宫颈管粘连时，分离时解剖界限不清就会导致膀胱撕裂伤。

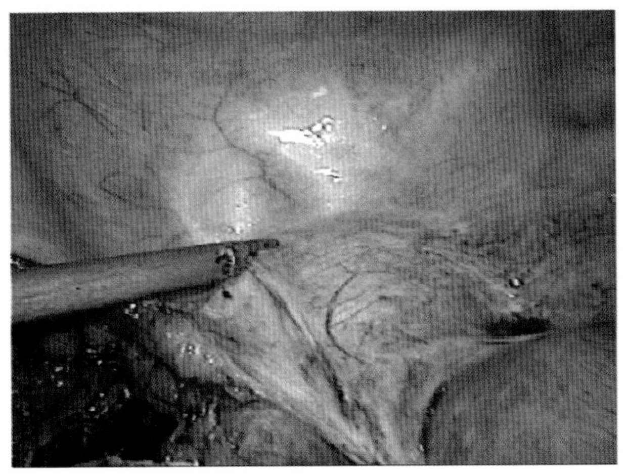

图 40-1-5　靠近膀胱底剪开反折

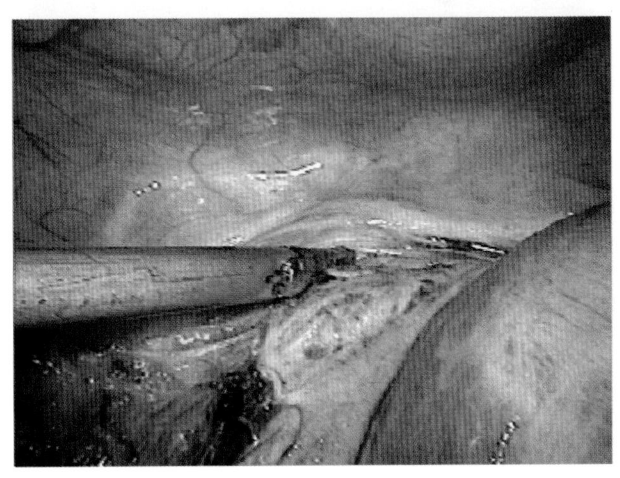

图 40-1-6　剪开反折时没上举子宫

4. 膀胱的热损伤　腹腔镜手术中出血除了大血管损伤外，基本都用电凝止血，无论采用单极或双极电凝，如果使用不正确，就会造成热损伤。在分离膀胱宫颈间隙、将膀胱推至宫颈外口时就极容易损伤膀胱后壁及阴道两旁丰富的毛细血管导致出血，止血唯一的方法就是电凝，操作时如果电凝钳紧压膀胱、电凝功率过大、电凝时间过长，就有可能发生膀胱热损伤，导致术后膀胱瘘。

5. 套扎线损伤膀胱　主要发生在腹腔镜筋膜内子宫切除术（LISH）后患者。2001 年笔者所在医院曾遇一例 45 岁子宫肌瘤患者做了 LISH，手术时剪开膀胱腹膜反折，下推膀胱少许，然后用不可吸收的套扎线圈套扎子宫下段，术后第二年开始出现反复尿频，多家医院均以“泌尿道感染”治疗，用药后症状缓解，停药又出现症状，后经膀胱镜检查发现线头异物（图 40-1-7、40-1-8）。这是非常罕见的并发症，1997～2004 年佛山市第一人民医院妇科共做腹腔镜筋膜内子宫切除术 1 346 例，仅发生 1 例。由于这种套扎线不能吸收而且比较硬，也许套扎过程靠近膀胱，于是在愈合过程套扎线慢慢侵入膀胱，出现泌尿系症状，反复治疗无效考虑行膀胱镜检查才能得以诊断。现在，由于已经明确宫颈癌的病因是 HPV，通过定期检查宫颈细胞学及检测 HPV，宫颈癌是可防可治的，于是通过 LISH 这种手术方式预防宫颈癌发生已没有太大意义，这种手术方式临床上也很少做了。

（二）膀胱损伤的临床表现与诊断

腹腔镜手术时膀胱损伤可以发生在术中，也可以出现在术后。

1. 术中损伤表现与诊断

（1）术中发现尿袋胀气：多发生在耻骨联合上辅助套管穿刺过程。腹腔镜手术几乎都是在气腹下进行，术前都会留置导尿管。操作过程如果套管针刺破膀胱，由于腹内气体通过破裂孔进入尿管致使尿袋胀气，放气后很快尿袋又胀气，说明膀胱已损伤。

（2）术中发现导尿管气囊：腹腔镜全子宫切除（LTH）或广泛全子宫切除（LRTH）手术都需要分离膀胱子宫颈间隙。一般情况下，由于膀胱与子宫颈管之间的组织比较疏松，很容易将膀胱推离，但如果有手术史（如剖宫产）或炎症时会导致膀胱粘连，在靠近膀胱部位分离就会造成损伤，术中可以看到膀胱黏膜，甚至可以看到膀胱内的导尿管气囊，证实已造成膀胱撕裂伤（图 40-1-9、40-1-10）。

（3）膀胱注入亚甲蓝：术中发现膀胱壁菲薄、微损伤等怀疑有膀胱穿孔者，可以用亚甲蓝稀释液通

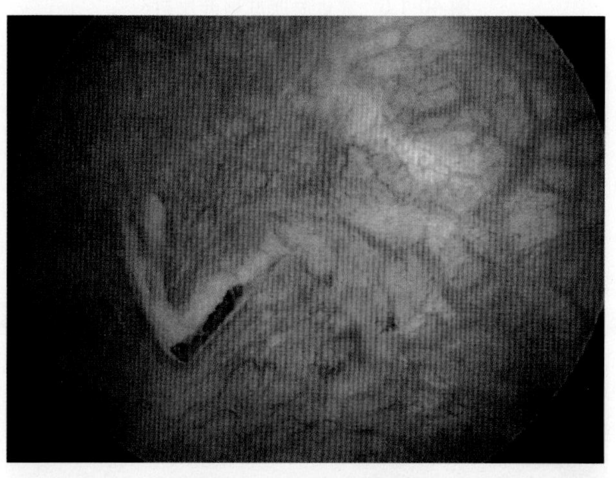

图 40-1-7　膀胱镜检查

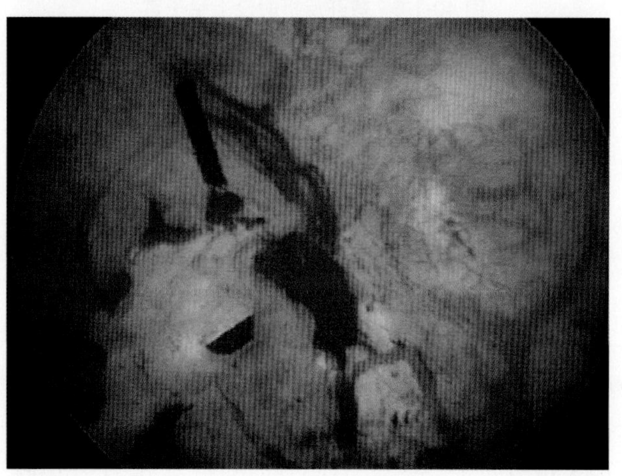

图 40-1-8　坚硬的线头

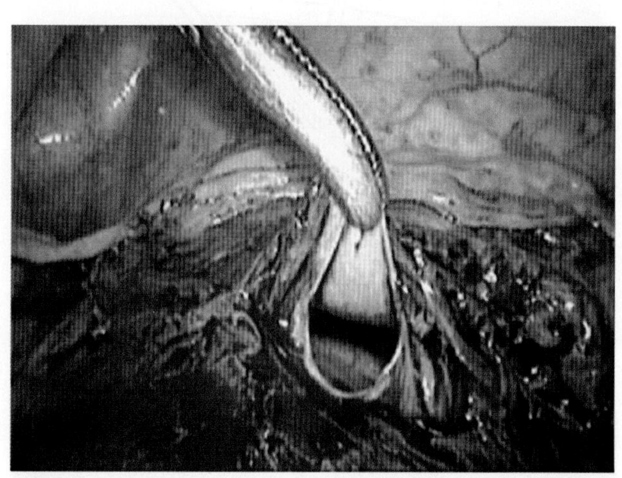

图 40-1-9　膀胱穿孔

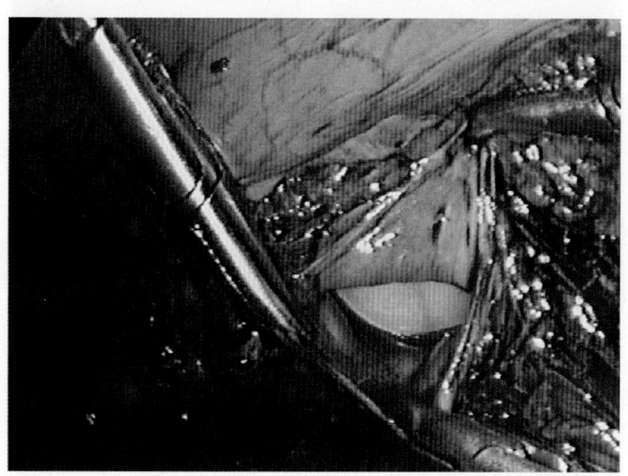

图 40-1-10　穿孔内的导尿管气囊

过导尿管逆行注入膀胱内，腹腔镜直视下观察膀胱周围有无蓝色液体漏出。也可以从静脉注射5ml靛胭脂或亚甲蓝液体，10分钟后观察膀胱周围有无漏出，用以诊断膀胱是否损伤。

2. 术后损伤表现与诊断

（1）术后阴道引流液过多：腹腔镜LRTH加盆腔淋巴切除时，由于术中没有结扎淋巴管，术后大量淋巴液从中漏出，加上术中大量生理盐水冲洗后部分遗留在腹腔内，术后第一天引流液相对较多，第二天就明显减少，术后48小时拔除引流管。如果术后第二天引流液仍然多或拔除引流管后阴道流液又明显增多，则要考虑膀胱穿孔，通过膀胱造影或膀胱镜检查明确诊断。

（2）阴道流液中查到尿液成分：当阴道流液增多时，可以做阴道分泌液常规检查，当找到尿液成分如尿素氮和尿酸时，就可以做出膀胱损伤诊断。

（3）术后少尿或无尿：术中在膀胱位置电凝止血会导致不易发现的膀胱热损伤，由于膀胱热损伤部位缺血、坏死，导致膀胱瘘，大多出现在术后一周内。表现为术后拔出尿管后小便依然正常，一周后出现少尿、血尿、无尿甚至发热等。此时应该考虑膀胱穿孔，可以通过膀胱造影或膀胱镜检查明确诊断。

（4）耻骨上区疼痛：膀胱穿孔后没有及时修补，尿液渗入耻骨后间隙，早期大量尿液聚集在该处可以毫无症状，但随着腹膜外尿液聚集，最终将出现耻骨上区疼痛。

（5）膀胱造影：当怀疑膀胱损伤时，可以逆行膀胱造影明确诊断。

（6）膀胱镜检查：当怀疑膀胱穿孔时，可以用膀胱镜检查，也可以用宫腔镜代膀胱镜检查，以明确诊断。

（三）膀胱损伤的处理

1. 保守治疗　腹腔镜手术过程中只是发现膀胱浅浆膜层损伤，术后可以开放性放置导尿管，多饮水，48小时可以拔除尿管。手术过程已经明确膀胱损伤<5mm，术后开放性留置尿管1～2周，可以自行愈合。但笔者认为，术中如果看见哪怕是微小的膀胱穿孔，也必须及时修补，千万不要等手术结束再处理，笔者有此教训。笔者曾处理过这样一例患者，广泛全子宫切除术时，在分离输尿管“隧道”过程中，已发现右侧输尿管入口内侧的膀胱损伤约5mm，当时试图将“隧道”处理完再进行修补，可是当把“隧道”处理完后，再寻找膀胱破裂口已极为困难，手术结束前，检查导尿袋未见有气体充盈，从尿管注入300ml的生理盐水，亦未见液体从膀胱的破裂孔流出，只好结束手术。回病房后，阴道引流液逐日增多，检查引流液发现有尿液成分，遂行膀胱镜检查，镜下见右侧输尿管入口旁有5mm的破裂孔，予留置非气囊导尿管14天后，瘘孔自然愈合，患者痊愈出院。这个案例告诉我们，对于比较小的瘘孔，如果及时发现，单纯留置非气囊导尿管也可以达到治愈的效果，但最好同时请泌尿外科专家会诊，按会诊方案处理。

2. 膀胱破裂孔修补　术中能及时发现并修补裂伤膀胱，愈后理想。以往凡是膀胱破裂基本都是中转开腹并请泌尿外科医师修补，现在妇科内镜医师基本已掌握了膀胱破裂修补的技巧与方法，而且腹腔镜下的缝合技巧也非常娴熟，所以膀胱破裂后的修补基本都是由妇科内镜医师进行。膀胱裂口缝合后的愈合与缝合的方法密切相关。以前修补膀胱裂伤是采用不吸收的缝线，所以最主要的问题是担心缝线穿透了膀胱黏膜，引起术后膀胱激惹征及形成膀胱结石，现在采用的是可吸收缝线，即使穿透膀胱黏膜层，3个月后缝线溶解，膀胱内没有遗留异物，术后不会引起膀胱结石，缝合时只要组织层次对合整齐，破裂口可以完全愈合。

（1）膀胱破裂口修补方法：为了确保修补后膀胱创面愈合良好，采用分层缝合法，先修复黏膜层，再缝合浆肌层。缝合前先将膀胱破裂口周围参差不齐的组织修剪整齐，利于缝合时组织对合整齐。修复黏膜层时采用5-0可吸收线从距离膀胱裂口边缘约5～10mm开始进针，尽量勿穿透黏膜层，镜下打结后，助手轻轻提起线尾，再从膀胱裂口下缘外侧5mm、黏膜层前方进针，轻轻拖出缝针，再从膀胱裂口上缘外侧5mm、黏膜层前方进针，出针后，轻轻收紧缝线，连续缝合黏膜前层，再用3-0可吸收线“8”字间断缝合膀胱浆肌层（图40-1-11～40-1-18）。

（2）缝补膀胱创面注意事项：

1）评估膀胱破裂口的位置：膀胱裂口的位置决定修补的难度，膀胱前壁及侧壁修补相对容易，而后壁修补相对难度较大。膀胱底部、特别是分离膀胱宫颈韧带导致的膀胱损伤，最容易忽略，导致术后膀胱瘘。此外，由于损伤靠近输尿管壁段，担心缝合时损伤输尿管而没有完全修复破裂口。如果不能确定损伤部位，可以经静脉给予5ml的靛胭脂，使蓝染的尿液在几分钟内自输尿管口喷出，并且通过膀胱镜加以观察，确定损伤部位，修补时，可行输尿管插管，以避免损伤输尿管口。

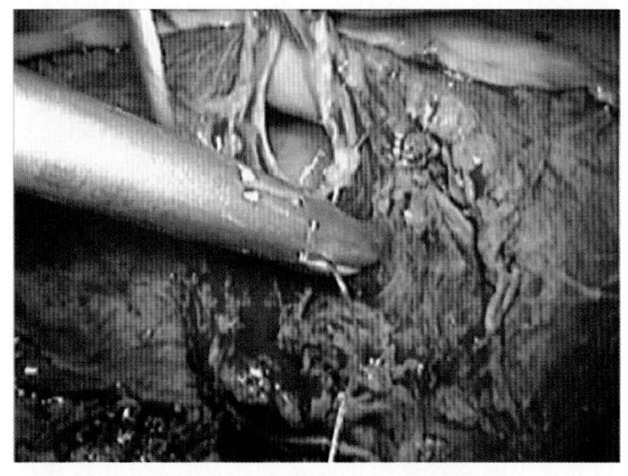
图 40-1-11　膀胱裂口边缘进针

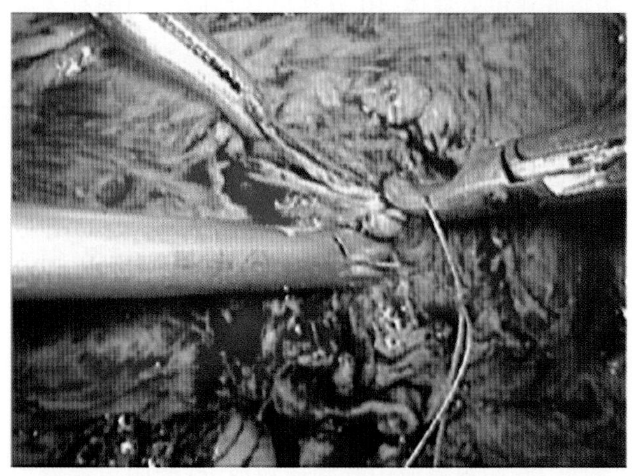
图 40-1-14　缝合黏膜前层

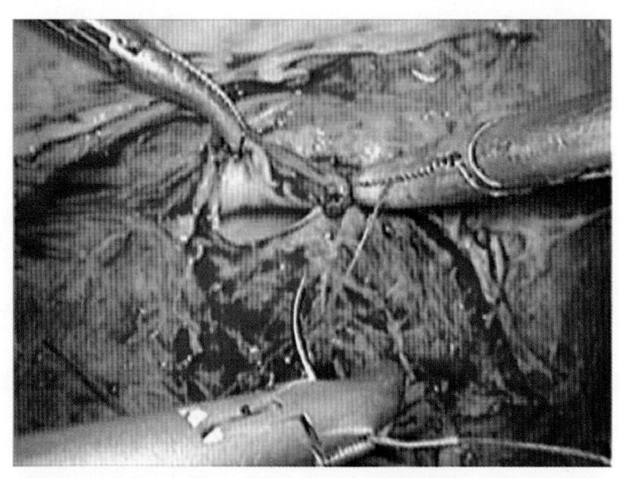
图 40-1-12　裂口下缘黏膜前进针

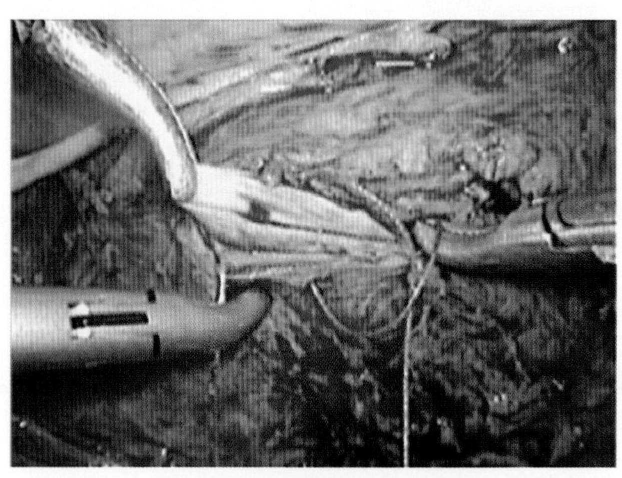
图 40-1-15　缝合裂口黏膜前层

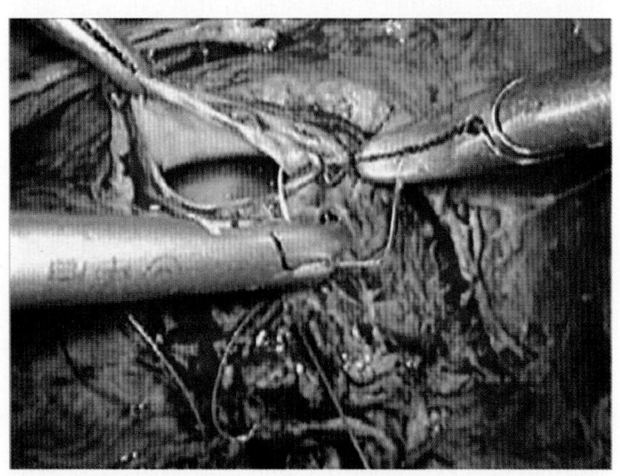
图 40-1-13　裂口上缘黏膜前进针

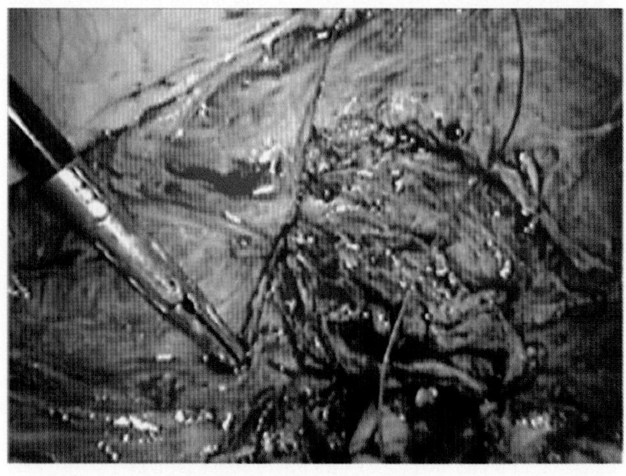
图 40-1-16　封闭破裂口

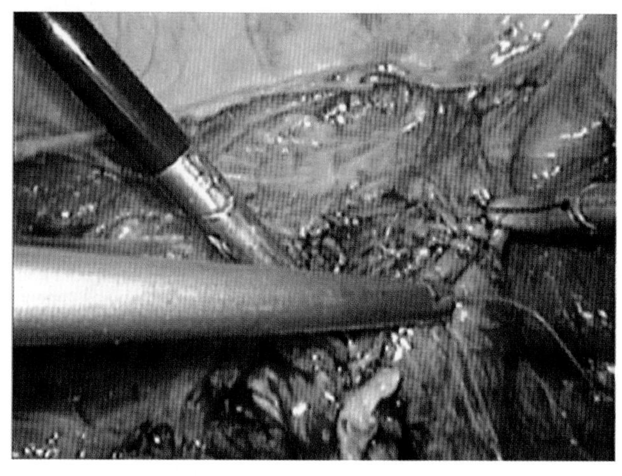

图 40-1-17　缝合黏膜前浆肌层

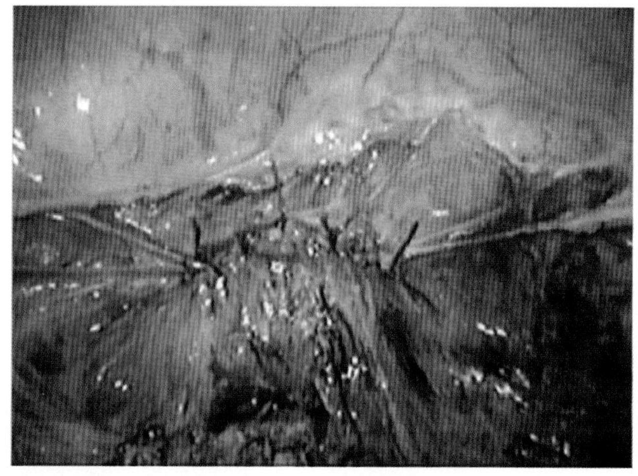

图 40-1-18　修补后的创面

2）评估膀胱破裂口创面大小：创面大小决定缝合时间长短、缝合方法及预后。≤5mm 的创面可以单纯做“8”字缝合，>5mm 的创面最好采用分层连续缝合法。

3）修剪膀胱破裂口：如果膀胱破裂口>10mm，最好修剪破裂口周围参差不齐的组织，保证修补后创面愈合。此外，评估破裂口外周膀胱壁是否薄弱或已经受到损伤，并对损伤的范围和深度进行评估，对于只有浅表浆肌层损伤，最好也要“8”字缝合，预防术后膀胱瘘。

4）检查缝合后创面：缝完膀胱黏膜层后用稀释的亚甲蓝溶液 200ml 注入膀胱，检测是否有漏出点，如果有“8”字加固缝合，然后间断缝合肌层以加固第一层，必要时加固缝合第三层，预防尿瘘的发生。

5）保证膀胱排空：术后留置导尿管至少 2 周以上，以保持膀胱排空，降低膀胱肌肉张力，促进伤口愈合。

6）拔除导尿管前做尿常规检查，拔除导尿管后观察排尿情况及注意阴道分泌物的质与量，及时发现膀胱瘘。

（四）膀胱损伤的预防

1. 辅助套管穿刺时预防膀胱损伤　腹腔镜手术时，脐部进行 Veress 针及主套管穿刺原则上不会损伤膀胱，但如果选择耻联上做辅助套管穿刺点，就有造成损伤膀胱的可能。为了避免辅助套管穿刺造成膀胱损伤，耻联上辅助套管穿刺前必须留置导尿管，术中保证导尿管通畅，使膀胱排空。穿刺点的位置应该在耻骨联合上 2 横指、腹正中线外侧约 20～30mm，腹腔镜直视下穿刺锥在脐侧韧带的外侧进针。正常情况下膀胱的解剖位置应是在盆腔内，即使膀胱充盈，也不会超出脐侧韧带。所以，在脐侧韧带的外侧进穿刺套管，一般不会刺破膀胱。如果既往有盆腔手术史，粘连组织紧贴前腹壁，无法看清膀胱的解剖位置，此时应该先分离脐侧韧带外侧的粘连组织，完全暴露双侧脐侧韧带，选择在脐侧韧带穿刺，定能避免膀胱损伤（图 40-1-19、40-1-20）。

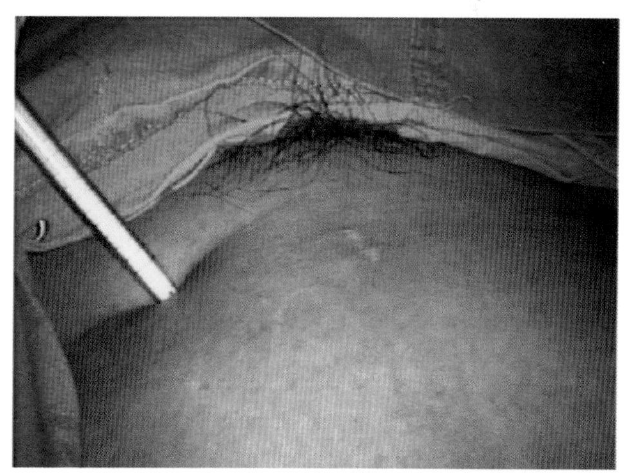

图 40-1-19　耻联上偏左侧穿刺

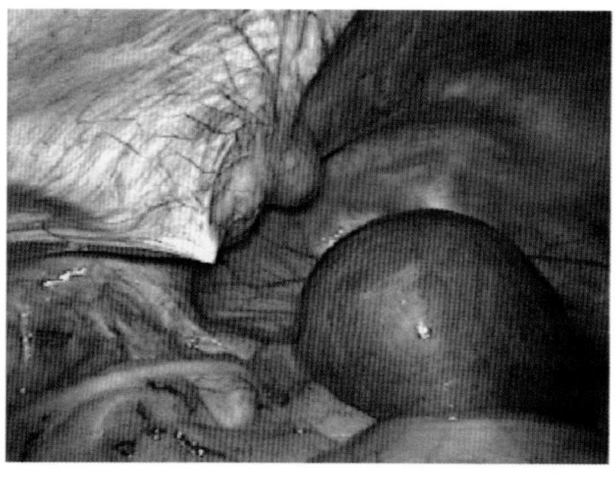

图 40-1-20　脐侧韧带的外侧进针

2. 分离膀胱腹膜反折时膀胱损伤预防　LTH或LRTH都必须要分离膀胱宫颈间隙，才能把膀胱推到宫颈管外口。术前必须使用举宫器或举宫杯将子宫体上举，充分显露膀胱宫颈间隙，使膀胱的解剖界限更清楚，利于将膀胱自宫颈及阴道前壁分离。操作时先剪开腹膜反折，用分离钳钳夹腹膜边缘并轻轻提起，显露并切断宫颈管前的纤维组织，正常情况下膀胱宫颈间隙比较疏松，用吸管、分离钳的弯面或超声刀等紧贴宫颈，以钝性分离为主，边剪边分离，很容易就能把膀胱从宫颈上分离（图40-1-21、40-1-22）。炎症或手术后（如曾剖宫产）因瘢痕组织粘连，膀胱与宫颈管间隙消失甚至粘在一起，分离膀胱宫颈间隙十分困难，应注意不要强行分离，可以寻找并暴露宫颈管两侧疏松组织，向内侧方向逐步剪开腹膜反折，寻找到膀胱底的界限，用5mm的超声刀紧贴宫颈管切断粘连组织，将膀胱先自宫颈管表面分开，逐步将膀胱分离到宫颈管外口。不可强行钝性分离，否则将会撕破膀胱。

3. 分离腹壁粘连时膀胱损伤预防　因炎症或手术后特别是曾剖宫产后，多因瘢痕组织使子宫体与前腹壁紧密粘连，LTH或LRTH时寻找不到膀胱腹膜反折的正常解剖位置，必须先将粘连组织分解，才能进行手术，而镜下又无法判断膀胱是否与腹壁粘连，所以分解粘连时须格外谨慎、小心。先分解腹壁上的粘连，显露宫体与腹壁的界限。操作时，上顶举宫杯并上推宫体，用5mm的超声刀紧贴腹壁切开粘连组织，用两把钳分别将宫体下压及将腹膜上推，显露腹壁与宫体之间的界限，再紧靠子宫体逐步分离粘连组织，游离宫体到宫颈下段后，再仔细寻找膀胱的解剖位置，逐步推离至宫颈外口（图40-1-23、40-1-24）。

4. 推离膀胱电凝止血时膀胱热损伤预防　把膀胱从宫颈间隙分离并推到宫颈外口后，分离面肯定会有出血，止血的方法一般使用双极电凝。但由于分离后的膀胱底及后壁比较薄，特别是宫颈间隙有粘连时，分离后的膀胱壁更薄更易出血，电凝止血时极容易引起膀胱热损伤。其预防办法首先是掌握

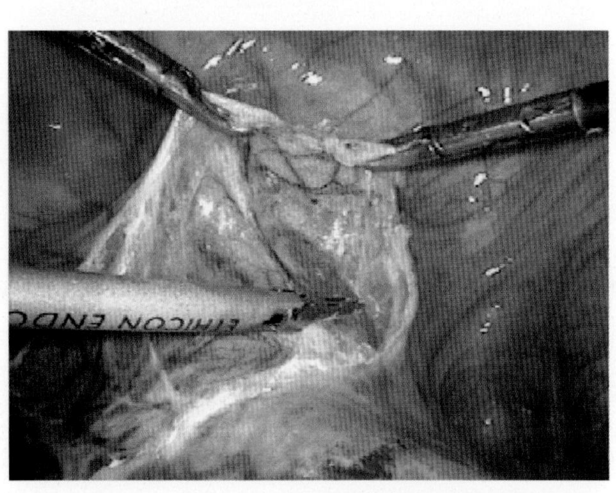

图40-1-21　切断宫颈纤维组织

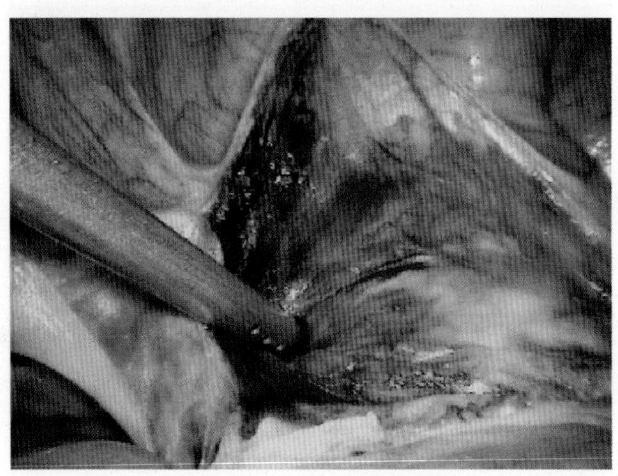

图40-1-22　钝性推离膀胱

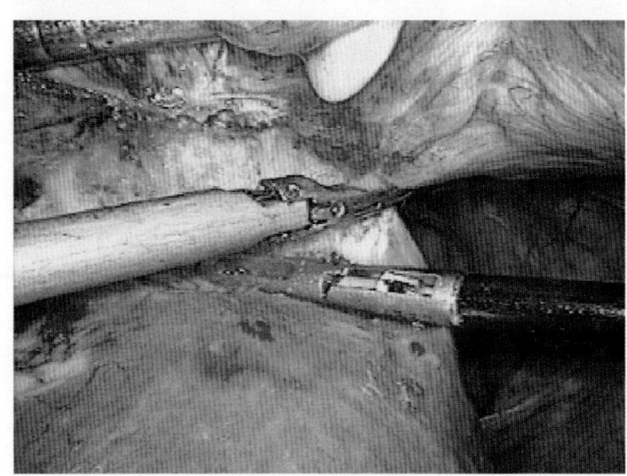

图40-1-23　分离粘连的宫体

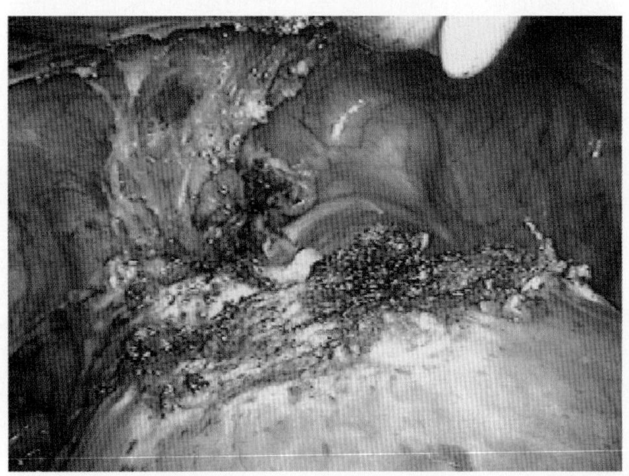

图40-1-24　分离粘连后的子宫体

电凝的技巧，使用时采用低功率、快速电凝（点到即止），其次及时降温。建议术者一手拿电凝钳，一手握冲吸管，在膀胱部位电凝止血后立即用生理盐水冲洗电凝点，降低局部温度，减少热损伤。如果术中发现膀胱壁相对薄弱而又出血，最好不要用电凝止血，而采用缝合止血的方法。

5. 分离膀胱宫颈韧带时膀胱损伤预防　腹腔镜下游离壁段输尿管，即分离膀胱宫颈韧带，极易损伤输尿管入口旁的壁膀胱。膀胱宫颈韧带分前、后叶，输尿管走行其中，称为"隧道"，周围围绕静脉丛。腹腔镜广泛全子宫切除时，必须打开膀胱宫颈韧带前、后层，即所谓打"隧道"，游离末段输尿管。为了避免损伤膀胱，关键是要掌握向内、上方向逐步贯穿分离的操作方法。以分离左侧膀胱宫颈韧带为例说明：操作时将子宫举向右上侧，暴露左侧膀胱宫颈韧带输尿管入口部位，用弯分离钳钳夹并提起靠近输尿管的宫颈韧带前叶，助手钳夹韧带前叶靠近宫颈管的组织，在输尿管鞘膜外用直角钳向内、上方向逐步贯穿分离、切断膀胱宫颈韧带前叶，如此就能避免损伤膀胱（图 40-1-25～40-1-28）。

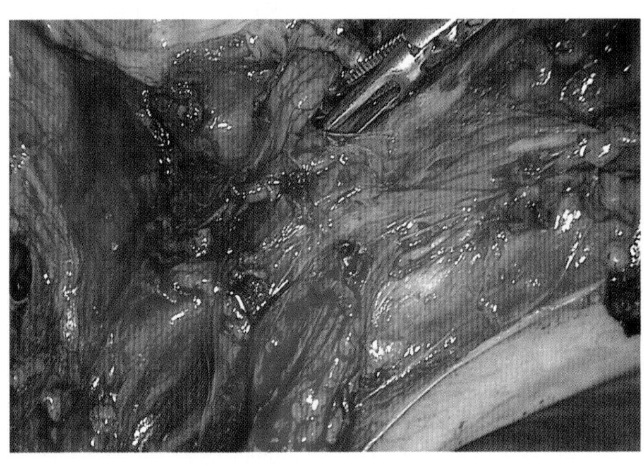

图 40-1-25　**左侧宫颈韧带**

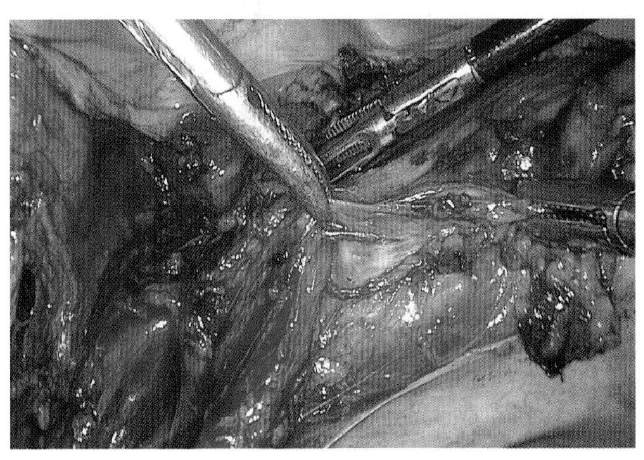

图 40-1-26　**提起宫颈韧带前叶**

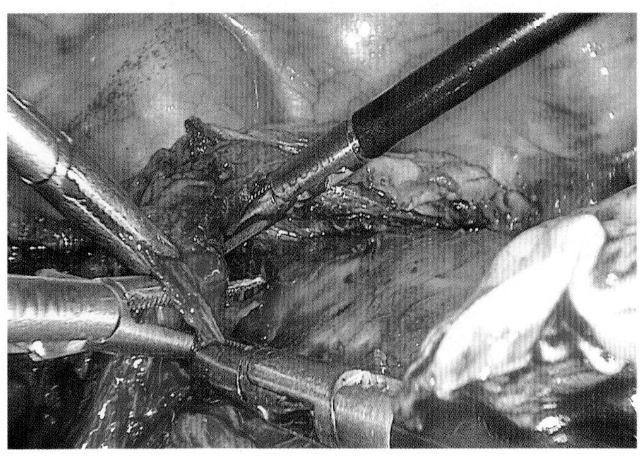

图 40-1-27　**贯穿宫颈韧带前叶**

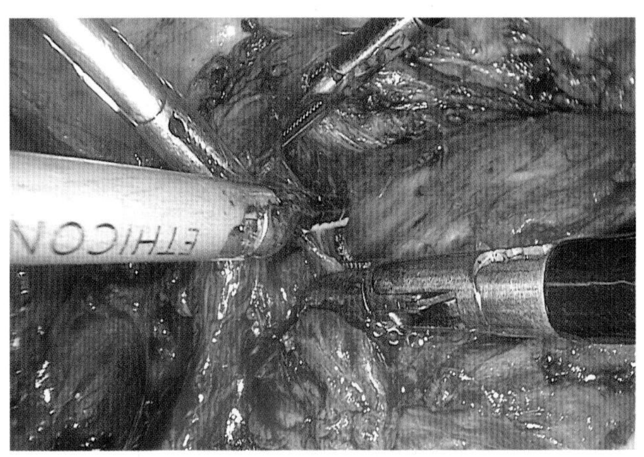

图 40-1-28　**切断宫颈韧带前叶**

三、输尿管损伤

（一）输尿管损伤的原因

1. 镜下对输尿管生理解剖不熟悉　随着妇科腹腔镜手术不断扩大，任何部位的输尿管都可能造成损伤，但最容易造成损伤的部位是：

（1）靠近骨盆漏斗韧带的输尿管：左、右侧输尿管由肾盂起始后，沿腰大肌前面向内下行，至该肌中点稍下方处，在卵巢动脉的后方交叉，继续向下，在小骨盆入口处，左输尿管越过左髂总动脉末端的前面，右输尿管越过右髂外动脉起始部、靠近腔静脉下部的前面进入盆腔。普通妇科腹腔镜手术一般不会损伤该段输尿管，但高位漏斗韧带切断、髂总淋巴结清除时就有可能损伤该段输尿管。

（2）阔韧带基底部的输尿管：左、右侧输尿管进入骨盆后，沿盆腔侧壁走行，靠近坐骨切迹前缘，稍前于髂内动脉，直至到达盆腔深部的坐骨棘水平。普通妇科腹腔镜手术一般不会损伤该段输尿管，但严重盆腔粘连分离阔韧带时就有可能损伤该段输尿管。

（3）穿过子宫血管的输尿管（血管隧道）：输尿管经子宫阔韧带基底部至子宫颈外侧约 2cm 处（约在阴道穹侧部的上外方），与横过其前方的子宫动脉交叉后，向前内方斜穿膀胱宫颈韧带进入膀胱，恰似“桥下流水”，正常情况下，输尿管与子宫动脉之间的解剖比较清楚。一般的妇科腹腔镜手术及单纯的 LTH 不会损伤该段输尿管，但如果放疗或介入化疗后广泛全子宫切除，由于组织的变性、坏死，输尿管穿过子宫动脉的间隙变得致密，腹腔镜下分离该处子宫动脉时，就有损伤输尿管的可能。

（4）穿过膀胱宫颈韧带的输尿管（韧带隧道）：输尿管穿过子宫血管后即进入膀胱宫颈韧带，然后转向前方中部进入膀胱。腹腔镜下广泛全子宫切除时必须要分离膀胱宫颈韧带前叶，才能游离输尿管，切除≥3cm 的子宫旁组织。分离该段输尿管最容易造成损伤。

（5）进入膀胱壁的输尿管（壁内部的输尿管）：两侧输尿管在膀胱底的外上角处斜穿其壁，以输尿管口开口于膀胱内，此段称为壁内段，长 1.5~2cm，是输尿管最狭窄处。分离膀胱宫颈韧带前叶、游离输尿管后，紧靠膀胱底部分离壁段的输尿管，此处是大部分输尿管损伤的位置。

2. **输尿管发育异常** 主要是双输尿管，即在同一个肾有两条输尿管，女性发生率约为 1%，单侧重复输尿管多见，临床无症状，异位的输尿管开口都位于膀胱颈、膀胱三角区尾侧或尿道处，腹腔镜全子宫切除或广泛全子宫切除术时，极易损伤异位的输尿管。

3. **输尿管走行变异** 盆腔段的输尿管易受到其他器官结构改变或病理改变的干扰，如子宫下段或宫颈部位生长的平滑肌瘤，由于子宫下段膨大，可直接压迫膀胱三角区和子宫下段，输尿管受盆腔肿瘤推移变位，其正常解剖改变，手术就容易损伤。肿瘤浸润、子宫内膜异位症或炎症粘连导致输尿管周围组织及输尿管管壁病变也会导致输尿管子宫下段中线移位，造成损伤。

4. **操作失误** 腹腔镜术野是二维空间，术中无法用手去触摸感知输尿管，如果镜下操作不熟练，就会损伤输尿管。操作失误导致输尿管损伤的类型主要是：

（1）手术时误钳输尿管造成夹伤。

（2）缝扎子宫血管或重建盆底时误扎输尿管。

（3）手术时部分或全部横断输尿管。

（4）重建盆底时造成输尿管阻塞性成角。

（5）在出血点不清楚的情况下盲目钳夹盆腔深部血管止血，可以导致输尿管损伤。

（6）术中大段游离输尿管，损伤了输尿管鞘膜，导致输尿管缺血、坏死。

（7）手术时过度损伤输尿管的神经，使输尿管蠕动无力、管腔扩张、内压增大，导致其缺血、坏死。

5. **输尿管热损伤** 这是腹腔镜手术中最难预料的一种副作用，几乎都是术后出现相关症状。输尿管热损伤主要引起局部组织缺血、坏死，术后出现输尿管瘘。这种热损伤无处不在。

（1）高位离断骨盆漏斗韧带时，如果靠近输尿管采用电凝方法阻断卵巢血流，可能会对输尿管造成热损伤。

（2）分离膀胱腹膜反折、推离膀胱至子宫颈外口 20mm，输尿管也同步移至阴道旁，此时有可能会损伤阴道旁静脉，电凝该部位出血点时就会导致输尿管热损伤。

（3）腹腔镜全子宫切除（LTH）离断子宫血管时，如果过于接近输尿管电凝组织，由于热传导而引起输尿管损伤。同时采用电凝、电切子宫骶骨韧带及主韧带时如果过于靠近输尿管或长时间电凝组织，也会引起输尿管热损伤。

（4）腹腔镜广泛全子宫切除（LRTH）分离膀胱宫颈韧带前后叶、游离输尿管后，如果采用电凝输尿管浆膜层出血点，会引起输尿管热损伤。

6. **术后输尿管瘢痕性狭窄** 主要发生在 LRTH 术后的患者。由于术中需要游离大段的输尿管，创面较大，术后愈合过程中有可能形成瘢痕，压迫输尿管，引起输尿管瘢痕性狭窄。

（二）输尿管损伤的临床表现与诊断

1. **术中创面渗液** 凡是在输尿管周围手术，如果术中发现输尿管走行区域创面有渗液，应警惕输尿管损伤的可能，镜下观察渗液是否为阵发性，明确损伤的部位、程度。

2. **术中发现输尿管扩张** 手术前应该常规探查双侧输尿管的行径及蠕动情况，如果术中发现输尿管增粗，说明有梗阻可能。

3. **术后发热、少尿** 术后 2 周内出现不明原因发热、少尿、腹腔积液、伤口渗液、腹膜炎以及白细胞增高，应考虑输尿管损伤的可能。

4. **术后无尿**　如果患者术前无肾脏疾病，在术中也未出现大量失血、低血容量或长期的低血压等情况，术后 24～48 小时无尿可提示双侧输尿管梗阻。

5. **术后引流管渗液**　LRTH 术、复杂的腹腔镜手术等术后都从腹部或阴道放引流管，一般术后第一天引流液相对比较多，第二天就明显减少，术后 48 小时拔除引流管。如果术后第二天引流液仍然多或拔除引流管后流液又明显增多，则要考虑输尿管损伤。

6. **肾脏输尿管 B 超扫描**　术后发现无尿，应该及时做 B 超扫描，了解肾盂是否有积水或输尿管扩张等异常情况，以协助诊断。

7. **静脉亚甲蓝试验**　怀疑输尿管损伤，可以静脉注射亚甲蓝，如果腹腔引流液中出现蓝染，则证明存在输尿管瘘。也有文献提示，术中运用膀胱镜+静脉靛胭脂检查可以发现 90%的隐性输尿管损伤。

8. **静脉肾盂造影（IVP）**　术后出现肋脊角压痛、无法解释的持续发热（伴或不伴寒战）、持续腹胀、无法解释的血尿、阴道内流出水样液体、下腹部或盆腔肿块、少尿或血清肌酐上升者等都应该进行 IVP 检查。95%以上的输尿管损伤都能因此而确诊，逆行造影可提高输尿管损伤的诊断率。此外，通过 IVP，也可以及时发现瘢痕性输尿管狭窄。

9. **腹水或引流液的检查**　为了分辨是否是尿性腹水，可把腹水中的尿素或肌酐浓度与血清中的浓度相对比。通常，尿液与血浆中的肌酐比（U/P）是(30～100)∶1。由于尿液可透过腹膜的平衡作用，尿性腹水的 U/P 可降至 2∶1，非尿性腹水的 U/P 比为 1∶1。

10. **检测输尿管腔和肾盂的平均压力**　正常输尿管腔和肾盂的平均压力是 6.5mmHg，输尿管完全阻塞后 1 小时内就会升至 50～75mmHg，因其高压患者会感到肋腹部疼痛。随时间推移，压力有下降趋势。

（三）输尿管损伤的处理

输尿管损伤的治疗方法由其发现的时间而决定。

1. **严密观察**　手术过程发现输尿管轻微损伤或一过性损伤但基本上未影响其功能时可以让其自行恢复，如术中发生轻微的输尿管肌层电热损伤、一过性的轻微钳夹、下段输尿管分离时造成输尿管周围水肿，都可以让其自然恢复和愈合，但术后必须严密观察排尿及症状。

2. **保守治疗**　即放置输尿管支架。术中怀疑输尿管损伤、术后经 IVP 证实输尿管狭窄或损伤 <5mm，就应该放置输尿管支架，严密观察尿液的量及性质，8～10 周拔除支架。

3. **手术治疗**　输尿管损伤手术治疗方法很多，包括输尿管修补、输尿管端-端吻合、输尿管膀胱吻合、输尿管膀胱种植等，可以在腹腔镜下进行，也可以中转开腹进行。输尿管损伤的手术方式、方法最好由泌尿外科医师决定。

（1）输尿管修补：输尿管损伤 >5mm 应该进行修补，最好使用 4-0 的延迟可吸收缝线，修补损伤的输尿管应该仔细把黏膜与黏膜层、肌层与肌层对合好，尽量减少尿液渗漏的空隙，以促进输尿管上皮生长及确保新生上皮能在 2 周内覆盖缺损处，以达到缺损后的修复完成。术后放置双“J”形支架，2～3 个月后在膀胱镜下取出。修复部位的电传导和蠕动功能在术后 1 个月左右恢复。

（2）输尿管端-端吻合术：输尿管断裂伤时需要行端-端吻合术。吻合时，损伤的输尿管末端组织必须新鲜，游离的末端斜切成铲形以保证吻合处足够宽，损伤处的上下两段输尿管必须对齐，并且要有良好的血液供应和足够的活动范围，使吻合后创面没有张力。吻合前最好放置双“J”形输尿管支架，一端置入肾盂内，另一端进入膀胱，然后以双“J”形管为支架，用 4-0 延迟可吸收缝线间断缝合输尿管的两个断端的浆肌层（图 40-1-29、40-1-30），共 4～6 针，过多缝线或打结时过度用力会致局部组织缺血、坏死，引起术后输尿管狭窄。如果输尿管管壁薄而纤细，可行全层缝合以确保对合充分。双“J”形支架术后 2～3 个月在膀胱镜下取出。

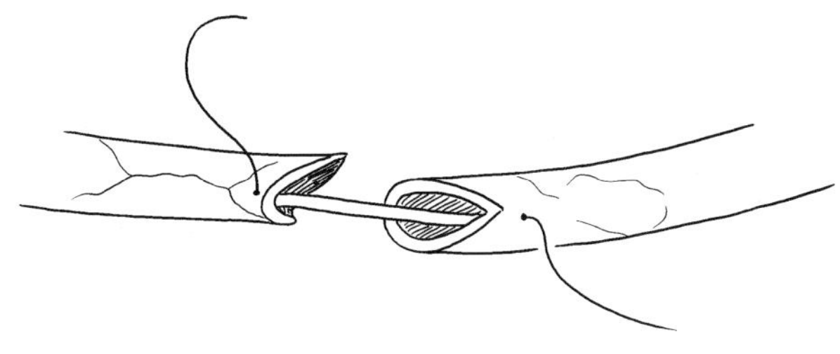

图 40-1-29　输尿管端-端吻合示意图

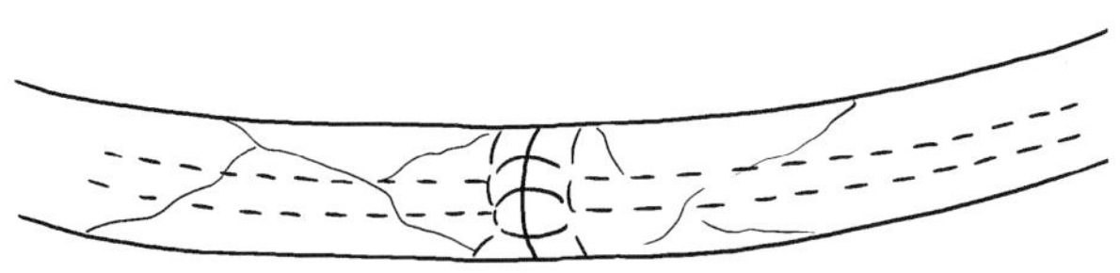

图 40-1-30　吻合后示意图

(3) 输尿管膀胱植入术:该方法由于有产生膀胱输尿管反流的危险,现在临床上比较少用,该术式常被称为“鱼嘴术”,因为输尿管末端要切开并向双侧张开5mm形成皮瓣缝合于膀胱壁内。移植输尿管时应无张力而且要尽可能地接近膀胱底部,于膀胱壁拟吻合处穿透全层做一小切口,输尿管下端张开5mm后每侧瓣用4-0延迟吸收线固定。输尿管内置双“J”形支架,以支架作为缝线引导用作吻合。在输尿管瓣末端缝两根线行牵引之用,每根线通过小切口引入膀胱腔,由浆膜至黏膜穿过膀胱壁全层,缝线打结,将输尿管拉入膀胱并对着黏膜表层,于膀胱浆肌层和输尿管外膜置固定缝线将输尿管固定于膀胱壁,缝线通过膀胱壁切口边缘并带上输尿管鞘,膀胱壁的切口以3-0延迟吸收线间断缝合。

(4) 输尿管膀胱吻合术:对于发生在输尿管膀胱连接部的输尿管损伤,可以进行输尿管膀胱吻合术。用4-0延迟吸收线精细缝合输尿管和膀胱黏膜,膀胱角切口采用浆肌层间断缝合关闭。

(四) 输尿管损伤的预防

1. 熟悉输尿管在盆腔的解剖　输尿管损伤重在预防。术前详细了解输尿管的解剖、生理及其与妇科疾病和妇科手术的关系,明确输尿管的走向。

(1) 了解输尿管血液供应的解剖:输尿管具有多源血供,不同段的输尿管的血液由不同的血管分支供应。输尿管静脉伴随相应的动脉交通成网络,动脉和静脉在输尿管外膜内纵行走向,形成了一种疏松结缔组织,与输尿管壁肌肉相连。

1) 输尿管上段血液供应由来自肾动脉和卵巢动脉的游离吻合动脉的网络供应。

2) 输尿管中段血液供应直接来自主动脉和髂总动脉的分支血管。

3) 输尿管下段(盆段)血液供应主要来源于髂内动脉分支,但还有多个的吻合血管网供应,包括子宫动脉、阴道动脉、中痔动脉和膀胱动脉分支。

(2) 了解输尿管与盆腔脏器的关系:正常输尿管位于子宫动脉水平,距离宫颈的平均距离是2.1cm。输尿管在盆腔深部的走行是沿着子宫骶骨韧带的侧壁进入主韧带,即阔韧带的底部,输尿管在位于宫颈管内口水平侧约1.5cm穿过子宫动脉,其末端在进入膀胱壁前从中间穿过阴道前穹窿。双侧输尿管的走行不一定对称,左侧输尿管比右侧更靠近宫颈。靠近宫颈旁任何一侧的输尿管均可因子宫在盆腔位置的不同而变异,如有子宫旁瘢痕或疾病,子宫可能偏向某一侧,输尿管就有可能被牵拉靠近或远离宫颈的侧壁。这些解剖特点对妇科腹腔镜手术医师而言非常重要。

2. 手术过程对输尿管评估

(1) 术前评估:复杂、大型的手术如妇科恶性肿瘤、严重的内膜异位症等,有可能会导致输尿管受累或移位,应术前进行IVP检查,以明确输尿管的解剖位置。遇到疑难手术时有人主张术前逆行放置输尿管导管,以协助术中识别和解剖输尿管,更为先进的是放置可闪光的输尿管导管,术中根据导管的闪光,可明确输尿管的走向。但术前放置输尿管导管有可能会损伤输尿管黏膜及血管,同时在靠近导管分离输尿管时,由于管壁变薄,更容易损伤输尿管。所以,对于术前插入输尿管导管的作用,还有争议。

(2) 术中评估:预防输尿管损伤最关键的步骤是术中能辨认出输尿管的走向。腹腔镜下可以从侧壁腹膜后看到条索状物,用弯钳轻轻触动条索状物,可以看到蠕动,便是输尿管,顺着蠕动方向便可以看清输尿管的路径,手术时就能避免损伤。有作者认为用水垫分离技术可以使输尿管向外侧移位,使其避免损伤,但这并不可能保证有效的保护,因为输尿管有时牢固地附着在内侧叶腹膜上。静脉输入靛胭脂加150~200ml液体进行水剥离有助于在输尿管进入主韧带前勾画出其走行方向。

(3) 手术结束前评估:妇科内镜医师必须养成一种结束手术前检查输尿管完整性的习惯。

1) 检查尿袋内尿液如果是鲜红色,镜下必须详细检查输尿管是否损伤。

2) 看输尿管是否增粗(积液),如果与术前相比术后增粗了,很可能输尿管已被结扎。

3) 触摸输尿管促其蠕动,顺着蠕动方向一直到创面,如果发现有液体阵发性喷出,说明输尿管已受损。

4) 如果怀疑输尿管损伤,可以用膀胱镜或宫腔镜代膀胱镜观察双侧输尿管口,如果有喷尿,可以说明没有锐损伤;如果没有喷尿,膀胱镜下逆行插管,如果顺利通过,也说明输尿管无损伤。

3. 术时保留输尿管鞘膜　腹腔镜广泛全子宫切除时需要游离输尿管,而输尿管鞘膜周围布满血管丛,不同部位的输尿管其血液供应来自不同的血管,在输尿管鞘膜上交织成网,互补血液供应。如果分离输尿管时损伤其鞘膜，将会造成该段输尿管局部缺血，引起组织坏死和瘘管形成。术中只要不损伤输尿管鞘膜的纵向血管，就可以减少对输尿管的损伤。

4. 预防输尿管热损伤

（1）处理盆腔内膜异位病灶时预防输尿管热损伤：子宫骶骨韧带区域内膜异位病灶，多出现输尿管移位，或输尿管紧贴腹膜，当电凝烧灼时，容易引起热损伤。在决定烧灼病灶时，镜下看清输尿管路径，在输尿管的上方或表面选择双极电凝，只要把病灶清除即可，不可长时间电凝。

（2）剥出卵巢内膜异位囊肿预防输尿管热损伤：卵巢内膜异位囊肿多合并盆底粘连，与输尿管紧密相连，剥出卵巢内膜异位囊肿时建议不要游离卵巢，用电刀或超声钩切开囊肿的包膜，钝锐性分离包膜，吸出囊内巧克力液体，剥出囊壁，用双极钳电凝出血点，也可以考虑缝合创面止血，如此操作便可以完全避免输尿管的损伤（图 40-1-31、40-1-32）。

（3）腹腔镜全子宫切除（LTH）输尿管热损伤的预防：开展 LTH 中，最担忧的是输尿管热损伤，在阴道旁间隙电凝止血及处理子宫血管时有可能引起输尿管热损伤。其预防办法是术者一手拿电凝钳，一手握冲吸管，在出血点上快速电凝止血并立即用生理盐水冲洗电凝点，降低局部温度，减少热传导。

1）阴道旁间隙电凝止血预防输尿管热损伤：LTH 时剪开膀胱腹膜反折，需要将膀胱推离至宫颈外口 1~2cm，此时已经损伤了阴道旁间隙血管丛引起出血，如果盲目电凝止血，极容易导致输尿管热损伤。

2）处理子宫血管预防输尿管热损伤：LTH 手术处理子宫血管很关键。推开膀胱，充分显露子宫血管，提起离断的附件，拨开肠管，镜下寻找到盆壁腹膜后的条索状物，轻敲促其蠕动，根据蠕动方向判断其进入子宫血管的距离，在输尿管上方≥2cm 用弯分离钳钳夹子宫血管，然后用双极电凝在分离钳的上方电凝血管，再将其离断（图 40-1-33~40-1-36）。

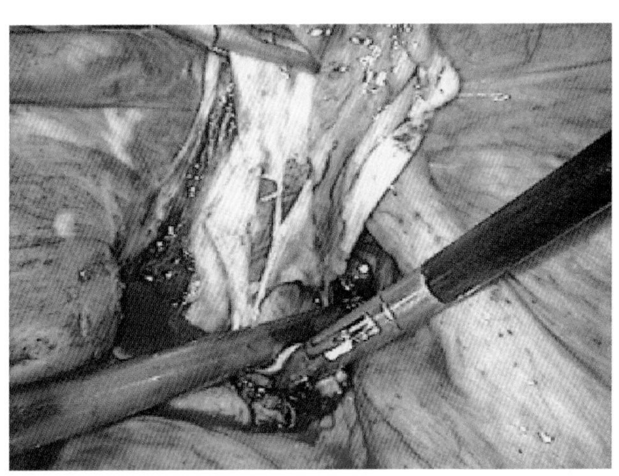

图 40-1-31　**剥除囊壁**

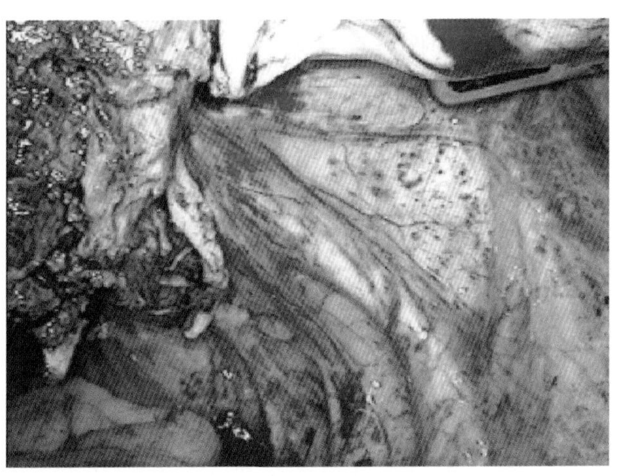

图 40-1-32　**术后输尿管**

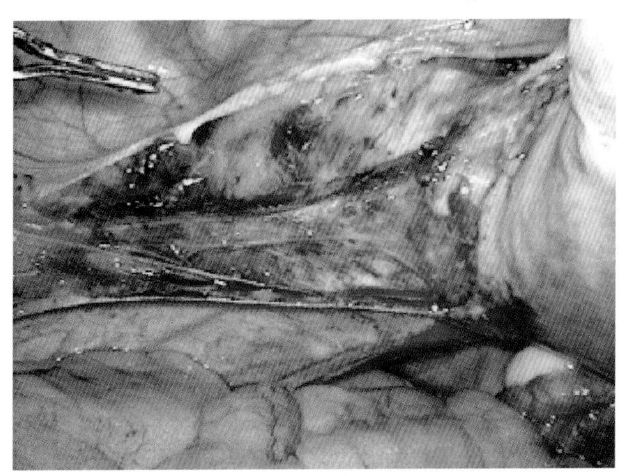

图 40-1-33　**显露子宫血管**

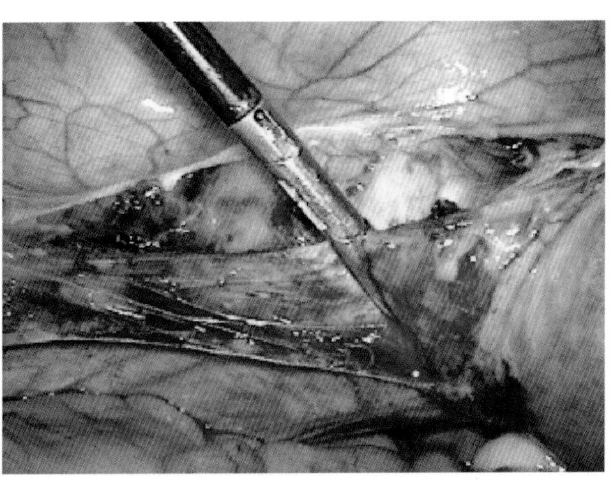

图 40-1-34　**钳夹子宫血管**

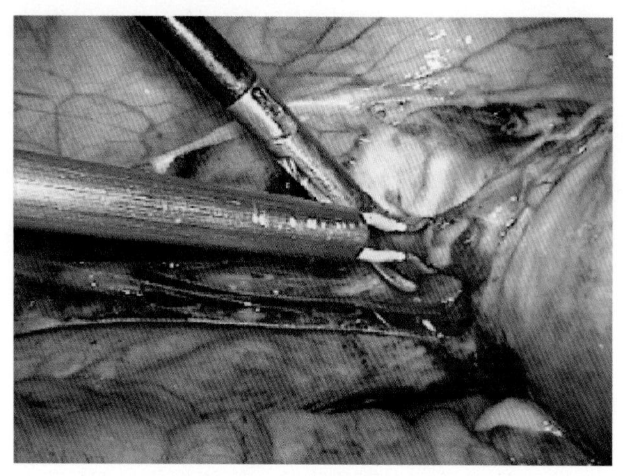

图 40-1-35 电凝子宫血管

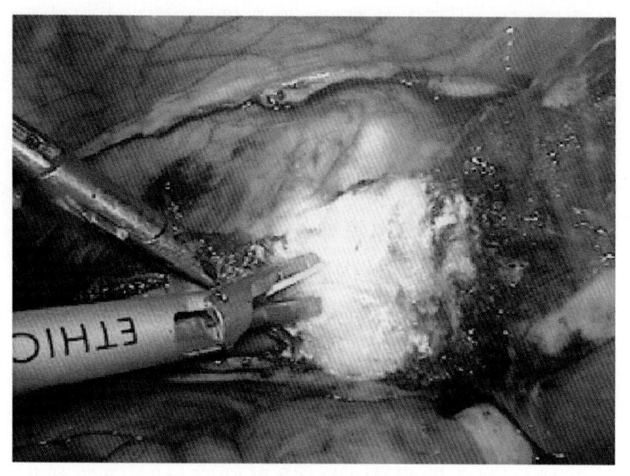

图 40-1-36 离断子宫血管

（李光仪）

第 2 节 消化道损伤

一、消化道损伤发生率

妇科腹腔镜手术消化道损伤(gastrointestinal injury)是常见并发症之一,发生率高低不一。国内华克勤等报道脏器损伤的 5 例中,肠损伤 1 例,胃损伤 1 例,消化道损伤占 40%。陈萍报道 1994 年 9 月～2000 年 12 月腹腔镜手术 2 965 例,发生并发症 36 例,发生率为 1.21%,其中肠道损伤只有 1 例。张晓薇等报道 1993 年 1 月～1999 年 1 月腹腔镜手术 270 例,手术并发症 5 例,发生率为 1.85%,其中消化道损伤(小肠)仅 1 例。尚慧玲等报道 1998～2006 年腹腔镜手术消化道损伤发生率为 0.04%(6/15 011 例)。国外 Van der Voort 等综合了 1973～2001 年间有关腹腔镜手术的消化系统损伤的文献,其发生率为 0.10%,其中肠道撕裂伤发生率为 0.13%(430/329 935 例),而穿孔率达 0.22%(66/29 532 例)。Brosens 等综合了 1990～2002 年间妇科腹腔镜手术的消化系统损伤的相关文献,报道诊断性腹腔镜及小型腹腔镜手术的发生率为 0.08%,而大型手术则增高至 0.33%。Tian YF 等将 1993～1999 年间 1 507 例与 2000～2005 年间 4 307 例进行了对比,发现总并发症的发生率有了明显下降(1.59% *vs.* 0.72%),消化系统损伤的发生率(0.16%)变化不明显。Garry R 总结 1977～1999 年 6 位作者 350 000 次闭合式腹腔镜的穿刺并发症,其中肠道损伤的发生率为 0.04%。Catarci M 报道的 12 919 例腹腔镜手术并发症的多中心研究结果:第一套管针穿刺并发症中肠管损伤占 0.06%。

腹腔镜手术的消化系统损伤最多见于小肠,其次为大肠、直肠,最少见的为胃和十二指肠。Vander Voort 等报道了腹腔镜手术的消化系统各部位损伤所占比例分别为小肠(55.8%)、大肠(38.6%)、胃(3.9%)、其他(1.7%),在妇科腹腔镜手术中直肠损伤的比例有所加大。Chapron 报道有 32%的消化系统损伤发生于穿刺时,其中使用 Veress 针时发生率为 11%,脐部穿刺套管时发生率为 16%,耻骨上穿刺时发生率为 5%。将近有 40%的小肠损伤由穿刺引起。

二、消化道损伤的原因

(一) 胃损伤的原因

胃的位置常因体型、体位、胃内容物的充盈情况等而有很大的变化。矮胖者胃的位置较高,瘦长体型者则位置较低,仰卧位时胃的位置上移,直立时,除贲门位置基本固定外,胃大弯可下达髂嵴平面甚至更低。由于术前的饮食控制,通常腹腔镜下所见到的胃处于非充盈状态,而且在头低臀高位置时,胃的位置也会上移。因此,腹腔镜手术时胃损伤的概率较小。但如果患者有胃下垂或胃胀气时就会导致损伤。

1. 胃下垂 正常情况下胃一般位于上腹部,Veress 针或套管穿刺时不容易损伤胃,但消瘦合并胃下垂或者是长胃型的患者，由于胃的紧张度较低，胃弯、胃体垂直，整个胃大弯下缘明显降低在髂嵴下甚至可进入盆腔，Veress 针或套管穿刺时，特别是脐部上方穿刺，就会损伤胃。处于仰卧水平位的妇女可有 25%的胃下缘伸展到脐下方，即使在脐孔正中进行 Veress 针或套管穿刺，都很有可能发生损伤。

2. 胃胀气　胃胀气是胃穿孔性损伤的主要危险因素。下列因素可以导致胃胀气：

（1）手术导致患者恐惧、焦虑，从而吞咽大量气体，发生胃胀气。

（2）胃内充满大量液体，或诱导麻醉前的预充氧时期大量气体进入胃部，引起胃膨大、下移，此时无论是用 Veress 针或套管穿刺，损伤胃的概率就会增大（图 40-2-1、40-2-2）。

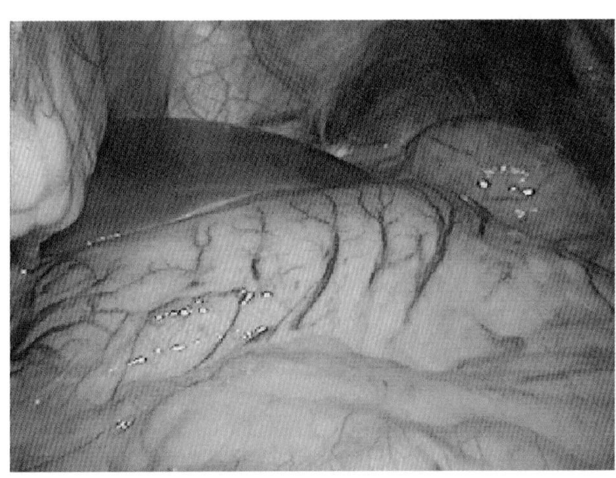

图 40-2-1　**正常的胃**

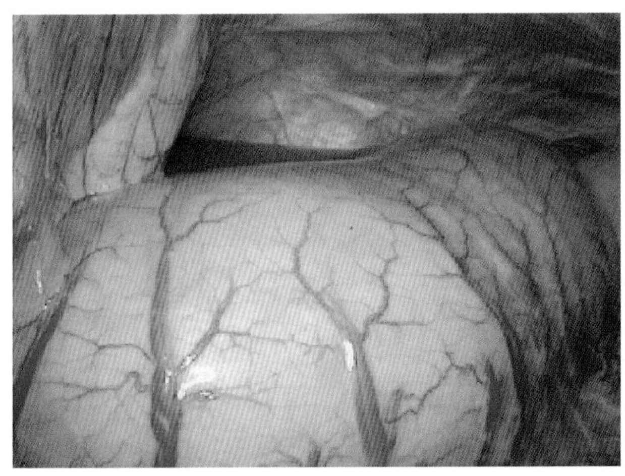

图 40-2-2　**胀气的胃**

（二）小肠损伤的原因

1. 套管穿刺造成损伤　主要发生在曾有剖腹史的患者。如果腹部采用的是纵行切口，而且靠近脐部，有可能出现肠管与脐部腹壁粘连，选择脐孔作穿刺点，无论是 Veress 针或套管穿刺，都有可能导致小肠穿刺性损伤。

2. 分离粘连导致肠管损伤　当患者有腹部手术史、慢性盆腔炎等，可能会导致肠管与盆腔组织及腹壁粘连，腹腔镜下锐性分离粘连组织时，如果解剖界限不清，有可能会发生小肠开放性的损伤，如果钝性分离，肠袢将会发生撕裂性损伤（图 40-2-3、40-2-4）。

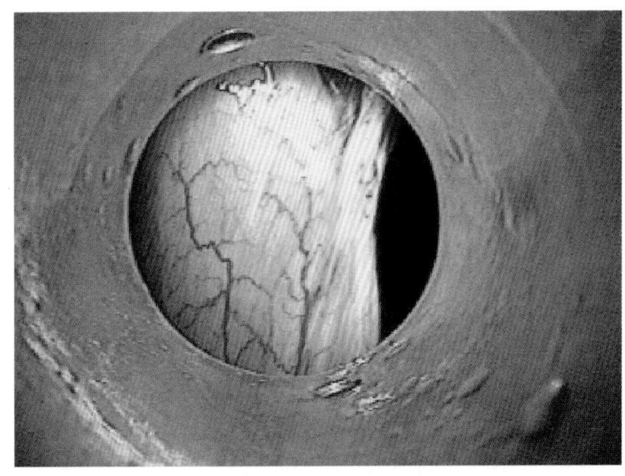

图 40-2-3　**小肠与腹壁粘连**

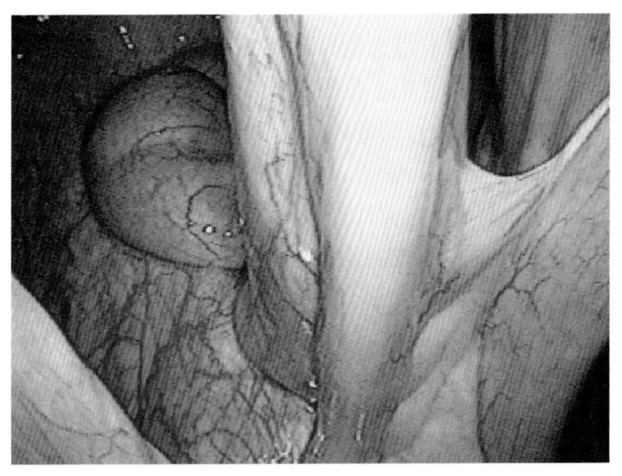

图 40-2-4　**小肠多处粘连**

3. 操作失误引起的损伤

（1）钳夹组织时误伤小肠：用带有小齿的分离钳钳夹小肠，也会导致小肠浆膜层的损伤。主要发生在子宫肌瘤剔除或次全子宫切除的患者，操作不慎会导致小肠损伤。其原因主要是没有在腹腔镜直视下进行。有三种情况可能发生：

1）切开肌瘤包膜后，大抓钳经穿刺孔进入腹腔钳夹瘤核牵出时，有可能误抓小肠壁。

2）肌瘤剔除后，在旋切取出瘤核过程中，大抓钳钳夹标本时误抓小肠壁。

3）次全子宫切除时旋切子宫体过程中，大抓钳误抓小肠壁及旋切器误伤小肠。

（2）取出标本时误伤小肠：剥出后的卵巢肿瘤，或者宫外孕附件切除后的标本，先装在标本袋内，然后从穿刺孔中取出，如果从下腹部的穿刺孔取出，由于在腹腔镜下直视操作，一般不会误夹肠管，但从脐孔取出标本，由于没有腹腔镜的监视，在用血管钳钳夹标本的时候，如果分离钳插入过深，刺破标本袋，误夹肠管，就会导致小肠粉碎性损伤。

4. 小肠胀气 小肠游离于腹腔，平卧位时聚集在盆腔，妇科腹腔镜手术时，一般使用头低臀高位，使肠管自动推向上腹部，增加盆腔空间，减少损伤机会。腹腔镜手术前一晚睡前灌肠、当晚十点后禁食，如果麻醉良好，腹腔镜下所见的肠管一般都不会出现胀气。但如果急诊手术未行肠道准备或手术过程中由于麻醉深度不够，就会引起小肠胀气，使小肠管变得粗大、管腔变薄，同时使盆腔内操作空间进一步减少，当手术操作时如钳夹、缝合等，只要碰到胀气的肠管，极容易损伤小肠壁，引起肠撕裂后穿孔（图 40-2-5、40-2-6）。

5. 意外损伤小肠

（1）电极误伤小肠：使用单极电刀时，一般的操作程序是分离钳钳夹组织后再接电源，切断电源后分离钳才撤离组织。但在操作过程中，有时忘记这种操作程序，接上电源的分离钳撤离了需要凝切的组织，却放在小肠壁上，无意中触动了脚踏开关，于是导致了小肠的烧灼伤甚至穿孔性损伤。

（2）腹腔镜光源误伤小肠：在腹腔镜的镜头上，电能变成光能的过程会产生高热，如果无意中将腹腔镜光源置于肠管上，内镜光源所产生的热也可造成小肠损伤。

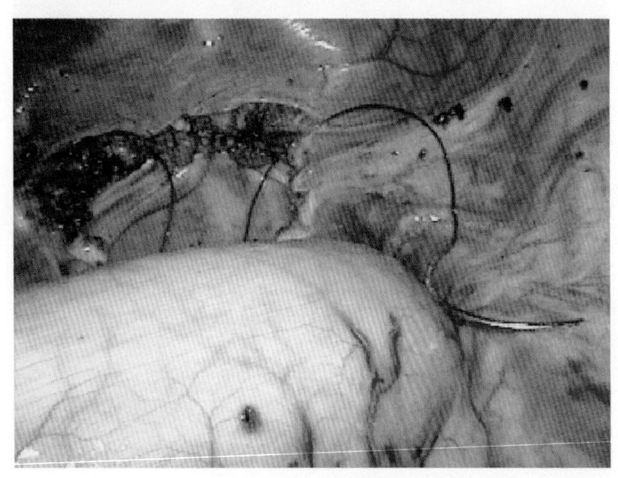

图 40-2-5 小肠胀气

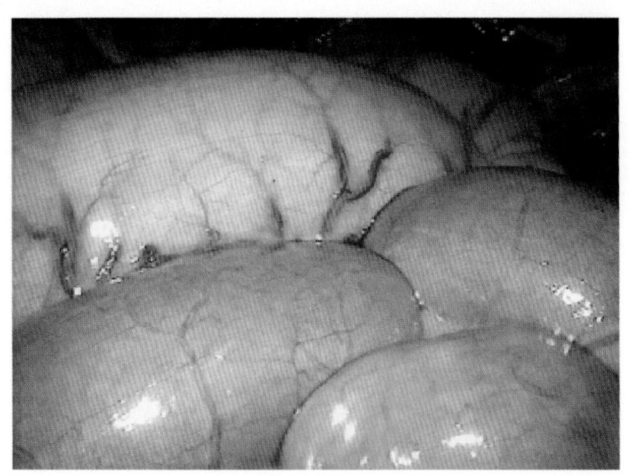

图 40-2-6 管腔变薄

6. 小肠嵌顿 通过腹腔镜的脐部切口所引起的小肠嵌顿较为罕见，每 5 000 例中发生不到 1 例。陈萍报道在 1994 年 9 月～2000 年 12 月 2 965 例妇科腹腔镜手术中，发生小肠嵌顿 1 例。华克勤等报道 1995 年 1 月～2002 年 2 月行腹腔镜手术 4 150 例，发生小肠外翻性嵌顿 1 例，该例患者术后 3 小时因呕吐致腹内压增加，引起脐孔 10mm 切口处 15mm 长的小肠外翻嵌顿。小肠嵌顿的主要原因是套管取出时，腹腔内 CO_2 未完全排空或麻醉效果不满意，腹腔内压力过大，小肠、大网膜随着腹腔内的气压被带到穿刺孔外所致。

7. 过度肥胖 对于过度肥胖的患者，由于大网膜及肠系膜脂肪过多，占据了盆腹腔过多的空间，使小肠不能向上腹部推移，腹腔镜手术时操作空间过少，器械（特别是单极操作器械）极易接触到小肠，造成小肠损伤。

（三）大肠损伤的原因

1. 分离盆底粘连时造成损伤 慢性盆腔炎、重度子宫内膜异位症等常致整个盆底呈封闭状态，直肠与子宫后壁、盆底等致密粘连，无论采用钝性或锐性的方法分离重度粘连组织，都有可能造成直肠损伤。

2. 解剖不清造成损伤 重度子宫内膜异位症患者直肠多与子宫后壁致密粘连，腹腔镜下全子宫切除时如果分离直肠技巧不熟练，就会导致损伤。腹腔镜下行广泛全子宫切除术时，需要切除≥3cm 的阴道上段，所以必须分离直肠阴道间隙、直肠旁窝，才能暴露及切断位于直肠阴道间隙外侧、直肠旁窝内侧的直肠侧韧带，推开直肠。如果没有完全将直肠从阴道后壁推离或过于靠近直肠就切断子宫骶骨韧带，就会造成直肠损伤。

三、消化道损伤诊断

腔镜手术过程中的消化系统损伤常常不易诊断。Brosens 等报道，诊断的延误仍然是一个很大的问题，有 15%的肠损伤不能在术中发现，导致严重的术后并发症。肠穿孔可能会导致脓毒血症、多器官功能衰竭，甚至死亡。没有一个诊断试验是 100%敏感的，更为重要的是阴性试验并不能完全排除肠壁损伤，比如说电损伤，当电容量耦合作用致肠管电击伤时，出现症状的时间比创伤性肠穿孔晚，时间不确定，给诊断带来困难，容易误诊，误诊后的患者预后差。

（一）胃损伤的诊断

1. Veress 针回抽试验发现胃液 Veress 针穿刺时，一般都会作回抽试验，当回抽出胃液时，即怀疑 Veress 针造成胃穿孔；如果未作回抽试验而注气，发现气体注入不顺畅，也应该高度怀疑 Veress 针进入胃内。

2. 镜下发现胃损伤 当穿刺套管刺破胃时，腹腔镜镜体进入胃部，可以看见微红色并有皱襞的胃黏膜。

3. 胃壁出血 进行大网膜切除时，过度牵拉会引起胃壁表面撕裂、出血。过于靠近胃部切除大网膜也会误伤胃壁。

4. 术后胃穿孔 如果是因为热传导而引起的胃损伤，由于局部组织坏死、脱落导致肠穿孔，所以出现症状的时间比创伤性肠穿孔要晚得多，时间不确定，最早可能 5 天，最迟数周，给诊断带来困难，容易误诊，患者预后差。早期可以出现恶心、呕吐等消化道症状，并有胃部疼痛，晚期的症状主要表现为急性腹膜炎。

（二）小肠损伤的诊断与临床表现

临床上明显的胃肠道损伤是一种严重的并发症，发生率多达 3‰。然而，真正的发生率可能更高一点，因为很多小的、自限的损伤可能没有被诊断出来。所以，早期发现、早期诊断极为重要。

1. Veress 针回抽发现绿色的小肠液

（1）在 Veress 针穿刺过程中，如果 Veress 针误入小肠，在抽吸试验时会发现绿色的小肠液。如果肠管与前腹壁粘连，Veress 针插入时发生贯通性肠穿孔，这些损伤用抽吸试验可能探查不到。Veress 针部分穿刺进入肠壁并不常见，也很少发生严重的并发症，除非这种不正常的位置未被发现而注气，造成肠壁呈大泡形胀气，导致气压迅速上升。诊断为大泡形胀气时需要住院观察，因为有时会发生肠壁破裂。注入的气体常常被再吸收，并无后遗症。

（2）直肠大量排气：Veress 针进入小肠后，由于抽吸不当误将气体注入肠腔，肠管压力可能与腹腔内压力相同，数升气体注入肠腔可能不引起注气压力上升。然而，大量气体注入肠腔后，气体通过肠道从直肠排出。所以，直肠排气很可能是 Veress 针注入肠腔。

2. 小肠表面撕裂伤 若出现锐性损伤或撕裂伤，术中可发现肠管表面有裂口，轻者可见浆膜层撕裂，重者可见肌层甚至黏膜层损伤。肠管撕裂伤导致肠管出现症状常在术后 12~48 小时内，但有时症状可延缓 1 周以上才会出现。

3. 热损伤 若出现电热损伤，可见小肠管壁浆膜层变白，如果热损伤超过浆肌层、损伤面积大，术后 4 天内可以出现肠穿孔和明显的腹膜刺激征。

4. 术后脐孔渗液 术后脐部穿刺孔一般不会出现渗液，偶尔会有渗血，如果术后脐孔有持续、多量液体流出，而其他穿刺孔干洁，应警惕脐部周围的肠穿孔。

5. 术后出现腹膜刺激症状 术后都有一个恢复阶段，诊断肠损伤仍然十分困难，最初几天的腹痛常易被忽视。腹腔镜手术后患者出现腹痛加重或腹膜炎症状，特别是出现腹肌紧张、发热等症状，应怀疑有小肠损伤的可能性。

（1）器械穿透性损伤小肠：术中器械穿透性损伤小肠没有及时发现，常在术后 12~36 小时内出现明显的腹膜症状。

（2）电热烫伤：电热烫伤出现症状和体征的时间不确定，有些可以在术后 48 小时内出现症状，也可以保持无症状长达手术后 3 天之久。

（3）电极灼伤：电极灼伤导致肠穿孔的时间最早可在 5 天左右，最迟者有术后数周，一般 4~10 天才出现症状。

6. 消化道症状 患者术后出现恶心、呕吐、腹痛等消化道症状，应排除小肠损伤的可能性。然而，对早期出现消化道症状的患者应该认真鉴别。一般情况下，为了安全起见，通常腹腔镜手术都是采用气管插管全身麻醉下进行，术后 24 小时内大部分患者都会出现恶心、呕吐、腹痛等症状，在穿透性的小肠损伤也常在术后 24 小时内出现症状，而且，腹膜炎的早期征象代替了剧烈的恶心、呕吐、食欲缺乏及腹痛，在这个阶段做出诊断无疑非常困难。因此，对腹腔镜手术后早期出现消化道症状的患者，应该密切动态观测，并做必要的检查，尽早确诊。

7. **小肠嵌顿**　几乎都发生在脐部切口，因为其他切口的套管基本上都是在腹腔镜监视下退出，只有脐部的套管是随腹腔镜一起退出。当麻醉效果欠佳或 CO_2 没有排空导致腹腔内压力高时，小肠会随套管一起退到脐部的腹膜外而没被发现，于是造成了小肠嵌顿。一般于手术后 3～7 天开始出现恶心、呕吐、食欲缺乏和腹胀等症状，但有时在手术后立即出现症状。检查可见脐部变硬有压痛。腹部 X 线检查显示多数液平面，小肠肠袢扩张，直肠内无气体。

8. **术后肠淤胀**　腹腔镜松解肠粘连后可出现非动力性肠淤胀，术后 48 小时内发生典型的腹胀、恶心、呕吐及便秘，肠鸣音减少或消失。平卧位和直立位腹部 X 线片可显示扩张的肠管液平面以及由气腹遗留的一些游离分散的气体。

9. **术后出现呼吸系统症状**　腹腔镜手术后患者出现呼吸困难、呼吸急促等呼吸系统症状，排除了心、肺疾病以外，这可能已是肠穿孔后造成的晚期症状，原因是肠穿孔后导致炎性介质释放，渗透入肺，导致肺微血管渗透性增高，以及肺顺应性降低，或液体的细胞内渗出，腹部的膨胀，膈肌受刺激，呼吸受限和肺不张。

（三）大肠损伤的诊断与临床表现

1. **肠浆膜层出血、撕裂**　腹腔镜手术分离粘连的结肠、直肠时有可能造成肠管浆膜层出血、肠袢撕裂性损伤、肠管深部肌层损伤甚至肠管全层损伤，损伤面可以看到肠黏膜（图 40-2-7、40-2-8）。

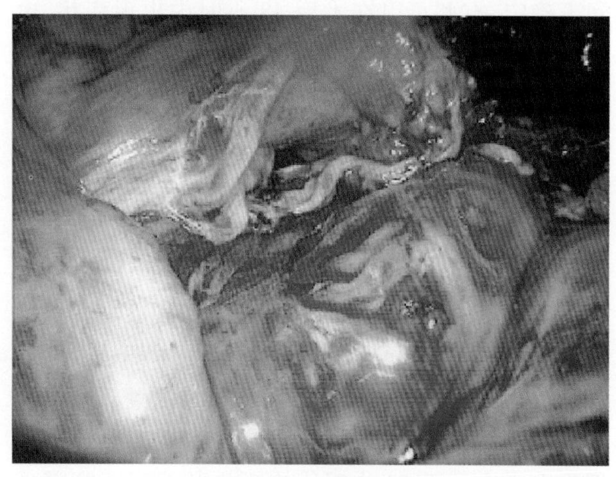

图 40-2-7　结肠壁损伤

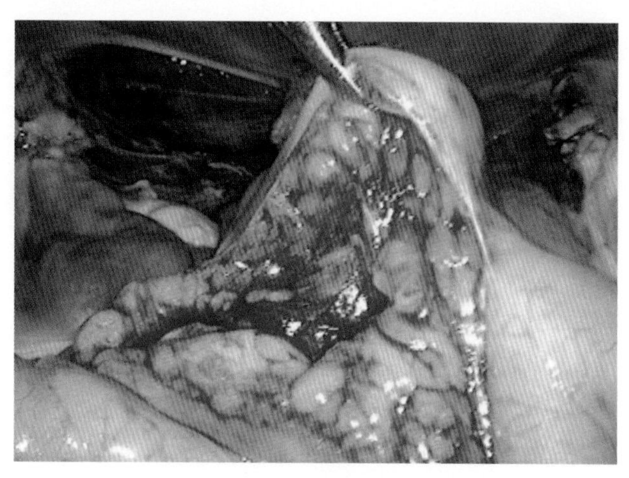

图 40-2-8　结肠袢撕裂伤

2. **腹腔镜下盆腔灌水试验**　当高度怀疑直肠损伤时，应在手术结束前在腹腔镜直视下在盆腔灌注 200～300ml 生理盐水，然后从肛门注入气体，观测是否有水泡冒出，如果没有水泡冒出，说明直肠没有损伤，这是诊断直肠损伤的办法。

3. **术后明显腹膜刺激症状**　腹腔镜手术后患者出现明显腹膜炎症状伴有发热等症状，应警惕大肠损伤的可能性。电凝损伤导致肠穿孔的时间与小肠一样，最早可在 5 天左右，最迟者有术后数周，一般 4～10 天才出现症状。

4. **阴道排泄粪臭分泌物**　腹腔镜手术后小的直肠阴道瘘完全可以没有症状，只有阴道少量的气体漏出和粪便渗出，此时可能会合并阴道炎。由于炎症等原因，使直肠阴道瘘管逐渐变大，不仅有气体漏出或粪液分泌物，甚至会有整块粪便从阴道排泄，这已是到了严重的直肠阴道瘘了，处理极为困难。

四、消化道损伤治疗

（一）胃损伤治疗

1. **插胃管减压**　如果怀疑 Veress 针造成胃穿孔，应取出 Veress 针重新插入一新的 Veress 针。如果腹腔镜检查时确认胃穿孔部位没有出血，损伤 <5mm 直径者可保守处理，术后插鼻胃管以使胃减压。通过胃减压可以促使胃肌肉自然封闭穿孔，减少胃胀气及胃肠液漏入，促进自然愈合。

2. **胃修补术**　穿刺套管造成的胃损伤面积一般都在直径 10mm 左右，如果证实套管穿刺性损伤，可以在腹腔镜下行胃修补术。用 2-0 可吸收线做两层间断缝合，术后置胃肠减压。大的撕裂伤需要剖腹做一期缝合。消化系统损伤的修补涉及较多的外科手术，最好同时请胃肠外科会诊。

（二）小肠损伤的处理

1. Veress 针损伤的处理　Veress 针穿刺时如果误伤小肠，应立即取出 Veress 针，用另一新针自不同角度插入来完成充气，进腹腔镜后应尽一切努力找出穿孔部位。虽然 Veress 针造成肠穿孔的严重并发症很少见，但有可能撕裂肠壁或肠系膜血管，所以必须要确定出血的部位或血肿形成的程度。如果只限于肠管浆膜的浅层撕裂而无出血或出血很少，或血肿稳定，可以观察，不必处理。当 Veress 针确诊误入小肠时，由于小肠液几乎是无菌的，而且肠壁的肌肉系统通过收缩一般能封闭穿孔并能防止肠液漏入腹腔，所以 Veress 针造成的小肠穿孔常常可以自然愈合，但术后要严密观测。证实是小肠浆膜层损伤并有活动性出血时，可以在镜下缝合损伤的浆膜层，如果血肿较大，镜下处理有困难，应该当机立断，马上剖腹止血。

2. 烧灼伤的处理　腹腔镜下确定小肠烫伤区域表浅且不超过 5mm 直径，可暂不必处理，完成手术后再检查烫伤部位，如果肠管浆膜层粉红色，说明血运正常，烫伤部位不会出现坏死。如果肠管浆膜层长时间苍白，证明烫伤部位缺血，或烫伤面积较大、较深，则应进行损伤肠段切除并吻合。因为在单极、双极烧灼的损伤后常发生广泛、延期的凝固性坏死反应，所以必须切除已损伤的肠段，以防术后腹膜炎的发生。切除范围应包括肠管损伤部位两侧的健康组织约 3～5cm。手术时最好请胃肠外科医师协助。

3. 小肠撕裂伤的处理　较大的肠壁撕裂伤需要修补。如果撕裂仅仅在表面而且撕裂范围未超过肠管周长的 1/2，则可在腹腔镜下修补肠管损伤面。撕裂范围超过肠管周长的 1/2，或缝合后小肠腔直径 <2cm，则应行肠切除端-端吻合术。修补时最好用带针的 3-0 可吸收线横行“8”字间断缝合。操作时提起损伤的小肠浆膜层，在距离正常组织外约 0.5cm 进针，穿过浆肌层，出针后缝合肠管肌层，注意不要穿透肠黏膜，再从对侧浆肌层穿出，如此反复两次操作，便是“8”字间断缝合，直到把损伤的肠壁修复（图 40-2-9、40-2-10）。

4. 对症处理　腹腔镜检查后患者主诉有腹痛加重或出现腹膜炎症状时，应怀疑有小肠的损伤并存在腹膜炎，及时应用抗生素治疗而且要做一系列的检查，包括血常规、尿常规、血生化、腹部摄片等，必要时 IVP 以排除泌尿道的损伤。腹部摄片证实小肠穿孔后，应该立即剖腹探测，并做节段性肠切除及再吻合术。

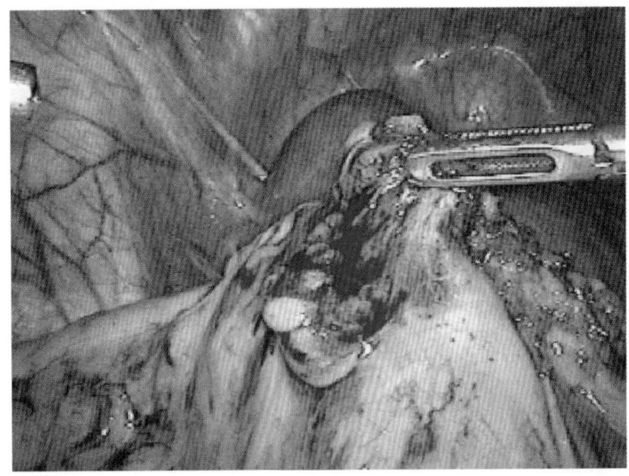

图 40-2-9　肠管撕裂损伤

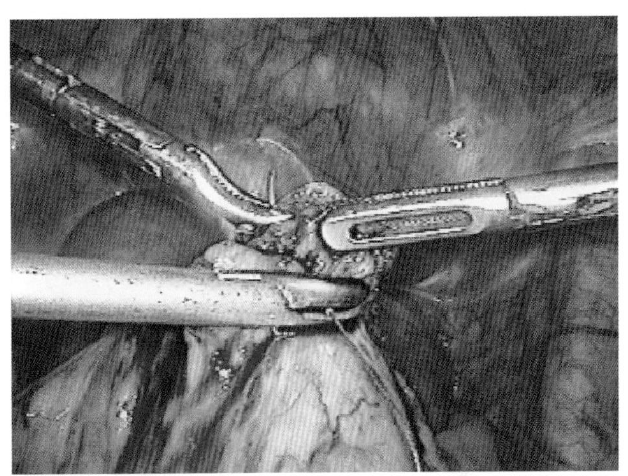

图 40-2-10　缝合浆肌层

5. 小肠嵌顿的处理　常用的治疗方法是剖腹，切除任何无活力的肠段，一期吻合。对有症状的肠管或大网膜的嵌顿采取期待疗法都是不合适的，因为很少出现自然缓解。延缓剖腹只能够增加疝出的肠段失去活力和需要切除的危险。华克勤等报道 1 例术后 3 小时呕吐因腹压增加引起脐孔 10mm 切口处 15mm 长的小肠外翻嵌顿，即在全身麻醉下略扩开脐孔部位切口，回纳肠曲，再行腹腔镜检查，发现卵巢创面少量活动性渗血，腹腔内积血共 1 000ml，予电凝并缝合止血，同时观察回纳的肠曲色泽逐渐转为粉红色。作者在刚开展腹腔镜手术的时候，一例良性卵巢肿瘤行腹腔镜下卵巢瘤剥除术，术后第 2 天出现发热、呕吐、腹痛等症状，腹平片等检查怀疑为小肠梗阻，遂行剖腹探查，术中发现部分小肠嵌顿于脐孔穿刺处，肠管表面出现淤黑等坏死现象，请外科医师上台协助行部分小肠切除修补手术。该两例的处理过程告诉我们，对于小肠嵌顿，早发现、早处理，可以避免肠段性切除，如果迟发现，则会导致小肠坏死(图 40-2-11～40-2-14)。

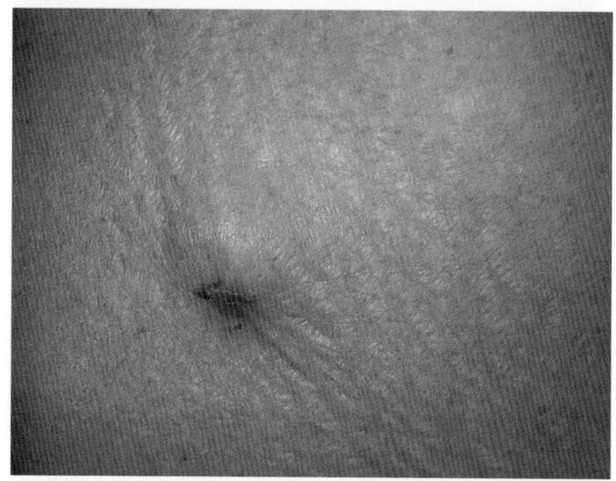

图 40-2-11　切口疝

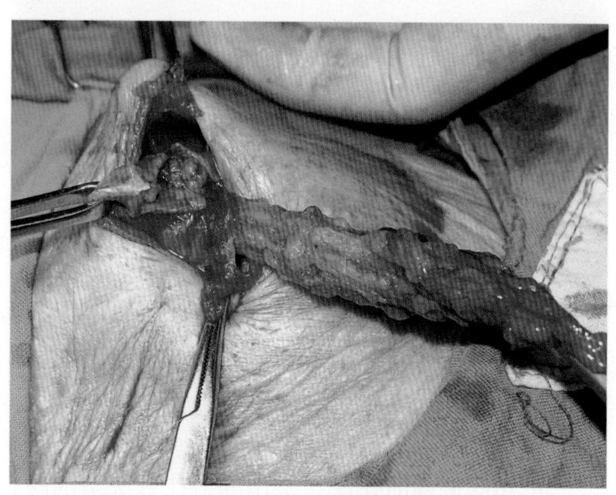

图 40-2-12　取出大网膜

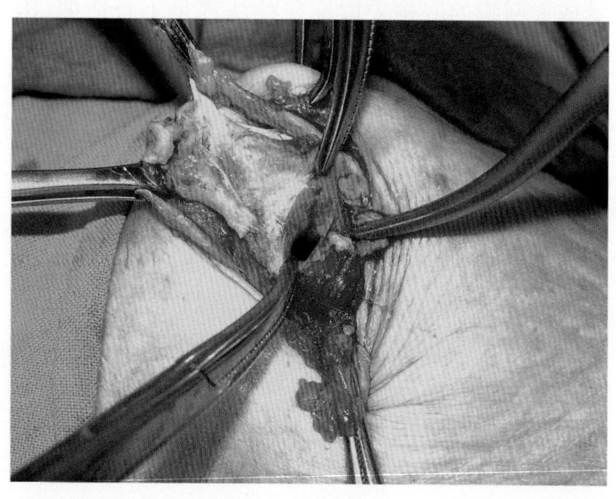

图 40-2-13　疝囊口

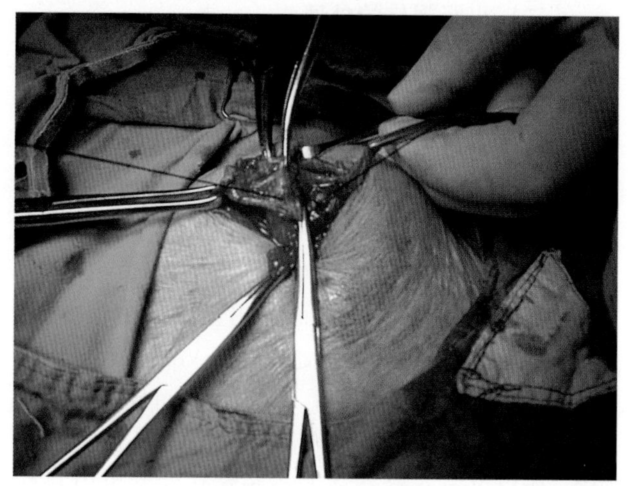

图 40-2-14　修补疝囊

(三) 大肠损伤的处理

除了表浅的大肠浆膜层撕裂可以由妇科内镜医师自行修补外，其他损伤必须请胃肠外科会诊，由他们决定处理方案。

1. 肠管修补　大肠浆膜层撕裂表浅、范围小、出血少，一般不需要修补，术中动态观测，如果没有继续出血则不必处理。对于撕裂面积大、比较深的浆膜层，也必须修补。腹腔镜下修补时应该逐层缝合，先从浆膜层进针，穿过创面底部，再从对侧浆膜层出针，不得留有无效腔。

2. 肠管吻合　术中出现结肠损伤<2cm，没有明显的肠内容物漏出，周围污染少，而且术前已作了充分的肠道准备，可考虑单纯肠管吻合。最好能请胃肠外科会诊，协助处理。如果是直肠损伤，必须请胃肠外科会诊，由他们决定处理方案。术后必须使用广谱抗生素。

3. 肠管造瘘　直肠撕裂伤、术前没有充分的肠道准备、术后肠瘘等，一般不宜行一期修补，须行肠造瘘。肠造瘘是治疗大肠损伤最安全的一种方式，尤其是左侧大肠的损伤，因为左侧血供比右侧差，而且其内含粪便、细菌等相对较多。升结肠较重要的创伤一般要切除被撕裂的一段肠管，可做一期吻合，但较常见的是先做回肠造瘘，经过一段时期的粪便分流再做吻合。降结肠、乙状结肠或直肠的主要损伤可采用近端结肠造瘘分流，切除受损肠段及延期再吻合。如果损伤较大、累及损伤的肠管血供、缝合张力大或肠管准备不足都是近端结肠造瘘的指征。肠造瘘后需要大量生理盐水及 0.5%甲硝唑溶液灌洗腹腔，并用广谱抗生素。

4. 直肠阴道瘘修补　腹腔镜术后偶尔会发生

直肠阴道瘘,其手术方法与瘘管的位置与大小、是否存在多个瘘管有关。为了减少感染,保证愈合,在修补前需要有一个完整的肠道准备。术前3天流质饮食,术前18~20小时开始口服肠道润滑剂,红霉素500mg和新霉素1g在术前当天的下午1点、2点和10点口服。直肠用2%的新霉素溶液200ml,在手术的当天早上进行灌洗,直到液体回流是清洁的。

(1) ≤5mm的直肠阴道瘘处理:修补时,于阴道黏膜内注入无菌生理盐水便于分离组织(不主张用血管收缩剂行皮下注射,因为用了血管收缩剂可引起组织缺血和影响局部防止感染的保护机制),在小瘘管周围作环状切口,剪去瘘管直肠开口周围的瘢痕组织,用锋利的尖剪刀充分分离足够的阴道黏膜。缝合必须要超过开口两侧角的顶端,为了使直肠开口暴露清楚,保证缝合顺利,可在直肠中放一手指作为引导。用3-0可吸收线于直肠损伤部位边缘外5mm、黏膜下方进针做没有张力的荷包缝合,小心别穿过肠壁,荷包打结时将瘘管的边缘翻在肠腔内,然后再对肌层荷包缝合,再用2-0可吸收线在中间将瘘管两边组织间断缝合;切除多余的阴道黏膜,用2-0可吸收线连续扣锁缝合阴道创面。术后常规使用广谱抗生素。

(2) >5mm的直肠阴道瘘处理:同样用水垫分离阴道黏膜层,游离损伤的直肠黏膜层10mm,剪去瘢痕组织,用3-0可吸收线在直肠黏膜层外进针,连续缝合直肠黏膜层,再用2-0可吸收线间断缝合直肠肌层,用2-0可吸收线连续扣锁缝合阴道创面。术后常规使用广谱抗生素。

五、消化道损伤预防

(一) 胃损伤预防

1. 术前做好胃准备　腹腔镜手术患者术前一天晚上流质饮食,手术当天禁食。对于体质虚弱者可以考虑静脉补液,以补充能量,防止虚脱。

2. 插胃管减压

(1) 急诊腹腔镜手术患者,如果当天饮食过多,术前可以考虑插胃管,减少由于胃胀气导致穿刺性损伤,也可以防止因为内容物过多误吸进入气管引起窒息。

(2) 穿刺前首先检查胃部有否膨胀,然后在胃部叩诊,了解胃部有否胀气,如果发现胃部充满气体,应该先插胃管减压,再进行穿刺。

(3) 如果术中发现胃胀气,应该马上插胃管减压,以减少胃损伤发生。

3. 手术时避免损伤胃　妇科手术与胃有关的就是大网膜切除。大网膜相连于胃,切除时必须避免损伤。操作时提起网膜,分清胃与大网膜的解剖位置,在大网膜无血管区用超声刀或血管闭合系统(Ligasure)靠近胃部钳夹、切断胃与大网膜连接部,出血点可以用双极电凝止血。

(二) 小肠损伤的预防

1. 瘢痕上方穿刺　对于有腹部正中手术史的患者进行腹腔镜手术时,如果主套管直接从瘢痕部位穿刺,极容易刺破与腹壁粘连的小肠。因为在传统手术中(包括纵行切口的剖宫产),由于暴露术野的需要,助手会用皮肤拉钩将皮肤向上牵拉,由于皮肤弹性比较好,往往造成皮肤下的切口要比皮肤的切口长,如果术后发生肠管与前腹壁粘连,很可能就会出现在靠近瘢痕的部位或其上方。此时如果直接从瘢痕顶部穿刺,将会刺破与腹壁粘连的小肠。有学者建议结合超声技术的内脏滑行技术评估是否有脐部粘连,可以避开肠管损伤,但这需要非常富有经验的超声医师指导操作。根据作者临床经验,肠管粘于瘢痕顶端>3cm的概率非常小,所以我们主张主套管应该选择距离瘢痕顶端>3cm的部位进行穿刺,将可避免刺破肠管(图40-2-15、40-2-16)。

2. 滴水试验　Veress针穿过皮肤、筋膜、腹膜有三个落空感,穿过皮肤需要较大的力,然后极容易到达筋膜层,再稍用力便穿过筋膜层,直透腹腔,当Veress针到达腹腔时有一种很明显的落空感,滴水试验顺利便证实进入腹腔。如果Veress针穿刺时没有第三个落空感,或滴水试验不顺畅,就应该考虑是否刺到了小肠。

3. 注意气腹机读数的变化　注气前,设定气腹机内各种参数,一般设定腹内压(IAP)为12~13mmHg。开始充气时,气流量设定为0.5~1.0L/min,使CO_2缓慢进入腹腔,防止IAP急骤升高,影响心肺功能。当腹内压达到3mmHg时,可以改用3.0~

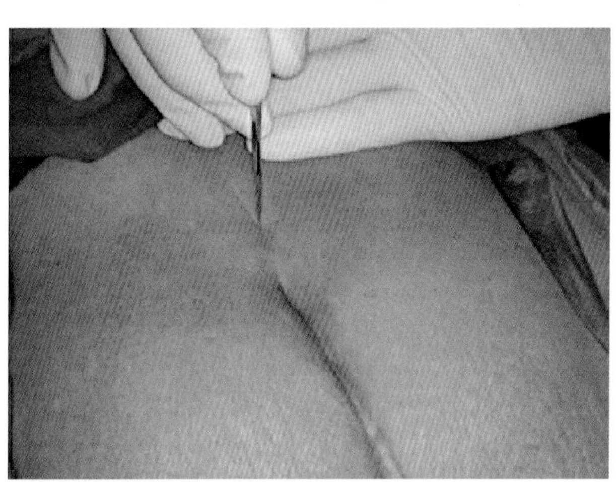

图40-2-15　瘢痕上切口

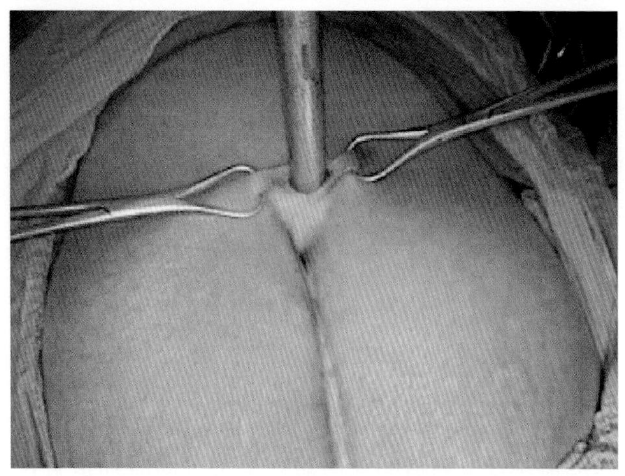

图 40-2-16　瘢痕上套管穿刺

5.0L/min 流速，直到维持 13mmHg。在充气过程中，如果气腹机的读数突然显示腹内压超过 13mmHg 或读数升降不稳定，表明气腹针进气受阻提示针尖可能触及大网膜、肠管或粘连部位或可能针头移位，应停止进气，并调整针头位置或重新穿刺。

4. 可视性穿刺　目前，主套管的放置都是盲目穿刺，由于无法预测有无肠管或网膜粘连于前腹壁，所以最容易造成损伤。为了避免主套管盲目穿刺，临床上已使用可视性穿刺套管，这种穿刺套管由可进镜头的空心穿刺锥及套管两部分组成，套管上有控制进镜的开关，当把镜头插入空心穿刺锥时，打开开关，腹腔镜便进入穿刺锥内，然后直视下穿刺，可以非常清晰地看到穿刺锥穿过脂肪、筋膜、肌肉、腹膜等各层的解剖，然后进入腹腔。由于该穿刺锥头比较钝，即使碰到肠管也只是将其推开而不会刺伤，对于有腹部手术史的患者选择腹腔镜手术是预防其损伤肠管的最佳方法之一(图 40-2-17~40-2-20)。

5. 直视下穿刺　腹腔镜进入腹腔后，随后的每

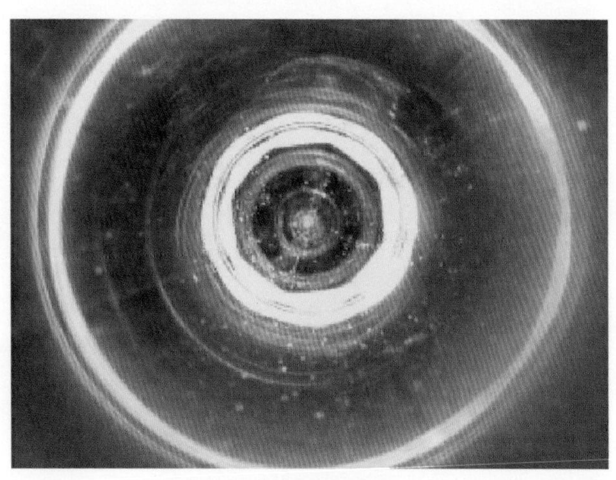

图 40-2-17　插入可视套管

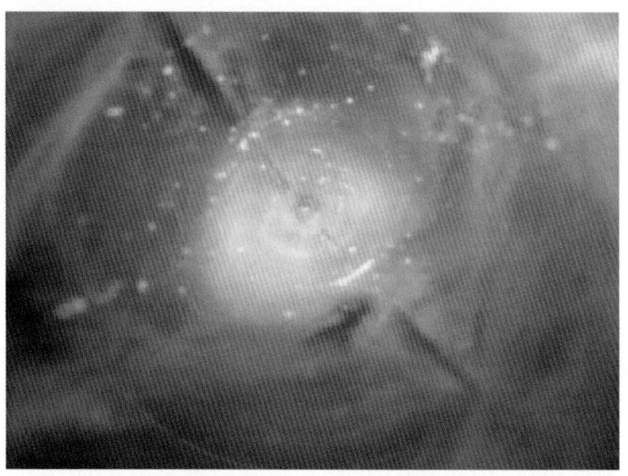

图 40-2-18　穿过肌肉层

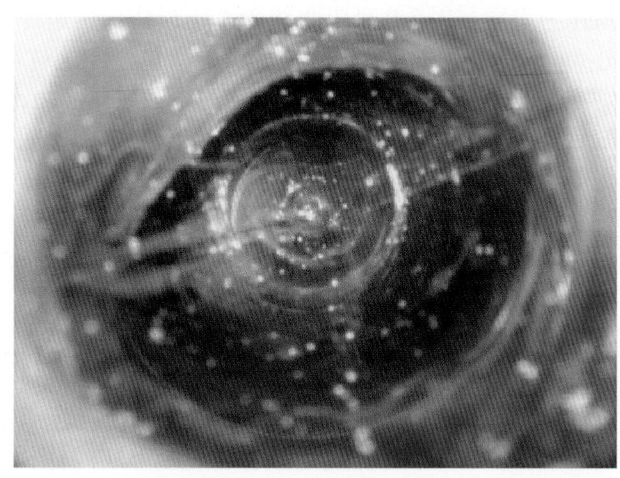

图 40-2-19　透过腹膜层

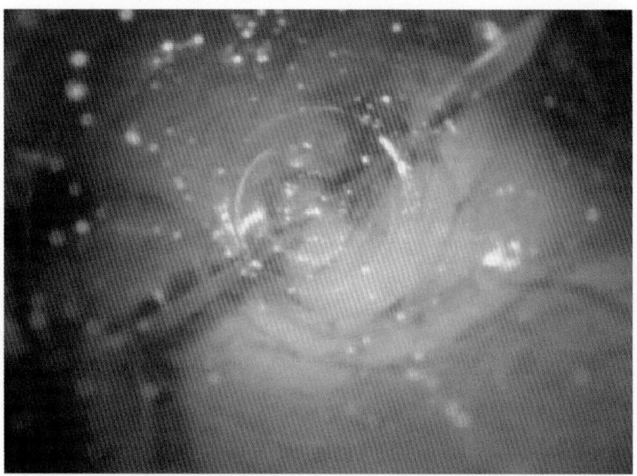

图 40-2-20　进入腹腔

一次穿刺(5mm、10mm 或 15mm 套管)都必须在直视下进行。如果发现下腹部有肠管粘连而又不影响术野，可以选择在肠管粘连旁开约 1~2cm 进行穿刺。

操作时，切开皮肤，先将套管针穿过筋膜、肌层，然后稍用力将腹膜推向腹腔，确认套管不会碰到肠管后，再用力穿透腹膜进入腹腔（图 40-2-21、40-2-22）。

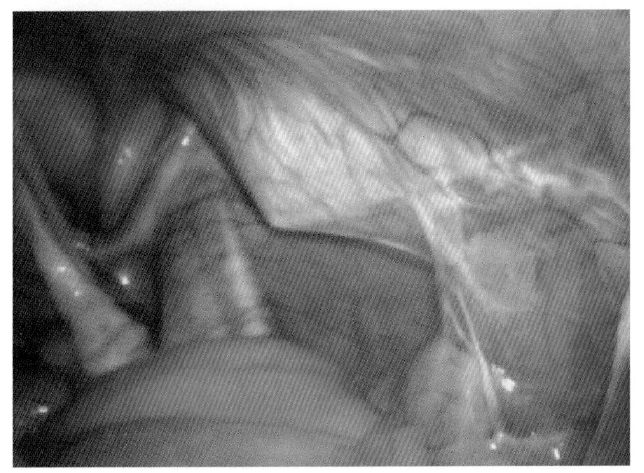

图 40-2-21　将腹膜推向腹腔

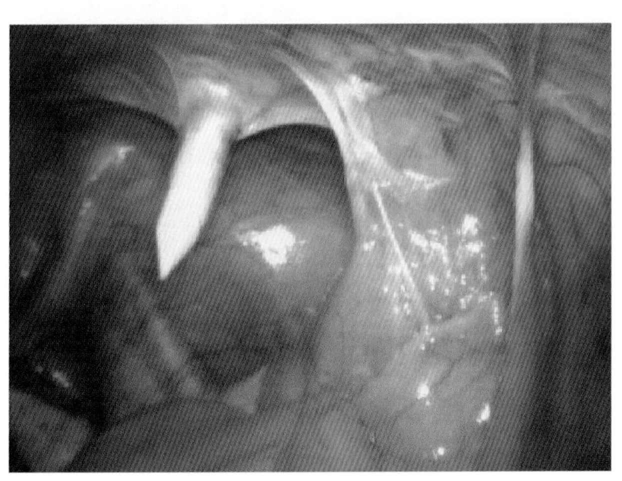

图 40-2-22　套管进入腹腔

6. 紧靠腹壁分离粘连小肠　小肠粘连大多伴有大网膜粘连，在分离粘连的小肠前，应该先分离粘连的大网膜。操作时千万不要随意就切断粘连的大网膜，更不能用电刀在粘连大网膜的上方电凝企图止血后再离断，因为肠管有可能就裹在粘连的大网膜里。所以，分离前用无损伤钳钳夹粘连组织并向下牵拉，使腹膜向内凸出少许，用超声刀紧贴腹壁从解剖界限清晰的部位开始，先易后难，逐一分离、切除部分腹膜，使肠管从腹壁上完全分离（图 40-2-23、40-2-24）。

7. 取出标本预防小肠损伤

（1）在直视下取出标本：早期开展腹腔镜手术时，左下腹部辅助套管基本都是采用 10mm 的套管，良性卵巢肿瘤剥出后、附件切除后或宫外孕术后的

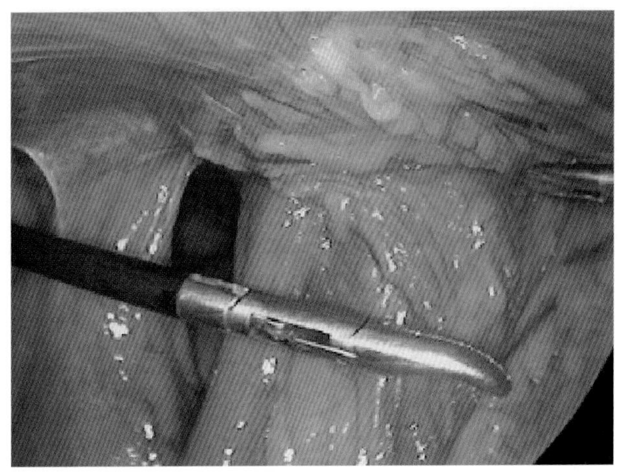

图 40-2-23　小肠广泛粘连

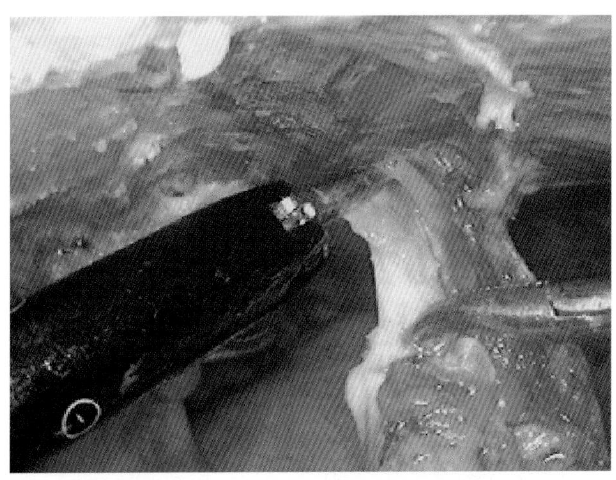

图 40-2-24　切除部分腹膜组织

标本也都是从 10mm 的穿刺孔取出，这种取出方法是在腹腔镜监视下进行，原则上绝对不会损伤小肠。

（2）气腹下取出标本：随着镜下操作技巧娴熟，也为了更进一步减少患者的创伤，现在对于良性卵巢肿瘤剥出、附件手术在下腹部都采用 5mm 套管，因此，术后标本的取出只能选择脐部穿刺孔。由于无法在腹腔镜下监视，所以如果取出过程不注意操作程序，就有损伤小肠的可能。操作时把标本放进腹腔并将标本装进袋内，接着把主套管上的充气管连接到辅助套管上，保持腹腔内压力 13mmHg，然后钳夹标本袋连同套管针慢慢退出脐孔外，也可以事先在标本袋缝上丝线一起放进腹腔，在退出套管时一并拉出丝线。脐孔外再用小血管钳钳夹标本袋边缘，逐一取出标本（图 40-2-25、40-2-26）。

8. 预防切口疝　大多数切口疝发生于 10～15mm 套管穿刺部位，为了避免疝形成可以采用以下预防措施：

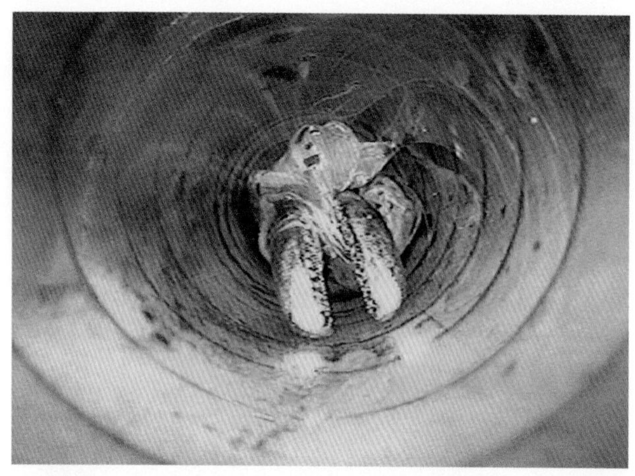

图 40-2-25 把标本袋送出脐孔外

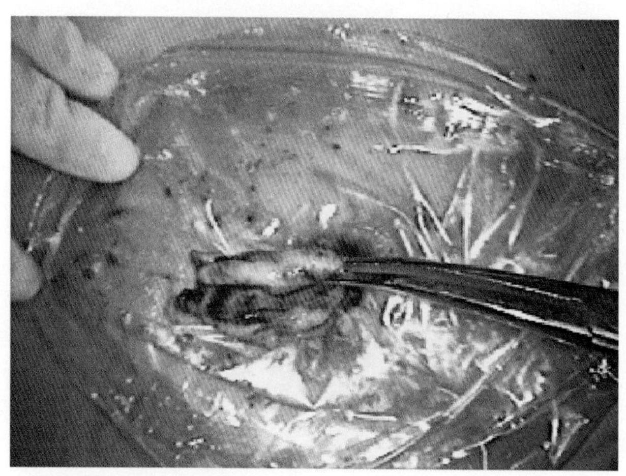

图 40-2-26 取出组织

（1）排空腹腔内 CO_2 气体：手术结束后，在退出脐孔套管鞘和腹腔镜之前，应在直视下用吸管将腹腔内 CO_2 吸出或打开套管鞘上的开关，排出 CO_2 气体，尽量减少腹腔内的压力，然后左手提起腹壁，右手将腹腔镜连同套管鞘一并退出腹膜外，确信肠管、大网膜没有在穿刺孔内后，拔出套管鞘，这种方法可有效避免大网膜和肠管等进入腹壁切口。

（2）关闭小切口筋膜：一般情况下对腹壁上 10mm 的穿刺孔可以不缝腹膜层，直接缝合筋膜层，再缝合皮肤就可以预防腹壁疝。但对于消瘦患者及 15mm 穿刺孔建议分层缝合，先关闭腹膜层，再缝合筋膜层、脂肪层及皮肤。具体操作方法：手术结束后，在腹腔镜直视下用吸管挑起切口边缘，两把小血管钳分别伸进腹腔并钳夹两侧腹膜，退出吸管，用带针的 3-0 可吸收缝线分别缝合腹膜层、筋膜层、脂肪层，再埋藏缝合皮肤层（图 40-2-27～40-2-30）。

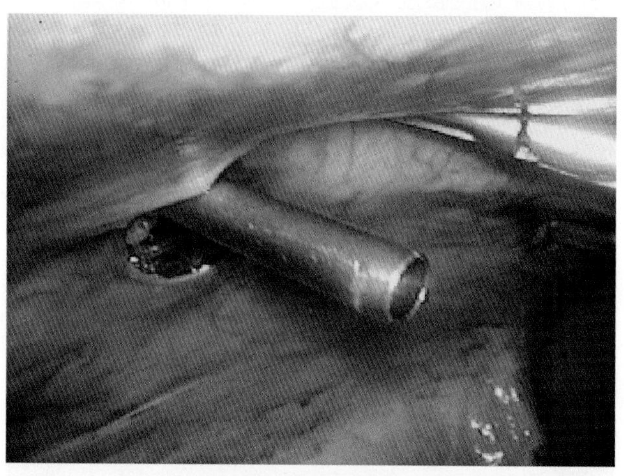

图 40-2-27 挑起切口边缘

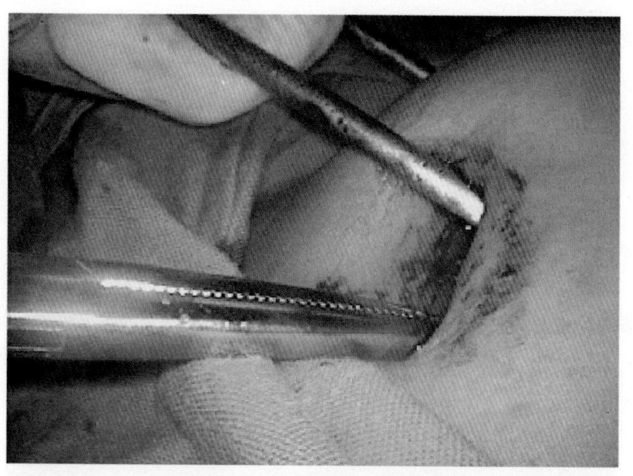

图 40-2-28 钳夹腹腔内腹膜

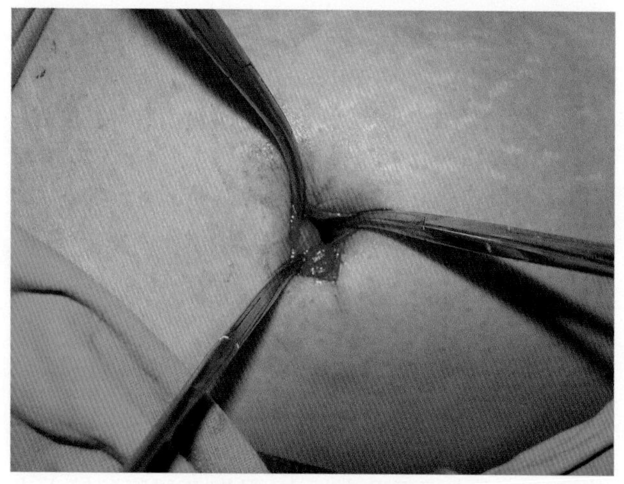

图 40-2-29 钳夹腹膜

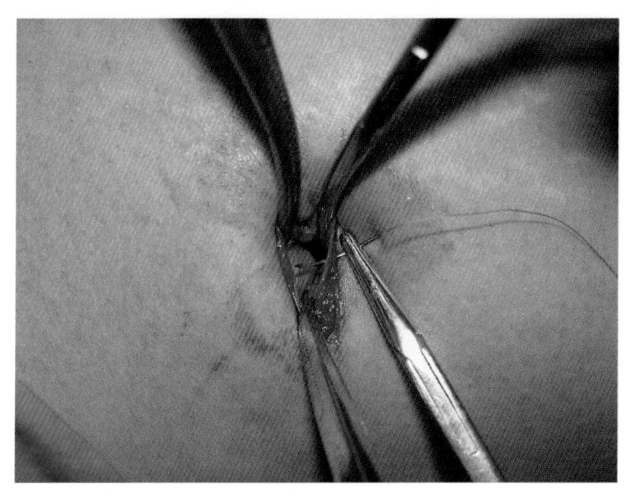

图 40-2-30　缝合腹膜

（三）大肠损伤预防

1. 大肠浆膜层电凝止血时预防热损伤　腹腔镜手术中由于分离粘连等原因，有时会损伤大肠浆膜导致出血，当然最好的方法是缝合止血，但损伤范围少、损伤组织表浅，往往会使用双极电凝止血。此时使用功率一般选用 30～40W，把双极钳轻轻放在损伤大肠的浆膜层上，脚踩踏开关，点到即止，达到止血效果就好。不得长时间电凝，否则会导致大肠热损伤。

2. 切除大网膜时预防横结肠损伤　在妇科肿瘤腹腔镜手术如早期卵巢癌细胞减灭术，需要大网膜切除，而大网膜切除最容易损伤横结肠。切除大网膜时，看清横结肠的解剖位置，在靠近横结肠部位切断大网膜与横结肠相连的组织，直到离断肝区及脾区的大网膜。

3. 重度盆腔粘连全子宫切除预防直肠损伤　重度内膜异位症患者子宫、附件、结肠、直肠已紧密粘连成团，盆底完全封闭，正常解剖已完全消失，已不可能按照正常步骤离断附件、子宫血管及骶主韧带的方法去进行，这类手术最关键的是要避免肠管和输尿管的损伤。唯一的办法是先分离粘连的肠管和附件，恢复基本的解剖结构，再逆行全子宫切除。

分离粘连组织时应该先易后难，从浅到深，看清界限，逐步进行。由于盆腔内的脏器已粘连成团，间隙很少，有时候分离粘连无从下手，可能一开始分离就会出现损伤。经过谨慎、小心的粘连分解，把子宫的基本解剖结构恢复，可以分清子宫体、子宫颈下段，也初步确定了双侧输尿管的基本位置，于是可以按步进行切除子宫。但由于粘连致密，子宫血管无法暴露清楚，直肠与子宫骶骨韧带很可能融为一体，再继续分离将会损伤直肠，企图多切除宫颈后壁组织以保护直肠也不现实，这时候如果按常规方法切断子宫血管，子宫骶、主韧带就有可能损伤直肠，只能做逆行子宫切除术。剪开膀胱腹膜反折，下推膀胱到宫颈外口约 2～3cm，切开阴道前壁，钳夹阴道前穹窿，紧靠宫颈管壁离断阴道各穹窿，完全游离子宫体。离断子宫颈旁组织时，最好能保留少许的子宫颈管组织，以确保直肠不受损伤（图 40-2-31～40-2-34）。

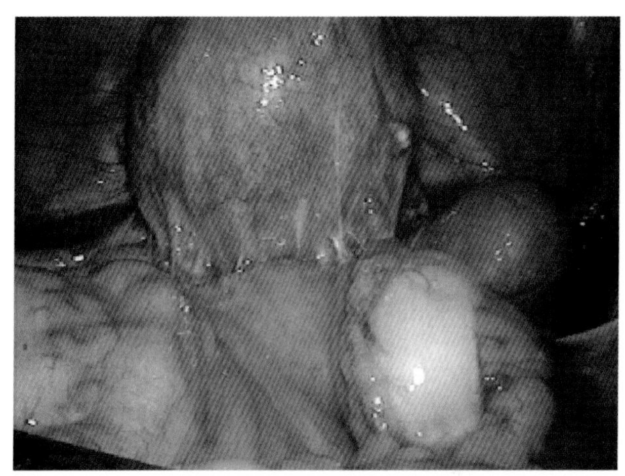

图 40-2-31　盆底完全封闭

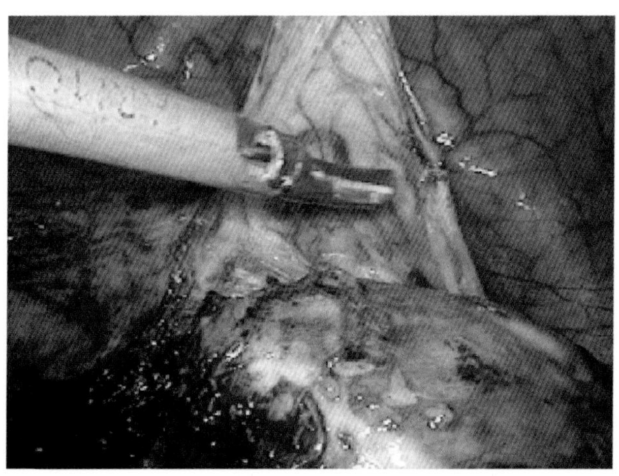

图 40-2-32　推开膀胱

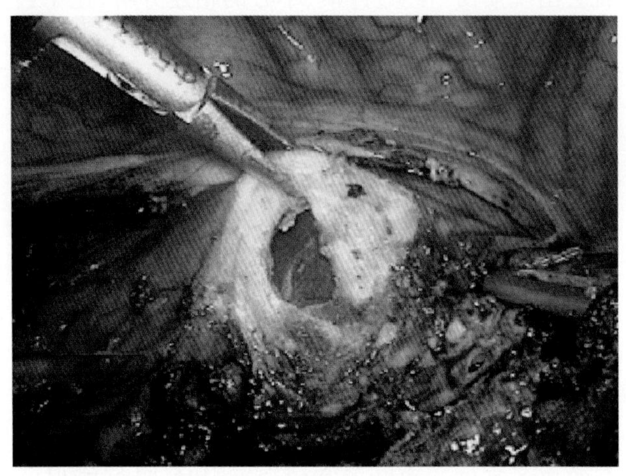

图 40-2-33　提起阴道前壁

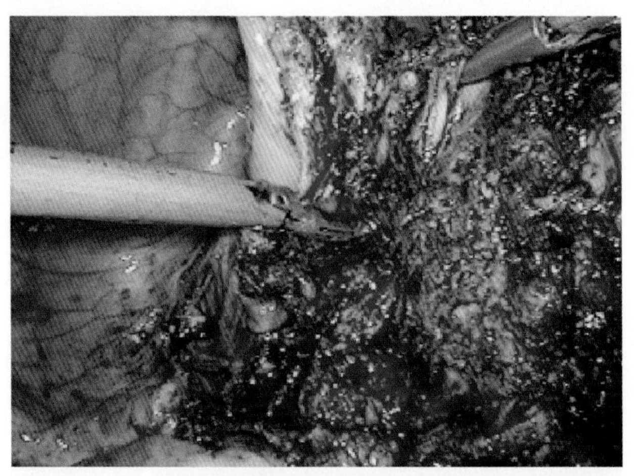

图 40-2-34　离断阴道侧壁

（李光仪）

第 3 节　血管损伤与出血

腹腔镜手术的成功，除了要求具备完善的设备、镜下操作技巧外，最重要的还是要掌握镜下的各种止血方法及血管损伤后的处理。在腹腔镜下不管做什么手术，都会引起出血，甚至有大血管损伤的可能，手术越大血管损伤与出血的概率越高。最容易引起血管损伤的是腹腔镜广泛全子宫切除术及盆腔淋巴结清扫术。

一、血管损伤发生率

血管损伤（vascular injury）是腹腔镜手术的主要并发症，甚至是灾难性并发症之一，占并发症的30%~50%。血管损伤约30%~50%是由于腹腔镜检查时手术创伤所致。国内、外文献报道血管损伤发生率为0.08%~2%。1977年，Mintz报道在100 000例腹腔镜操作中有34例大的血管损伤（0.34‰），由气腹针造成的血管损伤约占36%，主要套管和辅助套管造成的血管损伤约32%。Nezhat等报道在腹腔镜下手术6 012例病例中，损伤性并发症（血管损伤、肠管损伤和泌尿系损伤）发生率为1.47%。Garry R总结1977~1999年6位作者350 000次闭合式腹腔镜的穿刺并发症，其中血管损伤的发生率为0.2/1 000。Catarci M报道的12 919例腹腔镜手术穿刺引起的并发症的多中心研究结果，总的穿刺并发症发生率为1.8/1 000，其中大血管损伤占0.5/1 000，无死亡病例。Schafer报道腹腔镜手术气腹针及套管针引起血管损伤发生率为0.05%（7/14 243例），主要为大网膜或肠系膜血管损伤，其次为腹壁血管撕裂。国内张晓薇等报道1993年1月~1999年1月在270例妇科腹腔镜手术中，出血发生率为1.48%（4/270），其中腹壁套管穿刺孔出血1例、附件内套圈结扎套圈滑脱伴出血2例、脐部伤口小血肿1例。赵学英等报道北京协和医院1994年7月~2004年6月在6 416例腹腔镜手术中发生血管损伤发生率为0.2%（13/6 416），其中9例腹壁下血管损伤，3例大网膜血管损伤，2例髂血管损伤。李光仪等报道1998年12月~2002年12月用腹腔镜行盆腔淋巴结清扫大血管损伤发生率为8.77%（5/57）。喇端端等报道2003年1月~2005年2月在腹腔镜手术2 684例中，总的并发症发生率为2.53%（68例），脏器及血管损伤并发症发生率为0.37%（10例），其中与套管针穿刺相关损伤4例（肠系膜血管损伤与后腹膜血管损伤各2例）。

二、血管损伤原因

（一）腹壁血管损伤的原因

1. 对腹壁血管解剖不熟悉　腹腔镜手术引起腹壁血管损伤主要发生在腹壁辅助套管针穿刺时。腹壁血管包括腹壁浅动脉、腹壁上动脉、腹壁上静脉、腹壁下动脉、腹壁下静脉。这些血管部分位于腹壁浅层，部分位于腹壁深层，消瘦患者可以清晰看到腹部血管,肥胖患者腹部血管全部隐藏于厚厚的脂肪下方,进行腹部套管穿刺时如果对这些血管解剖不熟悉就会造成损伤。

2. 辅助套管穿刺造成损伤　无论是耻骨联合上或下腹部进行套管穿刺,还是 5mm 或 10mm 辅助穿刺,由于腹壁下动脉走行于腹直肌与腹直肌后肌膜之间,除非患者很瘦,该血管一般很难用腹腔镜透照法确认,因此,损伤腹壁下动脉的概率很高。

(二) 盆腔血管损伤原因

1. 盆部血管解剖不熟悉　盆腔血管非常丰富,包括旋髂深动静脉、子宫动静脉、卵巢动静脉、闭孔动静脉。而盆底的深部又充满了交错的小血管,彼此吻合成网,形成许许多多的静脉丛,有子宫静脉丛(位于子宫系膜和主韧带子宫旁段中,并与阴道静脉丛、输卵管静脉丛、膀胱静脉丛、直肠静脉丛广泛吻合)、阴道静脉丛(紧贴阴道侧壁,位于主韧带子宫颈旁段内)、膀胱静脉丛(位于膀胱下侧方,膀胱侧韧带中)、直肠静脉丛(紧贴直肠壁)、耻骨后静脉丛(由闭孔静脉、髂外静脉、腹壁浅静脉和阴蒂深静脉吻合形成)、骶静脉丛(由骶中静脉和骶外侧静脉吻合形成)等。在腹腔镜手术时,特别是广泛全子宫切除、盆腔淋巴结清除时是最容易出血,也是最难止血的部位。此外,在腰大肌的前面、闭孔窝深处也充满着许许多多的、变异的小血管,这些小血管在腹腔镜手术时如果破裂,也会引起大出血。

特别是对闭孔窝血管解剖不熟悉,更会造成损伤。闭孔窝内满布充盈的血管网,而且与髂外静脉直接相连的属支没有规律地插入闭孔窝,更使闭孔窝内血管的分布变得错综复杂,这些血管网全被脂肪、淋巴组织覆盖,有些血管甚至与淋巴结相连。腹腔镜下清扫该部位淋巴结时如果对闭孔窝血管的分布规律没有掌握,不管采用钝性剥离还是锐性切除,都很难避免闭孔血管的损伤(图 40-3-1、40-3-2)。

2. 操作失误导致损伤　普通妇科腹腔镜手术时一般不会损伤盆腔血管,但在广泛全子宫切除时,腹腔镜下可以看到盆腔四周腹膜满布充盈的血管网,剪开盆腔腹膜后更是满布密密麻麻的血管,手术中任何的疏忽都会损伤这些血管引起出血。

(三) 腹膜后大血管损伤原因

腹膜后血管主要是指腹主动脉、下腔静脉、髂总动静脉、髂外动静脉及髂内动静脉。这些大血管损伤后不仅仅是大出血,更可能会危及生命。

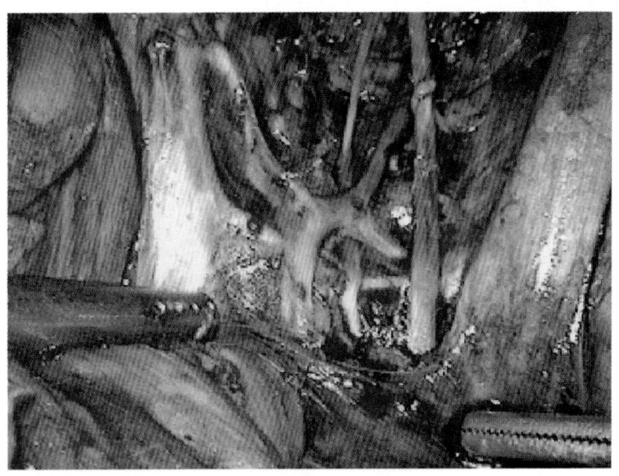

图 40-3-1　闭孔窝内血管

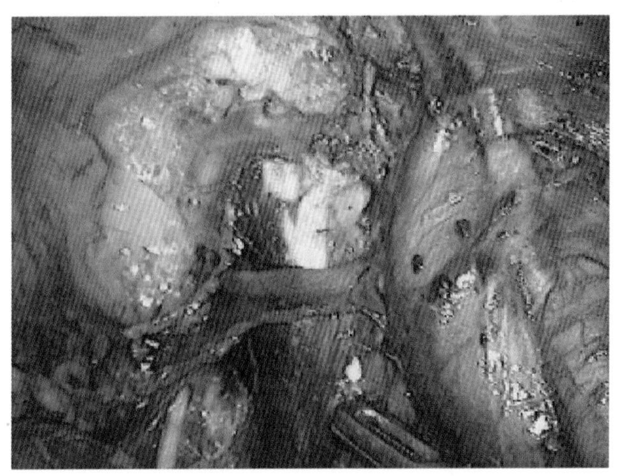

图 40-3-2　闭孔窝内无名静脉

1. 对腹膜后血管解剖不熟悉　对脐部与之对应的腹膜后血管解剖不熟悉。脐部与主动脉分叉距离绝大部分(约 80%)约 2cm 左右,少部分(约 20%)低于脐,与主动脉分叉以下的左髂总静脉相距约 3~4cm。脐部与这些大血管的体表投影位置因患者的体位、胖瘦、年龄而不同,随着年龄增大,脐位置会下降。当头低臀高位时主动脉下端转向上方,将髂总血管及其分支接近脐水平面,肥胖患者的脐部也向上移位,结果脐与主动脉之间的距离变短。脐本身距主动脉的距离比较近,无论高矮胖瘦,都只有数厘米,非常瘦的患者前腹壁与主动脉的距离仅有 2~3cm。如果不注意这种体位的变化和解剖上的改变,当 Veress 针穿刺或主套管穿刺时,如果朝着这些大血管垂直、过深或暴力穿刺,就有可能损伤腹膜后的血管。

2. 穿刺造成腹膜后血管损伤　随着穿刺技巧

的掌握，并发症越来越少，血管损伤也明显减少。

(1) Veress 针穿刺致腹膜后血管损伤：妇科腹腔镜手术多采用 Veress 针穿刺建立人工 CO_2 气腹后进行。穿刺点一般都选择在脐孔及其周围，脐部位置相对应于 L_4 脊椎，而腹主动脉、下腔静脉的体表投影恰好就位于脐部周围。在切开脐孔皮肤时，如果患者明显消瘦，切口过深，也能损伤主动脉。Veress 针穿刺时如果方法掌握不正确，也可以刺伤腹主动脉或下腔静脉(图 40-3-3)。

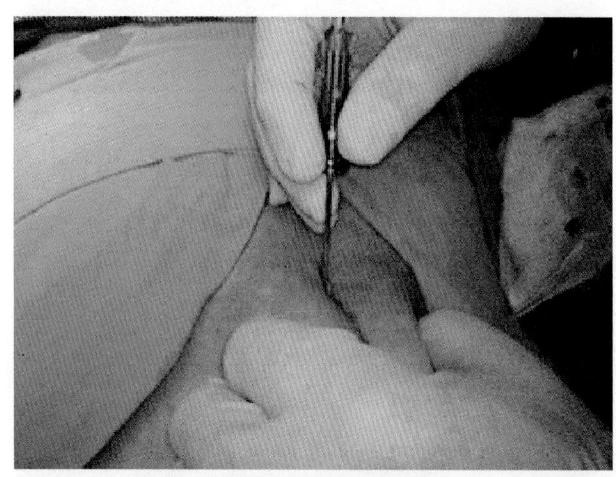

图 40-3-3　Veress 针暴力穿刺

(2) 主套管穿刺致腹膜后血管损伤：妇科腹腔镜手术主套管针穿刺基本选择在脐部，而且都是盲目穿刺。大多数腹膜后大血管损伤都是由于在主套管插入的过程中术者未经过系统培训盲目操作而造成的。下列因素可能会导致腹膜后大血管损伤：①穿刺时没有采取增加盆腔空间的方法，如没有用巾钳将脐孔皮肤提起；②没有人工气腹就直接脐孔穿刺，术者用左手抓下腹部皮肤并提起，右手拿套管针穿刺，由于术者戴着很光滑的胶手套，穿刺过程左手极容易脱离下腹部皮肤，而右手却继续用力穿刺，于是就极有可能损伤腹膜后的血管(图 40-3-4)。

(3) 辅助套管穿刺致腹膜后血管损伤：妇科腹腔镜手术的辅助套管穿刺都选择在下腹部，而且都是在腹腔镜监视下进行，理论上是不会损伤腹膜后血管，但如果套管插入时穿刺锥偏离中线，斜向盆侧壁，或者因为腹壁张力太小，穿刺锥进入腹腔时被肠管、大网膜等组织所遮盖，没法看清腹膜后血管的位置就可能会误伤(图 40-3-5、40-3-6)。辅助套管造成损伤的血管是髂外动、静脉。

3. 缺乏操作经验　腹腔镜手术除了设备依赖性很强以外，对技术操作依赖性也很强。开展腹腔镜手术前必须要经过培训，大量文献提示腹腔镜手术并发症与医师的手术经验明显相关，存在着明显

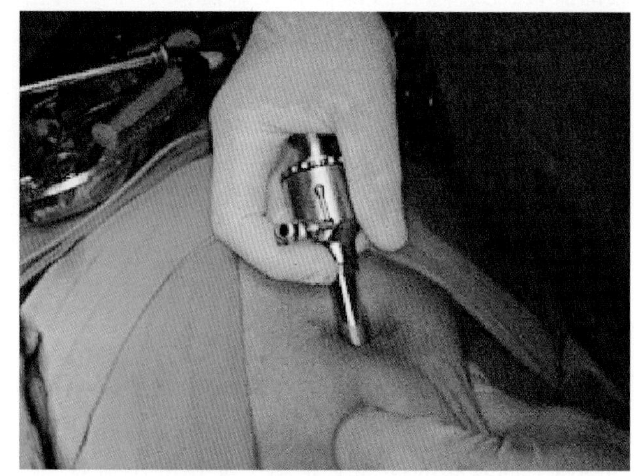

图 40-3-4　套管针暴力穿刺

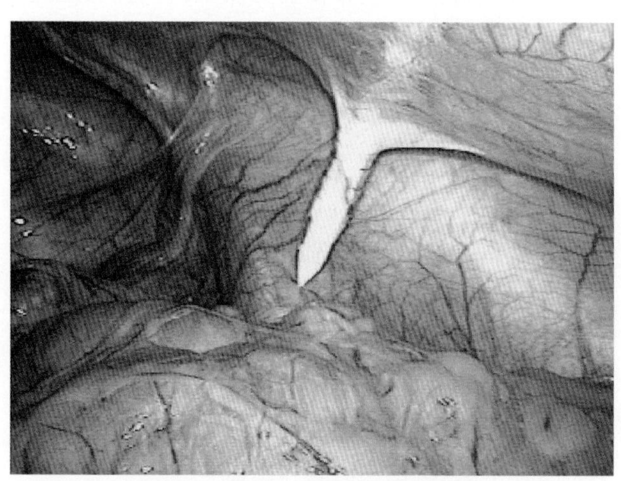

图 40-3-5　穿刺锥斜向盆侧壁

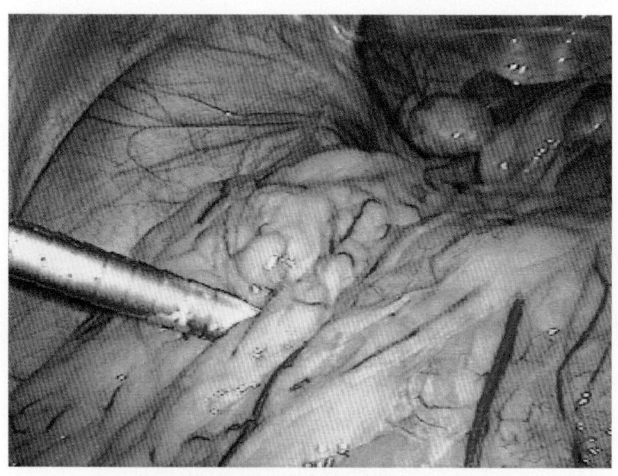

图 40-3-6　穿刺锥被肠管遮盖

的双峰曲线关系。此外，在没有掌握腹腔镜下操作技巧前，就贸然开展复杂的手术，由于其手术范围大、难度高、视野暴露困难，加之腹腔镜图像属二维图像等特点，将再次增加血管损伤的风险。

三、血管损伤临床表现

（一）腹壁血管损伤临床表现

腹壁血管损伤的表现是出血、血肿。腹壁血管中比较大的当属腹壁下动脉，其余都是较小的血管。在切开腹壁皮肤时，就可能已经损伤小血管，尽管这种小血管损伤的出血“无关大局”，套管穿刺后可以压迫止血，但如果切口直径大于套管直径，血液就会渗入切口周围的皮下组织，引起皮下淤斑，甚至血肿。当套管针穿刺损伤腹壁下动脉时，就可以引起明显的出血、血肿，甚至可以看到断裂的血管，但一般不会引起大出血，不会对患者造成严重的损害（图40-3-7、40-3-8）。

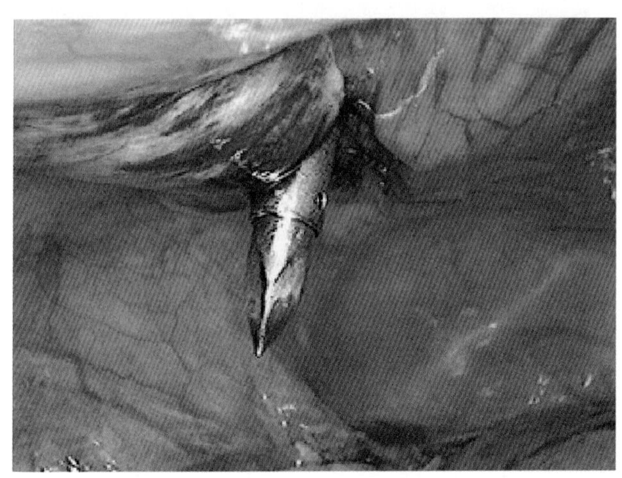

图 40-3-7　刺破腹壁下血管

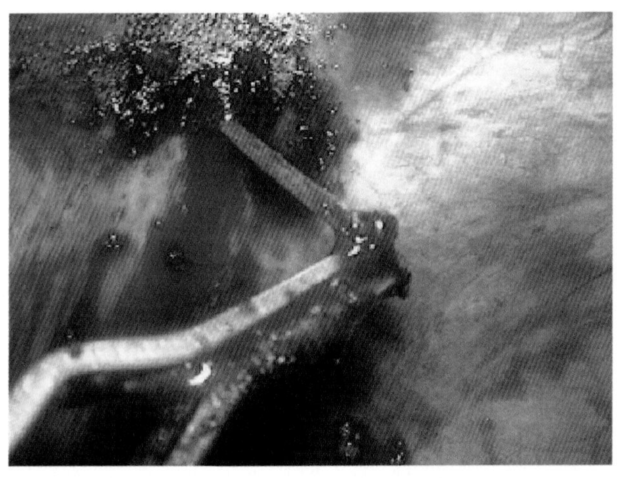

图 40-3-8　断裂的血管

（二）盆腔血管损伤临床表现

1. 闭孔血管损伤的临床表现　闭孔窝内除了闭孔动脉，几乎都是髂内静脉的无数细小属支，腹腔镜下分离闭孔窝淋巴组织时，如果盲目分离，造成深坑，必将导致这些静脉破裂，表现出来的是看不清出血部位的大量渗血，由于细小静脉壁薄且脆，企图通过钳夹破裂的静脉达到止血，其结果只有使这些静脉损伤越大，出血越多，止血越困难，最后导致患者失血性休克，甚至危及生命。

2. 盆腔血管损伤临床表现　主要是出血，静脉损伤出血以渗血为主，动脉出血则呈喷射状（图40-3-9、40-3-10）。由于这些血管相对比较小，一般出血不会很严重，止血也相对容易。但如果存在严重的粘连，甚至组织之间的解剖界限已丧失，在进行止血时为了避免输尿管损伤，在寻找输尿管过程中可能消耗一定的时间，从而增加了失血量。如果患者合并体质虚弱、术前贫血没有及时纠正等原因，有可能会导致失血性休克，从而并发失血性休克的一系列症状。特别是在腹腔镜下广泛全子宫切除手术，由于手术范围大，损伤盆腔血管的机会更多，最容易损伤的血管包括膀胱静脉丛、直肠静脉丛、阴道静脉丛及阴道内静脉等，这些血管损伤后，临床表现主要是渗血。这种出血呈广泛性，有时很难准确判断出血点，给止血带来极大困难，严重妨碍手术的顺利进行。

（三）腹膜后大血管损伤的临床表现

1. 穿刺损伤腹膜后血管的临床表现　有两种情况：

（1）Veress 针刺破腹主动脉或下腔静脉，或套管针仅仅损伤了腹主动脉或下腔静脉，其临床表现不是大出血，而是渗血，脉搏、心率、血压等生命体征

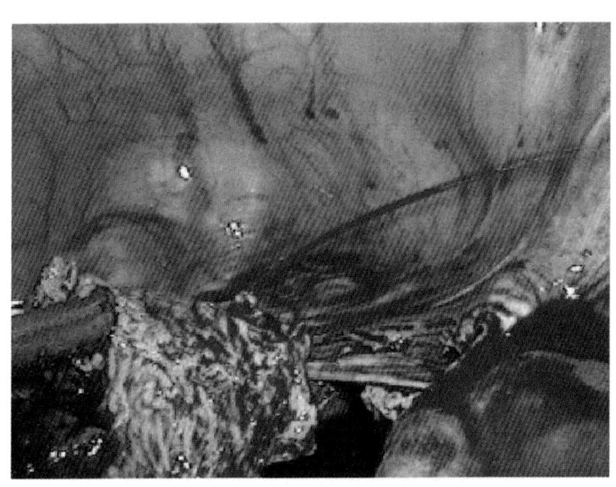

图 40-3-9　子宫动脉出血

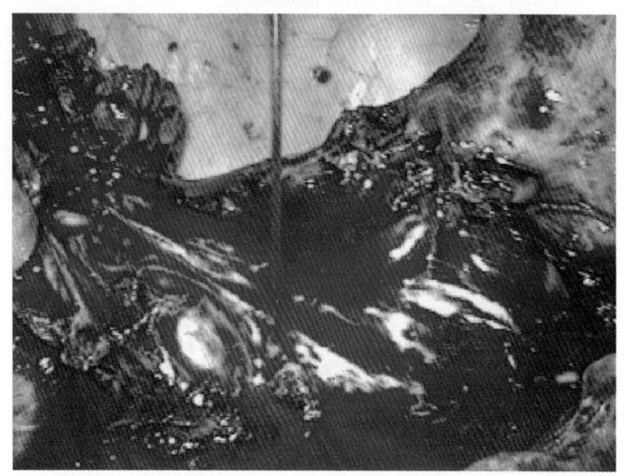

图 40-3-10　卵巢动脉出血

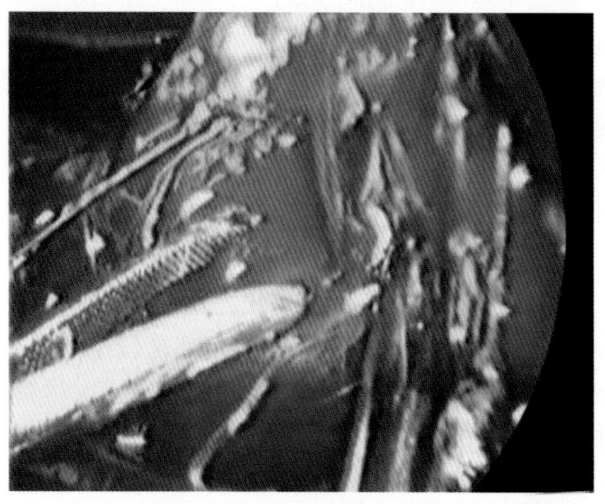

图 40-3-11　髂总静脉损伤

不会有明显的变化，腹腔镜下看到的是腹膜后血肿。

（2）套管针完全刺破腹主动脉或下腔静脉，则出血凶险，血压很快下降，严重威胁生命。

2. 开放性大血管损伤临床表现　腹腔镜下清除腹主动脉旁、盆腔淋巴结时稍有不慎，就会损伤腹膜后的大血管，引起不可预测的大出血。

（1）腹主动脉或下腔静脉损伤临床表现：腹主动脉管壁比较厚，而下腔静脉管壁比较薄，腹腔镜下清除腹主动脉旁淋巴结时，由于种种原因可能导致下腔静脉破裂，如果破裂口小，出血量不多；如果破裂口大，患者瞬间进入出血性休克，危及生命。

（2）髂血管损伤临床表现：腹腔镜手术时损伤髂外动脉的机会极少。当髂外动脉损伤后，表现出来的是柱状喷血。髂外静脉损伤的临床表现则不一样，由于腹腔镜手术时患者取膀胱截石位及头低臀高位，下肢静脉血回流受阻，损伤后出血不会多。尤其是旋髂深静脉损伤后几乎没有出血，镜下只是看到光滑的静脉腔，只有将髂外静脉压住后，血液才从破损的静脉裂口流出。髂总动脉管壁比较厚，而髂内动脉则比较表浅，镜下容易看清其走向，一般不容易损伤，即使损伤了髂内动脉，由于该血管相对较小，容易处理。髂总静脉及髂内静脉经常处于充盈状态，手术时不管什么原因损伤，出血都比较汹涌，瞬间可以达到 2 000~3 000ml，血压迅速下降，处理不及时，心跳、呼吸很快停止（图 40-3-11、40-3-12）。

四、血管损伤处理

（一）腹壁血管损伤处理

腹壁穿刺孔血管损伤的处理可予电凝或缝合止血，效果极好。但靠近腹膜部位的血管损伤后出血，

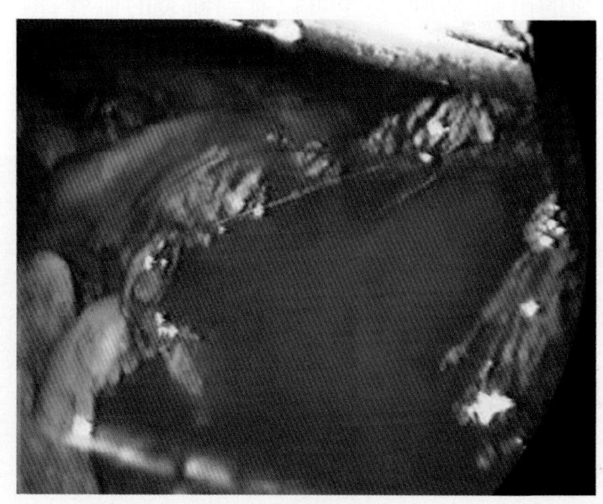

图 40-3-12　涌出的血液

由于断裂的血管退缩到组织内，无论是电凝或缝合止血都不容易，特别是过度肥胖的患者。如果不立即止血，可能会导致腹膜后血肿。下面介绍几种止血方法：

1. 压迫止血　套管穿刺损伤深层皮下血管如果出血不严重，或缝合困难，可以采用压迫止血，然后再继续手术。

（1）套管自身压迫止血：血管损伤后，如果出血少，套管进入腹腔后本身就能起到压迫止血的作用。这种方法只适用于小血管损伤引起的出血，因为机体本身就具有自凝的作用，小血管损伤后通过自凝作用可以使血管自我封闭，套管自身压迫只是加速止血而已。

（2）水囊或气囊压迫止血：发现穿刺孔处出血、缝合止血又困难时，先不要拔出穿刺套管，快速穿插另一套管，将 12 号气囊管通过套管孔送入腹腔，气

囊内注入5~10ml水或气体，然后取出套管，同时将气囊管拉入穿刺孔，紧贴腹壁以压迫止血。气囊管压迫止血时间不得≥12小时，否则可引起压迫部位组织因缺血引起变性甚至坏死。这种方法的止血机制与套管自身压迫止血相同，不适用于较大血管如腹壁下动脉损伤的止血。

2. 电凝止血　发生在腹壁切口血管的损伤，可以用双极钳插入穿插孔直接电凝止血。如果是10mm或15mm穿刺孔出血，则应该先把损伤的血管连同腹膜钳夹，然后再双极电凝止血(图40-3-13、40-3-14)。

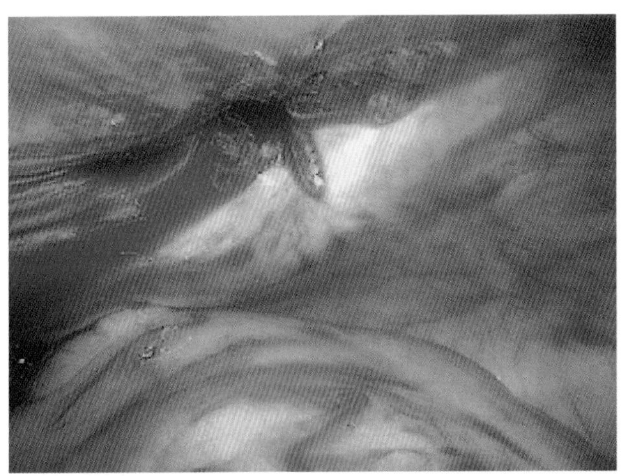

图40-3-13　钳夹损伤的血管

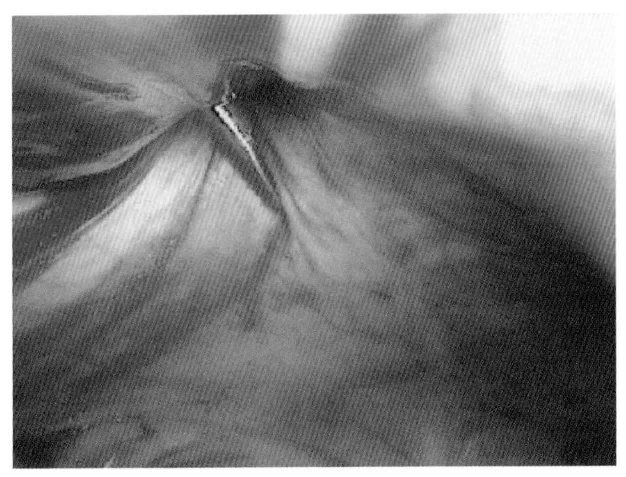

图40-3-14　钳夹腹膜

3. 缝扎止血　如果皮肤切口的出血经过上述处理仍不能达到止血效果，特别是出现皮下血肿时，应该当机立断将切口扩大，清除血肿，找出血管并加以结扎。有时候，皮下血管损伤后，血液快速渗入脂肪组织，使血管损伤处的脂肪层变成鲜红色，即使清除血块，也难以找出损伤的血管，此时，只能在出血点的周围全层缝扎止血。如果腹腔镜下确认是腹壁下动脉或静脉撕裂，而且出血比较多时，应该立即退出套管，在腹腔镜直视下，在穿刺孔旁开1~2cm处用带针的1号可吸收线全层"8"字缝扎腹膜前组织，将能达到止血效果(图40-3-15、40-3-16)。

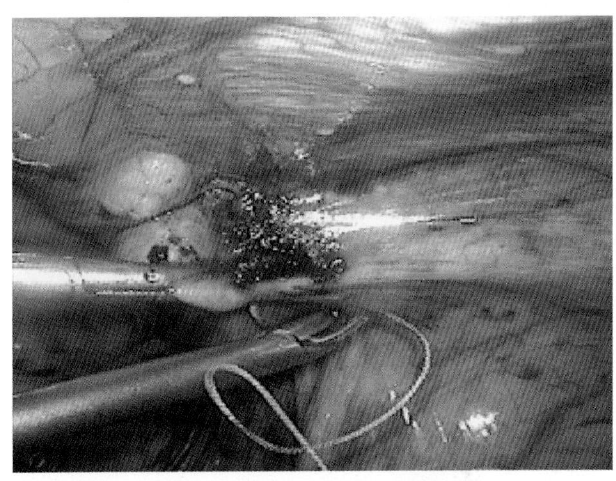

图40-3-15　穿刺孔下方进针

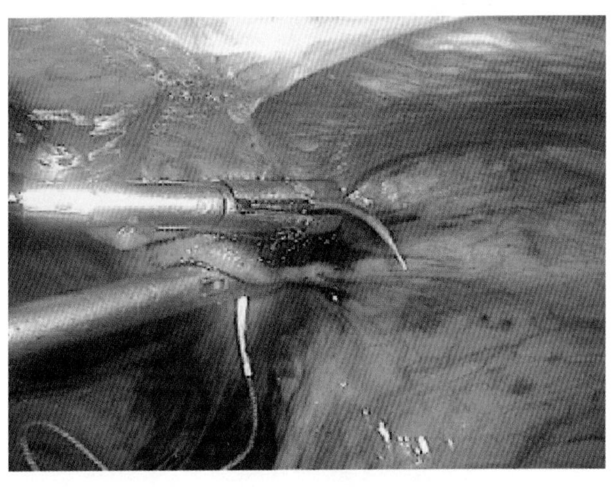

图40-3-16　穿刺孔前方出针

(二) 盆腔血管损伤处理

1. 术中电凝止血　对于分离粘连组织时所引起的子宫血管、卵巢血管损伤出血，电凝止血时必须注意避免灼伤输尿管、肠管等脏器。

(1) 直接电凝止血：这种止血方法对于能看清损伤血管的出血部位，无疑是最好的，既简单又快捷，但只限于盆腔表浅小血管损伤的处理。血管损伤后出血导致术野模糊，很难准确判定出血部位，术者应该先用抽吸管吸净血液，暴露出血点，用分离钳钳夹损伤的血管，双极电凝出血点便可以达到止血效果。

（2）分离组织后再电凝止血：分离粘连组织所引起的血管损伤，特别是已断裂的血管，基本上都会退缩到组织里，所以仅仅只对着出血点电凝，很难达到止血效果。采用紧压组织、长时间电凝，也许能达到止血，但对输尿管、肠管等脏器热损伤的概率也会随之增加。此时，应该吸净血液，使术野清晰，看清出血点并对准出血部位钳夹损伤的血管，在钳夹的部位分离周围组织，必须寻找到输尿管、肠管的解剖界限，才能电凝止血（图 40-3-17、40-3-18）。

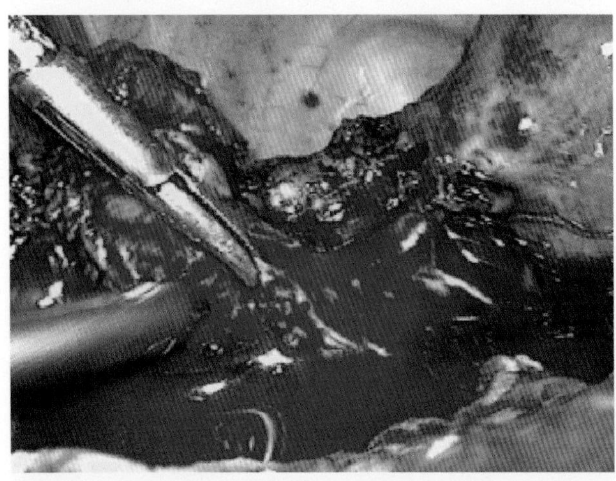

图 40-3-17　钳夹出血点后

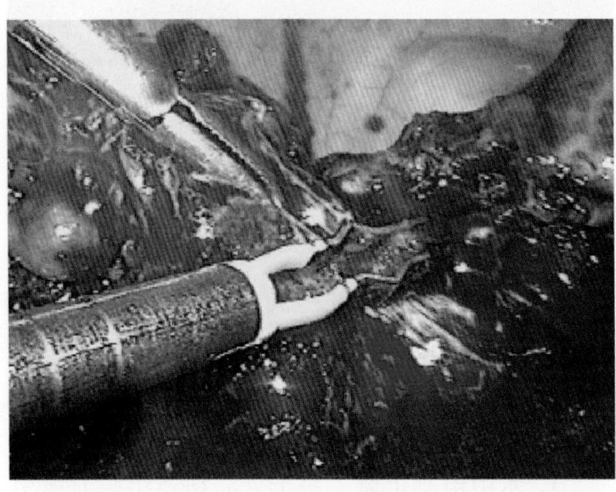

图 40-3-18　电凝止血

2. 术中缝扎止血　如果损伤的血管过于靠近输尿管，最好不要采用电凝止血，防止输尿管热损伤，最好采用缝扎止血的办法。

3. 术后出血处理　术后一旦确诊腹腔内出血，在输血、补液的同时立即剖腹探查。千万不能优柔寡断，错失抢救机会。剖腹探查时，尽快把血液、血块清除，寻找出血部位。最常见的是腹腔镜次全子宫切除术套扎线脱落导致子宫血管出血及附件创面电凝焦痂脱落引起出血。必须记住，由于慢性出血的过程有可能导致某些凝血因子的丢失，所以，应该同时做整套凝血功能检查以明确凝血功能的状况，尽早发现并及时处理 DIC。

（三）腹膜后大血管损伤处理

术中遇有突发性大出血，术者的态度起决定性作用，恐慌虽是不可避免，但必须保持镇静和头脑清醒，才能保持整个手术团队的稳定，否则只有手忙脚乱，徒然增加处理风险。应尽快明确出血部位、血管损伤的程度，迅速判断出血的量及自己的处理能力，并根据镜下操作经验果断决定下一步的方案处理。明智之举是暂时控制出血后，及时寻求帮助。切勿做自己力所不能及的事，否则会后悔终生。

1. Veress 针损伤腹膜后血管的处理

（1）保持 Veress 针原位：抽吸试验中回流血液时表示腹膜内有流动血液或针尖已进入血管，千万不要注入 CO_2。如果确诊 Veress 针损伤腹膜后血管，千万别将 Veress 针取出，因为 Veress 针刺破的基本是腹主动脉或下腔静脉，如果将 Veress 针取出，出血会很凶猛，瞬间就会形成巨大腹膜后血肿，增加下一步处理的困难。此时应该保持 Veress 针在原处，迅速中转开腹。保留 Veress 针于原处可稍为阻挡出血，并在剖腹时可作为找到受损伤血管的标志。因为腹膜后大血肿可掩盖损伤部位，Veress 针能帮助定位损伤处。

（2）中转开腹：Veress 针损伤腹膜后血管时不要企图通过另外一个穿刺孔放进腹腔镜进行镜下修补，即使术者镜下缝合技巧非常娴熟，镜下修补损伤的腹主动脉或下腔静脉非常危险，成功的希望很小，有可能因此错过了抢救机会。遇到这种情况，立即采取剖腹探查，纵行切口进入腹腔后，马上判断血管损伤的类型、部位及血肿的大小。在剖腹探查过程中，不得过分移动 Veress 针，以免扩大血管损伤。术者根据自己的处理经验确定是否可以进行修补。修补时，如果是动脉损伤，用手在肾动脉水平以下压迫主动脉；如果是静脉损伤，则压迫损伤的下方；然后剪开后腹膜，清除损伤周围的血肿；用血管缝线在 Veress 针插入血管的部位作一荷包缝合，收紧缝线；取出 Veress 针，再“8”字加固缝合；确定无再出血后，关闭后腹膜。如果术者没有处理大血管损伤的经验，明智之举是请血管外科医师协助处理。

（3）Veress 针损伤骶骨：Veress 针穿刺时如果感觉已到达骶骨，应该马上将 Veress 针取出，用可视性套管快速直接进入腹腔做腹腔镜探查，如果血管没有损伤，则可以继续进行腹腔镜手术，否则需要剖腹探查。髂外静脉、髂内静脉及其吻合支静脉向中央爬行吻合成网，进入骶骨孔前面两侧骶静脉，它们于骶骨处附壁走行不收缩，不能钳夹及缝扎，如果损伤了这些血管，可以引起致命性的出血。控制出血可以试用特殊措施，如用蜡状骨材料堵塞骶骨前，但成功机会不大。也可以选用多层可吸收明胶海绵和胶原蛋白微纤维轻轻缝在骶前上，如果骶前止血依然失败，只好用金属图钉控制出血，将灭菌后图钉放在骶前筋膜出血部位，用拇指将图钉钉在骶骨上。骶前静脉丛受骶骨前筋膜保护，虽然静脉出血可钳夹打结和电凝，但在这些区域出血时用填塞压迫和图钉更有效。

2. 套管针损伤腹膜后血管处理　套管针造成的血管损伤比 Veress 针造成的损伤面要大得多，能造成大量出血，迅速危及患者生命。妇科腹腔镜手术主套管损伤的是腹主动脉或下腔静脉，而辅助套管则造成髂外血管损伤。当高度怀疑血管损伤时应立即做正中切口剖腹手术。有时因为只发生腹膜后出血，而无腹腔内出血，这种现象往往被延误诊断。如果患者出现心血管衰竭而无明显的腹腔内出血症状，排除麻醉并发症所引起外，最可能的原因是腹膜后出血，应立即彻底地检查后腹膜间隙有无隐蔽性出血，因为静脉系统的压力比较低，注入腹腔内 1.60～1.87kPa（12～16mmHg）的 CO_2，其腹内压力足以暂时地压迫穿刺部位，甚至对大静脉也有压迫作用，这样使自然止血机制有足够的时间发挥作用。所以，需要腹腔镜探查时，应将腹内气体排出，确定没有出血后，再在低压下重新缓慢地注气。排除其他原因所引起的心血管衰竭外，腹腔镜检查以后的心血管衰竭应在恢复室内按腹膜后出血或低容量休克处理。

3. 手术中腹膜后血管损伤处理　腹腔镜下腹主动脉旁及盆腔淋巴结清扫时由于种种原因偶尔会损伤腹膜后大血管，处理不及时，会很快危及患者的生命。

（1）下腔静脉损伤处理：清扫腹主动脉旁淋巴结时，发生血管损伤的几乎都是下腔静脉。

1）压迫止血：如果损伤创面小、出血不多，可以考虑使用止血纱布压迫止血。

2）镜下血管修补：损伤创面不大，能控制出血，可以考虑镜下血管修补。

3）中转开腹：如果损伤面大，出血多，应该立即中转开腹进行血管修补。

（2）髂总血管损伤的处理：髂总动脉损伤主要发生在清除髂总淋巴结时损伤其管壁上小分支引起，而髂总静脉损伤则因撕裂其小属支引起，处理方法各异。

1）电凝止血：仅适用于髂总动脉壁上小血管损伤，由于髂总动脉壁比较厚，用双极电凝出血点就能止血，一般不会导致动脉热损伤。

2）中转开腹：髂总静脉损伤后出血多而凶猛，处理上应该迅速用吸引管将血液吸出，初步判断损伤的部位和范围，如果考虑腹腔镜下不能处理，则应用吸引管压迫破裂口，立即中转开腹进行血管修补。

3）镜下血管修补：髂总静脉破裂口比较小，估计腹腔镜下可以进行修补，用无损伤钳钳夹破裂的静脉壁，用无损伤血管缝线“8”字缝合破裂的静脉壁。值得提醒的是，损伤的血管壁钳夹后，不得过分用力，也不得移动分离钳，否则将会进一步撕裂静脉壁，失去镜下修补的机会。缝合损伤的髂总静脉时，从钳夹破裂静脉壁的无损伤钳旁边进针，穿过对侧静脉壁出针，反复缝合 2 次，形成“8”字形，轻轻收紧缝线，退出分离钳，马上再收紧缝线，在退出分离钳的一刹那，肯定会有出血，不必处理，赶快镜下打第一个方便结。打结时，钳夹线尾的持针器及弯分离钳必须靠近线结，才能把线结拉紧，否则，由于张力作用，会撕破缝合后的静脉。打完第一个方便结后，一般不需要固定，可以继续打第二个方便结，先不要剪除线尾，而是吸净创面血液，检查缝合后的静脉裂口还有没有出血、渗血，然后再剪除线尾（图 40-3-19～40-3-22）。

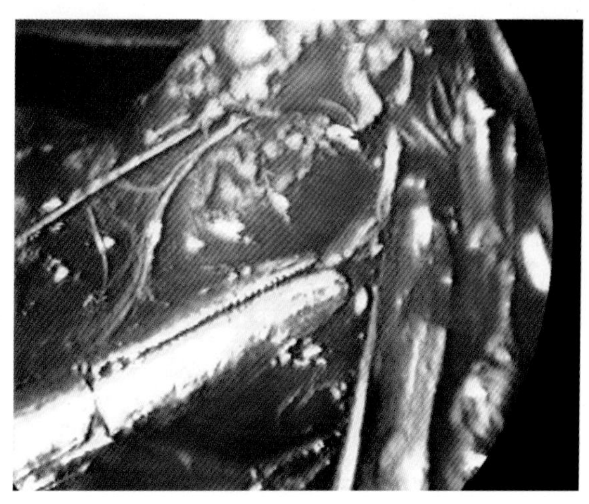

图 40-3-19　钳夹静脉壁破裂孔

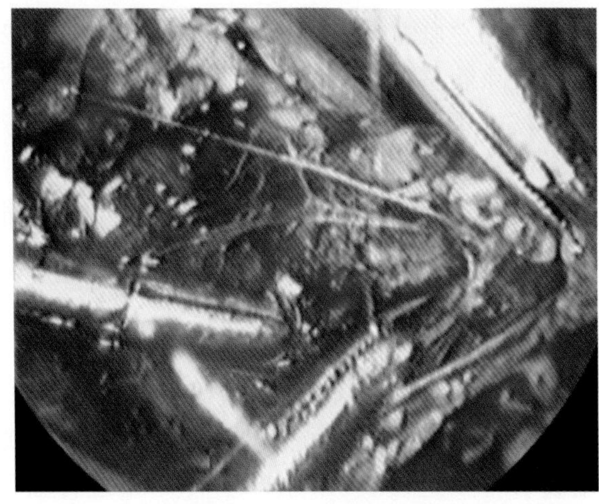

图 40-3-20　从钳旁进针

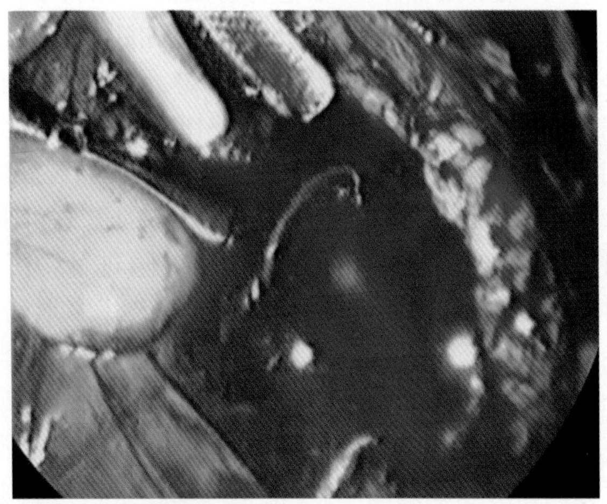

图 40-3-21　缝合髂总静脉壁

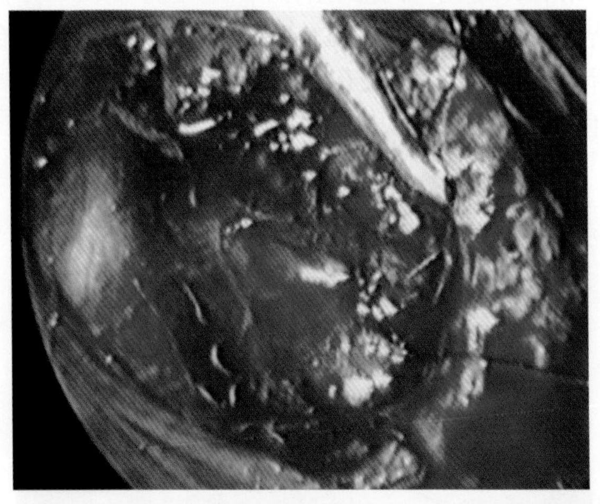

图 40-3-22　修复后的创面

（3）髂外血管损伤的处理：髂外血管损伤主要发生在清除髂外淋巴结的过程中，绝大部分都是损伤髂外静脉及其吻合支以及主要分支，也许是由于操作粗暴所引起，也可能是解剖界限不清所致。

1）电凝止血：损伤其属支或分支，可以用双极电凝止血。

2）镜下血管修补：损伤靠近腹股沟段的髂外静脉，由于出血比较少，暴露清楚，修补相对容易，只要用无损伤的血管缝线“8”字缝合破裂的静脉壁就可以，缝合后用弯分离钳轻轻压迫创面的上段，使损伤段的静脉充盈，检查创面是否完全修复。损伤了靠近髂总段的静脉，则出血相对较多，不能电凝，只能修补。修补方法与髂总血管损伤的修补方法相同。在修补过程中损伤面可能会出血，助手可以用吸管将血液吸出，保持术野清晰，利于术者镜下操作（图40-3-23、40-3-24）。

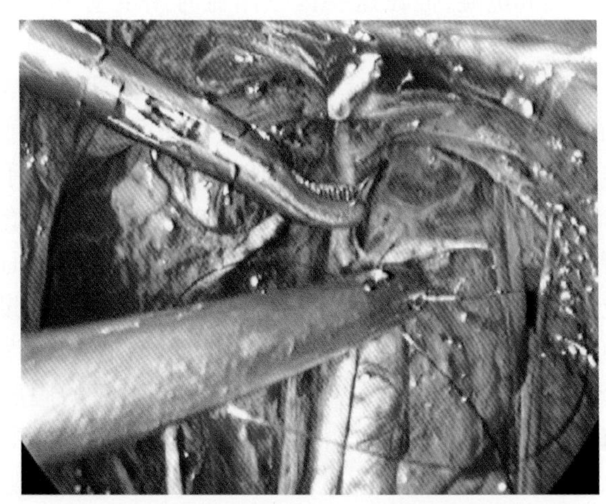

图 40-3-23　缝合髂外静脉壁

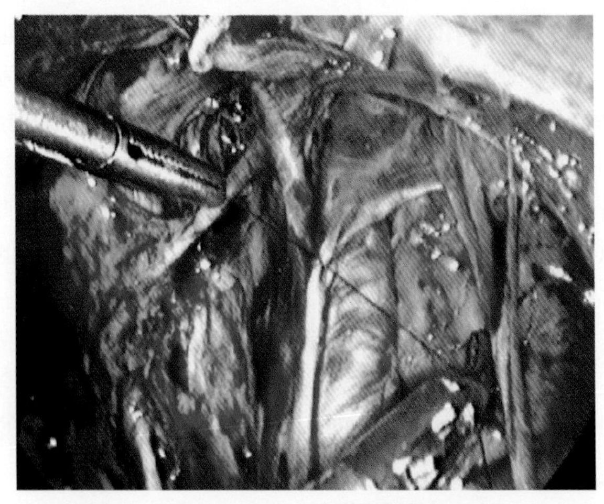

图 40-3-24　修复破裂孔

（4）髂内血管损伤处理：

1）钛夹钳夹止血：髂内动脉及其分支的出血容易控制，因为血管壁厚不易进一步撕裂，而且可以根据喷血的方向容易判断出血来源，通过钳夹、结扎、上钛夹或两者兼用，能够止血。一旦血管回缩到组织，只要能看见一点断端，吸净血液，把腹腔镜的焦距靠近输尿管部位，看清输尿管的走向，弯分离钳插入组织，钳夹断端，轻轻提起，再钳夹、结扎止血。如果损伤了髂内静脉及其属支，引起盆腔出血，止血将十分困难。髂内静脉及其属支都属于盆腔的深部静脉，脆性大、迂曲、视野隐藏和分布范围广，撕裂后出血程序变化很大，从微不足道的少量出血可以发展到危及生命的大出血。如果看清出血只是髂内静脉损伤，可以采用上钛夹的办法，在静脉损伤的两端同时钳夹，先钳夹远端，后钳夹近端（图 40-3-25）。

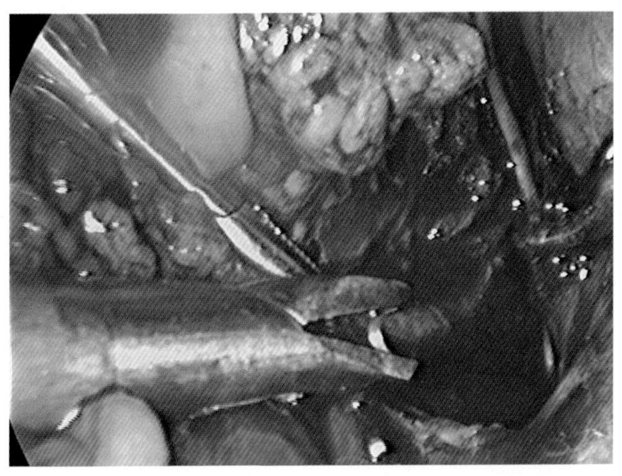

图 40-3-25　**钛夹钳夹**

2）压迫止血：估计盆腔出血来自深部静脉丛时切不可采用盲目钳夹、结扎、缝合，也不能采用电凝止血，否则将不可避免地造成创口增大，出血更多，危及生命安全。这种处理办法极为危险，因为静脉壁脆，静脉丛丰富，没有目的的乱钳、乱夹，将会对静脉丛进一步造成创伤，出血加重。无法控制出血而又在短时内没有构成对患者生命威胁时，可以暂时采用止血纱布填塞压迫的办法，为下一步采取其他措施赢得机会（图 40-3-26）。

3）镜下髂内动脉结扎：估计纱布填塞压迫达不到止血效果而术者又具有腹腔镜下结扎髂内动脉的技巧，应果断进行双侧髂内动脉结扎术，该方法是控制严重盆腔出血的方法之一。据研究，结扎髂内动脉后，同侧远端至结扎点的动脉压降低约 77%，双侧结扎脉压降低 85%。脉压降低有利于受损血管出血部位血块形成，而血管远端到结扎点血流仅减少 48%，这是由于主动脉和股动脉侧支循环的结果。这些侧支有腰动脉、髂腰动脉、骶中动脉、骶尾动脉、痔上动脉、痔下动脉和臀动脉，因此结扎了髂内动脉绝对不会影响盆腔脏器的血液供应。结扎髂内动脉

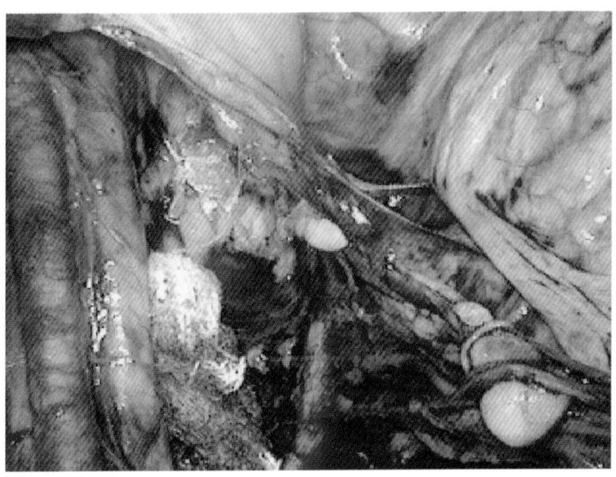

图 40-3-26　**止血纱填塞**

时，先钝性分离其周围的疏松结缔组织，充分暴露髂内动脉，用输卵管钳夹并提起髂内动脉，分离其前、后的脂肪组织，贯穿需要结扎的髂内动脉段，镜下可以用 7 号棉线双重结扎，也可采用上钛夹的方法。

4）中转开腹：如果各种处理方法效果不理想，镜下髂内动脉结扎技术又不熟练，应该果断中转开腹。

五、血管损伤的预防

（一）腹壁血管损伤预防

1. 熟悉腹壁血管解剖　妇科腹腔镜手术需要在下腹部穿刺辅助套管，而腹前壁及腹后壁有相应的血管，只有熟悉这些部位血管的解剖，才能避免损伤。

（1）腹前壁浅动脉及浅静脉：腹壁浅动脉起于股动脉，外径约 1mm，多数分为内、外两支。其体表投影在腹股沟中点（即股动脉的起点）下方 2.5cm 处向上作一垂直线，线的内侧为浅动脉的内侧支，线的外侧为外侧支。腹壁浅静脉与浅动脉伴行，有较多的属支，彼此吻合成网。腹腔镜透光试验可以清晰看到腹壁浅层血管（图 40-3-27）。耻骨联合上进行套管针穿刺时，腹腔镜直视下看清腹壁浅动脉的走向，选择无血管区进行穿刺，即可避免损伤该血管。

（2）旋髂浅动脉及浅静脉：旋髂浅动脉起自于股动脉的外侧壁，其体表投影在腹股沟韧带中点下方 1.5cm 处向髂前上棘作一连线，此线的上、下 1cm 范围为该动脉的体表投影区（图 40-3-28），恰好是下腹部套管针穿刺的部位。腹腔镜直视下看清旋髂浅动脉的走向，避开该血管选择无血管区进行穿刺，即可避免损伤。

图 40-3-27　腹壁浅动脉

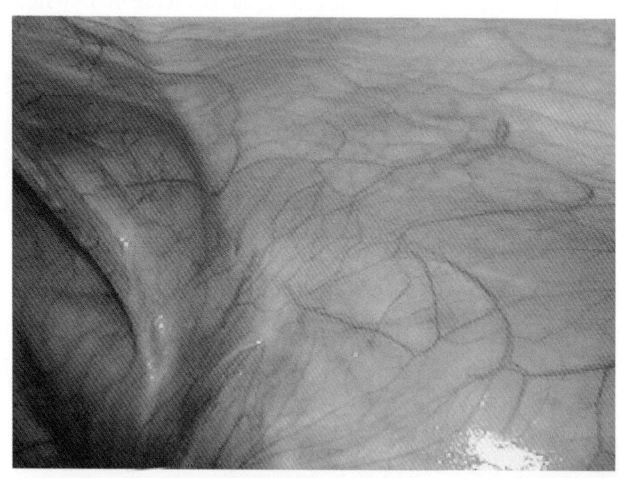

图 40-3-29　腹壁下动脉

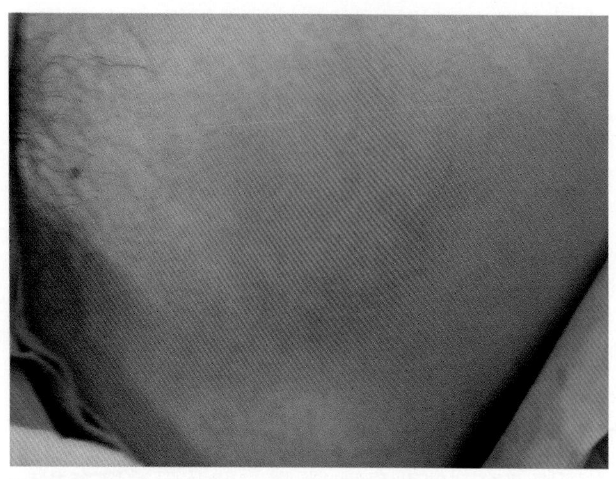

图 40-3-28　旋髂浅动脉

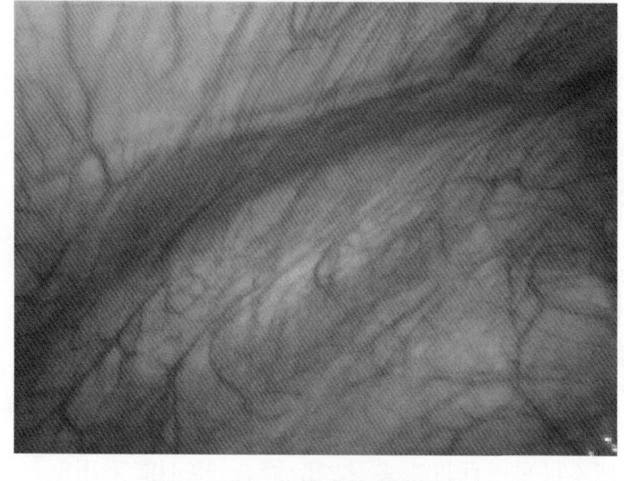

图 40-3-30　腹膜后的腹壁下动脉

（3）腹壁下动脉：属于腹后壁血管，起源于髂外动脉，其起点位置在腹股沟韧带中点上方 1cm，穿行于腹横筋膜和壁腹膜之间，穿过腹横筋膜后，进入腹直肌与腹直肌后鞘之间，与腹壁上动脉、肋间后动脉和肋下动脉的终末支吻合。腹壁下动脉重要的分支是耻骨支，耻骨支又发出一条闭孔支，与闭孔动脉的耻骨支吻合。另外分出子宫圆韧带动脉，伴随子宫圆韧带行经腹股沟管，分布于大阴唇。腹壁下动脉的体表投影，可用腹股沟韧带内、中 1/3 交点到脐的连线来表示。是穿刺时最容易损伤的血管。腹壁下静脉与动脉伴行，其血液回流经髂外静脉汇入下腔静脉。腹腔镜手术时，下腹部套管针穿刺最容易损伤该血管（图 40-3-29、40-3-30）。

2. 腹腔镜透光试验下穿刺　从脐孔进入腹腔镜后，辅助套管的穿刺一般在腹腔镜直视下进行。首先把腹腔镜的焦距靠近所选择的穿刺区域，通过腹腔镜的光源透照腹壁，确认浅层腹壁下动脉和其他皮下血管的准确部位后，在无血管区切开皮肤，切口基本不会出血。腹腔镜直视下监视套管针进入腹腔，如此操作，基本不会损伤血管（图 40-3-31、40-3-32）。

图 40-3-31　下腹部无血管区

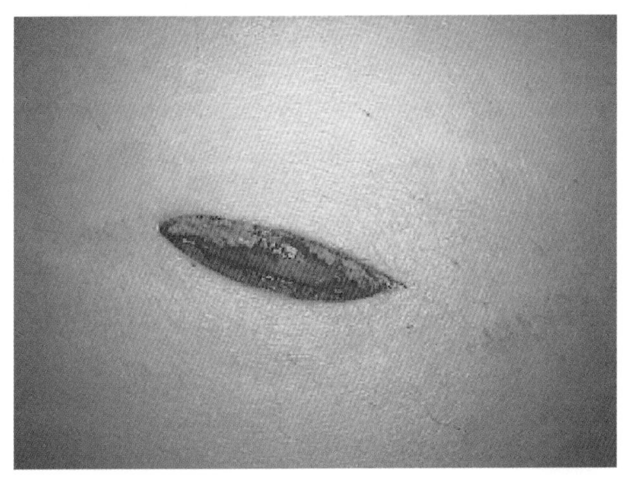

图 40-3-32 皮肤切口干洁

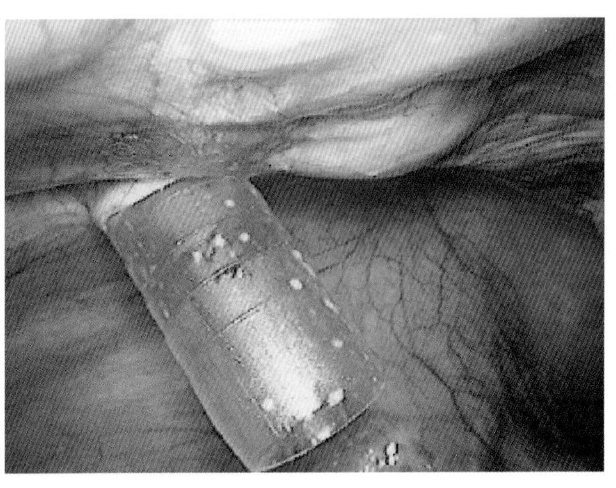

图 40-3-34 套管进入腹腔

若患者腹部脂肪较多，无法进行透光试验，则需要根据经验选择穿刺孔。在众多的下腹部套管穿刺中，发现选择“麦氏点”或髂前上棘与脐连线 1/3 外侧作为辅助穿刺孔是最理想的部位，该处血管少，可以避免腹壁下动静脉和旋髂动静脉的损伤。

3. 选择无血管区穿刺 耻骨联合上辅助套管穿刺部位一般选择在腹正中线外侧 2～3cm，此部位正好是腹壁下血管经过之处，如果不看清该血管的走行就穿刺，就容易造成损伤。穿刺时在腹腔镜直视下，套管针从皮肤切口内压向腹腔，看清血管走向，可以选择在血管外侧或腹壁下动、静脉之间穿过，就能避免损伤该血管（图 40-3-33、40-3-34）。

（二）盆腔血管损伤预防

妇科手术都是在盆腔进行，一般不会损伤盆腔深层血管，但广泛全子宫切除时就会累及，熟悉盆腔血管解剖很有必要。旋髂深动脉多数起自髂外动脉（约 2/3），也有起自股动脉（约 1/3），其起点与腹壁下动脉相对，向外上方达髂前上棘稍内方，穿腹横肌，沿髂嵴或其稍上方，行于腹横肌与腹内斜肌之间，其分支与髂腰动脉吻合。旋髂深静脉有许多属支，在同名动脉的前上方汇入髂外静脉。旋髂深动、静脉的解剖因人而异，特别是旋髂深静脉。腹腔镜手术时，由于头低臀高位，静脉回流受阻，静脉壁凹陷，在清扫腹股沟深淋巴结时，由于结缔组织的遮盖，极易损伤该静脉。术时看清旋髂深静脉的解剖界限，将可避免损伤（图 40-3-35、40-3-36）。

（三）腹膜后大血管损伤预防

腹腔镜手术腹膜后血管的损伤重在预防，包括掌握正确的穿刺技术、娴熟的镜下操作技巧和熟悉盆腹部血管解剖等。

1. 熟悉腹膜后大血管解剖特点 腹主动脉是人体内最大的动脉，分为脏支与壁支，肾动脉、肝总动脉、肠系膜上下动脉等都从脏支分出；腰动脉、骶中动脉等从壁支分出。与妇科腹腔镜手术有关的腹

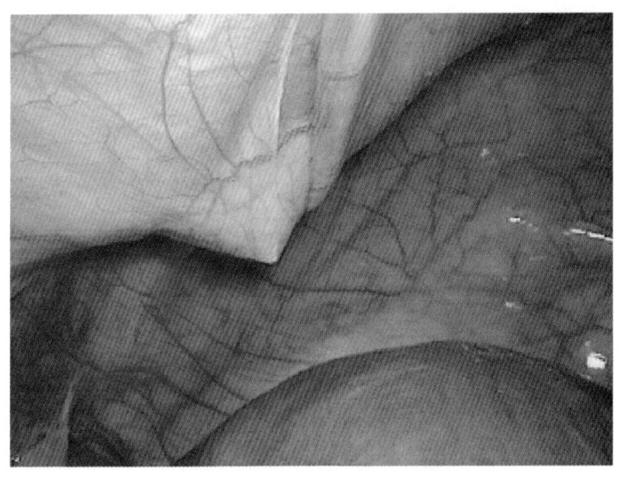

图 40-3-33 无血管区穿刺

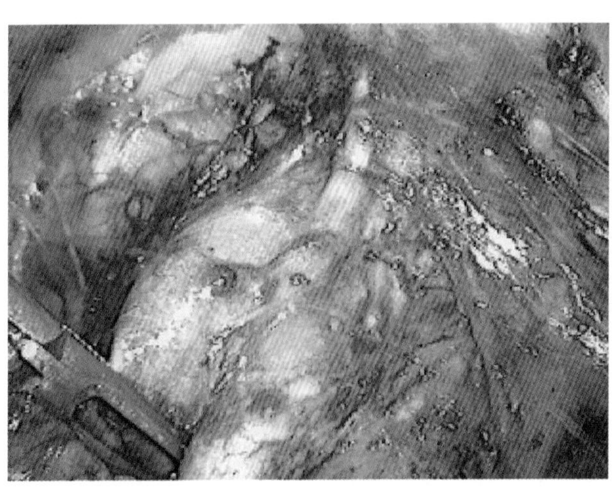

图 40-3-35 旋髂深静脉

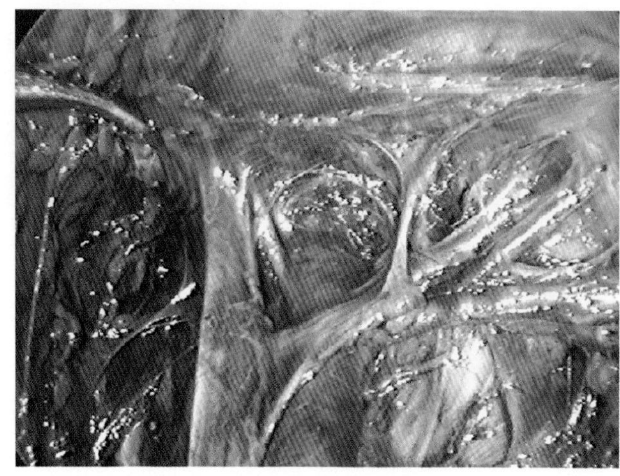

图 40-3-36　旋髂深静脉属支

主动脉的主要分支有肠系膜下动脉和骶正中动脉。下腔静脉位于腹主动脉的右侧，是人体内最大的静脉，在第5腰椎的右前方由左、右髂总静脉汇合而成，沿主动脉的右侧上行。脐孔位置及相对应的腹主动脉与脊椎的关系变化较多，绝大部分脐孔（约占67%）对应于 L_4 脊椎，少部分（占30%）对应于 L_5 脊椎，只有约3%对应于 L_4 脊椎以上。而主动脉分叉的位置大部分（约47%）对应于 L_4 脊椎，对应于 $L_{4\sim5}$ 脊椎约占72%，24%对应于 $L_{3\sim4}$ 脊椎，仅3%对应于 L_5 腰椎。根据放射影像学研究显示，平卧位大腿伸直时，脐-主动脉间的安全距离在1.8～2.7cm，平卧位大腿屈曲时，由于腰部脊椎前凸下陷，主动脉距腹壁较正常略远。仰卧时，腹主动脉的位置高低不同，其下端可位于脐部上下2～3cm。头低脚高位时，腹主动脉位置上移，脐部位置亦上升，使髂总动脉及其分支更加靠近脐部，肥胖患者尤为明显，脐部与主动脉的距离更缩短。由于放置主套管时带有盲目性，损伤脏器和主要血管的风险比较大，因此了解脐部解剖关系对防止腹腔镜手术引起的腹膜后血管损伤至关重要（图40-3-37、40-3-38）。

2. **掌握脐部皮肤正确切开法**　不论患者胖瘦与否，脐部组织仅几厘米厚，切开脐部皮肤的过程稍一用力，手术刀就有可能刺进腹腔，从而损伤主动脉或下腔静脉。因此，切开脐部皮肤也应该掌握技巧。

（1）脐孔正中切开法：如果采用脐孔点穿刺，先用巾钳提起脐孔两侧皮肤，反方向拿柳叶尖刀在脐孔正中轻轻切开1cm的小切口，然后去除皮钳，改用巾钳钳夹皮肤并提起巾钳，增加腹腔内空间，使腹壁远离腹内脏器（图40-3-39、40-3-40）。

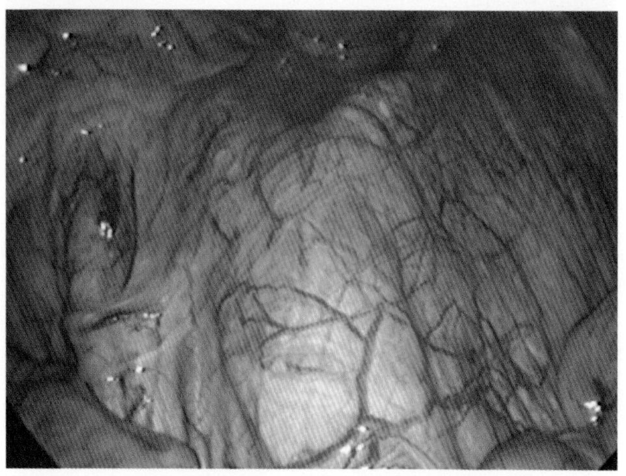

图 40-3-37　镜下腹主动脉

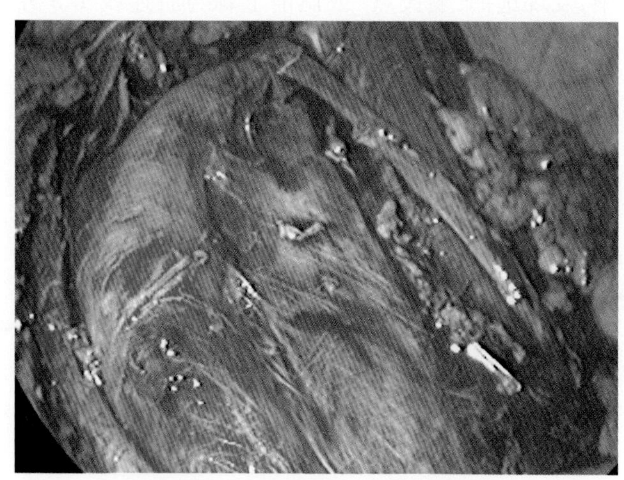

图 40-3-38　腹主动脉与下腔静脉

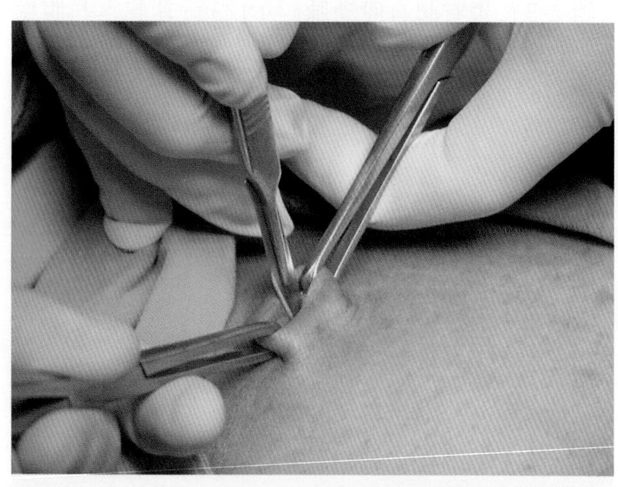

图 40-3-39　切开脐孔皮肤

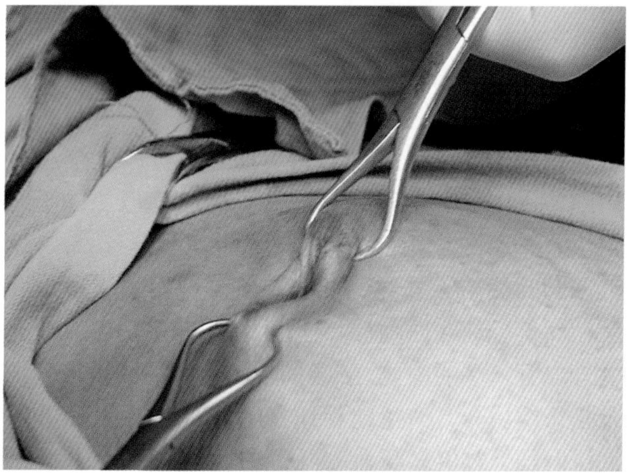

图 40-3-40 钳夹脐孔皮肤

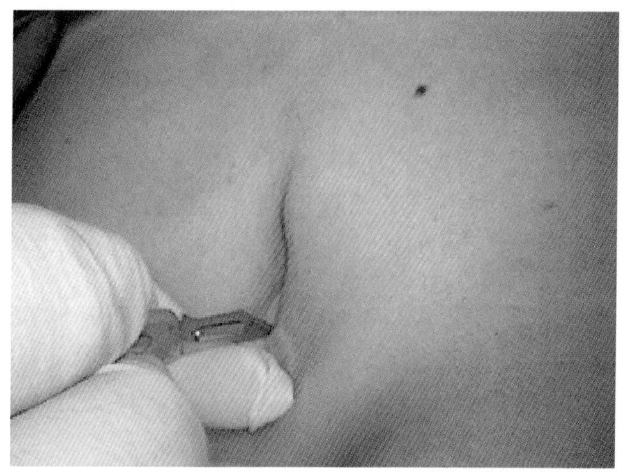

图 40-3-42 反方向切开皮肤

（2）脐孔上缘切开法：由于脐孔呈深锥形，不宜选择脐孔正中切口，为了减少瘢痕形成，采取脐孔上缘纵行切口进行穿刺。用左手掌将腹部皮肤往上腹部推压，增加近脐孔端的皮肤张力，右手反方向拿柳尖刀在靠近脐孔的位置纵行逐层切开皮下组织1cm，暴露脂肪层，不需要切开筋膜层，放开左手，用巾钳提起切口两侧皮肤，再进行穿刺（图 40-3-41、40-3-42）。

3. 掌握穿刺方法

（1）掌握 Veress 针穿刺方法：提起巾钳，术者右手持 Veress 针先垂直放入切口内，右手腕关节最好接触上腹部皮肤作为支撑点，缓慢将 Veress 针穿刺入腹腔，当有落空感时，再斜向进入腹腔。Veress 针进入腹腔的客观指标：①穿过腹直肌前鞘及腹膜时有落空感；②Veress 针进入腹腔后，其针尾连接含生理盐水的小针筒，由于腹腔内负压，则针筒内的生理盐水自动徐徐进入腹腔，针筒内液平面顺利下降；③Veress 针末端接上 CO_2 导管接头，提起腹壁，CO_2 压力表读数在负压范围内（图 40-3-43、40-3-44）。

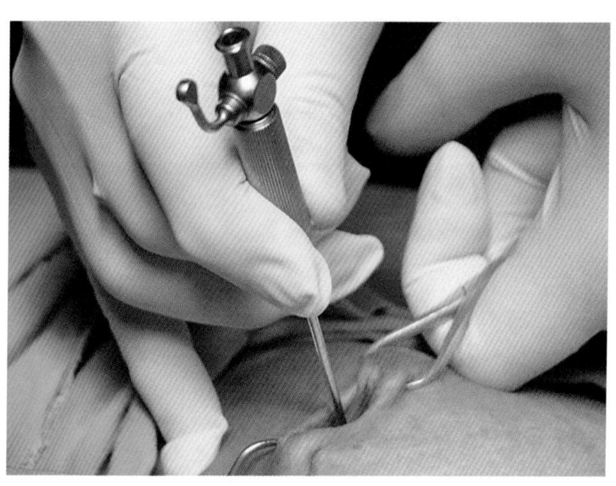

图 40-3-43 Veress 针垂直穿刺

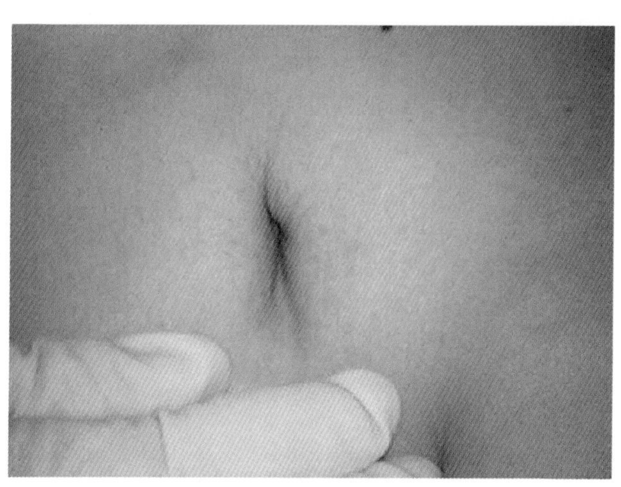

图 40-3-41 左手上推腹部皮肤

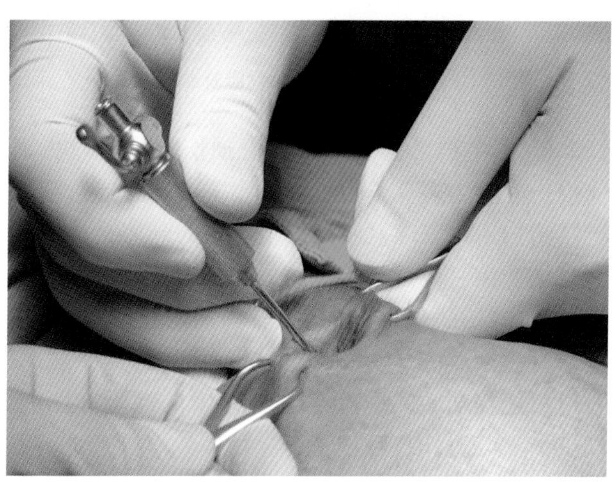

图 40-3-44 Veress 针斜进腹腔

（2）掌握主套管旋转式穿刺技巧：在穿刺孔切口两侧钳夹并提起皮肤，建立人工气腹后，术者右掌鱼际肌紧压套管顶部，示指和中指紧扣套管杆，使套管针缓慢、垂直、轻用力、旋转式向腹腔穿刺，当有落空感时立即将套管针斜向盆腔少许，退出穿刺锥，插入腹腔镜，确认套管是否已进入腹腔（图 40-3-45、40-3-46）。

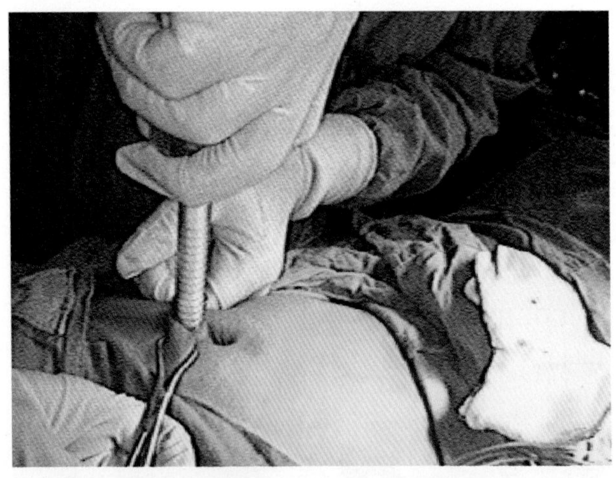

图 40-3-45　垂直旋转式穿刺

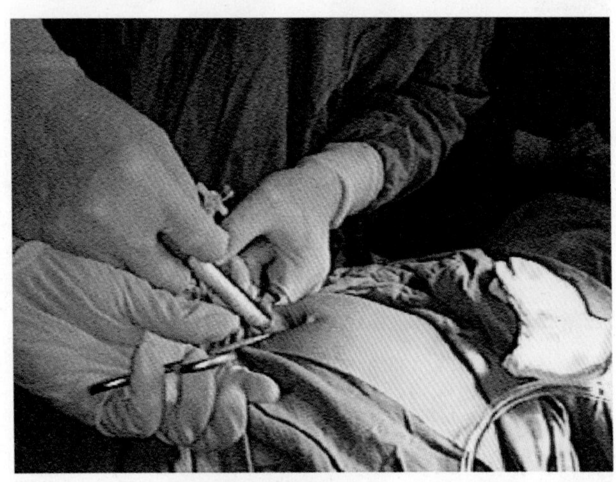

图 40-3-46　斜向盆腔穿刺

4. 术中预防腹膜后大血管损伤　腹膜后大血管损伤的发生多见于腹腔镜下腹主动脉旁或盆腔淋巴结清扫术。以往盆腔淋巴结清扫的顺序是从髂总淋巴结开始，依次是髂外、腹股沟深，再到髂内、闭孔淋巴结。现在也有先清扫腹股沟深淋巴结，再清扫髂总、髂外、髂内、闭孔的顺序。不管采用哪种方式，都有可能损伤腹膜后血管，根据术者的经验，提出预防的方法与操作技巧如下：

（1）清除腹股沟深淋巴结血管损伤的预防：清除腹股沟深淋巴结时，预防损伤的血管主要是髂外静脉的末端及其属支——旋髂深静脉。操作时，靠近盆壁高位剪开阔韧带前后叶，同时清除腰大肌外侧 2cm 的脂肪组织，但要注意保护位于髂外动脉外侧、腰大肌上的生殖股神经，避免由于损伤引起术后大腿内侧 1/3 皮肤感觉障碍。如果进行广泛全子宫切除，一并离断圆韧带，暴露并清除腰大肌上的脂肪组织及淋巴组织，在髂外血管末端，可以看到跨过髂外动脉的旋髂深静脉，有时，这条静脉由于患者取膀胱截石位，下肢静脉血回流受阻故塌陷呈扁平状。在髂外血管末端的内侧、脐侧韧带的外侧，钝、锐性分离疏松组织后非常清楚地看到髂血管的内侧面、闭孔窝底部及闭孔神经。将血管两旁的组织处理后，清晰地显露髂外动脉及其分支腹壁下动脉、髂外静脉及其属支旋髂深静脉。位于血管前的腹股沟深淋巴结便显露出来，分离其周围的疏松组织，沿着髂外血管壁把腹股沟深淋巴结下推，显露髂外动、静脉，如此操作，可以避免损伤血管（图 40-3-47、40-3-48）。

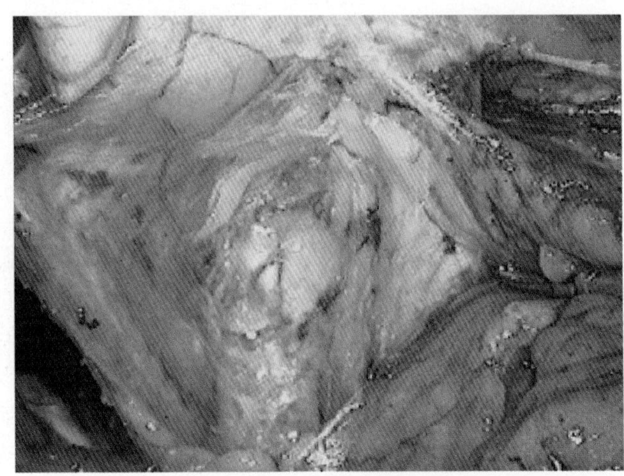

图 40-3-47　闭孔窝底部

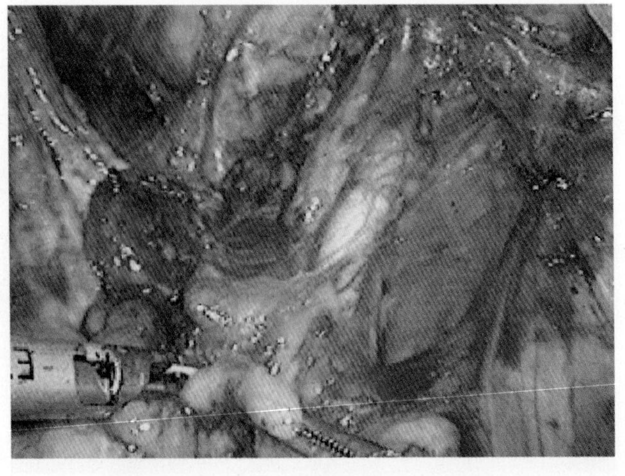

图 40-3-48　清除腹股沟深淋巴组织

（2）清除髂总淋巴结血管损伤预防：髂总淋巴结与髂血管之间有一层疏松的结缔组织，分离后才能将髂总淋巴结切除。虽然分离并不复杂，但由于淋巴结外侧是髂总静脉，一般分离的方向是从内侧到外侧，如果使用弯钳分离，为了防止刺破髂总静脉，术者用左手握分离钳将淋巴组织轻轻提起，右手握分离钳在淋巴结的内侧、髂总血管的前面钝性分离结缔组织，分离过程即使出现少量出血，也应该立即用双极电凝止血，以保持术野清晰，但必须防止对输尿管的热损伤。游离髂总淋巴结时，经常会发现小血管，特别是髂总静脉的属支，不得强行分离，尤其是撕裂性分离，否则会造成意料不到的、无法控制的大出血，由此丧失了一次腹腔镜下手术的机会，正所谓“千里之堤，溃于蚁穴”，发现小血管必须立即电凝，然后在靠近淋巴结的部位切断小血管。将淋巴结与髂血管完全分离后，在髂总动脉上方约2～3cm用5mm的超声刀切断，离断后如发现残端有出血、渗血，避开输尿管，用双极电凝彻底止血。拨开髂总静脉，清除外侧髂总淋巴结。切断髂总淋巴管、处理完所有小血管后，钳夹髂总淋巴组织，向髂外血管的方向钝性剥离淋巴组织（图40-3-49、40-3-50）。

（3）清除髂内及闭孔淋巴结血管损伤预防：从血管损伤方面考虑，髂内及闭孔淋巴结是最危险的部位，一不小心将会引起无法控制的大出血，是妇科内镜医师开展腹腔镜下盆腔淋巴结清扫最惧怕的地方。但如果能够看清每一步骤的解剖关系，镜下操作谨慎、小心，逐点切除，同样可以避免血管的损伤。用无损伤钳或冲吸管轻轻拔开闭孔窝的脂肪组织，暴露闭孔神经，沿着闭孔神经清除脂肪及淋巴组织。在闭孔窝顶部、盆侧壁可见一条比较大的髂外静脉属支，淋巴结穿行其中。清除该淋巴结时，先用分离钳轻轻拨动淋巴结周围组织，了解其疏松间隙及淋巴管的位置，在髂外静脉属支的上方钳夹并向下牵拉淋巴结，剪除周围的疏松组织，显露淋巴管，使用超声刀的慢挡将其切断，从髂外静脉属支的下方钳夹并向下牵拉，取出淋巴结（图40-3-51～40-3-54）。

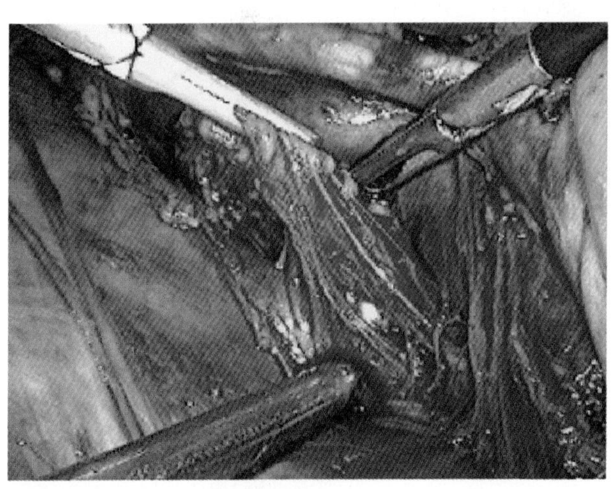

图40-3-49　清除外侧髂总淋巴结

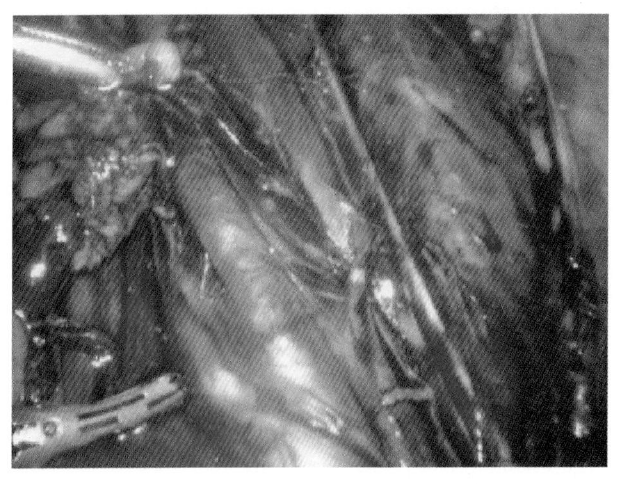

图40-3-50　髂血管

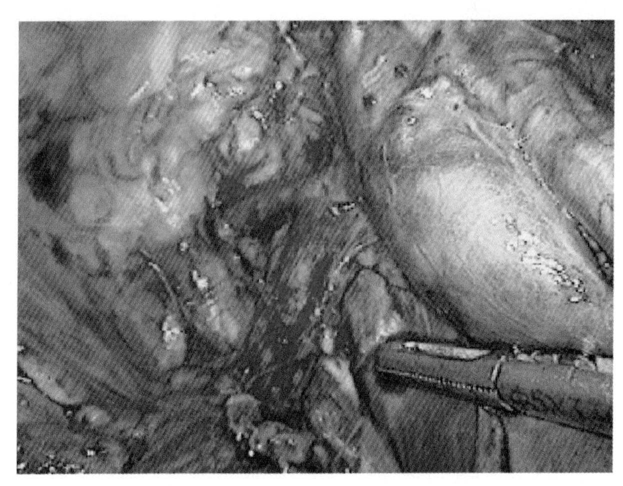

图40-3-51　闭孔窝底淋巴结

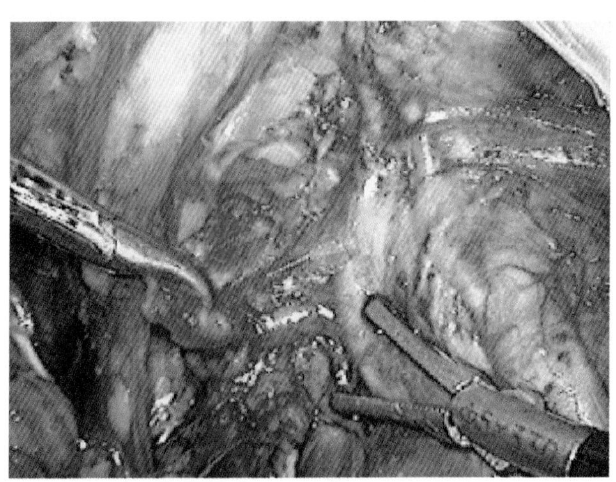

图40-3-52　下拉淋巴组织

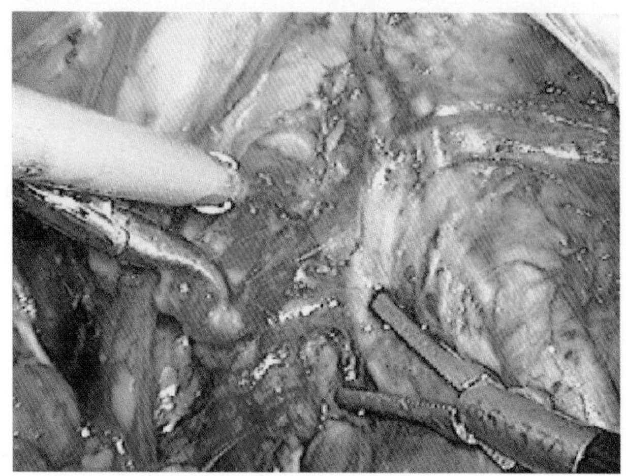

图 40-3-53　切断淋巴管

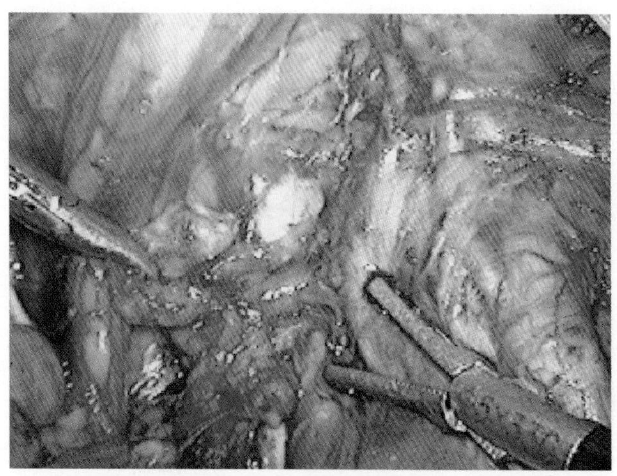

图 40-3-54　离断后的淋巴结

（4）清除增大淋巴结时血管损伤预防：腹腔镜下清除盆腔淋巴结时，会发现增大的淋巴结与腹膜后大血管紧密粘连，如果是淋巴结与髂外静脉粘连，由于静脉壁薄，手术就有可能损伤髂外静脉。此时，术者应该根据腹腔镜的放大作用，把焦距贴近淋巴结与静脉粘连部位，看清其解剖界限，寻找淋巴结与静脉的间隙，用剪刀尖紧靠淋巴结方向锐性分离其间隙，逐步游离并清除淋巴结（图 40-3-55、40-3-56）。

如果淋巴结与动脉紧密粘连，企图钝性分离几乎不可能，因为不了解增大淋巴结的下面是否与相应的静脉相连，只能采用锐性分离方法。由于动脉壁相对较厚，锐性分离时可以紧贴动脉壁。用剪刀尖紧贴动脉壁剪开粘连组织，寻找疏松的间隙，提起淋巴组织，剪断淋巴结底部的粘连带，确认没有静脉后，钝、锐性分离淋巴结，边分离边用双极电凝止血，把淋巴结从动脉旁分离（图 40-3-57～40-3-60）。

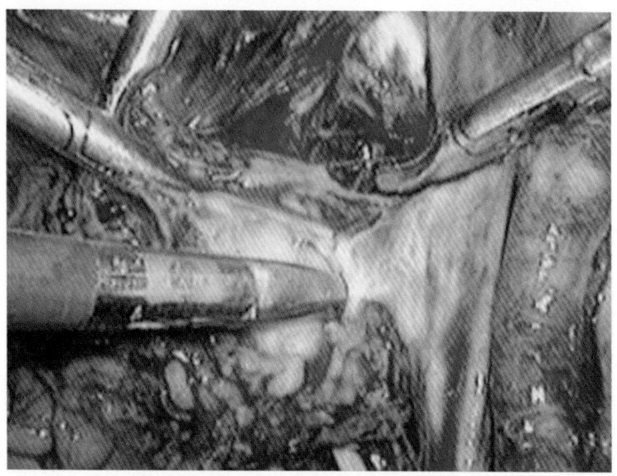

图 40-3-55　锐性分离淋巴结

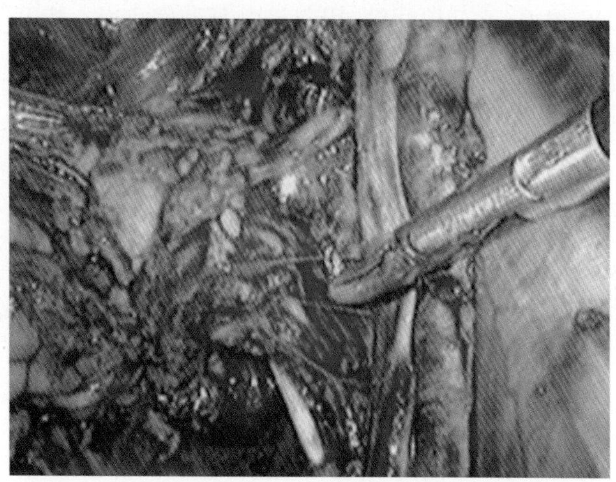

图 40-3-56　清除淋巴结

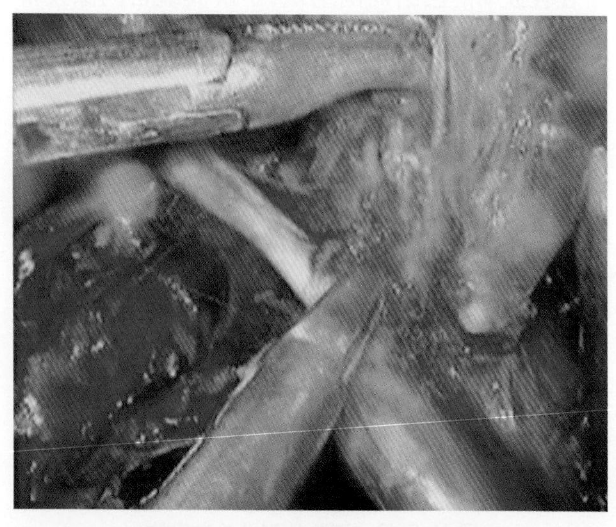

图 40-3-57　剪开动脉旁粘连组织

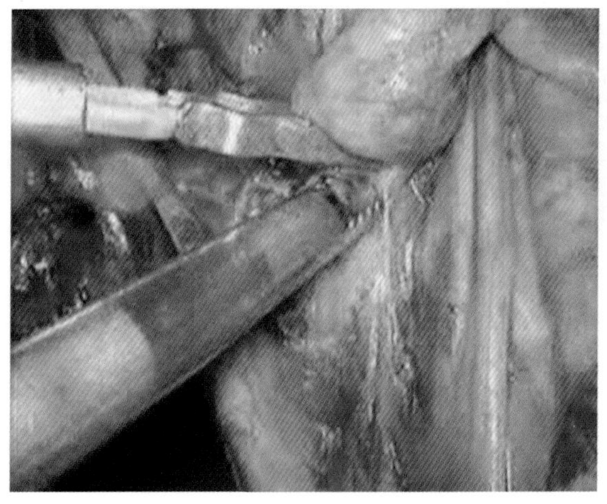

图 40-3-58　寻找疏松的间隙

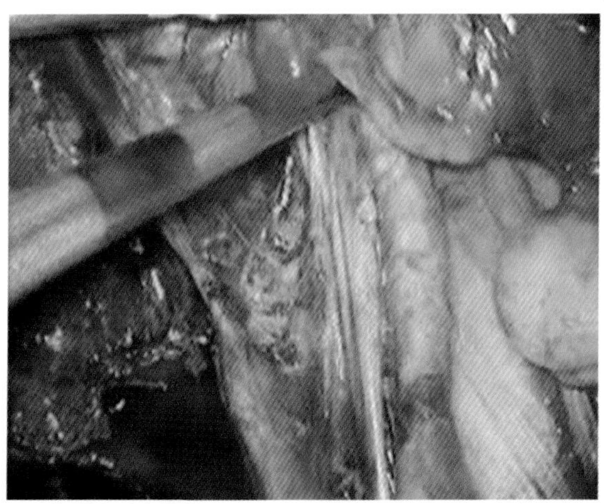

图 40-3-59　彻底游离淋巴结

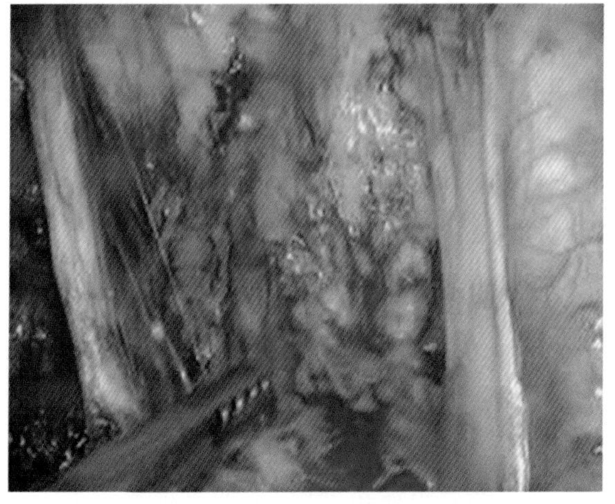

图 40-3-60　切除淋巴结后的创面

六、腹腔镜手术出血预防

要手术就会有出血，而且出血贯穿于整个手术过程，腹腔镜手术也不例外。术中出血不仅仅是失血，更重要的是影响术野，增加手术并发症。发生在小血管损伤所引起的出血止血容易，绝大部分不会危及患者的生命，但发生在闭孔窝血管丛的广泛损伤，或下腔静脉、腹主动脉、髂血管等大血管损伤，则会造成无法控制的出血，危及患者生命。如何预防术中出血是手术医师必须面对和思考的问题。

（一）术前评估

1. 病情评估　一台复杂的腹腔镜手术，特别是腹主动脉旁淋巴结或盆腔淋巴结清扫，术前要根据患者的年龄、身高、体重、临床期别及各种检查参数做充分的评估。如宫颈癌在做腹腔镜广泛全子宫切除及盆腔淋巴清扫时，一个相对年轻、消瘦、身高≥160cm、临床期别较早的患者，由于盆腹腔内脂肪组织少，血管暴露比较清楚，损伤的机会就相对较少。如果是肥胖、年龄大、身高≤150cm、临床期别较晚，盆腹腔内脂肪组织相对较多，手术暴露困难，损伤血管的机会就相对较多。

2. 凝血功能的监测　每一台手术都有潜在出血的可能，术中出血很可能是损伤血管所致，但全身凝血功能障碍可引起或加重出血。因此，术前必须重视凝血功能的监测，凡有异常者必须及时纠正，以预防增加出血的倾向。

3. 纠正贫血　如果患者术前血红蛋白≤70g/L，应该及时输血，最理想的是输入全血，把血红蛋白提升到≥100g/L，同时最少配 3~4 个成分血。

4. 提升血小板　如果患者术前血小板减少，必须查明原因，输注血小板，待血小板恢复正常后再考虑手术，同时配备血小板术中使用。

5. 使用止血药　对于比较大的、复杂的手术，手术前可以使用注射用血凝酶等止血药。注射用血凝酶分别肌内注射 1U 及静脉注射 1U，如果术中出血严重，还可以反复使用。

（二）术中评估

1. 及时止血　手术的每一个步骤都可能会出血，术者应该养成随时止血的习惯，哪怕少许出血，也要及时止血。止血时可以考虑一手拿吸管、一手拿双极电凝钳，看清出血点，定点电凝止血，保持术野清晰。

2. 果断终止出血　在腹腔镜下做比较大的、复杂的手术，应该考虑会有血管损伤的可能，一旦出现大出血，术者必须要沉着、冷静，迅速把损伤血管的两端钳夹，阻止进一步出血，并判断损伤面的大小、能否在腹腔镜下修补，如果经验不足，应该当机立断请血管外科医师上台协助处理。中转开腹是明智的选择。

3. 术中大量补充血容量　术中出现大出血，必须快速补充血容量（血液、血浆、低分子右旋糖酐等），同时迅速判断出血量。在补充血容量的过程中，要同时考虑患者基本血容量，术前有否贫血以及缺氧带来并发症的危险。患者的年龄和体重影响输血，最好利用中心静脉压监测血容量，保证各种生命体征正常，保证手术顺利进行。

4. 术中监测　术者、助手，司械、巡回护士，麻醉医师等都属于手术队伍，都有进行术中监测失血量、补充的血液量和尿量的责任。术中遇到出血，巡回护士首先给患者静脉输注晶体液，保证正常血容量，然后加紧补充全血。麻醉医师同时监测患者所有的生理功能包括血压、脉搏、中心静脉压、血气分析及血细胞比容等，随时做好抢救准备，一旦发生大出血危及患者生命安全的时候，立即进行动脉或静脉插管，保证血液及液体的注入。

5. 术中预防盆腔血管出血　妇科腹腔镜手术中损伤盆腔血管几乎是不可避免的，特别是小血管的损伤，这种血管损伤后的出血一般不会危及患者的生命安全，但却与输尿管、膀胱、肠管等脏器关系密切，止血过程处理不到位则会使这些脏器受到损伤。

（1）电凝附件残端：切断骨盆漏斗韧带或固有韧带时，其残端都有较丰富的血管，应该用双极钳再次电凝止血。

（2）电凝子宫血管残端：次全子宫切除时，套扎子宫下段时，套扎线的线结应该在“9”点的位置，才能把双侧子宫血管套紧，同时套扎后在镜下打两个方便结，将活结变成死结，减少旋切宫体时线圈松动。为了防止术后出血，可以考虑再次套扎宫颈残端或镜下缝合宫颈残端，同时电凝离断后的双侧子宫血管及附件残端（图 40-3-61、40-3-62）。

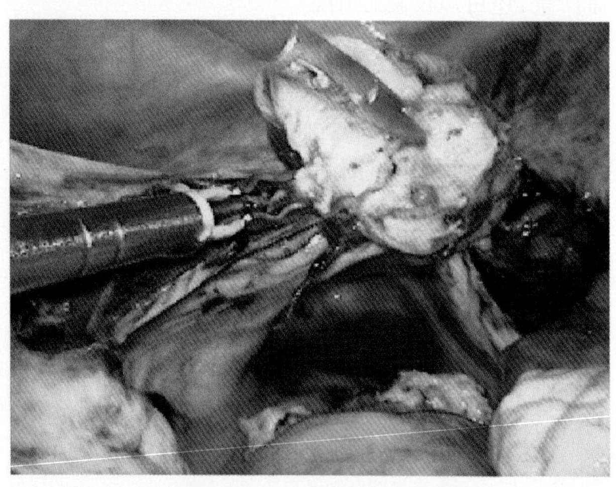

图 40-3-61　电凝残端出血点

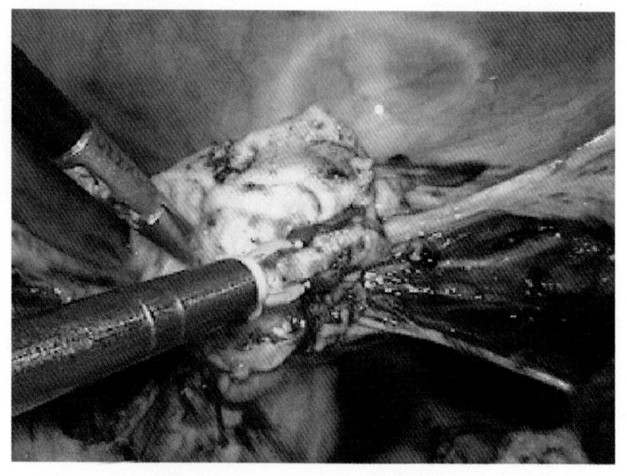

图 40-3-62　电凝子宫血管残端

（三）术后监测

1. 严密观测

（1）动态观测：即使术中明确没有血管损伤，手术结束前详细检查各创面没有活动出血，术后 24 小时内最好使用心电监护仪连续监测各生命体征，密切注意心率、呼吸及氧饱和度的变化，2 小时内每 15 分钟测血压、脉搏、呼吸一次，如果都在正常范围，每 30 分钟测一次，病情稳定后每 1 小时测一次。这些体征随着病情而不断变化，只要严密观测，就能及时发现腹腔内出血。术后第一天不管有否出血或贫血都要常规检测血红蛋白及血细胞比容，动态观测血红蛋白及血细胞比容的变化。由于穿刺部位伤口疼痛或使用麻醉镇痛泵，腹腔内出血的症状有时被掩盖，因此没有得到及时诊断而错失早处理的良机，从而造成对患者的损害。腹部检查预测腹腔内出血固然相当重要，但企图单靠腹部检查予以排除是不明智的做法。由于腹腔容量庞大，短期的隐性出血绝对不会造成腹肌紧张或移动性浊音阳性，当患者出现移动性浊音阳性时，腹腔内出血可能已超过 1 000ml，此时也许患者已经进入休克状态了。所以术后动态监测非常重要。

（2）及时发现隐性腹腔内出血：隐性腹腔内出血是腹腔镜手术后最严重的并发症之一，通常是在患者回到病房后的一段时间突然发现。开始生命体征平稳，随着出血量增多，突然出现严重低血压、心动过速、呼吸急促、烦躁不安和腹肌紧张等症状，特别是腹部移动性浊音阳性，应该考虑腹腔内出血。

2. 及时补充血小板　患者术中出血比卧床休息时更容易丢失凝血因子和血小板，而且，大量输血时也会造成凝血因子和血小板减少。所以,因大出血而大量输血时,特别是每输血 10U 后,术中应每 2 小时检测一次凝血功能,每补充 6~8U 浓缩红细胞,应给 2U(500ml)新鲜冰冻血浆。如果患者血容量能承受,必须附加输入 500ml 新鲜冰冻血浆,并进行 PT 和 APTT 监测。大出血时,当血小板计数低于 100 000U 可考虑输注血小板,估计手术时间长或需要 10U 以上血源,应给含 10U 血小板的 500ml 血,直到术毕或手术止血成功。输入大量的血小板才能保证血小板最大的凝集作用。一般 10U 血小板可以获得最佳凝集效应和发挥血小板作用。因此,在输入大量浓缩红细胞引起血小板减少,应给予 2U 新鲜血小板予以纠正。

3. 及时补充纤维蛋白原　出血时会消耗大量的纤维蛋白原,当血浆纤维蛋白原低于 100mg/dl,必须及时补充。可以直接输入纤维蛋白原,也可以输注 20U 冷凝物可以提供体重 70kg 成人约 150mg/dl 纤维蛋白原。

4. 纠正酸碱平衡　出血时会引起血钾、钠、钙等离子的丢失,导致血液酸碱平衡失调,应该及时纠正,促进恢复。

5. 应用抗生素　出血后患者机体抵抗力低,容易合并感染,尽量使用广谱抗生素预防感染。

(李光仪)

第 4 节　神经系统损伤

一、神经损伤发生率

女性内生殖器神经主要包括腰丛、骶丛(上腹下神经丛)和腹下神经丛。与妇科腹腔镜手术损伤有关的神经主要是脊神经和内脏神经。如广泛全子宫切除时腹下神经丛损伤,盆腔淋巴结清扫术时生殖股神经、髂腹股沟神经、股神经、闭孔神经、腰骶神经丛等损伤。或由于患者截石位或半截石位时间过久或摆放位置不正确出现的坐骨神经或腓神经损伤,使用肩托不正确或手术时不经意手臂下垂导致的臂丛神经损伤。

人类神经系统遍布全身,只要手术就会损伤神经,损伤后出现症状的神经损伤(nerve injury)发生率文献报道不一,腹腔镜手术导致神经系统损伤约占 0.5/1 000。Richard J 等回顾性分析了 1995 年 7 月~2001 年 6 月接受过盆腔手术的 1 210 例患者中,术后神经损伤性疾病的发生率是 1.9%,其中腰骶神经丛损伤发生率为 0.17%(2/1 210),神经损伤包括闭孔神经(n=9)、髂腹股沟神经和髂腹下神经(n=5)、生殖股神经(n=4)、股神经(n=3)、腰骶神经丛(n=2)。病因包括直接手术损伤、过度拉伸伤、缝合伤、牵拉器相关损伤。所有有运动功能障碍的患者都进行了理疗,有感觉功能障碍或痛觉的患者进行了药物治疗或手术治疗,73%的患者完全治愈,少数未手术修补的神经横断伤患者,或者腰骶神经丛损伤的患者的症状持续存在。这些并发症通常是可逆的,但也可能使神经衰弱,导致残疾。Richard J 等同时报道了一例因宫颈癌复发而在内脏切除术中误切了闭孔神经,从而导致了闭孔神经损伤性疾病,而其余的闭孔神经损伤是由于不注意而造成的压碎伤,包括 2 例盆腔侧壁止血时的钳夹伤,5 例被推测为神经过度拉伸伤。1999 年,郭绍红等报道了 1 例腹腔镜左侧卵巢囊肿切除术由于套管针穿刺导致髂腹下神经的损伤。1999 年,张晓薇等报道妇科腹腔镜手术并发症 13 例中,其中臂丛神经损伤 1 例。2005 年,孙芳林等报道 1 例子宫肌瘤患者行 LAVH 术后第 2 天主诉右下肢麻木伴运动障碍,主要表现为右下肢感觉运动异常,抬腿及背屈障碍,肌力下降,经会诊和肌电图检查诊断为右下肢腓总神经损伤,损伤原因是患者体位摆置不当压迫下肢神经而引起。

二、神经损伤原因

(一) 腰丛神经损伤原因

妇科腹腔镜手术时,有可能损伤腰丛神经的分支主要是髂腹下神经、生殖股神经和闭孔神经。

1. 生殖股神经损伤原因　生殖股神经位于盆壁侧腹膜后、腰大肌的表面,打开盆壁侧腹膜后,可以看到生殖股神经。生殖股神经由第 1 腰神经前支部分纤维和第 2 腰神经前支大部分纤维组成,在腰大肌的前面穿出,在髂总动脉外侧分为股支与生殖支,前者支配大腿内 1/3 的皮肤感觉,后者与子宫圆韧带伴行,穿过腹股沟管,分支至大阴唇(图 40-4-1、40-4-2)。

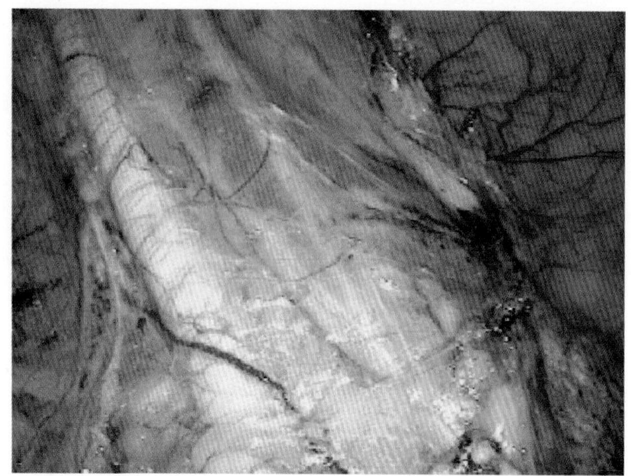

图 40-4-1　生殖股神经

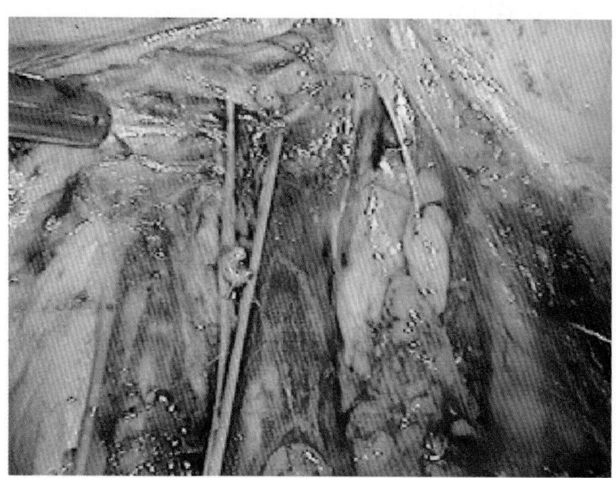

图 40-4-2　股支与生殖支

生殖股神经损伤主要发生于腹腔镜盆腔淋巴结清扫术。在清扫盆腔淋巴结时，由于要切除腰大肌外 2cm 的结缔组织，有可能会损伤甚至切断生殖股神经(图 40-4-3)。生殖股神经紧贴髂外血管，在分离腰大肌与髂外血管时也会损伤甚至撕断生殖股神经。此外，在分离生殖股神经旁组织时，由于出血需要电凝止血，也会灼伤生殖股神经(图 40-4-4)。

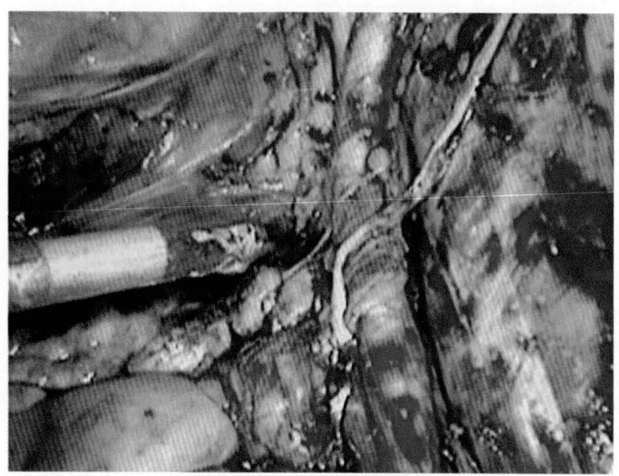

图 40-4-3　切断生殖股神经

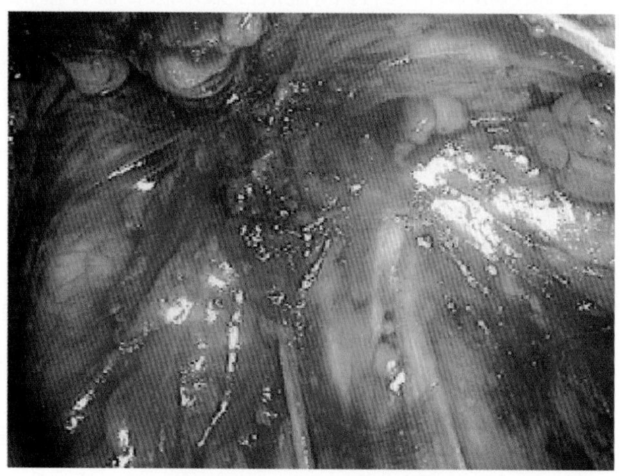

图 40-4-4　灼伤生殖股神经

2. **闭孔神经损伤原因**　闭孔神经由第 2～4 腰神经前支组成，出腰大肌内侧缘后穿入小骨盆，在髂内血管和输尿管的外侧，于闭孔血管上穿行，穿闭膜管出小骨盆，分前、后两支，支配股部收缩肌群及股内侧下 2/3 的皮肤感觉(图 40-4-5)。闭孔神经的周围满布极为疏松的结缔组织，下面为盆底静脉丛。清扫闭孔淋巴结时，以闭孔神经为界，不可超越，否则会损伤盆底静脉丛。副闭孔神经出现率为 3.44%，国外有人报道为 29%，多见于高位型腰丛。副闭孔神经很小，多数由第 3、4 腰神经前支的腹侧支组成，少数发自闭孔神经或股神经，也可能起自第 5 腰神经前支，沿腰大肌下行，邻近闭孔神经，跨过耻骨上支，在耻骨肌深面分为 3 支(图 40-4-6)。在极个别的病例，副闭孔神经穿过闭孔窝底的血管，然后吻合于闭孔神经(图 40-4-7～40-4-8)。

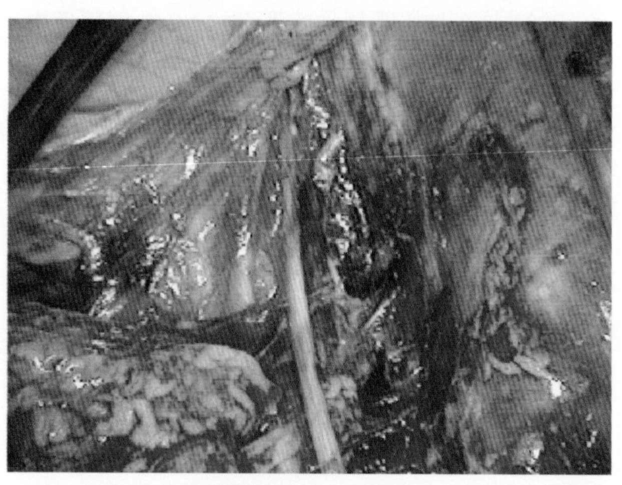

图 40-4-5　闭孔神经

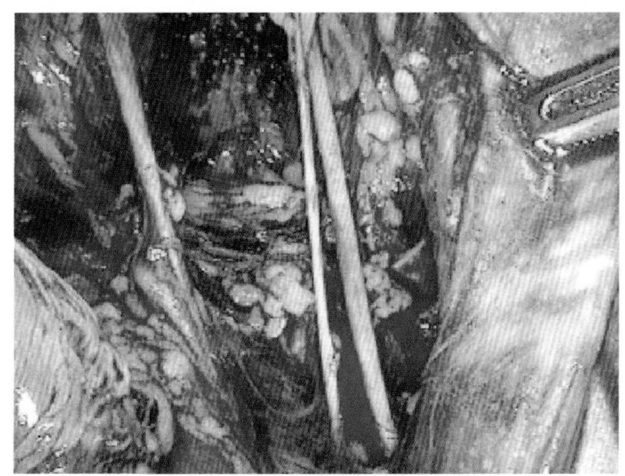

图 40-4-6　副闭孔神经

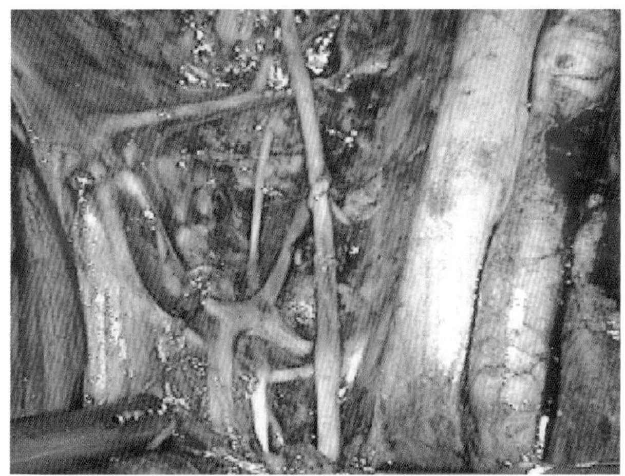

图 40-4-7　副闭孔神经穿过血管

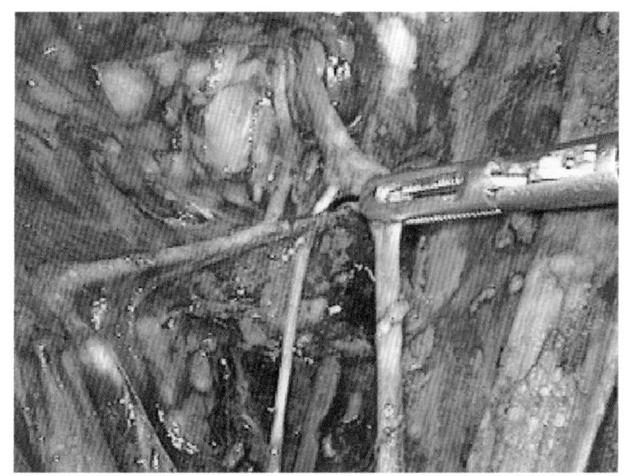

图 40-4-8　副闭孔神经

由于解剖位置的因素，闭孔神经损伤可能发生在妇科恶性肿瘤手术或深部子宫内膜异位症手术中。由于腹腔镜盆腔淋巴结清扫的范围必须包括闭孔窝内的淋巴组织，而闭孔神经就在闭孔窝中穿过。在脂肪组织中分离闭孔神经时，如果操作不小心或粗暴用力，有可能会造成闭孔神经撕裂伤。闭孔神经是从髂总静脉交叉下方穿出，在切除该部位的淋巴组织时，如果解剖不清晰、暴露不清楚，就会误断闭孔神经（图 40-4-9）。切除闭孔窝淋巴组织时，由于出血，电凝时也会误伤闭孔神经（图 40-4-10）。

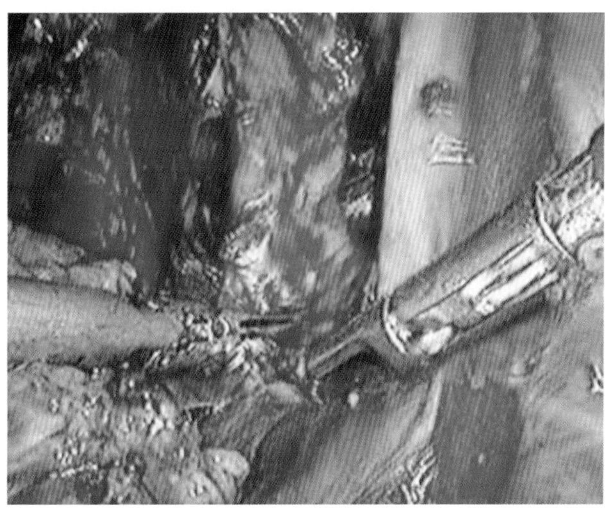

图 40-4-9　误切闭孔神经

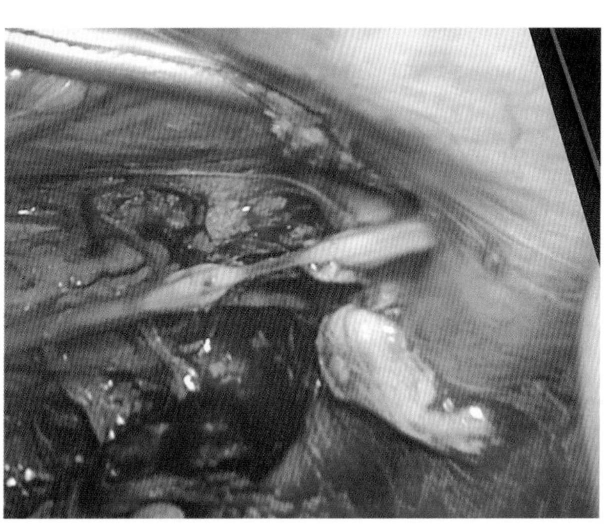

图 40-4-10　电凝误伤闭孔神经

3. 髂腹下神经损伤原因　由于髂腹下神经基本都是在腹内斜肌和腹横肌之间，只是终支在腹股沟管浅环上方穿出，腹腔镜手术时一般不会损伤该神经。但在耻骨联合上进行套管针穿刺，如果穿刺点太靠外侧，恰好位于左髂腹下神经穿出腹内斜肌的位置，穿刺时就会损伤此神经。

4. 股神经损伤原因　股神经由 $L_{2\sim4}$ 组成，是腰丛中最大的神经，发出后先在腰大肌与髂肌之间下行，穿过腹股沟韧带深面的肌间隙，在腹股沟中点稍外侧到达大腿，随即分为皮支与肌支，最长的皮支是股神经的终支称为隐神经，支配小腿内侧面和内侧缘的皮肤，肌支支配耻骨肌、股四头肌和缝匠肌。感觉纤维分布于大腿前面、小腿内侧面及内侧缘的皮肤，股神经中的运动纤维支配大腿前群肌的运动。一般情况下腹腔镜手术时不会损伤该神经。但在手术时安放截石位，双下肢置于过高的支腿架上，两腿分开过大，如果手术时间过长，则会损伤股神经或坐骨神经及其分支。

（二）骶丛神经分支损伤原因

1. 骶丛神经解剖　骶丛由腰骶干的 $L_{4\sim5}$、$S_{1\sim5}$ 及尾神经的前支组成，主要分支有臀上神经、臀下神经、阴部神经、股后皮神经、坐骨神经。约 70% 的尿道压力由 S_3 前根提供，主要是通过尿道横纹肌和肛提肌而获得的，另 30% 的压力由 S_2 和 S_4 提供，说明损伤骶丛神经可以引起尿潴留。坐骨神经源于 $L_{4\sim5}$、$S_{1\sim3}$，是全身最大的神经，在腘窝上角分为胫神经和腓总神经两终支。在大腿后面从坐骨神经本干发出肌支支配大腿后肌群、关节支支配膝关节。

2. 骶丛神经分支损伤原因

（1）体位摆放不当：妇科腹腔镜手术导致骶丛神经损伤的原因不是手术直接造成，而是手术体位不正确而引起。损伤的神经也只是骶丛神经的两大终末分支胫神经和腓总神经。进行腹腔镜手术时，有时为了手术操作需要上举宫器，故采用膀胱截石位（如广泛全子宫切除、全子宫切除等），如果患者体位摆放不当（如大腿支架过高，两腿分开太大），可以压迫神经或神经过度伸展均可使神经受损。

（2）大腿支架缺乏保护垫：在膀胱截石位手术时，腘窝部置于大腿支架上，双膝相对固定于垂屈的床脚架上，如果手术床大腿支架上未放置软垫，长时间保持此姿势，可能会引起腓神经局部卡压，特别是在腓骨小头附近的骨性凸起处受压、牵拉导致损伤。

（3）手术助手不经意压迫双腿使神经更易牵拉、受压也可造成损伤。

（三）臂丛神经损伤原因

1. 臂丛神经解剖　臂丛神经是由第 5~8 颈神经前支和第 1 胸神经前支大部分纤维组成。由臂丛发支分布于胸、上肢带、背浅部肌（斜方肌除外）以及上臂、前臂、手的肌肉和皮肤。臂丛各神经在锁骨中点后方比较集中，位置浅表，容易摸到。臂丛的分支可依据其发出的局部位置分为锁骨上、下两部。锁骨上部支包括胸长神经、肩胛背神经和肩胛上神经。锁骨下部支包括肩胛下神经、胸内外侧神经、胸背神经、腋神经、肌皮神经、正中神经、尺神经、桡神经臂内侧皮神经和前臂内侧皮神经。在腹腔镜手术时，由肩托使用不当或输液的上肢外展过大多会导致臂丛神经损伤。

2. 臂丛神经损伤原因

（1）手术时间过长：手术过程中患者保持过度头低臀高位时间过长，就有可能出现臂神经麻痹。

（2）肩托过硬：如果肩托过硬或肩托上防护的软垫脱落，就会损伤臂丛神经。

（3）手臂过度外展：在手术过程中，虽然已把上肢平放在输液板上，但手术时由于术者不断移动，不知不觉就会把输液板往患者的头部方向上推，由于患者的上肢是用布带固定，当输液板上推时，患者的上肢也跟着上移，从而手臂过度外展，当外展超过 90° 时，时间过长就会引起臂丛神经损伤。

（4）手臂长时间下垂：如果选用了左上肢进行输液，就应该将患者的右上臂铺上厚垫，伸展在身体右旁，并用床单把患者的右上臂裹在手术台上。然而，在手术过程中，如果床单裹得不严密，就会松落，上臂裸露，甚至下垂，时间过久，就会导致臂丛神经损伤。

（四）盆丛神经损伤原因

盆丛神经又称下腹下丛，由腹下神经、骶交感干的分支和盆内脏神经构成，源自于腹下丛，而腹下丛为内脏神经丛的分支，腹下丛可分为上腹下丛（骶前神经）和下腹下丛（盆丛），属内脏神经系。

盆丛在直肠两侧，髂内血管及其分支内侧，紧贴阔韧带后叶的外侧，呈网络状神经节干，长约（36.10±7.39）mm，宽约（27.22±7.60）mm。它由腹下神经、骶交感干和盆内脏神经相互吻合而成。该神经节干位于子宫动脉与输尿管交叉的上方，输尿管的下方，紧贴子宫骶骨韧带外侧稍上，呈三角形，并向前分 3~4 束，上束在该韧带浅层向前沿主韧带上方、输尿管周围进入膀胱；中束即第 2、3 束，最大，起于子宫骶骨韧带浅、深层间交界处，沿主韧带下方、宫颈外侧、膀胱上血管的内侧，向前分布于膀胱侧壁，由三角区外侧进入膀胱；下束即第 4 束在子宫骶骨韧带深层，沿主韧带下方，膀胱下血管内侧，靠盆侧壁，沿盆膈筋膜上方，分布于膀胱颈及尿道，组成子宫阴道丛和膀胱丛。腹腔镜手术时，剪开侧腹膜后，可以找到下腹下丛及支配膀胱的神经纤维束。

盆丛神经损伤主要出现在广泛全子宫切除术中，是导致术后尿潴留的主要原因。根据盆丛神经大体分布，术中最易损伤盆丛神经的部位是子宫骶骨韧带切除、主韧带切除及阴道旁组织切除，因为这些部位都含有大量的盆丛神经纤维。应重视这些部位的神经纤维的分离、保存，特别是子宫骶骨韧带外侧的盆丛神经节及根干部分的保存（图 40-4-11、40-4-12）。在切除子宫骶骨韧带前，由于不分离输尿管下方的结缔组织纤维，会剪断盆丛神经节干，切除子宫骶骨韧带浅层，可能切断紧贴该韧带外侧的盆丛神经上束。

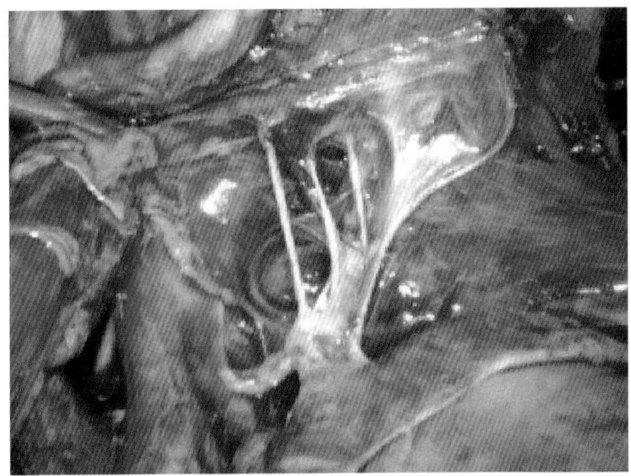

图 40-4-11　保留盆丛神经

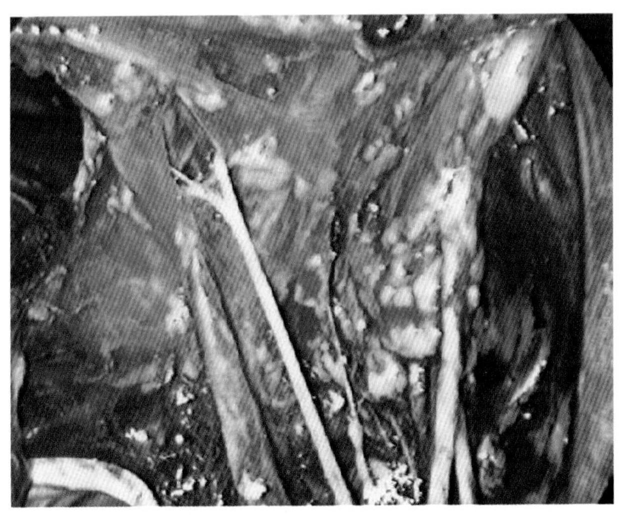

图 40-4-12　支配膀胱的神经

三、神经损伤症状

（一）腰丛神经损伤的症状

1. 生殖股神经损伤的症状　腹腔镜手术时损伤生殖股神经对患者一般不会引起功能性障碍，理论上患者可能会出现大腿内侧 1/3 皮肤感觉麻木，然而，临床上术后患者出现这种症状并不太明显。作者从 1998~2007 年共做腹腔镜下盆腔淋巴结清扫术达 500 例，切断生殖股神经的例数也不少，但患者因大腿内侧 1/3 皮肤麻木而复诊者为数不多。也许是因为患者患的是恶性肿瘤，手术做成功了，预后也很好，不在乎大腿皮肤的一点小毛病。

2. 闭孔神经损伤的症状　闭孔神经为含感觉、运动的混合神经。由于闭孔神经支配股部收缩肌群，损伤时会出现一系列的症状。患者表现为大腿外侧从股内侧自腹股沟至膝上 3cm 处皮肤触、痛觉减退及大腿内收肌群功能阻碍甚至瘫痪，两下肢交叉困难，大腿外展受限，髋关节伸、屈异常，见于术后最初几天。股内收肌开始时轻度萎缩，晚期可有肌萎缩。如果是由于闭孔神经术中卡压或术后纤维化引起的功能障碍，可能会出现闭孔神经运动功能减弱或合并有大腿感觉功能减退的征象，而症状的严重性及持续时间取决于神经初始病变的严重性。

3. 髂腹下神经损伤的症状　髂腹下神经损伤的患者表现为腹股沟区的刺痛或烧灼痛，并放射至外阴，术后出现症状的时间多为 2 个月内。

4. 股神经损伤的症状　股神经损伤的症状视其严重程度及损伤部位而定，常表现为屈髋和伸膝减弱，大腿前内侧和小腿感觉消失，膝反射减弱或消失。

（二）骶丛神经分支损伤的症状

1. 腓神经损伤的症状　妇科腹腔镜手术时通常腓神经损伤较易发生，特别在腓骨颈处，因位置最浅，更易受损伤。受损伤后的主要表现是足不能背屈，足下垂，并有内翻，趾不能伸。因为足尖下垂，患者必须用力使髋、膝关节高度弯曲以提高下肢抬起足尖，才能行走，因而呈“跨阈步态”。感觉障碍在小腿外侧面和足背较为明显。足下垂是腓神经损伤典型的症状。

2. 坐骨神经损伤的症状　腹腔镜手术中所造成的坐骨神经损伤往往是半自限的。运动和感觉缺乏一般在手术后立即出现，进行性发展数周，再经过 3~9 个月则开始消散。有时坐骨神经损伤在半截石位不到 35 分钟后即可发生，据推测主要是因为神经牵拉所引起。

（三）臂丛神经损伤的症状

臂丛神经损伤的症状主要是臂神经麻痹，表现为上肢皮肤感觉障碍。如果损伤的是胸长神经，可以引起前锯肌瘫痪，发生“翼状肩”。正中神经损伤，运动障碍表现为不能旋前，屈腕能力减退，拇、示指不能屈曲，拇指不能对掌，拇指、示指和中指感觉障碍。损伤桡神经可以出现前臂伸肌瘫痪，表现为抬前臂时呈“垂腕”姿态，伸腕能力减退不能伸指。

诊断臂丛神经损伤可以通过影像学 myelo-CT 检测技术，对臂丛神经损伤的性质进行直视判断，也可以通过肌电检查的方法（EMG），术前、术后 EMG 检查不仅能确定损伤部位，动态观察神经肌肉的功能变化，还可在术中监测。

（四）盆丛神经损伤的症状

1. 膀胱功能障碍　膀胱功能在广泛子宫切除术后的一些暂时性变化几乎是不可避免的，部分患者术后有排尿发起障碍、膀胱胀满感丧失、排尿受阻、膀胱弹性降低、感觉障碍，出现真正的应激性尿失禁。利用特殊的静电及经静脉 X 线肾盂造影技术发现 87%的患者在术后第 1 周有膀胱扩张，多数患者术后 6 周膀胱扩张逐渐消失。

2. 胃肠功能紊乱

（1）手术应激反应：腹腔镜手术可使机体产生应激反应，手术创伤可刺激体内儿茶酚胺的分泌，儿茶酚胺可通过抑制 MOT、GAS 的分泌而影响胃肠功能，低水平的 MOT、GAS 直接导致术后胃肠功能紊乱、动力减弱。而且应激反应造成的交感神经性兴奋对胃和小肠运动也可产生抑制作用。

（2）术后活动受限：由于麻醉药、CO_2 气腹的作用等，使术后患者活动受到不同程度的限制，加重胃肠功能紊乱。

（3）切断了以骶神经根为代表的副交感神经系统后，使控制直肠的功能紊乱，可以引起直肠排空障碍，导致排便困难。

3. 术后性功能下降。

四、神经损伤的处理

（一）腰丛神经损伤的处理

1. 生殖股神经损伤治疗　生殖股神经损伤由于症状不明显，一般不需特殊治疗，如有症状可使用营养神经的药物如维生素 B_1、牛痘疫苗致炎兔皮提取物注射液、甲钴胺片等，但效果基本都不满意，用药后症状会持续存在。最好的方法是通过理疗，常能奏效。

2. 闭孔神经损伤治疗

（1）药物治疗：闭孔神经由于烧灼伤或部分损伤时，患者很快康复，其原因可能归因于大腿其他肌群的功能代偿，或存在副闭孔神经。如出现明显疼痛症状，可以使用 2%的利多卡因 3ml、醋酸泼尼松龙 50mg 封闭治疗，每周 1 次，共 5 次。注射时患者仰卧，在耻骨结节下方 1.5cm 处用长针头沿耻骨上支方向推进，到达耻骨上支后即可注射。操作时，左手应在腹股沟韧带下方触摸股动脉，以免造成其他损伤。治疗效果主要取决于神经受损伤程度。

（2）手术治疗：

1）神经修补术：腹腔镜下盆腔淋巴结清扫时如果术中横断闭孔神经，应立即进行镜下修补，有条件者最好使用微型腹腔镜器械。修补断裂的闭孔神经前，先用生理盐水冲洗干净闭孔窝，彻底止血，保持术野清晰，找出闭孔神经断端，用弯分离钳钳夹神经断端的一侧，用 4-0 带针可吸收线从断端的远端进针，出针后再从近端进针，镜下将两断端拉紧，打结。一般前、后缝两针，最好前、后、左、右各缝一针共四针。缝合时两断端尽量要对齐，利于创面愈合，促进神经组织再生（图 40-4-13～40-4-20）。术后立即进行理疗并使用营养神经的药物。一般术后 3～6 个月，患者症状逐渐消失，功能逐渐恢复。

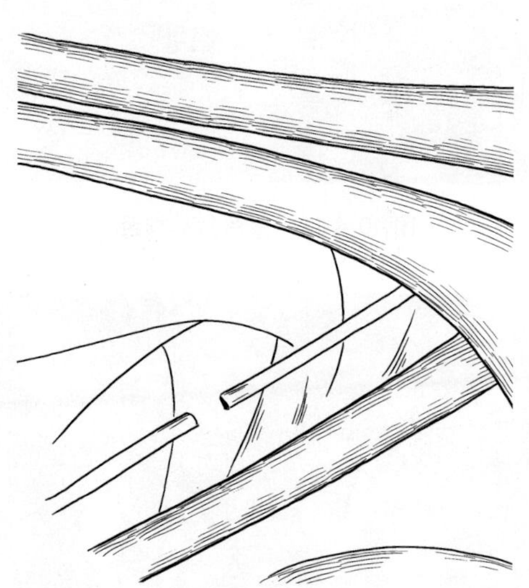

图 40-4-13　闭孔神经横断示意图

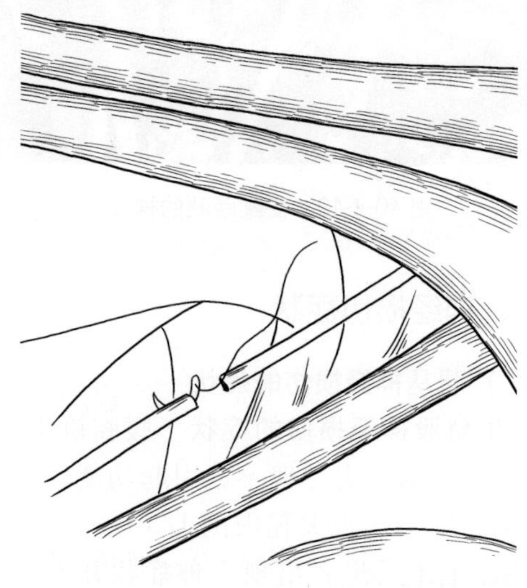

图 40-4-14　缝合闭孔神经示意图

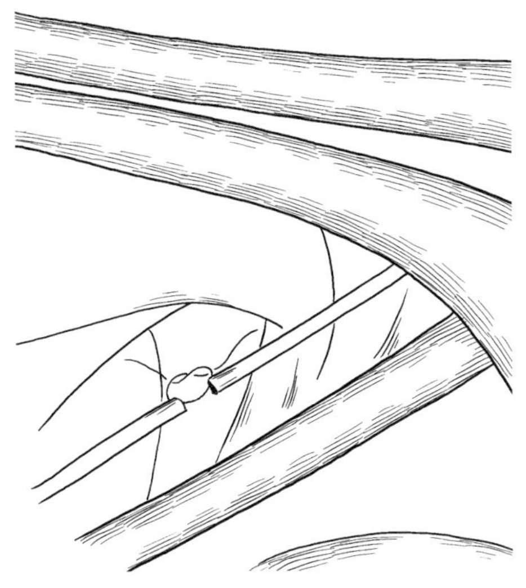

图 40-4-15　镜下打结示意图

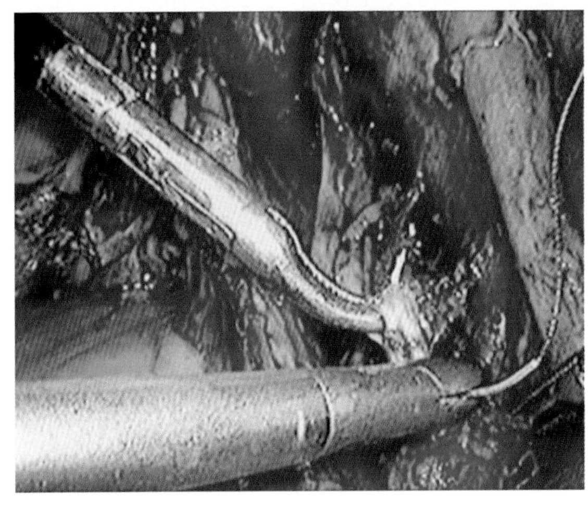

图 40-4-18　缝合闭孔神经远端

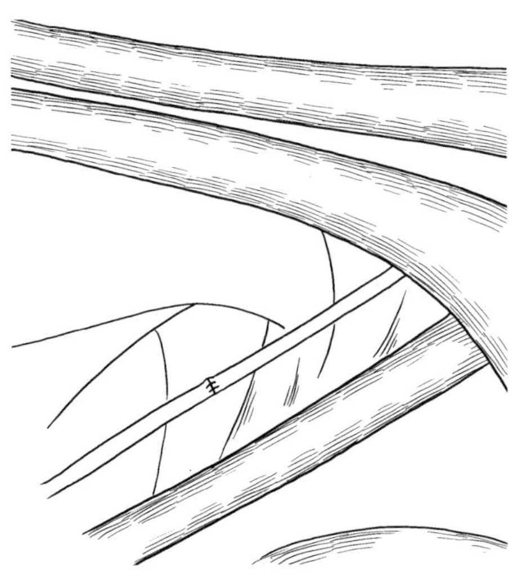

图 40-4-16　缝合后闭孔神经示意图

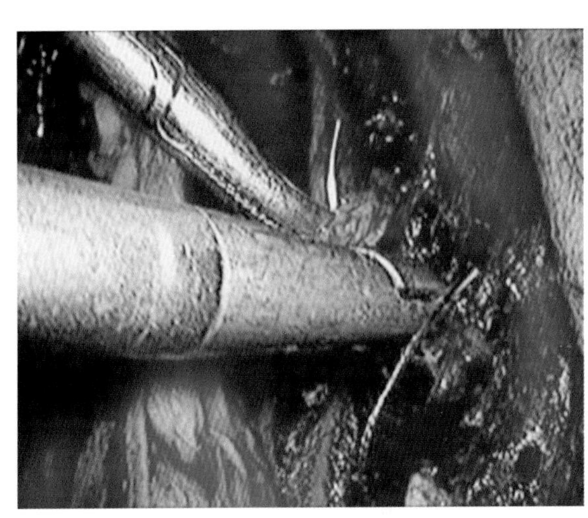

图 40-4-19　缝合闭孔神经近端

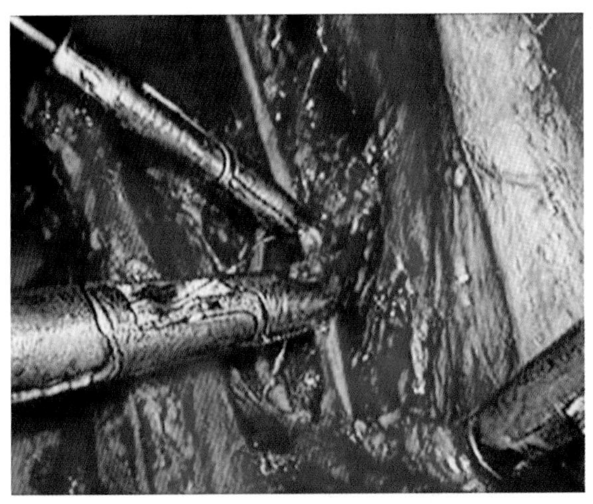

图 40-4-17　对合闭孔神经横断

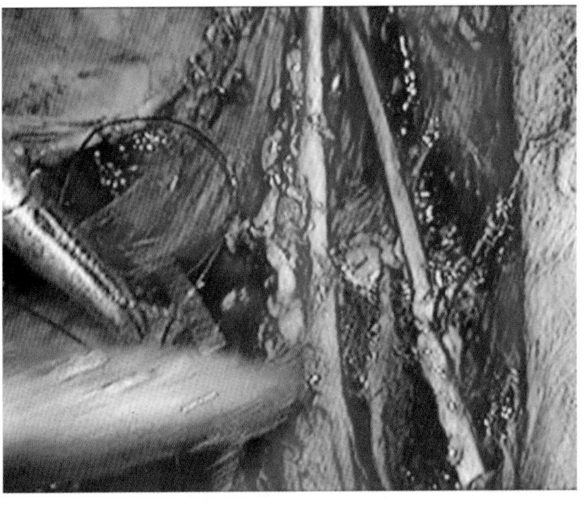

图 40-4-20　修复后的闭孔神经

2）神经松解术：如果术中确定闭孔神经完整，术后患者出现持续性腹痛或运动功能丧失，经物理治疗效果不佳，应考虑可能由于闭孔神经粘连所致，并可行神经松解术，腹腔镜下神经松解术可以取得满意的效果。因此，可以考虑行腹腔镜下探查术。

3. 髂腹下神经损伤的治疗　一般使用营养神经药物治疗的同时进行理疗，常可缓解症状。

4. 股神经损伤的治疗　可使用营养神经的药物治疗并进行理疗，治疗后症状可完全缓解。

（二）骶丛神经损伤的处理

1. 药物治疗　可以使用营养神经的药物，如维生素 B_1、B_{12}，烟酰胺等，也可以用促进血液循环的药物，如地巴唑等。如果是急性期，出现明显疼痛症状，可以使用 2% 的利多卡因 3ml、醋酸泼尼松龙 50mg 封闭治疗，每周 1 次，共 5 次。注射时患者侧卧位，在腘窝下方用长针头注射。操作时，左手应在腘窝部位触摸股动脉，避免造成腘窝动脉损伤。同时嘱咐患者卧床休息。

2. 局部理疗　在药物治疗的同时也可以加用局部理疗，如电刺激疗法、超短波、红外线、磁疗等，并可配合针灸、按摩、推拿等。一般治疗后效果比较好，恢复很快。

（三）臂丛神经损伤的处理

真正的臂丛神经损伤如外伤的诊治是世界性难题，各国学者都在努力探索。

妇科腹腔镜手术引起的臂丛神经损伤均为非创伤性损伤，尽管会给患者带来痛苦，但这种损伤基本上都是可逆的，一般不会留有后遗症。臂丛神经损伤常规需保守治疗 3 个月，如无任何功能恢复或肢体主要功能未恢复，或呈现跳跃性恢复及恢复中断持续超过 3 个月需手术治疗。

1. 药物治疗　常见的牵拉性或压迫性臂丛损伤，早期以保守治疗为主，即应用神经营养药物如维生素 B_1、维生素 B_6、维生素 B_{12}、地巴唑、神经节苷等。如果疼痛明显，可以考虑各类止痛药物的应用短暂缓解疼痛。

2. 物理治疗　在药物治疗的同时可以进行局部理疗，如电刺激疗法、超短波、红外线、磁疗等，患肢进行功能锻炼，防止关节囊挛缩，并可配合针灸、按摩、推拿，有利于神经震荡的消除、神经粘连的松解及关节松弛。

3. 臂丛神经阻滞　药物和物理治疗效果不明显，可应用臂丛神经阻滞。用超声辨别患者锁骨下动静脉后，行锁骨上臂丛神经阻滞，治疗效果可达 98%。高频超声下可得到清晰的臂丛神经横断面图，以肌间沟和锁骨上区域的臂丛神经成像最清晰。在腋路通过超声引导置入导管于神经鞘内，更能发现患者神经损伤的程度，而且可以观察到药物的分布，成功率大幅度提高。

（四）盆丛神经损伤的处理

1. 盆丛神经损伤治疗的争议　盆丛神经损伤引起的症状最明显的是膀胱功能障碍，有关术后膀胱功能障碍处理的方法存在广泛争议，如导尿时间的长短、耻骨上或经尿道导尿、自我控制导尿的作用以及有关膀胱内压测定价值的研究等。大多数患者的膀胱功能在几个月内即可获得满意的恢复。然而，尿动力学研究表明轻度的和持续的膀胱功能障碍可持续几年。Fraser 报道 20% 患者术后膀胱感觉异常可持续长达 5～10 年。在许多正确实施了广泛性子宫切除术及盆腔淋巴清扫术的患者中，膀胱功能不能完全恢复是不可避免的。然而，通过恰当的术后膀胱处理及重建，大多数患者在术后第一年末膀胱功能即可获得满意的恢复。

2. 促进膀胱功能恢复

（1）留置导尿管：广泛全子宫切除后常规留置导尿管 7～14 天，拔导尿管前 3 天定时（每 2～4 小时）开放导尿管，以使尿潴留减至最低限度。如果两次测残余尿均<50ml，表明膀胱功能恢复良好，可拔管。如果残余尿>50ml 需继续留置导尿管，并加强膀胱功能锻炼。术后第 5 天起大量饮水，导尿管定时开放时，嘱患者使用腹压，以加速尿液排出。

（2）按时排尿：术后第 10 天行排泄性尿路造影，如果仅有轻度的膀胱扩张可以拔除导尿管并嘱患者间歇排尿。必须明确告诉患者按时排尿，不要让膀胱过度膨胀，特别在术后的恢复早期，如果过度膨胀会因膀胱逼尿肌的过度拉伸和代偿失调而导致膀胱弛缓，加重膀胱功能障碍，引起大量的膀胱残余尿及可能并发尿路感染。

（3）再次留置导尿管：如果拔尿管后还有严重的膀胱膨胀或残余尿>50ml，则仍需内置导尿管，有时要持续几周甚至 3 个月，以期能避免永久性的膀胱功能损害。

（4）预防泌尿系感染：膀胱功能障碍可合并尿路感染，应定期进行尿液检查、尿培养及合理地使用抗感染治疗。应鼓励患者每天排尿在 2000ml 以上，以避免尿路感染。

（5）药物治疗：试用以氨基甲酰胆碱（bethanechol）和酚苄明（regitine）并用，以助减少残余尿。

（6）配合针灸及理疗：针刺或维生素 B_1 穴位注射（可选用足三里、三阴交、关元、曲池、中极和阴陵泉等穴位），每天用 2~3 穴。感应电疗法、穴位刺激低频电疗法、超短波疗法及热气浴疗法均有一定疗效。

（7）手术治疗：少数顽固性尿潴留患者，可行尿道括约肌扩张治疗。

（8）早期锻炼：叮嘱患者术后进行早期锻炼活动，如床上活动、带尿袋下床活动等，使膀胱肌得到锻炼，从而促进术后自主排尿，缩短术后拔除尿管时间。

3. 促进胃肠功能恢复　术后早期床上锻炼，如四肢屈曲运动和腹部按摩等，通过机械动作增强肠蠕动，阻止肠袢间的黏着，可促进胃肠蠕动尽早恢复。从中医角度来看，术后早期科学的锻炼有调和气血、行气导滞、活血化瘀的作用。随着气血的运行，促进了全身血液循环，利于术后肠蠕动尽快恢复。

五、神经损伤的预防

（一）腰丛神经损伤的预防

1. 生殖股神经损伤预防

（1）清晰显露生殖股神经：生殖股神经位于腰大肌上，打开侧腹膜时应该看清生殖股神经的走向。

（2）清除髂总淋巴结时保护生殖股神经：生殖股神经是在腰大肌的前面穿出，在髂总动脉外侧分为股支与生殖支，切除髂总淋巴结时先看清生殖股神经的路径，再清除其周围的结缔组织，保护生殖股神经（图 40-4-21）。

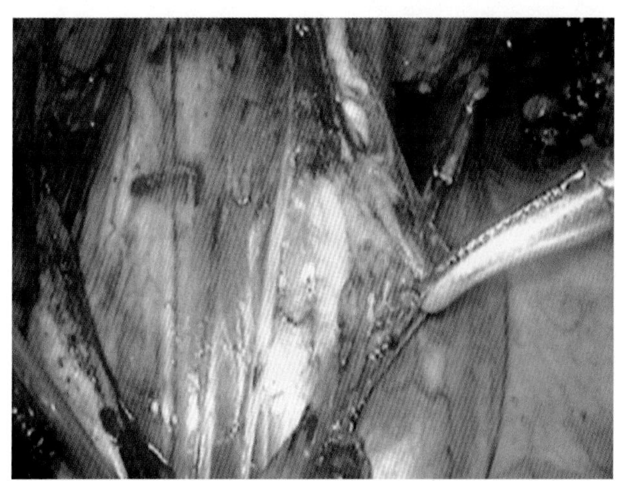

图 40-4-21　暴露生殖股神经

（3）清除腹股沟深淋巴结时保护生殖股神经：生殖股神经穿过腹股沟进入大阴唇，在清除腹股沟深淋巴组织时，先提起侧腹膜，清除腹股沟下方的疏松结缔组织，显露生殖股神经（图 40-4-22）。

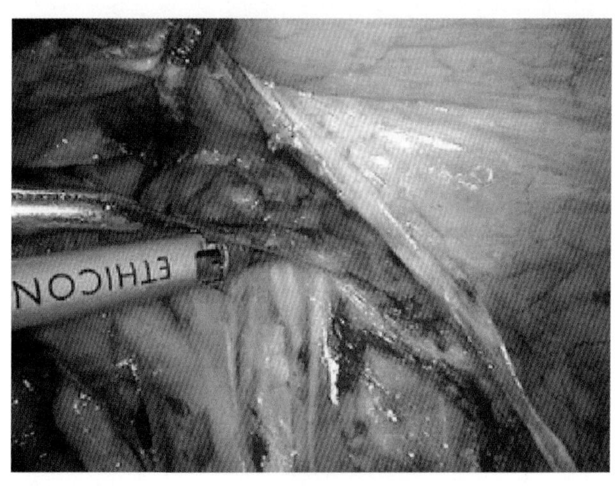

图 40-4-22　显露生殖股神经

2. 闭孔神经损伤预防　闭孔神经深藏于闭孔窝的脂肪组织里，而闭孔淋巴结又藏于闭孔窝的脂肪组织，在施行腹腔镜下盆腔淋巴结清扫时，是必须要清扫的部位，但却又是最容易出血、最容易损伤闭孔神经的部位。手术中要想预防闭孔神经的损伤，首先要安全进入闭孔窝。闭孔窝内的微小结构个体差异很大，闭孔窝深浅不一，血管分布也不尽相同，但闭孔神经的走向大同小异，只要谨慎、小心，就能安全进入闭孔窝，然后分离闭孔窝的脂肪组织，暴露闭孔神经，切除闭孔神经前的淋巴组织。欲预防闭孔神经损伤，先要显露闭孔神经。

（1）显露闭孔神经：这是预防闭孔神经损伤的第一步。寻找闭孔神经的途径有三种方法：

1）从腰大肌和髂血管之间寻找闭孔神经：这是经典方法。闭孔神经位于髂外血管的内下方、髂内血管的外侧、髂内动脉与腰大肌之间稍偏向内侧，其前方为一团脂肪组织。剪开侧腹膜，清除腰大肌外 2cm 的结缔组织，寻找腰大肌和髂血管之间隙直达闭孔窝，用钝头吸引管或其他钝性器械完全分离腰大肌和髂血管，显露闭孔窝，拨开闭孔神经前的脂肪组织，完全显露闭孔神经，再按步骤清除盆腔淋巴结（图 40-4-23、40-4-24）。

2）从腹股沟方向寻找闭孔神经：提起圆韧带残端，暴露脐侧韧带侧窝，剪除侧窝及腹股沟下方的疏松结缔组织，暴露并切断腹股沟深淋巴管，将淋巴组

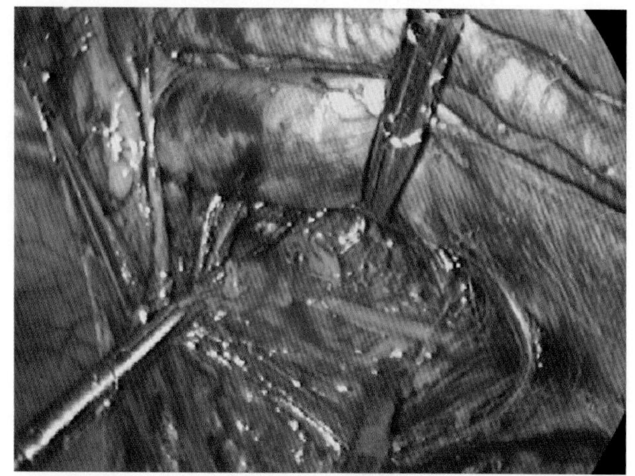

图 40-4-23 暴露闭孔神经

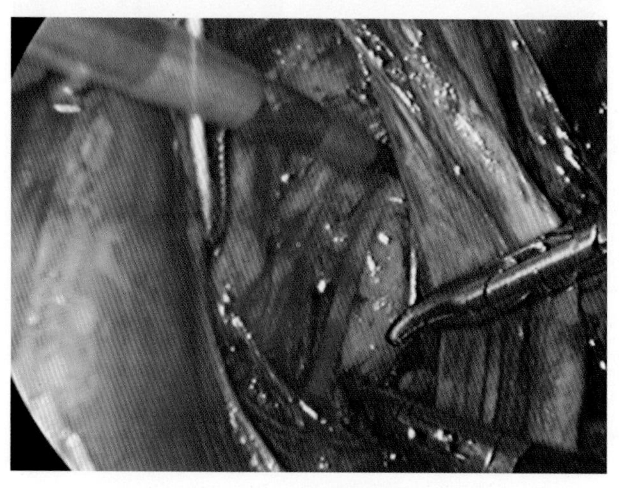

图 40-4-24 吸管寻找闭孔神经

织沿着髂外血管向下分离进入闭孔窝。提起脐侧韧带，用吸引管或超声刀分离脂肪组织，显露闭孔神经。看清闭孔神经后，钳夹靠近盆侧壁的淋巴组织，电凝后切断，再清除闭孔神经周围的脂肪组织。用无损伤钳钳夹闭孔神经旁的淋巴组织，靠近闭孔神经旁用超声刀或剪刀切除淋巴组织，彻底清除闭孔神经周围的淋巴组织（图 40-4-25、40-4-26）。

3）清扫髂外淋巴结后再寻找闭孔神经：腹腔镜下清除盆腔淋巴结、完全游离髂外血管后，用吸引管在闭孔窝一边抽吸一边向上、下方向拨开闭孔神经前结缔组织，显露闭孔神经。闭孔神经从髂内、外静脉交叉的下方穿出，在切除该处的淋巴组织时，先清除腰大肌内、髂血管外的组织，再清除闭孔神经前组织，完全显露闭孔神经（图 40-4-27、40-4-28）。

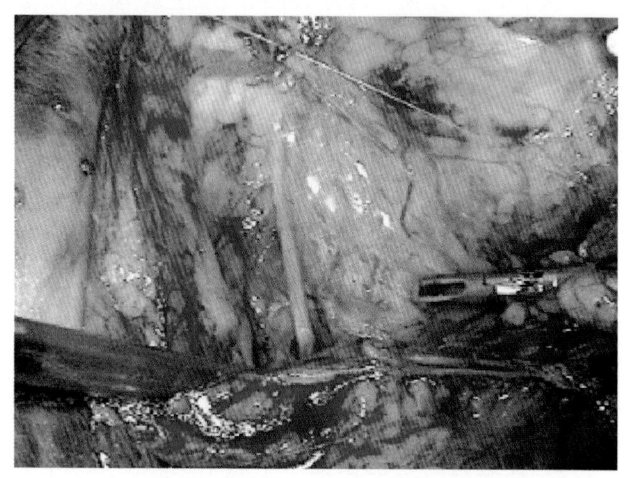

图 40-4-25 分离闭孔神经前脂肪

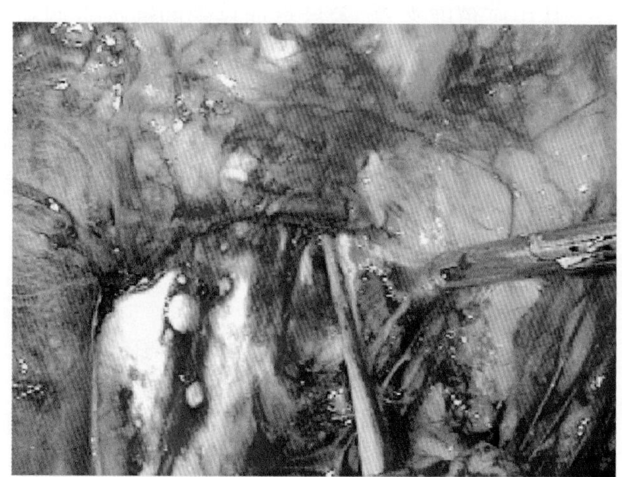

图 40-4-26 闭孔窝的神经

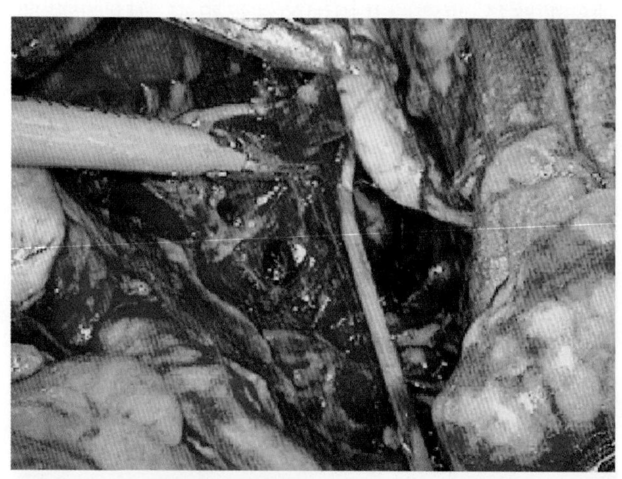

图 40-4-27 清除闭孔窝淋巴组织

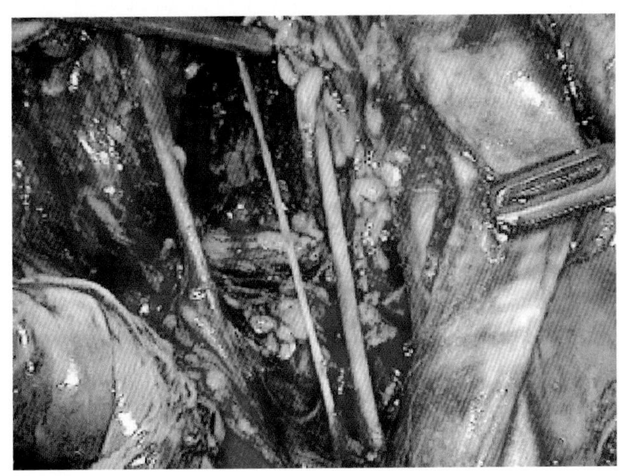
图 40-4-28　副闭孔神经

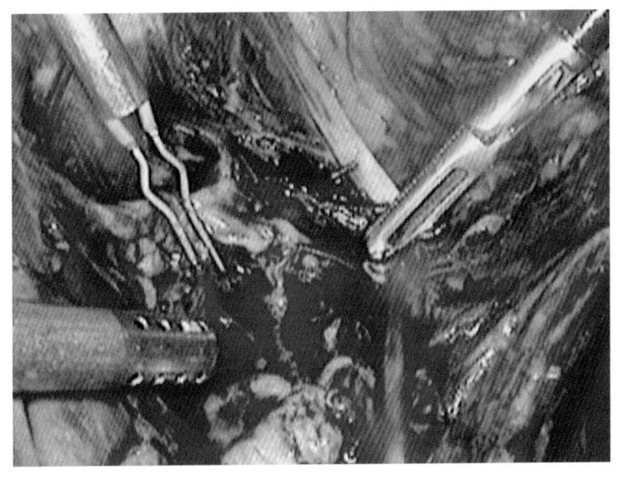
图 40-4-30　电凝出血点

(2) 止血时避免损伤闭孔神经：闭孔窝里满布血管，在清除闭孔窝淋巴组织时，经常遇到出血。此时，切不可在出血多、闭孔神经暴露不清的情况下盲目钳夹或电凝止血，否则容易损伤闭孔神经。闭孔窝内出血时，先暴露出血部位，吸干净闭孔窝内血液，看清出血部位，用吸引管压着出血点后，助手拨开闭孔神经，再用双极电凝止血(图 40-4-29、40-4-30)。

3. **股神经损伤的预防**　为了预防股神经的损伤，腹腔镜手术时如果采用截石位，大腿支架不要过高，最好保持在 25°~30°，两支架顶端之间保持约 30~50cm，将双下肢置于支腿架上，尽量向水平方向调整，这样可以最大限度地防止股神经或坐骨神经及其分支损伤。

4. **髂腹下神经损伤的预防**

(1) 选择耻骨联合上穿刺时，为了避免对该神经的损伤，穿刺点最好选择在耻骨联合上 2cm、腹正中线旁开 2~3cm，镜下看到的穿刺点正好位于脐侧韧带的外侧。

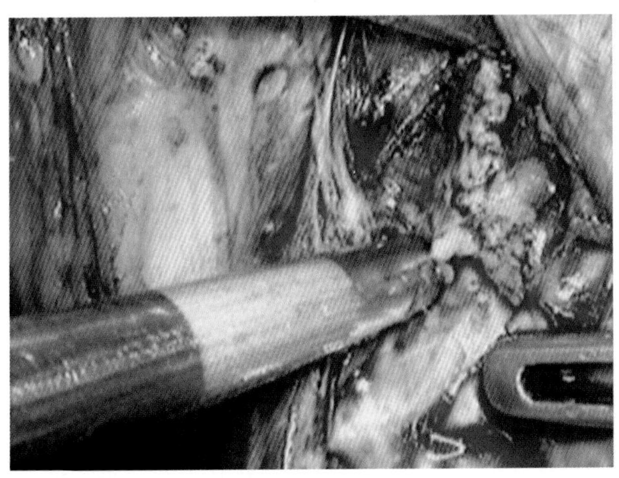
图 40-4-29　压迫血点

(2) 选择下腹部穿刺孔时，应该在髂前上棘内侧 4cm 或在髂前上棘内上方向，而且在腹腔镜直视下穿刺，除了避免损伤血管外，更重要的是避免髂腹下神经的损伤，同时也可以避免损伤髂腹股沟神经以及腹股沟管内其他组织(图 40-4-31、40-4-32)。

(二) 骶丛神经分支损伤的预防

1. **合理安放截石位**　预防骶丛神经分支损伤关键在合适地安放截石位。手术采用膀胱截石位时，大腿支架上腘窝部应该选用柔软的护垫，或用棉垫垫好，以减少腘窝部受压。

2. **术中膝部神经护理**　手术截石位时，特别是估计手术时间较长时，除了关注手术本身情况外，应重视膝部神经保护是否得当，经常检查膝部保护装

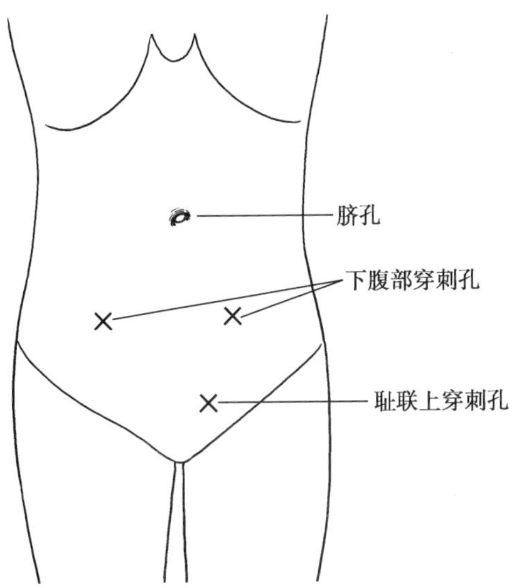

图 40-4-31　耻骨联合上穿刺点示意图

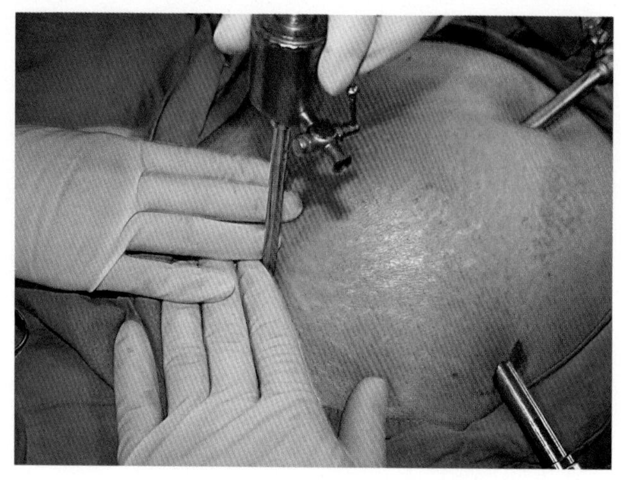

图 40-4-32 选择耻骨联合上穿刺点

置有否移位或脱落，必要时巡回护士适当被动活动膝部并按摩局部，防止膝部神经长时间受压导致损伤。

（三）臂丛神经损伤的预防

1. 使用软垫肩托 腹腔镜手术时，完成人工气腹后，为了能充分暴露盆腔视野，通常都要置头低臀高位，为了减少患者随床位倾斜滑向头侧，都会使用双侧肩托顶住锁骨，在患者的上臂铺上厚垫，在肩托上安放厚棉垫。

2. 防止手臂过度外展 手术时为了保证液体能顺利进入患者体内，也为了术中方便观测，通常都选择上肢作为输液的部位。麻醉医师一般都喜欢把麻醉机摆放在患者头部的右侧，便于术中对各种参数的观测，术者都站在患者的左侧，自然就选择左上肢输液。巡回护士把输液板插入手术台上，放好软垫，把患者左上肢平放在输液板上，右上臂平伸在身体一旁并固定在手术台上。术者、麻醉师、巡回护士要时刻关注上臂有否脱落、移位，必须避免上臂过度伸展。术者与助手任何时候都不得靠在患者伸展的上臂上，防止加重臂丛神经的受压。此外，缩短手术时间可减少臂丛神经损伤的危险。

（四）盆丛神经损伤的预防

虽然盆丛损伤难以避免，但预防或减少损伤仍是可能的。神经束及其分支特点为韧性较强的白色纤维，在术中尽量将其分离推开，加以保存，以保持排尿反射路径的相对完整性。腹腔镜下保留盆丛神经的目的之一是预防术后尿潴留。吴义勋等对根治性全子宫切除术保留盆丛神经与常规术进行临床研究，发现恢复自然排尿功能两组有明显差异，保留盆丛神经组为（18.25±1.93）天，对照组为（24.05±1.68）天（$P<0.01$）。膀胱功能恢复正常的天数显著缩短，表明术中注意保留盆丛对减少和预防术后并发症有效。对两组患者进行长期疗效的随访。结果显示，其5年、10年存活率差异无显著性意义，表明保留盆丛对远期疗效无影响。

在手术过程中，为了保留盆丛神经，当打开了直肠侧窝后，能发现三组不同的纤维。第一组经过直肠侧窝的内侧走行至主韧带的背中部，第二组穿过直肠侧窝到达盆底，第三组从骶骨发出沿着直肠侧窝的中部走行，与子宫骶骨韧带平行，三组神经纤维均汇入下腹下丛，在矢状面上看呈一个三角形薄片状结构。盆丛神经呈致密立体网络状，位于子宫骶骨韧带浅层外侧、直肠前外侧、子宫动脉与输尿管交叉处的后上方、髂内血管及其分支的内侧。而子宫骶骨韧带深层外侧即盆内脏神经穿过盆筋膜汇入下腹下丛处。盆腔神经丛主要分为上、中、下三大束，均发自主韧带上方偏外。上束紧贴子宫骶骨韧带浅层，多由腹下神经直接发支构成，同时又分为两束，一束沿输尿管外侧至膀胱顶，一束沿主韧带下方至阴道旁；中束向前内至子宫，其中一支由主韧带下方进入膀胱三角；下束主要来自 S_2、S_3 盆内脏神经，向前沿盆膈上在主韧带下方呈扇状向前至膀胱侧壁及尿道内口，与膀胱静脉丛交错。各束间有相当紧密的神经纤维相连。通过免疫组化研究显示，子宫骶骨韧带组织中，特别是深层有最为丰富的副交感神经纤维。主韧带近子宫端交感神经丰富，而副交感神经稀疏，远子宫端则相反。阴道旁组织中有中等量的副交感神经纤维及稀疏的交感神经纤维。腹腔镜下广泛子宫切除时，尽管术中保留盆丛神经比较困难，要想完全保留盆丛神经更不可能，但手术中认真分离、解剖组织，保留部分盆丛神经纤维是完全可能的。如果术中能将盆丛神经染为蓝色，在切断子宫骶骨韧带、子宫主韧带时，就可以推开着色的神经纤维，使盆丛神经损伤减少，术后膀胱麻痹的发生率大大减少。还有学者提出在腹腔镜下先在骶骨孔部位暴露骶神经根 S_2、S_3、S_4，然后腹腔镜下用电刺激这些神经，并根据相应的肢体运动来分辨它们，沿着这些神经根，可以解剖、暴露盆腔内脏神经以及各自从盆壁到下腹下丛的不同解剖路线，这种方法能清楚地辨认出各神经的支配范围及其走行。如果要辨认直肠内脏神经，可以通过放置在直肠内的探测器，刺激直肠内脏神经能引起单纯直肠内压力升高，对膀胱和尿道内压力没有影响。膀胱内脏神经位于同侧的膀胱侧部及输尿管背部，和输尿管连接膀胱的地方，电刺激这部分神经可通过带感应器的尿路导管显示膀胱内压升高，而不影响直肠及输尿管内的压力，从而可测得膀胱内脏神经和直肠内脏神经的走向。术后，通过对切除的大体标本及对其进行免疫组化处理后在显微镜下观察得到的结果均显示，传统的广泛子宫切除术干扰损伤了盆腔自主神经的主要部分，而保留神经的广泛子宫切除术则大大减少了神经损伤的部分。

1. 分离下腹下丛　下腹下丛的神经纤维延续到直肠两侧，穿行于子宫骶骨韧带浅、深层间交界处，沿主韧带下方走行。手术时在子宫骶骨韧带外侧、输尿管内侧剪开腹膜，通过钝性分离，显露下腹下丛（图 40-4-33）。

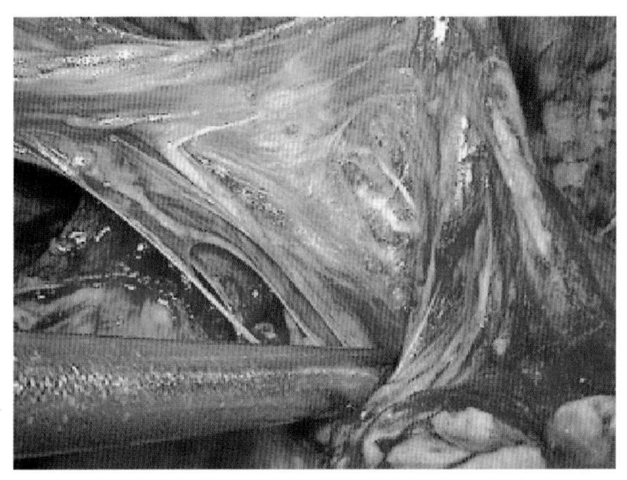

图 40-4-33　显露下腹下丛

2. 保留盆腔神经丛　盆腔神经丛是位于子宫骶骨韧带外侧面的一层薄的纤维层。子宫骶骨韧带内含丰富的胆碱能神经即副交感神经，而副交感神经的损伤主要和尿潴留发生有关。切除子宫骶骨韧带深层之前，先分离直肠侧间隙，然后将阔韧带后叶、输尿管上下附着在该韧带外侧的一层结缔组织纤维向盆壁方向分离，同时将子宫骶骨韧带浅层与深层交界处分开，推向盆壁，避免损伤其中束及下束的神经纤维（图 40-4-34）。

3. 保留膀胱神经丛　支配膀胱的盆丛主要神经位于子宫深静脉的下方，手术时，先分离并切断子宫深静脉，找出进入子宫主韧带的神经，然后在神经的上方切除主韧带，这样就可以更多地保留向盆壁方向的神经纤维组织（图 40-4-35、40-4-36）。

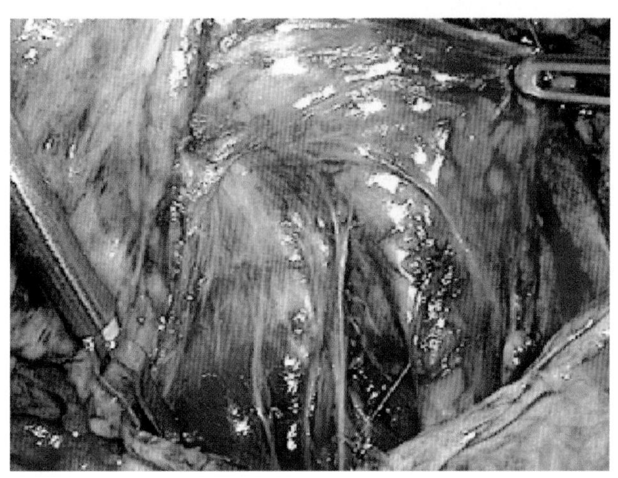

图 40-4-34　盆腔神经丛

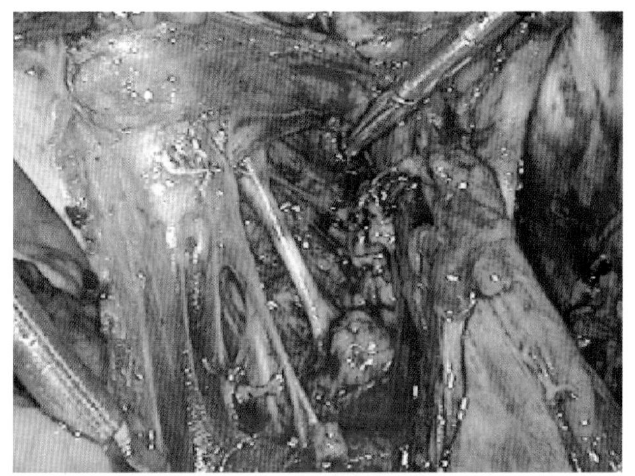

图 40-4-35　膀胱神经丛

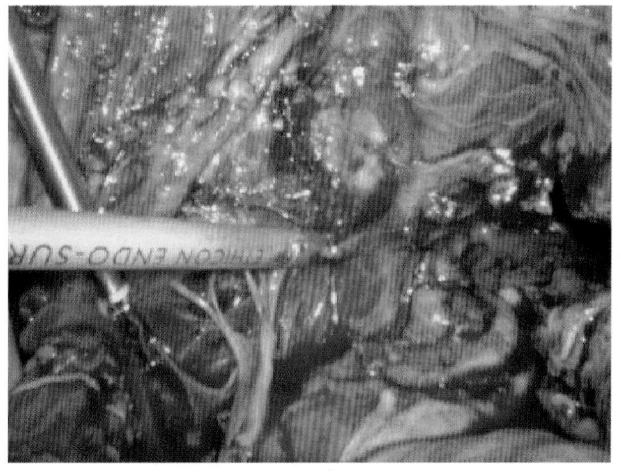

图 40-4-36　盆丛神经丛

六、腹腔镜术后疼痛

（一）术后疼痛的发生率

腹腔镜手术具有创伤小、出血少、痛苦轻、恢复快等明显的优越性，但仍有一些患者腹腔镜术后出现疼痛。腹腔镜术后疼痛具有比较复杂的原因，由于疼痛的感觉具有很大的主观性，因此，患者的个人因素，包括社会因素、文化因素、生活经历、年龄、生育史和既往史以及对疼痛的体验等均可以影响到术后疼痛的发生和恢复。微创并非无创，故术后仍可以出现疼痛。通常开腹手术后的疼痛是伤口痛，而腹腔镜手术除伤口疼痛外，有63%的患者主诉膈下及肩部疼痛，而且有时疼痛相当明显，成为腹腔镜手术后患者恢复中的主要不适，70%～80%的患者在腹腔镜术后仍需使用镇痛剂来缓解疼痛，其中有近20%需要阿片类药物。李建英报道60例腹腔镜手术中出现疼痛的47例占77.0%，钱自亮等报道61例腹腔镜手术中，术后第1天53例患者出现术后疼痛。腹腔镜手术后引起的术后疼痛不仅发生在腹部，也可以发生在肩部或背部，可发生在一处，也可发生在多部位。术后上腹痛第1天发生率最高，一般在24小时内明显减轻，但不久之后又可出现第2个甚至第3个疼痛高峰。其次肩部疼痛，尤其以右肩痛为多，多发生在术后1～2天，一般3～5天可自然消失。腹腔镜手术后的肩部疼痛可限制呼吸而引起肺部并发症。不同的手术体位对术后肩部酸痛的影响不同。头低足高位患者术后肩痛发生率较高，且康复时间较长。可以说，术后腹痛和肩部疼痛是腹腔镜手术后的重点观察和处理部位。

妇科腹腔镜手术由于创伤小，采用头低臀高位，术中使用镇痛药和镇静药，术后恢复快，故术后疼痛的反应相对比较轻。术后疼痛是机体对疾病和手术造成的组织损伤的一种复杂性生理反应，随着人们对生存质量要求的不断提高，对术后舒适的要求也随之增高，如何减轻患者术后疼痛是值得研究的临床课题。

（二）术后疼痛的原因

1. 患者年轻　年龄越小术后疼痛的发生率越高。孙正怡等报道，年龄≤35岁的患者中，69.8%发生切口疼痛，而年龄>35岁的患者为86.4%，差异有显著性（$P=0.020$）。≤35岁的患者中，50.8%发生肩部疼痛，>35岁的患者发生率为38.3%，两者差异无显著性（$P=0.175$）。≤35岁的患者中，28.6%发生季肋部疼痛，>35岁的患者发生季肋部疼痛者仅有9.9%，差异有非常显著性（$P=0.005$）。

2. 患者肥胖　患者体重越轻切口疼痛发生率越低，而肩部疼痛的发生率则明显升高。孙正怡等报道，体重指数低于20kg/m²的患者切口疼痛发生率为62.5%，肩部疼痛发生率为75%，季肋部疼痛发生率为28.1%；体重指数在20～25之间的这些疼痛发生率分别为82.1%、37.2%和16.7%；体重指数超过25的这些疼痛发生率分别为88.2%、29.4%和11.8%，三组不同体重指数的患者之间切口疼痛的发生率差异有显著性（$P=0.024$），肩部疼痛的发生率差异有非常显著性（$P<0.001$），而季肋部疼痛的发生率则无显著性差异（$P<0.05$）。

3. 充气速度过快　充气流量快，致使腹膜腔急性扩张，引起腹膜小血管撕裂，神经牵拉创伤，所以疼痛发生率高且严重。当充气速度维持在2.5L/min时，术后肩部疼痛的发生率和疼痛程度低于充气速度维持在7.5L/min时。李建英报道60例腹腔镜手术中有33例充气一开始就用第三挡，结果此33例术后疼痛均明显，且持续长达2～3天。有27例开始充气时采用第一挡，并控制IAP<12mmHg，其疼痛仅发生于腹部，且持续时间仅数小时。

4. 腹腔内压力（IAP）过高　膈神经对牵拉很敏感，神经牵拉20%就会导致神经内血管闭塞及缺血。Sarli等研究气腹压为9mmHg时，术后肩部疼痛的发生率及疼痛程度明显低于气腹压为12～13mmHg时。因此认为，人工气腹产生的张力牵拉膈肌纤维与术后肩部疼痛密切相关，IAP越高，牵拉作用越强，术后肩部疼痛的发生率就越高，程度亦越重。

5. 灌注气体温度低　接近体温的气体可以减轻术后疼痛，尤以膈下疼痛及肩背疼痛减轻明显。有人前瞻性研究观察了气体的温度对妇科腹腔镜术后疼痛的影响，使用37℃（体温）气体的患者较使用20℃（标准灌注温度）的患者其术后疼痛明显减轻，尤其是膈肌及肩部的疼痛。然而，严格的动物对照实验表明气体温度对病理生理的影响是很小的，热力学理论原理表明需要较多的热量蒸发身体内水分来湿润干燥的CO_2，而使温度较低的CO_2气体升到体温温度仅需要极少的能量，气体进入腹腔后几乎立即可达到体温水平，这样极微能量可被忽略。这种现象如何引起术后腹痛的真正机制尚需进一步研究。

6. 灌注气体干燥　使用湿润CO_2的患者较使用干燥的CO_2的患者手术后疼痛明显减轻。临床观测表明，使用加温湿润的CO_2灌注有利于患者术后疼痛的减轻，而且恢复的平均时间也明显缩短，术后低体温的发生明显减少。

7. CO_2对机体影响

（1）CO_2气腹刺激膈肌及膈神经：CO_2气腹产

生的碳酸刺激膈肌是术后肩部疼痛的主要原因。CO_2 气腹造成对腹腔脏器和腹壁的牵拉，使患者术后往往出现肩部疼痛和膈肌、腹部胀痛，这类非切口术后疼痛甚至超过了切口疼痛，有文献称之为"腹腔镜术后疼痛综合征（post-laparoscopic pain syndrome）"。由于高压 CO_2 气体对膈肌持续刺激，双侧膈神经反射性地引起双肩疼痛，加之高浓度的 CO_2 刺激促使花生四烯酸代谢，使 PGI 和 PGF_2 合成增加，亦可导致术后肩部疼痛。在手术过程中，应激和损伤刺激均可使 PGE_2 水平上升，而 PGE_2 能直接增加感受器的兴奋性，降低神经的兴奋阈值，增加其对疼痛刺激的敏感性。CO_2 气腹结束后，腹腔内 pH 降至 6.0，术后 1 天 pH 升至 6.4～6.7，第 2 天升至 6.8～6.9，以后才恢复正常值（>7.0）。由于 CO_2 溶解致腹腔内酸性环境对腹膜产生刺激作用，损害膈神经；同时，由于气腹后腹内压（IAP）升高，膈肌牵拉受损，膈神经兴奋导致肩部疼痛。

（2）CO_2 气腹引起腹膜炎症性反应：CO_2 气腹后，特别是快速充气时，腹膜急性扩张，引起腹膜小血管撕裂、出血，产生非细菌性腹膜炎症，神经受创伤引起疼痛。

（3）腹腔内 CO_2 气体残留：有人通过腹腔镜手术后腹部平片检查发现残余气体最多可以持续至 7～9 天（平均 2.6 天）。如果术后 CO_2 气体没有完全排出，残留的 CO_2 扩散，腹腔内继续保持酸性环境，腹膜刺激征将会持续，残余气体会导致腹膜张力下降，腹膜对腹腔内脏器的支持力下降，并由此导致术后疼痛。残余的 CO_2 并不因气体流量、气腹压力大小而减少，但肩部疼痛发生率和程度却有很大的改变。

（三）术后疼痛的表现

1. 术后疼痛观察标准　疼痛是一种主观体验，尽管目前测量疼痛的方法很多，但多数学者采用视觉模拟法（visual analogue scale，VAS）进行评估，评估时患者以静卧时的疼痛程度为准。孙正怡等报道采用 VAS 评价患者在术后第 1 天、第 2 天和术后 1 周腹腔镜手术切口、两侧肩部和两侧季肋部的疼痛情况。该方法使用的疼痛测量尺是一个直尺，直尺的一面是无刻度的 10cm 长的滑道，一端标为完全无痛，另一端标为难以忍受的剧烈疼痛。直尺上有一个可以滑动的游标，调查者向患者做出解释后向其出示这一无刻度面，患者根据自己对疼痛强度的感受滑动游标到相应的位置，直尺的背面相对应的位置为一个 10cm 长的有刻度的滑道，刻度为 0.0～10.0，调查者根据游标的位置直接读出疼痛程度指数。评分标准为 1～3 分为轻度疼痛，4～6 分为中度疼痛，7～10 分为重度疼痛。李建英报道采用 VAS 评估，评分标准 0 为无痛，≤4 为轻度疼痛，5～6 为中度疼痛，≥7 为重度疼痛，10 为剧痛。钱自亮等用 VAS 对术后疼痛评估，0 为无痛，≤3 为轻度疼痛，4～6 为中度疼痛，≥7 为重度疼痛，10 为剧痛。

2. 术后疼痛发生的部位　疼痛不仅发生在腹部，也常出现于背部或肩部，可单处发生，也可多处发生，或此起彼伏，以上腹部疼痛的发生率最高，疼痛常在 24 小时内明显减轻，但至术后 48 小时或 72 小时时又可能出现第 2 个甚至第 3 个疼痛发作。疼痛的表现包括肩部酸痛，膈下、肋间、腹部、背部胀痛等。

（1）上腹部：疼痛通常在术后第 1 天发生率最高，可达 77.1%，VAS 评分为 7.06±1.02，大部分可在 24 小时内明显减轻（VAS 评分<4），但少部分患者在术后第 2 天或第 3 天出现（VAS 评分又≥4）。

（2）肩部：疼痛发生率可达 67.2%，通常在第 1 天较少出现，而在术后第 2 天以后逐渐变得明显，VAS 评分多≥6。

（四）术后疼痛的治疗

1. 术前对患者的心理治疗　患者心理状态可直接影响术后疼痛，1954 年 Malmo 认为持续的心理紧张可以影响患者术后对疼痛的耐受。绝大多数患者术前最担忧的是手术安全，因为担心手术死亡或术后残疾而感到恐惧，只要手术成功，术后疼痛就可以忍耐甚至不需要治疗。因此，术前对疾病诊断、手术方式、术后的恢复情况等向患者做耐心、细致的解释，消除患者对手术的恐惧和焦虑，必要时给予抗焦虑药，以降低术后疼痛的程度和发生率。

2. 术前、后应用非类固醇抗炎药　术前口服常规量非类固醇类抗炎药（吲哚美辛、芬必得等），术后完全清醒后再口服一次，同时含服盐酸二氢埃托啡 20μg，必要时肌注哌替啶 50mg，适用于治疗术后背部和肩部疼痛。单独应用非类固醇抗炎药对肩、背部疼痛的止痛作用效果不佳，若与小量阿片类药合用，则镇痛效果明显增强。因此，术前用足量的非类固醇抗炎药，术后加用小量阿片类药，可明显提高术后镇痛的效果。

3. 术中、术后使用镇痛药　术中使用阿片类辅助麻醉药可减少术后患者对镇痛药的需求，降低了术后对止痛药的使用。术毕保留硬膜外导管给予丁卡因或罗哌卡因镇痛，VAS 评分均≤4，患者术后活动不受影响。目前多采用成品镇痛泵，能明显消除术后肩、背部疼痛。

4. 局部阻滞镇痛　为了预防术后疼痛，全麻手术结束后，用0.25%布比卡因溶液10ml+地塞米松10mg，注入双侧脐上的腹直肌鞘内，镇痛时间可长达20小时，有效率达100%，必要时可重复局部注射。对于肩痛明显者，经药物治疗无效，可改用胸膜腔注入0.5%布比卡因溶液15ml，肩痛明显缓解。

（五）术后疼痛的预防

1. 控制充气速度　开始气腹充气时，设定气腹压力≤13mmHg，流量控制在1.5~2L/min（第一挡），当IAP缓慢升至4~6mmHg时，可以将进入腹腔的气流速度逐渐增高。采用较慢的充气速度，避免不必要的压力高峰及不必要的延长充气时间。如果可能，将充入气体加温加湿是一个有效、简单的方法。

2. 生理盐水冲洗　由于高浓度的CO_2刺激腹膜，促使花生四烯酸代谢，使PGI和PGF_2合成和分泌增加，导致术后疼痛。因此，手术结束前，可以用大量的生理盐水冲洗盆、腹腔以及肠管、大网膜、肝脏、腹膜等脏器表面，清除或稀释花生四烯酸的代谢产物，减少术后疼痛。

3. 术后尽量排出腹腔内气体　有报告表明手术结束主动吸出腹腔内残留气体，可明显减轻腹痛，可迅速恢复肠蠕动及腹肌运动，再进一步促进残留气体的排出。术后排出腹腔内气体的方法有多种：

（1）在头低臀高截石位改为平卧位之前，先尽量吸尽腹腔内液体，排出残余CO_2气体，再改变体位，可减少术后肩痛的发生。

（2）直视下排出残留气体：手术结束后，关闭充气开关，用吸引器吸出腹腔内气体，直到腹腔内负压，然后打开套管盖或放进转换器，提起腹壁，使空气进入腹腔，再压迫腹壁，排出腹腔内空气，反复多次，完全排出残留气体。

4. 腹腔镜康复操　其方法是深呼吸4次，左、右翻身各4次，屈膝来回4次，按拿肩胛部位，左、右手交叉捏拿左、右肩肌群各4次，手指并拢放在肩上向前向后转动肩关节各20次，做扩胸动作，双手举高向上、向下各4次，按摩膈肌下缘及腹部4次（按压时避开切口），时间15~20分钟。术后6小时可在床上完成康复操。如此做法，可减少术后疼痛的发生率。

5. 采用无气腹腹腔镜　采用无气腹腹腔镜手术可减少因气腹因素而引起的术后疼痛，同时减少深静脉血栓形成以及与气腹有关的心肺并发症。但需要牵引又可增加腹壁及腹膜损伤。无气腹腹腔镜手术适用于有心肺疾病禁忌气腹的患者。

6. 使用麻醉剂　有研究认为麻醉后在膈下局部使用麻醉剂行膈神经阻滞，术后疼痛明显减轻。他们认为，虽然局部使用麻醉药存在一定的危险性，但只要谨慎使用，剂量适当，本方法很安全有效。Cunniffe等人在腹腔镜手术后用0.01%的布比卡因溶液500ml在膈下行表面麻醉，结果灌注的患者术后肩部疼痛的发生率明显降低。

（李光仪）

第5节　感　　染

一、腹腔镜手术对感染的影响

（一）腹腔镜手术感染发病率

1. 切口感染发病率　妇科手术中，切口感染随时可能发生，特别是术前就存在污染的患者。就开腹而言，根据文献报道，切口感染的发生率：清洁切口为2.1%、清洁与污染之间的切口为3.3%、污染切口为6.4%、脏的和感染切口为7.1%。污染越严重的手术区域，切口感染的危险越大。开腹全子宫切除被定为清洁与污染之间的切口，尽管在子宫切除时有来自阴道的多重微生物的污染，可是通过宿主的强大抵抗力和良好的手术技术，大多数患者可以避免切口感染，但也有7.7%患者发生切口感染。切口感染的发生可早可晚，早期切口感染可在术后48小时内发生，表现为体温升高及蜂窝组织炎，如果不能早期及时治疗，就会发生切口部分或全层裂开。晚期切口感染的表现可有长期低热，切口有脓液流出。偶尔也有患者的体温是每天一次高峰热。病原菌25%是金黄色葡萄球菌，另外75%是来自阴道内的污染。腹腔镜手术由于切口比较小（0.5~2cm），张力小，污染机会也相对较少，故切口感染的发生率较低。伤口感染发生率约在0.8%~1.3%，轻度感染出现在手术后48~72小时内。国内有报道表浅切口感染发病率可达13.38%。在外科腹腔镜手术中，杨莉等报道了2001年收治腹腔镜胆囊切除术（laparoscopic cholecystectomy，LC）患者211例，术后脐孔感染率为 5.47%。秦安等报道 2002 年 10 月～2005 年 1 月行腹腔镜胆囊切除术 265 例患者中，脐部切口感染率为 6.79%。在妇科腹腔镜手术中，伤口感染最多见的是脐孔切口感染，但其发生率目前还没有一个准确的统计数据。

2. 下肢静脉炎发病率　文献报道，在 40 岁以上未行预防性抗凝处理的普通外科手术后患者中，约 25%发生静脉血栓（deep vein thrombosis，DVT）。静脉造影证实开腹胆囊切除术后患者中约 7%～10%可出现 DVT，肺栓塞的发生率可达 0.4%～0.7%。由于 70%的 DVT 患者无临床表现，故术后 DVT 的真实发病率是很难估计的。妇科腹腔镜手术可以造成下肢静脉炎及 DVT，绝大部分出现的都是下肢深静脉血栓。据估计，约 40%有下肢静脉血栓的患者或 8%的患病人群将会发生肺栓塞，更严重的是易发生复发性血栓栓塞。腹腔镜手术中因气腹对腹腔内静脉的压迫以及手术时采用的膀胱截石位使下肢血流受阻，腘窝部位受压，增加下肢血液回流的阻力，长时间受压会引起下肢血管受损，再加上术后活动少，有可能会导致下肢静脉炎及下肢静脉血栓形成。如果下肢血栓性静脉炎治疗不及时，将会导致静脉炎后综合征，表现为下肢慢性疼痛和淋巴水肿。

3. 全身感染发病率　腹腔镜手术被认为是一种污染比较少的术式，国外大部分文献报道的腹腔镜手术感染性并发症的发病率均远远低于开腹手术。虽然在腹腔镜手术中不可避免地存在一些有菌操作的地方，但由于创面小、不直接进入腹腔，所以感染致病率很低，感染范围只局限在轻微浅表的切口感染。当然，偶尔也会出现严重感染如腹膜炎。文献报道妇科腹腔镜手术感染性并发症的发生率一般不超过 1%。Kovac 分析了用腹腔镜和开腹对 1 427 例因各种原因而实施子宫切除术的患者，腹腔镜子宫切除术患者的术后感染率或发热率为 0.8%，而开腹子宫切除术为 4.0%，有差异显著（$P<0.05$）。Lahav 等总结 1 155 例妇科腹腔镜术患者（其中手术 923 例，探查 232 例）的资料，感染率为 0.52%（6/1 155）。国内高莉萍和喇端端报道 740 例妇科腹腔镜手术的感染率为 0.4%。张建萍报道 1999～2001 年腹腔镜手术感染率为 0.27%（2/750），认为术后单纯体温升高（>38℃）的患者不能等同于术后感染。冷金花等报道 1 769 例腹腔镜妇科腹腔镜手术中只有 9 例出现体温>38℃，但没有一例发现感染迹象。一般认为，术后<24 小时除非手术区域本来就有感染灶或大面积污染存在，否则不会发生感染。有学者把术后任意有一次体温升高（>38℃）就认为是发热，这似乎不妥。手术 24 小时后，2 次（间隔时间>6 小时）或以上测得体温>38℃（100.4℉），才算是发热。不管怎样，重要的是治疗感染，而不是治疗发热。发热可能会触发感染的发生，但在对感染做出诊断和开始治疗之前，最好先得到细菌培养的阳性结果或有较明确的发生感染的临床表现。对那些有发热但无明显感染原因的患者进行治疗，有害而无益。

（二）腹腔镜手术感染率低的原因

1. 腹腔镜手术创面小　腹腔镜手术是通过小孔操作来完成的。一般的穿刺孔只是 5～15mm，最大的也只有 20mm。由于创面小，渗出少，同时张力也小，故伤口愈合快，伤口感染率也极低。

2. 腹腔镜手术对全身免疫功能干扰少　由于腹腔镜手术所引起的组织损伤较少，因此能更好地保护全身性免疫系统，使免疫功能紊乱的程度减轻。文献经报道，妇科腹腔镜手术组和开腹手术组术后 24 小时和 48 小时患者血清白细胞介素-6（IL-6）和 C 反应蛋白（C-reactive protein，CRP）含量明显高于术前（$P<0.01$），但腹腔镜手术组其升高的水平显著低于开腹术组（$P<0.01$），表明腹腔镜手术引起机体应激反应轻，免疫系统得到较好的保护。腹腔镜手术后血液中 IL-6 和 CRP 等免疫反应标志物释放较少，与腹腔镜手术创伤小有关。此外，开放性手术对免疫系统的一些指标如 T 淋巴细胞和延迟超敏反应、单核中性粒细胞、B 淋巴细胞、自然杀伤细胞、多形核白细胞弹性蛋白酶、IL-2、阴离子超氧化物的影响较大，而腹腔镜手术对这些免疫指标的影响较小。

3. CO_2 对细菌的抑制作用　据文献报道，在腹腔镜手术中，CO_2 可能有抑菌或杀菌作用。Champault 等研究了 CO_2 气体对大肠埃希菌和葡萄球菌生长的影响后发现，CO_2 可使细菌生长变慢，因此认为 CO_2 气腹有抑制细菌的作用。

（三）腹腔镜手术易感因素

也有人提出，由于腹腔镜手术需要 CO_2 进行人工气腹，持续高水平的腹腔内压力（intraabdominal pressure，IAP）可以促进细菌播散，增加术后败血症的发生率。所以施行腹腔镜手术时应考虑到这种危险性。其可能原因有：

1. 气腹使腹膜黏附作用降低　气腹时，由于气体压力对腹膜的机械性损伤以及气体本身对腹膜的化学性损伤作用，可以使腹膜产生非细菌性炎性反应，导致腹膜微结构形态学改变。电子显微镜下发现，这种形态学改变主要表现为间皮细胞之间联结发生断裂、出现裂隙、巨噬细胞和红细胞之间发生浸润，手术时间越长，这种改变就越明显，如果术前腹腔、腹膜就存在感染，这种形态学的改变就会更明显、更严重。CO_2 气腹可使腹膜微循环的间皮细胞表面黏附分子增高和促进透明质酸（hyaluronicacid，HA）的分泌，这种腹膜微循环的改变有利于感染在腹膜扩散。尽量缩短腹腔镜手术时间，可以防止上述非细菌性的炎性反应。

2. 腹腔镜手术降低腹膜局部免疫功能　腹腔镜手术对全身性的免疫功能有保护作用，但对局部的腹膜组织免疫功能却有抑制作用。Hajri 等通过动物实验发现，腹腔镜手术时动物血液白细胞中肿瘤坏死因子-α、IL-6 和诱导性一氧化氮合成酶的基因表达增强，但腹膜巨噬细胞内上述三种物质的基因表达却出现抑制，反映了全身性免疫系统功能出现激活，而腹部的局部免疫功能却受到抑制。这是因为二氧化碳可使细胞内环境产生酸性环境所致，在低 pH 时腹膜 T 淋巴细胞吞噬功能会受到抑制。

3. 腹腔镜手术对盆腔炎性疾病诊治的影响　使用腹腔镜手术处理感染性疾病目前仍有争议，但有选择性地进行腹腔镜手术对盆腔炎诊治所起的作用已十分明确。腹腔镜手术以往被认为是急性盆腔腹膜炎、盆腔脓肿的禁忌，因为手术操作尤其是头低臀高位，以及术中冲洗会引起炎症扩散。最近认为在炎症早期，盆腔粘连比较疏松，镜下易于分离由于纤维蛋白渗出引起的肠管等脏器的粘连。在疾病早期阶段，特别是在临床症状出现之前，在腹腔镜下作出正确诊断并给予治疗，同时也避免或限制了盆腔炎的远期并发症如盆腔脓肿、盆腔粘连、输卵管梗阻等。但是，气腹引发的腹膜改变导致腹膜分离，腹膜细胞之间的联结发生断裂，容易使病菌扩散，炎症发展，甚至引起菌血症甚至败血性休克。对于术前已存在腹腔感染的卵巢脓肿等疾病，腹腔镜手术时气腹是否会使腹膜炎症进一步扩散一直是临床最关心的问题，尽管组织形态学的观察提示细菌扩散性感染或菌血症的危险性由于 CO_2 气体的充入而增加，但是没有证据说明腹腔镜手术气腹能引发已存在的腹腔感染扩展。有文献报道，腹腔镜阑尾切除术后感染率明显低于开腹术，差异非常显著（$P<0.003$）。也有报道患有腹膜炎的 231 例患者施行腹腔镜手术后，有 0.9%（2/231）发生了感染性休克。

随着腹腔镜技术的提高和手术器械的改进，腹腔镜手术在妇科的适应证不断扩大，实践证明腹腔镜手术结合抗生素的应用对于治疗盆腔炎性疾病是合理、有效的。镜下视野开阔，直视全腹，膈下区域清晰可见，不但可以在直视下得到确切的检验标本进行所需检查，使诊断更准确，治疗更有针对性，而且使得病灶得以彻底清除，直视下进行适当的粘连分离，脓肿、积液及时切开引流，盆腔充分冲洗清理，不仅可以促进炎症的消退，而且可以改善患者的生育功能。同时，腹壁切口小，手术干扰面积小，感染扩散的发生率低，术后切口感染发生率低。术后进食早，机体抵抗力增强，有利于病菌的消除，促进伤口的愈合。

二、腹腔镜手术伤口感染

（一）伤口感染原因

1. 器械消毒不彻底　腹腔镜手术虽然是在密闭的盆、腹腔内进行，但也要经过腹部小穿刺孔才能放进操作器械，腹腔镜手术是完全器械依赖性的手术，所以，器械消毒是比较严格、规范的。由于腹腔镜手术比较普及，而腹腔镜设备又相对昂贵，很难配备多台腹腔镜用于接台手术，当采用戊二醛浸泡消毒时，按规定，戊二醛消毒必须要浸泡 12 小时，而由于赶时间，往往达不到彻底消毒，就有可能引起伤口的感染。

2. 术前皮肤消毒不充分　皮肤表面一般都有细菌，其表面的菌种和数量，可随生活习惯、工作条件或健康情况而不同。根据调查，健康人皮肤表面携带的致病菌在夏季以金黄色葡萄球菌为主，冬季则以革兰氏菌较常见。皮肤的毛孔和皮脂腺管内也存在细菌，特别是脐部，比较隐蔽及呈凹陷，存在大量细菌，平时不容易清洁，一般的清洁方法也不易清除这些细菌。有时脐孔内的污垢物由于存留时间久，与脐孔内的皮肤粘连很紧，虽经清洁、消毒，还会存在一些污垢物，细菌可以通过穿刺孔以及其他任何破坏皮肤屏障的损伤进入组织，引起感染。现在，妇科腹腔镜手术几乎都采用脐孔部入路，由于该部位为凹陷体表，皮肤娇嫩，污垢较多，而且组织疏松，血运差，特别是深脐孔，极难清洁，如果过度清洗，可使皮肤破损，一旦被细菌污染，中性粒细胞、淋巴细胞等较难达到此处，抗生素也难以在此达到较高浓度，故容易造成脐部切口感染（图 40-5-1、40-5-2）。

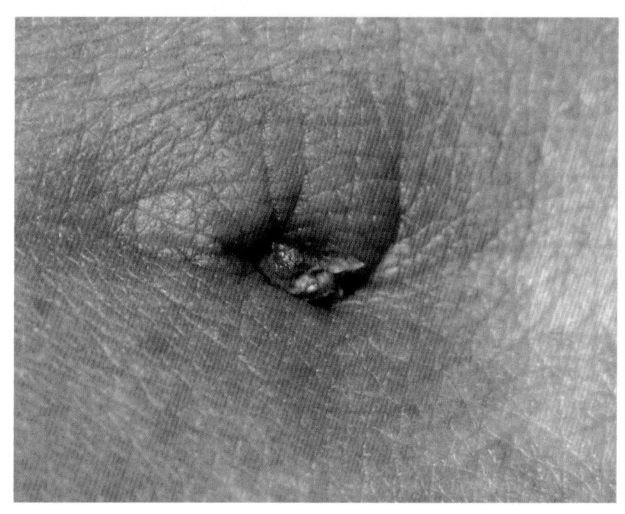

图 40-5-1 脐孔内的污垢物

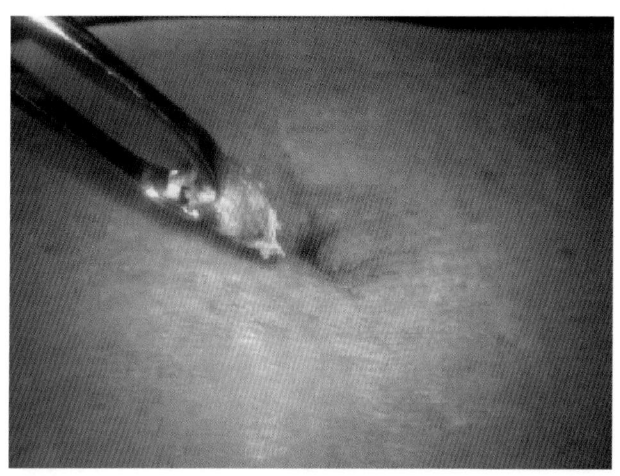

图 40-5-2 脐孔内取出的污垢物

3. 缝合方式不恰当

(1) 止血不彻底：在妇科腹腔镜手术中，5～10mm 的伤口如果没有出血，基本不需要缝合，只用皮钳钳夹皮肤，对齐皮下组织，再用创可贴牵拉。但如果小切口出血而没有彻底止血就用创可贴牵拉，会导致血肿，引起切口裂开，导致感染。

(2) 棉线缝合切口：现在腹腔镜手术切口都采用 3-0 或 4-0 可吸收线缝合，切口感染发生极少，但如果采用棉线缝合切口，由于棉线不能吸收被作为异物，刺激皮下组织，可增加切口感染并长时间不愈合。

(3) 患者过度肥胖：患者过度肥胖导致切口小而深，腹膜及筋膜层缝合欠佳，使皮下有无效腔存在，加上血块、线结等异物刺激，易造成切口感染。

4. 术后护理不到位 一般术后次日常规用碘酒、酒精消毒切口，更换敷料。在外敷创可贴时，如果将切口两侧皮肤过于拉紧，则人为造成皮肤皱褶，使部分患者出现皮肤红肿、瘙痒、水疱等，局部皮肤破损导致抵御细菌的能力降低。另外，患者术后伤口尚未完全愈合就出院，出院后过早揭去创可贴、洗澡等，使尚未愈合的切口遭遇污染，增加了感染的可能性。

（二）伤口感染的临床表现

1. 体温升高 腹腔镜手术切口比较小，如果单纯伤口感染，一般不会出现体温升高，即使有发热也仅仅是低热，如果体温>38℃，应该检查是否合并伤口感染。

2. 白细胞增多 如果体温>38℃，立即检查血细胞分析，中性粒细胞明显增多，则考虑有其他严重的全身感染病灶存在，应该做详细的检查，以做出明确诊断，并及时处理。

3. 伤口红肿 当伤口感染时，早期可能会以红斑、渗液为主，随后则出现脓性分泌物。当盆腔有广泛渗血或盆腔脓肿等需要放置引流管，一般是从下腹部 5mm 的穿刺孔引出，如果是引流盆腔脓肿，穿刺孔感染的概率就很高。

（三）伤口感染的处理

1. 应用抗生素 当出现伤口感染的时候，应该及时使用广谱抗生素。一般使用抗金黄色葡萄球菌及溶血性链球菌的抗生素，如果有渗液，根据细菌培养的结果合理应用。

2. 每天更换敷料 对伤口应每天用 0.5%碘伏溶液消毒，碘伏是一种广谱的消毒剂，具有刺激小、灭菌能力强、有表面活性及很好的吸附能力等特点。每天用 0.5%碘伏溶液消毒切口可以加速切口愈合。

3. 切口放置碘仿粉 如果切口，特别是脐孔切口发生感染，多以渗液为主，不管用什么方法处理，都很难愈合。对于慢性渗液的切口感染，首先要考虑切口内有没有缝线，特别是棉线等异物，必须要拆除缝线，清除异物，然后在切口上敷上碘仿粉，3 天 1 次，一般敷 3～4 次，伤口便可愈合。碘仿是一种具有抗菌、吸附作用的消毒粉剂，对于久治不愈的伤口感染，这种处理方法效果很好。

4. 切口引流 如果切口出现明显的脓肿，应及时早期切开引流、清创、去除坏死组织等。清创时可以用过氧化氢溶液（双氧水）清洗创面，再用 0.5%灭滴灵（甲硝唑）溶液冲洗伤口，同时使用抗生素。伤口放胶片引流条引流 3～4 天，待分泌物渗出明显减少后，拔出引流胶片，创面敷上碘仿粉，约 3～4 天伤口自然愈合。

（四）伤口感染的预防

1. 器械彻底消毒　将使用后的器械按《消毒技术规范》的方法先手工清洗，在流动水槽下用纱布垫擦去外表污物。对于有管腔的器械插入水龙头，边冲洗边用毛刷刷洗管腔至少 3 分钟，彻底冲洗管腔内污物，然后将器械放于自动洗消机中消毒灭菌。

2. 纠正术前贫血　对于术前存在营养不良，特别是贫血的患者，如果血红蛋白≤80g/L，尽量输血予以纠正。糖尿病患者应将血糖控制在接近正常范围。

3. 术前彻底清洁皮肤　特别是脐孔，清除脐孔内污垢时必须轻柔，用 0.5%碘伏溶液擦洗脐孔，彻底清除寄生的条件致病菌，尽量避免用棉签对脐孔皮肤的过度摩擦刺激，保证脐孔术野皮肤的无损性。

4. 术前剪毛　除非手术部位毛发浓密，否则没有必要剃毛。剃毛有时候会损失皮下组织，反而增加感染机会。如果非剃毛不可，则建议使用剪毛方法。

5. 术前阴道准备　如果需要阴道操作的手术，除了术前排除细菌性阴道病外，建议术前阴道放置灭滴灵，术前 2 天用 0.5%碘伏溶液冲洗阴道或置入消毒凝胶。

6. 预防性使用抗生素　作为术者，不应该太多地依赖于药物预防术后感染，而应该是以良好的手术技巧、彻底的皮肤术野消毒和严格的无菌操作来预防术后感染。但对于可能存在感染的手术，建议术前预防性使用抗生素。在手术前 30 分钟内，静脉推注一次抗生素，这样当病菌开始入侵切口部位周围组织时，这些组织正好有有效的浓度对抗细菌。术后使用抗生素并不能增加它的抗菌有效作用，而只能增加费用和一些潜在的副作用。一些研究表明，单独用药和联合用药同样有效，一次剂量与多次剂量的效果也一样。第一代头孢菌素和第二、第三代头孢菌素效果一样，它很少会诱导细菌产生 β-内酰胺酶，而且费用更便宜。如手术超过 3 小时可重复使用。

7. 切口部位选择　选择理想的穿刺部位可以降低切口的感染率。由于脐孔是一个天然瘢痕，为了减少患者的创伤，妇科腹腔镜手术时，一般都采用脐孔进镜。脐孔有深锥型、浅锥型、扁平型、水平型等多种类型（图 40-5-3～40-5-5）。选择脐部穿刺孔时，最好选择水平型或扁平型，这种类型的脐孔没有污垢物，术后穿刺孔感染概率少。如果脐孔外表像锥形，而皮肤比较松软，这种脐孔其实是浅锥型脐孔，切开脐孔皮肤前，用手在脐部将皮肤稍为用力往四周分开，显露出来的是水平型的脐孔，这种类型的脐孔也可以作为选择进镜的部位，脐孔术后感染概率也少。如果脐孔是深锥型，应该用分离钳扩开脐孔，取出污垢物，再次消毒，然后取脐孔上缘穿刺孔（图 40-5-6～40-5-8）。操作时，术者左手压迫上腹部，右手握柳叶刀纵行切开皮肤 10mm，然后按常规进行人工气腹、套管穿刺，如此操作，当可以避免术后穿刺孔感染。

8. 穿刺孔处理　穿刺孔感染除了与术前脐孔红肿、术后处理方法明显相关外，术中缝合方法是否恰当也是术后切口感染的关键。

（1）采用吸收缝线：缝合穿刺孔时，尽量避免采用丝线缝合，因为丝线不容易吸收，在体内会引起异物反应，增加切口感染的概率。最好采用 3-0 或 4-0 可吸收的缝线缝合，这种缝线在体内反应少，90 天后自然溶解吸收，可以避免穿刺孔感染。

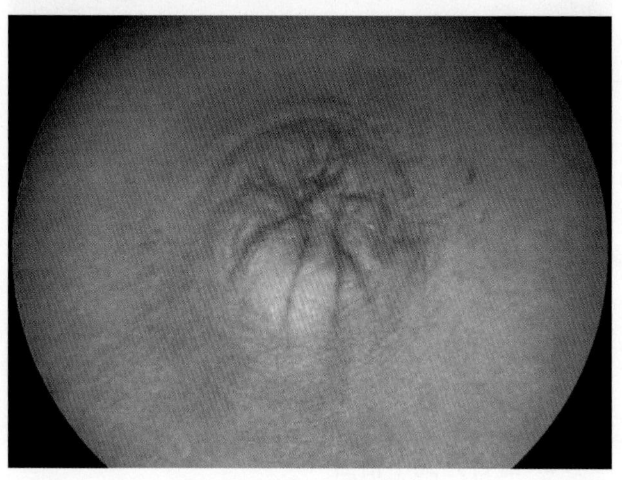

图 40-5-3　水平型的脐孔

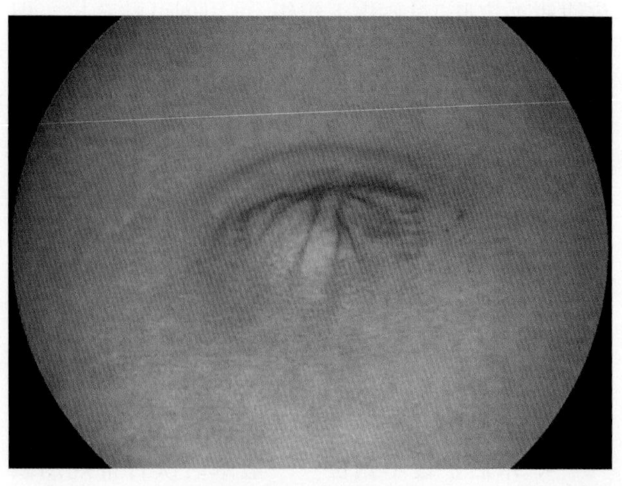

图 40-5-4　浅锥型脐孔

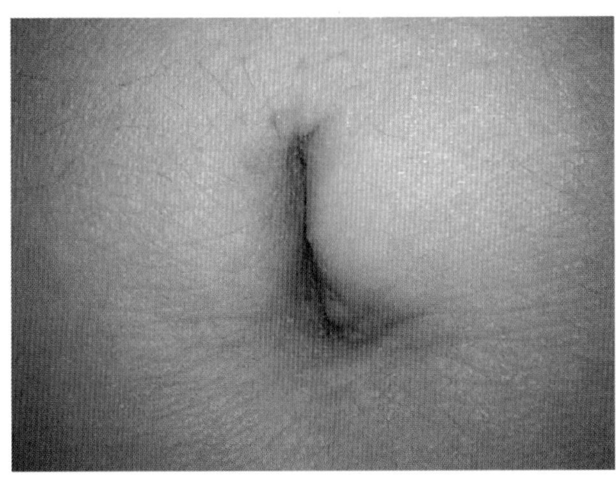

图 40-5-5　深锥型脐孔

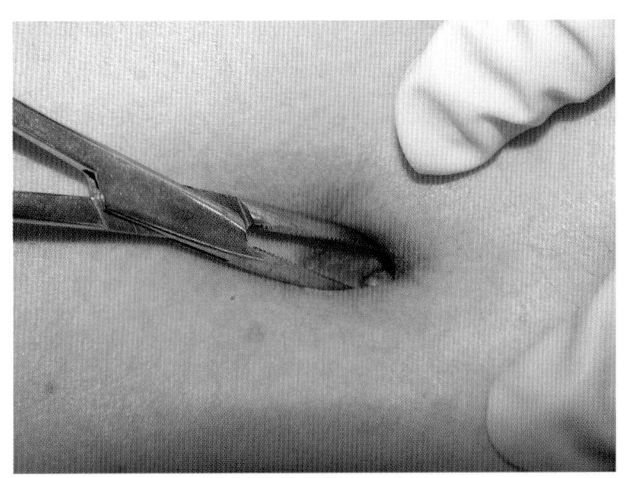

图 40-5-6　脐孔污垢物

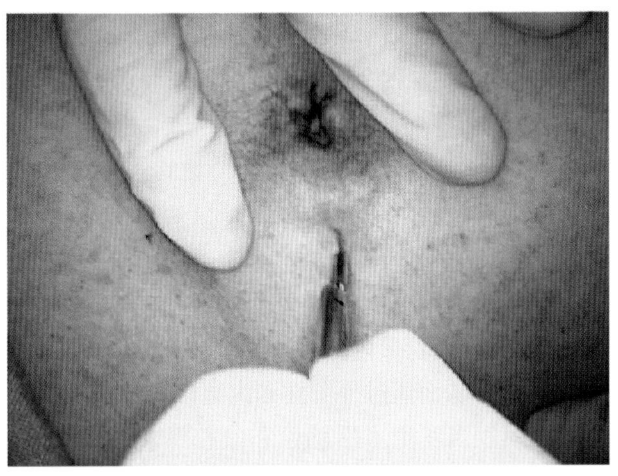

图 40-5-7　脐缘上切口

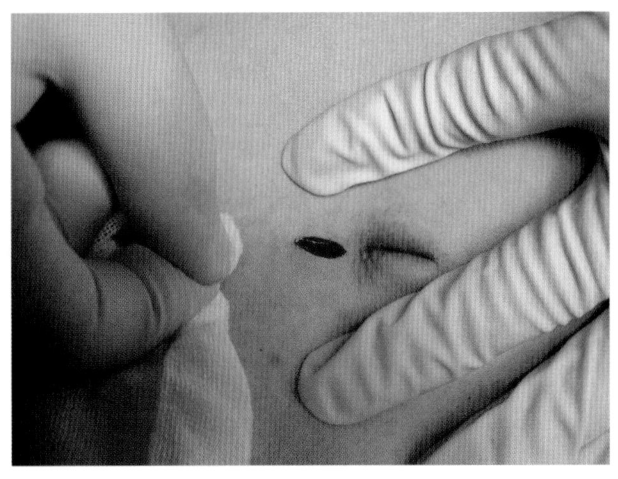

图 40-5-8　脐孔上缘切口

（2）脐部穿刺孔处理：脐孔切口一般都是10mm，手术结束后最好做埋藏缝合。缝合时先提起凹陷的皮肤，从皮下筋膜组织进针，皮下出针，再从皮下进针，筋膜组织出针，收紧缝线并打结（图 40-5-9、40-5-10）。用酒精或 0.5%碘伏溶液消毒伤口，于创面上放一团干纱布，然后用伤口贴固定，用以压迫止血、吸收伤口渗液、保持创面干洁、防止感染、利于伤口愈合。

（3）腹部穿刺孔处理：5mm 穿刺孔不需缝合，只用皮钳把创面皮肤轻轻钳夹，对合创面后放上无菌敷料，第二天更换一次敷料，如果没有渗血，出院前再更换一次敷料，出院 1 周后回门诊复查。也可以在穿刺孔上放置皮肤黏合剂。5mm 的切口绝大部分愈合很好。下腹部 10mm 穿刺孔如果不缝合，有可能会发生腹壁疝，特别是消瘦患者，故主张用 4-0 可吸收缝线埋藏缝合。对于 15～20mm 切口，必须逐层对齐缝合，先缝合腹膜层、筋膜层、脂肪层，再缝合

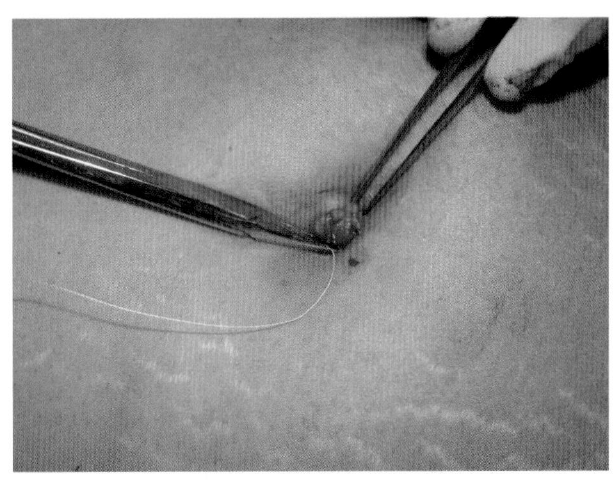

图 40-5-9　缝合脐孔切口

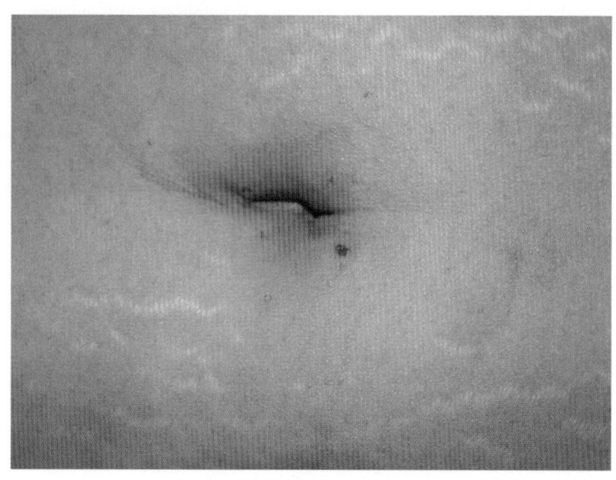

图 40-5-10　缝合后脐孔创面

皮肤层，分层缝合，既能止血，又能促进愈合，防止术后感染（图 40-5-11、40-5-12）。

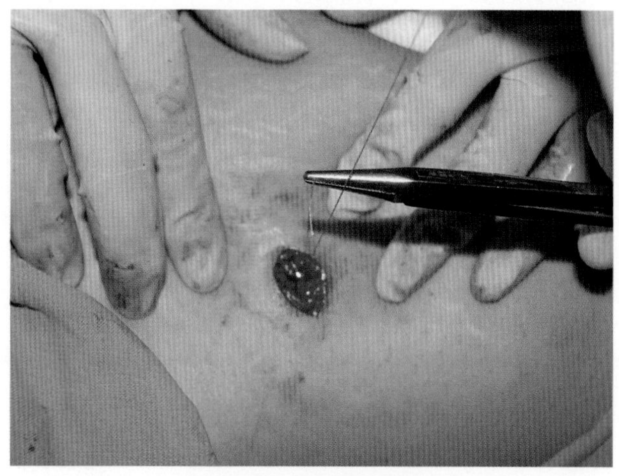

图 40-5-11　缝合筋膜层

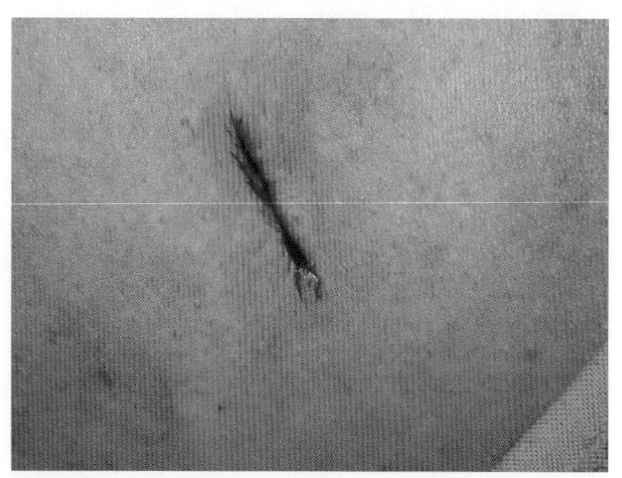

图 40-5-12　缝合后的创面

三、下肢血栓性静脉炎

（一）下肢血栓性静脉炎的原因

1. 术前潜在感染　如果患者术前阴道出血时间超过半个月，可能已存在潜在感染，术后感染发生后，损伤静脉血管内皮导致下肢血栓性静脉炎。

2. 手术时间长　妇科手术多采用膀胱截石位，使小腿处于较长时间的受压有关，特别是术中体位摆放不当，再加上麻醉后下肢肌肉松弛无力，如果术后不及早进行下肢运动，极易导致下肢静脉炎发生。

3. 血容量不足　术后补液不足增加血液黏稠度。

4. 术后活动少　由于患者因惧怕疼痛而不敢活动或活动少，特别是术后 48 小时内镇痛泵广泛使用，患者术后多半卧床休息，使下肢肌肉松弛无力，从而影响了下肢的活动及下床活动，以致造成下肢静脉受压，加重血流缓慢和血流淤滞的时间。由于血流缓慢甚至淤滞，下肢和盆腔静脉淤血使血小板聚集、黏附于血管壁，通过释放凝血激酶样物质形成血小板-纤维蛋白-红细胞网，并最终形成血栓。这种静脉血流动力学的生理性变化发生于术前、术中和术后阶段。由于麻醉药物导致肌肉松弛，下肢静脉血液回流速度在手术时较正常时下降 1/2。下肢的血液循环在手术开始后即下降至正常时的 75% 左右。腹腔镜手术时如果气腹压力超过下肢静脉血管压力，将导致下肢静脉扩张、血液流速变缓、血管内压力增高。Christen 报道 LC 术中 IAP 压力由 7.5mmHg 增加为 15.5mmHg，股静脉流速可由 12.5cm/s 下降至 8.5cm/s。静脉内压力增高则可导致血管内皮发生微撕裂（microtears），胶原纤维裸露，从而诱发凝血过程，促进血栓形成。

5. 血管壁内皮损伤　在腹腔镜广泛全子宫切除加盆腔淋巴结清扫术时有可能损伤静脉壁，以及腘窝部位长时间受压会引起血管内皮组织损伤，使血液接触到高浓度的组织型凝血酶原激活剂（外源性途径）或使血管壁内膜下胶原激活凝血因子Ⅻ（内源性途径），从而通过外源性和内源性两种途径促进血液凝固。当发生术后感染和盆腔蜂窝织炎时，组织型凝血活酶释放（外源性）以及胶原激活因子Ⅶ（内源性），两种凝血途径启动后均可激活因子Ⅹ，使其转化为活性因子Ⅹa，并与因子Ⅴ、钙离子和血小板因子Ⅲ释放的磷脂胶粒共同作用，使凝血酶原转变为凝血酶。凝血酶为限速蛋白水解酶，调控纤维蛋白原向纤维蛋白的转变，而后者是静脉血栓的基本组成成分。其他凝血因子术后亦有所增加，主要是因子Ⅺ、Ⅸ和Ⅷ，为组织胶原激活因子Ⅻ启动内源性凝血途径的结果。术后72~96小时内，血液循环中的血小板、血小板黏附因子数量增加，血小板聚集作用加强，凝血机制的激活更多地依赖凝血因子，而不是血小板的量和质。另外，纤维蛋白原和纤维蛋白溶解酶抑制剂含量均升高，从而诱发DVT。

6. **年龄**　年龄在60岁以上的患者，由于血管退行性改变，下肢血栓性静脉炎发病率明显升高。

7. **肥胖**　由于肥胖可引起静脉淤血，所以体重超过标准体重20%的患者下肢血栓性静脉炎的危险性明显升高。

8. **恶性肿瘤**　恶性肿瘤亦被认为是引起下肢血栓性静脉炎的因素之一，尽管其确切机制尚未完全明了。已知有许多肿瘤可发生组织坏死，可能是由于其内部产生一种凝血激酶样物质，促进了血栓形成所致。

9. **其他因素**　术前存在的病变如静脉曲张、以前有血栓栓塞病史、严重的糖尿病、心力衰竭和慢性肺疾患等，这些疾病可致静脉淤血，使血液循环受损，下肢血栓性静脉炎的发病增加。

（二）下肢血栓性静脉炎的临床表现和诊断

1. 临床表现

（1）术后持续低热：术后体温一般波动在37.5℃左右，极少出现高热。

（2）患肢肿痛：患肢出现肿胀、疼痛，明显增粗，站立时加重，行走困难呈跛行（图40-5-13、40-5-14）。

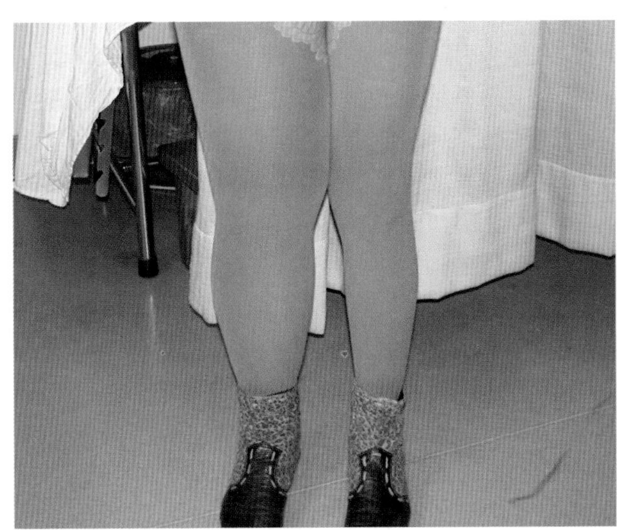

图40-5-13　站立时的双下肢

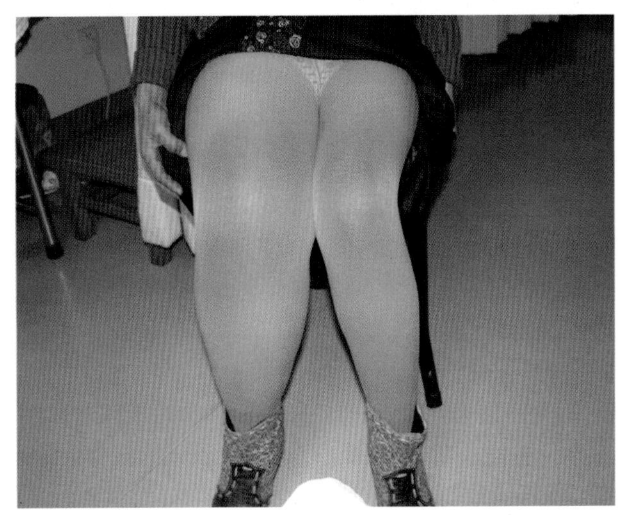

图40-5-14　坐立时的双下肢

（3）患肢皮肤温度升高：患肢局部皮肤潮红、皮肤温度升高，腓肠肌压痛及足底部疼痛明显，下肢伸直、背向弯曲踝关节时下肢肌肉牵涉痛加剧。

2. **诊断**　诊断主要依靠病史、症状和体征等。术后患者持续低热或体温恢复至正常后再度回升，并出现下肢胀痛，活动不便，局部皮肤潮红，腓肠肌及腹股沟淋巴结有压痛应该考虑下肢血栓性静脉炎。其他检查包括超声多普勒、下肢静脉造影和静脉压测定等。下肢血栓性静脉炎的传统临床诊断方法价值有限，50%的病例诊断错误，出现假阳性和假阴性结果，主要是由于下肢深静脉的血栓形成过程具有无症状和发病隐匿的特点，因此需要更客观的方法。近年来，已将静脉造影术、放射性核素^{125}I标记的纤维蛋白原扫描、多普勒超声、阻抗体积描记法（IPG）与其他影像学技术共同应用于临床。静脉造影术是确诊静脉血栓最可靠的方法，已成为衡量其他技术的参考标准。

（1）静脉造影术：在下肢深静脉血栓形成的众多检查诊断方法中，静脉造影应用最广，它对确诊髂股静脉血栓形成十分有用，对评估邻近的深静脉受累范围必不可少。大多数髂股静脉血栓病例发病隐匿，如能早期诊断，可行肝素治疗而痊愈，从而避免血管完全阻塞而引起下肢淤血、严重肿胀和血容量减少。

（2）多普勒超声检查：作为一种非侵入性技术，多普勒超声检查越来越广泛地应用于下肢静脉血栓形成的诊断。其主要生理学用途是测量大血管中的血流速度，将反射的信号转化为声频信号，经扬声器发出声音。诊断静脉血栓形成时，如检查信号缺失，提示静脉阻塞。该技术对于诊断大腿部静脉血栓形成具有高度敏感性，但对于较小的血管，尤其是小腿静脉丛，其敏感性迅速下降，多数研究报道其准确性不超过60%。

（3）实时(real-time)超声：与静脉造影术比较，其敏感性为94%，特异性为100%。Appelman等通过对121例患者研究发现，实时超声的敏感性为96%，特异性为97%。Hillner等指出，对于DVT的诊断和治疗，实时超声和抗凝治疗是成效比（成本/效率）最佳的方法。

（4）复合(duplex)多普勒成像：实时超声和多普勒检查结合成复合B型超声成像(duplex B-mode imaging)或复合多普勒超声成像(duplex Doppler imaging)，该技术既可以看到血管中的血栓图像，又可以测量到血液流速，其敏感性为100%，特异性为78%。Kristo等对同侧超声复合成像与静脉造影术和单次双侧IPG进行了比较，各种方法的敏感性和特异性分别为：超声检查92%和100%，静脉造影术100%和75%，IPG 50%和83%。复合B型超声成像检查作为非侵入性检查，已经取代静脉造影术，成为诊断DVT的金标准。

（5）光折射血流变描记法(light reflection rheography，LRR)：LRR是以红外线直接照射皮肤，并测量折射的红外线，以此判断目前的血容量。如果静脉排空率为0.35或更小，则可诊断为DVT阳性。LRR的敏感性、特异性、阳性预测值和阴性预测值分别为96.4%、82.9%、79%和97.1%。LRR可能成为诊断DVI的一种低耗费、高敏感性的方法。

（6）D-二聚体(D-dimmer)：Wells等近期比较了D-二聚体检查、IPG与血管造影术的诊断价值。对于下肢近端DVT的诊断，D-二聚体与IPG检查结果为阴性时，其阴性预测值分别为97%和99%；D-二聚体和IPG相结合，其阳性结果对诊断任一部位DVT的阳性预测值为93%，对诊断近端DVT的阳性预测值为90%。

（7）核磁共振成像检查(MRI)：急性静脉血栓形成时，MRI检查的舒张期T_1和T_2信号均明显减弱。心脏收缩时，血流加速，邻近组织血液供应达到饱和，因此MRI呈低亮度信号。而且，MRI可以对静脉造影术不能确诊的小腿和膝部静脉血栓检查诊断。与计算机断层扫描(CT)相比较，MRI检查的优点是无须静脉增强造影。

（8）放射性核素^{125}I标记的纤维蛋白原扫描：术前24小时将^{125}I纤维蛋白原100μCi静脉注射后开始监测。患者在检查前行碘剂准备，以防止^{125}I被甲状腺吸收，影响检查结果。在下肢每隔2英寸（1英寸=0.0254m）处测量闪烁计数，监测深静脉血流情况，并与心前区的计数相比较，作图表示每一下肢血流占心脏计数的百分比。当下肢同一部位放射性水平较24小时前的数值或较另一下肢相同部分的放射性数值高出20%以上时，则应怀疑有静脉血栓形成。如果扫描结果异常、持续时间超过24小时，可做出静脉血栓形成的诊断。但该方法诊断的阳性率仅70%。而且^{125}I纤维蛋白原需要72小时沉积在血栓形成处，才能得出阳性结果。因此，该法主要用于高危患者的预防筛查和深静脉血栓早期形成阶段的检测。在诊断下肢静脉血栓形成方面，纤维蛋白原扫描技术与静脉造影术的相关性为93%。

（三）下肢血栓性静脉炎的处理

1. 应用抗生素药物 一经诊断为下肢血栓性静脉炎就应该立即应用广谱抗生素。

2. 卧床休息 有急性血栓性静脉炎症状的患者应卧床休息，直到疼痛和发热缓解为止。患者应抬高下肢约150°，至水肿完全消失方可下床活动。

3. 抗凝治疗 予低分子肝素0.4mg皮下注射，每天2次，疗程10~20天。溶栓治疗予尿激酶10万~30万U加入生理盐水100ml静滴，每天1次，持续7~14天，同时静滴低分子右旋糖酐500ml+复方丹参16万U，口服阿司匹林或潘生丁（双嘧达莫）。目前较为一致的看法认为是使用肝素，DVT应早期一次性使用肝素5 000~10 000U静脉给药治疗，这为大多数患者的抗凝治疗提供了标准。因一次性大剂量肝素静脉用药，其药效仅能维持约4小时，故而应继续予肝素维持量治疗，每4~6小时静脉注射一次，或者最好能以1 000~2 000U/h的滴速持续给药。因间歇性静脉给药有可能使15%~25%的患者用药不足或者过量，所以最好使用静脉输液泵持续注射，以便使小剂量肝素持续进入体内，防止肝素水平过高或过低，从而避免因药量不足所致的血栓复发及用药过量所致的潜在的出血性并发症。间歇性给药前，每次用药前30分钟应测定抗凝程度；如果为持续静脉注射，则应随时监测。抗凝效果以Lee-White凝血时间为标准，结果较正常时间延长2~3倍为佳。治疗时间至少应维持5~7天，直到下肢血栓溶解或血栓较坚固、牢固地黏附于血管壁为止。肝素治疗5~7天后，继续口服硝卞香豆素。硝卞香豆素抗凝的标准是保持凝血酶原时间为正常的2.5倍，通常需要治疗4~6周。

4. 中药治疗 中医认为本病属于“脉庳”“腿肿”“瘀血流注”等范围，按辨证论治法则，采取下肢局部外敷中药和全身活血化瘀疗法。病情稳定后继续中药治疗。

5. 手术治疗 如果血管完全被阻塞，通常需外科手术治疗，否则将会导致下肢坏疽。如果病期短，不足 24 小时，估计血栓局限，只需切开患肢静脉吸除新鲜血栓便可关闭切口。如果病期较长，已超过 24 小时，估计血栓已向近、远端扩张者，可辅用 Fogarty 气管取栓。

(四) 下肢血栓性静脉炎预防

1. 术前评估 腹腔镜手术前应该评价增加血栓栓塞疾病风险的因素，如果存在高危因素包括恶性疾病、以前做过放疗、肥胖、严重的静脉曲张、急慢性盆腔感染、下肢水肿、术前使用口服避孕药、有血栓栓塞史、高凝家族史以及估计术中出血过多、麻醉时间长等应该做好预防下肢血栓性静脉炎的发生。特别是麻醉时间较长的患者，由于全身肌肉松弛，下肢静脉淤血发生率高，因此，对患者的预防性治疗应从术前开始，并一直持续到术后可以完全活动为止。

2. 下肢气体加压治疗 估计腹腔镜手术时间超过 1 小时，应该常规使用弹力袜或下肢缠弹力绷带。此外，下肢膝关节约束带不可捆绑过紧，以免压迫腘窝处的血管和神经，引起静脉血栓的形成。使用压力逐渐变化的弹力袜可使血流加快 20%，而应用间歇性下肢气体加压可使血流增加 200%。

3. 术前应用抗生素 对术前出血时间长，估计有潜在感染者，应选择适当的抗生素进行抗感染治疗，并延长用药时间。

4. 术后应尽量减少应用止血药 为预防术后发生 DVT，术后应尽量少用止血药，如确实需要止血药，需在术后 24 小时内应用。

5. 使用低分子右旋糖酐 术前血小板计数较高，可能存在高凝状态者，术后注意静脉滴注低分子右旋糖酐 2~3 天，或使用低分子肝素预防性抗凝治疗。使用右旋糖酐 70 预防盆腔术后血栓形成。Bernstein 等对行子宫根治术的患者预防性应用右旋糖酐 70，使下肢静脉血栓的发病率由 33% 下降为 5%。右旋糖酐预防静脉血栓形成的机制是通过降低血小板功能，抑制凝血因子Ⅴ、Ⅷ和纤维蛋白溶解作用而完成的。为达到预防效果，应于术中或术后即刻使用右旋糖酐 70，6~8 小时内输入 1 000ml 右旋糖酐 70，可以起到 5 天的保护作用。右旋糖酐 40 代谢较快，应以 20ml/h 的滴速持续给药，4~6 小时输入 500ml。对于大手术患者血栓栓塞的预防，右旋糖酐 70 与低剂量肝素具有相同的作用。

6. 肝素使用 对高危患者术中或术后可能发生血栓者，术前应用小剂量肝素，术前 2 小时皮下注射肝素 5 000U，术后每 8 小时 1 次，连用 7 天。高危人群经低剂量肝素预防性治疗后，与未预防性治疗组相比，DVT 发生率由 35%~45% 下降至 7%。预防性低剂量肝素治疗时，凝血时间无明显改变，因此并不增加术中和术后出血。这与肝素的作用机制有关，肝素与血液中所固有的抗凝血酶Ⅲ结合而发挥其抗凝作用，抑制活性因子Ⅻa、Ⅺa、Ⅹa 和凝血酶。低剂量肝素主要抑制血栓形成前凝血开始的早期阶段，所以在阻止血栓形成的同时，对血浆中的凝血因子并无明显影响。对于减少手术患者静脉血栓形成，预防性应用肝素治疗非常成功。现已证实，低剂量肝素皮下用药(5 000U、术前 2 小时，术后每 12 小时一次，共 5 天)对预防血栓栓塞十分有效。

7. 下床活动 术后指导患者尽早在床上进行下肢屈伸活动及尽早下床活动。

(李光仪)

第 6 节 腹腔异物遗留

一、器械遗留

(一) 器械遗留的原因

1. 操作器械零件脱落 传统手术是看得见、摸得着的实实在在的“手”术，而腹腔镜手术是“看”得见、摸不着的“遥控”手术。它是通过特殊的器械来完成的。所以腹腔镜手术是器械依赖性很强的手术，手术中使用的工具种类很多，包括各种不同规格的穿刺套管和转换器、各种不同类型的分离钳、有齿抓钳、持针钳、剪刀、电凝钩、旋切刀管、子宫粉碎器等，这些工具与传统手术使用的工具完全不一样，其长度大约是 320~350mm，是传统手术工具的 2~3 倍，基本上都是用螺丝连接的，由于在手术过程中反复使用，或术者使用方法不正确，或者保养、维修不及时，可能导致螺丝松动、脱落，从而导致零件遗留腹腔(图 40-6-1、40-6-2)。

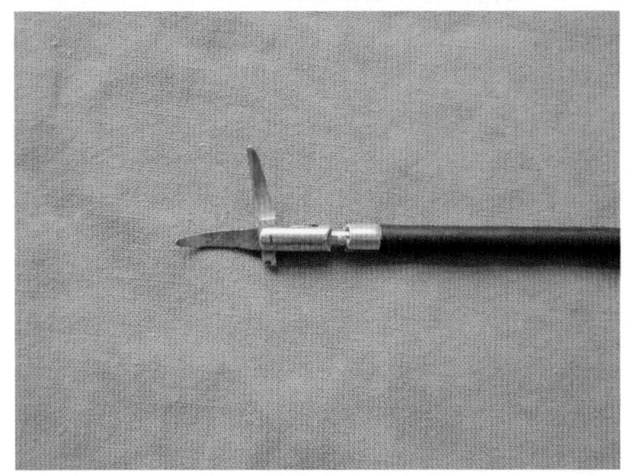

图 40-6-1　螺丝脱落后的剪刀

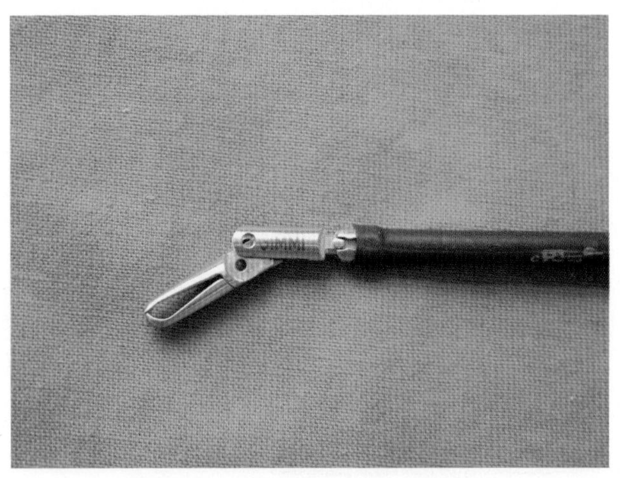

图 40-6-2　螺丝脱落后的抓钳

2. 操作器械断裂　随着腹腔镜手术的不断发展，手术使用的器械越来越先进，也越来越精密，一些手术器械包括超声刀刀头，在反复使用过程中，会出现老化、质地变脆。此外，术者在使用过程中，力度与方法不正确，都会导致器械配件断裂，从而使这些断裂的器械遗留腹腔（图 40-6-3、40-6-4）。

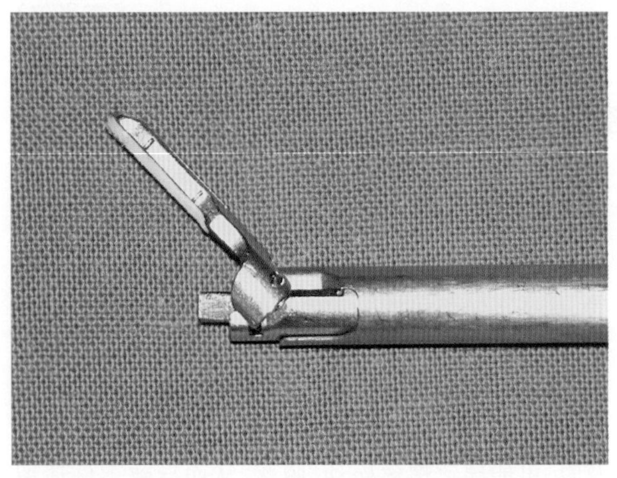

图 40-6-3　断裂的超声刀

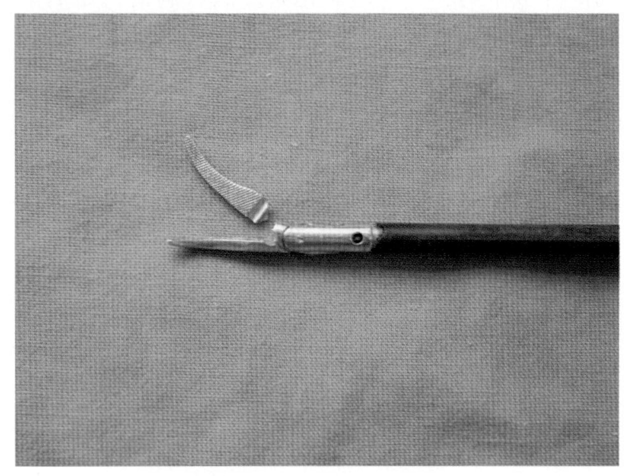

图 40-6-4　断裂的分离钳尖

（二）器械遗留的处理

1. 分离钳螺丝松动后的处理　在腹腔镜手术过程中，由于分离钳的螺丝松动，钳尖不能合拢，如果强行拉出，必将会对腹膜、肌肉等组织造成很大的损伤，甚至会戳破腹壁下血管，引起腹壁下血肿。当分离钳钳尖不能合拢时，应在腹腔镜直视下从另一个套管置入一把功能正常的分离钳，张开钳尖，钳夹损坏分离钳的钳尖，并轻轻用力，使损坏的钳尖慢慢合拢，然后取出腹腔外（图 40-6-5~40-6-8）。

2. 在腹腔镜直视下取出断裂的配件　在腹腔镜手术操作过程中，必须随时检查操作工具是否完整。不管是分离钳、剪刀、超声刀还是其他的器械，使用时间久了就会出现老化，甚至断裂。手术过程中一旦发现器械缺损，应该及时寻找并将其取出。腹腔镜下寻找到断裂的分离钳尖、超声刀头时，马上

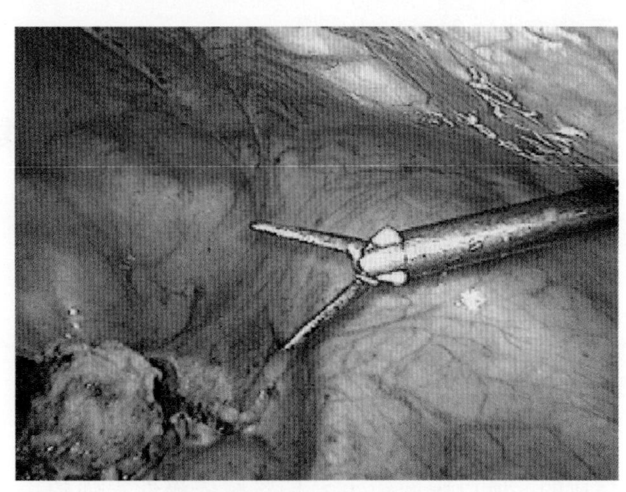

图 40-6-5　不能合拢的分离钳

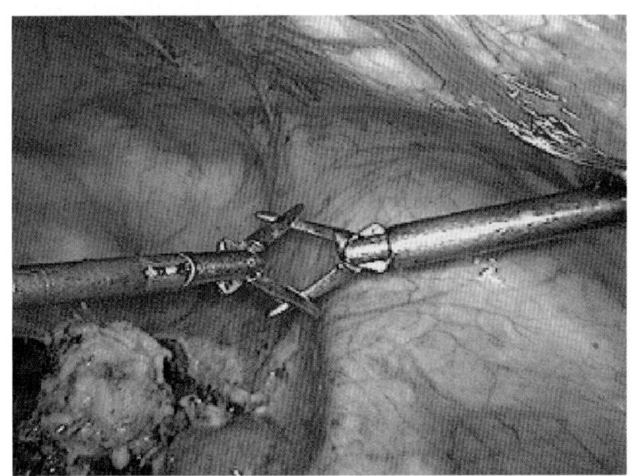

图 40-6-6　钳夹损坏的钳尖

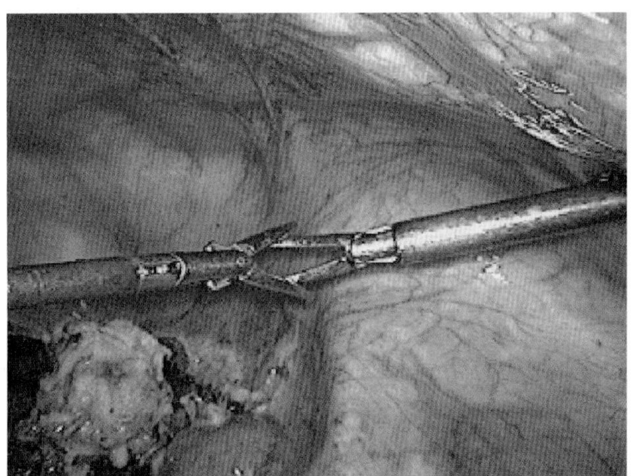

图 40-6-7　慢慢闭合损坏的钳尖

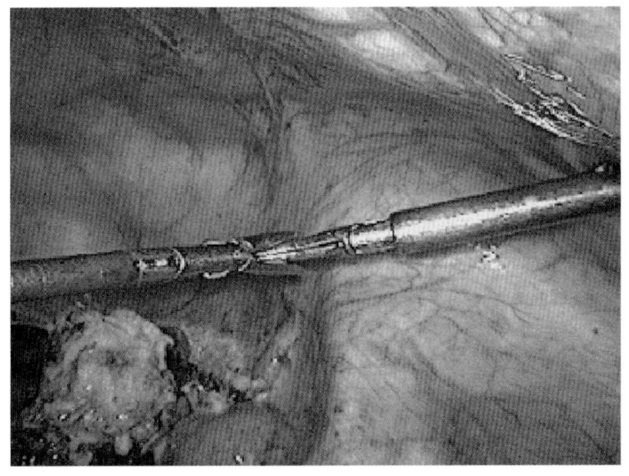

图 40-6-8　取出损坏的分离钳

固定位置，用弯分离钳钳夹断裂的异物，通过 10mm 转换器取出（图 40-6-9～40-6-12）。切不可在 5mm 的套管取出，如果在 5mm 套管取出，由于空间太小，难以取出，并有可能在取出过程中碰到套管壁，导致异物飞出腹腔镜视野，寻找更困难。如果腹腔镜下无法寻找到，必要时要中转开腹找断裂的器械。

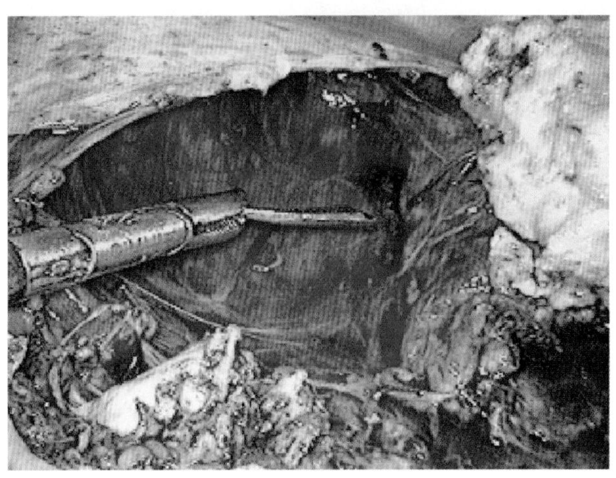

图 40-6-9　钳夹断裂的分离钳尖

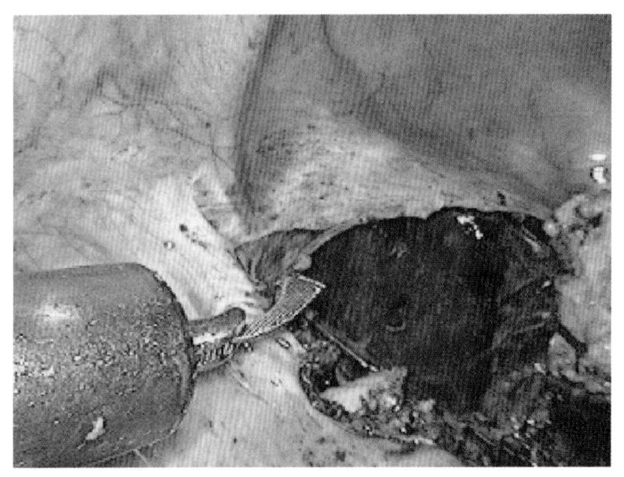

图 40-6-10　取出断裂的分离钳尖

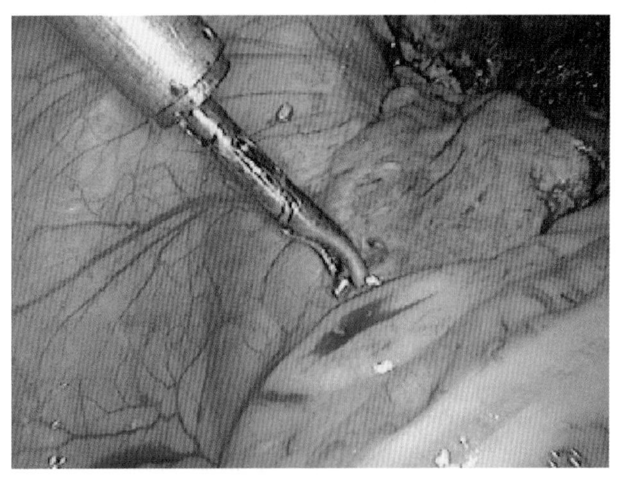

图 40-6-11　钳夹断裂的超声刀头

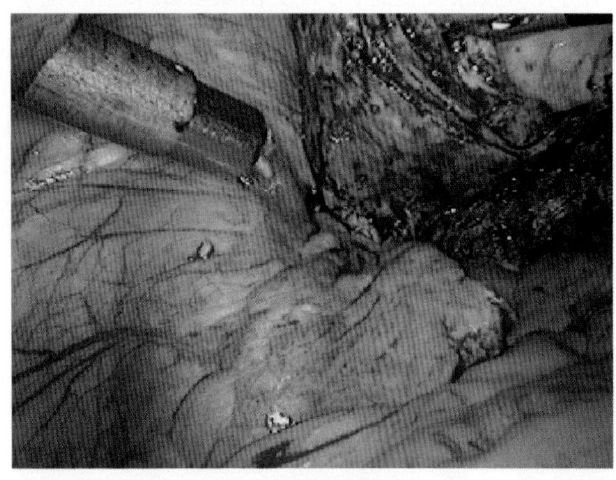

图 40-6-12　取出断裂的超声刀头

（三）器械遗留预防

预防腹腔镜手术时器械零件脱落的关键是器械清洗与维护。腹腔镜手术是 20 世纪 80 年代由国外传入中国的，刚开始的时候，国外所有腹腔镜手术的工具几乎都是一次性的，因此，不存在器械的清洗与维护。但在我国，尽管腹腔镜手术有无比的优越性，患者却没有承受高昂费用的能力，于是，勤俭、聪明的中国内镜医师想患者之所想，尽量将一次性的手术工具反复使用，以减少患者的负担。与此同时，一次性的工具反复使用，必然会导致手术器械零件的松动、脱落，甚至断裂。之后由于腹腔镜手术的优越性以及手术费用的低廉，中国内地腹腔镜手术如雨后春笋般迅速发展，国内、外的商家们也同时瞄准了中国内地腹腔镜手术的市场，于是，反复使用的腹腔镜手术工具应运而生，腹腔镜手术工具的清洗与维护就显得特别重要了。但凡器械零件的松动、脱落，均为维护失误所致。为了延长腹腔镜手术工具的寿命，保证手术的安全，必须做好器械的清洗与维护。

腹腔镜手术时，但凡异物遗留盆腹腔，无一不是发生在手术室手术过程中，也许有操作技术的缘故，也许有设备质量的问题，也许有责任的成分，但更多的还是与手术室的规章制度有关。健全、落实手术室的规章制度对减少盆腹腔异物遗留具有很大的作用。

1. 手术室护士培训　腹腔镜手术从操作程序、思维方式均有别于传统的手术，腹腔镜手术的司械护士、巡回护士必须经过系统的培训，使他们基本了解手术器械的功能、手术的基本步骤，才能与手术医师默契配合，保证手术顺利进行，减少盆腹腔异物遗留的发生。切忌让一点也不懂腹腔镜手术的护士担任司械和巡回护士，如果没有受过专门训练而仓促上台，必将埋下遗留异物的隐患。

2. 手术设备专人管理　由于腹腔镜手术是器械依赖性很强的手术，手术中使用工具的种类很多，而且，这些器械的性能要求比较高，因此，必须要有专人管理，存放有序，器械之间不得相互碰撞，最好存放于专用器械柜。

3. 术式所需器械相对固定　每一种手术所需要的操作工具不尽相同，但都有共同所需要的器械，术前在包装器械消毒时，最好预先充分准备，手术前把所需要的、已消毒的器械整齐摆放在手术专用小推车上，切不可将所有的操作器械全部摆放在手术台上，避免在手术开台时杂乱无章、手忙脚乱。妇科腹腔镜手术常规备用 5mm 弯头超声刀、血管快速切割器各 1 把。此外，操作器械一般可分为三大类：

（1）妇科腹腔镜手术基础包：适用于包括卵巢肿瘤剥出、附件切除、盆腔粘连分解、宫外孕等基础手术。基础包的器械包括 10mm 穿刺套管 1 套、5mm 套管 1～2 套，10mm 转 5mm 转换器 1 个，5mm 分离弯钳 2～3 把，双极电凝钳 1 把，弯头剪刀 1 把，冲洗器 1 套，取物袋 1 个。

（2）子宫系列手术器械包：适用于巨大全子宫切除、次全子宫切除、子宫肌瘤剔出等手术。包内准备 15～20mm 穿刺套管 1 套，10mm 套管 1～2 套，5mm 套管 2～3 套，15mm 转 10mm 或转 5mm 转换器各 1 个，10mm 转 5mm 转换器 1 个，5mm 分离弯钳 2～3 把，弯头持针器 1 把，双极电凝钳 1 把，弯头剪刀、钩剪刀各 1 把，弯头持针器 1 把，锯齿刀管 1 把，大、小抓钳各 1 把，鼠咬钳 1～2 把，举宫器及冲洗器各 1 套。

（3）根治性手术器械准备：腹腔镜下根治性手术的器械包括 10mm 穿刺套管 1 套，5mm 穿刺套管 4 套，5mm 分离弯钳 3 把，双极电凝钳 1 把，弯头剪刀、钩剪刀各 1 把，弯头持针器 1 把，举宫器冲洗器各 1 套。

4. 认真清点器械　虽然腹腔镜手术是在密闭的腔内操作，理论上是不会把异物遗留腹腔，但是，手术台上很多难以预料的事情都会发生，所以，手术台上的物品必须整齐放在专用小推车上，并一一清点在册。正规的手术室都应该配备一批经过正规训练的司械护士，其职责除了术中向术者递送器械之外，还有在术前、术后对手术用品进行详细清点，术中添加手术物品或器械，必须汇入在册，术后清点、校对时数目要吻合。凡属清点范围的物品，未经巡回护士允许任何人不得擅自拿出或拿进手术间,非手术所需物品,不得带入手术间。

5. 术时检查每种操作工具 腹腔镜手术的操作器械基本上都是反复使用,很容易导致螺丝松动,即使是超声刀头,多次使用后也会出现老化,极易断裂,术者在每一次手术时,司械护士除了清洗超声刀头外,必须注意有否出现刀头断裂。所以,手术过程中对于每种操作工具包括分离钳、剪刀、超声刀等都要进行检查,防止器械断裂遗留。

6. 清洗前拆卸操作工具 腹腔镜手术的操作工具都是通过螺丝、螺帽连接在一起的,在手术过程中都会沾上血迹或组织物,如果不卸开清洗,就无法清除工具内的污垢。清洗的时候,先用高压水冲洗,然后用刷子慢慢地、轻轻地清除工具上的污垢再用清水冲洗。

7. 器械维护 手术器械清洗擦干净后,必须逐一检查器械的每一个螺丝、螺帽有否松动、脱落,及时修理和加固并上防护油。对有缺损或操作不灵活的器械,应该摒弃。在保证手术器械功能正常的情况下,根据每种术式基本器械的配套,进行包装、消毒。

8. 报告制度 手术过程中出现异物遗留必须仔细寻找,决不可抱有侥幸心理。司械护士必须协助手术医师对器械是否断裂或零件缺失、是否遗留进行确认,如可疑遗留必须立即向手术室护士长报告,协助手术医师寻找并取出遗失的器械。如经仔细寻找仍未发现遗留器械,必须请放射科医师行床边X线摄片,以协助寻找。

二、缝针遗留

(一) 缝针遗留原因

1. 缝针脱落 腹腔镜下的缝合是一种操作极为复杂的技巧,在钳夹缝针的时候,稍不注意,缝针便会脱离持针器,飞落到盆腹腔的任何一个部位,如果脱落的是带线的缝针,只要找到线尾,便可以找到缝针,如果脱落的缝针没有带线或缝针太小,则寻找极为困难。目前,腹腔镜下缝合的带针缝线从6-0号至1号等不同的型号,1号缝线比较粗,也比较坚韧,所带的缝针相对也较粗大,多用于肌瘤剔出后创面的缝合,由于缝合的组织较硬,缝合时牵拉的力度较大,针与线容易断开,导致缝针脱落。

2. 取针时缝针飞脱 在缝合组织创面时,为了节省缝线,都会使用比较长的缝线,而缝线过长,又会影响镜下操作。术者往往都会根据创面的大小裁截缝线,缝合结束,如果残留的缝线比较长,取出很容易;如果残留的缝线比较短,取出很困难。在取出过程中,钳夹的缝针碰到穿刺套管,如果用力不当,就会导致缝针飞脱。有时候缝针不经意穿过套管针小孔内,在取出过程中也会导致缝针飞脱。

3. 缝合方法不对 腹腔镜下缝合止血是最理想、最彻底的止血方法,并使腹腔镜手术无论在方法、过程上更接近剖腹手术。镜下缝合要讲究技巧,以肌瘤剔出后,特别是比较巨大肌瘤剔出后创面缝合为例,如果缝针没有完全穿出浆肌层就强行去挤压缝针,钳着针尖、没有按缝针的弯度用力牵出,必将导致针尖弯曲,甚至断裂。

(二) 缝针遗留处理

1. 带线缝针的取出 对于带线缝针的取出比较容易,用持针器靠近缝针的位置钳夹缝线,如果术中置有转换器(如10mm或15mm穿刺孔),在腹腔镜直视下先把缝针慢慢牵拉到转换器内,再将转换器取出,极容易就把缝针从腹腔内取出。如果术中没有置转换器(只有5mm穿刺孔),腹腔镜直视下钳夹缝线,把缝针拉到5mm套管口外面,退出穿刺套管及缝线,此时,可看到穿刺孔内的缝针及穿刺孔外的缝线。钳夹缝线,顺着缝针的弯度(180°),轻轻把缝针拉出腹腔外(图40-6-13~40-6-16)。

2. 没带线缝针取出 缝合组织时力度过强,会导致针与线分离,如果针尾上的缝线已完全脱离,则只好用持针器钳夹缝针,镜下先将缝针由180°扳成接近直线,然后钳夹针尾,轻轻拉到转换器内,然后连同穿刺套管及转换器一起取出(图40-6-17、40-6-18)。

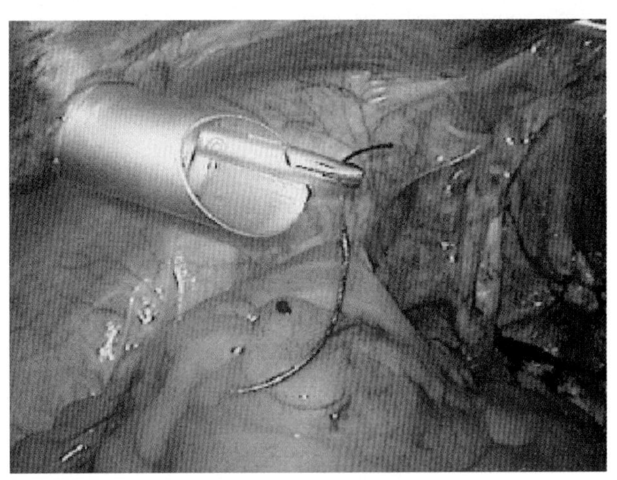

图40-6-13 钳夹线尾

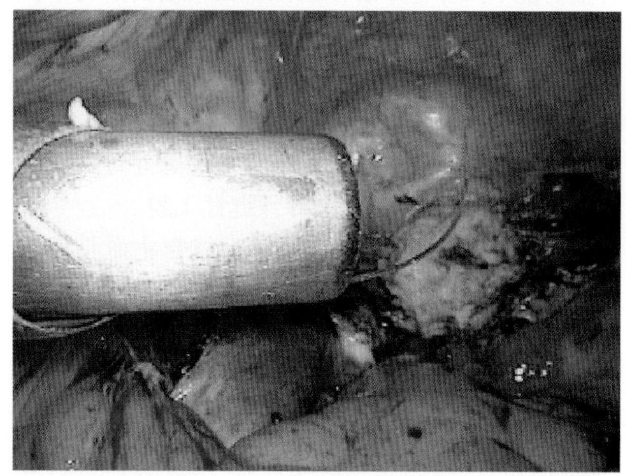

图 40-6-14　**缝针到达转换器**

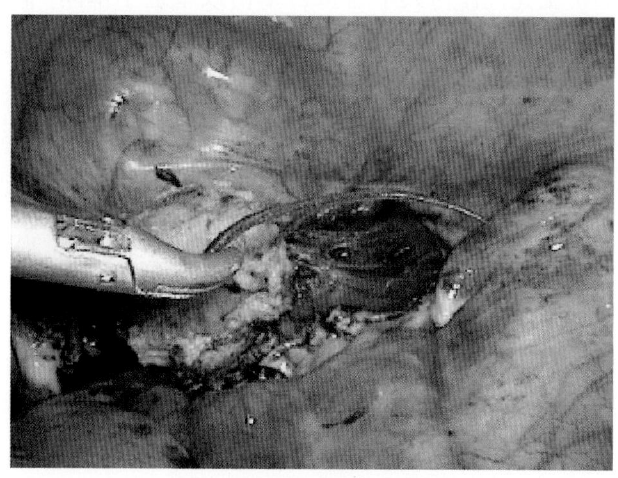

图 40-6-17　**钳夹针尾**

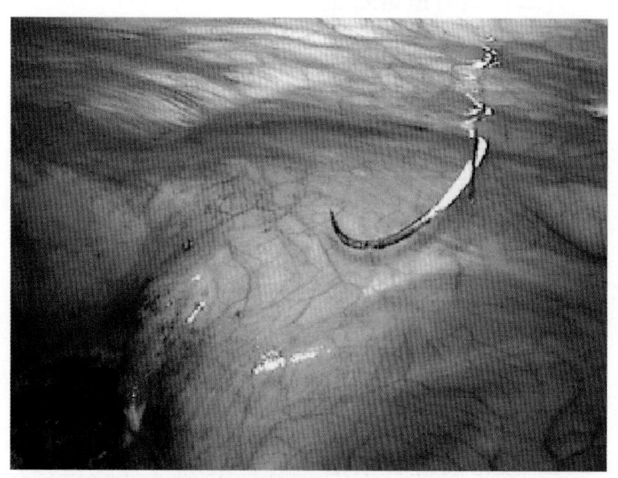

图 40-6-15　**穿刺孔内的缝针**

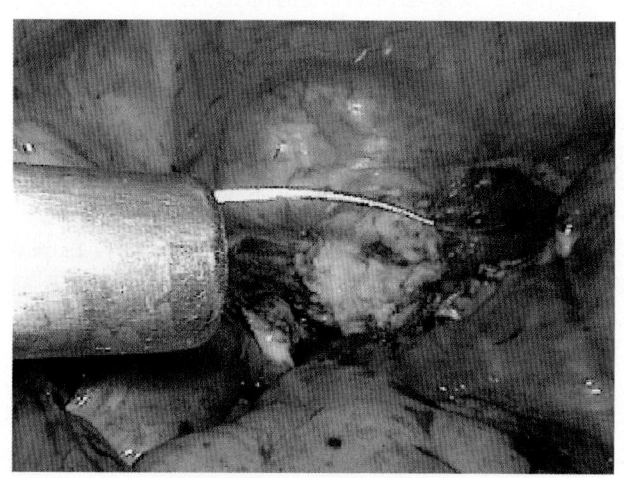

图 40-6-18　**转换器内缝针**

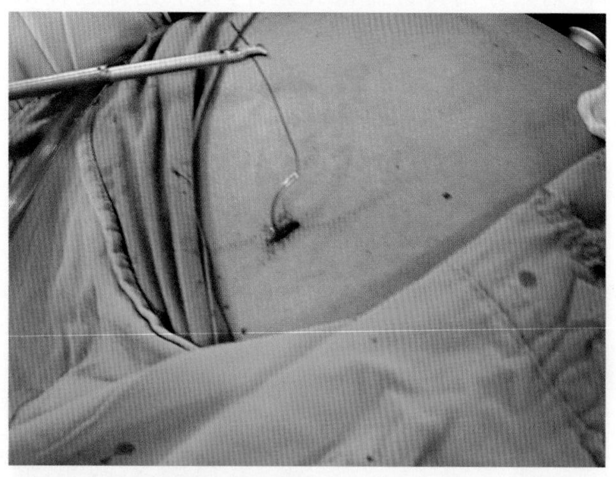

图 40-6-16　**穿刺孔外取出缝针**

（三）缝针遗留预防

1. 掌握正确的持针技巧　预防缝针遗留，最重要是缝合的使用技巧。临床上所使用的持针器长约320mm，最好选用弯头型，便于钳夹缝针。腹腔镜下缝合时，先将缝针摆成正常的缝合位置，由于是在密闭的盆腔内，而且是在三维的空间里操作，困难比较大。缝合的操作方法分四步，首先右手握持针器钳夹缝线并将缝针提起，左手钳夹缝针，然后右手握持针器将缝线向前推，使持针器、缝线、缝针摆成同一直线，最后，在靠近持针器的关节钳夹缝针约2/3，将缝针摆成正确的缝合位置（图 40-6-19～40-6-24）。熟练掌握持针的技巧，是防止缝针脱落的方法之一。

2. 掌握熟练的缝合技巧　熟练掌握了持针技巧后，还要熟练掌握缝合技巧。如缝合子宫肌瘤剔出后创面时，通过握持针器的右手腕旋转 90°，使缝针的针尖也呈 90°进入组织内，当缝针大部分进入肌层后，右手反方向旋转 90°，左手帮助钳压组织，使缝针从肌层的对侧穿出，放开持针器，再钳夹穿出肌层的缝针，顺着缝针的弯度轻轻把缝针从肌层拉出（图 40-6-25～40-6-28）。熟练掌握缝合技巧，是防止缝针断裂的方法。

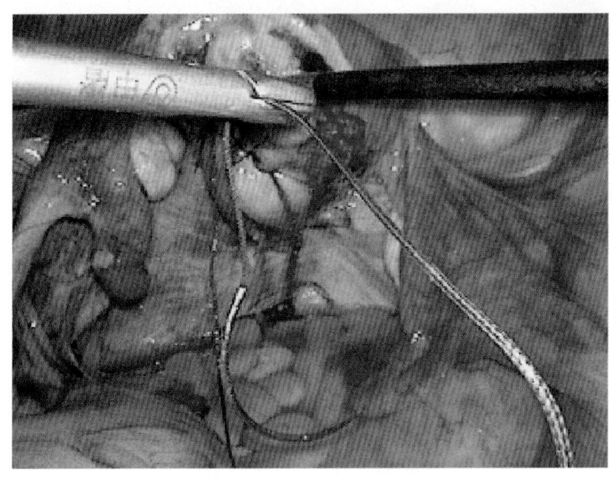

图 40-6-19　右手钳夹缝线

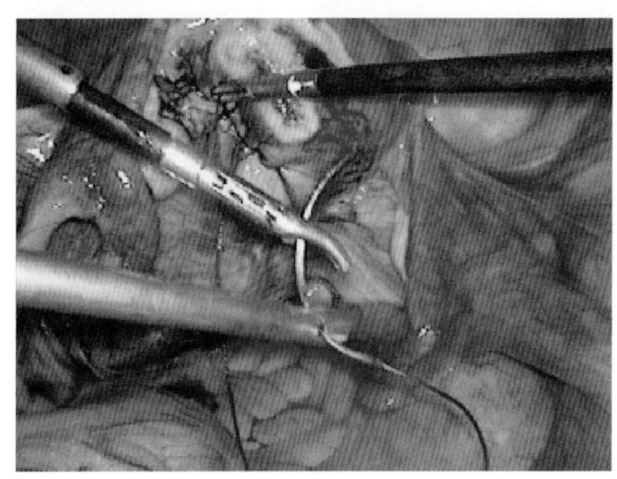

图 40-6-22　钳夹缝针 2/3

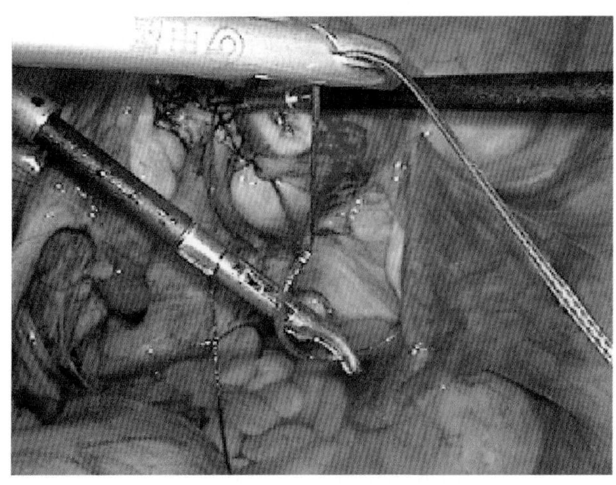

图 40-6-20　左手钳夹缝针

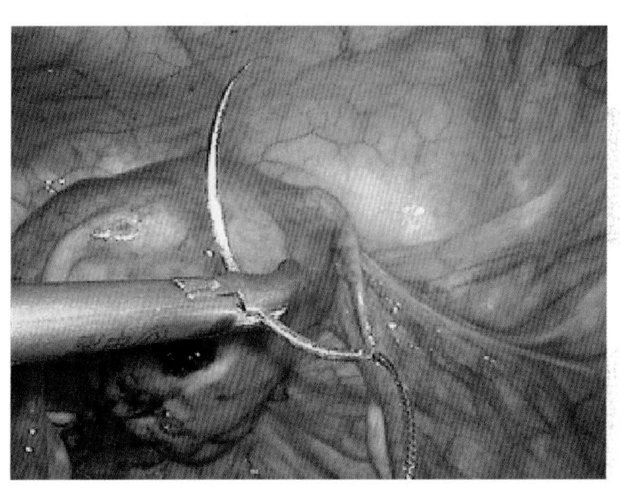

图 40-6-23　正确的缝合方位

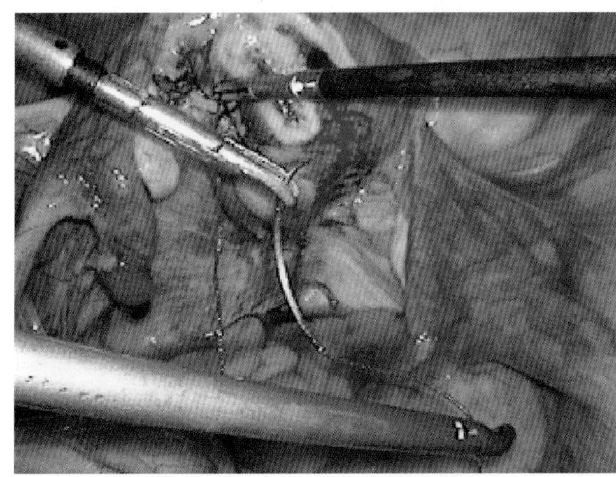

图 40-6-21　将缝线向前推

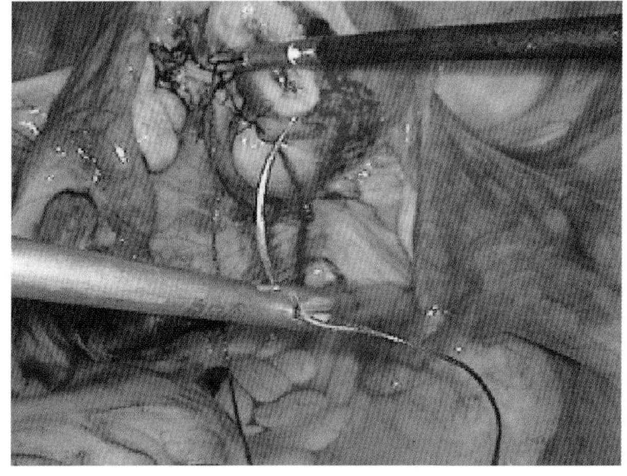

图 40-6-24　用于缝合组织

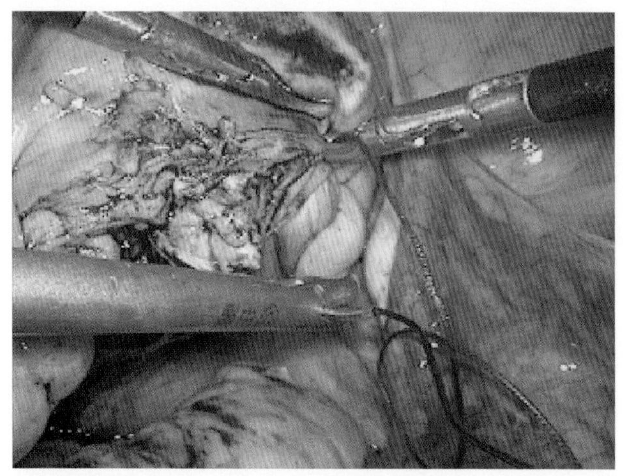

图 40-6-25　右手腕旋转 90°进针

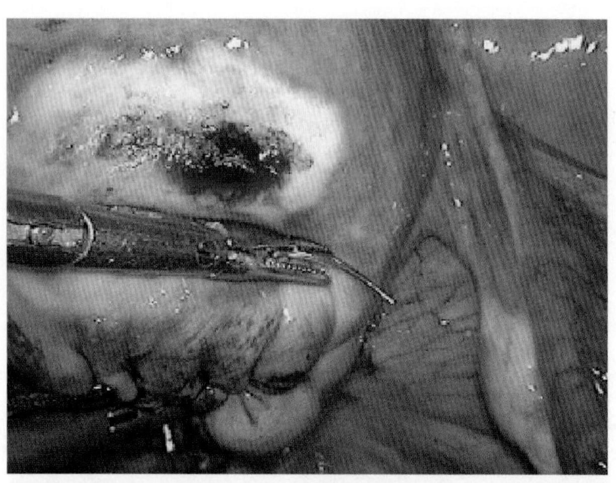

图 40-6-26　左手钳压组织

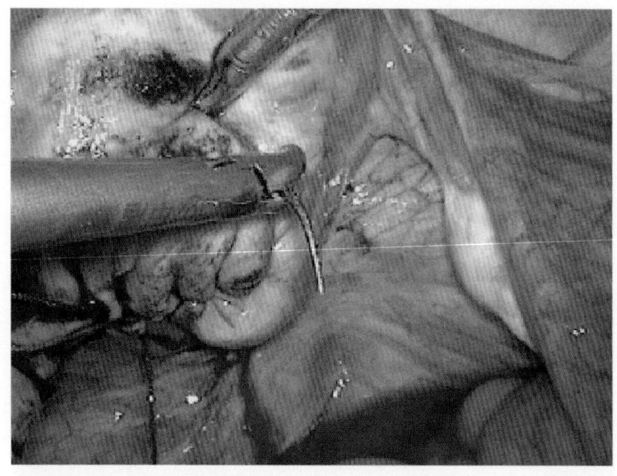

图 40-6-27　持针器钳夹缝针

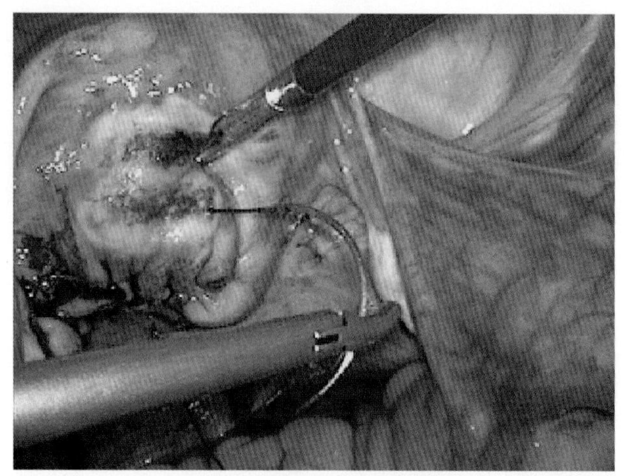

图 40-6-28　拉出缝针

三、组织物遗留腹腔

（一）组织物遗留原因

1. 子宫组织遗留

（1）子宫肌瘤组织遗留：主要发生在腹腔镜次全子宫切除术及子宫肌瘤剔除术的患者，因为这两种手术都需要旋切组织来完成。在旋切过程中会留下许许多多的细碎组织，有些甚至被埋藏在大网膜、肠系膜内，如果不彻底清除，就会导致组织物遗留，引起遗留物在腹腔再生（图 40-6-29、40-6-30）。

（2）子宫内膜组织物遗留：在腹腔镜次全子宫切除术旋切子宫体的过程中，肯定会穿透子宫腔，此时，不可避免会有少许内膜组织遗留，如果不及时清除，有可能会造成医源性子宫内膜异位症。此外，在凸向子宫腔的壁间肌瘤或巨大子宫肌瘤剔除术中，也有可能穿透子宫腔，甚至会剥出部分内膜组织，如果极小部分内膜组织遗留腹腔，也会造成医源性子宫内膜异位症。

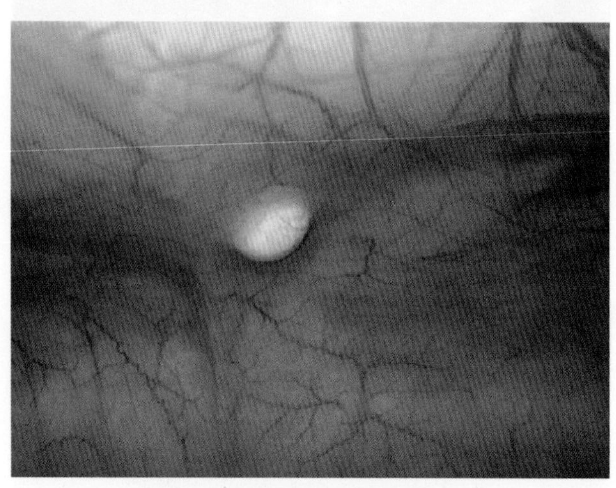

图 40-6-29　遗留在腹壁的组织

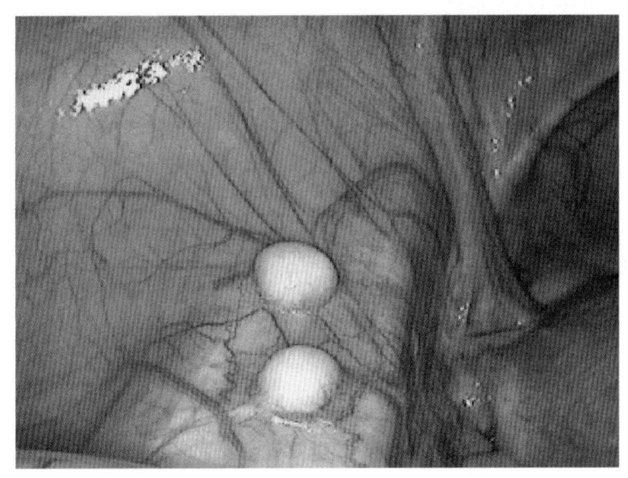

图 40-6-30　遗留在腰大肌上的组织

2. 卵巢肿瘤破裂　为了保护卵巢功能，对于良性卵巢肿瘤的年轻患者，基本上都是采用剥除术。在剥除的过程中，也许是囊壁太薄，也许是术者方法掌握不好，或者是粘连严重，剥除过程很有可能出现破裂。肿瘤一旦破裂，除了有污染盆、腹腔以外，如畸胎瘤破裂，将会有大量的脂肪、毛发散落，污染腹腔。如果是恶性，将可能会引起盆、腹腔播散。

3. 输卵管妊娠保守性手术组织物残留　近年来，随着B超，尤以阴道B超的发展，以及腹腔镜的临床应用，使异位妊娠的早期诊断（未破裂型）成为可能，为年轻有生育要求的患者进行保守性手术提供了有利条件。但处理不好，容易发生持续性异位妊娠（persistent ectopic pregnancy，PEP）。

（1）绒毛组织残留：对于输卵管伞部或近伞部的妊娠，腹腔镜下采用输卵管病灶挤压术企图将妊娠物挤出，该方法尽管简单，但绒毛组织容易残留，发生术后PEP的可能性较高。

（2）胚胎组织没有彻底清除：用腹腔镜对输卵管妊娠进行保守性手术时，为了尽量保持输卵管完整性，切开输卵管病灶的切口一般不会太大，由此，就会不能完全把胚胎组织清除干净而导致残留。

（3）绒毛侵蚀输卵管肌层：由于绒毛组织侵蚀输卵管肌层，术中难以彻底清除绒毛组织，导致术后的hCG持续不降，出现持续性宫外孕。

（二）组织物遗留的预防

1. 预防肌瘤组织遗留方法　在旋切子宫肌瘤组织时，大抓钳钳夹肌瘤组织的小部分，套上锯齿刀管，左手按动开关同时轻轻往前推进，右手紧握大抓钳并稍微用力往后牵拉，助手握有齿钳钳夹肌瘤组织，与术者左手推进的方向相反用力，同时暴露锯齿刀管，直视下沿着肌瘤的边缘逐一把肌瘤旋切成条状。方法掌握好，旋切后沟状带肌瘤会留下一条清晰的沟状带。如果采用这种旋切方法，肌瘤组织残留的概率比较少。

2. 防止子宫内膜遗留

（1）清除内膜组织：LSH或LM进入子宫腔时，凡是发现脱落的内膜组织，都必须及时清除。子宫壁间肌瘤剔出时，在剔出肌瘤的时候，如果发现内膜紧贴肌瘤组织，应该用弯分离钳钳夹内膜组织，把肌瘤剔出，尽量保护内膜不要穿透。发现穿透了子宫腔，不要立即游离肌瘤，应该先用吸管伸进子宫腔，吸出子宫腔内游离的内膜组织，然后再完整剥出肌瘤。在旋切瘤体时，通过锯齿刀管先旋切带有内膜组织的肌瘤，把附在肌瘤上的内膜组织完全清除，再用大量生理盐水冲洗盆腹腔，吸出残留的细碎内膜组织。

（2）电凝残留的内膜组织：LSH手术旋切子宫体后，用双极电凝钳插入子宫颈管内，通过电凝彻底破坏子宫颈管内的内膜组织，防止术后宫颈管内膜组织脱落进入盆腹腔，导致子宫内膜异位症的发生。

3. 防止卵巢肿瘤物污染　完整剥出肿瘤后，将瘤体置于取物袋内，从脐孔（10mm穿刺孔）拉出取物袋，暴露取物袋内的瘤体，用穿刺针外管插入瘤体，抽出瘤体内液体，如果是卵巢浆液性囊腺瘤，囊内液体抽出后，只残留囊壁，此时，可以从穿刺孔把取物袋连同囊壁一起取出。如果是卵巢畸胎瘤，抽出瘤体内液体、脂肪后，用血管钳钳出囊内的毛发、头皮、牙齿等组织，再连同取物袋、囊壁一起完整取出。

4. 异位妊娠保守性手术预防妊娠组织物残留　目前，腹腔镜下行异位妊娠保守性手术被认为是治疗输卵管妊娠的理想方法。应根据患者的生育愿望、血流动力学状况、妊娠部位、孕囊大小、输卵管是否破裂以及破损程度、对侧输卵管状况、盆腔粘连程度、原发病以及合并症等情况综合考虑。凡输卵管早期妊娠未破裂，或破裂口直径<3cm，术后输卵管长度>5cm，患者要求保留生育功能者均可考虑行此手术。

（1）切口不宜过小：切开输卵管前，最好用双极电凝输卵管表面的小血管，以减少术中出血。切口不宜过小，以能顺利将管腔内绒毛及血块取出为好，切口大小一般约占包块长度的2/3，切口过长可导致输卵管壁过多的血管损伤，过小则易致妊娠组织物残留。

(2) 完整取出妊娠组织物:先用弯分离钳钳出输卵管内妊娠组织,并从转换器取出妊娠组织,防止妊娠组织遗留。

(3) 彻底冲洗输卵管创面:将 5mm 冲洗吸引管沿管壁放入管腔,利用水压将绒毛及血块与管壁分离,并在水流的带动下,使绒毛及血块自切口完整排出,防止绒毛残留。

5. 冲洗盆腹腔 手术后用大量生理盐水冲洗盆腹腔,残留的细碎组织通过水的流动力以及体位的改变可以到达盆底,边冲边吸出液体,同时可以把极细小的残留组织同时吸出,彻底清除残留组织。

(李光仪)

参考文献

1. 陈萍. 36 例妇科腹腔镜手术并发症的分析与防治. 中国内镜杂志,2001,7(5):100,102.
2. 段华. 妇科内镜诊疗技术. 北京:人民卫生出版社,2016.
3. 傅延友,修先伦,赵晓莉,等. 外源性压迫致腓总神经卡压综合征治疗 32 例分析. 中华误诊学杂志,2006,7(6):1359.
4. 郭绍红,王剑,毕明君. 腹腔镜手术致髂腹下神经损伤 1 例报告. 中国内镜杂志,1999,10(5):79.
5. 华克勤,刘惜时,林金芳,等. 妇科腹腔镜手术并发症原因及其防治的探讨. 中国微创外科杂志,2002,2(3):165-166.
6. 喇端端,沈立翡,沈育红. 妇科腹腔镜手术脏器及血管损伤并发症分析. 上海交通大学学报(医学版),2006,26(12):1377-1380.
7. 冷金花,郎景和,黄容丽,等. 腹腔镜手术并发症 34 例分析. 中华妇产科杂志,2002,36(3):146-149.
8. 冷金花,郎景和. 腹腔镜手术并发症的诊断与治疗. 中国现代手术学杂志,2001,5(1):69-72.
9. 李光仪,陈蔚瑜,陈露诗,等. 腹腔镜盆腔淋巴结清扫术中血管损伤 5 例报告. 中国微创外科杂志,2004,4(2):P152.
10. 李光仪. 妇科腹腔镜手术并发症防治. 北京:人民卫生出版社,2009.
11. 李光仪. 异位妊娠腹腔镜保守手术. 实用妇产科杂志,2006,22(4):198-200.
12. 李建英. 妇科腹腔镜手术后疼痛 60 例分析. 中国误诊学杂志,2007,7(11):2583-2584.
13. 刘朝晖,刘菁,廖秦平. 妇科手术中输尿管损伤的诊治与预防. 中国妇产科临床杂志,2003,4(2):93-95.
14. 刘世英. 妇科腹腔镜手术并发症. 中国煤炭工业医学杂志,2007,10(6):626-628.
15. 罗剑儒,陈颖,杨延林,等. 1 860 例妇科腹腔镜手术并发症分析. 四川大学学报(医学版),2007,38(2):364.
16. 彭萍,沈铿,郎景和,等. 妇科手术泌尿系统损伤 42 例临床分析. 中华妇产科杂志,2002,37:595-597.
17. 钱自亮,王明安,吕学文. 腹腔镜手术后的疼痛特点. 中国医师杂志,2006,8(3):383-384.
18. 秦安,孙键. 急性胆囊炎腹腔镜胆囊切除术后脐部切口感染分析. 实用医学杂志,2005,21(16):1839-1940.
19. 尚慧玲,林娟,李光仪,等. 妇科腹腔镜手术肠管损伤 6 例分析. 中国微创外科杂志,2008,8(3):220-221.
20. 宋蕾,耿文真,徐秀杰,等. 妇科腹腔镜手术与体位有关的并发症及其防治. 腹腔镜外科杂志,2005,10(5):271-273.
21. 孙芳林,张爱君,凌斌. 妇科腹腔镜手术并发症分析. 现代妇产科进展,2005,14(2):162-163.
22. 孙正怡,冷金花,郎景和,等. 妇科腹腔镜手术后疼痛的影响因素分析. 实用妇产科杂志,2004,20(5):299-301.
23. 王才智,申庆文,席玉玲,等. 腹腔镜下取腹腔异物 14 例分析. 中国微创外科杂志,2008,8(8):764-765.
24. 王红,方旭红. 妇科腹腔镜术中输尿管损伤的特点及处理. 现代妇产科进展,2005,14(6):520-521.
25. 吴菲,李光仪. 妇科腹腔镜手术的消化系统损伤. 实用妇产科杂志,2009,25(3):152-153.
26. 徐秀杰,李雪梅. 腹腔镜手术的常见并发症及其预防. 滨州医学院学报,2003,26(5):356-358.
27. 张萍,凌奋,潘颖琳. 妇科腹腔镜手术输尿管损伤的临床分析. 上海第二医科大学学报,2005,25(8):859-860.
28. 赵学英,冷金花,郎景和,等. 妇科腹腔镜手术中血管损伤的临床分析. 中国微创外科杂志,2005,5(3):178-180.
29. 郑旺福,雷李培,项燕. 妇科腹腔镜手术中体位对患者的影响. 现代中西医结合杂志,2007,16(29):4289-4290.
30. Brosens I, Gordon A, Campo R, et al. Bowel injury in gynecologic laparoscopy. J Am Assoc Gynecol Laparosc, 2003, 10(1): 9-13.
31. Daucher JA, Weber AM. Chronic abdominal pain after laparoscopic sterilization clip placement. Obstet Gynecol, 2006, 108(6): 1540-1543.
32. Hsu WC, Chang WC, Huang SC, et al. Visceral sliding technique is useful for detecting abdominal adhesion and preventing laparoscopic surgical complications. Gynecol Obstet Invest, 2006, 62(2): 75-78.
33. Li ZG, Leng JH, Lang JH, et al. Laparoscopic surgery in patients with hypovolemic shock due to ectopic pregnancy. Chin Med Sci J, 2005, 20(1): 40-43.

34. Park CT, Lim KT, Chung HW, et al. Clinical evaluation of laparoscopic-assisted radical vaginal hysterectomy with pelvic and/ or paraaorticlymphadentomy. J Am Assoc Gynecol Laparosc, 2002, 9:49-53.
35. Shirk GJ, Johns A, Redwine DB, et al. Complications of laparoscopic surgery: How to avoid them and how to repair them. J Minim Invasive Gynecol, 2006, 13(4):352-359.
36. Tian YF, Lin YS, Lu CL, et al. Major complications of operative gynecologic laparoscopy in southern Taiwan: a follow-up study. J Minim Invasive Gynecol, 2007, 14(3):284-292.
37. Tulikangas PK, Smith T. Gross and histologic characteristics of laparoscopic injuries with four different energy sources. Fertil Steril, 2001, 75:806-810.
38. Vakili B, Chesson RR, Kyle BL, et al. The incidence of urinary tract injury during hysterectomy: a prospective analysis based on universal cystoscopy. Am J Obstet Gynecol, 2005, 192(5):1599-1604.
39. van der Voort M, Heijnsdijk EA, Gouma DJ. Bowel injury as a complication of laparoscopy. Br J Surg, 2004, 91(10):1253-1258.
40. Yellamareddy Gari S, Yadav Y, Narreddy S, et al. "Early extrusion of bilateral Filshie clips after laparoscopic sterilization" case report. BJOG, 2005, 112(11):1584.

第四十一章
妇科腹腔镜手术技能培训

腹腔镜技术是现代高科技与传统手术技术结合的成果。目前几乎涉及妇科的所有领域，也积累了丰富的临床经验，手术并发症也越来越少，但在手术指征的掌握、操作规程、并发症预防等方面依然缺乏规范，反映了内镜外科医师缺乏正规培训的现状。因此，确立严格的腹腔镜操作规范，以及对从事腹腔镜手术医师进行资格论证和质量控制已成为我国内镜技术普及和发展的当务之急。严格的术前培训对改善、提高手术操作技能及手术质量，减少手术并发症发生等都有很重要的意义。

一、妇科腹腔镜技术培训的基本要求

早在1998年，国内就已建立了妇科腹腔镜培训中心，只是尚不规范。2005年原国家卫生部开始筹建国家级内镜培训基地，2007年经国家卫生部严格审查，建立了第一批国家级内镜培训基地。建立有资质的培训基地，必须具备合格的教学条件，包括足够的病源、培训场地、示教室、手术观摩室、基本教材、模拟练习器等，还要具有临床带教资质的妇科内镜专家，从理论和实践二方面培训学员，使学员掌握腹腔镜手术的基本功。

（一）培训场地基本要求

1. 教学场所 根据国家卫生健康委员会培训基地建立的要求，教学场所总面积必须≥1 000m^2，设有内镜模拟训练室、智能仿真训练室、动物实验室、多功能会议厅、多媒体电教室、计算机模拟考试室、自习室、图书室、电子阅览室、基地管理办公室等，以满足临床教学、手术演示、学术研讨等大型学术活动的需要。

2. 管理制度 聘任培训中心负责人1人、教学秘书1人，制订教学计划、授课教师安排、课程时间安排等。对教学的各项工作记录存档。

3. 培训器材 腹腔镜培训基地必须配有腹腔镜电视系统及各种操作器械。配备盆腔模拟训练器，建立动物手术室。

（二）基本教材

目前，有关妇科内镜技术的专著已有很多，其中也含有描述腹腔镜技术的基本原理、操作技巧、手术禁忌证和适应证、并发症预防和处理等的书籍。2006年，李光仪教授与众多的内镜专家经过近两年的努力，编写了《实用妇科腹腔镜手术学》（人民卫生出版社），它把妇科内镜医师十二年腹腔镜手术的经验、教训融在书中，对腹腔镜手术适应证和禁忌证、操作技巧、并发症的预防和处理原则等都作了详尽的论述（图41-0-1）。2009年，李光仪教授与众多的内镜专家又编写了《妇科腹腔镜手术并发症防治》（人民卫生出版社），2012年出版了《妇科腹腔镜手术难点与对策》（人民卫生出版社），2016年再版了《实用妇科腹腔镜手术学》（人民卫生出版社），2016年8月原国家卫生计生委正式出版了旨在内镜诊疗技术临床应用规范培训教材《妇科内镜诊疗技术》（图41-0-1~41-0-5）。目前，各培训基地已把《妇科内镜诊疗技术》作为常规教材。

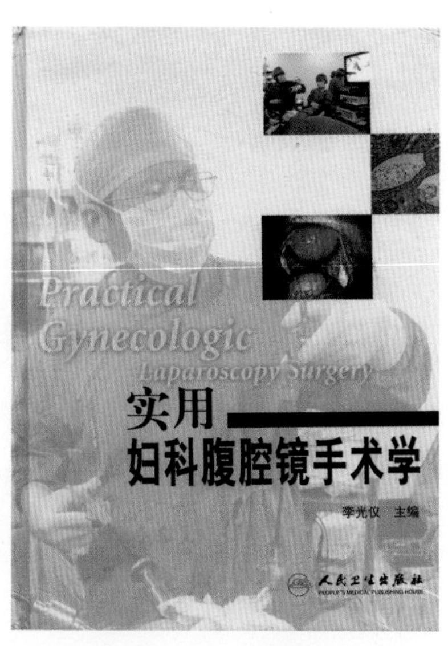

图41-0-1 内镜参考书

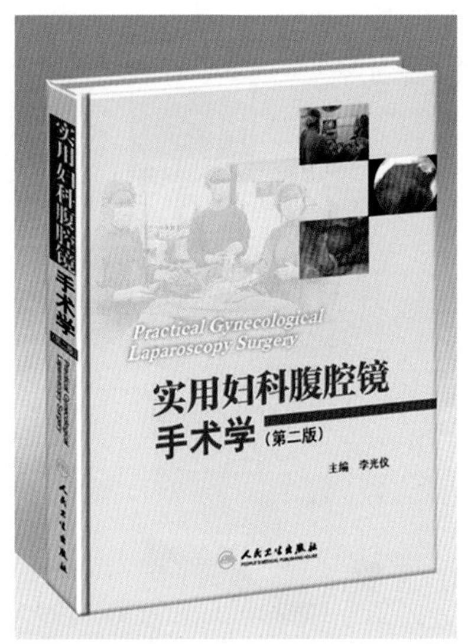

图 41-0-2　内镜参考书

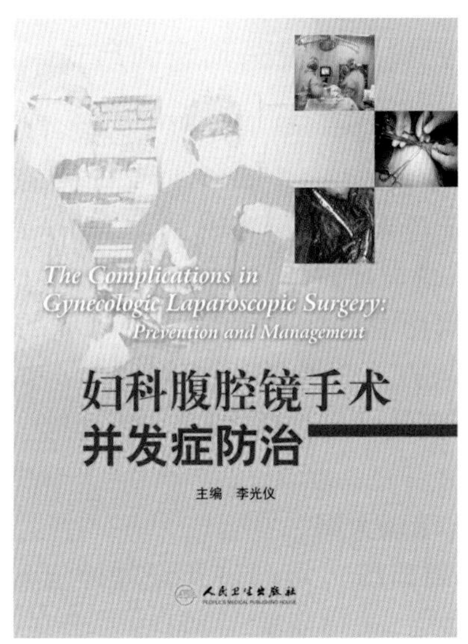

图 41-0-3　内镜参考书

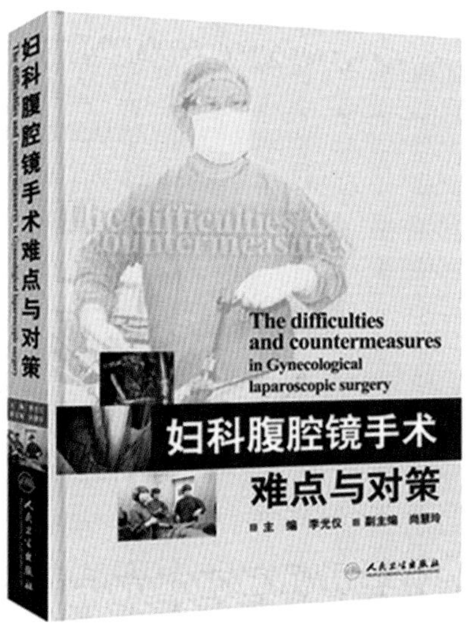

图 41-0-4　内镜参考书

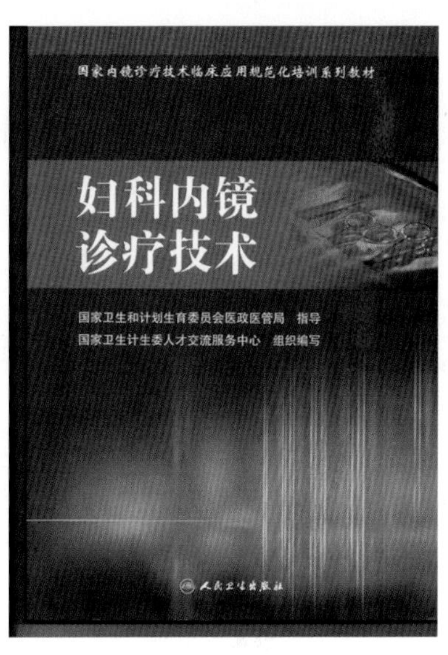

图 41-0-5　内镜参考书

（三）模拟练习器

这是培训中心必备的器材，用于学员的模拟训练。由于目前一般使用的腹腔镜摄像系统所产生的图像只是二维平面图像，和真正的实体有视觉上的差距，在手术操作过程中有可能会辨认失误，导致不必要的并发症发生。所以进入临床操作前，必须要先在模拟练习器上操练，初步适应腹腔镜摄像系统所产生的图像感觉，基本掌握腹腔镜下的操作技巧（图 41-0-6、41-0-7）。随着腹腔镜技术的发展，模拟练习器也在不断改进，从原始的模拟练习器进入到无反馈模拟练习器及有反馈模拟练习器。有反馈的模拟练习器即智能模拟训练器也称考试机，安装了类似于临床操作的“腹腔镜下附件切除”“腹腔镜下全子宫切除”等训练用的电子版软件，学员训练时有一种“仿真”的感觉，接近手术操作程序（图 41-0-8、41-0-9）。

（四）师资队伍

无论是理论授课还是技术带教都由临床医师兼任。临床医师本身的理论水平、操作技巧、对手术细节的要求以及指导的方式，对学员掌握腹腔镜技术至关重要。

（五）教学制度

培训中心课程实行主讲教师负责制，主讲教师必须对任教课程的教学质量负全面的责任。制定集体备课制度，制定教学检查制度，完善考核和认证制度，建立反馈体制，根据学员们反馈的情况及遇到的问题调整和充实培训计划，以此提高内镜教学质量。考核需包括理论考试和临床技能考核两大部分。

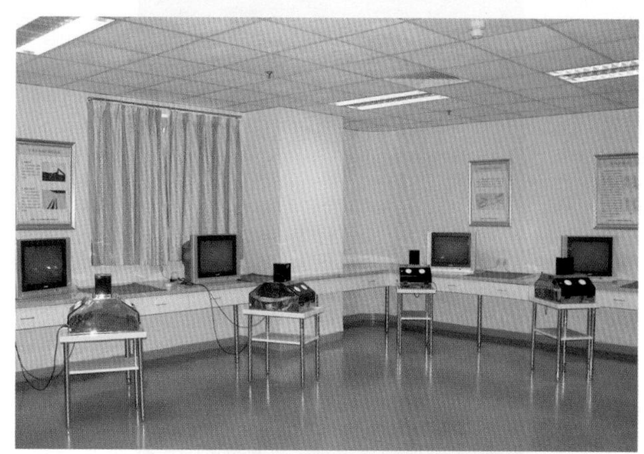

图 41-0-6　模拟训练器

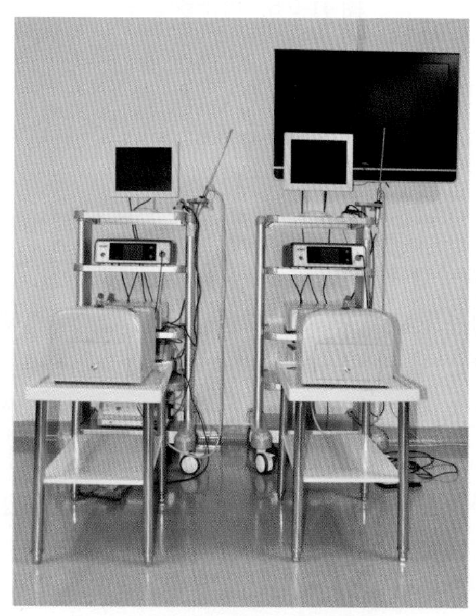

图 41-0-7　腹腔镜训练系统

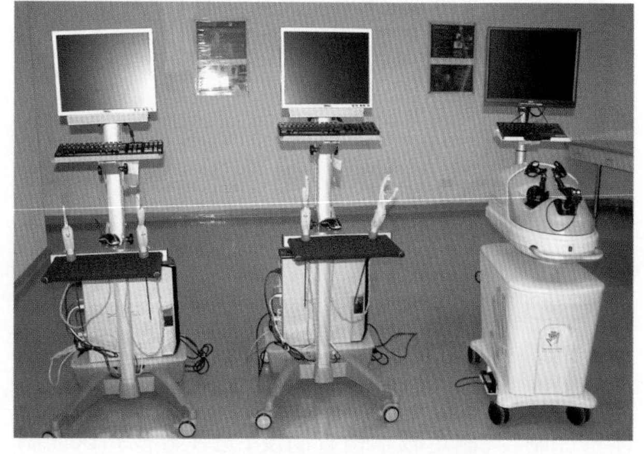

图 41-0-8　有反馈模拟训练器

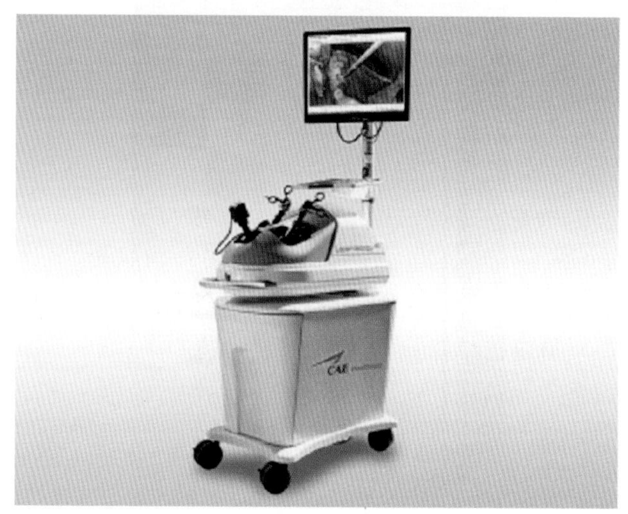

图 41-0-9　计算机模拟考试器

二、妇科腹腔镜医师培训方式

妇科腹腔镜医师培训分两大阶段，即基础训练与临床培训。基础训练 1 个月，基础训练结束考核及格后方能进入临床培训。

（一）培训计划

许多培训中心都开设了 3 个月时间的临床普通班，6 个月及以上的提高班，并都制订了相应的培训计划，包括理论学习、模拟训练、动物实验、临床实践等内容。

（二）培训大纲

1. 基础训练　培训班开设理论学习、观摩手术、模拟训练、动物实验等课程，要求在一个月内完成。

2. 临床实践（≥2 个月）　临床教师术中指导是在学员作为手术助手掌握了腹腔镜基本操作，达到手眼协调配合之后最为有用的培训方法。学员经过基础培训进行了一定的训练、对腹腔镜下操作有了一定的认识后，可进行手术的助手工作，经过担任手术助手训练后，教学小组教师根据每个学员所掌握操作的不同熟练程度来选择适合的病例进行独立腹腔镜手术。

（三）妇科腹腔镜手术分级培训

1. 临床手术操作的培训分级　世界卫生组织妇科内镜手术研究及培训咨询委员会将妇科腹腔镜手术及培训分为四级：①Ⅰ级手术：初级腹腔镜手术培训（第一阶段），包括诊断性腹腔镜、腹腔镜下输卵管绝育术、单纯卵巢囊肿镜下穿刺、卵巢组织活检、轻度盆腔粘连分离、轻度子宫内膜异位症电凝治疗、输卵管开窗术及输卵管切除术；②Ⅱ级手术：高级腹腔镜手术培训（第二阶段），包括中度子宫内膜异位症电凝术、输卵管整形术、附件切除术、中度盆腔粘连松解术、卵巢囊肿剔出术、卵巢巧克力囊肿剔出术、腹腔镜辅助子宫切除术和子宫次全切除术（不伴盆腔病变）；③Ⅲ～Ⅳ级手术：专家级腹腔镜手术培训（第三阶段），包括腹腔镜下全子宫切除术、重度子宫内膜异位症腹腔镜手术、广泛全子宫切除术、腹主动脉淋巴结切除术、盆腔淋巴结清扫术、骶前神经切除术、直肠子宫陷凹分离术、张力性尿失禁的腹腔镜手术。

2. Ⅰ～Ⅱ级临床培训　主要培训对象是没有腹腔镜手术基础的妇科临床医师。培训的内容是识别腹腔镜下盆腔内生殖器官解剖和腹腔脏器的大体解剖，熟悉监视屏上的图像与实际组织脏器大小比例的关系，根据手术步骤灵活操纵腹腔镜，灵活追踪手术视野。在此基础上，在临床教师指导下可以进行诊断性腹腔镜检查术、腹腔镜下输卵管绝育、中轻度盆腔粘连分离、腹腔镜下输卵管通液、输卵管切除、组织活检、多囊卵巢囊肿打孔、输卵管整形、附件切除、简单卵巢囊肿及系膜囊肿剔出等手术。在这个阶段，学员主要担任扶镜助手、第一助手及初步掌握Ⅰ～Ⅱ级手术的独立操作。

3. Ⅲ级临床培训　主要的培训对象是有一定腹腔镜手术基础但还不能独立进行较为复杂手术的妇科临床医师。在熟练掌握Ⅱ级腹腔镜手术的基础上可以进行包括广泛粘连分离、卵巢切除、≤80mm壁间肌瘤剥除、子宫次全切除（不伴盆腔病变）等手术。

4. Ⅳ级临床培训　为专家级腹腔镜手术培训。主要的培训对象是具有腹腔镜手术经验但缺乏独立开展复杂手术的妇科临床医师。在熟练掌握Ⅲ级腹腔镜手术的基础上可以进行包括≥80mm肌壁间肌瘤剥除、全子宫切除、广泛全子宫切除、腹主动脉淋巴结切除、盆腔淋巴结切除、骶前神经切除、重度子宫内膜异位症切除等手术。

三、腹腔镜培训内容

培训时首先着眼于对不同仪器设备及其组成部分的全面了解，然后在模型、动物实验、离体子宫或其他模拟环境中练习，以达到手、眼协调，学会通过腹腔镜图像完成手术和操作过程。在此基础上，必须从理论上认识腹腔镜操作的适应证、禁忌证和可能发生的并发症。通过查阅相关书籍、参考相关资料、手术图谱和观看录像，结合模拟训练，从简单到复杂逐渐掌握操作技巧，达到理论与实践的统一。

（一）理论授课

理论授课分两大部分：①腹腔镜系统及其能源工作原理；②临床专业技能授课。通过多媒体授课，使学员初步了解腹腔镜系统的工作原理、手术必备器械及使用原理、手术基本操作技能、手术的适应证与禁忌证、以及手术并发症防治的基本原则。理论授课中，重点是使学员严格掌握腹腔镜诊疗技术的适应证、禁忌证及并发症防治。理论授课一般需要40学时，可以连续授课，也可以穿插于整个培训过程。

（二）模拟操作

利用一个月时间进行模拟操作，与理论学习交叉进行。培训方法是利用腹腔镜手术训练箱进行练习，训练中模拟腹腔镜的手术环境，根据训练内容、置入箱中不同的标本分别进行分离、切割、电凝、缝合、夹闭、打结等练习，通过反复技术训练，使学员初步掌握腹腔镜基本操作技术，以及训练手眼协调、手脚协调等基本技巧（图41-0-10、41-0-11）。

1. 模拟基础训练

（1）训练视觉感观：从传统手术转为腹腔镜手术需要视觉的转换。传统手术属于三维空间，图像为立体，腹腔镜手术属于二维空间，图像为平面，初学者对着电视屏幕操作，很难掌握器械的位置感，往往不能够准确定位。训练箱内在腹腔镜的指引下将操作钳拉远放近，体会位置感。同时将操作钳左、右、前、后移动到固定位置，找到方向感。

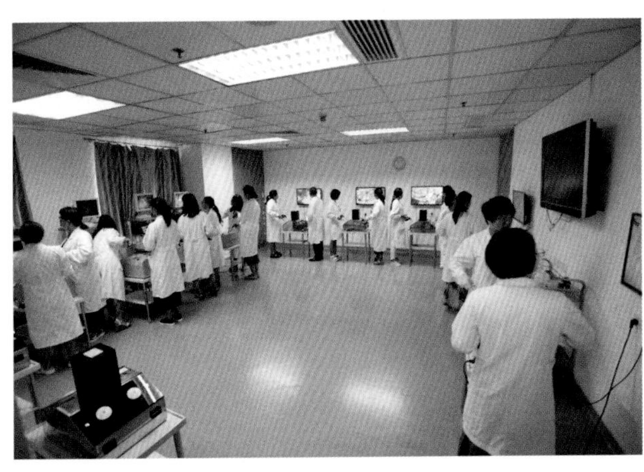

图41-0-10　培训大厅一角

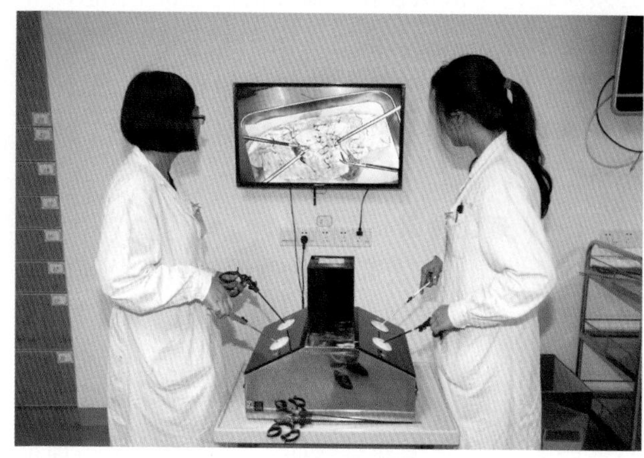

图 41-0-11　学员在模拟练习

（2）训练动作感观：进入临床实践前必须要进行模拟操作训练，让学员熟悉并准确找到操作器械所要到达的位置。比较简单的方法是在模拟箱内放置两个盘子，一个盘子内放小棉球，要求学员将盘内的棉球从一个盘子钳夹到另一个盘子内，不可触碰旁边的盘子或其他棉球。学员能顺利钳夹棉球后，将盘子内小棉球换成花生米，再要求学员反复钳夹花生米，直到在腹腔镜下能随心所欲地将花生米放入盘子内的任何部位。通过此项训练，使学员熟悉位置感及各种腹腔镜器械的性能，初步掌握眼、手之间的配合。

（3）训练分离、切割技巧：训练箱内在腹腔镜下用剪刀剪裁纸、海绵、纱布，训练剪刀的使用技巧。当基本掌握分离、切割技巧后，训练箱内放置猪肺，要求学员使用分离钳、分离剪对猪肺的血管进行分离。同时要求学员掌握使用单极电凝、电切组织，双极电凝止血，训练眼、手、脚的配合。训练时要求学员操作到位，准确掌握分离钳及剪刀的使用，初步掌握腹腔镜下的分离、切割技术。

（4）训练缝合、打结技巧：腹腔镜下缝合、打结是最难掌握的技巧，也是必须要熟练掌握的技巧。多用猪肺为标本进行训练。在教师指导下要求学员学会反复练习，腹腔镜下基本掌握缝针的钳夹、复位、进针、出针方法，掌握方便结、套结、简易结的打结技巧。

2. 智能模拟训练　智能模拟训练机也叫考试机。初学者在各种不同的模型上进行反复练习并熟练掌握腹腔镜下操作技能后，有条件者应该要求学员进入有反馈的模拟训练。这种智能模拟训练机内设计了与临床操作相同的软件，学员练习时如果操作失误时，如损伤血管，则会出现逼真的出血现象，训练无法进行，只有按照操练程序止血后，训练才能继续。这种训练方法可以使学员通过智能模拟训练掌握并发症的预防及脏器损伤的处理，为下一步进入临床操作奠定基础（图 41-0-12～41-0-17）。

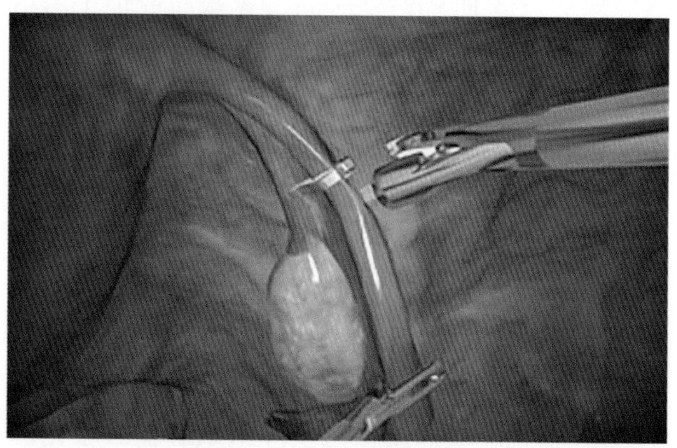

图 41-0-12　训练输卵管结扎

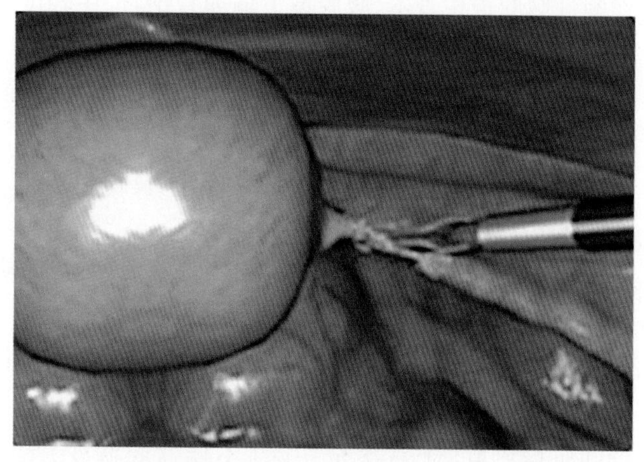

图 41-0-13　训练电凝输卵管

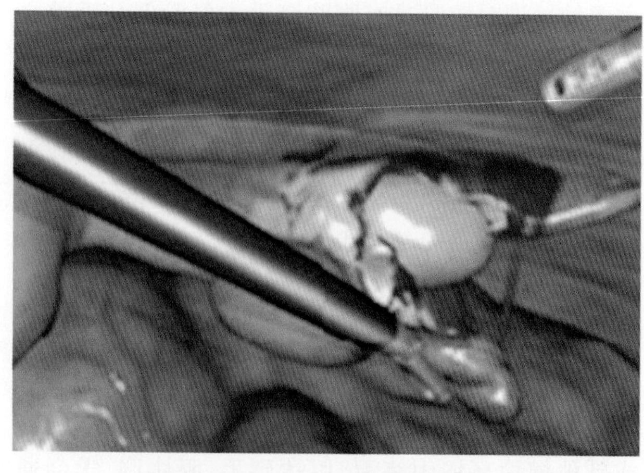

图 41-0-14　训练卵巢囊肿剥出

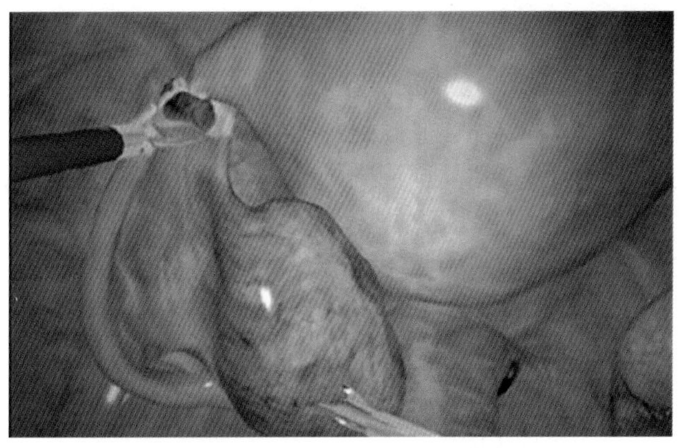

图 41-0-15　训练附件切除

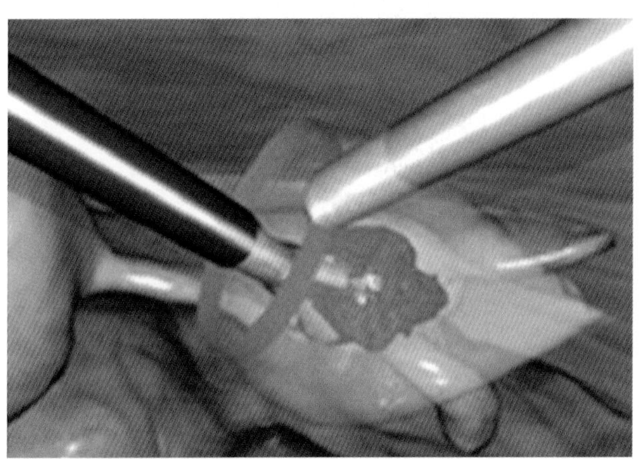

图 41-0-16　训练套扎输卵管

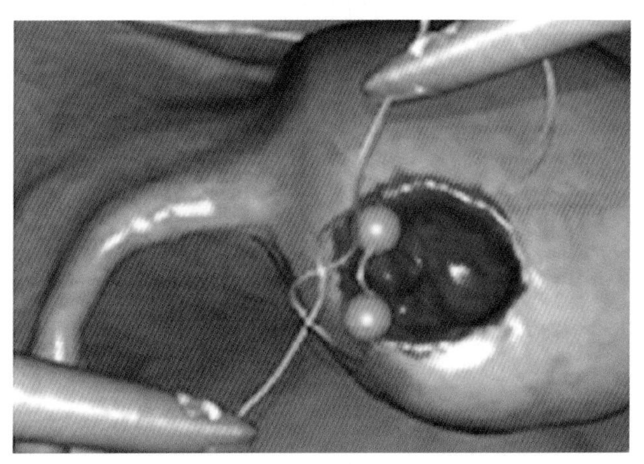

图 41-0-17　训练缝合打结

3. 模拟考试　这是最能反映学员是否真正掌握腹腔镜下操作技能的一种方法，建议有条件的培训基地都应该进行这一科目。进行考试时要求学员在规定时间内一次顺利完成智能模拟训练机内设计的附件切除程序，只有通过模拟考试及格，才能进入临床实习（图 41-0-18、41-0-19）。

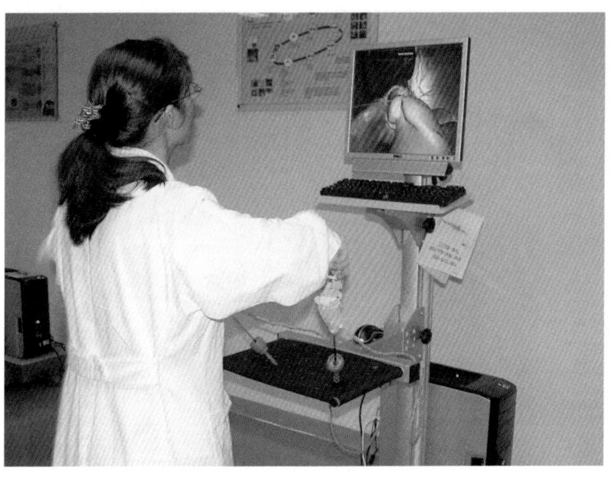

图 41-0-18　学员考试

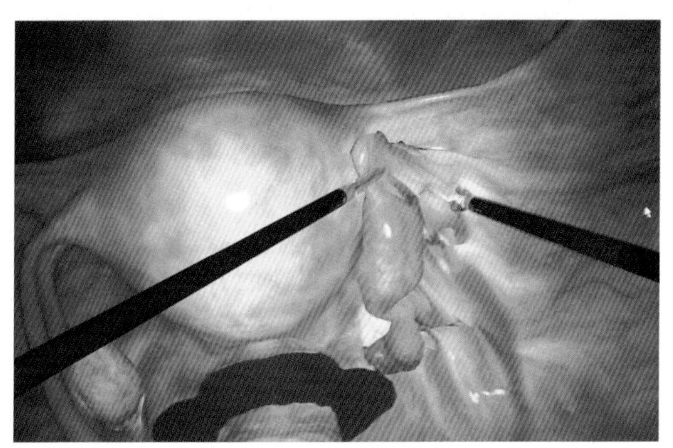

图 41-0-19　模拟机内操作

（三）动物实验

初步掌握了模拟操作练习后，并不能马上进入临床手术，因为模拟操作并不等于气腹下的腔内操作，学员无法领会气腹腹腔镜手术的一系列操作过程，以及手术中因气腹形成不全或麻醉效果不理想等因素引起的对手术操作的影响，此外，学员也无法掌握术中电切割、电凝止血等操作能源的使用体会。因此，在掌握模拟操作练习后，进行动物实验必不可少，它给学员提供了类似临床手术的真实环境。动物实验一般选择家猪，因为家猪的解剖结构与人体接近，通过动物实验，可以检验前期练习效果，为进入临床实践打下坚实的基础。通过动物实验需要掌握的技术包括：人工气腹、套管穿刺、腹腔镜下操作技巧等（图 41-0-20、41-0-21）。

动物实验是腹腔镜培训最好的一个内容，它需要一定的设施，并不是所有培训基地都具备，当学员有幸进入动物实验阶段时，要告诫学员要按照手术室的标准认真操作。

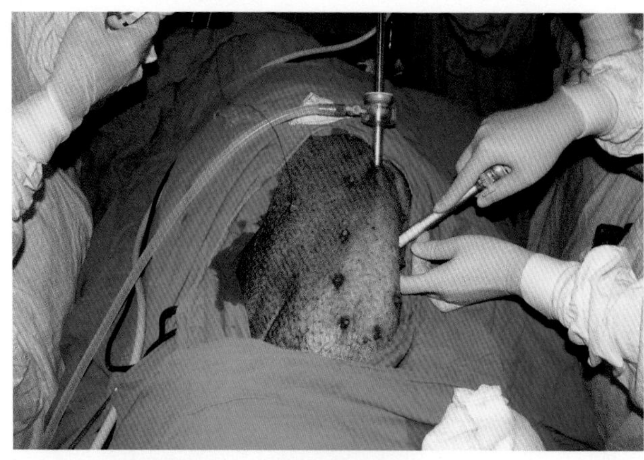

图 41-0-20 练习套管穿刺

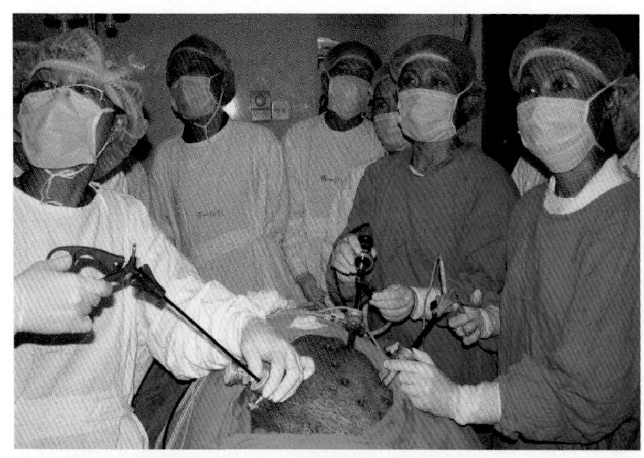

图 41-0-21 练习电凝技巧

(四) 临床培训

经过动物实验后,学员可以正式进入临床培训。临床手术培训时其术式应该从简单到复杂,手术范围从小到大,并根据学员的实际操作能力,因人施教。一定要在有经验的医师指导下进行。从Ⅰ~Ⅱ级手术开始,逐步开展≤60mm 的子宫肌瘤剔除、次全子宫切除及简单的全子宫切除等Ⅲ级手术。在进行临床操作过程中,重点是掌握人工气腹、主套管与辅助套管穿刺技巧及操作工具的使用技巧,不断积累经验,不断提高腹腔镜手术的操作水平。

1. 担任助手

(1) 担任第三助手(掌握举宫技巧):凡是子宫切除或难度较大的手术都需要进行举宫。手术采用膀胱截石位,根据宫腔深度通过宫颈插入举宫器,用于术中上、下、左、右摆动子宫,利于手术操作。通过担任举宫手,让学员加深腹腔镜下盆腔内的位置感。当学员熟练掌握术中摆动子宫的方向后,可担任扶镜手。

(2) 担任第二助手(掌握扶镜技巧):腹腔镜手术是借助冷光源看清盆腔内脏器,冷光通过镜体传送,扶镜者就是掌握镜体上的焦距,将光源始终对着术野,保持术野清晰。学员开始扶镜时,由于视觉的差异,总是配合不了术者,焦距总是达不到术中要求。其实扶镜有两个窍门,首先保证镜头在手术野的中心;其次,在做一些精细的操作时如缝合组织或镜下打结,镜头靠近操作的部位,利用腹腔镜放大的作用,便于看清组织解剖,当需要做一些不太精细的操作时如镜下拉线,镜头就应该往后退,暴露整个盆腔术野,利于操作。一个熟练的扶镜手,可以很轻松地配合主刀医师完成手术。千万不可忽视了扶镜工作,它对掌握手术的程序、器械的进出、视觉距离的协调,以及术者的手术思路均有极大的帮助。国内、外报道,腹腔镜医师必须有20~50 例以上的扶镜经验,才能过渡到第一助手的工作。

(3) 担任第一助手(配合术者):第一助手站在患者的右边,主要职责就是配合术者完成手术。学员在熟练掌握举宫、扶镜的技巧后,逐渐过渡到担任第一助手,配合术者完成Ⅰ~Ⅱ级手术操作 20 例。在担任第一助手期间,指导学员在腹腔镜直视下通过透光试验选择右侧下腹部无血管区皮肤进行切开皮肤并初步掌握辅助套管穿刺的方法。此外,使学员学会配合术者腹腔镜下各种操作,真正掌握Ⅰ~Ⅱ级手术操作步骤。

2. 担任术者

(1) 带教术组人员组成:学员担任手术主刀时站在患者的左侧,带教教师站在主刀学员的旁边,第一助手由高年主治医师担任。操作过程在带教教师指导下,主刀学员掌握 Veress 针穿刺进行人工气腹、主套管针穿刺、辅助套管针穿刺及腹腔镜下组织分离、切割、镜下缝合、打结等各种技巧。

(2) 培训学员选择脐孔切口:穿刺点多选择脐孔,因为脐孔中间组织最薄弱,血管最少,损伤组织与出血的机会更少。人类脐孔有扁平形、锥形(图 41-0-38)。如果是扁平形脐孔就选择脐孔正中切口,如果是锥形脐孔就选择脐孔上缘切口。指导学员用皮钳钳夹并提起脐孔皮肤,右手紧握柳叶刀,用尾指顶着皮肤,用刀尖轻轻纵行切开脐孔中央皮肤10mm,直达筋膜层,在切口的两侧改用巾钳钳夹并提起皮肤,做好腹腔穿刺准备(图 41-0-22~41-0-24)。

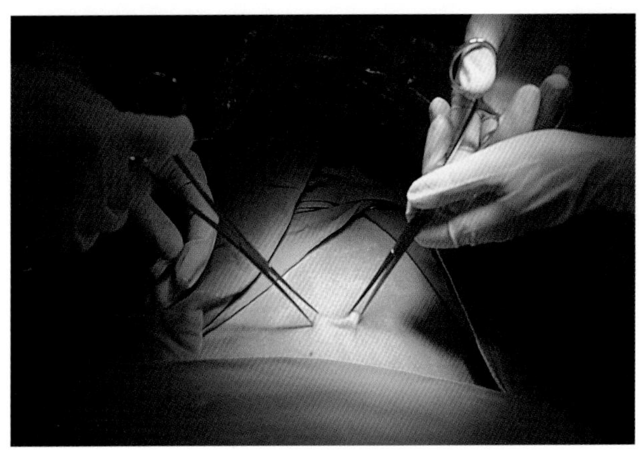

图 41-0-22　钳夹脐孔皮肤

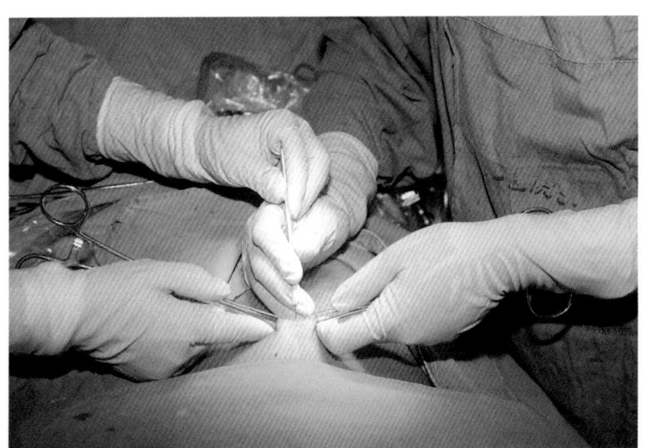

图 41-0-23　切开脐孔皮肤

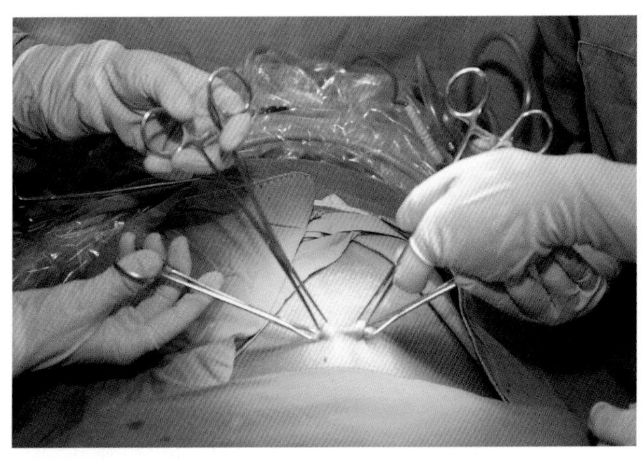

图 41-0-24　改用巾钳

（3）培训学员掌握人工气腹技巧：首先指导学员掌握 Veress 针穿刺的技巧。告诉学员用右手持 Veress 针放入脐孔切口内，右手腕关节最好接触上腹部皮肤作为支撑点，用抓毛笔式的手法缓慢将 Veress 针穿刺入腹腔。先垂直进针，一旦感到针已有第一个落空感，说明 Veress 针已穿过肌膜，将抓毛笔式的手改为拇指与示指抓住 Veress 针，继续推进 1～2cm，直到有穿过壁腹膜的第二个落空感，说明 Veress 针已进入腹腔（图 41-0-25、41-0-26）。同时，向学员解析 Veress 针进入腹腔的客观指标。

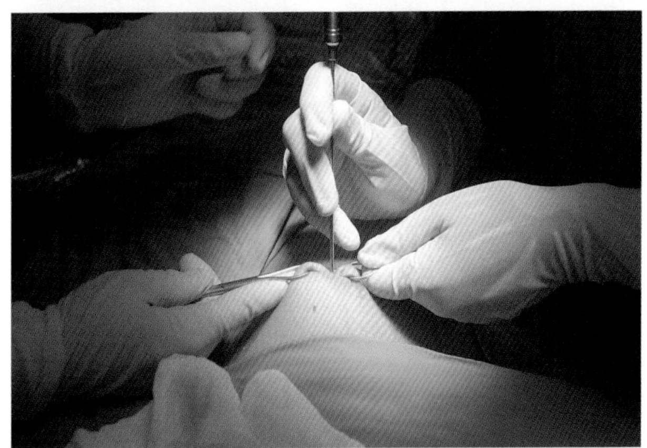

图 41-0-25　抓毛笔式的手法

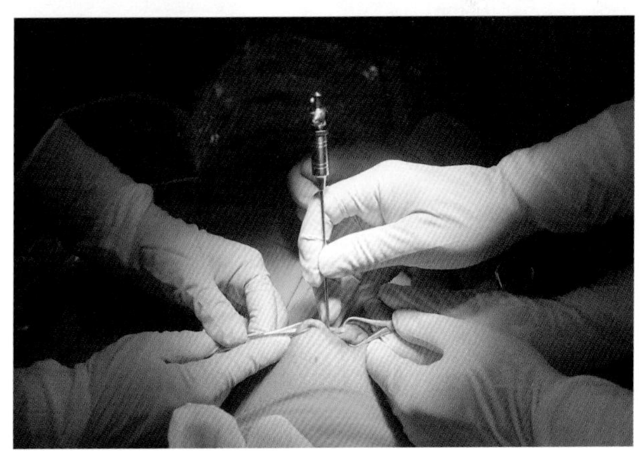

图 41-0-26　拇指与示指固定法

1）滴水试验：所谓滴水试验是在 Veress 针尾滴入生理盐水，提起腹壁时见到针管上的水很顺畅滴入腹腔，说明 Veress 针已进入腹腔。作者对滴水试验进行了改良，其方法是将针尾连接含生理盐水的小针筒，由于腹腔内负压，则针筒内的生理盐水自动徐徐进入腹腔，针筒内液平面顺利下降，说明 Veress 针穿刺成功（图 41-0-27、41-0-28）。

2）CO_2 压力表读数提示负压：Veress 针末端接上 CO_2 导管接头，提起腹壁，CO_2 压力表读数在负压范围内。

3）压力表波动：当从 CO_2 压力表读数上看到腹腔内有压力的时候，注气机上压力表的读数可随着患者呼吸变动而波动。

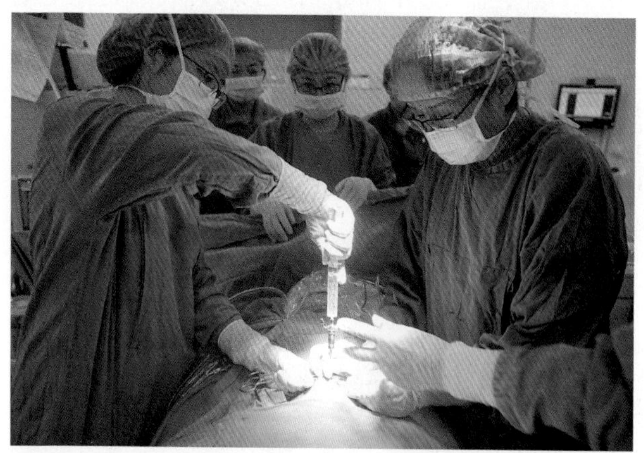

图 41-0-27　退出注射器活塞

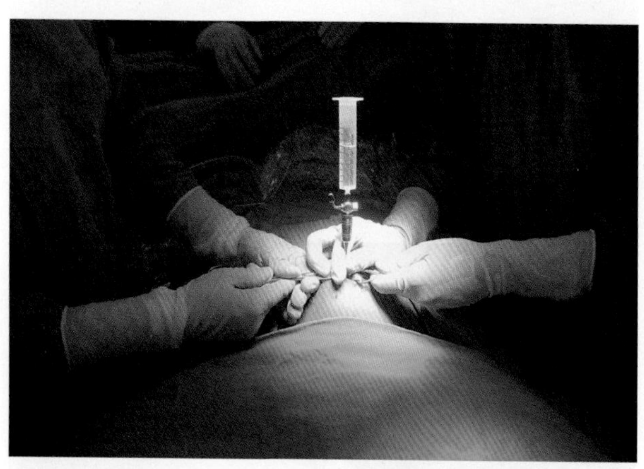

图 41-0-28　指导滴水试验

4）下腹部叩诊呈鼓音：在注入约 0.5～1L 时可用手叩诊下腹部呈鼓音，肝浊音界消失。

5）上述四个客观指标，说明 Veress 针已进入腹腔，可以接上 CO_2 充气管进行人工气腹，当腹腔内气压到达 13mmHg 后，拔出 Veress 针。

（4）培训学员掌握套管针穿刺技巧：

1）指导学员掌握主套管穿刺技巧：腹腔镜手术主套管穿刺用的是 10mm 套管，几乎都是盲目穿刺，能够成功将套管置入腹腔，靠的是经验掌握。妇科腹腔镜手术主套管穿刺一般选择在脐孔。人工气腹成功后，指导学员用右手拇指及中指握直径 10mm 套管顶端，示指置于套管上，用鱼际肌之力从脐孔切口向腹腔垂直、旋转式穿刺。开始穿刺时用力要轻，套管针缓慢进入，当出现第一个落空感时，穿刺锥已经穿过筋膜层，继续向前用力，当出现第二个落空感时穿刺锥已经进入腹腔。此时，将穿刺锥斜向盆腔少许并轻轻向前推进，然后，插入腹腔镜确认是否已进入腹腔（图 41-0-29）。

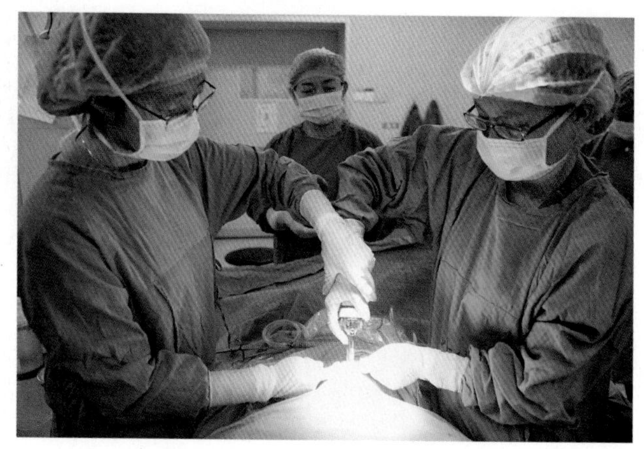

图 41-0-29　指导学员主套管穿刺

2）指导学员掌握辅助套管针穿刺技巧：辅助套管针穿刺应该在腹腔镜直视下进行。使学员明白妇科腹腔镜手术辅助套管针的穿刺点一般选择在下腹部，如果术者站在患者的左侧，穿刺点选择在髂耻连线中点，助手穿刺点选择在麦氏点的位置。指导学员用左手拇指和示指分开穿刺点皮肤，右手握柳叶刀切开 5mm 或 10mm 的皮肤直达筋膜层（图 41-0-30、41-0-31）。左手拇指和示指不变，右手转握 5～10mm 的套管针，穿刺锥进入小切口后，左手紧握套管针，直视下用鱼际肌顶着套管顶部，中指与示指紧扣套管，左手扶着套管，通过鱼际肌的力度，轻轻、缓慢、旋转式向腹腔推进。当穿刺锥到达筋膜前，稍退出少许穿刺锥，其目的是使套管针、皮肤、筋膜成一直线，再垂直穿透腹膜，看到套管完全进入腹腔后，退出穿刺锥（图 41-0-32）。向学员解析这种穿刺方法避免错位穿刺，保证套管针与皮肤有较紧的闭合度，可以减少气体溢入皮下的概率。

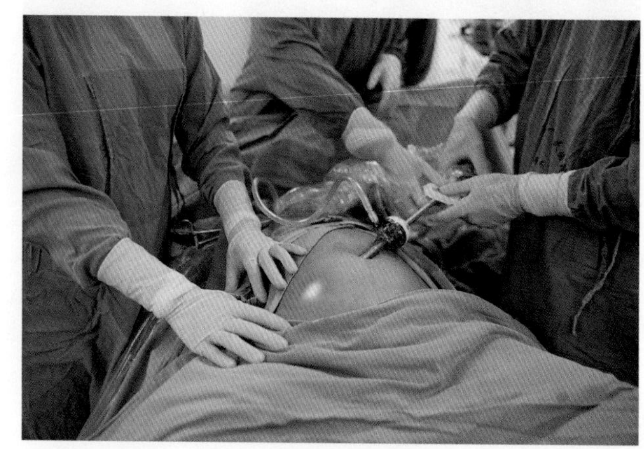

图 41-0-30　透光试验

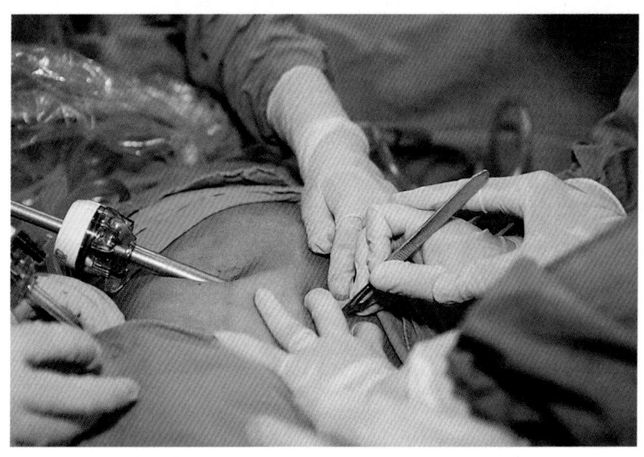

图 41-0-31 指导选择皮肤切开口

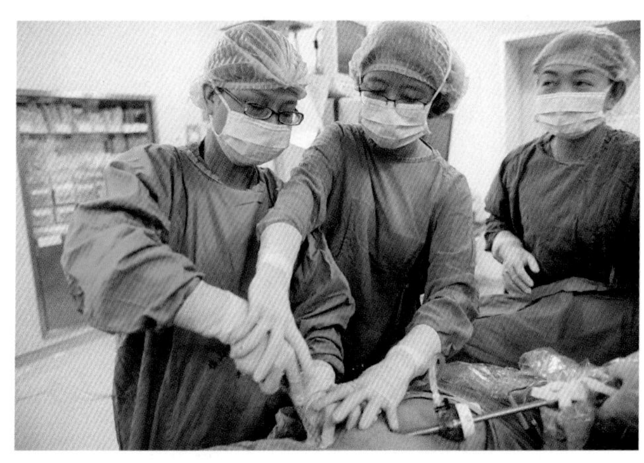

图 41-0-32 指导辅助套管穿刺

（5）培训学员掌握操作工具的使用技巧：腹腔镜手术是设备依赖性手术，随着腹腔镜手术发展，设备也不断改进、更新。除了电外科、特别是单极器械集切、凝于一体广泛使用外，超声刀、快速血管闭合器、工作能量平台等器械不断加入腹腔镜手术行列，使腹腔镜手术变得更加简单、快捷，出血更加少，恢复更加快，并发症的发生也越来越少。因此，学员掌握操作工具的使用方法及技巧是临床培训重要科目之一。

1）指导学员使用基本器械技巧：腹腔镜下分离、切割、缝合、打结等各种操作尽管在模拟器上已进行训练，但真正应用于患者身上必须慎重，特别是使用电极电凝、电切时，稍有疏忽就会导致并发症的发生。带教教师在手术台上一边详细解析基本器械操作方法，一边手把手指导学员掌握基本器械的使用技巧，重点是告诫预防并发症（图 41-0-33）。

2）指导学员使用能源工具：超声刀、快速血管闭合器已普遍应用于临床，使学员正确掌握这些先进能源工具的使用显得尤为重要。目前临床使用的超声刀直径都是 5mm，其刀头呈 S 形，配有脚踏开关及手控开关，手控开关上同样设有快、慢档（图 41-0-34）。培训学员正确使用超声刀用于分离粘连、组织解剖、抓提、凝血以及切割等作用（图 41-0-35）。

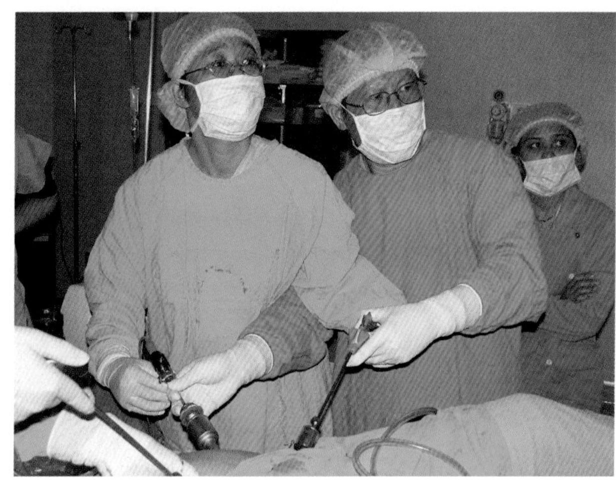

图 41-0-33 指导单极钳使用方法

3）指导学员使用专用器械：妇科腹腔镜手术需要配备一些特殊配件，如子宫粉碎器、举宫杯等，教育学员，只有掌握并了解其功能，才能顺利开展妇科各种腹腔镜手术。子宫粉碎器是粉碎子宫体及其肌瘤组织的主要设备，主要用于腹腔镜子宫肌瘤剔出或次全子宫切除时粉碎组织之用（图 41-0-36）。操作时，指导学员左手应保持锯齿刀管置于盆腔中央并启动马达开关，右手握大抓钳钳夹宫体，稍用力将组织“拖”进刀管口并旋切，同时助手用鼠齿抓钳钳夹组织向前推送，利于组织进入刀管口并防止潜行旋切（图 41-0-37）。

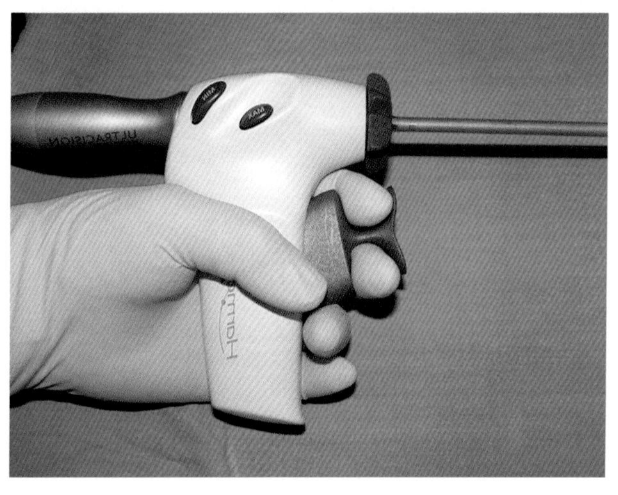

图 41-0-34 掌握手控开关技巧

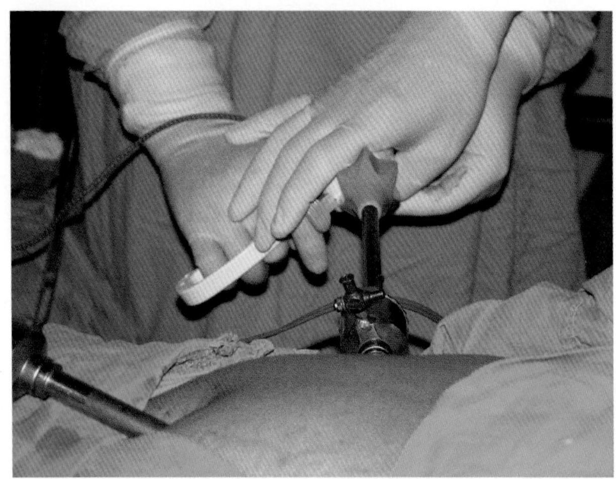

图 41-0-35　掌握超声刀操作技巧

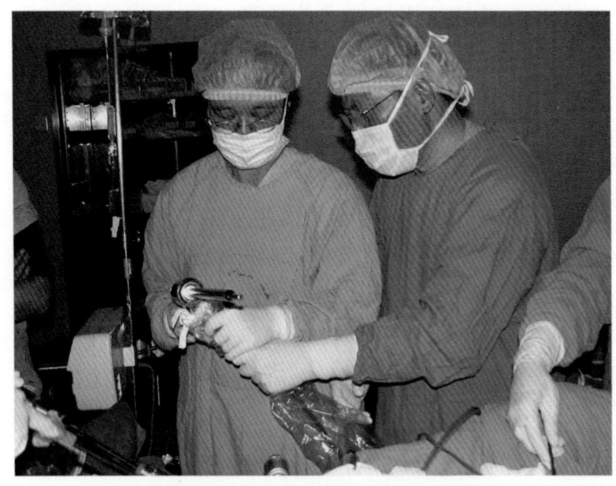

图 41-0-36　指导安装子宫粉碎器

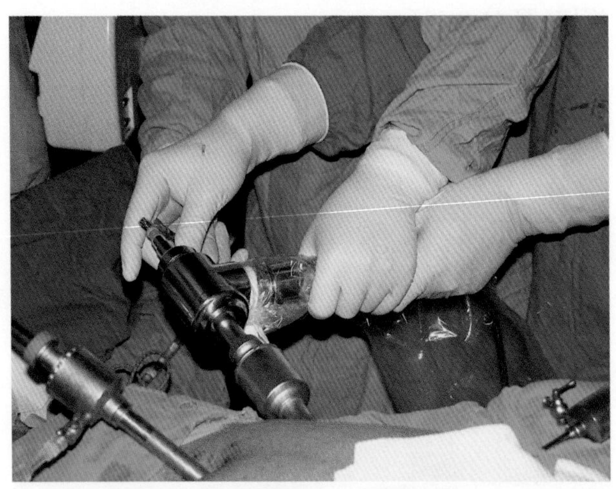

图 41-0-37　指导子宫粉碎器使用

（6）培训学员掌握各种腹腔镜手术的基本步骤：在指导学员正确使用各种操作工具的同时，应该使学员掌握Ⅱ级手术步骤的操作方法及技巧。通过手把手的带教方法使学员独立完成Ⅱ级手术 3～5 例后，带教教师站在学员旁边，放手不放眼，让学员真正独立顺利完成Ⅱ级手术，然后再指导学员开展Ⅲ级手术，直到能顺利独立完成腹腔镜下全子宫切除术，为进一步开展腹腔镜Ⅳ级手术奠定基础（图 41-0-38）。

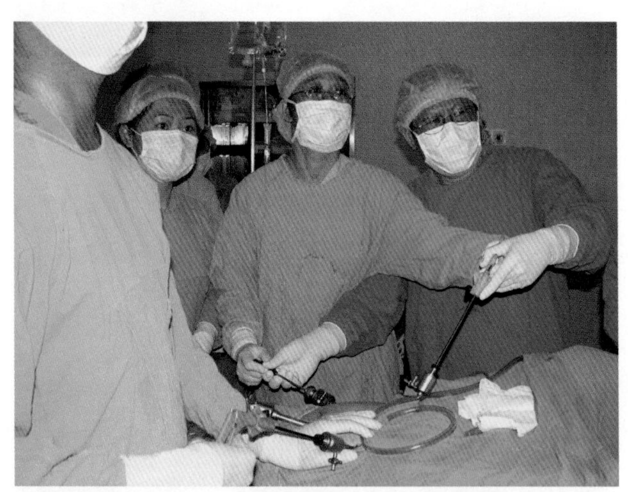

图 41-0-38　指导使用推结器技巧

腹腔镜手术是一门操作难度较大的手术，也是一门高风险的技术，除了理念、设备、手术器械的不同外，还具有技术操作的特殊性和复杂性。必须经过系统的训练，才能培养出合格的腹腔镜手术医师。

（尚慧玲　李光仪）

参 考 文 献

1. 陈萍. 36 例妇科腹腔镜手术并发症的分析与防治. 中国内镜杂志,2001,7(5):100-102.
2. 郎景和. 新世纪的妇科腹腔镜手术. 中国实用妇科与产科杂志,2003,19(11):641-643.
3. 冷金花,郎景和,黄容丽,等. 腹腔镜手术并发症 34 例分析. 中华妇产科杂志,2002,36(3):146-149.
4. 刘彦,张惜阴. 上海市 14 所医院近 10 年内镜手术并发症的分析. 中华妇产科杂志,2002,37(11):647-649.
5. 刘彦. 腹腔镜妇科手术并发症的特点及防治. 中国实用妇科与产科杂志,2003,19(11):664-666.
6. 邵敬於,於亢笛. 腹腔镜手术的并发症及防治. 中国实用妇科与产科杂志,1994,10(6):336-337.
7. Martin JR, Whitted R, Latchaw GA, et al. Complications of Operative and Diagnostic Laparoscopy: A Retrospective Study. Obstet & Gynecol, 2001, 97(4):208-209.
8. Nezhat F, Nezhat C, Ceanal H. Laparoscopies injuries and complications over a 10 year period. Surg Endosc, 1994, 8(5): 533-538.
9. Wang PH, Lee WL, Yuan CC, et al. Major complications of operative and diagnostic laparoscopy for gynecologic disease. J Am Assoc Gynecol Laparosc, 2001, 8(1): 68-73.

第四十二章 腹腔镜手术的争议与评价

腹腔镜手术的有效性和安全性已能与开腹手术相媲美，自1984年至1997年，已有很多关于腹腔镜下进行粘连分离、不孕症、异位妊娠治疗、卵巢切除术、子宫肌瘤剔除术和腹腔镜辅助阴式子宫切除术的对照性研究报道，另有多中心对照研究进一步对比开腹手术与腹腔镜手术的并发症发生率，认为腹腔镜手术与开腹手术一样安全，且住院时间短、恢复快，除腹腔镜辅助阴式子宫切除术外，两者手术时间相似。内镜在外科中的地位依赖很多因素，包括外科手术技巧及能力、学习的困难程度、得到培训的可能性、与开腹手术相比手术是否安全及术后效果如何与费用多少。目前对内镜手术的争议主要在于它与开腹手术相比是否有效、安全。以下介绍各类腹腔镜手术的术式。

一、粘连松解术

121例因各种盆腔疾患包括子宫内膜异位症、不孕症和卵巢囊肿引起的盆腔粘连的患者行开腹粘连松解术，术后12周内做腹腔镜二探，121人中有120人仍有粘连，但粘连程度减轻：83%~90%由有血管的机化粘连变为无血管的膜样粘连，36%~62%的膜样粘连消失，64%出现新的粘连。68例患者行腹腔镜粘连松解术，13周后腹腔镜二探，66例（97%）仍有粘连，66%位于原粘连分离处，粘连严重程度评分下降52%，由11.4下降至5.5，$P<0.001$；59例患者粘连评分下降，8例增加，1例无改变。68例中仅8例出现新的粘连，占12%。腹腔镜粘连松解术与开腹手术相比，新的粘连形成少，$P<0.001$，虽然两种手术都不能去除全部粘连，但均可减轻粘连的严重程度。及早腹腔镜二探可以减少开腹手术后的粘连。

1991年，Hershlag等对35篇论文进行综述，认为腹腔镜和开腹粘连松解术后的妊娠率无差别，由于腹腔镜方便、费用低、并发症发生率低，腹腔镜粘连松解术是可取的。Fayey探讨腹腔镜用于输卵管成形术，包括输卵管粘连松解术、卵巢粘连松解术和输卵管卵巢粘连松解术，三种手术后妊娠率分别为67%、72%和50%。1979~1989年间报道，用剪刀、电凝或二氧化碳激光用于输卵管成形术，术后妊娠率为58%~67%。故腹腔镜手术妊娠结局优于开腹手术和显微外科手术。腹腔镜输卵管造口术比输卵管粘连松解术的妊娠成功率低，为18%~29%，与开腹显微外科手术结果相同。

二、异位妊娠

有几组比较腹腔镜手术和开腹手术治疗异位妊娠的研究，动物和临床研究证明腹腔镜手术比开腹手术的术后粘连少，术后效果相同，同时腹腔镜手术费用较低，术后止痛剂用量少，出血少，恢复快。既往无不孕病史的患者发生未破裂壶腹部异位妊娠，行保守性输卵管手术，腹腔镜或开腹术后宫内妊娠或异位妊娠的发生率相同。腹腔镜术后宫内妊娠率为62%（92/148），开腹手术后为63%（65/120）；腹腔镜手术后再次异位妊娠发生率为8%（12/148），开腹手术后为8%（10/120）。一项配对研究表明，腹腔镜手术并发症少、手术时间无延长，接受培训的住院医师即可行腹腔镜异位妊娠手术。

三、子宫内膜异位症

腹腔镜子宫内膜异位症的保守性治疗等于甚至优于开腹手术保守治疗包括粘连松解术、病灶去除术和宫骶韧带离断术。一对照研究表明中度到重度子宫内膜异位症患者，19例行腹腔镜手术，101例行开腹手术，治疗效果相同，术后1、2、3年的妊娠率各为28%和25%、48%和42%、54%和51%。

四、卵巢切除术

仅有一篇有关腹腔镜和开腹卵巢切除术的对照研究，随机选择26例行腹腔镜手术，3例行开腹手术，住院时间分别为1.07天和3.87天，费用分别为6 139美元和7 053美元，手术时间分别为175分钟和137分钟，两组均无并发症。此研究的手术时间较其他腹腔镜卵巢切除术报道的手术时间（73～87分钟）长。墨尔本的一项对照研究为手术指征相同，患者年龄相似，腹腔镜手术和开腹手术的住院时间分别为1.6天和6.9天，费用为1 615美元和5 250美元。另一报道51例行腹腔镜手术，79例行开腹手术，平均手术时间相似，分别为88分钟和84分钟，两者并发症无显著性差异，前者2例，后者10例。另一研究报道在墨尔本两家私立医院中，行腹腔镜卵巢切除术占妇科手术患者的78%，而两家公立医院仅占16%，若澳大利亚腹腔镜卵巢切除术达到78%，则政府可以每年节省医疗开支约150万美元。

五、子宫肌瘤剔除术

对比用腹腔镜肌瘤剔除术和开腹肌瘤剔除术的研究，100例腹腔镜子宫肌瘤剔除术，肌瘤直径为5～90mm，平均为35mm，数目达4个，其中18例术前GnRH-a类药物预处理，平均手术时间为60分钟，2.2天后出院，无并发症。术后3～6个月行腹腔镜二探，65%无粘连，膜样粘连23%，血管性粘连22%。与100例同期开腹肌瘤剔除术相比，其中85%的患者可以通过腹腔镜手术完成，不符合腹腔镜手术适应证为肌瘤直径大于90mm，肌瘤位于子宫后壁下段和数目超过4个。对照患者年龄，肌瘤的位置、大小、侵入肌层的深度，前瞻性研究探寻腹腔镜手术还是开腹手术更易形成粘连，开腹手术肌瘤平均直径为74mm，腹腔镜手术为73mm，结果为腹腔镜肌瘤剔除术后粘连发生率低于开腹手术，切口粘连的数目少，粘连的程度较开腹组轻。一个可能的解释是腹腔镜手术可确切止血，充分冲洗，减少切口处纤维素的产生。但腹腔镜下缝合难度大，大的肌瘤粉碎困难，这曾一度制约腹腔镜子宫肌瘤剔除术的开展，但随着外科手术技术提高和经验的积累，这一限制已不存在。据报道，腹腔镜和开腹子宫肌瘤剔除术后的妊娠率无差异，均为50%～75%。

六、子宫肌瘤粉碎器

随着腹腔镜子宫肌瘤粉碎器的广泛应用，2013年美国发布的一项声明使得是否使用肌瘤粉碎器成为妇产科争论的热点：患者因“子宫肌瘤”接受腹腔镜下子宫全切术，术中医师使用了肌瘤粉碎器，不幸的是，该患者为隐匿性平滑肌肉瘤。肌瘤粉碎器的使用导致了该患者恶变组织播散及临床分期提高。由于美国媒体的广泛报道，腹腔镜下肌瘤粉碎器被呼吁停止使用。美国食品药品监督管理局（Food and Drug Administration，FDA）基于全面的文献分析后指出，在术前诊断为“子宫肌瘤”的患者中实际患子宫肉瘤的风险为1/350，因此，许多医院及医师基于肌瘤粉碎器临床及法律上的潜在风险，限制其继续应用。

FDA收集了美国大量转诊中心的数据，该数据显示子宫平滑肌肉瘤发生率为1/1 100～1/200。只有2项大样本临床研究显示，接受肌瘤粉碎器治疗的41例患者确诊为子宫平滑肌肉瘤，这些患者的预后较差。有趣的是，41例患者中只有1例患者使用了腹腔镜下的肌瘤粉碎器。剩余接受肌瘤粉碎器治疗的患者中，17例经小切口开腹手术，19例经阴道手术，4例经宫腔镜手术。因此，任何一种使用肌瘤粉碎器的术式均可使隐匿的子宫平滑肌肉瘤播散，降低生存预后，不仅限于腹腔镜。

为了使外科医师继续为子宫肌瘤患者提供微创手术治疗的机会，术前应进行全面评估，以发现隐匿的子宫平滑肌肉瘤，避免该类患者使用肌瘤粉碎器；术中在特制腹腔镜标本袋内使用肌瘤粉碎器。

七、腹腔镜辅助阴式子宫切除术

7篇前瞻性研究一致认为腹腔镜辅助阴式子宫切除术（laparoscopic assisted vaginal hysterectomy，LAVH）优于开腹子宫切除术，因其痛苦小，镇痛药需要量少，住院时间短（1～4天），术后恢复快（14～28天，如表42-0-1）。LAVH与其他手术的安全性相比，术时肠管、膀胱及输尿管损伤无显著性差异，但LAVH术后低热发病率和输血率低（表42-0-2）。

表 42-0-1 腹腔镜和开腹子宫切除术的比较研究

作者	数目	研究种类	手术时间	止痛和消费	住院日	恢复正常活动
Carter 等	50	病例对照	60*	止痛剂少	1天↓	21天↓
Langebrekke 等	100	前瞻性随机	40*	止痛剂少	3天↓	17天↓
Hakinand Olsson 等	230	前瞻性随机	*	较好的身体和情绪		
Ellstrom 等	100	前瞻性随机	*	减少消费		
Phipps 等	53	前瞻性随机(配合的组)	35*	增加消费,减少止痛	4天↓	28天↓
Yi Ping Yout 等	180	选择患者	73*	出血一半	2天↓	
Nezhat 等	20	前瞻性随机	60*	止痛剂少,消费时高时低	2天↓	14天
总结	733		35~73*	止痛剂下降	1~4天↓	14~28天

注:* 用腹腔镜手术后增加;↓用腹腔镜手术后减少

表 42-0-2 不同方式的子宫全切手术脏器损伤、输血和不明原因发热的发生率

	传统手术的发生率*		4 502 例平均发生率
	经腹	经阴道	LAVH
膀胱	1%~2%	0.5%~1.5%	1.1%
肠管	0.1%~5%	0.1%~0.8%	0.5%
输尿管	0.1%~0.5%	0.05%~0.1%	0.3%
输血	2.2%~7.5%	6.7%~13%	1.2%
不明原因发热	10%~20%	6%~8%	1.4%

注:* 去掉了极端的数据

1995 年,Bojahr 等比较了开腹手术(70 例)、阴式子宫切除术(55 例)和 LAVH(64 例)术中出血量、手术时间和切除子宫的重量。子宫的重量:LAVH 为 310g、开腹手术为 274g、阴式手术为 160g,说明子宫的重量不是腹腔镜子宫切除的主要禁忌,但对某些医师而言,这可能造成阴式手术难度增加。值得注意的是出血量:LAVH 为 70ml,阴式手术为 460ml,开腹手术为 590ml,即:腹腔镜平均出血量最少、切除的子宫平均重量最大,说明腹腔镜具有控制出血的优点。

八、腹腔镜子宫切除术

1992 年,Reich 用腹腔镜将子宫血管切断、切开大部分阴道取出子宫,并将该第一例腹腔镜全子宫切除术(total laparoscopic hysterectomy,TLH)描述为"腹腔镜子宫切除术(laparoscopic hysterectomy, LH)"。然而,TLH 因其手术难度大、手术时间长难以广泛推行。20 世纪 90 年代出现的 LAVH(腹腔镜辅助阴式子宫切除术)是 TLH 的雏形,因其具有易操作性而被广大妇科医师熟练掌握。LAVH 的具体操作方法是在腹腔镜下将子宫血管上行支切断,转行经阴道子宫切除术。近年来,一些回顾性研究显示,与 LAVH 相比,TLH 的出血量明显减少。关于手术时间及并发症发生率,两者相比无明显差异。这些变化可能源于技术的进步及 LAVH 促使的阴式手术阶段解剖关系相对简单化。

与 LAVH 相比,TLH 具有术中出血少、视野清晰等优点。只要妇科医师接受正规的腹腔镜培训,均可以实施 TLH。

九、单孔腹腔镜手术

微创手术发展至今技术日臻完善,但也面临着如何更能体现微创理念、带给患者更少伤痛的问题。单孔腹腔镜手术(laparo-endoscopic single-site surgery, LESS)是目前新兴的一种手术,是基于自然孔道内镜手术(natural orifice transluminal endoscopic surgery, NOTES)的基本理念发展起来的。但是,由于 LESS 操作孔道的单一,其在妇科并没有广泛开展。目前,由于报道的例数较少,LESS 仅处于临床研究阶段。虽然单切口腹腔镜手术(single Incision laparoscopic surgery)或单孔腹腔镜手术仅有一个小瘢痕,实际上它所带来的"无瘢痕"理念变得广为流行。在早期阶段,与传统腹腔镜手术相比,LESS 表现出诸多问题,如:由于同轴分布,违背了传统三角操作原则,器械之间相互干扰,且器械有待进一步改良。但是,经过专业的单孔腹腔镜手术技能培训后,LESS 将成为微

创妇科发展的新一代主流。自 2007 年问世以来，LESS 越来越得到外科医师及产业支柱的认可。随着专有的设备及器械相继问世，LESS 的手术操作得以更加稳定、便捷。随之，妇科领域 LESS 手术开展例数已达数以千例，同行评审期刊中大量文章报道了 LESS 手术。与传统腹腔镜相比，SILS/LESS 手术的设备和视野均可达到相似的效果。目前，LESS 地位介于标准腹腔镜和 NOTES 手术之间，在妇科领域应用越来越广泛。

十、腹腔镜在妇科肿瘤领域的应用

腹腔镜技术已发展到能做盆腔淋巴结和腹主动脉淋巴结切除术及根治性子宫切除术，包括切除阴道上部、子宫旁组织和阴道旁组织。有研究表明腹腔镜所切除的淋巴结数目与开腹手术切除的淋巴结数目一样多，阴道和子宫手术的范围两者相比也相同，长期随访证实腹腔镜与开腹手术一样有效。因此，对于有指征的恶性肿瘤患者，应用腹腔镜手术进行肿瘤分期及治疗已经成为现实。值得强调的一点，腹腔镜恶性肿瘤手术需要大量、反复练习，手术医师需具有娴熟的手术技能、敏锐的判别力及扎实的专业基础。

十一、手术机器人

手术机器人在妇科领域发展迅猛，但同时也表现出一些不足之处，包括手术机器人使用成本的昂贵、培训机会的限制以及与腹腔镜或开腹手术相比大规模前瞻性随机对照实验数据的缺乏。在普通妇科领域，成本的高昂及培训机会的限制成为制约手术机器人进一步发展的重要原因。大多数医院及医师认为与手术机器人相比，普通妇科应用腹腔镜手术是最价廉且有效的方式。

2005 年，达芬奇机器人手术系统被批准用于妇科手术。达芬奇机器人手术系统以其高度的灵巧性及精准性、多方向高自由度的机械臂、缝合的简易性和 3D 高清的影像系统等特有优势在妇科肿瘤手术中得到广泛应用。与传统腹腔镜手术相比，手术机器人系统的并发症发生率相似或更低。因此，即使设备购置费用及手术成本高昂，达芬奇机器人手术系统在妇科恶性肿瘤领域仍有良好的应用前景。

关于手术机器人治疗妇科肿瘤的研究大多为回顾性研究，且样本量相对较少。一项较大样本关于手术机器人进行根治性子宫切除术的前瞻性研究收集了手术近期和远期并发症的数据，与其他研究结果相比，该研究结果显示手术机器人的阴道残端愈合不良、淋巴引流障碍及血肿的发生率较高。然而，另有研究结果表明，手术并发症上并无明显差异，且手术并发症的发生率随着手术技术的不断提高而逐渐下降。到目前为止，手术机器人治疗妇科肿瘤仍缺乏大规模前瞻性随机对照试验、长期疗效数据及成本-疗效研究结果。越来越多的文献报道了手术机器人在妇科肿瘤领域的应用，尽管存在高额支出和临床广泛推广困难等问题。

为满足妇科手术的全新挑战，手术设备和手术技术不断进步，而手术的成本、有效性、安全性和可行性仍是永恒关注的话题。随着经验的积累和技术的进步，大量回顾性及前瞻性随机对照试验将解决腹腔镜手术存在的诸多问题。我们应不断地临床实践与研究，以推动腹腔镜技术的持久发展。

（黄胡信 著，王婧 译）

参考文献

1. Carter J. Laparoscopy or laparotomy for early endometrial cancer? Lancet Oncol, 2010,11(11):1021-1022.
2. Ellström M, Ferraz-Nunes J, Hahlin M, et al. A randomized trial with a cost-consequence analysis after laparoscopic and abdominal hysterectomy. Obstet Gynecol, 1998, 91(1):30-34.
3. Langebrekke A, Qvigstad E. Total laparoscopic hysterectomy with single-port access without vaginal surgery. J Minim Invasive Gynecol, 2009, 16(5):609-611.
4. Magrina JF, Kho RM, Weaver AL, et al. Robotic radical hysterectomy: comparison with laparoscopy and laparotomy. Gynecol Oncol, 2008, 109(1):86-91.
5. Nezhat F, Nezhat C, Gordon S, et al. Laparoscopic versus abdominal hysterectomy. J Reprod Med, 1992, 37(3):247-250.
6. Olsson JH, Ellstrom M, Hahlin M. A randomised prospective trial comparing laparoscopic and abdominal hysterectomy. Br J Obstet Gynaecol, 1996, 103(4):345-350.
7. Park JY, Park SK, Kim DY, et al. The impact of tumor morcellation during surgery on the prognosis of patients with apparently early uterine leiomyosarcoma. Gynecol Oncol, 2011, 122(2):255-259.
8. Persson J, Reynisson P, Borgfeldt C, et al. Robot assisted laparoscopic radical hysterectomy and pelvic lymphadenectomy with

short and long term morbidity data. Gynecol Oncol, 2009,113(2):185-190.

9. Phipps JH,John M,Nayak S. Comparison of laparoscopically assisted vaginal hysterectomy and bilateral salpingo-oophorectomy with conventional abdominal hysterectomy and bilateral salpingo-oophorectomy. Br J Obstet Gynaecol, 1993,100(7):698-700.

10. Twijnstra AR,Kianmanesh Rad NA,Smeets MJ,et al. Twenty-first century laparoscopic hysterectomy: should we not leave the vaginal step out? Gynecol Surg, 2009,6(4):311-316.

11. Yi PY,Li KL,Koh LW,et al. Comparison of LAVH with abdominal hysterectomy. 4th Biennial Meeting of the International Society for Gynaecological Endoscopy,1995.

第四十三章 腹腔镜手术的未来

在我国,腹腔镜手术已经发展为主要的妇科手术技术之一。在一些医院,腹腔镜手术已达妇科手术量的90%以上。高年资妇科医师的腹腔镜手术技巧及应用已经达到国际顶尖标准。教学医院及企业赞助举办的腹腔镜培训已经在中国广为传播。微创手术的国际及国内会议每周举办,得到了广泛的支持。随着海外新技术的不断发展,企业也不断地提供帮助来推进腹腔镜技术的进步。本文从作者的经验出发,对于腹腔镜技术未来的发展方向及前景进行阐述。

一、新技术的发展

随着腹腔镜成为妇科领域越来越主流的技术,其技术在结扎和切断大血管如卵巢及子宫血管方面得到了有效的改进。首次用于腹腔镜电凝的是单极电外科技术,但是发现其效果欠佳并存在风险。过去的20年,双极电外科提供了更大的安全性,但其切割能力下降。激光提供了一种破坏组织精准、快速的方法,但是止血效果很差且费用增加。新的能量源正在被获取,如超声刀,及用于止血或电凝的具有阻抗控制的双极设备。Harmonic ACE+新型5mm剪刀型超声刀、阻抗控制的双极设备包括Enseal系列、等离子解剖钳和LigaSure都可以使外科医师能迅速、安全地进行先进的腹腔镜手术而不用像在开腹手术中那样使用血管缝合技术。未来,腹腔镜技术将继续在手术的安全性、有效性、速度上有所提升。

二、机器人手术发展

随着自动化外科手术技术的发展,机器人手术的发展已呈现出不可阻挡的趋势。目前,市面上唯一的机器人系统是达芬奇机器人手术系统。与传统的腹腔镜手术相比,外科医师更容易从机器人手术中获得安全有效的新操作技能;另一个优点是器械与手之间的同步运动。因此,机器人技术使外科医师能更广泛地应用腹腔镜完成复杂的妇科手术。尽管如此,机器人系统及操作器械都非常昂贵,难以广泛应用。机器人系统多个操作切口的问题面临单孔腹腔镜手术的挑战。各种机器人手术相关的设备和器械已经被开发,正处于商品化前的临床试验阶段,它们有:

(一) 单孔机器人手术

单孔机器人技术(R-LESS)的应用可能会克服传统单孔腹腔镜(LESS)的视野受限的缺点(图43-0-1)。诸如器械碰撞冲突、无法有效地形成操作三角,以及体内缝合困难等问题,这些都限制了传统单孔腹腔镜的广泛应用。

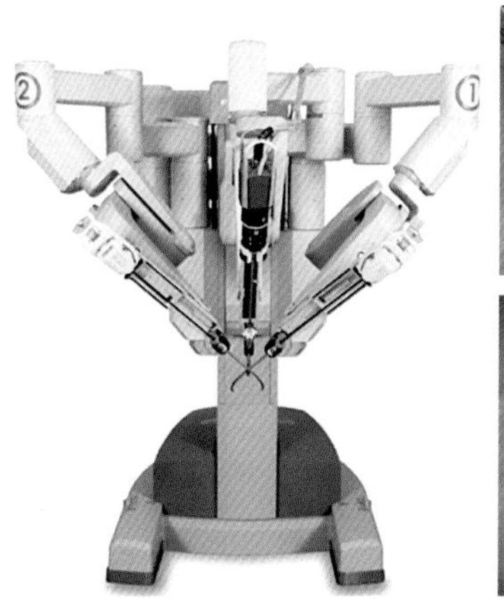
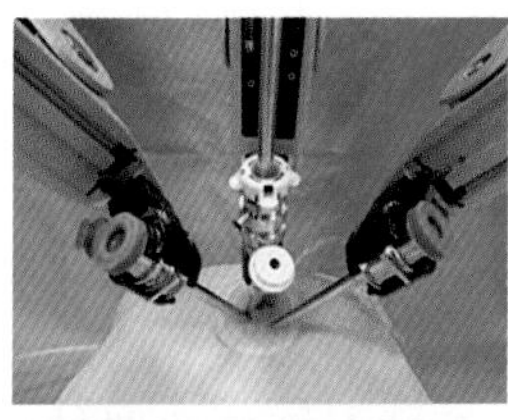
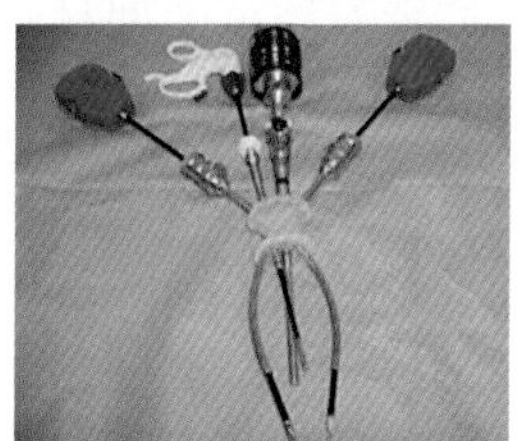

图43-0-1 单孔机器人达芬奇平台

尽管单孔机器人手术的应用已经消除了传统单孔腹腔镜的许多限制,但仍然存在挑战。由于机器人系统的笨重造成的技术障碍如机械手臂的碰撞、缺少手腕关节及缺乏方便的组织回缩等仍然是有待解决的问题。其他的问题包括助手没有足够的操作空间及操作三角形成困难。尽管这些问题的解决方案目前正在研发中,但单孔机器人技术仍然处于初级阶段。

(二) 其他机器人技术平台

越来越多的内镜企业发展了各种技术平台,使外科医师能够精确地操作机器人手臂。FlexDex 平台技术为外科医师的手部设计了一种工具,使得手臂和腕关节的运动能与器械末端进行相应的运动(图 43-0-2)。FlexDex 技术是简单的、纯机械性的、患者可负担得起的设计,这大大增强了所有微创医疗器械和内镜的能力。这种设计使得每一种器械都能像外科医师自己的手一样工作,毫不费力地将本能转化为行动,并将直观控制延展到微创器械上。因此,其可以降低达芬奇机器人设备的昂贵成本,同时也能降低手术器械操作的复杂性。希望未来新技术能继续在设计上为降低腹腔镜成本做出努力。

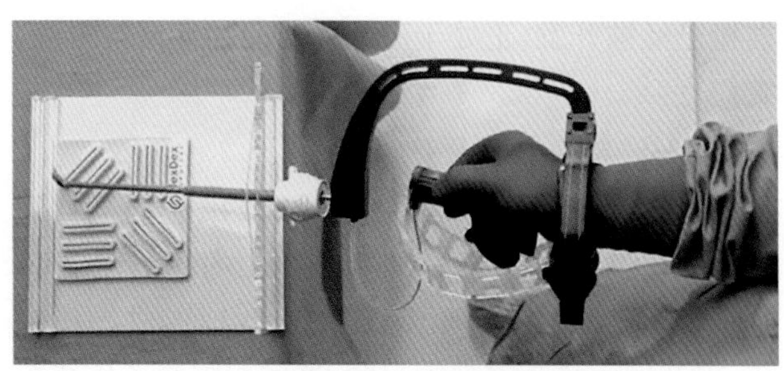

图 43-0-2 FlexDex 器械

(三) 3D 腹腔镜手术

传统腹腔镜检查依赖于显示器上的二维图像,因此需要外科医师使用辅助的视觉线索来判断器械的位置和深度。机器人辅助微创手术的优点之一是它的 3D 视觉,它可以产生深度恢复和时间运动跟踪,这对简单的器械缝合和操作是重要的一步。然而,3D 腹腔镜手术发展的时间很短,在普通妇科的使用和应用仍有很多未解的问题。

基于客观和主观的研究方法,一些研究证实 3D 腹腔镜手术极大地增强了外科手术的能力。一项研究也通过观察新手对 3D 和 2D 腹腔镜技术的掌握,发现 3D 腹腔镜确实适合用于训练学员外科技能的可取之处是,它可以减少错误和缩短完成任务的时间,同时也可以提高任务的精确度。研究表明,3D 腹腔镜技术能够降低训练者的学习曲线,这就意味着他们可以更快地从"新手"到达"胜任"阶段。在这个阶段,3D 画面较 2D 画面更易产生眼疲劳和疲乏、头痛、恶心和视觉上的注意力不集中等问题。这些问题正在研究中,将在未来进行更深入的研究。

今天,3D 手术无疑是一个充满活力的话题。随着相机体型的变小,未来有可能扩展到内镜领域。然而 3D 手术如今仍然只是一种新的噱头吗? 仍然是注定要被摒弃的新技术吗? 现在是时候谈谈它的未来了。

三、腹腔镜检查和腹腔镜超声

一种先进的特殊用于标准腹腔镜端口的超声探头可以在腹腔镜检查的过程中,进行腔内超声扫描。利用这项技术,超声图像可以弥补腹腔镜检查不能看到的组织情况。这项新技术结合术中高分辨率超声扫描,在腹腔镜检查过程中,允许妇科手术医师能在腹腔镜二探,发生致密的盆腔粘连、脓肿,寻找主动脉旁或盆腔淋巴结,寻找隐蔽的肌瘤进行切除术等情况下对盆腔进行详细的评估。目前,与传统手术不同,术中超声检查在妇科患者评估中的优势尚未得到探索。因此,目前还不能确定腹腔镜超声技术(laparoscopic ultrasonography,LUS)的准确性是否可以替代其他术前的影像学检查。仍需要将腹腔镜超声与现有的影像学检查进行比较,进一步明确这一快速发展的技术在妇科腹腔镜下的确切作用。

四、腹腔镜在热消融治疗中的作用

子宫肌瘤是常见于育龄妇女中的良性肿瘤,在过去的几年里,常用的治疗方法为腹腔镜肌瘤剔除术和子宫切除术。然而近年来,越来越多的人赞同,有症状的肌瘤可以进行几乎无创的治疗。许多患有子宫肌瘤的妇女正在选择微创治疗,如经皮射频消融术(radio frequency ablation,RFA),微波消融术(microwave ablation,MWA),或高强度聚焦超声消融治疗(high intensity focused ultrasound,HIFU)。HIFU 是一种非侵入性的热消融技术,它使用聚焦超声光束来消融肌瘤组织。近年来,该技术在中国已广泛应用于子宫肌瘤的治疗,已被证明是极其安全有效的。经皮射频消融术(RFA)和微波消融(MWA)是通过诱导肌瘤组织凝固性坏死来治疗子宫肌瘤的微创性热消融技术。先前的研究表明,子宫肌瘤的微波消融和经皮射频消融术,都是安全可靠的,并且具有保守治疗子宫肌瘤的可能。有了这些有前途的治疗方法,腹腔镜下肌瘤剔除术和子宫切除手术可能会显著减少,但腹腔镜检查对附件病变和妇科肿瘤的诊断和治疗仍然很重要。

最后,毫无疑问,未来的腹腔镜手术将永远不会和过去或现在一样。科技和计算机科学正在进入手术室。我们这一代人经历了开放和封闭手术，但未来的外科医师将成为机器人热消融手术的计算机游戏玩家。

目前，随着器械使用量的增加，腹腔镜设备的价格也将相应地降低，器械的简单化也将使成本降低，一次性器械将更为便宜，可重复使用的器械也将逐步改进和完善并取代一次性器械，例如：可以重复使用的止血器械。加上腹腔镜缝合技术也不断改进和发展。有技术熟练的内镜医师能做得更好，娴熟的手术技巧用于比较复杂的手术，像子宫切除术、严重的内膜异位症、骨盆底修复术等。而这种技巧对减少手术并发症和缩短手术时间无疑是很重要的。腹腔镜手术费用的降低将进一步促进腹腔镜手术在中国的广泛应用。

（黄胡信 著，黄睿 译）

参 考 文 献

1. McLachlan G. From 2D to 3D：the future of surgery? Lancet，2011，15；378（9800）：1368.
2. Tanagho YS，Andriole GL，Paradis AG，et al. 2D versus 3D visualization：impact on laparoscopic proficiency using the fundamentals of laparoscopic surgery skill set. J Laparoendosc Adv Surg Tech A，2012；22（9）：865-870.

中英文名词对照索引

G

H

J

X

Y

Z